Vogel • Motulsky

GENÉTICA HUMANA

Problemas e Abordagens

Terceira Edição

Grupo Editorial Nacional

O GEN | Grupo Editorial Nacional – maior plataforma editorial brasileira no segmento científico, técnico e profissional – publica conteúdos nas áreas de ciências da saúde, exatas, humanas, jurídicas e sociais aplicadas, além de prover serviços direcionados à educação continuada e à preparação para concursos.

As editoras que integram o GEN, das mais respeitadas no mercado editorial, construíram catálogos inigualáveis, com obras decisivas para a formação acadêmica e o aperfeiçoamento de várias gerações de profissionais e estudantes, tendo se tornado sinônimo de qualidade e seriedade.

A missão do GEN e dos núcleos de conteúdo que o compõem é prover a melhor informação científica e distribuí-la de maneira flexível e conveniente, a preços justos, gerando benefícios e servindo a autores, docentes, livreiros, funcionários, colaboradores e acionistas.

Nosso comportamento ético incondicional e nossa responsabilidade social e ambiental são reforçados pela natureza educacional de nossa atividade e dão sustentabilidade ao crescimento contínuo e à rentabilidade do grupo.

F. Vogel A.G. Motulsky

GENÉTICA HUMANA

Problemas e Abordagens

Terceira Edição Revista e Ampliada

Com 439 Figuras e 205 Quadros

GUANABARA KOOGAN

Emeritus Professor Dr. Dr. h. c. Friedrich Vogel
Institut für Humangenetik und Anthropologie
Im Neuenheimer Feld 328, 69120 Heidelberg, Germany

Arno G. Motulsky, M.D.
Emeritus Professor of Medicine and Genetics
University of Washington
Division of Medical Genetics, School of Medicine
Seattle, WA 98195, USA

Travessa do Ouvidor, 11
Rio de Janeiro – RJ – CEP 20040-040
Tels.: (21) 3543-0770/(11) 5080-0770 | Fax: (21) 3543-0896
www.grupogen.com.br | faleconosco@grupogen.com.br

CIP-BRASIL. CATALOGAÇÃO-NA-FONTE
SINDICATO NACIONAL DOS EDITORES DE LIVROS, RJ.

V868g

Vogel, Friedrich, 1925-
Genética humana : problemas e abordagens / F. Vogel, A. G. Motulsky; [tradução Paulo Armando Motta]. - [Reimpr.]. - Rio de Janeiro: Guanabara Koogan, 2019.
il.

Tradução de: Human Genetics (3. ed. rev. e ampl.)
Apêndice
Inclui bibliografia e índice
ISBN 978-85-277-0554-7

1. Genética humana. I. Motulsky, A. G., 1923-. II. Título.

08-1776. CDD: 573.21
CDU: 575

Traduzido por

Paulo Armando Motta
Professor Adjunto de Genética Médica da Escola de
Medicina da Fundação T. E. Souza Marques

A nossas esposas e filhos

Prefácio da Terceira Edição

As duas primeiras edições deste livro, publicadas em 1979 e 1986, foram bem recebidas pela comunidade científica. As traduções para os idiomas italiano, japonês e russo sugerem que este livro foi considerado útil em muitas partes do mundo. Ao mesmo tempo, a genética humana desenvolveu-se acentuadamente, e a "revolução molecular" atraiu para este campo milhares de cientistas, dentre os quais muitos biólogos moleculares. Cerca de 3.700 genes humanos já foram mapeados em sítios cromossômicos. Muitos desses genes foram clonados, tendo sido identificadas várias mutações causadoras de doenças. Foram descobertos novos mecanismos de mutação, como as repetições expandidas de trinucleotídeos, em condições tais como a doença de Huntington e o retardo mental pela síndrome do X frágil. A ação gênica hoje em dia pode ser elucidada, estudando-se a via do gene ao fenótipo pela clonagem posicional, em vez de se trabalhar no sentido oposto, como era costumeiramente feito antes de as ferramentas da "nova genética" estarem disponíveis. Em um número crescente de doenças genéticas, foram elucidados os mecanismos patogênicos, com conseqüências positivas para a prevenção e o tratamento. Tornou-se, portanto, necessário reescrever quase completamente grandes partes deste livro.

Todos esses desenvolvimentos tornaram a genética a ciência básica líder para a medicina, passando ela a ser reconhecida como uma especialidade médica. Mas as mudanças não significam que toda a estrutura da genética humana tenha sido reconstruída. O que presenciamos nestas duas últimas décadas não foi o que T. Kuhn chamaria de um "conflito de paradigma". Ao contrário, a teoria genética existente provou ser tão flexível que pôde incorporar todos os resultados novos, incluindo os mecanismos de herança não-mendeliana (tais como o *imprinting* genômico), sem grandes problemas. Nós, portanto, fomos capazes de combinar conceitos e resultados antigos e novos de modo a ter um quadro amplo e evidente da moderna genética humana.

Nós dois testemunhamos os fascinantes desenvolvimentos científicos por mais de 40 anos, e deles participamos ativamente. Essa experiência representou para nós um privilégio intelectual incomum, e contribuiu para acentuar a continuidade de nossas aquisições e conhecimentos, enquanto os colegas mais jovens viam nas transformações um começo totalmente original. A tentativa de dois autores de lidar com um campo inteiramente novo da genética humana pode ser considerada audaciosa, ou até mesmo temerária. Entretanto, nós nos devotamos a essa árdua tarefa com o propósito de articular uma exposição coesa de nosso campo.

Muitos colegas nos ajudaram discutindo partes deste livro e fazendo sugestões úteis e pertinentes. Mencionaremos, nesta oportunidade, apenas alguns deles e apresentamos nossas desculpas pela impossibilidade de citar aqui todos que nos ajudaram com suas críticas e sugestões: W. Buselmaier, M. e T. Cremer, C. Epstein, Ch. Fischer, U. Francke, S. Gartler, W. Hager, A. Jauch, J. Krüger, P. Propping, G. Rappold, B. Royer-Pokora, T.M. Schroeder-Kurth, O. Steinlein, P. Vogt. Devemos um agradecimento especial ao Dr. Peter Newell (University of Washington), por sua leitura meticulosa da 2.ª edição deste livro e suas muitas sugestões, que nos ajudaram a esclarecer várias afirmativas e conceitos.

Após acordos com nosso editor, sobretudo R. Lange, também mudamos alguns aspectos do *layout* e da organização deste livro. A subdivisão do texto em muitos outros capítulos, assim como a citação da literatura imediatamente após cada capítulo (e não no final do livro), certamente irá facilitar a leitura. As figuras novas foram desenhadas por Edda Schalt e Christine Schreiber. T. Barton realizou um excelente trabalho de editoração de texto. F. Vogel agradece ao Center for Advanced Study in the Behavioral Sciences, Stanford, por lhe conceder um segundo convite para o ano acadêmico de 1993/1994. Sua estada foi financiada por uma bolsa da Volkswagen Foundation. Os autores desejam agradecer aqui ao Reitor do Institute for Advanced Studies (Wissenschaftskolleg), em Berlim, por possibilitar que tivessem algum tempo juntos, de grande significado para o planejamento desta edição.

Os autores uma vez mais agradecem à Springer-Verlag, especialmente a D. Götze, B. Lewerich e R. Lange, a publicação deste livro.

Heidelberg, Seattle, primavera de 1996

Friedrich Vogel
Arno G. Motulsky

Prefácio da Primeira Edição

A genética humana fornece uma estrutura teórica para a compreensão da biologia da espécie humana. É um ramo da ciência caracterizado por seu rápido crescimento. As novas descobertas da base bioquímica da hereditariedade e o desenvolvimento da citogenética humana, nos anos 50, revolucionaram o interesse neste campo. O número de pesquisadores e clínicos que se definiram como geneticistas humanos e médicos em tempo parcial ou integral aumentou consideravelmente, e, do mesmo modo, os conhecimentos bem fundamentados, em proporção exponencial. Muitos cientistas e médicos enfrentam problemas genéticos e usam conceitos e metodologia de genética humana na pesquisa e no diagnóstico. Métodos desenvolvidos em muitos campos diferentes das ciências — biológica, química, médica e estatística — estão sendo usados para a solução de problemas genéticos. O número crescente e a sofisticação de problemas bem definidos e corretamente resolvidos ajudam a refinar uma extensa estrutura da teoria genética. Estas novas percepções conceituais, por sua vez, levam a soluções de novas perguntas. Para mencionarmos apenas um exemplo, a estrutura dos genes da hemoglobina foi elucidada, usando-se os métodos derivados da química de proteínas e da tecnologia do DNA. É uma experiência excitante participar destes desenvolvimentos!

Além disso, o progresso científico na genética tem implicações práticas para o bem-estar humano. O melhor conhecimento da causa de um número crescente de doenças genéticas ajuda a refinar o diagnóstico, encontrar novos enfoques terapêuticos e, acima de tudo, evitar doenças dessa natureza. Até agora, a genética humana teve um impacto menor nas ciências comportamentais e sociais. É possível que diferenças genéticas envolvidas na moldagem da estrutura da personalidade, das faculdades cognitivas e, possivelmente, do comportamento social possam ser pelo menos tão importantes quanto a variação genética que afeta a saúde e a doença. Os dados referidos, no entanto, são menos precisos e mais controversos. Esses problemas são discutidos detalhadamente no texto. O progresso rápido da genética humana nas últimas décadas atraiu, e ainda atrai, um número crescente de estudantes e cientistas de outros campos. Vários textos elementares, ao lado de monografias avançadas de diferentes ramos do campo e publicações originais dos periódicos são as fontes usuais de introdução à genética humana. O que parece estar faltando, entretanto, é um tratamento atualizado da base conceitual de toda a extensão da genética humana e suas aplicações práticas. Geralmente, a ausência de uma base ampla no campo leva a uma compreensão errônea de seu escopo, a metas obscuras de pesquisa, à escolha inadequada dos métodos e a discussões teóricas não equilibradas. A genética humana é baseada em uma poderosa teoria, mas esta base conceitual implícita deve-se tornar explícita, meta proposta neste livro. Certamente é uma tarefa descomunal e até mesmo audaciosa para apenas dois autores. Entretanto, atuamos neste campo há mais de 25 anos. Já trabalhamos na resolução de inúmeros problemas, estando-nos familiarizados, assim, com uma variedade de métodos. Desde os primeiros anos de nossas carreiras, temos nos encontrado freqüentemente e acompanhado as publicações um do outro, sendo comum nos surpreendermos com a semelhança de nossas opiniões e julgamentos, a despeito de bases médicas e científicas bem diferentes. Além disso, nosso conhecimento da literatura tornou-se em parte superposto e em parte complementar. Como trabalhamos em continentes diferentes, AGM teve um melhor conhecimento dos conceitos e resultados nos EUA, enquanto FV teve mais sobre a literatura do Continente Europeu. Tivemos ainda uma extensa experiência como editores de periódicos em genética humana, e um de nós (FV) publicou um livro de caráter didático, na Alemanha, há algum tempo (*Lehrbuch der allgemeinen Humangenetik*, primavera de 1961), parte do qual foi útil para este novo livro. Finalmente decidimos correr o risco e, escrevendo um texto "avançado", expor nossas deficiências de conhecimento, pouca compreensão e tendenciosidades de julgamento.

Um texto que pretende expor a estrutura conceitual da genética humana não pode ser dogmático e deve, necessariamente, ser crítico. Além disso, não podemos nos restringir a fatos e afirmativas bem comprovados. A nebulosidade das conjecturas e hipóteses em torno de uma ciência em constante crescimento tem que ser mostrada. Assim procedendo, corremos o risco de ser contraditos por resultados posteriores.

Vários colegas nos ajudaram, lendo partes do original nas quais têm conhecimento especializado, e fazendo sugestões úteis: W. Buselmaier, U. Ehling, G. Flatz, W. Fuhrmann, S. Gartler, Eloise Giblett, P. Propping, Laureen Resnick e Traute M. Schroeder, os quais eximimos de possíveis erros. J. Krüger foi de extrema ajuda nas partes estatísticas. Nossas secretárias, as Sras. Adelheid Fengler e Gabriele Bauer, em Heidelberg, Sylvia Waggoner, em Seattle, e Helena Smith, em Stanford, nos auxiliaram muito com seu elogiável trabalho e dedicação. As figuras foram desenhadas por Edda Schalt e Marianne Lebküchner. Miriam Gallaher e Susan Peters fizeram um excelente trabalho de editoração de texto. Os autores são especialmente gratos aos Drs. Heinz Götze e Konrad F. Springer, da Springer Publishing Company, pela excelente produção. A permanência destes autores no Center for Advanced Study in the Behavioral Sciences, em Stanford (Califórnia), para o ano acadêmico de 1976/1977, contribuiu decisivamente para a realização deste projeto.

Externamos nossos sinceros agradecimentos à Kaiser Family Foundation e à Spencer Foundation, que, gentilmente, custearam nossos trabalhos.

A genética humana pode ajudar-nos a compreender melhor a humanidade e a tornar a vida do homem mais feliz. Esta ciência é um exemplo cardinal da frase de Alexander Pope: "The proper study of mankind is man."

primavera de 1979

Friedrich Vogel, Heidelberg
Arno G. Motulsky, Seattle

Conteúdo Resumido

Conteúdo

Vogel • Motulsky

GENÉTICA HUMANA

Problemas e Abordagens

Terceira Edição

Introdução

Nenhuma teoria resolve todos os enigmas com os quais se confronta em um determinado momento, nem todas as soluções já obtidas são geralmente perfeitas. Ao contrário, é exatamente a imperfeição e a insuficiência de ajuste dos dados existentes que, em qualquer época, definem muitos dos desafios que caracterizam a ciência normal.

T.S. Kuhn, The Structure of Scientific Revolutions, 1962

A Genética Humana Como Ciência Aplicada e Fundamental. A genética humana é tanto uma ciência fundamental quanto aplicada. Como uma ciência fundamental, é parte da genética, o ramo da ciência que examina as leis do armazenamento, transmissão e efetivação das informações para o desenvolvimento e funcionamento dos organismos vivos. Nesta estrutura, a genética humana está envolvida com o organismo mais interessante, o ser humano. Este interesse com nossa própria espécie nos faz examinar os resultados científicos da genética humana não só por seu significado teórico, mas também por seu valor prático para o bem-estar humano. Assim, a genética humana é também uma ciência aplicada. Seu valor para o bem-estar humano também tem repercussões para a pesquisa teórica, pois influencia a seleção de problemas pelos geneticistas humanos, seu treinamento e o financiamento de suas pesquisas. Por seu contínuo interesse teórico e prático, a genética humana oferece um fascínio e uma realização que não têm paralelos nos trabalhos em campos que são ou primariamente teóricos ou totalmente práticos.

A Ciência da Genética. A genética tornou-se uma ciência madura. Ela é baseada em uma teoria poderosa e penetrante. A profundidade de uma teoria depende da profundidade dos problemas que ela pretende resolver e que podem ser caracterizados por três atributos: a ocorrência de estruturas de alto nível, a presença de um mecanismo, e um grande poder explicativo [2]. Na genética, a estrutura de "alto nível" é o gene como unidade de estocagem, transmissão e efetivação da informação. Desde a redescoberta das leis de Mendel em 1900, os mecanismos genéticos têm sido elucidados passo a passo no nível molecular, decifrando o código genético, estudando a transcrição e a tradução, o funcionamento de proteínas determinadas por genes, a ultra-estrutura do material genético e as seqüências de DNA fora dos genes. Os problemas de regulação da atividade gênica no desenvolvimento e funcionamento dos organismos são atualmente a principal meta das pesquisas fundamentais. Até agora, o poder explicativo da teoria não foi totalmente esgotado.

Como uma Ciência se Desenvolve? Kuhn, em 1962 [9], descreveu o desenvolvimento histórico de uma ciência do seguinte modo: No início, o estágio protocientífico, há uma competição substancial entre várias tentativas de fundamentação teórica e verificação empírica. As observações básicas sugerem um conjunto de problemas que, entretanto, não são visualizados claramente. Então, um "paradigma" unifica um grupo dentro da comunidade científica na perseguição de uma meta comum, trazendo, ao mesmo tempo a foco um ou alguns aspectos do campo do problema e sugerindo um modo para sua solução. Se o paradigma for bem-sucedido, ele é aceito por uma parte crescente da comunidade científica, que agora trabalha sob sua orientação, explorando suas possibilidades, estendendo seu campo de aplicação e o desenvolvendo em uma teoria científica. Este conceito de um paradigma tem três conotações principais:

1. Ele indica um ponto do trabalho científico que serve como "exemplo", sugerindo modos pelos quais um determinado problema deve ser enfocado.
2. Ele delimita um grupo de cientistas que tentam explorar este enfoque, aumentar sua aplicabilidade, aprofundar sua base teórica explorando mecanismos básicos, e acentua seu poder explicatório.
3. Finalmente, embora uma teoria elaborada possa não existir, e na maioria dos casos não existe quando se inicia um paradigma, sua semente está lá, e um paradigma bem-sucedido culmina na elaboração desta teoria.

Este processo de desenvolvimento de uma ciência dentro da estrutura de um paradigma foi descrito por Kuhn como "ciência normal". A teoria básica é descartada. Ela seria estéril neste estágio para reexaminar todos os seus ângulos. Ao contrário, ela é aplicada a uma variedade de problemas, expandida de tal modo a ser comparada com a resolução de um quebra-cabeças. De tempos em tempos, entretanto, ocorrem resultados que, à primeira vista, desafiam uma explicação. Primeiro, isto leva a uma tentativa de acomodar tais resultados na estrutura teórica por meio de hipóteses ad hoc. Estas tentativas em geral são bem-sucedidas. Às vezes, entretanto, elas falham. Se em tal situação surge um paradigma alternativo que explica a maioria dos fenômenos englobados pela antiga teoria tanto quanto pela nova, pode ocorrer um fenômeno inexplicado, uma "revolução" científica. O novo paradigma ganha apoio de uma maioria crescente da comunidade científica, logo se desenvolve em uma nova teoria, mais explicativa, e o processo normal da ciência recomeça.

Este quadro do desenvolvimento científico tem sido criticado por alguns filósofos da ciência [10]. O conceito de ciência "normal", como descrito acima, não é aceito por alguns teóricos. Trabalhar na estrutura de um determinado conjunto de conceitos tem sido denunciado como burro, cansativo, e de qualquer modo não como a ciência deve ser. De acordo com estes filósofos, os cientistas têm que viver em um estado de permanente revolução, questionando constantemente os fundamentos básicos de seu campo, querendo sempre testá-los e, se possível, recusá-los [14-17]. Muitos cientistas ativamente envolvidos em pesquisa, por outro lado, aceitaram prontamente a opinião de Kuhn. Aparentemente ele os ajudou a reconhecer alguns aspectos importantes no desenvolvimento de seus campos.

Teoria Central da Genética Vista Como um Paradigma. Embora os conceitos de Kuhn tivessem sido desenvolvidos com base na história das ciências físicas, sua descrição se ajusta bem ao desenvolvimento da genética. Até a segunda metade do século dezenove, os fenômenos da hereditariedade não tinham análise. Obviamente, as crianças eram às vezes, mas nem sempre, assemelhadas a seus genitores. Algumas doenças se transmitiam nas famílias. Era possível melhorar os cultivos e os animais domésticos por cruzamentos selecionados. As leis mais básicas foram descobertas, por exemplo, a lei de Nasse de que a hemofilia só afeta os meninos, mas é transmitida por suas mães e irmãs (Seção 4.1.4). Entretanto, faltava uma teoria geral convincente, e as tentativas para desenvolver tal teoria não foram bem-sucedidas. Nesta situação, Mendel, em seu trabalho *Versuche über Pflanzenhybriden* (1865) [11] criou um procedimento. Ele complementou o experimento de cruzamento contando a prole. Em seguida interpretou os resultados em termos de combinação aleatória de unidades básicas. Supondo estas unidades básicas, ele fundou o conceito de gene, o conceito nuclear subjacente à teoria genética (Seção 1.4).

Desde o redescobrimento de seu trabalho em 1900, a percepção de Mendel serviu como um paradigma em todas as três conotações: ele mostrou um exemplo de como deveriam ser postulados e avaliados os experimentos de cruzamento, que resultou no estabelecimento de uma comunidade científica de geneticistas, e levou ao desenvolvimento de uma teoria científica profunda e fértil. Um problema especial que não foi respondido satisfatoriamente, em nossa opinião, é quanto à questão do motivo pelo qual a aceitação do paradigma de Mendel teve que esperar 35 anos após estes experimentos serem publicados. Seria muito simplista criticar a arrogância acadêmica e a visão limitada dos biólogos contemporâneos que não quiseram aceitar o trabalho de uma pessoa "não-acadêmica", mesmo este fato sendo um dos componentes de seu abandono. Acreditamos que muitas novas descobertas biológicas nos 35 anos após a descoberta de Mendel eram de natureza tão revolucionária que caracterizaram uma crise científica, no sentido kuhniano, e portanto necessitavam de um enfoque totalmente novo.

Logo após a redescoberta das leis de Mendel em 1900, entretanto, um grupo de cientistas, inicialmente pequeno mas de crescimento rápido, se uniu no desenvolvimento da genética em um intercâmbio da teoria com a experimentação, desencadeando a principal revolução científica do século vinte no campo da biologia.

Genética Humana e Revolução Genética. Enquanto isso, a revolução biológica do século dezenove — a teoria evolutiva — tinha sido aceita pela comunidade científica. Uma conseqüência importante foi a percepção de que os seres humanos tinham evoluído de outros primatas mais "primitivos"; que os humanos são parte do reino animal, e que as leis da hereditariedade que tinham sido aplicadas a todos os seres vivos também são válidas para a nossa espécie. Logo, as leis de Mendel foram aplicadas a características que foram encontradas em heredogramas humanos, primariamente anomalias hereditárias e doenças. Estudando o modo de herança da alcaptonúria, uma doença recessiva, Garrod, em 1902 [6], reconheceu claramente o princípio cardinal da ação gênica: fatores genéticos especificam reações químicas (Seção 1.5). Esta percepção também levou 30 anos até ser incorporada à ciência "normal".

A elucidação da herança nos humanos não começou com o paradigma de Mendel. Muitas observações relevantes foram relatadas antes, especialmente sobre várias doenças. Além disso, um outro paradigma tinha sido criado por F. Galton em seu trabalho *Hereditary Talent and Character,* em 1865 [5], e em trabalhos posteriores: para se tirar conclusões quanto à herança de determinadas características, como alto desempenho, inteligência, e estatura, devemos medir estas características do modo mais preciso possível e então comparar as medidas entre indivíduos de grau e parentesco conhecidos (por exemplo, genitores e filhos, irmãos ou gêmeos) usando métodos estatísticos. Este enfoque não contém o potencial para elucidar os mecanismos da hereditariedade. Por outro lado, ele parece ser de aplicação muito mais geral a características humanas que a análise mendeliana. A análise de heredogramas em termos das leis de Mendel era prejudicada pelo fato de a maioria das características humanas simplesmente não poder ser classificada como características alternativas, como podiam as ervilhas lisas ou rugosas. As características humanas são em geral gradativas e não apresentam distribuição alternativa na população. Além disso, os fenótipos obviamente não são determinados apenas pela constituição genética, mas também por influências externas, ambientais, resultantes de uma interação da "natureza e o meio" (Galton). Assim, as tentativas de aplicação das leis de Mendel a tais características estavam condenadas ao fracasso. Para características que são tidas como importantes, como a inteligência e a personalidade, mas também para muitas doenças e o retardo mental, só havia a escolha entre a pesquisa nas linhas sugeridas por Galton ou nenhuma pesquisa. As investigações dos mecanismos genéticos tiveram que esperar as elucidações da genética de outros organismos, mais acessíveis. Sob tais circunstâncias, os cientistas escolheram seguir Galton. Esta escolha não tinha apenas motivos teóricos. Ela foi fortemente influenciada pelo desejo de ajudar os indivíduos e suas famílias a calcularem os riscos de determinadas doenças, criando assim uma sólida base para a consulta (*counseling*) genética. Mais importante, entretanto, foi a preocupação de alguns cientistas com o futuro biológico da espécie humana, que eles viram ameaçado pela deterioração devida ao relaxamento da seleção natural. Os motivos para suas pesquisas foram amplamente eugênicos: pareciam fornecer uma fundamentação lógica para medidas que coibissem determinados grupos em risco de terem doenças ou má adaptação.

História da Genética Humana: Uma Disputa entre Dois Paradigmas. Os dois paradigmas — o conceito mendeliano de gene e o enfoque biométrico de Galton — desenvolveram-se lado a lado de 1900 até o presente. Muitas controvérsias atuais, especialmente no campo da genética do comportamento, mas também nas relativas a estratégias da elucidação genética de doenças comuns, são imediatamente compreensíveis quando a história da genética humana é concebida como uma disputa entre estes dois paradigmas. Isto não significa que os dois paradigmas são mutuamente excludentes. De fato, as correlações entre parentes, conforme demonstradas pela análise biométrica, foram interpretadas em termos de ação gênica por Fisher em 1918 [4]. Alguns geneticistas humanos trabalharam durante parte de suas carreiras dentro da estrutura de um paradigma, e durante outra parte na estrutura do outro paradigma. Entretanto, as duas correntes de pesquisa têm poucas interconexões, e podem até mesmo tornarem-se polarizadas devido ao treinamento altamente especializado de cada grupo, resumido pelos laboratórios bioquímicos e de genética molecular para um, e os computadores para o outro grupo.

Nas primeiras décadas deste século, o paradigma biométrico de Galton pareceu ser muito bem-sucedido. Acreditava-se que a variabilidade genética dentro da população humana era estabelecida para características normais, como estatura ou inteligência, bem como para uma grande variedade de condições patológicas, como deficiência mental e psicose, epilepsia e doenças comuns, como diabetes, alergias e até mesmo tuberculose. A análise mendeliana, por outro lado, parecia estar confinada a doenças hereditárias raras. As repetidas tentativas de ampliar as explicações mendelianas para os campos das características físicas normais e das doenças comuns foram geralmente feitas sem avaliação crítica das inescapáveis limitações da análise mendeliana. A primeira grande conquista da genética mendeliana foi o estabelecimento da hipótese de três alelos para o grupo sangüíneo ABO, por Bernstein na década de 20 [1] (Seção 4.2.2). Outros progressos, entretanto, tiveram que esperar o desenvolvimento da teoria genética por meio de trabalhos em outros organismos, tais como *Drosophila*, bactérias e vírus, especialmente os bacteriófagos.

O advento da biologia molecular no final das décadas de 40 e 50 teve uma forte influência sobre a genética humana e de fato trouxe a concretização do paradigma de Mendel. Um marco importante foi a descoberta, por Pauling e cols., em 1949 [13], de que a anemia falciforme é causada por uma molécula anormal de hemoglobina.

A fundação das pesquisas de cromossomos humanos no final da década de 50 e início da de 60 (Seção 2.1) veio como uma segunda etapa importante. No momento, a maioria das pesquisas em genética humana tornou-se parte de uma pesquisa central na estrutura da teoria genética. A espécie humana, vista pela maioria dos geneticistas experimentais pioneiros como um instrumento pobre para as pesquisas genéticas, hoje apresenta vantagens definitivas para a abordagem de problemas básicos. Algumas destas vantagens são o grande tamanho de populações disponíveis, o grande número e variedade de mutantes e anomalias cromossômicas conhecidas, e o conhecimento detalhado ímpar da fisiologia humana e bioquímica da saúde e da doença. A elucidação da estrutura do genoma humano em futuro próximo facilitará ainda mais tanto a pesquisa básica quanto a aplicada em genética humana.

Seria de se esperar que tais conquistas tivessem levado ao estabelecimento do paradigma de Mendel como o único paradigma em genética humana. Este, entretanto, não é o caso. A despeito do fato de a teoria genética hoje entremear muitos campos que pareciam fechados para ela há pouco tempo, o paradigma de Galton — a análise biométrica —, atingiu um nível insuperável de sofisticação formal durante os últimos 10 a 25 anos. A disponibilidade de computadores facilitou muito o desenvolvimento e a aplicação das técnicas biométricas. Além disso, em alguns campos, como o da genética do comportamento, a aplicação da teoria genética — o paradigma de Mendel — ainda está prejudicado por várias dificuldades (Cap. 15), e aqui os métodos biométricos dominaram por um longo tempo. No mesmo campo, entretanto, eles são bastante criticados.

Progresso em Genética Humana e Aplicações Práticas. As conquistas da biologia molecular e das pesquisas cromossômicas não só alteraram a genética humana como ciência pura, mas também trouxeram um marcante progresso em sua aplicação ao bem-estar humano. No começo, este progresso não parecia muito conspícuo. O diagnóstico das doenças hereditárias melhorou, e muitas malformações inexplicadas foram atribuídas a anomalias cromossômicas. O primeiro sucesso prático veio no início da década de 50, quando os conhecimentos dos defeitos enzimáticos da fenilcetonúria (Seção 7.2.2.9) e da galactosemia levaram a uma terapia bem-sucedida com uma dieta específica. Entretanto, uma conquista em escala muito maior foi obtida quando foram introduzidos os métodos de diagnóstico pré-natal para anomalias cromossômicas e para alguns defeitos metabólicos, no final da década de 60 e início da de 70 (Seção 18.2). Repentinamente, a consulta genética podia agora se basear não apenas em cálculos de probabilidade, mas, em um número crescente de casos, em certeza de diagnósticos individuais. Este desenvolvimento científico coincidiu com a crescente consciência em grande parte da população humana de que a reprodução ilimitada não devia ser aceita como uma lei natural, mas podia, e devia, ser regulada de um modo racional. A introdução de anticoncepcionais orais indicou esta consciência. A chance de evitar nascimentos de crianças gravemente prejudicadas hoje é aceita por proporções rapidamente crescentes da população. Ao mesmo tempo, um melhor conhecimento das vias fisiopatológicas está melhorando as possibilidades de terapia individual de doenças hereditárias, inclusive a promessa de terapia gênica somática pela introdução de genes nas células de tecidos funcionais (ver Seção 19.1). As aplicações da genética humana como um instrumento prático para evitar o sofrimento e as doenças tiveram grande impacto, e hoje são os enfoques mais gratificantes da medicina preventiva. Em muitos países, já foram criados, ou estão sendo criados, grupos politicamente responsáveis em instituições para a aplicação generalizada destes novos instrumentos.

Efeitos das Aplicações Práticas na Pesquisa. Estas aplicações práticas levaram a um acentuado aumento do número de pesquisadores e dos trabalhos nos últimos 20-30 anos. Desde o início do século 20 até a década de 50, a genética humana despertou o interesse de apenas alguns cientistas, não sendo nem mesmo uma ocupação de tempo integral. Muitos dos pioneiros foram treinados e trabalharam a maior parte de suas vidas como médicos em campos especiais da medicina, como Waardenburg e Franceschetti em oftalmologia e Siemens em dermatologia. Outros se interessaram por problemas teóricos de genética de populações e evolução, e escolheram problemas de genética humana como campo de aplicação de seus conceitos teóricos, mais notadamente J. B. S. Haldane e R. A. Fisher. Ainda outros tiveram seu ponto de início na antropologia física. Este grupo heterogêneo de cientistas não formou uma comunidade científica coerente. Por um longo tempo, não havia quase infra-estrutura formal para o desenvolvimento de uma especialidade científica. Não havia departamentos especiais, periódicos e conferências internacionais. Esta falta de foco resultou em uma marcante heterogeneidade de qualidade e conteúdo de contribuições científicas.

Tudo isto mudou. Hoje existem departamentos e unidades de genética humana e médica em muitos países. As universidades e escolas médicas introduziram currículos especiais, muitos periódicos e novas publicações foram criadas e vários congressos e conferências têm sido realizados. A impressão geral é de um campo ativo e vigoroso que cresce exponencialmente.

Perigos da Aplicação Prática Generalizada do Desenvolvimento Científico. Este desenvolvimento, entretanto, satisfatório como é, também tem várias conseqüências potencialmente indesejáveis:

a) A pesquisa é promovida primariamente nos campos da utilidade prática imediata, relacionada a doenças hereditárias.

Campos de importância prática menos imediata podem ser negligenciados.

b) No passado, o contato com as pesquisas fundamentais em genética molecular e biologia celular não era suficientemente intenso. Isto pode ter levado a uma diminuição na transferência de conceitos científicos e enfoques experimentais destes campos. Felizmente, isto mudou recentemente com o advento das técnicas de DNA recombinante. É incrível, hoje em dia, a rapidez com que alguns resultados de pesquisas básicas estão sendo transferidos para aplicações práticas.

c) Áreas de grande importância para nossa compreensão da evolução humana (e possivelmente da história humana), bem como para o funcionamento da sociedade humana e suas instituições, são negligenciadas quando o cerne das pesquisas em genética humana é dirigido exclusivamente para problemas médicos. As populações, a genética evolutiva, de um lado, e a genética do comportamento, do outro lado, são os dois ramos que mais sofreram. Se estes campos fossem excluídos do centro das pesquisas em genética humana, eles facilmente perderiam um contato significativo com a biologia humana.

d) Muitas pesquisas médicas aplicam métodos estabelecidos para responder dúvidas diretas. Muitos estudos coletam dados com novas técnicas. Os resultados individuais em geral não são de grande importância, mas o conjunto de tais dados constitui os blocos estruturais para o progresso futuro da ciência normal. Grande parte de tal trabalho está sendo feito nas genéticas humana e médica, e é essencial para muitas aplicações médicas e antropológicas. Entretanto, há uma necessidade contínua em genética humana de desenvolver hipóteses testáveis e tentar testar suas conseqüências por todos os pontos de vista.

Os geneticistas humanos não devem negligenciar o maior desenvolvimento da teoria genética. A pesquisa básica é necessária nos campos nos quais a aplicação prática imediata dos resultados não é possível, mas pode ser a longo prazo pelo menos tão importante para o futuro da espécie humana quanto as aplicações atuais na medicina diagnóstica e preventiva.

Vantagens da Aplicação Prática para a Pesquisa. As necessidades de diagnóstico médico e informação também deram fortes incentivos à pesquisa básica. Muitos fenômenos que a pesquisa básica tenta explicar seriam simplesmente desconhecidos se não tivessem sido descobertos pelo estudo de doenças. Seríamos ignorantes quanto ao papel dos cromossomos sexuais na determinação do sexo se não existissem os pacientes com anomalias de cromossomos sexuais. Fenômenos como o aumento espontâneo da instabilidade cromossômica na anemia de Fanconi ou na síndrome de Bloom, com todas as suas conseqüências para as mutações somáticas e a formação de câncer (Cap. 10), foram descobertos acidentalmente no processo de exame de determinados pacientes por motivos diagnósticos. A análise genética do "supergene" que determina o complexo principal de histocompatibilidade nos humanos contribuiu muito para nossa compreensão fundamental de como é estruturado o material genético acima do nível de um único locus gênico e como a alta variabilidade genética nas populações humanas pode ser mantida (Seção 5.2.5). Entretanto, as pesquisas neste campo certamente seriam menos ativas se não houvesse incentivo para a melhoria das chances de transplantes de órgãos.

Gostemos ou não, a sociedade paga quantidades crescentes de dinheiro para pesquisas em genética humana porque queremos ter benefícios práticos. Logo, para promover pesquisas básicas devemos promover amplas aplicações práticas. Para garantir o progresso nas aplicações práticas também para o futuro, e não apenas no campo da medicina, a pesquisa básica deve ser apoiada. Este também é o único modo para atrair bons pesquisadores e para manter, ou mesmo melhorar, os padrões científicos. Este paradoxo cria problemas prioritários para todos os envolvidos no planejamento de pesquisas.

Genética Humana e a Sociologia da Ciência. A discussão acima deve ter demonstrado que a genética humana, como todas as ciências, não se desenvolveu em um vácuo sociológico, seguindo apenas as leis lógicas inerentes do crescimento da teoria e dos testes experimentais. A genética humana é o trabalho de grupos sociais de seres humanos que estão sujeitos às leis da psicologia de grupo e são influenciados pela sociedade como um todo em suas atitudes quanto a pesquisa e sua escolha de problemas. Infelizmente, as pesquisas sociológicas de formação de grupos e estrutura na genética humana não foram feitas. Outro grupo ativo na fundação da biologia molecular, o que introduziu os bacteriófagos de *Escherichia coli* na análise de informações genéticas, estudou intensamente [3]. Sabemos, deste e de outros exemplos, que durante a fase na qual um novo paradigma está sendo descoberto o grupo que compartilha este paradigma estabelece contatos intragrupo intensos. Os canais normais de troca de informações, como periódicos científicos e congressos, são seguidos de transferência de informações mais informais por telefonemas, comunicações e-mail, trabalhos não publicados e visitas pessoais. Dentro do grupo, personalidades influentes servem como líderes intelectuais e/ou organizadores. Os contatos externos, por outro lado, são em geral fracos. Quando a fase aguda da revolução científica termina, os contatos dentro do grupo diminuem, e a informação novamente é mais amplamente trocada pelos canais normais de publicação. Desenvolvimentos similares podem ser observados no campo da genética humana. Na Seção 2.1 mostraremos a estrutura do grupo de pesquisadores britânicos em cromossomos ao final da década de 50, quando foram descobertas as primeiras anomalias cromossômicas e foi fundada a citogenética clínica. Outros exemplos são os grupos ativos na elucidação do complexo principal de histocompatibilidade (Seção 5.2.5) e na localização de loci gênicos em segmentos de cromossomos (Seção 5.1).

De influência análoga na genética de populações foi o primeiro projeto de pesquisa de "grande ciência" sobre genética humana, a Atomic Bomb Casualty Commission (ABCC, hoje a Radiation Effects Research Foundation, RERF), desenvolvida no final da década de 40 no Japão por pesquisadores americanos e japoneses para examinar as conseqüências genéticas das bombas atômicas em Hiroshima e Nagasaki (Seção 11.1.4). Nos anos posteriores, este projeto levou, por exemplo, a estudos claros dos efeitos genéticos da consangüinidade dos genitores. A segunda tarefa deste tipo é o "Projeto Genoma Humano", a tentativa de estudar e seqüenciar todo o genoma humano por meio de uma cooperação internacional coordenada (ver Seção 18.4).

Muitos dos desenvolvimentos mais interessantes no campo, senão a maioria, não foram iniciados por pesquisadores que se declaravam geneticistas humanos ou que trabalhavam em departamentos de genética humana. Eles foram feitos por pesquisadores de outros campos, como citogenética geral, biologia celular, biologia molecular, bioquímica e imunologia, mas também de especialidades clínicas como pediatria, hematologia, oftalmologia e psiquiatria. Um tema comum que passa por muitos desenvolvimentos recentes tem sido a aplicação de técnicas não-genéticas de muitos campos diferentes, como bioquímica e imunologia, aos conceitos genéticos. Por outro lado, as técnicas originalmente desenvolvidas para solução de problemas genéticos, especialmente para estudos moleculares do DNA, estão sendo rapidamente introduzidas em outros campos de pesquisa, por exemplo, tanto na pesquisa médica quanto na medicina prática. De fato, os progressos mais recentes na genética humana vieram de tais enfoques multidisciplinares. O número de pesquisadores no campo aumentou rapidamente. A maioria não começou como geneticista humano, mas como biólogo molecular, especialista médico, bioquímico, estatístico, citogeneticista geral, etc. Eles vieram para a genética humana no curso de suas pesquisas. Esta grande variedade de ambientes estimula as discussões entre geneticistas humanos e é uma das qualidades intelectuais do estado atual de nosso campo. Entretanto, tal diversidade também é um risco, pois pode levar a um exagero da especialidade de alguém à custa da perda de uma visão geral de todo o campo [7 a]. Com o aumento da complexidade dos métodos de pesquisa, a especialização dentro da genética humana tornou-se inevitável. Entretanto, isto traz riscos de estreitamento da visão dos cientistas, campos inteiros são desprezados e oportunidades promissoras de pesquisa permanecem inexploradas.

A Genética Humana em Relação a Outros Campos da Ciência e da Medicina. O desenvolvimento rápido da genética humana durante as décadas recentes criou muitas interações com outros campos da ciência e da medicina. Além da genética geral e molecular e a citogenética, estas interações são especialmente ligadas à biologia celular, à bioquímica, à imunologia e a muitas especialidades clínicas. Até recentemente, por outro lado, têm havido poucas conexões, se é que alguma, com a fisiologia. Um motivo desta falha em estabelecer interações frutíferas pode ser uma diferença no enfoque básico: a análise genética tenta chegar às causas de uma característica em seus mais elementares componentes. Os geneticistas conhecem o princípio de que o fenótipo é produzido por um conjunto complexo de interações de vários genes, mas estão interessados mais nos componentes do que no mecanismo exato de tais interações. No momento, a análise genética atingiu o nível da estrutura do gene e do código genético. Uma meta final seria explicar as propriedades deste código em termos de física quântica. Um observador maldoso pode comparar o geneticista a um homem que, para entender um livro, o queima e estuda quimicamente as cinzas.

O fisiologista, por outro lado, tenta ler o livro. Entretanto, ele geralmente pressupõe que cada cópia do livro deva ser exatamente igual. A variação é vista como um erro. Colocando de outro modo, o fisiologista está envolvido não com os elementos em si, mas com seu modo de interação em sistemas funcionais complicados (ver Mohr [12]). Os fisiologistas estão mais envolvidos com a integração de sistemas que interagem do que com a análise de seus componentes. A análise da regulação das atividades gênicas por mecanismos de feedback, por exemplo o modelo de Jacob-Monod em bactérias, e alguns enfoques da genética do desenvolvimento de organismos superiores ensinaram aos geneticistas a utilidade de pensar em termos de sistemas. Por outro lado, os métodos de análise molecular do DNA foram introduzidos na fisiologia em escala crescente. Os genes para receptores e seus componentes, por exemplo, para neurotransmissores, e os genes para proteínas de canal estão sendo localizados no genoma e estudados no nível molecular. Logo, hoje está sendo feita uma ponte sobre o abismo entre a fisiologia e a genética. Com o aumento do interesse dos geneticistas humanos nas bases genéticas de doenças comuns e variações genéticas individuais em resposta a influências como nutrição e estresse, os conceitos genéticos estão cada vez mais influenciando os muitos ramos da medicina que, no passado, tiveram pouco proveito da teoria genética. A biologia molecular está-se desenvolvendo de modo crescente em uma base comum para muitos ramos da ciência, e a maioria dos cientistas biomédicos hoje estão mais familiarizados com os fundamentos da genética. Está surgindo um campo da medicina molecular.

Futuro da Genética Humana. Os métodos de pesquisa na ciência estão se tornando crescentemente complicados e caros, e a genética humana não é exceção. Como conseqüência necessária, o domínio destes métodos cada vez mais requer especialização em um campo estreito. A compra de grandes instrumentos cria dificuldades financeiras. Logo, a seleção dos problemas de pesquisa geralmente é dirigida não por interesses científicos intrínsecos aos problemas ou pela convicção de que eles podem, a princípio, ser resolvidos, mas pela disponibilidade de métodos de pesquisa, colaboradores treinados e instrumentos. A tendência para a especialização inevitavelmente continuará, e é possível que, neste processo, partes importantes da genética humana sejam resolvidas em campos que são definidos principalmente por métodos de pesquisa, como a bioquímica, pesquisas cromossômicas, imunologia, ou biologia molecular (ver 7 a). Hoje em dia, o diagnóstico pré-natal, incluindo a cultura de células e a determinação cromossômica, ocasionalmente tornou-se o domínio do obstetra. As doenças metabólicas hereditárias são geralmente estudadas e tratadas por pediatras com pouco treinamento genético.

A sobrevivência de um campo estabelecido da ciência não tem valor em si. Se um campo morre porque seus conceitos e realizações foram aceitos e estão sendo sucessivamente integrados a outros campos, pouco se perdeu. Na genética humana, entretanto, este estado não foi atingido. Muitos conceitos de biologia molecular, em geral em combinação a métodos "clássicos", como análise de ligação, hoje estão sendo aplicados a humanos. Como a genética psiquiátrica e a análise genética das variações de funcionamento dos órgãos sensoriais já estão sendo estudadas deste modo, prevemos que finalmente, quando nossa compreensão da genética do comportamento atingir o nível de ação gênica nas neurociências, poderemos até mesmo esperar um impacto da genética nas ciências sociais.

Campos das Genéticas Humana e Médica. O campo da genética humana é amplo, e suas fronteiras são indistintas. O desenvolvimento de técnicas e métodos diferentes levou ao desenvolvimento de muitos campos de subespecialização. Muitos deles se superpõem e não são mutuamente exclusivos. O campo da *genética molecular humana* tem sua ênfase na identificação e análise dos genes no nível do DNA. Métodos como a digestão do DNA com endonucleases de restrição, transferência de Southern e a reação em cadeia da polimerase (PCR) estão sendo aplicados. A *genética bioquímica humana* lida com a bioquímica de ácidos nucleicos, proteínas e enzimas em indivíduos normais e mutantes. Estão sendo usados métodos laboratoriais de bioquímica (cromatografia, dosagens enzimáticas). A *citogenética humana* lida com o estudo dos cromossomos humanos na saúde e na doença. A *imunogenética* está relacionada à genética dos grupos sangüíneos, antígenos tissulares, como os tipos de HLA, e outros componentes do sistema imune. A *genética formal* estuda as relações de ligação e segregação de genes mendelianos e pesquisa tipos mais complexos de herança por técnicas estatísticas.

A *genética clínica* lida com o diagnóstico, prognóstico e, até certo ponto, com o tratamento de várias doenças genéticas. O diagnóstico requer o conhecimento da heterogeneidade etiológica e familiaridade com muitas síndromes. A *informação (counseling) genética* é uma área importante da genética clínica e requer habilidades no diagnóstico, avaliação de riscos e comunicação interpessoal. A *genética de populações* lida com o comportamento dos genes em grandes grupos e envolve as forças evolutivas de deriva, migração, mutação e seleção em populações humanas. A estrutura e o conjunto de genes das populações humanas são estudados considerando as freqüências gênicas de genes marcadores. Em anos recentes, os geneticistas de população se interessaram pela epidemiologia de doenças genéticas complexas que requerem técnicas biométricas para seus estudos. A *genética do comportamento* é uma ciência que estuda os fatores hereditários subjacentes ao comportamento na saúde e na doença. Os geneticistas do comportamento tentam esclarecer os fatores genéticos que determinam a personalidade e as habilidades cognitivas dos seres humanos. A genética do retardo mental e as várias doenças psiquiátricas também são consideradas. O campo da sociobiologia tenta explicar o comportamento social usando conceitos biológicos e evolutivos.

A *genética de células somáticas* é o ramo da genética humana que estuda a transmissão de genes no nível celular. A hibridização celular entre espécies diferentes tornou-se um instrumento importante para o mapeamento dos genes humanos. A *genética desenvolvimental* estuda os mecanismos genéticos do desenvolvimento normal e anormal. O campo começou a se expandir recentemente sob a influência de métodos moleculares, e com forte ênfase na experimentação animal. A *genética reprodutiva* é o ramo da genética que estuda detalhes do gameta e da formação inicial do embrião por técnicas genéticas. Esta área é muito relacionada à fisiologia reprodutiva e está se desenvolvendo rapidamente. A *farmacogenética* lida com os fatores genéticos que controlam a disponibilidade e cinética de drogas no organismo. O interesse especial na farmacogenética humana está relacionado a reações adversas a drogas. A *ecogenética* é uma extensão da farmacogenética e lida com o papel da variabilidade genética que afeta a resposta a agentes ambientais.

A genética clínica cresceu muito rapidamente nos últimos anos devido a muitas aplicações práticas de diagnóstico e informação genética, diagnóstico intra-uterino e triagem para doenças genéticas. A maioria das pesquisas em genética humana atualmente é feita em genética clínica, citogenética, genética molecular e bioquímica, genética de células somáticas e imunogenética sob os auspícios médicos. As pesquisas em genética formal e populacional têm se beneficiado muito da disponibilidade geral de computadores.

Problemas Não Resolvidos e Intrigantes. Com o rápido aumento dos conhecimentos nos últimos anos, surgiram novos e inesperados problemas. Na época em que as características hereditárias foram definidas por seus modos de herança, a relação entre genótipo e fenótipo parecia relativamente simples. Esta correlação direta parecia correta quando demonstrou-se que algumas doenças hereditárias são causadas por defeitos enzimáticos e quando as variantes de hemoglobina foram vistas como causadas por substituições de bases. Com o aumento de conhecimentos do genoma humano, entretanto, muitas características hereditárias com fenótipos que tinham sido considerados idênticos, mostraram-se heterogêneas. Elas eram causadas ou por mutações em genes diferentes ou por mutações diferentes dentro do mesmo gene. Entretanto, mesmo mutações que são idênticas no estrito critério molecular às vezes têm diferenças fenotípicas marcantes. A análise de tais correlações genótipo-fenótipo pelo estudo de modificadores genéticos e ambientais cria problemas futuros intrigantes na genética humana.

O mendelismo "simples" sugeria que os genes autossômicos dos lados materno e paterno contribuíam identicamente para o fenótipo da criança. Em muitos casos esta expectativa era correta. As exceções eram descartadas ou deixadas de lado. Mais recentemente, entretanto, aprendemos que as contribuições dos genomas paterno e materno para o embrião em desenvolvimento podem variar e podem levar a fenótipos diferentes de doenças, dependendo de qual genitor transmitiu o gene mutante ou segmento cromossômico. O termo "imprinting genômico" foi criado para descrever este fenômeno. Os problemas da "fenogenética" foram mais discutidos pelos geneticistas nas primeiras décadas do século vinte [7] mas foram deixados de lado mais tarde quando o centro das pesquisas mudou para outras direções. Estes problemas estão voltando hoje com toda a força. Eles não são apenas de interesse teórico, pois sua solução tem conseqüências práticas para o diagnóstico, tratamento e prognóstico de algumas doenças genéticas.

Possível Finalidade de um Livro-texto. Em seu livro "*The Structure of Scientific Revolutions*", Kuhn, em 1962 [9], descreveu a função dos livros-texto não muito elogiosamente: eles são "veículos pedagógicos para a perpetuação da ciência normal" que criam as impressões, como se a ciência pudesse crescer de um modo simples, cumulativo. Eles tendem a distorcer a verdadeira história do campo mencionando apenas as contribuições do passado que podem ser vistas como precursoras diretas das conquistas de hoje. "Eles inevitavelmente escondem não só o papel, mas a verdadeira existência das ... revoluções..."

Em seguida agiremos do mesmo modo: descreveremos os problemas atuais em genética humana como os vemos. O resultado é um quadro afirmativo da ciência normal em uma fase de rápido crescimento e sucesso. Podem existir anomalias e discrepâncias, mas geralmente não as identificamos porque compartilhamos os "pontos cegos" com outros membros de nosso grupo de paradigma. O fenômeno da "antecipação" nas doenças como a distrofia miotônica é um exemplo (Seção 4.1.7). Esta doença tende a se manifestar mais gravemente e mais cedo a cada geração. Obviamente, esta observação não parecia incompatível com o mendelismo simples. Portanto, ela foi explicada por sofisticados argumentos estatísticos que citamos nas edições anteriores deste livro. Neste meio-tempo, entretanto, a antecipação tornou-se conhecida como um fenômeno real, causada por um novo mecanismo molecular. O que podemos fazer é alertar o leitor de que a genética humana, como todos os outros ramos da ciência, não é de modo algum um complexo fechado de teorias e resultados que só precisam ser suplementados de modo direto, sem maiores mudanças de conceito. Nosso campo não se desenvolveu, e não se desenvolverá no futuro, como um sistema fechado. Ao contrário, a genética humana, como todas as outras ciências, é uma realização de seres humanos, grupos sociais e pessoas isoladas, que estão motivadas por uma mistura de metas, como a procura da verdade, ambição, desejo de ser reconhecido por outros membros do grupo, a necessidade de convencer a sociedade para alocar recursos para seu campo, mas também o desejo de ajudar as pessoas e fazer algo útil pela sociedade humana.

Assim, devemos destacar a história e o desenvolvimento dos problemas e enfoques. Ocasionalmente, pediremos ao leitor que volte, reflita conosco sobre por que ocorreu certo desenvolvimento naquela época, por que outro desenvolvimento não ocorreu mais cedo, ou por que algum ramo da genética humana não tomou a direção que seria esperada logicamente. Inevitavelmente, isto implica em muito mais crítica do que o usual encontrado nos livros-texto. Tal crítica irá, pelo menos em parte, ser subjetiva, refletindo o lado pessoal dos autores. Nossa meta é convencer o leitor de que uma atitude crítica melhora a compreensão dos problemas e suas possíveis soluções. Não é nossa intenção convencer o leitor de que estamos sempre certos.

Gostaríamos de dar mais informações sobre as condições sociológicas do campo e, mais importante, os desenvolvimentos na sociedade como um todo que influenciaram o desenvolvimento da genética humana e os modos pelos quais pensar nestes problemas influenciou as sociedades. O movimento eugênico nos Estados Unidos e a ideologia de *Rassenhygiene* na Alemanha tiveram uma influência forte e às vezes devastadora sobre os seres humanos e sobre a estrutura social como um todo. Muito poucas pesquisas sistemáticas foram feitas, entretanto, para justificar uma discussão maior do que a apresentada na Seção 1.8 [8]. São necessárias muito mais pesquisas históricas nesta linha, e mais urgentes, sobre os problemas éticos inerentes, por exemplo, às leis de esterilização de muitos países durante as primeiras décadas do século vinte. Hoje elas estão voltando com toda a força em conjunto com o diagnóstico pré-natal, o aborto seletivo e a possibilidade de terapia da linhagem germinativa (Seções 18.2, 19.2). Os cientistas e os médicos que trabalham em genética humana estiveram ativamente envolvidos em sancionar medidas éticas repugnantes no passado, como matar neonatos gravemente malformados e deficientes mentais na Alemanha nazista. Como as futuras gerações irão julgar nossas atitudes? Estas são questões intrigantes. Elas mostram as duas faces da genética humana: é uma ciência fundamental, guiada por uma teoria fértil, e cheia de problemas fascinantes. Também é uma ciência aplicada, e suas aplicações têm um forte impacto sobre a sociedade, levando a novos e difíceis problemas éticos, sociais e filosóficos.

Bibliografia

1. Bernstein F (1924) Ergebnisse einer biostatistischen zusammenfassenden Betrachtung über die erblichen Blutstrukturen des Menschen. Klin Wochenschr 3 : 1495-1497
2. Bunge M (1967) Scientific research, vols 1, 2. Springer, Berlin Heidelberg New York
3. Cairns J, Stent GS, Watson JD (1966) Phage and the origin of molecular biology. Cold Spring Harbor Laboratory, New York
4. Fisher RA (1918) The correlation between relatives on the supposition of Mendelian inheritance. Trans R Soc Edinb 52 : 399-433
5. Galton F (1865) Hereditary talent and character. Macmillans Magazine 12 : 157
6. Garrod AE (1902) The incidence of alcaptonuria: a study in chemical individuality. Lancet 2 : 1616-1620.
7. Harwood J (1993) Styles of scientific thought. The German genetics community 1900-1933. University of Chicago Press, Chicago

7a. Hirschhorn K (1996) Human genetics: a discipline at risk for fragmentation. Am J Hum Genet 58 : 1-6 (William Allan Award Address 1995)

8. Kevles DJ (1985) In the name of eugenics. Genetics and the uses of human heredity. Knopf, New York
9. Kuhn TS (1962) The structure of scientific revolutions. University of Chicago Press, Chicago
10. Lakatos I, Musgrave A (1970) Criticism and the growth of knowledge. Cambridge University Press, New York
11. Mendel GJ (1865) Versuche über Pflanzenhybriden. Verhandlungen des Naturforschenden Vereins, Brünn
12. Mohr H (1977) The structure and significance of science. Springer, Berlin Heidelberg New York
13. Pauling L, Itano HA, Singer SJ, Wells IC (1949) Sickle cell anemia: a molecular disease. Science 110 : 543
14. Popper KR (1963) Conjectures and refutations. Rutledge and Kegan Paul, London
15. Popper KR (1970) Normal science and its dangers. In. Lakatos I, Musgrave A (eds) Criticism and the growth of knowledge. Cambridge University Press, New York, pp 51-58
16. Popper KR (1971) Logik der Forschung, 4th edn. Mohr, Tübingen (Original 1934)
17. Watkins JWN (1970) Against "normal science." In: Lakatos I, Musgrave A (eds) Criticism and the growth of knowledge. Cambridge University Press, New York, pp 25-38

1 História da Genética Humana

"Man is a history-making creature who can neither repeat his past nor leave it behind."

W.H. Auden (De: D.H. Lawrence)

A história da genética humana é particularmente interessante, pois, ao contrário de muitas outras ciências naturais, os conceitos de genética humana têm influenciado os eventos sociais e políticos. Ao mesmo tempo, o desenvolvimento da genética humana como ciência tem sido influenciado por várias forças políticas. A genética humana, por seu envolvimento com as causas da variabilidade humana, tem tido dificuldade quer em permanecer como ciência pura, quer como ciência de estrita aplicação médica. As preocupações atuais quanto à herdabilidade do QI e a existência de padrões hereditários de comportamento novamente tornaram o campo de interesse público. É, portanto, conveniente fazer algumas considerações sobre a história da genética humana, atentando para a interação do campo com as forças sociais. Concentraremos nossa atenção nos eventos históricos de interesse particular para os geneticistas humanos e nos marcos da genética geral apenas quando essenciais para a compreensão da evolução da genética humana.

1.1 Os Gregos

O conhecimento pré-científico quanto a diferenças herdadas entre seres humanos existe provavelmente desde tempos remotos. Os primeiros médicos e filósofos gregos não só relataram tais observações, como também desenvolveram alguns conceitos teóricos e até mesmo propuseram medidas "eugênicas".

Nos textos comumente atribuídos a Hipócrates, podemos encontrar o seguinte:

> Sobre o sêmen, entretanto, digo que ele é secretado por todo o corpo, pelas partes sólidas bem como pelas moles, e por todas as matérias úmidas do corpo ... O sêmen é produzido pelo corpo inteiro, por todas as partes saudáveis e por todas as partes doentes. Logo, quando como regra um calvo gera outro calvo, um de olhos azuis gera outro de olhos azuis, e um estrábico outro estrábico; e quando para outras doenças persiste a mesma lei, seria de se esperar que alguém de cabeça alongada gere outro de cabeça alongada?

Este texto não apenas contém observações sobre a herança de características normais e patológicas, mas também uma teoria para explicar a herança na suposição de que o portador da informação, o sêmen, seja produzido por todas as partes do corpo, saudáveis e doentes. Esta teoria ficou mais tarde conhecida como a teoria da "pangênese". Anaxágoras, um filósofo de Atenas (500-428 AC), tinha opiniões semelhantes: "... no mesmo sêmen estão contidos os cabelos, unhas, veias, artérias, tendões e seus ossos, embora invisíveis, pois suas partículas são muito pequenas. Enquanto crescem, elas gradualmente se separam umas das outras." Porque, disse ele, "como poderia o cabelo vir de um não-cabelo, e carne de não-carne ?" (Fragmento 10; ver Capelle [9]). Na opinião dele, os homens produziam a semente, e a mulher o campo de desenvolvimento (Freeman, p. 272).

Aristóteles desenvolveu uma teoria razoável sobre a herança (ver [3]). Ele também acreditava em uma distribuição qualitativamente diferente, pelo homem e pela mulher, para a procriação. O homem dava o impulso ao movimento, enquanto a mulher contribuía com a matéria, como o carpinteiro que constrói uma cama a partir da madeira. Quando o impacto masculino é mais forte, nasce um menino, que, ao mesmo tempo, é mais parecido com o pai; e quando a mulher, uma filha, que se assemelha a mãe. Este é o motivo pelo qual os filhos geralmente são parecidos com seus pais, e as filhas são parecidas com suas mães.

Barthelmess (1952; tradução nossa) [3] escreveu: "Lendo os textos desta cultura, temos a impressão geral de que os gregos em suas mentes mais maduras chegaram mais próximo dos problemas teóricos do que dos fenômenos da hereditariedade." A afirmativa de Aristóteles fornece um exemplo inicial de como a observação pode ser enganosa por um conceito teórico preconcebido. Os filhos não são mais parecidos com seus pais, e nem as filhas com suas mães.

Platão, em sua obra *Politikos*, explicou em detalhe a tarefa de selecionar cuidadosamente os cônjuges para produzir filhos que irão se desenvolver em personalidades eminentes ética e fisicamente. Ele escreveu (Seção 310; tradução de Skemp, 1952):

> Eles não atuam com base em nenhum princípio sólido ou consistente. Veja como eles perseguem a satisfação imediata de seu desejo estimulando os que são similares e desgostando dos que são diferentes. Assim, dão muita importância a suas próprias vontades e desagrados.
>
> Os moderados procuram um parceiro como eles mesmos, e, tanto quanto possam, escolhem suas esposas deste tipo quieto. Quando suas filhas estão para se casar, novamente procuram este tipo de caráter no futuro marido. A classe corajosa faz o mesmo e procura outros do mesmo tipo. Isto continua, embora ambos os tipos devessem fazer exatamente o oposto ...
>
> Se a característica de coragem se reproduzir por muitas gerações sem uma mistura com o tipo moderado, o curso natural do desenvolvimento é que inicialmente ele será muito poderoso, mas, ao final, resultará em fúria e loucura ...
>
> Mas a característica que é muito cheia de modéstia e reticências, sem um pouco de valor e audácia, caso se reproduza por muitas gerações torna-se incapaz de responder aos desafios da vida, e ao final torna-se totalmente incapaz de agir.

Na *República*, Platão não só requer as "vigilâncias" (uma das mais altas categorias na hierarquia de sua utopia) que devem ser propriedade comum das mulheres, como as crianças devam ser educadas publicamente, mas os "melhores" de ambos os sexos devem gerar crianças que sejam educadas com atenção. Os filhos dos "inferiores", por outro lado, devem ser abandonados (Politéia, 459 e seguintes). Demócrito, por outro lado, escreveu: "Mais pessoas tornam-se capazes pelo exercício do que por sua predisposição natural". Aqui (como em outros locais), já aparece o problema do inato-adquirido.

1.2 Cientistas Antes de Mendel e Galton

A literatura da idade média contém poucas alusões à hereditariedade. A nova atitude de ver os problemas naturais por um ponto de vista empírico criou a ciência moderna e distinguiu os humanos modernos dos de períodos iniciais. Este enfoque surgiu primeiro da investigação do mundo inorgânico, e só depois na biologia. No trabalho *De Morbis Hereditariis*, do médico espanhol Mercado (1605), a influência de Aristóteles ainda é enorme, mas existem alguns indícios de um começo de emancipação do raciocínio. Um exemplo é sua opinião de que ambos os genitores, e não apenas o pai, contribuem com uma semente para a futura criança. Malpighi (1628-1694) propôs a hipótese da "pré-formação", que indica que no zigoto todo o organismo já está estruturado em sua forma completa, apenas crescendo depois. Mesmo após a descoberta dos espermatozóides (Leeuwenhoek, van Ham e Hartsoeker, 1677), a hipótese do pré-formismo não tinha sido abandonada, mas alguns acreditavam que o indivíduo estava pré-formado no espermatozóide, sendo apenas nutrido pela mãe. A longa luta entre os "ovulistas" e os "espermatistas" só chegou a um fim quando C. F. Wolff (1759) atacou ambos os lados e destacou a necessidade de mais pesquisas empíricas. Logo depois foram feitas pesquisas experimentais sobre a hereditariedade em plantas por Gaertner (1772-1850) e Koelreuter (1733-1806). Seus trabalhos prepararam o campo para os experimentos de Mendel [3].

A literatura médica dos século dezoito e início do século dezenove continha relatos mostrando que aqueles capazes de observações claras eram capazes de reconhecer corretamente alguns fenômenos relativos à herança de doenças. Maupertuis, por exemplo, publicou em 1752 um relato de uma família com polidactilia em quatro gerações e demonstrou que a característica podia ser igualmente transmitida pelo pai ou pela mãe. Ele mostrou ainda, por cálculo de probabilidades, que apenas o acaso não poderia responder pela concentração familiar da característica. Provavelmente, o exemplo mais marcante, entretanto, foi o de Joseph Adams (1756-1818) (ver [32]), um médico inglês que, em 1814, publicou um livro com o título *A Treatise on the Supposed Hereditary Properties of Diseases*, que procurou dar a base para a informação (*counseling*) genética. Os achados seguintes são marcantes:

a) Adams diferenciou claramente as condições congênitas "familiares" (recessivas) e as "hereditárias" (dominantes).
b) Ele sabia que nas doenças familiares os genitores freqüentemente eram parentes próximos.
c) As doenças hereditárias não precisam estar presentes ao nascimento. Elas podem se manifestar em várias idades.
d) Algumas predisposições a doenças só levam a doenças manifestas sob a influência adicional de fatores ambientais. A prole, entretanto, corre risco mesmo quando os predispostos não manifestam a doença.
e) As correlações intrafamiliares quanto à idade de início de uma doença podem ser usadas na informação genética.
f) Doenças clinicamente idênticas podem ter bases genéticas diferentes.
g) Uma alta freqüência de doenças familiares em populações isoladas pode ser causada por endogamia.
h) A reprodução entre pessoas com doenças hereditárias é reduzida. Logo, estas doenças desapareceriam ao longo do tempo, caso não aparecessem de tempos em tempos entre filhos de genitores saudáveis (ou seja, novas mutações!).

A atitude de Adams quanto a medidas eugênicas "negativas" foi crítica. Ele propôs o estabelecimento de registros de famílias com doenças hereditárias.

C. F. Nasse, um professor alemão de medicina, reconheceu corretamente em 1820 uma das mais importantes características formais do modo de herança recessivo ligado ao X na hemofilia e apresentou um claro heredograma típico. Ele escreveu (tradução nossa):

> Todos os relatos de famílias, nas quais foi encontrada uma tendência hereditária para sangramento, concordam em que todos os que sangram são sempre pessoas do sexo masculino. Todos são explícitos neste ponto. As mulheres destas famílias transmitem esta tendência de seus pais para seus filhos, mesmo quando se casam com maridos de outras famílias que não são afetadas por esta tendência. Esta nunca se manifesta nessas mulheres ...

Nasse também observou que alguns filhos dessas mulheres ficam totalmente livres da tendência de sangramento.

A literatura médica do século dezenove mostra muito mais exemplos de observações e tentativas de generalizar e encontrar regras sobre a influência da hereditariedade nas doenças. Deve ser mencionado o conceito, antes influente, da "degeneração". Algumas características que os antigos autores descreveram como "sinais de degeneração" no surgimento externo de pacientes com deficiência mental hoje são conhecidas como características de anomalias cromossômicas autossômicas ou vários tipos de retardo mental ligado ao X.

No trabalho da maioria dos autores do século dezenove, fatos verdadeiros e conceitos errados foram misturados, e não havia praticamente nenhum critério de se chegar à verdade. Este estado de coisas era típico de uma ciência no seu estado pré-científico. A genética humana não tinha paradigma dominante. O campo, como ciência, começou com dois paradigmas em 1865: biometria, introduzida por Galton, e o mendelismo, introduzido por Mendel com seus experimentos em ervilhas. O paradigma biométrico foi influenciante nas primeiras décadas do século vinte, e muitos exemplos e explicações neste livro usam esta estrutura. Com o advento da biologia molecular e o estudo da ação gênica, o enfoque puramente biométrico da genética caiu em declínio. Entretanto, muitas novas aplicações na genética comportamental e social, onde a ação gênica não pode ser estudada, se apóiam neste paradigma e em suas elaborações modernas. As leis obtidas dos experimentos mendelianos, por outro lado, têm sido de poder analítico e utilidade quase ilimitados. O conceito de gene que surgiu destes experimentos tornou-se o ponto central de toda a genética, incluindo a genética humana. Suas possibilidades ainda não foram esgotadas.

1.3 O Trabalho de Galton

Em 1865, F. Galton publicou dois trabalhos pequenos com o título "Hereditary Talent and Character". Ele escreveu [15]:

O poder do ser humano sobre a vida animal para produzir quaisquer variedades de forma que ele queira é enorme. É como se a estrutura física das gerações futuras fosse tão plástica quanto o barro, sob o controle do desejo dos criadores. É meu desejo mostrar, mais destacadamente do que já foi feito, tanto quanto saiba, que as qualidades mentais estão igualmente sob controle.

Parece haver uma acentuada má compreensão atual do fato de haver uma transmissão do talento pela herança. É comumente dito que os filhos de homens eminentes são estúpidos; que, onde um grande poder intelectual parece ser herdado, ele descende pelo lado materno; e que um filho comumente é excluído do talento de toda a família.

Galton destaca então como sabemos pouco sobre as leis da hereditariedade no homem e menciona alguns motivos, tais como o longo período de uma geração, o que torna este estudo muito difícil. Entretanto, ele considera as conclusões como sendo justificáveis de as características físicas dos humanos serem transmissíveis porque as semelhanças entre os genitores e a prole são óbvias. Os experimentos de cruzamentos com animais, entretanto, não haviam sido feitos nesta época, e a prova direta da transmissão hereditária faltava, portanto, até mesmo em animais. Nos humanos, "temos ... bons motivos para crer que cada talento especial, ou característica, depende de uma variedade de condições obscuras, cuja análise nunca foi seriamente tentada". Por estes motivos, ele concluiu que observações isoladas podem ser enganadoras, e apenas o enfoque estatístico pode ser adequado.

Galton avaliou, em coleções de biografias de homens destacados, o quanto era freqüente que as pessoas incluídas nestes trabalhos fossem aparentadas. Os dados eram muito mais altos do que seria esperado com base na distribuição aleatória.

O próprio Galton estava ciente das fontes óbvias de erro de tais conclusões biológicas. Ele destacou que "quando um genitor obteve um grande destaque, seu filho era colocado em uma posição mais favorável ao desenvolvimento do que se fosse filho de uma pessoa comum. A posição social é uma ajuda especialmente importante para o sucesso como estadista e diplomata ..."

"Para poder testar o valor da influência da hereditariedade com maior precisão devemos, portanto, extrair de nossa lista biográfica os nomes dos que obtiveram distinção nos campos mais abertos da ciência e da literatura." Aqui e na lei, que em sua opinião era "o mais aberto para uma competição justa", ele encontrou uma porcentagem igualmente alta de parentes próximos atingindo posições elevadas. Isto foi especialmente óbvio com os Lord Chancellors, os mais destacados advogados da Inglaterra.

Galton concluiu que grande talento e obtenção de destaque são fortemente influenciados pela hereditariedade. Tendo enfatizado os obstáculos sociais que inibem o casamento e a reprodução dos talentosos e bem-sucedidos, ele continuou e descreveu uma sociedade utópica,

na qual um sistema de exame competitivo para meninas, bem como para jovens, foi tão desenvolvido a ponto de englobar cada qualidade importante da mente e do corpo e onde uma considerável soma era anualmente aquinhoada ... para possibilitar casamentos que prometiam gerar crianças que se transformariam em eminentes servidores do Estado. Podemos nos ver em uma cerimônia anual na qual Utopia ou Laputa, onde o Guardião do Fundo de Dotação concederia dez homens jovens e saudáveis, todos com 25 anos, nos seguintes termos ...

Em resumo, eles eram informados pela comissão do fundo de dotação que eram os melhores, que havia sido selecionada para eles uma parceira adequada, que eles teriam um dote substancial, e prometiam pagar a educação de seus filhos.

Esta comunicação curta já apresenta a genética humana tanto como ciência pura quanto aplicada: de um lado, a introdução de métodos estatísticos submete impressões gerais ao escrutínio científico, criando assim um novo paradigma e transformando a pré-ciência em ciência. Mais tarde, Galton e seu aluno K. Pearson continuaram nesta linha e descobriram a genética biométrica. Por outro lado, entretanto, o motivo filosófico do trabalho científico neste campo está claramente mostrado: o objeto da pesquisa é um aspecto importante do comportamento humano. O motivo principal é o antigo "conheça-se a si mesmo", uma inscrição no templo de Apolo em Delfos.

Então, com Galton, a pesquisa em genética humana começou com fortes intensões eugênicas. Mais tarde, com o aumento da precisão metodológica e aumento do sucesso analítico, tais investigações foram cada vez mais removidas do motivo filosófico principal. Este motivo ajudou a compreender o segundo aspecto do trabalho de Galton: a idéia utópica de melhorar a qualidade da espécie humana por meio de uma reprodução consciente. Durante a era do nazismo na Alemanha (1933-1945), vimos as conseqüências cruéis e pervertidas que tais idéias podem ter (Seção 1.8). Mesmo estas experiências, entretanto, às vezes são esquecidas, como atestado por alguns aspectos das recentes discussões de manipulação genética e biotecnologia (Cap. 19). Entretanto, a questão inicialmente levantada por Galton permanece, mais que nunca, de grande importância: Qual será o futuro biológico da humanidade?

1.4 O Trabalho de Mendel

O outro paradigma líder foi dado por Mendel em seu trabalho *Experimentos em Hibridização de Plantas*, apresentado em 8 de fevereiro e 8 de março de 1865 na *Naturforschender Verein* (Associação de Ciências Naturais) em Brünn (hoje Brno, República Tcheca) e subseqüentemente publicado em seus anais [31]. Tem-se dito freqüentemente como este trabalho ficou despercebido por 35 anos, até ser redescoberto independentemente por Correns, Tschermak e de Vries em 1900 (ver [3]). A partir de então, a visão de Mendel disparou o desenvolvimento da moderna genética, inclusive a genética humana.

Mendel foi estimulado a fazer seus experimentos pela observação de plantas ornamentais, nas quais ele tentou obter novas variantes de cor por inseminação artificial. Aqui ele se deparou com algumas regularidades. Ele selecionou as ervilhas para uma melhor experimentação. Cruzou variedades com diferenças em características isoladas tais como cor (amarela ou verde) ou forma da semente (lisa ou rugosa) e contou todos os tipos alternativos na prole da geração do primeiro cruzamento e dos cruzamentos das gerações posteriores. Com base em um raciocínio combinatório, ele criou uma interpretação teórica: os resultados apontavam para a combinação livre de tipos específicos de ovócitos e células de pólen. De fato, este conceito deve ter ocorrido a Mendel antes de fazer seus estudos. Ele deve ter verificado e ilustrado seus achados com os "melhores" resultados, pois a concordância entre os dados publicados e suas expectativas das proporções teóricas de segregação é muito perfeita do ponto de vista estatístico. A interpretação desta discrepância ainda é controversa. De qualquer modo, não há dúvida de que as observações de Mendel estavam corretas.

Mendel descobriu três princípios: a uniformidade, que diz que após cruzar dois homozigotos para alelos diferentes a prole de primeira geração (F_1) é toda idêntica e heterozigota; a segregação, que postula uma segregação 1 : 2 : 1 para os cruzamentos de heterozigotos e uma segregação 1 : 1 nos retrocruzamentos de heterozigotos com homozigotos; e o princípio da independência, que diz que características segregantes diferentes são transmitidas independentemente.

O que há de tão extraordinário na contribuição de Mendel que a distingue de outras tentativas no século dezenove para resolver o problema da hereditariedade? Três pontos são mais importantes:

1. Ele simplificou o enfoque experimental selecionando características com distribuições alternativas claras, as examinou uma a uma, e só então passou para combinações mais complicadas.
2. Ao avaliar seus resultados, ele não se contentou com afirmativas qualitativas, mas contou os tipos diferentes. Isto o levou a uma base estatística que controla estes fenômenos.
3. Ele sugeriu a interpretação biológica correta para este princípio estatístico: As células germinativas representam as formas constantes que podem ser deduzidas a partir destes experimentos.

Com esta conclusão, Mendel fundou o conceito de gene, que se demonstrou tão fértil desde então. A história da genética desde 1900 é dominada pela análise do gene. O que de início era um conceito formal derivado de evidências estatísticas emergiu como a seqüência de pares de bases do DNA, que contém a informação para a síntese de proteínas e para a vida em todas as suas formas [14].

1.5 Aplicação aos Humanos: Os Erros Inatos do Metabolismo de Garrod

A primeira etapa deste desenvolvimento é descrita nesta introdução histórica: A publicação de A. Garrod (1902) [16] sobre "The Incidence of Alkaptonuria: A Study in Chemical Individuality". Existem dois motivos para dar atenção especial a este trabalho. Pela primeira vez, o conceito de gene de Mendel foi aplicado a uma característica humana, e o paradigma de Mendel foi introduzido nas pesquisas humanas. Adicionalmente, este trabalho contém muitas idéias novas apresentadas de modo muito lúcido. Garrod era médico, e mais tarde tornou-se sucessor de Osler na cátedra de medicina em Oxford. Sua contribuição para a genética humana ficou despercebida durante sua vida. Os biólogos deram pouca atenção ao trabalho de um médico. Seus interesses estavam mais concentrados nos aspectos formais da genética que na ação gênica. O mundo médico não compreendeu a importância de suas observações para a medicina. Garrod primeiro mencionou o isolamento do ácido homogentísico da urina de pacientes com alcaptonúria por Walkow e Baumann (1891). Então, ele destacou como o resultado mais importante das investigações feitas:

> Até aonde vão nossos conhecimentos, um indivíduo ou é manifestamente alcaptonúrico ou do tipo normal, ou seja, excreta vários gramas de ácido homogentísico *per diem* ou nenhum. Seu aparecimento em traços ou em quantidades gradualmente crescentes ou decrescentes nunca foi observado ...

Como uma segunda característica importante "a peculiaridade é, na maioria dos casos, congênita ...". Terceira: "A anomalia é capaz de surgir em dois ou mais irmãos e irmãs cujos genitores são normais e entre os quais não há registro nos antepassados de ter ocorrido." Quarta, em seis das dez famílias relatadas os genitores eram primos em primeiro grau, embora a incidência de casamentos entre primos em primeiro grau na Inglaterra da época fosse estimada como não sendo maior que 3%. Por outro lado, entretanto, foram observados filhos com alcaptonúria em uma fração muito pequena de todos os casamentos entre primos em primeiro grau.

> Não há motivo para supor que a simples consangüinidade dos genitores possa originar uma condição tal como a alcaptonúria em sua prole, e devemos procurar a explicação em alguma peculiaridade dos genitores, que deve permanecer latente por gerações, mas que tem a melhor chance de se instalar na prole da união de dois membros de uma família na qual seja transmitida.

Assim, Garrod mencionou o princípio da hereditariedade descoberto por Mendel, o qual "oferece uma explicação razoável para tal fenômeno", sendo compatível com um modo recessivo de herança. Ele citou outra observação de Bateson e Saunders (Relato ao Evolution Committee of the Royal Society, 1902) com os quais ele havia discutido seus dados:

> Notamos que a reprodução entre primos em primeiro grau cria exatamente as condições mais prováveis para que uma característica rara e incomumente recessiva se apresente. Se um portador de tal gameta se reproduzir com indivíduos que não a portem, ela raramente será vista; mas os primos em primeiro grau freqüentemente são portadores de gametas similares, que em tais uniões podem se encontrar e levar a uma manifestação das características peculiares recessivas no zigoto.

Após ter citado criticamente algumas opiniões sobre as possíveis causas da alcaptonúria, Garrod continuou:

> A opinião de que a alcaptonúria é uma "variação" ou um modo alternativo de metabolismo obviamente ganhará um peso considerável se puder ser demonstrado que não é um exemplo isolado de tal anomalia química, mas que existem outras condições que razoavelmente poderão ser colocadas na mesma categoria.

Tendo mencionado o albinismo e a cistinúria como possíveis exemplos, ele continuou: "Pode ser que existam outras anomalias químicas com peculiaridades óbvias, como as três mencionadas acima, e que só podem ser reveladas por análise química?" E mais adiante:

> Se de fato for o caso que na alcaptonúria e nas outras condições mencionadas estivermos lidando com individualidades do metabolismo e não com o resultado de processos mórbidos, o que se apresenta é que estes são meros exemplos extremos de variações do comportamento químico, os quais estão provavelmente presentes comumente em graus menores, e que não há dois indivíduos de uma espécie que sejam absolutamente idênticos em estrutura física e nem os seus processos químicos ocorram exatamente do mesmo modo.

Ele sugeriu que respostas diferentes a drogas e agentes infecciosos poderiam ser o resultado de tais individualidades químicas. A publicação apresenta as seguintes idéias novas:

a) Uma pessoa ser alcaptonúrica ou não é uma questão clara de alternativa — não existem formas transitórias. Esta é de fato uma condição para o reconhecimento direto dos modos simples de herança.
   A condição é observada em alguns irmãos e não nos genitores. Os genitores não-afetados freqüentemente são primos em primeiro grau.

Isto é explicado pela hipótese de um modo recessivo de herança, de acordo com Mendel. O significado dos casamentos entre primos em primeiro grau é especialmente destacado por condições raras; isto pode ser um precursor da genética de populações.

b) Além da alcaptonúria, várias outras "variações", como o albinismo e a cistinúria, podem existir. Isto torna a alcaptonúria o paradigma dos "erros inatos do metabolismo". Em 1908, Garrod publicou sua monografia clássica sobre este tópico [17].

c) Estas variações podem ser extremas, e portanto exemplos conspícuos de um princípio com *aplicabilidade muito mais ampla*. Diferenças químicas menores entre os seres humanos são tão freqüentes que nenhum ser humano é quimicamente idêntico a nenhum outro.

A partir destes conceitos, Garrod tirou conclusões muito mais amplas, que em geral são desprezadas. Em um livro publicado em 1931, e recentemente reimpresso com uma longa introdução de Scriver e Childs, Garrod sugeriu que as suscetibilidades herdadas, ou diáteses, são um fator predisponente para a maioria das doenças comuns, e não apenas para os raros erros inatos do metabolismo. Estes conceitos foram os precursores do trabalho atual para delinear os genes específicos envolvidos na etiologia de doenças comuns [46].

Ao longo deste livro, o princípio de uma individualidade bioquímica geneticamente determinada irá comandar nossas discussões. A contribuição de Garrod deve ser contrastada com a de Adams. Além da ocorrência "familiar" de algumas doenças hereditárias, Adams observou vários fenômenos que não foram notados por Garrod, como o início tardio de algumas doenças, a correlação intrafamiliar da idade de início e a predisposição genética levando à manifestação de doenças apenas sob certas condições ambientais. Entretanto, Adams não tinha o paradigma de Mendel. Assim, seus esforços não podiam levar ao desenvolvimento de uma teoria explicatória e a um campo coerente da ciência. Garrod tinha este paradigma e o usou, criando uma nova área de pesquisa: a genética bioquímica humana.

1.6 Transmissores Visíveis da Informação Genética: Trabalhos Iniciais em Cromossomos

A análise biométrica de Galton e os experimentos de hibridização de Mendel começaram com diferenças fenotípicas visíveis entre indivíduos. O conceito de gene foi obtido do resultado fenotípico de alguns cruzamentos. Na época em que Mendel fez seus experimentos, não se sabia nada sobre um possível conteúdo substancial de informação genética nas células germinativas. Durante as décadas seguintes, entretanto, até o final do século dezenove, foram identificados os cromossomos e foram estudadas a mitose e a meiose. Estes processos foram observados como sendo tão altamente regulares, e portanto obviamente adequados para uma distribuição ordenada da informação genética, que em 1900 foi percebido o paralelismo da segregação mendeliana e a distribuição cromossômica durante a meiose, sendo os cromossomos identificados como os portadores da informação genética. [11]

Muitos pesquisadores contribuíram para o desenvolvimento da citogenética [2, 3]. O. Hertwig (1875) observou inicialmente a fertilização animal e estabeleceu a continuidade dos núcleos celulares: *omnis nucleus e nucleo*. Flemming (1880-1882) descobriu a separação das cromátides irmãs na mitose; van Beneden (1883) estabeleceu a distribuição igual e regular de cromossomos para os núcleos filhos. Boveri (1888) encontrou evidências da individualidade de cada par de cromossomos. Waldeyer (1888) (ver [11]) cunhou o termo "cromossomo".

Enquanto isso, Naegeli (1885) havia desenvolvido o conceito de "idioplasma", que continha, para usar um termo moderno, a "informação" para o desenvolvimento da geração seguinte. Ele não identificou o idioplasma com nenhuma parte específica da célula. W. Roux parece ter sido o primeiro a perceber, por dedução biológica, que propriedades deveria ter o portador da informação genética. Ele também concluiu que o comportamento do núcleo celular durante a divisão preenchia perfeitamente estes requisitos. A propriedade específica mais importante das divisões meióticas, a redução ordenada do material genético, foi inicialmente reconhecida por Weismann.

Estes resultados e especulações criaram as condições para a identificação dos cromossomos como portadores da informação genética, o que ocorreu logo após a redescoberta dos princípios de Mendel, aparentemente de modo independente por autores diferentes (Boveri; Sutton; Correns, 1902; de Vries, 1903).

Os estudos cromossômicos e a análise genética permaneceram intimamente conectados na citogenética desde então. Os fatos mais básicos foram descobertos e foram desenvolvidos conceitos usando plantas e insetos como os principais instrumentos experimentais.

O desenvolvimento da citogenética humana foi retardado até 1956, quando o número correto de cromossomos humanos foi estabelecido como 46, pelo uso de métodos bem simples. Deve ser destacado que esta demora não podia ser explicada pela introdução de novos métodos citológicos naquele tempo. De fato, esta descoberta podia ter sido feita há muitos anos. A demora provavelmente está relacionada à falta de interesse na genética humana pela maioria dos pesquisadores médicos de laboratório. A genética humana não existia como uma disciplina científica nas escolas médicas, pois o campo não era percebido como uma ciência básica fundamental para a medicina. As doenças hereditárias eram consideradas raridades que não podiam ser estudadas pela metodologia da ciência médica, exemplificada pelas técnicas de anatomia, bioquímica, fisiologia, microbiologia, patologia e farmacologia. Assim, a maioria dos geneticistas trabalhava em departamentos de biologia das universidades, escolas, ou órgãos de agricultura. Eles não estavam atentos para problemas da biologia humana e patologia, e havia pouco interesse em estudar cromossomos humanos. A descoberta da trissomia do 21 como a causa da síndrome de Down e a percepção de que muitos problemas de diferenciação sexual deviam sua origem a anomalias dos cromossomos sexuais estabeleceram o papel central da citogenética em medicina. Maiores detalhes sobre o desenvolvimento da citogenética são descritos no Cap. 2.

1.7 As Primeiras Conquistas da Genética Humana

1.7.1 Grupos Sangüíneos ABO e Rh

A descoberta do sistema de grupos sangüíneos ABO por Landsteiner em 1900 [25] e a prova de que estes tipos de sangue são herdados (von Dungern e Hirschfeld, 1911 [47]) foi um marcante exemplo da herança mendeliana aplicada a uma característica humana. Bernstein demonstrou em 1924 [7] que as características dos grupos A, B e O são devidas a alelos múltiplos em um locus. Os esforços combinados de Wiener, Levine e Landsteiner 25 a 30 anos mais tarde levaram ao descobrimento do fator Rh e estabeleceram que a doença hemolítica do neonato deve sua origem à incompatibilidade imunológica materno-fetal [26-28]. O cenário estava pronto para a demonstração, em 1960, de que a doença hemolítica de Rh do neonato podia ser evitada pela administração de anticorpos anti-Rh às mães em risco [43; 56].

1.7.2 A Lei de Hardy-Weinberg

Hardy [19], um matemático britânico, e Weinberg [52], um médico alemão, mais ou menos ao mesmo tempo (1908) criaram o teorema fundamental da genética de populações, que explica por que um gene dominante não aumenta a sua freqüência de geração em geração. Hardy publicou sua contribuição nos Estados Unidos na *Science*. Ele sentiu que este trabalho seria considerado muito trivial por seus colegas matemáticos. Weinberg era um médico clínico que deu muitas contribuições para a genética formal. Ele desenvolveu uma variedade de métodos na pesquisa de gêmeos [51] e foi o primeiro a elaborar métodos para corrigir a tendenciosidade de averiguação na herança recessiva [53].

1.7.3 Desenvolvimentos entre 1910 e 1930

Os anos entre 1910 e 1930 não apresentaram descobertas notáveis na genética humana. A maioria dos dados na genética formal (tais como ligação, não-disjunção, taxa de mutação), bem como o mapeamento dos cromossomos foram obtidos com o estudo da mosca das frutas, principalmente nos Estados Unidos, mas também em muitas outras partes do mundo. Muitos cientistas tentaram aplicar as novas conquistas da genética aos humanos. Os cientistas britânicos, exemplificados por Haldane, se destacaram na elaboração de uma variedade de técnicas estatísticas necessárias para lidar com dados humanos tendenciosos. O mesmo período viu o desenvolvimento dos princípios básicos da genética de populações por Haldane e Fisher na Inglaterra, e Wright nos Estados Unidos. Esta soma de conhecimentos tornou-se a fundação da genética de populações, e ainda é usada por pesquisadores neste campo. Em 1918, Fisher foi capaz de resolver as grandes controvérsias na Inglaterra entre os mendelianos, por um lado, e os seguidores de Galton (tais como Pearson) por outro, destacando que as correlações entre parentes quanto a características métricas podem ser explicadas pela ação combinada de muitos genes individuais. As principais etapas no desenvolvimento da genética médica durante este período foram o estabelecimento dos dados de riscos empíricos para distúrbios mentais e afetivos, pela escola de Munich da genética psiquiátrica, e a introdução de critérios sólidos para tais estudos.

1.8 Genética Humana, o Movimento Eugênico e a Política

1.8.1 O Reino Unido e os Estados Unidos

A primeira década do século viu o desenvolvimento da eugenia na Europa e nos Estados Unidos [1, 12, 22, 29, 41, 45]. Muitos cientistas biólogos se impressionaram com sua interpretação de uma influência aparentemente difusa de fatores genéticos na maioria das características físicas e mentais, bem como no retardo mental, na doença mental, no alcoolismo, na criminalidade e em várias outras sociopatias. Eles se tornaram convictos de que a espécie humana deve ser estimulada à reprodução entre pessoas com características desejáveis (eugenia positiva) e desestimular a procriação dos doentes, mentalmente retardados e incapacitados (eugenia negativa). Galton tornou-se o principal proponente de tais idéias. Foram estabelecidas várias unidades de estudo eugênico nos Estados Unidos (Eugenics Record Office, Cold Spring Harbor) e no Reino Unido. Grande parte do trabalho científico publicado por estas instituições era de qualidade pobre. Particularmente, muitos tipos diferentes de características humanas, como "temperamento violento" e "característica nômade", eram socados em camisas-de-força mendelianas. Os geneticistas mais sérios se desencantaram e se afastaram deste trabalho. Por vários motivos, inclusive os de amizade e coleguismo com os eugenicistas, os geneticistas não registraram publicamente sua discordância. Assim, os divulgadores da eugenia continuaram seu trabalho com entusiasmo, e o campo adquiriu uma reputação entre parte do público maior do que a merecida. Logo, muitos cursos de eugenia foram introduzidos nos Estados Unidos.

Essas tendências tiveram várias conseqüências políticas importantes. As leis de esterilização eugênica foram aprovadas em muitos estados dos Estados Unidos, o que possibilitou esterilizar uma variedade de pessoas por características como criminalidade, para a qual não existem boas bases científicas de herança. A atitude que levou à introdução destas leis é marcada pela declaração da Suprema Corte de Justiça dos Estados Unidos de que "três gerações de imbecis são suficientes".

A influência eugênica também teve um papel importante na aprovação de leis de restrição de imigrantes nos Estados Unidos. Usando uma variedade de argumentos, os proponentes da eugenia queriam mostrar que os americanos descendentes do noroeste da Europa eram cidadãos mais úteis que os originários do sudeste da Europa, ou os da Ásia. Como tais diferenças eram consideradas de origem genética, a imigração de países do sudeste e do leste europeu e também da Ásia foi rapidamente suprimida. Tendências similares vigoravam no Reino Unido. Enquanto trabalhos consistentes em genética humana eram feitos por poucos geneticistas estatísticos, havia muita propaganda eugênica, incluindo a do destacado estatístico Pearson, o sucessor da cadeira acadêmica de Galton em Londres.

Kevles [23] publicou uma ampla e significativa história da eugenia e da genética humana em países anglo-saxônicos. Seu livro é o mais cuidadosamente pesquisado e exaustivamente estudado quanto aos usos e abusos dos conceitos eugênicos.

1.8.2 Alemanha

Na Alemanha [5, 6, 18, 54, 55], a eugenia teve o nome de *Rassenhygiene*, a partir de um livro com este título publicado em 1895 por Ploetz [42]. O movimento da *Rassenhygiene* tornou-se associado a conceitos místicos de raça, superioridade nórdica e o medo da degeneração da raça humana, e do *Volk* alemão em particular, pelo alcoolismo, sífilis, e aumento da reprodução dos retardados ou de pessoas das camadas sociais mais baixas. Alguns representantes deste movimento se associaram a um tipo perigoso de discriminação sociopolítica: o anti-semitismo. Eles alertaram o público contra a contaminação do sangue alemão por influências estrangeiras, especialmente judaicas. A maioria dos seguidores do conceito de higiene racial era de nacionalistas, opostos ao desenvolvimento de uma sociedade aberta que permitisse a liberdade individual e a participação democrática. Eles compartilhavam esta atitude com um segmento significativo das classes educadas na Alemanha. As idéias eugênicas gerais, dissociadas de racismo e de outras noções nacionalistas, eram em geral aceitas por intelectuais que estavam preocupados com o futuro biológico da humanidade. Assim, os socialistas difundiram tais idéias na Alemanha [18]. Em 1931, dois anos antes de Hitler chegar ao poder, a Sociedade Alemã de Higiene Racial adicionou a eugenia ao seu nome. Entretanto, todos os esforços nesta área logo foram identificados com a ideologia nazista.

Destacados geneticistas humanos alemães se identificaram com o uso da genética humana a serviço do estado nazista. Cientistas de renome, como Fischer, F. Lenz, Rüdin e von Verschuer, aceitaram a liderança e a filosofia nazista. Embora a maioria da propaganda para a nova higiene racial não tenha sido formulada por cientistas, mas por representantes do partido nazista, homens como Fischer e von Verschuer participaram da difusão da ideologia racista do nazismo. Os judeus foram declarados material genético estrangeiro que deveria ser removido do *Volk* alemão [48]. Uma lei de esterilização eugênica já havia sido aprovada em 1933 forçando a esterilização obrigatória para uma variedade de doenças tidas como de origem genética. Foram estabelecidas cortes de hereditariedade para lidar com a interpretação apropriada da lei de esterilização [39]. Esta lei foi aclamada por alguns geneticistas nos Estados Unidos mesmo no final da década de 30 [24]. As leis de esterilização para indicações eugênicas também foram aprovadas em alguns países escandinavos na mesma época, mas permitiam a esterilização voluntária (em contraste com a forçada) [39].

O exato papel dos geneticistas humanos alemães no aumento da radicalização e dos excessos da aplicação da filosofia nazista começou a ser avaliado pelos estudos de arquivos [38]. É claro o papel de von Verschuer em patrocinar as pesquisas genéticas em gêmeos e outras por seu antigo assistente Mengele no campo de concentração e extermínio de Auschwitz. Não temos registros de vozes levantadas em público por estes homens em protesto contra as "mortes caridosas" de retardados mentais e neonatos com graves defeitos congênitos, e nem contra o extermínio em massa dos judeus. As novas evidências históricas sugerem que von Verschuer deve ter tido alguma idéia de tais eventos, pois fazia contato permanente com Mengele quando os crimes em massa em Auschwitz estavam no auge. A "solução final" para o "problema dos judeus" resultou no massacre de cerca de 6 milhões de judeus no início da década de 40 [44]. Embora não tenhamos registro de que os geneticistas humanos favoreceram este tipo de "solução", o seu fornecimento das chamadas evidências científicas para uma justificativa do anti-semitismo nazista ajudou a criar o clima no qual estes massacres se tornaram possíveis. Este episódio é um dos capítulos mais macabros e trágicos na história da desumanidade com o ser humano em nome de um nacionalismo pseudocientífico.

1.8.3 União Soviética

A eugenia foi iniciada na União Soviética [12, 18] na década de 20 pelo estabelecimento de departamentos de eugenia, uma sociedade eugênica e um jornal de eugenia. Os ideais eugênicos logo entraram em conflito com a doutrina oficial do marxismo-leninismo. Estes esforços foram abandonados ao final da década de 20. Os cientistas que se identificaram com a eugenia deixaram esta área para trabalhar com plantas e animais.

O interesse na aplicação médica da genética humana, no entanto, persistiu. Foi estabelecido um grande instituto de genética médica na União Soviética durante a década de 20. Seu diretor, L. E. Levit, desapareceu na década de 30, e a genética humana foi oficialmente declarada uma ciência nazista. A ascendência posterior de Lysenko sufocou todos os trabalhos em genética, inclusive a genética humana, e nenhum trabalho foi feito neste campo até o início da década de 60, após cessar o domínio de Lysenko. A reintrodução da genética humana na União Soviética ocorreu por meio da genética humana. Um livro-texto de genética médica foi publicado por Efroimson em 1964. Um novo instituto de genética médica foi estabelecido em 1969 sob a direção do citogeneticista Bochkov. Hoje em dia são feitos trabalhos em muitas áreas da genética médica nesta instituição e em outras.

1.8.4 Genética do Comportamento Humano

Continua havendo uma intensa discussão quanto ao papel dos determinantes genéticos do comportamento, no QI e na personalidade. Alguns cientistas negam totalmente as influências genéticas sobre o comportamento normal ou sobre características sociais como personalidade e intelecto. Esta atitude quanto à genética é compartilhada por alguns psicólogos e cientistas sociais, e até mesmo por alguns geneticistas preocupados com o possível mau uso político e social de estudos sobre as genética do comportamento humano e com a sociobiologia que afirma mostrar fortes determinantes genéticos da inteligência e do comportamento social.

Não concordamos com os que negam qualquer influência genética sobre o comportamento ou características sociais em humanos. Entretanto, também somos cautelosos quanto a uma aceitação imediata de resultados de comparações biométricas de gêmeos e outros parentes, as quais apontam grande herdabilidade de muitas destas características. Os dados genéticos e pseudodados podem ser seriamente mal usados por grupos políticos. Entretanto, como biólogos e médicos impressionados pela variação biológica sob controle genético, nos surpreenderíamos se o cérebro também não apresentasse uma significativa variação em estrutura e função. Espera-se que tal variação afete o intelecto, a personalidade, o comportamento e as interações sociais. A extensão com a qual a variação genética contribui para tais características, e especialmente a natureza biológica de tal variação, terá que esperar estudos posteriores (ver Caps. 15-17).

1.9 Desenvolvimento da Genética Médica (1950-o Presente)

1.9.1 Epidemiologia Genética

Nas décadas de 40 e 50 várias instituições foram pioneiras em pesquisas de epidemiologia das doenças genéticas. O instituto de T. Kemp em Copenhagen, o departamento de J. V. Neel em Ann Arbor, Michigan, e o de A. C. Stevenson na Irlanda do Norte, e mais tarde em Oxford, contribuíram muito para nossos conhecimentos sobre a prevalência, modos de herança, heterogeneidade e taxas de mutação de várias doenças hereditárias. Os anos recentes viram um renascimento nesta área, com atenção especial para uma análise complexa de doenças comuns. O uso de novos métodos laboratoriais, incluindo técnicas de DNA aliadas a métodos mais poderosos de análise biométrica [34, 37], e estudos de ligação forneceram novos enfoques poderosos nesta área.

1.9.2 Métodos Bioquímicos

Os anos após a Segunda Guerra Mundial trouxeram uma expansão rápida no campo da genética humana, pelo desenvolvimento de métodos tanto bioquímicos quanto citológicos. A genética humana, que era o interesse de cientistas orientados para a estatística, agora entrou no veio central das pesquisas médicas. A demonstração por Pauling e cols. [40] de que a anemia falciforme é uma doença molecular foi o evento principal nesta área. As hemoglobinas permitem um estudo detalhado das conseqüências das mutações. O código genético foi considerado válido para organismos tão distantes quanto os vírus e os humanos. Muitas mutações detectáveis foram descobertas como sendo substituições de um só aminoácido, e também deleções de vários tipos, bem como mudanças de matriz de leitura, similares às vistas em microorganismos. As seqüências de nucleotídeos dos genes de hemoglobina foram descobertas através do uso de técnicas desenvolvidas pela bioquímica e pela genética molecular. Demonstrou-se que muitos erros inatos do metabolismo originavam-se em várias deficiências enzimáticas, cada uma causada por uma mutação genética que muda a estrutura da enzima. A metemoglobinemia devida à deficiência de diaforase e a doença de armazenamento de glicogênio foram os primeiros defeitos enzimáticos a serem demonstrados (Seção 7.1).

1.9.3 Genética e Individualidade Bioquímica

Os trabalhos nas variantes da enzima glicose-6-fosfato desidrogenase ajudaram a estabelecer o conceito de extensas variações mutacionais. A individualidade bioquímica explicou algumas reações a drogas e levou ao desenvolvimento do campo da farmacogenética [33]. Foi pela primeira vez demonstrada a acentuada heterogeneidade bioquímica das enzimas humanas e das proteínas [20]. A individualidade dos humanos, aparente pela singularidade fisionômica de cada ser, foi demonstrada também nos níveis bioquímico e imunológico. Aqui, como em outros campos (tais como as variantes de hemoglobina e o mecanismo de determinação do sexo), os estudos em humanos levaram a regras biológicas gerais válidas. O significado do polimorfismo para a estrutura das populações, inclusive a humana, está sendo amplamente estudado pelos geneticistas de populações. A hipótese de que alguns polimorfismos expressos são o substrato genético sobre o qual atua o ambiente para determinar a suscetibilidade e a resistência a doenças comuns levou ao desenvolvimento do campo da ecogenética [34]. O complexo gênico de histocompatibilidade tornou-se um paradigma importante para a compreensão do porquê de vários genes com funções correlatas ocorrerem em grupos proximamente ligados. Este locus pode ser de grande importância para compreender a suscetibilidade a doenças auto-imunes e outras. Mais recentemente, uma quantidade enorme de variações genéticas aparentemente não expressas foi demonstrada no nível do DNA.

1.9.4 Citogenética, Genética de Células Somáticas, Diagnóstico Pré-Natal

Após as técnicas de citogenética tornarem-se disponíveis, elas foram aplicadas para detectar muitos tipos de defeitos de nascimento e de estados intersexuais. Demonstrou-se que um tipo específico de malignidade, a leucemia mielóide crônica, era causada por uma única aberração cromossômica. As técnicas de bandeamento desenvolvidas por Caspersson em 1969 tornaram possível visualizar cada cromossomo humano, dando à citogenética métodos de poder adicional de resolução. Logo, as técnicas bioquímicas e citogenéticas foram combinadas na genética de células somáticas. Foram identificados defeitos enzimáticos específicos em células isoladas e mantidas em culturas de tecidos. O desenvolvimento de métodos para hibridizar células humanas e de camundongo, por Henry Harris e Watkins [21] e por Ephrussi e Weiss [13], logo permitiram o mapeamento de muitos genes em cromossomos específicos e a construção de um mapa humano de ligação.

Os desenvolvimentos na genética de células somáticas levaram à introdução do diagnóstico pré-natal no final da década de 60, quando foi desenvolvida a amniocentese no início do segundo trimestre de gestação. Isto permitiu as culturas de tecido de células amnióticas de origem fetal, levando à caracterização tanto citogenética quanto bioquímica de genótipos fetais, à designação do sexo e ao diagnóstico de uma variedade de distúrbios, ainda no útero. No início da década de 80, a biópsia de vilosidades coriônicas — um procedimento feito durante o primeiro trimestre de gravidez — foi introduzida e está sendo amplamente usada. A descoberta de que os defeitos de tubo neural estão associados a aumentos na α-fetoproteína do líquido amniótico permite o diagnóstico intra-uterino de um grupo importante de defeitos de nascimento [8]. Os métodos de ultra-som para visualizar a placenta e diagnosticar anomalias fetais foram adicionados ao arsenal diagnóstico. Este método não-invasivo permite o diagnóstico fenotípico de uma variedade de defeitos fetais com freqüência cada vez maior.

Genética Clínica. O campo da genética clínica está em rápido crescimento [30]. Muitos hospitais estão estabelecendo clínicas especiais nas quais as doenças genéticas podem ser diagnosticadas e onde pode ser fornecida informação genética. A heterogeneidade das doenças genéticas tem sido cada vez mais reconhecida. A informação genética hoje foi intensificada para dar aos pacientes e aos seus familiares um esclarecimento sobre a história natural, riscos de recorrência e opções reprodutivas. Os programas de triagem de toda a população de neonatos quanto a doenças, como a fenilcetonúria, estão sendo introduzidos em muitos países, e outros programas de triagem, como aqueles para detectar os portadores da doença de Tay-Sachs, têm sido intensificados [10] (Cap. 18).

O acompanhamento destes desenvolvimentos clínicos foi um período no qual a evolução de novos conceitos científicos na genética humana foi em si mesma menos notável, pois muitos geneticistas humanos devotaram seus trabalhos a problemas clínicos para os quais poderiam fazer contribuições práticas importantes. Com o advento de novas técnicas de DNA (Cap. 3), isto mudou rapidamente. Os trabalhos básicos em genética humana hoje são feitos cada vez mais por uma variedade de cientistas como biólogos celulares, biólogos moleculares, bioquímicos e outros, que não têm necessariamente treinamento em genética humana [36]. Entretanto, a genética humana é idêntica à genética médica em muitas de suas atividades. Os desenvolvimentos científicos das últimas décadas estão sendo amplamente aplicados à medicina prática.

1.9.5 Tecnologia do DNA em Genética Médica

Os avanços em genética molecular e na tecnologia do DNA estão sendo rapidamente aplicados a problemas práticos de genética médica [49]. Como a compreensão dos genes de hemoglobina estava mais avançada que a de outros sistemas genéticos, as aplicações iniciais relacionavam-se ao diagnóstico das hemoglobinopatias. Hoje vários métodos estão sendo usados. A variação hereditária na seqüência de DNA que é fenotipicamente silenciosa foi considerada comum, fornecendo um vasto número de polimorfismos de DNA para estudo. Do mesmo modo que a fisionomia de cada pessoa é única, cada pessoa (exceto os gêmeos idênticos) tem um padrão único de DNA. As variantes de DNA estão sendo usadas em estudos familiais como marcadores genéticos para detectar a presença de genes proximamente ligados, causadores de doenças monogênicas. A detecção direta da doença genética tem sido obtida com o uso de sondas de nucleotídeos homólogas às mutações procuradas. A reação em cadeia da polimerase, juntamente com o conhecimento rapidamente crescente das seqüências de DNA humano, abriram novas oportunidades para o diagnóstico direto no nível do DNA. Ocasionalmente, uma enzima de restrição específica pode detectar a lesão mutacional. Diferentes mutações no mesmo locus do DNA geralmente causam uma doença fenotípica assemelhada. Este achado dificulta o diagnóstico direto pelo DNA sem um estudo da família, a menos que a mutação específica que causa a doença seja conhecida.

Os esforços para construir um mapa do genoma humano estão quase completos. Várias centenas de marcadores de DNA que estão igualmente espaçados em todos os cromossomos fornecem os marcos necessários para a detecção dos genes para todas as doenças monogênicas e ajudam a revelar a contribuição de genes específicos para doenças comuns. O uso do DNA para tratar doenças genéticas também está em estudo. Os esforços atuais estão dirigidos para a inserção do DNA de genes normais em células somáticas (terapia gênica somática). Experimentos *in vitro* e experimentos em animais estão sendo feitos com o uso, por exemplo, de retrovírus como vetores destes genes. Os experimentos humanos já foram iniciados, mas não há cura definitiva relatada (ver Caps. 7 e 19). A terapia gênica germinativa, isto é, a inserção de genes normais em células germinativas defeituosas ou em zigotos para o tratamento de doenças genéticas humanas nunca foi feito. Tal enfoque é altamente controverso e até mesmo proibido por lei em vários países.

1.9.6 Problemas não Resolvidos

A genética humana tem sido bem-sucedida por ser capaz de guiar os trabalhos que possibilitaram o desenvolvimento de técnicas de várias áreas da biologia usando conceitos mendelianos. Importantes fronteiras básicas que ainda estão sendo desenvolvidas se relacionam a problemas de regulação gênica, especialmente durante o desenvolvimento embrionário, controle do sistema imune, e do funcionamento do cérebro. A genética humana tem probabilidade de contribuir para estes problemas pelo uso imaginativo do estudo da variação genética e das doenças aplicando novas técnicas. Na genética médica, o problema das doenças comuns, inclusive muitos defeitos de nascimento, requer o estudo de genes específicos envolvidos em tais doenças e muitas abordagens adicionais aos mecanismos de ação gênica durante o desenvolvimento embrionário.

À primeira vista, a história da genética humana durante os últimos 40 anos é uma sucessão de vitórias. O leitor poderia concluir que os geneticistas humanos da última geração fizeram uma ciência nobre visando ao benefício da humanidade. Entretanto, como a posteridade irá julgar os esforços atuais para fazer uso de nossa ciência para o benefício da humanidade do modo como o vemos? A distinção ética entre aborto seletivo de um feto com síndrome de Down e infanticídio de neonatos gravemente malformados será reconhecida por nossos descendentes? Estaremos novamente indo para a "*slippery slope*"?

Conclusões

As teorias e os estudos em genética humana têm uma longa história. As observações sobre a herança de características físicas em humanos podem ser encontradas até mesmo na literatura grega antiga. Nos séculos 18 e 19 foram publicadas observações sobre a herança de várias doenças, inclusive as regras empíricas sobre os modos de herança. A história da genética humana como uma ciência com base teórica começou em 1865, quando Mendel publicou seus *Experiments on Plant Hybrids*, Galton seus estudos sobre *Hereditary Talent and Character*. Uma etapa muito importante no desenvolvimento da genética humana e sua aplicação na medicina veio com a demonstração de Garrod de um modo mendeliano de herança na alcaptonúria e em outros erros inatos do metabolismo (1902). Outros marcos foram a elucidação de Pauling da anemia falciforme como uma "doença molecular" (1949), a descoberta de defeitos enzimáticos genéticos como causas de doenças metabólicas (décadas de 50 e 60), a determinação de que existem 46 cromossomos nos humanos (1956), o desenvolvimento do diagnóstico pré-natal pela amniocentese (1968-1969) e a introdução em grande escala dos métodos moleculares (décadas de 70, 80 e 90).

Os conceitos apropriados de genética humana freqüentemente têm influenciado as atitudes sociais. Ocorreram abusos, como a esterilização legalmente obrigatória, inicialmente nos Estados Unidos e depois mais extensamente na Alemanha nazista, onde a morte de pacientes mentalmente prejudicados foi seguida de genocídio de judeus e ciganos. Mais recentemente, as controvérsias atingem várias atividades, tais como o Projeto Genoma Humano e algumas das aplicações dos conhecimentos de genética no diagnóstico, prevenção e tratamento de uma gama ainda maior de distúrbios.

Bibliografia

1. Allen GE (1975) Genetics, eugenics and class struggle. Genetics 79 : 29-45
2. Baltzer F (1962) Theodor Boveri — Leben und Werk. Wissenschaftliche Verlagsgesellschaft, Stuttgart
3. Barthelmess A (1952) Vererbungswissenschaft. Alber, Freiburg
4. Bearn AG (1993) Archibald Garrod and the individuality of man. Clarendon, Oxford
5. Becker PE (1988) Zur Geschichte der Rassenhygiene. Thieme, Stuttgart (Wege ins Dritte Reich, vol 1)
6. Becker PE (1990) Sozialdarwinismus, Rassismus, Antisemitismus und völkischer Gedanke. Thieme, Stuttgart (Wege ins Dritte Reich, vol 2)

7. Bernstein F (1924) Ergebnisse einer biostatistischen zusammenfassenden Betrachtung über die erblichen Blutstrukturen des Menschen. Klin Wochenschr 3 : 1495-1497
8. Brock DJH (1977) Biochemical and cytological methods in the diagnosis of neural tube defects. Prog Med Genet 2 : 1-40
9. Capelle W (1953) Die Vorsokratiker. Kröner, Stuttgart
10. Committee for the Study of Inborn Errors of Metabolism, Assembly of Life Sciences NRC (1975) Genetic screening. Programs, principles, and research. National Academy of Sciences, Washington
11. Cremer T (1986) Von der Zellenlehre zur Chromosomentheorie. Springer, Berlin Heidelberg New York
12. Dunn LC (1962) Cross currents in the history of human genetics. Am J Hum Genet 14 : 1-13
13. Ephrussi B, Weiss MC (1965) Interspecific hybridization of somatic cells. Proc Natl Acad Sci USA 53 : 1040
14. Falk R (1984) The gene in search of an identity. Hum Genet 68 : 195-204
15. Galton F (1865) Hereditary talent and character. Macmillans Magazine 12 :157
16. Garrod AE (1902) The incidence of alcaptonuria: a study in chemical individuality. Lancet 2 : 1616-1620
17. Garrod AE (1923) Inborn errors of metabolism. Frowde, London (reprinted by Oxford University Press, London 1963)
18. Graham LR (1977) Political ideology and genetic theory: Russia and Germany in the 1920's. Hastings Cent Rep 7 : 30-39
19. Hardy GH (1908) Mendelian proportions in a mixed population. Science 28 : 49-50
20. Harris H (1969) Enzyme and protein polymorphism in human populations. Br Med Bull 25 : 5
21. Harris H, Watkins JF (1965) Hybrid cells from mouse and man: artificial heterokyryons of mammalian cells from different species. Nature 205 : 640
22. Joravsky D (1970) The Lysenko affair. Harvard University Press, Boston
23. Kevles DJ (1985) In the name of eugenics. Genetics and the uses of human heredity. Knopf, New York
24. Kühl S (1994) The Nazi connection. Eugenics, American racism, and German national socialism. Oxford University Press, Oxford
25. Landsteiner K (1900) Zur Kenntnis der antifermentativen, lytischen und agglutinierenden Wirkungen des Blutserums und der Lymphe. Zentralbl Bakteriol 27 : 357-362
26. Landsteiner K, Wiener AS (1940) An agglutinable factor in human blood recognized by immune sera for rhesus blood. Proc Soc Exp Biol 43 : 223
27. Levine P, Stetson RE (1939) An unusual case of intragroup agglutination. JAMA 113 : 126-127
28. Levine P, Burnham L, Katzin EM, Vogel P (1941) The role of isoimmunization in the pathogenesis of erythroblastosis fetalis. Am J Obstet Gynecol 42 : 925-937
29. Ludmerer K (1972) Genetics and American society. Johns Hopkins University Press, Baltimore
30. McKusick VA (1975) The growth and development of human genetics as a clinical discipline. Am J Hum Genet 27 : 261-273
31. Mendel GJ (1865) Versuche über Pflanzenhybriden. Verhandlungen des Naturforschenden Vereins, Brünn
32. Motulsky AG (1959) Joseph Adams (1756-1818). Arch Intern Med 104 : 490-496
33. Motulsky AG (1972) History and current status of pharmacogenetics. In: Human Genetics. Proceedings of the 4th International Congress of Human Genetics. Paris, September 1971. Excerpta Medica, Amsterdam, pp 381-390
34. Motulsky AG (1977) Ecogenetics: genetic variation in susceptibility to environmental agents. In: Human Genetics. Proceedings of the 5 th International Congress of Human Genetics. Mexico City, 10-15 October 1976. Excerpta Medica, Amsterdam, pp 375-385
35. Motulsky AG (1978) The genetics of common diseases. In: Morton NE, Chung CS (eds) Genetic epidemiology. Academic, New York, pp 541-548
36. Motulsky AG (1978) Presidential address: Medical and human genetics 1977 : trends and directions. Am J Hum Genet 30 : 123-131
37. Motulsky AG (1984) Genetic epidemiology. Genet Epidemiol 1 : 143-144
38. Müller-Hill B (1984) Tödliche Wissenschaft. Rowohlt, Hamburg
39. Nachtsheim H (1952) Für und wider die Sterilisierung aus eugenischer Indikation. Thieme, Stuttgart
40. Pauling L, Itano HA, Singer SJ, Wells IC (1949) Sickle cell anemia: a molecular disease. Science 110 : 543
41. Penrose LS (1967) Presidential address — the influence of the English tradition in human genetics. In: Crow JF, Neel JV (eds) Proceedings of the 3rd International Congress of Human Genetics. Johns Hopkins University Press, Baltimore, pp 13-25
42. Ploetz A (1895) Die Tüchtigkeit unserer Rasse und der Schutz der Schwachen: ein Versuch über Rassenhygiene und ihr Verhältnis zu den humanen Idealen, besonders zum Sozialismus. Fischer, Berlin
43. Pollack W, Gorman JG, Freda VJ (1969) Prevention of Rh hemolytic disease. Prog Hematol 6 : 121-147
44. Reitlinger G (1961) The final solution. Barnes, New York
45. Rosenberg CE (1976) No other gods. On science and American social thought. Johns Hopkins University Press, Baltimore
46. Scriver CR, Childs B (1989) Garrod's inborn factors in disease. Oxford University Press, Oxford
47. Von Dungern E, Hirszfeld L (1911) On the group-specific structures of the blood. III. Z Immunitatsforsch 8 : 526-562
48. Von Verschuer O (1937) Was kann der Historiker, der Genealoge und der Statistiker zur Erforschung des biologischen Problems der Judenfrage beitragen? Forschungen zur Judenfrage 2 : 216-222
49. Weatherall DJ (1985) The new genetics and clinical practice. Oxford University Press, Oxford
50. Weiling F (1994) Johann Gregor Mendel. Forscher in der Kontroverse. V. Med Genet 6 : 35-50
51. Weinberg W (1901) Beiträge zur Physiologie und Pathologie der Mehrlingsgeburten beim Menschen. Arch Gesamte Physiol 88 : 346-430
52. Weinberg W (1908) Über den Nachweis der Vererbung beim Menschen. Jahreshefte des Vereins für vaterländische Naturkunde in Württemberg 64 : 368-382
53. Weinberg W (1912) Weitere Beiträge zur Theorie der Vererbung. IV. Über Methode und Fehlerquellen der Untersuchung auf Mendelsche Zahlen beim Menschen. Arch Rass Ges Biol 9 : 165-174
54. Weindling PF (1989) Health, race and German politics between national unification and nazism 1870-1945. Cambridge University Press, Cambridge
55. Weingart P, Kroll J, Bayertz K (1988) Rasse, Blut und Gene. Suhrkamp, Frankfurt
56. Zimmerman D (1973) Rh. The intimate history of a disease and its conquest. Macmillan, New York, p 371

2 O Genoma Humano: Cromossomos

Até que se tenha feito um controle repetido e cuidadoso do número de cromossomos nas mitoses de espermatogônias do homem, não queremos generalizar nossos achados atuais quanto a ser de 2n = 46 o número de cromossomos humanos, mas é difícil evitar a conclusão de que esta seja a explicação mais natural de nossas observações.

H. J. Tjio e A. Levan, Hereditas 42: 1-6, 1956

2.1 Citogenética Humana: Um Surgimento Tardio Bem-Sucedido

A teoria cromossômica da herança mendeliana surgiu em 1902 com Sutton e Boveri. No mesmo ano, Garrod, estabelecendo o modo autossômico recessivo de herança para a alcaptonúria e comentando a individualidade metabólica em geral, criou o paradigma dos "erros inatos do metabolismo". Modos simples de herança foram logo estabelecidos para muitos outros distúrbios humanos. Alguns anos depois, Bridges (1916) [10] examinou em *Drosophila* o primeiro caso de um distúrbio na distribuição de cromossomos durante a meiose, chamando-o de "não-disjunção". A citogenética dos animais e das plantas floresceu durante a primeira metade do século, e quase todos os fenômenos importantes no campo da citogenética foram descobertos durante este período. Além disso, os métodos citogenéticos ajudaram a elucidar muitas leis básicas da mutação.

Seria esperado que estes resultados e conceitos da citogenética geral logo incluíssem a citogenética humana, ajudando a explicar fenômenos que são de origem genética mas não se ajustam às expectativas derivadas das leis de Mendel. Esta transferência, entretanto, só ocorreu 50 anos depois. A era da citogenética humana só começou na década de 50, quando Tjio e Levan (1956) [131] e Ford e Hamerton (1956) [31] estabeleceram como 46 o número diplóide de cromossomos humanos. Lejeune e cols. (1959) [69] descobriram a trissomia do 21 na síndrome de Down, e Ford e cols. (1959) [32] e Jacobs e Strong (1959) [56] estabeleceram que as síndromes de Turner e de Klinefelter são causadas por anomalias dos cromossomos X.

O surgimento tardio da citogenética humana geralmente é atribuído a simplificações nos métodos de preparação dos cromossomos. De fato, as massas de cromossomos das antigas ilustrações demonstram as dificuldades encontradas pelos pioneiros que tentaram contar cromossomos humanos. É difícil conceber que o desenvolvimento de métodos mais adequados tenham demorado tanto, até que os citogeneticistas percebessem que existiam anomalias humanas aguardando uma explicação. Alguns geneticistas humanos consideraram a possibilidade de que algumas anomalias fossem devidas a anomalias cromossômicas. Por exemplo, Waardenburg em 1932 [135] destacou (tradução nossa):

> A recorrência estereotipada de todo um grupo de sintomas entre os mongolóides oferece um problema especialmente fascinante. Eu sugeriria aos citologistas um exame da possibilidade de que estejamos lidando com um exemplo humano de alguma aberração cromossômica. Por que isto não poderia ocasionalmente ocorrer em humanos, e por que não seria possível que, a menos que seja letal, ela cause uma anomalia radical da constituição? Alguém deveria examinar a possibilidade de no mongolismo estar envolvida uma "deficiência cromossômica" ou "não-disjunção", ou o oposto, uma "duplicação cromossômica". . . . Minha hipótese tem pelo menos a vantagem de ser testável. Ela também explicaria a possível influência da idade materna.

Ele também observou que a ocorrência familiar muito rara da síndrome de Down e a concordância nos gêmeos monozigóticos são compatíveis com esta hipótese. Waardenburg, um oftalmologista que nas horas vagas tornou-se um dos maiores especialistas de doenças oculares herdadas, não teve a oportunidade de colocar em prática esta sugestão. Os citogeneticistas desta época, entretanto, não tendo métodos apropriados, não o fizeram. A fagulha estava lá, mas nada pegou fogo.

2.1.1 História e Desenvolvimento da Citogenética Humana

Primeiras Observações de Cromossomos Humanos Mitóticos [130]. Podemos dizer que as pesquisas em citogenética humana começaram com o trabalho de Arnold (1879) [3] e Fleming (1882) [33], que pela primeira vez examinaram cromossomos humanos mitóticos. Nos anos seguintes surgiram vários relatos com várias estimativas sobre o número de cromossomos humanos. De destaque entre estas contribuições iniciais foi o trabalho de von Winiwarter (1912) [141]. Ele examinou a histologia testicular de quatro homens com 21, 23, 25 e 41 anos, fixou e cortou em secções finas de apenas 7,5 μm de diâmetro, o que dificultava a contagem de cromossomos. Foram avaliadas 32 mitoses de espermatogônias. Em 29 ele contou 47 elementos, 46 em duas outras e 49 em uma (Fig. 2.1). Foram avaliadas 60 placas; 57 mostraram 24 elementos, duas pareciam ter 25 e uma 23. No diplóteno, ele observou os cromossomos sexuais, mas os explicou como um cromossomo que tinha sido transportado para um pólo. Concluiu que os homens tinham 47 cromossomos e as mulheres 48. Sua evidência quanto às mulheres era tênue, pois ele encontrou apenas três mitoses ovogoniais claras em um feto de 4 meses de idade. Os resultados eram compatíveis com a existência de 48 cromossomos.

O relato com o impacto mais forte foi o de Painter, na década de 20 [91]. Ele examinou os testículos de três indivíduos do Texas State Insane Asylum. Em todos os três casos, a causa para a remoção dos testículos foi "masturbação excessiva associada a algumas fases de insanidade". Os resultados foram baseados principalmente no exame de dois dos três indivíduos. Em um relato preliminar (1921), ele descreveu o número cromossômico como 46 ou 48, mas no relato definitivo (1923) decidiu-se em favor de 48 cromossomos. Nas primeiras multiplicações de mei-

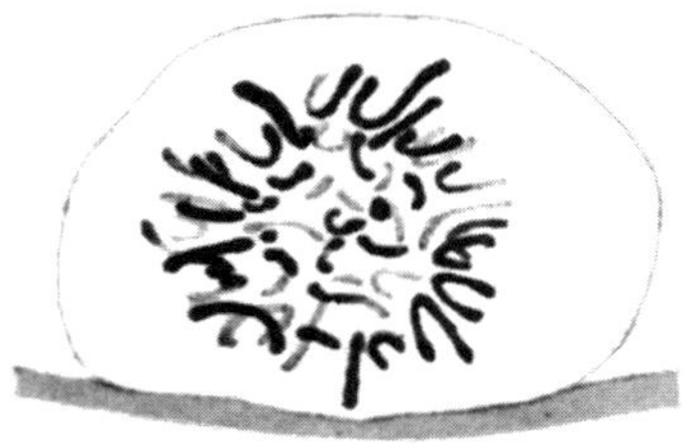

Fig. 2.1 Uma representação inicial de uma mitose em espermatogônia. (De von Winiwarter 1912 [134])

ose Painter foi capaz de demonstrar o bivalente sexual, consistindo nos cromossomos X e Y, que na anáfase migravam para polos opostos (Fig. 2.2).

Nos anos seguintes, o número cromossômico 48 em humanos foi apoiado em vários relatos. Entretanto, duas dificuldades técnicas impediram um posterior progresso:

1. Os cortes das técnicas histológicas usuais geralmente perturbavam as mitoses.
2. Os cromossomos tendiam a ficar uns por cima dos outros e até mesmo a se aglomerarem.

Estas dificuldades foram finalmente superadas por:

a) Uso de uma suspensão de células intactas que podiam ser comprimidas em uma lâmina, ou simplesmente secas ao ar, em vez dos cortes histológicos.
b) Submeter as células a um rápido tratamento com uma solução hipotônica, fazendo elas crescerem e arrebentarem, espalhando os cromossomos para uma melhor definição.

A técnica do choque hipotônico abriu o caminho para a fácil contagem cromossômica [52, 53]. (O interessante é que, mesmo 30 anos após, a estimativa de Painter de 48 cromossomos estava tão fortemente impressa na mente dos pesquisadores que no primeiro estudo sobre cromossomos humanos usando a nova técnica o número de cromossomos ainda foi relatado como 48 [52].)

Um Antigo Erro É Corrigido e Começa uma Nova Era [32]. No verão de 1955, Levan, um citogeneticista sueco, visitou Hsu em New York e aprendeu a técnica de preparação usando o choque hipotônico. Ele e Tjio melhoraram a técnica encurtando o tratamento hipotônico e adicionando colchicina, uma substância química que bloqueia as células em metáfase para aumentar o número de células contáveis. Eles examinaram fibroblastos de pulmão de quatro embriões humanos. Para sua surpresa, encontraram um número cromossômico de 46 na maioria das 261 metáfases. A Fig. 2.3 mostra um exemplo. Ao discutir seus achados, eles mencionaram três pesquisadores suecos que haviam estudado mitoses em células hepáticas de embriões humanos abortados um ano antes. Este estudo foi descontinuado porque eles foram incapazes de encontrar 48 cromossomos. Em todas as células, encontraram apenas 46.

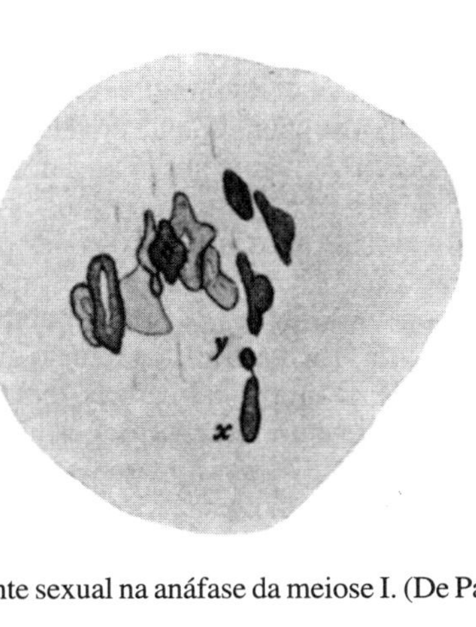

Fig. 2.2 O bivalente sexual na anáfase da meiose I. (De Painter 1923 [91])

Esta evidência foi logo suplementada por Ford e Hamerton, em 1956 [31]. Estes examinaram tecido testicular de três homens com idades relativamente avançadas. Na grande maioria das células em metáfase I, foram encontrados 23 bivalentes, confirmando os resultados de Tjio e Levan. As mitoses espermatogoniais eram difíceis de encontrar, mas algumas poucas contagens claras confirmaram que o número cromossômico era 46.

Com estes resultados, o ambiente estava pronto para o desenvolvimento da citogenética clínica. Mas ainda se passaram quase 3 anos, entretanto, para que fossem relatados os primeiros cariótipos humanos anormais.

Solução de um Antigo Enigma: a Síndrome de Down É Devida à Trissomia do 21. Na primavera de 1959, a sugestão de Waardenburg foi finalmente seguida. Lejeune e cols. [69] relataram estudos cromossômicos de culturas de fibroblastos em nove crianças com síndrome de Down. Cinqüenta e sete células diplóides foram vistas como tecnicamente perfeitas. Em todas elas o número de cromossomos era de 47. O cromossomo extra foi descrito como pequeno e "telocêntrico". A não-disjunção meiótica foi sugerida como a explicação mais provável para o cromossomo adicional.

Primeiros Relatos de Trissomias e Monossomias dos Cromossomos Sexuais. Barr e Bertram [4] descobriam a "cromatina de X", um corpúsculo intranuclear com 0,8 a 1,1 μm de tamanho, comumente situado na periferia dos núcleos interfásicos de fêmeas, ausente nos machos. A descoberta foi acidental, pois se originou de uma pesquisa dos efeitos da fadiga sobre o sistema nervoso central de gatos. O que inicialmente parecia ser uma diferença sexual apenas em neurônios de gatos transformou-se

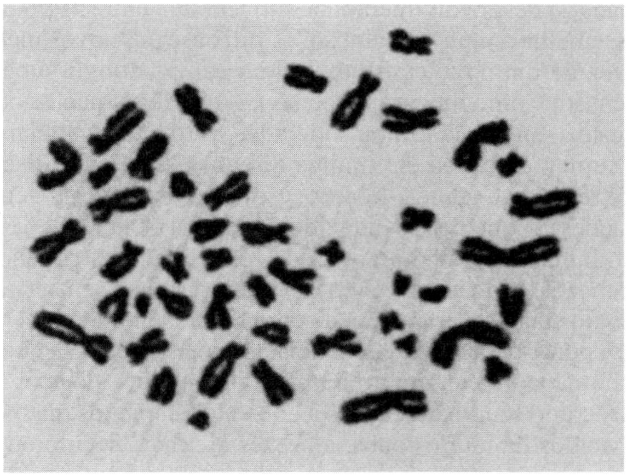

Fig. 2.3 Uma metáfase de um fibroblasto pulmonar embrionário humano cultivado in vitro. O primeiro relato no qual o número de cromossomos humanos foi estabelecido como 46. (De Tjio e Levan, 1956 [131])

em um achado normal característico da herança nuclear das fêmeas de mamíferos, incluindo as humanas. Estruturas correspondentes, as baquetas, foram encontradas por Davidson e Smith em 1954 [19] nos leucócitos neutrófilos polimorfonucleares. A etapa seguinte óbvia foi o exame da cromatina de X nas células de pacientes com distúrbios do desenvolvimento sexual. Aqui, a maioria dos pacientes com síndrome de Klinefelter (Seção. 2.2.3.2) apresenta-se como cromatina de X positivos, a despeito de seu fenótipo predominantemente masculino, enquanto a maioria das pacientes com síndrome de Turner (Seção 2.2.3.3) é cromatina de X negativa, novamente em contraste com seu fenótipo feminino. Se a cromatina de X estava diretamente relacionada aos cromossomos X, este achado destacou as anomalias de cromossomo X nestas duas síndromes.

Esta suspeita foi fortalecida quando a freqüência de defeitos de visão a cores ligada ao X em pacientes com síndrome de Klinefelter foi vista como sendo menor que nos homens normais, mas muito mais alta que a esperada nas mulheres XX [85, 98].

Esta situação teve sua explicação quando Jacobs e Strong (1959) [56], examinando os cromossomos de mitoses de medula óssea em pacientes Klinefelter, encontraram 47 cromossomos, enquanto ambos os genitores tinham cariótipo normal. O cromossomo supernumerário pertencia ao grupo dos cromossomos X. O cariótipo foi hipoteticamente identificado como XXY.

Logo após este primeiro relato, o cariótipo XXY na síndrome de Klinefelter foi confirmado em muitos outros casos, e hoje é conhecido como o cariótipo padrão nesta condição. Ao mesmo tempo, o resultado na síndrome de Klinefelter foi complementado por exames cromossômicos em outra síndrome na qual existe uma discrepância entre o sexo fenotípico e o nuclear: a síndrome de Turner. Ford e cols. (1959) [32] mostraram que o cariótipo só tinha 45 cromossomos, obviamente com um X e nenhum Y. Uma terceira anomalia, com 47 cromossomos e três cromossomos X, foi logo descrita em uma mulher levemente retardada, com disfunção dos órgãos sexuais (Jacobs e cols. 1959) [57]. As possibilidades analíticas criadas pelas anomalias de cromossomos sexuais humanos para a determinação do sexo nos humanos são discutidas na Seção 2.2.3.

Nascimento da Citogenética Humana 1956-1959: Uma Revolução Científica. Kuhn [63] destacou a diferença entre o progresso da "ciência normal" e a ocorrência ocasional das "revoluções científicas" (veja "Introdução"). Do ponto de vista da genética humana, o desenvolvimento da citogenética entre 1956 e 1960 se assemelha a uma "revolução". Com base em novos métodos, em vez de um novo conceito, todo o campo atingiu uma nova dimensão. Como mudaram apenas os métodos e não os conceitos, este avanço não tornou superados os trabalhos iniciais, mas sim suplementou-os em muitas direções. Qualquer discussão sobre regulação gênica, ligação, estrutura do material genético, mutações espontâneas e induzidas, genética de populações, evolução humana e o uso prático dos conhecimentos genéticos na prevenção das doenças genéticas hoje é obsoleta sem a consideração dos dados e conceitos de citogenética humana.

Do ponto de vista dos geneticistas experimentais, a citogenética humana parecia muito humilde. Os muitos avanços foram vistos como sendo aplicações a conceitos humanos que já eram conhecidos há muitos anos, às vezes até meio século ou mais. Mais recentemente, a citogenética humana atingiu o estágio no qual está sendo explorada a singularidade do material humano para a solução de questões biológicas mais gerais, tais como a localização da ação gênica durante a intérfase.

O que disparou esta revolução? Como geralmente é o caso, foi uma melhoria técnica: o tratamento hipotônico para a dispersão dos cromossomos, acompanhado do exame de núcleos únicos isolados e não de cortes de tecidos.

Grupo Paradigma no Início da Citogenética Humana. Tjio e Levan [131] descobriram o número correto de cromossomos, mas, aparentemente muito distante da medicina, não viram a aplicação potencial para a patologia humana. Esta etapa, feita por um grupo de cientistas britânicos, foi uma na qual os conceitos básicos de citogenética sofreram uma fortuita combinação com a experiência na medicina. A mesma etapa, entretanto, foi feita por um cientista francês fora da estrutura acadêmica da medicina, J. Lejeune [69]. Durante uma revolução científica, o grupo de cientistas que trabalha em um novo paradigma geralmente cria seu próprio grupo de interação científica. As fases iniciais da citogenética humana oferecem um caso interessante de pesquisa na história da ciência. Um participante, D. G. Harnden, nos deu a seguinte informação interessante.

Os líderes do grupo britânico eram C. Ford em Harwell e W. M. Court Brown em Edinburgo, ambos trabalhando em unidades patrocinadas pelo Medical Research Council. O interesse de Ford nos cromossomos humanos cresceu além do trabalho em tumores de camundongo e células meióticas. Court Brown decidiu trabalhar com cromossomos humanos porque, como epidemiologista, sentiu que era necessário combinar os estudos epidemiológicos com os estudos biológicos básicos. Os dois grupos logo estabeleceram um relacionamento. Por exemplo, Patricia Jacobs, uma citogeneticista não-médica, foi enviada por Court Brown para Ford, onde ela adaptou a técnica de cultura de medula óssea, desenvolvida por Lajtha, para o exame de cromossomos humanos. Harnden desenvolveu a técnica de cultivo de fibroblastos em biópsias de pele, que ele achou mais prontamente disponível que a medula óssea.

O grupo de Edinburgo estava situado em um hospital e tinha fácil acesso a material clínico. Aqui, um médico, J. Strong, examinou o caso da síndrome de Klinefelter. Harwell, onde Ford trabalhou, era uma estação biológica de energia atômica e não tinha conexão direta com hospital. Entretanto, logo foi desenvolvida uma ligação com o Guy's Hospital em Londres, e P. Polani sugeriu examinar a síndrome de Turner. A cooperação entre os dois grupos foi intensa. Havia uma grande interação por cartas, telefonemas, visitas e troca de material. Os citogeneticistas humanos, como P. Polani, L. S. Penrose e J. Edwards, mandaram material para Harwell e alertaram os clinicamente inexperientes laboratoristas sobre os aspectos médicos.

A idéia de examinar a síndrome de Down era a próxima escolha óbvia para os britânicos, após ter sucesso a procura de aberrações nas síndromes de Klinefelter e Turner. A idéia parece ter-se originado independentemente em Harwell e Edinburgo, onde os pesquisadores estavam mais avançados em seus estudos antes de conhecerem o trabalho de Lejeune.

O sucesso dos dois grupos britânicos possibilitou uma feliz combinação de pessoas de campos diferentes mas complementares. A estreita cooperação desenvolvida por alguns anos durante os quais o "paradigma" foi compartilhado pelo grupo revelou seu poder explicatório. Mais tarde, a cooperação lentamente diminuiu. Ao mesmo tempo, entretanto, dois outros pesquisadores reconheceram independentemente as possibilidades dos novos métodos. Um foi Lejeune, na França; o outro foi o grupo de Fraccaro e Lindstein na Suécia, que começaram a trabalhar na síndrome de Turner sem o conhecimento das investigações de Harwell.

Etapas no Desenvolvimento da Citogenética Humana. As etapas mais importantes no desenvolvimento da citogenética humana foram as seguintes:

1956	Tjio e Levan, e Ford e Hamerton estabeleceram o número de cromossomos na célula humana diplóide [131; 31].
1959	Lejeune descobriu a trissomia do 21 na síndrome de Down; Ford e cols., e Jacobs e Strong encontraram o cariótipo XXY para a síndrome de Klinefelter, e o cariótipo 45,X para a síndrome de Turner.
1960	Moorhead e cols. [80] publicaram o método para a preparação de cromossomos a partir de culturas de linfócitos de curto prazo. Duas trissomias autossômicas, depois identificadas como trissomias do 13 e do 18, foram descritas por Patau e cols. [94] e Edwards e cols. [27]. Nowell e Hungerford [86] descreveram o cromossomo Philadelphia na leucemia mielóide crônica.
1963	A primeira síndrome de deleção, a síndrome do *cri du chat*, foi observada por Lejeune e cols. [70].
1964/65	Schroeder e cols., em 1964 [116] e German e cols., em 1965 [41] descobriram um aumento geneticamente determinado de instabilidade cromossômica na anemia de Fanconi e na síndrome de Bloom, respectivamente.
1968/70	Foram introduzidas as técnicas de bandeamento cromossômico. Isto permitiu a identificação inequívoca de todos os cromossomos humanos [13].
1975	Yunis [137] introduziu os métodos de bandeamento de alta resolução.
Final de 1980	Métodos de hibridização in situ não-radioativa: "*chromosome painting*".

Citogenética Clínica: a Especialidade mais Popular da Genética Humana. Entre as décadas de 60 e final de 80, a citogenética humana, e especialmente a clínica, se desenvolveram no ramo mais popular da genética humana. Um motivo foi que as causas das muitas síndromes malformativas antes não explicadas tornaram-se aparentes. Um outro motivo provável é que, após manipulações relativamente simples, um aspecto particular "real" podia ser visto ao microscópio. As imagens atraíam os biólogos treinados em medicina tanto quanto os não médicos. Em marcante contraste, os conceitos mais abstratos da genética formal e da genética de populações não atraíam a maioria dos médicos e biólogos.

O grande aumento na popularidade da citogenética clínica foi o mais marcante, pois desde a primeira década quase não foi visto nenhum significado prático destes resultados para a terapêutica médica ou para a prevenção, além do diagnóstico e informação genética. Isto mudou radicalmente quando se tornou possível o diagnóstico pré-natal. Na última década do século 20, a genética molecular tornou-se o campo mais popular da genética humana.

2.1.2 Cariótipo Humano Normal na Mitose e na Meiose

2.1.2.1 Mitose

Ciclo Celular. A Fig. 2.4 mostra o ciclo celular de uma célula de mamífero com multiplicação. Após a mitose, a célula está na fase G_1; todos os cromossomos estão presentes na forma não-duplicada. Se a célula não se multiplica mais, por exemplo, em um neurônio maduro, os cromossomos permanecem neste estado (G_0). Uma célula com multiplicação entra no cito mitótico seguinte. O RNA e as proteínas são produzidos e a célula fica pronta para a replicação do DNA, a qual ocorre na fase S. Várias partes dos cromossomos se replicam assincronicamente, como é evidenciado quando se adiciona ^{3}H-timidina por um certo tempo durante a fase S. Então, apenas os cromossomos que não haviam se terminado a replicação captam o composto marcado e podem ser identificados pela auto-radiografia. Uma certa quantidade de reparo de replicação "não programada" ocorre durante a fase G_2, na qual a célula se prepara para a mitose (M). Durante a fase G_1, o material de cada cromossomo do conjunto diplóide (2 n) está presente uma vez. Na fase G_2, por outro lado, cada cromossomo se duplicou em dois elementos idênticos que são chamados de cromátides irmãs. O material de cada cromossomo está agora presente duas vezes (2 × 2 n = 4 n). Durante ou após a replicação, as duas cromátides irmãs trocam segmentos repetidamente, de modo que os dois braços das cromátides de um cro-

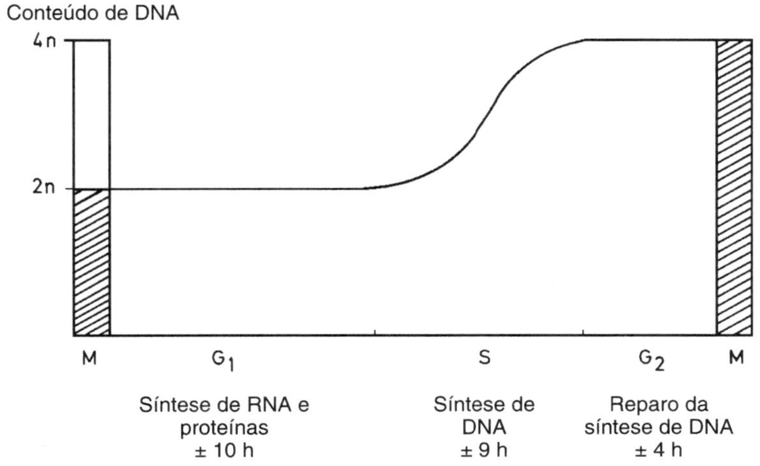

Fig. 2.4 Ciclo celular de uma célula de mamífero com multiplicação. Na fase G_1, o número diplóide de cromossomos (2 n) está presente uma vez. Após a síntese de DNA (fase S) o conjunto de cromossomos está presente em duplicata (4 n). M, mitose; ▨, conteúdo de DNA durante a mitose. Veja texto para detalhes.

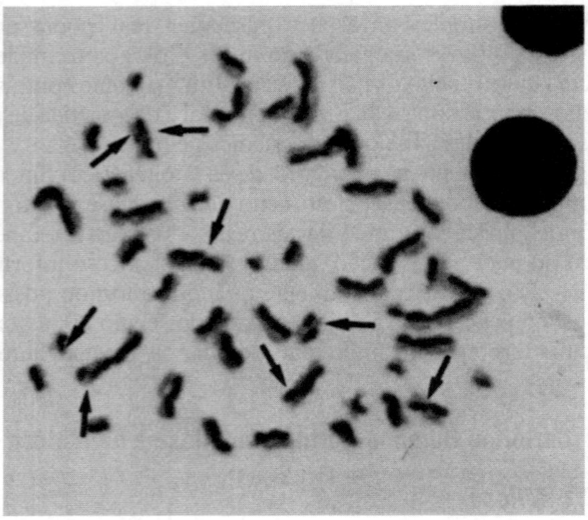

Fig. 2.5 Trocas entre cromátides irmãs em uma metáfase humana normal. As *setas* indicam os locais de trocas de filamentos. (Cortesia do Dr. T. M. Schroeder-Kurth)

mossomo mitótico têm partes de ambas as cromátides (trocas entre cromátides irmãs, SCE). Isto pode se tornar visível usando-se uma técnica específica de coloração após tratamento com bromodesoxiuridina, um análogo de timina (Fig. 2.5) [65].

Mitose. As fases da mitose são mostradas na Fig. 2.6. A mitose começa com a condensação da cromatina (Fig. 2.6a; início da prófase). No final da prófase, os cromossomos são claramente visíveis; as duas cromátides irmãs ficam lado a lado. Enquanto isso, a membrana nuclear desaparece, o nucléolo também, e forma-se o fuso. O fuso consiste em microtúbulos visíveis formados por uma proteína chamada tubulina, visíveis ao microscópio como fibras do fuso. Eles juntam as regiões centroméricas dos cromossomos aos centríolos. Com o desaparecimento da membrana nuclear, termina a prófase, e a célula agora está na metáfase. Os centrômeros estão situados na placa equatorial entre os dois pólos do fuso. Agora as duas cromátides de cada cromossomo começam a se separar, até que estejam conectadas apenas na região centromérica. Finalmente, os centrômeros também se separam para formar cromossomos com uma só cromátide que são levados para os pólos opostos pelas fibras do fuso. A função dos microtúbulos do fuso pode ser demonstrada pelo tratamento com colchicina, que inibe a agregação de tubulina e dissolve os microtúbulos. Isto perturba a disposição cromossômica na placa equatorial e inibe seu movimento na anáfase. A separação das cromátides ocorre mesmo na presença de colchicina. Na última fase da mitose, a telófase, os cromossomos estão descondensados, as fibras do fuso se desintegram, a tubulina é estocada na célula, forma-se uma nova membrana nuclear e começa a multiplicação celular. Os cromossomos podem ser mais facilmente examinados na metáfase.

2.1.2.2 Preparação e Coloração de Cromossomos Metafásicos Mitóticos

Preparação [48, 62, 119]. Em princípio, as preparações cromossômicas podem ser feitas de todos os tecidos e de todas as suspensões que contenham mitoses. Nos humanos, podem ser usadas as preparações diretas de medula óssea e as preparações de curto prazo de culturas de sangue, ou de culturas de longo prazo de fibroblastos, ou outras células cultivadas. A técnica mais conveniente é a cultura de sangue, pois é fácil obter sangue dos pacientes, enquanto a punção de medula óssea ou biópsia de pele para cultivo de fibroblastos é mais invasiva e desagradável. As preparações de medula óssea têm a vantagem de as mitoses in vivo poderem ser examinadas diretamente, sem demora.

O sangue de indivíduos saudáveis não possui células em multiplicação. Assim, esta tem que ser estimulada artificialmente. Isto é possível, por exemplo, pela fitoemaglutinina (PHA). Uma hora após a incubação de uma amostra de sangue com PHA, os pequenos linfócitos (T) mostram síntese de RNA, e cerca de 24 horas mais tarde ocorre síntese de DNA. A suspensão de leucócitos é cultivada em um meio de cultura por 72 horas, e então são feitas as preparações de cromossomos. Para bloquear tantas células quanto possível na prometáfase ou na metáfase, impede-se a formação do fuso por uma droga com efeito similar ao da colchicina, preferencialmente colcemide. Sob condições especiais, o tempo de cultivo pode ser reduzido para 48 horas.

Para obter preparações nas quais os cromossomos estão dispersos em um plano, tratam-se as células por um curto tempo (10-30 minutos) com uma solução hipotônica. As células são então fixadas com etanol e ácido acético. Uma gota da suspensão celular é colocada na lâmina, seca ao ar e corada.

As preparações de medula óssea necessitam uma punção no esterno ou na crista ilíaca. As células são cultivadas por apenas cerca de 2 horas com colcemide. As preparações diferem em alguns detalhes das

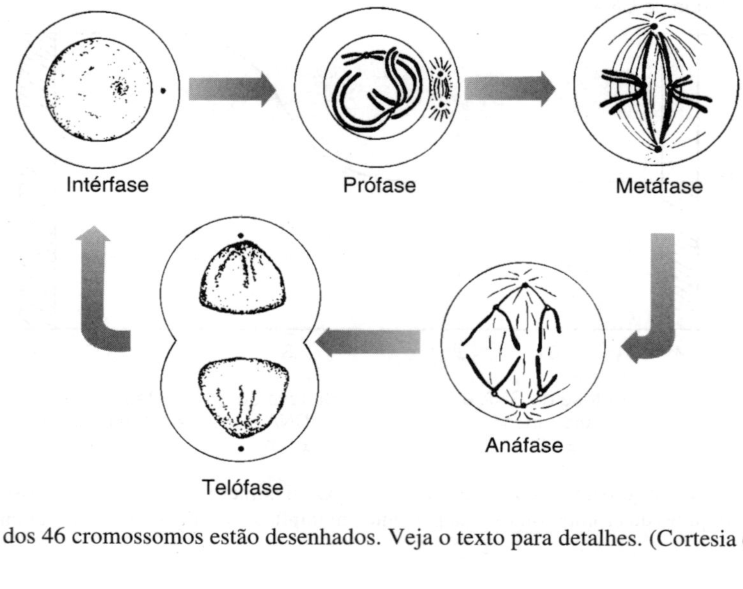

Fig. 2.6 Mitose. Só 2 dos 46 cromossomos estão desenhados. Veja o texto para detalhes. (Cortesia do Dr. W. Buselmaier)

descritas acima. As culturas de fibroblastos são preparadas de biópsias de pele, e a pele é cortada em pedaços bem pequenos e colocada em um meio de cultura de tal modo que as partículas de tecido grudam nas superfícies. Após cerca de 10 dias as células começam a se multiplicar nestas superfícies, e após cerca de 21 dias são colocadas em suspensão, preparadas, coradas e examinadas.

Coloração. Os métodos mais simples de coloração usam uma solução de Giemsa, 2% de orceína acética ou 2% de solução de carmim. Estes corantes coram uniforme e intensamente todo o cromossomo. Para obter uma imagem mais detalhada da estrutura dos cromossomos e para identificar determinados cromossomos ou segmentos cromossômicos são usados métodos de bandeamento.

Métodos de Bandeamento. Caspersson e cols. [13] descobriram que a fluorescência dos cromossomos após coloração com quinacrina mostarda mostra uma seqüência distinta de bandas para cada cromossomo. Cada cromossomo humano pode ser identificado por este método de coloração. Logo após, foi mostrado que os mesmos padrões de bandeamento podiam ser produzidos por coloração Giemsa com técnicas adicionais.

Na conferência de Paris, em 1971, sobre a padronização e nomenclatura dos cromossomos [92], foram comparados todos os dados disponíveis até esta época. Viu-se que todos os métodos revelaram as mesmas estruturas, embora algumas técnicas mostrem alguns segmentos cromossômicos mais claramente, enquanto outras funcionam melhor com outros segmentos.

Métodos Disponíveis [25]. Os vários tipos de bandas foram designados de acordo com a técnica pela qual são mais claramente revelados.

a) As bandas Q (quinacrina) são as bandas fluorescentes visíveis após coloração com quinacrina mostarda ou compostos similares.
b) As bandas G (Giemsa) são reveladas por coloração com Giemsa e várias técnicas adicionais, as quais garantem que apenas os segmentos cromossômicos mais prontamente coráveis captam o corante. As bandas Q e G são idênticas.
c) As bandas R (reversas) são coradas após uma desnaturação controlada por aquecimento. Elas estão situadas entre as bandas Q ou G, comportando-se como um negativo de fotografia em relação à sua imagem positiva.
d) As bandas C (heterocromatina constitutiva) estão situadas nas regiões pericentroméricas.
e) As bandas T (teloméricas) marcam as regiões teloméricas dos cromossomos.

Para referência quanto às técnicas, veja [127].

Diferenças Reveladas pelos Métodos de Bandeamento. As diferenças químicas reveladas pelos métodos de bandeamento ainda estão sob pesquisa. Duas hipóteses principais são geralmente discutidas: a hipótese do DNA e a hipótese da proteína. A hipótese do DNA se baseia na observação de que várias partes dos cromossomos humanos diferem em seus conteúdos de pares de bases A-T (adenina-timina) e de G-C (guanina-citosina). A quinacrina liga-se principalmente aos segmentos ricos em A-T [25, 90]. A hipótese da proteína, por outro lado, é baseada na observação de que o tratamento proteolítico induz o aparecimento de bandas G. Diferentes tipos de DNA ligam-se no cromossomo a espécies diferentes de proteínas. O padrão de bandeamento provavelmente depende das proteínas do complexo combinado DNA-proteína.

Foram observadas várias diferenças funcionais entre as bandas Q claras (G escuras) e as Q escuras (G claras) de [127] (Quadro 2.1).

Coloração com Prata das Regiões Organizadoras Nucleolares [42, 114, 118]. O método de coloração com prata é específico para as regiões organizadoras de nucléolo. Elas se apresentam como pontos pretos sobre o fundo marrom-amarelado dos cromossomos (Fig. 2.7). Apenas os organizadores nucleolares funcionalmente ativos durante a intérfase precedente são corados [118]. Os métodos de *"chromosome painting"* (FISH) são descritos na Seção 3.1.3.3.

Quadro 2.1 Caracterização das bandas G escuras e G claras humanas

G claras	G escuras
Menor proporção AT/GC	Maior proporção AT/GC
Ricas em repetições SINE e em seqüências Alu (ver Seção 3.1.1.1)	Ricas em repetições LINE (ver Seção 3.1.1.1)
Replicação bem inicial	Replicação tardia
Correspondem a intercromômeros de paquíteno	Correspondem a cromômeros de paquíteno
Contêm "genes de manutenção"	Genes tendem a ser histoespecíficos
Ricas em genes transcritos	Genes esparsos, DNA de seqüência simples

As bandas foram mantidas durante a evolução (Seção 14.2.1), e as quebras cromossômicas ocorrem principalmente próximo às bordas das bandas. A ordem dentro dos cromossomos, parcialmente representados pelas bandas, parece ser bem mais ampla que a mostrada no Quadro 2.1. Voltaremos a este problema em capítulos posteriores (Ver Saitoh e Laemmli 1994 [108]).

Cromossomos de Espermatozóides Humanos. Foi descrito um método de obtenção de cromossomos diretamente de espermatozóides humanos pela indução de mitoses com incubação juntamente com ovócitos de *hamster* dourado sem zona pelúcida [106], os quais têm sido usados para estudar os espermatozóides humanos [76]. Como não ocorre fertilização, a mistura de espermatozóides humanos e ovócitos de *hamster* é eticamente aceitável.

2.1.2.3 Cariótipo Humano Normal em Cromossomos Metafásicos Mitóticos

Técnicas de Bandeamento. O cariótipo humano corado com várias técnicas de bandeamento é mostrado na Fig. 2.8. Cada cromossomo pode ser identificado. A Fig. 2.10 mostra uma representação esquemática das bandas G ou Q, junto com o número de cada banda. Os cromossomos individuais, juntamente com suas variantes "normais" mais freqüentemente observadas, podem ser descritos da forma seguinte [54]:

Caracterização Individual de Cromossomos Humanos. Grupo A (n.ºs 1 a 3). Cromossomos grandes, metacêntricos e submetacêntricos; o n.º 1 é o maior cromossomo metacêntrico. O centrômero está no meio, o índice centromérico (comprimento do braço curto dividido pelo comprimento total do cromossomo $\times$ 100) é de 48 ou 49. Freqüentemente, perto do centrômero, na parte proximal do braço longo, é encontrada uma "constrição secundária". Esta constrição causa o alongamento ocasional do braço longo (Fig. 2.9). O segmento distendido pode ser muito fino em comparação ao restante do cromossomo, sugerindo uma "deselicoidização" da compactação da cromátide, característica dos cromossomos metafásicos. Este fenômeno de "deselicoidização", como todas as variantes individuais da morfologia cromossômica, é transmitido a todas as células, incluindo cerca de metade das células germinativas, preenchendo assim os requisitos formais de um modo de herança dominante simples. Este locus *"uncoiler-1"* foi usado para mapear o locus Duffy no cromossomo 1 (Seção 5.1.2). A constrição secundária mostra pouca fluorescência com o bandeamento Q, mas mostra uma banda G escura.

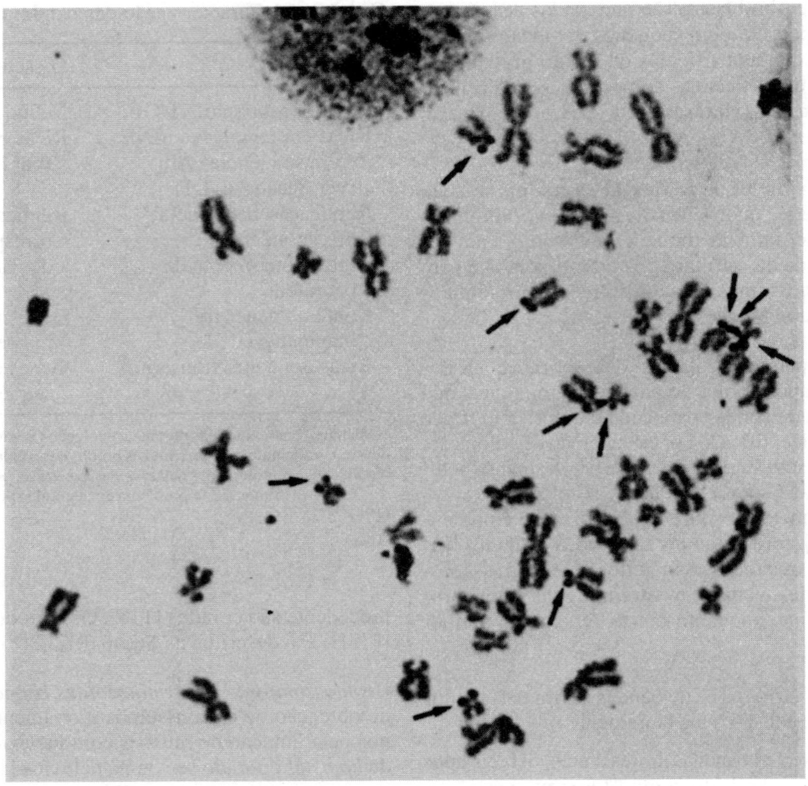

Fig. 2.7 Coloração com prata (*setas*) das regiões organizadoras nucleolares dos cromossomos acrocêntricos. (Cortesia do Dr. T.M. Schroeder-Kurth)

O maior cromossomo submetacêntrico é o n.º 2.

O cromossomo 3 é cerca de 20% menor que o n.º 1, e pode portanto ser facilmente distinguido. Com o bandeamento Q, a parte proximal do braço longo mostra uma banda fluorescente brilhante. A intensidade da fluorescência varia marcantemente entre diferentes cromossomos individuais, mas é constante para o mesmo cromossomo.

Grupo B (n.ºs 4 e 5). Cromossomos grandes, submetacêntricos, nos quais os bandeamentos R e G mostram diferenças marcantes entre estes dois cromossomos.

Grupo C (n.ºs 6 a 12). Cromossomos submetacêntricos de tamanho médio. Os cromossomos 6, 7, 8, 11 e 12 são relativamente submetacêntricos; o n.º 9 freqüentemente mostra uma constrição secundária na parte proximal de seu braço longo. Todos os cromossomos podem ser definitivamente identificados pelo bandeamento Q ou G. A constrição secundária no n.º 9 não se cora nem com quinacrina nem com Giemsa.

Os cromossomos 11 e 12 mostram padrões muito similares.

Em contraste com outros cromossomos deste grupo, o cromossomo X varia consideravelmente de tamanho. Em geral, ele é similar aos cromossomos C mais longos. Nas células femininas, um dos dois cromossomos X ainda se replica ao final da fase S, enquanto a replicação dos outros cromossomos C é completa, exceto em curtos segmentos.

Grupo D (n.ºs 13 a 15). Estes cromossomos acrocêntricos mostram-se diferentes dos outros cromossomos humanos. Todos os três pares podem ter satélites; suas regiões de braços curtos mostram forte variabilidade intercromossômica. As partes proximais dos braços curtos são de comprimentos variáveis, e os satélites podem estar ausentes ou serem especialmente grandes. Podem ou não apresentar fluorescência; em alguns casos, são observados satélites duplos (em tandem). Os braços longos de todos os três cromossomos D são claramente distinguíveis pelos bandeamentos Q e G. São usados os seguintes critérios para definição das variantes nos grupos D-G: O comprimento do braço curto é comparado com o do braço curto do n.º 18 da mesma célula. Normalmente ele é mais curto. Será chamado de longo (ph +) se for tão longo quanto o braço curto do n.º 18, e de muito longo se for maior. Satélites grandes são chamados de (ps +), satélites duplos de (pss), braços curtos diminuídos com ou sem satélites (ph −). A freqüência de heteromorfismo do grupo D (ver seção seguinte) tem sido citada como de 3,7% (8 de 216) com técnicas de bandeamento e de 2,3% (411 de 24.440) sem técnicas de bandeamento (Fig. 2.12).

Grupo E (n.ºs 16 a 18). Cromossomos relativamente curtos, metacêntricos ou submetacêntricos. Em geral, seu comprimento total é normalmente um pouco maior que um terço do n.º 1, mas apresenta marcantes variações. O braço longo apresenta uma constrição secundária em cerca de 10% de todos os casos. O comprimento de uma banda G proximal varia com esta constrição. O cromossomo 18 é cerca de 5 a 10% mais curto que o n.º 17 e tem braços longos mais curtos (índice centromérico 31 no n.º 17, em comparação a 26 no n.º 18); o n.º 17 se replica no início e o n.º 18 mais tardiamente.

Grupo F (n.ºs 19 e 20). Os padrões de bandeamento destes pequenos cromossomos são marcantemente diferentes.

Grupo G (n.ºs 21 e 22). Estes pequenos cromossomos acrocêntricos podem ser facilmente distinguidos por seus padrões de bandeamento. A variabilidade de suas regiões de braços curtos

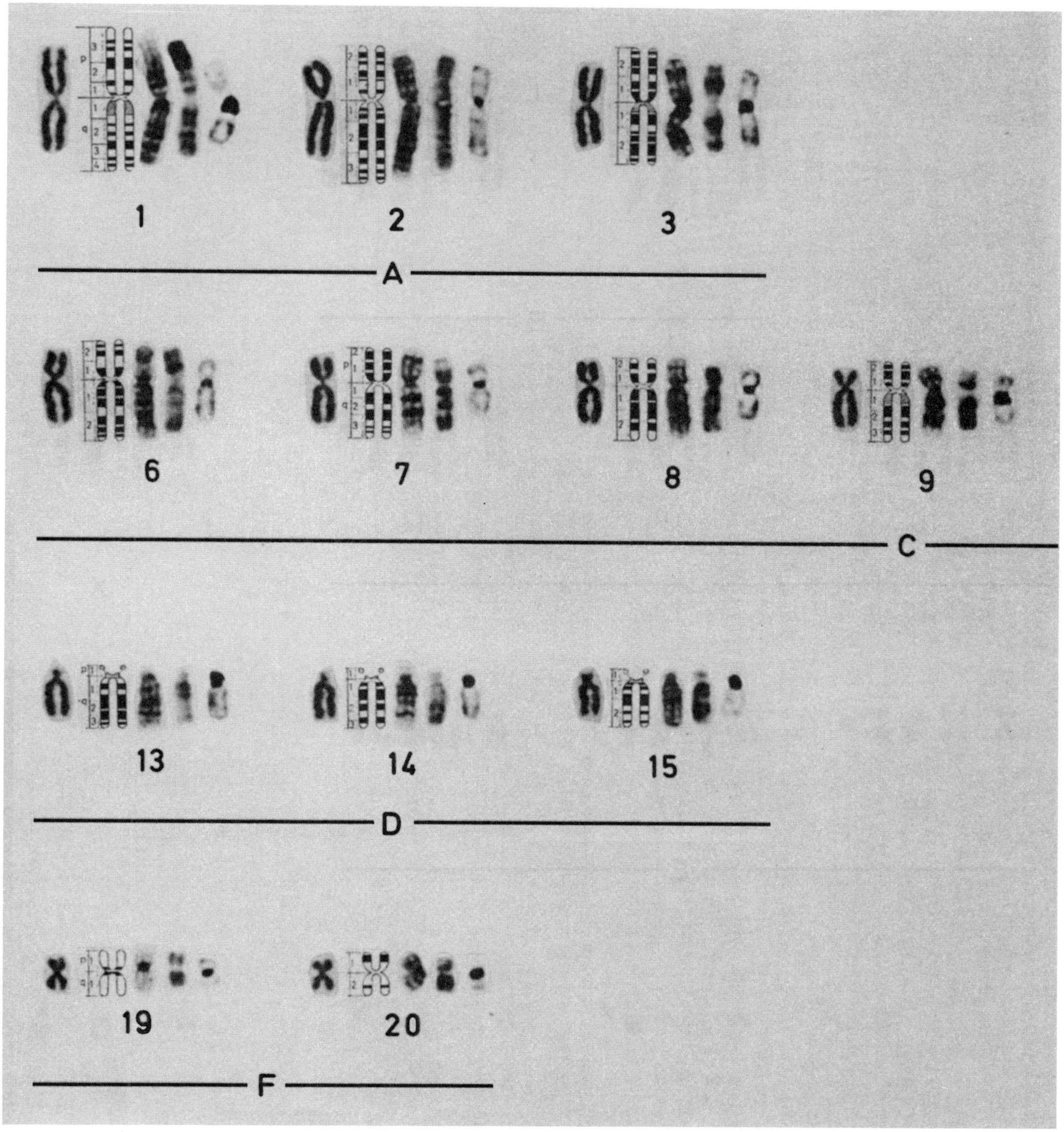

Fig. 2.8 Cariótipo de um homem, corado convencionalmente, e usando diferentes técnicas de bandeamento. *Da esquerda para a direita,* coloração convencional; representação esquemática dos padrões de bandeamento; bandeamento G; bandeamento R; bandeamento C. (Cortesia do Dr. T. M. Schroeder-Kurth)

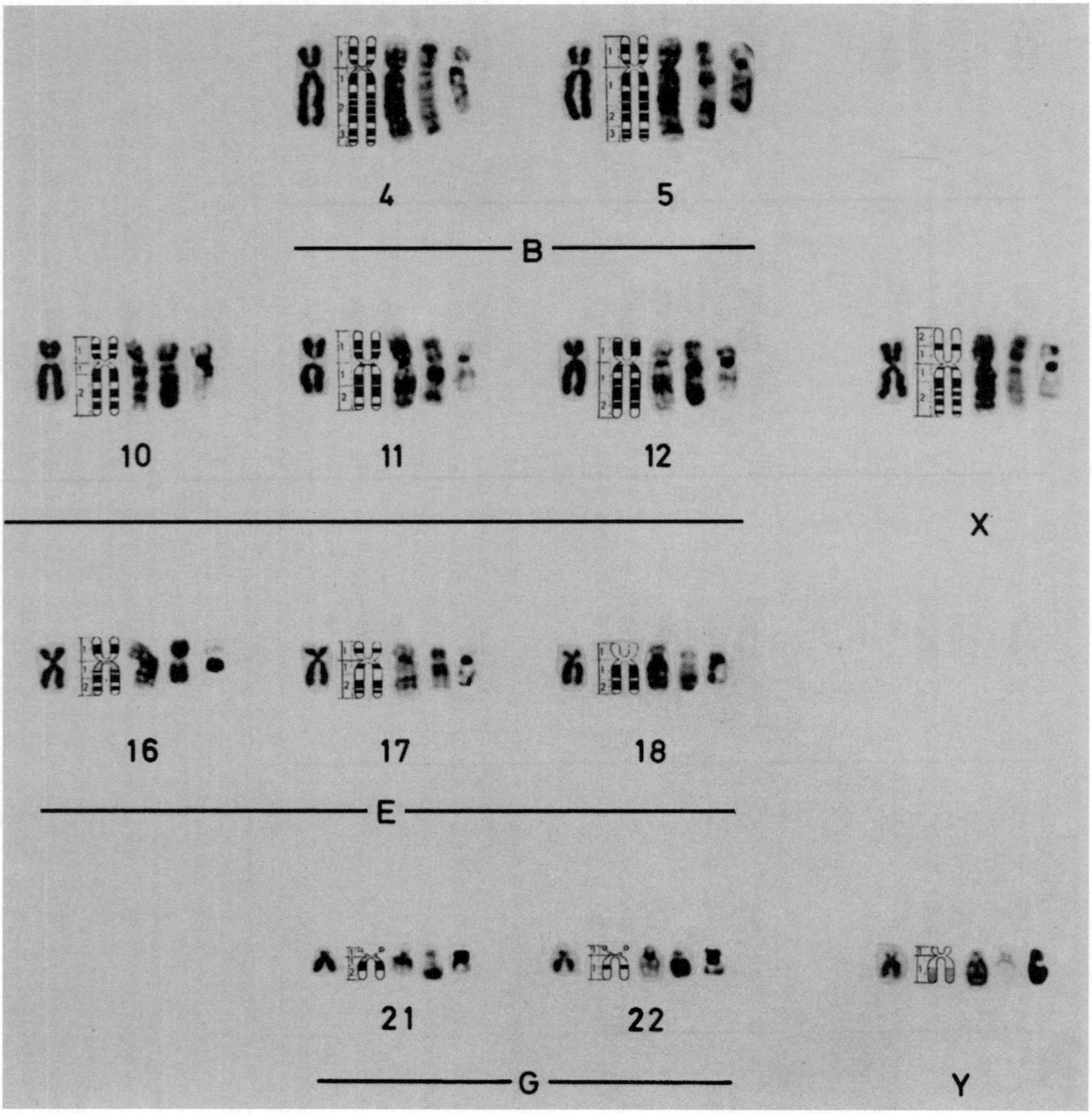

Fig. 2.8 (*continuação*)

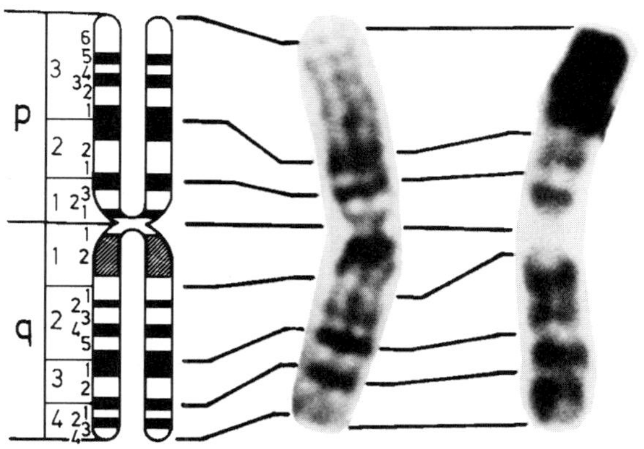

Fig. 2.9 Cromossomo 1: comparação do bandeamento G e R com representação esquemática. (Cortesia do Dr. T. M. Schroeder-Kurth)

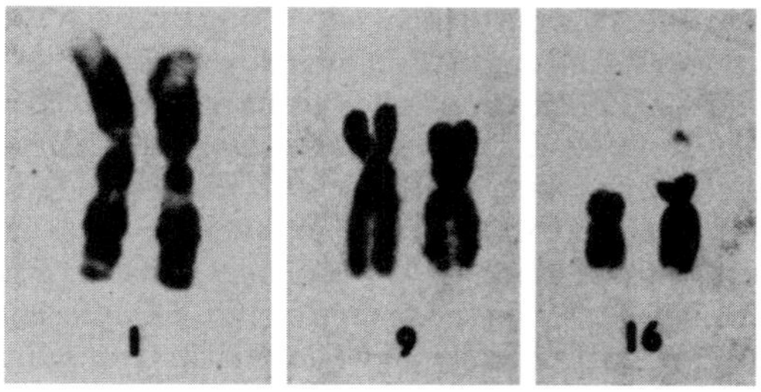

Fig. 2.11 Heteromorfismo da heterocromatina constitutiva nas constrições secundárias dos cromossomos 1, 9 e 16, com bandeamento C. (De Koske-Westphal e Passarge 1974 [62])

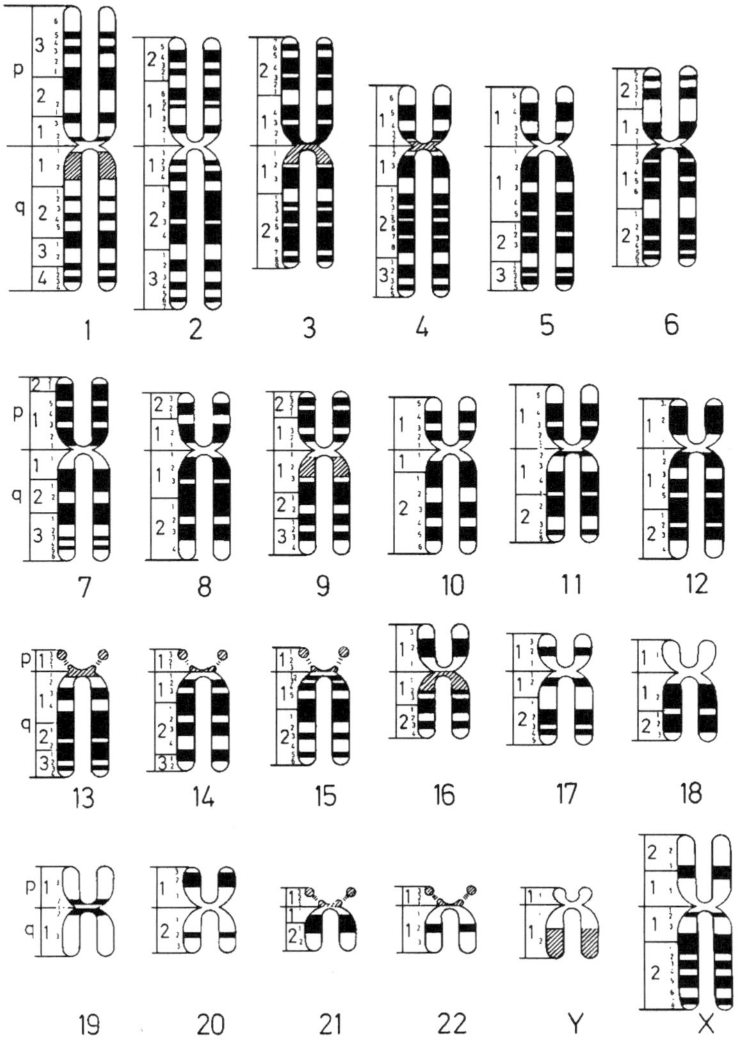

Fig. 2.10 Padrões de bandeamento de acordo com a nomenclatura de Paris (bandeamento G, Q e R). *Preto*, bandas G e Q positivas e R negativa; *tracejadas*, regiões variáveis. (Conferência de Paris, 1971 [92]; veja a Fig. 2.14)

é tão grande quanto a de cromossomos D. As mesmas variantes dos cromossomos D geralmente são distintas (Fig. 2.12). Os satélites e braços curtos podem apresentar fluorescência e bandeamento G fracos, moderados ou fortes. Uma pequena porcentagem tem um braço curto alongado. Outras variantes, como satélites gigantes, braços curtos alongados e encurtados são muito mais raras. Os braços curtos dos cromossomos D e G contêm as regiões de organizador nucleolar que são coradas especificamente pelo método da prata.

O cromossomo Y é em geral, mas nem sempre, maior que os cromossomos do grupo G. O braço longo mostra variações individuais e transmissíveis de comprimento. Ele apresenta uma fluorescência distal brilhante após coloração com quinacrina. Na maioria dos casos podem ser distinguidas duas bandas fortemente fluorescentes, e em alguns casos raros até mesmo três. Em um estudo populacional, foram encontradas variações marcantes de comprimento em 5,6% de 2.444 neonatos. Na maioria dos casos, o cromossomo Y estava alongado; em 5% ele era maior que um cromossomo F, e em 0,33% mais longo que o n.º 18; 0,25% da amostra tinha cromossomos Y muito pequenos.

A parte brilhante fluorescente distal do braço longo do cromossomo Y pode ser identificada no núcleo interfásico como um ponto brilhante de cerca de 0,3 a 1,0 μm de diâmetro. A Fig. 2.13 mostra esta cromatina de Y em uma célula epitelial, em um granulócito, em um grande linfócito e em espermatozóides [119].

As medidas de cromossomos mitóticos encontram algumas dificuldades, pois a posição do centrômero nem sempre pode ser determinada com precisão. Um conjunto de regras foi estabelecido na conferência de Paris em 1971 [92]. O Quadro 2.2 mostra algumas medidas típicas.

Heteromorfismos Cromossômicos. Como mencionado na descrição de cromossomos individuais, eles nem sempre se mostram totalmente idênticos em todos os membros de uma população. Os "heteromorfismos" cromossômicos são especialmente observados nas regiões de satélite dos cromossomos acrocêntricos, no com-

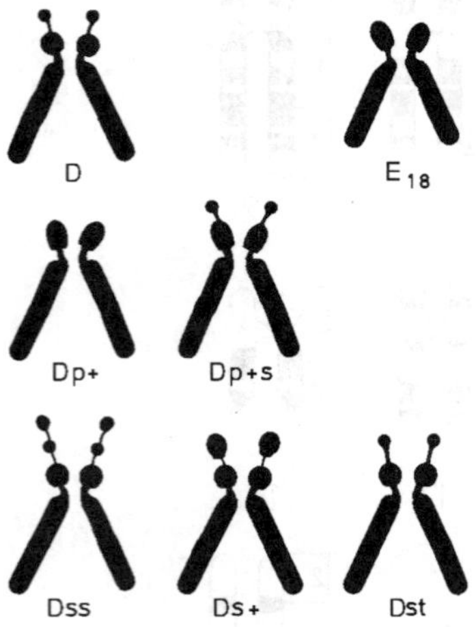

Fig. 2.12 Heteromorfismo de cromossomos marcadores acrocêntricos do grupo D ou G. *Primeira fila,* cromossomos D e 18 normais, para referência. *Segunda fila,* Dp +: braços curtos pelo menos tão compridos quanto os braços curtos de um cromossomo 18; p + s: satélites de tamanho normal em braços curtos alongados. *Terceira fila,* cromossomos D com variações estruturais da região do satélite. *ss,* satélites duplos; *s* +, satélites aumentados; *st,* pedículos dos satélites aumentados. (De Zankl e Zang 1974 [138])

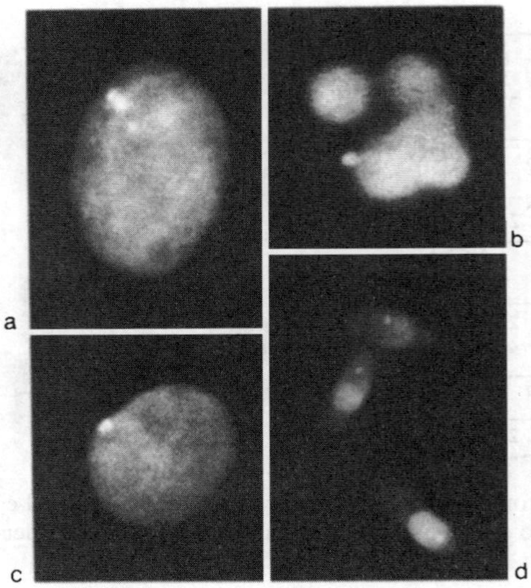

Fig. 2.13a-d. Colorações com quinacrina mostarda de diferentes núcleos celulares de homens cromossomicamente normais. **a.** Esfregaço bucal. A cromatina de Y apresenta-se como uma estrutura dupla. **b.** Granulócito de um esfregaço de sangue. A cromatina de Y se projeta como um pequeno apêndice. **c.** Um grande linfócito de um esfregaço de sangue. **d.** Espermatozóides. A cromatina de Y é encontrada próxima da borda da parte fortemente fluorescente da cabeça do espermatozóide (2.400 ×). (De Schwarzacher e Wolf, 1974 [119])

Quadro 2.2 Medidas de comprimentos relativos (porcentagem do comprimento autossômico haplóide total) e índice centromérico (comprimento do braço curto dividido pelo comprimento total do cromossomo × 100): cromossomos corados com orceína ou Giemsa 9 e pré-identificados pelos padrões de bandas Q (Conferência de Paris, 1971)

N.º do cromossomo	Comprimento relativo	Índice centromérico
1	8,44 ± 0,433	48,36 ± 1,166
2	8,02 ± 0,397	39,23 ± 1,824
3	6,83 ± 0,315	46,95 ± 1,557
4	6,30 ± 0,284	29,07 ± 1,867
5	6,08 ± 0,305	29,25 ± 1,739
6	5,90 ± 0,264	39,05 ± 1,665
7	5,36 ± 0,271	39,05 ± 1,771
X	5,12 ± 0,261	40,12 ± 2,117
8	4,93 ± 0,261	34,08 ± 1,975
9	4,80 ± 0,244	35,43 ± 2,559
10	4,59 ± 0,221	33,95 ± 2,243
11	4,61 ± 0,227	40,14 ± 2,328
12	4,66 ± 0,212	30,16 ± 2,339
13	3,74 ± 0,236	17,08 ± 3,227
14	3,56 ± 0,229	18,74 ± 3,596
15	3,46 ± 0,214	20,30 ± 3,702
16	3,36 ± 0,183	41,33 ± 2,74
17	3,25 ± 0,189	33,86 ± 2,771
18	2,93 ± 0,164	30,93 ± 3,044
19	2,67 ± 0,174	46,54 ± 2,299
20	2,56 ± 0,165	45,45 ± 2,526
21	1,90 ± 0,170	30,89 ± 5,002
22	2,04 ± 0,182	30,48 ± 4,932
Y	2,15 ± 0,137	27,17 ± 3,182

Dados de 95 células dos 11 indivíduos normais (6 a 10 células por pessoa). Comprimento total médio por célula: 176 μm. Os desvios padrões são uma média dos desvios encontrados em cada um dos 11 indivíduos.

primento da parte heterocromática do Y e nas "constrições secundárias" dos cromossomos 1 e 9. Entretanto, também ocorrem nos segmentos heterocromáticos de outros cromossomos (para heterocromatina, veja a Seção 3.1.1.2). Nas aneuploidias eles têm sido usados para identificação da origem parental de um cromossomo (Seção 9.2.3). Em vários cromossomos, foram descobertos sítios frágeis, ou seja, locais cromossômicos que apresentam um risco aumentado de quebras cromossômicas ou cromatídicas. Tais quebras são facilmente induzidas por depleção de ácido fólico no meio de cultura [54]. Um sítio frágil na ponta do braço longo do X é de interesse particular, estando associado a uma forma característica de retardo mental (Seção 15.2.1.2).

Bandeamento de Alta Resolução [49]. Os cromossomos na prófase e na prometáfase estão menos fortemente condensados que os cromossomos metafásicos. Por um tratamento adequado das culturas de linfócitos com metotrexato, para uma sincronização parcial dos ciclos celulares, pode ser selecionado um número relativamente alto de células em prófase ou em prometáfase. O encurtamento com o tratamento de Colcemid ajuda a diminuir o grau de condensação. Em tal preparação, bandas unitárias reveladas pelos métodos padrões podem ser divididas em sub-bandas. O grau de resolução depende do estágio no qual a célula foi colhida. Alguns autores descreveram até 2.000 bandas [137]. Cerca de 800 a 1.200 bandas podem ser vistas normalmente em prófase tardia [36] (Fig. 2.14). O método não pode substituir os métodos padronizados no diagnóstico rotineiro. É, entretanto, útil para a identificação mais precisa de pontos de quebra e pequenas aberrações, como em famílias com translocações balanceadas e não-balanceadas, ou particularmente em citogenética de tumores.

Imagens de Microscopia Eletrônica dos Cromossomos Humanos [107, 117]. Vários métodos de microscopia eletrônica têm sido usados para melhor compreensão da estrutura geral dos cromossomos humanos. Os modelos atuais de organização do material genético em eucariontes são discutidos na Seção 3.1.1.5. As evidências de microscopia eletrônica não contradizem os modelos que admitem um filamento superelicoidizado em várias ordens. Três tipos de fibrilas foram encontrados: um tem um diâmetro de aproximadamente 250 Å, uma segunda medida cerca de 100 Å, e uma terceira de apenas 30 a 50 Å. Parece haver boas evidências de que esta última fibra seja a cromatina geneticamente ativa. Uma dupla hélice pura de DNA tem um diâmetro de aproximadamente 20 Å. Logo, de 30 a 50 Å corresponde à fibra de DNA juntamente com proteínas (histonas e não-histonas). A fibra de 100 Å parece ser uma hélice secundária da fibra de 30 a 50 Å, e a fibra de 250 Å, pode ser uma helicoidização terciária. Provavelmente cerca de nove das fibras de 250 Å de algum modo formam um feixe. Dois destes feixes formam novamente uma estrutura helicoidal que pode ser discernida apropriadamente em imagens de microscopia eletrônica e parecem ser características de cada cromossomo [107]. Em algumas preparações, são vistos vestígios de uma membrana, supostamente a membrana nuclear. Alguns pesquisadores os vêem como uma evidência de que os cromossomos interfásicos se fixam em vários pontos da membrana. Em vista destas numerosas etapas de preparação para microscopia eletrônica, é difícil decidir se estes ou outros detalhes refletem a estrutura in vivo ou são meramente artifícios de preparação.

2.1.2.4 Meiose

Função Biológica da Meiose. No tipo usual de multiplicação celular, ou mitose, o número de multiplicações nas células filhas permanece constante, já o processo meiótico é destinado a reduzir o número de cromossomos a partir do número diplóide (46 nos humanos) para metade (23 nos humanos). A fertilização com duas células germinativas, cada uma com o número haplóide, reconstitui o número diplóide de 46 no zigoto e em todas as suas células descendentes. Apenas o acaso determina qual dos dois cromossomos homólogos terminará em uma determinada célula germinativa. Assim é garantida a variabilidade genética. A célula somática é diplóide, contendo ambos os membros de um par de cromossomos homólogos (2 n), enquanto a célula germinativa é haplóide, contendo apenas um de cada par (n). A última síntese regular de DNA ocorre durante a intérfase que antecede a meiose I e precede as fases meióticas mostradas na Fig. 2.15.

Meiose I. Prófase I: Longos filamentos cromossômicos tornam-se visíveis (leptóteno), seguindo-se o pareamento de cromossomos homólogos, freqüentemente pelas pontas dos cromossomos (zigóteno). O mecanismo molecular exato do pareamento de cromossomos ainda não é conhecido. Os cromossomos homólogos pareados são conectados pelo chamado complexo sinaptinêmico, uma estrutura dupla característica. Após o término do pareamento, os cromossomos se encurtam por contração (paquíteno). Torna-se visível uma fenda longitudinal em cada par de cromossomos. São vistas quatro cromátides lado a lado (diplóteno). As cromátides não-irmãs se separam, enquanto as cromátides irmãs continuam juntas. Nesta fase, tornam-se visíveis as trocas entre cromátides não-irmãs, os "quiasmas".

Metáfase I: Os cromossomos se colocam na placa equatorial, dispostos aos pares. Os homólogos ficam um pouco afastados, mas ainda unidos pelos quiasmas, freqüentemente nas pontas.

Anáfase I: Os quiasmas são "terminalizados", ou seja, parecem migrar para as pontas dos cromossomos e depois desaparecem. Os cromossomos pareados se separam e migram para os pólos opostos. Formam-se os núcleos filhos (intercinese).

Meiose II. Em princípio é similar a uma mitose, e os cromossomos do conjunto haplóide já estão replicados. Como dito antes, a meiose começa após a replicação. O material genético, que durante a meiose I se quadruplicou (2×2 cromossomos homólogos) está, ao final da meiose II, distribuído nas quatro células filhas. Um segundo e importante aspecto da meiose é a distribuição aleatória de cromossomos não-homólogos, o que leva a um grande número de combinações possíveis nas células germinativas. Nos humanos, com 23 pares de cromossomos, o número de combinações possíveis em uma célula germinativa é de $2^{23} = 8.388.608$. O número de combinações possíveis de cromossomos na prole de um determinado casal de genitores é de $2^{23} \times 2^{23}$, e é ainda mais acentuado pelo crossing durante o pareamento dos homólogos. A contraparte morfológica do crossing é a formação de quiasmas. Cada quiasma corresponde a um evento de crossing, envolvendo duas cromátides não-irmãs (Fig. 2.16). Por algum tempo, houve uma discussão se o crossing ocorreria durante uma síntese regular de DNA, por "*copy choice*", ou após a síntese regular de DNA, pelas quebras de cromátides não-irmãs em sítios homólogos e subseqüente reunião cruzada (Fig. 2.17). A controvérsia parece hoje estar resolvida em favor da hipótese de trocas. A prófase I não apresenta uma síntese regular, mas sim não-programada de DNA, que pode facilmente indicar a fase de reunião do crossing.

Meiose no Homem. Desde o começo da puberdade, os espermatócitos humanos sofrem continuamente meiose. Após a meiose II, o DNA e as mitocôndrias são densamente compactados durante o desenvolvimento dos espermatozóides, e estes adquirem a habilidade de se mover ativamente.

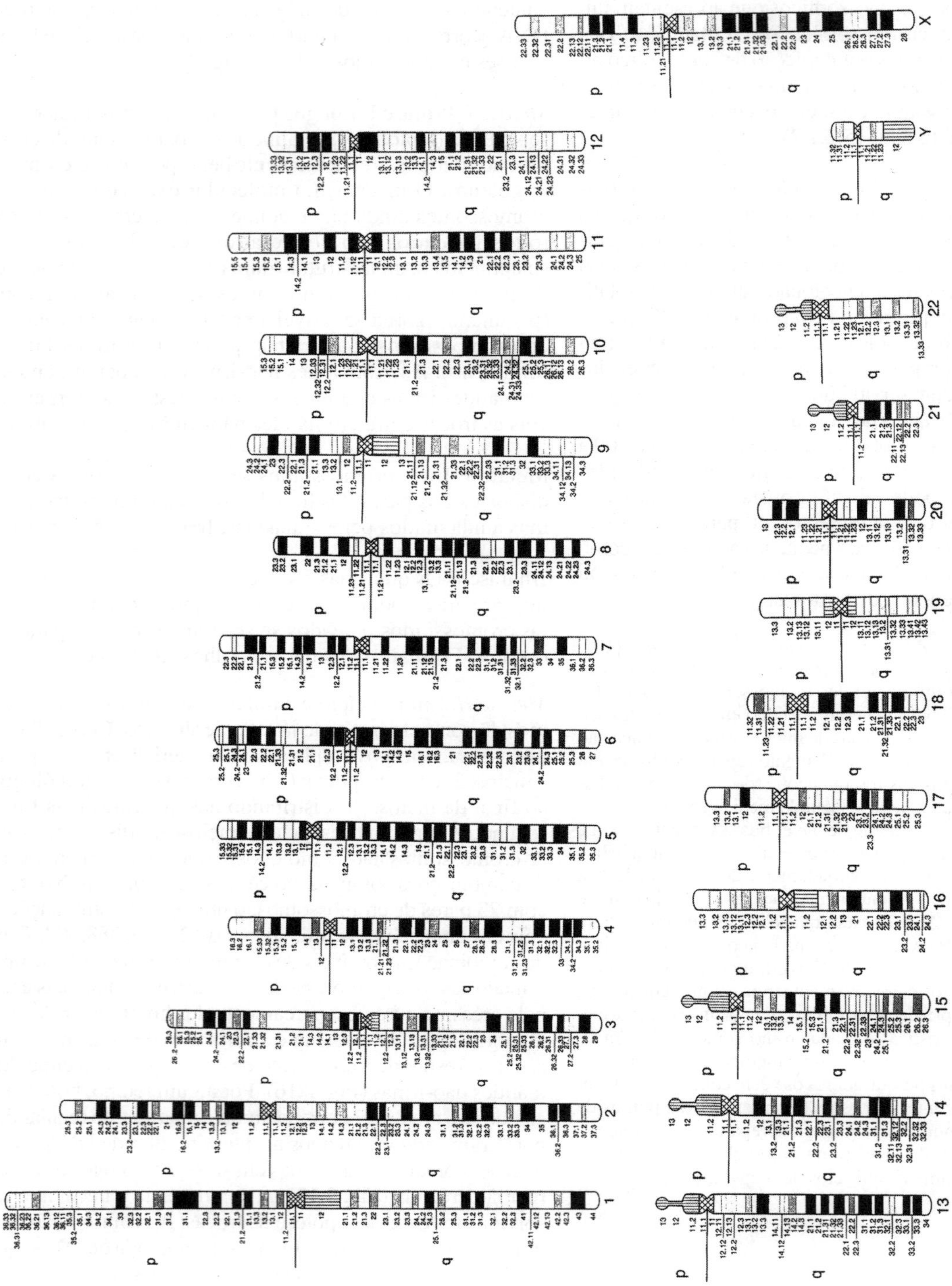

Fig. 2.14 Cromossomos humanos com 850 bandas. Os comprimentos relativos dos cromossomos e bandas são baseados em medidas exatas; a intensidade das bandas, indicada pela intensidade variável de sombreamento, é baseada em medidas quantitativas de densidade. (De Francke 1994 [36])

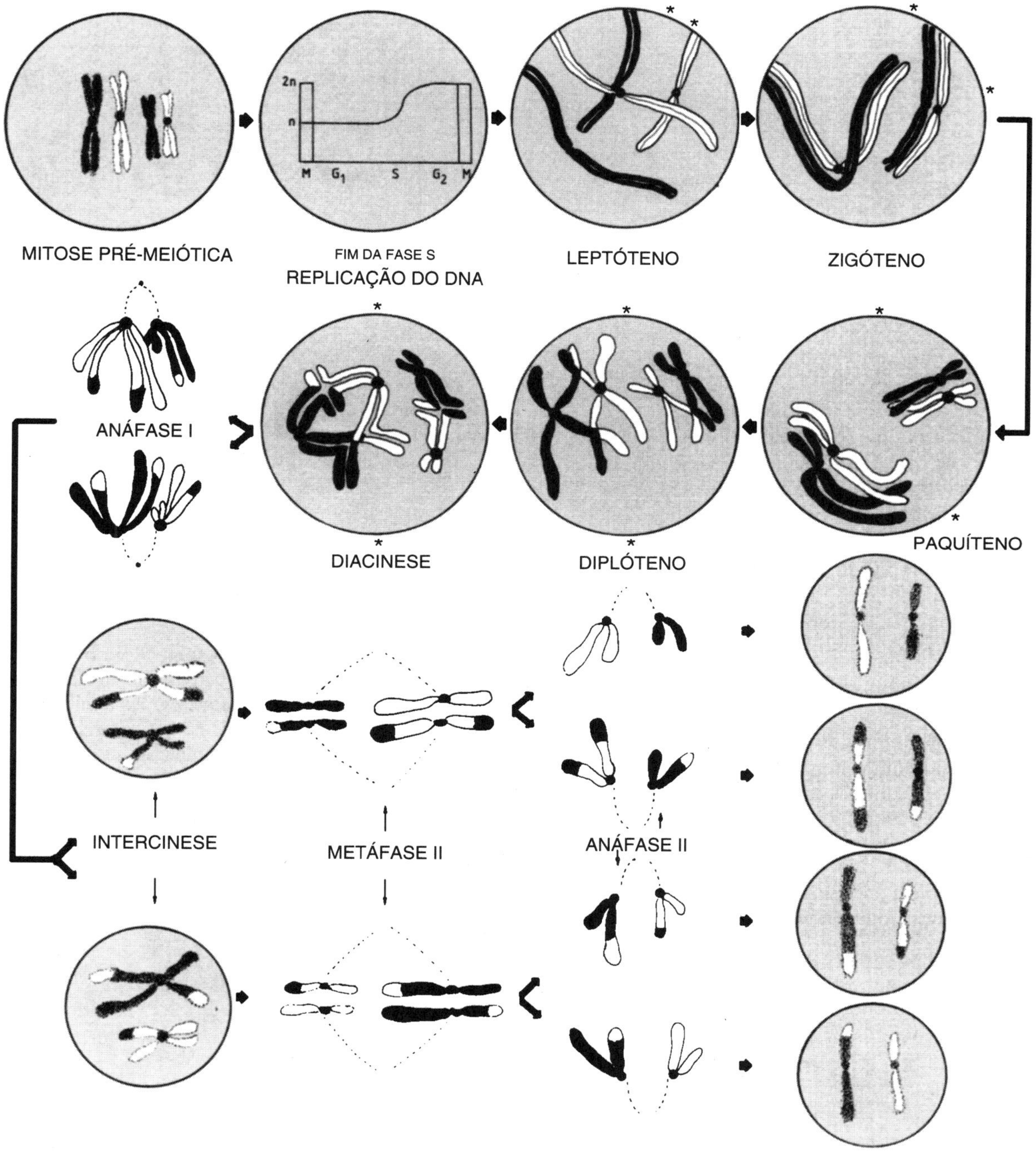

Fig. 2.15 Os estágios da meiose. *Preto,* paterno; *branco,* cromossomo materno. A figura mostra uma meiose masculina. Na meiose feminina, ocorre formação de glóbulos polares.

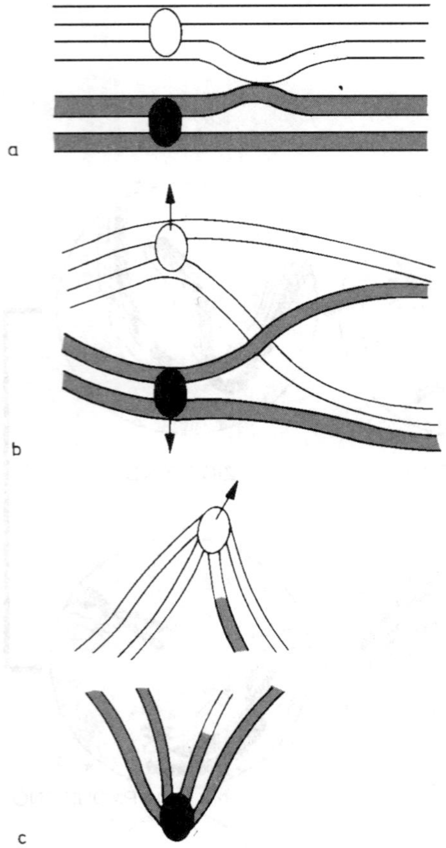

Fig. 2.16a-c. *Crossing over* e formação de quiasma. **a.** As cromátides dos homólogos se juntam. **b**. Ocorre a formação de quiasmas com *crossing over*. **c.** Ocorre a separação das cromátides.

Os cromossomos na diacinese masculina são mostrados na Fig. 2.18. Os cromossomos homólogos ainda estão próximos pelas suas pontas, enquanto as regiões centroméricas já começaram sua migração para os pólos. O bivalente sexual é claramente distinto de todos os outros pela associação ponta a ponta dos cromossomos X e Y. Não é vista formação de quiasmas. Durante o paquíteno e a prófase, o bivalente sexual já está prematuramente condensado e contido em uma "vesícula sexual".

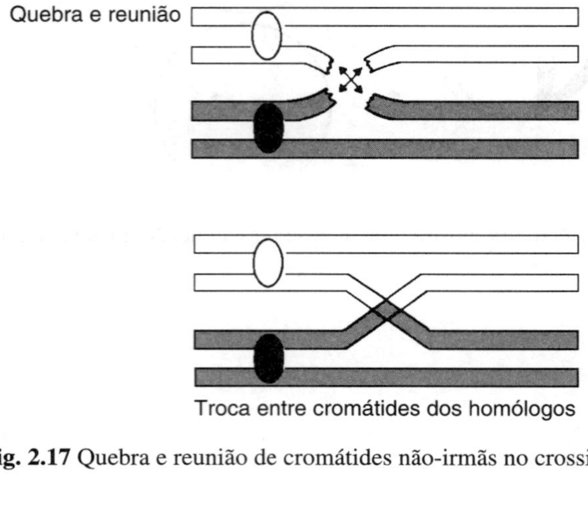

Fig. 2.17 Quebra e reunião de cromátides não-irmãs no crossing.

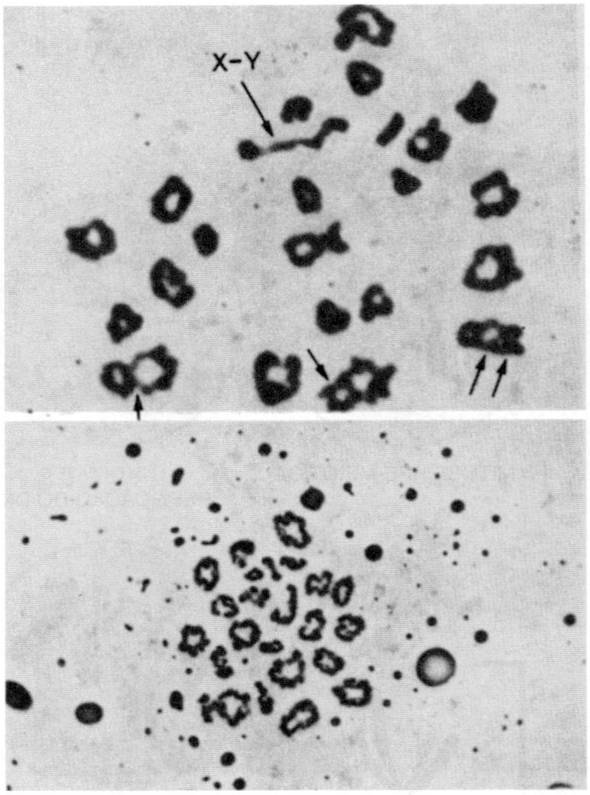

Fig. 2.18 Metáfase I meiótica (diacinese) de um homem com um bivalente XY claramente visível. *Setas,* quiasmas. (De Kjessler 1966)

Parte do braço curto do cromossomo X e do braço curto do Y estão pareadas (Fig. 2.19). Os estudos de hibridização com sondas de DNA mostraram que estas regiões têm homologia estrutural. Os cromossomos meióticos masculinos agora podem ser estudados em maior detalhe por métodos citogenéticos [14]. Os cromossomos meióticos femininos foram intensamente estudados pela técnica FISH (ver Seção 3.1.3.3) [15].

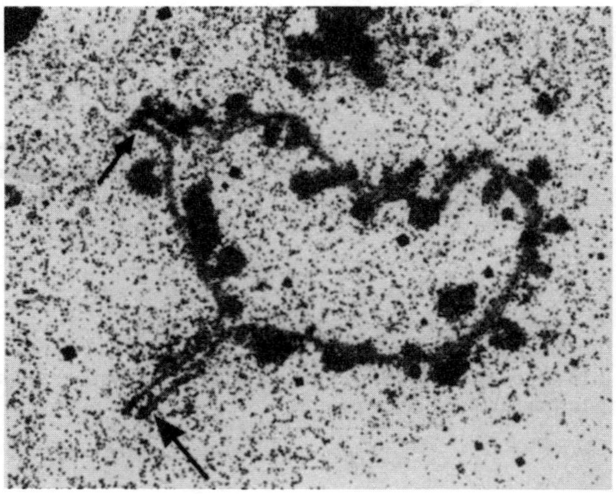

Fig. 2.19 Pareamento dos cromossomos humanos X e Y no início da meiose: pareamento dos braços curtos (*inferior esquerdo*) e pontas dos braços longos (*superior esquerdo*). *Esquerdo*, cromossomo Y. (Cortesia de A. C. Chandley)

Os genes situados em um segmento comum aos cromossomos X e Y seriam indistinguíveis dos genes autossômicos se uma recombinação livre ocorresse entre eles. Tais seqüências de DNA "pseudo-autossômicas" podem ser identificadas com alelos ligados aos X e aos Y [12, 105]. Haldane, em 1936 [46], sugeriu a existência de uma ligação sexual incompleta causada por crossings ocasionais entre o X e o Y para alguns genes humanos postulados como residindo em um segmento comum ao X e ao Y. Entretanto, não existe evidência plausível para tal ligação sexual parcial em humanos. Nos últimos anos, o segmento pseudoautossômico dos cromossomos X e Y foi muito estudado, e vários genes foram identificados [101]. Voltaremos a estes dados adiante.

A faixa de variação e o número médio de quiasmas por célula são dados no Quadro 2.3. Alguns bivalentes podem conter vários quiasmas, até cinco ou mesmo seis. A partir do número de quiasmas, a extensão do mapa genético (Seção 5.1.2) do genoma humano foi estimada como sendo de aproximadamente 25,8 M no homem. Ela é maior nas mulheres [82], mas não pode ser estimada por não haver disponibilidade de preparações cromossômicas adequadas. No camundongo, o único outro mamífero para o qual existem estimativas disponíveis, a extensão do mapa é estimada entre 16,2 e 19,2 M [48]. (Um Morgan, M, é a unidade de distância de mapa entre genes ligados; esta unidade mede as freqüências de recombinação. Um centimorgan, cM, significa 1% de recombinação, e é igual às freqüências de crossing entre os genes.)

Quadro 2.3 Número de quiasmas na meiose masculina (1.ª meiose)

N.º de pessoas	Faixa etária	N.º de células	Quiasmas/célula		Quiasmas/ bivalentes, média
			Faixa	Média	
48	15-79	817	39-64	54,4	2,36

Dados de vários autores (ver Hamerton 1971 [48]).

Meiose na Mulher. Em todos os mamíferos, a ovocitogênese difere muito da espermatogênese. A duração geral é descrita nas Figs. 9.13 e 9.14, Seção 9.3.3. As Figs. 2.20 e 2.21 mostram os processos celulares (ver também [64]). Os ovócitos já estão formados no estágio embrionário avançado. Após o diplóteno, a célula entra em um estágio no qual os cromossomos têm um aspecto simi-

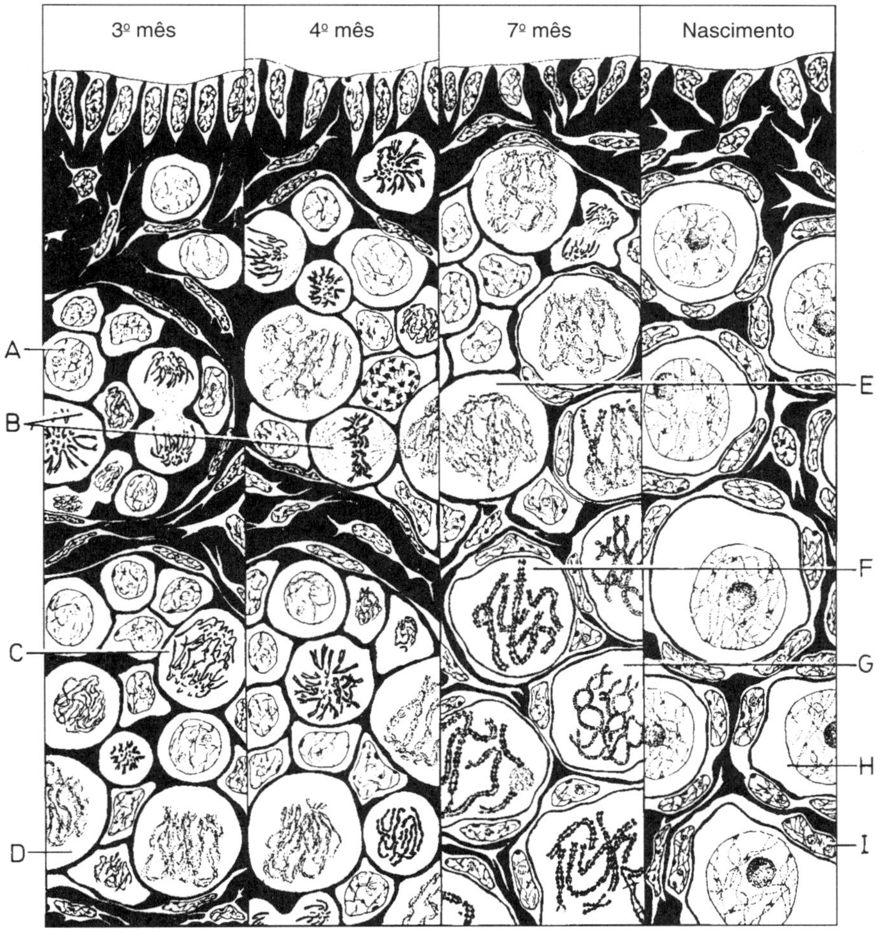

Fig. 2.20 Mitose e meiose na mulher. Até o terceiro mês, são vistas apenas mitoses (*A*, intérfase; *B*, metáfase; *C*, anáfase). As primeiras meioses tornam-se visíveis (*D*, leptóteno; *E*, zigóteno). Até o sétimo mês, novos ovócitos entram em meiose. Os primeiros estágios de paquíteno (*F*) e diplóteno (*G*) são observados no sétimo mês. A meiose não continua. Ao contrário, as tétrades aumentam novamente, são formados uma membrana nuclear e um nucléolo, e a célula entra em uma "fase de repouso", o dictióteno (*H*). A função das células (*I*) ao redor dos ovócitos é nutricional. Mais tarde formarão folículos nos quais são embebidos os ovócitos. (De Ohno e cols. 1962; veja também Bresch e Hausmann 1972)

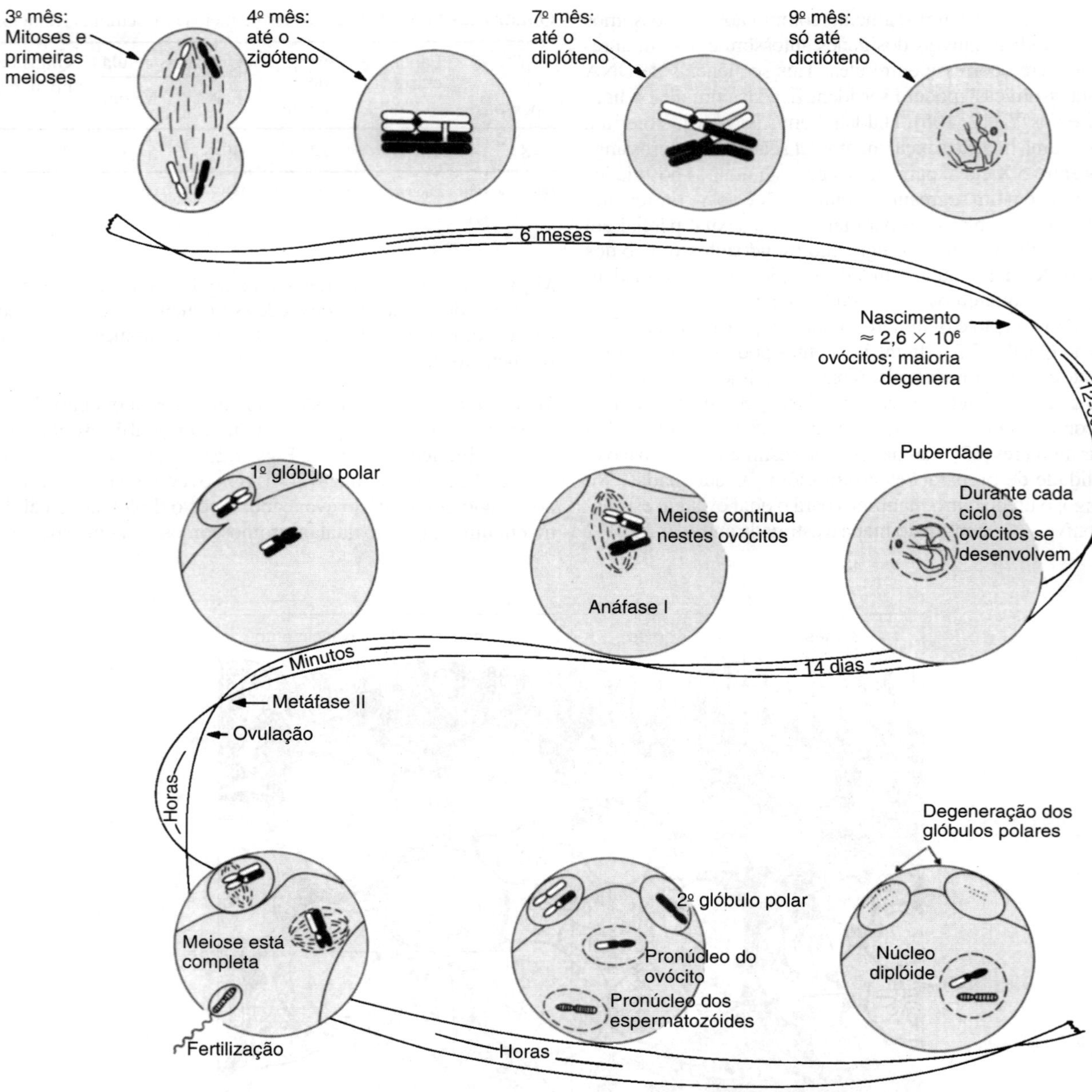

Fig. 2.21 Meiose na mulher. A meiose começa após 3 meses de desenvolvimento. Durante a infância, o citoplasma dos ovócitos aumenta de volume, mas o núcleo permanece inalterado. Cerca de 90% de todos os ovócitos degeneram no início da puberdade. Durante a primeira metade de cada mês, o hormônio luteinizante (*LH*) da hipófise estimula a meiose, que agora está quase completa (final da prófase que começou durante a vida embrionária; metáfase I, anáfase I, telófase I, e, em poucos minutos, prófase II e metáfase II). Então a meiose pára novamente. Algumas horas após a metáfase I ter sido atingida, a ovulação é induzida pelo *LH*. A fertilização ocorre na trompa de Falópio. Completa-se então a segunda meiose. As membranas nucleares são formadas ao redor dos cromossomos maternos e paternos. Após algumas horas, os dois "pronúcleos" se fundem e começa a primeira clivagem. (De Bresch e Hausmann, 1972)

lar ao de uma escova de limpar garrafa (dictióteno). A meiose fica interrompida neste estágio por muitos anos. Após o nascimento, a maioria dos ovócitos degenera. Após a puberdade, alguns ovócitos começam a crescer, a primeira meiose termina, e em seguida ocorrem a prófase II e metáfase II. Ao mesmo tempo o ovócito é lançado na trompa. A meiose só termina após a fertilização. A membrana nuclear é formada ao redor dos conjuntos haplóides masculino e feminino, no zigoto, e este agora contém dois "pronúcleos". Neste estágio, ele é especialmente suscetível a perturbações, por exemplo, por agentes mutagênicos (Seção 11.1.3). Várias horas depois, os dois pronúcleos se fundem para formar um núcleo diplóide, e o zigoto começa a se multiplicar.

O estudo de cromossomos meióticos femininos é difícil, e poucas imagens satisfatórias têm sido publicadas. A análise de ligação mostrou que o crossing feminino é mais freqüente que nos homens (Seção 5.1.2). Logo, devem ser esperados mais quiasmas.

Nas mulheres, apenas um dos quatro produtos meióticos se desenvolve em um ovócito, os outros tornam-se glóbulos polares que, sob condições normais, não são fertilizados. Em geral se supõe que o risco de um cromossomo ser descartado em um glóbulo polar não está relacionado a suas propriedades genéticas. Esta suposição é correta para a maioria das mutações gênicas, como mostrado por suas proporções não perturbadas de segregação (50 : 50, 25 : 75, etc.). Nos cromossomos estruturalmente anormais, as perturbações de sua segregação para as células germinativas podem ser explicadas pela expulsão não-aleatória de cromossomos normais e anormais para os glóbulos polares.

Diferença Sexual na Meiose. Existem dois aspectos principais pelos quais a meiose difere nos homens e nas mulheres:

1. Nos homens, todos os quatro produtos da meiose se desenvolvem em células germinativas maduras, ao passo que nas mulheres apenas uma delas torna-se um ovócito maduro, enquanto as outras são perdidas.
2. Nos homens, a meiose segue-se imediatamente a uma longa série de mitoses. Ela se completa quando as espermátides começam a se desenvolver em espermatozóides maduros. Nas mulheres, a meiose começa em um estágio muito inicial do desenvolvimento, imediatamente após uma série muito menor de mitoses. Fica então parada por muitos anos e só se completa após a fertilização.

Estas diferenças sexuais são importantes em genética humana. O fato de apenas um dos quatro produtos se desenvolver em um ovócito maduro e os três glóbulos polares conterem pouco ou quase nenhum citoplasma possibilita que este ovócito transmita ao novo zigoto um conjunto completo de constituintes citoplasmáticos, como mitocôndrias e RNA mensageiro (Cap. 8). Estas diferenças na cinética celular são provavelmente responsáveis pelas diferenças sexuais nas taxas de mutação para trissomias, por um lado, e mutações de ponto, por outro (Cap. 9; Seção 10.1).

2.2 Patologia dos Cromossomos Humanos

2.2.1 Síndromes Devidas a Anomalias Numéricas de Autossomos

Mecanismos de Criação de Anomalias no Número de Cromossomos (Mutações Cromossômicas Numéricas) (Fig. 2.22). As

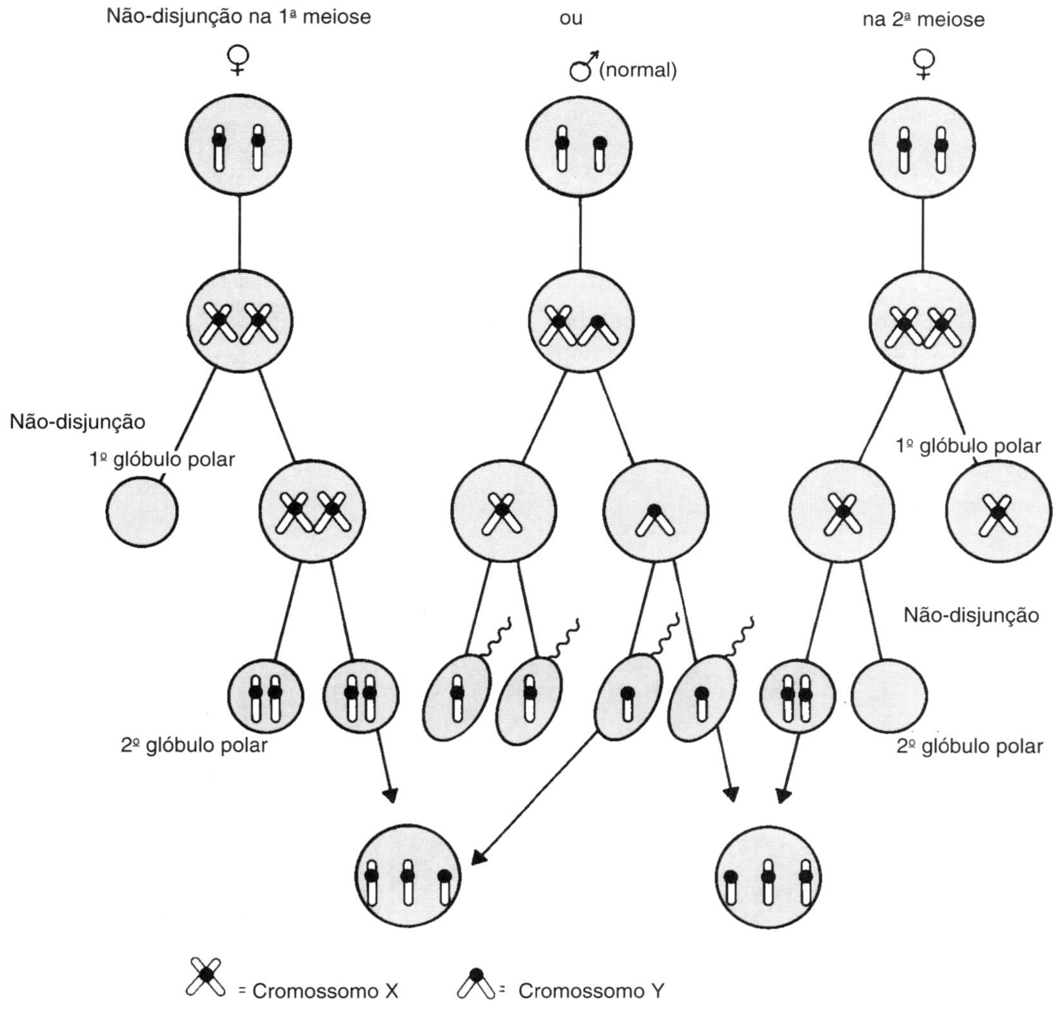

Fig. 2.22 Não-disjunção do cromossomo X na primeira (*esquerda*) e na segunda (*direita*) meiose em uma mulher. Fertilização com um espermatozóide Y normal. Um indivíduo XXY pode resultar de uma não-disjunção na primeira meiose ou na segunda.

anomalias nos números de cromossomos podem ser causadas por vários mecanismos:

a) O mecanismo mais importante é a não-disjunção. Os cromossomos que normalmente deveriam se separar durante a multiplicação celular permanecem juntos e são transportados na anáfase para um dos pólos. Isto pode ocorrer na mitose, mas é observado mais freqüentemente durante a meiose. Os motivos exatos são desconhecidos, mas nos humanos os cromossomos acrocêntricos correm um risco maior de estarem envolvidos (Seção 9.2). A não-disjunção meiótica foi descoberta por Bridges em 1916 em *Drosophila* [10]. Para cada gameta com um cromossomo adicional é formado outro com um cromossomo a menos. Após a fertilização com um gameta normal, o zigoto ou é trissômico ou monossômico. A não-disjunção somática na mitose durante o início do desenvolvimento pode levar a mosaicos, com células normais, trissômicas e monossômicas.
b) Um segundo mecanismo que leva a anomalias numéricas é a perda de um único cromossomo, talvez devido a um "retardo anafásico", quando um dos cromossomos se demora mais que os outros. A perda cromossômica leva a mosaicos, com uma população celular euplóide e uma monossômica. No camundongo, o estágio de pronúcleo, ou seja, o tempo entre a fertilização e a fusão dos dois núcleos haplóides parentais, é especialmente suscetível a perda do cromossomo X paterno. Esta fase, e possivelmente os estágios de primeiras clivagens, supostamente são igualmente vulneráveis nos humanos, pois muitos mosaicos são formados durante estes estágios (Seção 9.2.3).
c) Um terceiro mecanismo é a poliploidização. Aqui todos os cromossomos estão presentes mais de duas vezes em cada célula. Nos humanos, exceto em células tumorais, apenas a triploidia é observada. O número cromossômico é 3 n = 69.

Um número anormal de cromossomos em uma célula (aneuploidia) aumenta o risco de outras irregularidades, como perda cromossômica devida a retardo anafásico nas multiplicações celulares subseqüentes. Para muitos mosaicos com duas populações de células de proporções iguais, uma trissômica e uma euplóide, esta é a explicação mais plausível (Seção 9.2.3). Nestes casos, o cromossomo não-homólogo parece interferir no pareamento cromossômico normal.

Síndrome de Down. Com uma incidência ao nascimento de 1 a 2/1.000, a síndrome de Down é a síndrome de anomalia cromossômica mais freqüente em humanos e uma condição comumente encontrada nos serviços de informação genética. A Fig. 2.23 demonstra como as diferenças físicas entre os três principais grupos étnicos diminuem pela similaridade devida a esta síndrome. A Fig. 2.24 representa esquematicamente os sintomas clínicos mais freqüentes. As seguintes observações sobre síndrome de Down são importantes:

a) A condição é uma síndrome bem definida. A despeito de uma apreciável variabilidade de sinais, o diagnóstico clínico raramente cria dúvidas para um clínico experiente.
b) Sua freqüência aumenta com a idade da mãe.
c) Na maioria dos casos, os indivíduos afetados são os únicos com a condição em uma família de outro modo saudável. Em uma pequena minoria de famílias observa-se mais de um caso.
d) Os gêmeos monozigóticos (MZ) em geral são concordantes, enquanto a grande maioria dos dizigóticos (DZ) é discordante. Esta regra, entretanto, tem exceções: ocasionalmente ocorrem pares MZ discordantes [22]. Isto provavelmente é causado por perda cromossômica nas células que formaram um dos gêmeos.
e) Os homens com síndrome de Down geralmente não têm filhos. Entretanto, pelo menos 17 mulheres com esta síndrome se reproduziram. Entre seus 19 filhos, inclusive um par de gêmeos MZ, sete tinham síndrome de Down, oito eram normais, dois eram retardados sem síndrome de Down, um foi um natimorto sem os sinais de síndrome de Down, e dois gêmeos MZ natimortos com cariótipos normais foram contados como um indivíduo. Todas as mães e crianças afetadas nas quais foram feitos exames cromossômicos apresentaram o cariótipo padrão 47, 21 +; uma das crianças retardadas sem síndrome de Down tinha um cariótipo normal 46,XY.
f) A expectativa de vida dos pacientes é reduzida [96]. Em uma amostra australiana publicada em 1963 [17], 31,1% haviam morrido ao final de seu primeiro ano de vida e 46% ao final do terceiro. A expectativa de vida é reduzida também mais tarde na vida. Todos estes pacientes desenvolvem placas amilóides no cérebro na meia-idade compatíveis com a doença de Alzheimer e exibem a demência resultante. Além disso, as infecções surgem mais comumente, sugerindo defeitos na defesa imunológica. As anomalias cardíacas congênitas também estão aumentadas. Com a terapia com antibióticos e a cirurgia cardíaca, os pacientes agora estão sobrevivendo mais (Fig. 2.25).

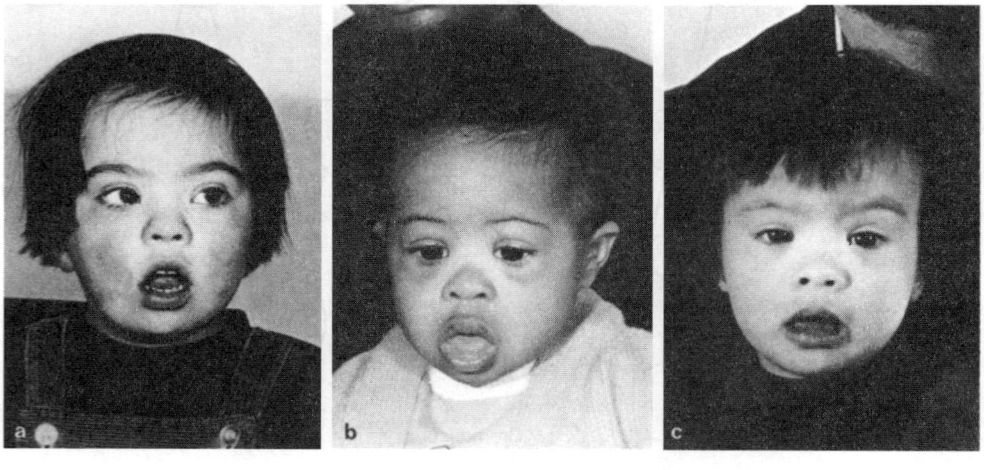

Fig. 2.23a-c. Crianças com síndrome de Down. **a.** Européia. **b.** Afro-americana. **c.** Oriental européia. As características comuns da síndrome de Down são maiores que as diferenças raciais. (Cortesia do Dr. T. M. Schroeder-Kurth)

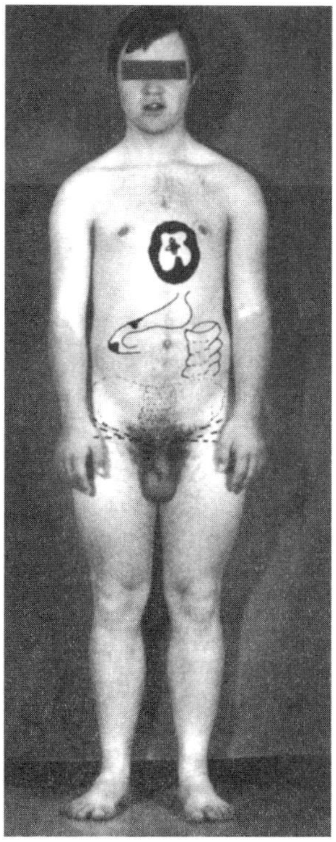

Fig. 2.24 Os principais achados clínicos da síndrome de Down.

g) A expressividade de características fenotípicas é variável. A doença cardíaca congênita, por exemplo, está presente em alguns mas não em todos os pacientes, e o mesmo é verdade para muitos outros sinais clínicos (Fig. 2.24). Este aumento de variabilidade de manifestações fenotípicas é característico para todas as síndromes de anomalias cromossômicas nos humanos.

h) Há um aumento de 20 vezes no risco de morrer por leucemia aguda. Os motivos são desconhecidos. Surgem três hipóteses diferentes: risco maior de aneuploidia devido a perturbações mitóticas nas linhagens de células sangüíneas, resistência menor contra infecções por um vírus leucemogênico, eficiência menor no funcionamento das enzimas de reparo, para o que existem evidências experimentais disponíveis (Seção 10.3).

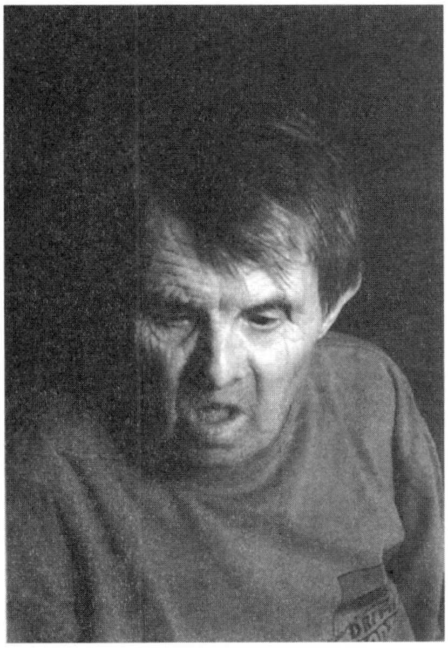

Fig. 2.25 Homem de 64 anos com síndrome de Down. (Cortesia do Dr. G. Tariverdian)

Discussão de outros aspectos da síndrome de Down:

– Seção 8.4.3:	Ação gênica
– Seção 18.1:	Informação genética, aspectos pré-natais
– Seção 9.2.2:	Mutação, idade da mãe
– Seções 15.2.2.1:	Aspectos psicofisiológicos

Cariótipo Padrão na Síndrome de Down. Os cromossomos G de um paciente com síndrome de Down são vistos na Fig. 2.26 (bandeamento G e Q). Os padrões de bandeamento dos números 21 e 22 podem ser facilmente distinguidos. O 21 tem uma fluorescência mais forte e mais larga uma ou duas bandas G escuras. O cromossomo 22 tem uma banda G escura na parte proximal do braço longo e uma banda mais clara mais distalmente.

Hoje é de aceitação geral que todos os pacientes com esta síndrome têm o cromossomo extra, seja como uma trissomia livre do 21, seja como um cromossomo translocado, formado por um cromossomo 21 e outro cromossomo tal como um 21, 22, 13, 14 ou 15. As observações de alguns casos raros com translocações recíprocas sugerem que a parte distal do braço longo do cromossomo 21, e especialmente a banda 21q22, seja responsável por este fenótipo [45]. Por exemplo, uma menina com a duplicação em tandem de um cromossomo 21, exceto pela banda 21q22 (Fig.

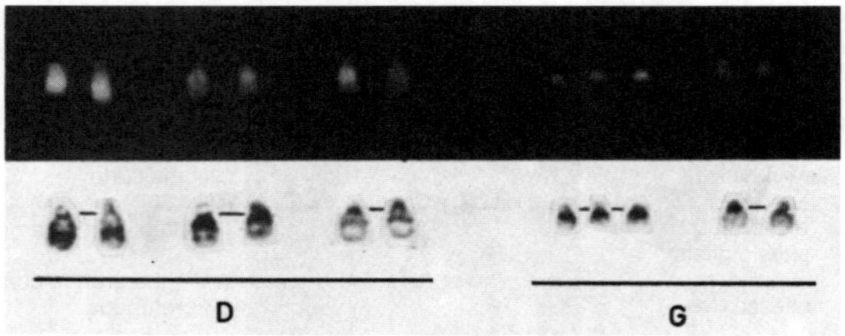

Fig. 2.26 Cromossomos D e G de um paciente com síndrome de Down. Coloração Q e G. Note a banda G larga na região proximal de 21p, que distingue o n.º 21 do n.º 22. (Cortesia do Dr. T. M. Schroeder-Kurth)

2.27), em adição a outro 21 livre tinha um moderado retardo mental, mas não apresentava a maioria das características da síndrome de Down. A trissomia apenas de 21q22 leva a uma manifestação branda desta síndrome [44]. Mais recentemente foram estudados vários casos por métodos citogenéticos e moleculares nos quais duplicações curtas resultaram em síndrome de Down parcial. A área responsável pode hoje ser identificada dentro de cerca de 400 kb de DNA [127]. As seqüências de DNA aparentemente responsáveis por partes da síndrome são vistas na Fig. 2.28, que também apresenta dados sobre os loci gênicos situados no cromossomo 21.

A síndrome de Down já era conhecida como entidade clínica muito antes da trissomia do 21 ser descoberta. As outras síndromes cromossômicas dos autossomos envolvem um grande número de malformações e só puderam ser distinguidas após ser descoberto o complemento cromossômico anormal. Em retrospecto, algumas destas síndromes são tão singulares que provavelmente poderiam ter sido delineadas apenas clinicamente.

Outras Trissomias Autossômicas. Em 1960 [94], Patau e cols. descreveram o primeiro caso de uma trissomia autossômica além da trissomia do 21. Esta descoberta foi o resultado de uma procura deliberada, orientada por uma hipótese especificada pelos autores do seguinte modo:

Do ponto de vista genético, não era esperado que a adição de um autossomo ao complemento normal tivesse um efeito similarmente restrito (como na trissomia do X). Apenas um tipo de trissomia autossômica tinha sido relatado até agora, e embora o cromossomo extra seja um dos dois menores autossomos ..., sua presença em triplicata resulta em mongolismo. ... Era esperado que outras trissomias autossômicas, se fossem viáveis, também apresentassem distúrbios congênitos múltiplos.

Sua procura sistemática ao longo destas linhas produziram três casos nos quais foram encontradas trissomias: dois envolvendo a trissomia do 18 e um com trissomia do 13. Ao mesmo tempo, a trissomia do 18 (primeiro incorretamente dada como trissomia do 17) também foi descoberta por Edwards e cols. [27]. Os sinais e sintomas principais de ambas as trissomias são vistos nas Figs. 2.29 e 2.30.

O método de hibridização in situ não-radioativo (*chromosome painting*, Seção 3.1.3.3) possibilita o diagnóstico destas (e de outras) trissomias não apenas nas metáfases, mas também em células interfásicas, bem como as mostradas para a trissomia do 18 (Fig. 3.13).

Discussão de outros aspectos das trissomias do 13 e do 18:

– Seção 18.2:	Informação genética, aspectos pré-natais
– Seção 9.2:	Mutação, idade materna

Nos anos subseqüentes todas as tentativas para descobrir novas síndromes de trissomias autossômicas entre neonatos falharam, e elas foram consideradas invariavelmente letais, especialmente à medida que os estudos cromossômicos em abortos espontâneos revelaram uma variedade de outras trissomias. A descoberta de três novas síndromes, trissomias do 8, do 9 e do 22, tiveram

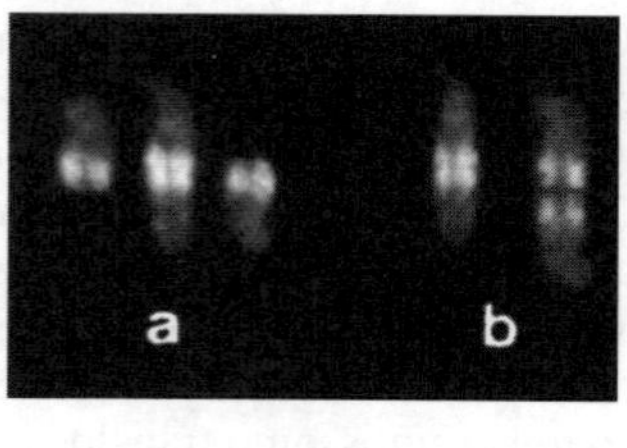

Fig. 2.27a A duplicação em tandem de um cromossomo 21 exceto para a banda 21q22 (*cromossomo do meio*) em uma criança levemente retardada sem a maioria dos sinais da síndrome de Down. (De [44]). **b** O cromossomo anormal (*esquerda*) e, para comparação, dois n.º 21 normais, colocados um de cabeça para baixo em relação ao outro (*direita*). Aqui, distintamente do cromossomo com duplicação, a banda 21q22 é vista duas vezes.

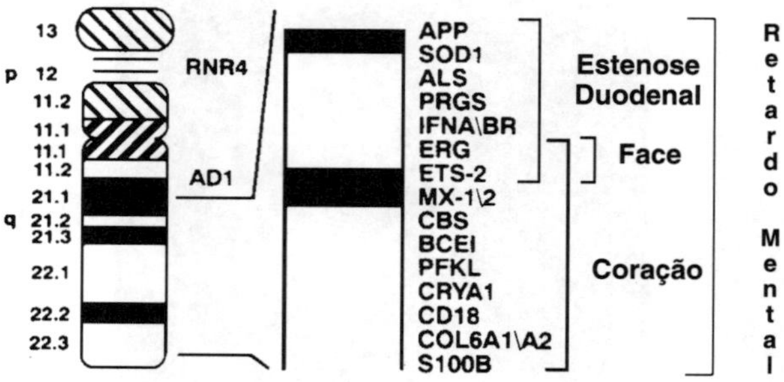

Fig. 2.28 Mapeamento dos fenótipos de síndrome de Down nas regiões do cromossomo 21. Os mapas mostram os efeitos fenotípicos produzidos pela triplicata de vários segmentos do cromossomo. Localização de vários genes, por exemplo: *APP*, proteína precursora beta amilóide; *SOD*, superóxido dismutase 1; *CBS*, cistationina beta sintase; $COLGA_1/A_2$, colágeno tipo VI, alfa 1 e alfa 2. (De Therman e Sussman 1993 [127])

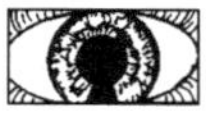

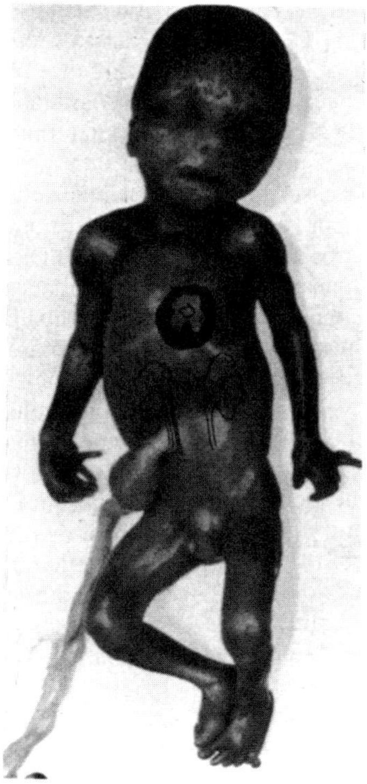

Coloboma–microftalmia
Retardo mental
Falta de crescimento
Orelhas de implantação baixa e malformadas
Surdez
Linha simiesca
Trirrádio axial distal
Defeito de septo atrial
Defeito de septo ventricular
Dextrocardia
Arco radial fibular em forma de S

Aumento de segmentação de granulócitos polimorfonucleares
Freqüência maior de baquetas e C-apêndices

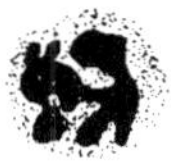

Microcefalia
Arrinencefalia
Hipertelorismo
Fenda labial e palatina
Polidactilia, deformidades de flexão dos dedos
Unhas dos dedos deformadas

Cistos renais
Ureteres duplos
Hidronefrose
Hidroureter
Hérnia umbilical
Anomalias de desenvolvimento uterino
Criptorquidismo

Fig. 2.29 Principais achados clínicos da trissomia do 13.

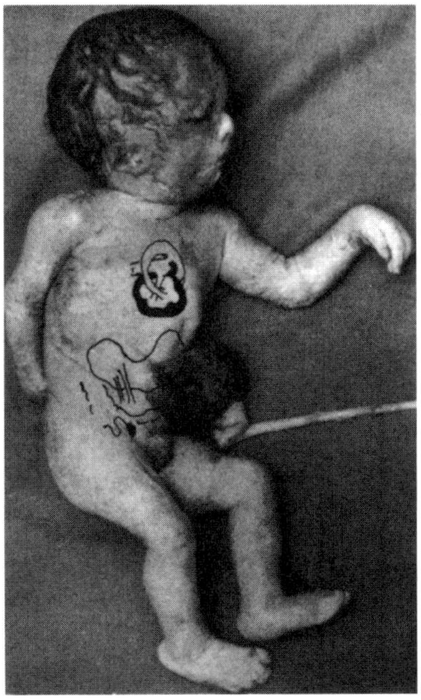

Falta de crescimento
Retardo mental
Dolicocefalia com ocipúcio proeminente
Retroflexão da cabeça
Arcos em 3 ou mais pontas de dedos
Ausência de cristas dérmicas acima das articulações distais
Linha simiesca
Esterno curto
Rim em ferradura
Deformidade de abdução dos quadris
Hipertonia muscular
Pé eqüino
Calcanhar proeminente
Flexão dorsal dos grandes artelhos

Suturas cranianas abertas e fontanelas largas ao nascimento
Hipertelorismo
Sobrancelhas altas e arqueadas
Orelhas malformadas e de baixa implantação
Micrognatia
Deformidades de flexão dos dedos
Persistência de duto arterial
Defeito de septo ventricular
Divertículo de Meckel
Ausência de grandes lábios
Genitália externa proeminente
Hidrâmnio
Placenta pequena

Fig. 2.30 Principais achados clínicos da trissomia do 18.

que esperar o desenvolvimento das técnicas de bandeamento [1, 58, 61]. Aqui, novamente, as crianças tinham graves e complexas malformações. As trissomias do 8 e do 9 ocorrem apenas como mosaicismos, havendo uma linhagem celular normal em nativivos. Estas três síndromes de trissomia são muito raras [111].

Triploidia. Além de um mosaico duvidoso [7] os primeiros casos de triploidia descobertos foram dois fetos abortados [23, 95]. Mais tarde, os exames de abortos espontâneos confirmaram que a triploidia não é rara, mas que um pequeno número de casos também foi observado entre crianças nascidas vivas [84]. Em 1974, já havia informações mais ou menos detalhadas de 275 casos de abortos triplóides com idade gestacional de menos de 20 semanas. Vinte e dois fetos sobreviveram além da idade fetal de 28 semanas. Cinco morreram no útero e outros sobreviveram por apenas algumas horas ou dias após o nascimento. Todas as crianças que sobreviveram mais que alguns dias, eram mosaicos diplóides.

Os triplóides nascidos vivos têm baixo peso de nascimento, grandes fontanelas posteriores com subdesenvolvimento dos ossos occipital e parietal e outras malformações inespecíficas também encontradas em outras aberrações autossômicas. Aqueles com cariótipos 69,XXY têm genitálias muito malformadas, com um pênis pequeno e/ou hipospadias, escroto bífido e testículos não-descidos. Alguns dos mosaicos sobreviveram. Suas características clínicas não são muito distintas, mas o diagnóstico pode ser suspeito nas crianças mentalmente retardadas com placentas anormais, sindactilia, genitália anormal e assimetria.

Vários erros na formação das células germinativas podem levar a uma triploidia (Fig. 2.31). Alguns causam diferenças nas proporções de indivíduos XXX, XXY e XYY entre os triplóides. As evidências disponíveis até agora indicam uma alta freqüência de dupla fertilização ou falha na primeira meiose do ovócito [56, 68]. Entre os fetos triplóides, foram identificados dois fenótipos diferentes pelo estudo de 19 deles [78]. No tipo I (dois casos) o feto estava relativamente bem crescido. A cabeça pode ser normal ou levemente microcefálica. A placenta é grande e cística (mola hidatiforme). O complemento cromossômico adicional veio do pai. No tipo II, por outro lado, há um retardo do crescimento intra-uterino, relativa macrocefalia e uma pequena placenta não-cística. Nestes casos o complemento cromossômico adicional vem da mãe. Estes resultados, como tantos outros, apontam duas contribuições diferentes de genótipos parentais para o desenvolvimento embrionário (imprinting genômico, veja Seções 4.1.7; 8.2). Ocasionalmente foram observadas tetraploidias e molas tetraplóides. Elas são muito mais raras que as triploidias e não são compatíveis com a vida extra-uterina [127]. Desde que se tornou possível a identificação de cromossomos individuais com métodos moleculares, outros mecanismos de transmissão cromossômica anormal de genitores para filhos chamaram a atenção. Casos de dissomia uniparental, isto é, origem de ambos os cromossomos de um par de um genitor em um indivíduo diplóide, já foram descobertos (ver Seção 8.2).

Mosaicos. Os indivíduos com duas ou mais populações de células geneticamente diferentes são chamados de mosaicos. Eles são encontrados com relativa freqüência em anomalias cromossômicas numéricas dos cromossomos sexuais, mas também nas anomalias autossômicas. Um mosaico pode ser formado ou por não-disjunção mitótica, ou pela perda de cromossomos isolados devida a um retardo anafásico (Fig. 2.32). As freqüências de tais erros mitóticos foram determinadas para a síndrome de Down. O risco em zigotos trissômicos é cerca de 400 vezes maior que nos zigotos euplóides para um retardo anafásico e cerca de 70 vezes para uma não-disjunção mitótica. Estes cálculos foram baseados nas incidências relativas de tipos diferentes de mosaicismo (Seção 10.1) e na análise do efeito da idade materna.

Os mosaicos que resultam de não-disjunção meiótica com subseqüente perda do cromossomo supernumerário devido a retardo anafásico devem apresentar o mesmo aumento com a idade materna que as trissomias padrões. Os mosaicos que resultam de não-disjunção mitótica, por outro lado, não devem apresentar nenhum aumento com a idade materna. Logo, a proporção de mosaicos devidos ao retardo anafásico pode ser aproximadamente estimada em uma grande série de comparações do efeito da idade materna entre as trissomias padrões e os mosaicos. Uma avaliação exata é dificultada pelo fato de alguns mosaicos escaparem do diagnóstico, a menos que seja contado um grande número de células. Além disso, casos com um pequeno número de células aberrantes, e correspondentemente com poucas ou nenhuma anomalia fenotípica, são detectados apenas ocasionalmente, principalmente se houver células trissômicas em seu tecido germinal, e portanto casos com trissomias entre sua prole. Entre os mosaicos publicados, 17 a 30% foram estimados como sendo devidos a não-disjunção mitótica. Como esperado, a idade materna é especialmente baixa nos casos com 34% ou menos de células trissômicas entre as examinadas [103]. A freqüência geral dos mosaicos entre todos os casos com sintomas clínicos de síndrome de Down está ao redor de 2%. Os casos mais brandos são mais provavelmente mosaicos. Hook publicou tabelas importantes para se avaliar o número de células que precisam ser examinadas para se determinar a extensão do mosaicismo.

2.2.2 Síndromes Devidas a Anomalias Estruturais de Autossomos

2.2.2.1 Cariótipos e Síndromes Clínicas

Primeiras Observações da Síndrome de Down. Uma vez que a trissomia do 21 foi identificada como a causa da síndrome de Down, a dúvida óbvia foi se esta trissomia está presente em todos os casos. Se não, os cariótipos das exceções seriam de grande interesse. Como o risco de não-disjunção meiótica era conhecido como aumentando com a idade da mãe, e um único evento podia levar a apenas uma prole afetada de cada vez, tinham que ser procuradas exceções primariamente entre crianças afetadas de mães jovens e em famílias excepcionais com mais de um paciente afetado.

Polani e cols., em 1960 [99], examinaram três destas crianças com síndrome de Down. Em uma menina, primeira filha de uma mãe com 21 anos e um pai de 23 anos, encontraram 46 cromossomos. Havia quatro cromossomos do grupo G (21, 22). Um cromossomo do grupo D (13-15) tinha um braço curto alongado. Os autores suspeitaram que um cromossomo 21 estava translocado para o braço curto do cromossomo D. Pouco tempo depois, esta suspeita foi confirmada em casos familiais. Duas mães saudáveis de três pacientes e a avó deles tinham apenas 45 cromossomos e apenas três do grupo G. Entretanto, um dos cromossomos D que os pesquisadores acharam ser o 15 tinha um braço curto alongado. Se este braço incluísse o cromossomo 21 ausente, o cariótipo destas mulheres seria "balanceado", e o material genético estaria completamente presente. Em parte de sua prole, por outro lado, o cromossomo translocado incluía a maior parte do material do cromossomo 21 ocorrendo em suas células juntamente com dois cromossomos 21 nor-

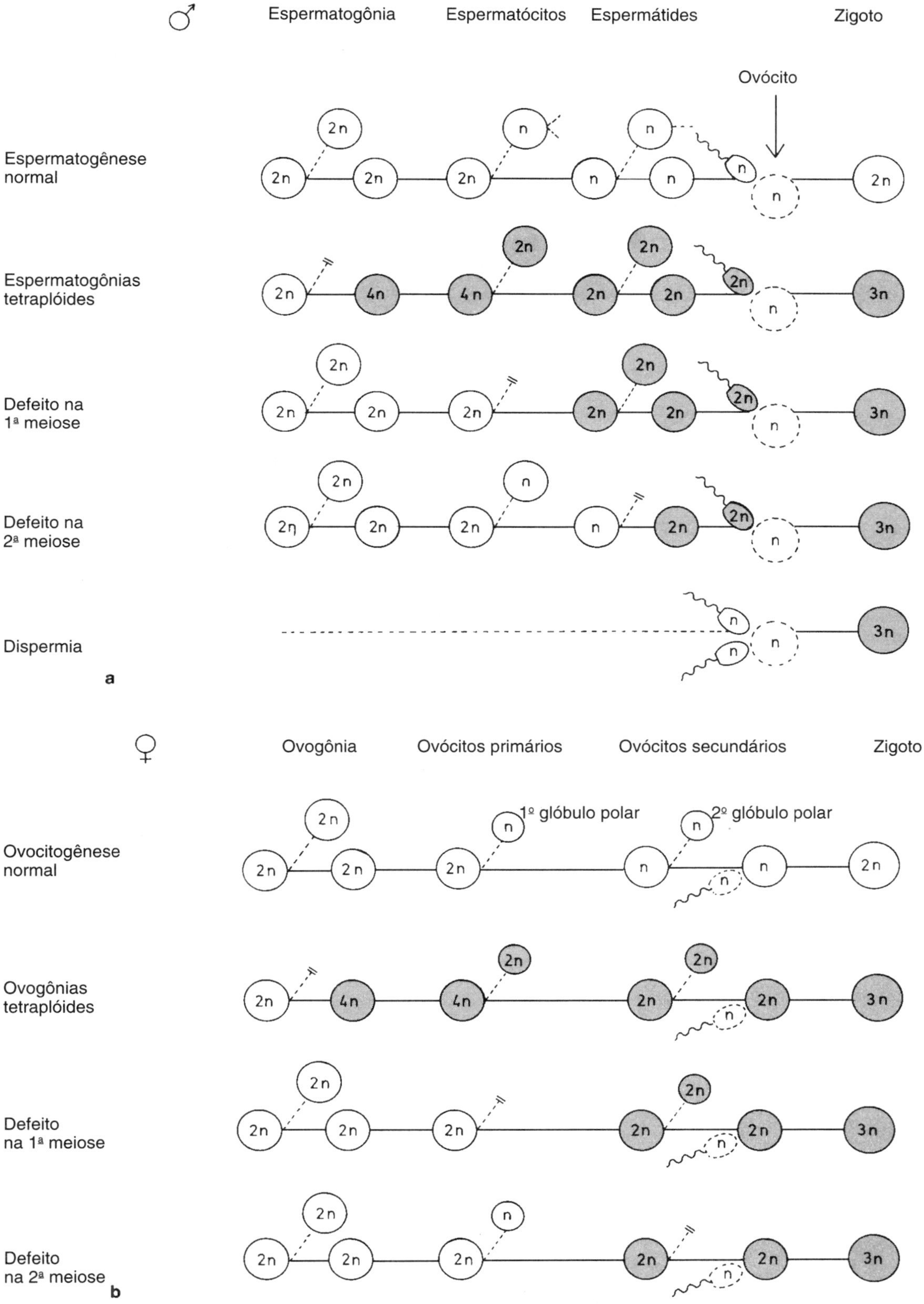

Fig. 2.31a, b. Legenda na página seguinte.

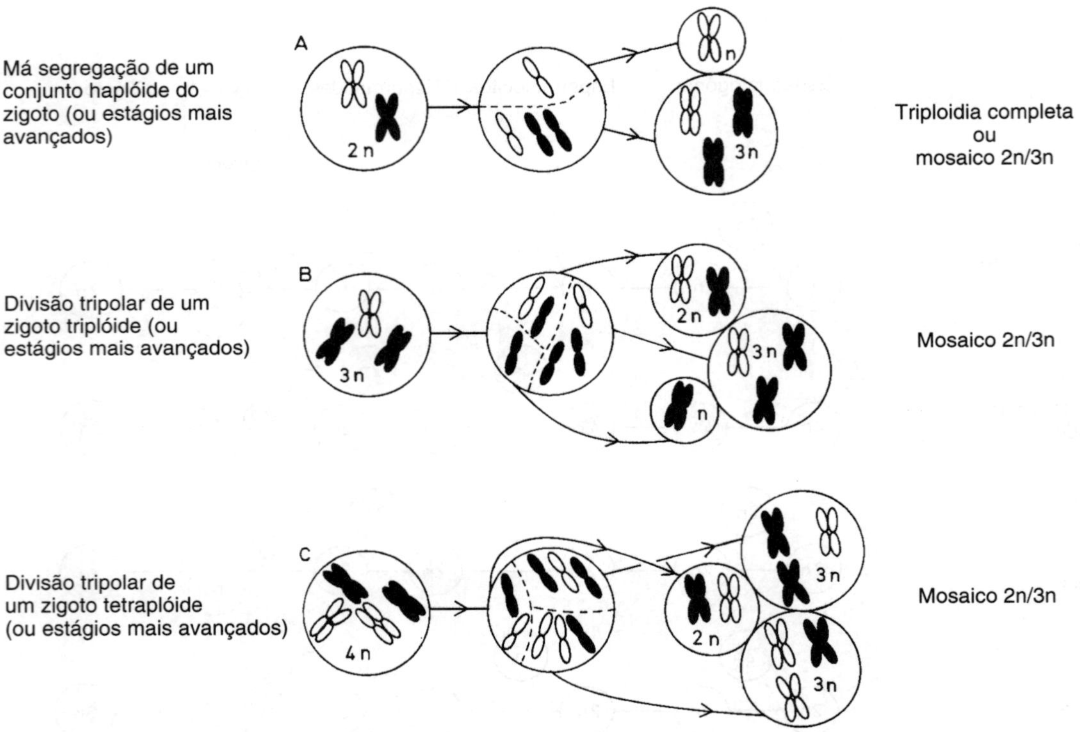

Fig. 2.31a-c. Anomalias na ovocitogênese, na espermatogênese ou na fertilização que podem levar a triploidia. **a.** No homem, a triploidia pode resultar de uma espermatogônia tetraplóide, de um distúrbio na primeira ou na segunda meiose (espermatócitos ou espermátides), ou da fertilização por dois espermatozóides. **b.** Na mulher, o mesmo mecanismo pode ocorrer. **c.** Multiplicação anormal do zigoto, ou em estágios mais avançados do zigoto originando uma triploidia completa, ou mosaicismo. (De Niebuhr 1974 [84])

mais. Estas crianças eram efetivamente trissômicas para o 21 e desenvolveram a síndrome de Down a despeito de seu número normal de cromossomos. Este cariótipo não era balanceado. Na mesma época foi relatada a primeira translocação G/G [33]. Logo após, os estudos da meiose I em um heterozigoto balanceado revelaram um trivalente, ou seja, uma figura que consiste de três cromossomos, dando uma evidência conclusiva de que os cromossomos incomuns nestas famílias eram, de fato, cromossomos translocados [47].

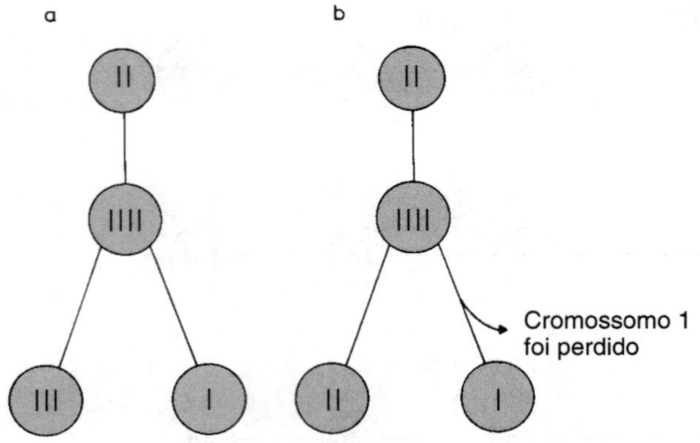

Fig. 2.32 Não-disjunção mitótica (**a**) e retardo anafásico (**b**). **a.** Após os cromossomos homólogos terem se duplicado para formar quatro cromátides, três delas foram para um produto mitótico na anáfase seguinte; o outro produto mitótico só tem um cromossomo. **b.** Um cromossomo é perdido durante o movimento anafásico.

Freqüência da Síndrome de Down por Translocação. A síndrome de Down por translocação explica vários casos familiais, mas não todos. As trissomias padrões do 21 também podem ocorrer repetidamente nas mesmas famílias, apontando os fatores constitucionais ou condição de mosaico nos genitores (precursores de células germinativas, Seções 9.2; 10.1). O Quadro 2.4 mostra as freqüências dos casos de translocação, herdados e não herdados, entre crianças afetadas de mães jovens comparadas com outras mais idosas. A maioria das translocações é do tipo 14/21 ou 21/21. Existem, entretanto, algumas translocações recíprocas nas quais, além do cromossomo 21, outros cromossomos não-acrocêntricos estão envolvidos.

Gaps e Quebras. Os cromossomos primeiro têm que ser quebrados para poder formar algum tipo de rearranjo. Ao microscópio óptico pode ser difícil distinguir as quebras cromossômicas de regiões acromáticas chamadas *gaps*. Tais *gaps* podem ser verdadeiras quebras, mas também podem ser deselicoidizações locais. As quebras cromossômicas são freqüentemente estudadas nas pesquisas de mutações. Assim, deve haver alguma concordância quanto a que anomalias são consideradas como quebras e quais como *gaps*. Um acordo proposto está ilustrado na Fig. 2.33. As distinções citadas são muito conservadoras e provavelmente subestimam o número de quebras. As quebras e os *gaps* podem ocorrer durante a intérfase antes e após a replicação. Se ocorrerem antes da replicação, a lesão é visível na metáfase seguinte em ambas as cromátides filhas (quebra isocromatídica). Após a replicação, apenas uma cromátide é afetada (quebra cromatídica). Os vários tipos de quebras e *gaps* são mostrados na Fig. 2.34.

Quadro 2.4 Incidência de translocações entre crianças com síndrome de Down (de Mikkelsen 1971)

Idade materna abaixo de 30				Idade materna acima de 30			
N.º total de pacientes	N.º de translocações			N.º total de pacientes	N.º de translocações		
	Esporádicas	Herdadas	Genitores não examinados		Esporádicas	Herdadas	Genitores não examinados
1431	69	32	14	1058	7	5	4
Total	115 = 8,04%			Total	16 = 1,51%		

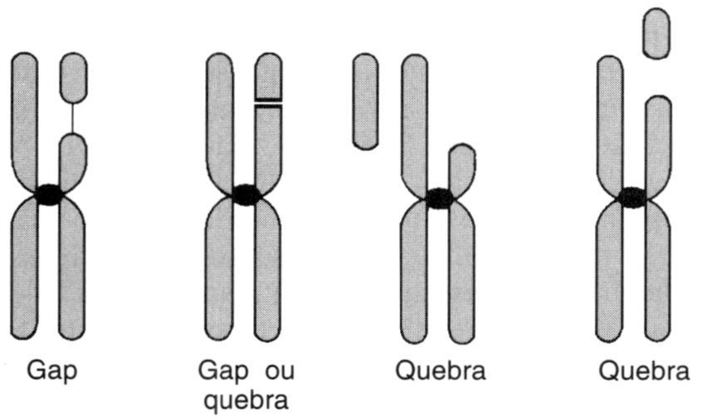

Fig. 2.33 Definição de quebras e *gaps* cromossômicos. Da *esquerda para a direita*, em um *gap*, o segmento separado não é deslocado; deve haver uma fina conexão. Se esta conexão estiver ausente, não podemos decidir se houve uma quebra ou um *gap*. As duas figuras da *direita* mostram claramente quebras com posições diferentes do segmento quebrado. (Cortesia do Dr. T. M. Schroeder-Kurth)

Uma quebra que não afeta o centrômero produz um cromossomo mais curto com um centrômero e um fragmento acêntrico. Este fragmento pode ou não formar um pequeno anel, mas como não tem centrômero, corre um risco alto de ser perdido durante a mitose subseqüente. Logo, uma quebra cromossômica em geral deixa uma célula com deficiência de um segmento cromossômico. Em alguns casos, entretanto, as quebras em dois pontos se reúnem sob a influência de enzimas de reparo. Se as duas pontas quebradas se unem aos cromossomos, a célula fica novamente intacta. De fato, as experiências com doenças humanas por deficiência de reparo (Seção 10.3) sugerem que isto pode acontecer repetidas vezes em muitos tecidos humanos. Em outros casos, as pontas quebradas se juntam com pontos de quebras de outros cromossomos, homólogos e não-homólogos. Em uma condição, as duas quebras ocorrem dentro de um período de tempo relativamente curto e razoavelmente perto uma da outra. Isto leva a vários tipos de rearranjos cromossômicos.

Rearranjos Intracromossômicos. Um único cromossomo pode se quebrar em dois pontos diferentes, e a parte intermediária pode se reunir invertida. Este rearranjo não leva a perturbações na mitose, especialmente se as quebras tiverem ocorrido na fase G_1. As inversões podem ser diagnosticadas pelo uso de métodos de bandeamento e/ou hibridização in situ com múltiplos marcadores mapeados. As inversões podem ser diagnosticadas pelo uso de métodos de bandeamento e/ou hibridização in situ com múltiplos marcadores mapeados quando o centrômero não está incluído (inversões paracêntricas). Uma mudança na posição centromérica identifica prontamente as inversões pericêntricas.

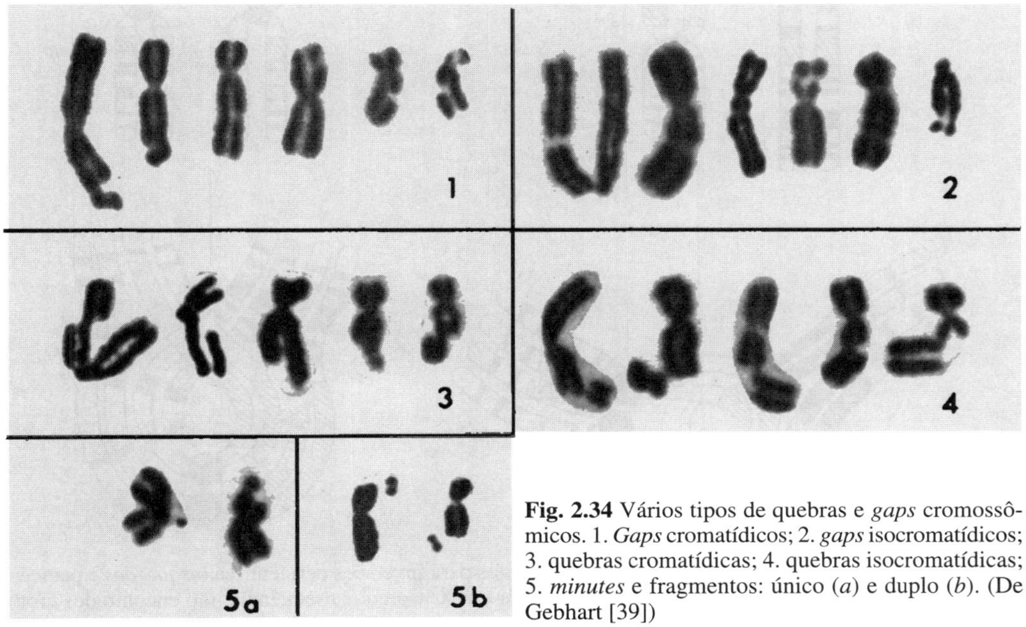

Fig. 2.34 Vários tipos de quebras e *gaps* cromossômicos. 1. *Gaps* cromatídicos; 2. *gaps* isocromatídicos; 3. quebras cromatídicas; 4. quebras isocromatídicas; 5. *minutes* e fragmentos: único (*a*) e duplo (*b*). (De Gebhart [39])

As inversões heterozigotas não são particularmente raras nas populações humanas. Podem existir dificuldades no pareamento cromossômico na meiose, o que pode levar a uma eliminação parcial de alguns tipos de células germinativas nas inversões heterozigotas (Fig. 2.35). Estas dificuldades não ocorrem em homozigotos (para uma revisão, veja [62]). As inversões, especialmente as pericêntricas, tiveram um papel importante na filogenia de primatas superiores (Seção 14.2.1).

Um outro tipo intracromossômico é o cromossomo em anel (Fig. 2.36). Aqui, dois telômeros são geralmente perdidos como fragmentos, e as pontas abertas se reúnem. Um cromossomo em anel pode ou não ser capaz de sofrer mitose, dependendo de as duas cromátides se juntarem de modo cruzado. Se não houver troca de filamentos irmãos entre os pontos de quebra durante a replicação do DNA, o anel pode se replicar, formando dois anéis separados com um centrômero cada. Eles podem passar pela próxima mitose sem dificuldade. Uma troca entre cromátides irmãs forma um grande anel com dois centrômeros. Esta estrutura é normalmente destruída na mitose seguinte. Duas trocas entre cromátides irmãs podem formar dois anéis entrelaçados. Várias possibilidades são detalhadas na Fig. 2.36, algumas das quais são demonstradas com um caso relatado (ver logo adiante). Ocasionalmente, a quebra cromatídica e a formação de anel ocorrem na fase G_2, e são observados padrões como os mostrados na Fig. 2.37 em células isoladas.

Rearranjos Intercromossômicos. Em muitos casos, a união ocorre entre cromossomos diferentes, homólogos ou não-homólogos. Se a quebra ocorre na fase G_1, a união ocorre na fase G_1 (ou início de S) antes da replicação do DNA. Se cada um dos cromossomos resultantes tiver um centrômero, os cromossomos translocados podem passar pela mitose seguinte sem dificuldades. Se um dos cromossomos resultantes tiver dois centrômeros, será formado um cromossomo dicêntrico. Dependendo do modo exato de replicação, ele pode ser capaz de passar pela mitose seguinte, sob as seguintes condições: (a) os centrômeros migram para o mesmo pólo e (b) a replicação e a troca de cromátides irmãs entre os dois centrômeros não leva a um entrelace das duas cromátides (Fig. 2.38). Se a quebra e reunião ocorrerem após a replicação do DNA, apenas uma cromátide irmã de cada cromossomo é afetada. As cromátides irmãs reunidas ainda estão pareadas a seus parceiros não afetados. Isto leva às trocas mostradas na Fig. 2.39 nas primeiras mitoses após a reunião. A anáfase mitótica continua sem maiores dificuldades se os dois centrômeros estiverem situados em elementos diferentes (Fig. 2.39; classes I, III e V). Se os centrômeros estiverem situados na mesma configuração, a célula filha será aneuplóide. Ou os centrômeros migram para pólos diferentes, e neste caso forma-se uma "ponte anafásica", e o cromossomo finalmente se parte, ou os dois centrômeros migram para o mesmo pólo, o que só pode ocorrer com reuniões não-homólogas (Fig. 2.39, classes V, VI e VII). No último caso, o problema é adiado para a mitose seguinte, na qual o cromossomo aparece como um dicêntrico. Pode ou não sobreviver a esta mitose. Em qualquer caso, sob as condições mencionadas acima, as trocas causam uma grande quantidade de perda celular, devida a aneuploidia ou perturbação mitótica.

Nos tecidos humanos somáticos, muitas destas perturbações mitóticas são visíveis mesmo em células convencionalmente coradas, sem preparações especiais dos cromossomos. A Fig. 2.40 mostra uma ponte anafásica e o chamado micronúcleo nas células humanas de medula óssea. Os micronúcleos são formados a partir de cromossomos ou de fragmentos cromossômicos, não tomando parte da mitose normal ao mesmo tempo. Isto leva ao fenômeno de condensação cromossômica prematura. O núcleo principal é observado na metáfase com cromátides normalmente condensadas,

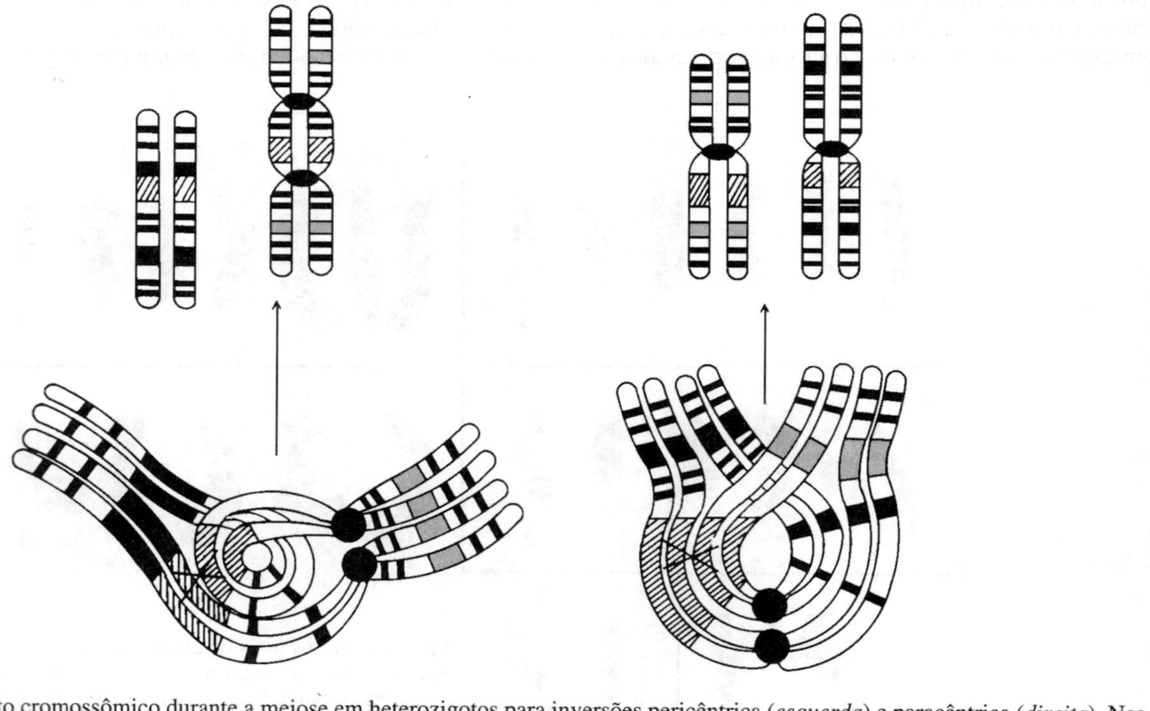

Fig. 2.35 Malpareamento cromossômico durante a meiose em heterozigotos para inversões pericêntrica (*esquerda*) e paracêntrica (*direita*). Nas duas figuras, o crossing é suposto nos segmentos que estão marcados por um X. Como conseqüência, são encontrados cromossomos anormais que levam à aneuploidia dos zigotos na geração seguinte.

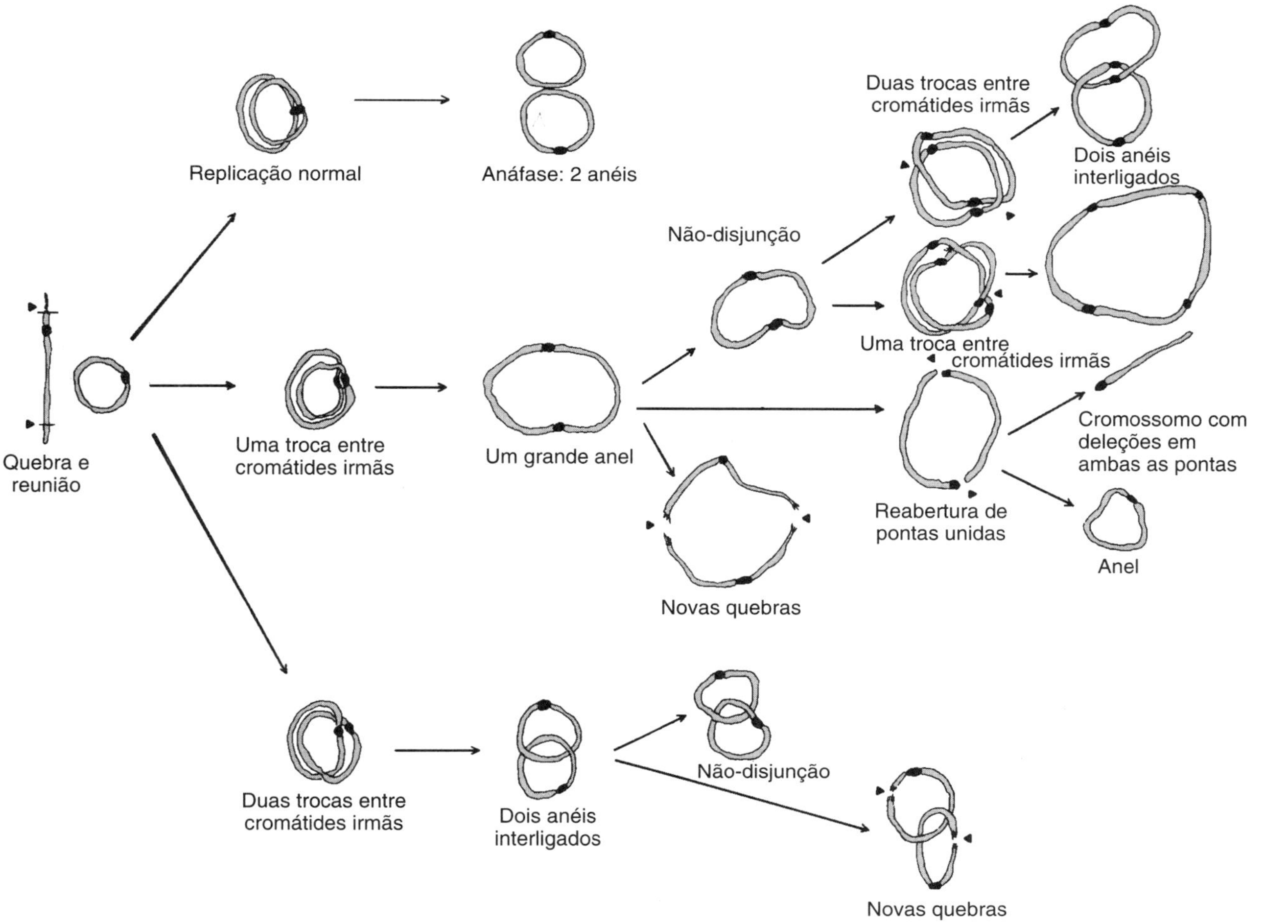

Fig. 2.36 Formação de cromossomos em anel na fase G_1 e destino dos cromossomos em anel nas mitoses seguintes. Veja o texto para detalhes.

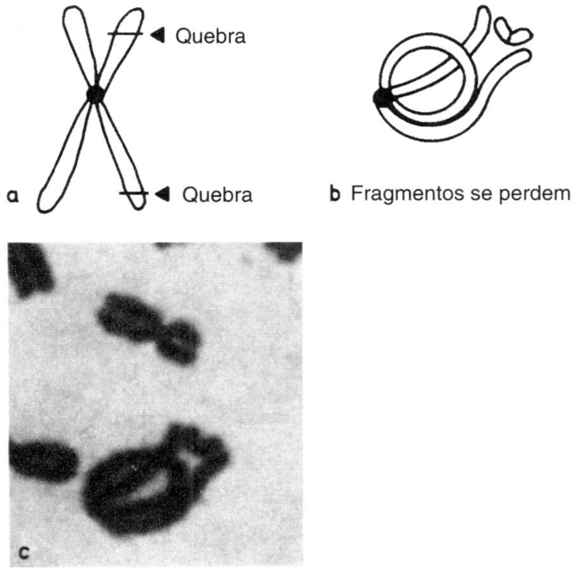

Fig. 2.37a-c. Formação de um cromossomo em anel na fase G_2. **a.** Duas quebras em uma das cromátides irmãs. **b.** Reunião das pontas quebradas; pareamento dos fragmentos com os segmentos da cromátide homóloga. **c.** O mesmo cromossomo em anel em uma metáfase humana. (Cortesia do Dr. T. M. Schroeder-Kurth)

enquanto os cromossomos do micronúcleo mostram uma condensação similar à da prófase. Estas anomalias citológicas tornaram-se importantes para a avaliação rápida de agentes mutagênicos (Seção 11.2). A condensação cromossômica prematura pode também ser elicitada in vitro pela fusão de uma célula na intérfase com outra célula que está se preparando para a mitose [122].

O método de coloração cromossômica (*chromosome painting*) descrito abaixo (Seção 3.1.3.3) tornou possível não só mostrar rearranjos cromossômicos nas mitoses, mas acima de tudo estudá-los em grande detalhe nas células interfásicas. (Ver Fig. 3.11 para um exemplo.)

Na meiose, as translocações podem levar a distúrbios, pois os segmentos de cromossomos homólogos tendem a se parear um com o outro. Na metáfase I, eles formam as chamadas cadeias de três, caso três cromossomos estejam envolvidos, por exemplo, em um portador de translocação balanceada. Se quatro cromossomos estiverem envolvidos, pode ser formada uma cadeia de quatro. Este evento pode ou não levar a outra aneuploidia, dependendo dos movimentos anafásicos dos quatro centrômeros. Se os dois centrômeros de um elemento se movem para um pólo, e se as cromátides não estiverem entrelaçadas entre os centrômeros, pode ocorrer uma anáfase normal. Freqüentemente, entretanto, ocorre quebra cromossômica adicional. Este é um dos motivos pelos quais a meiose é um filtro tão bom para a remoção de rearranjos cromossômicos.

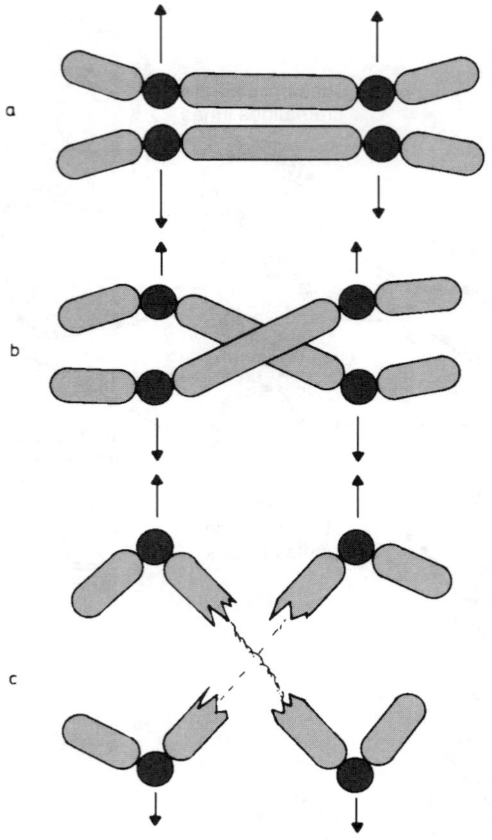

Fig. 2.38 a-c. Anáfase mitótica de um cromossomo dicêntrico. **a.** Ambos os centrômeros migram para o mesmo pólo; os cromossomos permanecem intactos. **b.** Os centrômeros migram para pólos opostos. São formadas pontes anafásicas. **c.** Os cromossomos são rompidos.

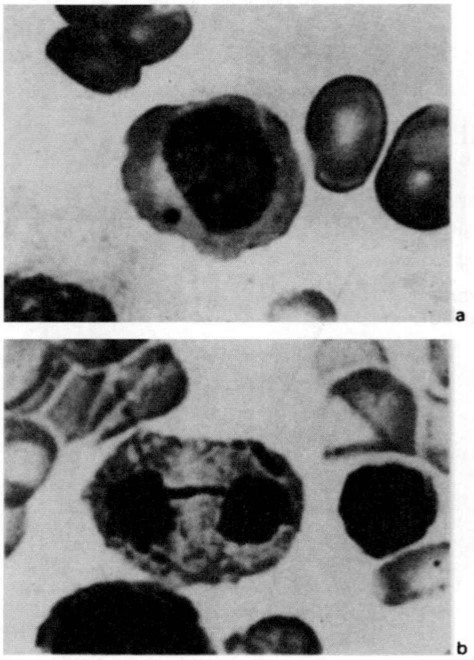

Fig. 2.40 a. Formação de micronúcleo devida a anomalia cromossômica em uma célula de medula óssea de um paciente com anemia de Fanconi. **b.** Ponte anafásica devida a cromossomo dicêntrico; mesmo paciente. (Schroeder 1970)

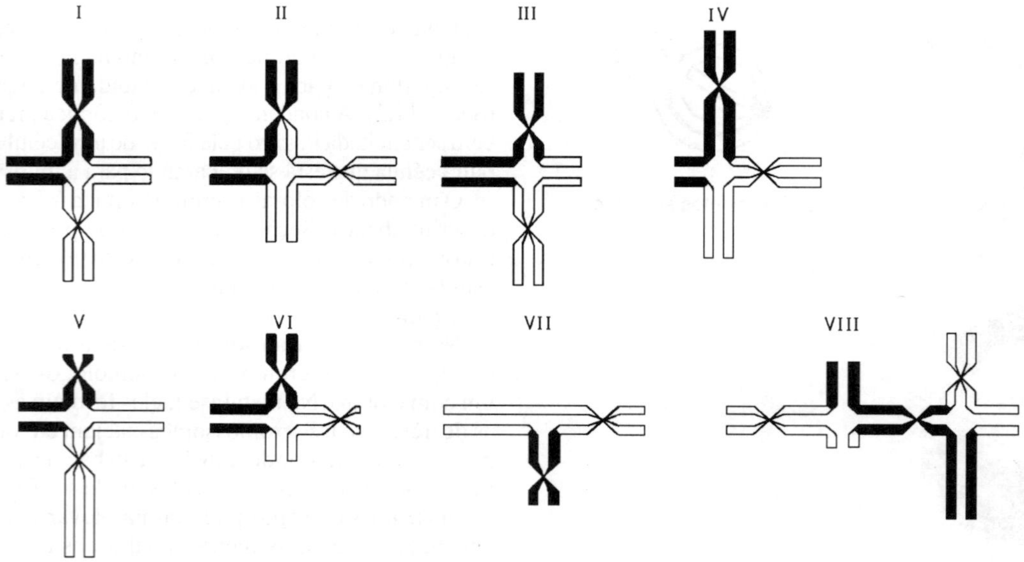

Fig. 2.39 I-VIII Classes intercromossômicas encontradas após a translocação durante a fase G_2. Envolvimento de dois cromossomos homólogos. **I** Posição alternada de centrômeros; trocas de fragmentos de igual comprimento. **II** Posição adjacente dos centrômeros; troca de fragmentos de igual comprimento. **III** Posição alternada de centrômeros; troca de fragmentos de comprimentos diferentes. **IV** Posição adjacente de centrômeros; troca de fragmentos de comprimentos desiguais. Envolvimento de dois cromossomos não-homólogos. **V** Posição alternada dos centrômeros. **VI** Posições adjacentes dos centrômeros. **VII** Configuração trirradial (necessária a perda de fragmentos). Complexo de cromossomos não-homólogos (mais de dois). **VIII** Um exemplo de uma figura com três cromossomos envolvidos.

A quebra cromossômica, juntamente com suas conseqüências, podem ser observadas nas células somáticas e nas germinativas. A quebra nas células somáticas tornou-se importante para as pesquisas de mutações, como é discutido no Cap. 11. As quebras nas células germinativas podem ou não ser transmitidas para a geração seguinte. Se transmitidas, freqüentemente causam a morte do zigoto durante o estágio embrionário. Em um determinado número de casos, entretanto, a aberração é compatível com a vida pós-natal, levando a uma síndrome de anomalia cromossômica. Antes de descrever algumas destas síndromes, deve ser explicada a nomenclatura universalmente aceita para a descrição do cariótipo humano. Esta nomenclatura foi criada por um grupo de citogeneticistas e depois atualizada [79a, 92]. Abaixo é mostrada uma lista das abreviações usadas:

t	Translocação
h	Mudança de comprimento em constrição secundária
cen	Centrômero
del	Deleção
der	Cromossomo derivativo
dup	Duplicação
ins	Inserção
inv ins	Inserção invertida
rcp	Translocação recíproca*
rec	Cromossomo recombinante*
rob	Translocação robertsoniana* ("fusão cêntrica")
tan	Translocação em tandem*
ter	Terminal ou ponta (pter, ponta do braço curto; qter, ponta do braço longo)
:	Quebra (sem reunião, como na deleção terminal)
::	Quebra e reunião
→	De - para

(*: opcional, quando se deseja ser mais preciso do que simplesmente citar.)

Descrição dos Cariótipos Humanos. É dado o número total de cromossomos, seguido do complemento de cromossomos sexuais. É então indicado que cromossomos estão extra ou ausentes, ou estruturalmente alterados. Em seguida, alguns exemplos:

46,XX	Cariótipo feminino normal.
46,XY	Cariótipo masculino normal.
47,XY, + 21	Cariótipo masculino com 47 cromossomos. O adicional foi identificado como o n.º 21.
46,XY,1q +	Cariótipo masculino com 46 cromossomos; o braço longo (q) de um cromossomo é maior que o normal.
47,XY, +14p +	Cariótipo masculino com 47 cromossomos, incluindo um 14 adicional, que tem um braço curto alongado (p)*.
45,XX,−14,−21, + t(14q21q)	Cariótipo feminino com translocação robertsoniana balanceada entre um cromossomo D e um G.
46,XY,−5,−12, t(5p12p), t(5q12q)	Cariótipo masculino com duas translocações envolvendo troca de ambos os braços longos dos cromossomos 5 e 12. As quebras ocorreram no centrômero ou perto dele e não temos informação adicional sobre que centrômeros estão incluídos no produto.

*(Petit, p = pequeno ou curto)

As mudanças de comprimento de constrições secundárias, ou regiões de coloração negativa, devem ser diferenciadas de aumentos ou diminuições do comprimento do braço devidos a outras alterações com a colocação do símbolo h entre o símbolo do braço e o sinal + ou −. Por exemplo:

46,XY,16qh+	Cariótipo masculino com 46 cromossomos, mostrando um aumento no comprimento da constrição secundária no braço longo do cromossomo 16.

Todos os símbolos de rearranjos devem ser colocados antes da designação do cromossomo ou cromossomos envolvidos, e o rearranjo cromossômico deve sempre ser colocado entre parênteses:

46,XX,r(18)	Cariótipo feminino com 46 cromossomos, incluindo um anel (r) do cromossomo 18.
46,X,i(Xq)	Cariótipo feminino com 46 cromossomos, incluindo um X normal e um isocromossomo (i) do braço longo do X.

A intensidade do padrão de bandas Q é descrita do seguinte modo:

Negativa	Sem ou quase sem fluorescência
Clara	Como em 1p distal
Média	Como as duas bandas largas em 9q
Intensa	Como a metade distal de 13q
Brilhante	Como em Yq distal

Nomenclatura das Bandas Cromossômicas. Considera-se que cada cromossomo consiste em uma série contínua de bandas, sem áreas não-bandeadas. As bandas são alocadas a várias regiões ao longo dos braços cromossômicos e delimitadas por marcos cromossômicos específicos. As bandas e as regiões às quais elas pertencem são identificadas por números, com o centrômero servindo como ponto de referência para o esquema de numeração. Ao se designar uma banda em particular, são necessários quatro itens: o número do cromossomo, o símbolo do braço, o número da região e o número da banda dentro desta região. Por exemplo, 1p33 indica cromossomo 1, braço curto, região 3, banda 3. Os números das regiões e bandas podem ser vistos na Fig. 2.11. Os seguintes exemplos ilustram o princípio da descrição:

Isocromossomos (abreviação e descrição completa):

46,X,i(Xq) 46,X,i(X)(qter → cen → pter)	Os pontos de quebra estão perto do centrômero e não podem ser especificados. A designação indica que ambos os braços longos completos do cromossomo X estão presentes e estão separados pelo centrômero.

Deleção terminal:

46,XX,del(1)(q21) 46,XX,del(1)(pter → q21)	Isto indica uma quebra na banda 1q21 e uma deleção distal do segmento do braço longo. O restante do cromossomo consiste de todo o braço curto e parte do braço longo ficou entre o centrômero e a banda 1q21.

Translocações recíprocas:

46,XY,t(2;5)(q21;q31) 46,XY,t(2;5)(2pter → 2q21:: 5q31 → 4qter; 5pter → 5q31:: 2q21→ 2qter)	Ocorreram quebra e reunião nas bandas 2q21 e 5q31 dos braços longos dos cromossomos 2 e 5, respectivamente. Os segmentos distais a estas bandas foram trocados entre dois cromossomos. Note que o cromossomo derivado com n.° menor (n.° 2) é indicado primeiro.

Estes exemplos devem ajudar a compreender os símbolos usados no texto seguinte e nas publicações de citogenética. O bandeamento de alta resolução exige uma extensão lógica desta nomenclatura (ver Fig. 2.14). No cromossomo 21, por exemplo, o braço longo é subdividido em q11, q21 e q22; o q22 pode ser subdividido em q22.1, q22.2 e q22.3.

Síndromes de Deleção. Uma pessoa que é heterozigota para uma deleção é monossômica para uma parte do cromossomo. De Grouchy e cols., em 1963, foram aparentemente os primeiros a publicar um caso com del 18p−. A primeira síndrome de deleção foi estabelecida por Lejeune e cols. [70], também em 1963. Eles descreveram três crianças com uma deleção do braço curto do cromossomo 5 (del 5p−). Além dos sinais incomuns de anomalia de um autossomo, tais como retardo de desenvolvimento e baixo peso de nascimento, as crianças apresentavam uma face redonda com hipertelorismo. Seu aspecto não era extraordinariamente peculiar, mas tinham um choro marcante que se assemelhava a um miado de gato (*cri du chat* = miado de gato; Fig. 2.41).

Existem vários mecanismos pelos quais pode se formar uma deleção: (a) deleção terminal, (b) deleção intermediária e (c) translocação. Vários relatos apontam uma translocação na síndrome do *cri du chat.*

Intracromossômicas: Inversões Paracêntricas e Pericêntricas. As inversões paracêntricas (as que não incluem o centrômero) nos humanos são difíceis de se diagnosticar. Elas são discutidas no contexto da evolução cromossômica (Seção 14.2.1). Desde o início da década de 60 foram publicados vários relatos de supostas inversões pericêntricas (com inclusão do centrômero). Alguns dos probandos tinham várias anomalias, como retardo mental e malformações. Outros eram fenotipicamente normais, mas suas

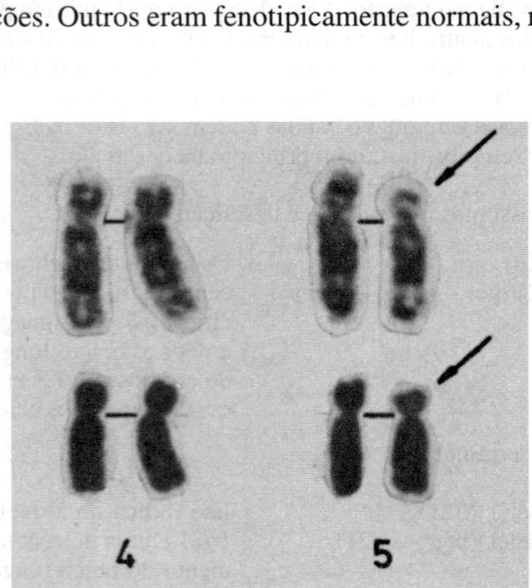

Fig. 2.41 Cariótipo parcial de um caso com síndrome de *cri du chat* por deleção de 5p.

esposas haviam sofrido abortos repetidos. Novamente, outros não apresentavam nenhuma anomalia. Quando estavam disponíveis apenas os métodos convencionais de coloração, as inversões pericêntricas eram tidas como raras.

Após a introdução dos métodos de bandeamento, foram relatadas freqüências maiores. O cromossomo 9 parece ser afetado freqüentemente, e foi relatada uma prevalência relativamente alta na Finlândia [31]. Estas inversões não influenciam a segregação de cromossomos durante a meiose e não causam um aumento de risco de morte pré-natal para os heterozigotos, como evidenciado pelas proporções normais de segregação. Observações deste tipo podem dar indícios dos mecanismos de evolução cromossômica (Seção 14.2.1).

Os probandos deste estudo finlandês foram examinados para fins diagnósticos. Assim, não é surpreendente que eles tivessem uma variedade de anomalias. Estas anomalias, entretanto, não apresentavam um padrão comum. Além disso, parentes com inversões eram clinicamente normais. Logo, estas inversões pericêntricas muito provavelmente não influenciaram os fenótipos de seus portadores nem a fecundidade ou o número de abortos.

As pequenas inversões podem ser relativamente freqüentes em determinadas populações. Elas podem não influenciar a saúde ou a fecundidade. Se as inversões forem maiores, haverá maior probabilidade de prejuízo de uma meiose normal. Entretanto, os portadores de inversões são euplóides, e portanto não são esperadas anomalias fenotípicas, exceto quanto a possíveis efeitos de posição.

Aneussomia de Recombinação. Ocasionalmente foram observadas famílias nas quais um genitor parece ter a mesma anomalia que o filho. Por exemplo, uma inversão pericêntrica ou uma translocação. O genitor era fenotipicamente normal, enquanto o filho apresentava uma grave síndrome de malformação. Em alguns destes casos, a explicação mais provável é a coincidência casual de uma variante cromossômica inofensiva com uma síndrome malformativa de origem diferente. Entretanto, o crossing entre o cromossomo anormal e sua contraparte normal na região deslocada pode levar a células germinativas desbalanceadas. Este mecanismo foi sugerido por Lejeune e Berger em 1965 [68], mas sua confirmação teve que esperar as técnicas de bandeamento.

O primeiro caso no qual este mecanismo pode ser demonstrado foi um menino com múltiplas malformações [26]. A Fig. 2.42 mostra os cromossomos n.° 10 do probando e de sua mãe. Aparentemente a mãe tinha uma grande inversão pericêntrica. O crossing dentro desta inversão levou a um cromossomo anormal, tornando a criança trissômica para o segmento q4. Mais destes casos poderão ser descobertos com o bandeamento de alta resolução.

Cromossomos em Anel. A situação é diferente nos cromossomos em anel, pois a formação de anel implica na perda dos segmentos cromossômicos teloméricos usuais. Os indivíduos com cromossomos em anel se assemelham aos correspondentes portadores de deleção. Eles podem, por exemplo, ter a síndrome do *cri du chat* se 5p estiver afetado [83]. Em outros casos, os sintomas são marcantes, dependendo do tamanho dos segmentos deletados.

A Fig. 2.35 mostra o destino de um cromossomo em anel na mitose. Na maioria dos casos o anel se replica e passa pela mitose normalmente. Às vezes, ocorre uma troca entre cromátides irmãs e é formado um anel duplo com dois centrômeros. Em outros, uma dupla troca entre cromátides irmãs leva a dois anéis conectados. Na intérfase seguinte, o anel duplo pode novamente ter uma ou duas (ou mais) trocas entre cromáti-

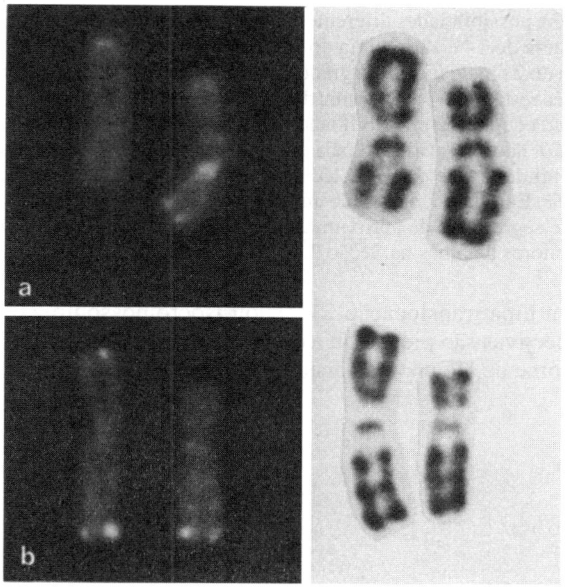

Fig. 2.42 a, b. *Aneussomia de recombinação?* Cariótipo de um probando malformado e de sua mãe normal (bandeamentos Q e G). Para explicação, veja o texto. **a.** Cariótipo parcial do n.º 10 materno. **b.** Cariótipo parcial do n.º 10 do filho. (Dutrillaux e cols. 1973)

des irmãs, levando ou a anéis duplos interligados, ou a um anel quádruplo. Portanto, é possível um número indefinido de combinações.

Fragmentos. Os fragmentos cromossômicos geralmente são perdidos na mitose ou na meiose, a menos que contenham o centrômero (ou parte dele), e podem se segregar como cromossomos marcadores supernumerários. Tais marcadores não eram raros em uma amostra aleatória de neonatos dinamarqueses (Seção 9.1.2.1); em alguns casos foram relatadas anomalias fenotípicas. Sua origem cromossômica hoje em geral pode ser identificada por "*chromosome painting*" (Seção 3.1.3.3).

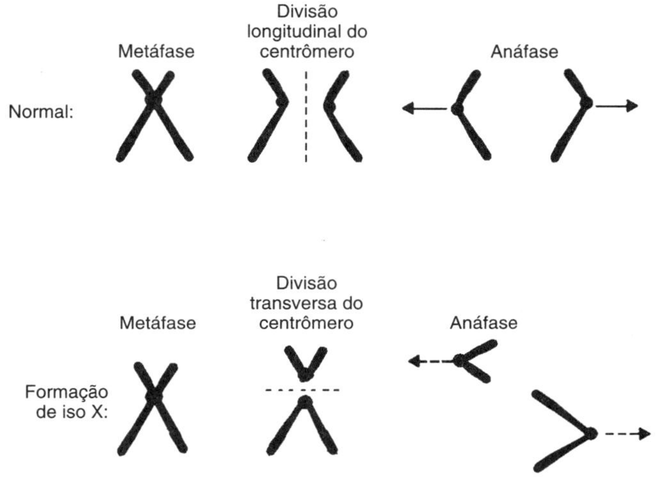

Fig. 2.43 Formação de um isocromossomo por clivagem anormal do centrômero.

Isocromossomos. Ocasionalmente são encontrados cromossomos que consistem em dois braços idênticos. Tais cromossomos são conhecidos como isocromossomos e supostamente se originam de uma divisão anormal de cromossomos metafásicos, como mostrado na Fig. 2.43. Se o cromossomo envolvido tem braços de tamanhos desiguais, podem resultar isocromossomos do braço curto ou do braço longo.

Os isocromossomos são observados com freqüência relativa no cromossomo X. Um isocromossomo do braço longo do X, i (Xq), leva à síndrome de Turner, pois este cromossomo é sempre inativado e apenas um X normal é ativo (Seção 2.2.3.3).

Intercromossômicas: Fusões Cêntricas (Translocações Robertsonianas). A fusão cêntrica é o tipo mais freqüente de rearranjo cromossômico nas populações humanas. Os primeiros casos relatados de síndrome de Down por translocação eram devidos à fusão cêntrica entre o braço longo do cromossomo 21 e um cromossomo do grupo 13-15 ou 21-22 (grupo D ou G). Desde então têm sido observados repetidamente casos similares. A fusão cêntrica contribui com apenas uma pequena porcentagem dos casos de síndrome de Down, e muitas delas são devidas a nova mutação. Apenas os cinco pares acrocêntricos sofrem fusão cêntrica. No núcleo interfásico, os braços curtos e as regiões centroméricas destes cromossomos estão situadas perto do nucléolo. Os braços curtos contêm os organizadores nucleolares, os quais portam genes para rRNA. A participação de pares acrocêntricos individuais nas fusões cêntricas não é aleatória. Embora os dados no Quadro 2.5 estejam prejudicados devido à avaliação de casais que procuram informação genética, os dados não selecionados de neonatos mostram o mesmo padrão [109]. Além disso, um estudo detalhado das observações disponíveis mostrou de modo convincente que as diferenças entre os vários tipos são reais. As preferências de certas uniões podem ser causadas por homologias estruturais e, conseqüentemente, maiores taxas de trocas entre suas respectivas regiões centroméricas [129].

A fusão cêntrica indica que os braços curtos dos dois cromossomos participantes e possivelmente um dos centrômeros são perdidos (Fig. 2.44). Isto significa que os genes de RNA ribossômico são igualmente perdidos. De fato, o número médio de genes de rRNA estimado por estudos de hibridização DNA-RNA é menor nos chamados portadores balanceados de fusões cêntricas que na população normal [11; 24]. Funcionalmente, isto faz pouca diferença, pois, tanto quanto saibamos, estes portadores são perfeitamente saudáveis.

A Fig. 2.45 mostra as possíveis combinações de cromossomos nas células germinativas de um portador de translocação 14/21 e uma translocação 21/21. Após a fertilização por um espermatozóide normal, exis-

Quadro 2.5 Tipos diferentes de fusões cêntricas em casais encaminhados para diagnóstico pré-natal (do European Collaborative Study, Boué e Gallano 1984 [9])

Cromossomos envolvidos	14	15	21	22
13	210	13	24	3
14		6	156	4
15			12	4
21				16

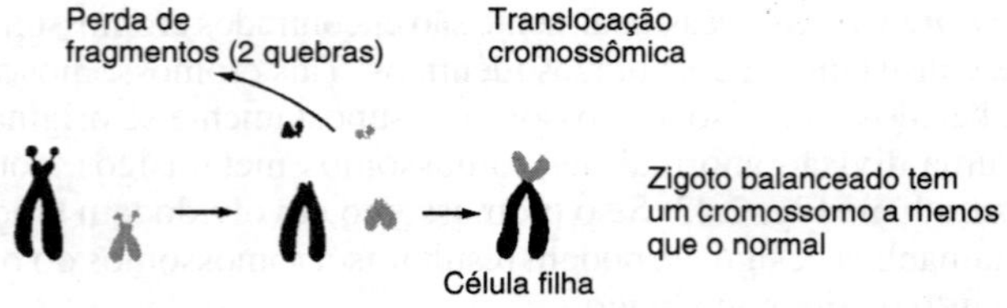

Fig. 2.44 Fusão cêntrica (translocação robertsoniana). Dois cromossomos acrocêntricos perdem seus braços curtos e os braços longos se fundem. O cromossomo translocado pode ter um ou dois centrômeros. Neste último caso, um centrômero deve ser suprimido. Em qualquer caso, o zigoto balanceado tem um cromossomo a menos que o normal (em comparação com uma translocação recíproca, que leva a um zigoto balanceado com o número normal de cromossomos).

tem seis possibilidades diferentes. Entretanto, as duas primeiras, a monossomia do 14 e a trissomia do 14, nunca são observadas, e a monossomia do 21, pelo menos na grande maioria dos casos, é letal. Cada uma das três restantes — a trissomia do 21, balanceado e normal — pode ser esperada com uma probabilidade de um em três. Esta expectativa, entretanto, não é confirmada pela experiência: se a mãe é a portadora, a probabilidade é de cerca de 15%, e se o pai é o portador, não é maior que 5%. Entretanto, o risco de um zigoto balanceado tem uma expectativa de segregação de aproximadamente 50%. O problema é discutido em maiores detalhes na Seção 2.2.2.

Em uma translocação 21/21, ou isocromossomo 21/21, as perspectivas são piores: ou a criança é trissômica e afetada pela síndrome de Down, ou a aneuploidia é letal.

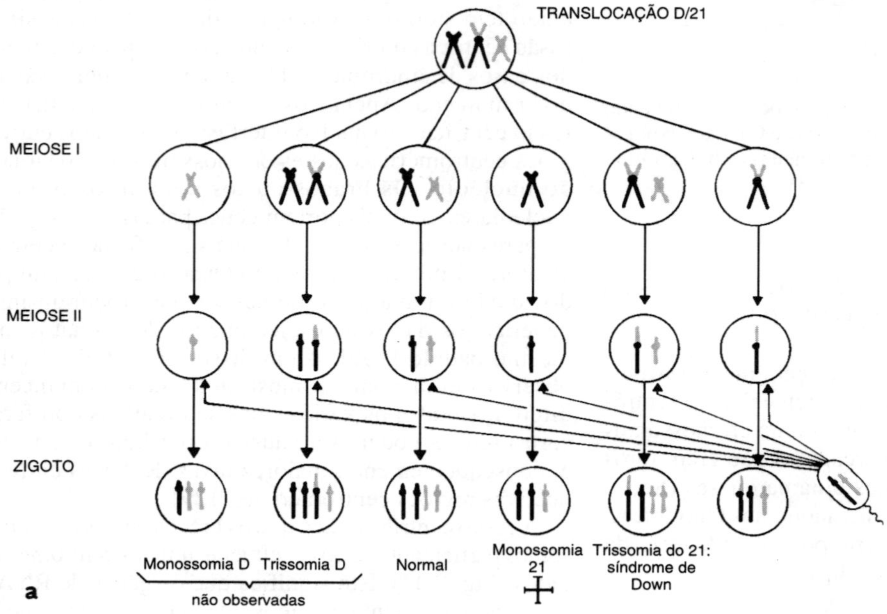

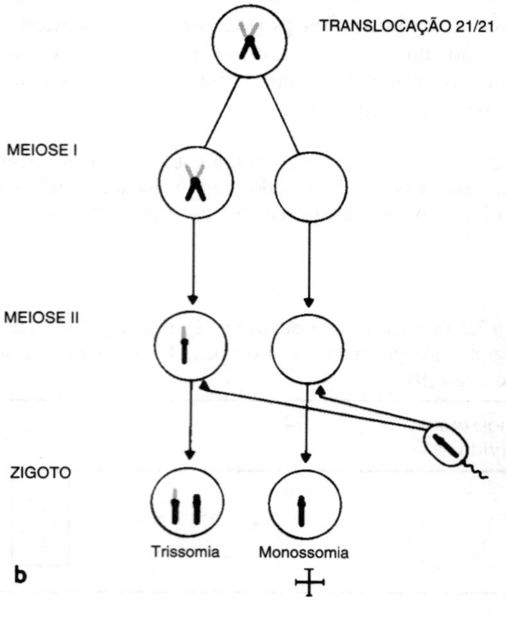

Fig. 2.45 a. Diagrama da formação de células germinativas se a mãe for portadora de uma translocação 14/21 balanceada: um cromossomo 14 recebeu o braço longo de um cromossomo 21. Como resultado, só há um cromossomo 21. Como este cromossomo 21 e os dois 14 livres se combinam de acordo com as leis do acaso, teoricamente podem ser formados seis tipos diferentes de zigotos após a fertilização com um espermatozóide normal. Entretanto, três dos seis possíveis não foram observados. Os restantes são normais, balanceados ou trissômicos, em uma proporção que só pode ser estabelecida empiricamente. **b.** Formação de células germinativas com uma translocação 21/21 e um isocromossomo 21. As possibilidades são de que ou o cromossomo translocado integre a célula germinativa — o zigoto resultante seria funcionalmente trissômico e a criança manifestaria a síndrome de Down —, ou o translocado não integre, e então o zigoto teria falta de um 21 e morreria.

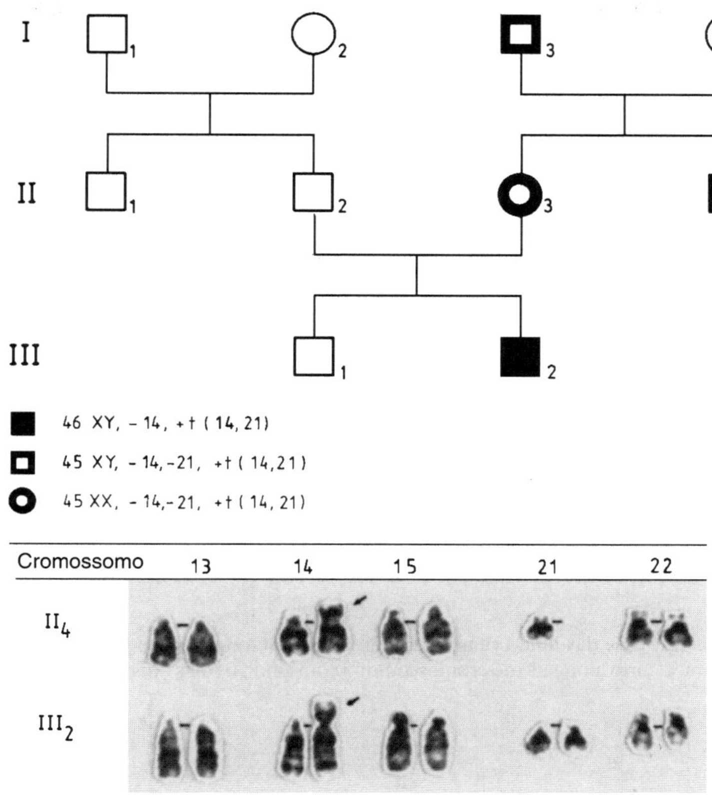

Fig. 2.46 Heredograma de um paciente masculino com síndrome de Down e uma translocação robertsoniana 14/21 (*III,2*). A mãe (*II,3*), seu irmão (*II,4*) e um avô materno (*I,3*) têm um cariótipo balanceado. Os achados citogenéticos em I,3 e II,3 eram idênticos aos de II,4. (Cortesia do Dr. T. M. Schroeder-Kurth)

Intercromossômicas: Translocações Recíprocas. Ao contrário das fusões cêntricas, as translocações recíprocas não necessariamente incluem a perda de material. As partes quebradas se juntam a outros cromossomos. Portanto, o zigoto balanceado tem 46 e não 45 cromossomos. Entre as células filhas, podem ser esperados os tipos vistos na Fig. 2.47. Mais freqüentemente, apenas os trissômicos parciais ou monossômicos parciais são encontrados, sendo os outros supostamente letais.

Um heredograma típico é visto na Fig. 2.46 [112]. Dois irmãos, com 11 e 9 anos de idade, mostraram vários sinais clínicos severos, como retardo mental, anomalias do crânio e face, músculos esqueléticos hipoplásicos e hipotônicos e pé torto. A Fig. 2.49 mostra o cariótipo da mãe que tinha uma translocação recíproca balanceada. Uma parte do braço curto do cromossomo 10 está translocada para o braço curto do cromossomo 7. Logo, a criança tinha uma trissomia parcial do 10. Curiosamente, além dos sinais clínicos concordantes mencionados acima elas também mostraram algumas discordâncias. Alguns sinais clínicos ocorreram apenas em um dos irmãos, por exemplo, convulsões epiléticas, fenda labial e fenda palatina. Tais diferenças fenotípicas entre portadores de anomalias cromossômicas idênticas são comuns (veja a seguir).

Fenótipos em Anomalias Cromossômicas Autossômicas. A característica fenotípica mais conspícua nas síndromes de anomalia cromossômica autossômica é a considerável superposição de sinais e sintomas. Os principais achados são:

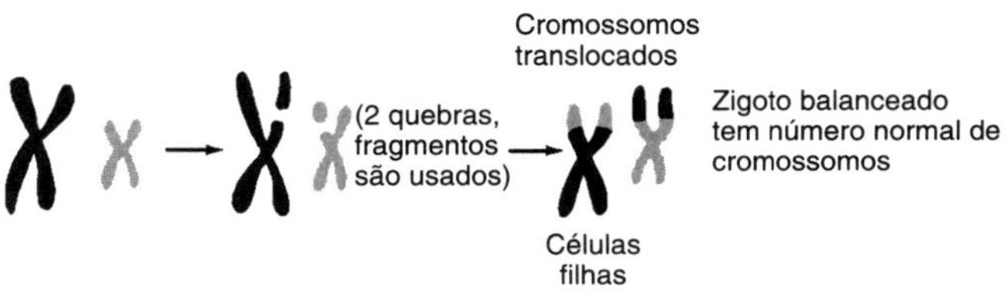

Fig. 2.47 Translocação recíproca. Duas quebras em cromossomos diferentes criam dois fragmentos cromossômicos que são reciprocamente translocados ou trocados para o cromossomo quebrado do qual não se originaram.

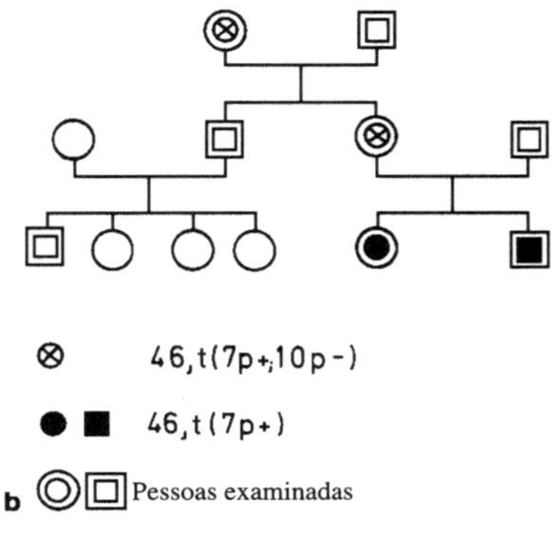

Fig. 2.48 Heredograma mostrando irmãos (mãe: translocação balanceada; filhos: trissomia parcial 10p +; ver Fig. 2.49).

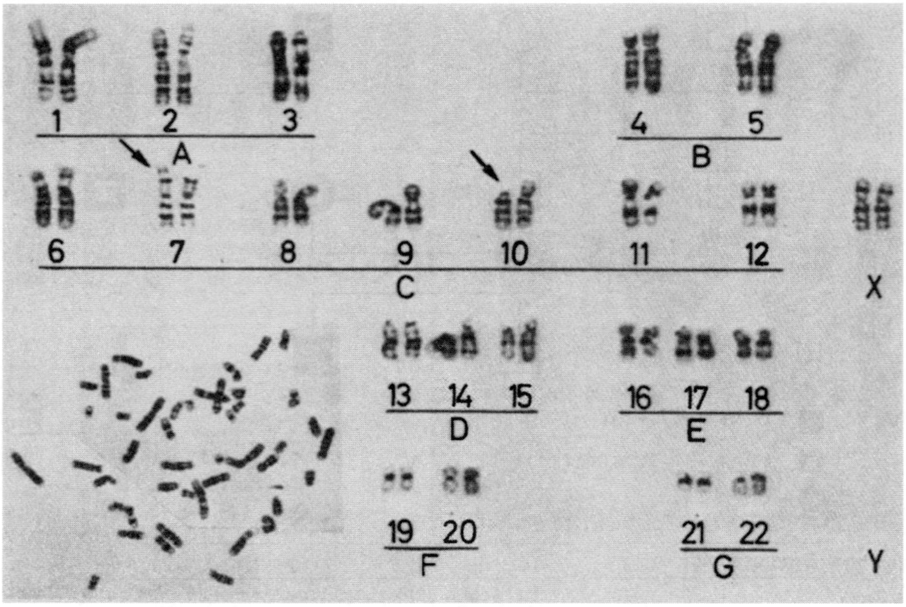

Fig. 2.49 Cariótipo com bandeamento G da mãe das duas crianças da Fig. 2.48 com translocação recíproca envolvendo o cromossomo 7 e o 10 (*setas*). As duas crianças mostraram o braço curto alongado do cromossomo 7 (com o n.º 10) mas dois cromossomos 10 normais. (De Schleiermacher e cols. 1974 [112])

- Gerais
  - Baixo peso de nascimento (pequeno para idade)
  - Falta de desenvolvimento
  - Retardo mental (em geral grave)
  - Baixa estatura
- Cabeça e face
  - Microcefalia
  - Ossificação incompleta
  - Micrognatia
  - Posicionamento anormal dos olhos
  - "Face dismórfica"
  - Orelhas deformadas, de baixa implantação
- Várias anomalias das mãos e dos pés
  - Padrões dermatoglíficos anormais
- Órgãos internos
  - Defeitos congênitos do coração e/ou dos grandes vasos
  - Malformações cerebrais
  - Malformações do sistema genitourinário

Os sintomas seguintes em geral não indicam uma anomalia cromossômica autossômica, mas ocorrem exceções: retardo mental sem malformações adicionais; malformações associadas a capacidade mental normal; malformações únicas, isoladas.

Além destas malformações comuns, muitas — não todas — anomalias autossômicas apresentam outros padrões clínicos mais ou menos específicos. Os sinais comuns podem ser expressos com maior ou menor gravidade. Os sinais causados por uma aberração específica em geral formam um padrão que é característico desta anomalia e possibilitam um diagnóstico preliminar em bases clínicas. Estes complexos de sintomas ajudam a decidir se é indicado um estudo cromossômico.

Entre os pacientes que apresentam uma anomalia comum, a variabilidade de muitos dos achados tende a ser grande. Algumas pessoas com síndrome de Down, por exemplo, podem ser apenas levemente retardadas, enquanto a maioria é gravemente retardada. As malformações cardíacas são encontradas em muitas, e a atresia intestinal em apenas algumas. Esta variabilidade é supostamente devida em parte ao fato de o cromossomo anormal se superpor a muitos genótipos diferentes, ou seja, o ambiente genético difere. A variabilidade no desenvolvimento parece ser anormalmente acentuada. O aumento de labilidade do desenvolvimento embrionário por mecanismos ainda desconhecidos já foi postulado.

É marcante o fato de as trissomias causarem qualquer tipo de anomalia. Seus portadores têm um conjunto completo de material genético, e nenhuma função gênica foi alterada ou perdida. Além disso, sabemos dos heterozigotos para doenças autossômicas recessivas (Seção 7.2.2.8) que para a maioria das enzimas metade da produção normal é suficiente para manter o funcionamento normal. Não está claro por que a presença de três e não de dois produtos gênicos, como nas trissomias, devam fazer tanta diferença. Estes problemas são discutidos na Seção 8.4.3.

Além disso, os sintomas comuns de todas as síndromes autossômicas são independentes dos cromossomos individuais envolvidos. Podemos notar que os órgãos principalmente envolvidos são conhecidos como tendo um longo e complexo desenvolvimento embrionário, e portanto muitos genes diferentes são necessários para este desenvolvimento continuar normalmente. Entretanto, esta explicação é também muito genérica, e, além disso, os genes necessários estão todos lá.

Qual a natureza dos distúrbios genéticos que levam a estas síndromes cromossômicas? Eles podem ser devidos ou a uma atividade extra ou a um defeito de genes isolados, ou a falha na regulação de genes durante o desenvolvimento embrionário [29]. A análise das anomalias cromossômicas autossômicas deve, portanto, ser adequada para nos ensinar muito quanto aos mecanismos da ação gênica durante o desenvolvimento e regulação gênica em humanos. Na síndrome de Down, por exemplo, uma região com não mais de 400 kb parece ser responsável pelos sinais clínicos (ver Seção 2.2.1). Este problema é mostrado na Seção 8.4.3. Para um problema em especial, o desenvolvimento das características sexuais, os estudos de pacientes com anomalias cromossômicas numéricas e estruturais tem sido altamente instrutivo. Entretanto, antes de discutir as anomalias de cromossomos sexuais, são necessários alguns comentários quanto à segregação e seleção pré-natal de portadores não-balanceados, e possivelmente de sinais clínicos em portadores "balanceados" de translocações. Além de seu interesse teórico, estas questões têm uma relevância prática importante para a avaliação dos riscos e para a informação genética.

2.2.2.2 Segregação e Seleção Pré-natal de Translocações: Problemas Metodológicos

O problema de segregação e seleção pré-natal de translocações tem sido muito estudado, mas podem existir muitas contradições e os estudos falharam em dar um quadro bem definido. Recentemente, entretanto, muitos destes problemas foram resolvidos por Schäfer [109]. Em princípio, seguiremos sua análise.

As translocações são relativamente raras. Nenhum grupo de pesquisa isoladamente é capaz de coletar dados suficientes para conclusões definitivas. Logo, os dados publicados na literatura devem ser estudados. Tais dados, entretanto, estão sujeitos a muitos desvios. Alguns deles são discutidos abaixo (Seção 4.3.4 e Apêndice 2). Por exemplo, as famílias nas quais as anomalias cromossômicas se segregam geralmente são avaliadas apenas se pelo menos um irmão for afetado. Também faz diferença se todas as famílias com pelo menos um afetado na população foram avaliadas ou apenas uma pequena fração. Estes problemas podem ser resolvidos de modo relativamente simples se estiverem envolvidas doenças hereditárias, pois neste caso as famílias são sempre avaliadas através de pelo menos um "probando" que sofra da doença em questão. Com as translocações, entretanto, as famílias devem ser avaliadas, por exemplo, devido a múltiplos abortos ou probando não-balanceado ao nascimento ou no diagnóstico pré-natal. Os portadores balanceados são, ocasionalmente, descobertos em levantamentos populacionais, sendo então iniciado um estudo familiar. É impossível corrigir completamente todas as tendenciosidades, especialmente quando faltam informações necessárias em muitos relatos publicados. A correção por Schäfer, entretanto, parece ser o ótimo atingível com os casos atualmente disponíveis. A análise é apresentada em maiores detalhes no Apêndice 2.

O estudo foi baseado em 1.050 famílias com translocações segregantes, juntamente com 2.109 pares de genitores e 4.745 indivíduos da prole. Além disso, 556 casos relatados de efeitos patológicos em portadores de translocações balanceadas foram coletados, bem como os resultados de 814 diagnósticos pré-natais, e cerca de 130.000 indivíduos examinados em vários programas de triagem. Este estudo estatístico levou a estimativas detalhadas do risco para vários tipos de resultados de gravidez e a resultados nos efeitos fenotípicos em portadores de translocações balanceadas e não-balanceadas. Para compreender estes resultados é necessário visualizar as conseqüências das translocações durante a meiose.

Segregação de Translocações na Primeira Meiose. Na primeira meiose, os cromossomos homólogos se pareiam. Esta regra também se aplica a segmentos cromossômicos translocados: eles se pareiam com seus parceiros *originais*. Isto leva a complexos de *quatro* cromossomos nas translocações recíprocas e de *três* cromossomos nas translocações robertsonianas. Como na meiose normal, as fibras do fuso se fixam nos centrômeros e os cromossomos homólogos movem-se para os pólos opostos. Este movimento regular da anáfase pode levar a quatro produtos diferentes de divisão com probabilidades iguais (Fig. 2.50):

Fig. 2.50a: Chamemos os cromossomos normais de A_1, B_1. Eles vão para um produto da meiose (célula haplóide) e os dois cromossomos translocados, A_2 e B_2, vão para o outro (disjunção alternada).

Fig. 2.50b: Um cromossomo normal e um translocado vão para uma célula haplóide (disjunção adjacente 1). Aqui existem duas possibilidades: A_1B_2 ou A_2B_1. Cada uma das quatro combinações tem a probabilidade de 0,25.

A_1B_1 é cariotipicamente normal, e A_2B_2 é balanceado, pois os dois cromossomos A_2 e B_2 trocaram segmentos. A_1B_2 e A_2B_1, entretanto, não são balanceados. Além disso, podem ocorrer outros tipos anormais de segregação como resultado da anomalia cromossômica. Por exemplo, os centrômeros homólogos podem ocasionalmente ir para o *mesmo* produto de meiose (adjacente 2, Fig. 2.51), ou três centrômeros podem ir para um e um centrômero para o segundo produto de meiose (disjunção 3 : 1; Fig. 2.52).

Expectativas de Zigotos Não-Balanceados. Usando correções para tendenciosidades de averiguação, o risco médio para uma prole não-balanceada anormal ao nascimento é estimado em 7% para mães portadoras e 3% para pais portadores. Estes dados de risco são estimados para *todos* os portadores balanceados. Para portadores em famílias nas quais já tenha sido observada uma prole de um zigoto não-balanceado, os riscos para filhos e filhas são maiores (14% de todos os nascimentos para mães e 8% para pais). O risco para filhos não-balanceados de pais portadores é especialmente baixo (5%). Quando as mães são portadoras, 66% de toda a prole não-balanceada são vistos como do tipo adjacente

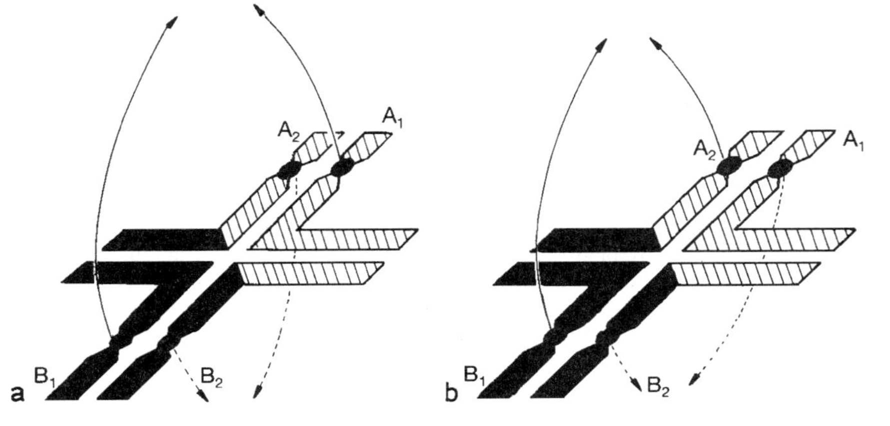

Fig. 2.50 Representação esquemática de um quadrivalente de translocação predisposto ou a disjunção alternada (**a**) ou a adjacente 1 (**b**). A disjunção em **a** leva a zigotos normais e balanceados; a em **b** leva a dois tipos de zigotos não-balanceados.

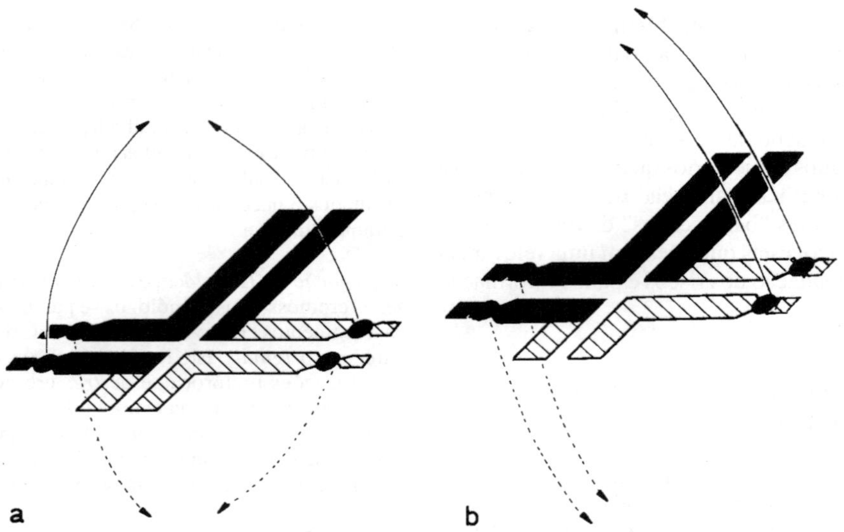

Fig. 2.51 a, b. Ambos os cromossomos envolvidos em uma translocação são acrocêntricos. Um dos braços pareados que *não* leva o centrômero é muito maior que os braços que levam o centrômero. Aqui raramente pode ocorrer que os centrômeros homólogos sejam transportados para a mesma célula filha (disjunção adjacente 2). Este tipo de disjunção também é possível se um dos dois cromossomos for um cromossomo n.º 9.

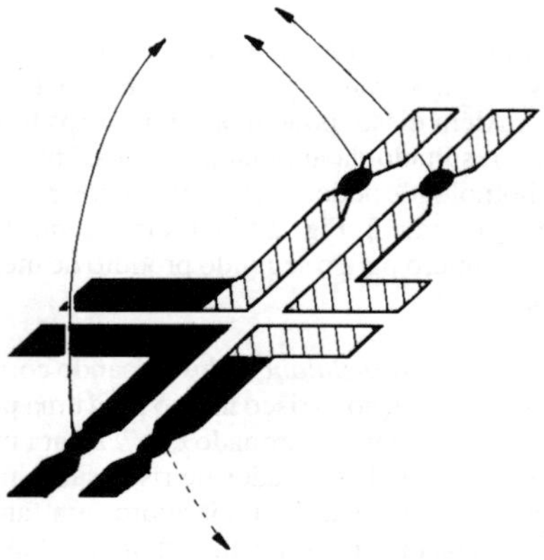

Fig. 2.52 Uma segregação de 3 : 1 com formação de uma trissomia terciária (e monossomia). A extensão dos segmentos pareados entre os centrômeros possibilita a formação de quiasmas. O quiasma da direita não pode ser adequadamente terminalizado.

1, 3% de adjacente 2 e 31% do tipo 3 : 1. Com pais portadores, 90% eram adjacentes 1, 3% adjacentes 2 e 8% de 3 : 1 (veja acima).

Para portadores de translocação avaliados por diagnóstico pré-natal, os riscos estimados são: 11,7% de prole não-balanceada para mães e 12,1% para pais.

A baixa estimativa *geral* (7% para mães portadoras; 3% para pais) é devida ao fato de apenas cerca de metade de todas as translocações poderem originar síndromes malformativas ao nascimento. As outras invariavelmente levam à morte fetal.

Para translocações *robertsonianas* envolvendo o cromossomo 21, foi estimado um risco de 13% de prole não-balanceada quando a mãe é uma portadora. O risco é de 3% com um pai portador. Os portadores de DqDq, por outro lado, praticamente não correm risco de ter prole não-balanceada. O mesmo parece se aplicar a translocações Dq22q. Para a informação genética, os dados para translocações robertsonianas podem ser usados com confiança, mas os de translocações recíprocas são muito grosseiros, pois podem ser derivados de muitos tipos de translocações, envolvendo um grande número de cromossomos diferentes. É possível um refinamento. Por exemplo, o risco é maior se o portador que pede informações tiver sido avaliado através de um probando não-balanceado em lugar de um balanceado. Além disso, parâmetros especiais, como o comprimento dos cromossomos envolvidos na translocação e, especialmente, o tamanho dos segmentos trissômicos (ou monossômicos) devem ser considerados: como regra de bom senso, quanto maiores os segmentos, mais forte é a seleção pré-natal contra a célula germinativa aneuplóide ou o zigoto.

Dados crescentes também sugerem que os riscos são maiores quando o comprimento total dos dois segmentos cromossômicos envolvidos no desequilíbrio é menor que cerca de 2% do comprimento do genoma total. Com longas estruturas cromossômicas afetadas, em geral há uma perda bem inicial do zigoto desbalanceado. As monossomias parciais são mais prejudiciais que as trissomias parciais. Idealmente, tal avaliação de risco deve ser baseada em dados empíricos sobre exatamente a mesma translocação que é observada na família em questão. Isto, entretanto, é impraticável na maioria dos casos, pois existem muitas translocações diferentes.

Boué e Gallano relataram resultados de um estudo colaborativo de 71 centros europeus de diagnóstico pré-natal, com 2.356 observações sobre os cariótipos de células fetais em diagnósticos feitos em casais nos quais um genitor tinha um rearranjo estrutural balanceado. Os resultados (Quadro 2.6) demonstram que o risco de um futuro filho apresentando um cariótipo não-balanceado é muito maior se o genitor com um cariótipo balanceado foi avaliado através de uma criança não-balanceada do que se ele ou ela tiver sido avaliado através de um aborto espontâneo. Os autores também subdividiram seus dados considerando os vários autossomos envolvidos. Não ocorreram diferenças marcantes. Entretanto, quanto menores os fragmentos cromossômicos envolvidos, maior o risco de prole não-balanceada. Grandes desequilíbrios produzem mais danos fenotípicos e são, portanto, seguidos mais freqüentemente de uma perda inicial do zigoto geralmente não percebida. Houve 232 diagnósticos pré-natais em casos nos quais um dos genitores tinha uma translocação robertsoniana balanceada (excluindo os que envolviam pelo menos um cromossomo 21). Foram observados 15 fetos cromossomicamente normais, 133 balanceados e 28 (12%) não-balanceados com malformações. Isto confirma o desvio da segregação esperada de 1 : 1 entre zigotos normais e balanceados. Além disso, foram confirmados os primeiros resultados de que não havia prole desbalanceada de portadores de translocações robertsonianas, incluindo os cromossomos 13, 14, 15 e 22.

Quadro 2.6 Freqüências de fetos com anomalias não-balanceadas e defeitos de nascimento com métodos diferentes de avaliação. (De Boué e Gallano 1984 [9])

Defeito cromossômico	Avaliação					
	Crianças com anomalias cromossômicas não-balanceadas		Abortos espontâneos		Outras avaliações	
	n	%	*n*	%	*n*	%
Translocações recíprocas:	54/260	20,8	7/205	3,4	10/144	6,9
Inversões:	6/8	75	0/25	0	1/85	<1

Os números referem-se à freqüência de anomalias não-balanceadas entre o número total de fetos estudados.

Desvios Fenotípicos em Portadores de Translocação Balanceada. Os portadores de translocação balanceada têm um conjunto completo de material genético e deveriam, portanto, ser fenotipicamente normais. Como regra geral, esta expectativa é observada. Entretanto, muitos relatos têm indicado uma incidência um pouco maior de malformações, retardo mental e pequenos defeitos de nascimento. A análise das evidências disponíveis mostrou que as múltiplas malformações e a deficiência mental são raras entre portadores de translocação balanceada, mas são mais comuns do que entre as pessoas cariotipicamente normais. Como regra, tais achados clínicos são encontrados em translocações *esporádicas* ou familiais 14q21q. Neste grupo familial devemos suspeitar de mosaicos não detectados. Em translocações esporádicas, as quebras dentro de genes isolados ou a desconexão de genes de seus locais funcionalmente importantes ("efeitos de posição") podem explicar o fenótipo. A maioria dos portadores de translocações familiais são clinicamente não-afetados. A seleção contra zigotos não-balanceados leva a um aumento da taxa de aborto. Os portadores de translocações estão muito representados entre os casais com abortos múltiplos. A infertilidade foi observada entre homens portadores. Nas mulheres, ela ocorre apenas nas translocações X-autossomo. Entretanto, estes achados não devem obscurecer o fato de a grande maioria dos portadores de translocação, familiais e esporádicas, ter um fenótipo normal.

Estes resultados nas translocações humanas têm implicações na taxa de mutação, bem como na adaptabilidade, seleção e teoria evolutiva. Estes aspectos são discutidos nas seções 9.1.2, 12.2.1 e 14.2.

Separação Prematura de Cromátides Irmãs (Repulsão de Heterocromatina). Existe uma síndrome malformativa rara, autossômica recessiva com membros anormalmente curtos, maxila anormal e outras malformações graves: a síndrome de Roberts (268.300). Os cromossomos pró e metafásicos mostram uma separação prematura anormal dos centrômeros, do braço curto de acrocêntricos, e da heterocromatina Yqh [40, 133].

2.2.2.3 Pequenas Deleções, Rearranjos Estruturais e Distúrbios Monogênicos: Síndromes de Genes Contíguos [113, 132]

Deleções e outros rearranjos estruturais não-balanceados que levam à perda de material genético geralmente causam tantas perturbações fundamentais do desenvolvimento embrionário que os zigotos resultantes não sobrevivem até o nascimento. Às vezes, entretanto, os pontos do DNA afetados pelo defeito estrutural não levam à letalidade embrionária ou fetal, mas podem estar associados a sinais clínicos de um distúrbio monogênico conhecido. Ocasionalmente, os achados clínicos de mais de uma doença hereditária podem estar presentes. Se a condição resultante não impedir a reprodução, o fenótipo resultante se segrega. Um de nós (F. V.) já previa tais eventos em seu livro de 1961, referindo-se a elas como "mutações amplas". Se a deleção estiver situada em um local onde há um gene para uma doença monogênica, a deleção deste gene pode causar os achados clínicos que geralmente acompanham este distúrbio mendeliano. De fato, 5 a 10% das doenças monogênicas estão associadas a deleções gênicas microscopicamente não detectadas. Entretanto, uma deleção pode envolver genes contíguos adicionais. Assim, o fenótipo resultante pode apresentar características de várias doenças monogênicas. Logo, uma deleção ou um ponto de quebra de um rearranjo estrutural pode indicar o local cromossômico onde estão situados genes previamente não mapeados (mapeamento de deleção; veja Seção 5.1.2). Por exemplo, um paciente mostra sinais não apenas de distrofia muscular Duchenne, mas também de doença granulomatosa crônica ligada ao X, de retinite pigmentar e de síndrome de McLeod, ou seja, ausência da substância precursora do grupo sanguíneo Kell [37]. Uma pequena deleção foi encontrada no braço curto do cromossomo X (Xp21) e assim ajudou na localização de quatro genes diferentes no braço curto do cromossomo X e na clonagem subseqüente destes genes. Os pontos de quebra da translocação X-autossomo já tinham indicado a mesma região como o local do gene para a distrofia muscular Duchenne [43] (ver também [132]), mas não existem indícios quanto à localização dos três outros genes. Seu mapeamento nesta área foi confirmado por estudos posteriores.

Um outro exemplo é o retinoblastoma (180.200), o tumor maligno do olho. Nos casos com tumores bilaterais, são encontradas anomalias cromossômicas constitucionais visíveis, geralmente deleções envolvendo a região 13q14, em mais de 10% dos casos usando métodos de bandeamento de alta resolução (ver Seção 10.4.3). Achados similares foram feitos em outra malignidade da infância, o tumor de Wilms (194.080), um tumor dos rins que pode ser transmitido de modo autossômico dominante, ou, mais freqüentemente, na forma não-hereditária. Em alguns casos, o tumor de Wilms está associado a aniridia (106.210), a malformação genitourinária e a retardo mental (síndrome WAGR). Em tais casos, geralmente é encontrada uma deleção em 11p13. A aniridia sem tumor de Wilms é uma doença autossômica dominante bem conhecida. A aniridia ocorre em 1 a 2% dos pacientes com tumor de Wilms. Contrariamente, mais de 10% dos pacientes com aniridia, particularmente os casos esporádicos devidos a mutações novas, desenvolvem tumor de Wilms. Geralmente é encontrado um rearranjo cromossômico levando a uma perda de material genético, na aniridia. Outras síndromes causadas por pequenas deleções incluem as síndromes de Miller-Dieker (247.200), de Langer-Giedion (150.230), de di George (188.400), de Beckwith-Wiedemann (130.650), de Alagille (118.450), de Prader-Willi e de Angelman (176.270; 234.400; Quadro 2.7). Estas últimas duas síndromes são marcantes porque exibem o fenômeno de imprinting genômico: o mesmo segmento do cromossomo 15 (15q11.2-q12) é deletado, mas na síndrome de Prader-Willi o cromossomo com a deleção vem do pai, enquanto na síndrome de Angelman o material cromossômico é deletado. Na síndrome de Beckwith-Wiedemann, o cromossomo defeituoso é sempre transmitido pela mãe (o imprinting genômico é discutido na Seção 8.2).

Nos distúrbios ligados ao X têm sido descritos os rearranjos cromossômicos envolvendo uma ou mesmo mais de uma doença monogênica. Isto pode muito bem ser causado por tendenciosidade de averiguação. Tais translocações em geral se originam na linhagem germinativa masculina [132]. Assim, as translocações X-autossomos quase sempre chamam a atenção nas mulheres, pois os homens herdam o Y e não o cromossomo X de seus pais. Entretanto, raras meninas com um fenótipo geralmente encontrado só nos meninos tendem a ser mais detalhadamente examinadas.

As síndromes de genes contíguos levaram a uma tentativa de subdividir o genoma em segmentos deletados viáveis e deletados não-viáveis. Se um gene estiver situado em uma região deletada viável, deleções um pouco maiores que causam sinais clínicos

Quadro 2.7 Síndromes de genes contíguos (excluindo as no cromossomo X). Note que os genes específicos deletados não foram identificados na maioria dos casos

Doença	Localização	Sinais clínicos	Achados especiais
Retinoblastoma (180.200)	13q14	Tumores oculares na infância (crianças com deleções visíveis podem apresentar microcefalia, leves anomalias da face e mãos e retardo mental)	Cerca de 5-10% dos casos têm anomalias cromossômicas, mas na maioria rearranjos. Os outros só têm o tumor. Esta é uma mutação de ponto, com herança dominante.
Tumor de Wilms, síndrome WAGR (194.070, 109.210)	11q13	Tumores renais, aniridia bilateral em combinação a malformações genitourinárias e possível retardo mental.	É possível uma combinação de qualquer uma destas anomalias. Cerca de 10% dos pacientes com aniridia também desenvolvem tumor de Wilms. Herança dominante.
Síndrome de Miller-Dieker (24.700)	17p13	Lissencefalia; anomalias faciais; retardo mental.	Ocorrem casos com e sem deleções visíveis.
Síndrome de Beckwith-Wiedemann (130.650)	11p15	Língua aumentada; gigantismo; exônfalo; hipoglicemia; em geral carcinoma supra-renal ou nefroblastoma.	Modo de herança: dominante irregular. Todos os 11p15 são herdados da mãe. Em muitos casos, sem anomalia cromossômica.
Síndrome de Langer-Giedion (150.230)	8q24.1	Cabelos ralos, pele frouxa, nariz em forma de pêra, exostoses cartilaginosas múltiplas, microcefalia, retardo mental.	Esta é a síndrome tricorrino-falangeal tipo II. O tipo I não tem retardo mental e pele frouxa. Autossômica dominante.
Síndromes de di George e Sprintzen (188.400)	22q11	Deficiência imune celular; hipoparatireoidismo, outras anomalias; região da 3ª. e 4.ª bolsa faringeal	Casos com deleções e com rearranjos cromossômicos envolvendo 22q e alguns com deleções submicroscópicas. Autossômica dominante.
Síndrome de Alagille (118.450)	20p11	Colestasia; estenose valvar pulmonar; estenose arterial; vértebras anormais; sinais neurológicos e dificuldades de aprendizagem.	Variabilidade clínica, deleções e anomalias estruturais; autossômica dominante com expressividade variável.
Síndromes de Prader-Willi e Angelman (176.270, 234.400)	15q11	Síndrome de Prader-Willi: hipotonia, mãos e pés pequenos, hipogonadismo, obesidade, pequena estatura, retardo mental. Síndrome de Angelman: face de "boneca alegre", deficiência mental; riso paroxístico; convulsões; ausência de fala.	Na maioria dos casos, alterações estruturais, principalmente deleções de 15q11.2. *Imprinting* genômico: síndrome de Angelman se o cromossomo anormal vier da mãe; síndrome de Prader-Willi se vier do pai.

adicionais podem ser observadas em pacientes com uma doença hereditária bem conhecida (geralmente devida a uma nova mutação). Este não é o caso se o gene estiver situado em uma região não-viável. Aqui as grandes deleções matam o zigoto nos primeiros estágios do desenvolvimento. Estas síndromes têm sido estudadas no nível do DNA, pois apresentam uma grande oportunidade para a descoberta e análise dos segmentos cromossômicos portadores dos genes de doença. Além disso, com o desenvolvimento de novos métodos citogenéticos, como a hibridização in situ (FISH), mais destas síndromes provavelmente serão descobertas. Isto irá ajudar a distinguir as regiões cromossômicas com deleção viável das com deleção não-viável, um dado informativo importante para o desenvolvimento da genética humana (Cap. 8).

2.2.3 Cromossomos Sexuais

2.2.3.1 Primeiras Observações

Não-disjunção de Cromossomos Sexuais e Determinação do Sexo em Drosophila. A não-disjunção meiótica foi descoberta por Bridges em 1916 [10] no cromossomo sexual de *Drosophila melanogaster*. Morgan, em 1910 [81] já havia descrito o modo de herança ligado ao X e ao mesmo tempo elucidado o mecanismo X-Y de determinação do sexo em *Drosophila*. Em seus experimentos ocorreram algumas exceções que não se ajustavam às previsões da ligação ao X. Bridges as explicou por uma anomalia no mecanismo de meiose.

A *Drosophila* tem quatro pares de cromossomos, três pares de autossomos e dois cromossomos sexuais. Do mesmo modo que os humanos, os machos têm o complemento XY e as fêmeas o XX. Logo, cada célula germinativa masculina normal tem ou um cromossomo X ou um Y. Todas as células germinativas femininas têm um X. Nos cruzamentos entre um homozigoto afetado para a característica ligada ao X olho branco e um macho normal do tipo selvagem, toda a prole masculina seria esperada com olhos brancos, como suas mães. Todas as filhas devem ser heterozigotas e ter olhos vermelhos normais. Como regra, esta expectativa ocorria. Em casos excepcionais, entretanto, a prole masculina tinha olhos vermelhos normais e algumas fêmeas tinham olho branco. Isto foi demonstrado por Bridges como sendo devido à não-disjunção do cromossomo X materno, levando a um ovócito ou com dois ou nenhum cromossomo X. Esperava-se que a fertilização com um espermatozóide de um macho tipo selvagem produzisse quatro tipos diferentes de zigotos: XXX, XXY, 45,X e 45,Y. O 45,Y não foi observado. Aparentemente, os zigotos sem um cromossomo X não podem sobreviver. Os outros três tipos foram observados e evidenciaram o mecanismo de determinação do sexo:

a) XXX } Fenótipo feminino
b) XXY }
c) X Fenótipo masculino: estéril

Logo, o sexo fenotípico nesta mosca das frutas depende do número de cromossomos X. Um cromossomo X faz um macho, mais de um cromossomo X faz uma fêmea. O Y também está envolvido na determinação do sexo, os machos 45,X são estéreis.

O Tipo 45,X no Camundongo. A mutação ligada ao X *scurfy* (sf) surge primeiro por mutação espontânea. Os animais têm uma pele *scurfy*. Os machos hemizigotos são estéreis. Portanto, a linhagem só pode ser mantida cruzando heterozigotas (X^{sf}/X^{+}) com machos normais (X^{+}/Y). Deste cruzamento, são esperados machos normais e *scurfy* em uma proporção de segregação de 1 : 1. Todas as fêmeas devem ser normais. De vez em quando, entretanto, é observada uma fêmea excepcional sf. Como nos machos hemizigotos, elas são estéreis. Entretanto, seus ovários podem ser transplantados para fêmeas normais, as quais foram cruzadas com machos do tipo selvagem. Os filhos são todos sf. As filhas são todas normais, mas se classificam em dois grupos, as que transmitem sf e as que não transmitem. Análises posteriores mostraram que estas filhas têm dois cariótipos diferentes, X^{+} e X^{+}/X^{sf}. O primeiro grupo não transmite sf; o segundo sim. Este experimento mostrou que, contrariamente aos achados em *Drosophila*, 45,X é uma fêmea fértil no camundongo. Logo, neste animal, o Y e não o cromossomo X é decisivo para o sexo fenotípico. Subseqüentemente, os tipos 45,X de camundongo foram observados como sendo relativamente freqüentes. Na maioria dos casos, a condição é causada não por não-disjunção meiótica, mas por perda cromossômica após a fertilização. Nas pesquisas mutacionais, esta perda cromossômica tornou-se um instrumento importante para avaliar a atividade mutagênica (Seção 11.1.3). Não muito depois da descoberta do tipo 45,X, o tipo XXY também foi descoberto no camundongo. Ele é um macho estéril, ao contrário das drosófilas, onde o tipo XXY é uma fêmea.

Primeiras Aneuploidias de Cromossomos X em Humanos: XXY, 45,X, XXX. Jacobs e Strong, em 1959 [56] estudaram um homem de 42 anos com as características típicas da síndrome de Klinefelter (Fig. 2.53), incluindo a ginecomastia, testículos pequenos e tecido testicular hialinizado (Fig. 2.54). Foram encontradas a cromatina de X nas células de esfregaços bucais e nas baquetas nos granulócitos. O exame de cromossomos da medula óssea revelou um cromossomo adicional, submetacêntrico "na faixa de tamanho médio". Os autores acharam que o paciente provavelmente tinha a constituição XXY. Entretanto, "não pode ser excluída a possibilidade... de que o cromossomo adicional seja um autossomo portador de genes feminizantes." Os genitores do paciente tinham, ambos, cariótipos normais, com 46 cromossomos. Logo, a não-disjunção tinha ocorrido nas células germinativas de um deles. Logo depois, a condição XXY para a síndrome de Klinefelter foi confirmada em muitos outros casos.

Ao mesmo tempo, o tipo 45,X foi descoberto por Ford e cols. [32]. Sua paciente, uma menina de 14 anos, apresentava-se clinicamente como tendo a síndrome de Turner (Fig. 2.55) e era

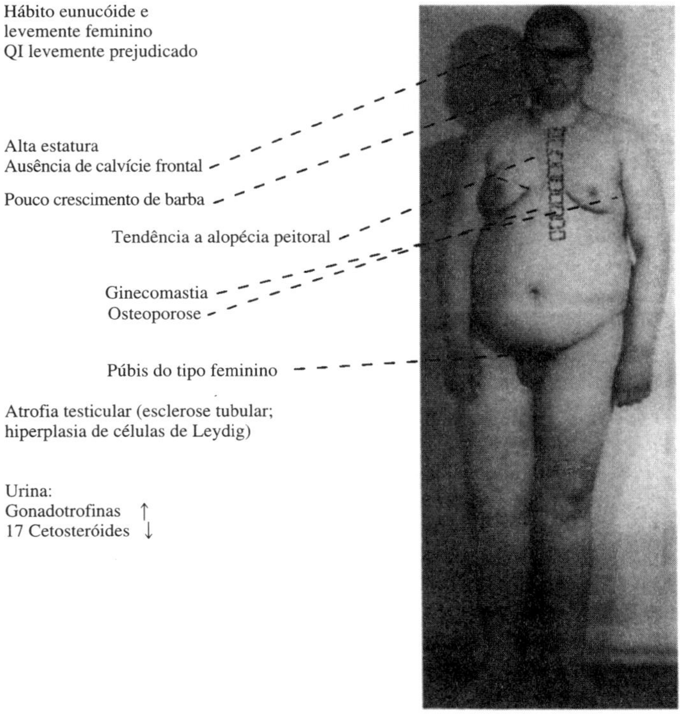

Fig. 2.53 Principais achados clínicos na síndrome de Klinefelter.

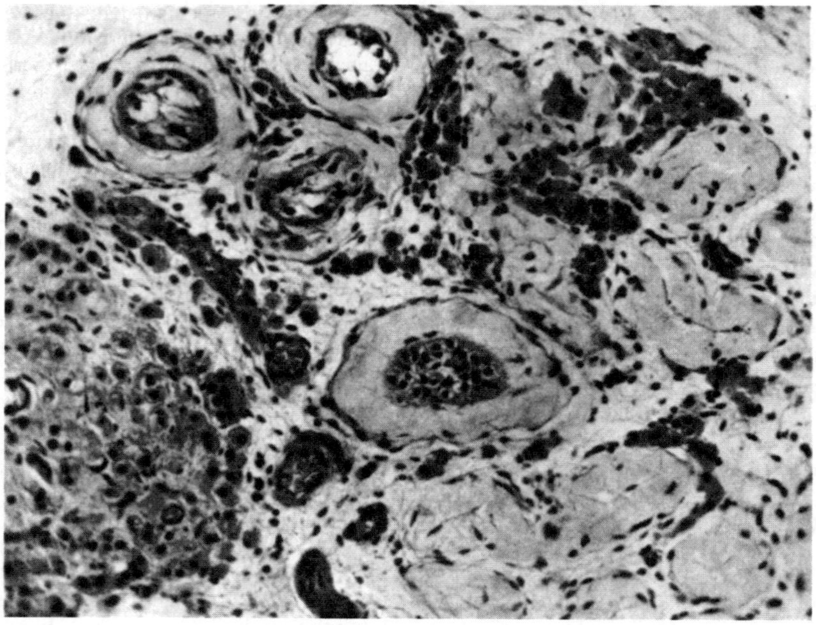

Fig. 2.54 Tecido testicular hialinizado na síndrome de Klinefelter. Os túbulos normais estão ausentes e são substituídos por tecido hialinizado.

cromatina de X negativa. O número modal de cromossomos nas células da medula óssea era 45. Existiam apenas 15 "metacêntricos de tamanho médio", como nos homens normais. A evidência sugeria fortemente uma constituição cromossômica 45,X. Os autores, comparando este resultado com o conhecido para as drosófilas, concluíram que, ao contrário das moscas, o tipo 45,X nos humanos levava a um indivíduo "agonadal" com fenótipo feminino. Observando o estado XXX das drosófilas, eles notaram que esta anomalia ainda era desconhecida nos humanos.

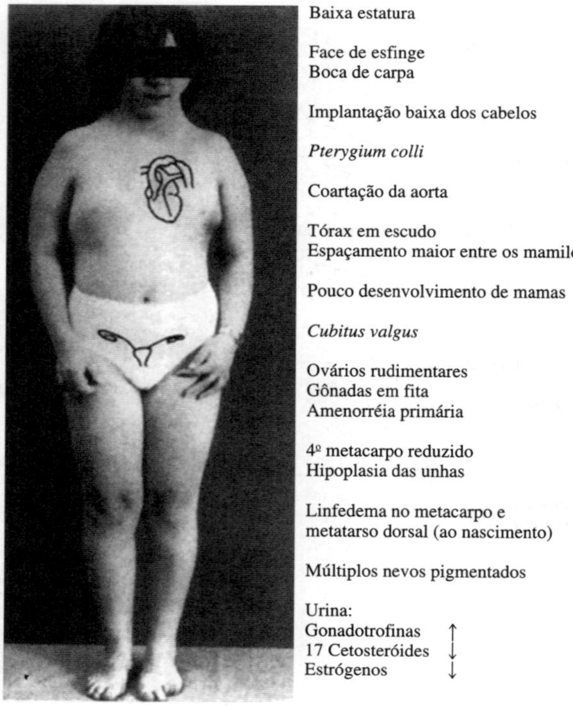

Fig. 2.55 Principais achados clínicos na síndrome de Turner.

Este lapso foi logo corrigido pelo relato de uma mulher com 35 anos de idade, com pouco desenvolvimento das características sexuais externas e amenorréia secundária, que apresentava 47 cromossomos com um X adicional: 47,XX, + X. Neste caso foram examinados dois tecidos, medula óssea e fibroblastos, e ambos apresentaram a mesma aneuploidia. Em muitas de suas células de esfregaço bucal e em alguns granulócitos, a paciente tinha duas cromatinas de X. Surgiram as seguintes generalizações:

1. Ao contrário das drosófilas, o sexo fenotípico nos humanos é determinado pela presença ou ausência do cromossomo Y, e não pelo número de cromossomos X. Quanto a isso, os humanos são similares aos camundongos, mas o camundongo 45,X é uma fêmea fértil. Nos humanos, é uma fêmea com um ovário não-funcional.
2. O número de cromatinas de X é um a menos que o número de cromossomos X.

Estas duas observações logo se tornaram marcos de nosso conhecimento e hipóteses sobre a determinação sexual e sobre a atividade genética dos cromossomos X.

> Discussão de outros aspectos das síndromes de Klinefelter e Turner:
>
> – Seção 2.2.3.3: Base molecular da determinação do sexo
> – Seção 9.1: Mutações cromossômicas, idade materna
> – Seção 15.2.2: Desenvolvimento cerebral, aspectos comportamentais

2.2.3.2 Aneuploidias de Cromossomos X em Humanos: Conhecimentos Atuais

Diferença Entre as Aneuploidias de Cromossomos X e dos Autossomos. Logo após estas primeiras descobertas, foi descrito um grande número de outras aneuploidias de cromossomos sexuais. Como um grupo, elas apresentam algumas diferenças marcantes das aneuploidias autossômicas já discutidas.

a) A inteligência média geralmente está abaixo da norma, mas a extensão do retardo mental não é tão pronunciada como nas condições autossômicas. Muitos probandos têm inteligência normal, e em alguns está até mesmo acima da média (Seção 15.2.2).
b) Os distúrbios fenotípicos afetam mais gravemente o desenvolvimento dos órgãos sexuais e o crescimento dependente de hormônios. Ocorrem outras malformações, principalmente na síndrome de Turner, mas, exceto pela baixa estatura das pacientes Turner, elas geralmente são menos freqüentes e graves.

Em resumo, a aneuploidia de cromossomo X não perturba o desenvolvimento embrionário tanto quanto as aneuplodias autossômicas. O motivo é que as mulheres normais têm dois cromossomos X e os homens normais apenas um. Esta diferença levou, na evolução, ao desenvolvimento de um poderoso mecanismo de compensação de dosagem gênica que beneficiou os portadores de aneuploidias do X (veja abaixo).

Classificação Clínica das Aneuploidias de Cromossomos X; Mosaicos. As anomalias numéricas e estruturais mais importantes do cromossomo X são encontradas no Quadro 2.8. Em geral, o número de cromossomos X adicionais acentua a gravidade do retardo mental. O número de cromatinas de X é um menos o número de cromossomos X. O Quadro 2.8 também mostra os mosaicos mais freqüentes. Ele não inclui translocações envolvendo o cromossomo X. As mesmas regras se aplicam aqui quanto às translocações recíprocas dos autossomos. Tem sido observada uma grande variabilidade de sintomas.

Quadro 2.8 Aneuploidias numéricas e estruturais do cromossomo X em humanos

Cariótipo	Fenótipo	Incidência aproximada
XXY	Síndrome de Klinefelter	1/700 ♂
XXXY	Variante de Klinefelter	≈1/2.500 ♂
XXXXY	Retardo mental leve; pouco desenvolvimento sexual; sinostose radioulnar	Muito raro
XXX	Às vezes leve retardo mental; ocasionalmente distúrbios do funcionamento gonadal	1/1.000 ♀
XXXX XXXXX	Fisicamente normais; grave retardo mental	Rara
XXY/XY e XXY/XX mosaicos	Similar a Klinefelter, às vezes sintomas brandos	≈5 a 15% de todos os pacientes Klinefelter
XXX/XX mosaicos	Como as XXX	Rara
45,X	Síndrome de Turner	≈1/2.500 ♀ ao nascimento
45,X/XX e 45,X/XXX mosaicos	Síndrome de Turner; graus variados de manifestação	Não rara
Várias anomalias estruturais de cromossomo X	Variável	Não rara
XYY	Aumento de estatura; ocasionais anomalias de comportamento	1/800 ♂
XXYY	Aumento de estatura; similar à síndrome de Klinefelter	Rara

Algumas destas translocações tornaram-se importantes para nossos conceitos teóricos da inativação do X. As malformações somáticas mais graves são encontradas na síndrome de Turner, onde existe mais heterogeneidade citogenética que em outras aneuploidias de cromossomo X. Algumas subcategorias foram propostas sob o aspecto clínico [48, 97], sendo a mais importante a distinção entre a agenesia gonadal simples sem sintomas adicionais e a síndrome de Turner com os achados mostrados na Fig. 2.55. Mas os dados citogenéticos mostram poucas correlações com estas categorias, se é que mostram alguma.

Teoricamente, os zigotos 45,X deveriam ser um pouco mais freqüentes que os outros tipos, pois podem ser produzidos por não-disjunção em ambos os sexos e ambas as meioses. Esta expectativa não se ajusta aos dados observados, pois todos os cariótipos que levam à síndrome de Turner são muito mais raros que o XXX ou XXY. Este achado indica uma forte seleção contra as células germinativas sem o cromossomo X e/ou uma forte seleção intra-uterina contra os zigotos 45,X. Esta última expectativa é corroborada pelas observações em abortos, entre os quais o tipo 45,X é de fato freqüente. Outra linha de evidência aponta na mesma direção: o risco de não-disjunção em geral aumenta com a idade da mãe (Seção 9.2.2). Para os cariótipos XXY e XXX, este aumento pode ser claramente demonstrado, mas não para os cariótipos 45,X. Logo, supomos que os zigotos 45,X que sobrevivem são resultantes de não-disjunções mitóticas e não meióticas, ou de perda cromossômica logo no início. A proporção relativamente maior de mosaicos neste grupo, em comparação a XXX ou XXY, se ajusta a esta hipótese. Os zigotos XYY, por outro lado, podem ser formados apenas pela não-disjunção durante a segunda meiose em homens. Entretanto, eles são quase tão freqüentes quanto os zigotos XXY. Portanto, a probabilidade de não-disjunção de cromossomos Y parece ser muito maior que as probabilidades combinadas de não-disjunção do cromossomo X. Foram observados mosaicos para todos os tipos. Os mecanismos de formação dos mosaicos são discutidos na Seção 10.1.

Intersexos (ver também [29a]). A partir das observações clínicas, distinguem-se três tipos de intersexos:

1. Hermafroditismo verdadeiro: as células germinativas de ambos os sexos estão presentes.
2. Pseudo-hermafroditismo masculino: são observados apenas testículos.
3. Pseudo-hermafroditismo feminino: só ovários podem ser encontrados.

Infelizmente, esta categorização simples não é apoiada por evidências citogenéticas. Podem ser encontrados muitos cariótipos diferentes, até mesmo homens 46,XX. Muitos intersexos são mosaicos para células com complementos diferentes de cromossomos sexuais em várias combinações. O fenótipo de mosaicos 45,XX/46,XY, por exemplo, pode ser uma disgenesia ovariana, disgenesia gonadal com pseudo-hermafroditismo masculino ou "disgenesia gonadal mista", sendo uma gônada em fita e a outra um testículo displásico. Nos hermafroditas verdadeiros, alguns têm um cariótipo 46,XX. Outros são mosaicos 46,XX/46,XY, ou XY, ou mosaicos 46,XX. O estado XX/XY pode se originar de qualquer um dentre nove mecanismos diferentes, tais como a fertilização do ovócito por dois espermatozóides diferentes, fusão de dois zigotos, erros mitóticos durante a clivagem ou troca de células sangüíneas básicas entre gêmeos dizigóticos de sexos diferentes durante a vida embrionária (Seção 6.3.3).

A função primária dos fatores determinantes de sexo é a indução de gônadas. O funcionamento gonadal, por sua vez, determina o desenvolvimento dos outros órgãos sexuais e as características sexuais secundárias. As perturbações da indução gonadal podem ser causadas ou por um complemento anormal de cromossomos sexuais ou por outros fatores de interferência que não envolvam diretamente os cromossomos sexuais. Neste último caso, o intersexo pode ter uma constituição normal XX ou XY. As mudanças estruturais balanceadas envolvendo o X geralmente levam à infertilidade em ambos os sexos. Para detalhes sobre os fatores determinantes da masculinidade do cromossomo Y veja a Seção 8.5.

2.2.3.3 Compensação de Dose para Cromossomos X de Mamíferos

Natureza da Cromatina de X. Após a cromatina de X ter sido descoberta por Barr e Bertram em 1949 [4], havia especulações quanto a sua natureza. Em analogia com as drosófilas, ela a princípio foi imaginada como consistindo de partes heterocromáticas dos dois cromossomos X. A demonstração de sua natureza bipartida parece corroborar esta conclusão. Entretanto, Ohno e cols., em 1959 [88, 89] mostraram que ela representa um só cromossomo X. Em preparações de prófases diplóides de células de fígado de rato em regeneração, a cromatina de X da intérfase precedente não foi vista como regiões heterocromáticas de dois cromossomos. Ao contrário, um cromossomo bem grande, intensamente corado ao longo de toda a sua extensão, era observado regularmente. Em grande contraste, nenhum cromossomo condensado era visto nas células masculinas. Concluiu-se que cada cromatina de X representa um único cromossomo X. Esta conclusão foi confirmada em outros mamíferos, e Taylor, em 1960 [125], demonstrou por marcação da fase S tardia com ^{3}H-timidina, que a heterocromatina de X feminina só apresenta replicação do DNA próximo ao final da fase S em células somáticas de hamster da China. Os achados de Taylor foram confirmados em muitas outras células de mamíferos. A heterocromatinização do X ocorre em um estágio embrionário inicial. A clivagem de zigotos de mamíferos não apresenta cromatina de X. A época de seu surgimento em diferentes espécies varia do blastocisto aos primeiros sulcos primitivos, com um número de células de cerca de 50 no porco e provavelmente milhares em humanos, e as vezes antes ou depois da implantação. No trofoblasto humano, a cromatina de X aparece no 12.º dia de desenvolvimento, e no embrião propriamente no 16.º dia. Repentinamente forma-se em todo o embrião.

A evidência de seres humanos aneuplóides com mais de dois cromossomos X mostra que apenas um cromossomo X permanece no estado eucromático, enquanto todos os outros são heterocromáticos.

Em gêmeas monozigóticas, o processo de inativação do X pode não ser aleatório [59 a], levando à atividade de um cromossomo X na primeira gêmea e do outro na segunda. Em um par destes uma desenvolveu distrofia muscular Duchenne, enquanto a outra era normal [102].

Inativação do X como Mecanismo de Compensação de Dosagem Gênica: Hipótese de Lyon. Em 1961, Lyon [72] (ver também [75]) passou da evidência morfológica para a funcional, concluindo que o cromossomo X heteropicnótico pode ser ou de origem paterna ou materna, e é funcionalmente inativo. Com isto, ela formulou uma das hipóteses mais férteis da genética de mamíferos:

> A evidência tem duas partes. Primeira, os fenótipos normais de fêmeas 45,X no camundongo mostram que é necessário apenas um cromossomo X ativo para o desenvolvimento normal, incluindo o desenvolvimento sexual. A segunda peça de evidência envolve o fenótipo mosaico de fêmeas de camundongo heterozigotas para alguns mutantes ligados ao sexo. Todos os mutantes ligados ao sexo conhecidos até agora afetando a cor da pelagem causam um fenótipo "salpicado", com manchas de cor normal e outras mutantes, nas fêmeas heterozigotas para eles.
>
> Sugerimos que este fenótipo mosaico seja devido à inativação de um ou do outro cromossomo X no desenvolvimento embrionário ... Esta hipótese prevê que, para todos os genes situados no sexo, a ação do heterozigoto terá um aspecto em mosaico e que haverá um efeito similar quando genes autossômicos forem translocados para o cromossomo X. Quando o fenótipo não é devido a ação gênica localizada, são possíveis vários resultados. A menos que a ação gênica seja restrita a descendentes de um número muito pequeno de células na época da inativação, estas células originais irão ... incluir ambos os tipos. Portanto, o fenótipo será intermediário aos tipos normal e hemizigoto, ou a presença de qualquer célula normal pode ser suficiente para assegurar um fenótipo normal, ou a expressão observada pode variar à medida que varia a proporção de células normais e mutantes, levando a uma penetrância incompleta nos heterozigotos.

No mesmo ano, Lyon tentou explicar do mesmo modo uma observação em uma doença humana ligada ao X. No albinismo ocular ligado ao X, os homens hemizigotos não têm pigmento no epitélio da retina e têm um fundo de olho claro. As mulheres heterozigotas têm pigmentação retiniana irregular, com manchas de pigmento e manchas sem pigmento, de modo que o fundo tem um aspecto pontilhado. A Fig. 2.56 mostra esta condição. Lyon também previu que o mosaicismo deve ser demonstrável em

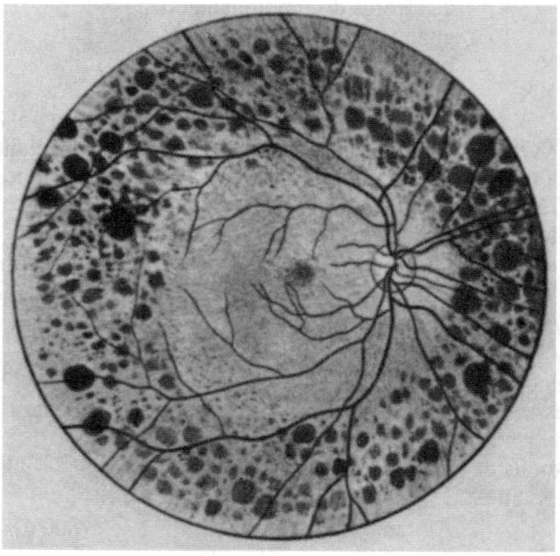

Fig. 2.56 Fundo de olho direito em uma filha, com 6 anos, de um paciente masculino com albinismo ocular ligado ao X. A distribuição do pigmento nesta heterozigota é claramente em manchas. (De Franceschetti e Klein, 1964, [35])

outros genes ligados ao X, entre eles as variantes da enzima glicose-6-fosfato desidrogenase (G6PD).

A cor da pelagem em camundongos, afetada por mutações ligadas ao X, ou o aspecto pontilhado do fundo de olho, como demonstrado no albinismo ocular ligado ao X no homem, são características fenotípicas separadas da ação primária do gene pelo processo de diferenciação. Assim, a interpretação da origem de tais fenótipos sempre pode ser debatida. Estes achados serviram para sugerir a hipótese de inativação do X, mas não foram suficientes para prová-la. Um teste crítico de tal hipótese deve usar situações mais simples e menos ambíguas. Os produtos de genes ligados ao X cuja presença pode ser detectada no nível de proteína forneceram material experimental. O primeiro gene ligado ao X para o qual tal análise tornou-se possível foi o locus humano de G6PD. De fato, Beutler [5], sem conhecimento da hipótese de Lyon, desenvolveu independentemente o conceito da inativação do X por meio de observações sobre variantes humanas de G6PD. A despeito do fato de as mulheres terem dois genes de G6PD e os homens apenas um, o nível médio da atividade enzimática de G6PD foi observado como sendo idêntico em ambos os sexos, bem como em pessoas possuidoras de número adicional de cromossomos X (XXX, XXY). Portanto, deve ter havido um mecanismo de compensação de dose. Se uma mulher for heterozigota para uma variante de G6PD, a hipótese de inativação aleatória prevê que em algumas células o cromossomo X com o alelo normal será ativo; em outras, aquele com o alelo variante será inativo. Assim, uma determinada célula será capaz de determinar apenas uma das duas variantes enzimáticas. Tal mosaicismo foi de fato inicialmente caracterizado por Beutler e cols. [6] nas hemácias por meio de métodos engenhosos mas indiretos, e depois confirmado por vários autores com técnicas diferentes [38,74]. Um enfoque usou a clonagem de fibroblastos em tecidos de cultura. Na população negra, o gene de *G6PD* é polimórfico, estando presentes dois alelos freqüentes, Gd A e Gd B. As células clonadas de culturas de fibroblastos de mulheres negras heterozigotas para estes alelos mostraram que em seus tecidos normais são encontradas ou a variante Gd A ou a Gd B (Fig. 2.57), mas não ambas. Quando as mulheres heterozigotas para uma das variantes de deficiência de *G6PD* foram examinadas, o mesmo fenômeno foi observado: alguns clones celulares tinham atividade normal e outros tinham pouca atividade.

Outra evidência veio do leiomioma do útero em mulheres heterozigotas para as variantes A e B de *G6PD* [71 a]. Os tecidos tumorais invariavelmente mostravam apenas um dos dois tipos mutantes, enquanto os tecidos uterinos normais mostravam ambos. Este achado só era possível sob três condições:

1. Apenas um alelo está ativo.
2. Todo o tumor se originou de uma só célula, ou seja, ele representa um único clone celular.
3. Os cromossomos X individuais permaneciam ativos ou inativos durante todo o período de crescimento do tumor.

Assim, esta experiência não só corroborou a hipótese de Lyon, como também ajudou a estabelecer o princípio de que os tumores geralmente se originam de uma única célula.

Os experimentos com células isoladas também foram feitos com outra anomalia enzimática ligada ao X: o defeito de hipoxantina-guanina fosforribosil transferase (HPRT), e a inativação aleatória foi confirmada. Este defeito enzimático tem sido usado para examinar muitos problemas de ação gênica humana. Sua discussão será feita na Seção 7.2.2.6.

Outros Exemplos de Inativação do X em Humanos. Por uma variedade de métodos, a inativação do X tem sido demonstrada em várias condições ligadas ao X em humanos. De interesse especial é a demonstração do mosaicismo retiniano no daltonismo verde-vermelho [8]. Com um feixe de luz muito estreito, verde ou vermelho, iluminando a retina de mulheres heterozigotas para defeitos de visão a cores, foram encontradas manchas de percepção defeituosa de cores, como seria esperado se a retina fosse um mosaico consistindo em clones normais e defeituosos.

A displasia ectodérmica anidrótica é uma condição rara ligada ao X. Os homens afetados apresentam ausência de dentes, hipotricose e ausência de glândulas sudoríparas. Áreas com e sem glândulas sudoríparas podem ser reconhecidas em muitas mulheres heterozigotas [93].

Na doença granulomatosa crônica com mau funcionamento dos leucócitos (306.400), a atividade bactericida dos granulócitos é muito reduzida. Eles englobam normalmente os estafilococos, mas não conseguem digeri-los. As mulheres heterozigotas para a vari-

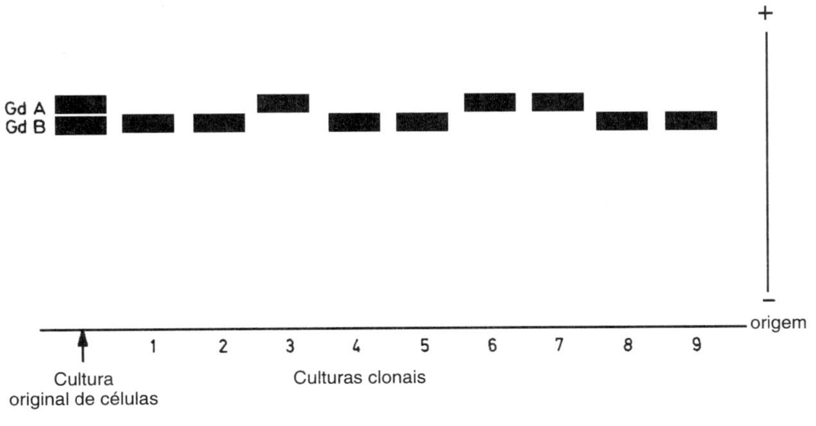

Fig. 2.57 Separação eletroforética dos componentes de G6PD em células, tratadas com ultra-som, de uma cultura de tecidos de uma mulher heterozigota com o genótipo Gd AB. A cultura original de células mostra os dois componentes de G6PD, Gd A e Gd B. Os clones são derivados de células isoladas ou de Gd A ou de Gd B, mas não de ambas. (De Harris 1980 [50])

edade ligada ao X desta doença têm duas populações de leucócitos, a normal e a anormal [100, 136]. Em muitas outras doenças ligadas ao X, foram feitas observações que são compatíveis com as previsões da hipótese de Lyon. Em algumas doenças, como a agamaglobulinemia ligada ao X (Bruton), há uma seleção contra as células nas quais o X portador da mutação é ativo.

Células nas Quais o Segundo Cromossomo X Não É Inativado [73, 74]. A cromatina de X torna-se visível por volta do 16.º dia, no estágio de blastocisto. É improvável que a inativação funcional ocorra muito mais cedo. Se um cromossomo X fosse *sempre* inativo, a diferença de fenótipos entre um homem normal (XY) e um com síndrome de Klinefelter (XXY), bem como entre mulheres normais (XX) e as pacientes com síndrome de Turner (45,X) teria que ter outra explicação que não a possibilidade de ação gênica total do cromossomo X antes da inativação. Existem boas evidências de que não ocorre nenhuma inativação nos ovócitos, bem como nas células germinativas masculinas. No camundongo, a enzima LDH é especificada por um gene autossômico, enquanto a G6PD, como nos humanos, o é por um gene ligado ao X. Nos zigotos 45,X a G6PD foi observada como tendo metade da atividade que nos ovócitos XX, enquanto a atividade da LDH era a mesma em ambos [28]. Este é um efeito de dosagem gênica previsto se ambos os cromossomos X estivessem ativos.

Um sistema humano de grupo sangüíneo, o Xg, tem um modo de herança ligado ao X. A hipótese de Lyon iria prever que as mulheres heterozigotas têm dois tipos distintos de hemácias, cada um portando apenas o antígeno determinado pelo cromossomo X ativo em sua célula precursora. Entretanto, ficou claro logo no início do estudo da inativação do X que esta previsão estava errada: não podiam ser detectadas duas populações diferentes de eritrócitos. Uma possibilidade era que o antígeno Xg não seja produzido pelas hemácias, mas sim captado do ambiente, por exemplo, do soro. A falsidade disto, porém, foi provada pela observação de uma quimera sangüínea (Seção 6.3.3) — uma mulher que tinha recebido células sangüíneas básicas de seu gêmeo dizigótico durante a vida embrionária, além das suas "próprias" hemácias. Algumas de suas hemácias eram O e Xg^a +, outras eram AB e Xg^a negativas. Se Xg tivesse vindo do soro, todas as células teriam que ter o mesmo tipo Xg, o tipo "próprio" da probanda.

Esta questão foi resolvida quando se demonstrou que o locus de Xg estava situado perto da ponta do braço curto do cromossomo X, e quando pelo menos um outro locus que está proximamente ligado ao Xg, o da enzima esteróide sulfatase, também havia escapado da inativação. A parte distal do braço curto do X humano *não* é inativada [104], pois, ao contrário do resto do X inativo, esta região se replica cedo.

Nos últimos anos, vários genes adicionais não-inativados têm sido descobertos e situados em Xp21.2-p22.1 e em Xp11, respectivamente, mas dois destes genes, RPS_4X e XIST, foram situados no braço longo. Este último é ativo apenas no X inativado e pode estar envolvido no próprio processo de inativação. Logo, a inativação não depende da posição dos genes, mas de alguma propriedade individual destes [21]. Os genes que não são inativados estão situados ao longo do cromossomo X. Por outro lado, um gene, o da ADP/ATP translocase, não é inativado, e está situado na região pseudo-autossômica. Entretanto, um homólogo quase idêntico em Xq13-q26 é inativado [110]. Aqui, a posição parece ser importante.

Há também fatores genéticos que influenciam a inativação.

Inativação do X e Cromossomos X Anormais [126]. Quando foram observados os primeiros cromossomos X anormais em humanos — como isocromossomos do braço longo, cromossomos em anel, ou deleções de partes do braço longo —, as regras de inativação pareceram simples. O X anormal era sempre inativado, deixando a célula com um X normal ativo. Duas hipóteses foram propostas para explicar este padrão específico de inativação. De acordo com a hipótese de seleção, os X normal e anormal foram originalmente inativados aleatoriamente do mesmo modo que dois X normais. As células com inativação do cromossomo X anormal seriam geneticamente muito desbalanceadas, e por este motivo teriam uma taxa mais baixa de multiplicação do que as células normais com inativação do cromossomo X normal. A segunda hipótese interpreta a inativação como uma propriedade inerente ao X anormal [87].

Enquanto isso, foram descobertas várias translocações com o envolvimento do cromossomo X, as quais mostraram que nenhuma destas duas hipóteses pode ser inteiramente correta. Existem três destes grupos de translocações: as com 46 cromossomos e uma translocação recíproca balanceada (praticamente todas do tipo X-autossomo), as com 46 cromossomos e uma translocação não-balanceada X-autossomo ou X/X; e as com 45 cromossomos e uma translocação X-autossomo não-balanceada. Aqui, apenas o primeiro grupo é considerado. As observações do segundo e terceiro basicamente confirmam as conclusões obtidas pelo primeiro.

Na maioria dos casos de tais translocações, o cromossomo X normal é inativado. O fenótipo é variável, dependendo da perturbação gênica. Foram observadas algumas famílias onde em um membro o X normal foi inativado; em outro membro, o X anormal. Por exemplo, em uma família a mãe tinha uma translocação balanceada X/21 (Fig. 2.58). Um cromossomo translocado foi formado dos braços longos de um X, o outro, dos braços curtos e de um n.º 21, estando o ponto de quebra próximo do centrômero. Nesta mulher, o cromossomo X normal foi inativado, como evidenciado por sua replicação tardia. Suas células mostraram uma cromatina de X. Sua filha tinha o grande cromossomo translocado, mas não o pequeno, e dois cromossomos X normais. Um destes últimos foi inativado, mas, ao contrário do caso da mãe, o cromossomo translocado também foi inativado. Logo, a compensação de dose foi obtida igualmente na mãe e na filha. Na filha, entretanto, a inativação foi além dos limites do X para o braço longo translocado do n.º 21, criando achados clínicos adicionais similares aos ocasionalmente descritos na monossomia do 21.

Este caso mostra que a hipótese na qual a inativação é determinada pela estrutura do X anormal nem sempre é verdadeira. Nesta família, entretanto, e em outras nas quais apenas um padrão de inativação foi encontrado, o padrão era o que deixa as células relativamente balanceadas geneticamente.

Os fenótipos anormais da maioria destes portadores de translocações balanceadas envolvendo o cromossomo X são marcantes, mas em todas as translocações balanceadas entre autossomos os portadores são normais. São possíveis duas explicações, dentre as quais as observações não são discriminativas. Ou a continuidade de uma certa região do braço longo é necessária para uma diferenciação totalmente feminina, e neste caso o fenótipo defeituoso seria devido a um efeito de posição, ou a inativação do mesmo X em todas as células é responsável pelo fenótipo anormal, possivelmente devido a hemizigose funcional de um gene recessivo. Possivelmente, um mecanismo ou o outro funcione em casos diferentes.

Uma outra observação é relevante para o mecanismo de inativação do X. Embora tenham sido observados muitos casos de isocromossomos i(Xq), apenas alguns casos de i(Xp) foram conhecidos, a despeito do fato de que tais casos devam ser produzidos com a mesma freqüência que a divisão anormal do centrôme-

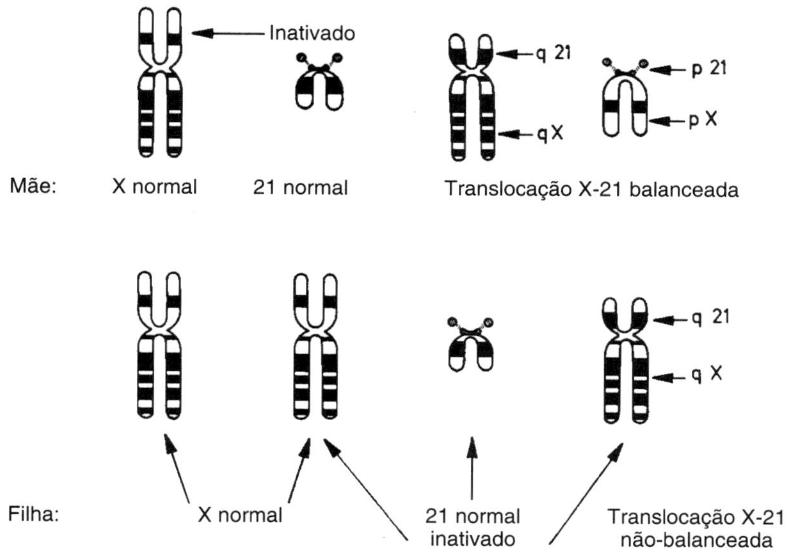

Fig. 2.58 Compensação de dose do X em uma mãe e uma filha com conjuntos diferentes de cromossomos X. A mãe tem dois cromossomos translocados, X/21, e um X normal que está inativado. A filha tem dois cromossomos X normais, um dos quais está inativado, e um cromossomo translocado, que também está inativado. (De Summit e cols. 1973 [124])

ro [120]. Por outro lado, as deleções Xq são observadas. Todas estas observações levam à hipótese de que existe um centro de inativação na parte proximal do braço longo do cromossomo X. Se este centro estiver presente no cromossomo anormal, ele pode ser inativado. Se estiverem presentes dois centros, como em translocações não-balanceadas de X, podem ser formadas duas cromatinas de X. Se não sobrar nenhum centro, como na maioria dos cromossomos i(Xp), não pode ocorrer inativação, e o zigoto, sendo funcionalmente trissômico para o braço curto do cromossomo X, como regra geral será muito desbalanceado e incapaz de um desenvolvimento normal. Em um estudo de três casos com uma deleção parcial de Xq, o centro de inativação foi localizado perto da borda entre a região proximal Q-escura e Q-clara (~q13) [128].

Algumas observações parecem mesmo indicar que o impulso de inativação criado por este centro pode se estender além dos limites do cromossomo X na direção do braço curto, mas não do braço longo. A Fig. 2.59 mostra os vários tipos de cromossomos X anormais, seus padrões de inativação e os fenótipos.

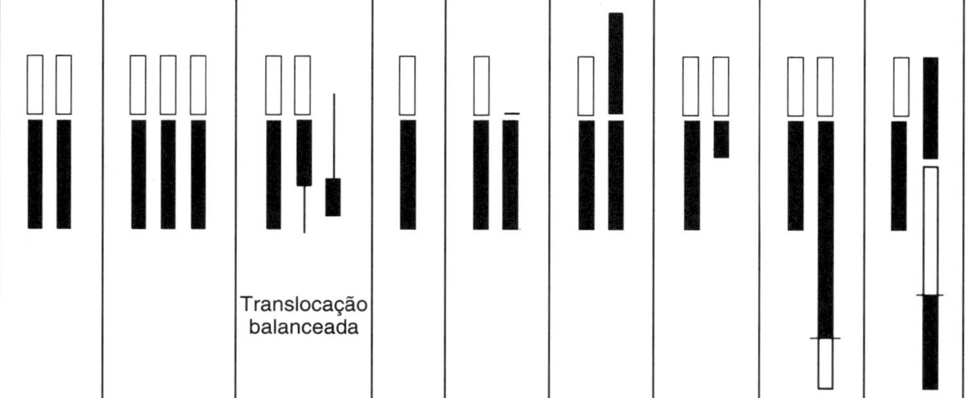

Constituição do cromossomo X			Translocação balanceada						
Nº de X p	2	3	2	1	1	1	2	3	Principalmente 3 Parcialmente 1
Nº de X q	2	3	2	1	2	3	Parcialmente 2 Parcialmente 1	Principalmente 3 Parcialmente 1	3
Geneticamente ativo:	Um X (aleatoriamente)		X em geral translocado	X normal					
Fenótipo	Normal	XXX	Normal ou síndrome de Turner	Síndrome de Turner			Síndrome de Turner parcial	Disgenesia gonadal sem sintomas de Turner	Disgenesia gonadal com sintomas de Turner

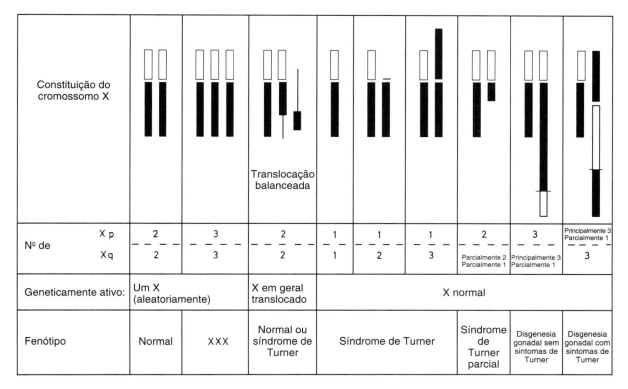

Fig. 2.59 Monossomia, dissomia e trissomia para partes diferentes do cromossomo X humano, seus padrões de inativação e seus efeitos fenotípicos. Em *preto*, os braços longos; em *branco*, os braços curtos. Esta figura é baseada na avaliação de vários casos relatados. Para um relato mais detalhado veja [130]. (De Therman e Pätau 1974) [126])

Têm sido relatados muito mais trabalhos sobre translocações X-autossomo em camundongos que em humanos. Alguns dados nesta espécie também apóiam a hipótese de que existe um centro de inativação. Pode até mesmo ser possível aumentar ou diminuir a atividade deste centro, conforme medido pelo grau de inativação de um segmento autossômico translocado para um X por experimentos de seleção.

Existem muitas hipóteses e alguns estudos sobre o mecanismo molecular da inativação do X. Até agora, entretanto, não podemos tirar conclusões definitivas.

2.2.4 Anomalias Cromossômicas e Abortos Espontâneos [66]

Incidência de Perda Pré-natal de Zigotos em Humanos. Cerca de 15% de todas as gestações em humanos terminam por abortos espontâneos reconhecíveis, definidos como término de gestação antes da 22.ª semana (peso do corpo do embrião: 500 g ou menos). Entretanto, existem boas evidências em humanos, bem como em outros animais, de que muito mais zigotos são perdidos em um estágio mais inicial do desenvolvimento. Em geral eles são gravemente malformados [66]. Parece que cerca de 50% de todas as concepções podem ser perdidas dentro das 2 primeiras semanas de desenvolvimento, antes que a gestação seja reconhecida [121]. Nos humanos, esta perda zigótica precoce em geral não é percebida.

Incidência de Anomalias Cromossômicas. Em 1961 foram descritos dois abortos com triploidia [23, 95], e em 1963 as duas primeiras séries de estudos citogenéticos sobre abortos [16] mostraram uma proporção altamente surpreendente de abortos cromossomicamente anormais. Nos anos seguintes foram publicadas muitas séries. Um levantamento menciona 3.714 amostras de séries não muito tendenciosas, 1.499 das quais (40,4%) tinham anomalias cromossômicas [66]. Havia uma variação considerável entre estas séries na fração de cariótipos anormais, provavelmente devida a fatores seletivos como idade materna, falhas na cultura de tecidos, ou idade gestacional, que eram o parâmetro mais importante. Na Fig. 2.60, os dados disponíveis foram divididos de acordo com a idade gestacional. A freqüência mais alta de abortos foi encontrada entre a 8.ª e 15.ª semanas de gestação, enquanto apenas 5% dos abortos ocorreram durante as últimas semanas de gestação. A freqüência relativamente baixa nas primeiras semanas é explicada pela retenção mais longa de embriões aberrantes no útero e pelo fato de tais gestações em geral não serem reconhecidas. Tomando 15% como incidência de abortos espontâneos perceptíveis entre todas as gestações reconhecidas, a perda zigótica pré-natal devida a anomalias cromossômicas pode ser estimada em cerca de 5 a 6%. Isto é cerca de 10 vezes mais que a incidência de anomalias cromossômicas entre nativivos (cerca de 0,5 a 0,6%; Seção 9.1.2.1). Além disso, este dado não inclui a perda de zigotos antes da implantação no útero. Existem agora boas evidências de várias fontes, incluindo experimentos de mutação (Seção 11.2), de que a perda pré-implantação deve ser ainda maior. Obviamente, o aborto espontâneo é um poderoso instrumento para a eliminação precoce de zigotos defeituosos.

Tipos de Anomalias Cromossômicas em Fetos Abortados. Com o início dos estudos de abortos, ficou óbvio que a distribuição de tipos de anomalias cromossômicas observada nos abortos

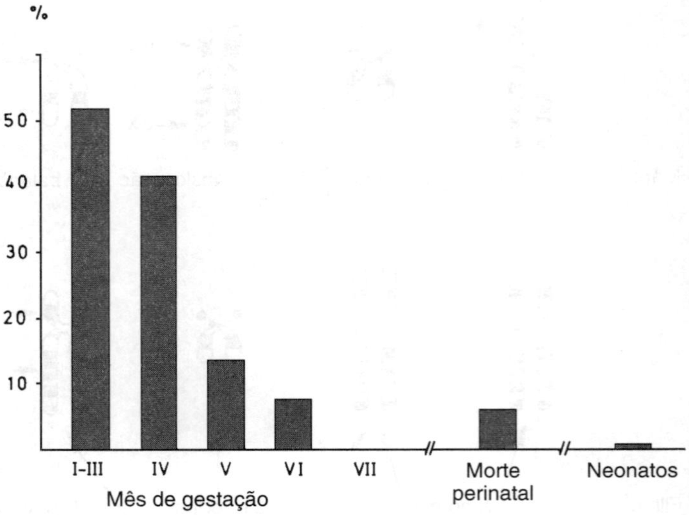

Fig. 2.60 Freqüência de anomalias cromossômicas entre 1.641 abortos espontâneos em relação à duração da gestação. É também mostrada a freqüência entre 675 crianças que morreram durante o período pré-natal e entre 59.749 neonatos. (Dados de vários autores; de Lauritsen 1976 [72])

difere da distribuição em neonatos. Algumas anomalias, tais como o tipo 45,X estão presentes em neonatos bem como em abortos. Outras, por exemplo as triploidias, levam quase sempre a abortos e são compatíveis com o nascimento de uma criança viva apenas em casos excepcionais (Seção 2.2.1). Outras, como a trissomia do 16, são observadas exclusivamente em fetos abortados. Creasy e cols. [18] publicaram dados claros:

Foi estudado um total de 2.607 supostos abortos espontâneos. Em virtude de vários problemas técnicos e de outra ordem, os cromossomos puderam ser estudados em menos de metade deles. Isto pode ter introduzido algumas tendenciosidades.

Dos 941 abortos isolados, 287 (30,5%) eram cromossomicamente anormais. O Quadro 2.9 mostra as freqüências dos principais grupos de trissomias. Metade era primariamente de trissomias autossômicas, quase um quarto de monossomias do X, e um oitavo eram poliplóides. Os restantes eram principalmente monossomias e translocações. Foi descoberto um total de 183 trissomias (Quadro 2.9). Foram observados cromossomos adicionais mais freqüentemente para o cromossomo 16 e para os cromossomos 21, 15 e 22. Não foram detectados exemplos de cromossomos extra 1, 5, 6, 7, 11, 12, 17 ou 19. Entre as 36 gestações de gêmeos, foi possível a cariotipagem em 26 casos em pelo menos um gêmeo. Não foram encontradas anomalias cromossômicas.

Fenótipos dos Abortos. Existiam diferenças fenotípicas significativas entre os conceptos com vários complementos cromossômicos. A presença de um cromossomo 2 ou 3 extra, por exemplo, pode ser incompatível com a formação de um embrião e leva à produção de um saco vazio.

A trissomia do 9 parece resultar em um desenvolvimento embrionário limitado e anormal. Isto está de acordo com a observação ocasional de neonatos vivos mas gravemente malformados (Seção 2.2.1). Um certo desenvolvimento embrionário, embora com malformações, parece ser compatível com todos os tipos de trissomia D. A trissomia do 16, por outro lado, leva a uma grave e precoce perturbação do desenvolvimento. São observados um saco vazio e embriões muito desorganizados na maioria dos casos. Em contraste, a trissomia do 18 causa muito menos perturbação, novamente compatível com a sobrevivên-

Quadro 2.9 Freqüências de diferentes trissomias autossômicas em fetos abortados (porcentagem em 183 casos; de Creasy e cols. 1976 [18])

1	—
2	4,48
3	1,12
4	1,90
5	—
6	0,53
7	1,60
8	3,72
9	3,72
10	2,13
11	—
12	—
13	2,36
14	6,50
15	10,04
16	32,11
17	—
18	5,58
19	—
20	1,90
21	12,54
22	9,76
Total	99,99

cia relativamente mais freqüente na vida pós-natal. Dos dois tipos de trissomia G, a trissomia do 21 é compatível com um melhor desenvolvimento que a trissomia do 22. Entretanto, os autores avaliam, a partir de seus próprios dados e dos da literatura, que mais de 60% de todos os zigotos com trissomia do 21 são abortados!

A mais ampla variabilidade de manifestações fenotípicas foi encontrada neste estudo — bem como em muitos outros — entre os zigotos 45,X que constituem o cariótipo mais freqüente entre todos os abortos observados. Desde embriões aparentemente normais até sacos vazios, foi observada uma ampla gama de fenótipos. São característicos os higromas, ou seja, um espessamento edematoso do tecido, também observado em neonatos vivos 45,X (Seção 2.2.3).

Os 12 triplóides eram principalmente embriões e fetos com várias malformações (Seção 2.2.1). Em contraste com isso, os tetraplóides eram quase sempre sacos vazios intactos, dois deles com cavidades amnióticas anormais.

Em uma coleção de 3.714 abortos de estudos recentes [121], um pouco mais da metade dos cariótipos anormais eram trissomias, cerca de 20% monossomias, uns 18% poliploidias, uns 3% anomalias estruturais, e o restante outras. Todos os tipos de trissomias, exceto a do 1, foram observadas, embora com freqüências muito variáveis. Estas freqüências levaram a muitos cálculos [121] sobre a freqüência geral de anomalias numéricas (trissomias e monossomias juntas). Caso se admitisse que as monossomias e trissomias de todos os autossomos ocorressem com freqüências idênticas, e caso a eliminação bem inicial contribuísse com freqüências desiguais de abortos, cerca de 10 a 30% de todos os zigotos humanos teriam anomalias cromossômicas na concepção. Até certo ponto, tais especulações são corroboradas pelos resultados dos estudos cromossômicos em espermatozóides humanos [76]. Entre 6.821 complementos cromossômicos de espermatozóides foi encontrada uma freqüência geral de 3,9% de aneuploidias — 3,3% hipoaplóides e 0,7% hiperaplóides. Os hipoaplóides podem ser explicados em parte por artifícios. Entretanto, esta explicação dificilmente se aplica aos hiperaplóides. Para estes, as freqüências relativas de envolvimento de autossomos individuais não se desviou muito das expectativas, supondo-se a mesma probabilidade de não-disjunção para todos os autossomos. Os hiperaplóides de X e de Y eram muito mais comuns que o esperado [76]. Para os aneuplóides produzidos durante a ovocitogênese não há disponibilidade de tais dados. É bem conhecido, entretanto, que a não-disjunção durante a ovocitogênese é muito mais comum (ou leva a zigotos com muito mais freqüência) que a não-disjunção durante a espermatogênese (Seção 9.2.1). Por outro lado, é duvidoso se as observações em ovócitos humanos artificialmente fertilizados in vitro (dois terços com anomalias cromossômicas [2]) podem ser vistas como representativas da situação normal.

Algumas Conclusões. Um certo número de conclusões pode ser tirado dos estudos de cromossomos em abortos. Vários cromossomos participam em proporções desiguais da perda geral zigótica reconhecível. Este padrão não-aleatório torna-se especialmente óbvio quando os números e porcentagens de trissomias autossômicas são comparados. Estes achados não indicam diferenças nas taxas de não-disjunção durante a meiose ou durante as primeiras clivagens. Entretanto, um risco maior de não-disjunção é provável para os cinco pares acrocêntricos dos grupos D e G, bem como para os cromossomos X e Y. As aparentes diferenças nas freqüências de trissomias em relação aos autossomos restantes podem ser facilmente causadas pelas diferentes épocas de morte do embrião. Por exemplo, se a trissomia do 1 levar à morte antes ou durante a formação da mórula, todas as trissomias do 1 não serão percebidas. A variabilidade fenotípica pode ser ampla mesmo entre os grupos de zigotos citogeneticamente uniformes. Ela é especialmente marcante entre zigotos com cariótipos diferentes. Algumas, como a trissomia do 21, são "quase perdas". Outras, por exemplo, a trissomia do 16, não são compatíveis nem mesmo com os estágios iniciais do desenvolvimento embrionário e são, portanto, invariavelmente letais. A Fig. 2.61 apresenta uma estimativa aproximada da proporção de zigotos eliminados até o nascimento por anomalias cromossômicas. A comparação de abortos aneuplóides, juntamente com as culturas de tecidos dos portadores sobreviventes de aneuploidias, usando análise bioquímica e morfológica pode, portanto, tornar-se um instrumento importante para a elucidação da regu-

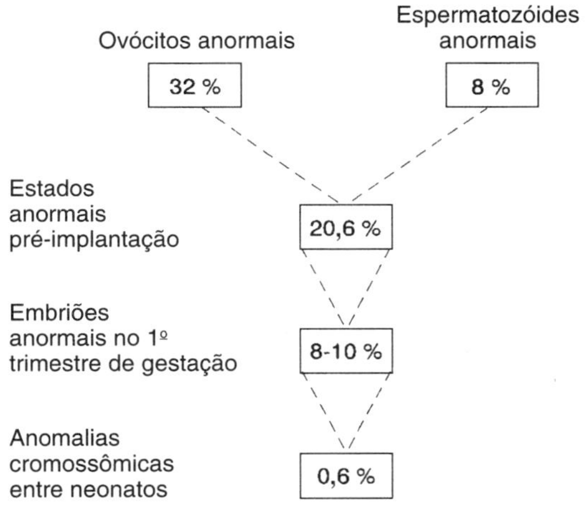

Fig. 2.61 Freqüências aproximadas de células germinativas e embriões com anomalias cromossômicas em várias etapas do desenvolvimento até o nascimento.

lação genética durante o desenvolvimento embrionário. Este tópico é visto em detalhe na Seção 8.4.3.

Conclusões

O complemento cromossômico humano diplóide normal tem 23 pares de cromossomos, 22 pares de autossomos e um par de cromossomos sexuais (XX nas mulheres, XY nos homens). Cada cromossomo pode ser individualmente identificado com métodos apropriados. Um número crescente de anomalias de desenvolvimento em humanos tem sido explicado pelos desvios de número ou estrutura dos cromossomos. Uma grande maioria de anomalias cromossômicas dos autossomos leva a abortos espontâneos. A trissomia do 21 (síndrome de Down) é a única anomalia autossômica numérica que sobrevive até a vida adulta. Seu fenótipo característico inclui um grave retardo mental. A maioria das anomalias de cromossomos sexuais leva a características fenotípicas brandas e são relativamente comuns na população humana.

Bibliografia

1. Aller V, Albisqueta JA, Perez A, Martin MA, Goday C, Del Mazo J (1975) A case of trisomy 8 mossaicism 47, XY, + 8/46. XX. Clin Genet 7 : 232-237
2. Angell RR, Hitken RJ, van Look PFA, Lumsden MA, Templeton AA (1983) Chromosome abnormalities in human embryos after in vitro fertilization. Nature 303 : 336-338
3. Arnold J (1879) Beobachtungen über Kernteilungen in den Zellen der Geschwülste. Virchows Arch Pathol Anat 78 : 279
4. Barr ML, Bertram LF (1949) A morphological distinction between neurones of the male and the female and the behavior of the nucleolar satellite during accelerated nucleoprotein synthesis. Nature 163 : 676-677
5. Beutler E (1963) Autosomal inactivation. Lancet 1 : 1242
6. Beutler E, Yeh M, Fairbanks VF (1962) The normal human female as a mosaic of X chromosome activity: studies using the gene for G-6-PD as a marker. Proc Natl Acad Sci USA 48 : 9
7. Böök JA, Santesson B (1960) Malformation syndrome in man associated with triploidy (69 chromosomes). Lancet 1 : 858-859
8. Born G, Grützner P, Hemminger HJ (1976) Evidenz für eine Mosaikstruktur der Netzhaut bei Konduktorinnen für Dichromasie. Hum Genet 32 : 189-196
9. Boué A, Gallano P (1984) A collaborative study of the segregation of inherited chromosome structural rearrangements in 1356 prenatal diagnoses. Prenat Diagn 4 : 45-67
10. Bridges CB (1916) Non-disjunction as proof on the chromosome theory of heredity. Genetics 1 : 1-52, 107-163
11. Bross K, Dittes H, Krone W, Schmid M, Vogel W (1973) Biochemical and cytogenetic studies on the nucleolus organizing regions (NOR) of man. I. Comparison of trisomy 21 with balanced translocations t(DqGq). Hum Genet 20 : 223-229
12. Burgoyne PS (1986) Mammalian X and Y crossover. Nature 319 : 258-259
13. Caspersson T, de la Chapelle S, Foley GE, Kudynowski J, Modest EJ, Simonsson E, Wagh V, Zech L (1968) Chemical differentiation along metaphase chromosomes. Exp Cell Res 49 : 219
14. Chandley AC (1988) Meiosis in man. Trends Genet 4 : 79-83
15. Chang EY, Gartler SM (1994) A fluorescent in situ hybridization analysis of X chromosome pairing in early human female meiosis. Hum Genet 94 : 389-394
16. Clendenin TM, Benirschke K (1963) Chromosome studies on spontaneous abortions. Lab Invest 12 :1281-1292
17. Collman RD, Stoller A (1963) A life table for mongols in Victoria, Australia. J Ment Defic Res 7 : 53
18. Creasy MR, Crolla JA, Alberman ED (1976) A cytogenetic study of human spontaneous abortions using banding techniques. Hum Genet 31 : 177-196
19. Davidson WM, Smith DR (1954) The nuclear sex of leucocytes. In: Overzier (ed) Intersexuality. Academic, New York, pp 72-85
20. Davies KE (1981} The applications of DNA recombinant technology to the analysis of the human genome and genetic disease. Hum Genet 58 : 351-357
21. Davies KE (1991) The essence of inactivity. Nature 349 : 15-16
22. De Wolff E, Schärer K, Lejeune J (1962) Contribution à l'étude des jumeaux mongoliens. Un cas de monozygotisme hétérocaryote. Helv Paediatr Acta 17 : 301-328
23. Delhanty JA, Ellis JR, Rowley PT (1961) Triploid cells in a human embryo. Lancet 1 : 1286
24. Dittes H, Krone W, Bross K, Schmid M, Vogel W (1975) Biochemical and cytogenetic studies on the nucleolus organizing regions (NOR) of man. II. A family with the 15/21 translocation. Hum Genet 26 : 47-59
25. Dutrillaux B, Lejeune J (1975) New techniques in the study of human chromosomes: methods and applications. Adv Hum Genet 5 : 119-156
26. Dutrillaux B, Laurent C, Robert JM, Lejeune J (1973) Inversion péricentrique, inv (10), chez la mère et aneusomie de recombinaison, inv (10), rec (10), chez son fils. Cytogenet Cell Genet 12 : 245-253
27. Edwards JH, Harnden DG, Cameron AH, Crosse VM, Wolff OH (1960) A new trisomic syndrome. Lancet 1 : 787
28. Epstein CJ (1969) Mammalian oocytes: X chromosome activity. Science 163 : 1078
29. Epstein CJ (1986) The consequences of chromosome imbalance: principles, mechanisms and models. Cambridge University Press, New York

29a. Ferguson-Smith MA, Goodfellow PN (1995) SRY and primary sex-reversal syndromes. In: Scriver CR, Beaudet AL, Sly WS, Valle D (eds) The metabolic and molecular bases of inherited disease. McGraw-Hill, New York, pp 739-748

30. Flemming W (1882) Beiträge zur Kenntnis der Zelle und ihrer Lebenserscheinungen. III. Arch Mikrosk Anat 20 : 1
31. Ford CE, Hamerton JL (1956) The chromosomes of man. Nature 178 : 1020-1023
32. Ford CE, Miller OJ, Polani PE, de Almeida JC, Briggs JH (1959) A sex-chromosome anomaly in a case of gonadal dysgenesis (Turner's syndrome). Lancet 1 : 711-713
33. Fraccaro M, Kaijser K, Lindsten J (1960) Chromosomal abnormalities in father and mongoloid child. Lancet 1 : 724-727
34. Fraccaro M, Lindsten J, Ford CE, Iselius L et al (1980) The 11 q; 22 q translocation: a European collaborative analysis of 43 classes. Hum Genet 56 : 21-51
35. Franceschetti, Klein (1964) In: Becker PE (ed) Humangentik. Thieme, Stuttgart
36. Francke U (1994) Digitized and differentially shaded human chromosome ideograms for genomic applications. Cytogenet Cell Genet 65 : 206-219
37. Francke U, Ochs HD, de Martinville B et al (1985) Minor Xp21 chromosome deletion in a male associated with expression of Duchenne muscular dystrophy, chronic granulomatous disease, retinitis pigmentosa and McLeod syndrome. Am J Hum Genet 37 : 250-267
38. Gartler SM, Sparkes RS (1963) The Lyon-Beutler hypothesis and isochromosome X patients with the Turner syndrome. Lancet 2 : 411
39. Gebhard (1970) In: Vogel F, Röhrborn G (eds) Chemical mutagenesis in mammals and man. Springer, Berlin Heidelberg New York
40. German J (1979) Roberts' syndrome. I. Cytological evidence for a disturbance in chromatid pairing. Clin Genet 16 : 441-447
41. German J, Archibald R, Bloom D (1965) Chromosomal breakage in a rare and probably genetically determined syndrome of man. Science 148 : 506
42. Goodpasture C, Bloom SE (1975) Visualization of nucleolar organizer regions in mammalian chromosomes using silver staining. Chromosoma 53 : 37-50
43. Greenstein RM, Reardon MP, Chan TS (1977) An X-autosome translocation in a girl with Duchenne muscular dystrophy (DMD): evidence for DMD gene location. Pediatr Res 11 : 457
44. Habedank M, Rodewald A (1982) Moderate Down's syndrome in three siblings having partial trisomy 21 q22.2 and therefore no SOD-1 excess. Hum Genet 60 : 74-77
45. Hagemeijer A, Smit EME (1977) Partial trisomy 21. Further evidence that trisomy of band 21 q22 is essential for Down's phenotype. Hum Genet 38 : 15-23
46. Haldane JBS (1936) A search for incomplete sex linkage in man. Ann Eugen 7 : 28-57
47. Hamerton JL (1968) Robertsonian translocation in man. Evidence for prezygotic selection. Cytogenetics 7 : 260-276
48. Hamerton JL (1971) Human cytogenetics, vol 1/2. Academic, New York
49. Harnden DG, Lindsten JE, Buckton K, Klinger HP (1981) An international system for human cytogenetic nomenclature. High resolution banding. Birth Defects 17(5)

50. Harris H (1980) The principles of human biochemical genetics, 4th edn. North-Holland, Amsterdam
51. Heberer G (1940) Die Chromosomenverhältnisse des Menschen. In: Just G (ed) Handbuch der Erbbiologie des Menschen, vol 1. Springer, Berlin, pp 2-30
52. Hsu TC (1952) Mammalian chromosomes in vitro. I. The karyotype of man. J Hered 43 : 167
53. Hsu TC, Pomerat CM (1953) Mammalian chromosomes in vitro. II. A method for spreading the chromosomes of cells in tissue culture. J Hered 44 : 23-29
54. Jacobs PA (1977) Human chromosome heteromorphisms (variants). Prog Med Genet [New Ser] 2 : 251-274
55. Jacobs PA, Morton NE (1977) Origin of human trisomy: a study of heteromorphism and satellite asssociations. Ann Hum Genet 45 : 357-365
56. Jacobs PA, Strong JA (1959) A case of human intersexuality having a possible XXY sex-determining mechanism. Nature 183 : 302-303
57. Jacobs PA, Baikie AG, MacGregor TN, Harnden DG (1959) Evidence for the existence of the human "superfemale." Lancet 2 : 423-425
58. Jacobsen P, Mikkelsen M, Rosleff F (1974) The trisomy 8 syndrome: report of two further cases. Ann Genet (Paris) 17 : 87-94
59. Johannisson R, Gropp A, Winking H, Coerdt W, Rehder H, Schwinger E (1983) Down's syndrome in the male. Reproductive pathology and meiotic studies. Hum Genet 63 : 132-138
59a. Jorgensen AL, Philip J, Raskind WH, Matsushita M, Christensen B, Dreyer V, Motulsky AG (1992) Different patterns of x-inactivation in monozygotic twins discordant for red-green color vision deficiency. Am J Hum Genet 51 : 291-298
60. Kaiser P (1988) Pericentric inversions: their problems and clinical significance. In: Daniel (ed) The cytogenetics of mammalian autosomal rearrangements. Wiley, New York, pp 163-247
61. Kakati S, Nihill M, Sinah A (1973) An attempt to establish trisomy 8 syndrome. Hum Genet 19 : 293-300
62. Koske-Westphal T, Passarge E (1974) Die Chromosomen des Menschen und ihre Untersuchung in somatischen Zellen. In. Vogel F (ed) Erbgefüge. Springer, Berlin Heidelberg New York, pp 261-323 (Handbuch der allgemeinen Pathologie, vol 9)
63. Kuhn TS (1962) The structure of scientific revolutions. University of Chicago Press, Chicago
64. Kurilo LF (1981) Oogenesis in antenatal development in man. Hum Genet 57 : 86-92
65. Latt SA (1973) Microfluorometric detection of deoxyribonucleic acid replication in human metaphase chromosomes. Proc Natl Acad Sci USA 70 : 3395-3399
66. Lauritsen JG (1977) Genetic aspects of spontaneous abortion. Laegeforeninges, University of Aarhus
67. Lauritsen JG, Bolund L, Friedrich U, Therkelsen AL (1979) Origin of triploidy in spontaneous abortuses. Ann Hum Genet 43 : 1-6
68. Lejeune J, Berger R (1965) Sur deux observations familiales de translocations complexes. Ann Genet (Paris) 8 : 21-30
69. Lejeune J, Gautier M, Turpin MR (1959) Étude des chromosomes somatiques de neuf enfants mongoliens. C R Acad Sci (Paris) 248 : 1721-1722
70. Lejeune J, Lafourcade J, Berger R, Vialatte J, Roeswillwald M, Seringe P, Turpin R (1963) Trois cas de délétion partielle du bras court d'un chromosome 5. C R Acad Sci (Paris) 257 : 3098-3102
71. Lifschytz E, Lindsley DL (1972) The role of X-chromosome inactivation during spermatogenesis. Proc Natl Acad Sci USA 69 : 182-186
71a. Linder A, Gartler SM (1965) Glucose-6-phosphate dehydrogenase mosaicism: utilization as a cell marker in the study of leiomas. Science 150 : 67-69
72. Lyon MF (1961) Gene action in the X-chromosome of the mouse. Nature 190 : 372-373
73. Lyon MF (1961) Gene action in the X-chromosome of mammals including man. In Gredda CL (ed) Proceedings of the 2 nd International Conference of Human Genetics. Rome, August 1961, pp 1228-1229
74. Lyon MF (1968) Chromosomal and subchromosomal inactivation. Annu Rev Genet 2 : 31-52
75. Lyon MF (1988) X-chromosome inactivation and the location and expression of X-linked genes. Am J Hum Genet 42 : 8-16
76. Martin RH, Rademaker A (1990) The frequency of aneuploidy among individual chromosomes in 6821 human sperm chromosome complements. Cytogenet Cell Genet 53 : 103-107
77. McFadden DE, Kalousek DK (1991) Two different phenotypes of fetuses with chromosomal triploidy: correlation with paternal origin of the extra haploid set. Am J Med Genet 38 : 535-538
78. McKusick VA (1995) Mendelian inheritance in man, 11th edn. Johns Hopkins University Press, Baltimore
79. Mikelsaar A-V, Schmid M, Krone W, Schwarzacher HG, Schnedl W (1977) Frequency of agstained nucleolus organizer regions in the acrocentric chromosomes of man. Hum Genet 31 : 13-17
79a. Mitelman F (ed) (1995) An international system for human cytogenetic nomenclature. Recommendations of the International Standing Committee on Human Cytogenetic Nomenclature. Karger, Basel, p 114
80. Moorhead PS, Nowell PC, Mellman WJ, Battips DM, Hungerford DA (1960) Chromosome preparations of leukocytes cultured from human peripheral blood. Exp Cell Res 20 : 613-616
81. Morgan TH (1910) Sex-limited inheritance in drosophila. Science 32 : 120-122
82. Morton NE, Lindsten J, Iselius L, Yee S (1982) Data and theory for a revised chiasma map of man. Hum Genet 62 : 266-270
83. Nagakome Y, Limura K, Tangiuchi K (1973) Points of exchange in a human no. 5 ring chromosome. Cytogenet Cell Genet 12 : 35-39
84. Niebuhr E (1974) Triploidy in man. Hum Genet 21 : 103-125
85. Nowakowski H, Lenz W, Parada J (1959) Diskrepanz zwischen Chromatinbefund und genetischem Geschlecht beim Klinefelter-Syndrom. Acta Endocrinol (Copenh) 30 : 296-320
86. Nowell PC, Hungerford DA (1960) A minute chromosome in human chronic granulocytic leukemia. Science 132 : 1497
87. Ohno S (1967) Sex chromosomes and sex-linked genes. Springer, Berlin Heidelberg New York
88. Ohno S, Makino S (1961) The single-X nature of sex chronatin in man. Lancet 1 : 78-79
89. Ohno S, Kaplan WD, Kinosita R (1959) Formation of the sex chromatin by a single X chromosome in liver cells of Rattus norvegicus. Exp Cell Res 18 : 415-418
90. Pachmann U, Rigler R (1972) Quantum yield of acridines interacting with DNA of defined base sequence. Exp Cell Res 72 : 602
91. Painter TS (1923) Studies in mammalian spermatogenesis. II. The spermatogenesis of man. J Exp Zool 37 : 291-321
92. Paris Conference (1972) Standardization in human cytogenetics (1971). Cytogenetics 11 : 313-362
93. Passarge E, Fries E (1973) X-chromosome inactivation in X-linked hypohidrotic ectodermal dysplasia. Nature [New Biol] 245 : 58-59
94. Patau K, Smith DW, Therman E, Inhorn SL, Wagner HP (1960) Multiple congenital anomaly caused by an extra chromosome. Lancet 1 : 790-793
95. Penrose LS, Delhanty JDA (1961) Triploid cell cultures from a macerated foetus. Lancet 1 : 126l
96. Penrose LS, Smith GF (1966) Down's anomaly. Churchill, London
97. Polani PE (1962) Sex chromosome abnomalies in man. In: Hamerton JL (ed) Chromosomes in medicine. Heinemann, London, pp 73-139
98. Polani PE, Bishop PMF, Lennox B, Ferguson-Smith MA, Stewart JSS, Prader A (1958) Color vision studies in the X-chromosome constitution of patients with Klinefelter's syndrome. Nature 182 : 1092-1093
99. Polani BE, Briggs JH, Ford CE, Clarke CM, Berg JM (1960) A mongol child with 46 chromosomes. Lancet 1 : 721-724
100. Quie PG, White JG, Holmes B, Good RA (1967) In vivo bactericidal capacity of human polymorphonuclear leucocytes: diminished activity in chronic granulomatous disease of childhood. J Clin Invest 46 : 668-679
101. Rappold GA (1993) The pseudoautosomal regions of the human sex chromosomes. Hum Genet 92: 315-324
102. Richards CS, Watkins SC, Hoffman EP et al (1990) Skewed X in activation in a female MZ twin results in Duchenne muscular dystrophy. Am J Hum Genet 46 : 672-681
103. Richards BW (1969) Mosaic mongolism. J Ment Defic Res 13 : 66-83
104. Ropers HH, Migl B, Zimmer J, Fraccaro M, Maraschio PP, Westerveld A (1981) Activity of steroid sulfatase in fibroblasts with numerical and structural X chromosome aberrations. Hum Genet 57 : 345-356
105. Rouyer F, Simmler MC, Johnsson C, Vergnaud G, Cooke HJ, Weissenbach J (1986) A gradient of sex linkage in the pseudoautosomal region of the human sex chromosomes. Nature 319 : 291-295
106. Rudok E, Jacobs PA, Yanaginachi R (1978) Direct analysis of the chromosome constitution of human spermatozoa. Nature 274 : 911-913
107. Ruzicka F (1973) Über die Ultrastruktur menschlicher Metaphase-Chromosomen. Hum Genet 17 : 137-144
108. Saitoh Y, Laemmli UK (1994) Bands arise from a differential folding path of the highly AT-rich scaffold. Cell 76 : 609-622
109. Schaefer MSD (1983) Segregation and Pathologie autosomaler familiärer Translokationen beim Menschen. Medical dissertation, University of Kaiserslautern
110. Schiebel K, Weiss B, Woehrle D, Rappold G (1993) A human pseudoautosomal gene, ADP/ATP translocase, escapes X-inactivation whereas a homologue on Xq is subject to X-inactivation. Nat Genet 3 : 82-87

111. Schinzel A (1984) Catalogue of unbalanced chromosome aberrations in man. De Gruyter, Berlin
112. Schleiermacher E, Schliebitz U, Steffens C (1974) Brother and sister with trisomy 10 p: a new syndrome. Hum Genet 23 : 163-172
113. Schmickel RD (1986) Contiguous gene syndromes: a component of recognizable syndromes. J Pediatr 109 : 231-241
114. Schnedl W (1978) Structure and variability of human chromosomes analyzed by recent techniques. Hum Genet 41 : 1-10
115. Schroeder TM (1970) In: Vogel F, Röhrborn G (eds) Chemical mutagenesis in mammals and man. Springer, Berlin Heidelberg New York
116. Schroeder TM, Anschütz F, Knopp A (1964) Spontane Chromosomenaberrationen bei familiärer Panmyelopathie. Hum Genet 1 : 194-196
117. Schwarzacher HG (1970) Die Ergebnisse elektronenmikroskopischer Untersuchungen an somatischen Chromosomen des Menschen. Hum Genet l0 : 195-208
118. Schwarzacher HG, Wachtler F (1983) Nucleolus organizer regions and nucleoli. Hum Genet 63 : 89-99
119. Schwarzacher HG, Wolf U (1974) Methods in human cytogenetics. Springer, Berlin Heidelberg New York
120. Simpson JL (1976) Disorders of sexual differentiation. Etiology and clinical delineation. Academic, New York
121. Sperling K (1984) Frequency and origin of chromosome abnormalities in man. In: Obe B (ed) Mutation in man. Springer, Berlin Heidelberg New York, pp 128-146
122. Sperling K, Rao PN (1974) The phenomenon of premature chromosome condensation: its relevance to basic and applied research. Humangenetik 23 : 235-258
123. Stern C (1959) The chromosomes of man. J Med Educ 34: 301-314
124. Summitt RL, Martens PR, Wilroy RS (1973) X-autosome translocation in normal mother and effectively 2l-monosomic daughter. J Pediatr 84 : 539-546
125. Taylor JH (1960) Asynchronous duplication of chromosomes in cultured cells of Chinese hamster. J Biophys Biochem Cytol 7 : 455-464
126. Therman E, Patau K (1974) Abnormal X chromosomes in man. Origin, behavior and effects. Hum Genet 25 : 1-16
127. Therman E, Susman M (1993) Human chromosomes. Structure, behavior, effects, 3rd edn. Springer Verlag New York Heidelberg Berlin
128. Therman E, Sarto GE, Palmer CG, Kallio H, Denniston C (1979) Position of the human X inactication center on Xp. Hum Genet 50 : 59-64
129. Therman E, Susman B, Denniston C (1989) The nonrandom participation of human acrocentric chromosomes in Robertsonian translocations. Ann Hum Genet 53 : 49-65
130. Therman E, Laxova R, Susman B (1990) The critical region of the human Xq. Hum Genet 85 : 455-461
131. Tjio HJ, Levan A (1956) The chromosome numbers of man. Hereditas 42 : 1-6
132. Tommerup N (1993) Mendelian cytogenetics. Chromosome rearrangements associated with mendelian disorders. J Med Genet 30 : 713-727
133. Van den Berg DJ, Francke U (1993) Roberts syndrome: a review of 100 cases and a new rating system for severity. Am J Med Genet 47 : 1104-1123
134. Von Winiwarter H (1912) Études sur la spermatogenèse humaine. I. Cellule de Sertoli. II. Hétérochromosome et mitoses de l'épithelium seminal. Arch Biol (Liege) 27 : 91-189
135. Waardenburg PJ (1932) Das menschliche Auge und seine Erbanlagen. Bibliogr Genet 7
136. Windhorst DB, Holmes B, Good RA (1967) A newly defined X-linked trait in man with demonstration of the Lyon effect in carrier females. Lancet 1 : 737-739
137. Yunis JJ (1981) Mid-prophase human chromosomes. The attainment of 2000 bands. Hum Genet 56 : 293-298
138. Zankl H, Zang KD (1974) Quantitative studies on the arrangement of human metaphase chromosomes. II. The association frequency of human acrocentric marker chromosomes. Hum Genet 23 : 259-265

3 O Genoma Humano: Genes e DNA

In nature's infinite book of secrecy, a little I can read.

W. Shakespeare, Anthony and Cleopatra

3.1 Organização do Material Genético em Cromossomos Humanos

Nas primeiras duas décadas das pesquisas modernas sobre cromossomos humanos, foram estudados muitos aspectos da organização do material genético. Entretanto, havia poucas informações concretas sobre como este conhecimento podia ser integrado a informações de biologia molecular no modelo molecular do cromossomo. Mais recentemente, entretanto, especialmente desde o início da "nova genética" na década de 70, novas informações se acumularam rapidamente. No momento, estão emergindo as respostas para muitas dúvidas consideradas sem resposta até há poucos anos. Nesta seção apresentaremos uma visão geral. A nova genética teve um impacto em muitos aspectos da genética humana. Voltaremos a estes resultados em muitas das seções posteriores.

3.1.1 Estrutura da Cromatina

3.1.1.1 DNA de Cópia Única e Repetitivo

Muito DNA em um Genoma Humano? Logo após o código genético ter sido decifrado no início da década de 60, os cientistas ficaram impressionados com a abundância de DNA nas células eucarióticas. De acordo com vários estudos, o conteúdo de DNA de uma célula humana diplóide é da ordem de $7{,}3 \times 10^{-12}$ g (faixa de 6,6 a 8,0). Com base nos pesos moleculares, pode-se calcular que um par de nucleotídeos de adenina e timina (A=T) tem um peso de $1{,}025 \times 10^{-21}$ g, enquanto um par de nucleotídeos de guanina e citosina (G≡C) pesa $1{,}027 \times 10^{-21}$ g. Logo, o conjunto total diplóide tem cerca de $7{,}1 \times 10^{9}$ pares de nucleotídeos:

$$\frac{7{,}3 \times 10^{-12}}{1{,}026 \times 10^{-21}} = 7{,}1 \times 10^{9}$$

Se este DNA consistisse em genes estruturais codificando proteínas, e se uma proteína média, como os genes de hemoglobina, fosse composta de cerca de 150 aminoácidos, 6 a 7 milhões de genes poderiam ser acomodados no genoma humano [113, 114]. Este dado é tido como muito alto em cerca de duas ordens de grandeza. As seqüências "informativas" de DNA são intercaladas com trechos que *não* são traduzidos em uma seqüência de aminoácidos (ver adiante). Alguns têm uma função específica; outros ainda não tiveram uma função detectada e permanecem objeto de especulações.

DNA Repetitivo [89, 90]. Um importante desenvolvimento foi a descoberta de que o DNA de organismos superiores contém uma grande proporção de seqüências de DNA repetitivo. Quando o DNA é isolado e cortado em fragmentos de tamanhos mais ou menos iguais, a estrutura bifilamentar pode ser separada em filamentos únicos por aquecimento na presença de soluções salinas. Eles se movem livremente e se encontram aleatoriamente. Quando a temperatura é diminuída, os filamentos isolados encontram seus parceiros complementares e se juntam para formar filamentos de dupla hélice de DNA. Este procedimento oferece um método simples para identificar filamentos complementares de DNA.

Quando o DNA bacteriano é desnaturado pelo calor por este método, e uma fração de novas duplas hélices de DNA é registrada em relação à concentração de moléculas (C_0) e o tempo da reação (t) a relação é linear. A plotagem logarítmica nos dá uma curva sigmóide, a curva C_0t (Fig. 3.1). Um experimento semelhante com fragmentos de DNA humano (aproximadamente 600 bases de comprimento) leva a uma curva totalmente diferente. Imediatamente após o início do experimento, uma pequena porcentagem do DNA é de dupla hélice. A grande inclinação da curva imediatamente após mostra que outra fração de DNA se reelicoidiza cerca de 50.000 vezes mais rápido que o DNA bacteriano. Ainda uma outra fração se reelicoidiza de 10 a 1.000 vezes mais rápido que o DNA bacteriano. Os mais de 50% de DNA restantes mostram uma cinética semelhante à encontrada em bactérias. Estes dados podem ser explicados do seguinte modo: uma pequena porcentagem do DNA humano consiste em regiões cujas seqüências complementares estão situadas no mesmo filamento mas em ordem reversa (palindrômica). Este DNA pode se reelicoidizar muito rapidamente simplesmente se dobrando. Outra fração contém seqüências repetitivas que se reelicoidizam para formar duplas hélices de DNA. Aqui, a velocidade de reelicoidização depende do número de repetições idênticas (ou quase idênticas). Finalmente, existe também DNA de cópia única com uma cinética de reação semelhante à encontrada em bactérias (Fig. 3.1).

Como Estão Situados o DNA de Cópia Única e o Repetitivo Um em Relação ao Outro? Vários estudos mostraram que cerca de mais de 50% do DNA humano consiste em trechos de cópia única com cerca de 2 kb de comprimento. Eles estão intercalados com seqüências repetitivas, principalmente intermediárias, que podem ser mais ou menos subdivididas em longas seqüências repetidas intercalares (LINE) e curtas seqüências intercalares (SINE). O tipo básico de LINE tem aproximadamente 6.000 nucleotídeos, e o tipo básico de SINE tem cerca de 500 nucleotídeos [51]. As seqüências Alu (Seção 3.2) são um exemplo. Seqüências mais curtas são discutidas mais adiante. Como mencionado acima (Seção 3.1.1.1), as

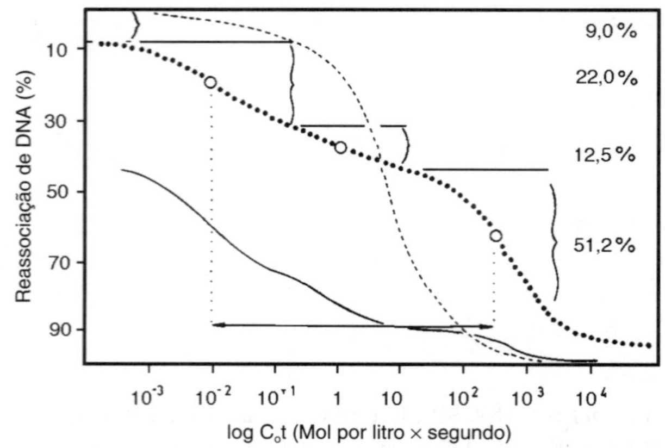

Fig. 3.1 Cinética de reelicoidização do DNA de bactérias e DNA humano de fragmentos de comprimentos variados. A porcentagem de fragmentos reelicoidizados de DNA é plotada em relação ao produto da concentração de DNA (C_o) e tempo (t). A *curva sigmóide* tracejada (---) corresponde ao DNA bacteriano, e é característica de DNA de cópia única. A *curva do meio* (….) mostra o perfil de reassociação de fragmentos de DNA humano com 600 bases de comprimento. Ela pode ser subdividida em quatro classes: 9% tem um valor $C_o\ t_{1/2}$ imensuravelmente rápido; 22% um valor de 10^{-2}; 12,5% um valor de 1,0, e 51,2% um valor de 495. $C_o\ t_{1/2} = 10^{-2}$ significa que a reelicoidização é cerca de 50.000 vezes mais rápida que $C_o\ t_{1/2} = 495$. A *curva inferior* (—), cinética de reação com um fragmento de 1,3 kb de comprimento. A reelicoidização é muito mais rápida. Isto significa que a maioria dos segmentos contém seqüências repetitivas. Apenas cerca de 10% do DNA se comportam como DNA de cópia única. (Dados de Schmid e Deininger 1975 [89]; figura de Sperling 1984 [96])

seqüências LINE são encontradas principalmente nas bandas G escuras dos cromossomos, e as seqüências SINE nas bandas G claras. Além disso, seqüências de DNA altamente repetitivas formadas por milhões de repetições de oligonucleotídeos foram encontradas em áreas específicas, como as regiões centroméricas (ver Seção 2.1.2.2) ou o braço longo do cromossomo Y. Elas em geral mostram diferenças individuais quantitativas e qualitativas sem efeitos aparentes sobre o fenótipo. O DNA de cópia única compreende os genes estruturais, mas estes genes ocupam apenas uma porção menor deste DNA. O padrão de seqüência descrito é muito comum e ocorre em espécies tão amplamente distantes como mamíferos, anfíbios, gastrópodes e até mesmo flagelados (para detalhes ver [91]). Esta ocorrência tão ampla de um padrão relativamente estável sugere uma função importante, que, entretanto, ainda não foi identificada (mas veja a Seção 3.1.1.5; 3.3). Em algumas espécies, como a *Drosophila melanogaster* e *Chironomus tentans*, não foi encontrado este intercalar com seqüências curtas de DNA.

Esta informação, juntamente com o conhecimento sobre a estrutura dos genes humanos (ver mais adiante), nos permite uma estimativa do número de genes no genoma humano [115]. Suponhamos que metade do genoma haplóide, ou seja, $1{,}75 \times 10^9$ pares de nucleotídeos, sejam seqüências de cópia única contendo genes. Se o número de genes for considerado como aproximadamente 100.000, isto nos leva a $1{,}75 \times 10^4$, ou um pouco menos de 20.000 pares de bases por gene. Se admitirmos um número de cerca de 50.000 genes, este valor dobra. Comparemos estes dados com os comprimentos dos genes encontrados: o maior gene encontrado até agora, o gene para a distrofina (cujo defeito leva às distrofias musculares de Duchenne e Becker), tem cerca de 2×10^6 pares de bases (ver Quadro 3.4). Alguns outros genes "famosos", por exemplo os do fator VIII de coagulação, fibrose cística e fenilalanina hidroxilase, são da ordem de grandeza de $1\text{-}2 \times 10^5$ pares de bases. O gene da cadeia β de hemoglobina, por outro lado, é muito menor (cerca de 10^3 pares de nucleotídeos). Logo, a faixa é enorme. Provavelmente alguns dos "grandes" genes foram descobertos primeiro apenas porque são grandes, oferecendo assim mais sítios mutacionais e as correspondentes doenças hereditárias relativamente mais comuns. Até agora não sabemos o tamanho médio de um gene, mas bem mais que 100.000 genes dificilmente seriam acomodados no genoma. Por outro lado, o número de tipos de mRNA nas células nervosas de rato foi estimado como sendo da ordem de 30.000 [99]. Mesmo considerando um aumento devido à recomposição alternativa relativamente comum (ou seja, o mesmo gene freqüentemente é responsável por mais de um mRNA), uma grande fração de todos os genes parece estar ativa no tecido neural. Analogamente, um grande número de cDNAs construídos a partir de mRNAs de ocorrência natural no cérebro humano já foi detectado. Se tais cDNAs, com função incerta mas provável, podem ou não ser patenteados tem sido motivo de intensas discussões [116]. Vários enfoques para avaliar o número de genes humanos levaram a um número de aproximadamente 60.000 a 70.000 [52].

Seqüências de DNA Repetitivo com Funções Específicas. Algumas seqüências repetitivas intermediárias contêm genes necessários em todas as células e em cada fase do desenvolvimento individual (RNA ribossômico, de histonas, RNA transportador). Em geral, os genes para RNA ribossômico (rRNA) são parte da região organizadora nucleolar. O nucléolo contém um reservatório de rRNA. Em humanos, a região organizadora nucleolar constitui uma parte dos braços curtos de cromossomos acrocêntricos (n.os 13-15, 21, 22). As técnicas de hibridização RNA-DNA in vitro têm sido usadas para estimar o número de genes de rRNA em humanos [10, 11]. Em comparação com a fração do DNA humano que se hibridiza com rRNA e a quantidade total de DNA em uma célula humana, o número total médio de genes de ribossomos foi estimado como sendo da ordem de 416 a 443.

A família multigênica formada pelos numerosos genes de seqüências variáveis de imunoglobulinas (Seção 7.4.1) tem tantas cópias similares, que as seqüências de DNA correspondentes são consideradas intermediárias repetitivas. Outras famílias multigênicas, algumas das quais podem contribuir para a fração repetitiva, são discutidas na Seção 3.1.3.10.

DNA Satélite. Grande parte do DNA, especialmente em seqüências altamente repetitivas, foi caracterizada como *DNA satélite*. Quando o DNA fragmentado é centrifugado em um gradiente de densidade de cloreto de césio, observa-se uma banda ou pico principal. Além disso, entretanto, alguns picos menores, ou ombros do pico principal, geralmente são visíveis. O DNA destes picos menores é chamado de DNA satélite. O número e localização dos picos de DNA satélite é característico para a espécie (Fig. 3.2). Sua localização no gradiente de cloreto de césio é determinada por sua composição de bases. Um pico separado só pode ser visto se a composição de bases se desvia da fração principal de DNA. Dentro dos cromossomos, o DNA satélite é geralmente confinado à heterocromatina constitutiva. Em humanos, também foi encontrado fora das áreas centroméricas no cromossomo Y e nos cromossomos 1, 9, e 16. Ele consiste em seqüências curtas mas altamente repetidas de DNA que podem estar presentes em vários milhões de cópias. (DNA satélite não deve

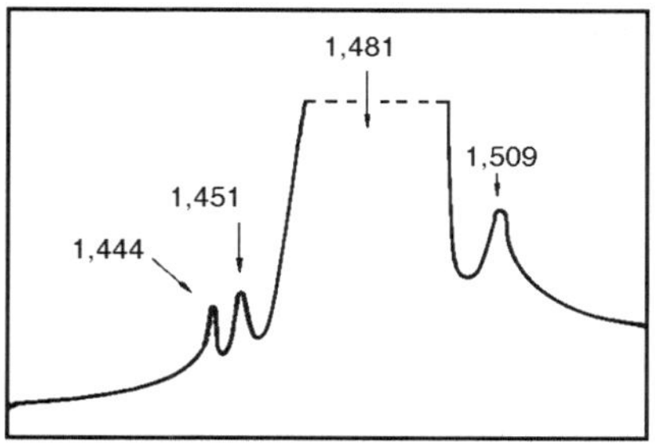

Fig. 3.2 DNA satélite humano. A ultracentrifugação analítica do DNA placentário total em um gradiente de sulfato de césio na presença de íons de prata demonstrando a presença dos satélites I (1,444), II (1,451) e III (1,509). (De Miklos e John, Amer. J. Hum. Genet. 31, p. 266, 1979)

ser confundido com as regiões satélites dos cromossomos acrocêntricos. O uso do mesmo termo é infeliz coincidência de nomenclatura.)

A função do DNA satélite é desconhecida e tem sido objeto de muitas especulações. Desde sua descoberta, os citogeneticistas têm sido surpreendidos por sua localização dentro de partes da cromatina conhecidas por muitas décadas de análises microscópicas como heterocromatina.

A Estrutura dos Telômeros. Os telômeros são as extremidades físicas dos cromossomos eucarióticos [8]. É sabido desde os trabalhos iniciais de Muller e McClintock (ver [123]) que telômeros intactos não se fundem a outros segmentos cromossômicos. Aparentemente o telômero fornece um "revestimento" protetor da ponta do cromossomo. As seqüências e estruturas de DNA telomérico são análogas entre eucariontes muito divergentes. Elas consistem em uma seqüência muito simples de DNA repetido em tandem. Nos humanos, ela é $(AGGGTT)_n$ [72]. As seqüências ricas em G correm de 5′ para 3′ (para explicação ver Seção 3.1.3) até a extremidade. Elas fazem uma protuberância de aproximadamente 12 a 16 nucleotídeos além do filamento complementar rico em C. A ponta é protegida de influências químicas e enzimáticas por proteínas específicas de ligação ao telômero.

3.1.1.2 Heterocromatina

Definições e Propriedades. O nome heterocromatina foi criado por Heitz em 1928 (ver [78]), que escreveu (tradução nossa): "Em *P. epiphylla* [um musgo] algumas partes dos nove cromossomos se comportam diferentemente. Na telófase, elas não se tornam invisíveis como as partes restantes e como os outros quatro cromossomos, mas podem ser observadas como tal em novos núcleos interfásicos e também em núcleos de células adultas." A manutenção do estado condensado na intérfase tornou-se a principal característica da heterocromatina [12]. Mais tarde foram descobertas outras peculiaridades. A maior parte da replicação do DNA durante a fase S, por exemplo, ocorre um pouco mais tarde na heterocromatina do que nos segmentos eucromáticos dos cromossomos. Em geral distinguem-se duas subclasses: heterocromatina constitutiva e heterocromatina facultativa. Nos humanos, a fração facultativa é representada pelo cromossomo X inativado nas mulheres e nos homens com mais de um X (Seção 2.2.3.3).

Heteromorfismos: Função e Correlação com DNA Satélite [55]. Existe uma grande variedade interindividual na heterocromatina (Seção 2.1.2.3), mais que nas partes eucromáticas do genoma. Tais variantes são chamadas de "heteromorfismos". Além das regiões mencionadas acima (constrições secundárias dos n.os 1, 9, 16), os heteromorfismos são encontrados principalmente nas regiões centromérica e satélite dos cromossomos acrocêntricos. Sabemos há muitos anos que nenhum gene clássico pode ser situado na heterocromatina constitutiva, mas muitos pesquisadores relutam em não lhe atribuir nenhuma função. Várias funções foram suspeitadas. Os exemplos incluem a estabilização da estrutura de cromatina e uma função de "guarda-costas" para proteção das seqüências eucromáticas de DNA mais valiosas contra impactos externos [41].

Estas considerações sugerem que os fenômenos observados pelos citogeneticistas clássicos, que levaram ao conceito de heterocromatina, estão mais intimamente relacionados aos dados mais recentes de DNA altamente repetido e DNA satélite, que são derivados de enfoques experimentais inteiramente diferentes. O DNA satélite, DNA altamente repetitivo, e a heterocromatina estão situados principalmente perto dos centrômeros, mas também podem ser encontrados em outras regiões de alguns cromossomos (1, 9, 16, e Y).

3.1.1.3 A Estrutura Nucleossômica da Cromatina *[53, 63]*

Composição Química da Cromatina. Além de DNA, os cromossomos contêm várias proteínas. Juntamente com a dupla hélice de DNA, estas proteínas formam a cromatina. As mais abundantes são as histonas, proteínas alcalinas de carga positiva com um peso molecular de cerca de 10.000 a 20.000. Elas podem ser subdivididas em cinco classes (H1, H2A, H2B, H3 e H4). Outras, chamadas proteínas não-histônicas, estão presentes em quantidades variadas mas geralmente menores. A fração não-histônica é heterogênea e inclui, por exemplo, várias enzimas.

Nucleossomos [53]. O filamento de cromatina consiste em unidades repetidas feitas de um grupo de moléculas de histona em associação a cerca de 200 pares de bases de DNA. O grupo de histonas consiste em duas de cada um dos quatro tipos H2A, H2B, H3, e H4. Elas são dobradas de modo globular, formando um cilindro. O DNA componente de um nucleossomo tem duas partes: um "cerne" de 140 pares de bases e um "ligador", que varia de comprimento desde cerca de 15 até cerca de 100 pares de bases, dependendo do tipo de célula. Tais ligadores aparentemente conectam os nucleossomos uns com os outros. A histona H1, que é cerca do dobro do comprimento das outras histonas, mantém toda a estrutura bem unida. Quando ela é removida (o que não é difícil experimentalmente), a cadeia fica mais frouxa (Figs. 3.3, 3.4). Há apenas uma molécula de H1 por nucleossomo. O DNA envolve um conjunto de oito histonas, formando uma partícula esférica com um diâmetro de cerca de 100 Å. Tais partículas ficam próximas umas das outras ao longo da fibra de cromatina. O modo exato pelo qual o DNA se associa a histonas é desconhecido. Entretanto, a estrutura de dupla hélice aparentemente não é perturbada. Os estudos com técnicas de hibridização DNA-RNA (ver Seção 3.1.3.3) indicam que uma grande variedade de filamentos de DNA funcionalmente diferentes ocorre nos nucleossomos, desde cópia única até DNA de seqüência repetida, e seqüências ativamente transcritas, bem como as que pertencem à heterocromatina constitutiva. Aparentemente a

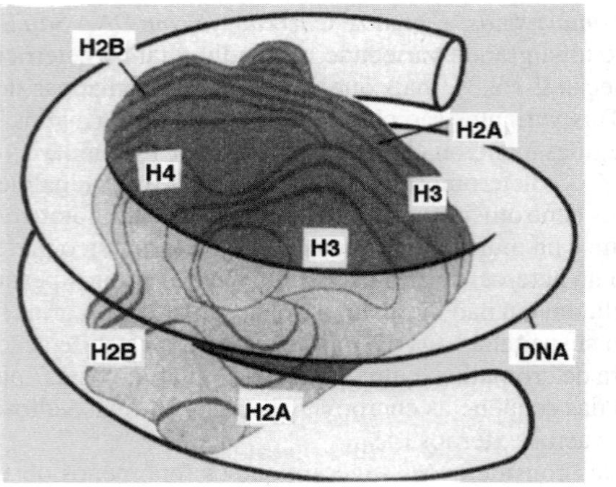

Fig. 3.3 Nucleossomo. Uma seqüência de DNA, com 146 pb, é enrolada 1¾ vezes ao redor do octâmero de histonas. Este octâmero consiste em um tetrâmero central $(H3)_2$ $(H4)_2$ e dois dímeros H2A - H2B. Tamanho aproximado: 11 nm de diâmetro, 4 a 5 nm de altura. (De Knippers 1990 [51])

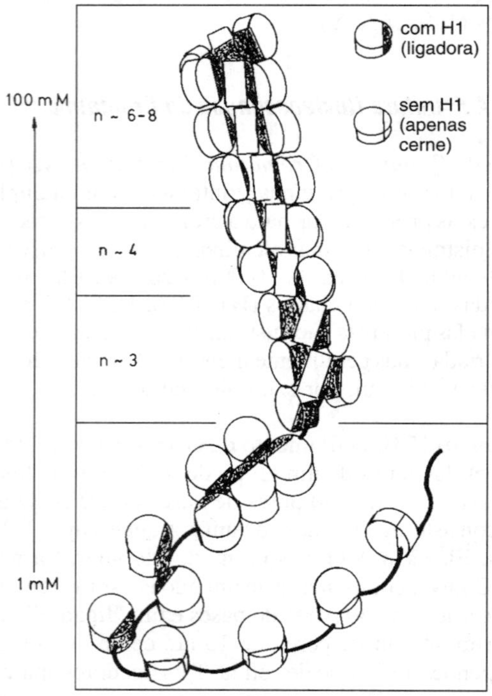

Fig. 3.4 Representação esquemática da estrutura nucleossômica da cromatina. Nos experimentos in vivo, a estrutura exata depende da concentração de sal. Em 100 mmol de NaCl, 6 a 8 nucleossomos se combinam em um giro da cromatina (*acima*). Em concentrações salinas menores, apenas 3 a 4 nucleossomos/giro podem ser vistos (*no meio*). Na ausência de sal, os nucleossomos têm pouco contato uns com os outros. (De Knippers 3.ª ed. 1982 [51])

embalagem em nucleossomos não interfere na transcrição [54]. Virtualmente todo o DNA cromossômico das células eucarióticas é provavelmente embalado em nucleossomos. A evidência da estrutura do nucleossomo vem principalmente de três linhas de trabalho: cadeias de partículas são observadas em micrografias eletrônicas de cromatina, os estudos de difração de raios X sugerem uma unidade repetida de cromatina, e a digestão enzimática com nucleases de micrococos permite o isolamento de nucleossomos individuais.

3.1.1.4 Integração do Filamento de Cromatina à Estrutura Cromossômica

Intérfase. O cromossomo na intérfase pode ser visto como uma fibrila elementar que consiste em uma seqüência de nucleossomos conectados por ligadores. Esta fibrila não se estende por todo o núcleo, mas ocupa determinada domínios [61, 62]. A cromatina está altamente helicoidizada. Alguns aspectos da ordem exata desta helicoidização ainda estão sendo discutidos. As fibras observadas por vários métodos, e representando ordens crescentes de helicoidização na intérfase e metáfase, são descritas no Quadro 3.1.

Cromossomos Mitóticos e Meióticos. Como visto no Quadro 3.1, os cromossomos na mitose e na meiose apresentam um grau muito maior de helicoidização que na intérfase. Seus padrões de bandeamento são discutidos na Seção 2.1.2.3. O número de subbandas nas quais uma banda pode se dividir varia com o grau de condensação (por exemplo, prófase ou metáfase mitótica) e com a qualidade do método de coloração. Um limite superior dos chamados cromômeros parece ser de aproximadamente 30.000 a 100.000 pares de bases de comprimento (ver mais adiante [93]). Considerando o número de pares de bases/genoma haplóide ($\approx 3{,}5 \times 10^9$) e o número de bandas vistas mesmo nas melhores preparações (até $\approx$ 2.000; Seção 2.1.2.3), nunca se chegou perto de obter este nível de resolução.

Os estudos sobre os padrões de replicação dos cromossomos mitóticos mostraram que as bandas G escuras (= bandas R claras e, como regra, bandas Q claras) em geral se replicam na segunda fase da síntese de DNA (fase S). A banda única em cromossomos prometafásicos parece ser a unidade de replicação (que consiste em vários réplicons, ou seja, a replicação parece começar em vários pontos dentro desta unidade mais ou menos ao mesmo tempo). Especula-se se a organização em unidades de replicação tem algum significado funcional. Estas unidades contêm muitas seqüências de DNA altamente repetitivo e não-transcrito. O número de bandas visíveis depende do grau de condensação cromossô-

Quadro 3.1 Fibrilas na intérfase e metáfase: grau de encurtamento comparado à dupla hélice do DNA, diâmetro em Å

Fibrila	Grau de encurtamento		Diâmetro
	Para a unidade seguinte	Comparado com o DNA	
DNA	1	1	10 Å
Nucleossomo	7	7	100 Å
Fibra de nucleoproteína (esferóide, *superbead*, fibrila elementar)	6	42	200-300 Å
Cromátide na intérfase (cromonema)	40	1.600	1.000-2.000 Å
Cromátide metafásica	5	8.000	5.000-6.000 Å

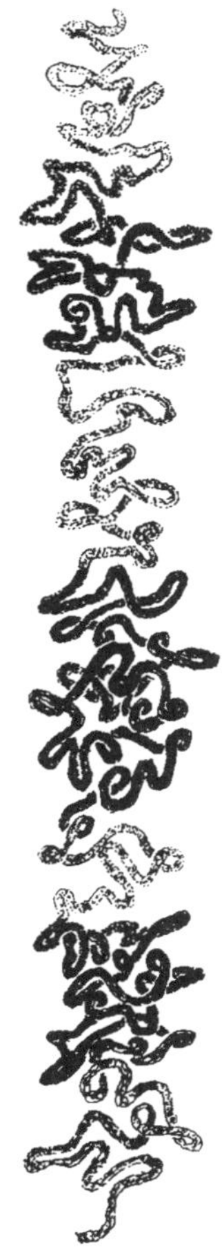

Fig. 3.5 A produção de padrões de bandeamento cromossômico (bandeamento G) pela helicoidização do filamento cromático, que inclui áreas de coloração fraca bem como intensa. Note que o número de bandas G microscopicamente visíveis diminui com o aumento da densidade de helicoidização. (Schwarzacher 1976 [93])

mica, como mostrado na Fig. 3.5. Como mencionado, as áreas claras G (= bandas R) contêm mais genes, especialmente genes "de manutenção"; as bandas G escuras (= R claras) contêm menos genes, especialmente genes para funções histoespecíficas.

No genoma humano, as regiões com bandas R proeminentes são encontradas especialmente em regiões cromossômicas 3p, 6p, 11q, 12q, 17q, e 19 (p ou q). Os estudos de ligação (Seção 5.1.2) de fato localizaram mais genes nestas áreas do que seria esperado com uma distribuição aleatória de genes. Além disso, o número de abortos reconhecidos que são trissômicos para estas regiões é menor que o esperado, indicando uma letalidade muito inicial e portanto indetectável [38].

Muitos estudos sugerem uma ultra-estrutura de cromossomos metafásicos com algumas "áreas de restrição" (provavelmente idênticas a áreas G escuras) alternando com outras áreas nas quais as alças podem ser formadas sob certas condições [108].

3.1.1.5 Modelo Integrado de Estrutura Cromossômica

Estes dados, juntamente com os resultados da biologia molecular (veja adiante), sugerem um modelo integrado do cromossomo humano. Ele consiste basicamente em uma única dupla hélice de DNA combinada a histonas em nucleossomos ao longo de todo o seu comprimento. Em algumas regiões, esta dupla hélice é composta principalmente de seqüências repetitivas. Pode haver trechos de DNA satélite altamente repetitivos intercalados. As áreas nas quais tais seqüências repetitivas são abundantes, primariamente as regiões centromérica e de constrições secundárias, são características de heterocromatina (constitutiva). Em outras partes, a dupla hélice consiste principalmente de seqüências únicas intercaladas por regiões pouco ou medianamente repetitivas. Os métodos citogenéticos clássicos mostram que estes segmentos têm as propriedades da eucromatina. Sob certas condições eles podem apresentar alças mais ou menos estendidas.

Em células especialmente adequadas (os ovócitos relativamente grandes de anfíbios, por exemplo) a estrutura cromossômica pode ser estudada em detalhes e até mesmo a transcrição pode ser observada [70, 108].

3.1.2 O Código Genético

Uma das principais conquistas da década de 60 que possibilitaram a nova genética foi decifrar o código genético. Usando trinucleotídeos sintéticos, demonstrou-se que uma determinada trinca de bases especifica a "tradução", pelos ribossomos, em um determinado aminoácido. Logo os códons (trincas de nucleotídeos codificantes de aminoácidos) para todos os aminoácidos foram estabelecidos (Quadro 3.2). Todos os aminoácidos, exceto o triptofano e a metionina, têm mais de um códon, ou seja, o código é redundante. A base na terceira posição de um códon tem uma especificidade reduzida, pois quatro códons diferindo apenas na terceira base são sinônimos e representam o mesmo aminoácido. Esta característica e a tendência de aminoácidos similares (polar etc.) serem especificados por códons correlatos garantem que uma alteração mutacional aleatória de um nucleotídeo tenha efeitos mínimos. Três códons especificam sinais de término. Sempre que aparecer esta trinca, a tradução é interrompida. O códon AUG de metionina especifica o início da tradução por *N*-formil metionina no começo de uma cadeia polipeptídica.

O código genético é universal e é usado por organismos tão distantes quanto vírus e humanos, uma demonstração impressionante da unidade da vida e da sua origem comum no planeta Terra. Em anos recentes, foram observadas algumas pequenas exceções ao uso de códons nas mitocôndrias, onde UGA é de triptofano e não um códon finalizador.

3.1.3 Ultra-estrutura dos Genes Humanos

Por volta de 1970, a biologia molecular parecia ter atingido um certo grau de plenitude. A estrutura do DNA [120], os mecanismos de replicação do DNA, o "dogma central" da ação gênica (transcrição e tradução) e alguns aspectos importantes da regulação gênica estavam bem estabelecidos. Como as estruturas e processos básicos tinham sido estudados principalmente em microorganismos, as características especiais em eucariontes (inclusive humanos) apresentavam vários problemas adicionais. Entretanto, não eram esperados novos resultados naquele tempo. No começo da década de 70, entretanto, surgiu um desenvolvimento totalmente novo, principalmente com o desenvolvimento de um novo instrumento de pesquisa: as *endonucleases*

Quadro 3.2 O código genético

Primeira base (DNA)	Primeira base (mRNA)	Segunda base DNA A / mRNA U		DNA G / mRNA C		DNA T / mRNA A		DNA C / mRNA G		Terceira base (mRNA)	Terceira base (DNA)
A	U	UUU	Fen	UCU	Ser	UAU	Tir	UGU	Cis	U	A
		UUC		UCC		UAC		UGC		C	G
		UUA	Leu	UCA		UAA	TERM	UGA	TERM	A	T
		UUG		UCG		UAG		UGG	Trp	G	C
G	C	CUU	Leu	CCU	Pro	CAU	His	CGU	Arg	U	A
		CUC		CCC		CAC		CGC		C	G
		CUA		CCA		CAA	Gln	CGA		A	T
		CUG		CCG		CAG		CGG		G	C
T	A	AUU	Ile	ACU	Tre	AAU	Asn	AGU	Ser	U	A
		AUC		ACC		AAC		AGC		C	G
		AUA		ACA		AAA	Lis	AGA	Arg	A	T
		AUG	Met	ACG		AAG		AGG		G	C
C	G	GUU	Val	GCU	Ala	GAU	Asp	GGU	Gli	U	A
		GUC		GCC		GAC		GGC		C	G
		GUA		GCA		GAA	Glu	GGA		A	T
		GUG		GCG		GAG		GGG		G	C

TERM, códon terminalizador (fim).

de restrição. A tecnologia do DNA recombinante que tinha se desenvolvido nesta época abriu caminho para a produção industrial em larga escala de produtos gênicos, como proteínas biologicamente importantes, e para a manipulação genética de vários organismos pela transferência de genes artificiais. Nossa compreensão sobre a estrutura e função do material genético (especialmente em eucariontes, incluindo humanos) aprofundou-se para além de nossas maiores esperanças. Fatos totalmente inesperados foram descobertos, com implicações tanto para campos teóricos quanto práticos, tais como ação gênica, genética de populações, evolução, informação genética, inclusive diagnóstico pré-natal (Caps. 7; 14; 18). Este enorme progresso também originou ampla preocupação pública com as possíveis conseqüências da engenharia genética, seja pela produção inadvertida de germes perigosos, seja pela manipulação de embriões humanos. Muitas destas preocupações éticas foram primeiro articuladas por cientistas ativamente envolvidos neste trabalho. No momento, a maioria das preocupações dos cientistas quanto a segurança são amplamente infundadas, muitos problemas éticos permanecem e novos continuam a surgir.

Embora nas décadas iniciais a genética humana e a genética médica tenham se desenvolvido como um ramo relativamente separado da ciência, grandes partes do campo hoje foram incorporadas às pesquisas principais da genética molecular. Este desenvolvimento dificulta mais a delineação do campo. Um texto de genética humana não pode descrever em detalhes todas as técnicas da biologia molecular que levaram a tal progresso científico enorme em genética humana. Devem ser usadas fontes mais específicas [51, 121, 122]. Entretanto, os fundamentos dos novos enfoques precisam ser compreendidos por todos os geneticistas humanos e médicos, bem como pelos estudantes e pesquisadores interessados, por exemplo, em evolução ou genética do comportamento.

3.1.3.1 Análise dos Genes Humanos

Grande parte dos trabalhos em genética molecular humana lidou com a descoberta e análise dos genes humanos. Tal análise é descrita aqui com alguns exemplos característicos. Primeiro, são descritos alguns instrumentos usados na análise.

3.1.3.2 Endonucleases de Restrição

Observações Germinativas. No curso de seu trabalho sobre a infectividade do fago λ em várias linhagens de *E. coli*, Arber [2] descobriu que o DNA deste fago é fragmentado — e infectivamente influenciado — pela passagem do fago por uma bactéria. Os processos clássicos de recombinação ou mutações não estão envolvidos. Além disso, isto não é específico ao DNA de fago. Qualquer DNA exógeno é cortado por estas bactérias do mesmo modo. Este corte pode ser visto como um mecanismo de defesa da célula contra DNAs exógenos e é feito, como têm demonstrado os estudos, por enzimas chamadas de endonucleases de restrição. Isto levantou imediatamente a dúvida de por que estas enzimas não cortam o DNA de suas próprias células. A resposta encontrada por Arber foi que estas enzimas só agem em sítios específicos de reconhecimento do DNA e que estes sítios estão protegidos por metilação. As endonucleases de restrição que foram inicialmente descobertas não cortam o DNA de seus sítios específicos de reconhecimento, mas em outros sítios aleatórios. A primeira enzima de restrição que cliva o DNA em um sítio específico, a enzima *Hind*, foi descoberta por Smith ao final da década de 60 (ver [2]). Ela foi inicialmente usada por Nathans [74] para construir um mapa de clivagem, ou restrição, do material genético de um organismo, o vírus SV40. Berg [6] reconheceu as vantagens especiais das duplas hélices de DNA nas quais os dois filamentos são cortados de modo a produzir "pontas adesivas". Um dos dois filamentos tem várias bases a mais que o outro. Estas bases estão agora livres para se parearem com outras bases, por exemplo, a partir de um outro trecho de DNA com pontas adesivas. Deste modo os DNAs de várias fontes e várias espécies podem ser unidos para produzir um DNA recombinante.

Fundamentos da Tecnologia do DNA Recombinante [22]. Muitas de tais enzimas de restrição (> 150) que clivam o DNA em sítios específicos já foram descobertas [51]. A enzima *Ri*, por exemplo, corta a dupla hélice do DNA de tal modo que são produzidas duas pontas adesivas:

↓
G–A–A–T–T–C
||| || || || || |||
C–T–T–A–A–G
↑

As pontas adesivas das moléculas diferentes de DNA cortadas por esta enzima se juntam por pareamentos A = T. É necessária uma ligase para fechar os espaços. As várias endonucleases de restrição [51] diferem em suas seqüências de sítios de reconhecimento. Elas podem ser usadas para uma variedade de fins. Uma aplicação comum é a produção de proteínas em grandes quantidades introduzindo-se o DNA codificante em microorganismos ou linhagens celulares humanas. Este uso tem importância prática. As proteínas antes disponíveis apenas em quantidades mínimas podem ser produzidas em grandes quantidades. Usa-se o seguinte princípio. Além de seu cromossomo único em forma de anel, as bactérias em geral portam outros DNAs adicionais pequenos, bifilamentares, conhecidos como plasmídeos. Os plasmídeos se replicam autonomamente e incluem genes para a resistência a antibióticos e substâncias que matam outras bactérias, as colicinas (Fig. 3.6). Tais plasmídeos podem ser selecionados, de modo que sejam cortados por uma enzima de restrição em apenas um ponto. O DNA bifilamentar que foi cortado pela mesma enzima de restrição pode ser introduzido e replicado juntamente com o resto do plasmídeo dentro da bactéria (Fig. 3.7). A fonte do DNA exógeno é indiferente. Pode vir, por exemplo, de células humanas.

Além dos plasmídeos bacterianos, os fagos λ (objeto dos estudos de Arber) também são usados como vetores de DNA. Parte do genoma de λ não é essencial para o crescimento lítico do

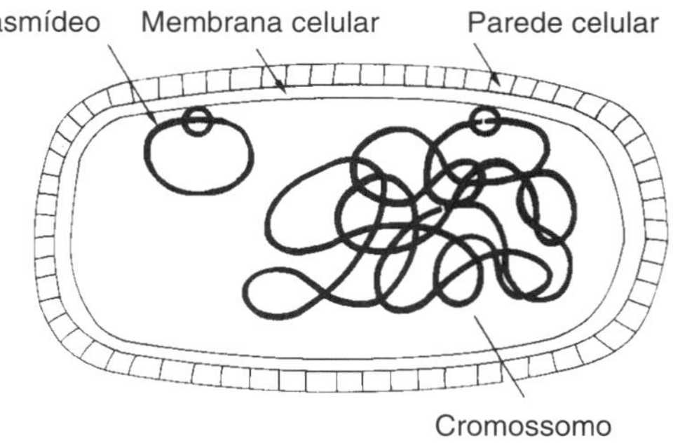

Fig. 3.6 Célula de *E. coli* com o cromossomo e plasmídeo. (De Klingmüller 1976 [50])

fago. Assim, ele é capaz de aceitar um DNA exógeno e propagá-lo juntamente com seu próprio genoma, após infectar uma bactéria. Alguns truques tornam possível melhorar a capacidade de clonagem dos plasmídeos combinando-os a partes do fago λ, especialmente o gene *cos* de λ. Deste modo são formados os cosmídeos, vetores bem adequados ao DNA humano, nos quais podem ser clonados até 45 kb [122]. Vetores extremamente úteis

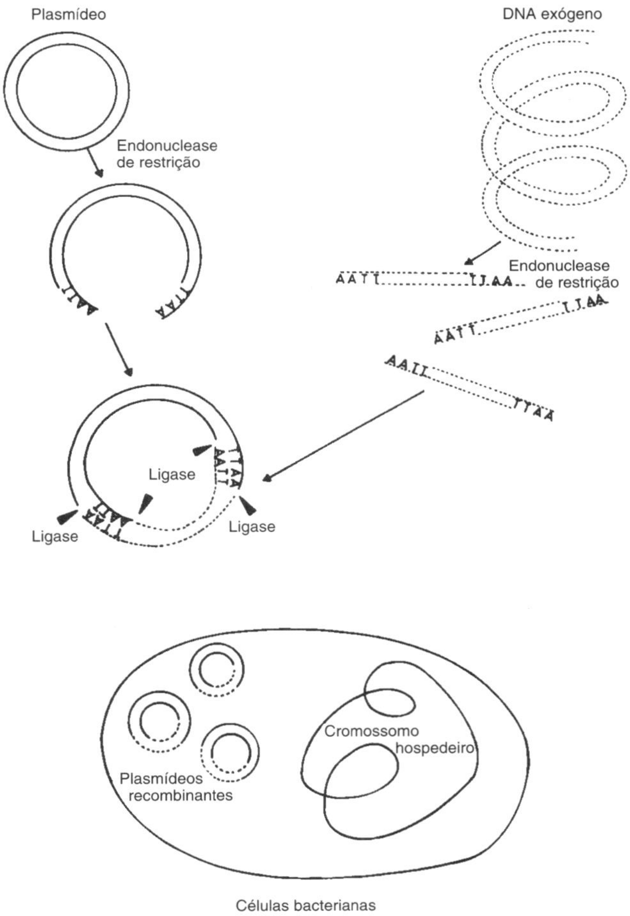

Fig. 3.7 Fundamento da introdução de DNA exógeno em um plasmídeo bacteriano usando a endonuclease R1. (Adaptado de Vosberg 1977 [118])

são os cromossomos artificiais de leveduras (abreviados como YACs [14, 51, 122]) nos quais podem ser clonadas seqüências de DNA de até 1.000 kb, diferentemente dos vetores mencionados acima (Fig. 3.8).

Uma vez que o DNA recombinante tenha se replicado e sido amplificado juntamente com o DNA do plasmídeo ou fago, nas células transformadas ou transfectadas, surgem duas perguntas:

1. Como os clones contendo DNA híbrido podem ser reconhecidos entre a prole de células transformadas ou bacteriófagos viáveis?
2. Como são identificados segmentos específicos de DNA entre os muitos fragmentos clonados?

As células bacterianas podem ser selecionadas, por exemplo, se os plasmídeos contiverem um fator de resistência contra um antibiótico e se a cultura desenvolver-se na presença deste antibiótico. Foram desenvolvidos vários métodos de seleção nos últimos anos.

Para a produção programada de proteínas (engenharia genética), não só é necessário selecionar e amplificar algumas regiões do DNA, como também induzi-las a expressar a atividade genética e produzir as proteínas necessárias. Isto requer que as seqüências desejadas de DNA sejam combinadas à maquinaria que promove a transcrição do DNA e a tradução, e que sejam corretamente efetuados os processamentos secundários nos níveis transcricional e traducional.

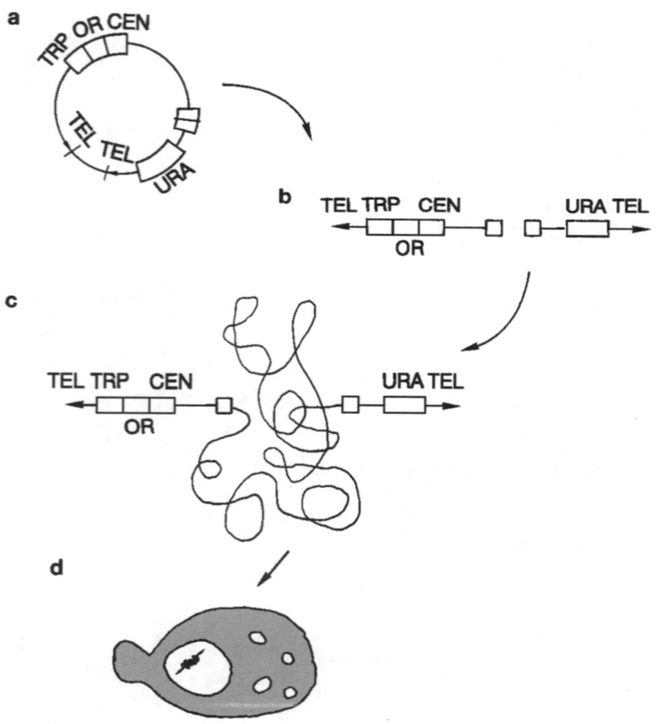

Fig. 3.8 a-d Clonagem de grandes fragmentos de DNA como YACs. O vetor de clonagem na configuração circular inicialmente é produzido em bactérias e depois clivado para fornecer os dois "braços" contendo os telômeros (*TEL*), uma origem de replicação (*OR*), um centrômero (*CEN*) e os genes (*URA*, *TRP*) usados para selecionar os clones transformados de levedura. Quando estes braços são ligados a um grande fragmento humano de DNA (100-1.000 kb) extraído de células cultivadas, o fragmento de DNA é transformado em um YAC. Após a introdução em uma levedura, ele é capaz de se replicar (graças à seqüência OR) para estabilizar suas pontas (graças às seqüências TEL) e compartilhar suas cópias entre as células filhas durante a multiplicação (graças à seqüência CEN). (Jourdan 1993)

Identificação e Análise dos Genes: Transferência de Southern (*Figs. 7.53, 12.5*). A técnica geralmente usada para a análise de genes foi descrita por Southern em 1975 [95]. O DNA total das células humanas é cortado por uma enzima de restrição em milhares de fragmentos com uma faixa de variação de 10^2 a 10^5 pb. Os fragmentos são separados de acordo com o peso molecular por eletroforese em gel de agarose, e as duplas hélices são separadas por tratamento com álcali para produzir filamentos isolados. Os fragmentos são então transferidos para um filtro de nitrocelulose ou de náilon e fixados a 80ºC. O padrão resultante representa uma réplica do DNA separado eletroforeticamente do original no gel de agarose. Os fragmentos de DNA podem ser identificados por hibridização com sondas radioativas de DNA que são específicas para os genes ou regiões cromossômicas. Qualquer fragmento que contenha parte ou toda a seqüência gênica examinada é visto como uma banda escura após a autoradiografia.

Sondas e Bibliotecas Gênicas. Uma condição essencial para tal análise é a disponibilidade de uma sonda de DNA específica para um gene, que possa ser marcada e usada para hibridização. Nos casos onde o RNA mensageiro está disponível, pode ser produzida uma sonda específica pela enzima transcritase reversa. Esta enzima catalisa a transcrição da seqüência de nucleotídeos do mRNA em uma seqüência complementar de DNA, o chamado cDNA. O mRNA não é usado diretamente para hibridização, pois ele é muito instável ou não está disponível em quantidades suficientes. O mRNA de um determinado tecido pode ser usado para construir uma biblioteca gênica de cDNA. Tais bibliotecas de cDNA contêm principalmente seqüências de DNA específicas para transcrever genes estruturais ou suas partes, e seqüências de DNA de seus vizinhos imediatos. Elas são usadas principalmente para encontrar e caracterizar os genes ativos em um determinado tecido (ver também [71]). Estão disponíveis bibliotecas genômicas. Elas são produzidas cortando-se o DNA em segmentos usando enzimas de restrição e amplificando os trechos de DNA resultantes em um vetor. Elas são usadas, por exemplo, para encontrar seqüências complementares no genoma. Isto permite a investigação da distribuição de seqüências homólogas no genoma. Freqüentemente é descoberto um *polimorfismo* de restrição dentro de uma determinada seqüência de DNA, ou seja, variações nos sítios de restrição entre indivíduos diferentes. Nestes casos, tais sondas podem ser usadas para estudos clássicos de ligação em famílias humanas pelos métodos descritos na Seção 5.1.2.

Trabalhar com tais bibliotecas genômicas geralmente é insatisfatório, devido ao grande tamanho do genoma humano e ao grande número de fragmentos dentre os quais temos que selecionar os de "interesse". Para muitos problemas é preferível ter bancos *específicos de cromossomos*. A construção de tais bancos, entretanto, requer que sejam isolados cromossomos específicos. Tais preparações hoje são possíveis por distribuição citofluorimétrica de cromossomos [16a].

Os oligonucleotídeos artificiais são outro instrumento poderoso para a construção de cDNA [102], especialmente nos casos onde não há mRNA disponível. Usando nossos conhecimentos sobre o código genético, eles podem ser construídos, por exem-

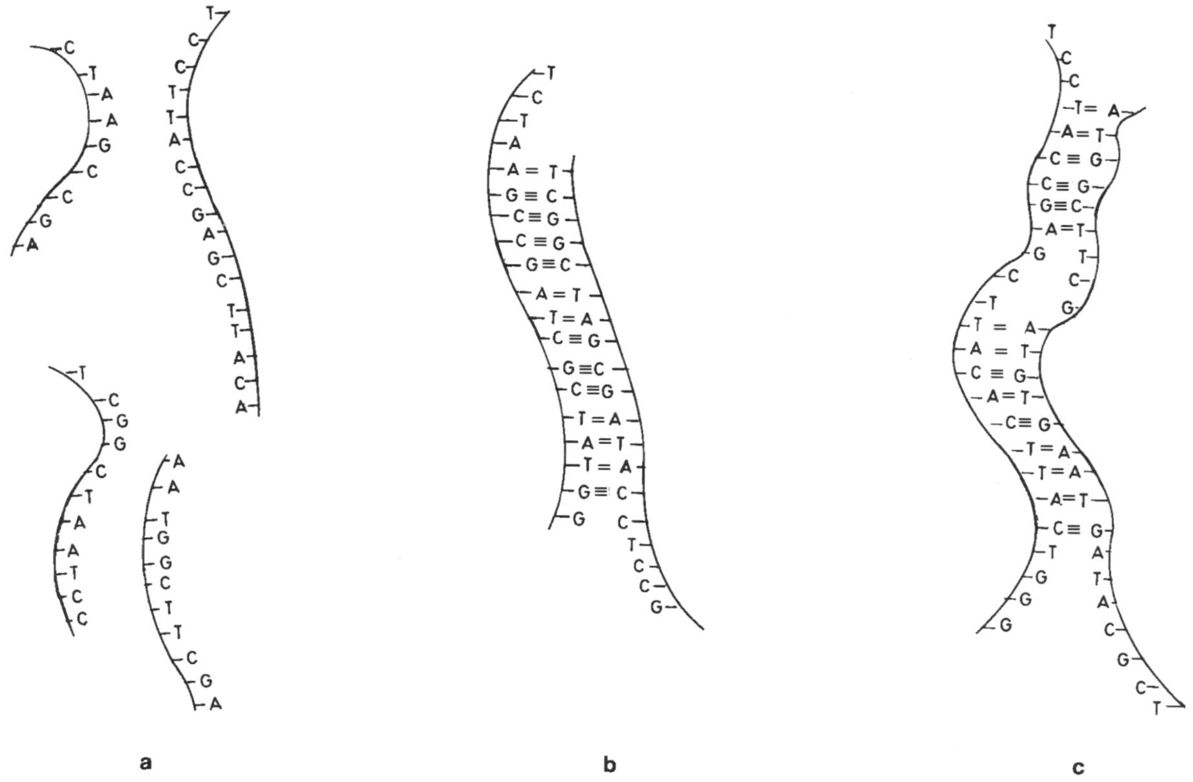

Fig. 3.9 a-c Fundamento da hibridização de DNA (ou RNA). **a** Nucleotídeos unifilamentares em solução. **b** Os filamentos isolados se hibridizam de acordo com as regras de pareamento: timina com adenina, citosina com guanina. **c** A hibridização também pode ocorrer se o pareamento das duas cadeias não for perfeito, desde que as diferenças não sejam muito grandes.

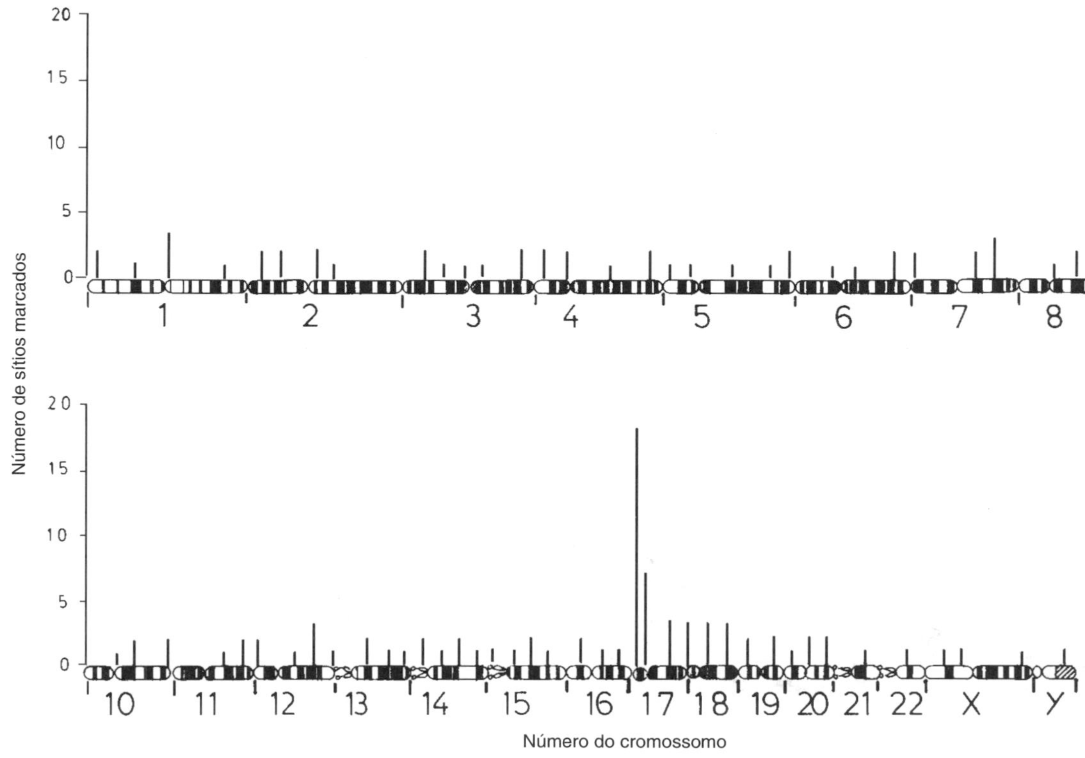

Fig. 3.10 Distribuição de grãos em 36 metáfases após hibridização in situ com uma sonda de cDNA de cadeia pesada de miosina. Este histograma resulta de uma análise baseada na divisão do cariótipo humano haplóide em 110 segmentos iguais (cromossomos desenhados em seqüência quase contínua). O número de sítios marcados foi plotado para cada segmento. Foi encontrado um agrupamento de grãos no braço curto do cromossomo 17. (De Rappold e Vosberg 1984 [82])

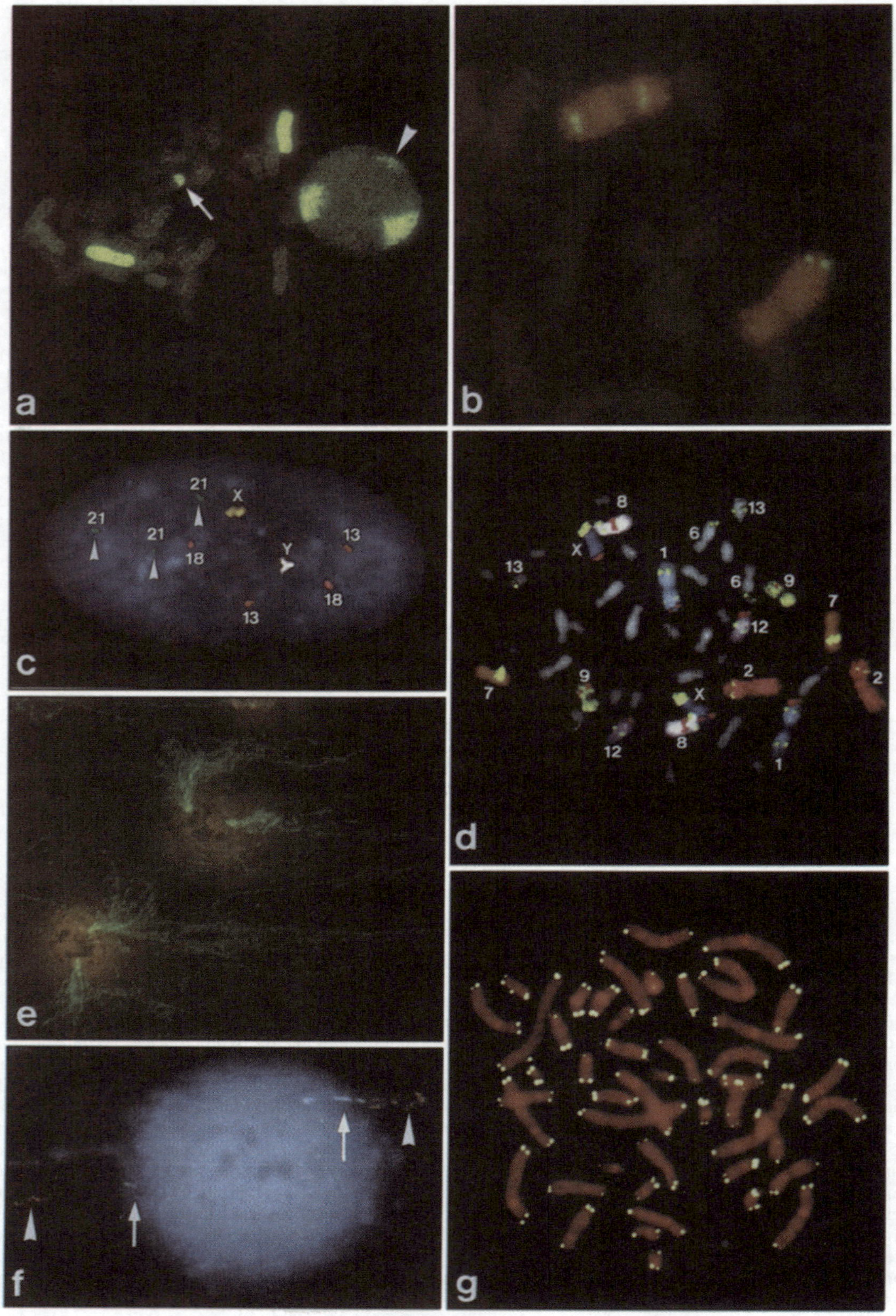

Fig. 3.11 a-g Ver legenda na página seguinte.

plo, para genes estruturais de proteínas com seqüências conhecidas de aminoácidos. Estão disponíveis máquinas para a construção de qualquer seqüência de nucleotídeos desejada.

Quando um gene foi identificado, especialmente quando o mRNA está disponível, sua estrutura pode ser estudada combinando-se vários métodos. A meta de tais estudos é a elucidação da seqüência completa de nucleotídeos de toda a região genética. Uma vez estabelecida a seqüência de nucleotídeos, o mRNA pode ser procurado em vários tecidos usando os métodos de hibridização (ver mais adiante). A seqüência de proteínas pode ser deduzida usando-se o código genético e sua função pode ser esclarecida. Este enfoque tornou-se um dos mais poderosos para elucidação dos mecanismos fisiológicos e de suas anomalias na doença (ver, por exemplo, a Seção 3.1.3.9).

3.1.3.3 Hibridização de Ácidos Nucleicos

Fundamentos. Nas condições adequadas, os filamentos isolados de DNA tendem a se helicoidizar com filamentos complementares para formar filamentos duplos. Esta propriedade é usada para identificar fragmentos de DNA separados eletroforeticamente pela transferência de Southern (Seção 3.1.3.2). A maioria do DNA de ocorrência natural forma dupla hélice. Em uma dupla hélice de DNA, as bases pirimidínicas citosina (C) se pareiam com as purínicas guanina (G), enquanto as pirimidinas timina (T) se pareiam com as purinas adenina (A). Estes pares de bases complementares (C≡G; T=A) são unidos por pontes de hidrogênio e podem ser facilmente separados. Eles têm uma forte tendência para se reelicoidizar sob as condições adequadas (temperatura, concentração salina), formando hélices duplas quando são misturados filamentos isolados de DNA. A origem do DNA unifilamentar não é importante para a reelicoidização. Nem mesmo é necessária uma complementaridade total dos filamentos isolados, e funciona até quando uma determinada fração de bases em cada filamento não se pareia (Fig. 3.9). O DNA unifilamentar se hibridiza até com RNA, desde que a complementaridade de bases seja mantida.

"Gene Walking". A técnica de hibridização pode ser usada, por exemplo, para análise de um gene grande, quando apenas parte de sua seqüência está disponível. A sonda é hibridizada com seqüências de uma biblioteca de DNA. Uma seqüência de biblioteca de hibridização em geral é maior que a sonda. Suas pontas se superpõem a outras seqüências da biblioteca e em parte se hibridizam com elas. Sua ponta livre se hibridiza com a seguinte, até que uma grande parte, um "contíguo", por exemplo todo um gene estrutural, tenha sido montado. Deste modo, o gene estrutural para o fator VIII de coagulação humana, um gene extraordinariamente longo com 180.000 bases, foi reconstruído começando com uma sonda oligonucleotídica de apenas 36 bases de comprimento. O método acima mencionado de primeiro identificar um mRNA específico e depois construir um cDNA por transcrição reversa não era factível, principalmente devido à baixa concentração de mRNA. A seqüência de DNA da sonda oligonucleotídica foi deduzida a partir da seqüência de aminoácidos de um fragmento da proteína de fator VIII. A precisão obtida foi suficiente para a hibridização. Para a análise total do gene de fator VIII, ver Seção 3.1.3.7.

Fig. 3.11 a-g. a Metáfase parcial de um paciente com o cariótipo 46,XX,8, + t(6;8) (6pter ⇔p22:: 8p23 ⇔8qter) após pintar com uma sonda de biblioteca específica para o cromossomo 6. Dois cromossomos 6 normais e o fragmento translocado no der(8) (*seta*) são delineados na metáfase. Um núcleo interfásico adjacente mostra dois domínios cromossômicos de tamanhos normais e um domínio pequeno, indicando o domínio interfásico do fragmento de translocação (*ponta de seta*) (Popp e col. 1993). **b** A detecção de portadora da distrofia muscular Duchenne é feita usando FISH para cromossomos metafásicos de uma parenta de um paciente com uma deleção conhecida do éxon 45 do gene de distrofina. A coibridização de uma biblioteca cromossômica específica para o cromossomo X (rodamina, *fluorescência vermelha*), um clone de referência específico para o braço longo do cromossomo X e um clone de cosmídio específico para o éxon 45 do gene de distrofina (FITC, *fluorescência amarela*). Apenas um dos cromossomos X revela sinais no braço curto, indicando uma deleção, permitindo assim o diagnóstico da "portadora" de distrofia muscular Duchenne (A. Jauch). **c** Exemplo de FISH multicor com sondas para os cromossomos 13 (pseudocoloridos, *vermelho*), 18 (pseudocoloridos, *violeta*), 21 (pseudocoloridos, *verde*), X (pseudocoloridos, *amarelo*), e Y (pseudocoloridos, *branco*) em células cultivadas de líquido amniótico. As imagens foram colhidas com uma câmera preto e branco CCD acoplada a um microscópio de epifluorescência. A imagem composta multicolorida foi feita usando o software Gene Join [83]. As sondas específicas dos cromossomos 13 e 18 revelaram dois sinais cada. Ambos os cromossomos sexuais apresentaram um sinal. Entretanto, foram observados três sinais para a sonda específica do cromossomo 21, indicando trissomia do cromossomo 21 (*pontas de setas*). Note que nas células cultivadas os sinais às vezes aparecem duplos, indicando replicação do DNA no sítio de hibridização. **d** FISH combinatório simultâneo de bibliotecas pintadas de cromossomos inteiros fluorocromados permitindo uma pintura multicor dos cromossomos 1, 2, 7, 8, 9, 12 e X. Dez clones de YAC foram selecionados para fornecer barras vermelhas e verdes adicionais a estes cromossomos metafásicos pintados, resultando em um padrão distinto de fluorescência para cada cromossomo: 1, azul claro, dois verdes, um vermelho; 2, vermelho, um verde; 7, marrom, um verde; 8, púrpura claro, um verde, um vermelho; 9, verde, um vermelho; 12, púrpura escuro, um verde, um vermelho; X, azul escuro, um verde, um vermelho. Dois clones forneceram sinais adicionais nos cromossomos 6 e 13 não pintados. (De Lengauer e col. 1993 [57]) **e** Um mapa de resolução aumentado para análise FISH pode ser obtido usando preparações Halo interfásicas após extração altamente salina de histona. Podem ser diferenciados dois produtos deste procedimento de extração: (a) A fração de DNA Halo que consiste em filamentos de DNA "nu", depletado de histona. Esta fração é sensível à digestão com DNase I. In situ o DNA forma alças circulares ao redor de uma fração remanescente, a matriz nuclear. (b) A fração de matriz nuclear, ou arcabouço nuclear, situada no centro das estruturas Halo in situ é resistente à digestão com DNase I. Evidências mais recentes sugerem que algumas seqüências de DNA, como genes ribossômicos ou seqüências de consenso teloméricas, coabitam com a fração matriz, indicando sua contribuição para a arquitetura da cromatina interfásica. Isto demonstra o padrão de hibridização da sonda de DNA heterocromática paracentromérica pUC 1.77 nas preparações Halo (T. Ried e E. Schröck). **f** Um exemplo de estruturas Halo in situ após FISH bicolor usando clones unitários de cosmídio de um contíguo específico para o telômero de 7q. O clone adjacente ao telômero foi marcado com biotina (detectada com FITC, *fluorescência verde, seta*), enquanto seis outros clones subteloméricos foram marcados com digoxigenina (detectados com TRITC, *fluorescência vermelha, ponta de seta*). Em Halos interfásicos, o cosmídio próximo ao telômero era mais observado na fração da matriz, enquanto os cosmídios que se expandiam na região subtelomérica marcavam as alças de DNA vizinhas. (Cortesia de T. Ried e E. Schröck). **g** A seqüência de consenso repetida do telômero (TTAGGG)*n* está distribuída em um número variado de cópias em todos os telômeros humanos e é conservada durante a evolução. FISH, com um oligonucleotídeo biotinado contendo a seqüência repetida, marca todos os telômeros nos cromossomos humanos metafásicos. Note que a intensidade de sinal varia devido a diferenças no número de seqüências-alvo. (Cortesia de E. Schröck)

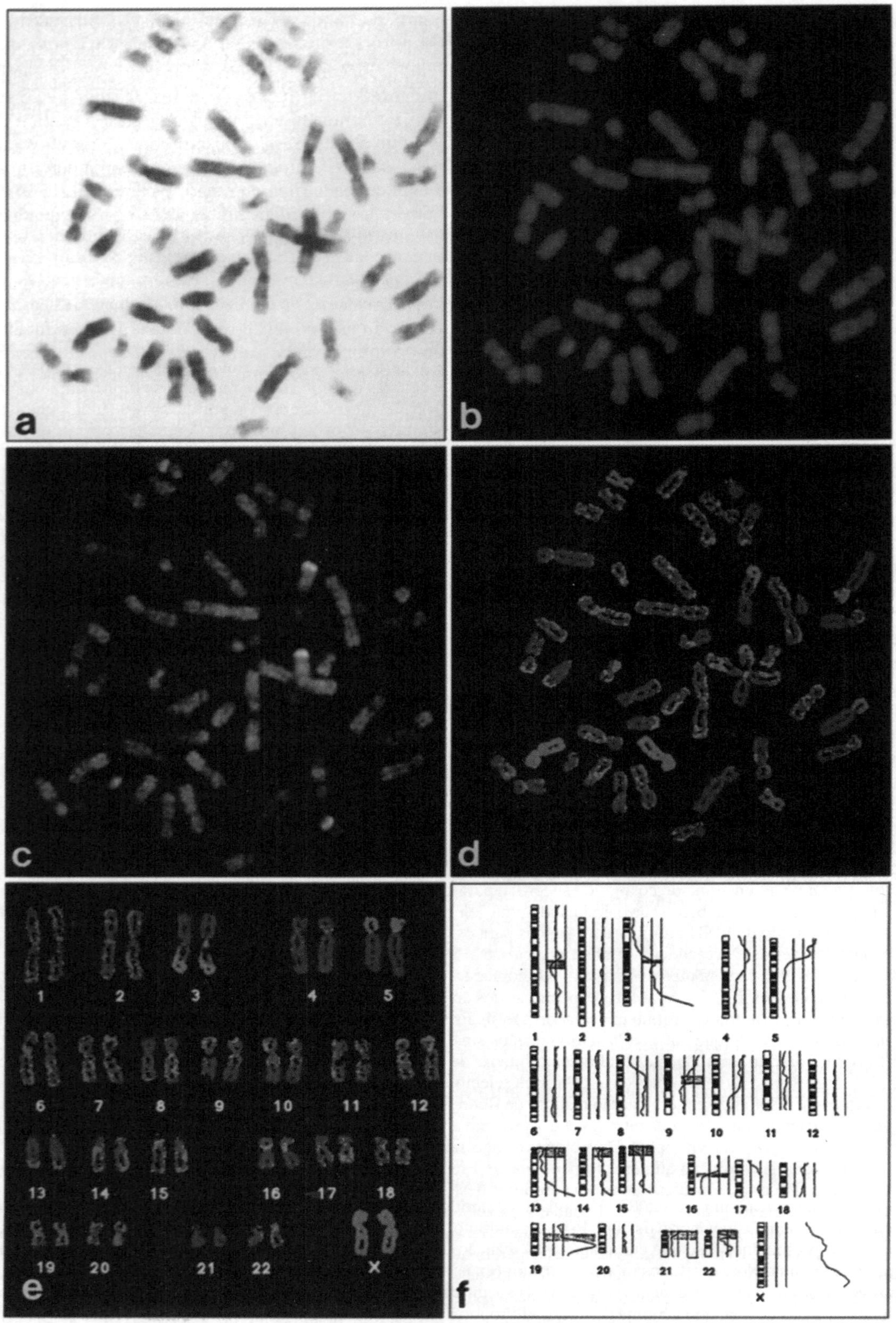

Fig. 3.12 a-f Ver legenda na página seguinte.

Hibridização In Situ com Sondas Radioativas. Uma técnica especialmente bem adaptada para a análise dos genomas eucarióticos é a hibridização in situ [24, 42, 77]. Aqui, as preparações de cromossomos metafásicos são tratadas in situ com uma sonda radioativa de DNA sob condições que permitam a hibridização com o DNA cromossômico. Deste modo, o gene de interesse pode ser localizado em um segmento específico de um cromossomo. Como um exemplo, as etapas essenciais hoje são discutidas com relação ao gene de cadeia pesada da miosina [82].

Uma sonda de cDNA para o gene de cadeia pesada de miosina estava disponível em coelho. Como os genes estruturais homólogos de vários mamíferos são geralmente semelhantes, a hibridização de DNA entre espécies de mamíferos não é prejudicada. Esta sonda foi amplificada em um plasmídeo e marcada com ^3H por *nick translation*. Neste procedimento, o DNA é incubado com uma pequena quantidade de DNAase I. Esta enzima produz várias quebras unifilamentares. São então adicionados nucleotídeos radioativos, juntamente com uma polimerase. Estes blocos são introduzidos na estrutura do DNA.

Foram obtidas preparações de cromossomos mitóticos de culturas de linfócitos. Após a desnaturação do DNA, a sonda de DNA marcada com ^3H foi incubada nas metáfases por 16 a 18 h a 40ºC. Após a remoção de sondas de DNA não-ligadas ou não especificamente associadas, foi feita auto-radiografia por 3 semanas. Após a coloração com quinacrina mostarda (bandeamento Q) as preparações foram fotografadas. A Fig. 3.10 mostra a distribuição da marcação nas bandas dos cromossomos. A maior parte da marcação estava situada no braço curto do cromossomo 17, banda 17p12 → pter. Assim, foi concluído que este gene de cadeia pesada de miosina está situado neste cromossomo. Como este experimento foi feito com uma sonda de cDNA, teoricamente é incerto que o gene de miosina identificado deste modo seja de fato um gene ativo. Ele poderia ser também um "pseudogene", ou seja, uma seqüência de DNA estruturalmente homóloga ao gene ativo de miosina, mas que não codifica miosina, tendo perdido seqüências flanqueadoras importantes fora da parte transcrita. Tais pseudogenes foram descobertos, por exemplo, dentro das regiões de globina α e β (Seção 7.3.2). Um número crescente de genes humanos foi situado usando esta técnica (Seção 5.1.2).

Este método requer um conhecimento da estrutura do DNA e a disponibilidade de um gene ou fragmento de cDNA, ou seqüências do gene a ser estudado. Se a seqüência da proteína for conhecida, podem ser construídos oligonucleotídeos artificiais, deduzidos pelo código genético. Entretanto, como o código é redundante, ou seja, várias trincas diferentes de nucleotídeos especificam o mesmo aminoácido, não se sabe qual o códon real usado no gene específico em estudo, de modo que é escolhido o códon mais freqüentemente usado para especificar um determinado aminoácido para a construção do oligonucleotídeo.

Nos últimos anos, este método tem sido substituído pela hibridização in situ não-isotópica. A introdução destes métodos abriu um capítulo inteiramente novo de citogenética molecular; portanto, eles são descritos com mais detalhes.

Hibridização In Situ com Fluorescência. O método de hibridização in situ com fluorescência (FISH), também conhecido como pintar cromossomos (*chromosome painting*), hoje está sendo aplicado para a resolução de um número crescente de problemas, bem como para diagnóstico de anomalias cromossômicas. Ele representa um "casamento" compensador entre a citogenética e a genética molecular. O princípio do FISH é a hibridização de um DNA conhecido ou uma seqüência cromossômica marcada com um corante fluorescente em sua contraparte homóloga em uma preparação cromossômica convencional, seguida de visualização da seqüência-alvo por técnicas fluorescentes, em geral com cores diferentes (Fig. 3.11).

O FISH é um procedimento em múltiplas etapas. São necessárias as seguintes etapas: (a) preparação e marcação de sondas de DNA, (b) preparação de cromossomos metafásicos, suspensões celulares, ou cortes de tecidos, (c) desnaturação da dupla hélice de DNA da sonda e da amostra a ser estudada para obter DNAs unifilamentares, (d) hibridização in situ, e (e) detecção da sonda fluorescente, em geral por microscopia de fluorescência.

(a) Durante a reação de marcação são incorporados análogos modificados de nucleotídeos por hibridização. Eles são ligados a haptenos, por exemplo, biotina ou digoxigenina. Alternativamente, os análogos de nucleotídeos são diretamente conjugados a fluorocromos.

(b) A preparação de cromossomos metafásicos e profásicos segue os protocolos padrões de citogenética. O método tem a vantagem significativa de os cromossomos também poderem ser identificados e estudados na intérfase. Isto mostrou-se extremamente útil para a identificação de cromossomos nas células do líquido amniótico ou em núcleos de cortes de tecidos [18].

(c) As moléculas da sonda e do DNA-alvo são desnaturadas por aquecimento. Se forem usadas sondas complexas de DNA, é necessária uma etapa adicional antes da reelicoidização com um excesso de DNA não-marcado antes da hibridização com a sonda marcada para pré-hibridizar seqüências repetitivas dispersas que estão presentes não só no DNA-alvo como distribuídas por todo o genoma. De outro modo elas iriam

Fig. 3.12 a-f Hibridização genômica comparativa (CGH) do DNA extraído de carcinoma de pequena célula do pulmão. (De Ried e cols. 1994). **a** Coloração de cromossomos metafásicos normais com 4′-6′-diamindino-2-fenilindol. Foi usado o padrão de bandeamento G para a identificação dos cromossomos. **b** A mesma metáfase que em **a**, após visualização da fluorescência vermelha (rodamina) específica para o DNA de referência marcado com digoxigenina. Note que todos os cromossomos (exceto os cromossomos X) são uniformemente marcados. **c** A mesma metáfase que em **a**, **b** após visualização da fluorescência verde (FITC) específica para o DNA do tumor biotinado. Note que a intensidade de coloração varia devido aos ganhos e perdas de DNA no genoma do tumor. **d** Proporção da imagem de fluorescência da mesma metáfase que em **a-c**. É visto o quociente de intensidade de fluorescência FITC/rodamina. *Azul,* balanço entre o FITC e os valores de fluorescência de rodamina; *verde,* ganho de seqüências de DNA no genoma do tumor; *vermelho*, perda de seqüências de DNA no gene do tumor. **e** Disposição tipo cariótipo dos cromossomos da metáfase mostrada em **d**. Note que a CGH revela padrões idênticos em cromossomos homólogos. **f** Média da proporção do cálculo do perfil das cinco metáfases do caso de câncer de pequena célula do pulmão apresentadas em **a-e**. *Três linhas verticais* (à direita dos idiogramas de cromossomos), diferentes valores de proporção de fluorescência entre o tumor e o DNA de referência: *linha à esquerda*, sub-representação; *linha central*, estado; *linha à direita*, hiper-representação das seqüências de DNA no genoma do tumor. O perfil da proporção (*curva*) foi computado como um valor médio das cinco metáfases.

obscurecer a hibridização da sonda marcada (hibridização de supressão cromossômica in situ, CISS [62]). Este pré-tratamento permite a delineação específica de seqüências-alvo sem a necessidade de preparar sondas de DNA que consistam inteiramente de seqüências-alvo específicas.
(d) A hibridização é feita por cerca de 16 h e é muito mais rápida que a detecção com sondas radioativas.
(e) São usados fluorocromos ligados a avidina para detectar a seqüência-alvo. A avidina tem uma grande afinidade pela biotina ou por auto-anticorpos que reconhecem especificamente um hapteno usado como sonda marcada. Vários fluorocromos estão disponíveis, os quais emitem cores azul, verde ou vermelha. A hibridização é vista por microscopia de fluorescência com vários filtros. Instrumentos de imagem digital, como as câmeras acopladas a carga (CCD), aumentam a sensibilidade do método e permitem a quantificação das imagens fluorescentes. A microscopia de varredura com laser confocal [16] é usada para se estudar alvos tridimensionais nos núcleos das células.

Em geral, a FISH tem alta sensibilidade e poder de resolução. Dependendo da complexidade das sondas de DNA usadas, cromossomos inteiros podem ser vistos usando sondas compostas estabelecidas em cromossomos humanos distribuídos. Por outro lado, alvos tão pequenos quanto 500 pb são reconhecíveis em cromossomos metafásicos. Isto equivale ao método de sensibilidade da detecção isotópica. A resolução espacial, entretanto, é muito maior. Nos cromossomos metafásicos, podem ser diferenciados dois alvos separados por cerca de 5 Mpb. A cromatina interfásica é menos condensada. Assim, a resolução é aumentada para cerca de 100 kb [56, 107]. Nos núcleos interfásicos sem histonas, a resolução espacial foi aumentada para alguns quilobases [104].
A possibilidade de ver vários alvos cromossômicos simultaneamente aumentou o espectro de aplicações da FISH. Entretanto, a quantidade de haptenos adequados para marcação da sonda e dos fluorocromos com espectros de emissão claramente diferentes limita o número de alvos coloridos diferentemente. Assim, as sondas individuais devem ser marcadas por uma combinação de fluorocromos em várias proporções [74]. Por exemplo, a combinação de três fluorocromos permite a detecção de sete sondas, três com cores individuais, três com combinações de duas, e uma com uma combinação de todas as três cores [57, 83] (Fig. 3.11 c e d). A resolução pode ser aumentada usando fluorocromos em proporções diferentes [20, 21] em combinação com instrumentos de imagem digital.

O método FISH tem sido usado para resolver os seguintes problemas: (a) As regiões centroméricas de quase todos os cromossomos humanos podem ser vistas especificamente. Isto é útil para o diagnóstico de várias anomalias cromossômicas em células interfásicas [17]. (b) O método pode ser aplicado em combinado ao bandeamento G. Isto aumenta sua utilidade diagnóstica. (c) Cromossomos inteiros podem ser pintados por sondas compostas, preparadas em cromossomos distribuídos [18, 62, 79]. Usando este método, mostrou-se que os cromossomos em núcleos interfásicos não estão distribuídos aleatoriamente, mas ocupam determinadas posições (Fig. 3.11a). A distribuição destas posições, umas em relação as outras, aparentemente não segue regras estritas. Na maioria dos casos, os cromossomos homólogos não estão próximos uns dos outros, indicando uma possível influência na ação gênica. (d) Além das sondas de DNA que estão disponíveis em números crescentes, as sondas para quaisquer banda ou cromossomo desejados podem ser preparadas em cromossomos microdissecados [61].

O método FISH está sendo aplicado hoje em muitos campos da genética humana e da biologia celular. Por exemplo, genes e seqüências de DNA já foram mapeados no genoma (Seção 5.1.2). Outras aplicações, como na evolução, serão mencionadas em outra parte deste volume (Seção 14.2.1). Em genética médica, o método tornou-se um instrumento importante para a solução de problemas que não podem ser resolvidos pelos métodos clássicos de citogenética, como a identificação da origem de cromossomos extras e várias translocações [49, 103]. Os danos cromossômicos devidos a agentes mutagênicos podem ser mais facilmente estudados [80]. Uma outra aplicação clínica se faz na distrofia muscular Duchenne, onde 70% das mutações são pequenas deleções que não podem ser detectadas pelas técnicas convencionais de citogenética [83] (Fig. 3.11b). O avanço mais importante permite o estudo dos cromossomos e de suas anomalias em núcleos interfásicos. Isto é muito importante para o diagnóstico de tumores malignos, especialmente porque podem ser estudadas as células em tumores sólidos e de cortes embebidos em parafina [22, 88]. Entretanto, a análise FISH provavelmente não substituirá os métodos clássicos de citogenética, mesmo se o método de bandeamento (Fig. 3.11d) [57] for melhorado com a criação do "código de barras para cromossomos". Ambos os enfoques têm suas vantagens e desvantagens. A análise de bandeamento requer a preparação de distribuições metafásicas ou prometafásicas, o que geralmente é difícil em tumores sólidos, e o poder de resolução é limitado a vários megabases mesmo após um bandeamento de alta resolução. Em contraste, a FISH pode ser usada para estudar uma região cromossômica, sua representação numérica e seu envolvimento nas translocações em todos os estágios do ciclo celular. Aqui o pesquisador precisa selecionar as regiões cromossômicas a serem estudadas. Os métodos citogenéticos clássicos, por outro lado, permitem a análise de todo o cariótipo nas metáfases preparadas por um procedimento. Problemas diferentes necessitam outras estratégias diagnósticas.

Hibridização Genômica Comparativa. A técnica de citogenética molecular conhecida como hibridização genômica comparativa (CGH) é baseada em hibridização in situ quantitativa com duas cores [21, 45]. A CGH permite a detecção de desequilíbrios genéticos no DNA preparados de tumores ou de outras células de interesse, por exemplo, ganhos e perdas de cromossomos e deleção de seqüências maiores que alguns Mpb de tamanho. A Fig. 3.12f demonstra o princípio. O DNA genômico total das células a serem estudadas é isolado, do mesmo modo que de um indivíduo controle normal. Se as células a serem estudadas são tumorais, o tecido normal do mesmo indivíduo pode ser usado como controle. Os dois DNAs genômicos são marcados diferentemente e são misturados em uma proporção de 1 : 1. Eles são então hibridizados com metáfases humanas normais que podem vir de qualquer pessoa. Como os dois DNAs foram pintados com cores diferentes, as intensidades de fluorescência ao longo dos cromossomos da metáfase de referência representam as concentrações relativas das seqüências de DNA. Se os cromossomos ou sub-regiões cromossômicas estiverem presentes em números idênticos de cópias tanto no tumor quanto no DNA de referência, a fluorescência observada é uma mistura com contribuição igual das duas cores (por exemplo, amarelo como mistura de vermelho com verde). Se determinados cromossomos ou sub-regiões cromossômicas estiverem perdidas na maioria das células a serem testadas, a cor resultante é alterada para a dos cromossomos normais, por exemplo, vermelho. Um ganho de DNA no material de teste, por outro lado, leva a uma coloração verde mais intensa no local deste ganho; por exemplo, *DNA localmente amplificado.* Em muitos casos são vistas grandes anomalias cromossômicas diretamente na microscopia de fluorescência. A análise quantitativa exata, entretanto, requer uma medida da intensidade de fluorescência usando uma câmera especial CCD. A utilidade do método no diagnóstico de tumores foi demonstrada [46], por exemplo, em gliomas [92].

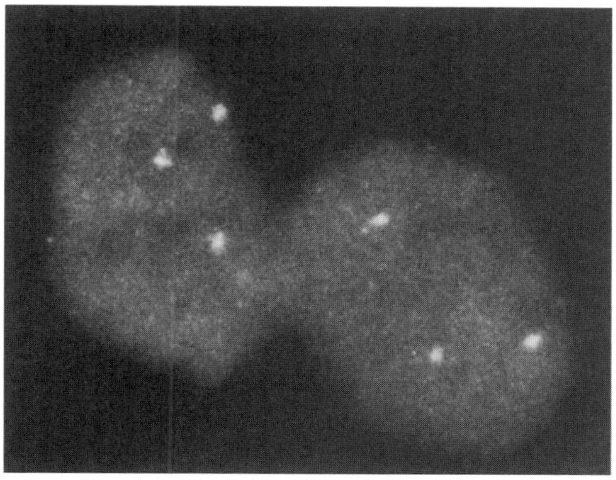

Fig. 3.13 Núcleos de células do líquido amniótico de um feto com trissomia do 18 após hibridização CISS com o clone de YAC HTY 3045 amplificado por PCR-Alu biotinado (mapeado em 18q23) detectado por avidina-FITC. Os núcleos foram contracorados com iodeto de propídio.

3.1.3.4 Seqüenciamento do DNA [39, 51, 58]

Seqüência de Nucleotídeos e o Código Genético. Os métodos para se determinar a seqüência de aminoácidos nas cadeias polipeptídicas são conhecidos desde a década de 50. O problema era relativamente fácil, pois os 20 aminoácidos encontrados em proteínas de ocorrência na natureza têm todos propriedades diferentes. A seqüência de nucleotídeos do DNA, por outro lado, é relativamente monótona, consistindo apenas nas quatro bases, guanina, citosina, adenina e timina. Entretanto, hoje estão disponíveis métodos apropriados para seqüenciamento de DNA [51] (Fig. 3.14).

Uma longa molécula de ácido nucleico é cortada em segmentos menores por agentes que a cortam em sítios específicos. Em seguida, a seqüência de nucleotídeos para cada segmento é determinada separadamente. A seqüência de segmentos de toda a cadeia é averiguada pelo princípio da superposição das pontas. As cadeias idênticas são cortadas uma segunda vez por um agente com especificidade diferente e as seqüências dos fragmentos produzidos pelos dois cortes são comparadas. Deste modo, toda a seqüência pode ser combinada como um quebra-cabeça. A seqüência de nucleotídeos dentro destes fragmentos pode ser identificada pelos métodos de Maxam e Gilbert (ver [122]), ou — em muitos casos mais convenientemente — pelo de Sanger e cols., no qual a seqüência de bases pode ser lida imediatamente do gel de eletroforese (Fig. 3.14). Embora o seqüenciamento de ácidos nucleicos tenha sido um trabalho formidável, hoje tornou-se relativamente fácil e muito rápido. As máquinas de seqüenciamento são oferecidas comercialmente. Em muitos casos, são necessárias duas etapas após ser estabelecida uma seqüência: (a) A seqüência deve ser comparada com outras seqüências determinadas previamente para se avaliar se a mesma, ou uma seqüência semelhante, já foi encontrada na natureza. Tais homologias podem fornecer indícios importantes quanto à correlação biológica, evolução e função. Hoje estão disponíveis bancos de dados computadorizados (Apêndice 4). (b) A seqüência deve ser examinada quanto a conter um gene que pode ser transcrito. Isto só é possível se uma matriz de leitura aberta (ORF) estiver presente, isto é, se não houver presença de códons finalizadores (ver

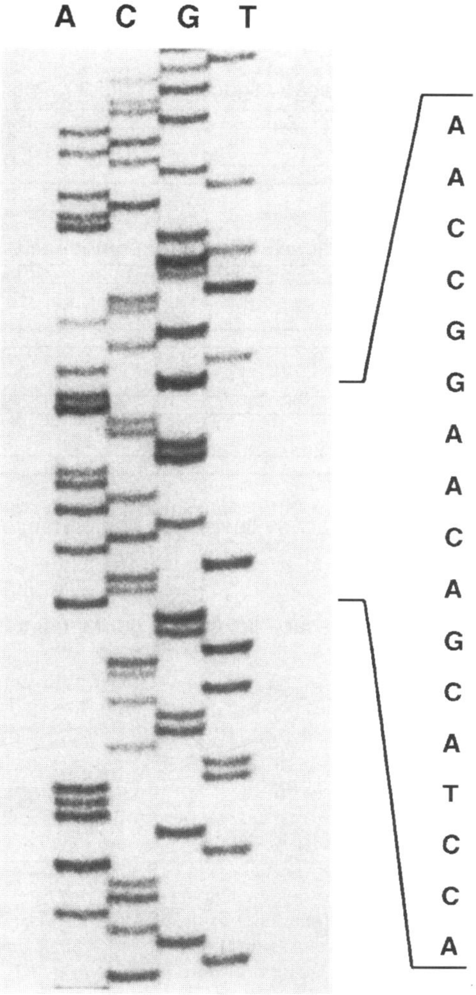

Fig. 3.14 Seqüenciamento de DNA. Auto-radiograma de um seqüenciamento de término de cadeia em gel usando um plasmídio bifilamentar desnaturado como molde. As pontas específicas de base em cada coluna são produzidas incorporando didesoxinucleotídeos terminadores de cadeia. ^{32}P foi incorporado durante a reação e os produtos da reação foram separados por uma eletroforese desnaturante em gel de poliacrilamida. Parte da seqüência é indicada à direita do gel. (Cortesia de O. Steinlein)

Quadro 3.2). Tal ORF, entretanto, não verifica a presença de um gene. Ela pode, por exemplo, ser um pseudogene.

3.1.3.5 Reação em Cadeia da Polimerase: Um Método que Revolucionou a Biologia Molecular

Todos os métodos descritos até aqui, tais como a transferência de Southern e o seqüenciamento de DNA, necessitam de uma quantidade mínima de DNA (aproximadamente 10^5 a 10^6 moléculas [119]). Entretanto, freqüentemente o DNA (ou outro ácido nucleico) a ser estudado está disponível apenas em quantidades muito menores. Esta dificuldade foi superada antes pela clonagem em um vetor e multiplicação do vetor. Um método alternativo, muito rápido e elegante, foi introduzido há alguns anos e teve grande aceitação: a reação em cadeia da polimerase (PCR)

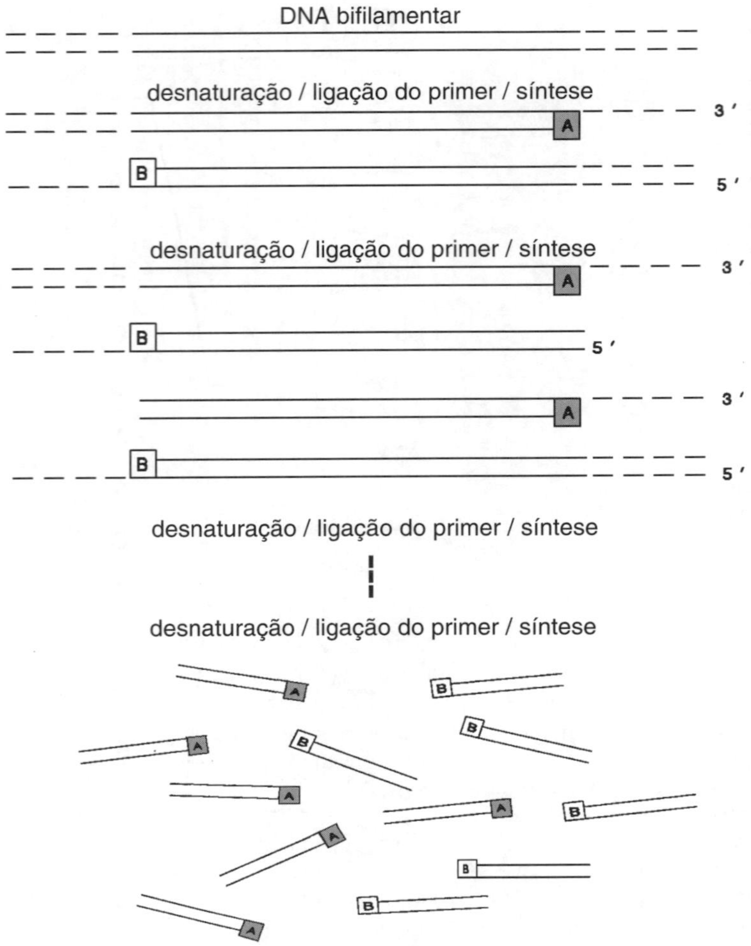

Fig. 3.15 O princípio da PCR (reação em cadeia da polimerase). O método requer várias etapas: desnaturação do DNA (pelo aumento da temperatura), ligação do *primer*, replicação do DNA (pela adição da *Taq* polimerase e redução da temperatura), repetida até que seja obtido um grande número de cópias do DNA original. *A* e *B*: os *primers* de ambos os lados da seqüência de DNA a ser multiplicada; *linhas tracejadas*: indicam que a replicação do DNA às vezes continua além da seqüência de DNA a ser estudada.

[3, 73]. A vantagem significativa do método de PCR é a quantidade mínima de DNA que permite a amplificação.

A lógica da reação é simples. Usa-se um par de *primers* complementares a ambos os filamentos de uma molécula de DNA e flanqueadores de uma região-alvo de interesse para dirigir a síntese de DNA em sentidos opostos e superpostos. Em cada ciclo, cada um dos filamentos age como um molde para gerar duas novas moléculas duplas. Teoricamente, isto leva à duplicação das seqüências-alvo em cada rodada de síntese de DNA e a um aumento exponencial da quantidade de DNA. Uma limitação deste método é que a estruturação dos *primers* requer o conhecimento da seqüência de bases de trechos curtos de DNA em ambos os lados da seqüência a ser estudada. Cada ciclo é iniciado pela separação da dupla hélice do DNA (rompendo as pontes de H) a 91-95ºC durante 1 minuto para obter moldes unifilamentares. Os *primers* de oligonucleotídeos são então helicoidizados aos dois filamentos, seguido de um pulso curto de síntese de DNA. Esta reação requer uma temperatura de 58 a 72ºC e uma polimerase para a síntese de DNA usando os constituintes no meio. Geralmente é usada a *Taq* polimerase, que vem da bactéria *Thermus aquaticus*. Esta bactéria vive em águas quentes, portanto sua polimerase está adaptada ao calor, não sendo destruída na temperatura da dissociação do DNA. Assim, não é necessário adicionar nova polimerase a cada ciclo. Isto tornou possível automatizar todo o procedimento (Fig. 3.16).

As máquinas de PCR estão sendo vendidas e amplamente usadas. A PCR é eficiente, específica e muito sensível. O número teórico de moléculas produzidas é de 2^n por n ciclos, o que significa um milhão de moléculas após apenas 20 ciclos. Na prática, este número é um pouco menor por motivos técnicos. Podem ocorrer alguns erros de replicação, e eles devem ser cuidados. A sensibilidade é tão alta que mesmo uma única cópia de molécula de DNA, como de espermatozóide humano, pode ser amplificada e estudada [60]. Devemos tomar cuidado para não amplificar o DNA originado do operador ou do ambiente.

O método também pode ser empregado para amplificação do RNA após uma transcrição reversa em cDNA (RT-PCR). Isto tem tido grande aplicação tanto em pesquisa quanto em diagnóstico genético. Têm sido feitos ensaios pelos quais muitas seqüências de DNA podem ser amplificadas ao mesmo tempo. A Fig. 3.16 mostra tal ensaio desenvolvido para o diagnóstico de deleções no gene de distrofina nas distrofias musculares de Duchenne e Becker (310 200). Em 1992, a Hoffmann-LaRoche Company adquiriu todas as patentes relacionadas à reação de PCR e passou a cobrar direitos autorais em todos os casos nos quais o método é usado para fins comerciais. O uso diagnóstico em genética médica, microbiologia ou qualquer outro campo cai nesta categoria de uso comercial, pois não envolve pesquisa e é usado em serviços clínicos. Tal interpretação torna-se muito ampla quando se precisa estudar um grande número de pacientes em estudos-piloto que validam diagnósticos genéticos em genética médica. Em que ponto termina a pesquisa e começa a prática médica? (Ver também [116].)

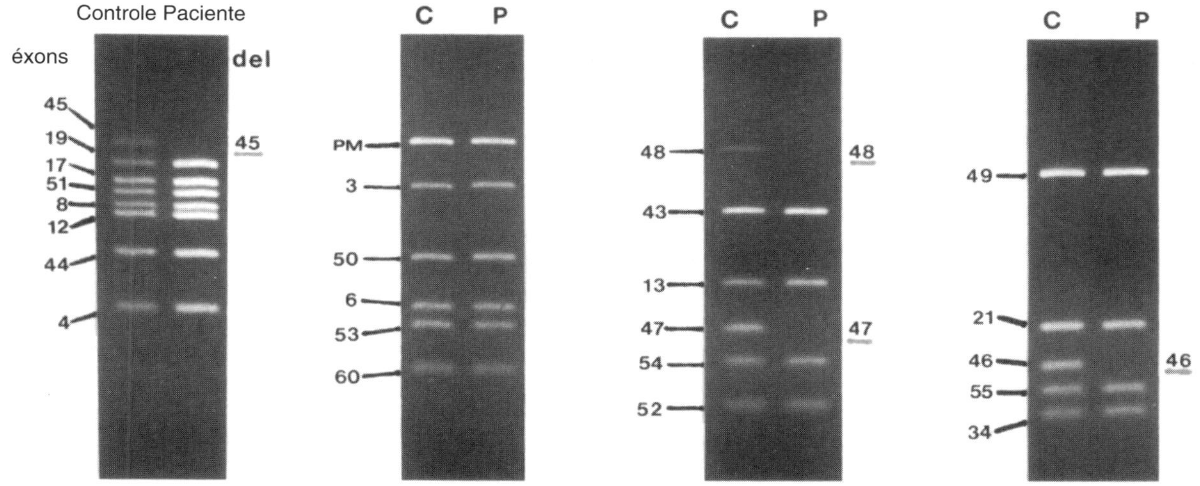

Fig. 3.16 Amplificação múltipla na PCR (em quatro etapas) de 24 éxons e a região do promotor do gene de distrofina. O *paciente* (*P*) apresenta deleção dos éxons 45-49; *C*, controle normal. As seqüências de éxons amplificadas estão dispostas de acordo com seu comprimento, e não de acordo com sua seqüência dentro do gene. (Cortesia de M. Cremer.)

Em seguida são descritos enfoques analíticos ao estudo de três genes: um no qual a análise foi relativamente fácil, outro no qual foi mais complicada, e um terceiro no qual a análise consumiu muito tempo. Esta discussão fornece a oportunidade para descrever rapidamente conceitos e métodos adicionais de pesquisa. Os exemplos selecionados são (a) o gene de β-globina; (b) o gene para o fator VIII de coagulação, cuja mutação causa a hemofilia A; e (c) o gene para a doença de Huntington (HD).

Discussão de outros aspectos das distrofias musculares de Duchenne e Becker:

– Seção 3.1.3:	Lista de mutações humanas estudadas até agora
– Seção 5.1.2:	Ligação e localização
– Seção 9.3:	Tipos de mutação e taxas de mutação
– Seção 18.1 + Ap. 8:	Consulta genética, diagnóstico pré-natal

3.1.3.6 Análise do Gene de β-globina

O Papel Paradigmático do Gene de β-globina. A primeira etapa requer a identificação deste gene na grande quantidade de DNA humano. Isto foi feito isolando o DNA de células humanas e tratando-o com uma enzima de restrição específica. Os vários fragmentos de DNA resultantes são então separados de acordo com seu comprimento por eletroforese em gel de agarose. Eles são passados para um filtro de nitrocelulose pela transferência de Southern e desnaturados. O DNA unifilamentar é fixado ao filtro. A etapa seguinte é a identificação dos fragmentos de DNA contendo o gene de β-globina. Isto requer uma sonda radioativa feita de mRNA de β-globina usando a enzima transcritase reversa (mRNA $\rightarrow$ cDNA). Neste caso especial foi uma grande vantagem que o mRNA estivesse disponível. A sonda de cDNA pode então ser usada para hibridização com o DNA no filtro.

A auto-radiografia mostra as posições dos fragmentos contendo genes de globina. Esta técnica também foi usada para localizar o gene β em um cromossomo humano no braço curto do cromossomo 11(11p) por hibridização in situ.

Uma maior caracterização de outros membros da família de genes de β-globina requer o enriquecimento do DNA específico destes genes por clonagem em um vetor tal como um plasmídio bacteriano (ver Seção 3.1.3.2). A família de genes de Hb β foi estudada comparando-se a seqüência de DNA da região transcrita e o cDNA por microscopia eletrônica, seqüenciando as regiões de DNA dentro e fora das seqüências transcritas e identificando as seqüências reguladoras. Um dos primeiros e mais conspícuos resultados de tais estudos foi que as moléculas híbridas entre o DNA genômico de β globina e o cDNA mostrou alças peculiares na microscopia eletrônica [102]. Elas foram causadas por regiões do DNA não representadas no cDNA, e obviamente não transcritas, pois o cDNA é uma cópia verdadeira do mRNA. No gene de Hb β foram descobertas duas seqüências intercalares (íntrons) que separam três unidades distintas (éxons) no nível do DNA. Enquanto isto, os estudos em muitos outros genes eucarióticos mostraram que tais íntrons são a regra e não a exceção, em contradição a bactérias e vírus, onde os genes são continuamente transcritos. Os éxons geralmente representam subunidades funcionais do gene. Eles podem ter se desenvolvido de genes separados durante a evolução (Seção 14.2.3). Assim, a análise do gene de β-hemoglobina e outros genes de hemoglobina teve um resultado de significado geral: a demonstração da estrutura éxon-íntron dos genes eucarióticos (Fig. 3.18).

Estes e outros estudos confirmaram as inferências dos estudos familiares de hemoglobinas anormais (Seção 4.3.2) de que há apenas um gene funcional de Hb β, enquanto, por exemplo, os genes para as cadeias α e γ estão presentes em duplicata. Além disso, foram descobertos pseudogenes: regiões de DNA muito semelhantes na seqüência a genes funcionais, que não são transcritas devido a mutações inativadoras na codificação ou áreas flanqueadoras.

A Fig. 7.33 mostra a região de Hb β. Além do próprio gene e de um pseudogene, existem dois genes γ, um gene δ (para a cadeia δ de Hb encontrada na Hb A_2) e genes para uma hemoglobina embrionária inicial. A análise molecular confirmou as inferências sobre a estrutura desta região gênica feitas pela gené-

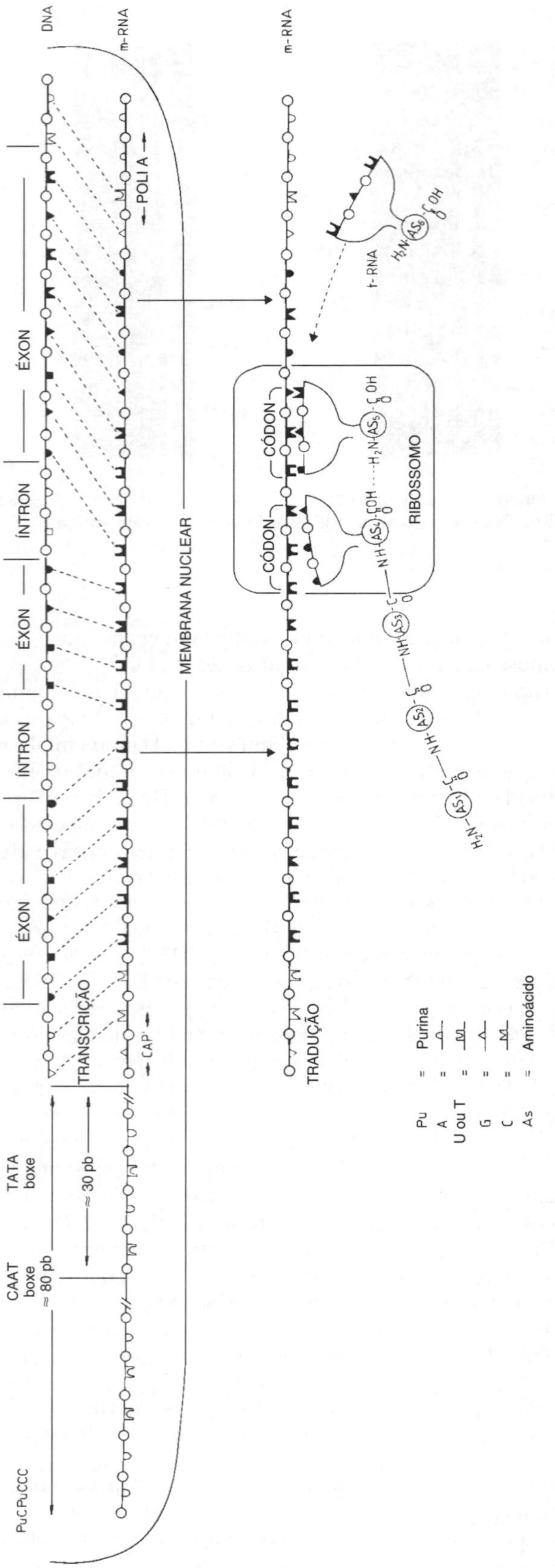

tica formal e pela bioquímica de proteínas (Seção 7.3.2), mas deu informações inteiramente novas sobre a estrutura do gene e sua organização.

Estudos adicionais sobre este e outros genes também elucidaram um pouco como ocorre a transcrição e como é produzido um mRNA final (Figs. 3.17, 3.18). Primeiro, todo o gene é transcrito, incluindo íntrons e seqüências flanqueadoras proximais e distais ao complexo íntron-éxon. Em seguida, os transcritos dos íntrons são gradativamente removidos, os transcritos dos éxons são rearrumados, e um "cap" é adicionado à ponta 5′ bem como uma seqüência poli-A à ponta 3′. Finalmente, o mRNA processado deixa o núcleo, é percorrido pelos ribossomos, e atua como um molde para a biossíntese de proteínas. São conhecidas as seqüências de DNA para os vários genes de globina, e muitos problemas gerais sobre a organização gênica e ação gênica foram examinados usando estes genes como modelos.

Discussão sobre outros aspectos dos genes de hemoglobina:

– Seção 7.3:	Ação gênica
– Seção 9.4:	Mecanismos de mutações espontâneas
– Seção 12.2.1.6:	Genética de populações
– Seção 14.2.3:	Evolução humana
– Cap. 18:	Consulta genética, triagem, diagnóstico pré-natal

3.1.3.7 Estrutura do Gene de Fator VIII (Fator Anti-hemofílico)

Fator Anti-hemofílico (Fator VIII). A hemofilia A é uma doença hereditária "clássica", com um padrão de herança recessiva ligada ao X (Seção 4.1.4). O gene está situado em Xq28. A análise do processo de coagulação sangüínea levou na década de 50 à identificação de uma proteína do plasma — o fator anti-hemofílico (fator VIII) — como sendo a proteína genicamente determinada ausente nesta doença. O fator VIII é necessário para a primeira etapa da coagulação sangüínea, a formação de tromboplastina. A administração de concentrados de fator VIII é hoje a terapia estabelecida para a hemofilia A e possibilita que os pacientes com hemofilia tenham uma vida quase normal. A molécula protéica, entretanto, mostrou-se grande e complexa, e sua produção sintética parecia impossível. Hoje esta situação mudou acentuadamente. A estrutura do gene de fator VIII foi esclarecida, e a expressão deste gene foi obtida em cultura de tecidos. É, portanto, possível a terapia com fator VIII recombinante (ver adiante) [31, 32, 105, 112].

Estratégia de Pesquisa para Elucidar o Gene de Fator VIII. Isto foi obtido independentemente, mas com estratégias análogas, por

Fig. 3.17 A seqüência de DNA mostrada aqui como uma única cadeia de nucleotídeos caracteriza-se por uma seqüência específica de bases. No lado 5′, onde começa a transcrição, foram descritas duas seqüências características, CAATT e TATA, distantes 80 e 30 pares de bases (pb). Por analogia ao genoma bacteriano, concluiu-se que a seqüência CAATT serve como sítio de reconhecimento para a RNA polimerase, enquanto a seqüência TATA serve como região promotora para a transcrição induzida pela polimerase. O DNA é transcrito na seqüência complementar de mRNA, incluindo inicialmente os íntrons. O mRNA é então processado gradativamente; os íntrons são removidos; um "cap" é adicionado na ponta 5′, e uma seqüência poli-A na ponta 3′. O mRNA processado passa então pela membrana nuclear e se liga aos ribossomos, onde a informação genética é traduzida em uma seqüência polipeptídica.

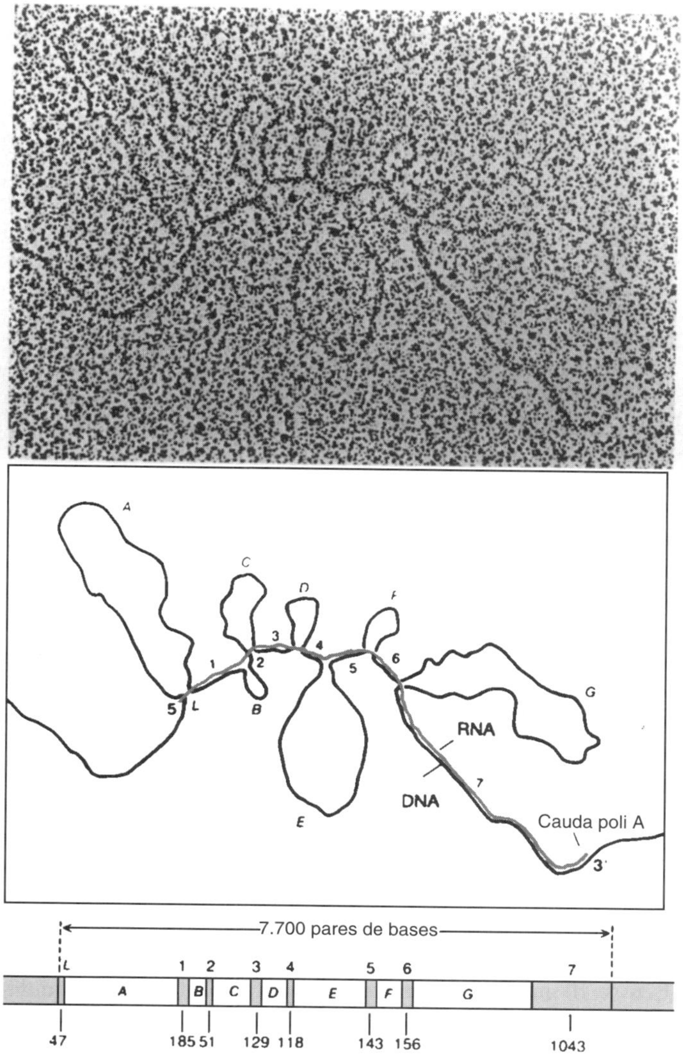

Fig. 3.18 Estudo de microscopia eletrônica da estrutura do gene de ovalbumina, um gene característico de mamíferos: o DNA contendo o gene de ovalbumina é hibridizado com o mRNA. Os oito éxons do gene (*1-8*) se hibridizam com regiões complementares do mRNA. Seus sete íntrons (*A-G*) formam alças. *Acima,* imagem de microscopia eletrônica; *meio,* interpretação; *abaixo,* representação esquemática do gene. (De Chambon 1981)

duas firmas particulares de tecnologia gênica: a Genentech em São Francisco, e o Genetics Institute em Boston. O grupo da Genentech fez o seguinte:

Sintetizou-se uma sonda oligonucleotídica de DNA com apenas 36 bases de comprimento, com base na seqüência de aminoácidos de um peptídeo tríptico do fator VIII humano. Esta sonda de DNA bem curta foi usada para triar uma biblioteca de DNA genômico no bacteriófago λ que tinha sido obtida de um indivíduo com um cariótipo 49, XXXXY. Assim, foi obtida uma concentração maior de sondas específicas do X não por distribuição cromossômica, mas usando uma anomalia de ocorrência natural. Os clones identificados deste modo por hibridização de DNA (Seção 3.1.3.3) tinham pontas superpostas, permitindo a identificação inicial de parte da seqüência de DNA (Fig. 3.19). Esta parte foi então usada para colocar o mRNA de fator VIII em uma linhagem celular de hibridoma de célula T. Este mRNA foi usado para produzir um cDNA para toda a parte codificante do gene. Esta parte foi então seqüenciada (~ 9 kb). Os limites dos éxons foram estabelecidos por comparação do cDNA com o DNA genômico. O gene completo consiste em 186.000 pares de bases. Ele tem 26 éxons variando de comprimento de 69 a 3.106 pares de bases. Os íntrons podem ser tão longos quanto 32,4 kb. A proteína fator VIII consiste em 2.351 aminoácidos (Fig. 3.20).

Para obter a expressão do gene em tecido de mamífero, foi montada a seqüência completa de 7 kb codificante da proteína de partes do cDNA superposto e inserido em um plasmídio. Neste plasmídio, as seqüências de fator VIII foram colocadas entre as seqüências promotoras e uma seqüência de poliadenilação de origem viral. Este plasmídeo foi então introduzido em uma linhagem de células de hamster por um método químico (co-precipitação com fosfato de cálcio), e foi avaliada a expressão gênica usando anticorpos monoclonais contra parte da proteína fator VIII. Isto indicou um aumento de 300 vezes em relação às células-controle e correspondeu a até 7% da atividade normal do plasma, como mostrado por estudos bioquímicos adicionais.

O outro grupo (Genetics Institute), trabalhando com linhagens análogas, obteve resultados comparáveis.

Significado Destes Estudos. Vários métodos de biologia molecular foram combinados de modo engenhoso para estudar um gene incomumente complexo. Este resultado é significativo por vários motivos:

1. Este foi o primeiro gene de tal tamanho e complexidade a ser estudado em humanos e, de fato, em qualquer eucarionte.
2. Esta estrutura permitiu uma nova percepção quanto à evolução deste gene [60], incluindo uma homologia inesperada de aproximadamente 35% da seqüência de aminoácidos com a proteína ligadora de cobre ceruloplasmina (ver Seção 7.2.3).
3. O resultado oferece perspectivas de uma melhor terapia da hemofilia A (ver também Seção 7.2.2.9). O tratamento de reposição com preparações de fator VIII é uma das estórias bem-sucedidas de terapia das doenças genéticas. A expectativa de vida dos hemofílicos aumentou muito, e muitos deles hoje levam vida quase normal. Esta terapia, entretanto, não está livre de algumas falhas. Cerca de dois terços dos pacientes hemofílicos tratados com fator VIII (geralmente obtido de grandes conjuntos de doadores) tornaram-se infectados com o vírus HIV no início da década de 80. Este risco foi evitado quando os testes de HIV tornaram-se disponíveis em 1984 e o sangue HIV positivo foi excluído. As preparações de fator VIII produzidas pelas técnicas de DNA recombinante hoje estão a venda e evitam totalmente estes problemas.

Discussão sobre outros aspectos da hemofilia A:

– Seções 4.1.4, 5.1.2:	Genética formal, ligação
– Seção 7.2:	Ação gênica
– Seção 9.4.2:	Tipos moleculares de mutações espontâneas

Um Exercício na Sociologia da Ciência. Esta análise foi obtida por dois grandes grupos, como mostrado pelo grande número de autores de cada trabalho. Este esforço enfoca a "grande ciência" e é mais comum em certos ramos da física, tais como a física de alta energia. "Na aplicação da biologia molecular a questões práticas, está claro que os batalhões maiores movem-se mais depressa" [66]. Esses batalhões foram organizados não por uni-

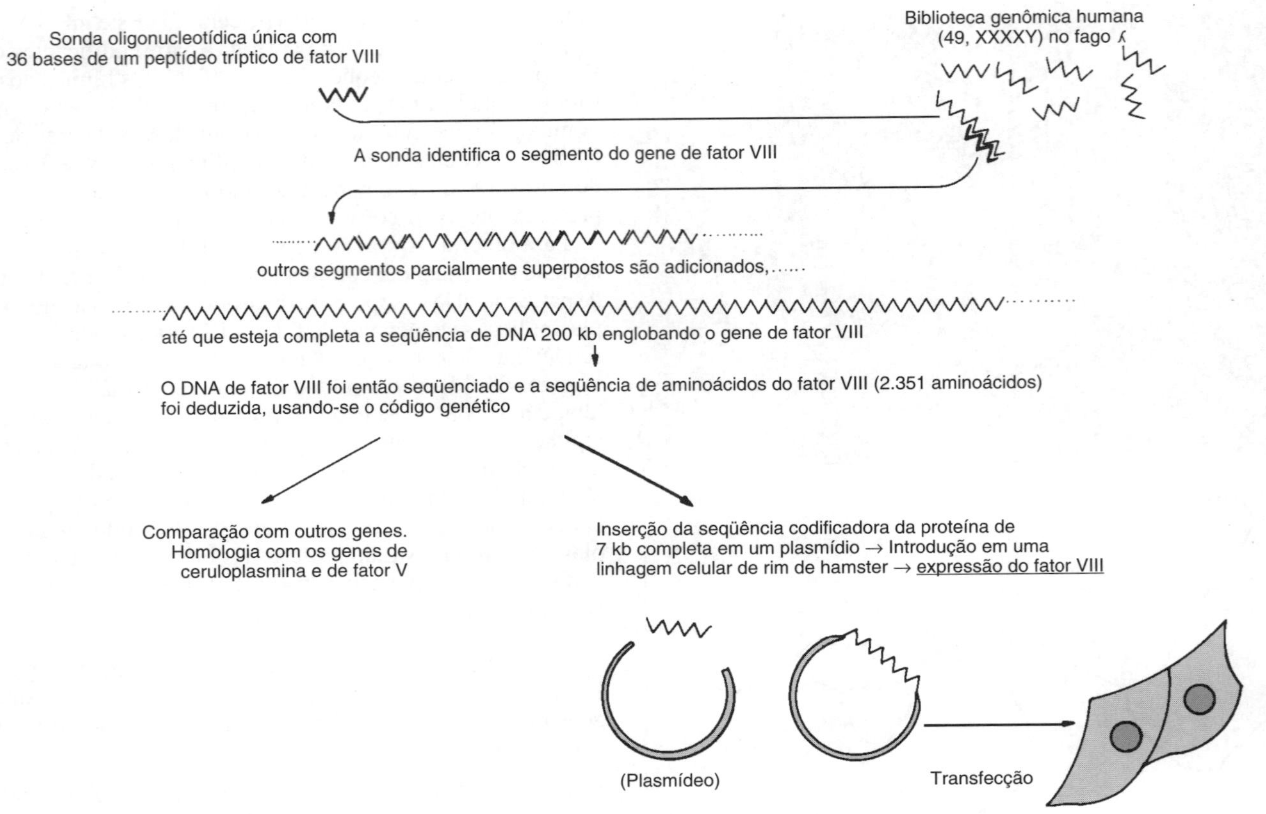

Fig. 3.19 Análise do gene humano de fator VIII, começando com uma sonda oligonucleotídica de 36 bases de um peptídeo tríptico de fator VIII.

versidades ou instituições de pesquisa básica, mas por firmas privadas com a meta de gerar produtos comercializáveis. Esta ligação entre a pesquisa e o comércio é nova para os geneticistas humanos, mas tornou-se muito difundida nos últimos anos na biologia molecular. Deve este desenvolvimento causar sérias preocupações? Há um risco de que os interesses comerciais influenciem o desenvolvimento da ciência muito intensamente, desviando mão-de-obra e recursos de problemas cientificamente importantes para os que prometem lucros em futuro próximo?

O risco pode não ser muito grande. Afinal, a inter-relação da pesquisa básica com o uso industrial tem sido comum não apenas em campos aplicados, como a engenharia, mas também na química, por muito tempo. Tanto quanto saibamos, ele não prejudicou a qualidade da pesquisa básica. Para os biólogos, entretanto, a situação é nova. Ela requer uma atenta observação.

3.1.3.8 O Gene da Doença de Huntington (DH)

As características da doença de Huntington compreendem o início durante a vida adulta, movimentos coreiformes involuntários e demência progressiva (para maiores detalhes, ver Seção 4.1.2). Não existe tratamento efetivo.

Análise. Dos três genes discutidos aqui, a elucidação do gene para a DH foi a mais difícil e consumiu uma década de trabalho de muitos laboratórios. O gene foi localizado desde 1983 no braço curto do cromossomo 4 pela ligação a um DNA marcador. A maioria dos observadores, incluindo os pesquisadores, esperava que o defeito genético fosse logo conhecido. Entretanto, passaram-se 10 anos até a descoberta crucial [65]. Muitas dificuldades contribuíram para esta demora. O principal obstáculo foi que não se sabia nada sobre o produto do gene. Para o gene de β-globina estava disponível um mRNA do qual pode ser feita uma sonda de cDNA. Para o fator VIII de coagulação, pelo menos era conhecida uma seqüência parcial de aminoácidos, que pode ser usada para construir um oligonucleotídeo que serviu como ponto inicial para a clonagem gênica. Na DH, entretanto, não havia indícios.

A análise foi feita usando uma série de etapas conhecidas como "clonagem posicional" [64] (Seção 3.1.3.9). Primeiro, o gene no cromossomo 4p foi localizado mais precisamente. Isto requereu mais marcadores genéticos, que foram gerados por uma variedade de técnicas. Usando estes marcadores, foram construídos mapas físicos e genéticos (Cap. 5). O telômero de 4p (sobre telômeros, ver Seção 3.1.1.1), que continha o gene da DH, foi clonado em um YAC, e os YACs, bem como os contíguos de cosmídeos destas regiões, foram estabelecidos.

Isto levou à descoberta de vários genes identificados por matrizes abertas de leitura (ORFs). As análises dos eventos de recombinação em famílias com DH identificaram uma região candidata de 2,2 Mpb situada entre os marcadores D4S10 e D4S98 em 4p16.3. (Para a nomenclatura de genes e marcadores genéticos, ver o Apêndice 10).

Esta saturação com marcadores permitiu traçar a origem das mutações DH estudando haplotipos e desequilíbrio de ligação (Cap. 5). Viu-se que haviam ocorrido múltiplas mutações causadoras da doença, pois a mutação DH foi observada com muitos setores variantes de marcadores bem ligados (haplotipos). Isto não é surpreendente, pois as famílias incluídas nestes estudos vieram de muitos países diferentes. Entretanto, cerca de um terço de todas estas mutações pode ter tido origem co-

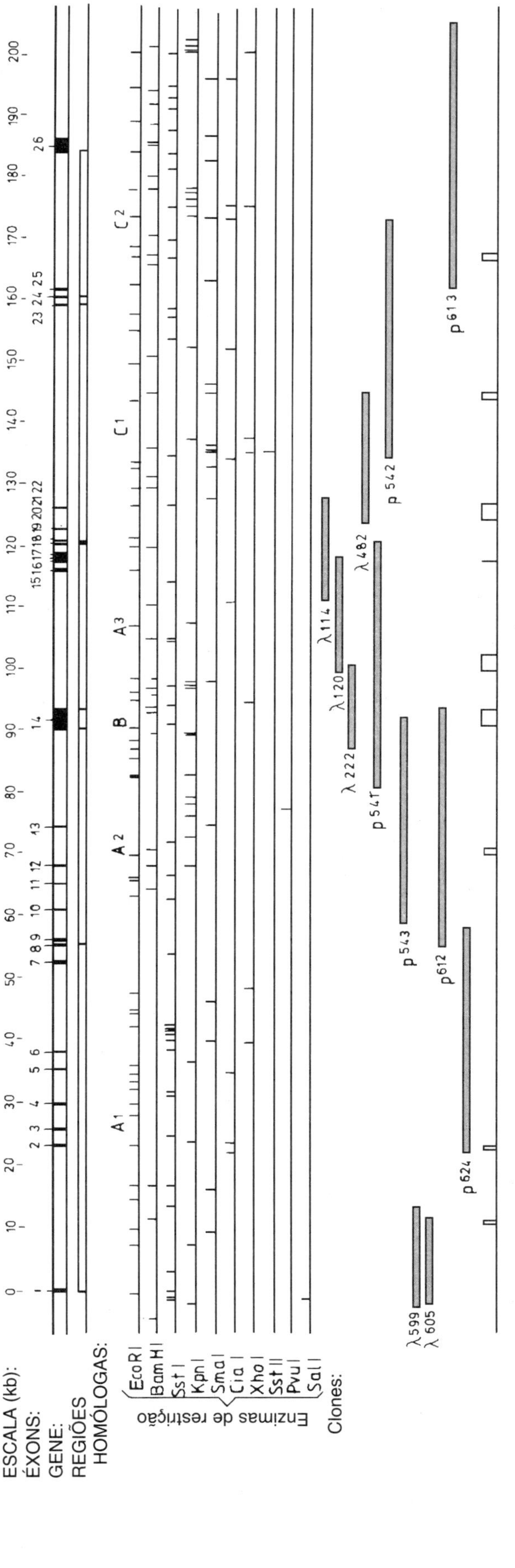

mum. Elas foram encontradas nos mesmos haplotipos [64]. Ao mesmo tempo, os estudos de marcadores, e especialmente os haplotipos compartilhados por estas mutações, indicaram que um segmento com 500 kb entre os marcadores D4S180 e D4S182 era o sítio mais provável para o defeito genético. Logo, a região candidata foi reduzida por esta etapa a menos de um quarto da região antes identificada (Fig. 3.21).

Para identificar todos os possíveis transcritos gênicos nesta área, foi usada a técnica de amplificação de éxons, uma aplicação da técnica de PCR (Seção 3.1.3.5) [13]. Por esta técnica, foram descobertos três genes: o gene de α-aductina (ADDA), um gene transportador hipotético (IT10 C_3) na porção distal deste segmento, e na parte central um gene para o receptor de cinase acoplado à proteína G. Estes genes foram procurados nos pacientes com DH, mas não foram descobertas anomalias.

O mesmo método foi aplicado à porção proximal do segmento de 500 kb. Aqui a procura mostrou-se bem-sucedida: foi descoberto um gene grande com cerca de 210 kb. Ele era ligeiramente maior que o gene do fator VIII já descrito, e codificante de uma proteína até então desconhecida que foi chamada de IT_{15}. A matriz de leitura contém uma repetição polimórfica de trinucleotídeos (CAG). Foram descobertos pelo menos 17 alelos, que variavam de 11 a 34 cópias de CAG na população normal. Nos cromossomos de DH, o comprimento desta repetição encontrou-se substancialmente aumentado, com uma faixa de 39 a 66 cópias. Além disso, parecia haver alguma correlação com a idade de manifestação, sendo as maiores repetições detectadas em pacientes com manifestação juvenil da DH.

Este resultado levou à conclusão de que um aumento no comprimento das repetições CAG é a causa mutacional do fenótipo DH e que IT 15 era o gene tão procurado da DH. As Figs. 3.22 e 3.23 mostram uma análise de transferência northern do mRNA de IT 15, e a Fig. 3.24 os clones de cDNA que definem este transcrito. Uma matriz de leitura aberta com 9.432 bases parece começar com um potencial códon iniciador de metionina. Isto levou à previsão de uma proteína com 348 kDa e 3.144 aminoácidos. É possível que a tradução comece em uma posição posterior à metionina e que a proteína seja, portanto, mais curta. O produto gênico foi chamado de huntingtina.

Próximo de sua ponta 5′, ou seja, a curta distância após o início da tradução, a seqüência do gene normal estudado neste experimento continha 21 repetições CAG, codificando glutamina. Todos os pacientes DH apresentaram um número muito maior de repetições. Foram observados mutantes com amplificações gênicas semelhantes em algumas outras doenças (Seção 9.4). Entretanto, na mutação fra (X), por exemplo, a região amplificada não é transcrita.

O estudo tinha ainda um outro resultado interessante: as bandas $(CAG)_n$ não eram idênticas nos membros das mesmas famílias (Fig. 3.22). Isto significa que o número de repetições é instável. Acima de um determinado limite (que ainda deve ser definido em maiores detalhes) ocorrem mudanças de uma geração para a seguinte. O número de repetições pode aumentar, mas também tem-se observado uma diminuição.

Prevalência e Taxa de Mutação. Freqüentemente tem-se discutido qual a taxa de novas mutações em relação ao número geral de pacientes (ver Seção 9.3). A maioria dos pesquisadores concorda que a taxa de mutação é baixa. A doença tornou-se relati-

Fig. 3.20 O gene do fator VIII. *Barra vazada*, o gene; *barras escuras*, os 26 éxons. *Séries de linhas inferiores*, localização dos sítios de reconhecimento das dez endonucleases de restrição usadas para a identificação. *Boxes cinza*, a extensão do DNA humano contido em cada fago λ (λ) e clone de cosmídio (*p*). (Gitschier e cols. 1984 [31])

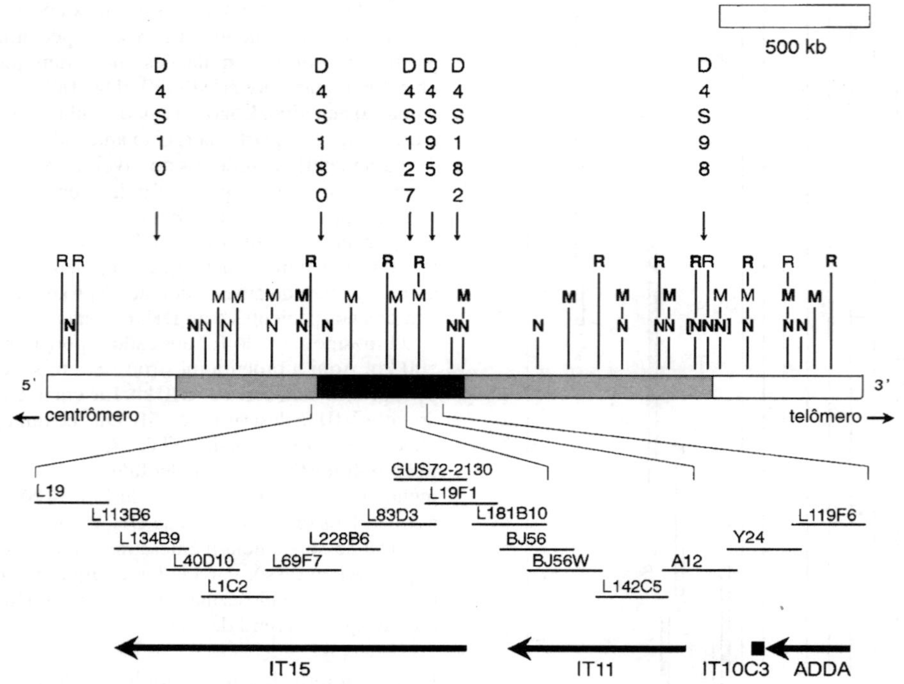

Fig. 3.21 Mapa de restrição amplo da região candidata ao DH. Esta região, determinada por eventos de recombinação (*barra cinza entre D4S10 e D4S182)* está ampliada para mostrar o contíguo de cosmídio (média de 40 kb por contíguo). *Setas*, orientação da transcrição (5' → 3'). Os nomes do locus *(acima)* indicam marcadores polimórficos selecionados usados em famílias DH. Os sítios de restrição são dados para Not1 *(N)*, MLUL *(M)*, e NRUL *(R)*. *Barras ao redor dos símbolos N*, presença de sítios Not 1 agrupados adicionais. (De MacDonald e cols. 1993 [65])

Quadro 3.3 Extensão da repetição em pacientes DH comparada a controles normais. (De MacDonald e cols. 1993[65])

Faixa de tamanhos dos alelos (número de repetições)	Cromossomos normais (*n*)	Cromossomos DH (*n*)
48 ou mais	0	44
42-47	0	30
30-41	2	0
25-30	2	0
24	169	0
Total	173	74

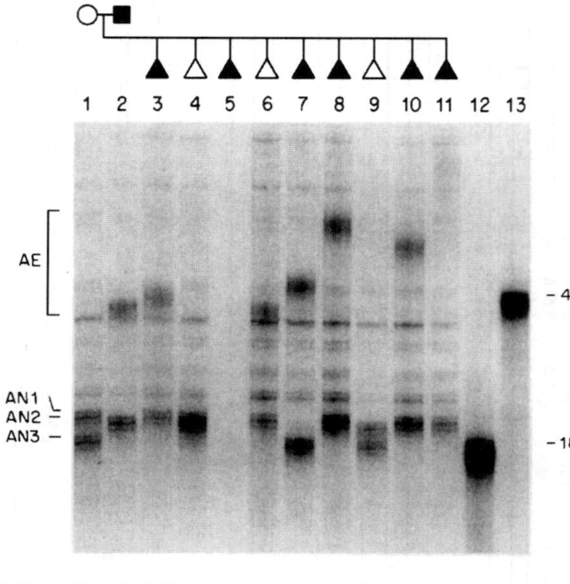

Fig. 3.22 Análise de PCR de repetições (CAG) com alguns da prole apresentando manifestação juvenil de DH. *Triângulos*, prole. A ordem de nascimento foi alterada por sigilo. Posições *AN1*, *AN2*, *AN3* dos produtos alélicos de cromossomos normais. *AE*, faixa dos produtos de PCR dos cromossomos DH. A intensidade das bandas constantes de fundo, que representa uma referência útil para comparação com os produtos de PCR, varia com pequenas diferenças das condições de PCR. Os produtos de PCR dos cosmídios L191 F1 e GUS 72-2130 (*colunas 12, 13*) têm 18 e 48 repetições CAG, respectivamente. (De MacDonald e cols. 1993 [65])

vamente comum (1:10.000) porque em populações sem controle de natalidade e sem informação genética os pacientes DH não têm desvantagem seletiva, pois têm sua prole antes do início dos sintomas clínicos, e possivelmente uma leve vantagem, cuja natureza é desconhecida. Ocasionalmente, entretanto, experientes geneticistas médicos notaram pacientes DH que parecem ser os primeiros em suas famílias e onde não se podia excluir uma nova mutação. Os autores do trabalho discutido aqui estudaram este problema em dois heredogramas nos quais uma nova mutação seria possível. Em ambos os casos foi observada transmissão. Os pacientes não eram mutações novas.

Por outro lado, vários novos mutantes têm sido observados como resultado de uma pesquisa sistemática. Um "alelo intermediário" com 30 a 38 repetições CAG em indivíduos fenotipi-

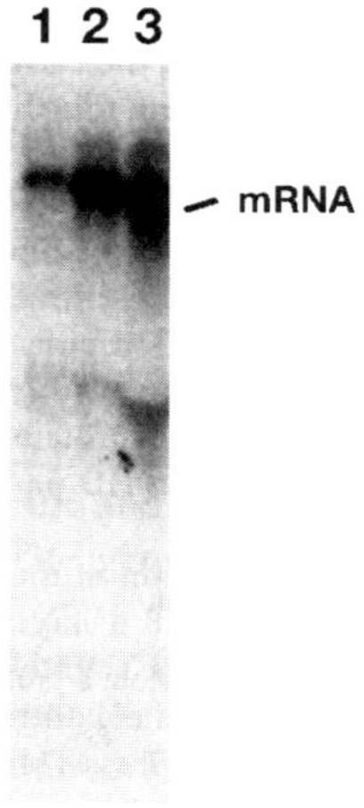

Fig. 3.23 Análise de transferência northern do transcrito IT 15. Os resultados da hibridização de IT 15A com uma "transferência northern" de RNA de homozigotos normais (*coluna 1*) e DH (*colunas 2, 3*; coluna 3 com mais cópias (CAG) que a coluna 2) em linfoblastos. Foi detectado um único RNA com aproximadamente 11 kb em todas as três amostras, com pequenas variações devidas a concentrações desiguais de RNA. (De MacDonald e cols. 1993 [65])

camente normais parece acentuar o fator de risco para tal mutação nova, que até agora só foi observada na linhagem germinativa masculina. O risco aumenta com o avanço da idade paterna [33]. (Para os efeitos da idade paterna em mutações novas, ver Seção 9.3.3)

Questões Práticas. Os dados sobre o gene DH levantam várias questões práticas quanto a informação genética e diagnóstico pré-natal e suas conseqüências. Estes problemas são discutidos no Cap. 18.

Observações Sociológicas. Existem semelhanças e diferenças nos esforços que levam à análise deste gene comparado às do gene de fator VIII (Seção 3.1.3.7) do ponto de vista da sociologia da ciência. Analogamente ao gene de fator VIII, o gene para a DH foi descoberto como resultado do esforço comum de numerosos grupos. A publicação da descoberta do gene DH tinha 60 autores, muito mais que os citados nos títulos dos principais relatos sobre o gene da hemofilia. Além disso, outros grupos não incluídos no HD Collaborative Research Group contribuíram de um modo ou outro para o resultado. Entretanto, em contraste com o grupo do fator VIII, o da DH incluiu cientistas de universidades e de outras instituições de pesquisa sem fins lucrativos. Não foi uma atividade de firmas particulares com fins lucrativos. Provavelmente um dos motivos é que estes estudos não prometiam um produto comercializável como o fator VIII. É reconfortante que os cientistas que trabalham em instituições acadêmicas, normalmente vistos como muito individualistas, sejam capazes de organizar extensa colaboração quando tal cooperação promete resultados melhores e mais rápidos.

Comparação das Três Análises. A Fig. 3.25 mostra as etapas necessárias para a análise dos três genes descritos. Foi necessário muito mais trabalho para identificar o gene DH que os outros dois. A diferença decisiva foi a presença ou ausência de conhecimentos prévios quanto à ação gênica no nível do mRNA, ou pelo menos no nível da proteína da qual se poderia deduzir a seqüência do mRNA. Quando tal informação não está disponível, a análise é muito mais complexa e demorada, mas, como subproduto, permite a elucidação de muito mais genes cujos produtos são conhecidos.

A chave para uma análise mais profunda foi dada pela clonagem posicional ou, para usar uma expressão antiga, pela genética reversa. Se for possível localizar um gene cujo modo de ação é desconhecido, identificá-lo e seqüenciar seu DNA, pode-se deduzir a seqüência do mRNA e da proteína, como mostrado para o gene da DH. Uma vez obtida esta informação, pode-se determinar o defeito que altera a seqüência do gene normal para produzir uma doença hereditária e estudar o funcionamento do gene. Até que a clonagem posicional se tornasse possível, os cientistas partiram do fenótipo para detectar diferenças bioquímicas entre os indivíduos normais e mutantes e foram capazes de detectar a proteína mutante em alguns casos. Às vezes foi possível deduzir a estrutura gênica a partir do defeito da proteína. Na clonagem posicional, entretanto, o caminho é reverso. Primeiro o gene é identificado no nível do DNA. Este conhecimento é a primeira etapa para uma análise "de baixo para cima". Este enfoque é demonstrado usando um exemplo no qual esta metodologia foi seguida pela primeira vez: a doença granulomatosa crônica (CGD; 306 400) [19, 86]. Os fundamentos básicos da clonagem posicional podem ser amplamente aplicados, de modo que cada vez mais processos básicos em fisiologia normal podem ser abordados deste modo. O grande poder deste e de métodos e conceitos correlatos explica por que a genética molecular tornou-se uma ciência importante para a melhor compreensão da medicina.

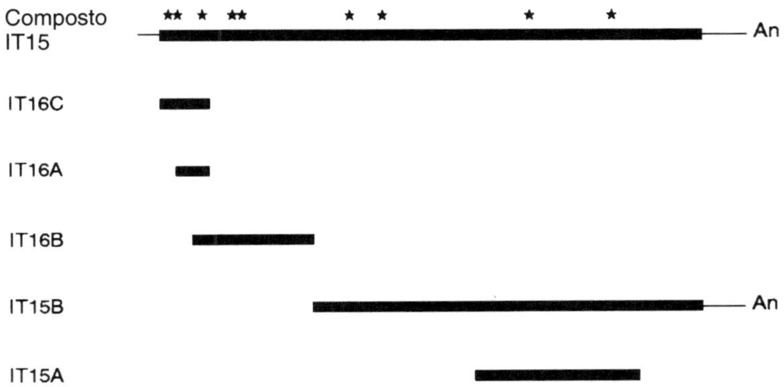

Fig. 3.24 Representação esquemática de clones de cDNA definindo o transcrito IT 15. São representados cinco cDNAs em um esquema da seqüência IT 15. *Linha fina*, regiões não traduzidas; *linha grossa*, seqüência codificante; *asteriscos*, as posições dos clones de éxons de 5′ para 3′. A partir de 22 bases a 3′ do suposto iniciador Met ATG, a seqüência foi compilada a partir de clones de cDNA e éxons mostrados. Existem nove bases da seqüência intercalar entre e a ponta 3′ de IT 16 B e a ponta 5′ de IT 15 B. Elas foram identificadas por amplificação de PCR do filamento de cDNA e seqüenciamento do produto de PCR. Na ponta 5′ da seqüência composta, o clone de cDNA IT 16 C termina 27 bases antes de $(CAG)_n$. Entretanto, quando IT 16 C foi identificado, os autores já haviam produzido uma seqüência genômica circundante de $(CAG)_n$. Esta seqüência se ajustava à seqüência de IT 16 C e a ultrapassava em 337 bases anteriores [65].

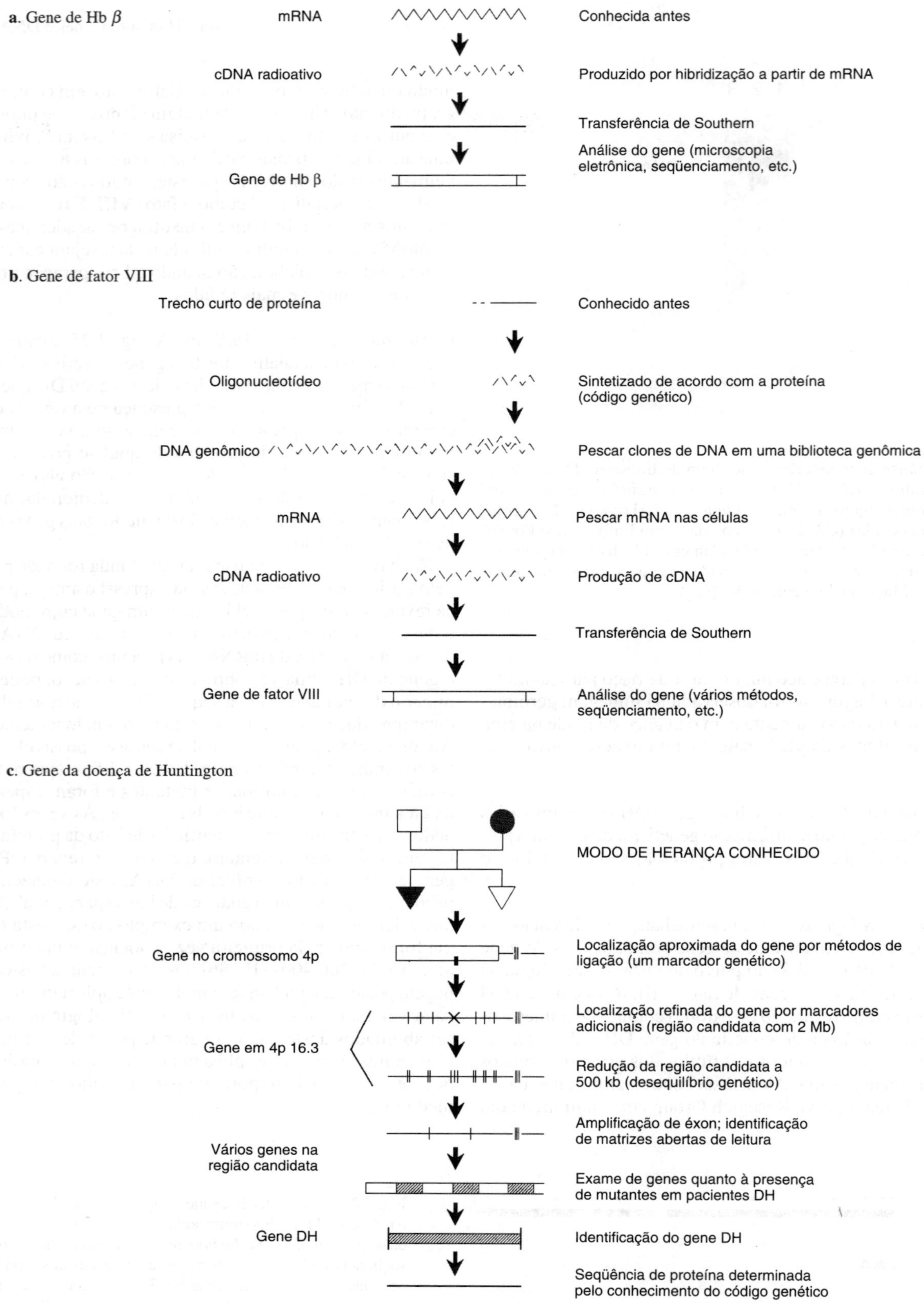

Fig. 3.25 a-c Análise de três genes humanos característicos. **a** O gene da cadeia beta de Hb. O mRNA foi conhecido antes, e assim a localização e análise do gene (em 11p) precisou apenas de algumas etapas. **b** O gene determinante do fator VIII de coagulação. Era conhecida uma seqüência curta de aminoácidos da proteína determinada pelo gene. O conhecimento do código genético permitiu a síntese de um oligonucleotídeo específico que ajudou na exata localização e análise do gene de fator VIII no cromossomo X (em Xq28). **c** O gene da doença de Huntington. Era conhecido apenas o modo de herança autossômico dominante. Os estudos de ligação usando marcadores de DNA levaram à localização deste gene em 4p. Entretanto, foram necessários quase 10 anos e muitas etapas analíticas para identificar o gene, sua estrutura e a proteína determinada pelo gene por clonagem posicional.

3.1.3.9 Clonagem Posicional

Doença Granulomatosa Crônica. Os pacientes com CGD sofrem infecções repetidas e graves de bactérias e fungos. Em geral os organismos infecciosos persistem em vacúolos fagossômicos de granulócitos neutrófilos e macrófagos. Estes focos são encapsulados e formam granulomas. O tratamento é difícil, requerendo uma terapia contínua com antibióticos. Há uma heterogeneidade genética. O modo de herança pode ser recessivo ligado ao X, mas são conhecidos vários tipos autossômicos recessivos. Normalmente, após infectar uma pessoa, as bactérias são incorporadas a leucócitos neutrófilos. Isto estimula estas células a produzir radicais O_2 (O_2^- e H_2O_2) que contribuem para a destruição bacteriana. Tal surto oxidativo é iniciado pela ativação da enzima NADPH. A reação seguinte é disparada por uma oxidase que ativa O_2 para formar O_2^-:

$$NADPH + 2\,O_2 \rightarrow NADPH^+ + 2\,O_2^- + H^+$$

Em uma etapa seguinte, é produzido H_2O_2. A oxidase consiste em vários componentes, dos quais apenas alguns foram estudados bioquimicamente. Nos pacientes com CDG, o "surto oxidativo" está ausente, mas os motivos dos defeitos são desconhecidos.

As dificuldades foram superadas por uma estratégia genética — o isolamento e análise do gene ligado ao X para CGD. Em um paciente que sofria de CGD e distrofia muscular de Duchenne, além do chamado fenótipo MacLeod, foi identificada uma pequena deleção em Xp 21 que compreende estes genes [26]. A deleção detectada neste paciente, bem como deleções semelhantes em outros pacientes de CGD, localizou o sítio do gene CGD no cromossomo X. Nas comparações de mRNA entre as células normais e afetadas, as células normais estimuladas a produzir um surto oxidativo deveriam produzir um mRNA específico que estava ausente nas células CGD. Tal mRNA foi encontrado e foi usado para construir um cDNA. O transcrito foi seqüenciado e foi identificada uma matriz de leitura aberta. As aberrações de DNA nos pacientes CGD, incluindo uma deleção intragênica, confirmaram a identidade deste gene. A mãe deste paciente apresentou o esperado padrão heterozigoto: um gene CGD normal e um anormal.

Com o conhecimento do gene e de seus mRNAs, tornou-se possível a análise bioquímica da ação gênica. Esta foi uma etapa decisiva na "genética reversa". Um componente importante da oxidase que ativa o surto oxidativo é um citocromo b_{558}. Ele consiste em duas subunidades, uma glicoproteína gp 91 e uma proteína p 22 (Fig. 3.26). A glicoproteína gp 91 é determinada por um gene ligado ao X, identificado neste estudo e deficiente nos pacientes CGD que, na maioria dos casos, têm mutações de ponto neste gene. A p 22 e, posteriormente, a proteína p 47 e a p 67 foram demonstradas como estando deficientes nos tipos autossômicos recessivos desta doença.

Nos últimos anos, o mesmo princípio — a análise de uma via bioquímica "de baixo para cima" — tem sido freqüentemente seguido. A elucidação do gene para fibrose cística (CF), a doença autossômica recessiva mais comum nas populações do noroeste europeu, oferece um exemplo importante. Aqui o mecanismo específico de ação gênica escapou a todas as tentativas de elucidação até que o gene foi identificado. O conhecimento do gene CF e suas mutações esclareceu a natureza do gene normal que afeta o funcionamento da membrana e preparou o cenário para o estudo das etapas intermediárias entre genótipo e fenótipo, de modo a explicar a detalhada fisiopato-

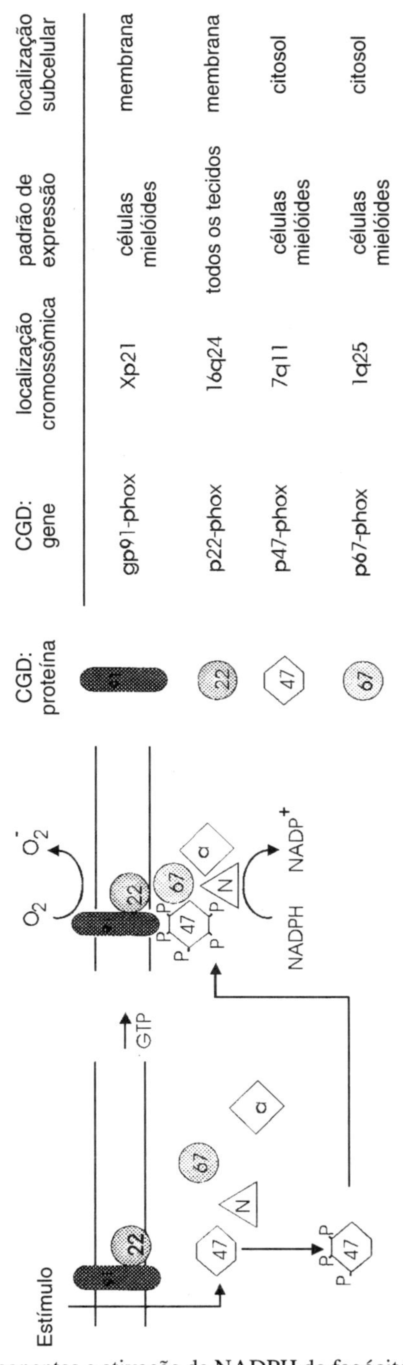

Fig. 3.26 Componentes e ativação da NADPH do fagócito e genes que codificam estas proteínas. Os granulócitos dos pacientes com CGD não têm uma NADPH oxidase funcional, e portanto não têm o sistema de produção de superóxido. Em células não-estimuladas, os produtos gênicos de gp 91-phox (91) e p22-phox (22) estão presentes na membrana celular e formam o citocromo b_{558}. Estão presentes no citosol como componentes livres: p47-phox (47), p67-phox (67), o componente N ligador de NADPH e $p21^{rac}$. A estimulação das células faz com que os componentes citosólicos se associem aos componentes da membrana, possivelmente por fosforilação (P) de p47-phox, indicada por p47 marcada com ^{32}P. A interação leva à formação do complexo enzimático cataliticamente ativo. Também são citados os genes que codificam estes componentes e sua localização cromossômica, padrão de expressão celular, e localização subcelular. As mutações destes genes produzem as formas diferentes de CGD (uma ligada ao X e três tipos autossômicos diferentes). (Modificado de Smith e Curnutte, 1991)

logia da doença. Na DH, o funcionamento do produto gênico huntingtina e a razão de as repetições expandidas CAG causarem os sintomas característicos talvez brevemente sejam conhecidos.

Um Exemplo Clássico de Clonagem Posicional: O Gene da Fibrose Cística. Um dos melhores exemplos de clonagem posicional, e ao mesmo tempo potencialmente uma das mais úteis descobertas médicas, é o da elucidação do gene mutante na CF (219 700) [48, 84, 85]. Esta é uma doença grave, autossômica recessiva, caracterizada principalmente pelo espessamento das secreções das glândulas exócrinas e um aumento em seu conteúdo de NaCl. Isto pode levar a um mecônio íleo imediatamente após o nascimento, e durante a lactação e infância à perda de funcionamento do pâncreas exócrino, bem como a múltiplas infecções dos brônquios e pulmões. A disfunção pancreática pode ser tratada com a enzima ausente, mas as infecções pulmonares requerem higiene pulmonar cuidadosa e antibióticos freqüentes. Estas infecções são difíceis de tratar e geralmente levam à morte durante as primeiras décadas de vida. Entretanto, nos Estados Unidos, a melhor atenção aos detalhes da terapia possibilita hoje uma expectativa de vida de 28 anos.

Não havia nenhuma informação anterior, quer sobre o mRNA, quer sobre a estrutura de proteína. A ligação que situou o gene no braço longo do cromossomo 7 e na região foi depois refinada por marcadores de DNA. A procura do gene usou um "*chromosome walking*" (Seção 3.1.3.2) e outra técnica chamada de "saltar no cromossomo" ("*chromosome jumping*"). Demonstrou-se que o gene tem 250 kb de comprimento, possuindo 27 éxons. O cDNA tinha 4.560 pares de nucleotídeos, codificando 1.480 aminoácidos. Cerca de 70% das mutações CF apresentam uma deleção de três nucleotídeos codificantes de uma fenilalanina no códon 508 (mutação Δ508).

A comparação entre a seqüência deduzida de aminoácidos da proteína CF com seqüências conhecidas nos deu a informação sobre sua função [84]. Existem semelhanças com várias proteínas associadas a membranas, envolvidas no transporte de íons através das membranas. Esta informação juntamente com o conhecimento da seqüência de aminoácidos permitiu que os pesquisadores construíssem um modelo que mostra o modo pelo qual os diferentes domínios desta proteína estão dispostos em relação a membrana (Fig. 3.27). Este modelo concorda de modo excelente com o que já se sabia sobre o defeito genético nesta doença: os canais de cloreto estão defeituosos, levando a uma alta concentração de NaCl no suor dos pacientes. O gene e a proteína foram chamados de "regulador da condutância transmembranar da fibrose cística (CFTR)". Os estudos posteriores levaram à descoberta de muitas mutações adicionais [111] que são principalmente substituições de um único nucleotídeo. São conhecidas cerca de 300 mutações de CF, dentre as quais a Δ508 é encontrada em 70% dos europeus do centro e noroeste.

Isto abriu um campo rico para explorar as exatas conseqüências funcionais destes mutantes e correlacioná-las às variações bem conhecidas de gravidade e curso da doença. Para mencionar apenas um exemplo, um estudo recente mostrou que na proteína alterada pela mutação Δ508 a atividade do canal de cloreto não está alterada, mas a proteína parece incapaz de atingir seu local específico na membrana. Assim, um possível enfoque terapêutico pode ser a restauração da condutância normal da membrana pelo "encaminhamento" da proteína mutante para a superfície celular [59].

Discussão sobre outros aspectos da fibrose cística:

– Seção 12.1.3:	Tipos de mutação
– Seção 12.1.3:	Genética de populações de doenças hereditárias
– Seção 14.3:	Evolução humana
– Seção 18.1, 19.2:	Consulta genética, diagnóstico pré-natal, terapia gênica somática

3.1.3.10 Famílias de Genes

Exemplos de Famílias de Genes. As regiões de globina, os genes de globina α e β, fornecem um bom exemplo de uma família de genes, ou seja, um grupo de genes funcionalmente correlacionados, tendo uma estrutura semelhante e uma origem comum na evolução (ver Seção 7.3.2). Outras famílias de genes

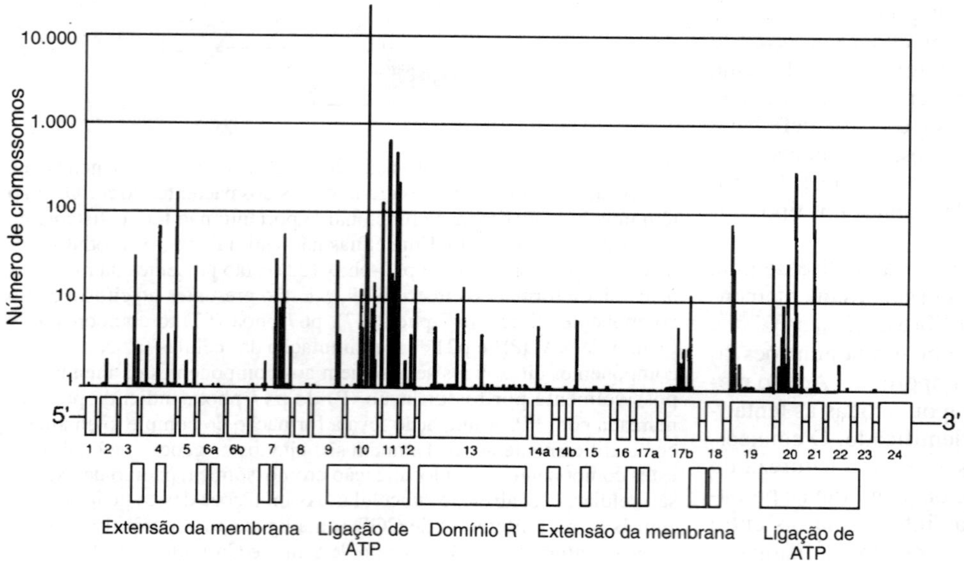

Fig. 3.27 Estrutura éxon-íntron, compartimentalização e número de mutantes que levam no estado de homozigose (na maioria heterozigotos compostos) à CF, de acordo com suas freqüências relativas (De Tsui e cols. 1992)

incluem os genes para RNA ribossômico e os genes de miosina e actina. Provavelmente, a maior família de genes em humanos e outros mamíferos é a que compreende os genes para as várias moléculas de reconhecimento celular bem como imunoglobulinas, os genes do complexo principal de histocompatibilidade (MHC) e para o receptor de célula T e outros (Seção 5.2.5; 7.4). Parece não haver uma regra geral para a localização das famílias de genes nos cromossomos. Alguns estão agrupados nas mesmas regiões cromossômicas, mostrando uma estreita ligação com ou sem desequilíbrio de ligação (Seções 5.2.4 e 5.2.5). A família de hemoglobinas forma dois grupos, o grupo da hemoglobina α no cromossomo 16 e o da Hb β no cromossomo 11. Outras famílias de genes, como os genes de proteínas musculares, estão dispersas em muitos cromossomos diferentes.

Genes de Actina e Miosina. A função biológica do músculo é fazer um trabalho mecânico de contração. Este processo, que envolve transformar energia química em energia mecânica, é possibilitado na natureza pela criação de células extremamente longas, multinucleadas, uma grande proporção delas ocupada por elementos contráteis, as miofibrilas, dispostas em feixes paralelos no eixo de contração. O trabalho mecânico é feito pela interação de dois tipos de moléculas proteicas — miosinas e actinas. Além da contração muscular, as actinas estão envolvidas em muitas outras funções celulares, como a manutenção da estrutura do citoesqueleto, o movimento celular e a mitose.

Os genes que determinam ambos os tipos de proteínas — actina e miosina — já foram examinados [36, 97]. O número de genes de actina foi estimado em cerca de 20. Eles foram bem preservados durante a evolução. Além dos mamíferos e drosófilas, eles também foram encontrados, por exemplo, em leveduras e mixomicetos. As α-actinas de humanos, coelhos e músculos esqueléticos de rato foram demonstradas como sendo idênticas. As regiões não-traduzidas são apenas parcialmente idênticas. A divergência entre genes de músculos esqueléticos e cardíacos deve ter ocorrido muito tempo antes da divergência entre estas espécies de mamíferos [37].

Do mesmo modo que as actinas, as miosinas existem nos humanos como isoenzimas múltiplas. Estas isoenzimas, ou isozimas, surgem de modo distinto durante o desenvolvimento do indivíduo. Os estudos sobre o DNA novamente mostraram uma família de multigenes que consiste em muitos — provavelmente mais de dez — genes dispersos no genoma.

Um Novo Fundamento na Análise Genética. Estas observações sobre as famílias de genes de proteínas musculares introduzem um novo fundamento na análise genética. Até recentemente, a análise genética sempre começou com a variabilidade genética. Tal variabilidade pode ser identificada no nível fenotípico, por exemplo, pela presença de uma doença hereditária ou, em alguns níveis intermediários, pela falta de uma proteína funcional, uma variante eletroforética de proteína ou um sítio antigênico diferente na superfície celular. Esta variabilidade fenotípica foi então explicada pela análise de segregação mendeliana clássica como correspondendo à variabilidade no nível gênico. Os mecanismos básicos da ação gênica em todos os níveis em geral podem ser elucidados usando as variantes genéticas como instrumentos de pesquisa. Para as famílias de genes de miosina e actina, entretanto, não eram conhecidas variantes genéticas normais ou patológicas. A análise genética começou no nível das próprias proteínas e genes, independentemente de qualquer variação interindividual. Isto foi possível porque o mRNA estava disponível em quantidades relativamente grandes. Enquanto isso, uma anomalia geneticamente determinada de miosina mostrou-se causadora de uma forma de cardiomiopatia de herança dominante (Seção 7.6.7). O exame do mapa gênico humano mostra um número crescente de genes que foram identificados e localizados na ausência de qualquer variabilidade genética conhecida dentro da espécie humana. O Quadro 3.4 mostra vários genes humanos característicos.

3.1.3.11 Variabilidade Genética Fora de Genes Codificantes

Em uma análise clássica em 1978, Kan e Dozy [47] detectaram um polimorfismo de DNA muito próximo ao gene de β-globina que permitia o diagnóstico pré-natal da anemia falciforme em muitos casos de acompanhamento dos estudos familiares. Desde então, muitos polimorfismos de DNA foram detectados (ver Seção 12.1.2).

A variabilidade genética no nível do DNA, especialmente fora das regiões transcritas do DNA, é muito mais comum do que se supunha com base nos dados de proteínas (Seção 12.1.2). Assim, sua análise contribui para a história das populações. Também é importante para a teoria genética da evolução, por exemplo, com relação à questão muito discutida do grau no qual as

Quadro 3.4 Alguns genes humanos cujas mutações podem causar doenças hereditárias, ordenados por tamanho

Gene ou produto gênico	Tamanho (kb)	N.° de éxons	Situado em	Tamanho do cDNA (kb)	Doença hereditária
Distrofina	~2.400	79	Xp	~16	Distrofias musculares de Duchenne e Becker
Tiroglobulina	> 300	36	8q	~8,7	Gota hereditária dominante
NF 1	~300	51	17q	~8,5	Neurofibromatose tipo 1
CFTR	~250	27	7q	~6	Fibrose cística
Huntingtina	~210		4p	~10	Doença de Huntington
Rb 1	~190	27	13q	~4	Retinoblastoma
Fator VIII	~186	26	Xq	~9	Hemofilia A
Gene vWF	~178	52	12p	~8,5	Doença de von Willebrand
Fenilalanina hidroxilase	~90	13	12q		Fenilcetonúria
Receptor de LDL	~45	18	19p	~5,5	Hipercolesterolemia familiar
HGPRT	~44	9	Xq		Síndrome de Lesch-Nyhan
Fator IX	~34	7	Xq	~2,8	Hemofilia B
Glicocinase	> 25	12	7p		Diabetes com início na maturidade
Cadeia pesada de β-miosina	~23	38	14q	~6	Cardiomiopatia hipertrófica
α1-antitripsina	~10,2	5	14q		Doença pulmonar obstrutiva crônica
Cadeia β de hemoglobina	~1,5	3	11p	~0,5	Hemoglobinopatias, talassemias

diferenças genéticas entre as espécies e entre grupos populacionais dentro de uma espécie são devidas à seleção natural ou deriva genética aleatória (hipótese neutra; ver Seção 14.2.3). Além disso, a análise dos polimorfismos de restrição trouxe novos esclarecimentos sobre os mecanismos moleculares das mutações (Seção 9.4). Os dados indicando que os polimorfismos de DNA são mais raros no cromossomo X que nos autossomos [15] ampliam a observação de Ohno [76] de que os cromossomos X foram mais estritamente preservados durante a evolução. É possível que as restrições funcionais quanto à estrutura do X se apliquem não só aos genes codificantes, mas a todo o material genético.

Mais importante, entretanto, é a contribuição de tais dados para uma análise detalhada da disposição e ordem dos genes no genoma humano. Isto é discutido no Cap. 5.

3.2 O Genoma Dinâmico

Os instrumentos de pesquisa da nova genética aumentaram nosso conhecimento da estrutura do material genético. O modelo simplista de um cromossomo como um colar de pérolas, sendo os genes as pérolas, ajusta-se aos dados menos que nunca. Um aspecto de nosso aumento de conhecimentos é a percepção de que o material genético parece muito menos estático do que se pensava antes. Portanto, são necessárias algumas observações sobre a dinâmica do genoma.

Elementos Móveis e Transposons. O milho (milho indiano) se distingue por espigas lindamente salpicadas (Fig. 3.28). A genética deste fenômeno foi examinada por McClintock [68]. Ela mostrou que ocorrem "elementos controladores" os quais podem ser transpostos no genoma de um local para outro e podem causar um aumento de instabilidade dos genes, levando a mutações somáticas no tecido desta planta. O padrão lindamente variegado de milho é causado por estas mutações somáticas. Suas propriedades específicas foram analisadas em uma série ampliada de elegantes estudos. Durante muito tempo, estes elementos controladores pareciam ser a única exceção, até que Taylor, em 1963 [100] descreveu as "mutações induzidas por fagos em *E. coli*"; este fago hoje é chamado Mu (mutador). Pouco após, Starlinger e Saedler (ver [98]) descreveram os elementos Is (seqüências de inserção) nas bactérias.

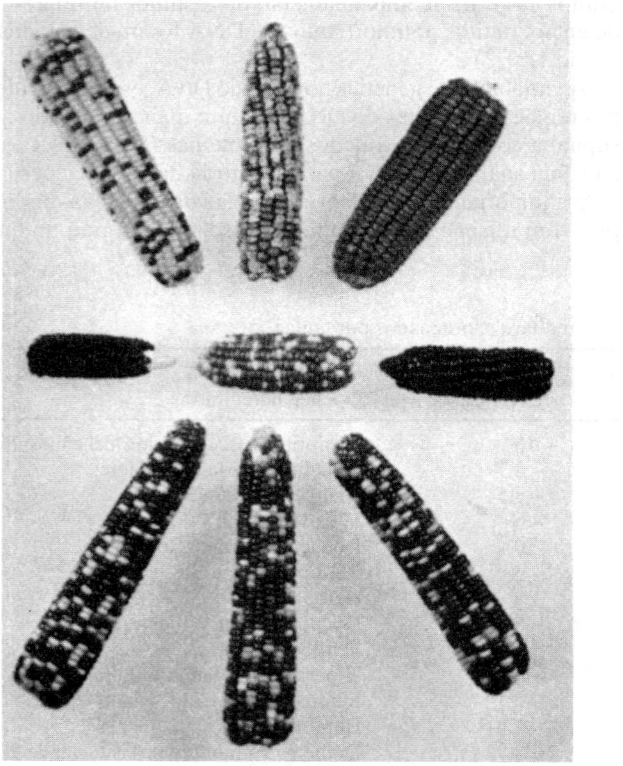

Fig. 3.28 Diferentes variedades de milho híbrido. Note o aspecto salpicado das espigas. (De Singleton, Elementary Genetics Princeton etc: Van' Nostrand, 1962)

Elementos Móveis em Bactérias. Os elementos de transposição são hoje definidos como segmentos específicos de DNA que podem se inserir repetidamente em alguns ou muitos sítios em um genoma [28, 98]. Três classes de tais elementos são distintas em procariontes:

1. Os elementos Is (seqüências simples de inserção) não contêm genes conhecidos não-relacionados à função de inserção. Eles são geralmente mais curtos que 2 kb.
2. Os elementos Tn (transposons) comportam-se formalmente como os elementos Is, mas, em geral, são maiores que 2 kb e contêm genes adicionais não-relacionados à função de inserção. Eles, em geral, contêm duas cópias de um elemento Is.
3. Os epissomos são elementos complexos, auto-replicantes, que, em geral, contêm Is e elementos Tn.

Demonstrou-se por seqüenciamento de DNA e por outras técnicas que alguns elementos móveis compartilham as seguintes propriedades:

As seqüências Is terminam em repetições invertidas perfeitas ou quase perfeitas de 20-40 pb. A maioria dos elementos Tn termina em longas seqüências semelhantes a Is (800-1.500 pb).

Os elementos móveis, quando integrados ao genoma hospedeiro, são flanqueados por duplicações curtas (4-12 pb) do DNA hospedeiro. Os elementos geradores de repetições no hospedeiro do mesmo tamanho compartilham homologias mais ou menos pronunciadas, as quais indicam correlações evolutivas.

Os elementos móveis podem ser inseridos em múltiplos locais do genoma do hospedeiro por recombinação não-homóloga. Às vezes eles se inserem em locais específicos. Esta inserção em geral tem sido mostrada envolvendo uma cópia do elemento, enquanto o elemento original fica no sítio doador (Fig. 3.29).

Se um elemento de transposição se insere em um gene estrutural, as mutações gênicas serão resultado da divisão do gene. Além disso, as anomalias cromossômicas como deleções, duplicações, inversões e translocações podem ser induzidas pelos elementos de transposição inseridos.

Elementos de Transposição em Eucariontes. Os elementos controladores em milho foram os primeiros elementos de transposição detectados. Mais tarde, tais elementos ficaram conhecidos em outros eucariontes, como as drosófilas [34]. Neste organismo, os mutantes de inserção são produzidos em alta freqüência em loci específicos, preferidos. Existem três fontes de tais inserções: (a) elas podem vir de seqüências gênicas dispersas no genoma. Os elementos destas seqüências gênicas são conhecidos como transposons. (b) Já foi discutida uma possível segunda fonte

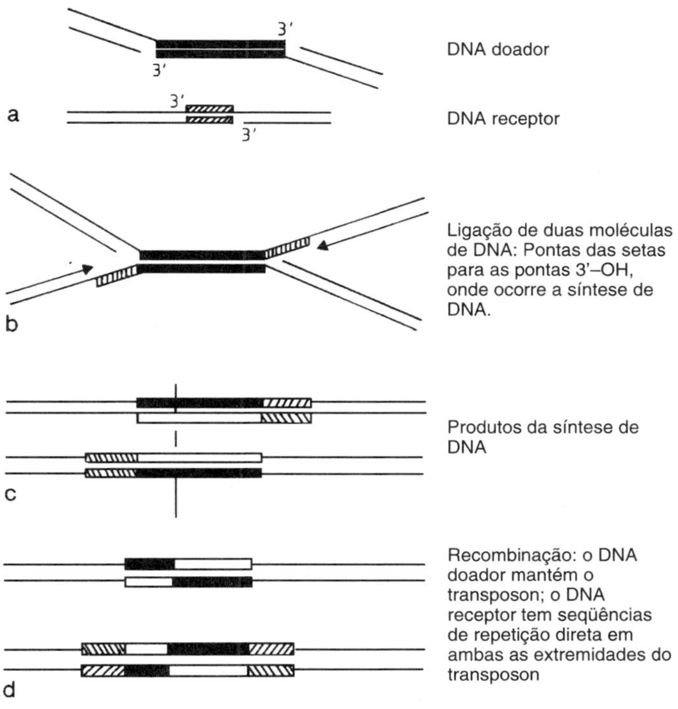

Fig. 3.29 a-d Um modelo no qual a transposição é explicada usando os princípios conhecidos da genética molecular. **a.** Nas duas pontas do transposon (ou elementos Is) da molécula superior de DNA, um dos dois filamentos é cortado por uma enzima de restrição. **b.** Do mesmo modo, os filamentos do DNA receptor são abertos em pontas opostas. **c.** A replicação do DNA leva à duplicação do transposon, bem como das seqüências flanqueadoras do receptor. **d.** Finalmente, ocorre a recombinação. O DNA doador retém o transposon. O DNA receptor tem o transposon bem como as seqüências flanqueadoras diretamente repetidas. (De Shapiro, 1979 Proc. Natl. Acad. Sci. U.S.A. 76, 1933)

de DNA de transposição, as seqüências repetitivas da heterocromatina centromérica constitutiva. (c) Os vírus com RNA conhecidos como abrigados por drosófilas foram implicados como possíveis fontes. A enzima transcritase reversa pode transcrever o RNA viral em DNA, o qual é então inserido. Estes elementos são chamados retrotransposons.

Além destes aspectos importantes de sua estrutura, tais como a presença de unidades de repetição invertida em suas pontas, os elementos de transposição em drosófilas compartilham as mesmas propriedades que os descritos em bactérias, principalmente a habilidade para induzir mutações gênicas em uma taxa incomumente alta, a instabilidade e alta taxa de reversão destas mutações, a independência da replicação normal do DNA e a freqüente indução de aberrações cromossômicas. Os elementos de transposição também foram descritos em leveduras [28].

Significado dos Elementos Móveis na Evolução? Tem havido especulações de que a transferência gênica por elementos móveis pode ter tido um papel na evolução. As possibilidades de mudanças genéticas de fato seriam muito aumentadas se, além dos meios clássicos de transmissão do material genético dos genitores para a prole, ocorresse com freqüência uma transmissão "reversa", possivelmente até mesmo entre espécies muito diferentes. Deve ser lembrado que, por exemplo, a transdução de genes de uma bactéria para outra por fagos é conhecida há muitos anos e hoje está sendo usada em eucariontes, inclusive em células de mamíferos, para transferência de genes e engenharia genética (Seção 19.2). É provável que tais processos também ocorram na natureza. Uma seqüência homóloga à do gene de hemoglobina foi descoberta em plantas leguminosas [9]. Sua função pode ser "garantir um suprimento adequado de oxigênio para a respiração bacterióide no módulo tissular". A presença deste gene poderia ser possivelmente explicada por transferência de um inseto ou um mamífero.

Elementos Móveis no Genoma Humano? Até agora, apenas alguns elementos móveis têm sua ocorrência convincentemente demonstrada no genoma humano. Entretanto, como no genoma das drosófilas, o genoma humano também contém segmentos de DNA intercalares e centroméricos (Seção 3.1.1) — às vezes mesmo com seqüências palindrômicas — que podem ser bons candidatos a elementos de transposição, por analogia. Por exemplo, os oncogenes têm homologias estruturais com os vírus celulares contendo RNA (retrovírus; Seção 10.4.2). Os elementos repetitivos similares a retrovírus foram identificados no DNA humano [67], e os vírus contendo DNA têm sido demonstrados como mutagênicos em células de mamíferos [29]. Duas inserções *de novo* no gene de fator VIII de coagulação aparentemente têm sido as mutações causadoras da hemofilia A. Um grupo especial de seqüências repetitivas dispersas foi descoberto no genoma humano, as seqüências *Alu* [91].

Já foi mencionado que grande parte do DNA humano é organizado de acordo com o padrão de *Xenopus*, ou seja, seqüências de cópia única com aproximadamente 1 a 2 kb de comprimento, intercaladas com seqüências repetidas com cerca de 0,1 a 0,3 kb de comprimento. Também mencionamos que algumas destas seqüências são palindrômicas, contendo seqüências repetidas em ordem inversa (Seção 3.1.1.1). Enquanto no genoma de *Xenopus* estas seqüências repetidas são parte de muitas famílias de seqüências diferentes, grande parte deste material apresenta fortes homologias em mamíferos, como roedores ou primatas [91]. Nos humanos, aproximadamente 3 a 6% do total do DNA consiste em seqüências repetidas de 300 pb, e cerca de 60% deste material foi demonstrado por análises com enzimas de restrição como sendo homólogo. O número de tais seqüências *Alu* hoje é estimado em cerca de 500.000 para o genoma haplóide. Elas podem ocorrer em ordem direta, reversa ou palindrômica (Fig. 3.30). Em ambos os lados elas são flanqueadas por repetições diretas que variam de comprimento de 7 a 20 pb. Ao contrário das próprias seqüências *Alu* estas repetições são únicas para cada seqüência *Alu* diferente. Tais repetições também foram encontradas flanqueando transposons bacterianos, bem como elementos móveis no DNA eucariótico. Assim, concluiu-se que as seqüências *Alu* geradas como elementos móveis e as repetições flanqueadoras devem ter resultado de duplicação da seqüência de DNA no sítio-alvo de inserção de *Alu*.

As seqüências *Alu* em geral são encontradas dentro dos transcritos primários de RNA. Elas são geralmente, mas nem sempre, removidas pelo processamento do RNA (Seção 3.1.3.6). Tem-se cogitado que elas podem ter-se distribuído no genoma por seus curtos transcritos de mRNA, que podem ter sido transcritos em DNA pela transcritase reversa e inseridos em vários locais. Como elas devem ter sido conservadas durante a evolução dos mamíferos, conforme evidenciado por suas homologias parciais entre primatas (inclusive o homem), devem ter uma função importante. Por analogia com elementos análogos em outros eucariontes, como *Zea mays* e *Drosophila*, elas devem estar en-

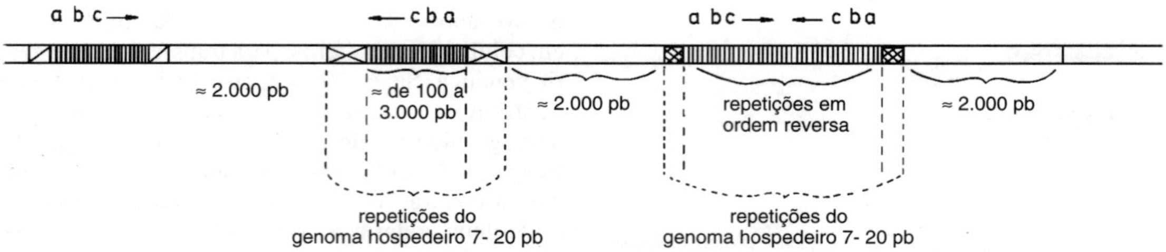

Fig. 3.30 Padrão intercalar curto com elementos *Alu*. Seqüências repetidas de cerca de 100 a 300 pb de comprimento se alternam com seqüências de cópia única de aproximadamente 2.000 pb. As repetições podem ocorrer em dois sentidos (abc →; ← cba), ou duas seqüências repetidas em ordem reversa podem se seguir imediatamente uma à outra. Os elementos *Alu* são flanqueados por repetições diretas curtas do genoma "hospedeiro" (7 a 20 pb) que são diferentes de um sítio de "inserção" para o seguinte. Cerca de um terço de todas as repetições de 100 a 300 pb são membros da família *Alu*.

volvidas na expressão gênica, na mutação (nas linhagens somática e germinativa) ou na recombinação em células germinativas e somáticas.

Uma primeira etapa para a transposição de algumas seqüências de DNA pode ser a formação de repetições extracromossômicas de DNA circular, que têm sido observadas em seqüências normalmente situadas entre grupos de repetições *Alu* em fibroblastos humanos em envelhecimento, in vitro ([94] ver também [43]). Como visto acima, as seqüências *Alu* são parte do grupo de seqüências SINE encontradas principalmente nas bandas G claras dos cromossomos. A categoria SINE compreende, além disso, pseudogenes de RNA e outros componentes. As seqüências LINE, por outro lado, são encontradas principalmente nas bandas G escuras. Elas são muito maiores, com até 6.000 pb por unidade ou mais. Seu número estimado é de 20.000 a 50.000. Acredita-se que elas foram adquiridas relativamente há pouco tempo durante a evolução (Fig. 3.31). A função de todos estes elementos é desconhecida.

Conversão Gênica. Outro fenômeno observado em genética experimental é a *conversão gênica* [58]. Vários dados dos genes de hemoglobina sugerem que este evento ocorre mais ou menos freqüentemente no genoma humano (Seção 7.3.5; ver também Fig. 3.32).

Conversão gênica é a modificação de um dos dois alelos em outro, o que pode alterar, por exemplo, um heterozigoto Aa em

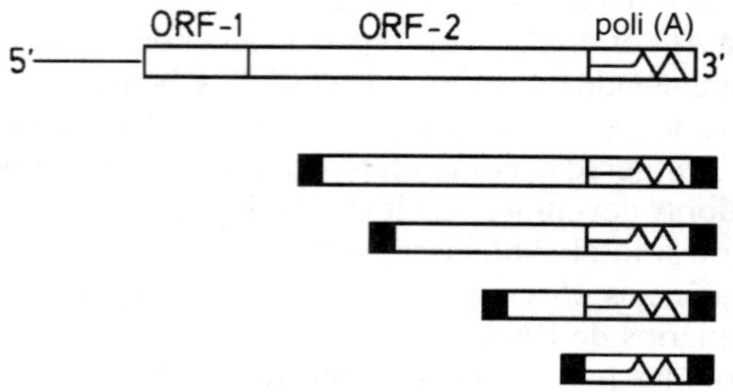

Fig. 3.31 Seqüências LINE no genoma de mamíferos. *Acima,* o protótipo de uma seqüência LINE, que tem cerca de 6.000 pb de comprimento e duas matrizes abertas de leitura (*ORF_1*, *ORF_2*). A ponta 3′ tem uma cauda poli(A), típica de um retrotransposon não-viral. Entretanto, a grande maioria das seqüências LINE desvia-se do protótipo. Faltam algumas seqüências na ponta 5′. A cauda poli(A), bem como repetições de seqüências em cada ponta (*blocos pretos*) estão sempre presentes. (De Weiner e cols. 1986 [91])

um homozigoto AA. Winkler, que há mais de 50 anos foi o primeiro a discutir este conceito, propôs uma "interação fisiológica" entre os alelos. Os estudos em leveduras mostraram que está envolvida uma recombinação atípica. O processo é mostrado na Fig. 3.32. O crossing over sempre envolve a destruição de seqüências de DNA ao redor do sítio de crossing. Normalmente, as seqüências destruídas são reparadas usando as seqüências da cromátide irmã como molde. Deste modo é restaurada a dupla hélice original. Às vezes, entretanto, a estrutura de dupla hélice é reparada usando o filamento do cromossomo homólogo como molde. Neste caso, é observada uma proporção anormal de segregação.

A conversão gênica também foi observada em tecidos somáticos, especialmente em plantas. Do mesmo modo, provavelmente estão envolvidos processos desviantes de recombinação. Isto não é surpreendente, pois o pareamento somático de cromossomos homólogos e crossing somático têm sido observados em muitas espécies (ver, por exemplo [35]). Existem algumas evidências de que a conversão gênica ocorreu na região de HLA, nos genes de variantes de hemoglobinas e no complexo gênico para visão a cores (Seção 7.3.5).

O Genoma Humano Flutua? Quão Constante é a Informação Genética e Sua Transmissão? Quando observamos a herança de uma doença monogênica ou variantes de um polimorfismo genético, como os grupos sangüíneos ABO ou MN (Seção 4.1.1), ficamos impressionados com a regularidade da transmissão genética, indicando a constância do material genético por muitas gerações. Esta regularidade tem sido repetidamente confirmada. Temos motivos para concluir que as poucas exceções aparentes são atribuídas a explicações que não as biológicas, tais como falsa paternidade. Nossa confiança na dependência da hereditariedade é um pouco atenuada pelo fato de ocasionalmente serem observadas novas mutações (Cap. 9), mas as taxas de mutação em geral são muito baixas. Além disso, as mutações, uma vez ocorridas, obedecem as regras da transmissão genética.

Entretanto, recentemente novos achados em biologia molecular levantaram alguns problemas: os minissatélites podem ter enormes taxas de mutação, os genes são cortados em pedaços, saltam pelo genoma e convertem seus alelos em sua própria estrutura. Eles podem até ser introduzidos em nosso genoma por um vírus, e não pelo método clássico e agradável praticado por nossos genitores e ancestrais. Devemos esquecer nossa genética básica e ficar preparados para desacreditar em todas as regras? Felizmente, as regras antigas ainda podem merecer crédito na maioria dos casos. Como disse Arber em seu discurso de prê-

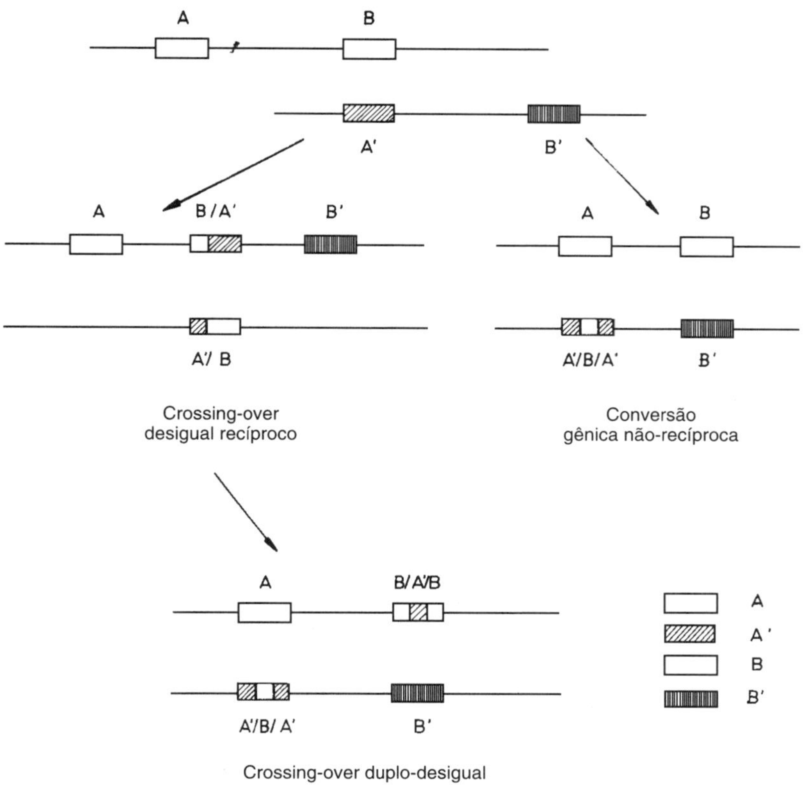

Fig. 3.32 Conversão gênica versus crossing duplo desigual. Um par de genes homólogos A, A^1, bem como B, B^1, estão dispostos em tandem. Devido à homologia, ocorreu um alinhamento "ilegítimo" entre B e A^1. A recombinação dentro do gene produz um gene triplicado (A, B/A^1, B) em um filamento e um produto de deleção (A^1/B) no outro filamento. Em uma geração futura, uma pessoa que é um duplo heterozigoto para o gene triplicado e o gene único (como mostrado) pode sofrer um crossing desigual adicional, criando os produtos gênicos mostrados. Na conversão gênica há uma cópia direta de parte do gene B para a metade do gene A^1 residente no outro filamento do DNA. O evento não é recíproco, e o filamento portador de A e B permanece inalterado. O haplótipo criado pela conversão é idêntico ao produzido por um crossing duplo, como mostrado. Como nenhum dos produtos de recombinação pode ser avaliado em humanos, a conversão gênica não seria diferenciada de tal crossing duplo. Estatisticamente, entretanto, um único evento de conversão tem muito mais probabilidade de ocorrer do que um evento que necessite dois crossings.

mio Nobel sobre a troca genética: "A despeito da existência de vários mecanismos naturais para promover a troca entre materiais genéticos de origem não-relacionada, a *E. coli* e outros organismos superiores têm tido sucesso em alcançar uma estabilidade geral relativamente alta na sua constituição genética". Os novos resultados aprofundam nossa compreensão de como o material genético é estruturado e de como ele funciona. Conceitualmente, eles podem até mesmo ajudar a evitar doenças genéticas. Mas as regras antigas ainda são válidas na grande maioria das situações.

3.3 Tentativas para Compreender Aspectos Adicionais do Funcionamento da Cromatina

Tentamos descrever elementos importantes necessários ao transporte e transmissão da informação genética: os genes integrados a cromossomos e a outros elementos cromossômicos que são necessários a seu funcionamento, bem como estruturas de DNA repetitivo com função desconhecida, caso exista alguma função para eles. Devemos lembrar que a evolução nem sempre encontra a solução ótima para um problema. A evolução é o resultado de um intercâmbio de processos aleatórios. Freqüentemente isto leva a soluções que parecem surpreendentemente "espertas". Mas este não é necessariamente o caso. Uma determinada solução precisa apenas funcionar de algum modo nas condições existentes (ver também Seção 14.2.3). Assim, nem todas as seqüências repetitivas ou aparentemente sem uso no genoma humano têm necessariamente uma função. Algumas podem simplesmente ser vestígios de processos anteriores, ou "cicatrizes" de batalhas com outros organismos vivos tais como os vírus.

A mente humana, entretanto, procura a clareza. Portanto, não surpreende que alguns autores tenham proposto hipóteses para explicar a função destas seqüências encarando o cromossomo como um todo. Trifonov [109, 110], por exemplo, postulou, em adição ao conhecido código genético (Quadro 3.2), um "código de cromatina", que foi especificado como um "código de dobramento da cromatina" por Vogt [117]: o filamento de DNA é dobrado em várias ordens, das quais a menor é a estrutura nucleossômica (Seção 3.1.1.3). Os cromossomos metafásicos apresentam três ordens de helicoidização que podem ser parcialmente preservadas na intérfase (Quadro 3.1). Além disso, a cromatina interfásica é conectada a um arcabouço interno do núcleo. As seqüências de bases, por outro lado, não são totalmente sem significado para a estrutura terciária. Por exemplo, blocos periodi-

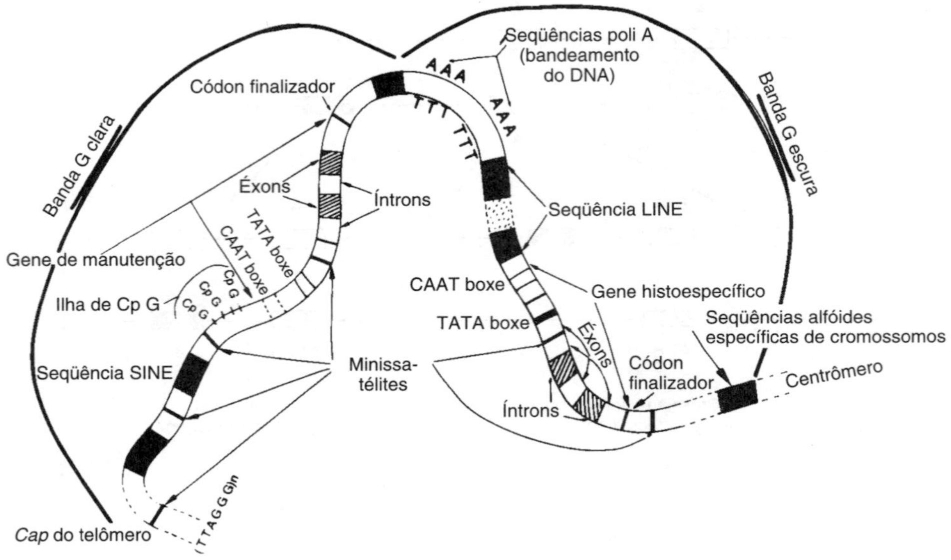

Fig. 3.33 Estrutura e expressão de um gene imaginário, incluindo vários elementos promotores, um acentuador (*enhancer*), e a região transcrita do gene. Este gene apresenta dois íntrons, cada um começando com GT e terminando com AG. Eles são eliminados para gerar o mRNA final. Não apenas os elementos promotores como também os acentuadores podem ser histoespecíficos. Quanto aos vários elementos, veja as várias seções do Cap. 3.

camente espaçados de pelo menos duas repetições $(A)_n$ induzem um dobramento na dupla hélice do DNA. Ademais, trechos de pares A = T têm dificuldades em montar uma estrutura de nucleossomo. Esta e observações semelhantes levaram à hipótese de que "unidades simples de seqüências repetidas em tandem, intercaladas no genoma, estão predestinadas a estabelecer uma organização locus-específica de sua estrutura de DNA e o correspondente domínio de cromatina" [117]. Esta estrutura terciária pode oferecer oportunidades específicas de interação com proteínas, por exemplo, enzimas, que controlam a transcrição.

Esta hipótese sugere que ocorrem diferenças nestas estruturas em células diferenciadas, ou seja, em células com funções especializadas. De fato, existem resultados indicando tais diferenças na estrutura da cromatina interfásica entre células especializadas. A Fig. 3.33 apresenta um trecho de um braço deselicoidizado de um cromossomo como pode ser atualmente imaginado.

Dentro dos genomas nucleares dos vertebrados de sangue quente já foi demonstrada uma compartimentalização composicional. Estes compartimentos (isocoros) consistem em pelo menos 300 kb e são caracterizados por níveis diferentes de GC. Eles compreendem seqüências codificantes e não-codificantes [7], e podem ser importantes para a função.

3.4 O Genoma das Mitocôndrias

Estrutura e Funcionamento das Mitocôndrias. As mitocôndrias são organelas encontradas no citoplasma. Seu número e forma variam dependendo da função da célula. Uma célula de fígado de mamífero, por exemplo, contém aproximadamente 1.000 a 1.500 mitocôndrias. Todas elas têm certos aspectos estruturais em comum (Fig. 3.34): uma matriz, uma membrana interna e uma externa. A membrana interna forma dobras características, às vezes "cristas", em outros casos "túbulos". Importantes funções biológicas, como a oxidação aeróbica (fosforilação oxidativa, OXPHOS), ocorrem nas mitocôndrias, que em geral são chamadas de usinas energéticas do corpo. A energia é estocada como ATP. Dentre as três fontes energéticas em nossa alimentação, os aminoácidos e gorduras podem ser degradados apenas pela oxidação aeróbica. Esta oxidação ocorre nas mitocôndrias. Além disso, elas abrigam o ciclo do ácido cítrico. As mitocôndrias formam um sistema multienzimático organizado. A distribuição de enzimas em uma ordem funcional-

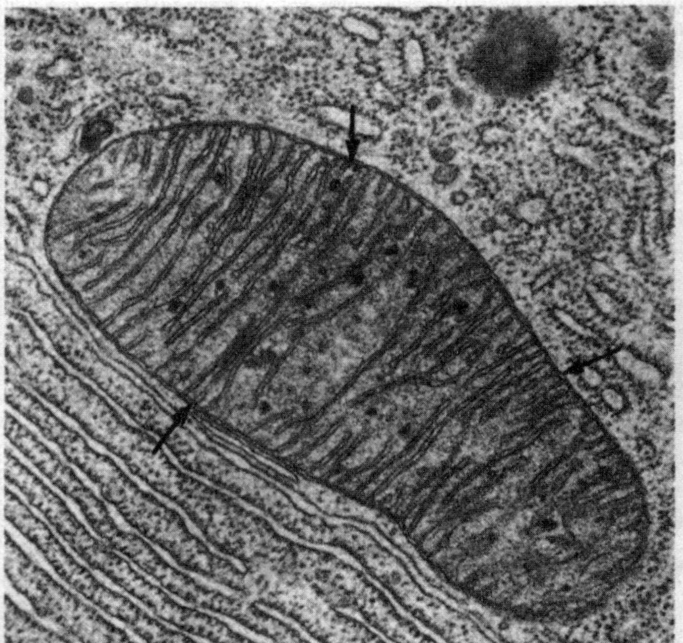

Fig. 3.34 Fotografia de uma mitocôndria ao microscópio eletrônico, 53.000 ×. *Setas*, membrana (externa e interna). (De Nielsen e cols. 1970, Fundamental Concepts of Biology, New York, Wiley 1970)

mente significativa garante as seqüências ordenadas de reações bioquímicas.

As mitocôndrias se multiplicam, como os organismos vivos, por divisão. A síntese *de novo* é impossível. Elas também têm ribossomos, os quais são, entretanto, menores que os encontrados no citoplasma. Esta e outras evidências sugerem que as mitocôndrias se originaram como microorganismos externos, os quais estabeleceram uma relação simbiótica com a célula no início da evolução, tendo se integrado à célula, mas ainda mantendo suas propriedades específicas.

O Genoma das Mitocôndrias. É sabido já há algum tempo que as mitocôndrias contêm seu próprio DNA, o qual também tem genes codificantes, por exemplo, de tRNA. Os genes necessários para as enzimas mitocondriais, por outro lado, estão geralmente (nem sempre) situados em cromossomos do DNA nuclear [4].

Há algum tempo, os esforços bem organizados de grupos de pesquisa do MRC Laboratory of Molecular Biology em Cambridge levaram à elucidação total da seqüência do DNA e da organização gênica do genoma mitocondrial humano (mtDNA [1]; Fig. 3.35).

Este genoma tem 16.568 pb, dispostos de modo circular (ver também [81]). Ele contém genes para rRNA 12S e 16S, 22 tRNAs diferentes, as subunidades I, II, e III da citocromo *c* oxidase, a subunidade 6 da ATPase, citocromo *b* e outros oito genes codificantes de proteína. Em constraste com o genoma nuclear dos cromossomos, a seqüência do genoma mitocondrial mostra uma

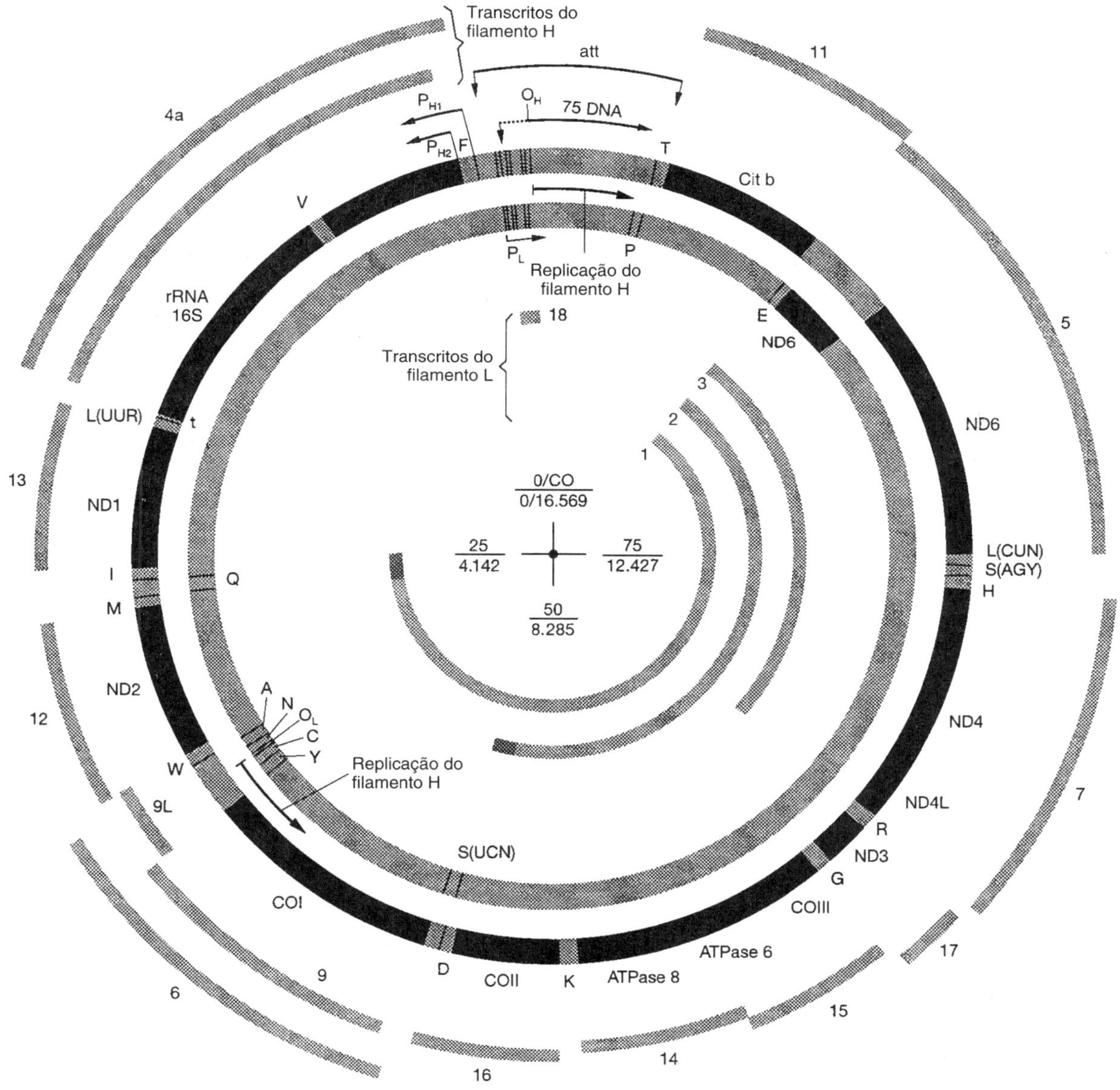

Fig. 3.35 Mapa funcional do DNA mitocondrial. *Círculos duplos interno e externo*, filamentos leve (*L*) rico em C e pesado (*H*) rico em G, respectivamente; regiões em cinza escuro, genes de peptídeos e rRNA; blocos claros entre os genes maiores, genes de tRNA; *arcos claros interno e externo*, transcritos estáveis, processados, dos filamentos L e H; *OH, OL*, origens das replicações dos filamentos H e L; *PH, PL,* promotores dos filamentos H e L. Na região da alça D do DNA 7S, I-III são blocos de seqüência curva (CSBs); *seta entre II e III*, sítio de processamento do transcrito do filamento L para gerar primers de replicação do filamento H. *t* (dentro de MTTL 1), seqüência de término da transcrição bidirecional. (De Wallace 1989)

extrema economia: os genes não têm, ou têm poucas, bases não codificantes entre eles. Em contraste com o DNA nuclear, ambos os filamentos do DNA são transcritos e traduzidos. Além disso, existe um terceiro filamento, curto, geneticamente ativo. Em muitos casos, os códons finalizadores não são codificados no DNA, e sim criados pós-transcricionalmente. O código genético do mtDNA humano difere do código universal em alguns aspectos importantes: UGA (expresso, habitualmente, em termos de código do mRNA) codifica triptofano e não término. AUA codifica metionina, e não isoleucina; AGA e AGG são de término e não códons de arginina. Além disso, as terceiras posições — que são a principal fonte de redundância do código — mais freqüentemente são A ou C (e menos G ou T) que no genoma nuclear.

Polimorfismo de DNA e a Questão das Doenças Hereditárias Devidas a Mutações Mitocondriais. Após a seqüência de nucleotídeos das mitocôndrias humanas tornarem-se conhecidas, vários polimorfismos de sítios de clivagem do DNA foram descobertos. Eles se tornaram importantes para nossa compreensão da evolução humana, portanto são discutidos na Seção 14.3.

As mitocôndrias são abundantes nos ovócitos, mas nos espermatozóides apenas quatro mitocôndrias (produzidas pela fusão de um grande número) são encontradas no colar do espermatozóide. Elas não entram no ovócito durante a fertilização. Assim, todo o conjunto de mitocôndrias em todas as células de qualquer pessoa vêm da mãe [40]. Uma mutação em um sítio determinado causaria uma doença hereditária? Tal doença seria transmitida apenas pela mãe, e para *toda* a sua prole (os exemplos são dados na Seção 4.1.9).

Alguém poderia argumentar, em bases teóricas, que este modo de herança seria muito improvável, pois cada ovócito contém muitas mitocôndrias. Mesmo que a mutação ocorra em uma delas, a grande maioria ainda teria o sítio (ou gene) não-mutante do DNA. Logo, não poderia haver efeito fenotípico. Entretanto, o mesmo argumento também existe para os polimorfismos de DNA do mtDNA, e estes polimorfismos entretanto são transmitidos para toda a prole por herança materna. Qual o motivo deste comportamento peculiar? Todas as mitocôndrias no ovócito são derivadas de uma mitocôndria básica? [40]. Este problema é discutido na Seção 4.1.9 juntamente com as doenças mitocondriais que de fato ocorrem.

3.5 A Nova Genética e o Conceito de Gene

Problemas Intrigantes. Os conceitos e métodos da biologia molecular aumentaram nossos conhecimentos do genoma humano muito além das expectativas em apenas alguns anos. Isto abriu novas perspectivas para o diagnóstico genético, para a prevenção de doenças e provavelmente também para a terapia. Todas estas conquistas devem, portanto, ser oferecidas a tantas pessoas quanto possível. Entretanto, os serviços atualizados de genética médica têm aumentado muito as solicitações de equipamentos, pessoal e habilidades técnicas. Em muitos países estes desenvolvimentos criaram problemas difíceis. As sociedades humanas estão capacitadas e preparadas para pagar por tais serviços em larga escala? Um consultor responsável pode recomendar a introdução de tais serviços caros em países em desenvolvimento, com muitos problemas econômicos e médicos urgentes? Podem surgir problemas totalmente novos. Existem ainda tradições culturais em algumas populações que encaram um filho como sendo mais valioso que uma filha. A disponibilidade de técnicas modernas de escolha do sexo poderá levar a conseqüências complexas e imprevisíveis? (Ver também o Cap. 19).

O Que é um Gene? Na genética clássica, formal, um gene é a unidade comum de mutação, recombinação e ação. Os genes foram inicialmente vistos como dispostos de modo linear nos cromossomos, como as pérolas em um colar (Fig. 3.36). A análise genética detalhada, entretanto, provou que este conceito é muito grosseiro. Por exemplo, existem genes proximamente ligados em *Drosophila*, onde duas mutações no mesmo cromossomo, lado a lado (em posição *cis*) têm um efeito fenotípico menor que as mesmas duas mutações em cromossomos homólogos, opostas uma à outra (em posição *trans*). Em geral não há nenhum efeito fenotípico. Os genes que apresentam tais efeitos *cis-trans* foram chamados de pseudo-alelos (ver também o Cap. 5). Quando a análise bioquímica tornou-se possível, demonstrou-se a ocorrência de tais efeitos *cis-trans* quando duas mutações envolvem dois sítios diferentes dentro do mesmo gene funcional, ou seja, os códons determinando uma proteína (por exemplo, uma enzima). Quando tal mutação ocorre na posição *cis*, pode ser formada uma proteína funcionalmente intacta pelo gene homólogo. Os dois sítios normais podem se complementar. As mutações em posição *trans*, por outro lado, não apresentam esta complementação, pois não é formada nenhuma proteína intacta. Em microorganismos, e igualmente em culturas de células humanas, (Seção 7.2.2.3) tais grupos de complementação podem ser facilmente estudados.

Imediatamente após o advento da genética molecular na década de 50, um novo conceito tornou-se necessário. Benzer, em 1957 [5], sugeriu a divisão do conceito de gene em três aspectos: as unidades de recombinação (récon), de mutação (múton), e de ação (cístron; pelo efeito *cis-trans*). Nos anos subseqüentes, o récon e o múton foram vistos como tão pequenos quanto um único par de nucleotídeos, a menor unidade do material genético. O cístron foi identificado com o segmento de DNA que codifica uma cadeia polipeptídica. Destes três termos apenas o cístron tornou-se popular entre os geneticistas. Era sinônimo do gene funcional.

Com o aumento dos conhecimentos sobre as complexidades do material genético, íntrons, seqüências promotoras, pseudogenes, etc., a delimitação dos "genes" tornou-se mais e mais indistinta. No momento não está nada claro quais das longas seqüências de DNA intercaladas entre as partes codificantes, inclusive seqüências repetitivas, como os elementos SINE e LINE, são necessárias para o funcionamento gênico. Os conceitos de "código da cromatina" [117] e "código de dobramento da cromatina" [109, 110] podem ajudar a compreender o significado funcional de uma estrutura complexa de cromatina na qual os genes estão inseridos.

Novos Resultados Sobre a Estrutura dos Genes e a Genética Formal. As discussões no Cap. 3 sobre a estrutura podem criar a impressão de que a maioria dos resultados da análise genética clássica hoje estão superados. Este, entretanto, não é o caso. Os princípios da genética formal permanecem aplicáveis e necessários para o estudo dos modos de herança nas famílias, da presença ou ausência de ligação entre genes não-alélicos, e das propriedades básicas dos genes nas populações. A situação pode ser comparada com a encontrada na física: a mecânica quântica nos

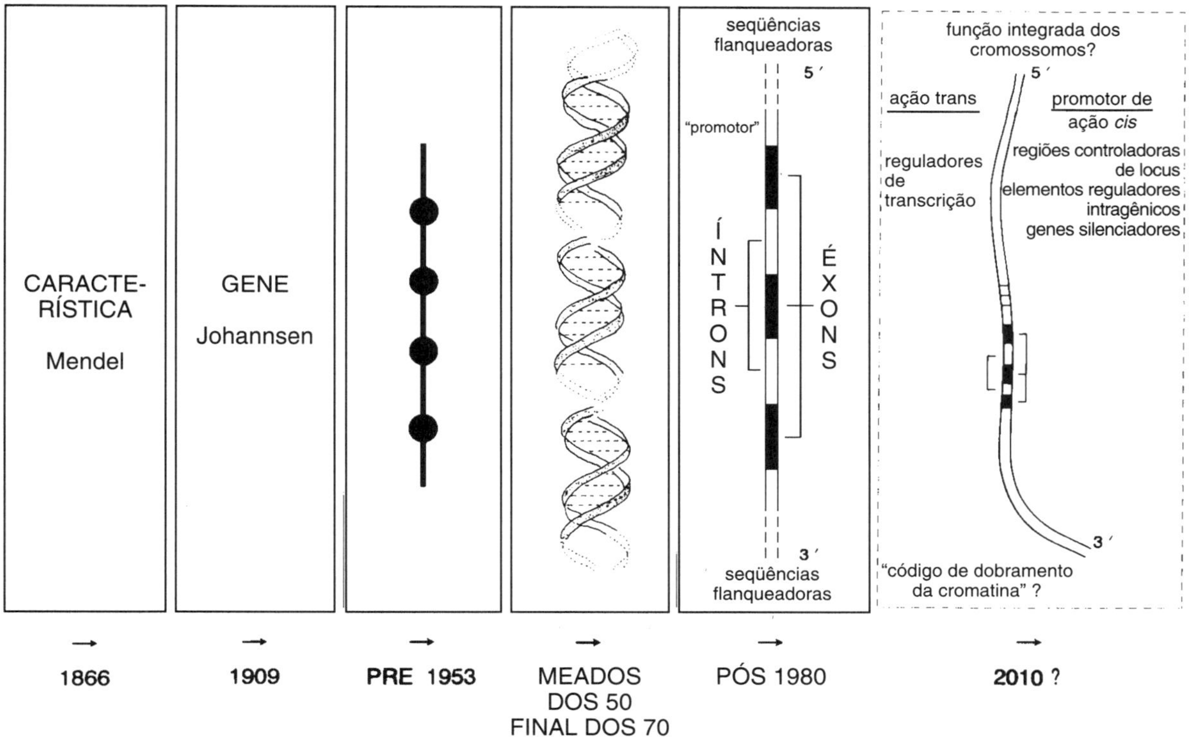

Fig. 3.36 Desenvolvimento histórico do conceito de gene. Os genes foram inicialmente postulados por Johannsen para explicar os "caracteres" mostrados por Mendel como sendo responsáveis pela transmissão hereditária das características. Não pode ser postulada nenhuma base material para o gene até a demonstração da ligação dos genes nos cromossomos ter levado ao modelo de "contas em um colar". As contas foram consideradas como sendo os genes, e o filamento refletia o cromossomo. A base material do gene permaneceu indefinida. A demonstração do DNA como o material genético levou à definição de um gene como uma seqüência específica do DNA que codifica uma seqüência polipeptídica (três bases nucleotídicas especificam um aminoácido). Logo foi percebido que a unidade de especificação polipeptídica ("cístron") difere da unidade de recombinação ("récon"), que é diferente da unidade de mutação ("múton"). O "múton" pode ser tão pequeno quanto um único par de nucleotídeos do DNA. Demonstrou-se então que grandes trechos do DNA não codificam proteínas, que algumas seqüências de DNA são reguladoras, e que os genes estruturais são interrompidos por seqüências intercalares não-codificantes (íntrons). As seqüências codificantes dos genes estruturais são conhecidas como éxons. As extremidades das seqüências flanqueadoras e "reguladoras" acima (anteriores) (em 5′) e abaixo (posteriores) (3′) permaneceram pouco definidas. É portanto impossível no momento definir de modo preciso os limites de um gene. As seqüências codificantes e intercalares de um gene podem ser especificadas com precisão (ver também [24]). Acumulam-se evidências de que as seqüências de DNA fora de genes codificantes e suas regiões controladoras podem ter funções adicionais, por exemplo, em uma configuração espacial de cromossomos (ver texto).

ajudou a compreender a natureza da luz melhor do que nunca. Entretanto, a física clássica, como a ótica geométrica, não é apenas tão correta como sempre foi, mas também necessária para muitas aplicações práticas, como construir lentes ou microscópios. É, portanto, uma parte necessária de qualquer livro-texto de física.

Conclusões

A estrutura portadora de informações dos cromossomos é o ácido desoxirribonucleico (DNA). O genoma humano diplóide consiste em aproximadamente 6 a 7 $\times$ 10^9 nucleotídeos situados dentro dos cromossomos, onde estão compactados com proteínas. A seqüência de bases do DNA especifica a informação para cada um dos 20 aminoácidos, e suas seqüências determinam a singularidade de uma proteína. O DNA também regula a transcrição, que pode variar dependendo do estágio do desenvolvimento embrionário e diferenciação das células. O conhecimento crescentemente detalhado do genoma humano no nível do DNA forma a base de nossa compreensão da transmissão genética e da ação gênica. A extensa variação interindividual no nível do DNA foi descoberta usando métodos como hibridização de ácidos nucleicos, transferência de Southern, seqüenciamento de DNA, reação em cadeia da polimerase. Tal variação de DNA tem sido útil em uma diversidade de estudos práticos e teóricos, incluindo os de ligação, identificação forense e de paternidade, e evolução humana.

As técnicas moleculares permitiram que os pesquisadores definissem e estudassem numerosos genes humanos e suas doenças genéticas correspondentes. Elas incluem os genes para as hemoglobinas (hemoglobinopatias), a proteína muscular distrofina (distrofia muscular ligada ao X), o fator VIII de coagulação sangüínea (hemofilia A), o gene huntingtina (doença de Huntington), o gene regulador da condutância transmembranar (CFTR; fibrose cística) e muitos outros. A seqüência de bases do genoma mitocondrial e várias doenças causadas por mutações mitocondriais também foram definidas.

Bibliografia

1. Anderson S, Bankier AT, Barrel BG, de Bruyn MHL, Coulson AR, Dromin J, Eperon IC, Nierlich DP, Rue BA, Sanger F, Schreier PH, Smith AJH, Staden R, Young IG (1981) Science and organization of the human mitochondrial genome. Nature 290: 457-465
2. Arber W (1979) Promotion and limitation of genetic exchange. Science 205: 361-365
3. Asiki RK, Scharf S, Faloona F et al (1985) Enzymatic amplification of -globin genomic sequences and restriction site analysis for diagnosis of sickle cell anemia. Science 230: 1350-1354
4. Attardi G, Schatz G (1988) Biogenesis of mitochondria. Annu Rev Cell Biol 4: 289-333
5. Benzer S (1957) The elementary units of heredity. In: McElroy WD, Glass B (eds) The chemical basis of heredity. John Hopkins University Press, Baltimore, pp 70-93
6. Berg P (1981) Dissections and reconstructions of genes and chromosomes. Science 213: 296-303
7. Bernardi G, Bernardi G (1986) Compositional constraints and genome evolution. J Mol Evol 24: 1-11
8. Blackburn EH (1991) Structure and function of telomeres. Nature 350: 569-573
9. Brisson N, Verma DPS (1982) Soybean leghemoglobin gene family: normal, pseudo, and truncated genes. Proc Natl Acad Sci USA 79: 4055-4059
10. Bross K, Krone W (1972) On the number of ribosomal RNA genes in mna. Hum Genet 14 :137
11. Bross K, Krone W (1973) Ribosomal cistrons and acrocentric chromosomes in man. Hum Genet 18: 71-75
12. Brown SW (1966) Heterochromatin. Science 151: 417-435
13. Buckler AJ, Chang DD, Graw SL et al (1991) Exon amplification: a strategy to isolate mammalian genes based on RNA splicing. Proc Natl Acad Sci USA 88: 4005-4009
14. Burke DT, Carle GF, Olsen MV (1987) Cloning of large segments of exogenous DNA into yeast by means of artificial chromosome vectors. Science 236: 806-812
15. Cooper DN, Schmidtke J (1984) DNA restriction fragment length polymorphism and heterozygosity in the human genome. Hum Genet 66: 1-16
16. Cremer C, Cremer T (1978) Considerations on a lasers-canning microscope with high resolution and depth of field. Microsc Acta 81: 31-44

16a. Cremer C, Gray JW, Ropers HH (1982) Flow cytometric characterization of a Chinese hamster x man hybrid cell line retaining the human Y chromosome. Hum Genet 60: 262-266

17. Cremer T, Landegent J, Brueckner A et al (1986) Detection of chromosome aberrations in the human interphase nucleus by visualization of specific target DNAs with radioactive and non-radioactive in situ hybridization techniques: diagnosis of trisomy 18 with probe L1.84. Hum Genet 74: 346-352
18. Cremer T, Lichter P, Borden J et al (1988) Detection of chromosome aberrations in metaphase and interphase tumor cells by in situ hybridization using chromosome-specific library probes. Hum Genet 80: 235-246
19. Curmutte JT, Babior BM (1987) Chronic granulomatous disease. Adv Hum Genet 16: 229-297
20. Dauwerse JG, Wiegant J, Raap AK et al (1992) Multiple colors by fluorescence in situ hybridization using ratiolabelled DNA probes create a molecular karyotype. Hum Mol Genet 1: 593-598
21. Du Manoir S, Speicher MR, Joos S et al (1993) Detection of complete and partial chromosome gains and losses by comparative genomic in situ hybridization. Hum Genet 90: 590-610
22. Emery AEH (1984) An introduction to recombinant DNA. Wiley, Chichester
23. Emmerich P, Jauch A, Hofmann M-C et al (1989) Methods in laboratory investigation: interphase cytogenetics in paraffin embedded sections from human testicular germ cell tumor xenographs and in corresponding cultured cells. Lab Invest 61: 235-242
24. Falk R (1984) The gene in search of an identity. Hum Genet 68:195-204
25. Fraccaro M, Kaijser K, Lindsten J (1960) Chromosomal abnormalities in father and mongoloid child. Lancet 1: 724-727
26. Francke U, Ochs HD, de Martinville B et al (1985) Minor Xp21 chromosome deletion in a male associated with expression of Duchenne muscular dystrophy, chronic granulomatous disease, retinitis pigmentosa and McLeod syndrome. Am J Hum Genet 37: 250-267
27. Gall JR, Pardue ML (1969) Formation and detection of RNA-DNA hybrid molecules in cytological preparations. Proc Natl Acad Sci USA 63: 378-383
28. Gartler SM, Sparkes RS (1963) The Lyon-Beutler hypothesis and isochromosome X patients with the Turner syndrome. Lancet 2: 411
29. Geissler E, Theile M (1983) Virus-induced gene mutations of eukaryotic cells. Hum Genet 63: 1-12
30. Giles RE, Blanc H, Cann HM, Wallace DL (1980) Maternal inheritance of human mitochondrial DNA. Proc Natl Acad Sci USA 77: 6715-6719
31. Gitschier J, Wood WI, Goralka TM, Wion KL, Chen EY, Eaton DH, Vehar GA, Capon DJ, Lawn RM (1984) Characterization of the human factor VIII gene. Nature 312: 326-330
32. Gitschier J, Wood WI, Tuddenham EGD, Shuman MA, Goralka TM, Chen EY, Lawn RM (1985) Detection and sequence of mutations in the factor VIII gene of haemophiliacs. Nature 315: 427-430
33. Goldberg YP, Kremer B, Andrew SE et al (1993) Molecular analysis of new mutations for Huntington's disease: intermediate alleles and sex of origin effects. Nature Genet 5: 174-179
34. Green MM (1980) Transposable elements in Drosophila and other diptera. Annu Rev Genet 14: 109-120
35. Grüneberg H (1966) The case for somatic crossing over in the mouse. Genet Res 7:58-75
36. Habedank M, Rodewald A (1982) Moderate Down's syndrome in three siblings having partial trisomy 21q22.2 and therefore no SOD-$_1$ excess. Hum Genet 60: 74-77
37. Hanauer A, Levin M, Heilig R, Daegelen D, Kahn A, Mandel JL (1983) Isolation and characterization of DNA clones for human skeletal muscle alpha-actin. Nucleic Acids Res 11: 3503-3516
38. Hassold TJ, Jacobs PA (1984) Trisomy in man. Annu Rev Genet 18: 69-77
39. Hindley J (1983) DNA sequencing. In: Work TS, Burden RH (eds) Laboratory techniques in biochemistry and molecular biology. Elsevier, Amsterdam
40. Howell N, Halvorson S, Kubacka I et al (1992) Mitochondrial gene segregation in mammals: is the bottleneck narrow? Hum Genet 90 :117-120
41. Hsu TC (1975) A possible function of constituitive heterochromatin: the bodyguard hypothesis. Genetics 79 [Suppl]:137-150
42. John H, Birnstiel ML, Jones KW (1969) RNA-DNA hybrids at cytological levels. Nature 223: 582-587
43. Jones RS, Potter SS (1985) L1 sequences in HeLa extrachromosomal circular DNA: evidence for circularization by homologous recombination. Proc Natl Acad Sci USA 82: 1989-1993
44. Jourdan B (1993) Traveling around the human genome. Inserm/CNRS, Marseille
45. Kallioniemi A, Kallioniemi O-P, Sudar D et al (1992) Comparative genomic hybridization for molecular cytogenetic analysis of solid tumors. Science 258: 818-821
46. Kallioniemi O-P, Kallioniemi A, Sudar D et al (1993) Comparative genomic hybridization: a rapid new method for detecting and mapping DNA amplification in tumors. Semin Cancer Biol 4: 41-46
47. Kan YW, Dozy AM (1978) Polymorphism of DNA sequence adjacent to the human β globin structural gene. Its relation to the sickle mutation. Proc Natl Acad Sci USA 75: 5631-5635
48. Kerem BS, Rommens JM, Buchanan JA et al (1989) Identification of the cystic fibrosis gene: genetic analysis. Science 245: 1073-1080
49. Klever M, Grond-Ginsbach CJ, Hager H-D et al (1992) Chorionic villus metaphase chromosomes and interphase nuclei analyzed by chromosome in situ suppression (CISS) hybridization. Prenat Diagn 12: 53-59
50. Klingmüller W (1976) Genmanipulation und Gentherapie. Springer, Berlin Heidelberg New York
51. Knippers R, Philippsen P, Schafer KP, Fanning E (1990) Molekulare Genetik, 5 th edn. Thieme, Stuttgart
52. Kornberg A (1992) DNA replication, 2 nd edn. Freeman, New York
53. Kornberg RD (1977) Structure of chromatin. Annu Rev Biochem 46: 931-945
54. Kornberg RD, Lorch Y (1991) Irresistible force meets immovable object: transcription and the nucleosome. Cell 67: 833-836
55. Kurnit DM (1979) Satellite DNA and heterochromatin variants: the case for unequal mitotic crossing over. Hum Genet 47: 169-186
56. Lengauer C, Eckelt A, Weith A et al (1991) Selective staining of defined chromosomal subregions by in situ suppression hybridization of libraries from laser-microdissected chromosomes. Cytogenet Cell Genet 56: 27-30
57. Lengauer C, Speicher MR, Popp S et al (1993) Chromosomal bar codes produced by multicolor fluorescence in situ hybridization with multiple YAC clones and whole chromosome painting probes. Hum Mol Genet 2: 505-512
58. Lewin B (1983) Genes. Wiley, New York
59. Li C, Ramjeesingh M, Reyes E et al (1993) The cystic fibrosis mutation (F 508) does not influence the chloride channel activity of CFTR. Nature Genet 3: 311-316
60. Li H, Gyllensten UB, Cui X et al (1988) Amplification and analysis of DNA sequences in single human sperm and diploid cells. Nature 335: 414-417
61. Lichter P, Cremer T (1992) Human cytogenetics: a practical approach, 2 nd edn. IRL/Oxford University Press, Oxford
62. Lichter P, Cremer T, Borden J et al (1988) Delineation of individual human chromosomes in metaphase and interphase cellls by in situ suppression hybridization using recombinant DNA libraries. Hum Genet 80: 224-234

63. Lilley DMJ, Pardon JF (1979) Structure and function of chromatin. Annu Rev Genet 13:197-233
64. MacDonald ME, Novelletto A, Lin C et al (1992) The Huntington's disease candidate region exhibits many different haplotypes. Nature Genet 1: 99-103
65. MacDonald ME, Ambrose CM, Duyao MP et al, the Huntington's Disease Collaborative Research Group (1993) A novel gene containing a trinucleotide repeat that is expanded and unstable on Huntington's disease chromosomes. Cell 72: 971-983
66. Maddox J (1984) Who will clone a chromosome? Nature 312: 306
67. Mager DL, Henthorn PS (1984) Identification of a retroviruslike repetitive element in human DNA. Proc Natl Acad Sci USA 81: 7510-7514
68. McClintock B (1956) Controlling elements and the gene. Cold Spring Harbor Symp Quant Biol 21: 197-216
69. McGinnies W, Krumlaut R (1992) Homeobox genes and axial patterning. Cell 68: 283-302
70. Miller OJ, Beatty BR (1969) Visualization of molecular genes. Science 164: 955-957
71. Monaco AP (1994) Isolation of genes from cloned DNA. Curr Opin Genet Dev 4: 360-365
72. Moyzis RK, Buckingham JM, Cram LS et al (1990) A highly conserved DNA sequence, (TTAGGG)n, present at the telomers of human chromosomes. Proc Natl Acad Sci USA 85: 6622-6626
73. Mullis KB, Faloona FA (1987) Specific synthesis of DNA in vitro via a polymerase-catalyzed chain reaction. Methods Enzymol 155: 335-350
74. Nathans D (1980) Restriction endonucleases, Simian virus 40, and the new genetics. Science 206: 903-909
75. Nedelof P, van der Flier S, Wiegant J et al (1990) Multiple fluorescence in situ hybridization. Cytometry 11: 126-131
76. Ohno S (1967) Sex chromosomes and sex-linked genes. Springer, Berlin Heidelberg New York
77. Pardue ML, Gall JG (1969) Molecular hybridization of radioactive DNA to the DNA of cytological preparations. Proc Natl Acad Sci USA 64: 600-607
78. Passarge E (1979) Emil Heitz and the concept of heterochromatin: longitudinal chromosome differentiation was recognized fifty years ago. Am J Hum Genet 31:106-115
79. Pinkel D, Landegent J, Collins C et al (1988) Fluorescence in situ hybridization with human chromosome specific libraries: detection of trisomy 21 and translocation of chromosome 4. Proc Natl Acad Sci USA 85: 9138-9142
80. Popp S, Cremer T (1992) A biological dosimeter based on translocation scoring after multicolor CISS hybridization of chromosomal subsets. J Radiat Res 33: 61-70
81. Prezant TR, Agapian JV, Fischel-Ghodsian N (1994) Corrections to the human mitochondrial RNA sequences. Hum Genet 93: 87-88
82. Rappold GA, Vosberg H-P (1984) Chromosomal localization of a human myosin heavy-chain gene by in situ hybridization. Hum Genet 65: 195-197
83. Ried T, Baldini A, Rand T, Ward DC (1992) Simultaneous visualization of seven different DNA probes by in situ hybridization using combinatorial fluorescence and digital imaging microscopy. Proc Natl Acad Sci USA 89: 1388-1392
84. Riordan JR, Rommens JM, Kerem B-S et al (1989) Identification of the cystic fibrosis gene: cloning and characterization of complementary DNA. Science 245:106-1073
85. Rommens JM, Ianuzzi MC, Kerem B-S et al (1989) Identification of the cystic fibrosis gene: chromosome walking and jumping. Science 245: 1059-1065
86. Royer-Pokora B, Kunkel LM, Monaco AP et al (1986) Cloning the gene for an inherited human disorder — chronic granulomatous disease — on the basis of its chromosomal location. Nature 322: 32-38
87. Rudkin GT, Stollar BD (1977) High resolution detection of DNA. RNA hybrids in situ by indirect immunofluorescence. Nature 265: 472-473
88. Scherthan H, Cremer T (1994) Methodology of non-isotopic in situ hybridization in paraffin embedded tissue sections. In: Adolph KW (ed) Methods in molecular genetics, vol 2. Academic, New York
89. Schmid CW, Deininger PL (1975) Sequence organization of the human genome. Cell 6: 345-358
90. Schmid CW, Jelinek WR (1982) The Alu family of dispersed repetitive sequences. Science 216: 1065-1070
91. Schmidtke J, Epplen JT (1980) Sequence organization of animal nuclear DNA. Hum Genet 55: 1-18
92. Schröck E, Thiel G, Lozanova T et al (1994) Comparative genomic hybridization on human malignant gliomas reveals multiple amplification sites and non-random chromosomal gains and losses. Am J Pathol 144: 1203-1218
93. Schwarzacher HG (1976) Chromosomes. Springer, Berlin Heidelberg New York (Handbuch der mikroskopischen Anatomie des Menschen, vol 1/3)
94. Shmookler Reis RJ, Lumpkin CK, McGill JR, Riabowol KT, Goldstein S (1983) Extrachromosomal circular copies of an "inter-Alu" unstable sequence in human DNA are amplified during in vitro and in vivo ageing. Nature 301: 394-398
95. Southern EM (1975) Detection of specific sequences among DNA fragments separated by gel electrophoresis. J Mol Biol 98: 503-517
96. Sperling K (1984) Genetische Sektion — Anatomie der menschlichen Gene. In: Passarge E (ed) Verlag Chemie, Darmstadt, pp 73-100
97. Sperling K, Rao PN (1974) The phenomenon of premature chromosome condensation: its relevance to basic and applied research. Humangenetik 23: 235-258
98. Starlinger P (1980) IS elements and transposons. Plasmid 3: 241-259
99. Suthcliffe JG, Kiel M, Bloom FE, Milner RJ (1987) Genetic activity in the CNS, a tool for understanding brain function and dysfunction. In: Vogel F, Sperling K (eds) Human genetics. Proceedings of the 7th International Congress, Berlin 1986. Springer, Berlin Heidelberg New York, pp 474-483
100. Taylor AL (1963) Bacteriophage-induced mutation in Escherichia coli. Proc Natl Acad Sci USA 50: 1043-1051
101. Teplitz RL (1986) The use of synthetic oligonucleotides in and prenatal diagnosis of genetic disease. In: Teplitz RL et al (eds) First International Symposium on the Role of Recombinant DNA in Genetics, Crete
102. Tilghman SM, Tiemeyer DC, Seirman JG, Peterlin BM, Sullivan M, Maizel JV, Leder P (1978) Intervening sequence of DNA identified in the structural portion of a mouse, β-globin gene. Proc Natl Acad Sci USA 75: 725-729
103. Tkachuk DC, Pinkel D, Kuo W-L et al (1991) Clinical applications of fluorescence in situ hybridization. Genet Anal Techn Appl 8: 67-74
104. Tocharoentanaphol C, Cremer M, Schröck E et al (1994) Multicolor fluorescence in situ hybridization on metaphase chromosomes and interphase Halo-preparations using cosmid and YAC clones for the simultaneous high resolution mapping of deletions in the dystrophin gene. Hum Genet 93: 229-235
105. Tode JJ, Knopf JL, Wozney JM, Sutzman LA, Bueker JL, Pittman DD, Kaufman RJ, Brown E, Shoemaker C, Orr EC, Amphlett GW, Foster WB, Coe ML, Knutson GJ, Fass DN, Hewick RM (1984) Molecular cloning of a cDNA encoding human antihaemophilic factor. Nature 312: 342-347
106. Tommerup N (1993) Mendelian cytogenetics. Chromosome rearrangements associated with mendelian disorders. J Med Genet 30: 713-727
107. Trask BJ, Massa H, Kenwick S, Gitschier J (1991) Mapping of human chromosome Xq28 by two-color fluorescence in situ hybridization of DNA sequences to interphase nuclei. Am J Hum Genet 48: 1-5
108. Trendelenburg MF (1983) Progress in visualization of eukaryotic gene transcription. Hum Genet 63: 197-215
109. Trifonov EN (1985) Curved DNA. CRC Crit Rev Biochem 19: 89-106
110. Trifonov EN (1989) The multiple codes of DNA sequences. Bull Math Biol 51: 417-432
111. Tsui L-C (1992) The spectrum of cystic fibrosis mutations. Trends Genet 8: 392-398
112. Vehar GA, Keyt B, Eaton D, Rodriguez H, O'Brian DP, Rotblat F, Oppermann H, Keck R, Wood WI, Harkins RN, Tuddenham EGD, Lawn RM, Capon DJ (1984) Structure of human factor VIII. Nature 312: 337-342
113. Vogel F (1964) Eine vorläufige Abschätzung der Anzahl menschlicher Gene. Z Menschl Vererbungs Konstitutionslehre 37: 291-299
114. Vogel F (1964) Preliminary estimate of the number of human genes. Nature 201: 847
115. Vogel F (1989) Humangenetik in der Welt von heute. Springer, Berlin Heidelberg New York (12th Salzburger Vorlesungen)
116. Vogel F, Grunwald R (eds) (1994) Patenting of human genes and living organisms. Springer, Berlin Heidelberg New York (Sitzungsberichte der Heidelberger Akademie der Wissenschaften. Mathematisch-naturwissenschaftliche Klasse, Suppl 1993/1992)
117. Vogt P (1990) Potential genetic functions of tandem repeated DNA sequence blocks in the human genome are based on a highly conserved "chromatin folding code". Hum Genet 84: 301-336
118. Vosberg HP (1977) Molecular cloning of DNA. An introduction into techniques and problems. Hum Genet 40: 1-72
119. Vosberg HP (1989) The polymerase chain reaction: an improved method for the analysis of nucleic acids. Hum Genet 83: 1-15
120. Watson JD, Crick FHC (1953) The structure of DNA. Cold Spring Harbor Symp Quant Biol 18: 123-132
121. Watson JD, Hopkins NH, Roberts JW et al (1987) Molecular biology of the gene, 4th edn. Benjamin/Cummings, Menlo Park
122. Watson JD, Gilman M, Witkowski J, Zoller M (1992) Recombinant DNA, 2nd edn. Freeman, New York
123. Zakion VA (1989) Structure and function of telomeres. Annu Rev Genet 23: 579-604

4 Genética Formal de Humanos: Modos de Herança

The law of combination of the differing traits, according to which the hybrids develop, finds its foundation and explanation in the proven statement that the hybrids produce germ and pollen cells . . . which originate from the combination of the traits by fertilization.

G. Mendel, Versuche über Pflanzenhybriden, 1865

4.1 Modos Mendelianos de Herança e sua Aplicação a Humanos

As descobertas fundamentais de Mendel geralmente são resumidas em três "leis":

1. Os cruzamentos entre organismos homozigotos para dois alelos diferentes em um locus gênico levam a uma prole geneticamente idêntica (geração F_1), heterozigota para este alelo. Não importa qual dos dois homozigotos é o macho e qual é a fêmea (lei da uniformidade e reciprocidade). Tal reciprocidade aplica-se apenas a genes não situados nos cromossomos sexuais.
2. Quando estes heterozigotos de F_1 são cruzados uns com os outros (intercruzamento), vários tipos de genótipos se segregam: metade é novamente de heterozigotos, e um quarto de homozigotos para cada um dos tipos parentais. Esta segregação 1:2:1 é repetida após o cruzamento de heterozigotos nas gerações seguintes, enquanto os dois tipos de homozigotos são "puros". Como visto antes (Seção 1.4), Mendel interpretou este resultado corretamente, supondo a formação de dois tipos de células germinativas com uma proporção de 1:1 nos heterozigotos (lei da segregação e lei da pureza dos gametas).
3. Quando os organismos que diferem em mais de um par de genes são cruzados, cada par de genes se segrega independentemente, e as proporções resultantes de segregação seguem a lei estatística da segregação independente (lei da livre combinação de genes).

Esta terceira lei aplica-se apenas quando não há ligação (Cap. 5). As células humanas diplóides têm 46 cromossomos: os dois cromossomos sexuais e 44 autossomos, formando 22 pares de homólogos. Os pares de homólogos são separados durante a meiose, formando células germinativas haplóides, ou gametas. Após a fecundação, as células germinativas paterna e materna se unem para formar o zigoto, que é novamente diplóide. O sexo é determinado genotipicamente; as mulheres normalmente têm dois cromossomos X, e os homens têm um cromossomo X e um Y (Seção 2.1.2).

Para uma compreensão do caráter estatístico das proporções de segregação nos humanos é importante perceber que o número de células germinativas formadas (Seção 9.3.3) é muito grande, particularmente entre os homens. Apenas uma pequena amostra participa da fertilização. Quanto a loci gênicos únicos, este processo de amostragem geralmente pode ser visto como aleatório.

Dois alelos podem ser chamados de A e A′. O grupo de combinações possíveis é descrito na Fig. 4.1. Como visto, as proporções teóricas de segregação são probabilidades. As proporções de segregação encontradas empiricamente devem ser testadas por métodos estatísticos, para se determinar se são compatíveis com as proporções teóricas desta hipótese genética.

O tipo de reprodução entre homozigotos idênticos (AA × AA ou A′A′ × A′A′) não é interessante, exceto quando permite conclusões sobre a heterogeneidade genética de uma condição recessiva (Seção 4.3.5). A reprodução entre dois homozigotos diferentes (AA × A′A′) é geralmente rara, sendo portanto de pouca importância prática. As reproduções entre homozigotos e heterozigotos (AA′ × AA), e entre dois heterozigotos (A′A × A′A), têm mais importância prática, como explicado abaixo.

Mendel observou que um genótipo nem sempre determina um fenótipo diferente. Freqüentemente os heterozigotos se assemelham (mais ou menos) a um dos homozigotos. Mendel chamou o alelo que determina o fenótipo do heterozigoto de dominante, e o outro, de recessivo. Com uma análise mais aprofundada, alguns geneticistas humanos concluíram que estes termos podem ser ilusórios e devem ser abandonados. De fato, no nível da ação gênica, os genes não são dominantes ou recessivos. No nível fenotípico, entretanto, a distinção é importante e útil. Os mecanismos bioquímicos das doenças hereditárias dominantes (Seção 7.6) em geral diferem dos das condições recessivas (Seção 7.2). Assim, o modo de herança nos dá uma indicação quanto ao mecanismo bioquímico provavelmente envolvido.

Nos últimos anos, com a introdução de métodos que permitem a análise em um nível mais próximo da ação gênica, tornou-se conhecido um número crescente de casos nos quais cada um dos dois alelos em um heterozigoto tem uma expressão fenotípica distinta. Se ambos forem herdados e fenotipicamente expressos, este modo de herança às vezes é chamado de co-dominante.

4.1.1 Modo Co-dominante de Herança

Os primeiros exemplos de co-dominância no homem foram encontrados na genética dos grupos sangüíneos. Os tipos sangüíneos MN (111 300; os números referem-se aos números de identificação das doenças listadas em [41]) podem servir como um exemplo (Quadro 4.1). Quando os métodos de análise genética ao nível de proteínas tornaram-se disponíveis, muitos outros exemplos foram logo descobertos (Seção 12.1). O exemplo no Quadro 4.1 aponta claramente um modelo genético com dois alelos, M e N, sendo os fenótipos M e N os dois homozigotos, e MN o heterozigoto. Este exemplo é usado abaixo para uma comparação estatística entre as proporções de segregação esperada e observada. Os casos "aberrantes" entre parênteses, que à primeira vista parecem contradizer a hipótese genética, foram resultantes

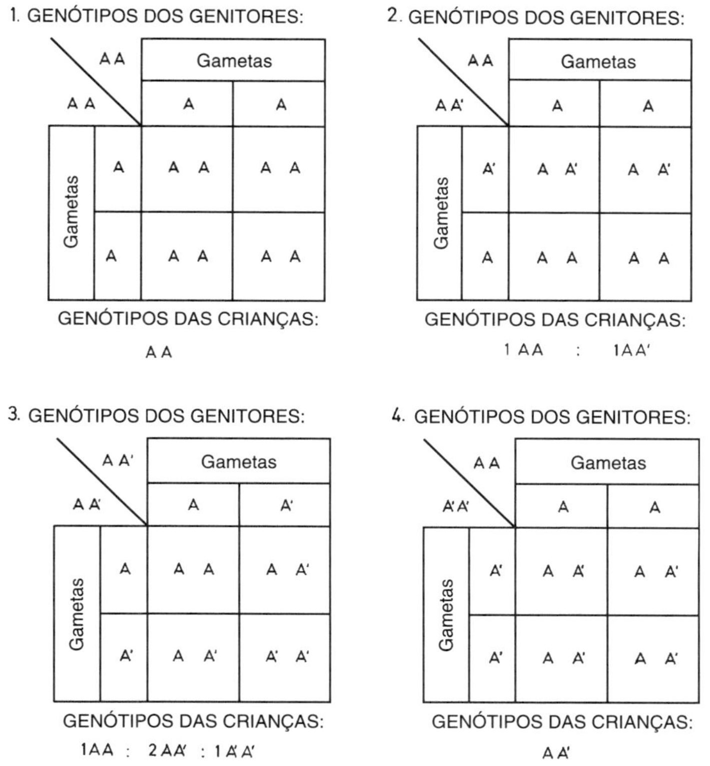

Fig. 4.1 Tipos de reprodução com dois alelos.

de falsa paternidade, um achado freqüente na maioria destas investigações.

4.1.2 Modo Autossômico Dominante de Herança

A primeira descrição de um heredograma apresentando herança autossômica dominante de uma anomalia humana foi a publicação de Farabee [15] em 1905, "Inheritance of Digital Malformations in Man". Os livros-texto geralmente se referem à condição de braquidactilia (dedos curtos), mas na publicação original está claro que não apenas as falanges das mãos e dos pés estão encurtadas, como também o número de falanges foi reduzido (Fig. 4.2). Além disso, a estatura era baixa (em média 159 cm em três homens), aparentemente devido a encurtamento das pernas e supostamente também dos braços. Quanto aos outros aspectos, Farabee escreveu:

Quadro 4.1 Estudos familiares da genética dos tipos sangüíneos MN (de Wiener e cols. 1953 [77])

Tipo de reprodução	Número de famílias	Tipos de filhos			Total de crianças
		M	N	MN	
M × M	153	326	0	(1)	327
M × N	179	(1)	0	376	377
N × N	57	0	106	0	106
MN × M	463	499	(1)	473	973
MN × N	351	(3)	382	411	796
MN × MN	377	199	196	405	800
	1.580	1.028	685	1.666	3.379

Entre parênteses: falsa paternidade.

"As pessoas parecem perfeitamente normais ... e parecem ter poucos inconvenientes devidos à sua malformação. As mulheres queixam-se de uma desvantagem dos dedos curtos, para tocar piano. Elas não podem alcançar uma oitava e portanto não são boas pianistas."

A Fig. 4.2 mostra o heredograma. Existem 36 afetados nas gerações II a V, 13 dos quais são homens e 23 mulheres. Entre os não afetados, 18 são homens e 15 mulheres. A característica é transmitida por um dos genitores para cerca de metade dos filhos. A transmissão é independente de sexo. Infelizmente, Farabee não considerou os filhos do não afetado. Se tivesse feito isto, teria visto que eram livres da anomalia. Muitos outros heredogramas mostram ausência da característica entre a prole de genitores que não portam o gene dominante. Mais recentemente a família foi reexaminada [32]. Os filhos dos membros não afetados da família e alguns membros afetados foram adicionados, e o exame com raios X provou que não só as mãos e os pés foram afetados, mas também os ossos distais dos membros. O defeito básico é tido como afetando a cartilagem das epífises. Hoje é chamada de braquidactilia, tipo A_1 (112 500).

Os pacientes afetados são heterozigotos para um alelo autossômico que leva a uma anomalia bem-definida e regular no heterozigoto. Portanto, a característica é, por definição, dominante. A família apresenta outras duas características que foram observadas como sendo muito comuns:

1. As anomalias foram descritas como sendo quase idênticas em todos os membros da família, apresentando-se em cada pessoa em todas as quatro extremidades. Este é um achado freqüente nas malformações com um modo regular de herança. O motivo para a simetria é evidente, considerando que os mesmos genes atuam em todas as quatro extremidades.
2. A anomalia afeta muito pouco seus portadores. Esta falta de prejuízo da saúde é típica em grandes heredogramas. A reprodução é normal. De outro modo, a característica não seria

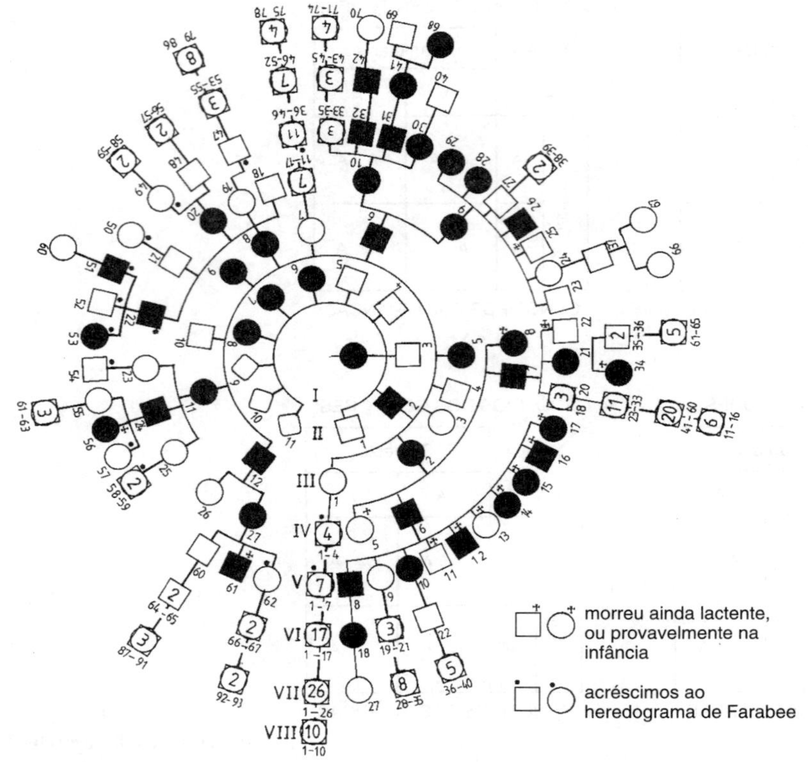

Fig. 4.2 O heredograma de braquifalangia de Farabee [15]. *Símbolos escuros*, mulheres afetadas (●) e homens afetados (■); os *números* indicam sua posição no heredograma.

transmitida e logo desapareceria. Esta é a razão de, especialmente em condições dominantes mais graves, os heredogramas ampliados serem a exceção e não a regra. A maioria das doenças causadas por mutações observadas na atual geração se originaram bem cedo, em geral na célula germinativa de um dos genitores (veja Seção 9.3).

Manifestações Tardias, Penetrância Incompleta e Expressividade Variável. Às vezes uma grave condição dominante se manifesta apenas durante ou após a idade da reprodução. Aqui são geralmente observados heredogramas ampliados, a despeito da gravidade da condição. O exemplo clássico é a doença de Huntington (143 100), uma doença degenerativa das células nervosas nos gânglios basais (núcleo caudado e putâmen) levando a movimentos extrapiramidais involuntários, a alterações de personalidade e a uma lenta deterioração das habilidades mentais.

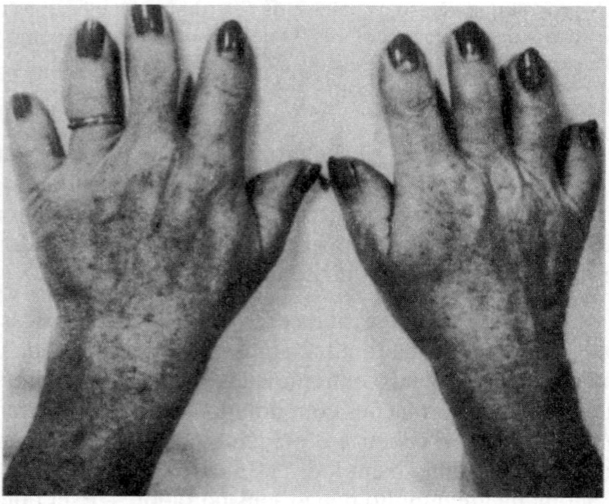

Fig. 4.3 Braquifalangia em um membro de uma geração mais jovem do heredograma de Farabee. (De Haws e McKusick, 1963 [32])

Wendt e Drohm [73] fizeram um cuidadoso estudo de todos os casos de doença de Huntington na antiga Alemanha Oriental. A distribuição das idades de manifestação é mostrada na Fig. 4.4. Seus pacientes, na grande maioria, já eram casados quando desenvolveram clinicamente os sintomas. Mesmo dentre inúmeros pacientes os autores não foram capazes de identificar um único caso que pudesse ser atribuído a uma mutação nova. Resultados semelhantes foram obtidos em outro estudo em Michigan [52] (veja também [28, 29]). A análise do gene é descrita na Seção 3.1.3.8.

Um outro fenômeno ocasionalmente encontrado nas características dominantes é a penetrância incompleta [62]. A penetrância é um conceito estatístico e refere-se à fração de casos portadores de um gene que manifestam um fenótipo específico. A transmissão parece ocasionalmente pular uma geração, deixando de fora uma pessoa que, a julgar pelo heredograma, deve ser heterozigota, ou a fração dos afetados dentre os irmãos (após as correções apropriadas, Seção 4.3.4) que se apresenta mais baixa do que as proporções esperadas de segregação. Um exemplo é o retinoblastoma (180 200), um tumor ocular maligno nas crianças. Os casos bilaterais (e os casos com mais de um tumor primário) são sempre herdados dominantemente, enquanto a maio-

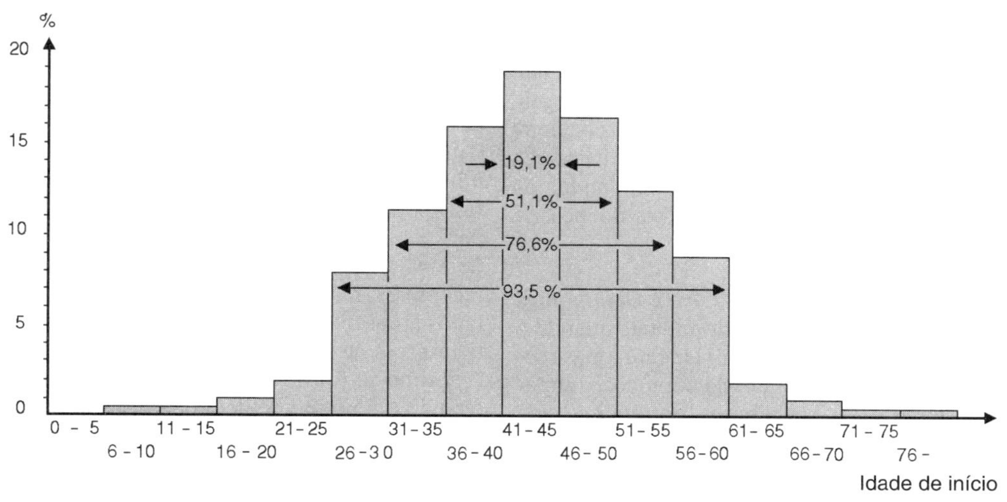

Fig. 4.4 Distribuição das idades de manifestação em 802 casos de doença de Huntington. (De Wendt e Drohm 1972 [73])

ria dos tumores unilaterais, isolados, não é de origem hereditária, sendo provavelmente causada por mutação somática (Cap. 10). Mesmo em heredogramas que de outro modo apresentam uma herança dominante regular, entretanto, o aparente pulo de uma geração ocasionalmente é observado (Fig. 4.5). O cálculo da proporção de segregação em uma grande amostra mostrou que cerca de 45% dos irmãos eram afetados, em lugar dos 50% esperados na herança dominante comum. A penetrância de todos os casos (unilateral e bilateral) é portanto de cerca de 90%. A penetrância em famílias com casos bilaterais é maior que nas de casos unilaterais.

Discussão de outros aspectos do retinoblastoma:

– Quadro 3.4	O gene
– Seção 7.6	Mecanismos de herança dominante
– Seção 9.3	Taxa de mutação
– Seção 10.4.3	Teoria de formação do câncer
– Seção 12.2.1.1	Relaxamento da seleção natural
– Apêndice 7	Consulta genética

Discussão de outros aspectos da neurofibromatose:

– Quadro 3.4	O gene
– Seção 9.3	Taxa de mutação
	Mecanismos de formação do câncer
– Seção 18.1	Consulta genética

Em muitos casos, a penetrância é uma função dos métodos usados para exame. Uma penetrância mais alta é observada com métodos de detecção (clínicos ou laboratoriais) que estão mais próximos da ação gênica.

Em muitas condições dominantes, o gene pode se manifestar em todos os heterozigotos, mas o *grau de manifestação* pode ser diferente. Um exemplo é a neurofibromatose (162 200). Alguns casos podem apresentar o quadro clínico completo, com muitos tumores de pele, manchas *café-au-lait*, e envolvimento sistêmico, enquanto outros casos, até nas mesmas famílias, podem apresentar apenas algumas manchas *café-au-lait*. O termo usado para descrever este fenômeno é "expressividade variável" [62]. Embora termos como "penetrância incompleta" e "expressividade variável" em geral sejam necessários para uma rápida compreensão de alguns fenômenos, eles podem ser perigosos se esquecermos que não explicam um mecanismo biológico, mas sim são rótulos de nossa ignorância.

É de fato um tanto surpreendente que tantas condições dominantes apresentem uma variabilidade interindividual tão grande na idade de manifestação e na gravidade. Seria mais compreensível se tal variabilidade fosse observada apenas entre famílias diferentes. Nossos conhecimentos de biologia molecular (Seção 9.4) sugerem que os eventos mutacionais que levam a estas condições são quase sempre um pouco diferentes entre as famílias. De fato, há em geral uma correlação intrafamiliar entre idade de manifestação e gravidade da manifestação. Para a doença de Huntington, por exemplo, Wendt e Drohm [73] calcularam um coeficiente de correlação de + 0,57 para a idade de manifestação para membros familiares afetados. Mas em geral permanece uma apreciável variabilidade dentro das famílias, nas quais os genes anormais são idênticos por descendência. Novamente,

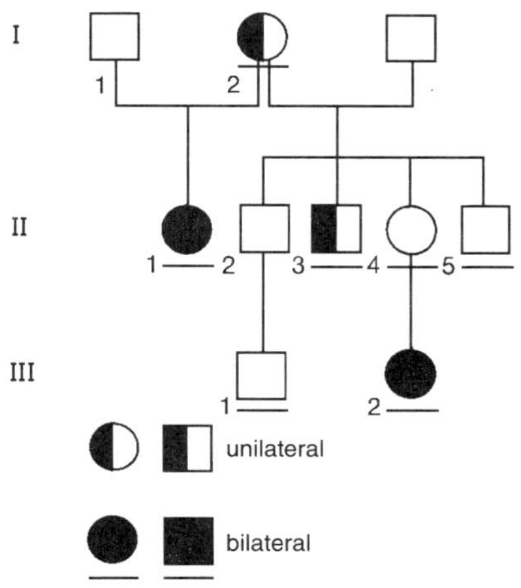

Fig. 4.5 Penetrância incompleta no retinoblastoma. A mulher não afetada II4 deve ser heterozigota, sendo afetadas sua mãe I2 e sua filha III2. A barra abaixo dos símbolos indica pessoalmente observados. (Observação pessoal de Vogel)

não é nada mais que um rótulo para nossa ignorância, quando invocamos o "ambiente genético" ou a ação de todos os outros genes para ajudar. Na doença de Huntington, a análise molecular do gene forneceu pelo menos uma explicação parcial: o número de repetições da trinca de DNA GAT é maior nos pacientes com início em idade mais jovem. Infelizmente, não há correlação entre o número de repetições e a idade de início na maioria dos pacientes que desenvolvem clinicamente a doença na quarta até a sexta década de vida.

Efeito da Homozigose na Manifestação de Genes Dominantes Anormais. Um gene anormal é chamado de dominante quando o heterozigoto claramente se desvia do normal. De fato, quase todos os portadores de condições dominantes na população humana são heterozigotos. De tempos em tempos, entretanto, dois portadores da mesma anomalia se casam e têm filhos. Um quarto deles é de homozigotos. Isto tem sido observado em vários casos, especialmente quando os membros do casal são parentes. O primeiro exemplo foi provavelmente o descrito por Mohr e Wriedt em 1919 [43]. Em um casamento consangüíneo entre dois portadores de uma braquidactilia moderada (11 260), nasceu uma criança que não só não tinha dedos e artelhos como também apresentava malformações múltiplas do esqueleto e morreu com 1 ano de idade. Uma irmã, entretanto, tinha apenas uma anomalia moderada, bem como seus genitores [43].

São conhecidos outros exemplos de homozigose para anomalias dominantes. Em uma família, dois genitores com telangiectasia hemorrágica hereditária tiveram uma criança que apresentava múltiplas telangiectasias graves internas e externas e que morreu com 2,5 meses [57]. De igual modo, uma forma muito grave de epidermólise bolhosa foi observada em duas dentre oito crianças de um casal, sendo ambas afetadas por uma forma branda desta doença.

Um outro casal, ambos com uma miopatia que afetou os músculos distais dos membros, teve 16 filhos, três dos quais apresentaram sintomas atípicos e especialmente graves: os longos flexores e os músculos proximais do quadril também foram afetados, e o início da manifestação foi mais cedo [72].

O epitelioma adenóide cístico (132 700) é uma doença de pele dominante, caracterizada por múltiplos tumores nodulares. Uma paciente, cujos genitores eram ambos afetados, tinha sintomas especialmente graves, e seus oito filhos apresentavam todos esta anomalia (Fig. 4.6) [21]. Outros exemplos incluem a acondroplasia (100 800), a síndrome de Ehlers-Danlos (130 000), e outras. Todos estes casos indicam que os homozigotos para anomalias dominantes são mais gravemente afetados que os heterozigotos. É, portanto, interessante o fato de que parece não haver diferença entre os heterozigotos e os homozigotos para a doença de Huntington, uma doença verdadeiramente dominante, como definido por Mendel. Obviamente deve haver um mecanismo diferente para a patogenia de tal condição, quando comparada a outras doenças autossômicas dominantes, onde são observados efeitos de dosagem [74].

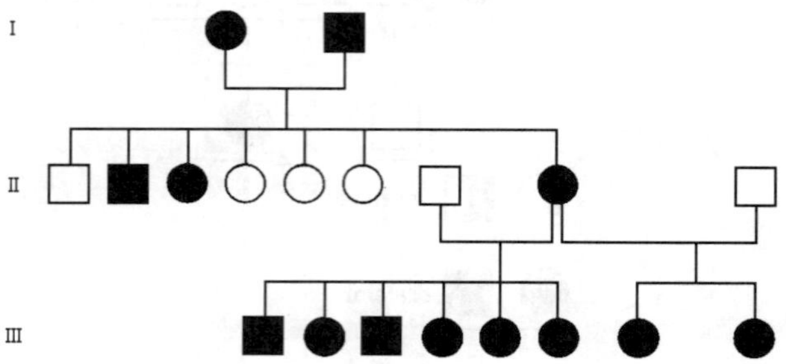

Fig. 4.6 Uma mulher homozigota para epitelioma adenóide cístico e sua prole em dois casamentos. (De Gaul 1953 [21]). O heredograma foi complementado em 1958 por Ollendorff-Curth [45]

Com o que sabemos sobre a ação gênica, isto não é surpreendente. Na hipercolesterolemia familial (143 890), por exemplo, o mecanismo de ação de um gene dominante já é conhecido. Um número diminuído de receptores para uma substância reguladora (lipoproteína de baixa densidade) mostrou as diferenças esperadas entre heterozigotos e homozigotos afetados: diminuição de 50% e ausência completa, ou atividade muito reduzida de receptores, respectivamente (Seção 7.6.4). Os homozigotos afetados apresentam uma intensa hipercolesterolemia, e geralmente morrem de infarto do miocárdio antes dos 30 anos de idade.

Como já foi dito, Mendel chamou um gene de dominante quando o fenótipo do heterozigoto se assemelha ao do homozigoto. Os exemplos de manifestações mais graves de genes dominantes nos homozigotos que nos estados heterozigotos mostram que esta estrita definição não é mantida na genética humana. Aqui, todas as condições são chamadas de dominantes, nas quais o heterozigoto desvia-se consistente e perceptivelmente do homozigoto normal, independentemente do fenótipo do homozigoto anômalo. Na definição estrita de Mendel, a maioria ou todas as condições nos humanos seriam "intermediárias". Entretanto, a conotação mais tolerante de "dominância" hoje é de uso geral.

4.1.3 Modo Autossômico Recessivo de Herança

O modo de herança é chamado de recessivo quando o heterozigoto não difere fenotipicamente do homozigoto normal. Em muitos casos, métodos especiais descobrem pequenas diferenças detectáveis (Seção 7.2.2.8). Contrariamente à herança dominante, na qual quase todos os casamentos são entre heterozigotos e homozigotos normais (Seção 4.1.2), a grande maioria de casamentos observados em anomalias recessivas envolve indivíduos heterozigotos e fenotipicamente normais. Como os três genótipos AA, Aa, e aa ocorrem na proporção 1:2:1 entre a prole, a probabilidade de uma criança ser afetada é de 25%. No início do século, quando Garrod escreveu sua publicação sobre alcaptonúria (Seção 1.5) a característica "familiar" das doenças recessivas era evidente, pois o tamanho das famílias era grande. Hoje, entretanto, as famílias com dois filhos em geral são predominantes nas sociedades industrializadas. Isto significa que o paciente com uma doença recessiva freqüentemente é o único afetado em uma família de outro modo saudável. Entretanto, uma vez nascida uma criança afetada, o risco genético de outra dos mesmos genitores é de 25%. Isto é importante para a consulta genética.

O xeroderma pigmentoso é uma doença autossômica recessiva (278 700). Após a exposição à luz ultravioleta desenvolve-se o eritema, especialmente na face, seguido de atrofia e telangiectasias. Finalmente, desenvolvem-se cânceres de pele, que, se não forem tratados, levam à morte. A Fig. 4.7b mostra um heredograma típico. Aqui os genitores são primos em primeiro grau. A taxa de consangüinidade entre os genitores de pacientes com doenças recessivas raras está bem acima da média da população. Em geral, estes genitores herdam este gene de um ancestral comum (Seção 13.2). Na época de Garrod este foi um poderoso instrumento para reconhecer doenças recessivas raras. Entre dez famílias de alcaptonúricos para as quais esta informação estava disponível, os genitores eram primos em pri-

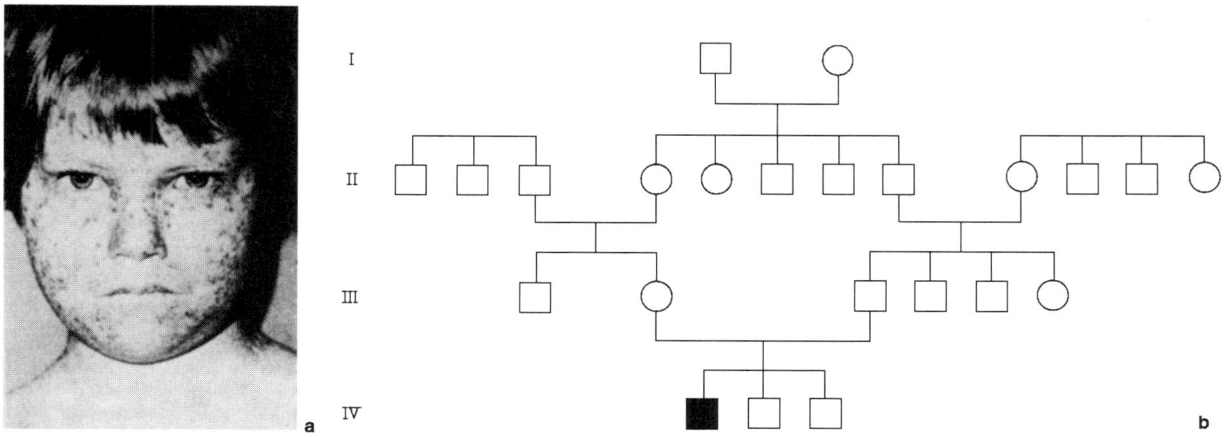

Fig. 4.7 a, b. Xeroderma pigmentoso. **a** Menina com esta condição (Cortesia do Dr. U. W. Schnyder). **b** Heredograma de um único caso com casamento entre primos em primeiro grau. (De Dorn 1959) [14]

meiro grau em seis casos (Seção 1.5). Hoje, entretanto, a taxa de consangüinidade diminui na maioria das sociedades industrializadas. Logo, mesmo que a taxa de consangüinidade nas famílias com crianças afetadas esteja substancialmente aumentada em relação à média da população, isto não necessariamente leva ao aparecimento de reproduções consangüíneas quando é estudado um número limitado de famílias, particularmente se o gene anormal não for muito raro. Este fenômeno, juntamente com o tamanho familiar médio pequeno, torna cada vez mais difícil reconhecer um modo autossômico recessivo de herança com certeza. Felizmente, entretanto, não precisamos mais depender apenas da genética formal. Quando uma doença rara, especialmente em uma criança, mostra sinais de ter um erro inato do metabolismo, e especialmente quando se pode demonstrar um defeito enzimático, podemos deduzir um modo recessivo de herança na ausência de evidências contrárias. Para fins de consulta genética, ela deve ser suposta.

Como regra, a grande maioria dos pacientes com doenças autossômicas recessivas são filhos de dois heterozigotos. São especialmente decisivos para herança recessiva os raros casamentos de dois homozigotos com a mesma anomalia. Se ambos os genitores forem homozigotos para o mesmo gene recessivo, sua reprodução deve produzir exclusivamente crianças afetadas. Vários destes exemplos são relatados no albinismo (203 100, 203 200). Alguns casamentos entre albinos, entretanto, produziram crianças normalmente pigmentadas [63]. A menos que estas crianças sejam todas ilegítimas, isto prova que os genitores devem ser homozigotos para mutações diferentes de albinismo, ou seja, deve existir mais de um locus de albinismo em nossa espécie. Este é o tipo de prova que a genética formal pode fornecer para indicar a heterogeneidade genética das doenças, demonstrando um modo autossômico recessivo de herança e o mesmo (ou muito similar) fenótipo. A heterogeneidade genética já foi demonstrada no albinismo por métodos bioquímicos [54].

Uma outra condição na qual já foi provada a heterogeneidade genética é a surdo-mudez (Fig. 4.8). Como causas ambientais também podem produzir surdez, é marcante que no heredograma mostrado aqui ambos os genitores têm irmãos afetados, e ambos os genitores são consangüíneos. A hipótese de heterogeneidade genética tem sido demonstrada para esta condição por uma variedade de métodos.

Pseudodominância na Herança Autossômica Recessiva. Ocasionalmente, são observados os casamentos entre um heterozigoto não afetado e um homozigoto afetado. Um genitor é afetado, e a proporção de segregação esperada entre as crianças é de 1:1. Como este padrão de segregação imita o encontrado na herança dominante, esta situação é apropriadamente chamada de

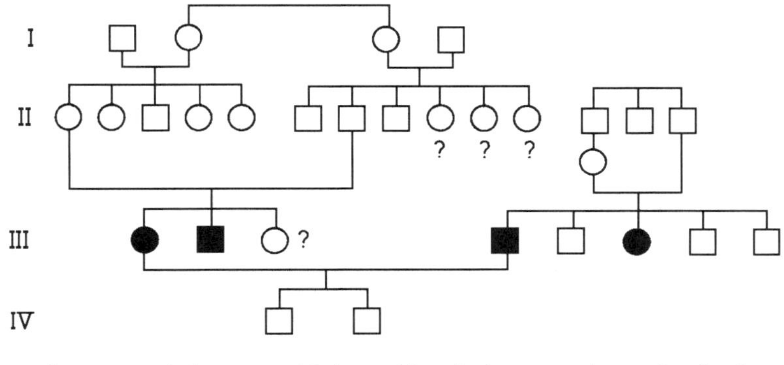

Fig. 4.8 Heredograma de surdo-mudez mostrando heterogeneidade genética. Ambos os genitores são afetados por um tipo hereditário de surdo-mudez. Eles tiveram filhos afetados e vieram de casamentos consangüíneos. Entretanto, os dois filhos não são surdos (IV 1 e 2). Eles são heterozigotos compostos para genes diferentes de surdo-mudez. (De Mühlmann 1930) [44]

"pseudodominância". Felizmente, para a análise genética tais casamentos são muito raros.

A alcaptonúria descrita por Garrod (203 500; Seção 1.5) fornece um exemplo. Em todas as famílias descritas desde Garrod, o modo autossômico recessivo tem sido confirmado até 1956, quando foi relatada uma família com uma forma fenotipicamente similar mas aparentemente dominante (Fig. 4.9), o que foi um achado surpreendente. Alguns anos depois os autores tiveram que contradizer suas conclusões: as investigações familiares posteriores mostraram uma alcaptonúria tipicamente recessiva. Vários casamentos entre parentes (homozigotos × heterozigotos) levaram a pseudodominância. Se um indivíduo que sofre de uma doença recessiva se reproduz com um homozigoto normal, todos os filhos são heterozigotos e portanto fenotipicamente normais. Tão logo seja possível tratar bem-sucedidamente as doenças recessivas, os casamentos entre homozigotos afetados mas tratados irão aumentar.

A expressividade geralmente é mais uniforme dentro da mesma família nos distúrbios recessivos que nos dominantes. A penetrância incompleta parece ser muito rara. A variabilidade entre as famílias, entretanto, pode ser apreciável.

Heterozigotos Compostos. Quando é possível uma análise bioquímica mais profunda, os alelos de origem diferente freqüentemente têm propriedades ligeiramente diferentes. Em um número crescente de casos, quando o gene é estudado e as mutações podem ser identificadas, tais diferenças podem ser explicadas pelas propriedades das proteínas determinadas por genes e pelo prejuízo de suas funções específicas. Os genes de cadeias α e β de hemoglobina oferecem um exemplo extremo. A homozigose de uma mutação dentro do gene de Hbβ, por exemplo, pode levar a uma anemia falciforme ou talassemia maior, dependendo do local exato da substituição de bases. Se existirem substituições diferentes dentro dos dois alelos, o fenótipo resultante pode diferir de qualquer um dos verdadeiros homozigotos. O fenótipo do heterozigoto composto que tem a mutação falciforme em um alelo e a mutação da HbC no outro é diferente do de ambos os homozigotos (SS ou CC). Irá depender da estrutura da população e da freqüência com que pacientes homozigotos para uma doença recessiva são verdadeiramente homozigotos, portadores da mesma mutação em dobro, e da freqüência com que eles são heterozigotos compostos que levam em seus dois cromossomos mutações diferentes nos genes alelos (Fig. 4.10).

Podemos ter razoável certeza de que um homozigoto afetado porta duas cópias da mesma mutação se ambas as cópias tiverem uma origem comum. Por exemplo, se os genitores são primos em primeiro grau e se a condição é muito rara. Outra fonte de identidade por descendência são os casos de um isolado no qual uma única mutação, a qual foi introduzida por uma pessoa, torna-se freqüente, tal como uma doença de pele chamada de Mal de Meleda, na ilha croata de Mljet (Seção 13.3.2). Mesmo em uma população maior e geneticamente heterogênea, entretanto, a maioria dos homozigotos pode possuir o mesmo gene duas vezes. Isto ocorre especialmente quando o gene teve uma vantagem seletiva durante algum tempo no passado. O gene *CFTR* (fibrose cística) é um exemplo: cerca de 60% a 70% de todos os alelos anormais nas populações do noroeste da Europa são do tipo ΔF 508, indicando que cerca de 40% a 50% dos pacientes são de fato homozigotos para esta mutação (0,7 × 0,7 = 0,49) (Seção 12.1.3). Em outras doenças a grande maioria dos indivíduos "homozigotos" de fato é de heterozigotos compostos. Com o progresso dos estudos de DNA de genes humanos, esta dúvida será respondida diretamente em um número crescente de casos.

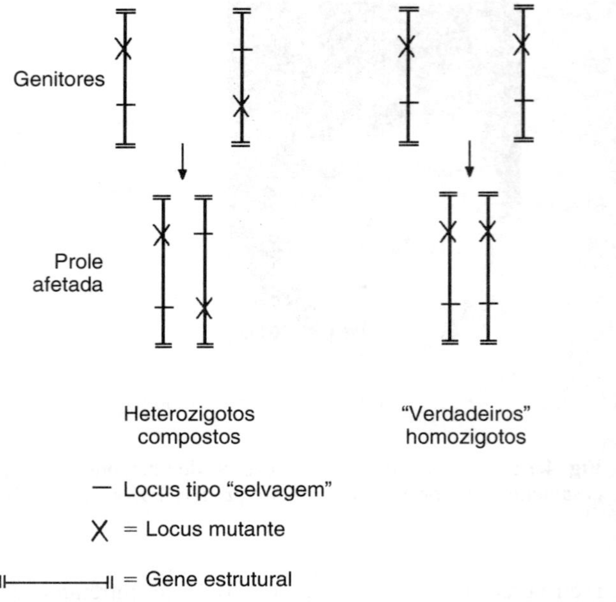

Fig. 4.10 Formação de um heterozigoto composto. Cada linha representa o locus mutante em um cromossomo em um genitor. Entre as muitas possibilidades de mutação, são mostradas duas. Se os genitores são heterozigotos para mutações que estão em sítios idênticos, a criança afetada é um homozigoto "verdadeiro". De outro modo, ele ou ela é um heterozigoto composto.

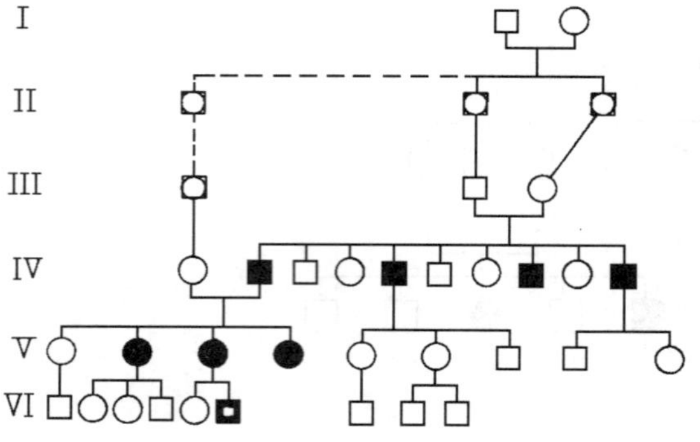

Fig. 4.9 Heredograma da pseudodominância de alcaptonúria, uma condição autossômica recessiva. ◘, suspeito de alcaptonúria; ◻,sexo desconhecido. (De Milch) [42]

4.1.4 Modos de Herança Ligados ao X

Nos seres humanos, todas as reproduções são um retrocruzamento mendeliano com relação aos cromossomos X e Y:

		Gametas paternos	
		X	Y
Gametas maternos	X	1/4XX	1/4 XY
	X	1/4 XX	1/4 XY
Total		1/2 XX ♀ +	1/2 XY ♂

Isto significa que na média são formados zigotos femininos e masculinos em uma proporção de 1:1. Isto, entretanto, não é bem verdade. A proporção sexual ao nascimento (conhecida como proporção sexual secundária, em oposição à proporção primária da concepção) é um pouco deslocada em favor de meninos (102-106 meninos/100 meninas). A proporção sexual primária não é conhecida com exatidão, mas existem indícios de que é um pouco variável. As características formais dos modos de herança ligados ao X podem ser facilmente obtidas do modo de determinação do sexo. Muitos estudos sobre a proporção sexual (primária e secundária) têm sido publicados. Os estudos cromossômicos de abortos devem refletir a proporção sexual primária e apontam para valores não muito distantes de 100 (meninos e meninas em uma proporção de 1:1). Entretanto, as proporções sexuais primária e secundária também dependem do intervalo entre o intercurso sexual e a ovulação, da freqüência de intercurso, das condições culturais gerais, e até mesmo da guerra e da paz. Após a inseminação artificial, a fração de prole masculina parece ter aumentado apreciavelmente.

Modo de Herança Recessivo Ligado ao X. Se for usado A para o dominante tipo selvagem e *a* para os alelos recessivos, são possíveis os seguintes casamentos:

a) ♀ AA × ♂ A. Todos os filhos terão o fenótipo A. Nem esta nem a reprodução análoga *aa* × *a* é útil para a análise genética.
b) ♀ AA × ♂ *a*. Todos os filhos terão um dos alelos normais da mãe. Eles serão saudáveis. Todas as filhas são heterozigotas A*a*. Elas são fenotipicamente saudáveis, mas portadoras do alelo anormal. Na análoga, e muito rara, ♀ *aa* × ♂ A, todos os filhos são afetados (*a*), e todas as filhas são heterozigotas (A*a*).
c) ♀ A*a* × ♂ A. Este tipo é mais importante. Todas as filhas são fenotipicamente normais. Metade é de portadoras heterozigotas. Metade de seus filhos é de hemizigotos e afetados. A reprodução análoga, ♀ A*a* × ♂ *a* é extremamente rara. Há uma proporção de 1:1 de afetadas e de heterozigotas entre a prole feminina, e uma proporção de 1:1 de homens afetados e normais.

As principais características formais da herança recessiva ligada ao X podem ser assim resumidas: Os homens são predominantemente — e nas condições raras ligadas ao X quase exclusivamente — afetados. Todas as suas filhas saudáveis mas heterozigotas são portadoras. Se não tiver ocorrido uma nova mutação e a mãe do homem afetado for heterozigota, metade de suas irmãs será de portadoras heterozigotas. Entre os filhos de uma mulher heterozigota, há uma proporção de 1:1 entre afetados e não afetados.

Estritamente falando, a transmissão de avós afetados via mães saudáveis para netos afetados é útil, mas não decisiva para situar o gene no cromossomo X. Um gene autossômico com manifestação limitada ao sexo masculino pode apresentar o mesmo padrão. O fato de todos os filhos de homens afetados não serem afetados, entretanto, é decisivo, a menos que a esposa seja portadora heterozigota, o que pode não ser raro para características comuns ligadas ao X. Este critério pode criar dificuldades de interpretação quando uma doença é tão grave que os pacientes não se reproduzam.

Os dois exemplos mais famosos e, por motivos práticos, muito importantes são as hemofilias A e B (306 700, 306 900). Em vista das suas manifestações alarmantes, a hemofilia é conhecida dos médicos há muito tempo e deu origem à criação da regra de Nasse (Seção 1.2). A Fig. 4.11 mostra o famoso heredograma dos descendentes da rainha Vitória nos impérios europeus. Um dos hemofílicos era o czarevich Alexei da Rússia, e neste caso a doença genética influenciou a política. O poder de Rasputin sobre o casal imperial era baseado pelo menos em parte na sua habilidade em confortar o czarevich quando ele ficava amedrontado com os sangramentos. Já foram descritos heredogramas muito maiores, sendo provavelmente o mais extenso o da hemofilia B em Tenna, Suíça. Como regra, entretanto, os heredogramas observados na prática são muito menores. Freqüentemente há apenas uma prole com irmãos afetados, ou o paciente é o único afetado em uma família de outro modo saudável. Novamente, como nas condições dominantes (Seção 4.1.2), isto é causado pela reduzida capacidade reprodutiva dos pacientes, que leva à eliminação dos genes mais graves da hemofilia dentro de uma ou algumas gerações após terem sido produzidos por mutações novas. Como esperado, quase todos os pacientes com hemofilia são homens. Entretanto, existem algumas exceções. A Fig. 4.12 mostra um heredograma da antiga Tchecoslováquia no qual um hemofílico casou-se com uma heterozigota (que era sua prima em segundo grau, pois na geração de seus genitores dois irmãos se casaram com duas irmãs). As irmãs homozigotas tinham ambas uma hemofilia moderada, do mesmo modo que seus genitores masculinos afetados.

Algumas condições ligadas ao X atingiram freqüências consideráveis. As mais comuns são os defeitos de visão a cores verde-vermelho (Seção 15.2.1.5) e variantes da enzima glicose-6-fosfato desidrogenase (Seção 7.2.2.2), mas vários tipos de retardo mental ligado ao X (Seção 15.2.1.2) também são comuns.

Modo de Herança Dominante Ligado ao X. Uma condição dominante ligada ao X se manifesta em homens hemizigotos e mulheres heterozigotas. Entretanto, todos os filhos de homens afetados são livres da característica, a menos que suas mães também sejam afetadas e os filhos do filho também não são afetados. Por outro lado, todas as filhas de homens afetados são afetadas. Entre os filhos de mulheres afetadas a segregação é de 1:1,

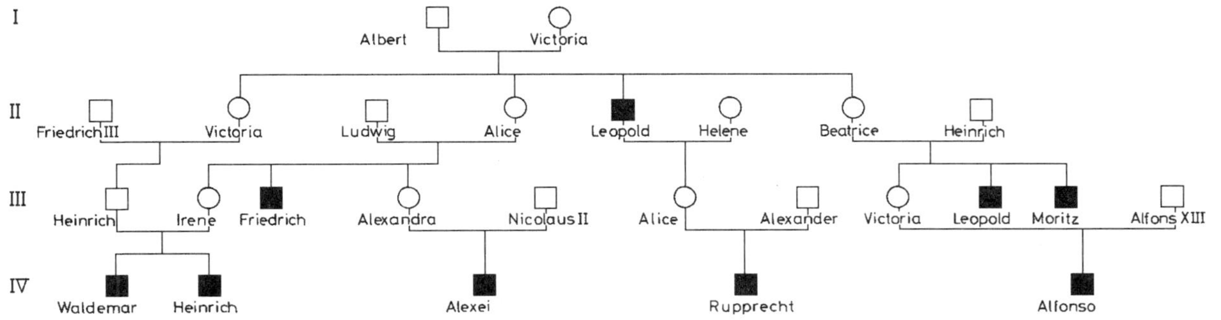

Fig. 4.11 Heredograma de hemofilia A recessiva ligada ao X na realeza européia. A rainha Vitória (I 2) era heterozigota. Ela transmitiu o gene mutante para um filho hemofílico e para três filhas.

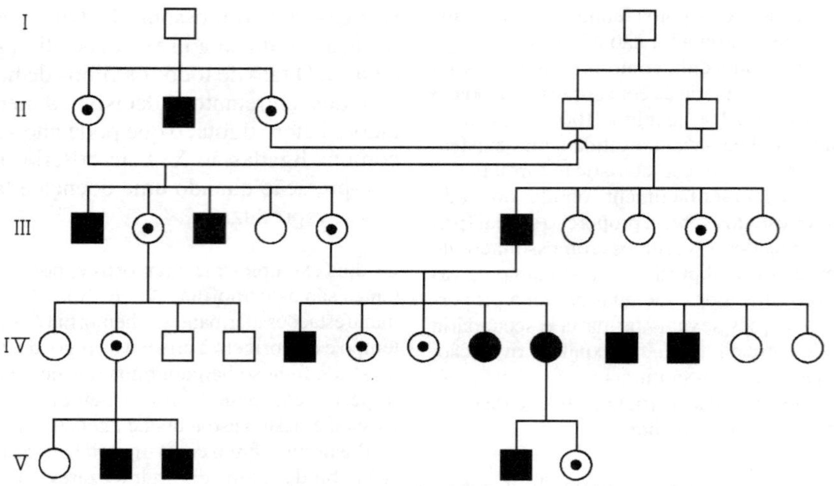

Fig. 4.12 Heredograma de duas mulheres homozigotas para hemofilia ligada ao X. Os genitores são primos em primeiro grau duplo. ⊙, heterozigotas obrigatórias. (De Pola e Svojitka, 1957 [50])

independentemente do sexo da prole, como na herança autossômica dominante. Caso os indivíduos afetados tenham uma taxa normal de reprodução, as mulheres são cerca de duas vezes mais afetadas que os homens, na população.

Como apenas a prole de homens afetados fornece informação para se discriminar a herança dominante ligada ao X da herança autossômica dominante, é difícil ou mesmo impossível distinguir entre estes modos de herança quando os dados disponíveis são escassos.

O primeiro exemplo claro foi descrito por Siemens em 1925 [55] em uma doença de pele que ele chamou de "keratosis follicularis spinulosa decalvans cun ophiasi" (308 800). A doença manifesta-se com uma hiperqueratose folicular levando a uma perda parcial ou total de cílios, sobrancelhas e cabelos. As manifestações graves estavam, entretanto, confinadas aos homens desta família.

Desde então, foi confirmado para todas as características com um modo dominante ligado ao X de herança, que os homens são em média mais gravemente afetados que as mulheres. Este achado não é surpreendente, pois as mulheres heterozigotas têm um alelo normal para compensação, mas uma explicação satisfatória só se tornou possível quando a inativação aleatória de um dos cromossomos X nas mulheres foi descoberta (Seção 2.2.3.3).

Um outro exemplo de herança dominante ligada ao X é o raquitismo resistente à vitamina D com hipofosfatemia (307 800) [78]. No heredograma mostrado na Fig. 4.13, todas as 11 filhas do homem afetado sofriam de raquitismo ou tinham hipofosfatemia. Todos os seus 10 filhos, entretanto, eram saudáveis. As mulheres afetadas têm filhos e filhas tanto afetados como saudáveis. A probabilidade de o modo de herança ser autossômico-dominante e de os homens afetados terem apenas filhas afetadas e apenas filhos saudáveis é menor que 1: 10.000. Além disso, nesta família os membros masculinos também tendem a ser mais gravemente afetados que as mulheres.

Herança Dominante Ligada ao X com Letalidade do Homem Hemizigoto [75]. As mulheres com doenças do cromossomo X tendem a ter sintomas mais brandos que os homens, como visto acima. Em alguns casos, os zigotos masculinos podem ser tão gravemente afetados que morrem antes do nascimento, e apenas as mulheres sobrevivem. Isto resultaria em heredogramas contendo apenas mulheres afetadas, e na sua prole filhas afetadas, filhas normais, e filhos normais, encontrados na proporção de 1:1:1. Entre os homens hemizigotos que não morreram no início da gravidez, seriam esperados abortos espontâneos (ou natimortos masculinos). W. Lenz, em 1961 [38], foi o primeiro a mostrar que este modo de herança existe em humanos em condições conhecidas como incontinência pigmentar (Bloch-Sulzberger; 308 300).

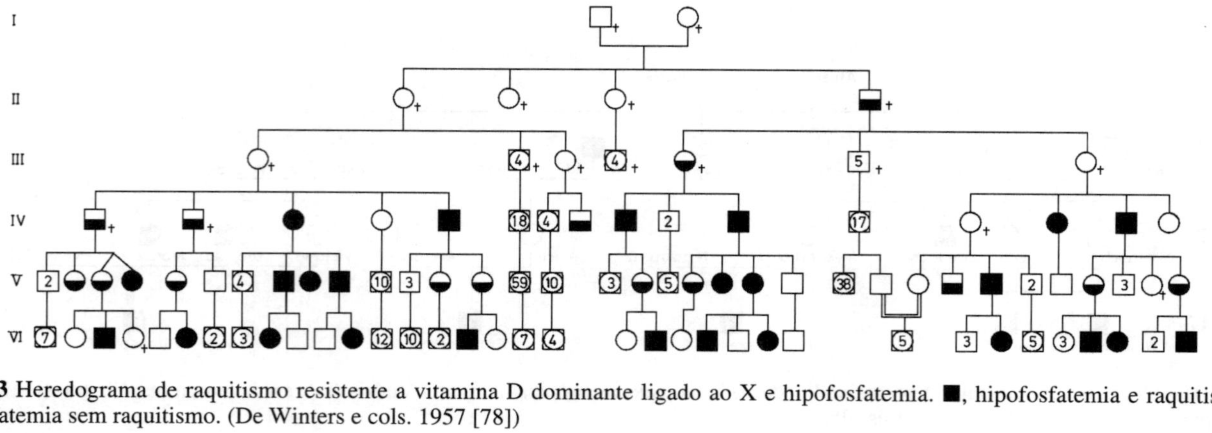

Fig. 4.13 Heredograma de raquitismo resistente a vitamina D dominante ligado ao X e hipofosfatemia. ■, hipofosfatemia e raquitismo; ⬓, hipofosfatemia sem raquitismo. (De Winters e cols. 1957 [78])

Na época do nascimento, as meninas afetadas por esta doença desenvolvem eritemas inflamatórios e distúrbios vesiculares da pele. Mais tarde, surgem pigmentações semelhantes a mármore (Fig. 4.14a). A síndrome compreende ainda anomalias dentárias. A Fig. 4.14b mostra um heredograma típico. A hipótese alternativa seria a de um modo autossômico dominante de herança com manifestação limitada ao sexo feminino. As duas hipóteses teriam as seguintes conseqüências:

a) Com uma herança autossômica dominante limitada ao sexo, e após as correções apropriadas (Seção 4.3.4), haveria uma proporção de 1:1 de afetadas para não afetadas entre as irmãs das propósitas. Todos os irmãos seriam saudáveis. Na suposição de que a proporção de sexos na população seja de 1:1, seria esperada uma proporção de 2 homens:1 mulher entre os irmãos saudáveis. Com a herança ligada ao X, por outro lado, o número esperado de irmãos saudáveis é muito menor, pois metade dos zigotos masculinos deverá morrer antes do nascimento (possivelmente levando a um aumento da taxa de abortos espontâneos). Entre os irmãos saudáveis seria esperada uma proporção de 1♂:1♀.
b) Com a herança autossômica dominante, o gene anormal pode vir do pai ou da mãe. Portanto, são esperados parentes afetados mais remotamente relacionados tanto do lado paterno quanto do lado materno. Na herança ligada ao X, entretanto, o gene deve vir da mãe. Considerando a raridade da condição, os casos adicionais não ocorreriam na família do pai.
c) Na herança autossômica dominante, a perda de genes mutantes por geração seria relativamente pequena comparada ao número total destas mutações na população, pois os portadores masculinos, estando livres dos sintomas, se reproduziriam normalmente. Portanto, supondo um equilíbrio genético (Seção 9.3.1), o número de novas mutações seria pequeno em comparação ao número total de casos na população. Com a herança ligada ao X, por outro lado, a perda de zigotos é alta devido à morte do hemizigoto. Logo, muitos dos casos na população resultam de mutações recentes, e grandes heredogramas são raros [4].

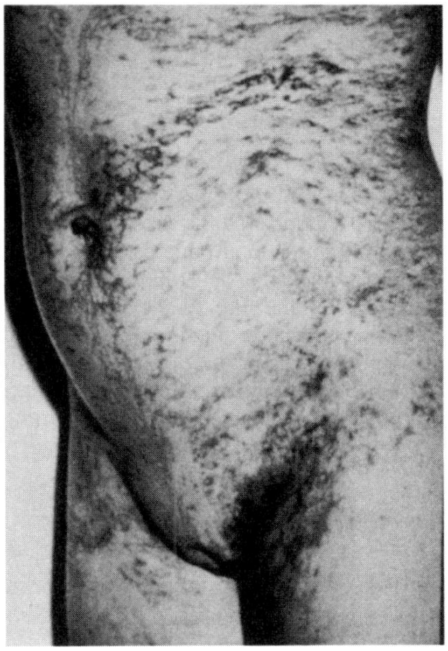
a

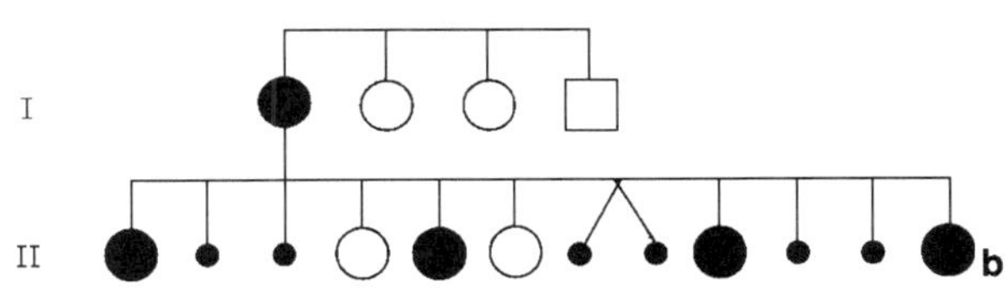

Fig. 4.14 a Incontinência pigmentar (Bloch-Sulzberger; cortesia do Dr. W. Fuhrmann). Observe o aspecto de mármore da pele. **b** Heredograma de incontinência pigmentar. •, aborto espontâneo; ● incontinência pigmentar. (De Lenz 1961 [38])

As evidências estatísticas disponíveis apóiam consistentemente a hipótese de um modo de herança dominante ligado ao X com letalidade do homem hemizigoto. De acordo com Carney e cols. [10], 593 mulheres e 16 homens foram relatados. Entre as pacientes, 55% tinham história familiar positiva. Como podem ser explicados os homens esporádicos? Logicamente, o fenômeno de *Durchbrenners* (Hadorn [24] usou o termo *escapers,* a sobrevivência ocasional de indivíduos afetados com um genótipo letal) é bem conhecido, mas Lenz [39], sugeriu uma explicação mais específica, supondo, com base em uma sugestão de Gartler e Francke [20], que uma mutação ocorre em apenas um filamento da dupla hélice de DNA ou do espermatozóide ou do ovócito.

Enquanto isso, algumas outras condições foram adicionadas a esta categoria. Uma é a síndrome orofaciodigital tipo I (311 200), a qual consiste em várias malformações da boca e da língua, uma fenda labial mediana, e várias malformações dos dedos [19]. Outros exemplos podem incluir hipoplasia dérmica focal, condrodisplasia pontilhada ligada ao X, deficiência de ornitina transcarbamilase (311 250; letalidade *neonatal* no homem hemizigoto), e lipodistrofia parcial com diabetes lipotrófico. Um outro exemplo é a rara doença da agenesia do corpo caloso com espasmos flexores, convulsões epilépticas, e anomalias coriorretinianas (síndrome de Aicardi [1]). Todos os casos, exceto um paciente com síndrome de Klinefelter [41], eram meninas. Elas morrem ainda lactentes. Assim, devem ser novas mutações esporádicas. Uma observação em irmãs foi explicada como mosaicismo de células germinativas em um dos genitores. Foram publicados heredogramas isolados sugerindo este modo de herança para algumas outras condições, por exemplo, uma variante especial de distrofia muscular da cintura dos membros [3, 75].

Genes no Cromossomo Y. Até 1950, a maioria dos geneticistas estava convencida de que os cromossomos humanos X e Y continham genes que ocasionalmente sofriam mutação, originando um modo de herança ligado ao Y (holândrico), com uma transmissão de homem para homem, e apenas os homens sendo afetados. Stern, em 1957 [58], revisou a evidência com a conclusão de que o exemplo muito usado em livros-texto da herança ligada ao Y do homem porco-espinho (ictiose grave) não poderia mais ser mantido como válido. As únicas características para as quais a herança ligada ao Y ainda podem ser discutidas são a hipertricose auricular, cabelos na borda das orelhas. Vários heredogramas amplos foram publicados mostrando transmissão de homem para homem. Entretanto, a manifestação tardia, em geral na terceira década de vida, e a expressividade muito variável e alta prevalência em algumas populações (de até 30%), dificultam muito a distinção de um modo multifatorial de herança com limitação ao sexo. A herança ligada ao Y, portanto, não pode ser totalmente aceita nesta característica.

O cromossomo Y contém genes para a diferenciação masculina, bem como para a espermatogênese. A evidência é discutida na Seção 8.5.

Em animais experimentais, as taxas de segregação que se desviam das mendelianas esperadas foram ocasionalmente relatadas, sendo um exemplo o locus T de camundongo [6].

Outros casos para os quais uma segregação anormal foi observada não estão muito bem documentados. Como as famílias com muitos filhos são a exceção na maioria das sociedades industrializadas, a perspectiva de acompanhar e verificar a segregação anormal de genes patológicos torna-se mais difícil.

4.1.5 Fatores "Letais" [24]

Modelos Animais. As mutações que apresentam um modo simples de herança em geral levam a um prejuízo mais ou menos grave da saúde de seus portadores. Existem evidências (Seção 4.1.4) de que algumas condições ligadas ao X impedem que o homem hemizigoto sobreviva até o nascimento. Podemos supor que existem mutações que interferem no desenvolvimento embrionário de seus portadores de modo tão grave que cause morte pré-natal.

O primeiro caso relatado de uma mutação letal em genética de mamíferos foi o chamado camundongo amarelo. L. Cuénot [12] relatou um aparente desvio da lei mendeliana em 1905. Um camundongo mutante com pelagem amarela não se mostrou "puro" (homozigoto). Quando os animais amarelos foram cruzados uns com os outros, surgiram sempre alguns cinza normais. Todos os camundongos amarelos eram heterozigotos. Todos tinham a mesma constituição genética A^{Y}/A^{+}. A^{Y} é um alelo dominante da série aguti, cujo alelo selvagem é chamado de A^{+}. Quando os heterozigotos A^{Y}/A^{+} eram cruzados com homozigotos $A^{+}A^{+}$, era observada a proporção esperada de 1:1 entre camundongos amarelos e cinza. Em 1910, viu-se que os homozigotos $A^{Y}A^{Y}$ eram formados mas morriam no útero. Embriões anormais depois foram descobertos em uma freqüência esperada de 25%.

Neste caso, o alelo que é letal no estado homozigoto pode ser reconhecido nos heterozigotos pela pelagem amarela.

Os casos deste tipo são excepcionais. Em geral os heterozigotos de letais não são prontamente reconhecíveis. Assim, os letais que ocorrem espontaneamente são difíceis de avaliar, mesmo em animais experimentais, e mais ainda em humanos.

Em geral as mutações letais matam o embrião em uma fase característica de seu desenvolvimento ("fase letal efetiva" [24]). Isto pode ser facilmente explicado pela suposição de que a ação do gene mutante seria necessária para o desenvolvimento seguinte a esta fase.

Letais em Humanos. Nos humanos, muitos tipos diferentes de letais podem ocorrer, pois muitas vias metabólicas e suas enzimas são essenciais para a sobrevivência. É provável que muitos defeitos enzimáticos ainda não detectados ocorram, mas não são compatíveis com a sobrevida do zigoto. Além disso, muitos tipos de defeitos de substâncias indutoras necessárias durante o desenvolvimento embrionário e de enzimas envolvidas na síntese de ácidos nucleicos e proteínas podem ocorrer e contribuir para a alta incidência de morte do zigoto, o que até agora não é explicado geneticamente. Este problema é discutido sob um ponto diferente no contexto da genética de populações (Cap. 8).

De acordo com as estimativas atuais, cerca de 15% a 20% de todas as gestações humanas reconhecidas terminam em aborto espontâneo. Os estudos em outros mamíferos sugerem que muitas das perdas zigóticas adicionais não são percebidas, pois a morte ocorre durante a migração pelas trompas de Falópio. Não sabemos o quanto destas perdas zigóticas é devida a fatores genéticos. Uma alta proporção é causada por anomalias cromossômicas numéricas ou estruturais (Seção 2.2.4). Entretanto, existem outras causas maternas de aborto. Embora pareça não valer a pena tentar relacionar qualquer proporção de perda zigótica pré-natal (ou mesmo pós-natal) a letais autossômicos dominantes ou recessivos, parece mais razoável especular sobre os letais ligados ao X, pois eles podem influenciar a proporção sexual.

4.1.6 Genes Modificadores

Até agora consideramos características fenotípicas que dependem apenas de um gene. Entretanto, a expressão fenotípica de um gene em geral é influenciada por outros genes. Os experimentos com animais, especialmente mamíferos, mostram a importância deste "ambiente genético". Um modo de superar as dificuldades analíticas causadas por tal variação é o uso de linhagens endocruzadas, onde todos os animais são geneticamente semelhantes.

Ambiente genético é um conceito um tanto difuso, mas em vários casos foi possível demonstrar que a penetrância ou expressividade de um determinado gene pode ser influenciada por outro, o qual é chamado de "gene modificador" quando a expressividade é influenciada. Quando a penetrância também é suprimida, usa-se o termo "epistasia" (e "hipostasia" do gene suprimido). Em animais experimentais foram estudados casos nos quais a interação de duas mutações em loci diferentes leva a um fenótipo totalmente novo. O exemplo clássico é o do cruzamento de galinhas com cristas "rose" e com cristas "pea", que leva à crista "walnut" nos homozigotos para ambas as mutações. Tanto quanto saibamos, uma situação similar não foi descrita em humanos. Os genes modificadores e a epistasia, entretanto, foram demonstradas.

Genes Modificadores no Sistema de Grupo Sangüíneo ABO. Os exemplos mais estudados de genes modificadores são oferecidos pelo sistema de grupo sangüíneo ABO. A ocorrência dos antígenos ABH na saliva (e em outras secreções) depende do gene secretor Se. Os homozigotos se/se não são secretores. Os heterozigotos Se/se e os homozigotos Se/Se são secretores. Logo, se é um gene supressor recessivo. Outros genes supressores raros até impedem a expressão dos antígenos ABH na superfície dos eritrócitos.

Bhende e cols. [2] descobriram, em 1952, um fenótipo que eles chamaram de "Bombaim" (211 100). Os eritrócitos não eram aglutinados por anti-A, anti-B, ou anti-H. O soro continha todas as três aglutininas. Mais tarde foi descoberta outra família mostrando que os portadores deste fenótipo incomum tinham alelos normais ABO, mas sua manifestação estava suprimida (Fig. 4.15; uma mulher, II 6, tinha o fenótipo Bombaim, mas transmitia o alelo B para uma de suas filhas). Mais tarde foi demonstrado que A também podia ser suprimido, e os dados familiares disponíveis sugeriram um modo autossômico recessivo de herança. Na família mostrada na Fig. 4.15, os genitores da propósita são primos em primeiro grau.

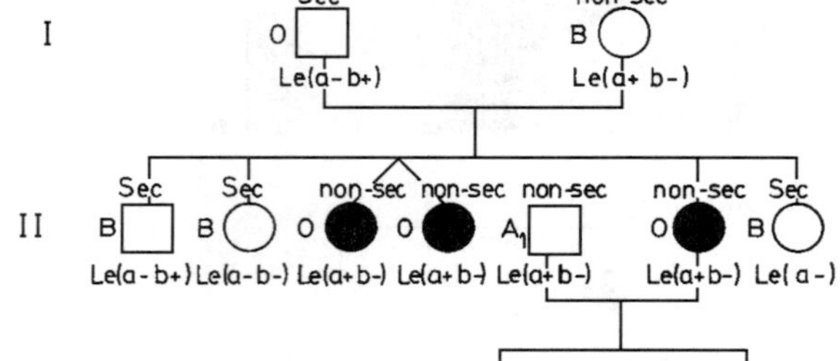

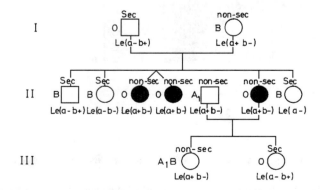

Fig. 4.15 O tipo sangüíneo Bombaim. A manifestação do antígeno B é suprimida por um gene recessivo x. Note que uma mãe O (II 6) teve uma filha A_1B. (De Bhende e cols. 1952 [8])

O locus não está ligado ao locus ABO. O par de genes foi chamado de H, h, o fenótipo Bombaim representando o homozigoto h/h. Este gene já foi clonado (veja [41]). Dependendo da natureza do alelo suprimido, o fenótipo é designado O_hA_1, O_hA_2, ou O_hB. O fenótipo tem uma freqüência de cerca de 1 em 13.000 dos indianos que falam Maharati em Bombaim e nos arredores. Uma variante com atividade reduzida é comum no isolado populacional de Reunion Island [22]. Ela é causada pelo defeito de uma enzima que converte uma substância precursora no antígeno H, que por sua vez é um precursor dos antígenos A e B [31, 46, 51]. Um segundo par de genes Yy, cuja rara condição homozigota suprime parcialmente o antígeno a, foi postulado, e subseqüentemente foram relatadas várias famílias adicionais com esta condição.

Genes Modificadores Limitados ao Sexo. Em outras características, menos diretamente acessíveis, a ação de genes modificadores tem sido estudada com métodos estatísticos.

Haldane [25], em 1941, tentou identificar genes como o da doença de Huntington usando os dados familiares reunidos por Bell em 1934 [5]. Harris, em 1948 [30], examinou o problema em uma condição chamada aclasia diafiseal (133 700), que é caracterizada por exostoses múltiplas próximas às epífises cartilaginosas.

O modo de herança é dominante. Entretanto, a condição é cerca de duas vezes mais comum em homens que em mulheres. Ela pode ser transmitida em algumas famílias por mulheres não afetadas, mas não por homens não afetados. A análise estatística dos dados de heredogramas coletados por Stocks e Barrington sugere em parte das famílias uma segregação independente de um fator que leva à penetrância incompleta apenas em mulheres: um gene modificador limitado ao sexo.

Modificação por Outro Alelo. A expressão fenotípica de um gene pode ser modificada não só por genes em outros loci, mas também pelo alelo "normal". Um exemplo vem da genética do fator Rh (Seção 5.2.4). Amostras ocasionais de sangue, quando testadas com um soro anti-Rh D, não dão nem uma reação fortemente positiva nem negativa, mas uma reação positiva atenuada. Elas são chamadas de D^u. Na maioria dos casos, um alelo especial é responsável por este efeito, mas existem exceções. Em várias famílias foi observada a reação D^u apenas nos membros familiares, tendo Cde como alelo no homólogo (Fig. 4.16).

Modificação por Variação em Genes Correlatos. A anemia falciforme causada pela homozigose de HbS (veja Seção 7.3.2) torna-se clinicamente menos grave na presença de várias condições genéticas que aumentam a quantidade de hemoglobina fetal nas hemácias afetadas. De modo análogo, a presença do gene comum de alfa talassemia (veja Seção 7.3.2) leva a uma manifestação branda da doença.

Modificação por um Polimorfismo de DNA Dentro do Mesmo Gene. As análises em nível molecular estão revelando um fenômeno novo e insuspeito, incluindo os relacionados a modificação da ação gênica. Os príons são proteínas especialmente interessantes. As mutações dentro do gene do príon (176 640) podem causar doenças hereditárias, como a de Creutzfeldt-Jakob (CJD), doença de Gertsmann-Straussler (GSD), ou insônia familiar fatal (FFI). A mesma mutação pode levar a CJD ou a FFI, dependendo de um polimorfismo normal dentro do mesmo gene, mas em um sítio diferente: o alelo Val 129 segrega-se em CJD, e o alelo Met 129 segrega-se em FFI [23].

O estudo de vários genes modificadores e de seus mecanismos promete ser uma característica importante para nossa compreensão da variabilidade de doenças genéticas.

As causas da variabilidade clínica nas doenças monogênicas são:

- Heterogeneidade genética
  - Intra-alélica: mutações diferentes no mesmo locus
  - Interalélica: mutações diferentes em outros loci
- Genes modificadores
  - Polimorfismos adicionais que alteram a conformação de proteínas
  - Outros mecanismos ainda desconhecidos
- Exposição a vários fatores ambientais necessários ao resultado clínico final
- Mutações somáticas adicionais aleatórias de um alelo no mesmo locus (ex., tumores)
- *Imprinting* (origem parental da mutação)

4.1.7 *Imprinting* Genômico e Antecipação

Um conceito antigo e popular entre os médicos nos séculos dezenove e vinte é o da antecipação. Eles observaram que algumas doenças hereditárias começam mais cedo e seguem um curso mais grave à medida que progridem através de gerações: o avô parecia ser menos gravemente afetado; o pai estava visivelmente afetado, e no filho a doença se manifesta com toda a força. A antecipação estava associada a um outro conceito chamado de "degeneração": em algumas famílias as qualidades gerais, mentais e físicas eram tidas como se degenerando ao longo das gerações. Estas idéias tornaram-se populares não só entre os médicos como também no público em geral, e foram divulgadas em trabalhos literários, tais como o livro de Thomas Mann *Die Buddenbrocks*. Em duas doenças que tendem a se manifestar na vida adulta, a antecipação parece óbvia: doença de Huntington e distrofia miotônica (160 900) [17]. Nesta última, a miotonia está associada a uma distrofia muscular relativamente branda, a cataratas, e às vezes a retardo mental ou demência. Esta doença apresenta um grau incomum de variabilidade na idade de manifestação, idade de início mais precoce e curso mais grave nos pacientes das últimas gerações.

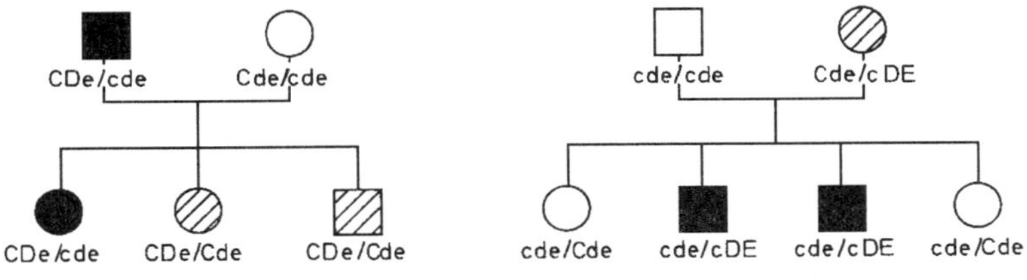

Fig. 4.16 Modificação pelo alelo no homólogo em um sistema Rh. ●, sangue D^+ com reação normal; ⊘, reação fraca (variante D^u); ○, sangue D^-. O haplótipo Cde reduz a expressão do fator D para D^u. (De Ceppellini e cols. 1953 [11])

Quando foram redescobertas as leis de Mendel, a antecipação não se ajustava a esta teoria nova e tão bem-sucedida. Os cientistas interessados nos problemas genéticos tentaram explicar estes fenômenos com argumentos sofisticados (que também usamos nas duas primeiras edições deste livro). Weinberg [71] destacou, por exemplo, que a antecipação pode ser facilmente simulada se as famílias forem avaliadas diretamente pelos pacientes da última geração que foram afetados bem cedo. Seus genitores e avós, por outro lado, que foram avaliados por meio destes probandos jovens, só podiam ser reconhecidos se o início da doença fosse tão tardio que eles tivessem a chance de ter filhos.

Penrose [49], um dos melhores geneticistas humanos de nossa época, explicou em detalhes que a antecipação podia ser simulada se a avaliação pela geração mais nova fosse combinada com a diferença de idade de início entre os genitores e filhos, e não com a semelhança entre os irmãos. Isto seria esperado se, em uma condição dominante, o alelo normal influenciasse o grau de manifestação do alelo mutante (modificação alélica; Fig. 4.17). Pode haver algumas dúvidas de que as explicações dadas por Weinberg e Penrose estejam corretas em alguns casos. Entretanto, na doença de Huntington e na distrofia miotônica, a explicação é outra. Em ambos os casos a antecipação é real. Duas linhas de evidência levaram a esta conclusão: (a) as recentes análises estatísticas, sugeridas em parte pelas observações em camundongos, levaram a uma compreensão nova e mais específica, e (b) a análise molecular detectou um novo tipo de mutação cujos efeitos aumentam com a passagem de sucessivas gerações.

Na doença de Huntington, os pacientes com idade de início mais precoce mais provavelmente herdaram os genes mutantes do pai, enquanto os com idade mais tardia são mais comuns quando o gene veio da mãe. Na distrofia miotônica, por outro lado, os casos com início muito precoce são menos raros. As crianças têm sinais da doença mesmo ao nascimento. Isto ocorre (quase?) exclusivamente quando as mães são afetadas.

Tais diferenças também têm sido observadas em algumas outras doenças monogênicas (Quadro 4.2). O fenômeno é chamado de "*imprinting* genômico". A influência dos genomas materno e paterno no desenvolvimento do embrião diferem de um para outro. O *imprinting* também foi demonstrado para algumas anomalias cromossômicas, tais como as síndromes de Prader-Willi e Angelman (Seção 2.2.2.3). Isto é discutido em maiores detalhes na Seção 8.2.

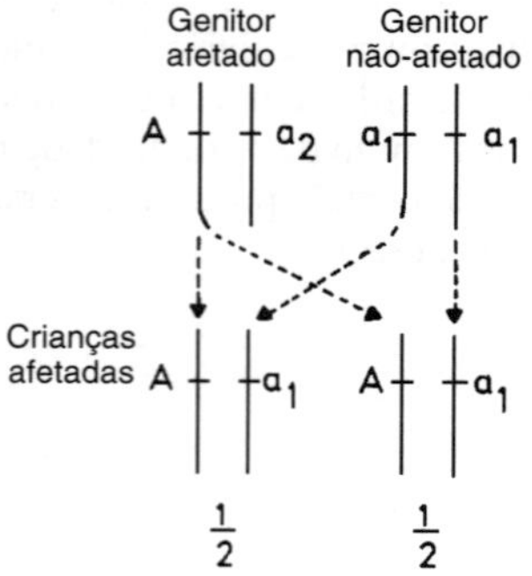

Fig. 4.17 Modificação alélica. Se a manifestação de um gene anormal dominante A é modificada pelo alelo normal, e se o alelo a_1 causa uma manifestação grave e o alelo a_2 uma manifestação branda de A, há uma correlação no grau de manifestação entre os irmãos afetados mas não entre o genitor e o filho afetados. Uma criança afetada não pode receber o alelo modificador a_2.

Quadro 4.2 Doenças dominantes nas quais a origem parental influencia a doença (modificado de Reik [53])

Distúrbio	Cromossomo	Observações
Doença de Huntington	4	Início precoce associado a transmissão paterna
Ataxia espinocerebelar	6	Início precoce com transmissão paterna
Distrofia miotônica	19	Forma congênita quase exclusivamente com transmissão materna
Neurofibromatose I	17	Aumento de gravidade com transmissão materna
Neurofibromatose II	22	Início precoce com transmissão materna
Tumor de Wilms	11	Perda de alelos maternos em tumor esporádico
Osteossarcoma	13	Perda de alelos maternos em tumores esporádicos

A segunda estratégia que contribuiu para explicar a antecipação na doença de Huntington e na distrofia miotônica é a análise de mutantes. Na Seção 3.1.3.8 o gene IT 15 e as mutações que levam à doença de Huntington já foram descritas: amplificação de uma repetição $(CAG)_n$ além de aproximadamente 42 cópias causa a doença. Ademais, esses produtos de amplificação são instáveis. A tendência predominante parece ser um aumento no número de cópias por outras rodadas de amplificação. Pode ocorrer uma redução do número de cópias, mas aparentemente é mais raro. O número maior de cópias, por outro lado, está correlacionado ao início precoce: uma explicação convincente para a antecipação.

Na distrofia miotônica, foi encontrada uma explicação análoga [9, 18, 27]. Aqui uma seqüência amplificada instável foi encontrada na região 3′ não-traduzida de um gene cujo produto foi previsto como sendo um membro de uma família de genes de cinase proteica [9]. É uma repetição $(CTG)_n$. Nas pessoas normais são encontradas entre 5 e 27 unidades, mas os pacientes afetados podem ter entre 50 e 2.000 repetições ou mesmo mais. O número de repetições tende a aumentar com as gerações [27]. Ele está correlacionado com a idade de início e gravidade da doença, explicando a antecipação. Até agora, entretanto, não se sabe como o fenômeno de *imprinting* genômico está relacionado a este tipo de mutação.

A história da antecipação é interessante do ponto de vista da ciência do desenvolvimento. Na "Introdução" mencionamos a análise de Kuhn [36]. Uma vez estabelecido um novo paradigma na comunidade científica, os cientistas tentam ampliar os conhecimentos existentes usando o conceito teórico onde se encontrou o paradigma. Se forem encontrados dados que aparentemente não se ajustam à previsão teórica, isto geralmente não os induz a abandonar ou mesmo modificar sua teoria. Eles tentam todas as possibilidades para explicar por que e de que modo os dados desviantes estão errados ou mal interpretados. Isto é exatamente o que acontece na distrofia miotônica e na doença de Huntington. Os fatos foram reconhecidos apenas (no curso de estudos diferentes) quando tornou-se necessária uma modificação da teoria básica.

Curiosamente, alguns médicos não se deixaram enganar por esta concordância da profissão. Fleischer [17], um conhecido oftalmologista interessado em doenças oculares hereditárias, propôs a antecipação em um heredograma de distrofia miotônica em 1918. Klein [34], em 1958, também viu a antecipação nesta doença. Devemos todos aprender com isto: devemos ter nossos olhos abertos, levar a sério nossas observações, e não as desprezarmos quando elas parecem contradizer nossos conceitos teóricos anteriores.

4.1.8 Número Total de Condições com Modos Simples de Herança Conhecidas até Agora em Humanos

Durante muitos anos, McKusick [41] vem colecionando e documentando condições conhecidas com modo simples de herança nos humanos. O Quadro 4.3 é baseado na 11.ª edição. Desde que a terceira edição foi publicada (em 1971), o número de características autossômicas dominantes (confirmadas e não-confirmadas) aumentou de 943 para 4.458, a de autossômicas recessivas de 783 para 1.730, e a de ligadas ao X de 150 para 412.

Embora estejam incluídos polimorfismos genéticos (Seção 12.1.2), a maioria das condições mostradas nos registros é rara. Muitas são doenças hereditárias raras. À primeira vista a lista é impressionante. Entretanto, um exame mais detalhado das condições mostra que nosso conhecimento destas doenças raras não é tão bom quanto deveria e poderia ser. Existem vários motivos:

a) A maioria das doenças hereditárias tornou-se conhecida por observações ocasionais de pacientes afetados e de suas famílias. Em doenças raras não há outro modo de avaliar se têm ou não base genética.
b) Algumas doenças recessivas tornaram-se conhecidas porque são freqüentes em populações especiais, primariamente em isolados. Os estudos de isolados permitem o exame da manifestação de doenças recessivas causadas por uma única mutação. Um problema com este enfoque é que o acaso determina quais genes são estudados.
c) A maioria dos geneticistas humanos e médicos estão trabalhando em relativamente poucos países industrializados. Entretanto, os genes para doenças raras apresentam uma distribuição muito desigual em populações diferentes. Isto é particularmente verdadeiro para as recessivas, mas também foi demonstrado para dominantes com adaptabilidade biológica normal ou apenas um pouco diminuída, isto é, quando a incidência não é determinada pela taxa de mutação. Assim, os países em desenvolvimento devem ter muitas anomalias hereditárias e doenças que ainda não foram classificadas. Qualquer geneticista médico que tenha ido, digamos, a uma cidade da Índia sabe que isto não é uma mera especulação teórica.
d) Os defeitos genéticos com modos simples de herança têm uma boa chance de serem detectados quando apresentam um fenótipo distinto que é prontamente reconhecível. Isto mostra por que as condições hereditárias da pele e dos olhos são relativamente bem conhecidas. Outros defeitos, entretanto, podem causar em algumas famílias anomalias ou doenças que são precipitadas por fatores ambientais. Muitos destes defeitos escondidos são atualmente desconhecidos.
e) O significado real de doença hereditária e seu impacto total podem ser estabelecidos apenas por estudos em grandes populações, usando métodos epidemiológicos. Tais estudos oferecem a oportunidade de detectar a heterogeneidade na etiologia e ajudar a distinguir causas genéticas e não-genéticas. Eles fornecem a única base para o estabelecimento de parâmetros genéticos, como taxas de mutação, adaptabilidade biológica e incidência relativa de mutações brandas e graves do mesmo gene. Eles também ajudam a prever os efeitos a longo prazo e de saúde pública da terapia médica e da consulta genética para as futuras gerações. Muitos estudos epidemiológicos em genética humana foram feitos nas décadas de 40 e 50. Alguns institutos tiveram um papel de liderança, mais notadamente o Kemp's Institute, em Copenhagen. Nele foi estabelecido um registro genético da população dinamarquesa, e com base nele foram feitos estudos sobre várias condições hereditárias, tais como acondroplasia (100 800), rins policísticos (173 900), malformações dos membros, e outras.

Quadro 4.3 Número de características conhecidas com modos simples de herança no homem (de McKusick 1994 [41]); OMIM atualização de fevereiro de 1996

Modo de herança	Número total de características
Autossômico dominante	4.669
Autossômico recessivo	2.750
Ligado ao X	443
Total	7.862

Outros grupos ativos trabalharam na Irlanda do Norte e em Michigan, nos EUA. Os estudos sobre grupos isolados de doenças também foram feitos no Reino Unido, EUA, Suécia, Finlândia, Suíça e Alemanha. Julgados pelos padrões atuais, muitos estudos eram necessariamente imperfeitos. Entretanto, grande parte do que sabemos sobre incidência, tipos genéticos diferentes, taxas de mutação e adaptabilidade biológica é devida a estes estudos.

Diferença nas Freqüências Relativas de Condições Dominantes e Recessivas em Humanos e Animais? À primeira vista parece haver uma diferença entre humanos e animais experimentais nas freqüências relativas de condições dominantes e recessivas. Dentre os mutantes mais conhecidos de *Drosophila melanogaster,* 200 são recessivos, e apenas 13 (6,1%) são dominantes. Nas crianças, foram relatadas 40 mutações recessivas e 28 dominantes. No camundongo, apenas 17 dentre 74 mutantes são dominantes (23%), e o restante, recessivos. No coelho foram encontradas 32 mutações recessivas e 6 dominantes. (Casos de alelismo múltiplo são contados como um locus gênico.) Nos humanos, por outro lado, são conhecidas mais condições dominantes que recessivas. Esta discrepância, entretanto, provavelmente é causada por tendenciosidades diagnósticas. Nossa espécie se observa mais cuidadosamente. Logo, são detectados defeitos que provavelmente escapariam à observação quando presentes em animais experimentais. Seria difícil, por exemplo, detectar uma braquidactilia no camundongo. Esta condição, entretanto, leva a um defeito muito mais grave quando em homozigose (Seção 4.1.2). Tal defeito, dominante em humanos, seria contado como recessivo em camundongos. Outro motivo pode ser que a população de países industrializados não está em equilíbrio para genes recessivos. A freqüência de casamentos consangüíneos caiu acentuadamente, e portanto a chance de que um gene recessivo encontre outra mutação no mesmo gene e fique homozigota é reduzida. Um novo equilíbrio só será atingido em futuro distante, quando os genes recessivos seriam suficientemente freqüentes de novo (Seção 13.1.1). Em nossa opinião, não há motivo significativo para supor que os humanos são únicos quanto à proporção de mutações dominantes e recessivas.

4.1.9 Doenças Devidas a Mutações no Genoma Mitocondrial

Como visto na Seção 3.4, o genoma mitocondrial, mtDNA, consiste em um cromossomo em forma de anel com mais de 16.000 pb. Ele codifica um rRNA pequeno (12 S) e um grande (16 S), 22 tRNAs, e 13 polipeptídeos. Todos estes polipeptídeos são subunidades da via mitocondrial produtora de energia, a fosforilação oxidativa (OXPHOS). A OXPHOS engloba cinco complexos enzimáticos multiunitários, dispostos na membrana mitocondrial interna. A maioria dos peptídeos necessários para construir estes complexos enzimáticos é codificada por genes nucleares.

Na fertilização, o ovócito contém cerca de 200.000 mtDNAs. Uma vez fertilizado, o DNA nuclear se replica e o ovócito sofre clivagem, mas o mtDNA não se replica até depois do blastocisto. Como as células do blastocisto destinadas a se tornar o embrião propriamente dito constituem apenas uma pequena fração de todas as células do blastocisto, e como apenas uma fração destas células constitui a linhagem germinativa feminina, poucas moléculas de mtDNA do ovócito são encontradas nas células germinativas primordiais. Entretanto, é questionável se este mecanismo é suficiente para criar uma "população" de mtDNA nas células humanas que seja tão homogênea, como é normalmente encontrado, especialmente se considerarmos o fato de que uma única mitocôndria contém de 5 a 10 moléculas de mtDNA.

A maioria das proteínas necessárias para o desenvolvimento das próprias mitocôndrias é produzida por genes nucleares. Assim, algumas das doenças devidas ao mau funcionamento das mitocôndrias são causadas por defeitos de tais genes. Elas seguem os modos mendelianos clássicos de herança [67, 69]. Por outro lado, as doenças devidas a defeitos de genes do genoma mitocondrial são transmitidas como as próprias mitocôndrias, isto é, da mãe para toda a prole, independentemente do sexo. Entretanto, considerando o grande número de mitocôndrias que um ovócito contém, e o número de genomas por mitocôndria, não é surpreendente que uma criança possa herdar de sua mãe mais que um tipo de genoma mitocondrial. As células contendo proporções variáveis de mitocôndrias afetadas são "heteroplásmicas". Durante o desenvolvimento posterior, um genoma pode se tornar mais abundante. Linhagens celulares diferentes podem mesmo se tornar "homoplásmicas" para diferentes genomas mitocondriais. Isto pode explicar em parte a enorme variação fenotípica entre indivíduos com a mesma doença mitocondrial. Uma mutação heteroplásmica de mtDNA pode reduzir o funcionamento do peptídeo determinado pelo gene. Na maioria dos casos isto não é importante, mas em algumas células a fração de mitocôndrias contendo o mutante aumenta a ponto da atividade enzimática de OXPHOS diminuir até ficar abaixo do limiar energético celular ou tissular, ou seja, a atividade mínima necessária para manter a fosforilação oxidativa.

Podem ser distintas quatro categorias de doenças devidas a mutações no genoma mitocondrial (Fig. 4.18) [69]. Na primeira vemos uma mutação de sentido trocado com efeitos fenotípicos relativamente brandos. Elas são transmitidas maternamente e parecem ser homoplásmicas. A segunda categoria compreende mutações de ponto deletérias. Logicamente elas podem ser transmitidas maternamente apenas se forem heteroplásmicas. A terceira categoria, mutantes por deleção, ocorre por novas mutações durante o início do desenvolvimento, e são, portanto, heteroplásmicas. Na quarta categoria de doenças, algumas mutações podem estar presentes, diminuindo a atividade de OXPHOS, mas no início não suficientemente para causar dano funcional. Durante a vida, entretanto, mutações adicionais aleatórias se acumulam nas células somáticas, reduzindo sua capacidade de OXPHOS até que o limiar seja atingido. Pode então se seguir uma doença degenerativa de idade avançada, como Alzheimer ou Parkinson.

Atrofia Óptica de Leber. Um exemplo da primeira categoria é a atrofia óptica de Leber (308 900) [67, 68]. Nesta doença, ocorre uma rápida perda de visão durante a idade adulta jovem. A disritmia cardíaca é comum. A variação na gravidade da doença é forte. Os homens são mais freqüentemente e na média mais gravemente afetados que as mulheres. A proporção de mulheres transmissoras na família é muito maior que a esperada se a mutação fosse ligada ao X. A transmissão, entretanto, ocorre exclusivamente através das mulheres [65]. A análise molecular revelou uma transição de G para A, levando à substituição de Arg por His no gene para a subunidade 4 de NADH. A Arg deve ser importante para o funcionamento, pois foi conservada na evolução desde os flagelados e fungos até os humanos. A mutação é homoplásmica. Assim, a variabilidade clínica bem como a diferença sexual devem ter outras causas que ainda são desconhecidas. Outras mutações mitocondriais em genes correlatos foram ocasionalmente descritas [33].

Duas doenças aparentemente pertencem à segunda categoria, as mutações de ponto heteroplásmicas e deletérias. Em um grande heredograma, a doença de Leber foi vista associada a necrose estriatal bilateral infantil. Nesta família foram encontrados quatro fenótipos: normal, doença de Leber, necrose estriatal, e a combinação das duas doenças. Todos os membros estavam relacionados pela linhagem feminina. Como uma cuidadosa análise não mostrou deleção, a doença parece ser devida a uma mutação de ponto heteroplásmica deletéria. Dependendo da preponderância do mtDNA aberrante, os sinais clínicos variam [67]. A segunda doença desta classe é a que combina a epilepsia mioclônica e a miopatia mitocondrial, ambas condições com grande variação interindividual [13].

Deleções. A terceira categoria é de deleções heteroplásmicas esporádicas. Elas ocorrem como mutações somáticas. Como todas as deleções em uma pessoa são idênticas, elas devem ter surgido por expansão clonal de um único evento molecular. Foi sugerida, portanto, uma vantagem seletiva das células mutantes [67]. A Fig. 4.19 mostra tais deleções. As manifestações clínicas novamente dependem da distribuição de mitocôndrias mutantes. Foi descrita [79] uma família na qual múltiplas deleções do mtDNA se comportaram como uma característica autossômica dominante. Os indivíduos afetados sofriam de oftalmoplegia externa progressiva, fraqueza proximal progressiva, catarata bilateral e morte precoce.

Doenças de Idade Avançada. A quarta categoria compreende doenças de idade avançada que não encontraram explicações satisfatórias até agora. Tanto na doença de Alzheimer quanto na de Parkinson, por exemplo, têm sido observados heredogramas nos quais um início relativamente cedo na meia-idade está combinado a um modo autossômico dominante de herança. Na maioria destes casos, entretanto, é encontrado um acúmulo de indivíduos afetados dentro das famílias, mas sem uma combinação de

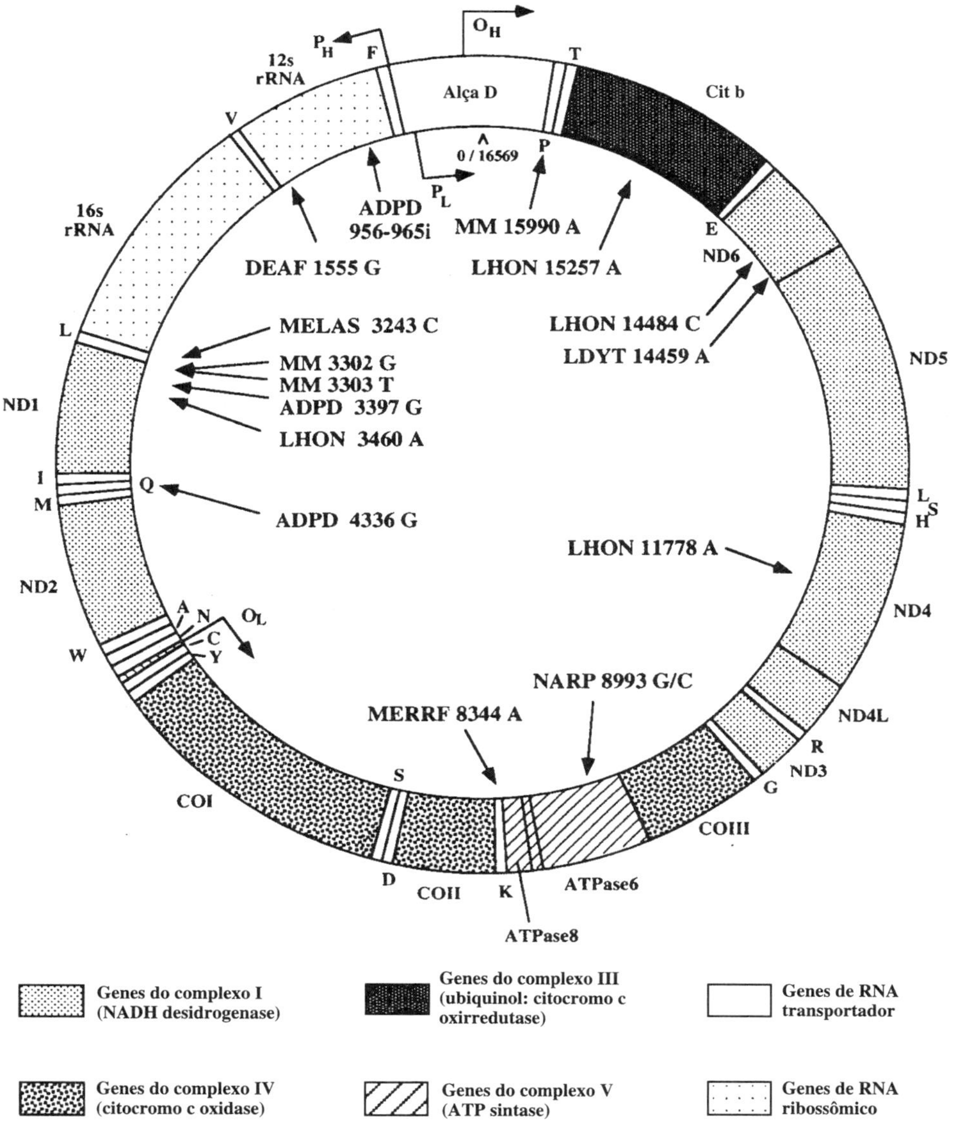

Fig. 4.18 Mapa do mtDNA humano mostrando a localização de genes e mutações. Definições dos símbolos gênicos e mutações, exemplo: MTTK*MERRF8344A. O MTTK é o gene de mtDNA alterado (MT) para tRNA (Lis) (TK); a epilepsia mioclônica e doença das fibras vermelhas anfractuadas (MERRF) é a apresentação clínica mais característica, 8344 é o nucleotídeo alterado, e A é a base patogênica. (De Wallace 1994)

modo mendeliano de herança com início em idade mais avançada. Aqui, mutações deletérias, de brandas a moderadas, na linhagem germinativa foram estabelecidas em passado distante e estão presentes em uma certa proporção, em combinação com mutações somáticas que ocorrem durante a vida do indivíduo, podendo levar a tais doenças degenerativas. Por exemplo, uma mutação homoplásmica entre brancos no par de nucleotídeos 4336, levando a um tRNA mutante, foi observada em 5% das mutações das doenças de Alzheimer e de Parkinson, mas parece ser mais rara na população geral. Isto pode contribuir para a origem multifatorial destas doenças [61].

Em geral, as mutações dentro do genoma mitocondrial afetam principalmente sistemas orgânicos que dependem de uma oxidação intacta — o sistema nervoso central e os músculos. Provavelmente o número de doenças conhecidas devidas a mutações no genoma mitocondrial irá aumentar no futuro (Quadro 4.4).

4.2 Lei de Hardy-Weinberg e suas Aplicações

4.2.1 Base Formal

Até aqui a aplicação das leis de Mendel ao homem tem sido considerada do ponto de vista de famílias isoladas. Quais são as conseqüências para a composição genética da população? O campo de pesquisa que considera este problema é chamado de genética de populações (Cap. 12). Alguns conceitos básicos são introduzidos aqui.

Estes conceitos giram ao redor da chamada lei de Hardy-Weinberg, descoberta por estes dois autores independentemente em 1908 [26, 70]. Em 1904, Pearson [48], no processo de conciliar as leis de Mendel para a população com os resultados

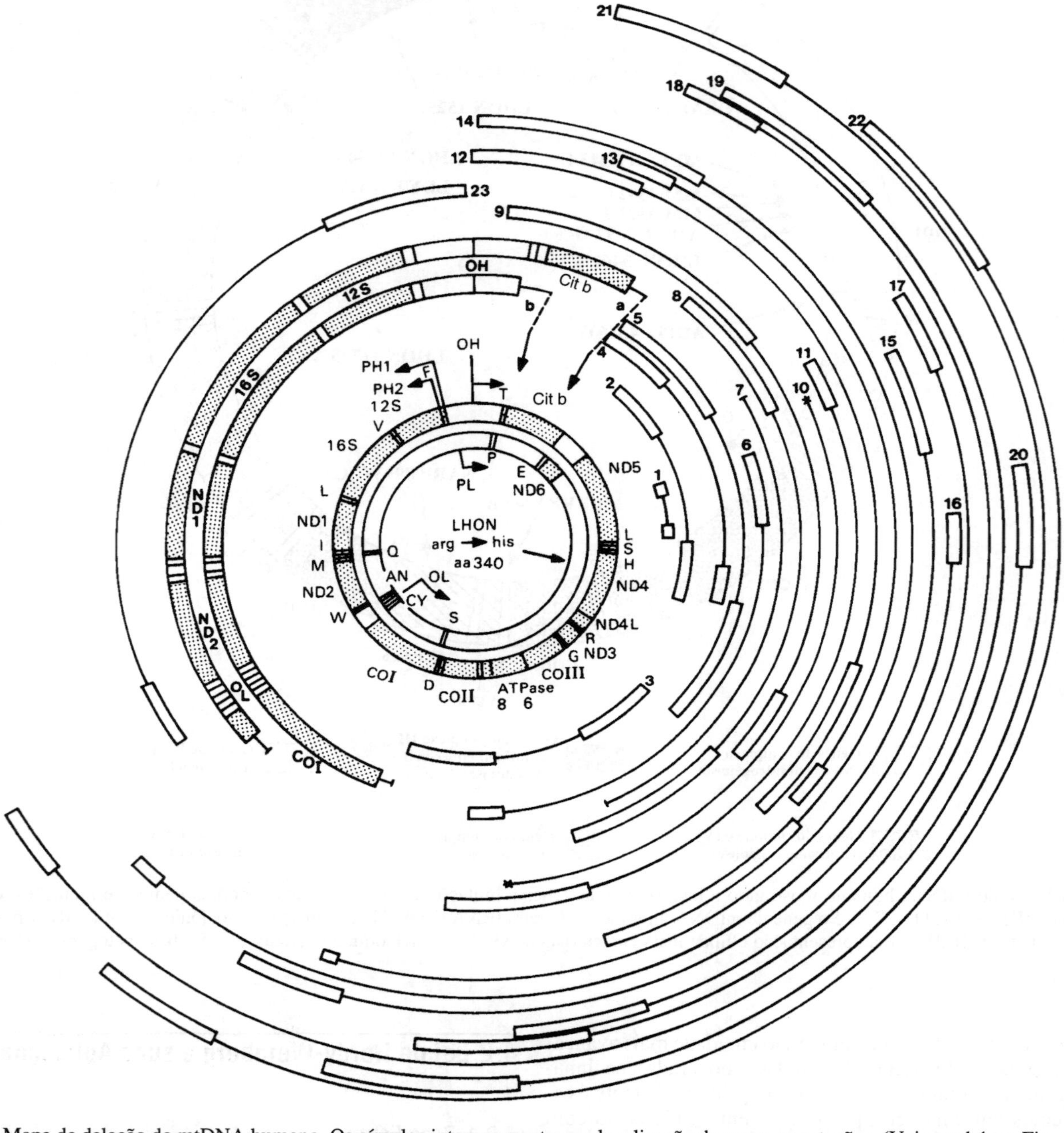

Fig. 4.19 Mapa de deleção do mtDNA humano. Os círculos internos mostram a localização de genes e mutações. (Veja também a Fig. 4.18.) Os arcos de n.º 1 a 23 mostram as regiões do mtDNA que foram perdidas em várias deleções. As barrras vazadas no final dos arcos mostram regiões de incerteza. A deleção 1 foi encontrada em um paciente com doença de epilepsia mioclônica e fibras vermelhas anfractuadas (MERRF) juntamente com sintomas tipo AVC. As deleções de 2 a 23 foram encontradas em pacientes com miopatia ocular, com sintomas de gravidade variável. A deleção 10 foi encontrada em cerca de um terço de todos os pacientes com miopatia ocular. O * nas extremidades da deleção 10 representa a repetição direta de 13 pares de base associada. Os dois mapas parciais de mtDNA marcados como "a" e "b" à esquerda do mapa funcional indicam as regiões que foram duplicadas em tandem nos pacientes com miopatia ocular associada a diabetes *mellitus*. Os sítios de inserção ao redor de MTCYB (cit b) são indicados por setas. (De Wallace 1989)

Quadro 4.4 O Cromossomo mitocondrial (de McKusick [41])

Localização	*Símbolo*	*Nome*	*MIM* n.º	Distúrbio*
577-647	MTTF	tRNA de fenilalanina	590 070	
648-1601	MTRNR1	rRNA 12S	561 000	Surdez induzida por aminoglicosídeo, 580 000
1602-1670	MTTV	tRNA de valina	590 105	
1671-3229	MTRNR2	rRNA 16S	561 010	Resistência a cloranfenicol, 515 000
3230-3304	MTTL1	tRNA de leucina 1 (UUA/G)	590 050	Síndrome MELAS, 540 000; síndrome MERRF, 545 000; cardiomiopatia; síndrome de diabetes e surdez, 520 000
3307-4262	MTND1	NADH desidrogenase 1	516 000	Atrofia óptica de Leber, 535 000
4263-4331	MTTI	tRNA de isoleucina	590 045	Cardiomiopatia
4400-4329†	MTTQ	tRNA de glutamina	590 030	Cardiomiopatia
4402-4469	MTTM	tRNA de metionina	590 065	
4470-5511	MTND2	NADH desidrogenase 2	516 001	Atrofia óptica de Leber, 535 000
5512-5576	MTTW	tRNA de triptofano	590 095	
5655-5587†	MTTA	tRNA de alanina	590 000	
5729-5657†	MTTN	tRNA de asparagina	590 010	Oftalmoplegia, isolada
5826-5761†	MTTC	tRNA de cisteína	590 020	Oftalmoplegia, isolada
5891-5826†	MTTY	tRNA de tirosina	590 100	
5904-7444	MTCO1	citocromo c oxidase I	516 030	
7516-7445†	MTTS1	tRNA de serina 1 (UCN)	590 080	
7518-7585	MTTD	tRNA de ácido aspártico	590 015	
7586-8262	MTCO2	citocromo c oxidase II	516 040	
8295-8364	MTTK	tRNA de lisina	590 060	Síndrome MERRF, 545 000
8366-8572	MTATP8	ATP sintase 8	516 070	
8527-9207	MTATP6	ATP sintase 6	516 060	Síndrome de Leigh; síndrome NARP, 551 500
9207-9990	MTCO3	citocromo c oxidase III	516 050	Atrofia óptica de Leber 535 000
9991-10 058	MTTG	tRNA de glicina	590 035	
10 059-10 404	MTND3	NADH desidrogenase 3	516 002	Atrofia óptica de Leber, 535 000
10 405-10 469	MTTR	tRNA de arginina	590 005	Atrofia óptica de Leber, 535 000
10 470-10 766	MTND4L	NADH desidrogenase 4L	516 004	
10 760-12 137	MTND4	NADH desidrogenase 4	516 003	Atrofia óptica de Leber, 535 000
12 138-12 206	MTTH	tRNA de histidina	590 040	
12 207-12 265	MTTS2	tRNA de serina 2 (AGU/C)	590 085	
12 266-12 336	MTTL2	tRNA de leucina 2 (CUN)	590 055	
12 337-14 148	MTND5	NADH desidrogenase 5	516 005	
14 673-14 149†	MTND6	NADH desidrogenase 6	516 006	Atrofia óptica de Leber, 535 000
14 742-14 674†	MTTE	tRNA de ácido glutâmico	590 025	
14 747-15 887	MTCYB	citocromo b	516 020	
15 888-15 953	MTTT	tRNA de treonina	590 090	
16 023-15 955†	MTTP	tRNA de prolina	590 075	

*Além dos distúrbios causados pelas mutações de ponto em genes individuais, foram identificadas deleções envolvendo mais de um gene mitocondrial na síndrome de Pearson (557 000), diarréia crônica precoce com atrofia de vilosidades (520 100) e síndrome de Kearns-Sayre (530 000), entre outras.
†Transcrito da cadeia leve (L) no sentido oposto ao dos outros genes que são transcritos da cadeia pesada (H).

biométricos, já tinha obtido esta lei para o caso especial de freqüências gênicas iguais de dois alelos.

A lei, em sua forma mais geral, pode ser formulada do seguinte modo: sejam as freqüências gênicas para dois alelos em uma determinada população p para o alelo A e q para o alelo B; ($p + q = 1$). Sejam as reproduções aleatórias com relação a este locus gênico. As freqüências gênicas permanecerão as mesmas, e os genótipos AA, AB, e BB na geração F_1 ocorrerão com as freqüências relativas p^2, $2\,pq$, e q^2, os termos da expressão binomial $(p + q)^2$. Em genes autossômicos, e na ausência de influências perturbadoras, esta proporção é mantida por todas as gerações subseqüentes.

Derivações da Lei de Hardy-Weinberg. Admitimos que no começo a proporção dos genótipos AA, AB, e BB na população tanto de homens quanto de mulheres é de D, $2H$, e R, respectivamente. Simbolicamente, a distribuição de genótipos em ambos os sexos pode ser escrita:

$$D \times \text{AA} + 2\,H \times \text{AB} + R \times \text{BB} \qquad (4.1)$$

A partir disto, a distribuição dos tipos reprodutivos em casamentos aleatórios é obtida elevando-se ao quadrado:

$$(D \times \text{AA} + 2\,H \times \text{AB} + R \times \text{BB})^2 = D^2 \times \text{AA} \times \text{AA} + 4\,DH \times \text{AA} \times \text{AB} + 2\,DR \times \text{AA} \times \text{BB} + 4\,H^2 \times \text{AB} \times \text{AB} + 4\,HR \times \text{AB} \times \text{BB} + R^2 \times \text{BB} \times \text{BB}$$

A distribuição dos genótipos na prole dos diferentes tipos reprodutivos é:

AA × AA	AA
AA × AB	1/2 AA + 1/2 AB
AA × BB	AB
AB × AB	1/2 AA + 1/2 AB + 1/4 BB
AB × BB	1/2 AB + 1/2 BB
BB × BB	BB

Inserindo estas distribuições para os tipos reprodutivos na Eq. 4.1, temos a distribuição dos genótipos na geração F_1:

$$(D^2 + 2DH + H^2)AA + (2DH + 2DR + 2H^2 + 2HR)AB + (H^2 + 2HR + R^2)BB = p^2AA + 2pqAB + q^2BB$$

onde $p = D + H$, $q = H + R$ são as freqüências dos alelos A e B, respectivamente, na geração parental. Assim, a distribuição dos genótipos na geração da prole é determinada unicamente pelas freqüências gênicas na população parental:

$$D' = p^2,\ 2H' = 2pq,\ R' = q^2.$$

Como:

$$p' = D' + H' = p^2 + pq = p,$$
$$q' = H' + R' = pq + q^2 = q,$$

as freqüências gênicas na geração F_1 são iguais às da geração parental. Logo, a distribuição genotípica na geração seguinte (F_2) também é a mesma que na geração F_1, e isto se mantém nas gerações seguintes.

Isto significa que na herança autossômica estas proporções são esperadas na primeira geração e são mantidas nas gerações seguintes. Para genes ligados ao X a situação é um pouco mais complicada (Seção 12.1.1). Ao mesmo tempo, foi criado o conceito de freqüências gênicas $p + q = 1$.

A lei de Hardy-Weinberg também pode ser reescrita, indicando que a reprodução aleatória é equivalente a retirar amostras aleatórias de 2 de um conjunto de genes contendo os dois alelos A e a com as freqüências relativas p e q. Uma das vantagens desta lei é que as freqüências das características genéticas em populações diferentes podem ser expressas e comparadas em termos de freqüências gênicas.

Além de possibilitar a simplificação das descrições das populações, a lei de Hardy-Weinberg também pode ajudar a elucidar os modos de herança em casos onde o enfoque direto pelos estudos familiares seria muito difícil. Os exemplos clássicos são os tipos sangüíneos ABO.

4.2.2 As Expectativas de Hardy-Weinberg Estabelecem a Base Genética dos Alelos de Grupo Sangüíneo ABO

Alelismos Múltiplos. Até agora, só foram considerados dois alelos diferentes para cada locus. Freqüentemente, entretanto, são possíveis mais de dois estados diferentes para um locus gênico, ou seja, mais de dois alelos. Os exemplos de tal "alelismo múltiplo" em humanos e animais experimentais são vários. Dois dos clássicos são a série *white* em *Drosophila melanogaster* e a série albino em coelhos.

As características formais podem ser facilmente obtidas:

a) Em qualquer indivíduo um máximo de apenas dois alelos pode estar presente (a menos que existam mais que dois cromossomos homólogos, como nos trissômicos).
b) Entre estes alelos, o crossing over não deve ser considerado, pois eles estão situados em loci correspondentes de cromossomos homólogos. As qualificações desta segunda condição são tratadas na Seção 3.5, em conjunto com conceitos modernos do gene. Aqui o modelo formal mais simples é descrito, usando os grupos sangüíneos ABO como exemplo.

Genética de Grupos Sangüíneos ABO. Os grupos sangüíneos ABO foram descobertos por Landsteiner em 1900 [37]. Comparados a outros sistemas de grupos sangüíneos, sua propriedade mais importante é a presença de isoanticorpos que levaram a freqüentes acidentes de transfusão. Estes acidentes ajudaram a descobrir os grupos sangüíneos. A primeira teoria genética relevante foi desenvolvida por von Dungern e Hirszfeld em 1911 [64]. Para explicar os quatro fenótipos A, B, O, e AB, eles consideraram dois pares de alelos independentes (A, O; B, O), com dominância de A e B. Em 1925 Bernstein [7] testou esta hipótese usando as expectativas de Hardy-Weinberg pela primeira vez. Ele concluiu que seu conceito estava errado, e o substituiu pela explicação correta, três alelos com seis genótipos, levando a quatro fenótipos devidos à dominância de A e B sobre O.

O método mais óbvio para distinguir entre estas duas hipóteses é pela investigação familiar. Entretanto, as diferenças entre elas são esperadas apenas em reproduções nas quais pelo menos um dos genitores tem o grupo AB (Quadro 4.5). A hipótese de dois loci possibilita crianças do grupo O, enquanto a hipótese de três alelos não. Embora AB seja o grupo mais raro, a literatura inicial continha alguns relatos de supostas crianças do grupo O com genitores AB. Estas crianças ou foram mal classificadas ou eram ilegítimas. Bernstein, entretanto, não se deixou enganar por estas observações. Seu argumento foi o seguinte. Podemos supor que a teoria de dois pares de genes esteja correta; p pode ser a freqüência gênica de A, $1 - p = p'$ a de a; q a freqüência de B, $1 - q = q'$ a de b. As freqüências a serem esperadas na população estão mostradas no Quadro 4.6.

Quadro 4.5 Comparação das duas teorias da herança de grupos sangüíneos ABO (adaptado de Wiener, 1943 [76])

	Crianças esperadas pela hipótese de	
Genitores	Dois pares de genes	Alelos múltiplos
O × O	O	O
O × A	O, A	O, A
O × B	O, B	O, B
A × A	O, A	O, A
A × B	O, A, B, AB	O, A, B, AB
B × B	O, B	O, B
O × AB	O, A, B, AB	A, B
A × AB	O, A, B, AB	A, B, AB
B × AB	O, A, B, AB	A, B, AB
AB × AB	O, A, B, AB	A, B, AB

Quadro 4.6 Expectativas da hipótese de alelos múltiplos para o sistema ABO (de Bernstein 1925 [7])

Fenótipo	Genótipo	Freqüência	
O	aabb	$(1 - p)^2(1 - q)^2 = p'^2q'^2$	
B	aaBB	$(1 - p)^2q^2$	$= p'^2(1 - q'^2)$
	aaBb	$2(1 - p)^2q(1 - q)$	
A	AAbb	$p^2(1 - q)^2$	$= (1 - p'^2)q'^2$
	Aabb	$2p(1 - p)(1 - q)^2$	
AB	AABB	p^2q^2	$= (1 - p'^2)(1 - q'^2)$
	AaBB	$2p(1 - p)q^2$	
	AABb	$2p^2q(1 - q)$	
	AaBb	$2p(1 - p)2q(1 - q)$	

Isto leva às seguintes correlações ($\overline{A}$, $\overline{B}$: freqüências dos fenótipos):

$$\overline{O} \times \overline{AB} = \overline{A} \times \overline{B}$$

e

$$\overline{A} + \overline{AB} = 1 - p'^2; \; \overline{B} + \overline{AB} = 1 - q'^2$$

Assim, temos:

$$(\overline{A} + \overline{AB}) \times (\overline{B} + \overline{AB}) = \overline{AB}$$

Isto pode ser testado. Foi demonstrado, e ficou assim desde então, que $(\overline{A} + \overline{AB}) \times (\overline{B} + \overline{AB}) > \overline{AB}$, e $\overline{O} \times \overline{AB} < \overline{A} + \overline{B}$. As diferenças são tão grandes — e tão consistentes — que uma explicação por desvios casuais é inadequada. A primeira possibilidade alternativa considerada por Bernstein foi de heterogeneidade na população examinada. Esta explicação, entretanto, demonstrou-se insuficiente. Por outro lado, pode ser demonstrado que as distribuições em todas as populações para as quais havia dados disponíveis estão de perfeito acordo com as expectativas derivadas da hipótese de alelos múltiplos.

Para compreender a posição de Bernstein, é necessária uma nova observação da lei de Hardy-Weinberg. Até agora ela foi usada apenas para o caso especial de dois alelos. Entretanto, ela também pode ser aplicada a mais de dois alelos. Supondo n alelos p_1, p_2, ..., p_n, as freqüências relativas dos genótipos são dadas pelos termos da expansão de $(p_1 + p_2 + \dots p_n)^2$. Idem para o caso especial de A, B, e O com as freqüências p, q, e r, cuja distribuição dos genótipos é:

$$p^2(AA) + 2\,pq(AB) + 2\,pr(AO) + q^2(BB) + 2\,pr(BO) + r^2(BO).$$

Agora, novamente seguiremos Bernstein (nossa tradução): "para as classes" (fenótipos):

$$\overline{O} = OO \;\; \overline{B} = BO + BB \quad \overline{A} = AO + AA \quad \overline{AB} = AB$$

podem ser obtidas as seguintes probabilidades:

$$r^2 \quad 2\,qr + q^2 \quad 2\,pr + p^2 \quad 2\,pq$$

Segue-se:

$$\overline{O} + \overline{A} = (r + p)^2$$

$$\overline{O} + \overline{B} = (r + q)^2$$

e portanto:

$$q = 1 - \sqrt{\overline{O} + \overline{A}}$$

$$q = 1 - \sqrt{\overline{O} + \overline{B}}$$

$$q = 1 - \sqrt{\overline{O}}$$

e a relação:

$$1 = p + q + r = 1 - \sqrt{\overline{O} + \overline{B}} + 1 - \sqrt{\overline{O} + \overline{A}} + \sqrt{\overline{O}}$$

Isto pode ser testado usando as distribuições fenotípicas de ABO em várias populações do mundo. O critério é que as freqüências calculadas com esta fórmula devem somar 1. Além disso, as freqüências genotípicas esperadas podem ser calculadas a partir destas freqüências gênicas e podem ser comparadas às freqüências observadas. Além da exatidão da hipótese genética, este resultado requer outra condição. Deve haver uma reprodução aleatória quanto a esta característica.

Nos dados estudados por Bernstein, a concordância já era excelente, e isto se demonstrou verdadeiro para uma enorme quantidade de dados coletados desde então. Um exemplo pode ajudar a compreender o fundamento do cálculo. Foram relatadas as seguintes freqüências fenotípicas da cidade de Berlim (n = 21.104): 43,23% A (n = 9.123), 14,15% B (n = 2.987), 36,60%. O (n = 7.725), e 6,01% AB (n = 1.269).

Usando a fórmula de Bernstein, as freqüências gênicas são:

$$p = 1 - \sqrt{(0,3660 + 0,1415)} = 0,2876$$

$$q = 1 - \sqrt{(0,3600 + 0,4323)} = 0,1065$$

$$r = \sqrt{0,3660} \qquad = \underline{0,6050}$$

$$0,9991$$

Logo:

$$p + q + r = 0,9991$$

À primeira vista, este resultado concorda com a expectativa, ou seja, 1. Como teste estatístico para examinar se o desvio é significativo, pode ser aplicado o método do χ^2 [59]:

$$\chi_1^2 = 2n\,(1 + r\,/\,pq)\,D^2$$

$$D = 1 - (p + q + r)$$

Em nosso exemplo, o resultado é:

$$\chi_1^2 = 0,88$$

Isto confirma que os valores encontrados estão de acordo com a hipótese genética e com a suposição de casamento aleatório para o sistema ABO.

Em um trabalho posterior, Bernstein mostrou como a diferença D pode ser usada para calcular as freqüências gênicas. As freqüências gênicas incorretas podem ser chamadas de p', q', e r', e as seguintes fórmulas podem ser usadas:

$$p = p'\,(1 + D/2)$$
$$q = q'\,(1 + D/2)$$
$$r = (r' + D/2)\,(1 + D/2)$$

e por exemplo:

$$p = 0,2876\,(1 + 0,00045) = 0,2877$$
$$q = 0,1065\,(1 + 0,00045) = 0,1065$$
$$r = (0,6050 - 0,00045)\,(1 + 0,00045) = 0,6048$$

No processo de testar as duas hipóteses genéticas para o sistema ABO, Bernstein desenvolveu um método para calcular as freqüências gênicas. Tais métodos tornaram-se importantes praticamente, e serão tratados em uma seção separada (Apêndice 1).

Significado do Equilíbrio de Hardy-Weinberg. As populações que apresentam concordância das proporções genotípicas observadas com as expectativas da lei de Hardy-Weinberg são ditas "em equilíbrio de Hardy-Weinberg". Este equilíbrio deve ser diferenciado do entre alelos, que é discutido nos contextos de seleção (Seção 12.2.1) e de mutação (Seção 9.3.1). O equilíbrio de Hardy-Weinberg é um equilíbrio da distribuição de genes na população ("pool de genes") entre os vários genótipos. Havendo casamentos aleatórios, este equilíbrio é reestabelecido após uma geração, possivelmente com freqüências gênicas alteradas se for perturbado por forças opostas.

Segue-se a esta discussão que a lei de Hardy-Weinberg pode ser tida como válida apenas quando os seguintes pré-requisitos não são violados:

a) O casamento deve ser aleatório quanto ao genótipo em questão. Isto pode ser suposto com segurança para características tais como grupos sangüíneos ou polimorfismos enzimáticos. Não pode ser suposto para características visíveis tais como estatura, e menos ainda para características comportamentais como inteligência. Isto deve ser tido em mente quando medidas usadas em genética quantitativa (por exemplo, correlação entre parentes) são interpretadas em termos genéticos.

b) Um desvio da reprodução aleatória é causado por casamentos consangüíneos. Se a taxa de consangüinidade em uma população for alta, deve ser esperado um aumento do número de homozigotos (Seção 13.1.1). É até mesmo possível estimar a freqüência de consangüinidade em uma população por meio dos desvios das proporções de Hardy-Weinberg.

c) Migrações recentes podem perturbar as proporções de Hardy-Weinberg.

d) Ocasionalmente a seleção é mencionada como um fator que leva a desvios. Isto pode ser verdadeiro mas não precisa ser necessariamente o caso. Como regra, a seleção tende a causar mudanças nas freqüências gênicas; seleção antes da idade reprodutiva, por exemplo, no período pré-natal, ou durante a infância e juventude, não influenciam as proporções de Hardy-Weinberg na geração seguinte. Se os genótipos são testados entre adultos em uma situação na qual um determinado genótipo foi selecionado desfavoravelmente em crianças, este genótipo é observado diminuindo de freqüência. Mesmo supondo uma seleção apreciável em um grupo etário adequado, a avaliação dos desvios estatisticamente significativos das proporções de Hardy-Weinberg necessitam de grandes tamanhos de amostra, maiores que as geralmente disponíveis. Às vezes a ausência de seleção significativa é deduzida da observação de que as proporções de Hardy-Weinberg são preservadas em uma população. Estas conclusões, entretanto, a menos que cuidadosamente testadas, podem facilmente estar erradas. Considerando todas as possibilidades teóricas de desvios, é surpreendente como as proporções de Hardy-Weinberg são freqüentemente encontradas preservadas na população humana.

e) Formalmente, um desvio da lei de Hardy-Weinberg pode ser observado se a população for uma mistura de subpopulações que não se reproduzem completamente (reprodução aleatória apenas dentro de subpopulações), e conseqüentemente as freqüências gênicas nestas subpopulações diferem. Isto foi inicialmente descrito por Wahlund em 1928 [66], que deu a fórmula para calcular o coeficiente *F* da endogamia aparente a partir da variança das freqüências gênicas entre as subpopulações.

f) Outra causa de desvio pode ser a existência de um alelo não detectado ("silencioso"), em cujo portador heterozigoto não possa ser diferenciado de um portador homozigoto do alelo usual. C.A.B. Smith, em 1970 [56], indicou que um alelo silencioso causa um desvio significativo da lei de Hardy-Weinberg apenas quando ocorre em uma freqüência suficientemente alta para que o homozigoto seja detectado.

4.2.3 Freqüências Gênicas

Um Par de Genes: Apenas Dois Fenótipos Conhecidos. Nas doenças autossômicas recessivas raras apenas um par de genes está presente, e apenas dois fenótipos são geralmente conhecidos quando os heterozigotos não podem ser identificados, ou, como geralmente é o caso, quando os dados diretos das freqüências populacionais de heterozigotos não estão disponíveis. Isto também se aplica aos sistemas de grupos sangüíneos para os quais apenas um tipo anti-soro está disponível. Aqui, a freqüência de homozigotos *aa* sendo q^2, a freqüência do gene é simplesmente $\sqrt{aa}$. Não há modo de testar a suposição de reprodução aleatória.

O Quadro 4.7 está um tanto simplificado; algumas das freqüências dadas variam em diferentes populações (Seção 12.1). Entretanto, os dados indicam o quanto os heterozigotos são mais freqüentes, especialmente para condições raras. Isto é importante para a informação genética e para o tão discutido problema do número de genes letais e detrimentais para os quais o ser humano pode ser heterozigoto (Seção 13.1.2). Os métodos para o cálculo das freqüências gênicas são dados no Apêndice 1.

4.3 Métodos Estatísticos em Genética Formal: Análise de Proporções de Segregação

4.3.1 Proporções de Segregação como Probabilidades

Durante a meiose — e na ausência de perturbações — as células germinativas são formadas exatamente nas freqüências relativas

Quadro 4.7 Diferenças entre freqüências de homozigotos e heterozigotos para freqüências gênicas diversas (com exemplos de condições recessivas; adaptado de Lenz, 1983 [40])

Freqüência do homozigoto q^2	Freqüência gênica q	Freqüência do heterozigoto $2pq$	Doenças na população européia
0,64	0,8	0,32	Variante de lipoproteína Lp(a-)
0,49	0,7	0,42	Acetil transferase, variante "lenta" (Seção 7.5.1)
0,36	0,6	0,48	Grupo sangüíneo O
0,25	0,5	0,50	Não-secretor (se/se)
0,16	0,4	0,48	Rh negativo (dd)
0,09	0,3	0,42	Restrição de lactose (noroeste da Alemanha)
0,04	0,2	0,32	Le(a−b−) negativo
0,01	0,1	0,18	β-Talassemia (Chipre)
1:2500	1:50	1:25	Pseudocolinesterase (variante resistente a dibucaína), fibrose cística, deficiência de α_1-antitripsina
1:4900	1:70	1:35	Síndrome adrenogenital (Cantão de Zurich)
1:10 000	1:100	1:50	Fenilcetonúria (Suíça; EUA)
1:22 500	1:150	1:75	Albinismo; síndrome adrenogenital com perda de NaCl
1:40 000	1:200	1:100	Cistinose
1:90 000	1:300	1:150	Mucopolissacaridose tipo I
1:1 000 000	1:1000	1:500	Afibrinogenemia

esperadas pelas leis de Mendel. Um espermatócito diplóide heterozigoto para os alelos A e a produz dois espermatozóides haplóides com A, e dois com a. Se todos os espermatozóides de um determinado homem participarem da fertilização e nenhum dos zigotos morrer antes do nascimento, a proporção de segregação entre sua prole seria exatamente de 1:1. Não haveria lugar para nenhuma estatística.

Os organismos nos quais tal análise é de fato possível são as leveduras e o mofo de pão *Neurospora crassa*, os quais se tornaram importantes na genética bioquímica. No desenvolvimento de tal organismo, há uma fase na qual o estado diplóide foi reduzido a haplóide, e todos os quatro produtos meióticos ficam em uma seqüência regular. Eles podem ser removidos separadamente, cultivados, e examinados ("análise de tétrades"). As proporções de segregação esperadas são encontradas com precisão.

Nas plantas e animais superiores, inclusive os humanos, apenas uma pequena amostra de todas as células germinativas participa da fertilização. No corpo da mulher são formadas cerca de $6,8 \times 10^6$ ovogônias. O número de células básicas espermatogoniais no homem é estimado em cerca de $1,2 \times 10^9$ (Seção 9.3.3). O número real de espermatozóides é um múltiplo deste dado. Assim, um determinado número de células germinativas tem uma probabilidade muito pequena de participar da fertilização. Além disso, o processo de amostragem geralmente é aleatório com relação a um determinado par de genes Aa. Isto significa que, para a distribuição dos genótipos entre as células germinativas que participam da fertilização, as regras da teoria das probabilidades são aplicáveis, e empiricamente as taxas de segregação encontradas podem apresentar desvios de suas expectativas estatísticas.

Os seres humanos atuais estão bastante acostumados a pensar em termos estatísticos ao resolver problemas cotidianos. Estas situações nos ajudam a compreender as aplicações simples da teoria das probabilidades. Qualquer pessoa, por exemplo, reconhece prontamente que o raciocínio seguinte está errado.

Uma mãe jovem sempre teve vontade de ter quatro filhos. Após o terceiro, entretanto, houve uma longa pausa. A avó perguntou se ela havia mudado de idéia. A filha respondeu: "Sim, em princípio, eu queria ter quatro filhos. Mas li no jornal que todo o quarto filho que nasce é chinês. E uma criança chinesa ... eu estou em dúvida."

Em outro exemplo, o erro é menos óbvio. Os pais de dois filhos albinos visitam um médico para uma consulta genética. Eles querem saber qual o risco de um terceiro filho também ser albino. O médico sabe que o albinismo é uma condição autossômica recessiva, com uma proporção de segregação esperada de 1/4 entre filhos de genitores heterozigotos. Ele também sabe que as proles em que todos são afetados são muito raras. Logo, ele informa aos pais: "Como vocês já têm dois filhos afetados, a chance de que o terceiro filho também seja afetado é muito pequena. A próxima criança deve ser normal." O risco real, logicamente, permanece sendo de 25% (Seção 4.3.2).

Nem todos os livros de genética humana ensinam a teoria das probabilidades e a estatística básica. Portanto, parte-se do princípio de que o leitor tenha alguns conhecimentos dos conceitos básicos da teoria das probabilidades, que conheça as distribuições mais importantes (binomial, normal e a distribuição de Poisson), e tenha alguma idéia dos métodos da estatística padrão. Em seguida apresentaremos algumas aplicações a problemas em genética humana. Estamos cientes de que esta seção pode vir a ser usada como um "livro de receitas", sem o conhecimento dos fundamentos básicos, e recomendamos que o leitor esteja familiarizado com estes princípios, por exemplo, nos capítulos iniciais da obra de Feller *Probability Theory and Its Applications* [16].

4.3.2 Problemas de Probabilidade Simples em Genética Humana

Amostragem Independente e Previsões na Consulta Genética. O médico que deu a informação genética errada ao casal com dois filhos albinos não levou em conta que os eventos de fertilização que levariam a três crianças são independentes uns dos outros, e que cada criança tem uma probabilidade de 1/4 de ser afetada, independentemente dos genótipos de outros filhos. As probabilidades de cada criança devem ser multiplicadas. Ele estava certo quando disse que o distúrbio em todos os 3 filhos é raro em uma condição recessiva. A probabilidade é $(1/4)^3 = 1/64$ para que todos os filhos sejam afetados. A família que estava sendo informada, entretanto, já tinha dois destes filhos, e a probabilidade de isto ocorrer era de apenas $(1/4)^2 = 1/16$. Precisaria apenas de um evento com a probabilidade de 1/4 para completar a família com três crianças albinas, $1/16 \times 1/4 = 1/64$. É também intuitivamente óbvio que não há como um zigoto influenciar a amostragem de gametas dos mesmos genitores muitos anos mais tarde. Chance não tem memória!

Todas as combinações possíveis de crianças afetadas e não-afetadas nas famílias com três filhos podem ser enumeradas do seguinte modo (A = afetado; N = normal):

NNN, ANN, NAN, AAN, NNA, ANA, NAA, AAA

Na herança recesssiva, o evento N tem a probabilidade de 3/4. Assim, a primeira das oito combinações *(NNN)* tem a probabilidade $(3/4)^3 = 27/64$. Isto significa que de todos os casais heterozigotos que têm três filhos, 27/64, ou menos de 50% têm apenas um filho saudável. Por outro lado, todos os filhos são afetados em $(1/4)^3 = 1/64$ de todas estas famílias. Restam os grupos intermediários. As famílias com três filhos, sendo um afetado e dois saudáveis, nesta ordem, obviamente têm a probabilidade $1/4 \times 3/4 \times 3/4 = 9/64$. Entretanto, não estamos particularmente interessados na seqüência de filhos saudáveis e afetados. Assim, os três casos de tais famílias, *NNA, NAN,* e *ANN,* podem ser tratados como equivalentes, dando $3 \times 9/64 = 27/64$. O grupo com dois afetados pode ser tratado do mesmo modo, dando $3 \times 1/4 \times 1/4 \times 3/4 = 9/64$. Como controle, consideremos se as várias probabilidades somam 1:

$$\frac{27 + 27 + 9 + 1}{64} = 1$$

Este é um caso especial de distribuição binomial. Existem duas conseqüências para as proporções de segregação mendeliana, uma teórica e a outra extremamente prática. Primeira, entre todas as famílias para as quais se espera uma segregação mendeliana, uma porcentagem apreciável, 27 de 64 em uma família de três filhos com herança recessiva, não pode ser observada porque o acaso favoreceu que não fosse produzido nenhum homozigoto afetado. Logo, a proporção de segregação no restante é sistematicamente distorcida. Foram propostos métodos especiais para corrigi-la quanto a esta "tendenciosidade de averiguação" (Seção 4.3.4). Segunda, e esta é uma conclusão mais prática, com a limitação do número de filhos a dois ou três, a maioria dos genitores, ambos heterozigotos para uma doença recessiva, não terá mais que uma criança afetada. Como a probabilidade de criança afetada ocorrer em outro ramo da família é muito baixa, e a taxa de consangüinidade nas atuais populações de países industrializados também decresceu, quase todos os filhos afetados representam casos esporádicos em uma família de outro modo saudável. Não há um sinal distinto de herança recessiva. Qualquer filho subseqüente, entretanto, corre novamente um risco de 1/4. O leigo em geral não sabe se a condição é hereditária. Portanto, a consulta genética deve ser claramente oferecida a estas famílias.

Diferenciação entre Modos Diferentes de Herança. Na Seção 4.1.4, é mostrado um heredograma dominante ligado ao X (Fig. 4.13) para o raquitismo resistente a vitamina D e hipofosfatemia. Qual a probabilidade desta estrutura de heredograma se o gene de fato estiver situado em um autossomo? Apenas os filhos de homens afetados são informativos, pois entre os filhos de mulheres afetadas deve ser esperada uma segregação de 1:1 independente de sexo. Os sete pais afetados têm 11 filhas, todas afetadas. A probabilidade deste resultado em uma herança autossômica é de $(1/2)^{11}$. Os mesmos pais terem 10 filhos que sejam todos saudáveis, tem uma probabilidade de $(1/2)^{10}$. Logo, a probabilidade combinada de 11 filhas afetadas e 10 filhos saudáveis é:

$$(1/2)^{21} = \frac{1}{2.097.152}$$

Esta probabilidade é tão pequena que a hipótese alternativa de um modo de herança autossômico dominante é convincentemente rejeitada. A única alternativa razoável é o modo dominante ligado ao X. Esta hipótese é corroborada independentemente pela observação (Seção 4.1.4.4) de que em média os pacientes masculinos são mais gravemente afetados que as mulheres.

Esta é a diferença de uma rara doença de pele (ceratoma dissipado de Brauer). Foi considerado para esta condição um modo de herança ligado ao cromossomo Y, e de fato todos os nove filhos de pais afetados em um heredograma publicado mostram a característica, enquanto as cinco filhas em ambas as gerações não são afetadas. Isto nos dá:

$$(1/2)^9 \times (1/2)^5 = (1/2)^{14} = \frac{1}{16.384}$$

Assim, a probabilidade de este heredograma ter ocorrido por acaso como uma característica autossômica dominante é de fato muito baixa. Há uma diferença importante, entretanto, do exemplo do raquitismo resistente à vitamina D. Outros heredogramas apresentando herança autossômica dominante são desconhecidos para este tipo de raquitismo, e todas as observações confirmam a localização deste gene no cromossomo X. No ceratoma dissipado de Brauer, por outro lado, foram observadas algumas famílias que apresentam fenótipos muito semelhantes com uma herança claramente autossômica dominante. É portanto provável que o heredograma descrito tenha sido selecionado de um número desconhecido de observações devido à sua transmissão peculiar. O cálculo é enganador, pois o "universo" do qual esta amostra de observações foi obtida (todos os heredogramas com o mesmo fenótipo) é muito maior (e mal definido), e a amostra é tendenciosa. A característica parece ser autossômica-dominante.

Um outro exemplo de erro, mais óbvio, na definição da amostra é o da mãe, já citada, que não queria ter um filho chinês.

4.3.3 Testes de Proporção de Segregação Sem Tendenciosidade de Averiguação: Herança Co-dominante

Além destes casos limitantes, o cálculo das probabilidades exatas de algumas famílias ou grupos de famílias é geralmente impraticável. Portanto, são usados métodos estatísticos baseados ou em parâmetros da distribuição "normal", o que é uma boa aproximação da distribuição binomial (testes paramétricos), ou se derivam diretamente de raciocínio probabilístico (testes não-paramétricos). Um método que é especialmente adequado para comparações genéticas é o teste do χ^2. Isto nos possibilita comparar as freqüências de observações em duas ou mais classes discretas com suas expectativas. A forma mais usual é:

$$\chi^2 = \Sigma \frac{(E - O)^2}{E}$$

(E = número esperado; O = número observado). No heredograma de Farabee com a herança dominante (Seção 4.1.2), existem 36 crianças afetadas e 33 não afetadas de pais afetados. Com a herança dominante, E é 1/2 de todas as crianças, ou seja, 34,5:

$$\chi_1^2 = \frac{(36 - 34,5)^2}{34,5} = \frac{(33 - 34,5)^2}{34,5} = 0,13$$

A probabilidade p de um desvio igual ou menor que o esperado pode ser obtida em uma tabela de χ^2 para um grau de liberdade. O número de graus de liberdade indica de quantos modos diferentes as freqüências nas classes diferentes podem ser mudadas sem alterar o número total de observações. Neste caso, o conteúdo da classe 2, não afetada, é inequivocamente fixo pelo conteúdo da classe 1. Logo, o número de graus de liberdade é 1. Em geral, o número de graus de liberdade é igual ao número de classes menos 1.

Um segundo exemplo é obtido do modo co-dominante de herança (Seção 4.1.2). O Quadro 4.1 resume os dados da família de Wiener sobre os tipos de grupo sangüíneo MN. As proporções de segregação resultantes são compatíveis com a hipótese genética? Neste problema, as reproduções MM × MM, MM × NN, e NN × NN não nos dão informações. As expectativas nas reproduções MM × MN e NN × MN são de 1:1, na reprodução MN × MN de 1:2:1. Isto nos leva ao Quadro 4.8 para o teste de χ^2: Para 4 graus de liberdade, veremos na tabela de χ^2: $p = 0,75$. Esta é uma boa concordância com a expectativa.

Dominância. Esta situação torna-se ligeiramente mais complicada quando um alelo é dominante e o outro recessivo. Este é o caso, por exemplo, do sistema sangüíneo ABO. Aqui o fenótipo A consiste nos genótipos AA e AO. As proporções de segregação esperadas entre a prole diferem. Alguns dos genitores heterozigotos AO podem ser reconhecidos, por exemplo, nas reproduções com parceiros O pela observação de filhos O. Outros têm apenas filhos A por acaso. São necessários métodos estatísticos especiais para calcular as expectativas corretas e comparar as observações empíricas com estas expectativas [55a].

4.3.4 Teste de Proporções de Segregação: Características Raras

Tendenciosidades Principais. Se a condição examinada for rara, as famílias em geral não são avaliadas ao acaso. Começa com um "probando" ou "propósito", ou seja, uma pessoa que apresenta a condição. Isto leva a uma *tendenciosidade de averiguação* que deve ser corrigida. Ela pode ser de tipos diferentes, dependendo do modo pelo qual os pacientes são avaliados.

a) Seleção familiar ou truncada. Todas as pessoas que sofrem de uma doença específica em uma determinada população em uma determinada época (ou dentro de um certo limite de tempo) são avaliadas. Os pacientes individuais são avaliados independentemente uns dos outros, ou seja, um segundo caso em uma família sempre seria encontrado. Tal avaliação truncada é possível, por exemplo, se a condição sempre levar a um tratamento médico e todos os médicos relatarem cada caso a um centro de registro, como quando um instituto faz

Quadro 4.8 Comparação entre os dados de segregação esperados e observados nos dados de MN de Wiener e cols. (1953) Quadro 4.1 [77]

Tipo reprodutivo	MM	MN	NN	χ^2	Graus de liberdade
MM × MN	$\frac{(499-486)^2}{486}$	$\frac{(473-486)^2}{486}$	—	0,6955	1
MN × MN	$\frac{(199-200)^2}{200}$	$\frac{(405-400)^2}{400}$	$\frac{(196-200)^2}{200}$	0,1475	2
MN × NN	—	$\frac{(411-396{,}5)^2}{396{,}5}$	$\frac{(382-396{,}5)^2}{396{,}5}$	1,0605	1

um estudo epidemiológico. Como regra, a coleta de casos que se aproxima da totalidade só é possível em estudos *ad hoc* de pesquisadores especialistas em uma condição ou grupo de condições.

Aqui, a tendenciosidade de avaliação é causada exclusivamente pelo fato de que só são avaliadas as proles que contenham pelo menos um paciente. Como notado acima, entretanto, (Seção 4.3.3), isto exclui todas as proles nas quais não ocorreram indivíduos afetados apenas por acaso. Se o número esperado é:

$$\sum_s q^s n_s \qquad (4.2)$$

(s = número de irmãos/prole; p = proporção de segregação; $q = 1 - p$; n_s = número de proles do tamanho s). Nos distúrbios recessivos, p = 0,25. Quanto menor o tamanho médio da prole, maior é o desvio da proporção de 3:1 nas famílias avaliadas.

b) Seleção múltipla incompleta (de probando); seleção isolada como caso limitante. É raro que todas as pessoas em uma população sejam avaliadas. Freqüentemente um estudo começa, por exemplo, com todos os pacientes em uma população hospitalar que tem uma determinada condição. Aqui deve ser considerada uma tendenciosidade adicional: os membros mais afetados de uma prole têm maior chance de serem representados na amostra. Esta tendenciosidade causa um excesso sistemático de pessoas afetadas, que é adicionado ao excesso causado pela seleção truncada, como explicado acima.

Koller, em 1940 [35], deu um exemplo simples que demonstra a natureza deste excesso. Suponhamos que os probandos sejam avaliados durante o exame de apenas um grupo de um ano. A população compreende um número de famílias com três crianças, nas quais pelo menos uma tem a doença, e uma delas é membro do grupo anual. A avaliação da família depende da presença de uma criança afetada no grupo anual examinado. Logo, são avaliadas todas as famílias com três crianças afetadas, mas apenas dois terços das famílias com dois afetados e um terço daquelas com apenas uma afetada.

Os métodos de correção descritos abaixo são confiáveis apenas se a probabilidade de avaliação de proles consecutivas for independente da avaliação da primeira. Em um exame de conscritos, como descrito acima, este pode ser o caso. A maioria dos estudos, entretanto, começa com uma população hospitalar ou algum outro grupo de pessoas sob tratamento médico. Aqui, segundo a experiência geral, os filhos subseqüentemente afetados são muito mais freqüentemente levados ao hospital quando outro filho foi bem-sucedidamente tratado. Entretanto, o oposto também é possível. Becker, em 1953 [2], por exemplo, coletou todos os casos de distrofia muscular de Duchenne recessiva ligada ao X em uma área restrita do sudoeste da Alemanha. Ele teve um bom motivo para pensar que a avaliação tinha sido completa para esta área. Entretanto, os irmãos que desenvolveram distrofia muscular como o segundo ou casos posteriores em suas famílias em geral não foram avaliados como probandos (através de hospitais e médicos) mas pelo primeiro probando na família. Em suas entrevistas com os genitores Becker descobriu o motivo. No caso do primeiro paciente na prole, os genitores geralmente consultaram um médico. Depois, contudo, eles descobriram que, a despeito dos exames e tentativas terapêuticas, o curso da doença não podia ser influenciado. Assim, eles evitaram levar um segundo filho ao hospital ou ao médico.

c) Além destas tendenciosidades, que podem ser estatisticamente corrigidas até um certo ponto, existem outras que não podem ser corrigidas. Freqüentemente, por exemplo, uma hipótese genética é discutida com base nas famílias amostradas da literatura. A experiência mostra que tais amostras geralmente levam a resultados razoáveis em distúrbios autossômicos dominantes e recessivos ligados ao X. As doenças autossômicas recessivas, entretanto, são mais difíceis de lidar. Famílias com um acúmulo enorme de proles afetadas têm chance maior de serem relatadas que as com apenas um ou dois membros afetados. Esta seleção por casos "interessantes" foi mais importante no início do século XX porque as famílias em geral tinham mais filhos. Além disso, as condições recessivas descobertas hoje em geral são interessantes também do ponto de vista clínico e bioquímico.

Estas tendenciosidades só podem ser evitadas pela publicação de todos os casos e por uma interpretação crítica dos dados da literatura. Uma boa corrreção estatística é impossível, pois tais tendenciosidades não têm uma direção simples e reprodutível.

Para resumir, o método da análise de segregação depende do modo pelo qual são avaliadas as famílias. O método de avaliação deve ser sempre descrito cuidadosamente. Acima de tudo, os probandos devem sempre ser indicados. Também é de interesse se o autor durante a coleta de casos estava ciente de qualquer tendenciosidade de averiguação.

Estas considerações mostram que a avaliação completa (truncada) de casos em uma população, e dentro de limites definidos de tempo, é o método ótimo de coleta de dados.

Métodos para Correção de Tendenciosidades. São possíveis dois tipos diferentes de correção: métodos de testes e métodos de estimativa.

Em um método de teste, os valores observados são comparados com os valores esperados, os quais foram corrigidos quanto a tendenciosidades de averiguação. O primeiro destes métodos de teste foi publicado por Bernstein em 1929 [35]. Ele corrige a seleção truncada. O número esperado de afetados E_r é:

$$E_r = sn_s \frac{p}{1 - q^s} \tag{4.3}$$

em todas as proles de tamanho n (definição dos símbolos como na Eq. 4.2). Um método semelhante de teste também pode ser usado para a seleção do probando.

Os métodos de teste respondem a uma pergunta específica: as proporções observadas se ajustam aos valores esperados de acordo com uma determinada hipótese genética?

Em muitos, senão na maioria dos casos, a questão é mais geral: Qual a proporção de segregação não-tendenciosa da prole observada? Este é um problema de estimativa. O método mais antigo foi publicado em 1912 por Weinberg [71], e foi chamado de método de irmão. Começando com cada irmão afetado, é determinado o número de afetados e não afetados entre as proles. Este método é adequado para a "seleção truncada", ou seja, quando cada pessoa afetada é, ao mesmo tempo, um probando. O método de irmão é o caso-limite do "método do probando" usado quando as famílias são averiguadas por seleção incompleta de múltiplos probandos. É contado o número de irmãos afetados e não afetados, começando com cada probando. Um caso limitante é a seleção isolada. Aqui cada prole tem apenas um probando, e a contagem é feita uma vez entre os irmãos.

Estas estimativas convergem com o aumento do tamanho da amostra para o parâmetro p, a verdadeira proporção de segregação. Elas são *consistentes*. Foi logo percebido, entretanto, que elas não são totalmente *eficientes*, exceto para o caso limitante de seleção isolada, ou seja, elas não fazem um uso ótimo da informação disponível. Portanto, foram propostas melhoras por vários autores. Hoje tais métodos simples não são mais usados. Além disso, os problemas a serem resolvidos pela análise de segregação em geral são mais complexos. Por exemplo, as famílias a serem estudadas podem ser uma mistura de tipos genéticos com vários modos de herança. Pode haver admissão de casos "esporádicos", devidos ou a uma mutação nova ou a fatores ambientais. A penetrância pode ser incompleta, ou o modelo simples de uma forma monogênica de herança pode ser inadequado para explicar a agregação familiar, e deve-se usar um modelo genético multifatorial (para as bases conceituais de tais modelos, veja o Cap. 6). Hoje estão disponíveis programas de computação para fazer tais análises. Eles estão disponíveis seja nas instituições de seus autores ou por uma rede internacional de programas (Internet). Alguns deles também oferecem programas para comparar as previsões de vários modelos genéticos. Para detalhes veja o Apêndice 3.

4.3.5 Discriminação das Entidades Genéticas: Heterogeneidade Genética

É uma experiência comum em genética clínica que fenótipos idênticos ou semelhantes sejam causados por uma variedade de genótipos. A divisão de um grupo de pacientes com uma determinada doença em subgrupos menores mas geneticamente mais uniformes tem sido um tópico importante de pesquisa na genética médica das décadas recentes. Freqüentemente, tal análise de heterogeneidade é outro aspecto da aplicação do paradigma de Mendel (Seção 6.1.1.6) e suas conseqüências: levando a análise genética através de níveis diferentes cada vez mais para perto da ação gênica.

À primeira vista parece que, com os modernos métodos biológicos, a discriminação das entidades genéticas em campos descritivos, ou seja, no nível clínico do fenótipo, não teria mais interesse. Em nossa opinião, entretanto, os conhecimentos da variabilidade fenotípica das doenças genéticas nos humanos são necessários por muitos motivos:

a) Tais conhecimentos fornecem hipóteses eurísticas para a aplicação sistemática de métodos mais penetrantes da bioquímica, biologia molecular, imunologia, micromorfologia e outros campos.
b) O tratamento em geral depende da manipulação do distúrbio gênico bioquímico e fisiopatológico de uma determinada doença.
c) Precisamos de uma compreensão da carga genética da população humana.
d) São necessários melhores dados para muitas de nossas tentativas em compreender os problemas das mutações espontâneas e induzidas.

Análise Genética da Distrofia Muscular como um Exemplo. Um grupo de doenças no qual a análise que usa o fenótipo clínico com o modo de herança provou ser bem-sucedido é o das distrofias musculares. Estas condições têm em comum uma tendência a diminuir a regeneração muscular, incapacitando os pacientes afetados, que ao final morrem por insuficiênia respiratória. Existem grandes diferenças na idade de início, na localização dos primeiros sinais de fraqueza muscular, na progressão dos sintomas clínicos e no modo de herança. Estes critérios foram usados por geneticistas médicos para chegar à seguinte classificação das distrofias musculares:

I. Distrofias musculares ligadas ao X
  1. Tipo grave (Duchenne) (310 200)
  2. Tipo benigno ou juvenil (Becker) (310 100)
  3. Tipo benigno com contratura precoce (Cestan-Lejonne e Emery-Dreifuss) (310 300)
  4. Tipo letal hemizigoto (Henson-Muller-de Myer) (309 950)

II. Distrofia autossômica dominante
  Tipo facio-escápulo-umeral (Erb-Landouzy-Déjérine) (158 900)

III. Distrofias musculares autossômicas recessivas
  1. Tipo infantil
  2. Tipo juvenil
  3. Tipo adulto
  4. Tipo cintura do ombro

Esta classificação é baseada em muitos relatos de várias populações e, para as variantes mais raras, em relatos de heredogramas. Ela não inclui heredogramas nos quais os membros afetados apresentam envolvimento apenas de partes restritas do sistema muscular, tais como os tipos distais e ocular. As miopatias congênitas também foram excluídas. Os principais critérios de discriminação são óbvios pelos termos descritivos usados na classificação. Para detalhes, veja Becker [3]. No momento, são conhecidas várias mutações do gene de distrofia ligado ao X no nível molecular que levaram aos tipos Duchenne e Becker (Seção 9.4). O gene para a doença de Emery-Dreyfus foi localizado distalmente em Xq28. Este gene e os outros ainda estão aguardando caracterização molecular.

Estatística Multivariada. A mente humana crítica é um excelente discriminador. Entretanto, os métodos estatísticos para identificar subgrupos dentro de uma população, com base em características múltiplas, estão disponíveis (estatística multivariada). Tais métodos também podem ser aplicados ao problema de fazer discriminação de entidades genéticas mais objetivas.

4.3.6 Condições sem Modo Simples de Herança

Os métodos discutidos até agora são usados principalmente para a análise genética de condições que, conforme se imagina, seguem um modo simples de herança. Em muitas doenças, entretanto, especialmente em algumas que são tanto graves quanto freqüentes, existem problemas:

a) O diagnóstico da condição pode ser difícil. Existem casos limítrofes. Dito mais formalmente: a distribuição de afetados e não-afetados na população não é uma alternativa clara (exemplos: esquizofrenia; hipertensão; diabetes).
b) É sabido de vários pesquisadores, inclusive estudos de gêmeos, que a condição não é inteiramente genética, mas que fatores ambientais influenciam a manifestação (exemplo: declínio do diabetes em países europeus durante e após a Segunda Guerra Mundial).
c) A condição é tão freqüente que o agrupamento de pacientes afetados em algumas famílias deve ser esperado simplesmente por acaso (exemplos: alguns tipos de câncer).
d) Pode-se concluir de nossos conhecimentos de mecanismos patogênicos que a condição não é uma doença única mas sim um complexo de sintomas comuns a várias causas diferentes (exemplo: epilepsia). De fato, está ficando aparente que diagnósticos como de hipertensão e diabetes englobam grupos de doenças heterogêneas.

Em nenhum destes casos, pode-se esperar que uma análise genética que começa pelo fenótipo leve a modos simples de herança (para uma discussão mais completa, veja o Cap. 6). Entretanto, para muitas destas condições, surgem duas perguntas de importância prática:

1. Qual o risco de os parentes de vários graus serem afetados? É maior que o da média da população?
2. Qual a contribuição dos fatores genéticos para a doença? Sob que condições a doença se manifesta?

A agregação familiar pode ser avaliada pelo cálculo de dados empíricos de risco. Os estudos de gêmeos e as comparações de incidência entre parentes e probandos com os da população geral são necessários para responder às perguntas discutidas na Seção 6.3. Aqui, discutiremos os dados de risco.

Dados de Risco Empírico. A expressão "risco empírico" é usada em oposição a "risco teórico", como esperado pelas regras mendelianas em condições com modos simples de herança. Os métodos iniciais foram desenvolvidos amplamente pela escola de Munique da genética psiquiátrica na década de 20 com o fim de obter dados de risco para doenças psiquiátricas.

O conceito básico é examinar uma amostra suficientemente grande de pacientes afetados e seus parentes. A partir deste material, são calculados dados não-tendenciosos para classes definidas de parentes. Estes dados são usados para prever os riscos dos parentes em casos futuros. Este enfoque traz implícita a suposição de que os dados de risco são geralmente constantes "no espaço e no tempo", ou seja, entre várias populações e sob condições variáveis dentro da mesma população. Considerando as mudanças ambientais que influenciam a ocorrência de muitas doenças como o diabetes, esta suposição não é necessariamente verdadeira, mas é útil como uma primeira abordagem.

O enfoque pode ser ampliado para incluir a questão de se duas condições A e B têm um componente genético comum, levando a um aumento de ocorrência de pacientes com a doença A entre parentes próximos de pacientes com a doença B.

Seleção e Exame de Probandos e suas Famílias. Nas condições que têm modos simples de herança, a seleção de probandos é geralmente direta. Os modos de avaliação são discutidos na Seção 4.3.4. Para estudo de riscos empíricos aplica-se as mesmas regras. Em condições bastante freqüentes, a avaliação completa dos casos em uma população raramente, se alguma, é factível e também é desnecessária nestas investigações. Na maioria das situações, pode ser usada uma amostra definida de probandos, tais como todos os casos que chegam a um certo hospital pela primeira vez durante um período de tempo predefinido. O modo de averiguação é a seleção isolada, ou bem próximo disso. Este enfoque simplifica a correção da tendenciosidade de averiguação entre os irmãos dos probandos. Os dados de risco empírico podem ser calculados contando-se os afetados e não-afetados entre os irmãos, excluindo o probando. Os dados de risco entre crianças avaliadas através da geração parental não estão distorcidos e não precisam de correção.

Freqüentemente, as categorias diagnósticas não são claramente definidas. Nestes casos, os critérios para se aceitar uma pessoa como probando devem ser antecipadamente bem definidos, e todas as possíveis tendenciosidades de seleção devem ser consideradas. Existem casos mais graves normalmente admitidos ao hospital selecionados para o estudo? Os pacientes selecionados são de algum grupo social ou étnico em particular? Existem outras tendenciosidades que possam influenciar a comparabilidade dos resultados? Amostras genuinamente não-tendenciosas dificilmente estão disponíveis, mas as tendenciosidades devem ser conhecidas. Mais importante, tais tendenciosidades devem ser independentes do problema a ser estudado. Por exemplo, seria um erro considerar apenas pacientes que tenham parentes de forma semelhante afetados.

A meta do exame é obter o máximo de informações precisas sobre os probandos e suas famílias. Entretanto, os métodos para atingir esta meta variam. A experiência clínica e o estudo de publicações de levantamentos similares são úteis.

Uma vez que o probando e sua família são avaliados, os parentes devem ser anotados o mais completamente possível, e obtida a informação sobre sua condição de saúde. Aqui, o exame pessoal pelo pesquisador e a informação histórica fornecida pelos pacientes e seus parentes são indispensáveis. Tais dados devem ser registrados no hospital, bem como os estudos laboratoriais e radiológicos. Mesmo os resultados dos exames clínicos devem ser vistos com ceticismo, pois nem todos os médicos são igualmente informados e cuidadosos, e os documentos oficiais, como atestados de óbito, em geral não são confiáveis quanto aos critérios diagnósticos.

Na maioria dos casos, a determinação dos dados de risco genético responde à pergunta de se o risco é maior que o da média da população. Às vezes os dados adequados da incidência e/ou prevalência de toda a população na qual é feito o estudo, ou uma muito similar, são variáveis. Mais freqüentemente que não, entretanto, deve ser examinada uma série-controle com os mesmos critérios usados para as populações em teste. Se possível, o exame de controles normais e seus parentes deve ser feito de modo "cego". Os examinadores devem desconhecer se as pessoas estudadas vêm do grupo de pacientes ou do controle. É uma boa idéia usar controles pareados, ou seja, examinar para cada paciente uma pessoa controle pareada em todos os critérios, mas não relacionada à condição investigada (tal como idade, sexo, origem étnica, etc.).

Avaliação Estatística, Correção de Idade. Em condições que se manifestam ao nascimento, tais como malformações congênitas que afetam as partes visíveis do corpo, outros cálculos são diretos: o risco empírico para crianças é dado pela proporção de afetados na amostra. Em muitos casos, entretanto, o início ocorre durante a vida mais tardia, e o período de risco pode ser ampliado. Aqui a pergunta é: Qual é o risco de uma pessoa ser afetada pela condição, uma vez que viva além do período de manifestação? Os métodos apropriados de correção de idade foram extensamente discutidos na literatura anterior [35]. Um muito usado é o "método abreviado" de Weinberg. Primeiro, o período de manifestação é definido com base em uma amostra suficientemente grande (em geral maior que a amostra do próprio estudo). Então, todos os parentes que saíram do estudo antes da idade de manifestação são excluídos. A saída pode ter sido por uma variedade de motivos: morte, perda de contato devido a mudança de residência, ou término do estudo. Todas as pessoas que saem durante a idade de manifestação são contadas como metade, e todas as que sobrevivem além da idade limite superior de manifestação são contadas por inteiro.

Exemplo. Entre filhos de esquizofrênicos, 50 foram afetados e 200 não o foram. Destes, 100 atingiram a idade de 45 anos e 100 estão entre as idades de 15 e 45 anos (a idade de manifestação para a grande maioria dos casos de esquizofrenia).

Logo, o número correto de não-afetados é: $200 - 1/2 \times 100 = 150$. O risco empírico é:

$$\frac{50}{150 + 50} = 25\%$$

O Capítulo 16 lida em detalhe com problemas práticos, tomando como exemplos a esquizofrenia e os distúrbios afetivos.

Dados de Risco Teórico Derivados de Estimativa de Herdabilidade? Existem sugestões de que os dados de risco empírico devam ser substituídos por dados de risco teórico computados das estimativas de herdabilidade para o modelo multifatorial (Seção 6.1.1.4), após terem sido encontrados dados que concordam com as expectativas de tal modelo. Isto pode ser feito quando os dados são comparados com um modelo simples de dois alelos. Tais estimativas de herdabilidade podem ser obtidas comparando a incidência da condição na população geral com a de determinadas categoriais de parentes, por exemplo, irmãos ou, com cautela, de dados de gêmeos. Na teoria, o método permite a inclusão de efeitos ambientais, por exemplo maternos. Sua desvantagem, entretanto, é que depende criticamente da suposição de que o modelo genético se ajusta suficientemente bem à situação real. Como o modelo genético escolhido pode não se aplicar aos dados disponíveis, há um risco de que o enfoque estatístico sofisticado sugira um alto grau espúrio de precisão dos resultados.

Conclusões

A transmissão de características determinadas por genes únicos, incluindo doenças hereditárias, segue as leis mendelianas. Os modos de herança autossômico dominante, autossômico recessivo, e ligado ao X podem ser identificados com base na localização dos genes mutantes em autossomos ou no cromossomo X, e observando-se a distinção fenotípica entre homozigotos e heterozigotos. As mutações no DNA mitocondrial são transmitidas da mãe para todos os filhos. Os desvios do esquema mendeliano de transmissão podem ocorrer em conseqüência do "*imprinting* genômico", onde a origem parental da mutação determina o fenótipo. A "antecipação", com uma idade mais cedo de início em gerações sucessivas, pode ter sua origem em mutações instáveis. As freqüências genotípicas nas populações seguem a lei de Hardy-Weinberg, que pode ser usada para avaliar as freqüências gênicas. Em características raras, tais como as da maioria das doenças hereditárias, os heredogramas em geral surgem a partir de indivíduos afetados e seus irmãos. Quando tais heredogramas são usados para calcular as proporções de segregação mendeliana, as "tendenciosidades de averiguação" resultantes em favor de pessoas afetadas devem ser corrigidas por meio de métodos estatísticos apropriados.

Bibliografia

1. Aicardi J, Chevriee JJ, Rousselie F (1969) Le syndrome spasmes en flexion, agénésie calleuse, anomalies choriorétiniennes. Arch Fr Pediatr 26 : 1103-1120
2. Becker PE (1953) Dystrophia musculorum progressiva. Thieme, Stuttgart
3. Becker PE (1972) Neues zur Genetik und Klassifikation der Muskeldystrophien. Hum Genet 17 : 1-22
4. Becker PE (ed) (1964-1976) Humangenetik. Ein kurzes Handbuch in fünf Bänden. Thieme, Stuttgart
5. Bell J (1934) Huntington's chorea. Treasury of human inheritance 4. Galton Laboratory
6. Bennett T (1975) The T-locus of the mouse. Cell 6 : 441-454
7. Bernstein F (1925) Zusammenfassende Betrachtungen über die erblichen Blutstrukturen des Menschen. Z Induktive Abstammungs Vererbungslehre 37 : 237
8. Bhende YM, Deshpande CK, Bhata HM, Sanger R, Race RR, Morgan WTJ, Watkins WM (1952) A "new" blood-group character related to the ABO system. Lancet 1 : 903-904
9. Brook JD, McCurrach ME, Harley HG et al (1992) Molecular basis of myotonic dystrophy. Cell 68 : 799-808
10. Carney G, Seedburgh D, Thompson B, Campbell DM, MacGillivray I, Timlin D (1979) Maternal height and twinning. Ann Hum Genet 43 : 55-59
11. Ceppellini R, Dunn LC, Turri M (1955) An interaction between alleles at the Rh locus in man which weakens the reactivity of the Rho factor (Du). Proc Natl Acad Sci USA 41 : 283-288
12. Cuénot L (1905) Les races pures et leurs combinaisons chez les souris. Arch Zool Exp Genet 3 : 123-132
13. De Vries DD, de Wijs IJ, Wolff G et al (1993) X-linked myoclonus epilepsy explained as a maternally inherited mitochondrial disorder. Hum Genet 91 : 51-54
14. Dorn H (1959) Xeroderma pigmentosum. Acta Genet Med Gemellol (Roma) 8 : 395-408
15. Farabee (1905) Inheritance of digital malformations in man. In: Papers of the Peabody Museum for American Archeology and Ethnology, vol 3. Harvard University Press, Cambridge/MA, p 69
16. Feller W (1970/71) An introduction to probability theory and its applications, 2 nd edn. Wiley, New York
17. Fleischer B (1918) Über myotonische Dystrophie mit Katarakt. Grafes Arch Ophthalmol 96 : 91-133
18. Fu Y-H, Pizzuti A, Fenwick RG et al (1992) An unstable triplet repeat in a gene related to myotonic dystrophy. Science 255 : 1256-1258
19. Fuhrmann W, Stahl A, Schroeder TM (1966) Das oro-facio-digitale Syndrom. Humangenetik 2 : 133-164
20. Gartler SM, Francke U (1975) Half chromatid mutations: Transmission in humans? Am J Hum Genet 27 : 218-223
21. Gaul LE (1953) Heredity of multiple benign cystic epithelioma. Arch Dermatol Syph 68 : 517

22. Gerard G, Vitrac D, Le Pendu J, Muller A, Oriol R (1982) H-deficient blood groups (Bombay) of Reunion island. Am J Hum Genet 34 : 937-947
23. Goldfarb LG, Petersen RB, Tabatan M et al (1992) Fatal familial insomnia and familial Creutzfeldt-Jakob disease: disease phenotype determined by a DNA polymorphism. Science 258 : 806-808
24. Hadorn E (1955) Developmental genetics and lethal factors. Wiley, London
25. Haldane JBS (1941) The relative importance of principal and modifying genes in determining some human diseases. J Genet 41 : 149-157
26. Hardy GH (1908) Mendelian proportions in a mixed population. Science 28 : 49-50
27. Harley HG, Rundle SA, Reardon W et al (1992) Unstable DNA sequence in myotonic dystrophy. Lancet 339 : 1125-1128
28. Harper PS (ed) (1991) Huntington's disease. Saunders, London
29. Harper PS (1992) The epidemiology of Huntington's disease. Hum Genet 89 : 365-376
30. Harris H (1948) A sex-limiting modifying gene in diaphyseal aclasis (multiple exostoses). Ann Eugen 14 : 165-170
31. Harris H (1980) The principles of human biochemical genetics, 4 th edn. North-Holland, Amsterdam
32. Haws DV, McKusick VA (1963) Farabee's brachydactylous kindred revisited. Johns Hopkins Med J 113 : 20-30
33. Huoponen K, Lamminen T, Juvonen V et al (1993) The spectrum of mitochondrial DNA mutations in families with Leber hereditary optical neuroretinopathy. Hum Genet 92 : 379-384
34. Klein D (1958) La dystrophie myotonique (Steinert) et la myotonie congénitale (Thomsen) en Suisse. J Genet Hum 7 [Suppl]
35. Koller S (1940) Methodik der menschlichen Erbforschung. II. Die Erbstatistik in der Familie. In: Just G, Bauer KH, Hanhart E, Lange J (eds) Methodik, Genetik der Gesamtperson. Springer, Berlin, pp 261-284 (Handbuch der Erbbiologie des Menschen, vol 2)
36. Kuhn TS (1962) The structure of scientific revolutions. University of Chicago Press, Chicago
37. Landsteiner K (1900) Zur Kenntnis der antifermentativen, lytischen und agglutinierenden Wirkungen des Blutserums und der Lymphe. Zentralbl Bakteriol 27 : 357-362
38. Lenz W (1961) Zur Genetik der Incontinentia pigmenti. Ann Paediatr (Basel) 196 : 141
39. Lenz W (1975) Half chromatid mutations may explain incontinentia pigmenti in males. Am J Hum Genet 27 : 690-691
40. Lenz W (1983) Medizinische Genetik, 6 th edn. Thieme, Stuttgart
41. McKusick VA (1995) Mendelian inheritance in man, 11 th edn. Johns Hopkins University Press, Baltimore
42. Milch RA (1959) A preliminary note of 47 cases of alcaptonuria occurring in 7 interrelated Dominical families, with an additional comment on two previously reported pedigrees. Acta Genet (Basel) 9 : 123-126
43. Mohr OL, Wriedt C (1919) A new type of hereditary brachyphalangy in man. Carnegie Inst Publ 295 : 1-64
44. Mühlmann WE (1930) Ein ungewöhnlicher Stammbaum über Taubstummheit. Arch Rassenbiol 22 :181-183
45. Ollendorff-Curth (1958) Arch Derm Syph 77 : 342
46. Ott J (1977) Counting methods (EM algorithm) in human pedigree analysis. Linkage and segregation analysis. Ann Hum Genet 40 : 443-454
47. Pauli RM (1983) Editorial comment: dominance and homozygosity in man. Am J Med Genet 16 : 455-458
48. Pearson K (1904) On the generalized theory of alternative inheritance with special references to Mendel's law. Philos Trans R Soc [A] 203 : 53-86
49. Penrose LS (1947/49) The problem of anticipation in pedigrees of dystrophia myotonica. Ann Eugen 14 : 125-132
50. Pola V, Svojitka J (1957) Klassische Hämophilie bei Frauen. Folia Haematol (Leipz) 75 : 43-51
51. Race RR, Sanger R (1975) Blood groups in man, 6 th edn. Blackwell, Oxford
52. Reed TE, Neel JV (1959) Huntington's chorea in Michigan. II. Selection and mutation. Am J Hum Genet 11 :107
53. Reik W (1989) Genomic imprinting and genetic disorders in man. Trends Genet 5 : 331-336
54. Scriver CR, Beaudet AL, Sly WS, Valle D (eds) (1989) The metabolic basis of inherited disease, 6 th edn. McGraw-Hill, New York
55. Siemens HW (1925) Über einen, in der menschlichen Pathologie noch nicht beobachteten Vererbungsmodus: dominant geschlechtsgebundene Vererbung. Arch Rassenbiol 17 : 47-61
55a. Smith CAB (1956/7) Counting methods in genetical statistics. Ann Hum Genet 21 : 254-276
56. Smith CAB (1970) A note on testing the Hardy-Weinberg law. Ann Hum Genet 33 : 377
57. Snyder LF, Doan CA (1944) Is the homozygous form of multiple teleangiectasia lethal? J Lab Clin Med 29 : 1211-1216
58. Stern C (1957) The problem of complete Y-linkage in man. Am J Hum Genet 9 : 147-165
59. Stevens WL (1950) Statistical analysis of the ABO blood groups. Hum Biol 22 : 191-217
60. Stocks P, Barrington A (1925) Hereditary disorders of bone development. Treasury of human inheritence 3, part 1
61. Stoffel M, Froguel P, Takeda J et al (1992) Human glucokinase gene: isolation, characterization and identification of two missense mutations linked to early-onset non-insulin dependent (type 2) diabetes melitus. Proc Natl Acad Sci USA 89 : 7698-7702
62. Timoféef-Ressovsky NW (1931) Gerichtetes Variieren in der phänotypischen Manifestierung einiger Generationen von Drosophila funebris. Naturwissenschaften 19 : 493-497
63. Trevor-Roper PD (1952) Marriage of two complete albinos with normally pigmented offspring. Br J Ophthalmol 36 : 107
64. Von Dungern E, Hirszfeld L (1911) Über gruppenspezifische Strukturen des Blutes. III. Z Immunitatsforsch 8 : 526-562
65. Waardenburg PJ, Franceschetti A, Klein D (1961/1963) Genetics and ophthalmology, vols 1,2. Blackwell, Oxford
66. Wahlund S (1928) Zusammensetzung von Populationen und Korrelationserscheinungen vom Standpunkt der Vererbungslehre aus betrachtet. Hereditas 11 : 65-105
67. Wallace DC (1989) Report of the Committee on Human Mitochondrial DNA. Cytogenet Cell Genet 51 : 612-621
68. Wallace DC (1989) Mitochondrial DNA mutations and neuromuscular disease. Trends Genet 5 : 9-13
69. Wallace DC (1994) Mitochondrial DNA sequence variation in human evolution and disease. Proc Natl Acad Sci USA 91 : 8739-8746
70. Weinberg W (1908) Über den Nachweis der Vererbung beim Menschen. Jahreshefte des Vereins für vaterländische Naturkunde in Württemberg 64 : 368-382
71. Weinberg W (1912) Methoden und Fehlerquellen der Untersuchung auf Mendelsche Zahlen beim Menschen. Arch Rassenbiol 9 : 165-174
72. Welander L (1957) Homozygous appearance of distal myopathy. Acta Genet (Basel) 7 : 321-325
73. Wendt GG, Drohm D (1972) Die Huntingtonsche Chorea. Thieme, Stuttgart (Fortschritte der Allgemeinen und Klinischen Humangenetik, vol 4)
74. Wexler NS, Young AB, Tanzi RE et al (1987) Homozygotes for Huntington's disease. Nature 326 : 194-197
75. Wettke-Schöfer R, Kantner G (1983) X-linked dominant inherited diseases with lethality in hemizygous males. Hum Genet 64 : 1-23
76. Wiener AS (1943) Additional variants of the Rh type demonstrable with a special human anti-Rh-serum. J Immunol 47 : 461-465
77. Wiener AS, di Diego N, Sokol S (1953) Studies on the heredity of the human blood groups. I. The MN types. Acta Genet Med Gemellol (Rome) 2 : 391-398
78. Winters RW, Graham JB, Williams TF, McFalls VC, Burnett CH (1957) A genetic study of familial hypophosphatemia and vitamin D-resistant rickets. Trans Assoc Am Physicians 70 : 234-242
79. Zevani M, Serudei S, Gellera C et al (1989) An autosomal dominant disorder with multiple deletions of mitochondrial DNA starting at the D-loop region. Nature 339 : 309-311

Quadro 5.2 Desequilíbrio de ligação (associação gamética; de Svejgaard, 1975 [79])

Haplótipo			Freqüência (%)	
A	B	D	Observada	Esperada
A1	B8		9,8	2,1
A3	B7		5,4	2,1
	B8	Dw3	8,6	1,4
	B7	Dw2	3,9	1,8

As freqüências haplotípicas esperadas foram calculadas na suposição de ausência de associação.

Quadro 5.3 Associação de HLA-A1 e B8 em dinamarqueses não aparentados (Svejgaard e cols. 1975 [79])

	Números de indivíduos		Total
	$B8^+$	$B8^-$	
$A1^+$	376	235	611
$A1^-$	91	1.265	1.356
Total	467	1.500	1.967

O quadro geralmente é mostrado como abaixo:

Primeiro antígeno	Segundo antígeno	+/+ a	+/− b	−/+ c	−/− d	Total n
A1	B8	376	235	91	1.265	1.967

onde, por exemplo, +/− significa o número de indivíduos que possuem a primeira característica (A1) e não têm a segunda (B8).
O χ^2 é:

$$\chi_1^2 = \frac{(ad-bc)^2 N}{(a+b)(c+d)(a+c)(b+d)} = 699,4$$

correspondendo ao coeficiente de correlação:

$$r = \sqrt{\chi^2/n} = \sqrt{699,4/1.967} = 0,60$$

As freqüências gênicas para A1 e B8 podem ser calculadas pela fórmula de Bernstein:

$$p = 1 - \sqrt{1-\alpha}$$

(onde α é a freqüência do antígeno) sendo 0,170 e 0,127, respectivamente. O valor de Δ pode ser calculado pela fórmula

$$\Delta = \sqrt{\frac{d}{n}} - \sqrt{\frac{(b+d)(c+d)}{n^2}} = 0,077$$

Assim, a freqüência do haplótipo HLA-A1 B8 é

$$h_{A1,B8} = p_{A1}p_{B8} + \Delta\, A_{1,B8} = 0,170 \times 0,127 \times 0,077 = 0,099.$$

os loci de HLA-A e HLA-B observou-se que Θ é da ordem de grandeza de 0,008. Tomando como exemplo o desequilíbrio de ligação entre HLA-A1 e B8, foram encontrados valores de Δ de cerca de 0,06−0,1 em populações européias. Por outro lado, valores de Δ entre 0,01−0,02 não são estatisticamente significativos com tamanhos razoáveis de amostras. Portanto, é significativo examinar quantas gerações são necessárias para reduzir Δ de 0,1 por um fator de 5 para 0,02.

Usando o princípio de Jennings acima, obteremos:

$$(1 - \Theta)^n = (1 - 0,008)^n = 1/5;\ n \approx 200$$

Isto significa que Δ seria reduzido a um valor insignificante dentro de cerca de 200 gerações de reprodução aleatória, ou seja, 5.000 anos, tomando uma geração como sendo de cerca de 25 anos.

Este período é aproximadamente o tempo que a agricultura surgiu em partes do noroeste da Europa, e é certamente um tempo muito curto considerando o tempo de existência da espécie humana. O fato de que um Δ significativo possa ser diminuído em tão pouco tempo na ausência de seleção sugere pelo menos que esta combinação em particular de HLA-A1, B8 está sendo mantida em sua freqüência comparativamente alta por algum tipo de seleção interativa. Consideramos provavelmente que a seleção também explique alguns outros casos comuns de desequilíbrio de ligação e que o efeito da recente mistura de populações seja demonstrado como de menor importância. Alguns haplótipos parecem ter uma vantagem seletiva que os mantém mais freqüentes que outros. Esta vantagem seletiva, por outro lado, não pode ser diretamente relacionada a doenças para as quais tem sido demonstrada associação, pois elas são muito raras. Além disso, o início da maioria delas geralmente é retardado até após a idade da reprodução. As doenças infecciosas provavelmente foram as mais importantes forças seletivas para se manter o polimorfismo de MHC, bem como o desequilíbrio de ligação. Este tópico é discutido nas Seções 6.2.3; 12.1.2.

O Funcionamento Normal do Sistema. Os determinantes de HLA estão situados na superfície da célula e são antígenos fortes. Eles exibem o mais pronunciado polimorfismo dos genes conhecidos até agora em humanos, com abundante desequilíbrio de ligação. As associações de doenças foram mostradas entre os antígenos de HLA e doenças para as quais um mecanismo auto-imune já tinha sido previamente suspeito. Além disso, são conhecidos sistemas análogos em todos os outros mamíferos examinados até agora [1]. Finalmente, há uma íntima ligação com outros loci envolvidos na resposta imune. Todas estas evidências juntas são muito sugestivas de um sistema que regula o contato das células com seu ambiente. Nos últimos anos, esta função foi elucidada em detalhes (veja Seção 7.4). Estes genes são mediadores importantes da reação imune. Tais mecanismos de reconhecimento celular podem ser importantes no desenvolvimento embrionário e na diferenciação, especialmente quando presentes em apenas alguns tipos de células. Entretanto, tal hipótese não explicaria a vantagem seletiva do alto grau de polimorfismo neste sistema.

Outra função possível é a proteção contra infecções virais e bacterianas. O material antigênico de origem humana pode ser incorporado à membrana externa do vírus, ficando então menos reconhecível a outro hospedeiro humano. Entretanto, se o vírus contiver material de MHC de um indivíduo geneticamente diferente, ele é mais prontamente inativado pelo sistema imune. Tal mecanismo também explicaria por que o extremo polimorfismo do sistema MHC tem uma vantagem seletiva. Uma melhor elucidação do MHC nos ensinará muito sobre como o organismo faz sua interação com o ambiente. Este conhecimento é importante para nossa compreensão de como a seleção natural modelou nossa constituição genética no passado e como as recentes mudanças podem influenciá-la no futuro.

Para ampliar a base empírica de tal compreensão, entretanto, pode ser útil perguntar se existem outros exemplos na natureza

Os alelos de combinação parental pareciam se atrair ou se repelir. Bateson e cols. criaram os termos "acoplamento" para a primeira fase e "repulsão" para a última. Morgan, em 1910 [45], reconheceu que o acoplamento e a repulsão são dois aspectos do mesmo fenômeno (localização de dois genes no mesmo cromossomo ou em cromossomos homólogos). Ele criou o termo "ligação". O acoplamento ocorre quando os genes A e B estão situados no genitor duplo heterozigoto no mesmo cromossomo AB/ab, e a repulsão ocorre quando estão situados em cromossomos homólogos Ab/aB. Os termos *cis* e *trans* são usados mais freqüentemente para se referir a genes em acoplamento ou repulsão, respectivamente. Se a ligação for completa, só podem ocorrer dois tipos de prole. Mais freqüentemente, entretanto, todos os quatros tipos são encontrados, embora dois tipos em números menores. Morgan explicou este achado pela troca de trechos de cromossomos entre os homólogos durante o crossing over meiótico. Ele também reconheceu que a freqüência de crossing depende da distância entre dois loci gênicos em um cromossomo. Usando a análise recombinacional como instrumento analítico, ele e seus colaboradores foram bem-sucedidos em localizar um grande número de loci gênicos em *Drosophila* e em estabelecer mapas cromossômicos. Seus resultados foram confirmados no início da década de 30, quando Heitz, Bauer e Painter descobriram os cromossomos gigantes de alguns dípteros. Com este instrumento experimental, muitas localizações gênicas conhecidas por evidências indiretas puderam ser confirmadas por inspeção direta quando foram acompanhadas de uma pequena variação cromossômica estrutural. Neste meio tempo foram feitas análises em um grande número de espécies.

Ligação e Associação. Às vezes admite-se que os genes que estão ligados devem sempre mostrar uma certa associação na população, ou seja, que as combinações cromossômicas AB ou ab (acopladas) ocorram mais freqüentemente que as combinações Ab ou aB (repulsão). Entretanto, este não é o caso em uma população de reprodução aleatória. Mesmo que a ligação seja bem próxima, os crossings repetidos em muitas gerações causam todas as quatro combinações, AB, ab, Ab, e aB, aleatoriamente distribuídas a longo prazo. Como regra, a associação de características genéticas não indica ligação. Esta regra, entretanto, tem exceções. Algumas combinações de genes bem ligados de fato ocorrem mais freqüentemente que o esperado em uma distribuição aleatória. Tal "desequilíbrio de ligação" foi inicialmente postulado em humanos para os tipos sangüíneos Rhesus (Seção 5.2.4) e também foi provado para o complexo principal de histocompatibilidade (MHC), especialmente o sistema HLA (Seção 5.2.5) e para muitos polimorfismos de DNA. Ele já foi demonstrado para muitas mutações e polimorfismos de DNA vizinhos (Seção 12.1.3). O desequilíbrio de ligação pode ter três motivos:

1. A população em exame se originou de uma mistura de duas populações com freqüências diferentes dos alelos A,a e B,b, e o tempo passado desde a mistura das populações não foi suficiente para uma aleatoriedade completa.
2. Dois mutantes, por exemplo, marcadores de DNA, estão situados tão próximos que um número insuficiente de gerações ocorreu para separá-los por recombinação, uma vez que as mutações tenham ocorrido em um cromossomo.
3. Algumas combinações de alelos em loci gênicos ligados são mantidas em alta freqüência por seleção natural.

Estes problemas são discutidos em maior detalhe em conjunto com o sistema MHC (Seção 5.2.5), e na discussão da associação entre HLA e doença (Seção 6.2.3).

5.1.2 Análise de Ligação em Humanos

Observação Direta de Heredogramas. A análise de ligação pelos métodos clássicos em humanos é difícil porque não ocorrem reproduções dirigidas. Entretanto, o exame de alguns heredogramas pode nos fornecer informações. A ligação é excluída, por exemplo, se um dos genes examinados puder ser localizado no cromossomo X enquanto o outro em um autossomo. Do mesmo modo, há uma alta probabilidade de demonstrar uma ligação formal se ambos os genes estiverem no X. Mesmo neste caso, entretanto, a ligação formal pode não ser demonstrável, pois os loci podem estar tão distantes um do outro que o crossing over os separa. Considerações semelhantes se aplicam a genes situados em um determinado cromossomo autossômico. O termo sintenia refere-se a dois ou mais genes que estão situados no mesmo cromossomo, independentemente de poder ser demonstrada uma ligação formal. Um grande heredograma ou vários heredogramas pequenos podem ser examinados para se avaliar a extensão do crossing over. A Fig. 5.1a mostra um heredograma com daltonismo verde-vermelho (30 380, 30 390) e hemofilia. Os homens na prole em risco têm ambas as condições ou são normais. Os genes estão no estado de acoplamento (ou *cis*). O heredograma na Fig. 5.1b mostra o oposto. Aqui estes genes estão na fase de repulsão (ou *trans*).

Em alguns casos a ligação entre loci gênicos situados em um autossomo também pode ser estabelecida pela simples inspeção de um heredograma amplo. A Fig. 5.2 mostra um grande heredograma no qual a doença de Huntington se segrega juntamente com um polimorfismo de DNA da sonda G8 de *Hin*dIII [20]. Neste heredograma são observadas quatro variantes alélicas desta sonda, A, B, C, e D. O gene de Huntington invariavelmente se segrega junto com o alelo C. Uma mulher, VI 5 (seta) até agora não foi afetada pela doença de Huntington, mas ela será afetada mais tarde, pois seu pai (que não foi testado) não transmitiu um outro cromossomo que tenha o alelo C não ligado ao gene de Huntington. O heredograma aponta para uma estreita ligação entre o locus para este polimorfismo de DNA e o gene de Huntington. Alguns crossings em outros destes heredogramas foram detectados, e a fração de recombinação é de 4% ou menos. O exemplo deste heredograma mostra que a fase cromossômica dos alelos em dois loci (*cis* ou *trans*) freqüentemente pode ser avaliada com grande precisão mesmo em um grande heredograma e que os recombinantes podem ser identificados se (pelo menos)

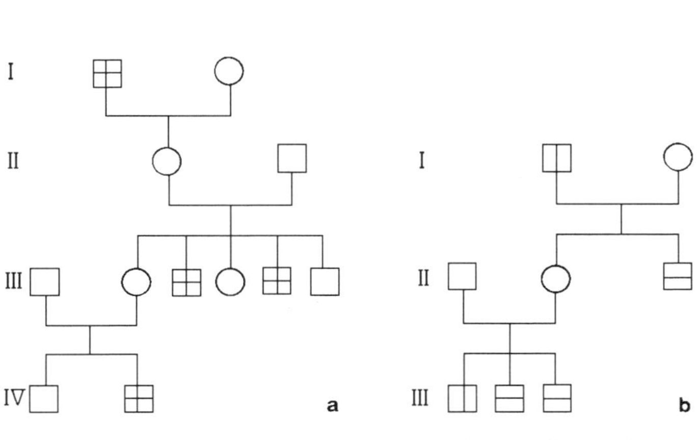

Fig. 5.1 a, b. Heredogramas de daltonismo verde-vermelho (⊟), hemofilia (◫), ou ambas as condições (⊞). **a** Ambos os genes anormais em acoplamento. (De Madlener 1928). **b** Em repulsão. (De Stern 1973 [77])

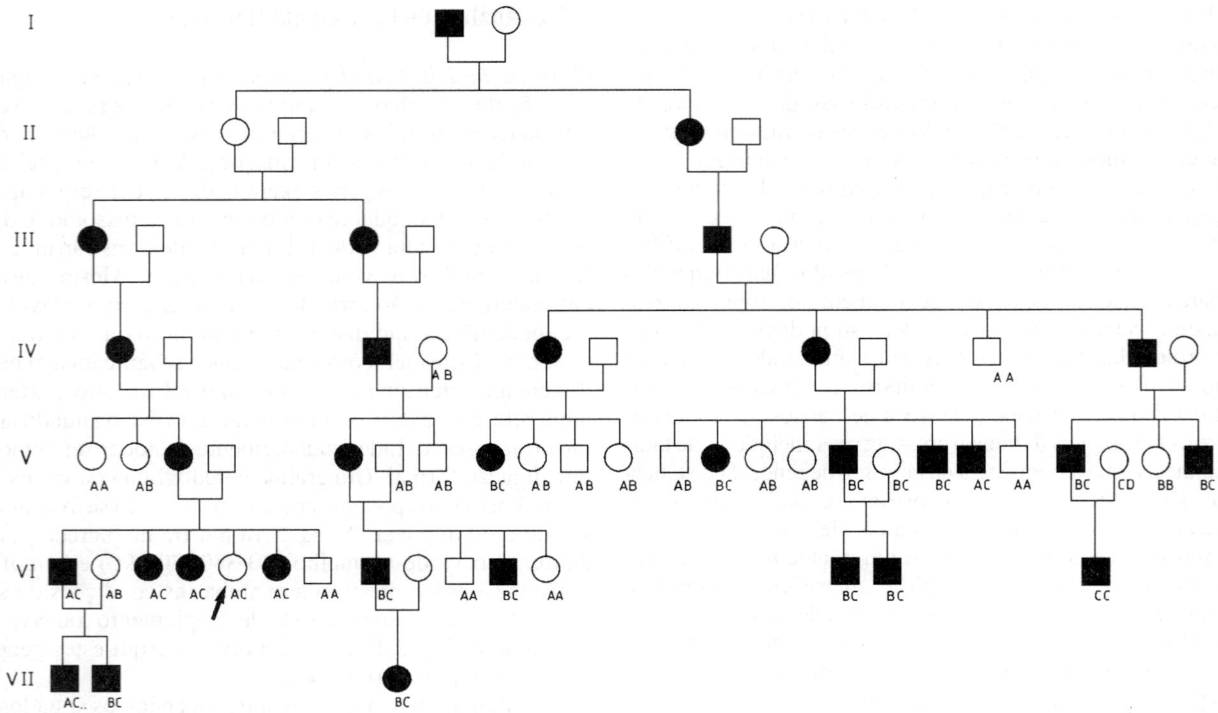

Fig. 5.2 Grande heredograma da Venezuela com doença de Huntington. *A, B, C*, Três "alelos" diferentes de um polimorfismo de DNA. O gene de Huntington é transmitido juntamente com o "alelo" C. Uma mulher, VI 5 (*seta*) até então não tinha sido afetada. Provavelmente será afetada mais tarde (veja texto). (De Gusella e cols., 1983 [19])

três gerações estiverem disponíveis para análise, e se existirem muitos irmãos.

Análise Estatística. Na maioria dos casos, a análise é mais difícil. Grandes heredogramas como o da Fig. 5.2 são excepcionais. A maioria das famílias disponíveis consiste em dois genitores e seus filhos. Aqui o problema é que a fase cromossômica geralmente é desconhecida: um duplo heterozigoto pode ser AB/ab (*cis*) ou Ab/aB (*trans*). Quando os alelos são distribuídos aleatoriamente na população (equilíbrio de ligação), os dois tipos são esperados em freqüências mais ou menos iguais: uma pessoa AB/ab forma células germinativas na proporção:

AB	Ab	aB	ab
$\frac{1-\Theta}{2}$	$\frac{\Theta}{2}$	$\frac{\Theta}{2}$	$\frac{1-\Theta}{2}$

enquanto um heterozigoto Ab/aB forma células germinativas na proporção:

AB	Ab	aB	ab
$\frac{\Theta}{2}$	$\frac{1-\Theta}{2}$	$\frac{1-\Theta}{2}$	$\frac{\Theta}{2}$

As expectativas para as células germinativas são, portanto, em qualquer caso:

AB	Ab	aB	ab
$\frac{1-\Theta}{2}$	$\frac{\Theta}{2}$	$\frac{\Theta}{2}$	$\frac{1-\Theta}{2}$

ou

$$\frac{\Theta}{2} \quad \frac{1-\Theta}{2} \quad \frac{1-\Theta}{2} \quad \frac{\Theta}{2}$$

que se adicionam para:

$$\tfrac{1}{4} \quad \tfrac{1}{4} \quad \tfrac{1}{4} \quad \tfrac{1}{4}$$

independentemente de Θ. Ainda serão mantidas se $\Theta = 0$ (muito próximo de ligação).

Todos os quatro tipos de células germinativas ocorrem com as mesmas freqüências, independentemente da probabilidade de recombinação Θ. A ligação não leva a nenhuma associação dos alelos A,B ou a,b na população (Exceção: desequilíbrio de ligação; Seção 5.2). Deve ser encontrado um outro critério para a ligação, um que seja independente da fase do duplo heterozigoto.

Tal critério seria a *distribuição* de crianças dentro das proles. Nas reproduções de pessoas AB/ab (fase *cis*), a maioria das crianças mostra as combinações alélicas de seus genitores. Nas reproduções Ab/aB (fase *trans*), a maioria das crianças apresenta estes alelos em uma nova combinação. Como estes desvios da distribuição aleatória dentro das proles pode ser medido e usado para estabelecer a ligação e determinar a probabilidade de recombinação? Bernstein, em 1931 [4], foi o primeiro a desenvolver tal método. Hoje ele foi substituído pelo método do "logaritmo das diferenças" (*lod scores*) desenvolvido por Haldane e Smith (1947) [22] e Morton [43-46], e é geralmente usado para se avaliar a ligação. Seu princípio pode ser descrito do seguinte modo:

Calcula-se a probabilidade P_2 de os dados famíliares observados se ajustarem ao comportamento de dois loci sob total recombinação sem nenhuma ligação, e do mesmo modo estima-se para várias famílias a probabilidade P_1 de os dados familiares idênticos serem o resultado de dois loci ligados sob uma fração específica de recombinação (Θ). A proporção destas duas probabilidades é a probabilidade de verossimilhança e expressa as chances a favor ou contra a ligação. Esta proporção $\frac{P_1(F/\Theta)}{P_2(F/(\frac{1}{2}))}$ deve ser calculada para cada família F.

Um homem pode ser um duplo heterozigoto para os pares de genes A,a e B,b. Sua esposa pode ser homozigota para os dois alelos recessivos aa, bb. Suponha que seus dois filhos, como o pai, sejam duplos heterozigotos, ou seja, herdaram os alelos dominantes A e B do pai. Esta probabilidade é $\frac{1}{2} \times \frac{1}{2} = \frac{1}{4}$ para cada filho se os genes se segregarem independentemente. Se os loci gênicos estiverem muito ligados sem crossing over, a probabilidade de ocorrência deste heredograma pode ser calculada como a seguir. Os genes ocorrem em estado de acoplamento: AB/ab, e então a possibilidade de uma transmissão comum para cada filho é de ½ (a transmissão da combinação ab também teria uma probabilidade de ½), ou em repulsão Ab/aB, onde a transmissão de ambos os alelos dominantes para o mesmo filho requer crossing over. Com íntima ligação e na ausência de crossing, a probabilidade aqui de uma transmissão comum = 0. Logo, a probabilidade total para a transmissão da combinação aB para qualquer filho é ½, e a proporção é $P_1/P_2 = (1/2)/(1/4) = 2$ em favor de uma ligação próxima. As proporções de probabilidade para os vários graus de uma ligação menos próxima podem ser calculadas do mesmo modo.

Por conveniência, é usado o logaritmo da proporção, e é usado um *lod score* z (significando "log das chances" — *log odds* — ou "*log probability ratio*"):

$$z = \log_{10} \frac{P(F|\Theta)}{P(F|(\frac{1}{2}))} \tag{5.1}$$

Aqui, $P\,(F|\Theta)$ indica a probabilidade de ocorrência para uma família F quando a fração de recombinação é Θ. Usando os logaritmos em lugar das próprias probabilidades temos a vantagem de que o escore de qualquer família encontrada pode ser acrescentado, dando um escore combinado $z = \Sigma z_i$ para todas as famílias examinadas.

A Equação 5.1 indica uma fração idêntica de recombinação para ambos os sexos. Como foram descritas diferenças sexuais nas taxas de recombinação [65] (ver abaixo), o escore z no dado real deve ser computado separadamente para os sexos:

$$z = \log_{10} \frac{P(F/\Theta, \Theta')}{P(F/(\frac{1}{2}, \frac{1}{2}))} \tag{5.2}$$

onde Θ é a fração de recombinação em mulheres e Θ' em homens.

Segue-se da definição da proporção de verossimilhança que quanto maior o numerador, mais forte é o desvio na direção da ligação. Em termos de logaritmos, quanto maior o valor de z, maior a evidência de ligação. Um *lod score* de 3 ou mais geralmente é considerado prova de ligação. Existem pequenas correções para dominância e para avaliação de heredogramas com características raras, mas não tratadas aqui [71].

Um valor de $z\,(\Theta,\Theta')$ para todo o conjunto de dados é a soma dos valores das famílias separadas. Para um primeiro enfoque, admite-se $\Theta = \Theta'$ para simplificar os cálculos. Após a ligação ter sido estabelecida, pode-se procurar uma possível diferença sexual.

Os programas de computação para detecção e avaliação da ligação estão agora disponíveis (Ap. 7). Eles também permitem testar se apenas uma parte das famílias observadas apresentam ligação (= heterogeneidade de ligação). Estes programas permitem fazer uso ótimo das informações de ligação mesmo em heredogramas grandes e às vezes complicados. Para um estudo detalhado da ligação, bem como dos métodos de análise, veja Ott [57].

O Uso de Lod Scores. O casamento ideal para os estudos de ligação envolve um duplo heterozigoto, ou seja, uma pessoa heterozigota para duas características diferentes, com uma pessoa homozigota para os dois genes. Os seguintes tipos de famílias não contribuem com informações sobre ligação:

a) Famílias nas quais nenhum dos genitores é um duplo heterozigoto.
b) Famílias nas quais não pode haver nenhuma segregação observável.
c) Famílias nas quais as fases dos genitores são desconhecidas e só há um filho examinado.

A maioria dos estudos de ligação envolve a análise de dois marcadores comuns ou de um gene comum com um gene para uma doença genética rara. Raramente existem oportunidades de estudar a ligação entre dois genes raros. A família ideal para os estudos de ligação é aquela com pelo menos três gerações, muitos casamentos, e uma prole grande. Tais famílias estão se tornando raras nas sociedades ocidentais. Um enfoque alternativo envolve testes de muitas famílias pequenas. Isto pode até ser vantajoso se mais de um locus gênico causar um fenótipo especial. Nestes casos, o estudo de um único heredograma grande com ligação pode criar a impressão de que este locus gênico é o único cujas mutações causam o fenótipo em questão, enquanto a análise de muitos heredogramas menores pode apontar também para outros loci, e portanto para uma heterogeneidade genética.

Como discutido na Seção 2.1.2.4, o genoma masculino humano tem um comprimento de mapa de cerca de 25,8 M. Com cerca de $3{,}5 \times 10^9$ pb/genoma haplóide (Seção 3.1.1.1), isto significa que 1 cM corresponde a aproximadamente $1{,}356 \times 10^6$ pb (ou 1.356 kb). Entretanto, os sítios de crossing over não estão igualmente distribuídos, como discutido abaixo. Morton e Collins [51] coletaram estimativas de cinco séries diferentes e relataram um valor de 24,28 a 30,02 M para os autossomos.

Quando a ligação for estabelecida e uma estimativa de verossimilhança máxima de Θ for obtida, a questão da heterogeneidade deve ser examinada. Se, por exemplo, a ligação entre o locus para um polimorfismo genético e uma condição rara dominante foi estabelecida, a análise de ligação pode ajudar a provar a heterogeneidade genética se apenas parte dos dados da família mostrar a ligação. Isto ocorre muito freqüentemente [41]. O problema estatístico criado por esta situação é ardiloso. Ott [55] propôs, usando a estatística do χ^2, comparar hipóteses: ligação sem heterogeneidade versus não-ligação, ligação com heterogeneidade versus ligação sem heterogeneidade, e ligação com heterogeneidade versus não-ligação. É também possível estimar a proporção de famílias apresentando ligação no conjunto de dados estudados.

O genoma humano está hoje em dia tão saturado de marcadores genéticos que é aconselhável estimar a ligação não apenas para dois loci, mas para vários marcadores ao mesmo tempo (ligação multiponto). Estão disponíveis programas de computação para análise de ligação. O LINKAGE, por exemplo, demonstrou ser bem útil. O Apêndice 7 (Quadro A7) contém as informações necessárias. Também são dados dois exemplos com cálculos, o primeiro mostrando os *lod scores* para um grande heredograma, e o segundo demonstrando a análise de vários heredogramas pequenos de estrutura diferente, com heterogeneidade genética.

Possibilidades de Recombinação e Distâncias de Mapa. Uma vez estabelecido o número de ligações, a etapa seguinte é avaliar as distâncias de mapa entre estes loci. Estas distâncias são expressas em morgans e centimorgans, 1 cM (unidade de mapa) significando 1% de recombinação ($\Theta = 0{,}01$) para pequenas distâncias de mapa. Para distâncias maiores, este valor deve ser corrigido para crossings duplos. Foram propostos vários métodos. Para uma freqüência de recombinação Θ, a distância de mapa pode ser lida diretamente da Fig. 5.3.

O Método do Par de Irmãos. O uso de *lod scores* é o método ideal se o modo de herança de duas características a serem testadas quanto a ligação já foi estabelecido. Os exemplos incluem os testes de ligação para dois marcadores genéticos ou para um marcador e uma doença claramente monogênica. Pelo menos duas gerações devem estar disponíveis. A análise torna-se mais difícil se a penetrância do gene mutante for incompleta e não for possível atribuir um fenótipo definitivo. Embora seja possível incluir a penetrância na análise, a introdução deste e de outros ajustes pode ser prejudicial, pois pode levar a falsas afirmativas, particularmente se os dados forem manipulados de vários modos até que seja obtido um resultado "positivo" de ligação.

Em geral, se o modo de herança não puder ser estabelecido, ou quando os dados de apenas uma geração estão disponíveis, é preferível usar o método de irmãos, inicialmente sugerido por Penrose na década de 30 [60] (ver [5, 65-67], Fig. 5.4). Sua redescoberta foi chamada por Ott [56] de "resolução do nó górdio". (Alexandre o Grande foi desafiado a desatar este nó, que ninguém havia conseguido; ele o cortou com sua espada.) Isto é porque a detecção da ligação por este método não depende de uma determinação correta do modo de herança, mas apenas da influência de um gene que contribui de modo importante para a característica e da ligação deste gene com um marcador. Penrose explica, "O método é baseado no princípio de que, quando pares de irmãos são colhidos aleatoriamente, alguns tipos serão mais freqüentes se houver ligação do que se houver uma livre distribuição das características estudadas". O método é usado da seguinte forma: São estudados marcadores genéticos co-dominantes com vários alelos em uma série de pares de irmãos (ou outros pares de parentes), ambos os quais afetados por uma doença cuja relação de ligação com o marcador está sendo investigada. Se *não* houver ligação com o marcador, 25% dos pares de irmãos afetados compartilham tanto alelos maternos quanto paternos do marcador, 50% compartilham um dos alelos marcadores, e 25% diferem em ambos os alelos marcadores. Se o marcador estiver ligado a um gene que contribua para causar a doença, a proporção de pares de irmãos com a doença que compartilham um ou dois alelos marcadores é aumentada acima dos 25% ou 50% esperados, respectivamente.

O problema é simplificado quando é conhecida a condição do marcador de ambos os genitores, e a identidade por descendência do marcador pode ser estabelecida. Entretanto, o método também pode ser usado, embora com mais dificuldade, se houver disponibilidade apenas da informação do marcador em pares de irmãos afetados e se os genitores não forem investigados (ver também [10]). Surgem problemas se o genitor afetado for homozigoto para o marcador ou se o genitor não-afetado contribui com um alelo marcador para a criança que é idêntico ao marcador que se co-segrega com o gene da doença [50]. Este problema pode ser evitado de outros dois modos: (a) Podem ser estudados pares de irmãos *não-afetados* nas mesmas famílias. Espera-se que tais pares sejam mais semelhantes nos alelos marcadores alternativos. Entretanto, a doença deve ter 100% de penetrância, de modo que exista certeza de que um irmão não-afetado realmente não tem o gene da doença. (b) Um enfoque que está se tornando cada vez mais factível é estudar os haplótipos de vários marcadores proximamente ligados, ou o número variável de repetições em tandem (VNTRs) multialélicos, em vez de usar um único marcador de polimorfismo de comprimento de fragmento de restrição (RFLP). Nestas condições, cada genitor em geral tem um único haplótipo (ou VNTR) no sítio em estudo com quatro haplótipos (ou tipos de VNTRs) entre os dois genitores. Uma criança herda apenas dois haplótipos (ou VNTRs), um de

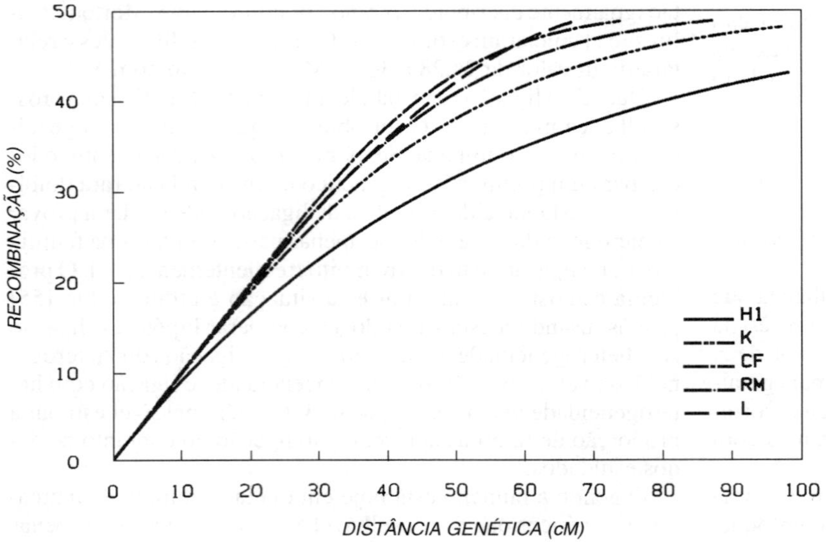

Fig. 5.3 Distância genética (em centimorgans) em relação à fração de recombinação (em porcentagem), de acordo com estimativas de vários autores. *H1*, função de Haldane sem interferência; *K*, Kosambi; *CF*, Carter e Falconer; *RM*, Rao e Morton; *L*, Ludwig. (De White e Lalouel, 1987 [86])

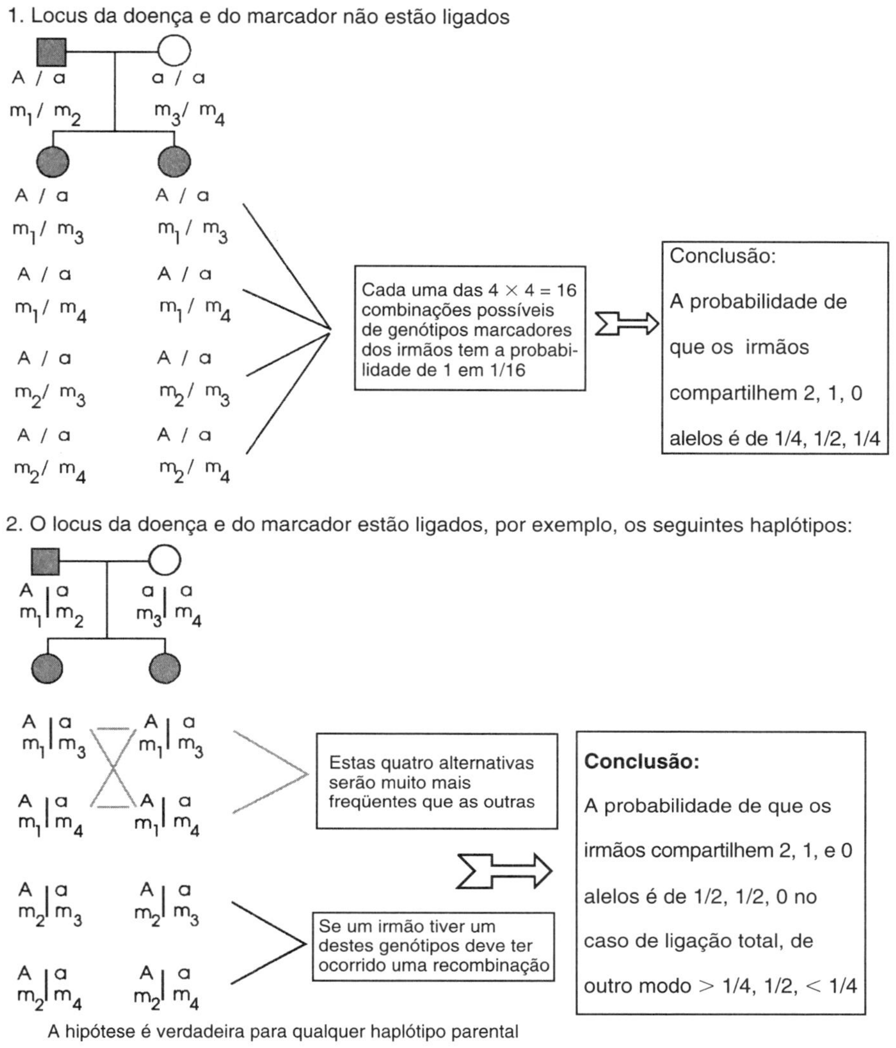

Fig. 5.4 Princípio do método de par de irmãos para encontrar ligação. Suponha um casamento entre um genitor heterozigoto para um alelo A dominante de uma doença e um genitor homozigoto para um alelo normal a; cada um dos quatro cromossomos parentais tem alelos marcadores diferentes no locus marcador. São apresentadas as alternativas possíveis. As barras cinzas conectam os pares de irmãos mais comuns.

cada genitor. Sem ligação, 25% dos pares de irmãos compartilham dois haplótipos ou VNTRs, 50% são idênticos para um e 25% para nenhum. Com a ligação, são obtidos aumentos significativos além das proporções de 25% e 50% de haplótipos compartilhados (ou VNTRs).

Este método foi adaptado para pares de parentes além de irmãos. Estão disponíveis programas de computador para testar a ligação e estimar distâncias de mapa (veja também Apêndice 7).

A análise de haplótipo é especialmente útil se as circunstâncias gerais favorecerem o aspecto de que todos os pacientes que sofrem de uma doença genética possam ser associados a uma única mutação anterior. (Veja a discussão de tais "efeitos fundadores" na Seção 13.3.2.) Aqui, a época em que esta mutação ocorreu pode não ter sido suficiente para tornar aleatórios os loci marcadores ao redor desta mutação por crossing over repetido. Ela ainda pode existir dentro do mesmo haplótipo na maioria dos casos. Se o modo de herança for autossômico recessivo, os pacientes podem ser homozigotos para este haplótipo. Deste modo, o gene autossômico recessivo para a colestasia intra-hepática benigna (BRIC), uma condição que ocorre nos Alpes do Tirol, foi mapeada no cromossomo 18. Se sua principal precondição, evidência de um efeito fundador, for atendida, o método é muito eficiente estatisticamente [24a].

Resultados para Ligação Autossômica, Diferenças Sexuais, e Idade Parental. A primeira ligação autossômica no homem foi encontrada por Mohr [44] entre o grupo sangüíneo Lutheran e o locus secretor de ABO. Alguns anos mais tarde, a ligação entre os loci Rh e a eliptocitose foi estabelecida (166 900) e usada para detectar a heterogeneidade genética da eliptocitose, pois nem todas as famílias com eliptocitose apresentam esta ligação. Algum tempo depois, foi encontrada a ligação entre o locus do grupo sangüíneo ABO e a síndrome dominante unha-patela (161 200). Esta ligação estabeleceu pela primeira vez uma diferença sexual das probabilidades de recombinação em humanos: a distância de mapa entre estes loci foi de 8 cM para os homens e 14 cM para as mulheres. Muitas outras ligações foram então examinadas quanto a diferenças sexuais. Na maioria dos casos foi observada uma maior fração de recombinação nas mulheres do que nos homens. A mesma diferença sexual já era conhecida em camundongos [63]. Ela está de acordo com a regra de Haldane [21] de que o crossing geralmente é mais freqüente no sexo homogamético do que no heterogamético. Em humanos, entretanto, esta regra tem exceções. Na parte distal de 11 p, por exemplo, a freqüência de recombinação parece ser maior nos homens [87]. Parece que tal taxa de recombinação mais alta nos homens pode ser característica de partes cromossômicas próximas aos telômeros. Há também uma boa evidência de que a taxa de troca absoluta é maior nas partes cromossômicas próximas ao telômero [86]. Entretanto, a taxa geral de recombinação é definitivamente maior nas mulheres. Em *Drosophila*, não há nenhum crossing over no macho.

Tem havido uma considerável discussão quanto a se a freqüência de recombinação também é influenciada pela idade parental. No camundongo, os dados são consistentes com taxas decrescentes de recombinação com o aumento da idade nas fêmeas e aumento das taxas nos machos. Weitkamp [85] encontrou uma incidência significativamente aumentada de recombinantes com o aumento da ordem de nascimento em humanos para oito pares de loci proximamente ligados, indicando um efeito da idade parental. Não havia diferença entre homens e mulheres para este efeito. Um efeito similar de idade parental foi encontrado para os pares Lutheran/secretor e Lutheran/distrofia miotônica (160 900), mas não para os pares ABO/unha-patela ou Rh/PGD.

Em um levantamento das freqüências de quiasma determinadas citogeneticamente em 204 homens relatados na literatura, pouca ou nenhuma relação com a idade foi encontrada [36]. Não há dados citogenéticos disponíveis para as mulheres. A discrepância entre os dados formais de recombinação e as freqüências de quiasma não é explicada [86].

Informações da Morfologia dos Cromossomos. Pares ou grupos de loci autossômicos observados como estando ligados (grupos de ligação) não puderam ser localizados em cromossomos específicos por uma metodologia formal de estudos familiares. A primeira localização cromossômica foi feita como a seguir [14, 64].

Os braços longos do cromossomo 1 freqüentemente apresentam uma constrição secundária próxima ao centrômero. Em cerca de 0,5% da população, esta constrição se apresenta mais fina e longa que o normal. A variante é herdada de modo dominante. Um locus *uncoiler* (Un-1) parece estar situado no cromossomo 1. Os estudos de ligação mostram uma ligação próxima entre o locus do grupo sangüíneo Duffy e a característica Un-1; $\Theta = 0{,}05$. A ligação entre Duffy e a catarata zonular congênita (116 200) foi descoberta antes. Logo, pode ser estabelecido um grupo de ligação com três loci — catarata, Duffy e Un-1 [14].

Uma outra possibilidade para localizar os genes em cromossomos específicos foi criada pelas deleções. Se um locus gênico cuja mutação tem um efeito dominante é perdido por deleção, a ausência deste gene pode ocasionalmente ter um fenótipo similar à mutação dominante. Sintomas mais extensos também podem estar presentes, pois esperar-se-ia a perda de mais material genético do que um único gene. Em 1963, foi observada uma criança retardada com retinoblastoma bilateral, apresentando uma deleção no braço longo de um cromossomo do grupo D [37]. Este cromossomo foi depois identificado como o de n.º 13, e esta deleção 13q14 foi encontrada em vários outros casos com retinoblastoma e anomalias adicionais. Os pacientes com retinoblastoma sem sintomas adicionais em geral não têm deleção. A localização deste gene (Rb1) tem sido confirmada pelos estudos de DNA marcador (veja a Seção 10.4.3).

Um outro enfoque, tido geralmente como mais útil, é o exame quantitativo das atividades enzimáticas nos casos com anomalias cromossômicas. Muitas enzimas apresentam um nítido efeito de dosagem gênica em heterozigotos, isto é, os heterozigotos para uma deficiência enzimática têm aproximadamente 50% da atividade enzimática. Portanto, pode-se esperar um efeito semelhante de dose gênica quando um locus gênico está situado em um segmento cromossômico que foi perdido por deleção.

Os resultados de muitos estudos iniciais deste tipo foram desapontadores. Mais tarde, entretanto, um número crescente de tais efeitos de dosagem gênica foi descrito in vitro, em células trissômicas e monossômicas [33] (Seção 8.4.3). Para mencionar apenas um exemplo, a atividade da enzima fosforribosilglicinamida sintetase foi estudada em vários casos de monossomia parcial e trissomia total e parcial do 21, pois os estudos anteriores sugeriram um efeito de dosagem gênica para esta enzima. Na trissomia comum do 21 foi encontrado um excesso com uma proporção de 1,55 de trissomia do 21 para o normal. Uma proporção de 0,99 foi encontrada na monossomia 21q21 → 21 pter; de 0,54 na monossomia 21q22 → 21 qter; de 0,88 na trissomia 21q21 → 21 pter; e de 1,46 na trissomia 21q22.1. Portanto, o locus gênico da fosforribosilglicinamida sintetase pode ser localizado na sub-banda 21q22.1 [11]. O uso de variantes na morfologia cromossômica (heteromorfismos), tais como a constrição secundária no cromossomo 1 já mencionada, juntamente com os estudos de dosagem gênica, lentamente abriram caminho para a ligação e a localização gênicas. Um novo método, usando a fusão celular, levou a um progresso muito mais rápido.

5.1.3 Análise de Ligação em Humanos: Hibridização Celular e Técnicas de DNA

Primeiras Observações de Fusão Celular. A história da fusão celular foi relatada por Harris [24]. As células binucleadas foram observadas em 1838 por J. Mueller em tumores, e depois por Robin em medula óssea, por Rokitansky em tecido tuberculoso, e por Virchow tanto em tecidos normais quanto em lesões inflamatórias e neoplásicas. A percepção de que algumas destas células foram produzidas por fusão de células mononucleadas foi derivada do trabalho de Bary em 1859, que observou que o ciclo de vida de alguns mixomicetos envolve a fusão de células isoladas para formar um plasmódio multinucleado. Os primeiros relatos de células multinucleadas em lesões que podem ser identificadas com certeza como sendo de origem viral parecem ser os de Luginbuehl, em 1873, e Weigert, em 1874, os quais descreveram tais células na periferia de pústulas de varíola.

Após a introdução dos métodos de cultura de tecidos, foram feitas várias observações de fusão celular em culturas de tecidos animais [23]. Enders e Peebles, em 1954, observaram que os vírus do sarampo induzem as células em tecidos de cultura a se fundirem para formar um sincício multinucleado. Okada (1958) mostrou que as células tumorais em suspensão podem se fundir rapidamente para formar células gigantes multinucleadas usando altas concentrações de vírus de parainfluenza hemoaglutinantes (vírus Sendai).

Em 1960, Barski identificou células geradas por fusão espontânea em uma cultura mista de duas linhagens de células tumorais diferentes mas correlatas em camundongo. Estas células continham os complementos cromossômicos de ambas as células parentais dentro de um único núcleo. Este fenômeno foi então examinado por Ephrussi e cols., que concluíram que não só as células de camundongo muito correlatas podiam ser hibridizadas. Mesmo diferenças genéticas maiores não excluíam a fusão celular espontânea. Entretanto, logo ficou óbvio que a freqüência de fusão celular espontânea é muito baixa e que muitos tipos de células nunca se fundem espontaneamente. A freqüência de fusão deve ser aumentada de algum modo. Além disso, o isolamento de células híbridas só foi possível quando as condições da cultura deram a estas células uma vantagem seletiva.

Ambos os problemas foram logo resolvidos. Littlefield, em 1964, isolou os produtos raros de fusão espontânea em culturas mistas por uma técnica adotada da genética microbiana. A fusão de duas células deficientes em duas enzimas diferentes resultou em híbridos que recuperaram o conjunto enzimático completo por complementação. Apenas estas células sobreviveram à seleção contra as células deficientes.

Harris e Watkins, em 1965, aumentaram a taxa de fusão de várias células por tratamento com vírus Sendai inativado por UV. Juntamente com a introdução deste método, eles mostraram que a fusão pode ser induzida entre as células de espécies muito diferentes e que as células fusionadas são viáveis. Com este trabalho, começou um amplo uso do método de fusão celular em vários ramos da biologia celular.

Primeiras Observações de Perda Cromossômica em Células Híbridas Humana-camundongo e Primeira Localização de um Locus Gênico. Weiss e Green, em 1967 [85], fundiram uma linhagem estável aneuplóide de camundongo, uma sublinhagem de células L de camundongo, com uma linhagem diplóide de fibroblastos embrionários humanos. A linhagem celular de camundongo era deficiente no locus de timidina cinase (TK) e não cresceu em um meio com hipoxantina-aminopterina-timidina (HAT), um meio de cultura seletivo para células contendo o locus TK (188 300).

As culturas foram iniciadas misturando-se os dois tipos de células e os cultivando em meio padrão. Após 4 dias as culturas foram colocadas no meio seletivo HAT. Isto levou à degeneração das células de camundongo, deixando uma única camada de células humanas. Após 14 a 21 dias, as colônias híbridas puderam ser detectadas crescendo na monocamada de células humanas. Várias destas colônias foram então isoladas, cultivadas por um período de tempo maior, e examinadas. Elas mantiveram o complemento cromossômico de camundongo, mas 75 a 95% dos cromossomos humanos foram perdidos. Um cromossomo humano, entretanto, estava presente em quase todas as células cultivadas em meio HAT. Isto sugeriu que o locus de timidina cinase está situado neste cromossomo. Portanto, foram feitos experimentos com um meio contendo bromodesoxiuridina. Este análogo da base timina é aceito pela TK em lugar da timina, e seleciona contra as células que contenham esta enzima. Um cromossomo especial, descrito como "tendo um aspecto diferente" estava presente em quase todas as culturas HAT, mas em nenhuma das culturas com bromodesoxiuridina. Concluiu-se que o locus de TK de fato está situado neste cromossomo. Logo depois, o cromossomo portador do locus TK foi observado como sendo o n.º 17 [43] (Fig. 5.5).

Este trabalho nos levou a dois princípios que foram decisivos para o uso da hibridização celular nos trabalhos de ligação:

1. Os híbridos entre camundongos e células humanas tendem a perder muitos cromossomos humanos. Demonstrou-se depois que esta perda é aleatória, e portanto, examinando um grande número de híbridos podemos esperar encontrar uma célula que tenha mantido um cromossomo específico.
2. Usando um sistema seletivo apropriado, é possível selecionar células com uma certa atividade enzimática e localizar os loci gênicos específicos desta enzima em um determinado cromossomo.

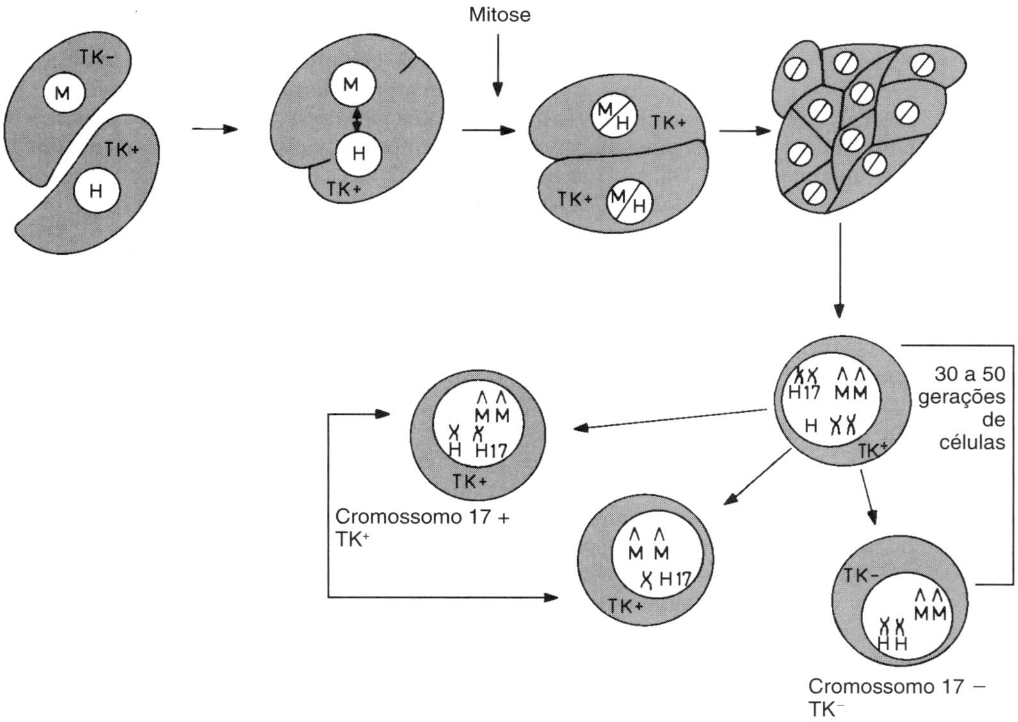

Fig. 5.5 O princípio da localização gênica em um autossomo. As células de camundongo deficientes em timidina cinase (*M*, *TK*⁻) são cultivadas em cultura mista com células humanas normais (*H*, *TK*⁺). As células podem se fundir espontaneamente, quimicamente, ou por vírus Sendai. Após 30 a 50 gerações, as células perderam parte de seus cromossomos humanos. Apenas as células que mantiveram o cromossomo 17 apresentam atividade de timidina cinase (duas células à *esquerda*). As células sem o cromossomo 17 não apresentam atividade de *TK* (célula *inferior à direita*).

Embora a genética tenha sido historicamente a ciência da variabilidade genética dentro de uma espécie, o método de hibridização permite a localização de genes que não apresentam variabilidade genética em humanos, desde que os produtos gênicos das células humanas e não-humanas possam ser identificados. Um meio de identificação é o uso de um sistema seletivo.

Desde 1967, os sistemas seletivos foram desenvolvidos para várias enzimas. Um exemplo usa o locus de hipoxantina fosforribosiltransferase no cromossomo X (Seção 7.2.2.6). Este sistema pode ser usado para seleção não apenas de outros loci ligados ao X, mas também de loci autossômicos, se uma parte do autossomo tiver sofrido translocação com o cromossomo X. É também possível situar loci para os quais não exista sistema seletivo, desde que as enzimas produzidas pelas duas espécies tenham diferenças reconhecíveis tais como variação eletroforética.

Em culturas híbridas as quebras e rearranjos cromossômicos são eventos relativamente freqüentes. Este comportamento cromossômico possibilitou a seleção adequada de clones híbridos contendo partes identificáveis dos cromossomos, combinando portanto as vantagens do mapeamento de deleção e a hibridização.

Outras Fontes de Informação para Localização Gênica. Outro método usado para localização gênica é a técnica de hibridização *in situ* DNA-RNA (veja Seção 3.1.3.3). Este método permite que o cDNA marcado do gene seja localizado (ou o DNA produzido pelo RNA pela enzima transcriptase reversa) em contato com o DNA cromossômico, que é transformado em unifilamentar por técnicas apropriadas. As seqüências de cDNA que ajustam sua contraparte de DNA ao cromossomo se hibridizam a um locus cromossômico específico. Nos últimos anos este método foi complementado por hibridização *in situ* não-isotópica, que necessita menos tempo e também oferece maior poder de resolução.

Polimorfismos de DNA e Localização Gênica. Nos últimos anos a detecção de um número crescente de polimorfismos de sítios de restrição do DNA e outros marcadores de DNA criou um enfoque adicional para o mapeamento do genoma humano. Além destes RFLPs, hoje clássicos, foram detectados outros marcadores, entre eles os minissatélites [25], seqüências curtas de DNA distribuídas em grande número no genoma humano e ocorrendo com números variáveis de repetições. Este número é diferente em quase que cada indivíduo. Assim, o conteúdo de informações para os estudos de ligação é muito alto. Um outro sistema, o dos chamados microssatélites, consiste em repetições $(CA)_n$ que ocorrem em grande número no genoma. O número de repetições por unidade é também extremamente variável. A localização de sondas individuais $(CA)_n$ no genoma foi obtida usando-se seqüências específicas de DNA em ambos os lados destes marcadores que permitem a amplificação pela reação em cadeia da polimerase (PCR; Seção 3.1.3.5). O Quadro 12.3 mostra os tipos de marcadores de DNA disponíveis. Os genes para muitas doenças hereditárias importantes podem ser localizados em sítios cromossômicos específicos usando-se tais marcadores. Foram feitos cálculos em modelos [7, 35, 75] mostrando que apenas algumas centenas destes marcadores distribuídos aleatoriamente ao longo do genoma humano são necessários para que todo o genoma humano seja mapeado, e para que pelo menos um marcador proximamente ligado ao locus gênico de uma determinada doença hereditária a ser encontrada possa ser usado na consulta genética e no diagnóstico pré-natal (Seção 18.1; 18.2).

Linhagens celulares linfoblastóides imortalizadas de grandes famílias, com três gerações e genótipos conhecidos para muitos loci marcadores, tornaram-se disponíveis para o estudo de novos marcadores [87]. Além deste grupo de famílias de Salt Lake City, Utah, outro grupo tornou-se disponível na França, as famílias CEPH [13, 15]. Ambos os grupos consistem em famílias nucleadas (ambos os genitores e um grande número de filhos) que foram tipificadas com muitos marcadores genéticos. O DNA de tais famílias está disponível para a comunidade científica para posteriores mapeamentos. Com o aumento do número de marcadores disponíveis, a análise das relações de ligação não só entre dois loci gênicos (ex., um gene de doença e um marcador), mas também entre um gene de doença e um conjunto de marcadores, um haplótipo, está se tornando cada vez mais importante. Tais haplótipos estão sendo cada vez mais usados em muitos estudos, bem como na consulta genética e no diagnóstico pré-natal. A proporção das famílias nas quais a combinação de genótipos é informativa quanto a ligação, e portanto para o diagnóstico pré-natal, pode ser muito ampliada com o uso de tais conjuntos de marcadores.

Nos últimos anos, o progresso em estabeler ligação, ou sintenia, e em situar loci em determinados cromossomos tem sido rápido. A publicação de conferências tem sido mantida a cada 2 anos, e as novidades são divulgadas. Neste campo da ciência de evolução rápida centrado em conjuntos especiais de métodos, os cientistas criaram seu próprio sistema de interação científica independente dos canais "oficiais", tais como os periódicos científicos, para manter o andamento com o rápido progresso.

Símbolos Gênicos a Serem Usados. Em atividades científicas cooperativas, como o mapeamento do genoma humano, são necessárias algumas convenções terminológicas. Tais convenções foram estabelecidas por um comitê de padronização da nomenclatura do genoma humano [41] e por outro comitê que consiste em um grupo internacional de especialistas [28] em ligação para símbolos gênicos e para mapas de ligação em geral. As regras para símbolos gênicos incluem: apenas letra maiúsculas, sem hífens, não mais que quatro ou cinco letras ou números, etc. Para detalhes, veja o Apêndice 8.

Situação Atual da Localização Gênica e Mapeamento em Autossomos. Todas as informações citadas acima foram reunidas em uma documentação que é continuamente publicada e está disponível em bancos de dados (veja Apêndice 7). Uma seleção de genes importantes está contida na Fig. A7.5.

Ligação de Loci em Genes Ligados ao X. O mapeamento de loci no cromossomo X não é problema quando os heredogramas apresentam o padrão típico de herança ligada ao X. O mapeamento de genes em segmentos especiais do X requer as técnicas descritas acima, geralmente apoiadas por estudos familiares.

O cromossomo X (depois do cromossomo 1) ainda é o segundo cromossomo humano mais completamente saturado (Fig. 5.8). Foram localizados genes bem conhecidos para doenças humanas. Mas, mesmo com estas localizações, muitos genes ligados ao X precisam ser mapeados. Por exemplo, avalia-se que até 80 (ou mesmo mais) tipos diferentes de retardo mental ligado ao X possam existir. Só para alguns deles foram localizados os genes.

Genética e Mapa Físico do Segmento Homólogo dos Cromossomos X e Y. Quando o mapa genético de um cromossomo ou um segmento cromossômico torna-se conhecido, ele precisa ser complementado por um mapa físico. A meta final é identificar a seqüência de DNA de todos os genes dentro desta área. Em seguida apresentaremos uma introdução usando a região pseudo-autossômica de Xp e Yp como exemplos.

Esta região está situada na faixa clara da banda Giemsa Xp22.3 e na Yp11.32 (Fig. 2.19). Vários autores construíram mapas físicos parciais. A última estimativa é de 2.560 kb para toda a sua extensão [62]. Há uma certa variação interindividual de comprimento. Várias famílias do grupo CEPH [13] foram estudadas com 11 marcadores de DNA de localização exata. Isto estabeleceu freqüências muito altas de recombinação em homens, e freqüências menores, mas claramente elevadas em mulheres. Nos homens, o mapa genético tem 55 cM de comprimento; nas mulheres, 8 a 9 cM. Logo, a diferença de sexo neste caso é oposta à regra de Haldane. Além disso, é cerca de 20 a 25 vezes maior que a média de todos os cromossomos no homem, e 6 vezes maior nas mulheres. As diferenças nas taxas de recombinação entre as regiões cromossômicas também têm sido demonstradas para outros cromossomos.

A primeira etapa do mapeamento físico é o corte desta área com "raras enzimas de corte" que cortam o DNA em regiões com muitas ilhas de CpG. Um marcante acúmulo de tais sítios raros de corte foi encontrado dentro dos 500 kb mais distais da região pseudo-autossômica, que também apresenta a maioria das variantes individuais do DNA (Figs. 5.6, 5.7). Como regra, as ilhas de CpG indicam a presença de genes. Até agora não foi esclarecido se seu acúmulo nesta área indica uma densidade extremamente alta de genes ou um trecho não-codificante, DNA rico em CpG com alguma outra função. Um minucioso exame desta área terminal por "saltar no cromossomo" (*chromosome jumping*) revelou pelo menos cinco regiões nas quais se concentram as ilhas de CpG. As análises posteriores, por exemplo, construindo um contíguo de clones de YAC, estão progredindo (Figs. 5.6, 5.7).

Alguns genes também estão situados na região pseudo-autossômica. Há, por exemplo, um gene para a enzima ADP/ATP translocase (3001 500) [68]. A Fig. 5.7 mostra o mapa da região pseudo-autossômica.

O Cromossomo Y. É o cromossomo Y [83, 88] que determina o sexo masculino. A análise recente teve sucesso em localizar fatores específicos envolvidos na determinação do sexo em certos segmentos deste cromossomo. Como em muitos outros casos, a análise das condições patológicas contribuiu para a compreensão do estado normal, como o estudo de homens com dois X mas aparentemente sem cromossomo Y. Desde 1966, Ferguson-Smith [17] postulou uma translocação XY que se imaginava transferir para o X uma pequena parte — porém decisiva para o desenvolvimento masculino — do cromossomo Y. Esta expectativa foi confirmada por muitas observações [88]. Como o pareamento meiótico dos cromossomos X e Y ocorre nas regiões pseudo-autossômicas (Fig. 2.19) e adjacentes não-homólogas, e como os erros de pareamento fornecem um mecanismo plausível para tais translocações, a procura do fator determinante de testículo (TDF) logo se concentrou no braço curto. Aqui o gene SRY (reversão sexual no Y) foi finalmente identificado [70]. Este gene deu origem a um mRNA com cerca de 1 kb. Aparentemente ele codifica uma proteína controladora da transcrição. Isto se ajusta bem à previsão de que o TDF é um "gene regulador master" [88].

Apenas este fator, entretanto, não é suficiente para a diferenciação masculina [43]. Outros fatores parecem ter funções importantes de apoio, tais como o fator ZFY, que também está situado próximo ao limite da região pseudo-autossômica [58].

Um fator, ou grupo de fatores, recentemente atraiu o interesse porque a análise das anomalias esclareceu alguns defeitos da espermatogênese. Uma região dentro do segmento eucromático do braço longo parece ser importante para a espermatogênese normal, pois a deleção dentro desta região leva a uma parada na formação de espermatozóides, seja em um estágio inicial, quando ainda não são formadas espermatogônias funcionais, seja nos estágios pós-meióticos [83]. As primeiras deleções descobertas eram tão grandes que podiam ser reconhecidas por métodos citogenéticos [80]. As pequenas deleções foram depois identificadas por técnicas moleculares [83], e seu reconhecimento tornou-se importante para o diagnóstico diferencial de infertilidade masculina.

Além dos genes envolvidos no desenvolvimento dos testículos e da espermatogênese, o cromossomo Y também deve ter genes que promovam o crescimento e a estatura.

Análise de Ligação em Características Quantitativas Maldefinidas? Os primeiros estudos de ligação às vezes incluíam características quantitativas com herança multifatorial. A idéia subjacente a estes estudos

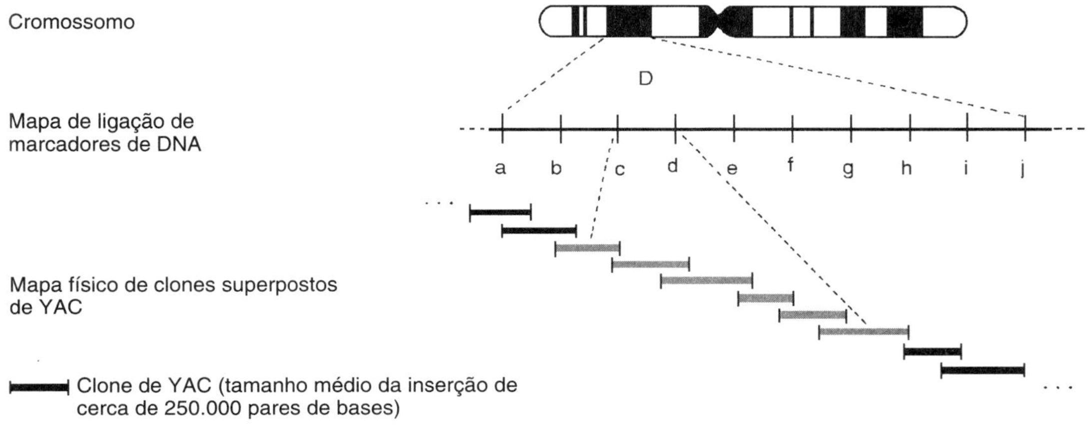

Fig. 5.6 Princípio da integração de um mapa de ligação com o mapa físico, usando clones de YAC. Os clones superpostos cobrem toda a área do gene D, bem como áreas adjacentes em ambos os lados, permitindo a determinação de toda a seqüência de bases do DNA. *Barras cinza*, o gene D da doença fica em um dos clones de YAC.

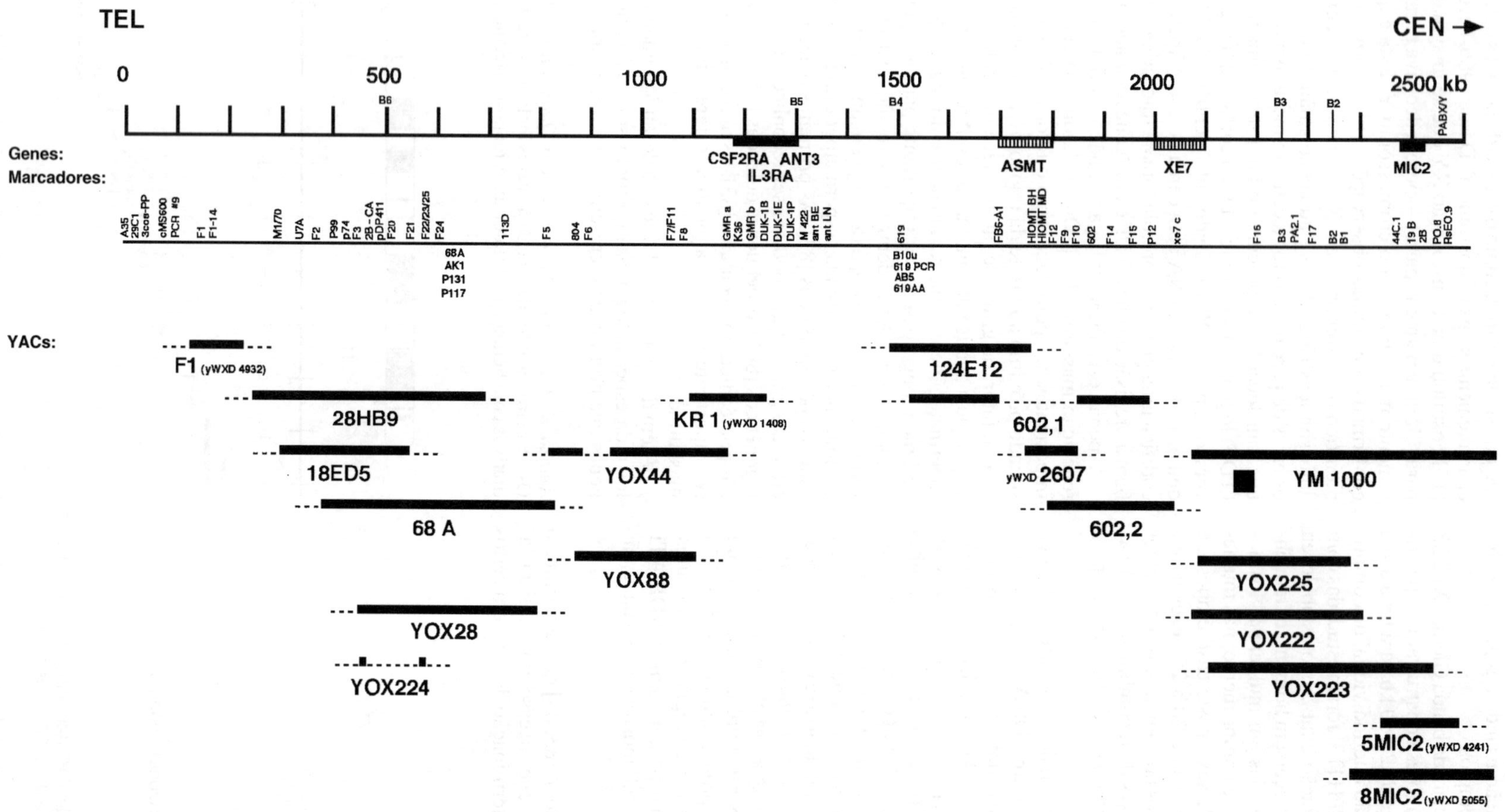

Fig. 5.7 Representação esquemática da região pseudo-autossômica de 2.600 kb (PAR_1) no braço curto dos cromossomos sexuais humanos em Xp22.3 e Yp11.32. É mostrado um mapa de YAC englobando 19 YACs. Os YACs são desenhados proporcionalmente a seu tamanho (*barras pretas horizontais*), com a identificação no número do YAC *abaixo*. Sua posição pode variar em ± 50 kpb (*linhas pontilhadas*). *Os segmentos pontilhados entre as barras pretas* são deleções internas dentro dos YACs. A hibridização de sondas com as transferências de Southern de DNA de YAC é usada para identificar superposições. Três pequenos espaços são mostrados no mapa (áreas não cobertas por um YAC). Vários dos YACs são quiméricos, e apenas a parte dentro de PAR é desenhada. Seis genes que são conhecidos dentro da região pseudo-autossômica foram mapeados neste contíguo. A posição de mapeamento da subunidade α do receptor do fator estimulante de colônia (*CSF_2RA*), da subunidade α do receptor de interleucina (*IL_3RA*), da adenina nucleotídeo translocase 3 (*ANT_3*), e de um antígeno de superfície celular (*MIC_2*) é indicada como *barras pretas* abaixo da escala. *Barra tracejada em vertical*, o intervalo suposto para a acetilserotonina metiltransferase (*ASMT*) e um gene com função incerta (*XE_7*). (Cortesia do Dr. G. Rappold)

era de que a ligação detectaria genes principais influenciando os fenótipos. Teoricamente este enfoque certamente é correto. Se uma característica mensurável apresenta uma ligação um tanto próxima com um marcador genético, isto de fato aponta para uma ligação de um gene principal com um locus marcador. Se a ligação puder ser mostrada para duas características mensuráveis, ambas podem ser influenciadas por dois genes principais. O mesmo argumento se aplica a doenças com causas múltiplas, complexas, incluindo muitas doenças comuns. Na prática, entretanto, é necessário um grande cuidado. Existem três motivos:

1. Se muitas características quantitativas forem incluídas em tal análise, o acaso produz alguns valores estatisticamente significativos que sugerem ligação.
2. A ligação prevê correlações em famílias mas não na população. A previsão, entretanto, depende de reprodução aleatória. Algumas características gradativas, mensuráveis, às vezes estão associadas a casamento preferencial.
3. Se são estudadas doenças sem um modo mendeliano claro de herança, a atribuição de fenótipos aos genótipos é geralmente dúbia.

Os estudos iniciais freqüentemente produzem resultados desapontadores. Mais recentemente, entretanto, o método para estudar pares afetados de parentes próximos foi introduzido (ou melhor, o método de pares de irmãos de Penrose foi redescoberto; Seção 5.1.2). As dificuldades logísticas deste método, especialmente o grande número de pares necessários para um resultado significativo, estão sendo superadas pela apropriada cooperação internacional em larga escala. Em algumas doenças, por exemplo, as doenças mentais mais importantes, como a esquizofrenia (Seção 16.2), um enfoque deste tipo juntamente com uma classificação clínica precisa podem levar a uma análise mais incisiva da ação gênica e das aberrações patogênicas específicas. Entretanto, existem várias dificuldades. Por exemplo, se existe uma heterogeneidade genética, e se uma doença é causada em parte por diferentes genes principais em vários grupos de população, uma coleção de vários pares de gêmeos destas populações pode camuflar a ligação presente em uma destas populações. Voltaremos a estes problemas no Cap. 16.

Variantes de DNA em Ligação. O grande número de polimorfismos de DNA fornece muitos marcadores novos, e a maioria dos trabalhos de ligação hoje está sendo feita com variantes de DNA (Seção 12.1, 12.2).

O desequilíbrio de ligação (falta de demonstração de livre distribuição; veja Seção 5.2) freqüentemente tem sido encontrado entre os sítios de vários marcadores em um determinado locus. Como estes sítios são fisicamente muito próximos, os crossings entre eles são raros, e muitas gerações devem se passar até que o equilíbrio de ligação seja atingido. Além disso, os dados atuais sugerem que as taxas de recombinação em marcadores proximamente ligados podem variar consideravelmente entre loci cromossômicos diferentes. Assim, parecem existir tanto os pontos "quentes" quanto os "frios" de recombinação [18, 52].

Aplicação Prática dos Resultados dos Estudos de Ligação. No passado, o principal interesse dos estudos de ligação era teórico. As aplicações práticas, entretanto, estão emergindo cada vez mais. Se, por exemplo, o gene A causa uma doença hereditária rara que se manifesta mais tarde durante a vida, e B é um marcador genético proximamente ligado a A que se segrega na mesma família, a doença pode ser prevista em uma pessoa jovem, e esta previsão pode ser usada na consulta genética. Em geral o diagnóstico pré-natal também é possível (Seção 18.2). Embora em um número crescente de casos o diagnóstico genético possa ser baseado no estudo direto do gene mutante em si, o diagnóstico indireto usando a ligação com marcadores genéticos permanecerá importante se o gene não tiver sido clonado.

5.2 Loci Gênicos Situados Próximos Uns aos Outros e Com Funções Correlatas

5.2.1 Alguns Fenômenos Observados em Genética Experimental

Loci Proximamente Ligados Podem Apresentar Efeito Cis-Trans. Quando foram estudadas séries de alelos múltiplos em *Drosophila*, o crossing dentro destas séries foi observado ocasionalmente, indicando que o que havia sido considerado como um "gene" podia ser subdividido por recombinação genética. Tais alelos foram chamados de "pseudo-alelos" por McClintock em 1944 [40]. Em alguns foi demonstrado um efeito *cis-trans*. Quando duas mutações eram situadas lado a lado no mesmo cromossomo (posição *cis*) o animal era fenotipicamente normal, mas quando estavam situadas em cromossomos homólogos (posição *trans*), era vista uma anomalia fenotípica [39].

Explicação em Termos de Biologia Molecular. Em fungos, bactérias, e fagos, a recombinação genética é normalmente observada dentro de genes funcionais, regiões de DNA que levam informação para uma cadeia polipeptídica. Um efeito *cis-trans* hoje é considerado típico para duas mutações que não sejam capazes de se complementar funcionalmente, isto é, estejam situadas dentro do mesmo gene estrutural. A complementação entre duas mutações, do mesmo modo, é vista como uma indicação de que estas mutações estão situadas em genes funcionais diferentes. Um gene tem muitos sítios mutacionais e pode ser subdividido por recombinação. Os testes de complementação em geral são usados para testar condições genéticas caracterizadas bioquimicamente quanto a heterogeneidade.

Vários Genes Podem Estar Proximamente Ligados. Uma ligação próxima freqüentemente tem sido descrita entre mutações que afetam funções muito correlatas, perfeitamente capazes de se complementar funcionalmente e não apresentar efeito *cis-trans*. Em bactérias como *E. coli*, os loci gênicos para enzimas que atuam em uma seqüência foram encontrados proximamente ligados e dispostos na seqüência de sua via metabólica. Sua atividade está sujeita a um mecanismo regulador por um operador e um promotor [31].

5.2.2 Algumas Observações no Mapa de Ligação Humano

Tipos de Grupamentos Gênicos que Foram Observados. A primeira impressão quando se examina o mapa de ligação humano é a de que a maioria dos loci é distribuída mais ou menos aleatoriamente. Entretanto, existem exceções:

a) Os loci de hemoglobina humana γ, δ, e β estão proximamente ligados.
b) A região de imunoglobulina compreende vários loci responsáveis pela síntese de cadeias de imunoglobulina. O mesmo é verdadeiro para os genes de receptor de células T (cromossomo 14q11).

Também é excepcional um grupamento de genes, os quais são obviamente relacionados funcionalmente, estando envolvidos na resposta imune. Este é o complexo principal de compatibilidade (MHC), incluindo vários componentes do complemento no cromossomo 6.

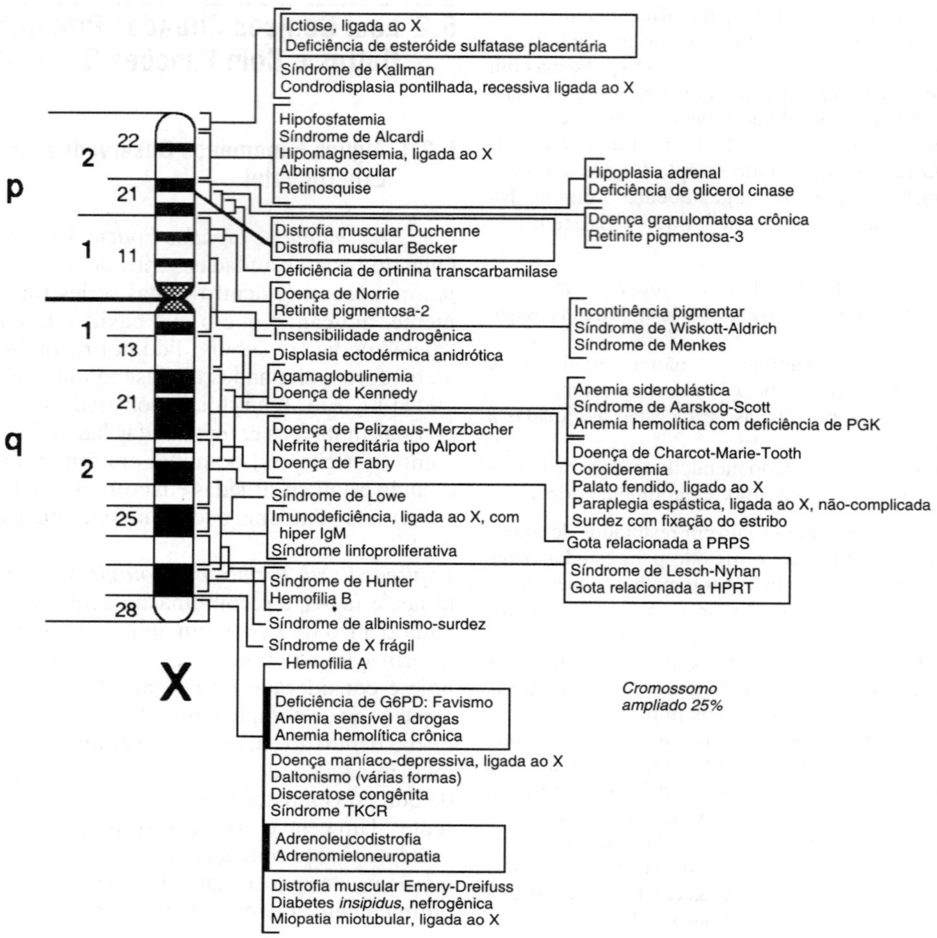

Fig. 5.8 Loci de genes de doença no cromossomo X humano. (De McKusick [41])

Em muitos casos, tem sido possível uma incisiva análise genética estabelecendo-se a seqüência de aminoácidos de proteínas, e as diferenças entre os genes proximamente ligados tornaram-se conhecidas até mesmo no nível da seqüência de bases dentro do filamento de DNA transcrito, às vezes sem nenhum conhecimento do produto gênico.

c) Não menos que quatro loci gênicos envolvidos na via glicolítica estão situados no cromossomo 1.
d) Vários genes determinantes de enzimas proximamente relacionadas parecem estar intimamente ligados, por exemplo, às amilases pancreática e salivar no cromossomo 1, e à guanilato cinase 1 e 2 no mesmo cromossomo.
e) Os loci protan e deutan do daltonismo verde-vermelho estão situados no mesmo grupamento no cromossomo X.

Grupos Ainda Não Observados. Como mencionado acima, genes funcionalmente relacionados em bactérias freqüentemente estão proximamente ligados. Eles estão sujeitos a um controle comum dentro de um óperon. Seria esperado que nos humanos tais óperons também ocorram. Entretanto, os dados de ligação conhecidos até agora não dão evidências positivas. Dois genes ligados no mesmo óperon em bactérias são os da galactose-1-fosfato uridil transferase e da galactocinase. Em humanos, estes genes estão situados nos cromossomos 3 e 17, respectivamente. De modo análogo, o gene para G6PD está situado no cromossomo X, e o de 6-PGD, a enzima seguinte na via de *shunt*, está situado no autossomo 1. Os genes que pertencem a uma família gênica às vezes, mas de modo algum sempre, estão situados próximos. Para os genes envolvidos no sistema imune, incluindo os de síntese de imunoglobulina, receptores de célula T, e genes do sistema MHC, esta localização tem um significado funcional (Seção 7.4.1).

5.2.3 Por Que Existem Grupamentos de Genes?

Eles São Vestígios da História Evolutiva. Em alguns casos os agrupamentos são apenas vestígios evolutivos da história destes genes. No início da evolução havia um locus para cada determinado gene. Ocorreu então a duplicação, oferecendo a oportunidade da diversificação funcional. A primeira duplicação abriu o caminho para outras duplicações devidas a crossing over desigual (Seção 5.2.8), e assim para maior especialização funcional.

Sem outros rearranjos cromossômicos, os grupamentos de genes permanecem intimamente ligados. Não sabemos se nestes casos de forte ligação é necessária uma ordem funcional. Embora possa ser assim em alguns casos, esta explicação não é necessária para justificar o agrupamento. As explicações evolutivas são suficientes.

Por exemplo, os genes para a visão do verde e do vermelho parecem ter surgido por duplicação gênica. Estes genes são discutidos na Seção 15.2.1.5.

Duplicação e Agrupamento Podem ser Usados Para Melhorar o Funcionamento. Seria surpreendente, entretanto, se a evolução nunca tirasse vantagem desta situação, combinando produtos de tais grupamentos de genes para formar unidades funcionais maiores. Este pode ser o caso da molécula de hemoglobina, pois no grupo de β, os genes ε, γ, β e δ estão dispostos na seqüência de sua ativação sucessiva durante o desenvolvimento do indivíduo (Seção 7.3.2). Nas imunoglobulinas e nos receptores de células T, uma íntima ligação de vários genes, possivelmente um grande número, tornou-se funcionalmente importante (Seção 7.4), pois seus produtos gênicos se combinam para formar várias classes de moléculas funcionais.

5.2.4 Grupos Sangüíneos: Complexo Rh (111 700), Desequilíbrio de Ligação

A história dos grupos sangüíneos Rhesus fornece uma excelente ilustração de como a ciência se desenvolve. Primeiro, foi descoberto um novo fenômeno. Os cientistas logo perceberam que ele incluía uma explicação por conceitos convencionais. Surgiu então uma longa controvérsia científica quanto à extensão mais apropriada destes conceitos. Nesta controvérsia, foi criado um novo princípio explicatório que sobreviveu à controvérsia neste caso especial e que pode ser aplicado a várias outras observações. Finalmente, o problema foi resolvido e a controvérsia terminou — por novos métodos.

História. Em 1939, Levine e Stetson [38] descobriram um novo anticorpo no soro de uma mulher que tinha tido um natimorto macerado e havia recebido transfusões de sangue de seu marido ABO compatível. Dentre 101 sangues do tipo O, apenas 21 apresentaram uma reação negativa a este anticorpo. Não havia associação com os sistemas ABO, MN, ou P.

No ano seguinte, Landsteiner e Wiener [34], imunizando coelhos com o sangue de macacos Rhesus, obtiveram um soro imune que deu reações positivas com os eritrócitos de 39 dentre 45 pessoas. Mais tarde os anticorpos foram comparados com os de Levine e Stetson, e tidos como dando reações com os mesmos antígenos. Isto foi subseqüentemente visto como não sendo verdadeiro, e hoje o verdadeiro antígeno descoberto pelo anticorpo anti-Rhesus é chamado de LW, em homenagem a Landsteiner e Wiener. A tipificação de Rh em humanos é sempre feita com soros de origem humana, de acordo com as observações de Levine e Stetson. As discussões a seguir estão relacionadas apenas a reações com estes soros humanos.

A grande importância prática do sistema Rhesus tornou-se aparente quando os acidentes de transfusão foram relacionados a este anticorpo, e especialmente quando a eritroblastose fetal, uma doença hemolítica comum do neonato, foi explicada por incompatibilidades induzidas por Rh entre a mãe e o feto. As hemácias de cerca de 85% de todos os brancos dão reações positivas. Os exames familiares mostraram que as pessoas Rh-positivas são homozigotas Rh/Rh ou heterozigotas Rh/rh, enquanto as Rh-negativas são homozigotas rh/rh.

Em 1941, Wiener descobriu um anticorpo diferente que reagia com as células de 70% de todas as pessoas e era independente do fator Rh básico (Rh′, de acordo com Wiener). Um terceiro fator correlato foi descoberto em 1943. Estes três fatores foram encontrados em todas as combinações possíveis umas com as outras, e as combinações eram herdadas juntas. Wiener propôs a hipótese de que estes "fatores" sorológicos são propriedades de "aglutinógenos", e que estes aglutinógenos são determinados por um alelo cada de uma série de alelos múltiplos. Considerou-se, portanto, que os aglutinógenos determinavam os fatores em combinações diferentes. Esta hipótese descritiva é tão geral que de fato explica todas as complexidades descobertas depois.

A Hipótese de Fisher para Dois Loci Proximamente Ligados. R. A. Fisher desenvolveu uma hipótese mais específica. Nessa época, um outro anticorpo tinha sido detectado, anti-Hr. Em 1943, Fisher [61] examinou uma tabulação preparada por Race, contendo os dados acumulados até então. Ele reconheceu que Rh′e Hr eram complementares. Todos os humanos têm Rh′, um Hr, ou ambos. As pessoas com ambos os antígenos nunca os transmitem juntos para a mesma criança, e a criança sempre recebe um dos dois. Fisher explicou estes achados propondo um par de alelos para os dois antígenos. O par foi chamado de C/c. Em analogia, um par de alelos adicionais D/d foi postulado para os antígenos originais Rh^{+} e rh^{-}, e um terceiro par de alelos para o terceiro fator que tinha sido descoberto. Para explicar os dados genéticos supôs-se uma íntima ligação entre estes três loci.

A hipótese de Fisher previu a descoberta de dois antígenos complementares ausentes d e e. Esta previsão depois foi confirmada para e mas não para d. No desenvolvimento desta hipótese, Fisher deu mais um passo adiante. Na população inglesa, existem três classes de freqüências dos complexos Rh (Figs. 5.9, 5.10). Fisher explicou este achado sugerindo que combinações raras podiam ter se originado de outras mais freqüentes por crossing over ocasional. Todas as quatro combinações da classe menos comum podem ter se originado de crossing over ocasional entre as combinações mais freqüentes. Entretanto, não a CdE. Este complexo necessita a inclusão de uma segunda ordem cromossômica. Assim, a hipótese explica por que CdE é tão rara. É possível ainda uma outra previsão. Em cada crossing over levando, por um lado, a Cde, CDE, ou cdE, o complexo cDe também deve ser produzido. Isto significa que a freqüência das três combinações anteriores deve ser igual à freqüência de cDe. As freqüências de fato encontradas foram: cDe, 0,0257; Cde + cdE + CDE, 0,0241 (em negros, entretanto, cDe tem uma freqüência mais alta).

Além disso, Fisher acreditou que a seqüência dos três loci era D-C-E, pois cdE — que deve ter-se originado por crossing entre D e E do genótipo cDE/cde — é muito mais freqüente em comparação a este genótipo do que Cde em relação ao genótipo Cde/cde (crossing entre C e D) e CDE em relação a CDe/cDE (crossing over entre C e E).

Confirmação e Tentativa de Interpretação da Ordem Seqüencial. Neste meio século desde a hipótese de Fisher, foram feitas novas observações, das quais a mais importante para a questão

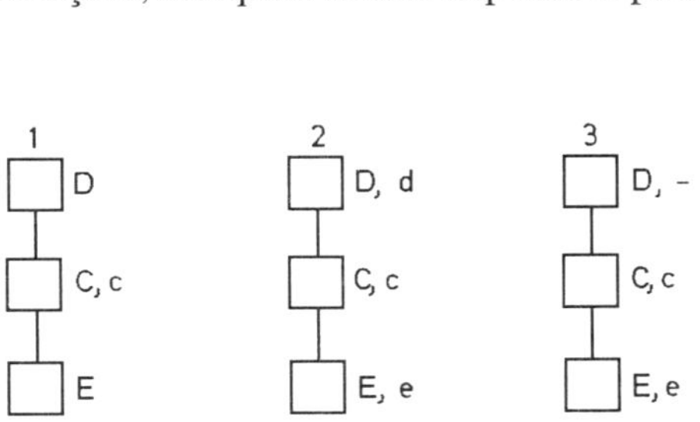

Fig. 5.9 Uma estrutura hipotética do complexo Rh. *1*, Com base nas evidências conhecidas em 1941; *2*, antígenos previstos por Fisher e Race; *3*, antígenos descobertos; o antígeno *d* não foi encontrado.

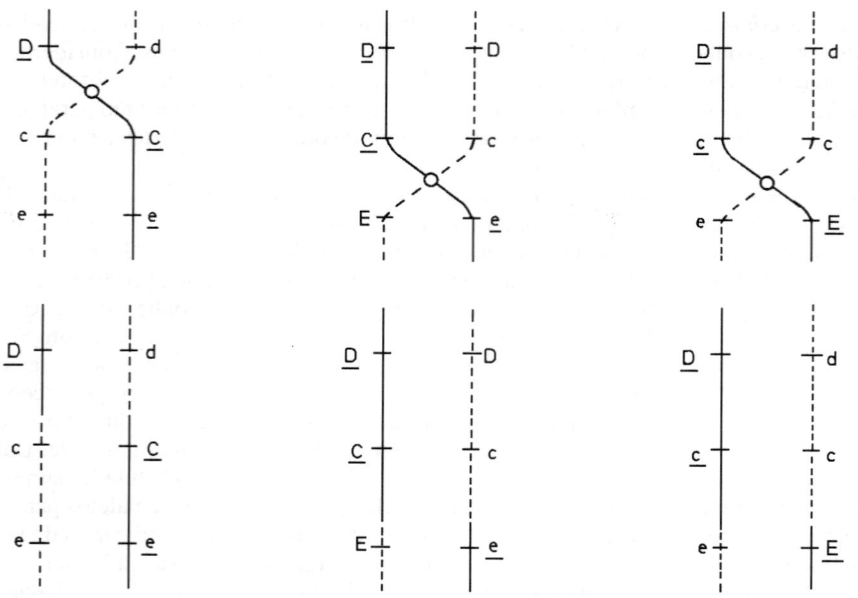

Fig. 5.10 Produção postulada de três haplótipos raros de Rh a partir dos mais comuns por crossing over. Cada diagrama refere-se a um evento diferente de crossing. (De Race e Sanger, 1975 [61])

da seqüência foi a dos antígenos combinados, por exemplo, ce. Estes antígenos compostos eram todos compatíveis com a seqüência D-C-E, enquanto nenhum surgiu sugerindo uma forte ligação entre D/d e E/e. A hipótese de Fisher levou a duas perguntas:

1. Se os tipos raros foram formados por crossing ocasional dos mais freqüentes, os casos de crossing devem ocasionalmente surgir nos estudos familiares. De fato, uma destas famílias foi relatada [76]: o pai era CDe/cde, a mãe cde/cde, quatro filhos eram cde/cde, e outros três CDe/cde, tudo de acordo com a teoria genética. O sexto filho, entretanto, era Cde/cde. Como a discrepância envolvia pai e filho, poderia haver uma suspeita de ilegitimidade. Isto, entretanto, era improvável pelos grupos sangüíneos e do soro, e pelo fato de a família pertencer a uma seita religiosa com regras muito restritas quanto a adultério.
2. Como podemos admitir a estrutura dos genes Rh à luz das evidências da genética molecular? Em princípio, existem duas possibilidades:
   a) O complexo Rh é um gene com muitos sítios mutacionais. As mudanças mutacionais se expressam como diferenças antigênicas.
   b) O complexo Rh é composto de vários genes proximamente ligados, possivelmente três, e os principais antígenos refletem a variabilidade genética nestes genes. Um critério importante é o efeito *cis-trans* encontrado em mutações que afetam o mesmo gene funcional (Seção 4.8). Como o antígeno composto ce pode ser encontrado em fase *cis* CE/ce mas não em fase *trans* Ce/cE, Race e Sanger, em 1969 [60], concluíram hipoteticamente que C/c e E/e podem estar situados dentro do mesmo gene funcional.

Bases Moleculares. As especificidades de Rh foram identificadas como polipeptídeos de membrana. Os estudos moleculares dos genes mostraram que em todas as pessoas D^+ pareciam estar presentes dois genes muito relacionados de Rh em cada genoma haplóide. Um destes genes está faltando nas pessoas D^- [12]. Os autores concluíram que um dos dois genes controla o polipeptídeo D, enquanto C/c e E/e são especificidades codificadas por um segundo gene. Estas observações explicam em nível molecular por que não foi encontrado um soro anti-d. Eles também confirmaram a seqüência D-C-E postulada por Fisher, bem como a conclusão acima mencionada de Race e Sanger [60] de que C/c e E/e pareciam estar situados no mesmo produto gênico. Entretanto, o caso não foi concluído definitivamente. Ainda é possível que de fato existam três loci [26]. Se existirem dois loci, ambas as hipóteses originais estavam parcialmente corretas: as especificidades C,c,E,e estão situadas dentro da mesma proteína determinada por gene, como postulado por Wiener (que não excluiu um crossing over intragênico ocasional). A especificidade D, por outro lado, está situada em um segundo gene, proximamente ligado, como postulado por Fisher. Além disso, as tentativas de entender a genética do sistema Rh levaram ao desenvolvimento de um novo conceito por Fisher que encontrou ampla aplicação em muitos campos da genética humana: o desequilíbrio de ligação.

Desequilíbrio de Ligação. A ligação normalmente não leva à associação entre certas características na população (Seção 5.1.1). Mesmo que inicialmente exista uma distribuição não-aleatória de fases de ligação, o crossing repetido torna aleatórios os grupos de ligação, e ao final as fases de acoplamento e repulsão para dois loci ligados são igualmente freqüentes. Há um equilíbrio de ligação. Entretanto, quando a população começa com um desvio deste equilíbrio, por exemplo, porque as duas populações com freqüências gênicas diferentes se misturaram, ou porque ocorreu uma nova mutação em um cromossomo, o tempo necessário para se atingir o equilíbrio depende da proximidade de ligação: quanto mais próxima a ligação, maior o tempo para que o equilíbrio seja atingido. Nunca será atingido se alguns tipos tiverem uma desvantagem seletiva.

Até agora não foi demonstrada uma desvantagem seletiva para certos complexos de Rh que poderiam levar a se tornarem menos freqüentes. A seleção trabalha contra os heterozigotos (Seção 12.2.1.4), mas isto não significa que uma desvantagem geral nunca tenha existido; e nem tem uma explicação conclusiva em termos de história da população postulada. A hipótese de Fisher, respondendo algumas perguntas, criou várias outras. Entretanto, o conceito de desequilíbrio de ligação provou ser ainda mais importante na análise genética de polimorfismos de DNA (Seção 12.1.2) e no complexo principal de histocompatibilidade (MHC).

5.2.5 Complexo Principal de Histocompatibilidade [73, 79]

História. É sabido há muito tempo que os enxertos de pele de uma pessoa para outra (alotransplantes) são geralmente rejeitados após um curto tempo. Em 1927, K. H. Bauer [3] observou que a rejeição não ocorre quando a pele é transplantada de um gêmeo monozigótico para o outro (isotransplante). Tal transplante é aceito como um transplante da mesma pessoa (autotransplante). Isto mostrou que a reação de rejeição é geneticamente determinada. Nos anos seguintes, a pele, e depois os rins, foram relatados em transplantes entre gêmeos monozigóticos. As pesquisas de antígenos de histocompatibilidade em humanos só começaram quando os leucócitos foram demonstrados como células úteis para testes.

Dausset observou em 1954 que alguns soros de pacientes politransfundidos continham aglutininas contra leucócitos. Ele depois mostrou que os soros de sete destes pacientes aglutinaram leucócitos de cerca de 60% da população francesa, mas não os leucócitos dos próprios pacientes. As pesquisas de gêmeos e famílias logo estabeleceram que estes isoantígenos são geneticamente determinados. Outros isoantígenos (agora parte do HLA-B) foram descobertos por van Rood. Outra conquista importante foi o teste de toxicidade de microlinfócito introduzido por Terasaki e McClelland em 1964, que hoje é o método mais freqüentemente usado (Figs. 5.11, 5.12). Subseqüentemente, o número de antígenos leucocitários detectados aumentou rapidamente, e em 1965 foi sugerido que a maioria destes antígenos era de componentes do mesmo sistema genético. No *workshop* de 1967 sobre histocompatibilidade, 16 grupos diferentes tiparam amostras idênticas de famílias italianas. Foram estabelecidas relações básicas entre os diferentes antígenos. Finalmente, Kissmeyer-Nielsen [30] sugeriu a hipótese de dois genes intimamente ligados (hoje A e B) controlando duas séries de alelos.

Mais recentemente, especialmente desde que a técnica de PCR tornou-se disponível (Seção 3.1.3.5), os cientistas começaram a estudar os genes de MHC diretamente no nível do DNA. Isto levou a uma separação dos loci gênicos definidos sorologicamente, especialmente entre os antígenos da classe II (HLA D-DR; veja Fig. 5.13).

Fenômeno Social: Formação de um "Grupo Paradigma". O mesmo fenômeno sociológico notado para os estudos de ligação ocorreu também nas pesquisas de histocompatibilidade. Foi formado um grupo que mantinha intenso contato. Foram organizados encontros internacionais e intensificada a troca de informações. O terceiro *workshop* de histocompatibilidade organizado por Ceppellini em 1967 teve papel importante neste processo. Os contatos entre pesquisadores tiveram que ser especialmente intensos, pois a tipagem de HLA depende vitalmente da troca de anti-soros. Um estudo deste grupo "paradigma" do final da década de 60 e início da de 70, e o papel de pesquisadores como Bodmer, Dausset, Ceppellini, Kissmeyer-Nielsen, van Rood, e Terasaki no desenvolvimento de suas atividades seria muito interessante para a história e sociologia da pesquisa biológica moderna. O progresso rápido neste campo foi alimentado não só pelo interesse científico intrínseco, como também pela esperan-

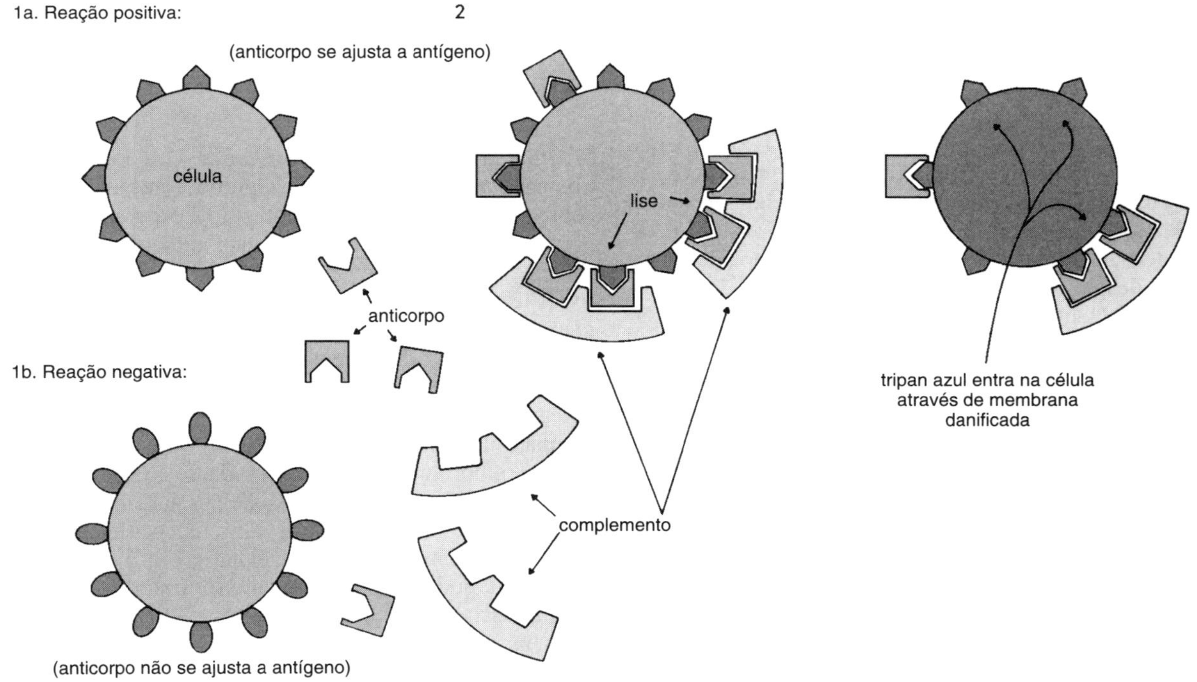

Fig. 5.11 Princípio do teste de linfotoxicidade. Uma célula com um antígeno apropriado reage com um anticorpo e complemento específicos. Como resultado, o tripan azul entra na célula através da membrana danificada e indica que o antígeno da superfície da célula foi reconhecido por um anticorpo específico.

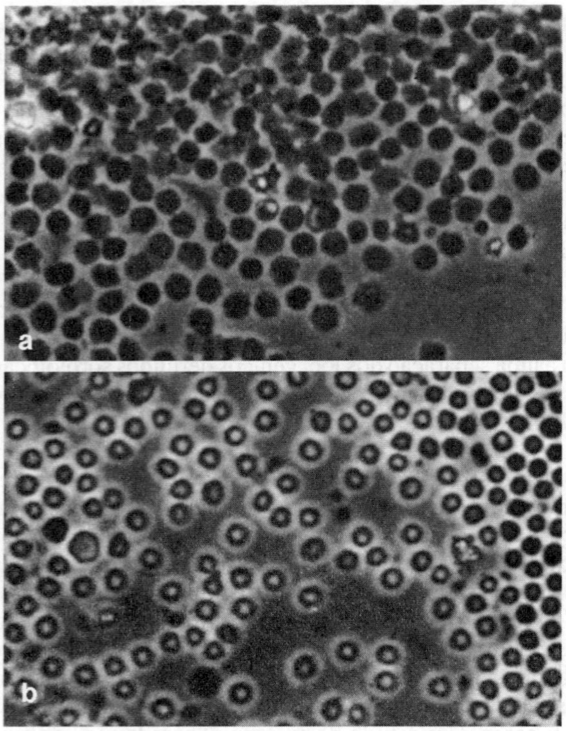

Fig. 5.12 a, b. Teste de linfotoxicidade. **a** Reação positiva. **b** Reação negativa. A reação positiva é indicada corando as células. (Cortesia do Dr. J. Greiner)

ça de que as taxas de sucesso nos transplantes de órgão possam ser melhoradas.

Principais Componentes do MHC no Cromossomo 6. O grupo de ligação do MHC é apresentado na Fig. 5.13. Existem hoje três classes de antígenos de MHC. Conforme revelado pelos estudos usando principalmente métodos moleculares, cada classe pode ser subdividida em um número maior de subclasses que não são descritas aqui (para detalhes veja [81]). A classe I compreende os loci de HLA-B, HLA-C, e HLA-A (nesta ordem). Na classe II os loci de HLA-D são encontrados juntos com algumas outras áreas correlatas transcritas. Entre estas duas classes está situado um grupo heterogêneo de genes que foram chamados de classe III de MHC, a despeito do fato de pelo menos alguns destes genes, como os da 21-hidroxilase, parecerem não ter correlação funcional com o sistema MHC.

A função deste sistema foi elucidada. Ele tem um papel importante na resposta imune e é descrito na Seção 7.4. Aqui são considerados apenas alguns aspectos genéticos.

O Quadro 5.1 apresenta um aspecto geral, juntamente com as freqüências de alelos (veja também as Figs. 5.14; 5.15). O conceito de quatro séries de alelos é baseado nas seguintes linhas de evidência:

a) Nenhuma pessoa possui mais que dois antígenos para qualquer das séries.
b) A recombinação entre estas séries tem sido observada, por exemplo, entre os loci para as séries A e B, 40 crossings entre 4.614 meioses foram descritas até 1975, dando uma freqüência combinada de recombinação (♀ + ♂) de $40/4.614 = 0{,}0087 = 0{,}87$ cM. Foram relatados dez recombinantes A-B informativos para a série C. Em oito deles o antígeno C seguia o B, e em dois ele seguia o A. Portanto C está situado entre A e B, próximo a B.
c) Quando dois antígenos da mesma série estão presentes juntos em um genitor, ele ou ela sempre transmitem um deles para a criança, nunca ambos ou nenhum. A taxa de segregação é de 0,5, correspondendo a um modo de dominância simples.
d) As proporções de Hardy-Weinberg foram demonstradas para cada alelo da série separadamente em grandes amostras da população.
e) Ocorrem reações sorológicas cruzadas quase que exclusivamente dentro das séries, e não entre elas. Isto aponta para uma íntima relação bioquímica dos antígenos dentro de uma determinada série. A Fig. 5.14 mostra a transmissão em bloco de quatro das cinco crianças examinadas e o crossing entre A e C em uma quinta criança.

Componentes do Complemento. O complemento consiste em uma série de pelo menos dez fatores diferentes presentes no soro fresco. Os fatores são chamados de C1, C2, C3 etc., e C1 é ativado por anticorpos que reagem com seus antígenos correspondentes. Então C1 ativa C4, isto ativa C2, e assim em diante. O resultado final desta "cascata de complemento" é um dano à membrana celular portadora do antígeno, e geralmente a lise da célula. Além disso, os componentes ativados do complemento têm várias outras propriedades biológicas, tais como a quimiotaxia ou liberação de histamina. Eles são importantes mediadores imunológicos na defesa corpórea contra infecções microbianas.

O sistema complemento pode ser ativado não só via C1 (a via clássica) mas também via C3 por uma via alternativa envolvendo os "fatores properdina". O fator B (BF) atua como "proativador" para C3.

Foram descritas deficiências hereditárias para alguns fatores do complemento, e são conhecidos polimorfismos. C2, C3 e C4 são polimórficos. Os loci de C2 e C4 A e B estão na classe III, juntamente com o fator properdina B com os alelos principais BF^F e BF^S. O locus para C3, por outro lado, está situado no cromossomo 19.

Significado do HLA em Transplantes. Um dos principais motivos para o desenvolvimento rápido de nossos conhecimentos sobre os antígenos de HLA tem sido a esperança de melhorar a taxa de sobrevida dos órgãos transplantados, principalmente os rins. De fato, os rins em irmãos HLA-idênticos e ABO-compatíveis têm uma taxa de sobrevida no receptor quase igual à de gêmeos monozigóticos. A taxa de sobrevida é pior em receptores não-aparentados, mesmo se a semelhança de HLA for tão perfeita quanto possível e a compatibilidade de ABO estiver assegurada. Isto mostra que, além do sistema principal de histocompatibilidade — o sistema HLA — deve haver outros sistemas de importância para a sobrevida do enxerto. Isto não é surpreendente. Um grande número de tais sistemas é conhecido no camundongo. Estes sistemas levam a reações hospedeiro-*versus*-enxerto em quase todos os transplantes (Fig. 5.16). Estas reações, entretanto, podem freqüentemente ser tratadas por terapia imunossupressiva. As chances de sobrevida e o tempo de sobrevida dos rins transplantados têm aumentado substancialmente. O mesmo é verdade para o transplante de outros órgãos, tais como o coração, fígado, e pâncreas.

Considerando o alto grau de polimorfismo e as baixas freqüências gênicas dos alelos de HLA, a similaridade bem-sucedida de

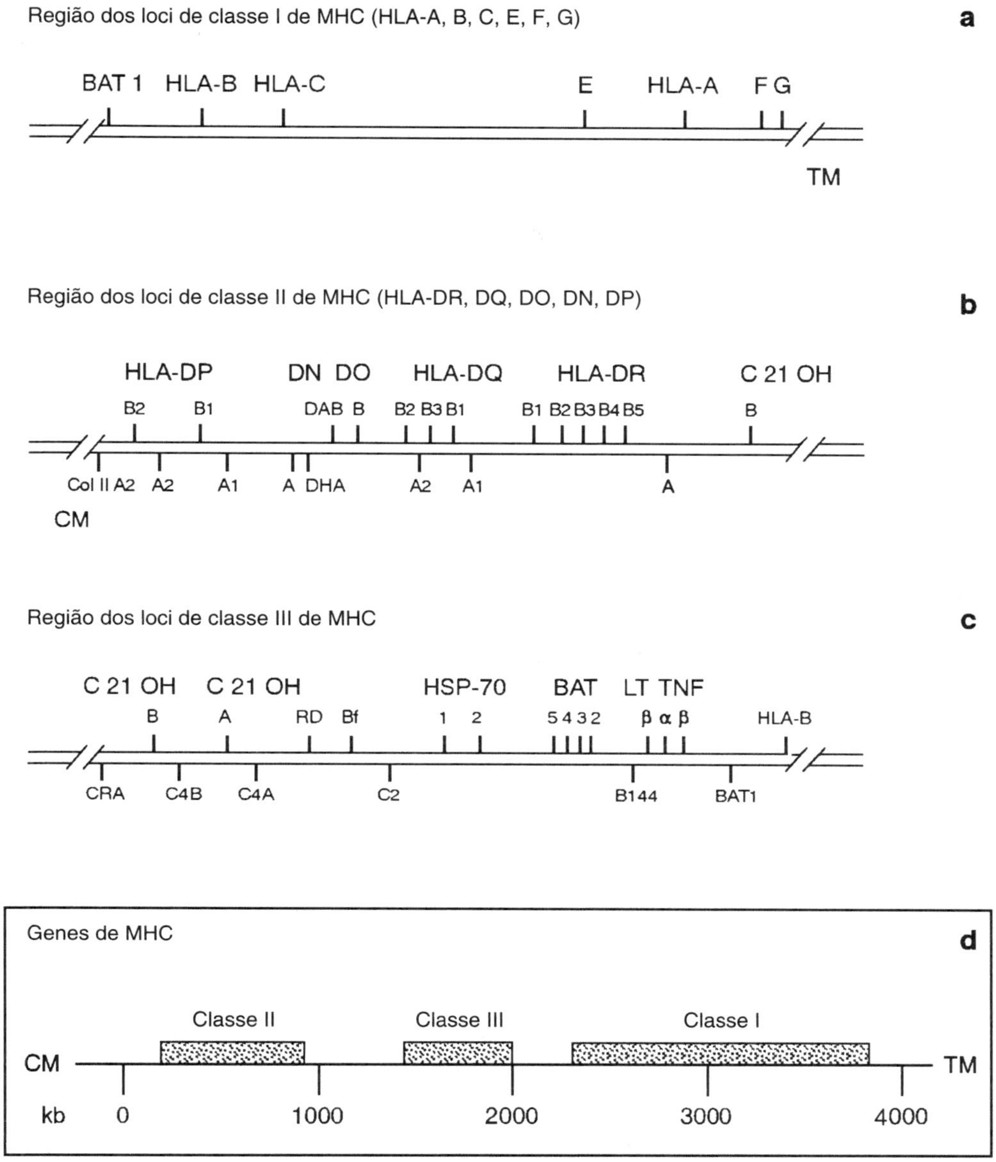

Fig. 5.13 a-d. Seqüência dos genes de MHC classes I, II, e III no braço curto do cromossomo 6. **a-c** Detalhes das três regiões, juntamente com suas sub-regiões. **d** Visão geral de aproximadamente 4000 kb. *TM,* Telômero; *CM,* centrômero. *Letras, números e suas combinações,* os genes e suas sub-regiões. Os genes da classe III (HSP-70, DAT, C2/OH, CT) não têm correlação funcional direta com a resposta imune. (Albert, 1993 [1])

potenciais receptores com doadores de rins que não sejam irmãos requer organizações internacionais de larga escala. Hoje existem tais organizações. Uma vez que os rins, ou outros órgãos transplantáveis, fiquem disponíveis devido à morte acidental de uma pessoa, um centro é notificado, no qual estão registradas as pessoas necessitadas, juntamente com sua condição de HLA. O doador é tipado, e o receptor cuja condição de HLA melhor se assemelhar recebe o órgão.

Desequilíbrio de Ligação. Uma das principais propriedades do sistema HLA é que alguns alelos de HLA tendem a ocorrer mais freqüentemente juntos que o esperado pelo acaso. O Quadro 5.2 mostra alguns exemplos. O haplótipo A1 B8, por exemplo, ocorre cerca de cinco vezes mais freqüentemente que o esperado.

Considere dois alelos em dois loci ligados, com as freqüências p_1 e p_2. Com livre recombinação entre eles, sua freqüência combinada, isto é, a freqüência h de haplótipo, deve ser $p_1 \times p_2$. Se for obtido tal resultado, diz-se qual os dois loci estão em equilíbrio de ligação. Se a freqüência do haplótipo h for maior que o esperado com livre recombinação, há um desequilíbrio de ligação (Δ, desvio do equilíbrio de ligação), que geralmente é simbolizado como $\Delta = h - p_1 p_2$. O haplótipo e as freqüências gênicas podem ser avaliados a partir dos dados familiares e populacionais. Nas famílias, os haplótipos dos genitores podem, na maioria dos casos, ser obtidos a partir dos de seus filhos. Na família mostrada na Fig. 5.14, por exemplo, um dos haplótipos maternos deve ser 3, 1, 22, pois ela os transmitiu para três de seus filhos. As freqüências de alelos isolados podem ser deduzidas da mesma amostra de genitores não-aparentados, e a extensão

Quadro 5.1 Freqüências gênicas (%) de HLA-A, -B, -C, -DR, e características DQ em várias populações (Albert 1994[1])

HLA	Europeus	Orientais	Africanos	HLA	Europeus	Orientais	Africanos
A1	14,2	1,0	8,1	B56	1,1	1,5	0,3
A2	28,9	28,1	17,5	B57	2,9	0,7	2,9
A3	13,2	1,5	6,7	B58	0	1,2	0
A11	6,3	11,7	1,9	B60	3,8	6,5	2,3
A23	1,4	0,1	8,0	B61	2,1	11,7	1,5
A24	10,3	31,4	4,8	B62	6,1	9,6	2,6
A25	2,4	0	0	B63	0,7	0	1,9
A26	3,2	7,2	4,5	B64	1,1	0	1,3
A28	4,7	2,1	9,9	B65	2,6	0,2	1,6
A29	2,9	0,4	4,9	B67	0	0,1	0
A30	3,5	2,3	11,0	B71	0,1	0,4	0,8
A31	2,9	5,2	1,6	B72	0,3	0,5	7,1
A32	3,9	0,4	2,3	B73	0,1	0,2	0
A33	1,4	6,0	3,9	BX	0,4	1,6	1,3
A34	0,1	0,3	5,1				
A36	0,1	0,1	3,2	Cw1	3,3	16,3	1,0
A43	0	0	1,3	Cw2	4,1	1,0	11,9
A66	0,2	0,5	0,3	Cw3	12,6	27,3	8,3
AX	0,4	1,7	5,0	Cw4	11,6	5,3	14,0
				Cw5	6,9	0,6	3,0
B7	11,5	4,7	12,1	Cw6	8,6	3,8	12,9
B8	9,6	0,2	5,5	Cw7	24,3	12,1	24,1
B13	2,9	3,8	1,6	Cw8	3,7	0,3	3,5
B18	5,5	0,3	4,2	CX	24,9	33,3	21,3
B27	3,4	1,6	1,9				
B35	10,5	10,2	7,1	DR1	9,5	5,0	5,1
B37	1,6	0,6	1,3	DR2	15,8	15,1	15,1
B38	2,5	0,7	1,6	DR3	12,0	1,8	14,9
B39	2,0	0,4	0	DR4	12,7	21,8	7,6
B41	0,9	0,1	2,3	DR7	12,0	2,9	13,2
B42	0,2	0,5	5,8	DR8	3,0	7,3	0,8
B44	12,3	6,0	7,7	DR9	0,8	11,5	1,5
B45	0,4	0,1	2,3	DR10	0,8	0,5	2,3
B46	0,1	3,6	0	DR11	12,3	4,0	16,5
B47	0,2	0,4	0	DR12	2,0	7,2	3,4
B48	0	1,6	0	DR13	5,4	2,9	3,8
B49	1,8	0,3	2,3	DR14	5,8	6,8	10,7
B50	1,1	0,3	0,6	DRX	7,9	13,2	5,3
B51	6,2	7,8	1,9				
B52	2,0	7,3	0,6	DQ1	32,3	30,2	40,1
B53	0,5	0,3	6,7	DQ2	18,1	5,0	23,1
B54	0,1	6,7	0	DQ3	23,3	32,7	24,6
B55	1,6	2,1	0	DQX	26,3	32,1	12,2

do desequilíbrio de ligação Δ pode ser calculada. Em uma amostra de uma população com reprodução aleatória, pode ser testado o desvio do equilíbrio de ligação em um quadro de 2 × 2 pelo teste do χ^2, como mostrado no Quadro 5.3 para uma amostra dinamarquesa [79].

No sistema HLA os desvios do equilíbrio de ligação de fato são marcantes. A situação é semelhante à encontrada no sistema Rh (Seção 5.2.4), mas há uma diferença importante: no sistema Rh só foi descoberto um caso de recombinação, enquanto para o sistema HLA são conhecidos muitos casos. Assim, os dados genéticos indicam uma ligação muito mais íntima no sistema Rh que entre os genes MHC. Esta conclusão foi corroborada por estudos moleculares em ambos os sistemas (veja anteriormente).

A observação do desequilíbrio de ligação, juntamente com a identificação de genes de resposta imune (Ir) no camundongo, iniciaram as investigações das associações de HLA com doenças (Seção 6.2.3).

O desequilíbrio de ligação pode ter uma dentre duas causas principais:

1. Duas populações homozigotas para haplótipos diferentes misturadas há relativamente pouco tempo e crossing over repetido em taxa baixa não são suficientes para levar a uma distribuição aleatória de alelos.
2. Algumas combinações de alelos em loci muito intimamente ligados causam uma vantagem seletiva a seus portadores, e portanto foram preservadas.

Para ser capaz de decidir entre estas duas possibilidades, Bodmer, em 1972 [6], calculou quanto tempo um desequilíbrio de ligação levaria para desaparecer em uma população com reprodução aleatória.

Para estes cálculos ele usou o trabalho de Jennings (1917), segundo o qual Δ diminui para zero na velocidade de $1 - \Theta$ por geração, onde Θ é a fração de recombinação entre dois loci. Entre

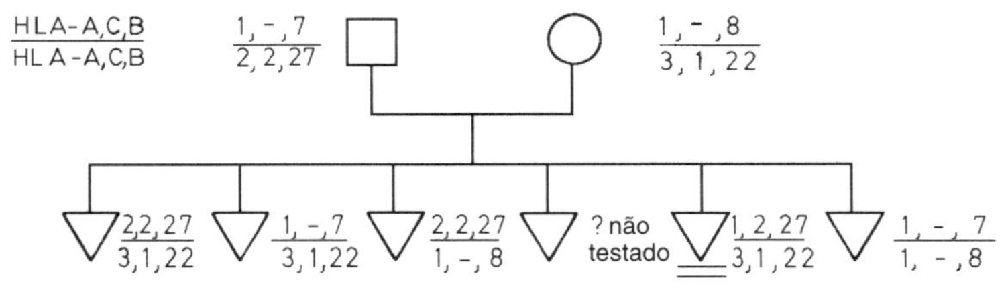

Fig. 5.14 Heredograma com crossing over entre os genes de HLA-A e HLA-C dentro do MHC. O crossing entre A e C deve ter ocorrido na linhagem germinativa do pai, constituindo o haplótipo 1, 2, 27 do quinto filho. (De Svejgaard e cols. 1975 [79])

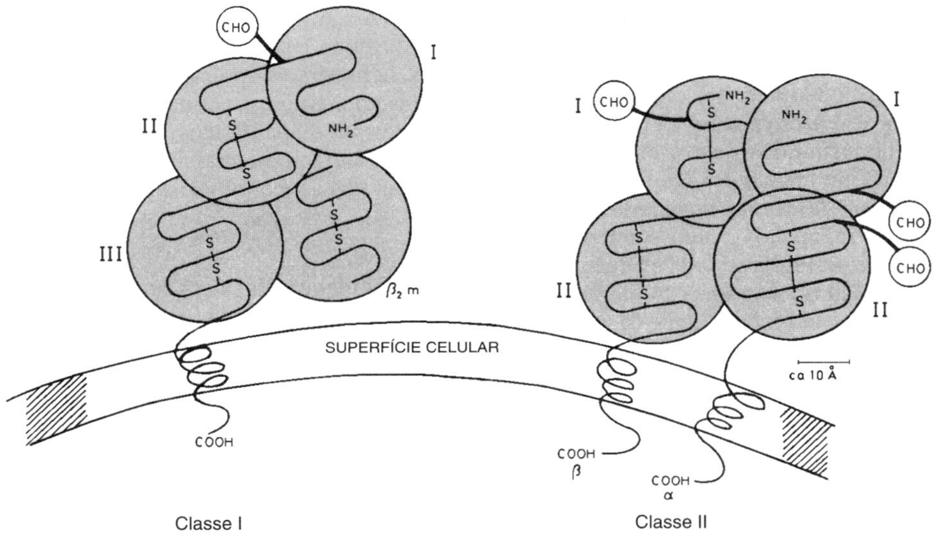

Fig. 5.15 Disposição dos domínios de antígenos classe I (HLA-A, B, C) e classe II (HLA-D/DR) que podem produzir estruturas gerais similares. Os números em romano indicam os domínios. $\beta_2 m$, *β*-Microglogulina; *CHO*, carboidrato. (De Kämpe e cols. 1983 [27])

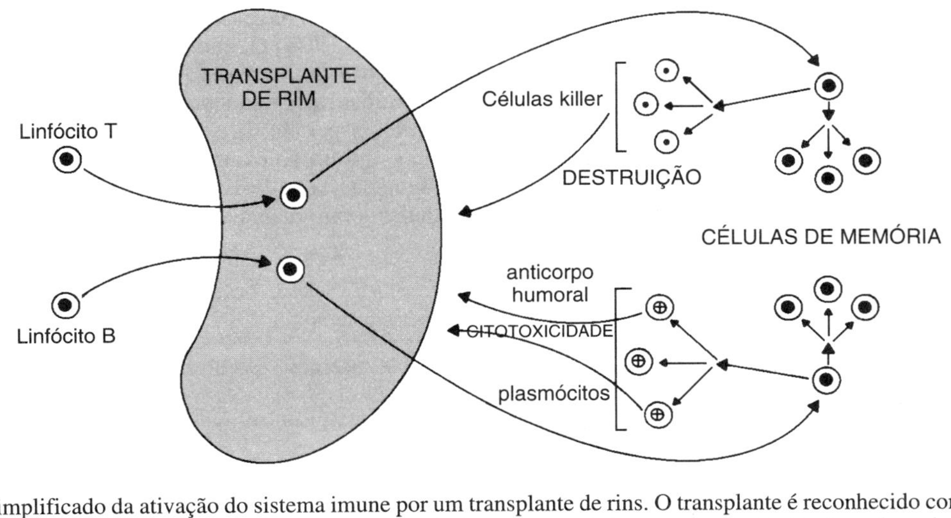

Fig. 5.16 Diagrama simplificado da ativação do sistema imune por um transplante de rins. O transplante é reconhecido como exógeno pelo organismo hospedeiro por seus linfócitos T e B. Isto leva a uma ativação da resposta celular e humoral. (De Svejgaard e cols. 1975 [79])

5 Genética Formal de Humanos: Análise de Ligação e Grupamentos Gênicos

If "to take a possible example, an equally close linkage" (as between the genes for hemophilia and color blindness) "were found between the genes for blood group" and that "determining Huntington's chorea, we should be able, in many cases, to predict which children of an affected person would develop this disease and to advise on the desirability or otherwise of their marriage."

J. B. S. Haldane e J. Bell (1937) The linkage between the genes for colour-blindness and haemophilia in man. Proc. Roy. Soc. B 123, 119.

5.1 Ligação: Localização de Genes nos Cromossomos

Os genes estão situados de modo linear nos cromossomos. Isto tem a conseqüência lógica de que os genes que estão situados no mesmo cromossomo são transmitidos juntos, ou seja, que sua segregação não é independente. Por outro lado, sabemos pela citogenética que os quiasmas são formados durante a primeira fase da meiose e que alguns segmentos cromossômicos são trocados entre cromossomos (crossing over; veja a Seção 2.1.2.4). Assim, mesmo os genes situados no mesmo cromossomo nem sempre são transmitidos juntos. A probabilidade de transmissão de dois genes ligados depende da distância entre eles e da freqüência com a qual eles são separados pelo crossing over. Se estiverem situados em um cromossomo relativamente longo, e se a distância for suficientemente longa para que ocorram vários crossings entre eles, os genes situados no mesmo cromossomo podem até parecer se segregar independentemente. Tais genes são sintênicos, mas não ligados. A grande conquista de Morgan e seus colaboradores nas primeiras duas décadas do século XX foi explorar a ligação para localizar os genes uns em relação aos outros nos cromossomos e desenvolver mapas gênicos na mosca das frutas *Drosophila melanogaster*.

Os estudos sobre ligação e mapeamento gênico em humanos ficaram atrasados muitas décadas em relação a este desenvolvimento. Foram desenvolvidas técnicas estatísticas sofisticadas para contornar a impossibilidade de se fazer cruzamentos experimentais dirigidos em humanos, e devem ser usadas as informações de famílias de ocorrência natural. A aplicação de tais técnicas, entretanto, foi apenas parcialmente recompensada pela detecção da ligação. Só ocorreu um grande salto quando foram introduzidas novas técnicas de genética de células somáticas e especialmente de fusão celular. Estas técnicas permitiram a localização de genes em cromossomos específicos, e mesmo em segmentos cromossômicos. Posteriormente, os métodos obtidos da biologia molecular, especialmente a ubiqüidade de variantes comuns de DNA, trouxeram novos progressos [7]. Hoje em dia o mapa gênico humano contém muitos genes, o número de localizações bem-sucedidas está crescendo rapidamente, e estão surgindo novos esclarecimentos sobre a organização do material genético.

A seguir, descreveremos primeiro o princípio do enfoque clássico da localização gênica, como introduzido por Morgan e seus colaboradores. Isto nos fornece uma oportunidade para introduzir alguns conceitos gerais. Discutiremos então métodos estatísticos para a detecção e medida da ligação em humanos. Os exemplos são dados no Apêndice 7. Os vários grupos de marcadores de DNA são descritos em seguida, vindo então o princípio da fusão celular e seu uso na localização dos genes nos cromossomos, bem como a aplicação da hibridização *in situ* radioativa e não-isotópica para esta finalidade. Os mapas genéticos são comparados aos mapas físicos, e é avaliado o uso dos estudos de ligação como ferramentas analíticas na análise genética de doenças comuns com etiologia e patogenia complexas.

5.1.1 Enfoques Clássicos em Genética Experimental: Experimentos de Cruzamentos e Cromossomos Gigantes

De acordo com uma das leis mendelianas, a segregação de dois pares de alelos diferentes é independente. Todos os zigotos possíveis com dois pares de alelos são formados por recombinação livre. As reproduções entre heterozigotos duplos AaBb e o duplo homozigoto aabb nos dão:

Gametas paternos		AB	Ab	aB	ab
Gametas maternos	ab	¼ AaBb	¼ Aabb	¼ aaBb	¼ aabb

Os quatro genótipos são formados em proporções iguais.

Logo após o redescobrimento das leis mendelianas, Bateson e cols., em 1908 [2], encontraram uma exceção a esta regra na leguminosa *Lathyrus odoratus*. Algumas combinações foram encontradas mais freqüentemente e outras menos freqüentemente do que o esperado. Em alguns casos, as duas combinações parentais, em nosso exemplo AaBb (pai) e aabb (mãe), estavam aumentadas na prole. Em outros casos, os dois outros tipos, Aabb ou aaBb, eram mais freqüentes.

Gametas paternos		AB	Ab	aB	ab
Gametas maternos	ab	AaBb	Aabb	aaBb	aabb
Primeiro caso (acoplado)		$\frac{1}{2} - \Theta$	Θ	Θ	$\frac{1}{2} - \Theta$
Segundo caso (repulsão)		Θ	$\frac{1}{2} - \Theta$	$\frac{1}{2} - \Theta$	Θ

Θ = Fração de recombinação Θ.

de tais grupamentos gênicos com funções correlatas. Poderíamos indagar se sua análise nos forneceria pistas para melhor compreensão do grupamento MHC. Existe, de fato, um exemplo que já foi estudado cuidadosamente, o mimetismo em borboletas. Ele não pode ser descrito aqui por falta de espaço, pois não tem relação direta com a genética humana. Mas para o leitor interessado nos aspectos mais gerais e filosóficos da ciência, é muito interessante mostrar como alguns princípios gerais podem ser usados pela natureza em contextos muito diferentes (veja também as edições anteriores deste livro).

5.2.6 Genes com Funções Correlatas no Cromossomo X Humano?

Ao contrário dos autossomos, o cromossomo X permaneceu relativamente inalterado durante a evolução dos mamíferos. Há uma boa evidência apontando para uma homologia entre espécies diferentes [53]. O cromossomo X tem a característica única de que está presente em uma cópia no homem e em duas cópias na mulher, uma diferença que não é inteiramente compensada pela inativação do X (Seção 2.2.3.3). Existe algum indício de que os genes ligados ao X são uma amostra não-aleatória de todos os genes humanos? Eles apresentam algumas peculiaridades? Esta questão foi examinada classificando-se todos os genes ligados ao X conhecidos e mutações autossômicas em quatro categorias [82]:

1. Os que afetam os órgãos dos sentidos (olhos, ouvido interno), pele e dentes.
2. Os que afetam o cérebro e o sistema nervoso.
3. Anomalias estruturais do esqueleto, músculos e tecido conjuntivo, de sistemas internos tais como o coração e o tubo digestivo; antígenos de superfície celular (sangue e antígenos de histocompatibilidade), e tumores.
4. Genes que afetam o metabolismo; coagulação sangüínea e outras doenças hematológicas; polimorfismos enzimáticos e de proteínas do soro; distúrbios endócrinos; um número crescente destes genes foi descoberto por métodos moleculares, sem a ajuda de mutações conhecidas.

A Fig. 5.17 mostra o resultado, que é baseado em mais de 2.000 loci gênicos: as categorias 1 e 2 são muito mais freqüentes em mutações ligadas ao X. Além disso, a categoria 4 contém um número de mutações ligadas ao X influenciando as funções endócrinas da neuro-hipófise que justificaria sua inclusão na categoria 2. Assim, as funções "superiores" do sistema nervoso e órgãos dos sentidos parecem estar muito representadas no cromossomo X humano, enquanto a especificação de processos metabólicos, e também em algum grau da estrutura corpórea, estariam sub-representadas.

A avaliação e classificação de mutações humanas nunca foi muito sistemática. As condições para o reconhecimento de genes ligados ao X diferem das dos autossomos. Isto pode simular uma diferença entre o cromossomo X e os autossomos. Entretanto, a escassez de genes ligados ao X para processos metabólicos é muito provável. Em *Drosophila*, onde a avaliação pode ser mais bem controlada, já foi descrita uma significativa não-aleatoriedade de mutações afetando sistemas orgânicos [16]. Se a diferença entre o cromossomo X e os autossomos nos humanos for comprovadamente real, surgem algumas dúvidas: esta diferença tem algo a ver com as propriedades especiais de genes ligados ao X na regulação da ação gênica? Estes genes correm um risco menor de se tornarem letais recessivos por mutação? Isto foi uma importante vantagem seletiva? Ou este agrupamento simplesmente marca a história evolutiva destes genes?

5.2.7 Crossing Over Desigual

Descoberta do Crossing Over Desigual. Nos primeiros anos de trabalhos com *Drosophila*, alguns autores observaram que a mutação bar, uma característica dominante ligada ao X, ocasionalmente reverte ao normal, enquanto em outros casos os homozigotos para o alelo produzem uma prole com um alelo novo e mais extremo, depois chamado de "duplo bar". Sturtevant, em 1925 [78], mostrou que este comportamento peculiar não é devido a mutações e sim a crossing over desigual, produzindo, por um lado, um cromossomo com dois loci bar (duplo bar) e, por outro, um cromossomo sem nenhum locus bar. Quando os cromossomos gigantes da glândula salivar de *Drosophila* permitiram o

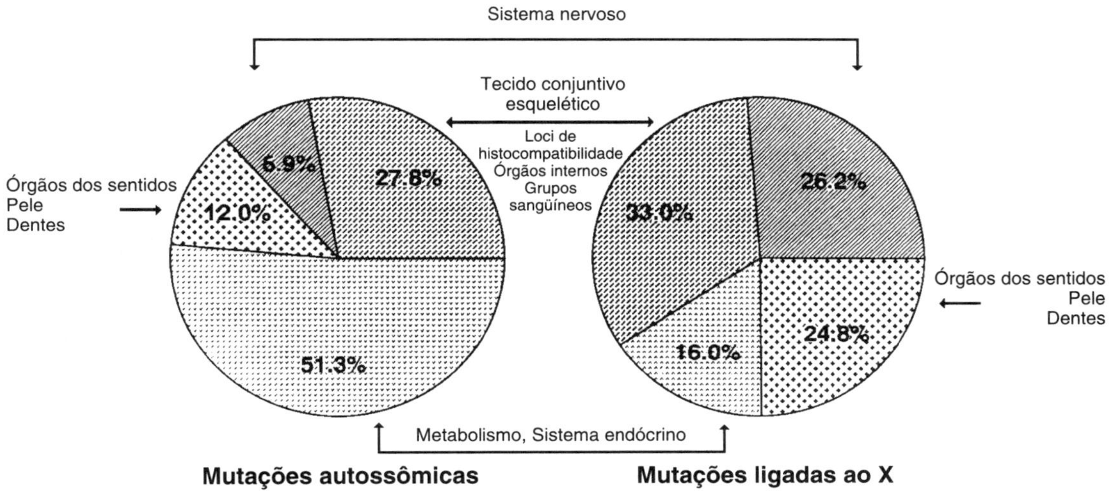

Fig. 5.17 Possível agrupamento de mutações que afetam os órgãos dos sentidos, pele, e o sistema nervoso no cromossomo X humano. Quatro grupos de fenótipos em 1.029 mutações autossômicas e 92 mutações ligadas ao X. Apenas mutações confirmadas. (De From [41])

teste visual das hipóteses genéticas, Bridges, em 1936 [9], mostrou que a mutação bar dominante é causada por uma duplicação de algumas bandas cromossômicas. A reversão corresponde ao estado não-duplicado, enquanto o duplo bar é causado por uma triplicação desta banda. Tanto a reversão quanto a triplicação podem ser produzidas por um único evento de crossing over desigual. Bridges não formulou claramente o motivo óbvio deste evento: o malpareamento de "homólogos estruturais" mas não "homólogos posicionais" (Fig. 5.18).

Crossing Desigual em Genética Humana. A haptoglobina [8], uma proteína de transporte de hemoglobina, é encontrada no soro sangüíneo e apresenta um polimorfismo, sendo os alelos mais comuns o HP^{1F}, o HP^{1S} e o HP^2. Smithies e cols., em 1962 [72], descobriram que o alelo HP^2 é quase o dobro do comprimento de cada um dos alelos HP^{1F} e HP^{1S}, como evidenciado pela composição de sua cadeia polipeptídica. Na cadeia HP^2, a seqüência de aminoácidos da cadeia HP^1 é repetida quase que totalmente. Eles concluíram que o alelo HP^2 deve ter sido produzido por duplicação gênica. Além disso, previram que um crossing desigual poderia ocorrer novamente com uma probabilidade relativamente alta entre os alelos HP^2, produzindo, por outro lado, um alelo similar ao HP^1 e, por outro lado, um alelo compreendendo a informação genética quase em triplicata. A ocorrência repetida deste evento pode levar a alelos ainda mais longos e, portanto, a um polimorfismo de comprimento de alelo na população. De fato, tais alelos ocasionalmente foram observados e são conhecidos como alelos tipo Johnson [74].

Há uma diferença essencial entre o primeiro evento único que produz o gene quase de tamanho duplicado (por exemplo, HP^2) de um gene HP^1 único e o crossing over homólogo mas desigual que se torna possível tão logo o primeiro alelo duplicado está presente na população [32].

Primeiro Evento. Tomando-se um par de cromossomos homólogos, ambos os membros consistem em seqüências amplamente idênticas de nucleotídeos. Normalmente estes cromossomos se pareiam na meiose, e não pode haver crossing desigual. Para que ocorra malpareamento e portanto crossing desigual, é necessária uma duplicação inicial. Os mecanismos para tal duplicação são conhecidos em citogenética, sendo o mais simples a ocorrência de duas quebras em sítios ligeiramente diferentes em cromátides adjacentes homólogas durante a meiose e a subseqüente reunião cruzada. Um outro mecanismo seria o malpareamento devido a homologia de seqüências curtas de bases em posições não-homólogas. Nossos atuais conhecimentos sobre a estrutura das seqüências de DNA sugerem amplas oportunidades para tal malpareamento.

Se os pontos de quebra estiverem separados apenas pelo comprimento de um gene estrutural, este evento resulta em dois gametas que não contêm este gene, juntamente com outros dois que o contêm em duplicata (Fig. 5.19). Os gametas contendo uma deleção relativamente grande têm alto risco de não serem transmitidos devido à letalidade do embrião resultante. Por outro lado, um gameta com duplicação provavelmente se desenvolve em um indivíduo diplóide, dando pela primeira vez uma chance de malpareamento de seqüências homólogas, portanto, de crossing desigual.

Conseqüências do Crossing Desigual. As conseqüências são vistas na Fig. 5.19. Desde que a duplicação permaneça heterozigota, todos os gametas contêm uma ou duas cópias do gene duplicado. Quando a duplicação se torna homozigota, entretanto, podem ser formadas grandes seqüências de alelos. O crossing desigual pode levar, por um lado, a gametas com apenas uma cópia e, por outro, a gametas contendo três, e, em gerações subseqüentes, a mais de três cópias (Figs. 5.19, 5.20).

Se a probabilidade de crossing desigual não for muito baixa, a alta variabilidade é logo encontrada no número de segmentos cromossômicos homólogos que se assemelham em estrutura mas não em posição. Se a seleção favorece um certo número de tais segmentos cromossômicos, que podem ser tão pequenos quanto

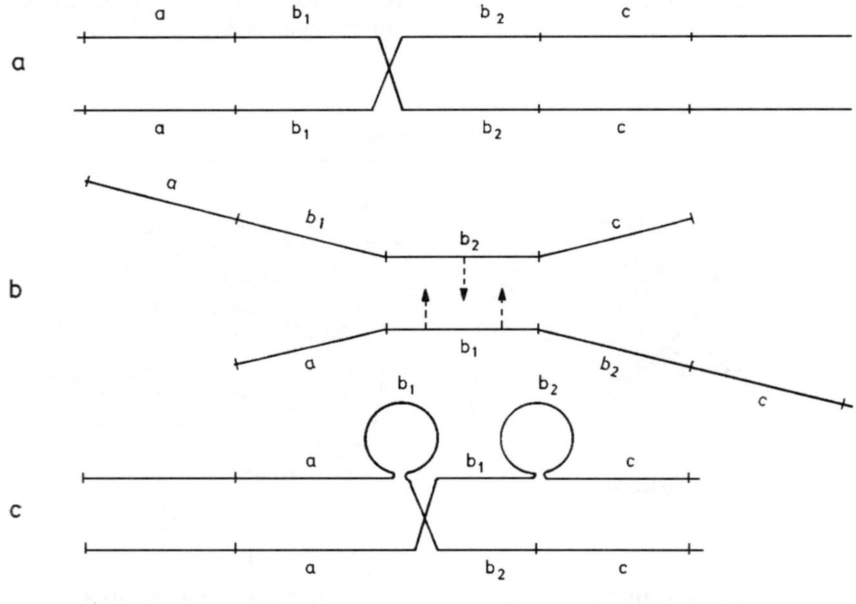

Fig. 5.18 a-c. O princípio do crossing over desigual. **a** Pareamento normal e crossing over. Os dois genes b_1 e b_2 supostamente têm seqüências de DNA muito similares. **b** Os genes b_1 e b_2 estão se pareando. Isto leva a uma mudança dos dois cromossomos homólogos em relação ao outro. **c** Tal pareamento requer a formação de duas alças no cromossomo superior.

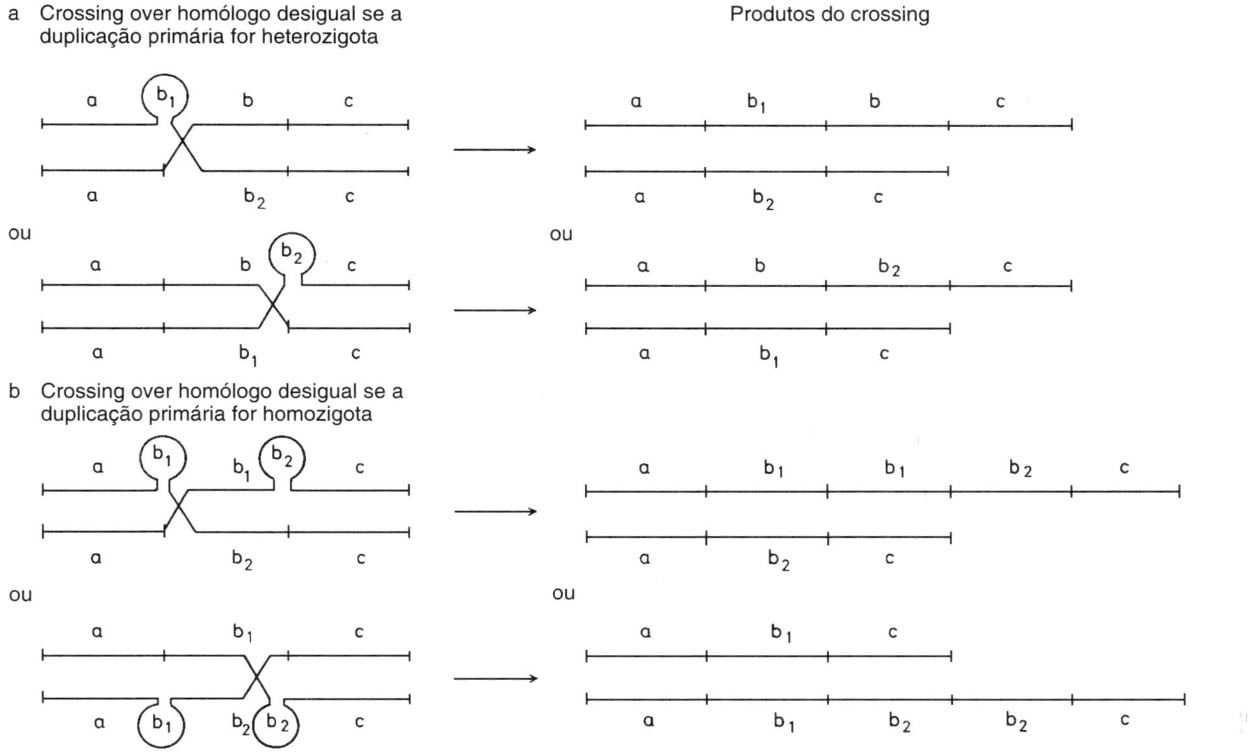

Fig. 5-19 a, b. Crossing over desigual entre genes homólogos estruturais mas não homólogos posicionais. **a** O crossing desigual sempre leva a um produto de crossing com dois genes b (b_1b, ou bb_2) e a outro com apenas um gene. **b** É possível a formação de seqüências maiores de alelos se a duplicação primária for homozigota. Neste caso pode ser formado um cromossomo com três alelos b (b_1 b_1 b_2 ou b_1 b_2 b_2). (De Krüger e Vogel 1975 [32])

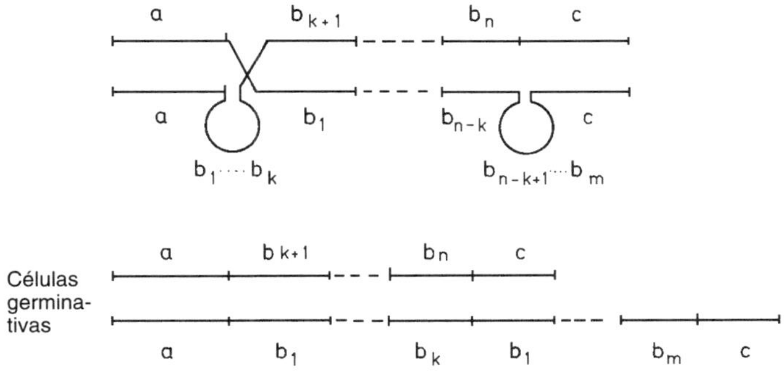

Fig. 5.20 A conseqüência do crossing over desigual. Nas gerações subseqüentes, os cromossomos com um número (teoricamente) ilimitado de alelos podem ser formados. O crossing over desigual entre qualquer um deles pode levar a haplótipos ainda maiores (ou ainda menores). b_1 ... b_k ... b_n refere-se a genes homólogos.

um único gene, este número logo se torna o mais comum. O relaxamento da seleção leva a um aumento na variabilidade em ambas as direções: a proporção de indivíduos com um número muito alto de tais genes bem como daqueles com um número baixo de genes aumenta gradualmente [32]. Um outro mecanismo genético que se assemelha ao crossing desigual em alguns aspectos é a conversão gênica, que resulta em produtos não-recíprocos.

Outros exemplos além dos genes de haptoglobina são os de genes muitos ligados de hemoglobina β e δ, e o locus para o pigmento de visão a cores (Seção 15.2.1.5). Aqui os mutantes tipo Lepore e os genes ligados ao X para visão a cores podem ser causados por crossing over desigual (Fig. 7.49). Além disso, existem muitos exemplos para seqüências de DNA moderadas ou altamente repetidas dentro das quais pode ser possível um crossing over desigual. A presença de seqüências curtas de DNA repetitivo, tais como os minissatélites (Seção 12.1.2), fornece amplas oportunidades de malpareamento, levando a um crossing desigual. A alta taxa de mutação dentro destas áreas (às vezes mesmo alguns por cento por meiose) (Seção 12.1.2), bem como a alta variabilidade interindividual resultante, mostram que esta não é uma mera especulação teórica. Outras seqüências de DNA repetidas são as que codificam as imunoglobulinas (Seção 7.4). O aumento de conhecimentos do significado funcional de seqüências repetidas de DNA nos trará uma compreensão melhor do significado do crossing over desigual.

Crossing Desigual Intracromossômico. Com genes de homologia estrutural mas não de homologia posicional, como os encontrados nas famílias multigênicas (Seção 3.1.3.10), torna-se possível não só o crossing entre cromossomos homólogos, mas também entre cromátides irmãs (crossing desigual intracromossômico). As considerações teóricas mostraram que este processo pode ter tido um papel na evolução molecular [29].

Conclusões

Alguns anos após o redescobrimento das leis de Mendel, foi descoberta, no início do século vinte, a primeira exceção às leis mendelianas (segregação independente): os genes situados suficientemente próximos uns dos outros nos mesmos cromossomos em geral se segregam juntos — eles estão ligados. A freqüência de recombinação aumenta com o aumento da distância entre estes genes. Os genes nos mesmos cromossomos mas situados muito distantes uns dos outros, entretanto, podem até se segregar independentemente se a distância entre eles for maior. Eles são sintênicos, mas não estão ligados. Um grande número de marcadores genéticos está disponível para se localizar genes humanos, e foram desenvolvidos os métodos estatísticos para se avaliar a ligação no genoma humano e determinar a distância entre os loci gênicos. Os métodos celulares, bioquímicos, e de genética molecular ajudaram a localizar os genes em cromossomos específicos e segmentos cromossômicos específicos. Tais técnicas possibilitaram localizar os genes para características normais e anormais e para definir a natureza de tais genes pela clonagem posicional. A identificação dos genes envolvidos nas suscetibilidades a doenças comuns, com causas complexas, pelos estudos de ligação, permanece um grande desafio.

Embora os genes envolvidos nas mesmas vias bioquímicas raramente estejam situados próximos, existem alguns agrupamentos de genes bem próximos que têm funções correlatas. Os genes do complexo principal de histocompatibilidade, por exemplo, foram particularmente bem estudados.

Bibliografia

1. Albert E (1993) Immungenetik. In: Gemsa, Resch (eds) Lehrbuch der Immunologie. Thieme, Stuttgart.
2. Bateson W, Saunders, Punnett RG (1908) Confirmations and extensions of Mendel's principles in other animals and plants. Report to the Evolution Committee of the Royal Society, London
3. Bauer KH (1927) Homoiotransplantation von Epidermis bei eineiigen Zwillingen. Beitr Klin Chir 141 : 442-447.
4. Bernstein F (1931) Zur Grundlegung der Chromosomentheorie der Vererbung beim Menschen. Z Induktive Abstammungs Vererbungslehre 57: 113-138.
5. Bishop MJ (1994) Guide to human genome computing. Academic, London.
6. Bodmer WF (1972) Population genetics of the HL-A system: retrospect and prospect. In: Dausset J, Colombani J (eds) Histocompatibility testing. Munksgaard, Copenhagen, pp 611-617.
7. Botstein D, White RL, Skolnick M, Davis RW (1980) Construction of a genetic linkage map in man using restriction fragment length polymorphisms. Am J Hum Genet 32 : 314-331.
8. Bowman BH, Kurosky A (1982) Haptoglobin: the evolutionary product of duplication, unequal crossing over, and point mutation. Adv Hum Genet 12 : 189-261.
9. Bridges CB (1936) The bar "gene," a duplication. Science 83 : 210.
10. Cantor RM, Rotter JI (1992) Analysis of genetic data: methods and interpretation. In: King A, Rotter JI, Motulsky AG (eds) The genetic basis of common diseases. Oxford University Press, New York, pp 49-70.
11. Chadefaux B, Allord D, Rethoré MO, Raoul O, Poissonier M, Gilgenkrantz S, Cheruy C, Jérôme H (1984) Assignment of human phosphoribosylglycinamide synthetase locus to region 21 q 22.1. Hum Genet 66 : 190-192.
12. Colin Y, Cherif-Zahar B, LeVankim C et al (1991) Genetic basis of the RhD-positive and the RhD-negative blood group polymorphism as determined by Southern analysis. Blood 78 : 2747-2752.
13. Dausset J, Cann H, Cohen D et al (1990) Centre d'études du polymorphisme humain (CEPH): collaborative genetic mapping of the human genome. Genomics 6 : 575-577.
14. Donahue RP, Bias WB, Renwick JH, McKusick VA (1968) Probable assignment of the Duffy blood-group locus to chromosome 1 in man. Proc Natl Acad Sci USA 61 : 949.
15. Donis-Keller H, Green P, Helms C et al (1987) A genetic linkage map of the human genome. Cell 51 : 319-337.
16. Elston RC, Glassman E (1967) An approach to the problem of whether clustering of functionally related genes occurs in higher organisms. Genet Res 9 : 141-147.
17. Ferguson-Smith MA (1966) X-Y chromosomal interchange in the aetiology of true hermaphroditism and of XX Klinefelter's syndrome. Lancet 2 : 475-476.
18. Gerhard DS, Kidd KK, Kidd JR, Egeland JA (1984) Identification of a recent recombination event within the human β-globin gene cluster. Proc Natl Acad Sci USA 81 : 7875-7879.
19. Gusella JF, Wexler NS, Conneally PM, Naylor SL, Anderson MA, Tanzi RE, Watkins PC, Ottina C, Wallace MR, Sakaguchi AY, Young AB, Shoulson I, Bonilla E, Martin JB (1983) A polymorphic DNA marker genetically linked to Huntington's disease. Nature 306 : 234-238.
20. Gusella JF, Tanzi RE, Anderson MA, Hobbs W, Gibbons K, Raschtchian R, Gilliam TC, Wallace MR, Wexler NS, Conneally PM (1984) DNA markers for nervous system diseases. Science 225 : 1320-1326.
21. Haldane JBS (1922) Sex ratio and unisexual sterility in hybrid animals. J Genet 12 : 101-109.
22. Haldane JBS, Smith CAB (1947) A new estimate of the linkage between the genes for colour blindness and haemophilia in man. Ann Eugen 14 : 10-31
23. Harris H (1970) Cell fusion. Clarendon, Oxford.
24. Harris H, Watkins JF (1965) Hybrid cells from mouse and man: artificial heterokyryons of mammalian cells from different species. Nature 205 : 640.
24a. Houwen RHJ, Baharloo S, Blankenship K et al. (1994) Genome screening by searching for shared segments: mapping a gene for benign recurrent intrahepatic cholestasis. Nature [Genet] 8 : 380-386.
25. Jeffreys AJ, Wilson V, Thein SL (1985) Hypervariable "minisatellite" regions in human DNA. Nature 314 : 67-73.
26. Kajii E, Umenishi F, Iwamoto S, Ikemoto S (1993) Isolation of a new cDNA clone encoding an Rh polypeptide associated with the Rh blood group system. Hum Genet 91: 157-162.
27. Kämpe O, Larhammer D, Wiwan k, Scheuning L, Claesson L, Gustafsson K, Pääbo S, Hyldig-Nielsen JJ. Rask L, Peterson PA (1983) Molecular analysis of MHC antigens. In: Möller E, Möller G (eds) Genetics of the immune response. Plenum, New York, pp 61-79.
28. Kang S-S, Wong PWK, Susmano A et al (1991) Thermolabile methylenetetrahydrofolate reductase: an inherited risk factor for coronary artery disease. Am J Hum Genet 48 : 536-545.
29. Kimura M (1983) The neutral theory of molecular evolution. Cambridge University Press, Cambridge.
30. Kissmeyer-Nielsen F (ed) (1975) Histocompatibility testing 1975. Munksgaard, Copenhagen.
31. Knippers R, Philippsen P, Schafer KP, Fanning E (1990) Molekulare Genetik, 5th edn. Thieme, Stuttgart.
32. Krüger J, Vogel F (1975) Population genetics of unequal crossing over. J Mol Evol 4 : 201-247.
33. Kurnit DM (1979) Down syndrome: gene dosage at the transcriptional level in skin fibroblasts. Proc Natl Acad Sci USA 76 : 2372-2375.
34. Landsteiner K, Wiener AS (1940) An agglutinable factor in human blood recognized by immune sera for rhesus blood. Proc Soc Exp Biol Med 43 : 223.
35. Lange K, Boehnke M (1982) How many polymorphic genes will it take to span the human genome? Am J Hum Genet 34 : 842-845.
36. Lange K, Page BM, Elston RC (1975) Age trends in human chiasma frequencies and recombination fractions. I. Chiasma frequencies. Am J Hum Genet 27 : 410-418.
37. Lele KP, Penrose LS, Stallard HB (1963) Chromosome deletion in a case of retinoblastoma. Ann Hum Genet 27 : 171.
38. Levine P, Stetson RE (1939) An unusual case of intragroup agglutination. JAMA 113 : 126-127.
39. Lewis EB (1951) Pseudoallelism and gene evolution. Cold Spring Harbor Symp Quant Biol 16 : 159-174.
40. McClintock B (1944) The relation of homozygous deficiencies to mutations and allelic series in maize. Genetics 29 : 478-502.
41. McKusick VA (1995) Mendelian inheritance in man, 11th edn. Johns Hopkins University Press, Baltimore.
42. Migeon BR, Miller SC (1968) Human-mouse somatic cell hybrids with single human chromosome (group E): link with thymidine kinase activity. Science 162 : 1005-1006.
43. Mittwoch U (1992) Sex determination and sex reversal: genotype, phenotype, dogma and semantics. Hum Genet 89 : 467-479.
44. Mohr J (1954) A study of linkage in man. Munksgaard, Copenhagen (Opera ex domo biologiae hereditariae humanae universitatis hafniensis 33).
45. Morgan TH (1910) Sex-limited inheritance in drosophila. Science 32 : 120-122.
46. Morton NE (1955) Sequential tests for the detection of linkage. Am J Hum Genet 7 : 277-318.
47. Morton NE (1956) The detection and estimation of linkage between the genes for elliptocytosis and the Rh blood type. Am J Hum Genet 8 : 80-96.

48. Morton NE (1957) Further scoring types in sequential tests, with a critical review of autosomal and partial sex linkage in man. Am J Hum Genet 9 : 55-75.
49. Morton NE (1976) Genetic markers in atherosclerosis: a review. J Med Genet 13 : 81-90.
50. Morton NE (1993) Genetic epidemiology. Annu Rev Genet 27 : 521-538.
51. Morton NE, Collins A (1990) Standard maps of chromosome 10. Ann Hum Genet 54 : 235-251.
52. Murray JC, Mills KA, Demopulos CM, Hornung S, Motulsky AG (1984) Linkage disequilibrium and evolutionary relationships of DNA variants (RFLPs) at the serum albumin locus. Proc Natl Acad Sci USA 81 : 3486-3490.
53. Ohno S (1967) Sex chromosomes and sex-linked genes. Springer, Berlin Heidelberg New York.
54. Ohta T (1993) Diversifying selection, gene conversion, and random drift: interactive effects on polymorphism at MHC loci.
55. Ott J (1983) Linkage analysis and family classification under heterogeneity. Ann Hum Genet 47 : 311-320.
56. Ott J (1990) Cutting a Gordian knot in the linkage analysis of complex human traits. Am J Hum Genet 46 : 219-221.
57. Ott J (1991) Analysis of human genetics linkage. Johns Hopkins University Press, Baltimore.
58. Page DC, Mosher R, Simpson EM et al (1987) The sex-determining region of the human Y chromosome encodes a finger protein. Cell 51 : 1091-1104.
59. Penrose LS (1934/35) The detection of autosomal linkage in data which consist of pairs of brothers and sisters of unspecified parentage. Ann Eugen 6 : 133-138.
60. Race RR, Sanger R (1969) Xg and sex chromosome abnormalities. Br Med Bull 25 : 99-103.
61. Race RR, Sanger R (1975) Blood groups in man, 6th edn. Blackwell, Oxford.
62. Rappold GA (1993) The pseudoautosomal regions of the human sex chromosomes. Hum Genet 92 : 315-324.
63. Reid DH, Parsons PH (1963) Sex of parents and variation of recombination with age in the mouse. Heredity 18 : 107.
64. Renwick JH (1969) Progress in mapping human autosomes. Br Med Bull 25 : 65.
65. Risch N (1990) Linkage strategies for genetically complex traits. I. Multilocus models. Am J Hum Genet 46 : 222-238.
66. Risch N (1990) Linkage strategies for genetically complex traits. II. The power of affected relative pairs. Am J Hum Genet 46 : 229-241.
67. Risch N (1990) Linkage strategies for genetically complex traits. III. The effect of marker polymorphism on analysis of affected relative pairs. Am J Hum Genet 46 : 242-253.
68. Schiebel K, Weiss B, Woehrle D, Rappold G (1993) A human pseudoautosomal gene, ADP/ATP translocase, escapes X-inactivation whereas a homologue on Xq is subject to X-inactivation. Nature Genet 3 : 82-87.
69. Sheppard PM (1975) Natural selection and heredity, 4th edn. Hutchinson, London.
70. Sinclair AH, Berta P, Palmer MS et al (1990) A gene from the human sex-determining region encodes a protein with homology to a conserved DNA-binding motif. Nature 346 : 240-244.
71. Smith SM, Penrose LS, Smith CAB (1961) Mathematical tables for research workers in human genetics. Churchill, London.
72. Smithies O, Connell GE, Dixon GH (1962) Chromosomal rearrangements and the evolution of haptoglobin genes. Nature 196 : 232.
73. Snell GD, Dausset J, Nathenson S (1977) Histocompatibility. Academic, New York.
74. Sørensen H, Dissing J (1975) Association between the C_3^F gene and atherosclerotic vascuolar diseases. Hum Hered 25: 279-283
75. Southern EM (1982) Application of DNA analysis to mapping the human genome. Cytogenet Cell Genet 32 : 52-57.
76. Steinberg AG (1965) Evidence for a mutation or crossing over at the Rh-locus. Vox Sang 10: 721.
77. Stern C (1973) Principles of human genetics, 3rd edn. Freeman, San Francisco.
78. Sturtevant AH (1925) The effects of unequal crossing over at the bar locus in drosophila. Genetics 10 : 117
79. Svejgaard A, Hauge M, Jersild C, Platz P, Ryder LP, Staub Nielsen L, Thomsen M (1979) The HLA system. An introductory survey, 2nd edn. Karger, Basel.
80. Tiepolo l, Zuffardi O (1976) Localization of factors controlling spermatogenesis in the nonfluorescent portion of the human Y chromosome. Hum Genet 34 : 119-124.
81. Trowsdale J, Ragoussis J, Campbell JD (1991) Map of the human MHC. Immunol Today 12 : 429-467.
82. Vogel F (1969) Does the human X chromosome show evidence for clustering of genes with related functions? J Genet Hum 17 : 475-477.
83. Vogt P, Keil R, Kirsch S (1993) The "AZF" function of the human Y chromosome during spermatogenesis. In: Sumner AT, Chandley AC (eds) Chromosomes today, vol 2. Chapham and Hall, London, pp 227-239.
84. Weiss MC, Green H (1967) Human-mouse hybrid cell lines containing partial complements of human chromosomes and functioning human genes. Proc Natl Acad Sci USA 58: 1104-1111.
85. Weitkamp LR (1972) Human autosomal linkage groups. Proceedings of the 4th International Congress of Human Genetics, Paris 1971. Excerpta Medica, Amsterdam, pp 445-460.
86. White R, Lalouel J-M (1987) Investigation of genetic linkage in human families. Adv Hum Genet 16 : 121-228.
87. White R, Leppert M, Bishop DT, Barker D, Berkowitz J, Brown C, Callahan P, Holm T, Jerominski L (1985) Construction of linkage maps with DNA markers for human chromosomes. Nature 313 : 101-105.
88. Wolf U, Schempp W, Scherer G (1992) Molecular biology of the human Y chromosome. Rev Physiol Biochem Pharmacol 121 : 148-213.

6 Genética Formal de Humanos: Herança Multifatorial e Doenças Comuns

The criterion of the scientific status of a theory is its falsifiability, or refutability or testability.

(K.R. Popper, in "Conjectures and Refutations", 1963, p.37)

6.1 Níveis de Análise Genética

O paradigma que resultou dos trabalhos de Mendel com cruzamentos de ervilhas (Seção 1.4) foi desde então desenvolvido em várias etapas no nível gênico, em sua definição como um segmento portador de informação da dupla hélice de DNA. A principal meta da análise genética é perseguir esta via para a característica sob investigação. Na primeira parte deste volume, as características foram selecionadas como exemplos dos princípios básicos nos quais a relação genótipo-fenótipo era mais ou menos direta: na faixa "normal", os grupos sangüíneos; na faixa "anormal", as doenças hereditárias raras.

Entretanto, existem muitas características normais para as quais a variabilidade obviamente existe, mas não pode ser encontrado nenhum modo simples de herança. Eles incluem a estatura e a proporção do corpo, as características fisionômicas ("esta criança é a imagem absoluta de seu pai"), cor da pele, e pressão sangüínea. Muitas doenças podem ter um complexo de várias causas, mas em geral a probabilidade pode diferir entre indivíduos e pode ser de origem genética. Nos primeiros anos, uma estrutura mendeliana foi ingenuamente superposta a tais dados, sem testar as exigências formais dos modos simples de herança. Mais recentemente, tem havido uma tendência para descrever observações em características complexas em termos de modelos biométricos que em geral eram baseados em suposições supersimplificadas. Assim, o significado biológico das conclusões resultantes pode ser ocasionalmente questionável.

Primeiro estabeleceremos as bases lógicas para uma discussão das hipóteses genéticas e distinguiremos vários níveis nos quais a análise genética tornou-se possível.

6.1.1 Achados sobre o Gene — Nível do DNA

A seqüência de DNA contém a informação para uma seqüência de aminoácidos em uma cadeia polipeptídica, e portanto nossa meta é traçar as diferenças genéticas no nível do DNA. Isto se tornou possível inicialmente para as variantes de hemoglobina (Seção 7.3) e depois para algumas outras proteínas, inicialmente inferindo alterações no DNA a partir das mudanças observadas nos aminoácidos e no conhecimento do código genético. Depois, estas inferências foram confirmadas em muitos casos onde o aminoácido é substituído por outro, mas outras mudanças, como deleções, mudanças de matriz de leitura e mutantes de amplificação também podem ser detectados pelos estudos diretos do DNA (Seções 7.3 e 9.4). Nestes casos, uma variante genética foi seguida até sua causa primária, uma mudança específica ao nível do DNA: o "portador da informação".

A crescente disponibilidade de métodos para a análise do DNA possibilitou elucidar novos tipos de mutações, tais como as que interferem na regulação da transcrição e outras que produzem uma recomposição defeituosa durante o processamento dos transcritos gênicos. A maior parte do trabalho inicial deste tipo foi feita com o sistema humano de β-hemoglobina, e as mudanças fenotípicas resultantes se apresentaram como β-talassemias, que são caracterizadas pela ausência (β°) ou deficiência de produção de cadeias β (β^{+}). À medida que mais sondas de DNA para genes diferentes tornam-se disponíveis, a elucidação das mutações ao nível do DNA começa a se acelerar. Mutações diferentes análogas às observadas nas hemoglobinopatias, bem como outros tipos, ocorrem em todas as variantes hereditárias e nas doenças estudadas até agora (veja Seção 9.4)[25]. Podemos esperar que no futuro a maioria dos estudos sobre as alterações mutacionais nos humanos seja feita diretamente no DNA, e não no produto gênico.

6.1.1.1 *Análise do Produto Gênico — Nível Bioquímico*

Aqui a identificação do sítio mutante dentro do gene não é possível, mas o gene individual no qual ocorreu a mutação pode ser deduzido. Existem várias possibilidades:

a) Proteínas específicas podem ser caracterizadas por métodos bioquímicos. A variabilidade genética reflete diferenças em proteínas ou enzimas. Quando uma proteína consiste em mais de uma cadeia polipeptídica, pode ser possível a identificação das cadeias polipeptídicas individuais. Os exemplos incluem as numerosas proteínas do soro e os polimorfismos enzimáticos.
b) Muitas proteínas servem como enzimas, catalisando etapas metabólicas específicas. Portanto, quando foi demonstrado um bloqueio genético específico, identificado o defeito enzimático e excluídas todas as explicações bioquímicas, pode ser deduzida uma mutação em um gene especificando a enzima envolvida. A etapa seguinte é a caracterização da proteína enzimática (veja anteriormente).
c) Outro subgrupo dentro desta categoria compreende exemplos nos quais um perfil antigênico da superfície da célula pode ser identificado usando anticorpos específicos. Os exemplos incluem os grupos sangüíneos e os tipos de HLA (Seção 5.2.5). Este método permite a identificação não apenas de loci gênicos específicos, mas, dentro de certos limites, de diferenças estruturais dentro destes loci gênicos.

Até recentemente, a análise genética tinha que ser feita como mostrado para as variantes de hemoglobina: da análise da proteína ao DNA. Muito freqüentemente este enfoque encontra vários obstáculos, pois a proteína afetada é desconhecida. A identificação e análise dos genes no nível molecular abriu um método alternativo: o gene é primeiro identificado no nível do DNA, bem como sua seqüência e as alterações de seqüências devidas à mutação. A seqüência de aminoácidos na proteína é deduzida a partir do código genético. Finalmente, e como etapa mais importante desta análise, a função da proteína pode ser avaliada. Este enfoque foi chamado de "clonagem posicional" (ou formalmente de "genética reversa") indicando a mudança de estratégia em comparação com o modelo clássico de identificação do gene. A clonagem posicional está se tornando o meio preferido de análise. A doença granulomatosa crônica (306400) e a fibrose cística (219700) são descritas como exemplos na Seção 3.1.3.9.

Apenas os resultados de uma análise ao nível do produto gênico são estritamente comparáveis aos resultados de espécies bem examinadas na genética experimental, tais como a *Drosophila melanogaster*, o camundongo, o milho, o bicho-da-seda e outros. Em muitas destas mutações não podem ser demonstradas alterações específicas de proteínas, defeitos enzimáticos, ou perfis antigênicos aberrantes, mas os experimentos de cruzamento e a análise de recombinação oferecem uma eficiente via alternativa para a identificação de genes individuais. O enfoque direto do DNA em geral é possível também na genética experimental.

Pode ser interessante examinar como este conceito de gene puramente formal, que dominou por muito tempo o pensamento dos geneticistas experimentais, influenciou o pensamento e os conceitos da genética fundamental. A genética bioquímica humana em suas fases iniciais estava mais avançada que a genética bioquímica de outras espécies. A síntese dos conceitos da bioquímica e da genética levaram a um rápido progresso da genética microbiana e da genética de fungos. A genética bioquímica humana permanece mais avançada que a de outras espécies de mamíferos. Entretanto, a despeito dos recentes progressos nas técnicas de DNA, na genética bioquímica e na análise de ligação, muitas análises genéticas em humanos ainda precisam ser feitas em um nível menos sofisticado.

6.1.1.2 Análise ao Nível do Fenótipo Qualitativo: Modos Simples de Herança

As conclusões em geral devem ser baseadas em diferenças fenotípicas bem distantes da ação gênica primária. A relação entre genótipo e fenótipo é tão direta que os modos mendelianos simples de herança em geral podem ser inferidos com certeza. Entretanto, o envolvimento de um gene específico não pode ser definitivamente identificado: O mesmo fenótipo, com o mesmo modo de herança, pode ser causado por mutações em vários loci gênicos diferentes.

Condições Raras Qualitativamente Diferentes do Normal. Esta categoria compreende a maioria das doenças hereditárias. Uma pessoa ou é normalmente pigmentada ou tem falta de pigmento (albinismo). Quando as dosagens são possíveis, elas mostram duas classes diferentes: afetados e não-afetados. Quando podem ser feitas dosagens de metabólitos no sangue ou na urina, os valores são distribuídos em duas modas. Tais achados podem apontar um defeito enzimático e a identificação do gene envolvido. Os exemplos são o aumento da excreção de ácido homogentísico na urina dos alcaptonúricos, o paradigma de Garrod para os erros inatos do metabolismo (Seção 1.5), e a distribuição de fenilalanina no plasma sangüíneo dos fenilcetonúricos em comparação com os normais (Fig. 6.1). As condições deste tipo são geralmente raras. Sempre que é feita uma análise mais discriminativa, até mesmo doenças com fenótipos análogos e modos idênticos de herança em geral demonstram-se geneticamente heterogêneos. Os critérios para tal heterogeneidade incluem:

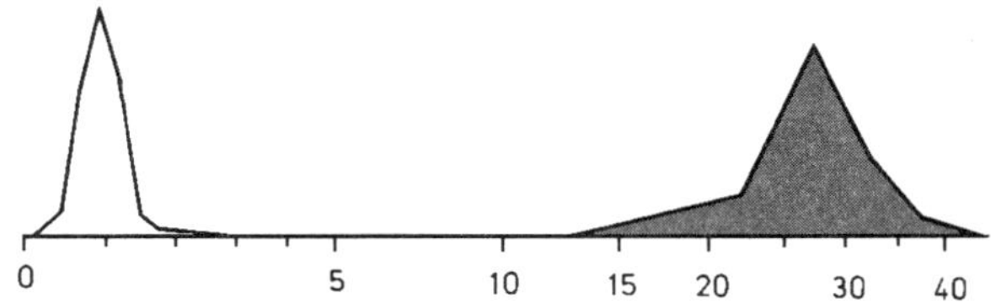

Fig. 6.1 Níveis de fenilalanina no plasma sangüíneo de indivíduos saudáveis e fenilcetonúricos *(escuro)* expressos em mg%. (Adaptado de Penrose 1951)

a) Os filhos de casamentos entre dois homozigotos para uma condição recessiva são fenotipicamente normais, indicando que cada genitor homozigoto porta um gene recessivo diferente.
b) A análise de ligação mostra uma ligação íntima com um gene marcador em várias das famílias estudadas. Em outras, os dois genes se segregam independentemente. O primeiro exemplo estudado foi a ligação de um dos loci para eliptocitose dominante com o locus de Rh no cromossomo1.
c) Proteínas diferentes ou defeitos enzimáticos diferentes são demonstrados em várias famílias de análise bioquímica. As condições inicialmente consideradas homogêneas foram demonstradas como tendo uma base genética diferente (exemplos: hemofilia A e B, doenças de armazenamento de glicogênio, anemias hemolíticas hereditárias; Seção 7.2.2.2).

Variantes Freqüentes; Distribuição Bimodal. Em outro grupo de características estudadas ao nível fenotípico, os fenótipos não apresentam uma clara distribuição em duas classes. Nem todas as pessoas podem ser atribuídas a uma classe específica; há uma superposição. Entretanto, sendo a área de superposição relativamente pequena, a distribuição geral permanece bimodal.

Um exemplo da farmacogenética ilustra este fenômeno. Após a administração de uma única dose da droga tuberculostática isoniazida, o nível plasmático de várias pessoas era diferente, e a distribuição mostrou duas modas (Fig. 6.2). Isto sugere um modo simples de herança da biotransformação da droga. Esta hipótese foi confirmada pelos estudos familiares. Os homozigotos Ac^s/Ac^s (Ac^s = alelo para inativação lenta) mostraram altos níveis da droga, enquanto os heterozigotos Ac^s/Ac^r (Ac^r = alelo para inativação rápida) e os homozigotos Ac^r/Ac^r tinham baixos níveis da droga. Esta diferença foi causada por uma variante da enzima *N*-acetiltransferase. Estes achados confirmaram a hipótese genética desenvolvida quando a distribuição bimodal das concentrações de isoniazida foi descoberta.

Na ausência de outros critérios mais conclusivos, um modo simples de herança pode ser deduzido se a variável sob investigação for mensurável e mostrar uma distribuição bimodal. As exceções ocorrem em qualquer uma das direções:

1. Uma distribuição bimodal (ou multimodal) pode ser simulada por outros mecanismos. Isto é especialmente provável quando está envolvido algum efeito de limiar. Entretanto, mesmo quando um efeito de limiar parece ausente, pode sur-

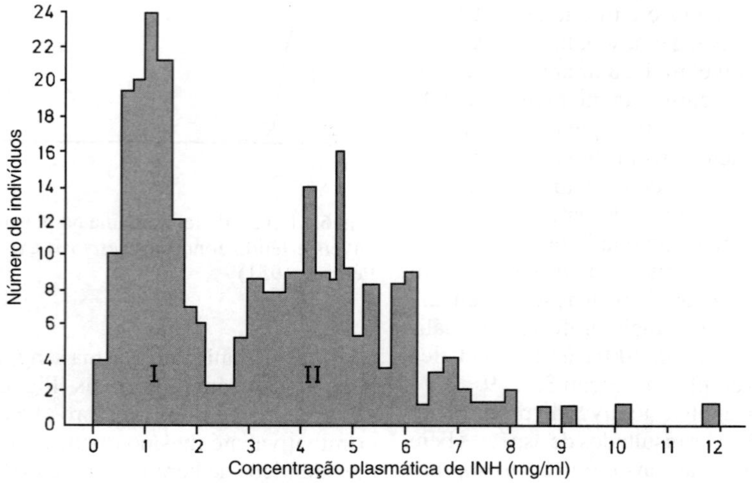

Fig. 6.2 Concentração plasmática de isoniazida *(INH)* em 267 membros de 53 famílias; distribuição bimodal. A antimoda está entre 2 e 3 mg%. (Adaptado de Evans e cols. 1960 [38])

gir uma distribuição bimodal como efeito secundário quando a variável sob investigação mostrar uma tendência de autoacentuação depois que atinge um determinado nível. A pressão sangüínea é um exemplo onde o dano renal pode levar a um posterior aumento de pressão sangüínea. A bimodalidade pode também existir se a variável depender, além dos fatores genéticos, de influências ambientais. Um estudo populacional em um país tropical, por exemplo, encontrou uma distribuição bimodal dos níveis sangüíneos de IgE. Suspeitou-se de um modo simples de herança. Em um escrutínio mais detalhado, foi visto que a população estudada consistia em duas subpopulações: pessoal hospitalizado e internos de uma prisão, que tinham muito mais vermes intestinais e altos níveis de IgE. A bimodalidade em geral sugere, mas não prova, um modo monogênico de herança. Ela pode ter outros motivos. Um modo monogênico de herança só pode ser provado por estudos familiares. Alguns métodos de avaliação também podem simular a bimodalidade.

2. Mais freqüentemente, uma distribuição bimodal ou trimodal está escondida devido à superposição entre as classes genotípicas. As médias das duas distribuições podem ser tão similares que a bimodalidade fica obscurecida. Harris e Smith [59] examinaram as condições sob as quais uma combinação de duas distribuições normais pode levar a uma distribuição bimodal:

   a) Duas distribuições normais com variâncias idênticas se combinam a uma distribuição bimodal apenas se a diferença entre as médias for pelo menos o dobro do desvio padrão comum.
   b) Quando as variâncias diferem, a diferença da média deve ser pelo menos igual a um determinado múltiplo do menor desvio padrão, que varia de 2 (quando as variâncias são iguais) até cerca de 2,6 (quando as variâncias são extremamente diferentes).
   c) Quando as médias são mais próximas, de modo que resulta uma distribuição bimodal, e o número de indivíduos nas duas distribuições não é muito diferente, uma distribuição "bitangencial" indica que podem estar envolvidas duas distribuições diferentes (Fig. 6.3).

Na prática, tais distribuições bitangenciais são difíceis de se avaliar. Uma distribuição assimétrica é vista freqüentemente para variáveis biológicas e não pode ser distinguida com certeza da bitangencialidade. Variáveis que ocorrem na natureza apenas raramente mostram uma distribuição normal ideal, e os desvios ao acaso devem ser levados em conta. A comparação das Figs. 6.2 e 6.3 dá uma impressão de como os desvios ao acaso podem distorcer a distribuição de valores empiricamente observados com tamanho moderado da amostra.

Para resumir: *Uma distribuição unimodal de uma característica quantitativa pode ser compatível com um modo monogênico de herança. Entretanto, sem dados adicionais, é impossível a discriminação dos modelos multifatoriais.*

A Fig. 6.4 mostra o exemplo oposto: as distribuições da atividade da enzima de variantes genéticas eletroforeticamente identificadas de transaminase glutamato-piruvato (GPT) são claramente diferentes. Entretanto, uma distribuição da atividade da enzima GPT na população que não considera os vários genótipos alelos é quase normal, e pode ser interpretada como de origem multifatorial. No entanto, a distribuição total na população deve sua origem a apenas dois alelos *(GPT1, GPT2)* e seus fenótipos correspondentes (GPT1, GPT2-1, GPT2). Muitos exemplos deste tipo têm sido encontrados quando se estuda a variabilidade dos níveis enzimáticos em muitos polimorfismos enzimáticos (Seção 12.1.2).

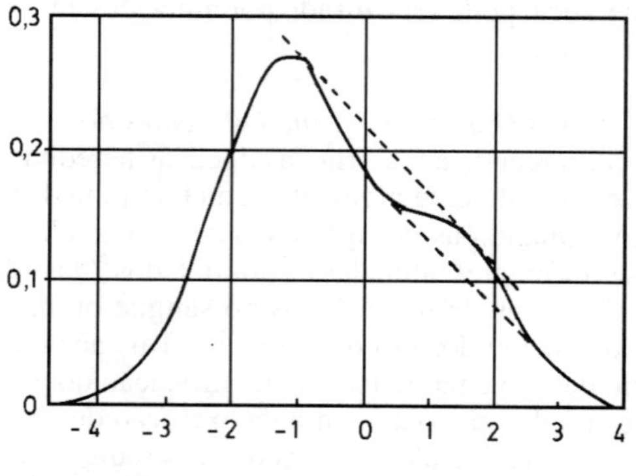

Fig. 6.3 Distribuição bitangencial. (De Harris e Smith 1951)

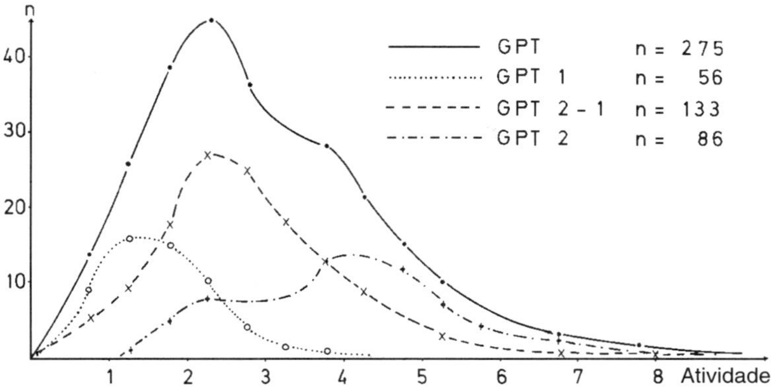

Fig. 6.4 Distribuição das atividades enzimáticas para três genótipos de GPT, quase se combinando em uma distribuição normal um tanto assimétrica. (Dados de Becker, 1976 [5])

O reconhecimento da bimodalidade pode ser especialmente difícil se as duas classes tiverem freqüências diferentes, por exemplo, se o número de indivíduos de um tipo for 10% ou menos que no outro (Fig. 6.5). Aqui pode haver dúvida se a moda menor é genuína, representando um grupo geneticamente diferente. Este resultado também pode ser devido a:

a) Desvios ao acaso.
b) Um limiar: esta possibilidade deve ser seriamente considerada onde os valores que constituem a segunda moda são próximos de zero.

Os desvios aleatórios podem ser excluídos examinando-se mais indivíduos. Sob tais circunstâncias um efeito de limiar não pode ser excluído. Entretanto, os estudos familiares em geral são necessários, especialmente se o modo de herança for autossômico dominante ou ligado ao X. Em tais famílias, os dois genótipos são esperados em freqüências mais ou menos iguais, com a conseqüência de que a bimodalidade é mais nítida que em uma amostra da população. Quando são examinadas as famílias dos probandos da moda menor, os seguintes critérios confirmam um modo simples de herança, se presente, na maioria das famílias:

a) Distribuição nitidamente bimodal da característica dentre os irmãos. Os irmãos que podem ser classificados na moda que reflete os normais são distribuídos de modo semelhante na população em geral.
b) Os valores dos genitores também são bimodais, com a condição adicional de que pelo menos um dos dois genitores fique na segunda moda.
c) Uma proporção aproximada de 1:1 de não-afetados para afetados deve ser encontrada nestas proles. Uma proporção aproximada de 3:1 deve ser encontrada nas proles em que ambos os genitores caem na segunda moda, ou seja, quando ambos os genitores são heterozigotos.

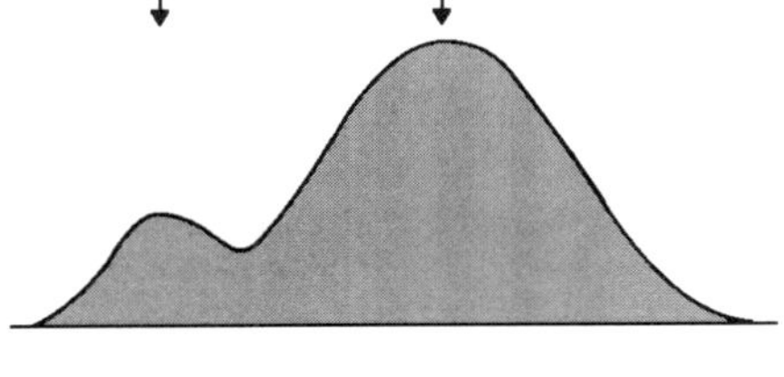

Fig. 6.5 Distribuição bimodal de uma característica quantitativa na população humana. Um dos dois tipos é muito mais comum que o outro.

Na herança multifatorial pode resultar uma bimodalidade espúria devida a um limiar em zero. Como conseqüência, a distribuição dos irmãos cujos valores podem ser atribuídos à primeira moda apresentam uma moda menor que a da população. Além disso, os valores dos genitores podem ser mais freqüentemente atribuídos à primeira moda, com um valor de média menor que o da população (Fig. 6.6).

Uma característica para a qual foi inferido um modo de herança autossômico dominante usando estes critérios é o eletroencefalograma (EEG) [4, 153] de baixa voltagem. O cérebro humano constantemente produz certas oscilações de voltagem que, após passar por amplificadores adequados, podem ser desenhadas como ondas em um papel. Como regra, várias derivações (8 a 16) de diferentes pontos do cérebro são colhidas simultaneamente. O probando relaxa e fica com os olhos fechados mas sem dormir. Os padrões de sono são diferentes e são usados para fins diagnósticos especiais.

O EEG de repouso das pessoas saudáveis consiste em alguns tipos de ondas, sendo especialmente notadas as ondas α. Além disso, as ondas β (> 13/s) e algumas ondas ϑ (4-8/s) podem ocorrer (Fig. 6.7). Estes poucos elementos, entretanto, podem ser formados, distribuídos e combinados de tantos modos diferentes que é tentadora uma comparação com a escrita a mão. Quase todos os seres humanos têm seu EEG característico, que permanece constante durante muitos anos na ausência de doenças como epilepsia e tumores cerebrais, exceto em estados fisiológicos transitórios como grave fadiga e intoxicação. Durante a infância e a juventude o EEG se desenvolve desde formas irregulares com ondas relativamente lentas, para o padrão final que é atingido por volta

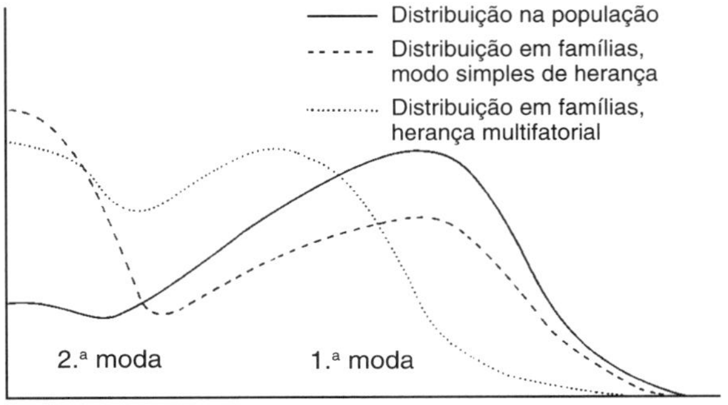

Fig. 6.6 Distribuição bimodal quando a segunda moda está próxima de 0. Discriminação entre um modo bialélico simples de herança e um modelo multifatorial. Note que, na herança multifatorial, a primeira moda é desviada para a esquerda, enquanto na herança bialélica a primeira moda é idêntica na população e nas famílias nas quais ocorre segregação nas duas modas.

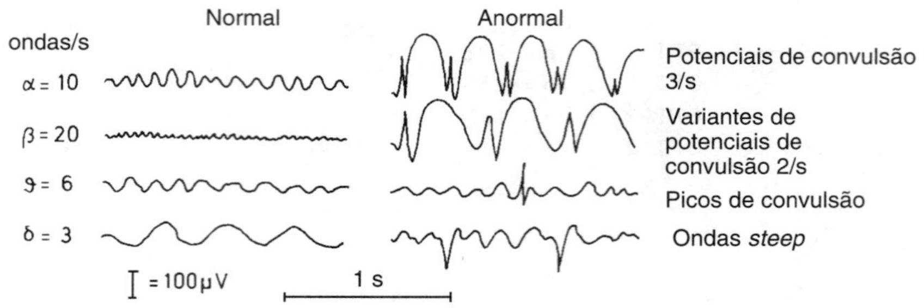

Fig. 6.7 Tipos de onda do eletroencefalograma humano.

dos 19 anos no máximo, e só muda muito lentamente com o avanço da idade. As diferenças individuais na velocidade do desenvolvimento são marcantes, levando a uma alta variabilidade durante a infância. Os estudos dos gêmeos mostraram que o padrão normal individual de EEG é quase que exclusivamente determinado geneticamente.

Em cerca de 4% da população adulta é encontrado um tipo de EEG com as seguintes características:

a) As ondas α occipitais estão completamente ausentes ou podem ser vistas por apenas um curto tempo, e com amplitude muito baixa.
b) O EEG pode, portanto, parecer totalmente achatado ou mostrar um padrão irregular com ondas β ou ϑ de baixa amplitude.
c) Contrário ao EEG α normal, não há reação quando os olhos estão abertos. Após os olhos serem fechados, podem ou não surgir poucas ondas α.

O primeiro requisito para uma análise genética é a medida para quantificar a extensão da formação de α occipital. Uma destas medidas é o chamado índice α, definido do seguinte modo:

$$I = \frac{\text{número de ondas } \alpha/10 \text{ s}}{\text{freqüência } \alpha \times 10 \text{ s}}$$

A Fig. 6.8 mostra a distribuição deste índice em 61 proles averiguadas pelos genitores ou irmãos com EEG de baixa voltagem. Esta distribuição tem dois máximos, um em cerca de 70-80 e o outro em 0, sendo este último correspondente ao tipo de baixa voltagem. À primeira vista esta distribuição parece favorecer a hipótese de um modo simples de herança. Como a segunda máxima é 0, uma distribuição bimodal fictícia poderia ser devida a um limiar em 0.

Existem argumentos adicionais em favor de uma herança monogênica? A distribuição entre os genitores é, novamente, bimodal. A distribuição ao redor da primeira moda corresponde bem à distribuição na população geral. Ainda mais importante, em todas as 19 famílias avaliadas por um filho, pelo menos um genitor tinha um EEG de baixa voltagem (Fig. 6.9). A análise da proporção de segregação deu uma estimativa próxima de 75% para todas as famílias com dois genitores afetados. Para famílias com apenas um genitor afetado, a proporção de segregação geral estimada demonstrou-se estar um pouco abaixo da expectativa ($\approx$ 50%). (As expectativas são um pouco maiores que 0,5 e 0,75, respectivamente, pois (devido à freqüência das características) alguns homozigotos são esperados entre os genitores.

Neste caso, um modo autossômico de herança pode ser deduzido pela análise de distribuição de uma medida quantitativa (o índice α), juntamente com os estudos familiares. Um gene cuja mutação causa o EEG de baixa voltagem foi localizado na parte distal de 20q por estudos de ligação com marcadores de DNA [137, 138]. Entretanto, há uma heterogeneidade genética. Apenas um terço de todas as famílias examinadas mostram esta ligação.

Em princípio, critérios semelhantes podem ser usados no estudo de uma herança recessiva ligada ao X. Aqui, entretanto, a análise da distribuição pode ser mais difícil nas mulheres, pois é esperada uma distribuição trimodal: dois homozigotos e um heterozigoto. Um exemplo é o nível de glicose-6-fosfato desidrogenase na deficiência de G6PD. Como há muita superposição entre as normais e as heterozigotas, bem como entre as heterozigotas e os hemizigotos, não pode ser discernida uma clara trimodalidade (veja Seção 7.2.2.2).

6.1.1.3 Análise Genética ao Nível Quantitativo Fenotípico-Biométrico

Modelo Aditivo. Em muitos casos, a variabilidade fenotípica é tão complexa que a ação de mutações isoladas não pode mais ser identificada. Aqui as conclusões genéticas deduzidas de semelhanças entre os parentes são necessariamente de um tipo mais geral. Os modelos genéticos "multifatoriais" aplicados a tais exemplos têm certas características em comum — e, mais importante, algumas previsões derivadas destes modelos são confirmadas quando testadas nos dados observados.

O modelo mais simples possível supõe a cooperação de vários pares de genes. Supõe-se que um alelo com letra maiúscula (A ou B mas não a ou b) contribua para a característica (ale-

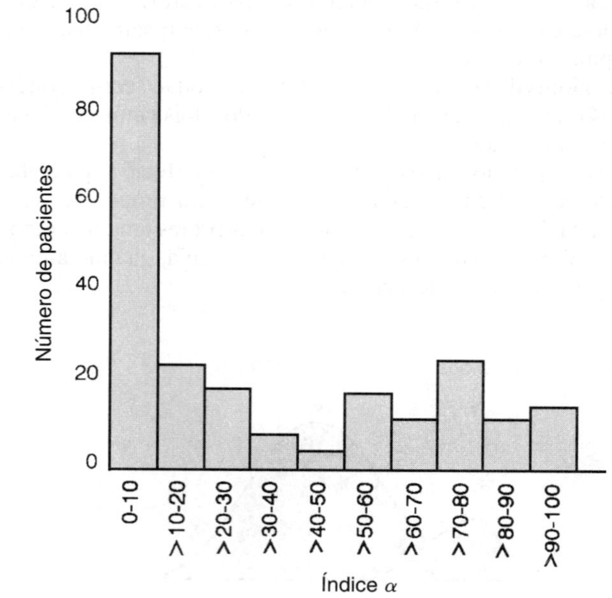

Fig. 6.8 Distribuição do índice α nas famílias com EEG de baixa voltagem. (De Anokhin e cols. 1992 [4])

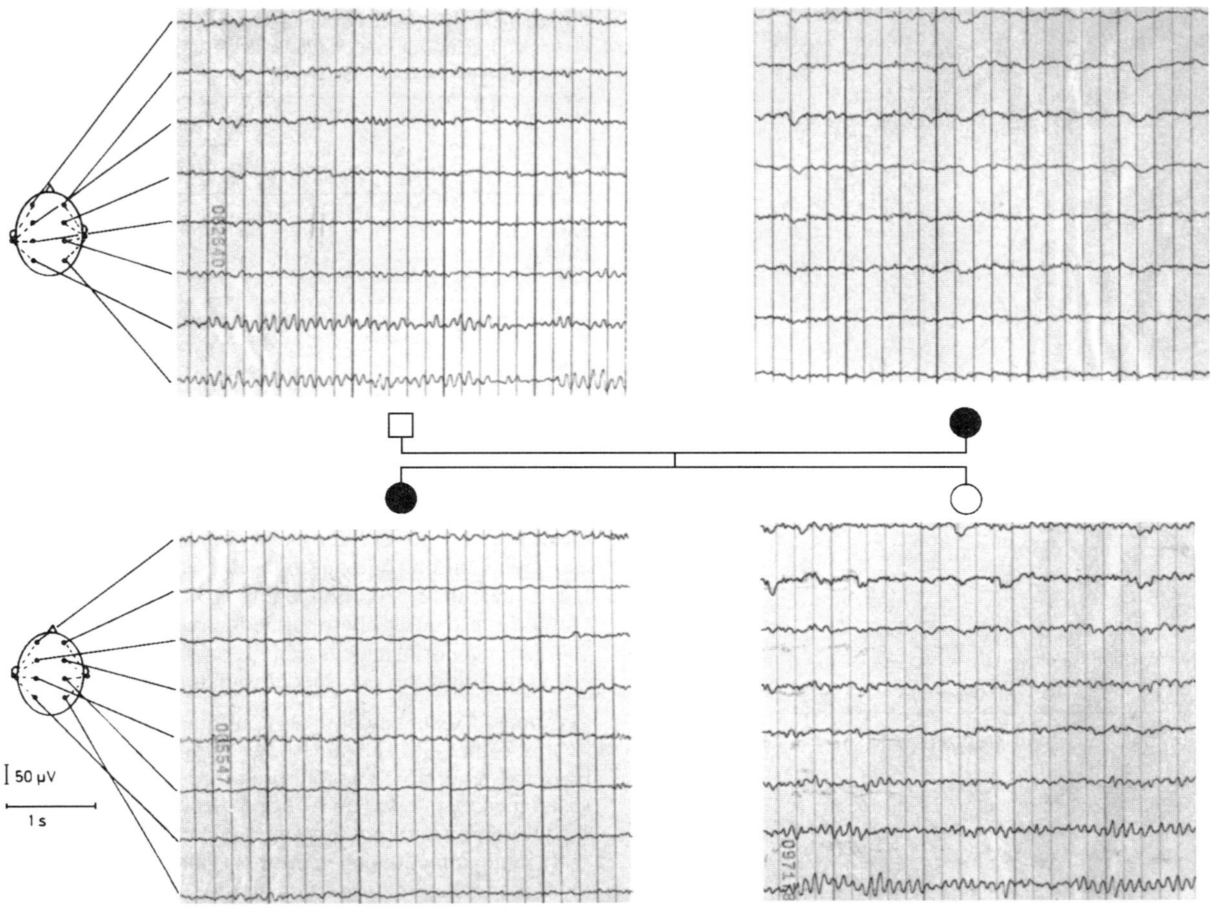

Fig. 6.9 Observação familiar: a mãe e a primeira filha têm um EEG de baixa voltagem; o pai e a segunda filha têm um EEG α. Derivações unipolares [153].

lo "positivo"), enquanto o alelo com letra minúscula (a ou b mas não A ou B) seja silencioso e não tenha efeito sobre a característica (alelo "negativo"). A característica fenotípica varia gradualmente, dependendo apenas do número relativo de alelos positivos e negativos, cuja contribuição é suposta como sendo igual e aditiva neste modelo. Estes pares de genes podem ser chamados de A, a; B, b; C, c; D, d etc. Assim, não faz diferença para o fenótipo se o genótipo é AABBccdd ..., AaBbCcDd..., ou aabbCCDD... (poligenia aditiva). Este modelo é usado em explicações para uma variedade de conceitos. Deve ser esclarecido que o modelo representa uma abstração e está muito simplificado. Na realidade, as contribuições dos genes que atuam em um sistema multifatorial quase sempre diferem em quantidade e qualidade. Algumas são mais importantes que outras.

Suponhamos n pares de genes com as freqüências $p = q = 0{,}5$ para alelos positivos e negativos. A distribuição de classes fenotípicas em uma escala quantitativa arbitrária é dada pela fórmula binomial $(p + q)^{2n}$ (Fig. 6.10). Quanto maior o número de pares de genes, mais pessoas são encontradas na parte central (mais valores médios), diferindo da parte periférica da distribuição (mais valores extremos). À primeira vista, as distinções parecem fornecer um critério para o número de pares de genes que contribuem para uma característica, quando a distribuição empírica é comparada a um número de distribuições teóricas. Entretanto, tal dedução só se mantém se cada gene contribuir para a variável nos extremos da distribuição tanto quanto no centro. Esta suposição pode ser questionada pela hipótese geral, e com freqüência biologicamente plausível, de que é mais difícil se obter nos extremos um desvio maior na mesma direção. Por exemplo, as medidas de substâncias biologicamente ativas e valores enzimáticos menores que zero não existem.

O argumento de fato tem sido usado para se avaliar o número de pares de genes envolvidos na variabilidade genética da pigmentação da pele [139]. Em nossa opinião, é provável que o número de genes de pigmentação da pele não possa ser muito alto, pois a segregação de indivíduos muito claros, de um lado, e muito escuros, de outro, não é rara nos casamentos de pessoas híbridas.

As distribuições na Fig. 6.10 têm apenas uma moda; elas são unimodais. Além disso, são similares na forma à distribuição "normal". Esta similaridade fica mais clara com o aumento do número de pares de genes (n). A distribuição normal é o caso limite para a distribuição binomial com o aumento de n. Pode ser demonstrado que esta aproximação é boa quando as freqüências gênicas de alelos positivos e negativos não são iguais. Valores mais altos de n são necessários para se atingir o mesmo grau de aproximação que no caso simétrico. Em geral, uma distribuição unimodal de uma variável — com a forma da curva de distribuição mais ou menos se aproximando da distribuição normal

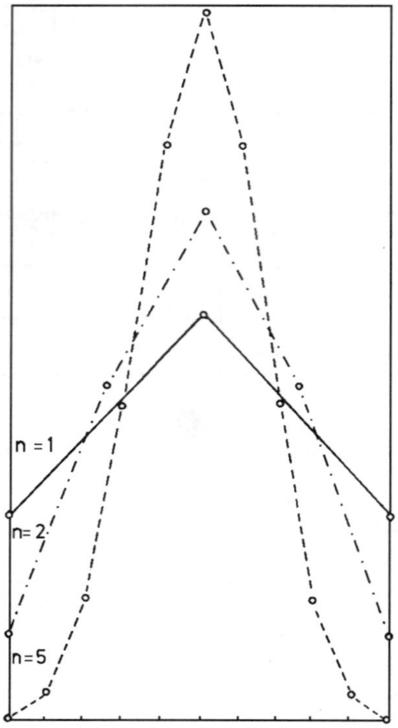

Fig. 6.10 Distribuição de genótipos de acordo com a distribuição binomial $(p + q)^{2n}$ com $p = q = 0{,}5$ para 1, 2, e 5 pares de genes (n = 1, 2, 5). *Abcissa*, variação quantitativa das medidas; eixo vertical: n.º de indivíduos.

— é típica para este modelo de poligenia aditiva. Entretanto, nem a distribuição unimodal, nem a forma da distribuição, nem a forma da curva dependem de características específicas deste modelo — contribuições iguais e aditivas de genes. Elas são bons indicadores de herança multifatorial em um sentido mais geral.

Por outro lado, como mostrado na Seção 6.1.1.2, estas propriedades não excluem a possibilidade de um "gene principal" com um modo simples de herança. De fato, é biologicamente provável que apenas alguns poucos genes principais sejam os fatores genéticos mais importantes em várias doenças, agindo sobre uma base de muitos genes de menor significado fisiopatológico.

A primeira condição para se estabelecer uma distribuição unimodal e quase normal para a característica é que ela possa ser medida e que seja usada uma escala quantitativa. É possível, por exemplo, distribuir todos os homens adultos em duas classes alternativas: os mais altos que 1,67 m e os mais baixos que 1,67 m. Com uma informação tão limitada, as pesquisas familiares poderiam facilmente levar à conclusão de que a variabilidade em estatura humana depende de um gene dominante com penetrância incompleta. O exemplo parece trivial e seu significado auto-evidente, mas a literatura mais antiga está cheia de exemplos deste tipo de erro.

Uma hipótese genética não pode ser baseada exclusivamente na distribuição populacional da variável. Os dados familiares também são necessários. Que tipos de dados familiares o modelo prevê? Isto é examinado usando-se o caso mais simples possível: dois pares de genes, A, a e B, b, agindo aditivamente e igualmente. As freqüências gênicas podem ser expressas como p_1, p_2 e q_1, q_2, respectivamente. Existem nove genótipos possíveis com cinco fenótipos diferentes, ocorrendo com as freqüências dadas no Quadro 6.2 (Fig. 6.12). As freqüências dos possíveis tipos reprodutivos e a distribuição dos genótipos das crianças para cada tipo reprodutivo podem ser calculadas. Para o caso especial da última coluna (todas as freqüências gênicas iguais a 0,5), o cálculo é dado no Quadro 6.3. A partir destas distribuições de genótipos, podem ser deduzidas as correspondentes distribuições fenotípicas das crianças (Quadro 6.4).

Quadro 6.1 EEG de baixa voltagem: análise de segregação para 61 proles com filhos acima da idade de 19 anos: proporções de segregação esperada e observada

	Tipos reprodutivos	
	+ × +	+ × −
Esperada	0,759	0,509
Observada	0,625	0,420

As expectativas não são exatamente 0,75 e 0,5, pois uma fração pequena de homozigotos deve ser esperada entre indivíduos +. A diferença entre as proporções de esperados e observados para o tipo reprodutivo + × − é marginalmente significativa (p = 0,03; veja também [4]).

As propriedades dos modelos examinados são:

a) Todas as distribuições resultantes têm essencialmente a mesma forma: elas são simétricas e unimodais.
b) Se os fenótipos dos genitores forem idênticos, a média das crianças será igual ao fenótipo dos genitores. Se os fenótipos dos genitores forem diferentes, a média das crianças será exatamente a média dos genitores (valor medioparental).
c) A maior heterozigose dos genitores é acompanhada de um aumento na variância esperada entre as crianças. Ela é maior nos tipos de reprodução 0 × 0, e zero nos tipos de reprodução +4 × +4, −4 × −4, e +4 × −4.
d) A média de crianças de todas as pessoas com o mesmo fenótipo (por exemplo, os filhos de todas as pessoas com o tipo +4) desvia-se a metade da média da população, como o fenótipo destes genitores (por exemplo, o fenótipo médio dos filhos de genitores +4 é +2).

Este modelo é muito particular e simples; entretanto a análise tem algumas dificuldades. Para se examinar o caso geral (n pares de genes;

Quadro 6.2 Genótipos e fenótipos na herança poligênica aditiva

Fenótipo	Genótipo	Freqüência	$p_1 = p_2 = q_1 = q_2 = 0{,}5$	
+4	AA BB	$p_1^2 p_2^2$	0,0625	
+2	AA Bb	$p_1^2 2p_2q_2$	0,125	0,25
	Aa BB	$2p_1q_1 p_2^2$	0,125	
0	AA bb	$p_1^2 q_2^2$	0,0625	0,375
	aa BB	$q_1^2 p_2^2$	0,0625	
	Aa Bb	$2p_1q_1 2p_2q_2$	0,25	
−2	Aa bb	$2p_1q_1 q_2^2$	0,125	0,25
	aa Bb	$q_1^2 2p_2q_2$	0,125	
−4	aa bb	$q_1^2 q_2^2$	0,0625	
			1,000	

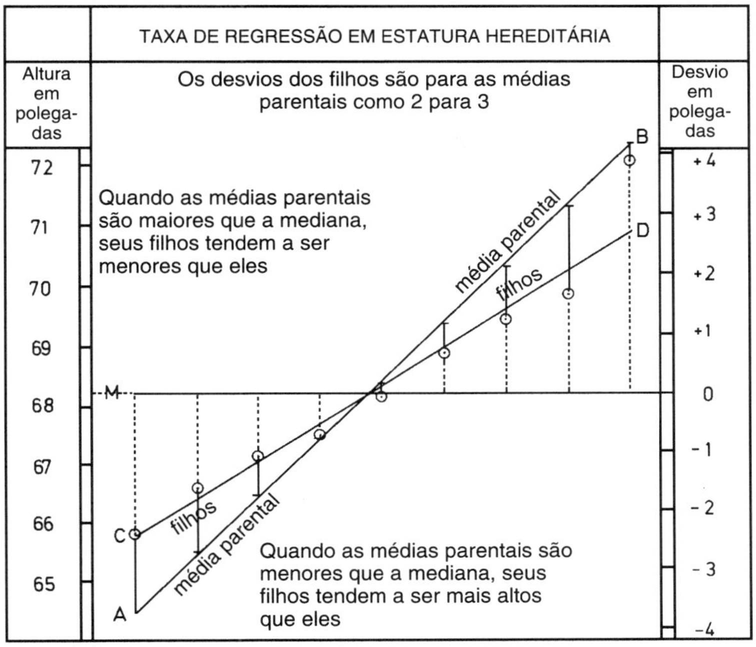

Fig. 6.11 Correlação medioparental-prole para estatura; regressão à média. (Desenho original e texto de F. Galton)

freqüências gênicas $p_1 \ldots p_n$; $q_1 \ldots q_n$), o método deve ser mudado. Primeiro supomos um par de genes heterozigotos com o efeito fenotípico α, enquanto um homozigoto (AA) tem o efeito 2α, e o outro (aa) tem o

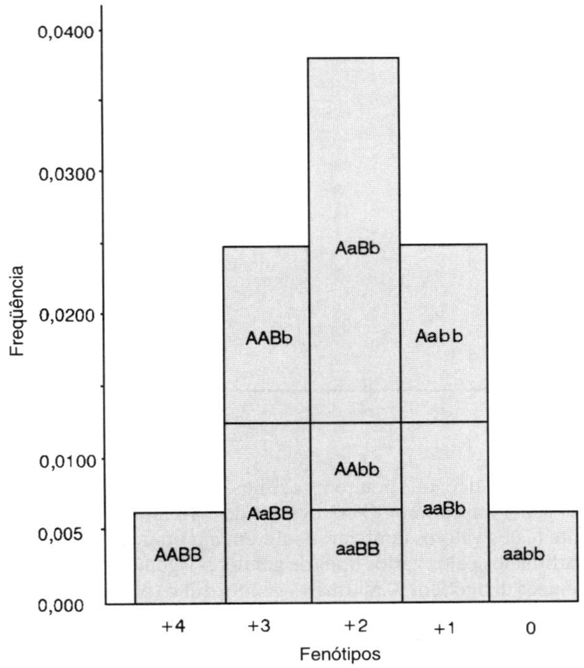

Fig. 6.12 Distribuição de genótipos e fenótipos de uma característica quantitativa com dois pares de genes de efeito aditivo A, a, e B, b. Reprodução aleatória; todas as freqüências gênicas são consideradas como 0,5. Admite-se que a presença de um gene designado por uma letra maiúscula (A ou B) contribui com +1 para o fenótipo medido. Os genes designados por letras minúsculas (a ou b) não fazem contribuições quantitativas para o fenótipo. Os efeitos gênicos são aditivos (ex., AABB = 4, aabb = 0).

efeito 0. Assim, novamente supomos que os heterozigotos fiquem exatamente no meio entre os dois homozigotos. A média e a variância da característica correspondente, x, agora pode ser obtida do seguinte modo:

$$E_x = \frac{p^2(2\alpha) + 2pq(\alpha)}{p^2 + 2pq + q^2} = \frac{2p\alpha(p+q)}{(p+q)^2} = 2p\alpha, \quad (6.1)$$

$$V_x = E(x^2) - (Ex)^2 = p^2(4\alpha^2) + 2pq(\alpha^2) - 4p^2\alpha^2 = 2pq\alpha^2 \quad (6.2)$$

(usando $p + q = 1$). α pode ser visto como a contribuição do alelo A para a característica x. V_x é a variância genética na população.

O caso mais geral de n pares de genes com as freqüências gênicas $p_i = p_1, p_2 \ldots p_n$ para os genes $A_1, A_2, \ldots A_n$ e $q_i = q_1, q_2 \ldots q_n$ para os genes $a_1, a_2, \ldots a_n$ agora pode ser examinado:

$$E_x = 2\alpha \sum_{i=1}^{n} p_i \qquad V_x = 2\alpha^2 \sum_{i=1}^{n} p_i q_i$$

As considerações seguintes, que por motivo de simplificação são dadas apenas para um par de genes, são válidas também para n pares de genes.

Consideraremos as relações entre os genitores e os filhos, e entre os irmãos. Para simplificar o cálculo, α é tido como sendo 1, tornando o valor fenotípico dos homozigotos AA = 2, o dos heterozigotos Aa = 1, e o dos homozigotos aa = 0. O Quadro 6.5 mostra as freqüências de todas as combinações possíveis genitores-filhos. Elas podem ser explicadas do seguinte modo. A freqüência de mães AA entre todas as mães é p^2. Cada um de seus filhos recebe um gene A. A probabilidade de que este gene se junte a outro A no zigoto é p. Isto dá uma freqüência geral $p^2 \times p = p^3$. Para os outros genótipos maternos pode ser feito um cálculo análogo. A distribuição geral para toda a população (genitores bem como filhos) é logicamente $p^2 + 2pq + q^2$ (somas marginais no Quadro 6.5).

A variável agora sob investigação pode ser chamada de x_1 nos genitores e x_2 na prole. As equações 6.1 e 6.2 então nos levam a:

$$\bar{x}_1 = \bar{x}_2 = 2p \quad (6.3)$$

$$V_{x1} = V_{x2} = 2pq \quad (6.4)$$

Em geral, a covariância das duas variáveis, x_1 e x_2, é definida como:

$$\mathrm{Cov}(x_1, x_2) = E(x_1 x_2) - x_1 x_2$$

Quadro 6.3 Tipos reprodutivos, suas freqüências e proporções de segregação entre crianças com dois pares de genes aditivos e $p_1 = p_2 = q_1 = q_2 = 0,5$

			AABB	AABb	AaBB	AAbb	aaBB	AaBb	Aabb	aaBb	aabb
AABB	× AABB	0,003906	1	-	-	-	-	-	-	-	-
	× AABb	0,015625	½	½	-	-	-	-	-	-	-
	× AaBB	0,015625	½	-	½	-	-	-	-	-	-
	× AAbb	0,007813	-	1	-	-	-	-	-	-	-
	× aaBB	0,007813	-	-	1	-	-	-	-	-	-
	× AaBb	0,031250	¼	¼	¼	-	-	¼	-	-	-
	× Aabb	0,015625	-	½	-	-	-	½	-	-	-
	× aaBb	0,015625	-	-	½	-	-	½	-	-	-
	× aabb	0,007813	-	-	-	-	-	1	-	-	-
AABb	× AABb	0,015625	¼	½	-	¼	-	-	-	-	-
	× AaBB	0,031250	¼	¼	¼	-	-	¼	-	-	-
	× AAbb	0,015625	-	½	-	½	-	-	-	-	-
	× aaBB	0,015625	-	-	½	-	-	½	-	-	-
	× AaBb	0,062500	⅛	¼	⅛	⅛	-	¼	⅛	-	-
	× Aabb	0,031250	-	¼	-	¼	-	¼	¼	-	-
	× aaBb	0,031250	-	-	¼	-	-	½	¼	-	-
	× aabb	0,015625	-	-	-	-	-	½	½	-	-
AaBB	× AaBB	0,015625	¼	-	½	-	¼	-	-	-	-
	× AAbb	0,015625	-	½	-	-	-	½	-	-	-
	× aaBB	0,015625	-	-	½	-	½	-	-	-	-
	× AaBb	0,062500	⅛	⅛	¼	-	⅛	¼	-	⅛	-
	× Aabb	0,031250	-	¼	-	-	-	½	-	¼	-
	× aaBb	0,031250	-	-	¼	-	¼	¼	-	¼	-
	× aabb	0,015625	-	-	-	-	-	½	-	½	-
AAbb	× AAbb	0,003906	-	-	-	1	-	-	-	-	-
	× aaBB	0,007813	-	-	-	-	-	1	-	-	-
	× AaBb	0,031250	-	¼	-	¼	-	¼	¼	-	-
	× Aabb	0,015625	-	-	-	½	-	-	½	-	-
	× aaBb	0,015625	-	-	-	-	-	½	½	-	-
	× aabb	0,007813	-	-	-	-	-	-	1	-	-
aaBB	× aaBB	0,003906	-	-	-	-	1	-	-	-	-
	× AaBb	0,031250	-	-	¼	-	¼	¼	-	¼	-
	× Aabb	0,015625	-	-	-	-	-	½	-	½	-
	× aaBb	0,015625	-	-	-	-	½	-	-	½	-
	× aabb	0,007813	-	-	-	-	-	-	-	1	-
AaBb	× AaBb	0,062500	1/16	⅛	⅛	1/16	1/16	¼	⅛	⅛	1/16
	× Aabb	0,062500	-	⅛	-	⅛	-	¼	¼	⅛	⅛
	× aaBb	0,062500	-	-	⅛	-	⅛	¼	⅛	¼	⅛
	× aabb	0,031250	-	-	-	-	-	¼	¼	¼	¼
Aabb	× Aabb	0,015625	-	-	-	¼	-	-	½	-	¼
	× aaBb	0,031250	-	-	-	-	-	¼	¼	¼	¼
	× aabb	0,015625	-	-	-	-	-	-	½	-	½
aaBb	× aaBb	0,015625	-	-	-	-	¼	-	-	½	¼
	× aabb	0,015625	-	-	-	-	-	-	-	½	½
aabb	× aabb	0,003906	-	-	-	-	-	-	-	-	1

Aqui $E(x_1 x_2)$ é definido como: $\sum x_{1i} x_{2i} p\ (x_{1i}, x_{2i})$.

Os valores x_{1_i}, x_{2_i} representam a expressão fenotípica da característica, em nosso exemplo 2, 1 e 0. O $p(x_{1i}, x_{2i})$ são as entradas correspondentes no Quadro 6.5; p (2, 2), por exemplo, tem o valor de q^3. Temos então:

$$\text{ov } (x_1, x_2) = 4p^3 + 4p^2q + pq - (2p)^2 = pq$$

para o coeficiente de correlação r_{PC} entre genitor e filho:

$$r_{PC} = \frac{\text{Cov } (x_1, x_2)}{\sigma x_1 \sigma x_2} = \frac{pq}{2pq} = 0,5$$

Este importante resultado foi obtido por Fisher em 1918 [44]. Em uma população com reprodução aleatória e com ação de genes aditivos, o coeficiente de correlação entre um genitor e um filho é 0,5. Pode ser demonstrado de modo análogo que sob as mesmas condições o coeficiente de correlação entre irmãos é também de 0,5. Estes coeficientes de correlação são independentes das frequências gênicas p_1 e q_1 e dizem, de modo estatístico, que genitores e filhos, bem como irmãos, têm 50% de seus genes em comum. O coeficiente de correlação para parentes é o seguinte (estes valores também se referem à proporção média de genes compartilhados pelos vários tipos de genitores): gêmeos monozigóticos, 1,0; gêmeos dizigóticos, 0,5; irmãos, genitor-filho (parentes em primeiro grau), 0,5; tias, tios etc. (parentes em segundo grau), 0,25; primos em primeiro grau (parentes em terceiro grau), 0,125.

A situação fica mais complicada quando A é mais ou menos dominante em relação a a. Neste caso, os coeficientes de correlação são influenciados pelas freqüências gênicas. A correlação genitor-filho não é mais igual à correlação irmão-irmão, porém, exceto o caso de $q = 1$, é menor.

6.1.1.4 Conceito de Herdabilidade

O conceito de herdabilidade é amplamente usado na genética quantitativa. A característica gradativa em exame, expressa em

Quadro 6.4 Distribuição de crianças na herança aditiva poligênica (as cinco categorias ausentes, 0×-2, 0×-4, -2×-2, -2×-4, -4×-4, podem ser calculadas de acordo com a mesma regra)

Genótipos dos genitores	+4 AABB	+2 AABb; AaBB	0 AAbb; aaBB; AaBb	−2 Aabb; aaBb	−4 aabb
$+4 \times +4$	1				
$+4 \times +2$	0,5	0,5			
$+4 \times 0$	0,1666	0,6667	0,1666		
$+4 \times -2$		0,5	0,5		
$+4 \times -4$			1		
$+2 \times +2$	0,25	0,5	0,25		
$+2 \times 0$	0,08 333	0,41 667	0,41 667	0,08 333	
$+2 \times -2$		0,25	0,5	0,25	
$+2 \times -4$			0,5	0,5	
0×0	0,02 778	0,22 222	0,50 000	0,22 222	0,02 778

unidades métricas, pode ser chamada de "valor". O valor medido em um determinado indivíduo é seu valor fenotípico. Este valor fenotípico para a maioria das características biológicas tem sua origem em fatores tanto genéticos quanto ambientais. O ambiente é considerado em sentido amplo, ou seja, compreendendo todas as circunstâncias não-genéticas que influenciam o valor fenotípico. Os dois componentes são em geral chamados de valor genotípico e valor ambiental (Falconer [40] usa o termo desvio ambiental):

$$P = G + E$$

onde P = valor fenotípico, G = valor genotípico, e E = valor ambiental.

Os valores fenotípicos de todos os indivíduos em uma população têm uma média e uma variância ao redor desta média. A variância é diferenciada de outras medidas de variabilidade por uma propriedade matemática: as variâncias diferentes podem ser somadas para dar uma variância comum, e, contrariamente, uma variança fenotípica comum V_P pode ser subdividida em seus componentes, tal como a variância genotípica V_G e a variância ambiental V_E:

$$V_P = V_G + V_E$$

Entretanto, a regra da adição para variâncias só se aplica se os valores genotípico e ambiental forem independentes um do outro, ou seja, quando não estão correlacionados. Se houver uma correlação entre os dois, a covariância de G e E deve ser somada:

$$V_P = V_G + V_E + 2\,\mathrm{Cov}_{GE}$$

Vejamos um exemplo da área da genética que primeiro introduziu estes conceitos, os estudos agriculturais [40]. É prática normal em fazendas alimentar as vacas de acordo com sua produção de leite. As vacas que produzem mais leite recebem mais alimentos. A sociedade humana em geral se comporta de modo similar em relação a seus membros, como é discutido na seção sobre a genética do comportamento.

Uma outra suposição é que as diferenças específicas no ambiente têm o mesmo efeito nos vários genótipos. Quando isto não acontece, há uma interação entre o genótipo e o ambiente, dando um componente adicional à variância V_I. Mesmo em animais experimentais este componente pode ser medido apenas sob condições especiais.

O valor genotípico V_G pode ser subdividido em vários componentes: um componente aditivo (V_A) e um componente (V_D) que mede o desvio devido à dominância e à epistasia da expectativa obtida do modelo aditivo. A variância da dominância é contribuída pelos heterozigotos (Aa) que não são exatamente intermediários em valor aos homozigotos (aa e AA) correspondentes. A variância contribuída pela epistasia refere-se à ação de genes que afetam a expressão de outros genes. Assim, o conceito de variância aditiva não implica suposição de ação puramente aditiva dos genes envolvidos. Mesmo a ação de genes apresentando dominância ou epistasia tende a ter um componente aditivo. Toda a variância genotípica pode ser escrita:

$$V_P = \overbrace{V_A + V_D}^{\text{Variância genética}} + \overbrace{V_E + V_I}^{\text{Variância ambiental}} + \mathrm{Cov}_{GE} + \overbrace{V_M}^{\text{Medida da variância}}$$

Isto introduz um novo componente (V_M) que se relaciona à variabilidade na medida da mesma característica em momentos diferentes. O valor pode representar valores verdadeiramente diferentes, tais como diferentes resultados de testes em dias diferentes, ou erros de medida, tais como as diferenças nos resultados de testes na mesma amostra de sangue e diferenças em testes repetidos no mesmo indivíduo. Se todas estas variáveis são conhecidas, elas podem ser incorporadas aos cálculos. No seguinte, a covariância entre a hereditariedade e o ambiente (Cov_{GE}) e a variância de interação (V_I) são consideradas 0 e desprezadas. A medida da variância (V_M) também é negligenciada, mas é considerada na discussão sobre os métodos dos gêmeos (Apêndice 6).

Por conveniência, é útil introduzir um novo conceito de herdabilidade, definido como:

$$h^2 = \frac{V_A}{V_P}$$

Quadro 6.5 Freqüência genitor-filho (combinações pai-filho ou mãe-filho) na população humana em uma população de reprodução aleatória (veja texto)

Genitor	Filhos AA	Filhos Aa	Filhos aa	
AA	p^3	p^2q	-	p^2
Aa	p^2q	pq	pq^2	$2pq$
aa	-	pq^2	q^3	q^2

o valor desta variável oscila de 0 a 1 (0% a 100%), expressando a contribuição de elementos genéticos aditivos para o fenótipo em estudo. Em outras palavras, a herdabilidade é um parâmetro estatístico populacional que expressa a contribuição genética (aditiva) para a característica em estudo em um único valor de porcentagem. Um valor baixo significa poucas contribuições de genes aditivos para a característica, enquanto um valor alto sugere uma contribuição maior. O conceito foi desenvolvido para fins de seleção em cruzamentos de plantas e animais com características economicamente úteis, como produção de leite em vacas e postura de ovos em galinhas. A parte aditiva da variabilidade genética é muito importante para estes fins. Qualquer outro componente genético, como a dominância, tende a reduzir a precisão da previsão. Em humanos, entretanto, estamos mais interessados na variabilidade genética total, seja ela aditiva ou não.

Em genética humana, portanto, a herdabilidade, conforme definida acima (V_A/V_P), em geral é chamada de "herdabilidade no sentido estrito", e é expressa por outra definição:

$$h^2 = \frac{V_G}{V_P}$$

onde V_G e V_P referem-se à variância genotípica e fenotípica total, respectivamente. Esta formulação é conhecida como herdabilidade no sentido amplo, ou grau de determinação genética.

Há uma relação entre herdabilidade no sentido estrito (h_N^2) e os coeficientes de correlação teórica entre genitores, como dado acima. Para os graus mais importantes de correlação aplica-se a seguinte fórmula:

Gêmeos monozigóticos	$h^2 = r$
Irmão-irmão ou gêmeos dizigóticos:	$h^2 = 2r$
Um genitor-um filho:	$h^2 = 2r$
Medioparental-prole:	$h^2 = r/\sqrt{1/2} = r/0{,}7071$
Primos em primeiro grau:	$h^2 = 8r$
Tio-sobrinho:	$h^2 = 4r$

Propriedades de h^2. Ao considerar o significado biológico das medidas de herdabilidade, suas propriedades requerem um exame cuidadoso:

a) A herdabilidade é uma proporção. A proporção muda quando o numerador ou o denominador muda. h^2 aumenta quando o numerador (V_G, genotípica, ou V_A, variância aditiva) aumenta, ou o denominador (V_E, variância ambiental) diminui. Dito de outro modo, um ambiente mais semelhante irá aumentar a herdabilidade!

b) A estimativa da herdabilidade é baseada nas correlações teóricas entre os genitores. Estas correlações são válidas apenas para reproduções aleatórias. Os casamentos preferenciais levam a outras correlações, e, a menos que sejam levados em consideração, produzem erros sistemáticos na avaliação de h^2. As correlações resultantes de casamentos preferenciais foram inicialmente calculadas por Fisher em 1918 [44] (veja também [21]; para uma abordagem mais completa veja [169, 170]). Estas correlações podem ser usadas para o ajuste de h^2.

c) Uma estimativa de h^2 só é estritamente válida quando feita a suposição de que a covariância e a interação entre os valores genotípico e ambiental são 0.

Falconer tentou escapar do dilema da covariância propondo a convenção seguinte. Se a constituição genética de um indivíduo criar condições que melhorem ou piorem seu fenótipo, este fenômeno pode ser incluído como parte do valor genotípico. Formalmente, isto é correto, mesmo se tender a obscurecer os problemas envolvidos nas relações genótipo-fenótipo. Para cruzamentos entre animais, esta convenção pode ser útil. Aplicada a humanos, entretanto, leva a dificuldades.

Surgem mais dificuldades quando estes conceitos são aplicados à interpretação de valores de herdabilidade de dados de gêmeos (Apêndice 5). O termo de interação cria uma outra dificuldade na interpretação, uma para a qual ainda não foi proposta uma solução. As correlações entre parentes não provam a variabilidade genética. Elas também podem ser causadas por influências ambientais comuns dentro das famílias. Nos cruzamentos animais, onde o ambiente pode ser controlado, este fator pode ser ou negligenciado, ou quantificado. Nos humanos, isto é quase impossível. (As tentativas de quantificação foram feitas usando o método de *path coefficients*, mas dados prontamente quantificáveis raramente estão disponíveis.) O problema será repetidamente mencionado neste e em outros capítulos deste livro.

6.1.1.5 Um Exemplo: Estatura

Um exemplo de um estudo biométrico no qual a herdabilidade pode ser estimada é o trabalho clássico de Galton sobre a herança da estatura (dados de [68]). Ele mediu 204 casais juntamente com seus 928 filhos. Havia uma dificuldade metodológica devido à média de estatura mais baixa das mulheres. Galton superou isto multiplicando todas as medidas das mulheres por 1,08, ajustando-as assim às medidas masculinas. Na média, a estatura dos homens em sua amostra foi 1,08 vezes a estatura das mulheres. Tendo feito esta correção, ele determinou o valor medioparental para cada casal: 1/2 (homem + mulher). Os resultados do estudo são apresentados na correlação do Quadro 6.6. Examinando o quadro, a correlação é aparente. O coeficiente de correlação é:

$$r_{pc} = 0{,}59 \qquad p < 0{,}01$$

onde r_{pc} é a correlação medioparental-filho.

Este valor pode ser usado para calcular h^2. A correlação medioparental-prole é:

$$h^2 = \frac{r}{\sqrt{1/2}}$$

com reproduções aleatórias. Isto nos dá:

$$h^2 = \frac{0{,}59}{0{,}7071} = 0{,}834$$

Obviamente, a estatura é predominantemente determinada geneticamente, mas há um componente de 0,166 = 1 − 0,834 não considera-

Quadro 6.6 Estatura (polegadas) de genitores e filhos adultos (Galton, de Johannsen, 1926[38])

Estatura mediopa-renteral	Estatura dos filhos							
	60,7	62,7	64,7	66,7	68,7	70,7	72,7	74,7
64	2	7	10	14	4	-	-	-
66	1	15	19	56	41	11	1	-
68	1	15	56	130	148	69	11	-
70	1	2	21	48	83	66	22	8
72	-	-	1	7	11	17	20	6
74	-	-	-	-	-	-	4	-
	5	39	107	255	287	163	58	14

Quadro 6.7 Estatura (polegadas) medioparental e média das crianças (de Johannsen, 1926 [38])

Estatura medioparenteral	64,5	65,5	66,5	67,5	68,5	69,5	70,5	71,5	72,5
Estatura média das crianças	65,8	66,7	67,2	67,6	68,3	68,9	69,5	69,9	72,2

do pela variância genética aditiva. Isto pode ser devido principalmente a "fatores ambientais". Estes dados oferecem algumas pistas sobre as influências ambientais?

Os mesmos dados podem ser dispostos de modo diferente (Quadros 6.6 e 6.7). Aqui, outra divergência da expectativa é óbvia. Com a ação gênica aditiva, a média dos filhos deverá ser exatamente a metade dos valores dos genitores, ou seja, deve ser idêntica ao valor medioparental. Este, entretanto, não é o caso. Os dados na verdade mostram que o valor medioparental é maior que a média da população, a média dos filhos é menor que a de seus genitores. Por outro lado, se o valor medioparental for menor que a média da população, a média dos filhos é maior. Assim, a média dos filhos tende a se desviar da média dos genitores no sentido da média da população.

Este fenômeno foi observado por Galton e chamado de "regressão à média". Ele também pode ser visto em outras características de distribuição analogamente contínua (Fig. 6.11).

Qual o motivo desta divergência das expectativas genéticas? Os indivíduos classificados nos extremos de uma curva de distribuição supostamente obtêm não apenas os fatores genéticos que constituem o fenótipo extremo, mas provavelmente se beneficiam de circunstâncias ambientais e adicionais incomuns. Além disso, as interações gene-gene e gene-ambiente podem estar operando para causar seus fenótipos extremos. Seus filhos em média têm menos probabilidade de se beneficiar de influências ambientais especiais e interação gene-ambiente que colocaram o genitor nas categorias extremas. Seus valores fenotípicos são, portanto, provavelmente mais próximos da média da população, uma regressão à média.

6.1.1.6 Genética Quantitativa e os Paradigmas de Mendel e Galton

Como os dois paradigmas sobre os quais foi fundada a genética humana se relacionam entre si? O conceito de gene foi desenvolvido pelos experimentos de Mendel (Seção 1.4), enquanto o paradigma de Galton foi baseado nos conceitos de correlação entre parentes humanos e a análise de regressão. Os dois conceitos podem ser teoricamente interligados. Os resultados dos estudos de correlação em parentes podem ser interpretados em termos de ação de genes individuais, como foi extensamente mostrado por Fisher (1918) [44]. Tais estudos de correlação usando métodos biométricos podem complementar a análise genética.

Paradigmas de Mendel e Galton: Poder Explicativo. Como mencionado na "Introdução", um paradigma compreende três aspectos principais: um enfoque modelar, um grupo de cientistas que seguem este enfoque, e pelo menos o germe de uma teoria científica. O sucesso a longo prazo de um paradigma depende principalmente da profundidade e do poder explicativo dessa teoria. Portanto, pode ser útil comparar os dois paradigmas quanto a valores de suas teorias subjacentes, usando critérios desenvolvidos na filosofia da ciência [18]. De acordo com Bunge,

> As aspirações básicas da construção de uma teoria científica são as seguintes: (1) *Sistematizar os conhecimentos* estabelecendo relações lógicas entre itens previamente desconexos; em particular, explicar generalizações empíricas derivadas de hipóteses de maior nível. (2) *Explicar fatos* por meio de sistemas de hipóteses que criem proposições que expressem os fatos envolvidos. (3) *Aumentar os conhecimentos* obtendo novas proposições (ex., previsões) a partir de premissas em conjunto com informações relevantes. (4) *Aumentar a testabilidade* das hipóteses, submetendo cada uma delas ao controle de outras hipóteses do sistema ...
>
> Algumas teorias científicas se ajustam não só às aspirações básicas (1 a 4), como também às seguintes metas adicionais: (5) *orientar* a pesquisa seja (a) criando ou reformulando problemas frutíferos, ou (b) sugerindo a obtenção de novos dados que seriam impensáveis sem a teoria, ou (c) sugerindo linhas inteiramente novas de investigação. (6) *Oferecer um mapa de grande parte da realidade*, ou seja, uma representação ... de objetos reais, e não apenas um sumário dos dados atuais e um instrumento para a produção de novos dados.

Bunge usou a teoria de Darwin sobre a evolução como um exemplo de uma teoria que preenche todos os critérios acima. Em geral, a habilidade de uma teoria em efetivar sua tarefa depende de sua profundidade. Os critérios para a profundidade de uma teoria são: "A ocorrência de *constructos de alto nível*; a presença de um *mecanismo*, e um *alto poder explicativo*. As três proposições estão intimamente ligadas: somente com a introdução de conceitos elevados (transempíricos) é que os "mecanismos" não-observáveis podem ser suspeitados, e apenas o que é de ocorrência hipotética em profundidade pode explicar o que é observado superficialmente".

Teorias menos profundas estão mais próximas do fenômeno. Elas são chamadas de "fenomenológicas". Diferindo delas estão as teorias cuja hipótese é de "mecanismos" definidos, que em geral são chamados de "representativos" ou "mecanicistas". Em geral, tais teorias profundamente mecanicistas recompensam os cientistas com um bônus inesperado: seu poder explicativo se estende além da gama de fenômenos para cuja explicação foram criados.

Quando as teorias que se desenvolveram dentro dos paradigmas de Galton e Mendel são comparadas usando estes critérios, o enfoque de Galton surge como uma teoria fenomenológica. K. Pearson, um estudante de Galton, destacou já em 1904 que a comparação quantitativa de fenótipos entre parentes com métodos biométricos leva a "uma teoria estatística puramente descritiva". Até certo ponto, ela pode sistematizar o conhecimento, mas oferece apenas hipóteses de nível relativamente baixo e inespecíficas, ou seja, as semelhanças entre parentes podem ser explicadas pela hereditariedade, ou mais especificamente, pela ação de genes aditivos, seja com ou sem a contribuição da dominância, ou de contribuições ambientais. Tais proposições são de natureza muito geral, e há apenas uma acentuação ocasional por hipóteses adicionais. Para um exemplo, veja o efeito Carter descrito na Seção 6.1.2.3. Aqui a incidência mais alta de um defeito de nascimento em parentes de probandas é previsto e explicado pela hipótese adicional da distribuição idêntica de genes de tendência em ambos os sexos, a despeito da distribuição sexual desigual entre probandos. As condições 5 e 6 de Bunge não são atendidas: os problemas não são reformulados de modo frutífero, nem a teoria sugere a obtenção de novos dados. Ela sugere apenas o óbvio: a comparação entre parentes.

Compare com este resultado a teoria fundada pelo paradigma de Mendel. Logo após sua descoberta, um constructo de alta

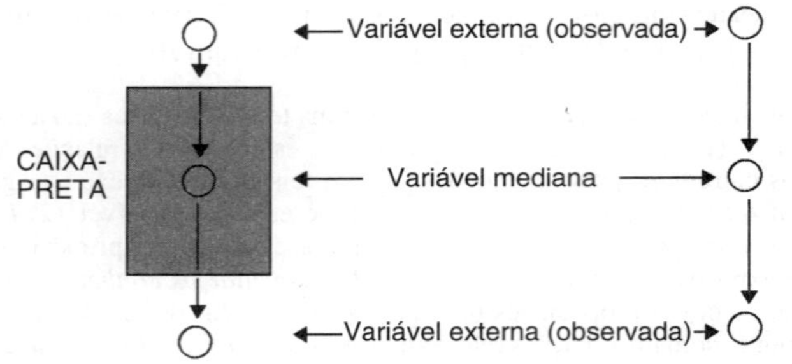

Fig. 6.13 Diferença entre a hipótese de "caixa-preta" e uma hipótese envolvendo um mecanismo. Na hipótese de caixa-preta *(esquerda)* a variável mediante, pela qual uma variável observável influencia a outra, é desconhecida. Em uma hipótese explicatória *(direita)* a variável mediante pode ser deduzida da teoria científica. Pode ser encontrado um mecanismo para a influência de uma variável observável sobre a segunda.

ordem, foi introduzida a unidade de transmissão, recombinação, e funcionamento hoje chamada de "*gene*". Isto abriu o caminho para a pesquisa de *mecanismos* de replicação gênica, transmissão, recombinação e ação. A elucidação gradativa destes mecanismos constitui a história e atual situação da genética. O *poder explicatório* desta teoria foi provado muito além da gama de fenômenos para os quais foi originalmente desenvolvida. No momento, a teoria explica não só a transmissão de características dos genitores para a prole, mas também entre diferentes gerações celulares de um organismo, por exemplo, a formação de câncer.

Seu poder explicativo ainda não foi exaurido. Voltando à nossa classificação da análise genética (no nível DNA-gene, no nível do produto gênico-bioquímico, no nível fenotípico qualitativo, e no nível quantitativo fenotípico-biométrico), o paradigma biométrico galtoniano fornece respostas no nível mais remoto de ação gênica. Pode-se considerar a pesquisa com métodos genéticos biométricos como guiada pela teoria da "caixa-preta". Duas observações externas variáveis, as medidas dos genitores e filhos ou outros grupos de parentes, são comparadas umas com as outras, mas as variáveis biológicas mediadoras são desconhecidas e permanecem em uma caixa preta (Fig. 6.13).

Todo o desenvolvimento humano, estrutura, e função é em última análise controlado por genes. As diferenças entre os seres humanos podem ser demonstradas por características fisiológicas, bioquímicas e imunológicas de cada indivíduo. A determinação genética destas características pode ser demonstrada pela semelhança familiar. O grau de semelhança depende da proximidade do parentesco. Os gêmeos monozigóticos compartilham todos os seus genes, e são mais semelhantes que quaisquer outros parentes. Os irmãos compartilham 50% de seus genes, enquanto parentes mais remotos compartilham apenas uma pequena fração.

A comparação de parentes usando técnicas biométricas para a medida de qualquer fenótipo humano provavelmente mostrará fatores genéticos subjacentes a esta característica. Uma "herdabilidade" ou a proporção da variabilidade total atribuída a uma causa genética é esperada como sendo maior que 0. Como a principal base biológica do *comportamento humano* reside no cérebro, e o cérebro tem tanta probabilidade de apresentar variação genética quanto qualquer outro órgão, alguns fatores genéticos são propensos a determinar o comportamento pelo menos *a priori*. A separação de genes compartilhados e um ambiente compartilhado na família torna-se particularmente difícil em características comportamentais e causa problemas na interpretação. Resultaram polêmicas com ramificações sociopolíticas potencialmente explosivas (veja Cap. 17).

A análise de qualquer característica, particularmente do comportamento humano, produz mais informações significativas se o fenótipo investigado puder ser estudado pelas técnicas mendelianas ao nível da ação gênica. A caixa-preta está portanto aberta, e a variável mediadora desconhecida é substituída por um mecanismo biológico conhecido.

Considerando as marcantes diferenças no valor científico de ambas as teorias, podemos perguntar por que alguns trabalhos em genética humana ainda estão sendo feitos na linha galtoniana. A principal explicação é que a análise guiada pela avançada teoria genética em geral é impossível. A maioria dos fenótipos humanos, como os fenótipos comportamentais e tendências a doenças, simplesmente não podem ser estudados diretamente, de acordo com os princípios mendelianos. As variáveis subjacentes a serem estudadas devem primeiro ser isoladas usando-se técnicas biológicas adicionais, às vezes sofisticadas, de todos os tipos. A descoberta de tais variáveis requer um conhecimento especializado da biologia humana normal e anormal, usando a metodologia de várias ciências biomédicas. A contagem e medida dos fenótipos mais simples e óbvios, por outro lado, geralmente pode ser feita. Este é o motivo pelo qual as técnicas galtonianas foram o primeiro enfoque para uma análise posterior, e geralmente trazem resultados práticos úteis, a despeito de sua teórica fraqueza.

Aqui os novos métodos da genética molecular podem causar uma mudança significativa. Os estudos de ligação com marcadores de DNA ajudam a localizar e estudar genes sem o conhecimento anterior dos mecanismos de sua ação. Uma vez conhecido o gene, pode ser identificado o seu mecanismo de ação e sua contribuição para um fenótipo complexo. No momento, entretanto, este enfoque, a despeito de seu atrativo teórico, não obteve sucesso prático. O enfoque galtoniano continua a ser importante para a formulação de hipóteses, para a seleção de características a serem estudadas com métodos mais incisivos e para a elaboração de estratégias de pesquisa. As características humanas que estão sob o controle de um grande número de genes, cada um contribuindo para a variabilidade total, são difíceis de estudar pelo enfoque mendeliano. Para algumas destas características, entretanto, o paradigma biométrico convencional, que pressupõe um grande número de genes com pequeno efeito, pode não ser apropriado. Um ou vários genes com um efeito maior que são detectados individualmente com técnicas biológicas podem estar em funcionamento, com os genes restantes fornecendo um "ambiente genético".

Conseqüentemente, devemos usar as técnicas galtonianas desde que não existam alternativas melhores disponíveis. Entretanto, devemos evitar torná-las uma meta em si; o desafio de que *em princípio* uma alternativa melhor é possível deve sempre ser tido em mente. É muito fácil para grupos de geneticistas treinados principalmente em métodos estatísticos e no uso de computadores desenvolverem métodos estatísticos altamente sofisticados para computar herdabilidades, desenvolver *path analyses* para a contribuição de vários fatores da hereditariedade, ambiente familiar, situação econômica em um fenótipo, ou para comparar modelos genéticos com e sem contribuições de genes principais para um determinado fenótipo. Entretanto, o resultado final é sempre desapontador para os cientistas biologicamente orientados, que exigem dados mais incisivos. Os métodos estatísticos são de grande importância para a análise em genética humana. Eles devem ser usados, por exemplo, para testar hipóteses com boa fundamentação biológica que foram propostas sob a orientação de uma poderosa teoria biológica. Com o aumento da compreensão dos determinantes genéticos e ambientais de fenótipos complexos, tais como os defeitos de nascimento, doenças, e características comportamentais, os métodos estatísticos de sua análise também estão se tornando mais sofisticados. As interações de vários genes, bem como entre os genes e os determinantes, ambientais devem ser consideradas. O geneticista, que é necessariamente especializado em apenas um dos muitos campos que requerem aprofundado conhecimento, deve ser cuidadoso em não perder de vista a base factual de sua análise. É necessário manter uma clara distinção conceitual dos vários níveis nos quais os dados básicos estão disponíveis e do nível no qual é feita a análise genética.

Deve-se ter este modelo em mente quando forem estudadas as seções seguintes sobre modelos mais complexos de herança.

6.1.2 Herança Multifatorial em Combinação ao Efeito de Limiar

6.1.2.1 Descrição do Modelo

A seção anterior descreveu a análise genética no nível quantitativo fenotípico-biométrico para características normais com uma distribuição unimodal e quase normal na população. Mostrou-se que o modelo simples de herança poligênica aditiva contribui para estas propriedades, de modo que as correlações genitor-prole e irmão-irmão possam ser usadas para estimar a herdabilidade h^2.

Em muitas doenças e malformações, entretanto, aplicam-se claras distribuições qualitativas: o indivíduo ou sofre de uma determinada doença ou está livre dela. Entretanto, nem as pesquisas familiares nem os estudos cromossômicos foram capazes de descobrir um modo simples de herança ou uma anomalia cromossômica visível. Os estudos familiares mostram um risco empírico aumentado para que os parentes próximos sejam afetados pela mesma condição (agregação familiar). Em muitos casos, as considerações fisiopatológicas sugerem uma etiologia complicada. Várias influências biológicas em geral são óbvias, e fatores ambientais como subnutrição, organismos infecciosos e agentes desconhecidos estão ocasionalmente implicados. Quando todas estas influências genéticas e ambientais juntas excedem um determinado limiar, a capacidade do organismo em lidar com elas falha, e a pessoa adoece ou morre.

Os termos "limiar" e "propensão" em geral são usados na discussão da herança multifatorial. Um limiar significa uma diferença qualitativa nítida além da qual as pessoas são afetadas. Embora o conceito de limiar seja útil para modelos de herança multifatorial, ele raramente existe. O conceito de propensão significa um contínuo de aumento da suscetibilidade à doença. Ele é mais difícil de se lidar analiticamente, mas biologicamente este mecanismo tem mais probabilidade de ser aplicado em muitas situações.

Nas doenças hereditárias com modo simples de herança, o mau funcionamento causado por uma mutação em um único gene impede o funcionamento normal. Em outras condições, a mutação leva apenas a dificuldades em circunstâncias especiais, como as reações monogenicamente determinadas à drogas (Seção 7.5.1).

A maioria das condições, entretanto, é tão complexa que a análise direta de todos os fatores contribuintes torna-se impossível. Obviamente, muitos genes diferentes estão envolvidos. Ficamos com a situação da caixa-preta, a análise genética pode ser feita mais prontamente por métodos estatísticos que biológicos.

Para se fazer previsões genéticas neste nível complexo, são necessárias várias suposições:

a) A propensão genética à doença é mais ou menos normalmente distribuída, e a distribuição mostra uma moda.
b) A propensão é causada por um grande número de genes que atuam aditivamente, cada um contribuindo igualmente para ela.
c) O indivíduo fica doente ou malformado quando a propensão excede um determinado limiar. Este limiar pode ser bem definido; na maioria dos casos, entretanto, há uma área de limiar dentro da qual as circunstâncias ambientais adicionais determinam se o indivíduo irá ficar doente (Fig. 6.14).

Obviamente este modelo simplifica muito a situação atual, mas ele pode ser útil como a primeira etapa para se compreender algumas doenças comuns e malformações.

Experimentos Animais. Algumas observações em genética experimental de mamíferos foram explicadas por características de limiar tais como polidactilia em cobaias [173]. Foram cruzadas duas linhagens, uma com os três dedos normais nos pés traseiros, e a outra com quatro. Entre os animais de F_1 apenas alguns tinham quatro dedos, enquanto na segunda geração de cruzamentos $F_1 \times F_1$ cerca de um quarto de todos os animais apresentavam quatro dedos. A análise genética sugeriu que as duas linhagens diferiam em alelos aditivos nos quatro loci gênicos: qualquer animal pode ter um máximo de oito e um mínimo de zero alelos mais. Nos cruzamentos de dois animais homozigotos (8 × 0) (Fig. 6.15) a geração F_1 que é heterozigota deve ter quatro alelos mais. Este genótipo leva a quatro dedos apenas em casos excepcionais. Na geração F_2 ($F_1 \times F_1$) ocorrem todas as combinações de alelos mais, dando uma distribuição contínua. Neste caso foi demonstrado em princípio que a ação gênica aditiva pode de fato estar associada a uma característica de limiar (Fig. 6.15). Em outro exemplo, foi demonstrada não apenas a fase descontínua, mas também a fase contínua, um efeito fenotípico da propensão de variação quantitativa. Grueneberg [55, 56] estudou tal sistema no camundongo. Nos camundongos da linhagem endocruzada CBA, o terceiro molar freqüentemente está ausente. Em 133 dos 744 animais CBA, pelo menos um dos quatro terceiros molares estava faltando. Na linhagem C57 preta, entretanto, este molar está quase sempre presente. O cruzamento entre as duas linhagens (CBA × C57) mostrou que o modo de herança não é simples, a despeito do fato de a característica (presença ou ausência de dente) ser nitidamente alternativa. Mesmo em animais da linhagem CBA com o dente extra, era em média muito menor que na linhagem C57 preta (Fig. 6.16). Portanto, na linhagem CBA o tamanho do dente varia continua-

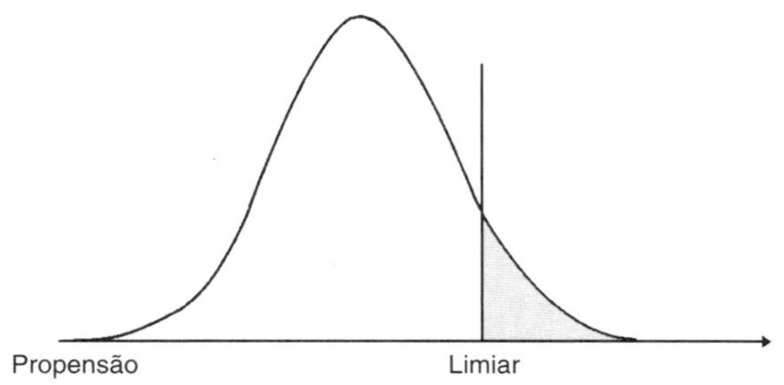

Fig. 6.14 Herança multifatorial em combinação com um efeito de limiar, a situação mais simples. A propensão à doença (para definição veja o texto) mostra uma distribuição normal. Os indivíduos à *direita* do limiar são afetados pela doença.

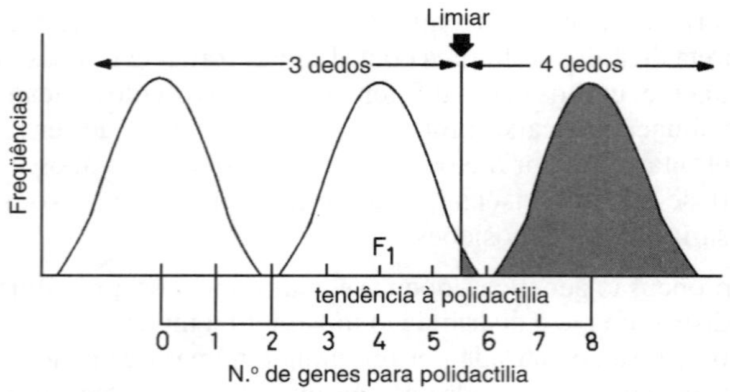

Fig. 6.15 Herança multifatorial em combinação com um limiar: presença de um dedo extra em cobaias. Dois estoques parentais, um mostrando três dedos e o outro quatro dedos. Uma fração dos híbridos de F_1 apresenta quatro dedos. A análise genética mostrou oito genes responsáveis por esta característica. O número de animais mostrando este dedo extra depende do número de genes "mais". (De Wright, 1931 [173])

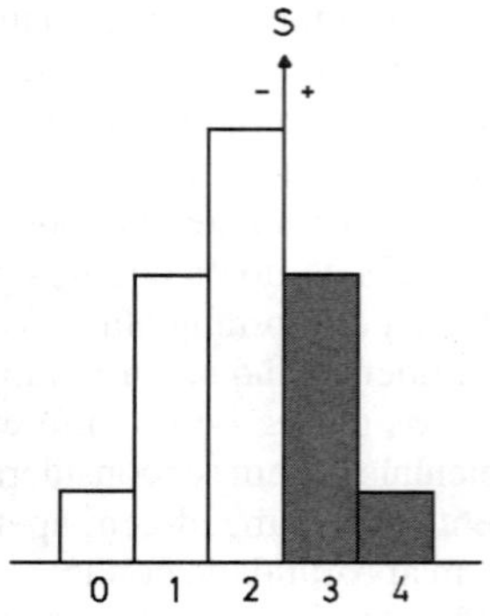

Fig. 6.17 Herança multifatorial de dois pares de genes A, a, B, b em combinação a um limiar: fenótipo − (□) e + (■) dependendo do número de genes A, B em uma população panmítica. Freqüências gênicas A = B = a = b = 0,5. São possíveis cinco fenótipos (0, 1, 2, 3, 4) (veja também a Fig. 6.12).

mente até um certo tamanho mínimo. Abaixo deste limiar, o dente não se forma. Grueneberg chamou este fenômeno de "variação quase-contínua". O limiar não é absolutamente definido, e parece ser uma área de limiar. A base genética multifatorial foi revelada principalmente pela forte diferença entre as duas linhagens e pelos cruzamentos entre as linhagens. Dentro da linhagem CBA geneticamente uniforme, a variabilidade foi causada por influências ambientais.

A demonstração tanto da habilidade de distribuição contínua quanto dos limiares descontínuos tem sido repetidamente tentada em humanos (veja, por exemplo [28]), mas na maioria dos casos apenas a fase descontínua é observada. O indivíduo é afetado ou não é afetado. Para avaliar o tipo de padrão familiar que pode ser esperado com as características de limiar, examina-se abaixo um modelo teórico.

6.1.2.2 Modelo Teórico Simples

Observe o modelo estabelecido na Seção 6.1.1.3: dois pares de genes A, a; B, b com contribuições aditivas iguais para o fenótipo e freqüências gênicas $p_1 = p_2 = q_1 = q_2 = 0{,}5$. Supõe-se que este genótipo determine a propensão, levando à manifestação da doença quando estiverem presentes três ou quatro alelos mais (A ou B) (Fig. 6.17). Os números relativos de crianças afetadas e não-afetadas dos tipos reprodutivos, mais × mais, mais × menos, e menos × menos são vistos na Fig. 6.18.

Estas expectativas são muito similares às do modo de herança autossômico dominante simples: as expectativas de cruzamentos mais × mais são quase idênticas quando se supõe um determinado número de homozigotos entre os genitores mais. Para reproduções mais × menos, a expectativa não é certamente de um valor muito inferior à de um modelo aditivo. A dominância regular com penetrância total no heterozigoto é sempre nitidamente distinguível, especialmente quando mais de duas gerações de uma família podem ser investigadas. Com uma penetrância incompleta, entretanto, o problema da discriminação da herança multifatorial com um limiar torna-se muito difícil. Devem ser esperadas algumas proles nas quais ambos os genitores não são afetados, e a proporção de segregação é menor que 0,5. Aqui, entretanto, uma comparação entre as proles de cruzamentos mais × menos e menos × menos pode ajudar. No modelo multifatorial é esperada uma proporção menor de afetados quando ambos os genitores não são afetados do que quando um é afetado, enquanto na autossômica dominante simples e penetrância incompleta as proporções de segregação devem ser idênticas sob tais circunstâncias. Este raciocínio pode ser contraposto pela assertiva de que a penetrância pode ser influenciada pelo ambiente genético. O problema pode se tornar muito semântico. É óbvio que a suposição de contribuições iguais de todos os genes para os fenótipos é uma simplificação. Entre-

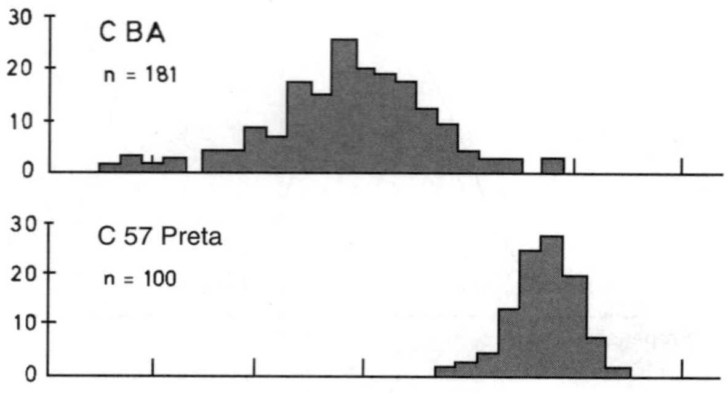

Fig. 6.16 Distribuição dos tamanhos do terceiro molar inferior em duas linhagens endocruzadas de camundongo, CBA (*acima*) e C57 preto (*abaixo*). (De Grüneberg, 1952 [56])

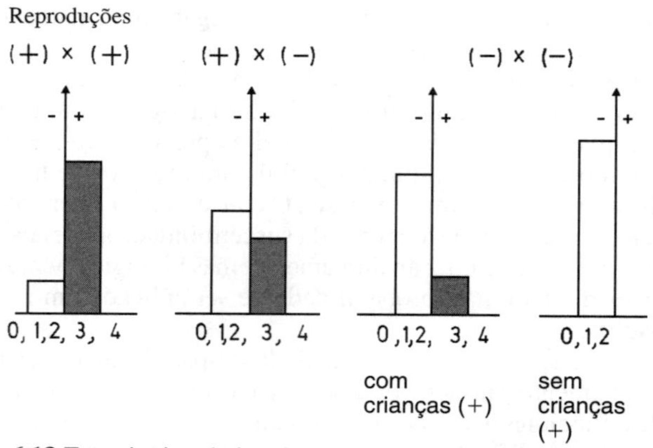

Fig. 6.18 Freqüência relativa de crianças + e − de quatro tipos diferentes de reprodução no modelo genético descrito na Fig. 6.17.

Quadro 6.8 Concordância em gêmeos com vários modos de herança

	Gêmeos MZ	Gêmeos DZ
Herança autossômica dominante[a]	100 %	50 %
Herança autossômica recessiva[a]	100 %	25 %
Herança multifuncional com influências ambientais[b]	~40 % - 60 %	~4 % - 8 %

[a]Expectativas teóricas,
[b]Achados empíricos.

tanto, se as contribuições forem desiguais, por qual grau de contribuição de um locus para a variabilidade fenotípica devemos começar a falar de um "gene principal"? Entretanto, quanto mais forte a contribuição de genes isolados, melhores as perspectivas de identificar tais genes por análise de ligação.

O caso examinado acima é muito especial. Os seguintes critérios a favor da herança multifatorial e contra o modelo bialélico simples de herança seguem-se intuitivamente ao modelo simples especial mostrado anteriormente, mas podem ser obtidos de um modo mais restritivo.

6.1.2.3 Como o Modelo Pode Ser Usado para a Análise de Dados? [157]

Estes resultados teóricos devem ser usados com cautela na análise de dados reais. Como já foi repetidamente mencionado, o modelo multifatorial é uma abstração e apresenta um quadro muito simplificado do modo pelo qual vários loci gênicos cooperam para criar uma propensão. Além disso, os dados normalmente disponíveis são limitados, e portanto tendem a ter grandes variações de amostragem.

Critérios Qualitativos (ou Semiquantitativos) para Herança Multifatorial. Podem ser obtidos quatro destes critérios:

1. O critério dos gêmeos: se a concordância em gêmeos MZ for mais de quatro vezes mais alta que em gêmeos DZ, um modelo multifatorial é mais adequado que um modelo bialélico simples (Quadro 6.8). O oposto não se aplica: uma proporção de concordância menor que 4 não necessariamente exclui a hipótese multifatorial.
2. A proporção de segregação de irmãos afetados e não-afetados nas reproduções mais × menos e menos × menos: se os irmãos afetados forem mais de 2,5 vezes mais freqüentes nas reproduções com um genitor afetado do que nas reproduções com dois genitores não-afetados, o modelo multifatorial deve ser preferido. Aqui, novamente, uma proporção de menos que 2,5 não exclui a herança multifatorial.
3. Proporção de sexos das pessoas afetadas: muitas anomalias para as quais a herança multifatorial deve ser considerada apresentam uma diferença sexual na incidência. Na maioria dos casos apenas uma pequena parte desta diferença sexual está diretamente relacionada aos cromossomos sexuais; a maioria é devida a diferenças fisiológicas entre os sexos. É, portanto, razoável supor que uma propensão genotípica mostre a mesma distribuição em ambos os sexos, mas que o limiar é diferente. Conseqüentemente uma pessoa afetada pertencente ao sexo com a menor incidência tem em média uma propensão pessoal maior que os indivíduos afetados do outro sexo. Esta propensão maior manifesta-se como uma freqüência mais alta de parentes afetados. O sexo com a incidência mais baixa deve ter uma proporção maior de parentes afetados, quando são comparados os mesmos graus de parentesco. Este argumento foi destacado primeiro por Carter [20] e é às vezes chamado de efeito Carter. Carter o demonstrou na estenose pilórica, uma anomalia no neonato na qual um espessamento do músculo pilórico impede a liberação dos conteúdos estomacais no duodeno. Embora este defeito seja muito mais freqüente em meninos que meninas, há uma incidência maior entre os parentes de meninas afetadas que entre os parentes de meninos afetados (Quadro 6.9 e Fig. 6.19).
4. Consangüinidade: os modelos examinados acima supõem uma reprodução aleatória. Com a consangüinidade, entretanto, a distribuição da propensão na população tem uma variância maior:

$$V_F = V_O \times (1 + F) \qquad (6.5)$$

Aqui, F = coeficiente de endogamia, V_F = variância entre toda a prole de casamentos com coeficiente de endogamia F, V_O = variância com reprodução aleatória (Fig. 6.20). A Fig. 6.21 mostra o aumento de incidência entre os filhos de casamentos entre primos em primeiro grau ($F = 1/16$) em comparação à população de casamentos aleatórios. O aumento muito maior observado com a herança monogênica, autossômica recessiva é citado para comparação. Na maioria dos casos, entretanto, a herança autossômica dominante com penetrância reduzida, e não a herança autossômica recessiva, é a alternativa óbvia do modelo multifatorial. Portanto, um aumento moderado da condição com a endogamia é um argumento adicional que favorece o modelo multifatorial em relação ao modelo autossômico dominante, desde que a mistura das famílias com um tipo autossômico recessivo raro possa ser excluída.

Critérios Quantitativos. Não é inteiramente satisfatório usar apenas critérios semiquantitativos para um modelo genético. São necessários métodos de comparação quantitativa. Tais métodos foram desenvolvidos.

Quadro 6.9 Estenose pilórica: freqüência entre parentes próximos de probandos e probandas (de Fuhrmann e Vogel, 1983 [46], adaptado de [20])

	Irmão	Irmã	Filho	Filha	Sobrinho	Sobrinha	Primo	Prima
Homens	5/230	5/242	19/296	7/274	5/231	1/213	6/1061	3/1043
(n = 281)	2,17%	2,07%	6,42%	2,55%	2,16%	0,47%	0,57%	0,29%
Mulheres	11/101	9/101	14/61	7/62	4/60	1/78	6/745	2/694
(n = 149)	10,89%	8,91%	22,95%	11,48%	6,67%	1,28%	0,81%	0,29%

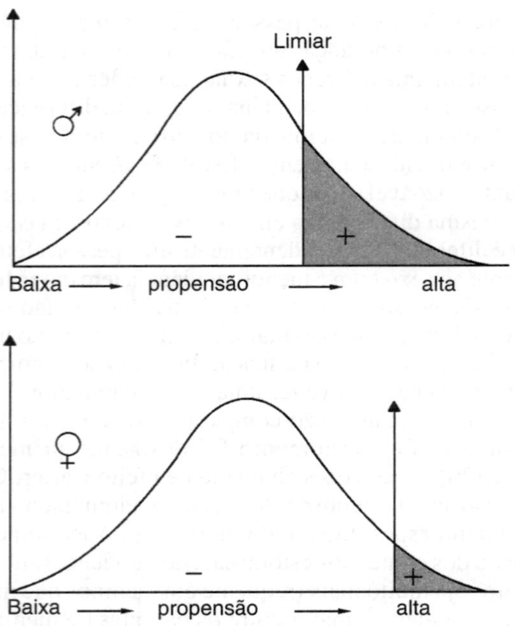

Fig. 6.19 Uma condição multifatorial pode ser mais comum em um sexo que no outro. A estenose pilórica, por exemplo, é mais comum em meninos que em meninas. A propensão genética, por outro lado, pode ser suposta como idêntica em ambos os sexos. A posição do limiar difere. Como conseqüência, a média de homens afetados expressa a característica com uma propensão genética mais baixa que a média das mulheres afetadas. Assim, espera-se que a incidência desta condição entre parentes de probandos masculinos seja mais baixa que entre os parentes de probandas afetadas que possuem mais genes de predisposição que os homens afetados. Este fenômeno é às vezes chamado "efeito Carter" [20].

As incidências da característica em questão são determinadas entre os diferentes graus de parentesco dos probandos. Então, a probabilidade conjunta de todos estes dados de incidência é comparada com sua expectativa teórica do modelo multifatorial, por um lado, e o modelo bialélico, de outro. No modelo bialélico as hipóteses podem ser especificadas, tais como a herança autossômica dominante com graus variáveis de penetrância, ou a herança autossômica recessiva. Outra alternativa geralmente considerada é um fundo poligênico em combinação com um gene principal, ou seja, um "modelo misto". O Apêndice 3 fornece muito mais detalhes, um quadro comparando um número de programas de computação disponíveis, e informações sobre como obter acesso a estes programas.

Comparação de Modelos Genéticos. O princípio de tal comparação pode ser descrito do seguinte modo: Se a incidência de uma característica na população for conhecida, cada modelo genético leva a uma determinada distribuição de indivíduos afetados entre várias categorias de parentes dos probandos. Se o modo de herança for autossômico dominante, por exemplo, é observada cerca da mesma proporção de pessoas afetadas tanto entre genitores quanto entre irmãos. Com a herança autossômica recessiva, por outro lado, as pessoas afetadas ocorrem principalmente entre irmãos, mas muito mais raramente entre genitores ou filhos. Com a herança poligênica e um limiar, a proporção de irmãos afetados em geral é mais alta se um genitor for afetado do que se ambos os genitores não forem afetados. Esta diferença não existe, ou é muito menor, se um gene dominante com penetrância incompleta estiver envolvido. As expectativas dos vários graus de parentesco com o probando podem ser calculadas para várias hipóteses genéticas, e podem então ser comparadas com as observações empíricas. As funções derivadas das várias hipóteses genéticas são chamadas de funções de propensão. Para o modelo poligênico elas permitem a estimativa de dois parâmetros importantes: a incidência da característica na população e a herdabilidade (h^2; veja anteriormente). A partir destas estimativas, podem ser obtidas as freqüências esperadas da característica entre os vários tipos de parentesco, e comparadas com as freqüências de fato observadas.

Quando estas funções de propensão para vários modelos genéticos tiverem sido estabelecidas, elas podem ser comparadas para avaliar quais delas se ajustam melhor aos dados. Na prática, a proporção das funções de propensão dos dois modelos, ou seu logaritmo, geralmente é usada. Este princípio é explicado em maior detalhe no contexto de *lod scores* usado para a análise de ligação na Seção 5.1.2.

Suponhamos que os dois modelos tenham sido comparados: a herança poligênica em combinação com um limiar e um modo autossômico dominante de herança com penetrância incompleta. São possíveis quatro resultados:

1. Não há diferença entre os dados de riscos empíricos e ambos os modelos; nenhum modelo pode ser excluído.

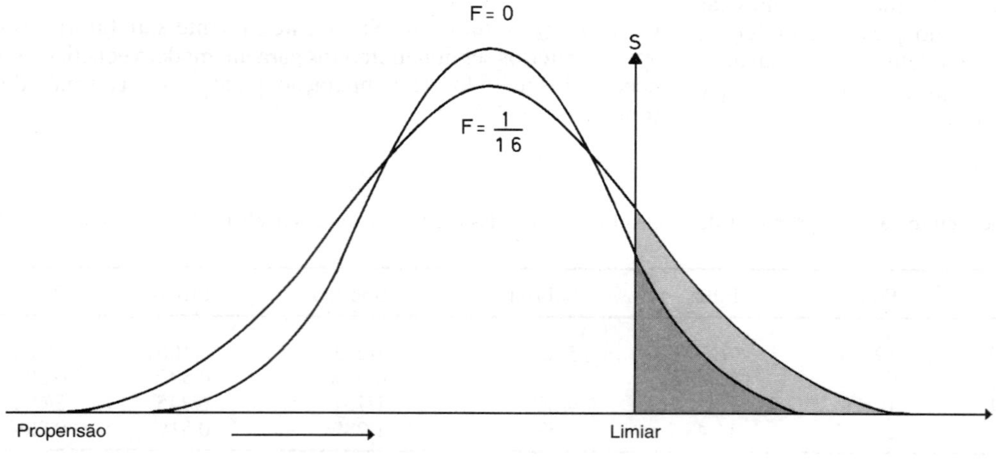

Fig. 6.20 Distribuição da propensão genética com reprodução aleatória e com $F = 1/16$ (casamento de primos em primeiro grau). As áreas à *direita* do limiar indicam o aumento de freqüência de uma característica com limiar. *S,* limiar.

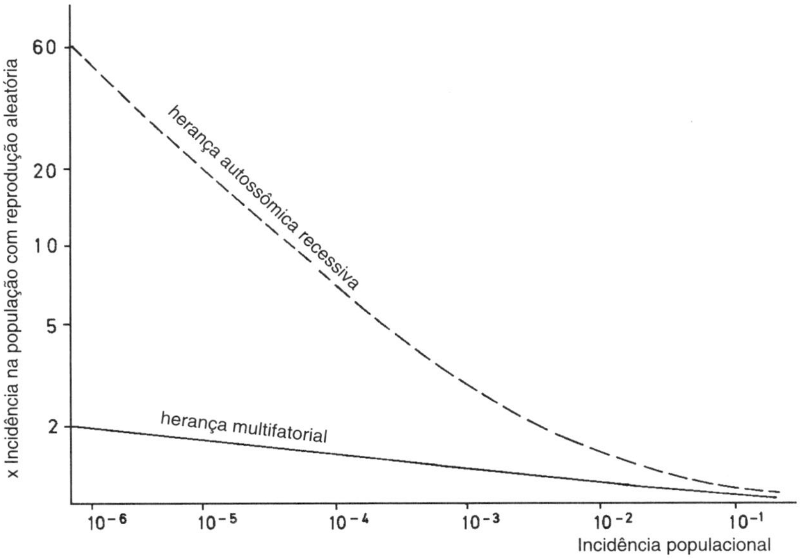

Fig. 6.21 Aumento de incidência de características autossômicas recessivas e multifatoriais entre filhos de casamentos entre primos em primeiro grau comparado com a incidência populacional.

2. Apenas o modelo de herança dominante de um único gene pode ser excluído.
3. Apenas o modelo poligênico pode ser excluído.
4. Ambos os modelos podem ser excluídos.

6.1.2.4 Se a Análise Estatística Não Der Uma Resposta Clara, Como Devemos Decidir?

A discussão acima indica que a compatibilidade de um conjunto de dados com um modelo genético não significa que este modelo esteja correto. Um modelo completamente diferente pode se ajustar aos dados do mesmo modo. Como mostrado acima e no Apêndice 3, há uma considerável superposição nas expectativas entre os modelos especiais escolhidos aqui como exemplos para um único locus bialélico e um modelo poligênico, especialmente se a condição estudada for comum. É uma regra geral que uma hipótese científica pode ser refutada quando as observações não se ajustam, mas não pode ser aceita até que todas as outras hipóteses possíveis e plausíveis tenham sido excluídas. Entretanto, o geneticista humano que trabalha com anomalias com modos simples de herança tende a se esquecer desta regra, pois a relação entre a observação e a hipótese genética é bem direta nos casos usuais de modos simples de herança.

Como devemos proceder quando os dados estatísticos não permitem uma decisão em favor de nenhuma destas hipóteses? A resposta mais óbvia seria deixar o problema em aberto. Entretanto, a tendência dos dados familiares em fugir a uma clara interpretação é um desafio. Além disso, as doenças envolvidas são freqüentes e praticamente importantes, de modo que é necessária uma pesquisa maior sobre suas causas. Assim, pode ser desejável alguma orientação para estudos posteriores e consulta genética.

A hipótese de um gene principal tem muitas vantagens para a estratégia de pesquisa. Antigamente, entretanto, quando só estava disponível o modo analítico do fenótipo para a proteína para o gene, a pesquisa de uma causa biológica principal para uma doença em geral levava ao desapontamento. Em tais situações, a identificação dos genes pelo enfoque de ligação, seguido da identificação da ação gênica e suas deficiências pela clonagem posicional, levou a novas esperanças. Esta estratégia é perseguida na genética psiquiátrica, por exemplo, na pesquisa de esquizofrenia (Cap. 16). Deve-se admitir, entretanto, que os resultados não têm sido muito impressionantes.

A hipótese genética de herança multifatorial é mais cautelosa e conservadora. Adotando-a como uma descrição preliminar dos dados, ficamos cientes de que ela representa a análise no nível mais remoto da ação gênica: a caixa-preta ainda deve ser aberta. Pensando em estratégias, não somos guiados em uma direção por uma poderosa hipótese genética, mas permanecemos com a mente aberta para várias possibilidades. Se o exame de uma delas de fato nos levar à descoberta da ação gênica importante, ficaremos muito alegres, e isto nos levará a uma análise em um plano mais genético ou bioquímico. Entretanto, se a tentativa não for bem-sucedida, ainda estaremos abertos para considerar como um desvio menor de um parâmetro fisiológico, que pode estar presente apenas em uma fração de nossos probandos, poderia interagir com outros desvios pequenos para causar uma verdadeira propensão a uma doença multifatorial.

Portanto, se não puder haver convicção razoável de que uma ação monogênica é aplicável por um critério nítido genético ou bioquímico, ou ambos, a aceitação do modelo multifatorial mais geral é a decisão mais sábia. Entretanto, em muitos casos um gene principal de fato não foi excluído. Isto pode ter conseqüências para nossa atitude quanto aos riscos genéticos devidos a agentes mutagênicos (Seção 11.1): adotar um modelo multifatorial sem reservas pode nos levar a subestimar os riscos genéticos. Para evitar este erro, merecem consideração algumas experiências genéticas em mamíferos experimentais.

6.1.2.5 Mutações Esqueléticas Dominantes Induzidas por Radiações no Camundongo: Mutações em Genes Principais que Não Seriam Descobertas em Humanos

Trabalhos experimentais com mamíferos mostraram como a ação de um gene principal pode ser oculta na variabilidade fenotípica do organismo. Tais genes principais podem ser expostos por estudos de cruzamentos adequados ou pela análise fenotípica de mutações induzidas. Um exemplo é discutido aqui, também importante para a avaliação do risco da indução de mutações em humanos [128].

O dano genético devido a mutações dominantes induzidas por agente mutagênico, por exemplo, radiação, pode ser avaliado comparando-se os descendentes da primeira geração de animais tratados e não-tratados, mas para muitas características é difícil distinguir entre os efeitos de um dano genético novo e a variação existente dentro de uma linhagem. Tais estudos foram feitos principalmente para a catarata ou anomalias esqueléticas. Estes efeitos são especialmente interessantes para a questão da herança multifatorial versus monogênica. Muitas das mutações induzidas não seriam identificadas por seus efeitos fenotípicos, determinados por mutações monogênicas ou pequenas deleções, se não fossem resultantes de um experimento de mutação. Por exemplo, elas mostram uma baixa penetrância, expressividade muito variável, e na geração seguinte taxas de segregação muito inferiores às esperadas com um modo dominante simples de herança. Estes experimentos indicam que mesmo em situações nas quais o fenótipo parece apontar uma herança multifatorial, a influência de genes principais ainda pode estar envolvida.

Entretanto, estes resultados só devem ser generalizados para as mutações humanas com cautela: as mutações induzidas por radiação em geral são deleções, enquanto as mutações "espontâneas" são predominantemente substituições de uma base que podem causar sinais clínicos menos evidentes.

6.1.2.6 Isolamento de Tipos Genéticos Específicos com Modos Bialélicos Simples de Herança Usando Critérios Fenotípicos Adicionais

Em geral é possível definir subtipos mendelianos específicos de doenças a partir de um grupo grande e heterogêneo de pacientes. A combinação de uma cuidadosa análise clínica e estudos laboratoriais com a análise genética em geral pode ser bem-sucedida em isolar entidades genéticas das não-genéticas. O sucesso inicial foi obtido em casos de retardo mental [112], surdez e cegueira. Com o desenvolvimento de uma nosologia melhorada, acoplada a observação clínica cuidadosa, muitos pacientes com retardo mental anteriormente considerado não-classificável podem hoje ser categorizados em entidades específicas. Os vários tipos de retardo mental ligado ao X, especialmente o tipo comum com X frágil, são um bom exemplo para uma condição muito comum [150].

> Discussão de outros aspectos de retardo mental ligado ao X com cromossomo Fra X:
>
> – Seção 9.3: Taxa de mutação
> – Seção 15.2.1.2: Tipos de retardo mental
> – Seção 18.2; 18.1: Informação genética, diagnóstico pré-natal

Os estudos sobre crianças cegas e surdas em instituições têm sido bem-sucedidos. Na surdez e na cegueira, cerca de 50% de todos os casos de residentes mostraram ser de origem genética. Praticamente todos os casos eram de origem mendeliana e não multifatorial. Foram encontrados muitos tipos diferentes.

É quase uma regra geral que, entre as doenças multifatoriais, as variantes raras (e não tão raras) mendelianas geralmente podem ser distinguidas. Assim, a deficiência ligada ao X de hipoxantina guanina fosforribosil transferase causa 1% dos casos de gota. Alguns casos de hipertensão são causados pelo raro feocromocitoma hereditário. O câncer de esôfago raramente pode ser causado por um gene que produz ceratomas das palmas das mãos e solas dos pés ao mesmo tempo (Fig. 6.22).

Existem várias síndromes nas quais ocorre câncer (veja o Cap. 10) como parte de um padrão pleiotrópico mais amplo. Ocasionalmente as famílias apresentam uma herança dominante de um câncer menos comum. Aqui, o início mais cedo e a ocorrência múltipla de cânceres ajudam a delimitar estas manifestações de genes principais do tipo usual de câncer. O câncer de mama, com idade precoce de início, em geral ocorre como uma característica medeliana dominante e é encontrado em cerca de 0,5% da população feminina (Cap. 10). No heredograma da Fig. 6.22, as idades dos pacientes com câncer são 34, 37, 38, 43, 44, 45, 46, 52 e 63 anos, todas, exceto a última, sendo muito incomuns para câncer de esôfago. Na dermatologia, muitos tumores benignos e malignos são observados como casos isolados bem como nas famílias. Aqui, como em outras condições, os tumores isolados em um paciente favorecem uma origem não-genética, enquanto os tumores múltiplos tendem a ser herdados e freqüentemente apresentam um modo autossômico dominante de herança (veja [53]).

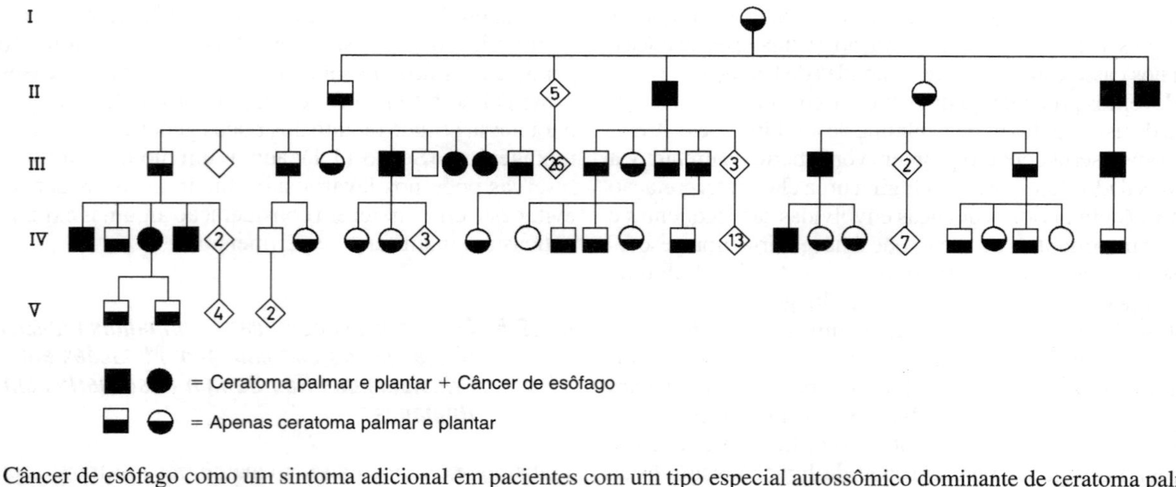

Fig. 6.22 Câncer de esôfago como um sintoma adicional em pacientes com um tipo especial autossômico dominante de ceratoma palmar e plantar. (De Howell-Evans e cols. 1958 [64])

Quadro 6.10 Freqüência de estrabismo manifesto (+) entre irmãos de crianças com estrabismo. (De Richter, 1967 [121]; Vogel e Krüger, 1967 [157])

Tipo reprodutivo dos genitores	N.º de propósitos	N.º de irmãos	Estrabismo manifesto em irmãos
Série de 697 pacientes (4-7 anos de idade)			
+×+	24	33	11 (33,3%)
+×−	288	301	95 (30,6%)
−×−	385	478	98 (20,5%)
Série de 136 crianças escolares (12 anos de idade)			
+×+	6	6	3 (50,0%)
+×−	61	120	52 (43,3%)
−×−	69	82	2 (29,3%)
Freqüência populacional de estrabismo: 3 a 4 %			

Série de Richter sobre estrabismo

	Concordantes	Discordantes	Total
Gêmeos MZ	11	1	12
Gêmeos DZ	7	20	27
Total	18	21	39

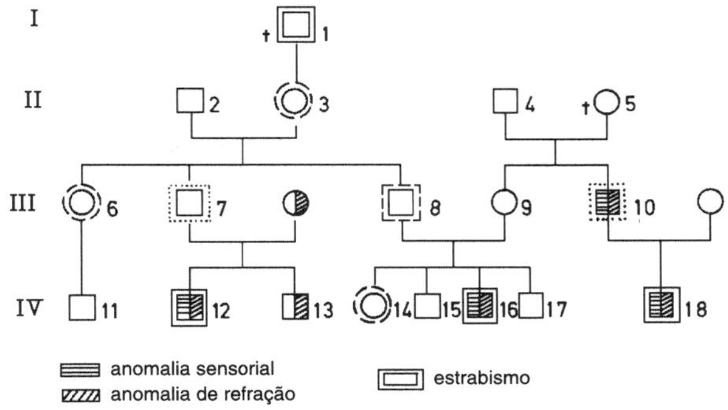

Fig. 6.23 Estrabismo em três membros de uma família. Outros parentes mostram pequenas anomalias diferentes. *Tracejados,* resultados limítrofes variados. As anomalias sensoriais observadas em tais heredogramas incluem, por exemplo, ambliopia e visão binocular imperfeita. (De Richter, 1967 [121])

6.1.2.7 Como Pode Ser Melhor Analisada uma Característica Aparentemente Multifatorial, Quando Tipos Especiais Com Modos Simples de Herança Não Podem Ser Isolados?

Um Complexo Defeito Funcional é Causado por uma Combinação de Pequenas Aberrações. O modelo aditivo usado para uma compreensão mais quantitativa da herança multifatorial é uma abstração ultra-simplista. Na realidade, a variabilidade não é unidimensional, e uma variedade de influências fisiológicas geneticamente determinadas pode cooperar para induzir uma determinada condição. Deve ser possível isolar algumas destas influências.

Em duas séries de crianças com estrabismo examinadas por um pesquisador [121], foram encontrados os dados do Quadro 6.23 para genitores e filhos resultantes de diferentes tipos reprodutivos. Dentre 12 pares de gêmeos monozigóticos, 11 eram concordantes, enquanto apenas 7 dentre 27 pares dizigóticos apresentaram concordância. Os dados apontam fortemente para uma herança multifatorial. A dominância incompleta não pode ser excluída, mas iria requerer a influência adicional de um fundo genético.

Sabemos que o estrabismo é o resultado final de um número de pequenas aberrações fisiológicas. Cada uma delas isoladamente pode ser superada para se atingir uma coordenação normal dos músculos oculares. Quando várias destas aberrações se combinam, a capacidade regulatória do sistema visual se descompensa, resultando em estrabismo. Tais aberrações ocorrem mais freqüentemente entre parentes próximos do probando. No heredograma da Fig. 6.23, três pacientes são estrábicos; dois genitores mostram heteroforia isolada (leve fraqueza motora). Um genitor tem uma anomalia isolada de refração, outro tem heteroforia. Os olhos de um genitor eram completamente normais. As conclusões deste estudo — de que o estrabismo é uma condição multifatorial e de que alguns fatores fisiológicos podem ser isolados, foram depois confirmadas e ampliadas em uma população diferente [61].

Uma tentativa em estudar a suscetibilidade genética ao deslocamento congênito do quadril foi bem-sucedida em demonstrar supostos fatores poligênicos afetando a concavidade do acetábulo, juntamente com um fator possivelmente monogênico afetando a frouxidão das articulações [28].

As investigações familiares que consistem no exame cuidadoso de membros familiares para anomalias correlatas e associadas podem ajudar na compreensão da importância relativa de elementos que, combinados uns aos outros, levam a um defeito funcional complexo. Isto é possível mesmo se uma ação monogênica não puder ser identificada.

Um Sistema Multifatorial Compreende uma Disposição Geral que Pode Levar a um Grupo de Doenças Correlatas; Disposições Específicas Influenciando o Padrão de Manifestação Clínica. O grupo de "doenças atópicas" compreende a dermatite atópica, asma brônquica e febre do feno. A Fig. 6.24 mostra as freqüências relativas de probandos manifestando uma, duas ou três atopias na população de Zurich [127].

As investigações familiares são mais compatíveis com a herança multifatorial. Pode ser levantada uma outra pergunta: a influência dos genes na propensão a doenças atópicas é apenas unidimensional e quantitativa ou existem outros genes influenciando a especificidade orgânica à manifestação da doença?

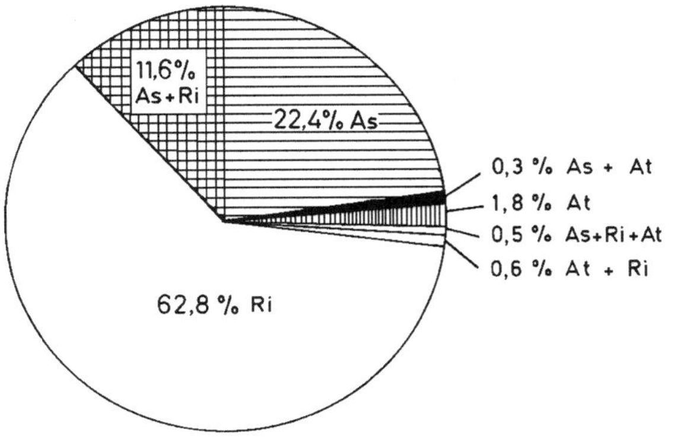

Fig. 6.24 Freqüências relativas de probandos que manifestam uma, duas, ou mesmo três doenças atópicas. *As,* asma; *Ri,* rinite; *At,* dermatite atópica. (Dados de Zurich, Suíça; Schnyder, 1960)

Se a propensão apresentar uma distribuição unidimensional, as atopias cutâneas (dermatites) e atopias respiratórias (asma, febre do feno) devem ocorrer na mesma proporção entre os parentes dos probandos com atopias cutâneas ou atopias respiratórias. Por outro lado, se estiverem envolvidos fatores organoespecíficos, deve aparecer um determinado acúmulo de atopias similares entre os parentes dos probandos.

A Fig. 6.25 ilustra esta comparação. Entre parentes em primeiro grau de asmáticos, as atopias respiratórias são muito mais freqüentes, enquanto entre parentes de pacientes com dermatite prevalece a dermatite atópica. Assim, dentro do sistema genético multifatorial determinando a propensão genética para doenças atópicas existem fatores que aumentam a propensão em geral, que atua lado a lado com outras manifestações influenciadoras de órgãos específicos.

Tal análise é mais satisfatória que meras tentativas em ajustar os dados de incidência geral às expectativas derivadas de modelos genéticos que são, no geral, muito simplificados. A despeito desta melhora, a análise genética continua no nível biométrico, longe da ação gênica. A "abertura da caixa-preta" está a caminho. Foi demonstrado, por exemplo, que a febre do feno é influenciada pela interação de dois loci gênicos, um dos quais regula a produção de IgE, enquanto o outro atua na produção de IgE em reação ao alérgeno. Este último é idêntico ou muito ligado ao alelo HLA-A2. As influências genéticas em outros níveis da resposta imune são muito prováveis [117]. Uma provável vantagem seletiva de genótipos atópicos sob condições de vida mais primitivas é discutida na Seção 12.2.1.8. Para muitos outros aspectos genéticos veja [94].

6.2 Polimorfismos Genéticos e Doença

6.2.1 Novas Estratégias de Pesquisa

Foram tentadas várias estratégias de pesquisa para se obter uma compreensão maior dos mecanismos fisiopatológicos das doenças multifatoriais. A comparação dos fenótipos de doenças em famílias e a análise dos resultados usando métodos biométricos levaram a um desapontamento, pois é difícil encontrar critérios para distinguir os vários modelos. Um exame melhor dos fenótipos nos probandos e seus parentes obteve um sucesso limitado mas estimulante em alguns casos, como mostrado acima usando doenças atópicas e o estrabismo como exemplos. Em princípio, os estudos de ligação usando marcadores de DNA — identificação de "genes principais" — e o estudo de seu mecanismo de ação *"bottom-up"* constituem estratégias de aplicação mais geral (Seção 3.1.3.9). Entretanto, os resultados até agora não foram muito encorajadores. Assim, pode ser uma estratégia alternativa promissora tentar um enfoque "reverso" similar, mas não começar no nível gene-DNA e sim no nível produto gênico-bioquímica. O modelo multifatorial supõe a cooperação de muitos genes. Espera-se que alguns deles sejam freqüentes. Em geral um fenótipo de doença dificulta suspeitar que aspectos podem ser causados por genes especiais. Às vezes, entretanto, as evidências fisiopatológicas ou epidemiológicas sugerem a análise em um nível intermediário. Uma alta concentração de colesterol no sangue, por exemplo, aumenta o risco de doença coronariana. Assim, é uma boa estratégia estudar a determinação genética do colesterol do sangue. Está mais próxima do nível da ação gênica, e pode, portanto, dar resultados mais claros (veja a Seção 6.4.2.2). Um grupo de características geneticamente determinadas que tem sido demonstrado como influenciando as suscetibilidades a doenças genéticas em níveis intermediários são os polimorfismos genéticos. Os trabalhos sobre tais polimorfismos têm sido bem-sucedidos em descobrir e estudar a variabilidade genética em muitos loci gênicos que determinam as estruturas de antígenos de superfície celular, as proteínas enzimáticas e as proteínas do soro com funções muito diferentes e em muitos casos desconhecidas. Logo, devemos examinar se alguns destes polimorfismos são parte do sistema multifatorial que influencia as propensões a doença.

Harris e Hopkinson [58] mostraram que pelo menos um terço dos genes estruturais que determinam enzimas sangüíneas existem como polimorfismos. Assim, nem todas as pessoas "normais" têm o mesmo produto gênico, e são comumente encontradas proteínas e enzimas variantes. Não é muito significativo escolher polimorfismos aleatoriamente e estudar suas associações com certas doenças. As chances de se encontrar achados significativos são muito baixas. Estes polimorfismos devem ser selecionados quando a correlação fisiopatológica com a doença em questão puder ser deduzida. Entretanto, as associações iniciais entre os polimorfismos genéticos e as doenças não foram descobertas deste modo "racional".

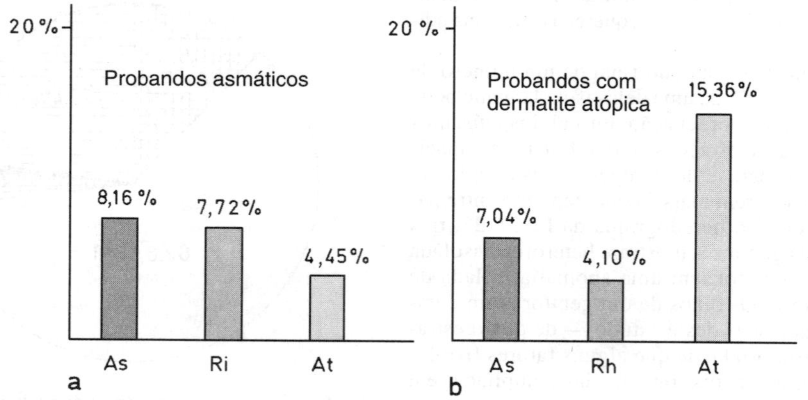

Fig. 6.25 a, b Freqüência da dermatite atópica e atopias respiratórias em parentes de probandos com asma (**a**), com dermatite atópica (**b**). *As,* asma; *Ri,* rinite; *At,* dermatite atópica. (Dados de Dorn e Schwarz, em [4a]; Vol. IV, 1964)

6.2.2 Associação de Doenças a Grupos Sangüíneos

6.2.2.1 Grupos Sangüíneos ABO

Logo após a descoberta dos grupos sangüíneos ABO foram suspeitadas associações com determinadas doenças. Durante a década de 20, a primeira fase de exame destas associações atingiu o seu máximo. Nesta época quase todas as doenças comuns eram tidas por alguns autores como estado associadas a grupos sangüíneos. A maioria destes estudos, entretanto, foi feita com números insuficientes e métodos inadequados. Os resultados foram amplamente contraditórios. Assim, a reação da maioria dos cientistas durante os anos seguintes foi compreensível: em suas críticas, basicamente justificadas, eles não os levaram em conta, e por um longo tempo os grupos sangüíneos foram vistos como não estando associados a doenças.

Uma Hipótese Errada Levou a uma Descoberta Importante. A primeira pista das associações de grupos sangüíneos foi a descoberta da incompatibilidade sorológica mãe-filho no sistema Rh. Pouco tempo depois as associações com doenças comuns foram descobertas.

Em 1953, Aird e cols. [1] descreveram uma associação entre o grupo A e o câncer de estômago. Stocks mostrou, em 1950, que a mortalidade no câncer de estômago é mais alta em média nas cidades do nordeste da Inglaterra que no sudeste.

Aird e cols. propuseram que a diferença é geneticamente determinada. Nesta época, já haviam sido descritas linhagens de camundongo com freqüências alta e baixa de câncer. Em sua pesquisa de um possível parâmetro genético, eles chegaram a uma analogia com a distribuição de ABO. No nordeste da Inglaterra, o grupo sangüíneo O é mais freqüente, enquanto o A é mais comum no sul. Sua hipótese de trabalho foi que o grupo O está associado ao câncer de estômago, causando sua maior incidência no norte. Para examinar esta hipótese eles coletaram casos de câncer em várias cidades da Inglaterra e da Escócia, e compararam sua distribuição de ABO com a de amostras-controle cuidadosamente selecionadas, geralmente pacientes tratados nos mesmos hospitais para inúmeras queixas diferentes.

O Quadro 6.11 mostra o resultado. Contrariamente à hipótese de trabalho, foi encontrada uma associação significativa com o grupo A e não com o O. Assim, a maior mortalidade por câncer no norte não pode ser causada pela freqüência mais alta do grupo O nesta área. Este estudo disparou muitas investigações sobre associações da doença com grupos sangüíneos.

Método Estatístico Padrão [172]. Antes de serem apresentados os resultados mais importantes, o método estatístico padrão usado para sua análise deve ser explicado. A incidência de duas características (ou grupo de características, por exemplo, A *versus* O ou A + B + AB *versus* O) é comparada em duas amostras, a amostra de pacientes e a amostra de controles. A proporção:

$$x = \frac{\text{A (Pac)} \times \text{O (Con)}}{\text{O (Pac)} \times \text{A (Con)}};\ y = \ln x \tag{6.6}$$

tem o valor esperado de 1 quando a proporção A/O é idêntica nas duas amostras, ou seja, se não houver associação [A(Pac) é o número absoluto de indivíduos a na amostra de pacientes, e A(Con) o número absoluto de indivíduos A entre os controles]. De outro modo, a proporção x é maior ou menor que 1. Esta proporção x é comumente chamada de "incidência relativa". Em nosso exemplo, seu significado é que a incidência de câncer de estômago em pessoas do grupo A é x vezes maior que em pessoas do grupo O. O desvio que x tem de 1 pode ser testado quanto ao significado do seguinte modo:

$$V = \frac{1}{w} = \frac{1}{\text{A(Pac)}} + \frac{1}{\text{O(Pac)}} + \frac{1}{\text{A(Con)}} + \frac{1}{\text{O(Con)}}$$

χ^2 do desvio $= y^2\, w$ (1 df).

Quadro 6.11 Diferenças nas freqüências relativas de grupo A e O em pacientes com câncer de estômago e controles no Reino Unido (de Aird e cols., 1953 [1])

Casos de câncer		Controles		Porcentagens		Diferença	χ^2_1
A	O	A	O	A(Pac)	A(Con)		
1442	1424	1269	1581	50,31	44,53	+5,78	19,2 ($p = 10^{-6}$)

As amostras de pacientes e controles consistiam em subamostras de sete lugares; todas apresentavam o mesmo desvio. Não havia heterogeneidade estatística.

Várias estimativas de x podem ser combinadas a uma estimativa comum do seguinte modo:

$$Y = \frac{\sum wy}{\sum w}\quad Y = \ln X;$$

χ^2 do desvio: $Y^2 \sum w$ (1 df)

χ^2 da heterogeneidade: $\sum w\, y^2 - Y^2 \sum w$

(df = número de comparações únicas − 1).

$$\text{Desvio padrão de } Y\text{: } \sigma = \frac{1}{\sqrt{\sum w}}$$

Muitas Pesquisas e Seus Resultados [102, 154]. Dentro de um período de cerca de 15 anos foram detectadas várias associações com doenças comuns (Quadro 6.12). Além do câncer de estômago, que já foi examinado em pelo menos 101 amostras diferentes, várias outras neoplasias malignas mostraram que o risco de ser afetado era um pouco mais alto para pacientes com o grupo sangüíneo A. Uma tendência nesta direção também foi encontrada em várias doenças não-malignas, como doenças reumáticas, anemia perniciosa, e, com um efeito maior, nas doenças trombóticas e não-trombóticas. Uma associação com o grupo O, por outro lado, foi demonstrada para as úlceras gástricas e duodenais. Estes dados indicam que se o grupo sangüíneo A tem uma pequena mas significativa desvantagem em predispor seus portadores a algumas doenças que compreendem algumas das mais freqüentes causas de morte em nossa sociedade, pode ser esperada uma freqüência maior de grupo O em pessoas saudáveis e idosas que na população em geral. Esta expectativa foi confirmada em um estudo de pessoas com mais de 75 anos, que na época do exame ainda estavam com saúde razoavelmente boa [69].

Tendenciosidades Possíveis. As investigações estatísticas em larga escala estão sujeitas a algumas tendenciosidades:

a) Seleção de controles apropriados. As populações humanas não são uniformes em suas distribuições de grupos sangüíneos. A despeito da conformidade dos dados às proporções de Hardy-Weinberg, pode haver uma estratificação oculta de subgrupos que diferem em freqüências gênicas nos loci gênicos em exame. Se os controles forem escolhidos consistentemente de um subgrupo diferente do grupo dos pacientes, pode resultar uma associação espúria. Por exemplo, se o grupo O confere uma saúde especialmente boa a seus portadores, a incidência de O nas amostras de doadores de sangue que são mais propensos a ser um subgrupo particularmente saudável da população pode ser alta.

Quadro 6.12 Associações significativas entre grupos sangüíneos e doença não infecciosa

Diagnóstico	N.º de séries	N.º de Pacientes	N.º de Controles	Comparação	Incidência relativa Média	Incidência relativa X^2	Incidência relativa (df = 1)	Heterogeneidade X^2	Heterogeneidade df	Heterogeneidade p
Neoplasias do trato intestinal										
Câncer, estômago	101	55 434	1 852 288	A : O	1,22	386	0,0027	2178	100	0,0027
Câncer do cólon e reto	17	7 435	183 286	A : O	1,11	14	0,0027	10	16	N.S.
Tumores malignos das glândulas salivares	2	285	12 968	A : O	1,64	13	0,0027	15	1	0,0027
Câncer, pâncreas	13	817	108 408	A : O	1,24	8	0,01	15	12	N.S.
Câncer, boca e faringe	2	757	41 098	A : O	1,25	8	0,01	1	1	N.S.
Outras neoplasias										
Câncer, cérvice	19	11 927	197 577	A : O	1,13	31	0,0027	29	18	0,05
Câncer, corpus uteri	14	2 598	160 602	A : O	1,15	10	0,0027	18	13	N.S.
Câncer, ovário	17	2 326	243 914	A : O	1,28	27	0,0027	19	15	N.S.
Câncer, mamas	24	9 503	355 281	A : O	1,08	11	0,0027	31	23	N.S.
Cânceres múltiplos primários	2	433	7 823	A : O	1,43	10	0,0027	1	1	N.S.
Tumores não-malignos										
Tumores salivares não-malignos	2	581	12 968	A : O	2,02	55	0,0027	23	1	0,01
Outras doenças internas										
Úlceras duodenais	44	26 039	407 518	O : A	1,35	395	0,0027	81	43	0,01
				O : A + B + AB	1,33	447	0,0027	84	43	0,01
Úlceras gástricas	41	22 052	448 354	O : A	1,17	96	0,0027	79	40	0,01
				O : A + B + AB	1,18	125	0,0027	63	40	0,05
Úlceras duodenal e gástrica	6	957	120 544	O : A	1,53	27	0,0027	19	5	0,01
				O : A + B + AB	1,36	19	0,0027	24	5	0,01
Úlcera, sem diferenciação entre estômago e duodeno	11	4 199	88 239	O : A	1,15	15	0,0027	9	10	N.S.
				O : A + B + AB	1,18	25	0,0027	17	10	N.S.
Úlceras com sangramento (gástrica e duodenal)	2	1 869	28 325	O : A	1,46	53	0,0027	0	1	N.S.
				O : A + B + AB	1,51	73	0,0027	1	1	N.S.
Doenças reumáticas	17	6 589	179 385	A : O	1,23	50	0,0027	29	16	0,01
				A + B + AB : O	1,23	57	0,0027	33	16	N.S.
Anemia perniciosa	13	2 077	119 989	A : O	1,25	20	0,0027	12	12	N.S.
Diabetes mellitus	20	15 778	612 819	A : O	1,07	14	0,0027	38	19	0,01
				A + B + AB : O	1,07	16	0,0027	42	19	0,01
Cardiopatia isquêmica	12	2 763	218 727	A : O	1,18	14	0,0027	23	11	0,05
				A + B + AB : O	1,17	15	0,0027	29	11	0,01
Colecistite e colelitíase	10	5 950	112 928	A : O	1,17	26	0,0027	10	9	N.S.
Eosinofilia	3	730	1 096	A : O	2,38	46	0,0027	1	2	N.S.
				A + B + AB : O	2,13	49	0,0027	1	2	N.S.
Doença trombo-embólica	5	1026	287 246	A : O	1,61	46	0,0027	23	4	0,0027
				A + B + AB : O	1,60	49	0,0027	23	4	0,0027

b) Publicação apenas de resultados positivos. É um desejo compreensível dos pesquisadores ter seu trabalho recompensado com resultados "positivos"; neste caso, pela descoberta de uma associação. Assim, é possível que apenas os que encontram uma associação "significativa" (possivelmente ao acaso) publiquem seus dados. Outros, que tiverem menos "sorte" deixem seus dados sem publicação. O acúmulo de publicações positivas leva a uma associação espúria.

Foi demonstrado que estas tendenciosidades não podem ser responsáveis pelas associações encontradas [154]. Os dados coletados para muitas outras doenças produziram resultados consistentemente negativos, a despeito do fato de as amostras de pacientes e de controle terem sido coletadas de modo idêntico e avaliadas de modo a que tais tendenciosidades não ocorram. As malformações congênitas são um exemplo. Todo o grupo que inclui doenças cardíacas congênitas, fenda labial e fenda palatina, malformações dos rins e das vias urinárias, hidrocefalia e outras não mostrou associação a grupos sangüíneos, muito embora tivessem sido examinados 4.762 pacientes e 156.716 controles [154].

Falha em Encontrar um Mecanismo. Nos primeiros anos de estudos de grupos sangüíneos e doenças, muitos autores especularam sobre os motivos biológicos para estas associações. O papel das substâncias de grupos sangüíneos, por exemplo, nas secreções do estômago e do duodeno, foi considerado responsável. De fato, os tumores de órgãos contendo muito destas substâncias, por exemplo, glândulas salivares ou ovários, mostraram associações especialmente fortes. Uma hipótese mais geral relaciona estas associações a respostas imunes mais fortes nos portadores de grupo O que nas pessoas do grupo A. Esta hipótese levou a estudos de genética de populações (Seção 12.2.1.8), mas não foi examinada experimentalmente para as doenças comuns, como úlcera duodenal e câncer do estômago. Por exemplo, sabemos hoje que a bactéria *Helicobacter pylori* é quase sempre encontrada na região pilórica de pacientes com úlcera, e provavelmente tem um papel importante na causa dessa doença. Novas evidências experimentais parecem corroborar esta conclusão (Seção 12.2.1.8). Uma melhor compreensão provavelmente terá que esperar por um melhor conhecimento imunológico sobre o papel da superfície celular, especificamente suas glicoproteínas, na interação com outras células e com as influências ambientais. O fato de as tentativas em demonstrar um mecanismo convincente para as associações parecerem ter falhado pode ter contribuído para um desapontamento entre os pesquisadores. Nos últimos anos, os trabalhos nas associações de grupos sangüíneos parecem ter cessado quase que totalmente.

Ficou claro, também, que a contribuição total dos genes ABO para a etiologia genética destas doenças provavelmente é pequeno, como mostrado em uma análise da contribuição do grupo sangüíneo O para a úlcera péptica. Estes estudos, embora estatisticamente claros no caso da úlcera péptica, do câncer do estômago e de algumas outras condições, não ajudaram imediatamente na melhor compreensão da etiologia genética e ambiental destas doenças.

6.2.2.2 O Sistema Kell

Mutações no Sistema Kell, Acantocitose e Doença Granulomatosa Crônica. Além das associações de doenças a grupos sangüíneos comuns, são conhecidos alguns exemplos de anomalias hereditárias devidas a genes raros ou modificadores de genes para grupos sangüíneos. A Seção 4.1.6 descreve genes modificadores no sistema ABO. Tanto quanto saibamos, eles não foram estudados quanto ao possível significado para a saúde de seus portadores. Entretanto, o sistema sangüíneo Kell fornece exemplos de associações diretas entre alelos raros de grupo sangüíneo e doenças. Eles são especialmente interessantes porque a substância Kell é conhecida como envolvida na estrutura das membranas celulares.

Existem vários alelos do locus autossômico Kell nas populações de origem européia. Existem dois alelos, K e k, e o alelo mais raro K tem uma freqüência de 0,05.

Um alelo do sistema Kell (Js) é encontrado em 14 a 20% dos afro-americanos, mas é extremamente raro em outras populações, constituindo assim um excelente gene marcador para a origem africana. A doença hemolítica do neonato raramente é causada por anticorpos anti-Kell. Entretanto, se ocorrer, o mecanismo básico é similar ao da doença hemolítica de Rh.

Além do locus autossômico para o antígeno Kell, foi identificado um locus ligado ao X que codifica uma substância precursora de Kell conhecida como Kx. Todas as pessoas normais têm atividade antigênica Kx tanto nas hemácias quanto nos leucócitos. Alguns indivíduos são homozigotos para um alelo "silencioso" (Ko) do locus autossômico Kell. Em tais casos, nenhum dos antígenos usuais Kell pode ser detectado, exceto uma forte reação Kx. Este achado é compatível com a interpretação de que o material Kx não-convertido especificado pelo locus ligado ao X é o único antígeno relacionado a Kell nos portadores homozigotos do alelo Ko, ou alelo silencioso. Tais pessoas são clínica e hematologicamente normais. As mutações do locus Kx já foram identificadas e podem levar à expressão fenotípica nas hemácias ou nos leucócitos, ou em ambos os tipos de células.

O fenótipo McLeod das hemácias [168] é causado por uma mutação de ponto ou deleção, levando à ausência da substância Kx. A ausência do antígeno Kx das hemácias causa uma anomalia de membrana associada a acantocitose (hemácias "espinhosas") e aumento da destruição das hemácias. A gravidade da hemólise pode variar desde uma destruição compensada até uma grave anemia hemolítica. A abetalipoproteinemia [15] — causa usual da acantocitose (145 950) — não está presente. As anomalias das hemácias são claramente causadas pela ausência de Kx, pois as hemácias que não têm todos os antígenos Kell exceto o Kx (Ko) são morfologicamente normais. Como esperado, o fenótipo McLeod totalmente expresso é visto apenas nos homens.

As mães de homens com o fenótipo McLeod ou o mutante Kx devem ser heterozigotas para Kx normal e para o alelo Kx mutante. O princípio da inativação do X (Seção 2.2.3.3) postula que tais mulheres não teriam uma população mosaico compreendendo células que expressam tanto Kx normal quanto o alelo Kx mutante. De fato, as populações de hemácias que consistem em células normais e anormais já foram observadas. Tal mosaicismo foi demonstrado tanto por técnicas imunológicas quanto morfológicas, pois as células Kx-negativas eram acantócitos. As células anormais foram superadas pelas normais devido à sobrevida mais curta das hemácias Kx-negativas. O antígeno Kx ligado ao X supostamente codifica uma proteína de membrana. As mutações neste locus produzem alterações patológicas na membrana, levando a anomalias morfológicas das hemácias e a hemólise.

Os diferentes genes para Kx e o tipo ligado ao X de doença granulomatosa crônica estão proximamente ligados em Xp21. Vários casos de deleções contíguas foram relatados onde ambos os genes estavam ausentes, com os resultantes padrões fenotípicos de ambas as condições.

6.2.3 O Sistema HLA e Doenças [142, 149]

Como explicado anteriormente (Seção 5.2.5), o complexo principal de histocompatibilidade (MHC) no cromossomo 6 é homólogo ao complexo H2 de camundongo [2]. A imunização de linhagens endocruzadas de camundongo com uma variedade de antígenos aparentemente não-relacionados (polipeptídeos sintéticos, proteínas do soro, antígenos de superfície celular) induz altos níveis de anticorpos em algumas linhagens e baixos níveis (ou nenhuma resposta) em outras. A quantidade de anticorpos induzida é controlada pelos loci de resposta imune, que são parte do complexo H2. A ligação com o complexo H2 também foi demonstrada em camundongos para a suscetibilidade ao câncer induzido por vírus e infecção pelo vírus da coriomeningite linfocítica e para fatores genéticos que predispõem à tireoidite auto-imune [124].

Na tireoidite foi estabelecida a conexão entre um tipo particular de antígeno de transplante, uma resposta específica de anticorpo antitireoglobulina, e a gravidade da doença. Esta foi uma etapa importante para a elucidação do mecanismo de associação. (É interessante que em humanos foi descrita uma associação entre a tireoidite auto-imune e o antígeno HLA-B8).

Os resultados sugerem a hipótese de que nos humanos os genes da resposta imune também podem estar proximamente ligados aos genes de HLA. Como um desequilíbrio de ligação foi demonstrado para os genes bem definidos do complexo humano HLA, ele também pode ser suposto, hipoteticamente, para os genes de resposta imune. Assim, as associações de doenças aos tipos de HLA foram antecipadas.

A primeira anomalia a ser examinada no homem foi a doença de Hodgkin, um distúrbio maligno do sistema linfático. Um estudo colaborativo de 523 pacientes mostrou uma associação significativa com HLA 1 [3]. Os exames de outras doenças malignas, como as leucemias linfática aguda e a mielóide, levaram a resultados conflitantes. Entretanto, foram encontradas associações muito mais marcantes para várias doenças não-malignas, como a espondilite anquilosante, a enteropatia sensível ao glúten (psilose), a doença de Reiter, a esclerose múltipla e a psoríase (Quadro 6.13). Em alguns casos, a extensão de associações é enorme. Na espondilite anquilosante foi encontrada uma incidência relativa (Seção 6.2.2.1) de 87, ou seja, a doença é 87 vezes mais provável nos portadores do tipo de HLA B27 do que no restante da população.

Embora quase todos os pacientes com espondilite anquilosante tenham o tipo HLA B27, muitos portadores de HLA B27 não têm espondilite anquilosante. A freqüência de HLA B27 na população branca dos EUA é de cerca de 5%, enquanto a freqüência de espondilite anquilosante é de cerca de 1:2.000. Entretanto, cuidadosas pesquisas clínicas e radiológicas mostraram sintomas secundários, e achados de raios X sugestivos de uma espondilite anquilosante branda foram encontrados em cerca de 20% dos portadores de B27. A narcolepsia é uma outra doença para a qual foi encontrada uma associação incomumente alta, neste caso com DR2 [82]. Entretanto, a narcolepsia é uma doença rara, e o tipo DR2 é comum.

Surgem várias diferenças quando as associações de HLA são comparadas a associações de ABO. A maioria das associações de HLA é mais forte. Para grupos sangüíneos ABO e doença, a maioria das incidências relativas era menor do que o dobro da incidência em controles, enquanto para as associações de HLA as freqüências geralmente eram muito mais altas. Os dados sugerem que a contribuição dos tipos de HLA para os sistemas multifatoriais causadores dessas doenças é mais substancial que a dos genes ABO para doenças vistas como associadas a eles. Assim, as tentativas em elucidar os mecanismos têm melhor chance de sucesso.

Mecanismos Prováveis de Associações HLA-Doença. A função do sistema HLA na resposta imune é a de reconhecer os antígenos e apresentá-los (Seção 7.4) aos linfócitos T (classe I) ou B (classe II). As doenças para as quais foram descritas associações são, portanto, mais provavelmente causadas por diferenças específicas no reconhecimento ou na apresentação de determinados antígenos de HLA.

A diferenciação sorológica no locus de HLA foi complementada pela análise da ultra-estrutura usando métodos moleculares (veja Fig. 5.13). Isto levou a uma maior subdivisão dos loci gênicos e a uma melhor especificação dos sítios responsáveis pelas associações com doenças. No diabetes insulino-dependente (tipo 1), onde as associações a DR3 e a DR4 são comuns, por exemplo, algumas especificações de subgrupos de DR3 e DR4 não mostram associações com diabetes, embora cerca de 95% dos diabéticos $DR4^+$ tenham o subtipo DQβ3.2 [6]. No lúpus eritematoso DQα2 e DQβ2 parecem ser determinantes importantes [32].

Uma associação deste tipo com doença pode ter duas causas principais:

1. Ela pode ser causada por uma função biológica do próprio alelo (ou haplótipo).
2. Ela pode ser devida a um outro gene que está proximamente ligado ao alelo ou haplótipo em estudo.

Quando começaram os estudos sobre as associações HLA-doença, muitos cientistas acreditaram na última alternativa. Postularam que os genes de HLA "pegavam carona" com genes ligados de resposta imune ou mesmo genes não-relacionados. Por exemplo, o gene para hemocromatose, ou doença de armazenamento de ferro, está proximamente ligado ao gene de HLA-A mas não faz parte dele. Entretanto, é improvável que o aumento de absorção de ferro característico desta doença esteja biologicamente relacionado à função imune. Assim, este gene provavelmente está situado ao acaso nesta área. Em outros casos foram descobertas associações de uma doença com HLA-A ou HLA-B que foram confirmadas como sendo devidas aos alelos DR em desequilíbrio de ligação com os alelos HLA-A ou HLA-B. No momento acredita-se que a maioria das associações de HLA são causadas pelas próprias especificidades de HLA ou por seus subtipos moleculares. Pode-se generalizar que a maioria destas associações é encontrada em distúrbios caracterizados como doenças auto-imunes, onde o organismo produz fatores imunes dirigidos contra ele mesmo.

O fato de que uma doença mostra associação com HLA pode dar indícios quanto à sua patogenia. Na esclerose múltipla, por exemplo, as investigações imunológicas guiadas pelas associações de HLA revelaram uma imunidade celular especificamente diminuída ao sarampo e outros paramixovírus [42, 54].

A esclerose múltipla e a narcolepsia estão ambas associadas ao alelo DR2. Poderia a narcolepsia ser causada pela falha de interação bem-sucedida com o mesmo vírus, ou um vírus "lento" similar, que foi sugerido como a causa da esclerose múltipla? No diabetes, a observação de que o diabetes insulino-dependente mostra uma associação com antígenos de HLA, mas o diabetes de início na maturidade não, indica causas básicas diferentes, e sugere que a etiologia seja diferente, e que no diabetes insulino-dependente esteja envolvida uma etiologia auto-imune ou viral. Uma concordância muito mais baixa para gêmeos idênticos com este tipo de diabetes do que com o diabetes de início na maturidade, bem como um risco pessoal mais alto para membros familiares de pacientes com diabetes de início na maturidade, levam à mesma conclusão [145] (veja a Seção 6.4.2.1).

Algumas evidências apontam para dois tipos de *diabetes mellitus* juvenil: um tipo que está associado a HLA-D3 (e -B8) parece ser causado por um mecanismo auto-imune, e um outro, associado a D4 no qual os pacientes em geral respondem a anticorpos de insulina [125, 126]. Assim, a análise das associações de HLA podem ajudar a refinar a classificação nosológica de um grupo de doenças e a detectar a heterogeneidade genética.

Ligação e Associação. Os dois fenômenos de ligação e associação devem ser cuidadosamente distintos. A ligação refere-se a dois genes que estão situados no mesmo cromossomo a uma distância detectável um do outro. O termo associação é geralmente usado quando é encontrada uma freqüência maior de um determinado gene em uma doença ou característica. A associação *não* significa que o gene envolvido na doença e o gene marcador estão situados no mesmo cromossomo. A confusão quanto a estes conceitos pode surgir nos estudos das freqüências do gene de HLA nas doenças [98]. O complexo HLA está situado no cromossomo 6. O gene para a deficiência de 21 hidroxilase no estado homozigoto produz hiperplasia adrenal congênita (209 100) e está intimamente associado ao complexo HLA. Analogamente, o gene de um tipo de ataxia espinocerebelar dominante (164 400) está ligado ao complexo HLA [73]. Os dados da doença de armazenamento de ferro hemocromatose (141 600) (herdada como uma característica autossômica recessiva com manifestação ocasional nos heterozigotos) mostram que o gene para esta doença também está ligado ao complexo HLA. Estas doenças são condições monogênicas, e seus respectivos loci estão situados dentro de uma distância mensurável do complexo HLA no cromossomo 6. Não há motivo para acreditar que os genes para estas doenças e os genes de HLA estejam fisiologicamente relacionados.

As doenças com associações de HLA (Quadro 6.13) não são simples condições monogênicas, mas geralmente tem-se demonstrado que são de origem multifatorial. Em um grupo de doenças relacionadas ao HLA (hepatite crônica, miastenia grave, artrite reumatóide, doença de Addison, tirotoxicose, diabetes juvenil, doença celíaca e esclerose múltipla), foram demonstradas associações com especificidades de DR do sistema HLA. O fator comum nestas condições é a presença de auto-anticorpos, e foram classificadas como doenças auto-imunes ou pelo menos como doenças imunologicamente associadas. A agregação familiar sem um padrão mendeliano claro foi detectada quando foram feitos os estudos apropriados.

Os auto-anticorpos organoespecíficos levam a manifestações de várias doenças auto-imunes. Não sabemos se genes adicio-

Quadro 6.13 Associações entre HLA e algumas doenças (veja Svejgaard e cols., 1983 [143]; Albert, 1993 [2]; de Vries e van Rood, 1992 [30]) com adições

Condições	HLA	Risco relativo	Comentários e associações específicas
Doença de Hodgkin	A1	1,4	Amiel [3], a primeira associação, hoje um tanto duvidável.
Hemocromatose idiopática	A3	8,2	
	B14	4,7	
Doença de Behçet	B5	6,3	
Hiperplasia adrenal congênita	B47	15,4	
Espondilite anquilosante	B27	87,4	
Doença de Reiter	B27	37,0	
Uveíte anterior aguda	B27	10,4	
Tireoidite subaguda	B35	13,7	
Psoriase vulgaris	Cw6	13,3	
Dermatite herpetiforme	DR3	15,4	DQA1*501,DQB1*201
Doença celíaca	DR3	10,8	
	DR7		
Síndrome de Sicca	DR3	9,7	
Doença de Addison idiopática	DR3	6,3	
Doença de Graves	DR3	3,7	
Diabetes insulino-dependente	DR3	3,3	
	DR4	6,4	DQβ
	DR2	0,2	
Miastenia grave	DR3	2,5	
	B8	2,7	
Lúpus eritematoso sistêmico (SLE)	DR3	5,8	DQα2, DQβ2a
Nefropatia membranosa idiopática	DR3	12,0	
Esclerose múltipla	DR2	4,1	
Neurite óptica	DR2	2,4	
Síndrome de Goodpasture	DR2	15,9	
Artrite reumatóide	DR4	4,2	
Pênfigo (judeus)	DR4	14,4	
Nefropatia de IgA	DR4	4,0	
SLE induzido por hidralazina	DR4	5,6	
Tireoidite de Hashimoto	DR5	3,2	
Anemia perniciosa	DR5	5,4	
Artrite reumatóide juvenil	DR5	5,2	DR8, A2, DQA1*04*05
		3,6	DPB1*201
Narcolepsia	DR2	49	
Deficiência de IgA	DR3		
Escleroderma	DR5		

nais em outros cromossomos estão implicados. A produção de auto-anticorpos provavelmente requer estímulos ambientais apropriados, que em geral são de origem viral, como sugerido para o diabetes, a hepatite e a esclerose múltipla. As pessoas com algumas especificidades de DR são supostamente mais suscetíveis à formação de tais auto-anticorpos que os que não têm tais genes. Isto explica pelo menos parte da suscetibilidade genética a doenças auto-imunes. Os genes DR do complexo de HLA e as doenças auto-imunes apresentam associação mas não uma ligação demonstrada.

Os estudos sobre os tipos de HLA também foram feitos em algumas doenças infecciosas, como tuberculose e hanseníase. Infelizmente, este problema não tem sido muito estudado, considerando a grande importância de tais doenças para a evolução humana no passado (veja Seção 12.2.1.6). Isto provavelmente se deve à especialização profissional. Os imunologistas e outros cientistas médicos que conduzem pesquisas sobre HLA raramente têm interesse em problemas de seleção natural e evolução. Entretanto, algumas investigações sobre hanseníase já foram feitas [30]. Embora as comparações entre os pacientes com hanseníase e os controles tenham falhado em fornecer resultados consistentes, os estudos familiares apontam para uma associação com alguns tipos de DR de HLA nesta doença.

Tendo em vista o papel importante das células T nas infecções de HIV, a associação de HLA com as infecções relacionadas a AIDS é de grande interesse. Os poucos estudos disponíveis não revelam um padrão consistente. Um estudo, entretanto, produziu um resultado interessante [136]: 32 pacientes hemofílicos foram tratados com fator VIII contaminado com HIV. Dezoito ficaram anticorpo-positivos e apresentaram um declínio contínuo de células T circulantes durante 4 anos. Embora apenas 26% dos pacientes hemofílicos tivessem o haplótipo de HLA A1 B8 DR3, 8 dos 11 pacientes com este haplótipo tornaram-se HIV positivos. Dos 18 pacientes hemofílicos soropositivos 11 tinham sinais clínicos de AIDS, entre eles todos os 8 com o haplótipo A1 B8 DR3. Estes dados sugerem uma associação deste haplótipo com um curso relativamente rápido de AIDS.

Como algumas das doenças que apresentam associações de HLA levam à morte ou contribuem para o encurtamento do tempo de vida, devemos esperar que sua ausência tenha um efeito positivo na expectativa de vida. De fato, um estudo de 102 pessoas com mais de 90 anos em Okinawa, Japão, revelou uma forte associação com HLA-DRw9 e HLA-Dr1, com incidências relativas de 5,2 e 13,3, respectivamente [144]. Nos japoneses, HLA-DRw9 está associado a doença auto-imune, enquanto HLA-DR1 pode dar uma relativa proteção contra infecções. Os estudos em grupos de ABO em pessoas idosas mostraram um efeito de proteção similar do grupo O (veja a Seção 6.2.2.1).

Quadro 6.14 Concentração de α_1-antitripsina de diferentes fenótipos de α_1-antitripsina (adaptado de Kueppers, 1975; veja Kueppers [79])

Fenótipo	Porcentagem do normal (MM = 100 %)
M/M	100
S/S	50-60
Z/Z	10-15
M/S	70-90
M/Z	55-65

6.2.4 Polimorfismo de α_1-Antitripsina e Doença [39]

Polimorfismo de α_1-Antitripsina. Os grupos sangüíneos ABO mostram uma fraca associação com um grande número de doenças, mas até recentemente não existia nenhuma explicação convincente para estas associações. Os antígenos de HLA mostram uma associação muito mais forte com um grande número de doenças. O mecanismo patogênico ainda não foi desenvolvido em detalhe, mas há uma hipótese razoável e experimentalmente testável. O polimorfismo de α_1-antitripsina está associado nos adultos principalmente a uma doença, a doença pulmonar obstrutiva crônica. Seu mecanismo já foi um pouco elucidado.

A atividade antiproteolítica do soro humano foi detectada em 1897 por Camus e Gley e por Hahn. Landsteiner, em 1900, mostrou que esta atividade está situada na fração de albumina. Das seis antiproteases identificadas no soro humano, a α_1-antitripsina e a α_2-macroglobulina têm as mais altas concentrações. Ambas são capazes de inibir um grande número de proteases, inclusive a trombina. A atividade antiproteolítica é medida por hidrólise de substratos artificiais pela tripsina na presença do soro a ser testado. Há uma correlação íntima entre a concentração medida imunologicamente e a atividade. A concentração aumenta rapidamente, por exemplo, com uma infecção bacteriana, após a injeção de vacina tifóide e durante a gravidez. A síntese ocorre no fígado. As diferenças interindividuais foram primeiro observadas em 1963 [83]. Um modo recessivo simples de herança foi proposto para os baixos níveis de α_1-antitripsina. As técnicas eletroforéticas e a focalização isoelétrica demonstraram muitos fenótipos (Fig. 6.26). A base genética desta heterogeneidade é

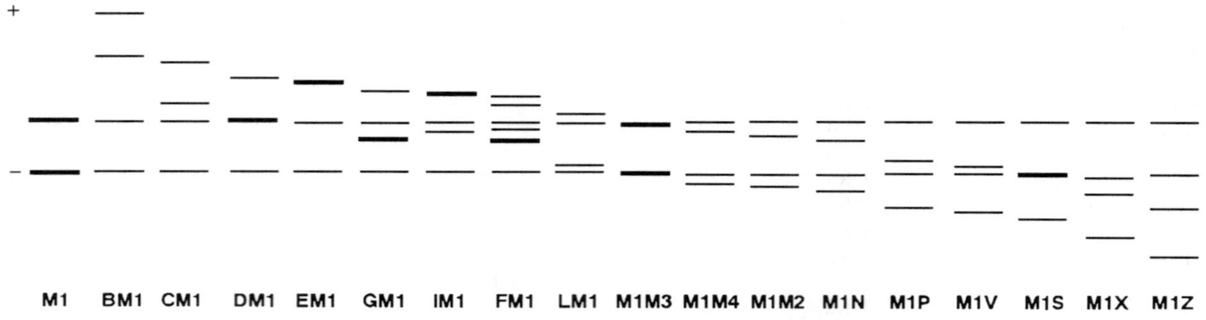

Fig. 6.26 Representação esquemática dos padrões de focalização isoelétrica dos tipos mais comuns de α_1-antitripsina (gradiente entre pH 3,5 e 5). (De Kueppers, 1992 [79])

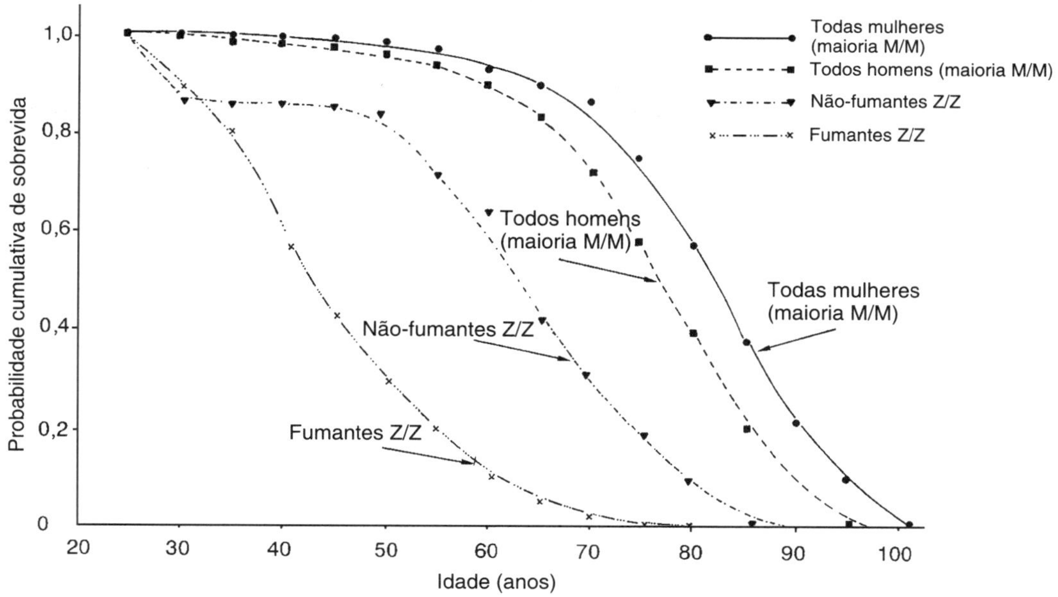

Fig. 6.27 Mortalidade e sobrevida de homozigotos para a variante Z de α_1-antitripsina em fumantes e não-fumantes. A forte influência do fumo é óbvia. (De Kueppers, 1992 [79])

uma série de alelos múltiplos. O locus foi chamado de PI (inibidor de proteína), os vários alelos de PI^M, PI^Z etc., e os fenótipos M/M, M/Z etc. Em todas as populações examinadas até agora os alelos PI^M são os mais freqüentes, com uma freqüência gênica comum de 0,9 ou maior. Outros alelos mais raros são designados por letras. A posição destas letras no alfabeto dá uma aproximação da mobilidade eletroforética. A análise da seqüência de nucleotídeos de cDNA clonado demonstrou, por exemplo, que a variante Z é causada por uma única substituição de nucleotídeos. O gene está situado em 14q31-32. Ele tem 10,2 kb e cinco éxons. Duas variantes, Z e S, são especialmente importantes, pois o nível de α_1-antitripsina é apreciavelmente reduzido. Em outra, o alelo PI^-, muito raro, não foi encontrada nenhuma atividade enzimática no homozigoto (alelo nulo). O heterozigoto PI^M/PI^- tem o fenótipo M com apenas 50% da concentração normal.

A injeção intravenosa da vacina tifóide e dietilestilbestrol leva a um aumento de 100% da atividade em pessoas com o tipo MM. Os heterozigotos do tipo MZ mostram um aumento moderado, enquanto nos homozigotos do tipo ZZ raramente observa-se algum aumento.

Associação a Doença Pulmonar Obstrutiva Crônica. Eriksson, em 1965 [37], relatou 33 homozigotos do tipo ZZ. Pelo menos 23 tinham sintomas definidos de doença pulmonar obstrutiva crônica (COPD). Com base nestes dados familiares, Eriksson avaliou que a doença pulmonar obstrutiva era pelo menos 15 vezes mais freqüente entre estes homozigotos que na população em geral. Esta observação foi confirmada por muitos pesquisadores em um grande número de pacientes. Em um grupo de 295 pacientes com este diagnóstico, foram detectados 20 homozigotos PI^Z, embora nenhum fosse esperado com base na freqüência gênica. Geralmente os primeiros sintomas são reconhecidos durante a 3.ª ou 4.ª décadas de vida. Os pacientes com uma variedade incomum de COPD geralmente tornam-se afetados durante seus 50 ou 60 anos de idade. A perda de tecido pulmonar e de vasos sangüíneos nos lobos inferiores é característica. Curiosamente, mesmo antes de este efeito ter sido descoberto, um grupo especial de pacientes com esses sintomas tinha sido delineado na maioria dos pacientes com COPD. A questão de se os heterozigotos também têm uma freqüência maior de COPD tem sido muito discutida. Tem-se dito que os heterozigotos apresentam aproximadamente um risco três vezes maior de desenvolver COPD em comparação aos homozigotos M [39]. Os testes de função pulmonar nos heterozigotos mostram anomalias mais freqüentes. Seus sintomas tendem a aparecer mais tarde na vida.

Entre os homozigotos, apenas 70 a 80% desenvolvem enfisema obstrutivo, e nos heterozigotos a freqüência é muito menor [79]. Fatores ambientais parecem influenciar a manifestação: a α_1-antitripsina também inibe as enzimas proteolíticas liberadas pelos granulócitos ou macrófagos. É, portanto, provável que estas enzimas, normalmente liberadas durante o processo inflamatório, sejam insuficientemente inativadas. Quando um paciente é exposto a irritação brônquica recorrente, como a causada pelo fumo ou por infecções freqüentes, estas enzimas causam dano digestivo dos pulmões. O fumo de tabaco acentua o risco de infecções brônquicas e acelera o progresso da doença [39] (Fig. 6.27). Portanto, os homozigotos Z/Z e os heterozigotos devem ser alertados quanto a evitar o fumo, bem como evitar trabalhos que levem à irritação brônquica. A bronquite deve ser tratada cedo e intensivamente. "Se formos capazes de mudar os hábitos de fumar de um indivíduo PI^Z, isto poderá acrescentar 15 anos à sua vida" [39].

Outra doença associada a valores baixos de α_1-antitripsina em homozigotos é a cirrose hepática da infância. Esta associação está firmemente estabelecida, mas parece menos freqüente que a doença pulmonar crônica. A cirrose criptogênica em adultos também parece ser mais comum em homozigotos ZZ.

Significado da Nova Estratégia de Pesquisa. O polimorfismo de α_1-antitripsina é marcante, pois o mecanismo de doença pulmonar pode ser explicado. Este resultado contrasta muito com as associações descritas no sistema ABO, e mesmo no sistema HLA. A situação é mais simples que nestes sistemas. Um genótipo está envolvido não em todos os casos mas em uma grande parte deles, e a doença é bem específica e foi portanto identificada mesmo antes de a causa bioquímica tornar-se conhecida. O estado Z/Z pode ser visto como uma doença recessiva com "penetrância incompleta". Provavelmente existem muitas outras destas doenças recessivas ainda misturadas aos grandes grupos de freqüentes condições multifatoriais, seja porque o fenótipo é difícil de definir, seja porque todos os parâmetros de delineação ainda não foram considerados.

A contribuição do alelo PI^Z para a propensão à doença dos heterozigotos parece semelhante à das situações de ABO e HLA; a COPD só ocorre na minoria dos casos. Ela se assemelha ao tipo mais usual de doença pulmonar obstrutiva, e a influência de fatores genéticos e ambientais adicionais parece ser forte.

O exemplo desta associação de doença mostra muito bem a estratégia indireta de pesquisa mais recentemente desenvolvida. Um polimorfismo genético é estudado no nível genético. O produto de um único gene é identificado usando-se métodos bioquímicos. As conseqüências do polimorfismo para a ação gênica foram procuradas. Neste caso, a quantidade de proteína está defeituosa e a atividade enzimática é baixa, de modo que o organismo não responde adequadamente aos desafios ambientais, como as infecções. Esta fraqueza funcional específica leva a doenças, especialmente com a freqüente exposição a determinadas influências ambientais, como a irritação brônquica.

É provável que tal estratégia de pesquisa torne-se útil para a análise genética em outras áreas, onde as relações genótipo-fenótipo são tão complexas que uma análise clara do fenótipo até os genes, por métodos mendelianos, é barrada, e temos que confiar nos métodos da genética quantitativa. Ou, para dizer de outro modo: esta estratégia ajudará na aplicação dos enfoques mendelianos a situações nas quais as técnicas galtonianas são hoje os únicos métodos aplicáveis.

Associações de Doenças e Outros Polimorfismos [102]. Além dos três sistemas descritos acima, foram examinadas associações de doenças (e em alguns casos tornadas prováveis) para vários outros polimorfismos, por exemplo, sistemas de grupos sangüíneos [154], haptoglobinas e sensibilidade gustativa à feniltiuréia. Algumas delas são descritas no contexto da genética de populações (Cap. 12). São de interesse especial as associações que têm sido relatadas entre o polimorfismo de apolipoproteína E e a aterosclerose, bem como a doença de Alzheimer [152, 153]. Nas variantes do terceiro componente do complemento e em algumas doenças, o alelo C_3^F parece estar associado a artrite reumatóide [14, 41] e a hepatite [41]. A deficiência do complemento C6 foi encontrada em cerca de metade dos pacientes com meningite meningocócica. Caso confirmadas, estas associações são de considerável interesse, pois podem ser consideradas as hipóteses plausíveis sobre os mecanismos biológicos e as conseqüências genéticas.

Como a meta de tais estudos é a elucidação gradativa da influência de potencialmente muitos genes em uma propensão à doença, e como temos motivos para supor que os genes não atuam simplesmente de modo aditivo mas interagem uns com os outros, é importante procurar especificamente por tais interações. Por exemplo, os tipos de HLA e as imunoglobulinas interagem na resposta imune normal. Assim, foi uma etapa óbvia procurar interações dos tipos de HLA com alótipos de imunoglobulina (GM; veja Seção 12.1.6). Em tal estudo foi demonstrado que o haplótipo HLA-B*DR3 leva a um aumento de 15 vezes no risco de hepatite crônica. Entretanto, a presença adicional do tipo GM (a+X+) aumenta este risco para 40 vezes [23].

6.3 Conceito Natureza-ambiente: Método dos Gêmeos

Ao discutir os métodos da genética quantitativa, foi mencionado repetidamente o uso dos dados de gêmeos para a avaliação quantitativa do grau de determinação genética. De fato, as investigações em gêmeos têm tido um papel importante na história da genética humana. Houve uma época na qual o método dos gêmeos foi visto como "o caminho real" para a análise genética em humanos. Em um campo de grande importância, a genética do comportamento, muitas de nossas conclusões ainda são baseadas nos dados de gêmeos. Portanto, são importantes a avaliação crítica do método dos gêmeos, suas vantagens e suas limitações.

6.3.1 Considerações Históricas

A introdução do método dos gêmeos é em geral creditada a Galton (1876) [47], que também adotou os termos alternativos "natureza" e "ambiente". Aqui Galton estava, consciente ou inconscientemente, seguindo a terminologia de Shakespeare, cujo personagem Prospero em *The Tempest* diz sobre Caliban: "*A devil, a born devil, on whose nature nurture can never stick.*" É duvidoso, entretanto, se Galton reconheceu a essência do problema. Muito provavelmente ele não sabia que existem dois tipos de gêmeos, monozigóticos (MZ) e dizigóticos (DZ). Esta distinção foi descoberta apenas um pouco antes por C. Dareste, que a relatou à Société d'Anthropologie, em 1874 (veja [162]). Mais provavelmente, Galton intuitivamente teve a idéia correta mas nenhum conceito claro sobre a utilidade do método dos gêmeos. Tais percepções intuitivas são freqüentemente observadas na história da ciência quando emerge um novo paradigma e não contradiz a utilidade do paradigma.

Poll (1914) [113] foi o próximo a usar o método dos gêmeos na avaliação da determinação genética. Entretanto, ele falhou, pois os métodos para distinguir os gêmeos MZ dos DZ estavam em falta. Em seguida a Poll, os pares isolados de gêmeos continuaram a ser descritos, mas o diagnóstico da zigosidade continuou ambíguo.

O método recebeu uma sólida fundamentação com o trabalho de Siemens, em 1924 [131]. Os pontos altos de Siemens foram:

1. Ele mostrou que uma série de gêmeos de um tamanho adequado para uma avaliação estatística significativa pode ser facilmente obtida quando se pede a ajuda de estudantes. Isto possibilita a investigação da variabilidade normal.
2. Ele desenvolveu um método confiável para o diagnóstico da zigosidase. Até então, os pesquisadores haviam tentado em vão obter tal diagnóstico usando um único critério. Siemens, entretanto, mostrou que é possível a separação confiável destes grupos quando é examinado um grande número de critérios. Cada um destes critérios pode em média se apresentar com mais similaridade em gêmeos MZ, mas todos eles juntos podem separar os dois grupos com um alto grau de confiabilidade.
3. Siemens sugeriu examinar não apenas os gêmeos MZ, mas também os DZ. Os DZ não são geneticamente mais semelhantes que outros irmãos comuns, tendo em média 50% de seus genes em comum por descendência. Entretanto, como os gê-

meos MZ, eles nascem ao mesmo tempo e são expostos a condições ambientais análogas.

6.3.2 Conceito Básico

O método dos gêmeos é baseado na peculiaridade biológica de que os gêmeos MZ se originam da divisão de um zigoto. Portanto, eles devem, como regra, ser geneticamente idênticos. Um grupo de indivíduos geneticamente idênticos é chamado de clone. Quaisquer diferenças fenotípicas entre gêmeos MZ devem ser amplamente causadas por influências ambientais. Aqui, ambiente é definido no sentido mais amplo possível: qualquer coisa que não seja geneticamente determinada. Entretanto, os gêmeos MZ são semelhantes apenas para características sob controle de genes da linhagem germinativa. As mutações somáticas ocorrem, afetando particularmente as globulinas do sistema de anticorpo. Assim, as diferenças nos produtos gênicos resultantes de mutações somáticas seriam esperadas nos gêmeos MZ. Entretanto, não estamos cientes de um estudo deste fenômeno.

Para saber se uma característica é geneticamente determinada, e em que grau, bem como o quanto a sua variabilidade é modificada por influências ambientais, deve-se medir o grau de semelhança entre gêmeos MZ. Como se considera que os gêmeos DZ são influenciados pelas mesmas diferenças ambientais, mas tendo apenas metade de seus genes em comum, eles são usados como controles adequados.

As seções seguintes mostram como este conceito pode ser quantificado e discutem suas limitações.

6.3.3 Biologia da Gemelaridade

Gêmeos Dizigóticos. Na maioria dos mamíferos (roedores, carnívoros, alguns ungulados), todos os nascimentos são múltiplos. A cada ovulação o ovário libera vários ovócitos, cada um devendo ser fertilizado por um espermatozóide. O sagüi geralmente produz gêmeos DZ. Nos ungulados superiores, como cavalos e gado, e nos primatas superiores, inclusive os humanos, em geral apenas um ovócito é eliminado na ovulação. Existem exceções ocasionais. Se dois ovócitos forem eliminados ao mesmo tempo e fertilizados por espermatozóides diferentes, teremos gêmeos DZ. Do mesmo modo, a poliovulação ocasionalmente leva a trincas trizigóticas e quadras quadrizigóticas. Entretanto, nem todas as trincas, quadros e quinas surgem desse modo.

Assim, gêmeos DZ não necessariamente têm o mesmo pai. Os dois ovócitos podem ser fertilizados por espermatozóides de homens diferentes, cuja mãe tenha tido intercurso por volta da época da ovulação. Um possível caso da Áustria nazista é de interesse [49].

Os gêmeos fraternos tinham 25 anos na época do exame. O pai legal era judeu, a mãe não era judia. Naquela época a Áustria estava incorporada à Alemanha nazista, e as leis raciais proibiam a inclusão de judeus. Como havia interesse em livrar a criança da "culpa" de ser meio judeu, a mãe relatou uma relação extramarital na época em que os gêmeos foram concebidos. O parceiro sexual ainda estava disponível para testes. Os testes de grupos sangüíneos ABO e MN (os únicos sistemas rotineiramente disponíveis naquele tempo) deram os seguintes resultados:

Pai legal	B, M
Pai alegado	A, MN
Mãe	O, M
Irmão gêmeo	B, M
Irmã gêmea	A, MN

Se for aceita a exatidão destes testes, os resultados são:

1. Exclusão do pai legal para a menina: primeiro porque ela teria que ter herdado um alelo A de um de seus genitores; segundo porque seu alelo N não teria de onde vir.
2. Exclusão do pai alegado para o menino, pois nem ele nem a mãe tinham o alelo B.

Teoricamente, um terceiro homem, que não os dois envolvidos, poderia ser o pai de ambos os gêmeos, mas os exames com métodos antropológicos adicionais deram evidências sugestivas de que o menino de fato se assemelhava mais ao pai legal, e a filha, ao pai alegado. Pares de gêmeos DZ mais recentes, com dois pais, foram relatados, e foram descobertos no curso de um caso de disputa de paternidade. Em um caso, um dos dois pais era negro e o outro branco.

A anastomose dos vasos sangüíneos, que é um tanto normal entre gêmeos MZ durante o desenvolvimento fetal, pode ocorrer em casos excepcionais também em gêmeos DZ. Isto pode levar a uma transfusão mútua de células sangüíneas básicas, pois os embriões iniciais são imunologicamente tolerantes um ao outro. Resultam gêmeos que são quimeras sangüíneas, com duas populações de células sangüíneas geneticamente diferentes [33, 108]. Em gado, a regra é uma conexão vascular entre gêmeos DZ, levando a uma transformação sexual parcial no parceiro feminino de pares de gêmeos fraternos. Tal bezerro masculinizado é conhecido como *freemartin*.

Gêmeos Monozigóticos. Mais interessante ainda é a formação de gêmeos MZ. De certo modo podemos dizer que são o estado mais extremo da duplicação. Duplicações menos extremas, como os gêmeos siameses, ou crianças com dupla cabeça, são ocasionalmente observadas em humanos. Muitas destas duplicações são fatais.

Alguns tipos incomuns de gêmeos, entretanto, sobreviveram e ficaram famosos, por exemplo, os "gêmeos siameses" Chang e Eng (Fig. 6.28), que nasceram na Tailândia em 1811. Com 18 anos os gêmeos foram para os EUA e viveram se apresentando em shows de curiosidades. Mais tarde eles se casaram com duas irmãs. Eng teve 12 filhos e Chang teve 10. Eles se estabeleceram nas Carolinas e cultivaram tabaco. Aos 61 anos, Chang teve um derrame e morreu 2 anos depois de bronquite. Eng, que tinha sido saudável até este momento, sobreviveu apenas mais 2 horas. Chang e Eng estiveram conectados por uma ponte de tecido com 10 cm de largura desde a extremidade inferior do esterno até o umbigo. No exame após a morte descobriram que esta ponte continha tecido hepático conectando os dois fígados. Assim, qualquer tentativa em separar cirurgicamente os irmãos dificilmente teria sucesso em 1872. Hoje em dia conexões ainda maiores entre gêmeos deste tipo têm sido separadas.

Os fatores que induzem a divisão em um estágio inicial de clivagem e originam o desenvolvimento de MZ em humanos são desconhecidos. Os gêmeos MZ, entretanto, foram produzidos em embriologia experimental — há muitas décadas em anfíbios e mais recentemente em mamíferos. As semelhanças de imagem especular entre gêmeos MZ humanos foram repetidamente discutidas. Como pode ser produzida uma forte assimetria experimental em animais, a assimetria verdadeira em alguns pares MZ não seria surpreendente.

Muito raramente, ocorrem gestações de gêmeos nas quais um ovócito e um glóbulo polar (veja Seção 2.1.2.4) são fertilizados por espermatozóides diferentes. Um destes eventos levou, além do nascimento de um filho normal, a um monstro sem coração. O gêmeo anormal foi produzido pela fertilização de glóbulo polar (diplóide) por um espermatozóide separado, como mostrado pelo heteromorfismo cromossômico e haplótipos de HLA [11].

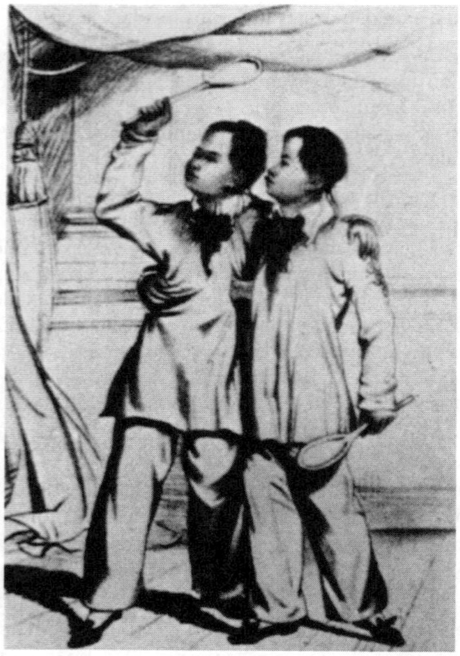

Fig. 6.28 Os gêmeos siameses Chang e Eng. (De Lotze, R.: Zwillinge. Oehringen: Ferd. Rau, 1937.)

Freqüência de Gemelaridade [17]. O Quadro 6.15 mostra dados da incidência em várias populações para nascimentos de gêmeos MZ e DZ. A proporção de gêmeos MZ foi calculada pelo método da diferença de Weinberg, que é baseado no fato de que os gêmeos MZ são sempre do mesmo sexo. Entre os gêmeos DZ, por outro lado, metade são do mesmo sexo e a outra metade do sexo oposto. Portanto:

Freqüência de gêmeos DZ = 2 × DZ de sexo oposto
Freqüência de gêmeos MZ = Freqüência de todos os gêmeos − gêmeos DZ

Este método nos dá apenas resultados aproximados, pois nascem um pouco mais meninos que meninas. Além disso, existem algumas evidências inconclusivas de que os gêmeos DZ do mesmo sexo são mais freqüentes que o esperado. Isto pode ser causado pelo fato de que o tempo passado entre a ovulação e a relação sexual influencia a proporção sexual na fertilização. É certo que estes desvios são pequenos, e o Quadro 6.16 apresenta, portanto, uma boa aproximação da verdade.

Quadro 6.15 Incidência de nascimento de gêmeos MZ e DZ por 10.000 nascimentos (de Propping e Krüger, 1976 [115])

País	Época	DZ	MZ
Espanha	1951-1953	59	32
Portugal	1955-1956	56	36
França	1946-1951	71	37
Áustria	1952-1956	75	34
Suíça	1943-1948	81	36
Alemanha Ocidental	1950-1955	82	33
Suécia	1946-1955	86	32
Itália	1949-1955	86	37
Inglaterra, País de Gales	1946-1955	89	36
Brancos dos EUA	?	67	39
Negros dos EUA (Califórnia)	1905-1959	110	39
Chineses dos EUA	?	22	48
Japoneses dos EUA	?	21	46
Japão	1955-1962	24	40

A freqüência de nascimentos MZ mostra pouca variabilidade entre populações diferentes. As freqüências de nascimentos DZ, por outro lado, diferem, sendo a freqüência mais alta de DZ encontrada entre negros africanos, com variabilidade entre as tribos. Os Yoruba, na Nigéria, têm uma freqüência de gemelaridade de 4,5%; 93,3% de tais gêmeos são dizigóticos. Entre os afro-americanos, os DZ nascem mais freqüentemente que entre os brancos americanos. Na Europa, a taxa de dizigosidade é de cerca de 8:1.000 nascimentos. Entretanto, aqui têm sido observadas freqüências mais altas e mais baixas em algumas populações. Nas ilhas Åland, a taxa de gemelaridade era de 15,2:1.000 entre 1900 e 1949. As taxas mais baixas são encontradas nas populações mongóis, especialmente entre japoneses.

As diferenças nas taxas de gemelaridade DZ entre os principais grupos raciais são mantidas quando os dados são corrigidos para a idade materna e ordem de nascimento.

Fatores que Influenciam a Freqüência de Nascimentos de Gêmeos: Idade Materna e Ordem de Nascimento. A probabilidade de um nascimento de gêmeos aumenta com a idade materna. Este aumento afeta exclusivamente os nascimentos DZ, como reconhecido por Weinberg em 1901. Os trabalhos subseqüentes confirmaram um efeito de idade materna, mostrando que a taxa de DZ aumenta de 10% na puberdade em uma taxa de 0,7 a 0,8% ao ano até os 35 a 39 anos, caindo depois [78, 91, 115]. O motivo do efeito da idade materna é provavelmente um aumento do nível de gonadotrofina (FSH). Demonstrou-se que este hormônio aumenta com a idade materna e pode facilmente causar um aumento na tendência de poliovulação. Nos Yoruba, por exemplo, as mulheres que tiveram dois nascimentos de gêmeos apresentam níveis mais altos de FSH, e as mulheres com nascimentos únicos, os níveis mais baixos. A hipótese é corroborada pelo fato de as mulheres tratadas com hormônios gonadotróficos para a esterilidade devida a ciclos anovulatórios freqüentemente terem nascimentos múltiplos. A interrupção das pílulas anticoncepcionais não influencia a taxa de gemelaridade [93]. As taxas reduzidas de gêmeos DZ durante os últimos anos de idade reprodutiva podem ser devidas à incapacidade dos ovários em eliminar mais ovócitos, a despeito de altos níveis de FSH. A taxa de gemelaridade DZ aumenta não só com a idade materna, mas também com a ordem de nascimento.

Fatores Genéticos. No começo deste século, Weinberg [164, 165] reconheceu que os nascimentos de gêmeos mostram agregação em famílias. Esta agregação familiar é verdadeira apenas para gêmeos DZ. Após as correções apropriadas para idade materna, a probabilidade de futuros nascimentos de gêmeos DZ para a mãe é cerca de quatro vezes a freqüência de gêmeos DZ na população. A chance para seus parentes femininos também é aumentada. Para suas irmãs é igual à sua própria chance. Para gêmeos DZ masculinos e para pais de gêmeos DZ, por outro lado, a chance não é aumentada. O modo de herança parece ser multifatorial. Os níveis de FSH podem muito bem ser a principal causa geneticamente determinada.

Para os gêmeos MZ não existem indicações de nenhuma variabilidade geneticamente influenciada. A probabilidade de re-

Quadro 6.16 Incidência (porcentagem) de malformações congênitas em gêmeos e não-gêmeos por 1.000 nascimentos (de Propping e Vogel, 1976 [116])

Fonte	Tamanho aproximado da amostra	Não-gêmeos	Gêmeos
Hendricks	~35 000	3,3	10,6
Stevenson e cols.	421 000	12,7	14,4
Hay e Wehrung	10 200 000	5,8	6,2
Onyskowová e cols.	240 000	13,2	26,4
Emanuel e cols.	25 000	13,2	23,2

corrência para mães MZ não excede a média da população. As mães de gêmeos DZ são em média 1 a 2 cm mais altas que as mães de gêmeos MZ ou não-gêmeos [19].

Diminuição do Nascimento de Gêmeos em Países Industrializados. Em quase todos os países industrializados tem havido uma diminuição na freqüência de gemelaridade desde a Segunda Guerra Mundial, e a velha regra de um nascimento de gêmeos para cada 80 nascimentos únicos não é mais válida. Na Alemanha, durante a década de 70, por exemplo, havia menos de um nascimento de gêmeos para cada 100 nascimentos únicos. A Fig. 6.29 mostra a diminuição na Alemanha. Este declínio já era aparente no período após a Primeira Guerra Mundial e, após um curto pico na década de 30, ficou muito pronunciado após 1945. A diminuição tem sido comumente explicada pelo efeito da idade materna. O número médio de gestações diminuiu durante este período, e a maioria das gestações ocorreu em uma idade na qual a chance de gêmeos é menor. Entretanto, estas considerações são insuficientes e só explicam uma pequena parte da diminuição. Considerando os dados fisiológicos e os dados genéticos, a hipótese seguinte parece ser interessante [115].

A poliovulação está correlacionada à fecundidade, ou seja, a probabilidade de gerar um filho por relacionamento sexual. Um fator comum que se aplica tanto à poliovulação quanto à fecundidade é o nível de FSH. Antigamente, as mulheres muito fecundas contribuíam com parte maior que sua média para a taxa de nascimento, aumentando assim o número de nascimentos DZ. O número de crianças hoje é muito limitado pelos genitores que usam o controle de natalidade, e o significado da fecundidade biológica para a reprodução real diminuiu. Assim, o número de nascimentos DZ também diminuiu. Esta hipótese é apoiada por dados estatísticos. Em 1946, por exemplo, a freqüência de gêmeos aumentou muito nos EUA. Um ano antes muitos soldados voltaram para casa, e o controle de natalidade supostamente foi menos praticado. Como mostra a Fig. 6.29, a Alemanha teve um aumento do nascimento de gêmeos na década de 30. Esta foi a época da propaganda nazista em favor de famílias maiores, o que levou a um apreciável aumento de nascimentos. Considerando deste ponto de vista, o gradiente racial para as freqüências de gêmeos (negros – brancos – mongóis) possivelmente foi devido a uma seleção natural por fecundidade. Na África, a alta mortalidade infantil fez necessário explorar a capacidade reprodutiva das mulheres ao extremo, enquanto no Japão o controle da natalidade tem sido praticado por séculos, provavelmente diminuindo a vantagem seletiva da alta fecundidade.

Nos últimos anos, a freqüência de gêmeos DZ (bem como outros nascimentos múltiplos) parece ter aumentado novamente,

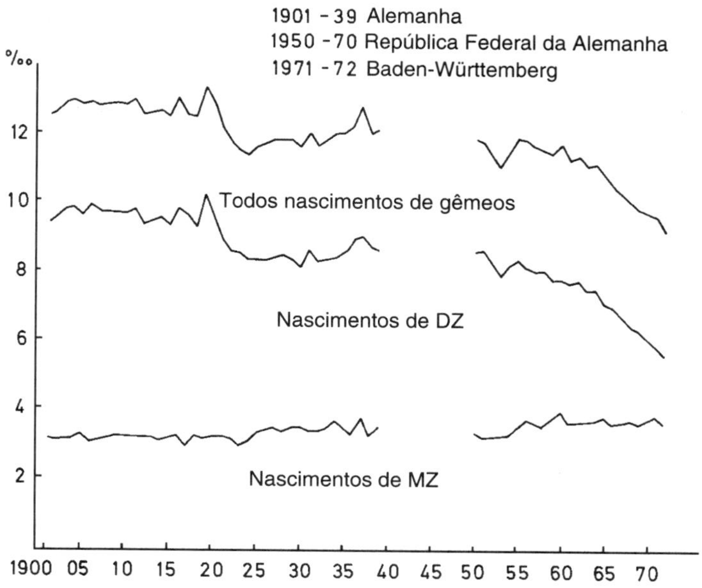

Fig. 6.29 Diminuição do nascimento de gêmeos na Alemanha durante os últimos anos. A diminuição é totalmente devida ao declínio de gêmeos DZ. (De Propping e Krüger, 1976 [115])

devido ao tratamento hormonal. O número de gravidezes de gêmeos nas primeiras fases da gestação parece maior que nas últimas fases e ao nascimento, pois um número apreciável morre muito cedo, como mostrado pelos estudos de ultrasom [81].

Freqüências de Nascimentos Múltiplos com Mais de Dois Filhos. A regra de Hellin, ou seja, que a freqüência do nascimento de gêmeos = t, nascimentos triplos = t^2 etc., é verdade apenas aproximadamente. Todas as combinações de mono, di, e trizigosidade etc. são possíveis. As famosas quíntuplas Dionne no Canadá, por exemplo, eram monozigóticas.

6.3.4 Limitações do Método dos Gêmeos

Diferenças Sistemáticas entre Gêmeos e Não-gêmeos. A finalidade dos estudos de gêmeos para avaliar o papel dos fatores genéticos nas características humanas e doenças é obter resultados que se apliquem não só a gêmeos, mas a toda a população. Qualquer estudo de gêmeos deve fazer a seguinte indagação: os gêmeos diferem dos não-gêmeos na característica em estudo? Quaisquer diferenças podem prejudicar a validade geral de qualquer conclusão tirada de uma amostra de gêmeos.

A comparação de várias características biológicas mostrou diferenças entre gêmeos e não-gêmeos durante o desenvolvimento embrionário. Os gêmeos sofrem de uma freqüência maior de anomalias durante a gestação e ao nascimento. Seu menor peso de nascimento pode ser atribuído apenas parcialmente à duração mais curta da gestação. A taxa de natimortos e a mortalidade infantil no início da vida são consideravelmente maiores que as de únicos. Nos últimos anos os gêmeos correm um risco maior que os não-gêmeos de se tornarem mentalmente retardados, supostamente pelo menos em parte devido a complicações durante a gestação e ao nascimento (veja a seguir). O QI médio tanto de MZ quanto de DZ é ligeiramente menor que o das populações-controle.

Fatores não-genéticos atuam diferentemente sobre os gêmeos MZ e DZ? Esta diferença poderia alterar a probabilidade de manifestação da condição estudada? Isto é importante porque o conceito básico (Seção 6.3.2) do método dos gêmeos supõe que os gêmeos MZ e DZ são expostos a fatores ambientais idênticos, pré e pós-natais. O peso ao nascimento pode servir como indicador simples e mensurável. Em um extenso levantamento, Carney e cols. (ver [116]) compararam os pesos médios de nascimento de 572 indivíduos de pares de gêmeos do mesmo sexo, classificados pelo sexo, placentação e zigosidade. Os pesos médios de nascimento calculados são apresentados no Quadro 6.17.

Os gêmeos MZ de ambos os sexos pesam menos que os gêmeos DZ. O tipo de córion e placenta não tem efeito no peso médio de nascimento dos indivíduos que sobreviveram. Assim, parece provável que a zigosidade e não a placentação é responsável pela diferença no peso de nascimento.

Algumas observações sobre a inativação do X em mulheres indicam que a divisão do zigoto ocorre após a inativação do X (e é um processo mais ou menos disruptivo). Pode acontecer que todas as células nas quais um gene ligado ao X foi inativado terminem em um gêmeo, enquanto as células com cromossomos X ativos sejam encontradas no outro gêmeo. Este fenômeno leva à expressão clínica de características ligadas ao X (tais como a distrofia muscular Duchenne ou o daltonismo) em apenas um membro de um par de gêmeas que são heterozigotas para a característica ligada ao X. Duas das quíntuplas MZ Dionne eram daltônicas! Além disso, os pontos de mosaicismo normal podem ser maiores em gêmeos que em únicos [106].

A comparação de indivíduos dentro de pares monocoriônicos (que são sempre monozigóticos) demonstra diferenças no peso de nascimento de mais de 1 kg. Tais diferenças podem ser o resultado de anastomose arteriovenosa levando a uma "síndrome de transfusão", consistindo em má nutrição crônica com redução na massa citoplasmática de órgãos parenquimais e acentuada redução de hemoglobina e proteína do soro no gêmeo doador. Como mais de 20% de todos os gêmeos MZ têm apenas um córion, a síndrome de transfusão pode contribuir para diferenças consideráveis intrapar no peso de nascimento que não são observadas nos gêmeos DZ [7].

Segue-se que o peso de nascimento não é uma das características para as quais se pode estimar o uso significativo dos dados sobre gêmeos, por exemplo, a herdabilidade. O desenvolvimento intra-uterino também influencia outras características. O Quadro 6.18 mostra as freqüências gerais de malformações congênitas em gêmeos e em filhos nascidos separadamente, relatadas por vários autores. Embora as freqüências de malformação congênita variem muito nas cinco séries (supostamente devido a definições diferentes), no total estas anomalias são mais freqüentes em gêmeos em todas as análises publicadas. Esta tendência é mais óbvia quando são considerados tipos particulares de malformação. O risco entre gêmeos é aumentado pelo menos para doença cardíaca congênita, anencefalia, hidrocefalia e fendas labial e palatina. Em todas as quatro situações o risco é maior em gêmeos do mesmo sexo que nos de sexo oposto. Isto indica que os MZ podem ser afetados mais freqüentemente que os gêmeos DZ. A "síndrome de transfusão" pode facilmente responder por esta diferença. Se esta explicação está correta, as malformações devem ser esperadas em apenas um dos gêmeos. Esta expectativa foi de fato confirmada. A sirenomelia é uma condição rara na qual a parte inferior do corpo não é bem desenvolvida e as duas pernas não são separadas. Com base nos dados coletados por Lenz (1973) [86], a incidência desta malformação pode ser estimada em cerca de 1:1.000 em nascimentos MZ e 1:60.000 na população em geral. A Fig. 6.30 mostra um par MZ extremamente discordante, muito provavelmente devido a uma anomalia do desenvolvimento embrionário em um gêmeo.

Quadro 6.17 Pesos de nascimento de gêmeos (De Carney e cols., 1972 [116])

Homens 2.659 g (n = 304)			Mulheres 2.547 g (n = 268)		
Dicoriônicos		Monocoriônicos	Dicoriônicos		Monocoriônicos
n = 196 2.703 g		n = 108 2.579 g	n = 162 2.577 g		n = 106 2.500 g
DZ	MZ	MZ	DZ	MZ	MZ
n = 160 2.728 g	n = 36 2.595 g	n = 108 2.579 g	n = 144 2.601 g	n = 18 2.385 g	n = 106 2.500 g

Quadro 6.18 Incidência de malformações congênitas selecionadas em gêmeos e não-gêmeos por 1.000 nascimentos (ver [120])

Tipo de malformação	Fonte de dados	Não-gêmeos	Gêmeos Total	Gêmeos Mesmo sexo	Gêmeos Sexo diferente
Doença cardíaca congênita	a	0,74	1,65	1,82	1,27
	b	2,8	6,3	—	—
	c	0,59	0,71	0,81	0,49
Anencefalia	a	0,92	1,24	1,52	0,64
	b	1,3	1,2	—	—
	c	0,23	0,37	0,45	0,22
Hidrocefalia	a	0,61	0,72	0,91	0,32
	b	1,0	3,1	—	—
	c	0,30	0,40	0,45	0,31
Fenda labial e/ou palatina	a	1,21	0,34	1,68	0,64
	b	0,8	0,4	—	—
	c	1,11	1,07	1,10	1,01

Fontes: a, Stevenson e cols. (1966); b, Edwards (1968); c, Hay e Wehrung (1970) (ver [116]).

Os estudos de gêmeos sobre malformações congênitas usando casos de séries não-selecionadas mostram taxas relativamente baixas de concordância em MZ (veja Quadro 6.18). Entretanto, o método dos gêmeos pode produzir apenas resultados ambíguos com relação a estas malformações [116]. Em relação a todas as outras condições, a possível influência de fatores intra-uterinos nas gestações de gêmeos deve ser considerada antes que seja feito um estudo de gêmeos.

Peculiaridades da Situação de Gêmeos na Vida Pós-natal. Podem os gêmeos ser vistos como crianças "normais"? Podem os resultados das medidas serem extrapolados para a população de não-gêmeos? As seguintes considerações necessitam comentário.

Os resultados de QI são mais baixos em gêmeos que em nascimentos isolados, especialmente nos grupos etários mais jovens, como foi determinado em 1947 para todos os escolares com 11 anos, incluindo 794 indivíduos que tinham um gêmeo, e em 95.237 estudantes franceses entre as idades de 6 e 13 anos, incluindo 808 indivíduos gêmeos. Zazzo (1960) recalculou estes resultados de teste e encontrou um QI médio de 93 nos gêmeos, comparado com a média populacional de 100. Esta diferença de

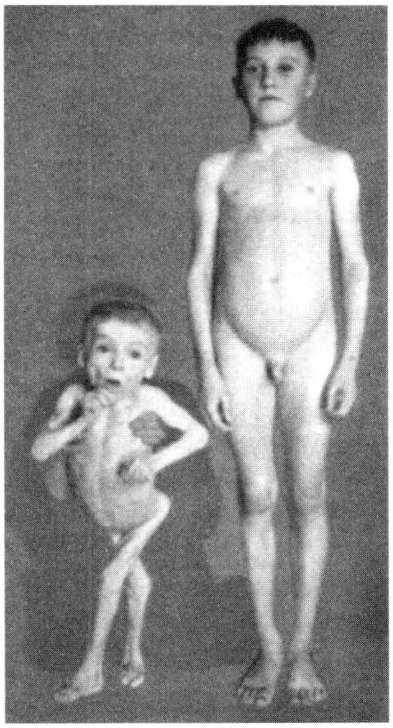

Fig. 6.30 Gêmeos MZ com a idade de 10 anos. Nanismo discordante. O segundo a nascer, anão, nunca aprendeu a andar ou falar. Ele apresenta um distúrbio não diagnosticado de desenvolvimento do esqueleto e morreu pouco depois do exame. Seu irmão gêmeo mostrava estatura normal mas um coloboma bilateral da íris, que estava ausente no gêmeo malformado. (De Grebe, 1959 [50].)

valores de QI ainda foi encontrada ao final da segunda década, como demonstrado no estudo de Husén [66] sobre todas as descrições militares (1948-1952) na Suécia. A variabilidade de QI também era maior em gêmeos, e a freqüência de retardo mental era duas vezes maior que na população em geral.

Os motivos para um QI menor parecem ser múltiplos. O nascimento prematuro com um risco maior de um pequeno dano cerebral pode ser um fator. A carga maior sobre a família que deve cuidar de duas crianças jovens ao mesmo tempo pode ser outra.

Os gêmeos formam um grupo social. Eles dependem menos da troca de informações com o mundo externo porque têm um ao outro [158, 159]. Estudos na Europa central mostraram que eles freqüentemente desenvolvem uma "linguagem privada". Estes achados provavelmente explicam por que os gêmeos aprendem a falar mais tarde que as outras crianças. Este processo é mais intenso nos MZ que nos DZ. Os gêmeos MZ geralmente ficam mais tempo juntos. Eles freqüentemente tendem conscientemente à uniformidade, enquanto os gêmeos DZ tendem a destacar as diferenças. A tendência para a uniformidade, entretanto, é mais forte nos gêmeos MZ femininos do que nos masculinos. Ocorrem *protestos contra a identidade* especialmente entre os gêmeos MZ masculinos, e podem até levar à "hostilidade de gêmeos" [160]. Um dos gêmeos mais freqüentemente segue o pai, enquanto o outro segue a mãe, e a identificação pode levar a diferenças comportamentais entre os gêmeos. Outro fenômeno freqüentemente observado é o papel diferencial: um deles é mais comunicativo com o mundo externo, e geralmente responde quando ambos são indagados. O outro pode ser o que toma decisões quanto a problemas que envolvam ambos. Ou um pode dominar e o outro ser mais submisso. Este papel diferencial ocorre tanto em gêmeos MZ quanto DZ, mas parece mais freqüente nos gêmeos MZ. Isto pode levar a discordância espúria nos gêmeos MZ quanto a características comportamentais.

Obviamente estas peculiaridades da situação de gêmeos devem ser consideradas, especialmente quando são investigadas características de personalidade como "extroversão" ou "neuroticidade". Mais importante, estas atitudes são influenciadas mudando os padrões culturais. Antigamente, a identificação entre os gêmeos era geralmente estimulada, por exemplo, por roupas idênticas, ou mandando-os para a mesma escola. Hoje em dia, muitos educadores recomendam destacar as diferenças. Estas condições especiais da vida dos gêmeos influencia principalmente as características de personalidade, tornando o método dos gêmeos especialmente controverso na genética do comportamento (Caps. 15, 16). Na teoria, estas dificuldades podem ser evitadas examinando-se os gêmeos que foram separados cedo e criados separadamente. Na prática, entretanto, tais gêmeos são raros, e o simples fato de um estudo ideal do ponto de vista científico requerer a adoção em lares com ambientes muito diferentes os torna excepcionais.

Estas peculiaridades pós-natais da situação dos gêmeos podem não ser tão distorcidas para doenças somáticas quanto para a genética do comportamento. Para uma doença infecciosa crônica, como a tuberculose ou hanseníase, por exemplo, pode ser importante se um dos gêmeos tem mais contato com um dos genitores se ele for infeccioso para esta doença. Felizmente, resultados menos distorcidos podem ser esperados para doenças comuns de adultos com determinação multifatorial.

6.3.5 Diagnóstico da Zigosidade

Todos os estudos de gêmeos requerem um método confiável para o diagnóstico da zigosidade. Desde que Siemens [132] estabeleceu o princípio do diagnóstico da similaridade polissintomática em 1924, este problema foi bem resolvido. O estudo de marcadores genéticos, como o polimorfismo sangüíneo e os testes de DNA, tornaram o diagnóstico de gêmeos independente do julgamento pessoal e da experiência do investigador. Os detalhes são dados no Apêndice 5.

6.3.6 Aplicação do Método dos Gêmeos a Características Distribuídas Alternativamente

O método dos gêmeos serve para três finalidades nesta área:

1. A diferença em concordância entre os gêmeos MZ e DZ pode ser usada para determinar se a variabilidade genética tem um papel em uma determinada doença.
2. A penetrância (a probabilidade de manifestação da doença) pode ser avaliada.
3. As condições da manifestação podem ser examinadas.

Nas fases iniciais das pesquisas de gêmeos, a maioria dos trabalhos era centrada ao redor dos dois primeiros aspectos. Recentemente, entretanto, o terceiro foi enfatizado. Quatro enfoques foram usados para atingir estas finalidades [89]:

1. *Relato de Casos*. As descrições dos casos de pares de gêmeos concordantes ou discordantes, especialmente pares MZ, estão sendo publicadas, em geral por seu valor de curiosidade. O valor científico deste enfoque reside na possibilidade

de uma boa análise dos pares MZ discordantes. Nos distúrbios raros, os relatos de casos podem fornecer a única informação disponível sobre as condições terem qualquer base genética. Um único caso cuidadosamente estudado de par MZ discordante para qualquer doença mostra que a condição não pode ser determinada de modo exclusivamente genético. Ele pode indicar efeitos epigenéticos que modificam a expressão gênica.

2. *Acúmulo de Relato de Casos.* Mesmo quando vários relatos de casos se acumulam, são aplicadas as mesmas limitações que para casos isolados. Tal compilação de pares de gêmeos não é representativa, mas a análise sistemática de pares MZ discordantes para uma determinada doença pode fornecer valiosas informações sobre as condições ambientais e outras condições que afetam a manifestação. Uma série relativamente pequena de gêmeos discordantes poderia produzir uma informação muito melhor sobre os fatores de risco que influenciam a doença do que os levantamentos de grandes populações nas quais o problema do controle adequado das amostras pode ser insuperável.
3. *Amostragem "Limitada Representativa".* Este método é o enfoque mais freqüente para se obter uma série grande e não-tendenciosa de pares de gêmeos. Luxemburger [89] considerou este enfoque de "limitado valor representativo" porque a amostra é colhida não de uma região definida, em período de tempo definido, mas de uma série de pacientes. Todos os gêmeos são avaliados dentro da população de pacientes afetados pela doença investigada. Os co-gêmeos são examinados para se determinar se também são afetados. É importante, entretanto, que *todos* os gêmeos dentro da população de pacientes sejam avaliados. De outro modo os pares concordantes em geral têm uma preferência maior de serem incluídos na amostra que os discordantes. A avaliação bem-sucedida de todos os gêmeos é obtida quando a freqüência de gêmeos detectados na série é igual à freqüência de gêmeos na população geral. A proporção de gêmeos do mesmo sexo e de sexos diferentes e — após o diagnóstico da zigosidade — a proporção de MZ e DZ deve concordar com a da população em geral. A aplicação prática deste método seria muito mais fácil se o questionário de rotina para pacientes internos fosse suplementado com a pergunta: o paciente tem um gêmeo?
4. *Amostra Representativa Não-limitada.* Aqui todos os gêmeos em uma população são avaliados e examinados independentemente de sofrerem da condição investigada. Em geral devem ser triados os registros completos de nascimento durante um período de vários anos. O número de indivíduos que devem ser examinados é enorme em comparação ao da "amostragem representativa limitada". Se a condição tiver uma incidência de, digamos, 0,5% e o número de gêmeos for 1:50, com o enfoque "representativo limitado" 10.000 pessoas devem ser triadas para se encontrar 200 indivíduos gêmeos. Para a amostragem representativa ilimitada, uma população de 2 milhões deve ser triada. Por outro lado, para algumas características, especialmente as doenças mentais, este enfoque, que foi adotado na Dinamarca, Noruega, Suécia e Finlândia [24, 43, 76, 147] produziu resultados que mostram variações interessantes das de investigação, usando a amostragem representativa limitada (Caps. 15, 16). Em Budapeste, Hungria, todos os gêmeos nascidos desde 1970 foram registrados.

Uma recente amostra grande de gêmeos é uma modificação da amostra representativa ilimitada. Todos os gêmeos masculinos que foram registrados nos Serviços das Forças Armadas dos Estados Unidos durante a Segunda Guerra Mundial estão sendo amostrados por um registro de gêmeos mantido pelo National Research Council em Washington, D.C. Foram feitas ou estão em andamento muitas investigações com estes dados.

6.3.7 Um Exemplo: Hanseníase na Índia

Um estudo de gêmeos sobre hanseníase pode servir como um exemplo para a aplicação do método de gêmeos [22]. A hanseníase é causada pelo *Mycobacterium leprae* (bacilo de Hansen). Entretanto, nem todos expostos ao bacilo ficaram infectados, e nem todos que foram infectados desenvolveram sintomas clínicos. Além disso, a infecção produz manifestações variáveis, dependendo do estado imunológico do organismo. Um paciente pode apresentar apenas máculas despigmentadas antiestéticas (hanseníase tuberculóide), enquanto outro tem infiltrações difusas (hanseníase lepromatosa).

As diferenças aparentes em suscetibilidade podem ter muitas causas, mas as informações disponíveis tornam provável uma influência genética. Duas destas causas são o acúmulo do mesmo tipo de hanseníase entre os parentes próximos e diferenças raciais nas freqüências relativas de tipos diferentes de hanseníase. Em brancos e negros, o tipo tuberculóide é mais freqüente, enquanto nos orientais a forma lepromatosa prevalece. Outros estudos com séries menores de pacientes, embora não inteiramente satisfatórios metodologicamente, sugeriram também uma influência genética na hanseníase [22].

O estudo de gêmeos discutido aqui foi feito nas áreas com hanseníase endêmica do oeste de Bengala e Andhra Pradesh, Índia, onde pelo menos 2 a 4 % da população total é sabidamente afetada. Foi feito um esforço determinado para avaliar todos os gêmeos que sofrem de hanseníase dentro destes distritos. Primeiro, todos os que estavam em clínicas permanentes ou móveis de hanseníase foram indagados: (a) você tem um gêmeo?, e (b) existem pares de gêmeos em sua família ou cidade? A investigação foi então ampliada para levantamentos em cidades. Foram examinados 102 pares de gêmeos com pelo menos um gêmeo afetado por hanseníase.

O Quadro 6.19 mostra que a taxa de concordância em MZ é significativamente maior que nos DZ. Além disso, em muitos dos pares MZ afetados, tanto o curso da doença quanto a extensão das lesões mostraram uma grande semelhança. As diferenças intrapar na idade de início de todos os pares de gêmeos concordantes (MZ e DZ) tendem a ser menores nos MZ que nos gêmeos DZ.

Como a hanseníase pode apresentar diferentes manifestações clínicas, esta doença permite a análise da concordância quanto ao tipo particular de hanseníase presente. O Quadro 6.20 mostra que 5 dos 37 pares MZ concordantes para hanseníase eram discordantes quanto ao tipo de hanseníase, sendo um tuberculóide e o outro lepromatoso. Estes pares ofereceram a oportunidade de um achado adicional. Foi sugerido no passado que um modo simples de herança é responsável pela hanseníase lepromatosa. Um possível candidato é o prejuízo do funcionamento dos linfócitos T. Entretanto, a descoberta de cinco gêmeos concordantes para hanseníase, mas discordantes para o tipo, torna esta possibilidade improvável. Assim, os estudos de gêmeos, além de fornecerem evidências so-

Quadro 6.19 Concordância em 102 pares de gêmeos com hanseníase, 62 MZ e 40 DZ (de Chakravartti e Vogel 1973 [22])

Sexo	Pares MZ	Pares DZ
	Concordantes	Concordantes
Homens	24, 60,0 %	5, 22,7 %
Mulheres	13, 59,1 %	1, 16,7 %
Homens + Mulheres	—	2, 16,7 %
Total	37, 59,7 %	8, 20,0 %

$\chi^2 = 15{,}53$; $p \sim 0{,}003$.

Quadro 6.20 Concordância e discordância quanto ao tipo de hanseníase em gêmeos MZ e DZ (de Chakravartti e Vogel, 1973 [22])

	Concordantes para o tipo	Discordantes para o tipo	Totais
Gêmeos MZ	32	5	37
Gêmeos DZ	6	2	8
Total	38	7	45

Só foram incluídos os pares de gêmeos concordantes para hanseníase.

bre como a variabilidade genética influencia a suscetibilidade, podem ajudar a lançar luz sobre hipóteses mais específicas acerca da patogenia.

Deve ser considerada uma possível tendenciosidade. Foi feito um esforço determinado para avaliar todos os indivíduos com hanseníase nas regiões investigadas. Entretanto, como mostram as freqüências relativas, a avaliação dos gêmeos MZ foi muito mais completa que a dos gêmeos DZ. (Na população indiana, a proporção MZ/DZ é muito semelhante à da Europa.) O motivo desta tendenciosidade é encontrado em algumas condições de vida nesta parte da Índia. A maioria dos indivíduos examinados vivia em áreas rurais com uma grande taxa de analfabetismo. A maioria dos habitantes locais não sabia nem sua idade exata. Assim, um par de gêmeos em geral era reconhecido como tal apenas quando havia semelhança. Nestas circunstâncias os gêmeos DZ freqüentemente não eram nem notados. Às vezes os próprios irmãos não percebiam que eram gêmeos.

Como a avaliação incompleta dos gêmeos DZ tinha influenciado o resultado? Uma vez que a avaliação dos pares concordantes é geralmente favorecida, as diferenças entre os pares MZ e DZ podem ser subestimadas. Mais importante, entretanto, é a pergunta: os pares MZ foram completamente avaliados? Provavelmente não. Alguns pares podem ter bem-sucedidamente escondido sua doença. Muitos pares viveram em colônias de mendigos e não receberam tratamento. Os gêmeos de castas superiores podem ter escapado do levantamento devido ao tratamento com médicos particulares. Alguns pacientes podem intencionalmente ter dado respostas erradas para evitar o estigma social da hanseníase por seus gêmeos ou parentes afetados. Como ambos os fatores se aplicam tanto a gêmeos MZ quanto DZ, independentemente da concordância ou discordância, é improvável uma influência mais forte sobre a taxa de concordância nos MZ devido à seleção de probandos. Entretanto, os dados de concordância ainda podem estar muito altos.

Quanto aos fatores de risco ambientais, a análise dos pares MZ discordantes confirmou que o contato contínuo e intenso com casos infecciosos é mais importante. Portanto, os dados de concordância da mesma ordem de magnitude só podem ser esperados nas áreas em que a hanseníase é altamente endêmica. A infecção é quase ubíqua, e contrair a doença depende principalmente da suscetibilidade herdada. Nas populações com menor incidência de hanseníase, as infecções dependem mais do acaso. Assim, devem ser esperadas baixas taxas de concordância entre gêmeos MZ.

Os levantamentos sobre a tuberculose mostram resultados similares [161]. Os primeiros estudos deram taxas de concordância da ordem de magnitude encontrada no estudo acima sobre hanseníase. Os pacientes incluídos nestes estudos cresceram em uma época em que quase todas as áreas industrializadas, como o oeste da Europa ou os EUA, estavam expostas à infecção, como evidenciado pelos testes positivos de tuberculina. Um estudo mais recente encontrou uma concordância mais baixa [133]. Nos últimos anos, o risco de infecção tinha sido bastante reduzido.

Mesmo para uma condição puramente somática como a hanseníase, as taxas de concordância observadas, e portanto as conclusões quanto ao grau de determinação genética ou propensão,

Quadro 6.21 Resultados de gêmeos nas doenças multifatoriais (excluindo doenças mentais; dados de von Verschuer, 1959 [161]; Jörgensen, 1974 [69]; Berg, 1983 [8])

Condição	Pares de gêmeos	*n*	Concordância *n*	Concordância %	MZ mais freqüentemente concordantes que DZ
Pé torto	MZ	35	8	22,9	10,0
	DZ	135	3	2,3	
Desloc. cong. do quadril	MZ	29	12	41,4	14,8
	DZ	109	3	2,8	
Fenda labial e palatina	MZ	125	37	29,6	6,4
	DZ	236	11	4,7	
Câncer	MZ	196	34	17,4	1,6
	DZ	546	59	10,8	
Doença coronariana	MZ	50	23	46,0	4
	DZ	59	7	11,8	
Diabetes mellitus	MZ	181	101	55,8	4,9
	DZ	394	45	11,4	
Hiper-tireoidismo	MZ	49	23	47,0	15,1
	DZ	62	4	6,5	4,1

só são válidas para as condições ambientais prevalentes na população na qual vivem os gêmeos. A generalização para outras populações deve ser sujeita a cuidadosas considerações das condições de vida. No oeste da Europa, por exemplo, a hanseníase desapareceu durante os séculos dezessete e dezoito sem nenhuma terapia, apenas devido à melhora nas condições de vida. Provavelmente houve pouca ou nenhuma influência de mudanças genéticas.

6.3.8 Estudos de Gêmeos em Outras Doenças Comuns

O Quadro 6.21 mostra algumas doenças nas quais o método dos gêmeos ajudou a estabelecer o significado de fatores genéticos na suscetibilidade. As três primeiras citações são malformações, e portanto a síndrome de transfusão pode ter influenciado a taxa de concordância. Em todas as doenças, foi notada uma concordância maior em gêmeos MZ do que em DZ. Os dados atendem ao "critério dos gêmeos" (Seção 6.1.2.3) para a herança multifatorial.

O Quadro 6.22 fornece dados para cinco doenças infecciosas. A alta concordância não é em si suficiente para estabelecer a existência de fatores genéticos na suscetibilidade. A diferença entre MZ e DZ deve ser considerável. Por exemplo, antes da introdução da imunização, quase todas as crianças contraíam sarampo. Assim, a concordância tanto em MZ quanto em DZ era naturalmente alta, indicando que os fatores genéticos não têm importância particular. Os dados no Quadro 6.22 foram coletados em uma época em que as doenças eram muito comuns.

As análises de discordância podem elucidar um pouco os fatores genéticos versus fatores ambientais na doença. Os estudos de Lemser, em 1938 [84], mostraram, por exemplo, que as gestações — especialmente as múltiplas — podem levar a manifestação de diabetes em mães predispostas, pois em vários casos um co-gêmeo tornou-se diabético após várias gestações, enquanto a outra, que engravidou menos freqüentemente, permaneceu saudável (Fig. 6.31). Entretanto, a informação fornecida pelos estu-

Quadro 6.22 Concordâncias de gêmeos em quatro doenças infecciosas (de Jörgensen, 1974 [69]; Chakravartti e Vogel [22])

Doença	Gêmeos	MZ			DZ			MZ > DZ
	n	*n*	Concord.	Conc. (%)	*n*	Concord.	Conc. (%)	
Sarampo	3645	1629	1586	97,4	2016	1901	94,3	1,03
Escarlatina	702	321	175	54,6	381	179	47,1	1,16
Pneumonia	800	328	106	32,3	412	86	18,2	1,77
Tuberculose	1316	386	204	52,8	930	192	20,6	2,56
Hanseníase	102	62	37	59,1	40	8	10,0	2,90

dos de gêmeos sobre os aspectos genéticos da suscetibilidade à doença tendem a ser gerais e inespecíficos. Portanto, não é surpreendente que os estudos de gêmeos sobre doenças internas tenham perdido a popularidade nos últimos anos. A sensação que parece prevalecer é de que, em comparação a tempo e recursos, o retorno em termos de conhecimentos novos e específicos é muito pequeno.

Entretanto, os recentes estudos de gêmeos ajudaram a estabelecer que fatores genéticos desempenham um papel na biotransformação de todas as drogas examinadas até agora (Seção 7.5.1). Algumas informações valiosas ainda podem ser obtidas por este método, se for usado corretamente e suplementado por outros métodos (por exemplo, veja os Caps. 15, 16).

6.3.9 Método dos Gêmeos Para Pesquisar Características de Distribuição Contínua

Em que grau a variabilidade de uma característica na população é geneticamente determinada? Uma condição para uma investigação significativa é que a característica seja mensurável. Isto poderia parecer evidente por si mesmo, mas em genética do comportamento (Cap. 15) o problema de instrumentos apropriados para a medida é de fato um grande problema. Uma vez resolvido este problema, o seguinte seria: como obter uma amostra de gêmeos? Colégios, faculdades e instituições militares fornecem boas possibilidades de localizar uma "amostra representativa ilimitada" (Seção 6.3.6). Entretanto, não é fácil encontrar uma amostra realmente não-tendenciosa. Pelo menos uma tendenciosidade que está sempre presente é que os gêmeos MZ são mais propensos a ser voluntários que os DZ. É plausível que a cooperação esteja correlacionada a variáveis de personalidade. Esta fonte de seleção pode, portanto, introduzir uma tendenciosidade em alguns estudos de genética do comportamento.

Ao avaliar a característica em questão, um aspecto importante, porém muito negligenciado, são os erros de medida.

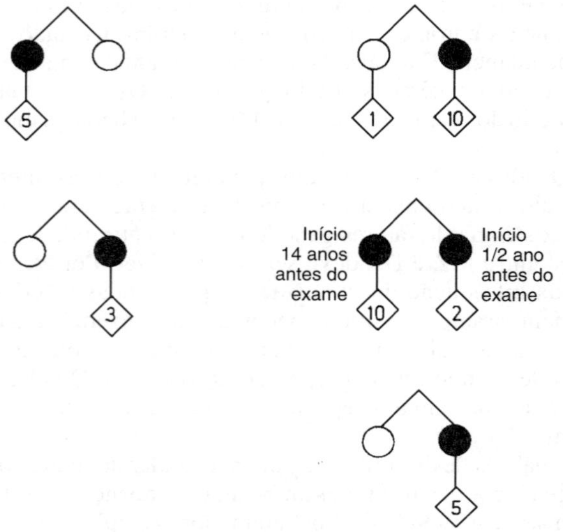

Fig. 6.31 Cinco pares MZ adultos discordantes para *diabetes mellitus.* A gêmea com o maior número de gestações desenvolveu *diabetes mellitus,* enquanto as com poucas ou nenhuma gestação permaneceram saudáveis ou desenvolveram diabetes muito mais tarde. (Dados de Lemser, 1938 [84])

Estimativas de Herdabilidade a partir dos Dados de Gêmeos. O conceito de herdabilidade foi introduzido anteriormente (Seção 6.1.1.5). Em uma característica de distribuição contínua, como a estatura, a herdabilidade foi estimada de uma comparação entre genitores e filhos. Os dados de gêmeos oferecem um meio alternativo para se obter as estimativas de herdabilidade. O método é discutido no Apêndice 5. Sugere-se que devam ser calculadas três estimativas alternativas de h^2:

- h_1^2 da comparação dos pares MZ com DZ
- h_2^2 da comparação de pares MZ com pares de controle não aparentados, ajustados por idade, da mesma série
- h_3^2 dos coeficientes de correlação intraclasse dentro de toda a série de MZ, por um lado, e DZ, do outro.

As três estimativas estão sujeitas a várias tendenciosidades, ou seja, uma estimativa não-tendenciosa de h^2 dos dados de gêmeos é impossível. Isto é especialmente verdadeiro para a estimativa do coeficiente de correlação intraclasse h_3^2, que tem sido muito usada na literatura.

A maioria das estimativas de herdabilidade dos estudos de gêmeos é baseada em suposições não-realistas. Por exemplo, os gêmeos supostamente representam uma amostra não-tendenciosa da população, e os gêmeos examinados são considerados uma amostra não-tendenciosa de todos os gêmeos. Supõe-se que o ambiente dos gêmeos seja idêntico ao da população geral, e portanto que influências ambientais idênticas atuam nos gêmeos MZ e DZ. Esta suposição pode muito bem ser a mais problemática, pois os gêmeos MZ em geral procuram e criam ambientes mais similares. Entretanto, a interação de hereditariedade e ambiente, bem como a covariância entre a hereditariedade e o ambiente em geral são negligenciadas. As limitações do conceito de herdabilidade impedem qualquer indicação quanto ao número de genes que operam, bem como o mecanismo genético envolvido.

Todas estas considerações devem nos prevenir para não levar muito a rigor as estimativas de herdabilidade dos dados de gêmeos. Elas são medidas grosseiras que podem servir como uma primeira orientação para a estimativa do componente genético na variabilidade fenotípica de uma determinada característica. Elas levantam dúvidas, ao invés de respondê-las.

6.3.10 Significado das Estimativas de Herdabilidade: Evidência da Estatura

Foi encontrada uma alta herdabilidade para estatura. Isto significa que as variações ambientais encontradas na população de onde vieram os gêmeos têm pouca ou nenhuma influência sobre o valor fenotípico. Podemos concluir que a estatura é uma característica geneticamente estável que não pode ser alterada por mudanças no ambiente, exceto, possivelmente, em situações extremas, como grave subnutrição. Demonstrou-se que esta conclusão estava errada.

Aumento de Estatura Durante o Último Século [85]. Durante o último século e meio, foi observado um apreciável aumento de estatura em muitos países. O exame de esqueletos do Neolítico até a metade do século dezenove mostra uma estatura corpórea média que permaneceu constante durante este período (Quadro 6.23). O recente aumento de estatura é mais notável nos subgrupos populacionais de menor condição socioeconômica (Quadro 6.24). Além disso, é observado mesmo ao nascimento, e particularmente após o primeiro ano de vida. Ao mesmo tempo, foi observada uma diminuição substancial na média de idade da menarca. A análise estatística sobre os dados de estatura excluem as influências genéticas. A redução da endogamia nos últimos anos comparada com uma maior endogamia nos períodos anteriores não é suficiente para explicar o aumento observado na altura corpórea (Cap. 13). Seria esperado que a seleção natural levasse a uma diminuição da estatura, pois durante o mesmo período de tempo subgrupos da população com menor condição socioeconômica que eram mais baixos tendem a ter mais filhos. Há uma evidência convincente de que este aumento de estatura é causado por fatores ambientais, melhor nutrição durante a infância, especialmente nos primeiros anos de vida, e redução das doenças infecciosas, principalmente do trato gastrointestinal levando a diarréia.

Lições a Serem Aprendidas Deste Exemplo. A alta herdabilidade de uma determinada característica medida sob certas condições ambientais não impede que esta característica seja influenciada fortemente por tendências seculares nas condições ambientais às quais a população, ou partes apreciáveis dela, pode estar sujeita.

Este fenômeno é especialmente verdadeiro para características que se desenvolvem durante um período prolongado de tempo, durante o qual pode haver exposição a muitas influências externas variáveis. Entretanto, nem todas as mudanças ambientais influenciam tal característica. Algumas, e mesmo as que possivelmente têm um efeito, podem ainda não ter influência. É impossível uma previsão em termos gerais. Cada situação pode ser diferente. Este tópico será retomado na seção sobre genética do comportamento.

Quadro 6.23 Estatura média (cm) de homens adultos (de Lundmann; veja Lenz 1959 [85])

	Suécia	Noruega	Dinamarca
Idade da pedra	169,5	164	170,0
Idade do bronze	166,5	—	166,5
Idade do ferro	167,0	167,0	168,0
Idade média	167,5	167,0	—
1855	167,5	168,0	165,5
1939	174,5	174,5	171,5

Quadro 6.24 Estatura (cm) de segmentos da Suíça (de Lenz 1959 [85])

Cantão de Luzern	1897-1902	1927-1932	Aumento
Comerciantes e estudantes	166,6	171,2	4,4
Operários de fábrica	161,8	167,0	5,2
Fazendeiros	163,1	166,1	3,0
Cantão de Schwyz	1887	1935	
Intelectuais	167,0	170,6	3,6
Trabalhadores braçais	164,0	169,4	5,5
Trabalhos físicos leves	163,2	168,0	4,8
Fazendeiros	162,9	168,7	5,8
Operários de fábrica	155,9	169,6	13,7
Cidade de Zürich	1910	1930	
Comerciantes e estudantes	169,6	172,7	3,1
Alfaiates	166,5	169,5	3,0
Operários de fábricas	166,4	170,5	4,1
Fazendeiros	165,8	168,4	2,6
Ferreiro	165,7	168,8	3,1

6.3.11 Método Gêmeos-família [71, 88]

Geralmente é muito trabalhoso reunir material de gêmeos ou de famílias para um determinado estudo. Portanto, se alguém planeja investigar uma determinada condição por meio de ambos os enfoques, o exame das famílias de gêmeos é uma possibilidade óbvia para reduzir o esforço envolvido.

As duas abordagens podem ser interligadas de um modo mais especial. O fato de alguns gêmeos MZ serem concordantes e outros discordantes para um determinado distúrbio pode ser causado por um dos motivos a seguir ou por ambos: (a) a manifestação do distúrbio é influenciada por fatores não-genéticos, e (b) existem dois tipos diferentes, uma forma herdada e uma não herdada. As duas explicações possíveis podem ser diferenciadas comparando os dados de risco empíricos para o distúrbio em parentes próximos de concordantes com os pares de MZ discordantes. Se houver heterogeneidade, de modo que um tipo da doença não seja genético, o risco de parentes de pares discordantes de MZ não é maior que o da população em geral, enquanto a discordância causada por fatores não-genéticos leva a riscos semelhantes entre os parentes de gêmeos concordantes ou discordantes.

Ao que sabemos, Luxemburger [89] foi o primeiro a usar o método gêmeos-família. Ele mostrou que na esquizofrenia os riscos são mais ou menos iguais nos grupos de parentes de pares de gêmeos MZ concordantes e discordantes, sugerindo que casos esporádicos não-hereditários são raros ou inexistentes.

6.3.12 Método de Controle com Co-gêmeo [48]

Como os gêmeos MZ são muito semelhantes ou idênticos em várias características, podemos examinar se, e em que grau, as várias influências ambientais são capazes de mudar uma determinada característica. Muitas vezes uma característica muda espontaneamente com o tempo. Uma doença pode sofrer remissão espontânea, e isto pode ser erroneamente atribuído a intervenção ou influências externas.

Os gêmeos MZ oferecem uma boa oportunidade de investigação expondo um gêmeo à influência em estudo e o outro não. Este método fornece o mais perfeito instrumento experimental pelo controle completo da possível variabilidade de hospedeiro. O método pode ser comparado a usar linhagens endocruzadas de animais em medicina experimental.

Embora o método tenha sido desenvolvido para investigar as influências educacionais nas características comportamentais humanas, ele também pode ser usado de um modo mais geral, por exemplo, para testar se algumas medidas terapêuticas são úteis.

Um estudo [75] examinou 22 gêmeos MZ e 28 DZ por procedimentos de testes psicológicos para determinar se alguns aspectos da inteligência poderiam ser melhorados por "exercício psicológico". Os testes foram feitos primeiro sem nenhum treinamento anterior. Depois, o gêmeo com o pior desempenho recebeu treinamento uma vez por semana durante 5 semanas. Ao final de 5 semanas os gêmeos foram novamente examinados, e foi encontrado um aumento no desempenho nos treinados mas não em seus co-gêmeos.

Um estudo sueco [103] comparou dois métodos de ensino de leitura e escrita em dez MZ e oito gêmeos DZ do mesmo sexo. As vantagens comumente citadas para o método analítico, que começa com a leitura de palavras inteiras em lugar de letras isoladas, não foram confirmadas. Algumas vantagens do método mais tradicional, no qual são ensinadas as letras isoladas para serem combinadas em palavras foram, entretanto, detectadas. Devido à estrutura diferente de línguas, este resultado não pode ser imediatamente generalizado. A réplica do estudo nas populações de língua inglesa seria interessante, pois o som das letras depende muito mais de seu contexto dentro das palavras que em outras línguas européias.

6.4 Contribuição da Genética Humana aos Conceitos e a Teoria das Doenças [156]

6.4.1 Princípios Gerais

Os Conceitos de Doença e Diagnóstico[156]. Quem está doente? Quase todos sofrem de doenças por algum período de suas vidas. A distinção entre um ligeiro desconforto e uma doença que requer ajuda de um médico não é nítida. Ela depende do estado atual da medicina, porém, ainda mais das condições gerais de vida, atitudes sociais em relação a saúde e doença e organização dos cuidados médicos. Isto é destacado pelas enormes diferenças no número de médicos (e outros prestadores de cuidados) per capita nas sociedades industriais, por um lado, e em muitos países em desenvolvimento, por outro. Mesmo nos países com alto padrão de vida, entretanto, nem todos os episódios de não estar bem podem e devem ser tratados. Os estudos epidemiológicos na população urbana da Suécia, por exemplo, mostraram que mais da metade dos adultos durante o último ano sofreram sintomas que, na opinião dos examinadores, justificaria um tratamento psiquiátrico ou psicoterapêutico [57].

Quando alguém está mal, os médicos usam suas habilidades para chegar a um diagnóstico [167]. Isto significa que seja feita uma tentativa para tentar classificar as queixas do paciente em uma categoria específica de doença. A sistemática da classificação da doença é chamada de nosologia. Ao contrário da sistemática zoológica ou botânica, não há sistema natural de doenças. Os médicos trabalham com uma classificação heterogênea, que cresceu historicamente com o desenvolvimento da medicina. As categorias de doença em geral não têm limites distintos e podem se superpor. Isto não está necessariamente errado. A medicina é uma ciência apenas parcialmente, e não procura um sistema perfeito de classificação. A determinação de um diagnóstico ajuda a prever a história natural da doença e pode ajudar a ditar os tratamentos apropriados. A classificação diagnóstica ajuda os médicos a fazer uso das experiências anteriores de sua profissão.

Repetindo: a medicina não é uma ciência. Ela é uma arte e uma ciência aplicada ou *techne* (Platão). Ela usa a ciência para desenvolver orientações de diagnóstico, prognóstico, terapia e prevenção. Aqui, a ciência da genética contribuiu para muitos conceitos úteis e métodos nas últimas décadas.

Doenças com Causas Simples. A compreensão científica requer fundamentos teóricos. Os requisitos para uma boa teoria científica são discutidos na Seção 6.1.1.6. Uma teoria subjacente à explicação de todas as doenças não existe e provavelmente nunca existirá. Entretanto, são possíveis teorias para alguns aspectos da doença. Por exemplo, o conceito de uma *doença* que é determinada por uma única *causa* tem um alto valor explicativo. Por exemplo, os múltiplos e variados sinais de tuberculose só ocorrem após a infecção do *Mycobacterium tuberculosis*. O desenvolvimento específico da infecção tuberculosa e a história natural da tuberculose em um indivíduo dependem de muitas circunstâncias adicionais, inclusive fatores genéticos. Uma teoria da doença que é centrada no conceito de doença única produzida por uma só causa é específica, requer a elucidação dos mecanismos, e portanto tem um alto valor explicativo. Como uma primeira escolha, tal teoria é preferível a um conceito baseado em mera descrição dos sinais de doença, tais como tosse ou hemoptise, ou nos contructos de ordem menor sobre os quais se baseava a patologia orgânica do século dezenove, tal como "inflamação produtiva crônica dos pulmões". A meta da pesquisa científica da doença é a substituição da patologia descritiva por conceitos diagnósticos mais explicativos.

Obviamente isto é mais fácil quando uma doença distinta tem uma única causa. Há um século este conceito foi bem-sucedidamente aplicado a várias doenças infecciosas. Compreensivelmente, este sucesso estimulou os cientistas a aplicarem o conceito a condições nas quais não existe uma única causa e onde os critérios diagnósticos eram indistintos. Um provável exemplo é a esquizofrenia. Aqui a procura por uma causa principal biológica ou psicológica não tem sido bem-sucedida, embora seja considerável que uma causa principal escape às pesquisas [114].

As doenças hereditárias com herança simples, monogênica, são exemplos excelentes da aplicação bem-sucedida do conceito monocausal de doença. Usando como exemplos as mutações dos genes da hemoglobina, podemos mostrar como a análise genética baseada no paradigma de Mendel e na sua extensão para a biologia molecular não só permitiram a identificação das *causas* da doença, mas também abriram caminho para a elucidação dos *mecanismos* pelos quais as mutações bem-definidas causam um prejuízo funcional, isto é, uma doença (Seção 7.3). É notável, entretanto, que a interação com outros genes, e possivelmente com o ambiente, determina a gravidade das doenças monogênicas. A anemia falciforme é um exemplo bem estudado. Níveis mais altos de HbF levam a manifestações clínicas brandas na anemia falciforme, e várias mutações bem-definidas que causam níveis elevados de hemoglobina fetal (persistência hereditária de hemoglobina fetal) melhoram o quadro clínico. Entretanto, mesmo alterações mais sutis no ambiente cromossômico ao redor da mutação HbS (definidas por haplótipos variantes de DNA) aparentemente afetam sítios reguladores críticos de HbF [163]. Assim, o tipo "senegalense" de anemia falciforme está associado a mais HbF, a uma preponderância de cadeias γ de HbG, e a uma proporção menor de células falcêmicas irreversíveis, em comparação ao tipo "Benin" mutacionalmente idêntico de anemia falciforme, que difere no haplótipo de DNA [104, 105]. A presença simultânea de talassemia α é outro fator modificador associado a um padrão clínico menos grave. Nossa habilidade crescente em definir determinantes genéticos específicos que afetam a gravidade clínica na anemia falciforme fornece um excelente modelo para elucidar a patogenia e a gravidade clínica de outras doenças genéticas pela análise de genes interativos.

As variantes de hemoglobina demonstram um outro fenômeno. As mutações dentro do mesmo gene podem levar a fenótipos bem diferentes. A metemoglobinemia, por exemplo, é uma doença diferente da anemia falciforme, ambas causadas por mutações diferentes que afetam o gene Hbβ. Outras mutações em sítios diferentes do mesmo gene, com efeitos diferentes, já foram observadas. Contrariamente, a heterogeneidade genética, isto é, a causa de fenótipos semelhantes ou mesmo idênticos por mutações em loci gênicos diferentes, também é muito comum, de modo que uma variedade de causas podem levar ao mesmo efeito final.

Nas aberrações cromossômicas, as *causas* de muitos defeitos de nascimento já foram identificadas. As síndromes de anomalias cromossômicas são inequivocamente definidas por sua constituição cromossômica anormal. Todavia, os *mecanismos* pelos quais estas aberrações levam a fenótipos anormais, ou seja, as vias do genótipo até o fenótipo continuam pouco compreendidas (Cap. 8; veja também [36]).

A situação é *diferente* em muitas doenças e anomalias geneticamente *influenciadas*. Nelas, como na esquizofrenia, uma única causa não pode ser identificada, e em muitos casos pode não existir. O mesmo processo patogenético causador da doença pode ser disparado por uma variedade de causas, seja isoladamente ou em combinação. Alguns destes fatores causais podem ser genéticos, enquanto outros são "ambientais", incluindo os somáticos (ex., alérgenos), os comportamentais (ex., hábitos alimentares e de bebidas), os sociais (ex., influência de genitores, colégio, ocupação), e outros fatores. Geralmente uma descrição preliminar em termos de "herança multifatorial com ou sem efeito de limiar" (Seção 6.1.2) permite algumas conclusões preliminares. Entretanto, a identificação e análise dos componentes genéticos e ambientais específicos que contribuem para um risco de doença é a meta *seguinte*. Uma propensão genética pode ter causas e componentes diferentes entre um indivíduo e família e a próxima, como mostrado na discussão sobre as hiperlipidemias e doença coronariana (Seção 6.4.2.2). O mesmo é verdadeiro para uma doença que tem sido chamada de "o pesadelo do geneticista médico" (Neel, [107]), o *diabetes mellitus.*

Genética do Diabetes mellitus [26, 107, 110, 126]. Os desenvolvimentos de nossa progressiva compreensão do *diabetes mellitus* ilustram como uma doença comum está gradativamente sendo mais bem compreendida. Bem no início da história da medicina a doença era diagnosticada quando havia sede, poliúria, perda de peso, fraqueza, coma e morte associada a urina com sabor adocicado. Hoje em dia, o nível quantitativo de glicose sangüínea em jejum, como um limite em 140 mg por 100 ml é usado para o diagnóstico. Este ponto-limite é arbitrário, entretanto, e causa dificuldades na classificação e problemas para a análise genética. Este é um exemplo típico das situações gerais descritas acima: um nível levemente aumentado de glicose sangüínea em si não é uma doença. O indivíduo nem ao menos o percebe. Mas indica um aumento de risco para complicações potencialmente graves. O diabetes é altamente heterogêneo, ou seja, causas genéticas diferentes, e talvez não-genéticas, produzem uma condição clínica diagnosticada como diabetes. Existem variedades de diabetes tanto comuns quanto incomuns. As duas mais comuns são conhecidas como tipo I e tipo II de diabetes, e podem ser diferenciadas por numerosos critérios (Quadro 6.25). Sua etiologia é diferente, e há uma agregação familiar limitada ao tipo de diabetes observado no caso-índice. Embora a agregação familiar seja menos marcante no diabetes tipo I, mais grave, a fisiopatologia é mais bem compreendida [126]. Há um aumento de evidência de que esta doença é causada por um dano viral às ilhotas de Langerhans no pâncreas, seguido da produção de autoanticorpos antiilhotas que gradativamente as destrói. Este processo leva à deficiência de insulina e a achados clínicos característicos. Entretanto, nem todas as pessoas desenvolvem a doença.

A suscetibilidade é fortemente aumentada pela presença de dois alelos no locus de HLA-DR, DR3 e DR4. Os heterozigotos compostos DR3/DR4 correm um risco ainda maior se os riscos forem simplesmente aditivos. A suscetibilidade parece estar mais ou menos confinada a subalelos que podem ser identificados com métodos moleculares (Seção 6.2.3). Além disso, a associação com DR3 ou DR4 permite a subdivisão do diabetes tipo I em dois subtipos: o tipo associado a DR3 apresenta primariamente autoanticorpos, enquanto no tipo associado a DR4 uma etiologia viral parece mais provável (Fig. 6.32). Assim, este é um outro exemplo de categorização em dois subtipos de uma doença aparentemente uniforme.

Quadro 6.25 Diabetes tipos I e II (de Olefsky, 1985 [110])

	Tipo I	Tipo II
Prevalência	0,2%-0,3%	2%-4%
Proporção total de diabetes[a]	7%-10%	90%-93%
Início	<30 anos	>40 anos
Gordura corpórea	Magro	Obeso (~ 80%)
Cetoacidose	Comum	Raro
Deficiência de insulina	Absoluta	Rara
Terapia	Insulina	Dieta
Complicações	Vasculopatia, neuropatia, nefropatia,	Raras e tardias
Concordância em MZ	40%-50%	100%
Parentes de 1.º grau afetados	5%-10%	10%-15%
Associação HLA D3/D4	Sim	Não
Auto-anticorpos circulantes de ilhotas pancreáticas	Sim	Não
Outros fenômenos	Ocasional	Não
Secreção de insulina	Deficiência grave	Variável
Resistência à insulina	Ocasional; anticorpos de insulina	Usual; defeitos pós-receptor?

[a]Todas as outras formas de "diabetes" são muito raras: < 1%.

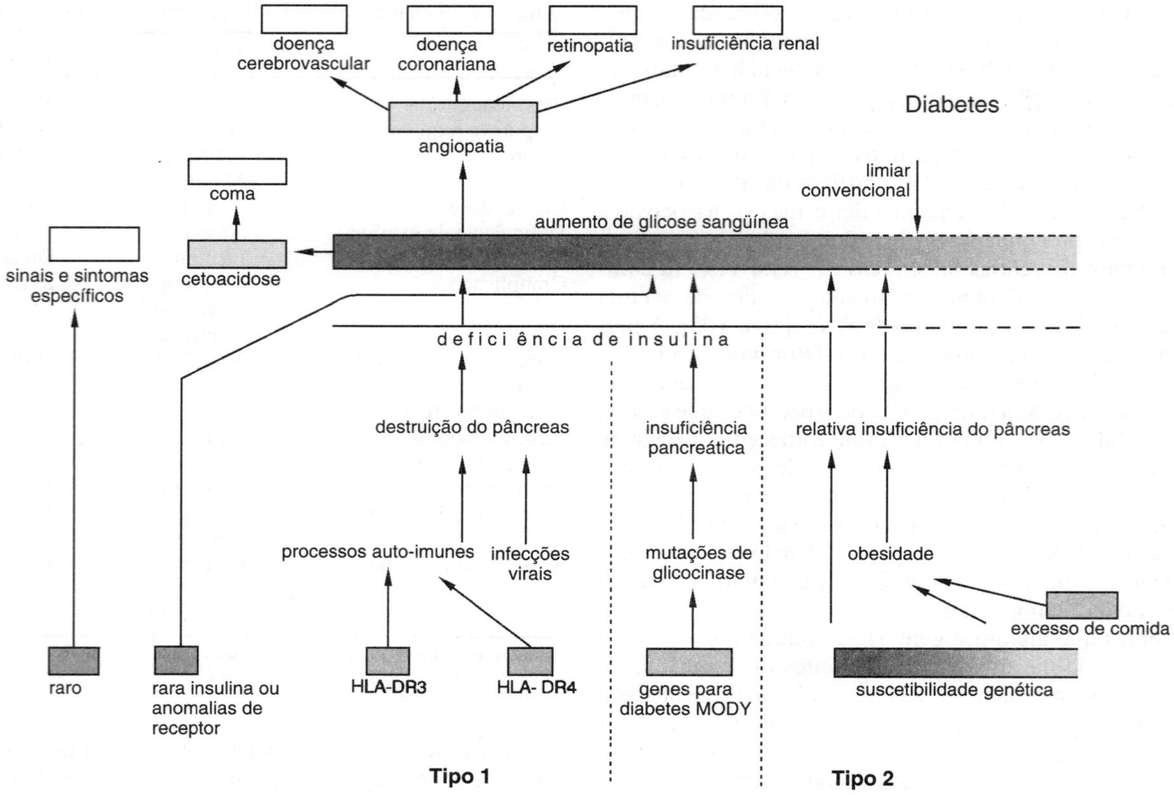

Fig. 6.32 Determinação genética e vias patogênicas que levam a *diabetes mellitus.* Numerosos genes, em geral em combinação com fatores ambientais, podem levar a um aumento de glicose sangüínea, que pode causar, além dos sinais clínicos de diabetes (fadiga, sede etc.), complicações tais como cetoacidose levando a coma, e angiopatia levando a doença cerebrovascular, doença coronariana, retinopatia e insuficiência renal. Note as diferenças entre o tipo 1 e o tipo 2 de diabetes. MODY é a diabetes de início na maturação da juventude, que é herdada como característica autossômica dominante e pode ser causada por mutações na produção de glicocinase. (Veja texto.)

Entretanto, mesmo entre gêmeos idênticos só há 50% de concordância, sugerindo que vários outros fatores, tais como a falta de exposição igual, eventos aleatórios e fatores ambientais pouco compreendidos também têm um importante papel na etiologia.

O diabetes tipo II é comum na meia-idade e nos mais idosos, mas geralmente é branda. Os fatores genéticos têm um papel importante, como evidenciado pela alta taxa de concordância em gêmeos idênticos. A natureza dos fatores genéticos e seu modo de transmissão ainda não foram elucidados.

É provável que ocorra mais heterogeneidade (com base em uma variedade de fenômenos auto-imunes no diabetes tipo I, e por vários critérios, como obesidade no diabetes tipo II), mas ainda não tem aceitação geral.

Em oposição ao diabetes tipo I e tipo II, que não seguem uma herança mendeliana, uma forma rara da doença com início precoce e um curso brando sem complicações é transmitida de modo autossômico dominante. Esta condição é conhecida como diabetes de início na maturação da juventude (MODY). Em algumas famílias foi observado um defeito funcional da enzima glicocinase [140], mas há uma heterogeneidade genética no nível do DNA mesmo para o grupo MODY.

Vários tipos muito raros de diabetes já foram diferenciados. Eles envolvem insulinas com substituições de aminoácidos que tornam a molécula de insulina menos ativa [129]. A conversão defeituosa de pró-insulina em insulina devido à substituição de aminoácidos em sítios críticos também foi descrita como uma característica autossômica dominante [122]. A maioria das formas de diabetes, entretanto, não está associada a insulina estruturalmente anormal.

A ação do receptor de insulina tem sido muito estudada [125]. Já foram encontradas várias anomalias de receptor de insulina que se manifestam como um número diminuído de receptores ou capacidade diminuída de ligação da insulina em um tipo raro de diabetes insulino-resistente e em algumas condições genéticas raras, como o leprechaunismo, a lipodistrofia, a ataxia telangiectasia e a acantose nigricante.

Uma lista com cerca de 60 condições raras já foi elaborada, na qual, além de outros sinais clínicos, é observada hiperglicemia [126].

Discussão de outros aspectos do *diabetes mellitus:*

– Seção 3.13.10:	Deficiência de glicocinase na doença MODY
– Seção 6.2.3:	Associação com alelos de HLA
– Seção 6.3.8:	Estudos em gêmeos
– Seção 9.2.4:	Não-disjunção de cromossomos
– Seção 14.3:	Genética de populações, seleção natural

Conceitos de Doença e Diagnóstico [166, 167]. Quando é feito um diagnóstico, um determinado agrupamento de sinais clínicos e dados laboratoriais é classificado como uma determinada doença. Esta atitude é justificada quando pode ser apontada uma única causa principal, tal como nas doenças genéticas monogênicas e nas infecciosas. Entretanto, a maioria das doenças é definida fenomenologicamente, ou, em épocas mais recentes, por algumas características métricas, tais como açúcar no sangue no diabetes ou pressão sangüínea para a hipertensão.

Na prática médica, este procedimento é em geral bem-sucedido, pois o diagnóstico médico destina-se a servir como um guia para a terapia. A terapia pode não necessitar da cuidadosa análise da heterogeneidade necessária para as investigações genéticas. Portanto, pode ser razoável e aconselhável parar os procedimentos diagnósticos em um ponto no qual não se espera mais nenhum benefício para o paciente. Se a conduta permanece idêntica, não é mais importante, para fins práticos, diferenciar sutis categorias diagnósticas.

Entretanto, podem ocorrer falhas, pois uma determinada categoria pode ser muito superficial para fornecer uma orientação terapêutica apropriada para todos os pacientes englobados por esta categoria. Por exemplo, um diagnóstico de febre há 100 anos compreendia muitas doenças que hoje são subclassificadas e necessitam de terapias diferentes. Do mesmo modo, um diagnóstico de anemia há 75 anos era tudo o que podia ser especificado em pacientes pálidos com pouco sangue. Hoje conhecemos tipos diferentes de anemia hereditária e adquirida, que em geral requerem tratamentos específicos. A transfusão de sangue seria uma terapia inapropriada para *todas* as anemias, pois as anemias por deficiência de ferro podem ser tratadas especificamente com ferro, a anemia perniciosa com vitamina B_{12}, e a esferocitose hereditária com esplenectomia. Um outro exemplo: embora hoje tratemos a hipertensão empiricamente com muitas drogas diferentes, é provável que uma melhor compreensão dos mecanismos heterogêneos da hipertensão no futuro nos leve a um tratamento mais específico e apropriado para alguns subgrupos de pacientes. Já sabemos que os negros com hipertensão respondem melhor a diuréticos que a betabloqueadores (em oposição aos brancos), mas ainda não sabemos o motivo para esta resposta variável.

O geneticista médico sempre procura um diagnóstico altamente específico com atenção especial para a heterogeneidade, de modo a dar a orientação genética apropriada quanto aos riscos de recorrência e diagnóstico pré-natal (Seção 18.1; 18.2). As doenças com manifestações semelhantes podem ser atribuíveis a mecanismos genéticos diferentes, ou podem nem ser genéticas.

Na prática, o diagnóstico em geral é um processo gradativo. Primeiro é feita uma classificação grosseira, por exemplo, diabetes. Depois uma variedade de métodos é usada para a subclassificação, por exemplo tipo I ou tipo II de diabetes. Várias perguntas são feitas: com que idade a doença começou ? Como ela começou? O paciente é magro ou obeso? E assim em diante. Ao mesmo tempo, o médico tenta determinar se uma das muitas doenças raras está presente, na qual o diabetes é apenas um sinal clínico dentro de uma síndrome mais complexa. O diagnóstico de tal síndrome pode ser importante para a estratégia terapêutica.

As informações sobre a condição de saúde dos membros da família são necessárias para uma classificação mais precisa. Todos estes dados são usados para selecionar um curso ótimo de ação: diagnóstico preciso → prognóstico → terapia específica → prevenção de complicações e prevenção na família.

Variação Normal e Doença. A distinção entre uma doença e os limites superiores da variação normal é importante. Por exemplo, a hipertensão não é uma doença (embora freqüentemente considerada como tal), pois ela representa a designação de uma certa porcentagem da população cuja pressão sangüínea é mais alta que o valor-limite estabelecido. O risco de complicações da hipertensão aumenta com os níveis mais altos de pressão sangüínea, mas não há valor limiar no qual o risco desapareça. O diagnóstico de "hipertensão" é impróprio. A hipertensão em si é um "fator de risco" para doença coronariana, derrame, e insuficiência renal, mas não uma doença.

À medida que aprendemos mais sobre os vários fatores genéticos de risco que conferem suscetibilidade a determinadas doenças, surgem problemas similares. Muitas pessoas têm HLA DR3 ou DR4, mas apenas uma pequena porcentagem desenvolve diabetes tipo I. O risco relativo é de cerca de cinco vezes o de uma pessoa que não tenha estes tipos de HLA. O risco absoluto dos portadores de HLA DR3 e DR4 de desenvolver em diabetes permanece muito pequeno. Os homozigotos para o fenótipo Pi Z em geral desenvolvem COPD, mas nem todos os portadores do gene ficam doentes. Tais homozigotos Pi Z não estão doentes, mas podem ficar no futuro.

Uma das metas da genética médica é a elaboração de "perfis marcadores" para ajudar a identificar subgrupos com alto risco de desenvolver algumas doenças, particularmente se puderem ser tomadas medidas para evitar, retardar, ou melhorar os efeitos deletérios da predisposição genética por manipulação ambiental. Este enfoque é particularmente promissor, pois o desenvolvimento da doença freqüentemente requer a interação de suscetibilidades genéticas e fatores ambientais. Tal medicina preventiva no futuro será "ajustada" ao genótipo único de cada indivíduo, em lugar de ser direcionada para toda a população.

A criação da base científica para recomendar tais regras será a meta específica da ecogenética, discutida na Seção 7.5.2. A teoria da doença se desenvolve na teoria da preservação da saúde. A explicação de alguns dos aspectos destacados nesta seção, em maiores detalhes, é o propósito dos capítulos seguintes, especialmente nossas considerações sobre a ação gênica (Cap. 7) e a mutação (Cap. 9).

6.4.2 Situação Atual da Genética das Doenças Comuns [97, 99]

As doenças genéticas causadas por aberrações cromossômicas e por mutações mendelianas que afetam genes isolados estão relativamente bem compreendidas. Seus mecanismos podem ser abordados por estudos da ação gênica individual (veja Cap. 7), ou considerando como grandes defeitos cromossômicos causam danos desenvolvimentais (veja Cap. 2). Vários dados mostram que a agregação familiar é freqüente em muitas outras doenças. Os estudos apropriados (veja Cap. 6) idealmente precisam ser feitos para confirmar que a agregação familiar é causada por genes comuns, e não por um ambiente familiar comum.

Foram estabelecidas várias estratégias experimentais para discriminar o papel do ambiente e da hereditariedade. Tais estratégias incluem o estudo de gêmeos idênticos criados separadamente em ambientes diferentes e a comparação da freqüência da doença em filhos adotados com a de seus parentes biológicos e adotivos (veja Cap. 15). Quando gêmeos idênticos mesmo em ambientes diferentes apresentam uma concordância maior que os gêmeos DZ em ambientes similares, são sugeridos fatores genéticos e não ambientais. De modo análogo, quando filhos adotados se assemelham a seus genitores biológicos e não aos adotivos, os fatores genéticos parecem certos. A freqüência de uma característica ou doença também é geralmente estudada em cônjuges que compartilham o mesmo ambiente, em comparação a parentes biológicos que compartilham tanto a hereditariedade quanto o ambiente. A ausência de correlação entre os cônjuges após muitos anos de vida juntos, quando os parentes têm um aumento da freqüência da doença, ajuda a reforçar os fatores genéticos.

Com base em várias investigações deste tipo concluiu-se que os fatores genéticos operam nos seguintes tipos de doenças:

a) Defeitos comuns de nascimento (ex., defeitos do tubo neural, fendas labial e palatina, pé torto, doença cardíaca congênita, e outras)
b) Psicoses comuns (esquizofrenia e distúrbios afetivos)
c) Doenças comuns da meia-idade (diabetes, hipertensão, doença coronariana).

Os estudos familiares feitos nestas doenças, com raras exceções, foram incapazes de demonstrar uma herança mendeliana. Com base nos modelos de ação poligênica, deduziu-se que muitos genes não-especificados que agem em conjunto com fatores ambientais estão operando na etiologia destes distúrbios. A ação biológica dos genes envolvidos permanece amplamente desconhecida e é considerada uma "caixa-preta". Admite-se em geral que o número de genes operantes é relativamente grande, e a contribuição de cada um dos genes individuais postulados para a patogenia da doença é relativamente pequena. Quando a doença ocorre como um fenômeno qualitativo com classes dicotomizadas de "saudável" e "doente", tal como nas malformações congênitas, supõe-se um limiar (Seção 6.1.2).

Nosso conceito de herança multifatorial é resumido na Fig. 6.33. Gostaríamos de destacar o papel potencial de um ou alguns genes em muitas características supostamente multifatoriais. Um número relativamente pequeno de genes principais potencialmente identificáveis pode contribuir para a etiologia genética e explica a maioria da variação genética. Tais genes não atuam no vácuo. O conjunto de todos os outros genes contra os quais tais genes principais atuam constitui o "fundo genético". É bem conhecido que o fundo genético pode modificar e influenciar a expressão dos genes principais (Seção 4.1.7).

Particularmente nos defeitos de nascimento vemos que existe um papel desempenhado por fatores aleatórios [161] que não são determinados por fatores genéticos ou ambientais, mas atuam estocasticamente. Podemos ver como alguns defeitos cardíacos podem ocorrer, porque a seqüência dinâmica complexa de torção e giro para formar o coração normal pode falhar na sincronia apenas por acaso.

As futuras pesquisas sobre a genética das doenças comuns provavelmente serão frutíferas pela atenção à ação de genes individuais a serem estudados pela combinação de métodos genéticos, bioquímicos, imunológicos, clínicos e estatísticos. Os enfoques apenas biométricos têm pouca probabilidade de fornecer novos dados.

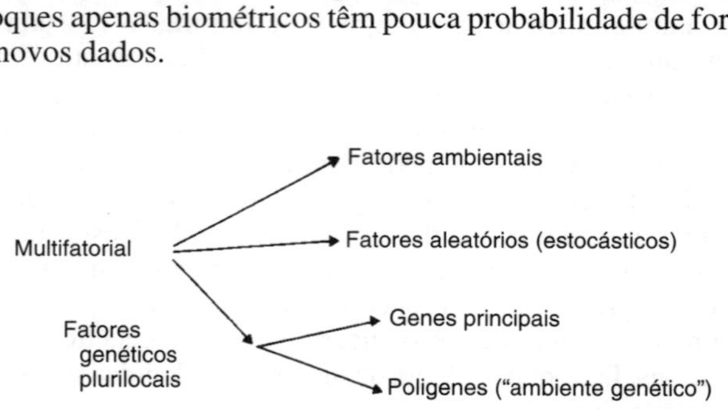

Fig. 6.33 Modelo conceitual da causa de uma doença multifatorial. Em oposição aos modelos convencionais, a importância de genes principais é enfatizada.

6.4.2.1 Enfoques Biológico e Fisiopatológico da Etiologia Genética das Doenças Comuns

Análise da Heterogeneidade: Diferenciação dos Subtipos Monogênicos das Variedades Comuns. Em geral, raras subvariedades de uma herança claramente mendeliana, como a deficiência de hipoxantina guanina fosforribosil transferase ligada ao X na gota [74, 130], e a hipercolesterolemia familiar na doença coronariana [57], precisam ser diferenciadas das doenças multifatoriais comuns por métodos clínicos, laboratoriais e genéticos apropriados. Considerações semelhantes se aplicam à maioria de outras doenças comuns.

Genética Clínica Populacional. Os estudos clínicos, laboratoriais e familiais de casos não-selecionados de grupos heterogêneos de doenças tais como retardo mental [111], surdez, cegueira, e doença coronariana [52] podem distinguir os casos familiares dos esporádicos. A análise estatística e bioquímica apropriada dos casos esporádicos pode estabelecer que um determinado número seja causado por herança monogênica e principalmente autossômica recessiva. Os estudos familiares podem estabelecer que a heterogeneidade genética seja manifestada por modos diferentes de herança monogênica em alguns e de transmissão multifatorial em outros. Os estudos de ligação ajudam a identificar os genes principais.

Polimorfismo e Doença. Alguns dos extensos polimorfismos de genes humanos podem representar parte da base genética da suscetibilidade diferencial a doenças comuns. As associações de HLA e doença em geral são de interesse particular e podem estar associadas a respostas diferenciais a antígenos autógenos. Várias associações de doenças a tipos de ABO são menos claras do ponto de vista fisiopatológico [154]. Em geral, o enfoque de relacionar genes marcadores polimórficos é mais bem-sucedido quando marcadores que são fisiopatologicamente relacionados à doença podem ser estudados. Marcadores genéticos aleatórios investigados em doenças aleatórias têm menos probabilidade de produzir dados significativos.

Heterozigotos para Doenças Raras Podem Ser Mais Suscetíveis a Doenças Comuns Funcionalmente Correlatas. Mesmo nas doenças autossômicas recessivas raras existem muitos heterozigotos na população (Quadro 4.6). Tais heterozigotos podem ter um alto risco de doenças comuns que são fisiopatologicamente correlatas ao defeito enzimático [155]. Por exemplo, os heterozigotos para a rara metemoglobinemia autossômica recessiva não desenvolvem metemoglobinemia a menos que ingiram drogas formadoras de metemoglobina. Os homozigotos normais têm suficiente metemoglobina redutase para reduzir a metemoglobina formada pela droga, enquanto os heterozigotos têm quantidades suficientes (50% do normal) sob condições usuais, mas não o suficiente quando a formação de metemoglobina é excessiva após a administração da droga.

Outros exemplos são discutidos na Seção 7.5.1.

6.4.2.2 Genética das Doenças Coronarianas *[92, 100, 119, 135]*

A prevalência da doença coronariana varia amplamente no mundo. Em geral, a freqüência mais alta é encontrada nos países ocidentais e em subpopulações que levam estilo de vida ocidental.

A freqüência nas populações em desenvolvimento é geralmente muito baixa. Tendências temporais nos EUA mostram os fortes efeitos dos fatores ambientais. Houve um aumento da mortalidade por doença coronariana na metade do século e uma significativa diminuição da taxa de morte coronariana desde esta época [87]. O papel importante do ambiente também é mostrado pelo aumento da taxa de doença coronariana quando imigrantes de países com baixas freqüências (por ex. Japão) se mudam para áreas de alta freqüência (por ex., EUA) [70].

Os estudos geneticamente orientados da doença coronariana e aterosclerose em geral objetivam (a) detectar diferenças genéticas entre indivíduos com predisposição a aterosclerose; (b) diferenciar determinantes genéticos dos ambientais; (c) compreender a fisiopatologia da condição; e (d) identificar subpopulações em risco para medidas preventivas. Com o desenvolvimento de marcadores genéticos e de outros marcadores, pode ser identificado um número crescente de pessoas cuja constituição geneticamente determinada os torna suscetíveis a determinados fatores ambientais (inclusive dieta) que causam aterosclerose coronariana. Os estudos de gêmeos mostraram uma freqüência significativamente maior de doença coronariana entre os gêmeos MZ que entre os gêmeos DZ. Entretanto, tais estudos são difíceis em vista de problemas com finalidades diagnósticas. Um estudo ideal de gêmeos para doença coronariana iria requerer uma angiografia (ou uma técnica não-invasiva para destaque dos vasos coronarianos) que delineie a extensão da aterosclerose coronariana.

Há uma concordância geral sobre a agregação familiar da aterosclerose coronariana. A freqüência da doença coronariana é de cerca de duas a seis vezes mais alta nas famílias de pacientes que nas famílias dos controles (para referências veja [8, 123, 141]). São notáveis os seguintes fatos sobre a agregação familiar:

1. A agregação familiar aumenta com a diminuição da idade de pacientes afetados, ou seja, na doença coronariana prematura. Os fatores genéticos são menos importantes na doença coronariana de pacientes mais idosos.
2. Embora as mulheres tenham uma freqüência mais baixa de doença coronariana que os homens, as mulheres afetadas têm uma agregação familiar maior que os homens. O sexo menos freqüentemente afetado tem uma "carga" genética maior (Seção 6.1.2.3).
3. Uma história familiar de doença cardíaca coronariana prematura (< 55 anos) emerge como o mais forte fator de risco para a doença coronariana e parece ser mais forte que todos os outros fatores de risco (veja a seguir [109]).
4. A hiperlipidemia, a hipertensão e o diabetes representam fatores de risco para a doença coronariana que tem fortes determinantes genéticos. Entretanto, vários estudos sugerem que a agregação familiar pode não ser totalmente atribuída a todos estes três fatores de risco bem conhecidos [109]. Fatores familiares adicionais parecem contribuir para a agregação familiar.
5. A agregação familiar não significa necessariamente uma determinação genética. As famílias compartilham ambientes semelhantes, que podem incluir agentes causadores de uma freqüência maior de doença coronariana nos membros familiares. Existe até mesmo uma evidência de casamento preferencial para fatores de risco coronarianos. As esposas nas famílias apresentam a mesma taxa de agregação familiar de doença coronariana que as famílias de seus maridos. Os cônjuges de pacientes afetados também têm uma freqüência maior de doença coronariana que a população controle [146]. O casamento preferencial supostamente ocorre por classe social, estilo de vida, fumo e hábitos dietéticos. Um componente significante da agregação familiar é portanto mediado por fatores ambientais compartilhados pelas famílias. Além disso, parece haver uma complexa interação genético-ambiental, de modo que genótipos diferentes reagem diferentemente a influências ambientais tais como dieta.
6. Uma história familiar de doença coronariana prematura independente da natureza dos vários fatores genéticos e ambientais serve para identificar indivíduos e famílias de alto risco.

Fatores de Risco. Amplos trabalhos epidemiológicos foram feitos para identificar uma variedade de fatores de risco para aterosclerose coronariana. Idade avançada, sexo masculino, hipertensão, hipercolesterolemia, níveis baixos de lipoproteína de alta densidade (HDL) e diabetes induzem a um risco particularmente forte.

Outros fatores de risco que foram implicados incluem a hipertrigliceridemia, altos níveis de apolipoproteína B e lipoproteína (a), níveis baixos de HDL e de apolipoproteína (apo) A_1, vida sedentária e obesidade. A variação inata na espessura da íntima vascular e das camadas musculoelásticas também têm sido sugeridas.

Estes achados são compatíveis com uma etiologia multifatorial de doença cardíaca coronariana. Os fatores genéticos podem ser elucidados pelo estudo da contribuição genética dos vários fatores de risco.

Hiperlipidemias. Os dados atuais sugerem que a hipercolesterolemia e os baixos níveis de HDL são fortes fatores de risco [67] (Quadro 6.26). A hipertrigliceridemia pode ser um leve fator de risco, mas não é aceita como um fator de risco independente [100]. Entre as hiperlipidemias hereditárias, várias condições precisam ser diferenciadas.

Hipercolesterolemia familiar [45, 51, 100]. A condição mais bem compreendida é a hipercolesterolemia familiar autossômica dominante (Seção 7.6.4), com uma freqüência de heterozigotos de cerca de 1:500 nos EUA. Os heterozigotos têm níveis elevados de colesterol e lipoproteína de baixa densidade (LDL), geralmente nos 5% superiores e 1% superior da faixa populacional. Cinqüenta por cento dos homens afetados têm alguma manifestação de doença coronariana por volta dos 50 anos. Podem ocorrer xantomas tendinosos e arco córneo precoce. Nas mulheres, as manifestações clínicas ocorrem 10 a 15 anos mais tarde. Outros fatores de risco, como hipertensão, uso de cigarros e baixos níveis de HDL, interagem com o gene de hipercolesterolemia familiar para acelerar o início dos sintomas ateroscleróticos. O estado homozigoto é extremamente raro (1 em 1 milhão), e a doença coronariana ocorre na adolescência ou até mesmo antes. A hipercolesterolemia familiar ocorre em muitos países e populações. A detecção laboratorial é difícil, pois não existem testes laboratoriais disponíveis para um diagnóstico inequívoco do defeito característico de receptor de LDL. Os testes para a função dos receptores de LDL podem ser feitos apenas com base em pesquisas (Seção 7.6.4). O diagnóstico molecular é possível quando o defeito específico de receptor de LDL é conhecido, mas a existência de várias dúzias de mutações diferentes de receptor de LDL [63] torna impraticável a triagem.

A hipercolesterolemia familiar precisa ser distinta por critérios clínicos, laboratoriais e genéticos das várias hipercolestero-

Quadro 6.26 Hiperlipidemias comuns associadas a doenças coronarianas

Nome	Prevalência	Anomalias fisiológicas	Defeitos	Genética	Freqüência em sobreviventes não-selecionados de infarto do miocárdio	
					<60 anos	Média de idade[a]
Hipercolesterolemia familiar	1/500	Degradação diminuída de LDL	Anomalia de receptor de LDL	Autossômica dominante	3%-6%	46 anos
Hipercolesterolemia poligênica	5%	Várias		"Poligênica"	Aumentada	58 anos
Hiperlipidemia familiar combinada	0,3-1%	Aumento de síntese de apo B	Desconhecido, heterogêneo	Autossômica dominante[b]	11%-20%	52 anos
Hipertrigliceridemia familiar	1%	Aumento de síntese de VLDL	Desconhecido	Autossômica dominante[b]	4%-5%	57 anos
Hiperlipidemia tipo III (doença de remoção dos restos)	1/10 000	Diminuição do catabolismo dos restos	Ligação anormal de apo E fatores adicionais	Homozigose para apo E_2	1%-2%	50s

[a]Média de idades dos pacientes masculinos com infarto do miocárdio.
[b]Pode ser multifatorial em algumas famílias.

lemias causadas por outras entidades genéticas e adquiridas. Apenas uma em cada 25 pessoas com nível de colesterol nos 5% superiores possui o gene para hipercolesterolemia familiar. Cerca de 3 a 8% dos pacientes masculinos não-selecionados com 60 anos ou menos e com infarto do miocárdio são heterozigotos para a hipercolesterolemia familiar (Quadro 6.26). Com a diminuição da idade ao primeiro infarto do miocárdio a freqüência desta condição diminui. O polimorfismo de comprimento dos fragmentos de restrição associado ao locus de LDL pode ser usado para o diagnóstico pré-clínico nas famílias informativas nas quais o diagnóstico fenotípico de elevação de colesterol não é bem claro, mas onde pelo menos um paciente definidamente diagnosticado está disponível.

Hiperlipidemia Familiar Combinada. Os estudos de pacientes com hiperlipidemia produziram a definição de um distúrbio familiar caracterizado pela elevação tanto de colesterol quanto de triglicerídeos (tipo II b), do colesterol isoladamente (tipo II), ou apenas de triglicerídeos (tipo IV). Este distúrbio também foi chamado de "hiperlipidemia tipo lipoproteína múltipla" ou hiperlipidemia familiar combinada, e é provavelmente comum na população geral (1:100 a 1:300) [12]. O padrão de transmissão nas famílias em geral sugere um modo de herança autossômico dominante. A análise formal de segregação complexa de famílias em Seattle, Washington, não pode detectar um gene único [168]. Entretanto, um método similar sugeriu um gene único nas famílias originais de Seattle, bem como em 55 famílias britânicas [27]. A penetrância completa só é atingida aos vinte e tantos anos de idade. O diagnóstico desta condição não pode ser feito em um único indivíduo, embora a hiperlipidemia mista (elevação tanto de colesterol quanto dos níveis de triglicerídeos) sugira sua presença. A detecção requer, portanto, amplos estudos familiares. Já foram documentados muitos heredogramas grandes com o distúrbio. A condição é vista em aproximadamente 10% dos sobreviventes não-selecionados de infarto do miocárdio com menos de 60 anos. Entre os probandos com hiperlipidemia familiar combinada sem infarto do miocárdio, a agregação familiar de doença coronariana prematura é marcante [16]. Foi sugerido que a elevação de apo B pode ser um marcador melhor que outros parâmetros de lipídeos e permite uma detecção mais pronta da hiperlipidemia familiar combinada [62].

Entretanto, um nível elevado de apo B não é específico ou patognomônico de hiperlipidemia familiar combinada.

Os estudos de ligação até agora falharam em localizar o gene ou genes para esta condição. Entretanto, uma localização no locus de apo A_1-CIII foi sugerida em um subgrupo de famílias com hiperlipidemia familiar combinada [171].

Hipertrigliceridemia Familiar. Foi postulada uma condição comum autossômica dominante associada a segregação de altos níveis de triglicerídeos isoladamente. As crianças podem não apresentar esta entidade. As pesquisas de hipergliceridemia são dificultadas pela considerável labilidade dos níveis de triglicerídeos, que são influenciados por uma variedade de fatores dietéticos e outros, inclusive o álcool. A hipertrigliceridemia isolada de qualquer tipo como fator de risco para doença coronariana tem sido questionada. Não foi demonstrado nenhum defeito básico para a variedade dita autossômica dominante de hipertrigliceridemia, mas foi sugerida uma síntese aumentada de lipoproteínas de densidade muito baixa (VLDL).

Doença "Broad Beta" de Hiperlipoproteinemia Tipo III (Doença da Remoção de Vestígios). O tipo III, ou disbetalipoproteinemia, ocorre apenas nos homozigotos para uma variante apo E (E_2-E_2) que é encontrada em cerca de 1% das populações européias. Entretanto, fatores adicionais que elevam lipídeos, tais como a hiperlipidemia familiar combinada e várias formas secundárias de hiperlipoproteinemia, são necessárias para produzir esta doença. Este distúrbio é, portanto, o resultado da interação de dois distúrbios genéticos ou de um genético e uma doença adquirida. Embora a freqüência do polimorfismo subjacente seja alta (1%), a condição real é rara (1:10.000).

Lipoproteína de Alta Densidade. A maioria dos estudos mostrou que os baixos níveis de HDL predispõem a doença coronariana nas populações que ingerem dietas ricas em gordura, como nos EUA. Os níveis mais altos de HDL nas mulheres (comparadas com os homens) podem responder por seu início postergado de doença coronariana. O papel da HDL em evitar a doença coronariana tem sido atribuído à sua função de remover o colesterol das placas ateroscleróticas. Os níveis de HDL tendem a estar inversamente correlacionados aos níveis de triglicerídeos. Como apo A_1 é um constituinte da HDL, seus níveis são afetados pela concentração de apo A_1. As variantes genéticas comuns de apo A_1 ainda não foram detectadas. Entretanto, os estudos de gêmeos e familiares (mas não as comparações entre casais) apresentam correlações no nível de HDL, com um nível de herdabilidade calculado em cerca de 40% [13].

6.4.2.3 Polimorfismos Relacionados a Lipídeos

Polimorfismo de Apolipoproteína E. Existe um polimorfismo comum de apo E que pode ser facilmente detectado por técnicas moleculares. O Quadro 6.27 mostra a diferença na seqüência de aminoácidos entre os três tipos de apo E e suas freqüências populacionais na população branca. O alelo apo E_2 reduz o colesterol, LDL, e os níveis de apo B, enquanto o alelo apo E_4 aumenta estes níveis em comparação ao tipo comum E_3. A freqüência populacional dos genótipos resultantes na população de brancos dos EUA é mostrada no Quadro 6.28. As diferenças nos níveis de colesterol entre os homozigotos relativamente raros para E_2E_2 e E_4E_4 é considerável: cerca de 70 mg/dl. Aumentos claramente detectáveis de doença coronariana atribuíveis a este polimorfismo seriam detectáveis apenas entre os raros (menos de 1%) homozigotos E_4E_4.

É de grande interesse que uma freqüência significativamente maior de E_4 foi fortuitamente detectada em muitos estudos de pacientes europeus e japoneses com doença de Alzheimer, particularmente da variedade de manifestação tardia. O risco relativo de doença de Alzheimer para os heterozigotos portadores de gene E_4 é de três a quatro vezes o da população controle, enquanto o dos raros homozigotos E_4E_4 é ainda maior. Os mecanismos ainda estão sendo estudados. Embora o polimorfismo de E_4 seja útil para nossa compreensão da doença de Alzheimer, ele *não* deve ser usado para previsão de alto risco, pois muitos pacientes com E_4 não desenvolvem doença de Alzheimer, e, contrariamente, um número grande de pacientes que têm doença de Alzheimer não têm o tipo E_4.

Polimorfismo de Lipoproteína (a). A Lp(a) é uma glicoproteína única ligada a apo B. O gene e sua seqüência proteica são altamente homólogos ao de plasminogênio no cromossomo 6, onde ambos os genes foram mapeados. Os níveis de Lp(a) estão fortemente associados a doença coronariana. A Lp(a) é depositada nas artérias coronarianas, onde pode promover trombose por interferência na fibrinólise, ou trombogênese, ou ambos. Em um estudo, cerca de 30% dos pacientes com doença coronariana prematura tinham níveis acima do 95° percentil da população normal. Nos homens com menos de 60 anos, o excesso ou risco atribuível de um nível de Lp(a) no quarto superior foi de 28%, comparado a 13% nos com idades entre 60 e 70 anos [100]. O risco relacionado a Lp(a) parece ser independente do risco para colesterol, HDL, apolipoproteínas 1 e 2, e níveis de triglicerídeos, mas provavelmente é aditivo a outros riscos relacionados a lipídeos. Uma proporção significativa de agregação familiar de doença coronariana na ausência de hiperlipidemia monogênica tem sido relacionada a níveis aumentados de Lp(a) [34].

Existe uma acentuada heterogeneidade no locus de Lp(a), com mais de 20 alelos comuns [72, 80], e portanto a maioria das pessoas é de heterozigotos compostos. Cada alelo determina um número específico de múltiplas repetições em tandem de uma única seqüência codificante que determina a chamada estrutura proteica *kringle-4* (kringle é a forma de um rocambole dinamarquês). O tamanho da proteína Lp(a) está inversamente relacionado aos níveis de Lp(a), mas nem todas as variações no nível estão relacionadas ao polimorfismo kringle. Os níveis de Lp(a) na população diferem em 1.000 vezes. Devido a sua semelhança ao plasminogênio, os níveis elevados de Lp(a) podem ser uma ligação entre a aterogênese e a trombose.

Quadro 6.27 Polimorfismo de apo E (de Motulsky e Brunzell, 1992 [100])

Alelo	Produto gênico	Composição	Freqüência típica	Efeito alélico médio no colesterol total (mg/dl)
$\varepsilon 2$	E2	pos. 112:cys pos. 158:cys	0, 109	−14
$\varepsilon 3$	E3	pos. 223:cys pos. 158:arg	0,760	−0,16
$\varepsilon 4$	E4	pos. 112:arg pos. 158:arg	0,131	+7

Quadro 6.28 Efeito dos genótipos de apo E nos níveis de colesterol plasmático em Minnesota (de Motulsky e Brunzell, 1992 [100])

Genótipo	Freqüência populacional (%)	Níveis médios de colesterol (mg/dl) em homens normo-colesterolêmicos
$\varepsilon 2\ \varepsilon 2$	0,46	133
$\varepsilon 2\ \varepsilon 4$	3,15	183
$\varepsilon 3\ \varepsilon 3$	59,5	192
$\varepsilon 3\ \varepsilon 2$	12,7	182
$\varepsilon 3\ \varepsilon 4$	23,9	193
$\varepsilon 4\ \varepsilon 4$	0,9	207
Todos os genótipos	100,0	191

6.4.2.4 Associações de Doenças Coronarianas a Marcadores Genéticos *[8, 10, 96, 101, 134]*

Marcadores Proteicos. Os polimorfismos genéticos que são bioquímica e fisiopatologicamente relacionados a uma doença podem representar o "ambiente genético" que torna alguns indivíduos mais propensos a serem afetados. Uma análise de tais polimorfismos pode reunir um grupo de marcadores que, em conjunto, contribuem significativamente para a suscetibilidade à doença. Uma variedade de marcadores "cegos" foi inicialmente estudada na aterosclerose coronariana simplesmente porque estavam disponíveis. A maioria deles contribui apenas um pouco para a etiologia total. Os indivíduos com o grupo sangüíneo A do sistema ABO têm uma chance maior de doença trombótica coronariana, e também têm um nível mais alto de colesterol. Um efeito menor de elevação dos níveis de colesterol também é exercido pelo gene não-secretor, os genes de haptoglobina^2, e os genes Gm^a.

Marcadores de DNA em Estudos de Associação Populacional. A associação de várias hiperlipidemias a anomalias de apolipoproteínas e seus receptores, levou à procura de uma freqüência alterada de uma ou outra variante de DNA dos genes relacionados a lipídeos em pacientès com hiperlipidemia ou doença coronariana. Como tais estudos de associação populacional podem ser executados mais prontamente que os estudos familiares, têm sido feitos muitos trabalhos com este enfoque.

O objetivo é identificar mutações de um gene apo que predisponha à hiperlipidemia e à doença coronariana demonstrando-se uma freqüência alterada de uma variante de DNA proximamente ligada (tal como um polimorfismo de comprimento de fragmento de restrição, número variável de repetições em tandem, ou haplótipo de DNA) que esteja co-segregando com a mutação lipídica que predisponha à doença coronariana. Supõe-se que uma mutação ainda indefinida de um gene apo ocorreu e aumentou de freqüência durante as gerações, com a co-segregação de um marcador de DNA proximamente ligado. O método requer, portanto, um forte desequilíbrio de ligação (Seção 5.2.4) entre a mutação original e o marcador, e, ainda mais importante, a identificação da mutação em vários pacientes que compartilham a mutação ancestral. A doença coronariana, com sua etiologia genética heterogênea como meta diagnóstica, tem menos probabilidade de dar resultados significativos em tais estudos que uma categoria específica de hiperlipidemia, que tem mais probabilidade de ser mutacionalmente homogênea. É essencial que seja feito um ajuste étnico, pois diferentes populações (mesmo entre brancos) têm freqüências diferentes de marcadores de DNA que podem dar resultados espúrios em comparações entre pacientes e controles de origem étnica um tanto diferente. Além disso, os resultados de testes são geralmente comparados em amostras relativamente pequenas, e mesmo assim um resultado estatisticamente "significativo" pode não ter significado biológico a menos que sejam feitas correções apropriadas quanto ao número de testes feitos e, idealmente, após as observações terem sido replicadas em uma segunda amostra. Já foram feitas várias investigações com tais marcadores de DNA [60, 65], mas a maioria dos resultados mostrou-se espúria quando foram feitos novos estudos. Este enfoque tem sido, portanto, menos útil que os estudos de ligação e segregação na pesquisa de mutações críticas que predispõem à doença coronariana. Entretanto, algumas associações foram confirmadas, tais como níveis mais altos de colesterol, LDL, e apo B associada à variante comum de um polimorfismo de apo B *Xba*1 que não altera a seqüência de aminoácidos de apo B [9, 31]. A mutação subjacente supostamente afeta a regulação do gene apo B, mas ela ainda não foi identificada. Entretanto, os efeitos deste polimorfismo são relativamente pequenos: um aumento de cerca de 3 mg/dl de colesterol para o alelo acentuador de apo B, e uma diminuição de 3 mg/dl para a variante de diminuição de apo B. A diferença entre os respectivos homozigotos, entretanto, é de cerca de 19 mg/dl.

Homocisteína e Arteriosclerose [12a, 99a]. Os níveis elevados de homocisteína são freqüentemente observados em pacientes com doença vascular arteriosclerótica que afeta a circulação coronariana, cerebrovascular e periférica. A homocisteína é um importante fator de risco para a doença coronariana, independente de lipídios e outros fatores de risco. Cerca de 10% da mortalidade coronariana pode ser atribuída a níveis elevados de homocisteína. Os altos níveis de homocisteína podem ser diminuídos pelo aumento da ingestão de ácido fólico, sugerindo uma terapia para reduzir a freqüência de doença vascular. Um polimorfismo muito comum da enzima metileno tetraidrofolato redutase (MTHF) é visto em 5 a 15% da população no estado *homozigoto* e está associado a aumento dos níveis de homocisteína sob condições de nutrição subótima de ácido fólico. O ácido fólico também reduz o aumento dos níveis de homocisteína em tais pessoas. A variante de MTHF é observada em freqüências significativamente maiores em pacientes com doença vascular prematura, incluindo aqueles com doença coronariana, e pode ser prontamente detectada por técnicas moleculares. O polimorfismo de MTHF é um exemplo de uma variante genética comum interagindo com um fator nutricional, o ácido fólico, na complexa patogenia da arteriosclerose.

Outros Fatores Genéticos. A agregação familiar de doença coronariana na ausência de elevação de lipídios sugere o funcionamento de outros fatores genéticos e ambientais que não afetam os lipídios. Muitas pesquisas ainda precisam ser feitas aqui. A resposta dos vasos sangüíneos aos estímulos aterogênicos e a elucidação dos genes envolvidos na hipertensão, que é um fator de risco para a doença coronariana, são apenas algumas das possíveis áreas de pesquisas futuras.

Implicações. A doença coronariana prematura pode ser evitada? A freqüência declinante na mortalidade por estas doenças nos últimos 25 anos nos EUA sugere que várias mudanças ambientais podem afetar estas condições. Uma grande prioridade deve ser dada à identificação dos grupos de alto risco.

A hipertensão é um forte fator de risco para doença coronariana e cerebrovascular. A condição pode ser prontamente identificada, e a triagem populacional é claramente justificável. Como a hipertensão é familiar, a identificação de uma pessoa hipertensa deve levar a uma triagem da pressão sangüínea dos membros familiares em primeiro grau e ao início do tratamento anti-hipertensivo, se necessário.

A triagem populacional de hiperlipidemias cria problemas logísticos e operacionais, mas tem tido uma crescente aceitação em muitos locais. Foram recomendados testes em larga escala para o colesterol. Os níveis de colesterol podem ser diminuídos pela dieta, e nos casos mais graves de hipercolesterolemia por meio de uma variedade de drogas redutoras de lipídeos. Como os níveis elevados de colesterol estão correlacionados a mortalidade por doença coronariana, e a redução do colesterol diminui a freqüência de infartos do miocárdio, os testes de colesterol seguidos de uma dieta apropriada e/ou tratamento com drogas têm sido defendidos. Há uma crescente evidência de que a terapia com drogas pode retardar o progresso das lesões arterioscleróticas (avaliadas por angiografia) bem como reduzir a mortalidade. Entretanto, para cada evento coronariano evitado, muitos indivíduos devem ser tratados. O fato de que a maioria das doenças coronarianas ocorre com um nível um tanto modesto de elevação de colesterol é um outro argumento defendido pelos críticos da triagem populacional. Eles dizem que uma dieta saudável prudente e uma vida saudável devem ser seguidas por toda a população. Tal enfoque, juntamente com a mídia defendendo o término do fumo, os exercícios e o monitoramento da pressão sangüínea, é defendido em North Karelia, Finlândia [118], e em Stanford, Califórnia. Entretanto, é difícil manter esta situação por longos períodos. Além disso, como a adesão a estas medidas não evita a doença coronariana nos que correm o risco mais alto, devemos defender a implementação tanto do enfoque populacional quanto um esquema para triagem e identificação dos que estão no risco mais alto. Ainda não foi validada uma bateria de testes para prever a doença coronariana além das recomendações de testar o colesterol (LDL) e HDL, e possivelmente Lp(a).

A triagem de indivíduos-alvo com história familiar de doença coronariana é uma possibilidade. Por exemplo, as crianças poderiam receber questionários perguntando a seus genitores sobre as doenças coronarianas na família, com a finalidade de identificar as famílias de alto risco para uma prevenção apropriada. Os problemas logísticos seriam superáveis, mas este enfoque criaria problemas de confiabilidade e privacidade.

Uma triagem após um diagnóstico clínico de doença coronariana prematura já é factível e fortemente recomendado. Após tal diagnóstico, os membros familiares seriam estudados quanto a lipídeos e hipertensão, e os afetados seriam tratados. Este modo de avaliação é "retrospectivo", mas pode ser instituído de maneira relativamente fácil pela educação dos médicos. Como muitos pacientes são vistos em hospitais, a equipe médica deve ser sensibilizada para a necessidade de se iniciar tal procedimento.

Embora muitas hiperlipidemias sejam influenciadas por fatores genéticos e possam às vezes ser totalmente determinadas geneticamente, as tentativas em definir o ambiente genético específico das hiperlipidemias pelos estudos familiares raramente são perseguidas, pois o tratamento anti-hiperlipidêmico efetivo pode ser feito bem-sucedidamente sem o conhecimento da genética específica de uma determinada hiperlipidemia.

É necessário um considerável trabalho de pesquisa sobre a complexa base genética da hiperlipidemia [134]. Este trabalho poderá levar a uma melhor compreensão da fisiopatologia subjacente, e à identificação dos que correm risco. Já sabemos ais sobre a genética dos fatores de risco na doença coronariana ue em outras doenças comuns geneticamente influenciadas. Entretanto, a interação gene-gene entre os fatores lipídicos de risco é provável e precisa ser esclarecida. De modo análogo, a interação gene-ambiente provavelmente também ocorre, resultando em que indivíduos diferentes reagem de modos variáveis aos mesmos fatores ambientais e dietéticos. Já conhecemos linhagens genéticas de animais que absorvem variavelmente o colesterol, e é portanto provável que os indivíduos também não respondam igualmente a dietas ricas em gordura.

Podem ocorrer respostas variáveis a agentes anti-hiperlipidêmicos devido a uma fisiopatologia diferente do distúrbio lipídico subjacente e possíveis diferenças no metabolismo de drogas. Não foi validada nenhuma bateria de testes para prever a doença coronariana além da recomendação de se testar o colesterol (LDL) e HDL, e possivelmente Lp(a).

Conclusões

A análise genética pode ser feita em vários níveis. Um número crescente de genes hoje pode ser identificado no nível gene-DNA, permitindo uma inferência definitiva quanto ao produto gênico correspondente ao nível bioquímico, por meio do conhecimento do código genético. Antigamente, a análise bioquímica precedia os estudos do DNA. Entretanto, quando a análise do DNA ainda não é possível, a análise no nível fenotípico *qualitativo* em geral possibilita identificar uma herança monogênica. A análise no nível fenotípico-biométrico *quantitativo* pelo cálculo da correlação entre os parentes e métodos análogos para fornecer as estimativas de herdabilidade podem sugerir influências genéticas para uma determinada característica, mas as estimativas de herdabilidade não fornecem informações sobre o número ou natureza dos genes envolvidos. O desenvolvimento de um modelo genético de herança multifatorial aliado a um limiar foi a primeira etapa para explicar a base genética de algumas doenças comuns de etiologia complexa. A análise de genes individuais específicos envolvidos e de suas interações com fatores ambientais é a etapa seguinte para a compreensão da base genética de doenças complexas. As comparações das taxas de concordância em gêmeos monozigóticos e dizigóticos permitem deduções quanto às influências na suscetibilidade a doenças. Os estudos bem controlados de associações com características genéticas, como grupos sangüíneos ABO, tipos de HLA, e variantes de DNA ocasionalmente fornecem indícios para uma melhor compreensão dos mecanismos patogênicos. A análise genética e ambiental da suscetibilidade à doença coronariana oferece um bom exemplo da análise genética em desenvolvimento em vários níveis.

Bibliografia

1. Aird I, Bentall HH, Roberts JAF (1953) A relationship between cancer of stomach and the ABO groups. BMJ 1 : 799-801
2. Albert E (1991) Immunogenetik. In: Lehrbuch der Immunologie. Thieme, Stuttgart
3. Amiel JL (1967) Study of the leucocyte phenotypes in Hodgkins's disease. In: Curtoni ES, Mattuiz PC, Tosi RM (eds) Histocompatibility testing 1967. Munksgaard, Copenhagen, pp 79-81
4. Anokhin A, Steinlein O, Fischer C et al (1992) A genetic study of the human low-voltage electroencephalogram. Hum Genet 90 : 99-112

4a. Baraitser M (1982) The genetics of neurological disorders. Oxford University Press, Oxford

5. Becker PE (ed) (1964-1976) Humangenetik, ein kurzes Handbuch in fünf Bänden. Thieme, Stuttgart
6. Bell JI, Todd JA, McDevitt HO (1989) The molecular basis of HLA-disease association. Adv Hum Genet 18 : 1- 41
7. Benirschke K, Kim CK (1973) Multiple pregnancy. N Engl J Med 288 : 1276-1284,1329-1336
8. Berg K (1983) Genetics of coronary heart disease. Prog Med Genet [New Ser] 5 : 35-90
9. Berg K (1986) DNA polymorphism at the apolipoprotein level. Clin Genet 301 : 515-520
10. Berg K (1991) Atherosclerosis and coronary artery disease. In: Nora JJ, Berg K, Nora AH (eds) Cardivascular diseases: genetics epidemiology and prevention. Oxford University Press, New York, pp 3-40
11. Bieber FR, Nance WE, Morton CC, Brown JA, Redwine FO, Jordan RL, Mohanakumar T (1981) Genetic studies of an acardiac monster: evidence of polar body twinning in man. Science 213 : 775-777
12. Boman H, Ott J, Hazzard WR, Albers JJ, Cooper MN, Motulsky AG (1978) Familial hyperlipidemia in 95 randomly ascertained hyperlipidemic men. Clin Genet 13 : 108

12a. Boushey CJ, Beresford SAA, Omenn GS, Motulsky AG (1995) A quantitative assessment of plasma homocysteine as a risk factor for vascular diseases, probable benefits of increasing folic acid intakes. JAMA 274 : 1049-1957

13. Breslow JL (1989) Familial disorders of high density lipoprotein metabolism. In: Scriver CR, Beaudet AL, Sly WS, Valle D (eds) The metabolic basis of inherited disease, 6 th edn. McGraw-Hill, New York, pp 1251-1266
14. Brönnestam R (1973) Studies on the C_3 phenotype and rheumatoid arthritis. Hum Hered 23 : 206-213
15. Brown HS, Goldstein JL (1979) Abetalipoproteinemia. In: Goodman RM, Motulsky AG (eds) Genetic diseases among Ashkenazi Jews. Raven, New York
16. Brunzell JD, Schrott HG, Motulsky AG, Bierman EL (1976) Myocardial infarction in the familial forms of hypertriglyceridemia. Metabolism 25 : 313-320
17. Bulmer MG (1970) The biology of twinning in man. Clarendon, Oxford
18. Bunge M (1967) Scientific research, vols 1, 2. Springer, Berlin Heidelberg New York
19. Carney G, Seedburgh D, Thompson B, Campbell DM, MacGillivray I, Timlin D (1979) Maternal height and twinning. Ann Hum Genet 43 : 55-59
20. Carter CO (1961) The inheritance of congenital pyloric stenosis. Br Med Bull 17 : 251-254
21. Cavalli-Sforza LL, Bodmer WF (1971) The genetics of human populations. Freeman, San Francisco
22. Chakravartti MR, Vogel F (1973) A twin study on leprosy. Thieme, Stuttgart (Topics in human genetics, vol 1)

23. Childs B, Moxon ER, Winkelstein JA (1992) Genetics and infectious diseases. In: King RA, Rotter JI, Motulsky AG (eds) The genetic basis of common diseases. Oxford University Press, New York, pp 71-91
24. Christian JC (1978) The use of twin registers in the study of birth defects. Birth Defects 14 : 167-178
25. Cooper DN, Krawczak M (1993) Human gene mutation. Bioscience Scientific, Oxford
26. Cudworth AG, Wolf E (1982) The genetic susceptibility to type I (insulin-dependent) diabetes mellitus. Clin Endocrinol Metab 11 : 389-408
27. Cullen P, Farren B, Scott J, Farrall M (1994) Complex segregation analysis provides evidence for a major gene acting on serum triglyceride levels in 55 British families with familial combined hyperlipidemia. Arteriosclerosis Thromb 14 : 1233-1249
28. Czeizel A, Tusnády G, Vaczó G, Vizkelety T (1975) The mechanism of genetic predisposition in congenital dislocation of the hip. J Med Genet 12 : 121-124
30. De Vries RRP, van Rood JJ (1992) Immunogenetics and disease. In: King RA, Rotter JI, Motulsky AG (eds) The genetic basis of common disease. Oxford University Press, New York, pp 92-104
31. Deeb SS, Failor RA, Brown BG, Brunzell JD, Albers JJ, Wjsman E, Motulsky AG (1992) Association of apolipoprotein B gene variants with plasma apoB and LDL cholesterol levels. Hum Genet 88 : 463
32. DeJuan D, Martin-Villa JM, Gomez-Reino JJ et al (1993) Differential contribution of C_4 and HLA-DQ genes to systemic lupus erythematosus susceptibility. Hum Genet
33. Dunsford I, Bowley CC, Hutchinson AM, Thompson JS, Sanger R, Race RR (1953) A human blood-group chimera. BMJ 2 : 81
34. Durrington PN, Hunt L, Ishola M et al (1988) Apolipoproteins (a), AI, and B and parental history in men with early onset ischaemic heart disease. Lancet 1 : 1070-1073
35. Edwards JH (1965) The meaning of the associations between blood groups and disease. Am J Hum Genet 29 : 77
36. Epstein CL (1986) The consequences of chromosome imbalance: principles, mechanisms and models. Cambridge University Press, New York
37. Eriksson S (1965) Studies in alpha 1-antitrypsin deficiency. Acta Med Scand 177 : 175
38. Evans DAP, Manley K, McKusick VA (1960) Genetic control of isoniazid metabolism in man. BMJ 2 : 485
39. Fagerhol MK, Cox DW (1981) The Pi polymorphism: genetic, biochemical and clinical aspects of human alpha1-antitrypsin. Adv Hum Genet 11 : 1-62
40. Falconer DS (1981) Introduction to quantitative genetics, 2nd edn. Oliver and Boyd, Edinburgh
41. Farhud DB, Ananthakrishnan R, Walter H (1972) Association between the C_3 phenotypes and various diseases. Hum Genet 17 : 57-60
42. Finkelstein S, Walford RL, Myers LW, Ellison GW (1974) HL-A antigens and hypersensitivity to brain tissue in multiple sclerosis. Lancet 1 : 736
43. Fischer M, Harvald B, Hauge M (1969) A Danish twin study of schizophrenia. Br J Psychiatry 115 : 981-990
44. Fisher RA (1918) The correlation between relatives on the supposition of Mendelian inheritance. Trans R Soc Edinb 52 : 399-433
45. Fredrickson DS, Goldstein JL, Brown MS (1978) The familial hyperlipoproteinemias. In: Stanbury JB, Wyngaarden JB, Fredrickson DS (eds) The metabolic basis of inherited disease, 4th edn. McGraw-Hill, New York, pp 604-655
46. Fuhrmann W, Vogel F (1983) Genetic counseling, 3rd edn. Springer, Berlin Heidelberg New York (Heidelberg science library 10)
47. Galton F (1876) The history of twins as a criterium of the relative powers of nature and nurture. J Anthropol Inst
48. Gesell A, Thompson H (1929) Learning and growth in identical infant twins: an experimental study by the method of co-twin control. Genet Psychol Monogr 6 : 5-124
49. Geyer E (1940) Zwillingspärchen mit zwei Vätern. Arch Rassenbiol 34 : 226-236
50. Grebe H (1959) Erblicher Zwergwuchs. Ergeb Inn Med Kinderheilkd 12 : 343-427
51. Goldstein JL, Brown MS (1979) LDL receptor defect in familial hypercholesterolemia. Med Clin North Am 66 : 335-362
52. Goldstein JL, Hazzard WR, Schrott HG, Bierman EL, Motulsky AG (1973) Hyperlipidemia in coronary heart disease. II. Genetic analysis of lipid levels in 176 families and delineation of a new inherited disorder. J Clin Invest 54 : 1544-1568
53. Gottron HA, Schnyder UW (eds) (1966) Vererbung von Hautkrankheiten. Springer, Berlin Heidelberg New York (Handbuch der Haut- und Geschlechtskrankheiten, suppl 7)
54. Grosse-Wilde H, Bertrams J, Schuppien W, Netzel B, Ruppelt W, Kuwert EK (1977) HLA-D typing in 111 multiple sclerosis patients: distribution of four HLA-D alleles. Immunogenetics 4 : 481-488
55. Grüneberg H (1952) Quasi-continuous variations in the mouse. Symp Genet 3 : 215-227
56. Grüneberg H (1952) Genetical studies in the skeleton of the mouse. IV. Quasi-continuous variations. J Genet 51 : 95-114
57. Halldin J (1984) Prevalence of mental disorder in an urban population in central Sweden. Acta Psychiatr Scand 69 : 503-518
58. Harris H, Hopkinson DA (1972) Average heterozygosity per locus in man: an estimate based on the incidence of enzyme polymorphisms. Ann Hum Genet 36 : 9-20
59. Harris H, Smith CAB (1948) The sib-sib age of onset correlation among individuals suffering from a hereditary syndrome produced by more than one gene. Ann Eugen 14 : 309-318
60. Hegele RA, Breslow JL (1987) Apolipoprotein genetic variation in the assessment of atherosclerosis susceptibility. Genet Epidemiol 4 : 163-184
61. Hegeman JP, Mash AJ, Spivey BE (1974) Genetic analysis of human visual parameters in populations with varying incidences of strabism. Am J Hum Genet 26 : 549-562
62. Hershon K, Brunzell J, Albers JJ, Haas L, Motulsky A (1981) Hyper-apo-B-lipoproteinemia with variable lipid phenotype (familial combined hyperlipidemia). Arteriosclerosis 1 : 380 a
63. Hobbs HH, Russell DW, Brown MS, Goldstein JL (1990) The LDL receptor locus in familial hypercholesterolemia: mutational analysis of a membrane protein. Annu Rev Genet 24 : 133-170
64. Howell-Evans W, McConnell RB, Clarke CA, Sheppard PM (1958) Carcinoma of the oesophagus with keratosis palmaris and plantaris (tylosis). Q J Med [New Ser] 27 : 413-429
65. Humphries SE (1988) DNA polymorphisms of the apolipoprotein genes - their use in the investigation of the genetic component of hyperlipidaemia and atherosclerosis. Atherosclerosis 72 : 89-108
66. Husén T (1959) Psychological twin research. Almquist and Wiksell, Stockholm
67. Inkeles S, Eisenberg D (1981) Hyperlipidemia and coronary atherosclerosis: a review. Medicine (Baltimore) 60 : 110-123
68. Jöhannsen W (1926) Elemente der exakten Erblichkeitslehre, 3 rd edn. Fischer, Jena (1 st edn 1909)
69. Jörgensen G (1974) Erbfaktoren bei häufigen Krankheiten. In: Vogel F (ed) Erbgefüge. Springer, Berlin Heidelberg New York, pp 581-665 (Handbuch der allgemeinen Pathologie, vol 9)
70. Kagan A, Rhoads GC, Zeegan PD, Nichaman MZ (1971) Coronary heart disease among men of Japanese ancestry in Hawaii: the Honolulu heart study. Isr J Med Sci 7 : 1573
71. Kallmann FJ (1946) The genetic theory of schizophrenia. An analysis of 691 schizophrenie twin index families. Am J Psychiatry 103 : 3
72. Kamboh MI, Ferrell RE, Kottke BA (1991) Expressed hypervariable polymorphism of apolipoprotein (a). Am J Hum Genet 49 : 1063-1074
73. Kämpe O, Larhammer D, Wiwan k, Scheuning L, Claesson L, Gustafsson K, Pääbo S, Hyldig-Nielsen JJ, Rask L, Peterson PA (1983) Molecular analysis of MHC antigens. In: Möller E, Möller G (eds) Genetics of the immune response. Plenum, New York, pp 61-79
74. Kelley WN, Greene ML, Rosenbloom FM, Henderson JF, Seegmiller JE (1969) Hypoxanthine-guanine phosphoribosyltransferase deficiency in gout. Ann Intern Med 70 : 155
75. Kloimwieder R (1942) Die Intelligenz in ihren Beziehungen zur Vererbung, Umwelt und Übung. Z Menschl Vererbungs Konstitutionslehre 25 : 582-617
76. Kringlen E (1967) Heredity and environment in the functional psychoses. Heinemann, London
77. Krüger J (1973) Zur Unterscheidung zwischen multifaktoriellem Erbgang mit Schwellenwerteffekt und einfachem diallelem Erbgang. Hum Genet 17 : 181-252
78. Krüger J, Propping P (1976) Rückgang der Zwillingsgeburten in Deutschland. Dtsch Med Wochenschr 101 : 475-480
79. Kueppers FA (1992) Chronic obstructive pulmonar disease. In: King RA, Rotter JI, Motulsky AG (eds) The genetic basis of common diseases. Oxford University Press, New York, pp 222-239
80. Lackner C, Boerwinkle E, Leffert CC et al (1991) Molecular basis of apolipoprotein (a) isoform size heterogeneity as revealed by pulsed-field gel electrophoresis. J Clin Invest 87 : 2077-2086
81. Landy HL, Weiner S, Corson SL, Batzer FR, Bolognese RJ (1986) The "vanishing twin." Ultrasonographic assessment of disappearance in the first trimester. Am J Obstet Gynecol 155 : 14-19
82. Langdon M, van Dam M, Welsh KL et al (1984) Genetic markers in narcolepsy. Lancet 2 : 1178-1180
83. Laurell C-B, Eriksson S (1963) The electrophoretic α1-globulin pattern of serum αl-antitrypsin deficiency. Scand J Clin Lab Invest 15 : 132
84. Lemser H (1938) Zur Erb-und Rassenpathologie des Diabetes mellitus. Arch Rassenbiol 32 : 481

85. Lenz W (1959) Ursachen des gesteigerten Wachstums der heutigen Jugend. In: Akzeleration und Ernährung. (Fettlöliche Wirkstoffe, vol 4)
86. Lenz W (1973) Vererbung und Umwelt bei der Entstehung von MiBbildungen. Humanbiologie 124 : 132-145
87. Levy RI (1981) Declining mortality in coronary heart disease. Arteriosclerosis 1 : 312-325
88. Luxenburger H (1935) Untersuchungen an schizophrenen Zwillingen und ihren Geschwistern zur Prüfung der Realität von Manifestationsschwankungen. Z Gesamte Neurol Psychiatr 154 : 351-394
89. Luxenburger H (1940) Zwillingsforschung als Methode der Erbforschung beim Menschen. In: Just G, Bauer KH, Hanhart E, Lange J (eds) Methodik, Genetik der Gesamtperson. Springer, Berlin, pp 213-248 (Handbuch der Erbbiologie des Menschen, vol 2)
90. Malinow MR (1990) Hyperhomocystinemia: a common and easily reversible risk factor for occlusive atherosclerosis. Circulation 81 : 2004-2006
91. McArthur N (1953) Statistics in twin birth in Italy. 1949 and 1950. Ann Eugen 17 : 249
92. McGill HC Jr (1968) Fatty streaks in the coronary arteries and aorta. Lab Invest 18 : 560-564
93. Métneki J, Czeizel A (1980) Contraceptive pills and twins. Acta Genet Med Gemellol (Rome) 29 : 233-236
94. Meyers DA, Marsh DG (1992) Allergy and asthma. In: King RA, Rotter JI, Motulsky AG (eds) The genetic basis of common disease. Oxford University Press, New York, pp 130-149
95. Morton NE (1956) The detection and estimation of linkage between the genes for elliptocytosis and the Rh blood type. Am J Hum Genet 8 : 80-96
96. Morton NE (1976) Genetic markers in atherosclerosis: a review. J Med Genet 13 : 81-90
97. Motulsky AG (1978) The genetics of common diseases. In: Morton NE, Chung CS (eds) Genetic epidemiology. Academic, New York, pp 541-548
98. Motulsky AG (1979) The HLA complex and disease. Some interpretations and new data in cardiomyopathy. N Engl J Med 300 : 918-919
99. Motulsky AG (1982) Genetic approaches to common diseases. In: Bonné-Tamir B (ed) Medical aspects. Liss, New York, pp 89-95 (Human genetics, part B)
99a. Motulsky AG (1996) Nutritional ecogenetics: homocysteine-related arterioclerotic vascular disease, neural tube defects, and folic acid (Invited editorial). Am J Hum Genet 58 : 17-20
100. Motulsky AG, Brunzell JD (1992) The genetics of coronary arteriosclerosis. In: King RA, Rotter JI, Motulsky AG (eds) The genetic basis of common disease. Oxford University Press, Oxford, pp 150-169
101. Mourant AE, Kopec AC, Domaniewska-Sobczak K (1978) Blood groups and diseases. Oxford University Press, London
102. Mourant AE, Kopec AC, Domaniewska-Sobczak K (1978) Blood groups and diseases. Oxford University Press, London
103. Naeslund J (1956) Metodiken rid den första läsundervisningen. En översikt och experimentella bidrag. Svenska, Uppsala
104. Nagel RL, Labie D (1985) The consequences and implications of the multicentric origin of the Hb S gene. In: Stamatoyannopoulos G, Nienhuis A (eds) Experimental approaches for the study of hemoglobin switching. Liss, New York, pp 93-103
105. Nagel RL, Fabry ME, Pagnier J, Zouhoun I, Wajcman H, Baudin V, Labie D (1985) Hematologically and genetically distinct forms of sickle cell anemia in Africa. The Senegal type and the Benin type. N Engl J Med 312 : 880-884
106. Nance W (1990) Do twin Lyons have larger spots? Am J Hum Genet 46 : 646-648
107. Neel JV, Fajons SS, Conn JW, Davidson RT (1965) Diabetes mellitus. In: Neel lV, Shaw MW, Schull WJ (eds) Genetics and the epidemiology of chronic disease. GPO, Washington, pp 105-132
108. Nicholas JW, Jenkins WJ, Marsh WL (1957) Human blood chimeras. A study of surviving twins. BMJ 1 : 1458
109. Nora JJ, Lortscher RH, Spangler RD, Nora AH, Kimberling WJ (1980) Genetic-epidemiologic study of early-onset ischemic heart disease. Circulation 62 : 503-508
110. Olefsky JM (1985) Diabetes mellitus. In: Wyngaarden JB, Smith LH Jr (eds) Cecil textbook of medicine, 17th edn. Saunders, Philadelphia, pp 1320-1341
111. Penrose LS ((1938) (Colchester survey) A clinical and genetic study of 1280 cases of mental defect. HMSO, London (Special report series of the Medical Research Council, vol 229)
112. Penrose LS (1962) The biology of mental defect, 3rd edn. Grune and Stratton, New York
113. Poll H (1914) Über Zwillingsforschung als Hilfsmittel menschlicher Erbkunde. Z Ethnol 46 : 87-108
114. Propping P (1983) Genetic disorders presenting as "schizophrenia". Karl Bonhoeffer's early view of the psychoses in the light of medical genetics. Hum Genet 65 : 1-10
115. Propping P, Krüger J (1976) Über die Häufigkeit von Zwillingsgeburten Dtsch Med Wochenschr 101 : 506-512
116. Propping P, Vogel F (1976) Twin studies in medical genetics. Acta Genet Med Gemellol (Rome) 25 : 249-258
117. Propping P, Voigtländer V (1983) Was ist gesichert in der Genetik der Atopien? Allergologie 6 : 160-168
118. Puska P, Tuomilehto J, Salonen J et al (1979) Changes in coronary risk factors during a comprehensive five-year community programme to control cardiovascular diseases (North Karelia project) BMJ 2 :1173-1178
119. Rao CD, Elston RC, Kuller LH, Feinleib M, Carter C, Havlik R (eds) (1984) Genetic epidemiology of coronary heart disease. Past, present and future. Liss, New York
120. Renwick JH (1969) Progress in mapping human autosomes. Br Med Bull 25 : 65
121. Richter S (1967) Zur Heredität des Strabismus concomitans. Humangenetik 3 : 235-243
122. Robbins DC, Blix PM, Rubenstein AH, Kanazawa Y, Kosaka K, Tager HS (1981) A human proinsulin variant at arginine 65. Nature 291 : 679-681
123. Robertson FW (1981) The genetic component in coronary heart disease - review. Genet Res (Cambr) 37 : 1-16
124. Rose NR, Vladutio AO, David GS, Shreffler DC (1973) Autoimmune murine thyroiditis. V. Genetic influence on the disease in BSVS and BRVR mice. Clin Exp Immunol 15 : 281-287
125. Rotter JI, Rimoin DL (1981) The genetics of the glucose intolerance disorders. Am J Med 79 : 116-126
126. Rotter JI, Vadheim CM, Rimoin DL (1992) Diabetes mellitus. In: King RA, Rotter JD, Motulsky AG (eds) The genetic basis of common diseases. Oxford University Press, New York, pp 413-481
127. Schnyder UW (1955) Neurodermitis und Allergie des Respirationstraktes. Dermatologica 110 : 289
128. Selby PB, Selby PR (1978) Gamma-ray-induced dominant mutations that cause skeletal abnormalities in mice. II. Description of proved mutations. Mutat Res 51 : 199-236
129. Shoelson S, Haneda M, Blix P, Nanjo A, Sanke T, Inouye K, Steiner D, Rubenstein A, Tager H (1983) Three mutant insulins in man. Nature 302 : 540-543
130. Short EM (1992) Hyperuricemia and gout. In: King RA, Rotter JI, Motulsky AG (eds) The genetic basis of common disease. Oxford University Press, New York, pp 482-506
131. Siemens HW (1924) Die Zwillingspathologie. Springer, Berlin
132. Siemens HW (1924) Die Leistungsfähigkeit der zwillingspathologischen Arbeitsmethode. Z Induktive Abstammungs Vererbungslehre 33 : 348
133. Simonds B (1963) Tuberculosis in twins. Putnam, London
134. Sing CR, Orr JD (1976) Analysis of genetic and environmental sources of variation in serum cholesterol in Techumseh, Michigan. III. Identification of genetic effects using 12 polymorphic genetic marker systems. Am J Hum Genet 28 : 453-464
135. Smith C (1971) Recurrence risks for multifactorial inheritance. Am J Hum Genet 23 : 578-588
136. Steel CM, Beatson D, Cuthbert RJG et al (1987) HLA haplotype A, B8DR_3 as a risk factor for HIV related disease. Lancet 1 : 1185-1188
137. Steinlein O, Anokhin A, Mao Y-P et al (1992) Localization of a gene for the human low-voltage EEG on 20q and genetic heterogeneity. Genomics 12 : 69-73
138. Steinlein O, Smigrodzki R, Lindstrom J, Anand R, Köhler M, Tocharoentanophol C, Vogel F (1994) Refinement of the localization of the gene for neutonal nicotinic acetylcholine receptor a4 subunit ($CHRNA_4$) to human chromosome 20 q13.2-q13.3. Genomics 22 : 493-495
139. Stern C (1953) Model estimates of the frequency of white and near-white segregants in the American negro. Acta Genet (Basel) 4 : 281-298
140. Stoffel M, Froguel P, Takeda J et al (1992) Human glucokinase gene: isolation, characterization and identification of two missense mutations linked to early-onset non-insulin dependent (type 2) diabetes melitus. Proc Natl Acad Sci USA 89 : 7698-7702
141. Stone NJ (1979) Genetic hyperlipidemia and atherosclerosis. Artery 5 : 377-397
142. Svejgaard A, Jersild C, Staub Nielsen L, Bodmer WF (1974) HL-A antigens and disease. Statistical and genetical considerations. Tissue Antigens 4 : 95-105
143. Svejgaard A, Platz P, Ryder LP (1983) HLA and disease 1982. Immunol Rev 70 : 193-218
144. Takata H, Suzuki M, Ishii T et al (1987) Influence of major histocompatibility complex region genes on human longevity among Okinawan Japanese centenarians and nonagenarians. Lancet 2 : 824-826
145. Tattersall RB, Pyke DA (1972) Diabetes in identical twins. Lancet 2 :1120-1125

146. Ten Kate LP, Boman H, Daiger SP, Motulsky AG (1984) Increased frequency of coronary heart disease in relatives of wives of myocardial infarct survivors: assortative mating for lifestyle and risk factors. Am J Cardiol 53 : 399-403
147. Tienari P (1963) Psychiatric illnesses in identical twins. Acta Psychiatr Scand [Suppl]: 171
148. Timoféef-Ressovsky NW (1931) Gerichtetes Variieren in der phänotypischen Manifestierung einiger Generationen von Drosophila funebris. Naturwissenschaften 19 : 493-497
149. Tiwari JL, Terasaki PI (1985) HLA and disease associations. Springer, New York
150. Turner G, Jacobs PA (1984) Mental retardation and the fragile X. Adv Hum Genet 13 : n
151. Utermann G, Hardewig A, Zimmer F (1984) Apolipoprotein E phenotypes in patients with myocardial infarction. Hum Genet 65 : 237-241
152. Utermann G, Kindermann I, Kaffarnik H, Steinmetz A (1984) Apolipoprotein E phenotypes and hyperlipidemia. Hum Genet 65 : 232-236
153. Vogel F (1970) The genetic basis of the normal human electroencephalogram (EEG). Hum Genet 10 : 91-114
154. Vogel F (ed) (1974) Erbgefüge. Springer, Berlin Heidelberg New York (Handbuch der allgemeinen Pathologie, vol 9)
155. Vogel F (1984) Relevant deviations in heterozygotes of autosomal-recessive diseases. Clin Genet 25 : 381-415
156. Vogel F (1990) Humangenetik und Konzepte der Krankheit. In: Sitzungsberichte der Heidelberger Akademie der Wissenschaften, Mathematisch-naturwissenschaftliche Klasse, 6. Abhandlung. Springer, Berlin Heidelberg New York, pp 335-353
157. Vogel F, Krüger J (1967) Multifactorial determination of genetic affections. Proceedings of the 3rd International Congress of Human Genetics. Johns Hopkins University Press, Baltimore, pp 437-445
158. Von Bracken H (1934) Mutual intimacy in twins: types of structure in pairs of identical and fraternal twins. Character Personality 2 : 293-309
159. Von Bracken H (1969) Humangenetische Psychologie. In: Becker PE (ed) Humangenetik, ein kurzes Handbuch, vol 1/2. Thieme, Stuttgart, pp 409-562
160. Von Verschuer O (1954) Wirksame Faktoren im Leben des Menschen. Steiner, Wiesbaden
161. Von Verschuer O (1958) Die Zwillingsforschung im Dienste der inneren Medizin. Verh Dtsch Ges Inn Med 64 : 262-273
162. Waardenburg PJ (1957) The twin study method in wider perspective. Acta Genet (Basel) 7 : 10-20
163. Wainscoat JS, Thein SL, Higgs DR, Bell JI, Weatherall DJ, Al-Awamy BH, Serjeant GR (1985) A genetic marker for elevated levels of haemoglobin F in homozygous sickle cell disease. Br J Haematol 60 : 261-268
164. Weinberg W (1902) Beiträge zur Physiologie und Pathologie der Mehrlingsgeburten beim Menschen und Probleme der Mehrlingsgeburtenstatistik. Z Geburtsh Gynakol 47 : 12
165. Weinberg W (1909) Der Einfluiβ von Alter und Geburtenzahl der Mutter auf die Häufigkeit der ein- und zweieiigen Zwillingsgeburten. Z Geburtsh Gynakol 65 : 318-324
166. Wieland W (1975) Diagnose. Überlegungen zur Medizintheorie. De Gruyter, Berlin
167. Wieland W (1983) Systematische Bemerkungen zum Diagnosebegriff. Münstersche Beiträge zur Geschichte und Theorie der Medizin 20 : 17-34
168. Williams WR, Lalouel JM (1982) Complex segregation analysis of hyperlipidemia in a Seattle sample. Hum Hered 32 : 24-26
169. Wilson SR (1973) The correlation between relatives under the multifactorial model with assortative mating. I. The multifactorial model with assortative mating. Ann Hum Genet 37 : 189-204
170. Wilson SR (1973) The correlation between relatives under the multifactorial model with assortative mating. II. The correlation between relatives in the equilibrium position. Ann Hum Genet 37 : 205-215
171. Wojchechowski AP, Farral M, Cullen P, Wilson TME, Bayliss JD, Farren B, Griffin BA, Caslake MJ, Packard CJ, Shepherd J, Thakker R, Scott J (1991) Familial combined hyperlipidemia linked to the apolipoprotein AI-CIII-AIV gene cluster on chromosome 11q23-q24. Nature 349 : 161-164
172. Woolf B (1955) On estimating the relation between blood group and disease. Ann Hum Genet 19 : 251-253
173. Wright S (1931) Evolution in mendelian populations. Genetics 16 : 97-159

7 Ação Gênica: Doenças Genéticas

Esta investigação revela ... um caso claro de mudança produzida em uma molécula proteica por alteração alélica em um único gene envolvido na síntese.

L. Pauling, "Sickle cell anemia, a molecular disease", Science, 1949

7.1 Aspectos do Problema

Ação Gênica e Estratégias Genéticas. Como os genes fazem para determinar o desenvolvimento e o funcionamento do organismo? Este é o problema básico da biologia que deve ser resolvido. Os tópicos já discutidos, tais como a estrutura do material genético e a segregação mendeliana, são cientificamente interessantes porque ajudam a resolver esta questão básica. No Cap. 6 o mendelismo é descrito como o paradigma central da genética. Assim, o modo mendeliano de herança de um determinado fenótipo aponta uma mudança específica dentro do DNA portador de informação, e o estudo da ligação a variantes de DNA como marcadores leva à localização precisa do gene que causa este fenótipo. Após ter sido definida a natureza da alteração genética, a via da ação gênica entre o genótipo e o fenótipo pode ser elucidada. Por um longo tempo, os estudos de ligação eram conhecidos em princípio como sendo o "caminho real" para levar à localização gênica. O estudo de ligação em humanos é mais difícil que em organismos experimentais devido à falta de reproduções dirigidas. Embora exista disponibilidade de técnicas estatísticas necessárias ao mapeamento de genes humanos já há algum tempo, a implementação prática foi impedida pela falta de marcadores adequados que possam ser usados como marcos de localização gênica. Isto mudou radicalmente com a descoberta dos freqüentes polimorfismos de DNA (Seção 12.1.2).

Antes de estes métodos se tornarem disponíveis, apenas os fenótipos (os resultados finais) podiam ser estudados. Assim, a análise genética "clássica" tinha que seguir a via partindo do fenótipo em várias etapas até o "fundo": o gene e sua mutação. À medida que a genética bioquímica se desenvolvia, este enfoque obtinha notável sucesso. Ele levou a resultados claros no nível do produto gênico, como nos defeitos enzimáticos e nos variantes de hemoglobina, e permitiu deduções da mutação do DNA a partir do conhecimento do código genético que relaciona uma alteração de aminoácido à correspondente mudança de nucleotídios no DNA. Entretanto, os pesquisadores logo perceberam as limitações deste enfoque. As tentativas em aprofundar as causas biológicas em geral falharam. Os dados bioquímicos não apontaram inequivocamente para um determinado defeito, ou mais freqüentemente o fenótipo não podia ser relacionado a um defeito determinado por gene em uma enzima ou proteína.

Aqui o enfoque "reverso" geralmente ajuda. Após mapear e identificar o gene, seus produtos proteicos normal e anormal podem ser definidos, permitindo a elucidação de sua função normal e do fenótipo anormal. Como mostrado na Seção 3.1.3.9 tal "clonagem posicional" tem alcançado sucesso cada vez maior, como na doença de Huntington e na fibrose cística. Nestas doenças, um fenótipo definido e seu modo de herança eram aparentes, mas nem a localização dos genes respectivos nem a estrutura ou função eram conhecidas. A localização gênica tinha que ser feita "às cegas", necessitando uma procura por todo o genoma, pois não havia pistas da localização destes genes. Após fazer o mapeamento, a elucidação das mutações ao nível do DNA em cada caso resultou na definição de proteínas antes desconhecidas (huntingtina e CFTR) que eram mutantes e causavam a doença. Entretanto, o mecanismo exato de como uma mutação específica causa a doença continua em estudo. Embora existam indícios excelentes da disfunção da membrana celular na fibrose cística, a via do genótipo alterado até o fenótipo na doença de Huntington permanece totalmente desconhecida.

Em outros casos, como em algumas cardiomiopatias autossômicas dominantes, a localização do gene da doença no cromossomo 14q levou à procura de um gene candidato biologicamente plausível que estivesse mapeado neste sítio. Uma proteína muscular, a miosina, já tinha sido localizada nesta posição, e foi vista mutada nas famílias afetadas pela cardiomiopatia. Neste exemplo, o gene normal de miosina tinha sido analisado antes da doença ser mapeada. Com a ampla aplicação dos métodos moleculares em muitos campos da biologia e da medicina, tais análises de genes "normais" sem a ajuda de características monogênicas conhecidas ou doenças estão se tornando cada vez mais comuns. A análise genética moderna não requer mais as mutações para a identificação de um gene!

A etapa lógica seguinte seria a análise de características nas quais o modo de herança é mais complexo, e o gene ou genes são desconhecidos. Aqui, a análise de ligação é tecnicamente muito mais difícil, mas pode apontar um "gene principal" (Seção 6.1.2). A ação deste gene pode então ser estudada de modo "reverso", como descrito.

Doenças Hereditárias como Instrumentos Analíticos para Elucidação da Ação Gênica. Os exemplos acima lidam com doenças hereditárias. Isto destaca um princípio importante da análise genética. A análise genética clássica começa com fenótipos anormais distinguíveis que exibem um modo mendeliano de herança. Tais características permitem uma boa análise da ação gênica. As características "normais", por outro lado, em geral são distribuídas continuamente. As correlações entre parentes sugerem uma determinação genética que não pode ser prontamente interpretada em termos de ação gênica e mecanismos bioquímicos. Assim, a genética "clássica" é amplamente a análise genética de anomalias. Entretanto, a partir desta análise, podem ser tiradas conclusões quanto à função normal. Em humanos, esta tendência para a análise de doenças genéticas é reforçada pelas situações nas quais são feitos estudos genéticos. Os pacientes com determinadas doenças estão mais prontamente disponíveis para estudos genéticos que os indivíduos saudáveis. Além disso, a motivação dos pesquisadores é mais forte se houver esperança de resultados práticos e úteis.

Por todos estes motivos, usamos principalmente doenças hereditárias como modelos para explorar conceitos genéticos que se aplicam ao desenvolvimento e funcionamento normais.

A Seqüência de Problemas a Serem Discutidos. Nas seções seguintes começaremos com os casos relativamente simples e bem estudados do ponto de vista conceitual: os defeitos enzimáticos. As variantes de hemoglobina seguem como exemplos da análise bem-sucedida da ação gênica e sua variação. Alguns tópicos especiais são então discutidos, como a variação genética levando a doenças apenas quando estão presentes condições ambientais específicas (farmacogenética, ecogenética). Um levantamento dos mecanismos genéticos em condições dominantes revela uma grande variedade de distúrbios de diferentes funções normais. Na etapa seguinte, do mais simples para o mais complexo, discutiremos rapidamente o complexo sistema imune.

A imunogenética desenvolveu-se nos últimos anos em um campo próprio, mas muitos de seus aspectos também são importantes em outros campos da genética humana. Isto leva ao campo mais complexo e menos compreendido da ação gênica: o desenvolvimento embrionário e suas perturbações (Cap. 8). Neste contexto são descritos novos conceitos que aparentemente contradizem as previsões do mendelismo, tais como o *imprinting* genômico.

7.2 Genes e Enzimas

7.2.1 Hipótese Um Gene-Uma Enzima

Pioneiros. Garrod, em 1902 [75] (Seção 1.5), relacionou o defeito gênico na alcaptonúria a uma inabilidade específica do organismo para degradar o ácido homogentísico. O problema óbvio seguinte era determinar o mecanismo específico responsável por esta inabilidade. As etapas metabólicas são catalisadas por enzimas. Assim, as alterações enzimáticas ofereciam uma explicação plausível. Isto já tinha sido discutido por Driesch em 1896 e proposto por Haldane em 1920 (veja [109]) e por Garrod em 1923 [96]. As importantes etapas analíticas iniciais na genética bioquímica foram as análises dos mutantes de cor de olho na mariposa *Ephestia kühniella*, por Kühn [147] e Butenandt [44], e na *Drosophila* por Beadle e Ephrussi (1936) [15]. Estas primeiras tentativas escolheram mutantes de insetos que tinham sido estudadas por métodos genéticos para elucidar os mecanismos de ação gênica. Este enfoque, entretanto, teve apenas sucesso limitado, pois o problema era muito complexo para uma abordagem direta. Um enfoque mais bem-sucedido exigia duas condições:

1. Tinha que ser encontrado um organismo de teste mais simples que fornecesse melhores oportunidades de experimentação.
2. O problema tinha que ser examinado à procura de explicações genéticas dos fenótipos bioquímicos e não fornecendo explicações bioquímicas para características definidas geneticamente.

Ambas as condições foram atendidas pelo trabalho de Beadle e Tatum em 1941 [16], e de Beadle em 1945 [14].

Organismo Simples de Beadle e Tatum e Método de Abordagem. A publicação destes dois pesquisadores começa do seguinte modo (itálicos nossos):

> Do ponto de vista da genética fisiológica, o desenvolvimento e o funcionamento de um organismo consiste essencialmente em um sistema integrado de reações químicas controladas de algum modo por genes. É perfeitamente cabível supor que estes genes ... controlam ou regulam reações específicas no sistema, seja agindo diretamente como enzimas ou determinando as especificidades das enzimas. Como os componentes de tal sistema provavelmente são inter-relacionados de modos complexos, e como a síntese de partes dos genes individuais é supostamente dependente do funcionamento de outros genes, parece existir uma ordem hierárquica de controle gênico, variando da simples relação um a um até relações de grande complexidade. Ao investigar os papéis dos genes, o geneticista em geral atenta para as bases fisiológicas e bioquímicas das características hereditárias já conhecidas. Este enfoque ... estabeleceu que muitas reações bioquímicas são de fato controladas de modos específicos por genes específicos. Além disso, as pesquisas deste tipo tendem a apoiar a suposição de que as especificidades do gene e da enzima são da mesma ordem. Existem, entretanto, várias limitações inerentes a este enfoque. Talvez a mais séria delas seja que o pesquisador em geral deve se restringir a um estudo de características herdáveis não-letais. Tais características provavelmente envolvem reações mais ou menos não-essenciais chamadas de "terminais"... Uma segunda dificuldade ... é que o enfoque-padrão do problema significa o uso de características com manifestações visíveis. Muitas destas características envolvem variações morfológicas, e elas são provavelmente baseadas em sistemas de reações bioquímicas tão complexas que tornam a análise muito difícil.
>
> Considerações como estas nos levaram a investigar o problema geral do controle genético do desenvolvimento e de reações metabólicas *revertendo o procedimento comum*, e, em lugar de tentar descobrir a base química de características genéticas conhecidas, determinar *se e como os genes controlam reações bioquímicas conhecidas.* O ascomiceto neurospora oferece muitas vantagens para tal enfoque e é bem adequado para muitos estudos genéticos. Neste sentido, nosso programa tem sido elaborado com este organismo. O procedimento é baseado na suposição de que o tratamento com raios X induzirá mutações em genes envolvidos no controle de reações químicas específicas conhecidas. Se o organismo deve ser capaz de efetuar uma certa reação bioquímica para sobreviver em um determinado meio, um mutante incapaz de fazer isto será obviamente letal neste meio. Tal mutante pode ser mantido e estudado, entretanto, se crescer em um meio ao qual tenha sido adicionado o produto essencial da reação geneticamente bloqueada.

Beadle e Tatum [16] descreveram então seu experimento. O meio completo continha ágar, sais inorgânicos, extrato de malte, extrato de leveduras e glicose. O meio mínimo, por outro lado, continha apenas ágar, sais, biotina, um dissacarídio e gordura ou outra fonte de carbono. Os mutantes que cresceram no meio completo mas não no mínimo foram sistematicamente testados pela adição gradual dos componentes do meio completo para avaliar qual componente não produziam.

Deste modo, foram isolados mutantes que eram incapazes de produzir fatores de crescimento, como piridoxina, tiamina e ácido *p*-aminobenzóico. Estes defeitos foram demonstrados como sendo causados por mutações em loci gênicos específicos. Este trabalho inaugurou muitas investigações em neurospora, bactérias e leveduras, nas quais tais mutantes foram estudados, e os "bloqueios genéticos" em etapas isoladas do metabolismo foram relacionados a defeitos enzimáticos específicos. Logo este enfoque tornou-se um instrumento importante para a avaliação de etapas isoladas nas vias metabólicas.

A hipótese um gene-uma enzima foi estabelecida e hoje tem uma sólida fundamentação experimental. Esta hipótese provou

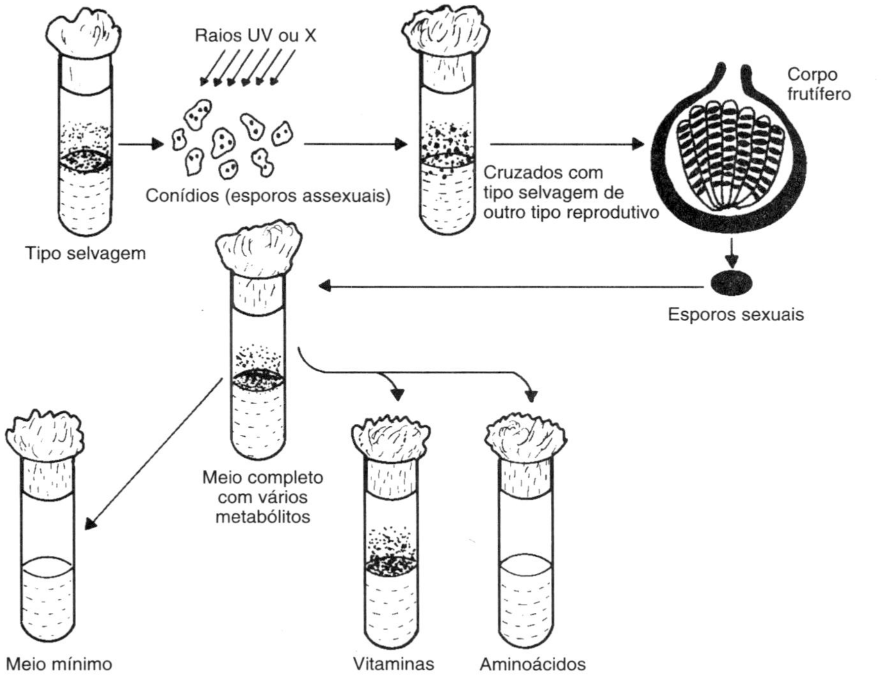

Fig. 7.1 O método experimental para a descoberta de mutantes bioquímicos em neurospora. A mutação induzida por raios X ou UV não prejudica o crescimento do fungo em meio completo. No meio mínimo, entretanto, o fungo não pode crescer. A adição de vitaminas restaura a capacidade de crescimento mostrada pelo pontilhado. A adição de aminoácidos não causa crescimento. A figura sugere que a mutação afetou o gene, que influencia o metabolismo de vitaminas. A próxima etapa do experimento seria determinar que vitamina é capaz de restaurar a função normal. O bloqueio genético é encontrado no metabolismo desta vitamina. (Modificado de Sinnott e cols. 1958 [222])

ser altamente fértil durante as décadas seguintes. A análise dos defeitos enzimáticos e variantes logo forneceu evidências dos bloqueios genéticos nos quais apenas a função da enzima foi prejudicada, enquanto uma proteína enzimática ainda estava presente e mantinha suas propriedades antigênicas (material de reação cruzada; CRM). Em outros casos, a enzima tinha uma temperatura ótima alterada para sua ação. Algumas variantes podiam ser explicadas por uma mutação que causa atividade alterada de uma série de enzimas afetando uma unidade-controle comum. Destes estudos surgiu o conceito de regulação da ação gênica bacteriana, que incluiu o conceito de óperon.

Primeiros Defeitos Enzimáticos em Humanos. A primeira doença genética em humanos para a qual foi demonstrado um defeito enzimático foi um tipo de metemoglobinemia com herança recessiva (Gibson e Harrison em 1947 [100], e Gibson em 1948 [99]; 250 800). A deficiência enzimática nestes casos é a metemoglobina redutase NADH-dependente. A primeira tentativa sistemática para elucidar um grupo de doenças metabólicas humanas foi feita em 1951 pelo casal Cori na doença de armazenamento de glicogênio [64].

Os Cori mostraram que a estrutura do glicogênio hepático em dez casos do que foi chamado de doença de von Gierke (232 200) estava dentro da faixa normal de variação em oito e claramente anormal em dois casos. Também ficou óbvio que o glicogênio hepático, que se acumula em quantidades excessivas, não está prontamente disponível para a formação de açúcar sangüíneo, pois os pacientes apresentavam uma tendência à hipoglicemia. Muitas enzimas são necessárias para a conversão de glicogênio em glicose no fígado. Duas delas, a amilo-1,6-glicosidase e a glicose-6-fosfatase, foram selecionadas como possíveis candidatas a ser a enzima deficiente. A liberação de fosfato a partir da glicose-6-fosfato foi dosada no fígado em homogeneizados em vários níveis de pH. A Fig. 7.2 mostra os resultados. Em um fígado normal, nota-se um nível alto de atividade, com um máximo em pH 6-7. Um grave dano hepático devido a cirrose leva a apenas uma diminuição moderada. Em um caso fatal de doença de von Gierke, entretanto, nenhuma atividade pode ser detectada. Isto foi confirmado em um segundo caso. Dois pacientes com sintomas brandos de doença mostraram uma atividade acentuadamente reduzida.

Concluiu-se que há um defeito enzimático de glicose-6-fosfatase nestes casos fatais de doença de von Gierke. Ao mesmo tempo, entretanto, nos casos mais brandos a atividade desta enzima não foi reduzida abaixo do nível encontrado na cirrose hepática. Apenas dois pacientes mostrados na Fig. 7.2 tinham valores moderadamente reduzidos. Os Cori não deram uma explicação para os últimos resultados. Eles também notaram que o armazenamento anormal de glicogênio no músculo não podia ser explicado por uma falta de glicose-6-fosfatase, pois esta enzima está normalmente ausente no músculo. Para casos com glicogenose muscular eles sugeriram um defeito de amilo-1,6-glicosidase como possível explicação. Esta previsão logo foi confirmada, pois Forbes [87] descobriu este defeito em um caso clínico de doença de armazenamento de glicogênio envolvendo tanto os músculos cardíacos quanto os esqueléticos.

Atualmente, muitos defeitos enzimáticos diferentes foram descobertos na doença de armazenamento de glicogênio. Para detalhes veja [121].

Embora os padrões de manifestação difiram um pouco entre os vários tipos, há uma superposição nas manifestações clínicas. O modo de herança é, com apenas uma exceção, autossômico recessivo. Se os defeitos enzimáticos não tivessem sido descobertos, a doença de armazenamento de glicogênio seria vista como uma doença genética única com correlações intrafamiliares quanto a severidade, detalhes dos sintomas e ocasião da morte. Assim, temos aqui um exemplo do modo pelo qual a heterogeneidade genética, que só pode ser suspeita a nível fenotípico (Seção 4.3.5), é confirmada pela análise em nível bioquímico: identificação dos genes específicos pela análise das atividades enzimáticas.

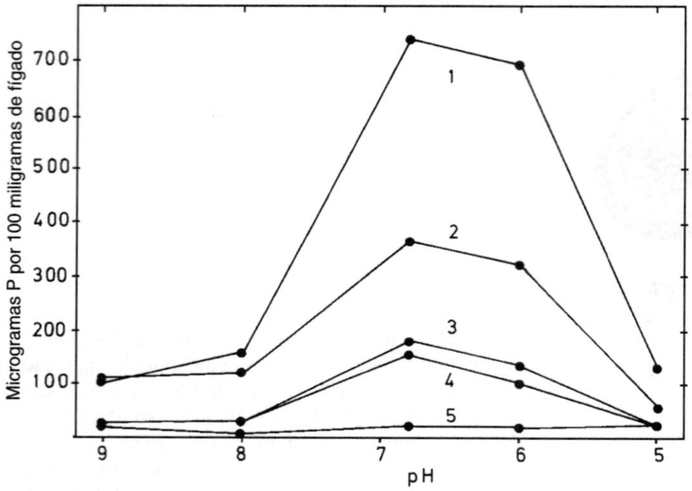

Fig. 7.2 Liberação de fosfato da glicose-6-fosfato nos homogeneizados de fígado de vários pacientes como dosagem da atividade de glicose-6-fosfatase. *1*, Alta liberação de fosfato em um paciente com função hepática normal; *2*, redução moderada em cirrose hepática; *3*, *4*, redução acentuada em dois pacientes com a forma branda de doença de armazenamento de glicogênio; *5*, ausência completa de atividade enzimática em um paciente com grave doença de von Gierke. (De Cori e Cori 1952 [64])

Nos anos seguintes, os defeitos enzimáticos foram sendo descobertos, e na edição de 1994 de seu *Mendelian Inheritance in Man* McKusick [164] foi capaz de citar 250 condições autossômicas recessivas nas quais havia sido localizado um defeito enzimático específico. Muitas conquistas na metodologia contribuíram para este progresso. A maioria está além do escopo deste volume, mas algumas tiveram um papel importante no desenvolvimento dos conceitos e métodos na genética molecular e bioquímica.

Etapas na Compreensão dos Defeitos Enzimáticos Humanos. Várias etapas foram especialmente importantes para os contínuos desenvolvimentos:

1934 A fenilcetonúria foi detectada por Folling [86].
1941 Beadle e Tatum [16] introduziram a hipótese um gene-uma enzima.
1948 Gibson [99] descreveu o primeiro defeito enzimático em uma doença humana (a metemoglobinemia recessiva).
1952 Os Cori descobriram a deficiência de glicose-6-fosfatase na doença de von Gierke [64].
1953 Jervis [127] demonstrou a falta de fenilalanina hidroxilase na fenilcetonúria. Bickel [28] relatou a primeira tentativa em compensar um defeito enzimático com uma dieta pobre em fenilalanina.
1955 Smithies [225, 226] introduziu a eletroforese em gel de amido.
1956 Carson e cols. [53] descobriram o defeito de glicose-6-fosfato desidrogenase (G6PD) na anemia induzida por droga.
1957 O defeito enzimático na galactosemia (deficiência de P-gal-transferase) foi descrito por Kalckar e cols. [131], mostrando que existe uma deficiência idêntica em humanos e bactérias.
1961 Krooth e Weinberg [148] demonstraram o defeito enzimático da galactosemia em fibroblastos cultivados in vitro.
1967 Seegmiller e cols. [218] descobriram o defeito de hipoxantina-guanina-fosforribosil transferase (HPRT) na síndrome de Lesch-Nyhan.
1968 A deficiência do reparo de excisão no xeroderma pigmentoso foi descrita por Cleaver [59].
1970 Elucidação dos defeitos enzimáticos nas mucopolissacaridoses por Neufeld [186], permitindo a total compreensão das vias catabólicas do metabolismo de mucopolissacarídios.
1974 Demonstração por Brown e Goldstein [38] de que a hiperprodução geneticamente determinada de uma enzima (HMG CoA redutase) na hipercolesterolemia familiar é causada por um defeito de receptor de membrana (receptor de lipoproteína de baixa densidade), que modula a atividade de HMG CoA redutase.
1977 Demonstração por Sly e cols. [224] de que os componentes manose 6-fosfato das enzimas lisossômicas são reconhecidos por receptores de fibroblastos. Os defeitos genéticos de processamento impedem a ligação das enzimas lisossômicas, havendo a falta de entrada nas células e secreção no plasma (doença da célula I).
1980 Descoberto o defeito de receptor da proteína de acoplamento à ciclase no pseudo-hipoparatireoidismo.
1983 Woo e cols. [269] clonaram o gene para fenilalanina hidroxilase.
1989 Identificação do gene para fibrose cística (regulador transmembranar de fibrose cística, CFTR) e identificação do defeito básico [205].
Início da década de 90 Tratamento bem-sucedido da doença de Gaucher por terapia enzimática.

7.2.2 Genes e Enzimas em Humanos: Estado Atual de Conhecimentos

Escopo e Limitações Desta Revisão. Cada defeito enzimático apresenta problemas especiais na metodologia e na interpretação. As limitações de espaço nos levam a uma discussão rápida e altamente seletiva dos problemas, dos quais foram selecionados dois grupos.

1. Os de significado para uma compreensão dos princípios gerais da determinação genética e controle no homem.
2. Os de significado para o diagnóstico dos defeitos enzimáticos e sua contribuição para nossa compreensão da doença.

Para outras doenças, indicamos ao leitor monografias mais especializadas [215] e as várias revisões sobre doenças isoladas ou grupos de doenças.

7.2.2.1 Descoberta e Análise dos Defeitos Enzimáticos

Diferença na Estratégia de Pesquisa entre Humanos e Neurospora. O progresso na análise dos defeitos enzimáticos em neurospora e bactérias foi obtido por uma nova estratégia de pesquisa. Em lugar de procurar explicações bioquímicas de mutantes conhecidos, os mutantes foram induzidos e triados quanto às suas etapas metabólicas afetadas conhecidas. Tal enfoque só funciona se as mutações induzidas causarem bloqueios genéticos devidos a defeito enzimático. Além disso, a recuperação dos mutantes é limitada aos que realmente levam a defeitos enzimáticos, independentemente de serem uma grande ou pequena proporção de todas as mutações ocorrentes. Na prática, esta limitação demonstrou-se útil, pois ajuda a tornar o problema acessível analiticamente, permitindo que surjam os conceitos dos mecanismos genéticos de controle da atividade enzimática.

Em humanos, o enfoque através de vias metabólicas conhecidas está bloqueado, pois não podemos induzir artificialmente mutações nem triá-las em um sistema comparável aos sistemas seletivos para identificação de mutantes auxotróficos em neurospora. Devemos começar com o fenótipo e tentar encontrar e estudar o defeito enzimático subjacente. As desvantagens óbvias deste enfoque são a sua dependência das observações casuais de indivíduos com doenças raras e sua limitação a casos nos quais o fenótipo nos fornece algumas pistas sobre onde a anomalia bioquímica deve ser procurada. Entretanto, também existem vantagens. Em nenhum animal experimental existem tantos indivíduos constantemente sendo examinados quanto a seu estado de saúde quanto nos humanos. Além disso, apenas em nossa espécie a variedade de métodos disponíveis para análise varia desde descrições clínicas refinadas até as caracterizações de proteínas enzimáticas. Como conseqüência, é oferecido um rico espectro de fenótipos para observação. A estratégia "reversa" de clonagem posicional fornece um enfoque alternativo para a identificação das vias bioquímicas e dos defeitos enzimáticos, pois é muito mais fácil determinar a seqüência de DNA de um gene e a partir daí deduzir a seqüência da proteína que trabalhar no nível proteico (Seção 3.1.3.9).

Sintomas Clínicos Levando a Detecção de Defeitos Enzimáticos. Como os defeitos enzimáticos são descobertos? Existem muitas maneiras. O defeito de glicose-6-fosfato na doença de von Gierke oferece o exemplo mais simples. O distúrbio é conhecido há muito, e os sintomas clínicos sugerem uma anomalia em uma via metabólica específica. Tão logo esta via seja suficientemente bem conhecida e as dosagens enzimáticas estejam disponíveis, os pesquisadores devem averiguar que enzima está defeituosa. Entretanto, podem ocorrer dificuldades. Elas podem ser primariamente técnicas. Por exemplo, muitos defeitos enzimáticos em humanos são devidos não a uma falta completa da enzima, mas a propriedades enzimáticas mutacionalmente alteradas que causam anomalias, como reduzida afinidade pelo substrato. A maioria das dosagens in vitro usa altas concentrações de substrato, e assim possibilita que mesmo uma enzima alterada exiba atividade normal. As dosagens in vitro podem, portanto, não refletir a atividade in vivo. Às vezes os sintomas apontam para a direção errada, por exemplo, na doença de armazenamento de glicogênio tipo II (doença de Pompe). Aqui, foi demonstrado o defeito enzimático afetando a α-1,4-glicosidase, que antes não se sabia estar envolvida no metabolismo de glicogênio.

Em outras condições, os sintomas clínicos podem ser tão inespecíficos que não existem indícios quanto ao defeito metabólico. Assim, a falta de desenvolvimento das crianças está associada a muitos diferentes erros hereditários do metabolismo, afetando várias enzimas.

Uma pequena proporção (cerca de 1%) das crianças mentalmente retardadas residentes em instituições tem fenilcetonúria (PKU). Esta condição foi descoberta por Følling em 1934 [86] em dois irmãos que tinham um odor peculiar de rato e excretavam grandes quantidades de ácido fenilpirúvico em sua urina. A descoberta criou a esperança de que muitos outros tipos de retardo mental pudessem ser demonstrados como sendo causados por vários outros erros inatos. Foram feitos muitos levantamentos sobre metabólitos anormais da urina entre pacientes com retardo mental. Infelizmente, o resultado foi pequeno, e embora tivessem sido descobertas outras condições, como a homocistinúria (veja abaixo), a maioria das pessoas mentalmente retardadas não era afetada por erros inatos que pudessem ser detectados com este enfoque.

Embora ambos os achados clínicos envolvendo tecido ósseo e conjuntivo e grandes defeitos geralmente não estejam associados a erros hereditários do metabolismo, existem algumas exceções, como a homocistinúria, uma anomalia no metabolismo do aminoácido metionina, que contém enxofre, causada por uma deficiência da enzima hepática cistationina sintase. Os pacientes sofrem de três grupos de sintomas: (a) anomalias do tecido conjuntivo e dos olhos, tais como osteoporose, colisão de joelhos, dedos e artelhos compridos, e deslocamento do cristalino; (b) anomalias do funcionamento do sistema nervoso central, como retardo mental em cerca de 50% dos casos; e (c) trombose arterial e venosa. Alguns dos achados são semelhantes aos da síndrome de Marfan, uma condição dominante que pode ocorrer como mutação nova, levam a casos não-familiares e esporádicos, e conseqüentemente a serem confundidos com a homocistinúria. Mesmo sem este paralelo, entretanto, ninguém familiarizado com os sintomas gerais dos defeitos enzimáticos recessivos suspeitaria deste defeito enzimático em particular, em um distúrbio com tantos sintomas estruturais diferentes. O distúrbio foi descoberto em um programa para triagem de pessoas mentalmente deficientes.

Diagnóstico Clínico de Defeitos Metabólicos. Os defeitos metabólicos são muito raros. Isto significa que mesmo atarefados pediatras vêem apenas alguns deles durante suas carreiras, e estes são encontrados apenas uma vez ou poucas vezes. Assim, a complexidade do diagnóstico, e particularmente da terapia, não pode ser esperada em todos os pediatras. Alguns departamentos de pediatria ou medicina nos EUA e na Europa estão cada vez mais se especializando no diagnóstico (inclusive o pré-natal) e na terapia de defeitos enzimáticos isolados ou em pequenos grupos. Esta especialização fornece o nível mais alto possível de cuidados médicos para estes pacientes.

Entretanto, cada médico, seja clínico geral, pediatra ou geneticista, precisa estar preparado para conseguir o diagnóstico apropriado destas doenças metabólicas. O diagnóstico precoce é importante não só para distúrbios nos quais é possível uma terapia específica (Seção 7.2.2.9), mas também em casos onde o nascimento de outros irmãos afetados pode ser evitado pelo diagnóstico pré-natal. Um cuidadoso diagnóstico é portanto muito importante para a maioria dos erros hereditários do metabolismo, que em geral se manifestam nas crianças como falta de desenvolvimento.

Métodos Usados para Análise de Defeitos Enzimáticos. Os métodos apropriados para a análise de defeitos enzimáticos são geralmente os de enzimologia. Na elucidação da base genética dos defeitos enzimáticos nos erros hereditários do metabolismo devemos examinar não só as avaliações quantitativas da atividade enzimática, mas também as diferenças qualitativas das características enzimáticas.

Foi encontrada instabilidade de temperatura, por exemplo, na deficiência de HPRT em algumas crianças com síndrome de Lesch-Nyhan (308 000). Foi encontrada uma termorresistência incomum na α-galactosidase em várias mutações graves causadoras de doença de Fabry, um defeito enzimático lisossômico.

Freqüentemente, a diferença entre a enzima normal e a anormal pode ser estudada em nível proteico, por exemplo, pela mobilidade eletroforética alterada. Geralmente, a proteína anormal, embora perca a capacidade catalítica pela qual é caracterizada como enzima, pode ainda manter suas propriedades imunológicas. Ela reage com um anticorpo que foi produzido contra a enzima normal. Tal *material de reação cruzada* (CRM) foi inicialmente descoberto em bactérias, por exemplo, para a triptofano sintetase de *E. coli*. Tais proteínas CRM são freqüentes nos defeitos enzimáticos humanos.

É característico das deficiências enzimáticas em humanos que, ao contrário das muitas deficiências enzimáticas em bactérias, as enzimas qualitativamente alteradas sejam mais freqüentemente observadas que a perda completa ou quase completa de uma enzima. Este achado indica que os defeitos enzimáticos atualmente conhecidos em humanos são causados por mutações estruturais, e não por mutações regulatórias, como é freqüente em bactérias. Sempre que a análise de mutantes tem sido possível ao nível do DNA, esta conclusão tem sido confirmada. Estes fatos são de grande significado para a compreensão da regulação gênica em organismos superiores, inclusive humanos (Cap. 8). Entre os muitos métodos usados para a análise de defeitos enzimáticos, um, descrito em seguida, tem obtido significado especial.

Exame de Defeitos Enzimáticos em Culturas de Fibroblastos Humanos. Quando a genética de microorganismos foi bem-sucedidamente elucidada nas décadas de 40 e 50, muitos cientistas acreditaram que a análise genética em organismos superiores usando células individuais aumentaria o poder de resolução da análise em várias ordens de magnitude. As condições técnicas, o crescimento de linhagens celulares em cultura, tinham se tornado possíveis por vários anos. Entretanto, as linhagens celulares capazes de crescer em meio cultivado por um tempo indefinido ou eram obtidas de tumores malignos, tais como as células He-La muito usadas, ou sofriam uma mudança nas características de crescimento in vitro, perdendo assim sua habilidade de inibição por contato. Elas eram "transformadas". Estas células eram geneticamente diferentes das células normais. Além de tudo, elas eram quase sempre aneuplóides, com uma ampla gama de números cromossômicos dentro da mesma linhagem celular e até mesmo na mesma cultura. Tais células não podiam ser usadas para pesquisas genéticas. Tinham que ser desenvolvidos métodos para o cultivo de células euplóides normais. O trabalho bioquímico quantitativo, como as dosagens das atividades enzimáticas, só tem significado quando o crescimento das células é cuidadosamente controlado.

Foram desenvolvidos métodos adequados que hoje são amplamente usados em genética humana, não só na pesquisa, mas também no diagnóstico rotineiro, especialmente no diagnóstico pré-natal de anomalias cromossômicas e bioquímicas.

Alguns defeitos enzimáticos não se expressam em fibroblastos. Ocasionalmente, o uso de outros tecidos, como linfócitos ou hemácias, é bem-sucedido nestes casos. Em geral, os defeitos enzimáticos que não se expressam em fibroblastos não podem ser dosados nas células amnióticas.

7.2.2.2 Grupo Típico de Defeitos Enzimáticos: Enzimas Eritrocitárias

Um grupo bem examinado de deficiências enzimáticas afeta as enzimas das hemácias [128, 250]. O eritrócito humano não tem núcleo, portanto é incapaz de produzir mRNA. A síntese de proteínas nos precursores nucleados das hemácias fornece ao eritrócito vários sistemas enzimáticos que são ativos apenas por um determinado tempo. Eles gradativamente perdem sua atividade, e a hemácia é removida da circulação após 120 dias. Para muitos deles, são conhecidas síndromes de deficiência enzimática. Algumas delas causam anemia hemolítica não-esferocítica.

Defeitos Enzimáticos na Glicólise. A via catabólica mais importante para a obtenção de fosfatos ricos em energia (ATP) nos eritrócitos maduros é a glicólise (Fig. 7.3) pela via de Embden-Meyerhof. Esta via anaeróbica leva à formação de 2 mol de lactato a partir de 1 mol de glicose. Além disso, 1 mol de glicose gera 4 mol de ATP, 1 mol do qual é necessário para a fosforilação quando a glicose-6-fosfato é transformada em frutose-1,6-difosfato, e também quando 1 mol de glicose é mudado para 1 mol de glicose-6-fosfato. Assim, o ganho líquido é de 2 mol de ATP por 1 mol de glicose. O ATP é usado para as funções do eritrócito, incluindo a manutenção de sua forma em disco bicôncavo, para a energia da bomba de cátion e para a síntese de metabólitos, tais como o glutatião (GSH) ou a AMP. A via glicolítica é catalisada por 13 enzimas.

Cerca de 5 a 10% da glicose-6-fosfato é degradada oxidativamente via ciclo de hexose monofosfato ou a via de "*shunt*". Em várias etapas, a pentose fosfato é convertida em frutose fosfato ou gliceraldeído-3-fosfato e reciclada em glicólise. O ciclo de hexose monofosfato é importante, pois fornece o NADPH necessário para a redução de glutatião oxidado. Esta redução é catalisada pela glutatião redutase.

Anemias Hemolíticas Não-esferocíticas. Dacie e cols. [67] (1953) definiram um grupo de anemias hemolíticas que eles descreveram como não-esferocíticas, em contraste com a esferocitose hereditária. Os pacientes sofrem de hemólise aumentada e suas conseqüências, incluindo icterícia de vários graus, esplenomegalia de leve a moderada e ocorrência aumentada de cálculos biliares. Em contraste aos achados da esferocitose hereditária (182 900), a fragilidade osmótica das hemácias não estava aumentada e não havia anomalia qualitativa da hemoglobina. Com base em refinados critérios hematológicos, a condição foi considerada heterogênea, mas os achados nas várias formas se superpõem um pouco. A análise total teve que esperar o desenvolvimento de métodos enzimáticos.

Defeitos Enzimáticos na Via Glicolítica. Entre 1961 e 1975 foram descritos defeitos genéticos para 11 das 13 enzimas glicolíticas. Em pelo menos oito delas foi demonstrada uma correlação causal com a anemia hemolítica não-esferocítica hereditária, em alguns casos com perturbações adicionais no sistema nervoso central e nos músculos. No geral, uma redução crítica nas atividades enzimáticas leva a um acúmulo do metabólito antes do bloqueio e uma diminuição do metabólito após o mesmo bloqueio. Efeitos secundários, tais como a redução de ATP, podem ser esperados em algumas deficiências. Devido à capacidade regulatória interna do sistema, entretanto, as deduções diretas dos achados metabólicos, clínicos e hematológicos quanto à natureza e ao grau do defeito enzimático em geral são enganadoras. Além disso, os exames são em geral feitos em uma população de eritrócitos, que compreende uma proporção maior de hemácias jovens. Como as atividades enzimáticas em geral são maiores nas células jovens que nas mais velhas, a deficiência enzimática pode passar despercebida.

Algumas observações de significado mais geral para os de-

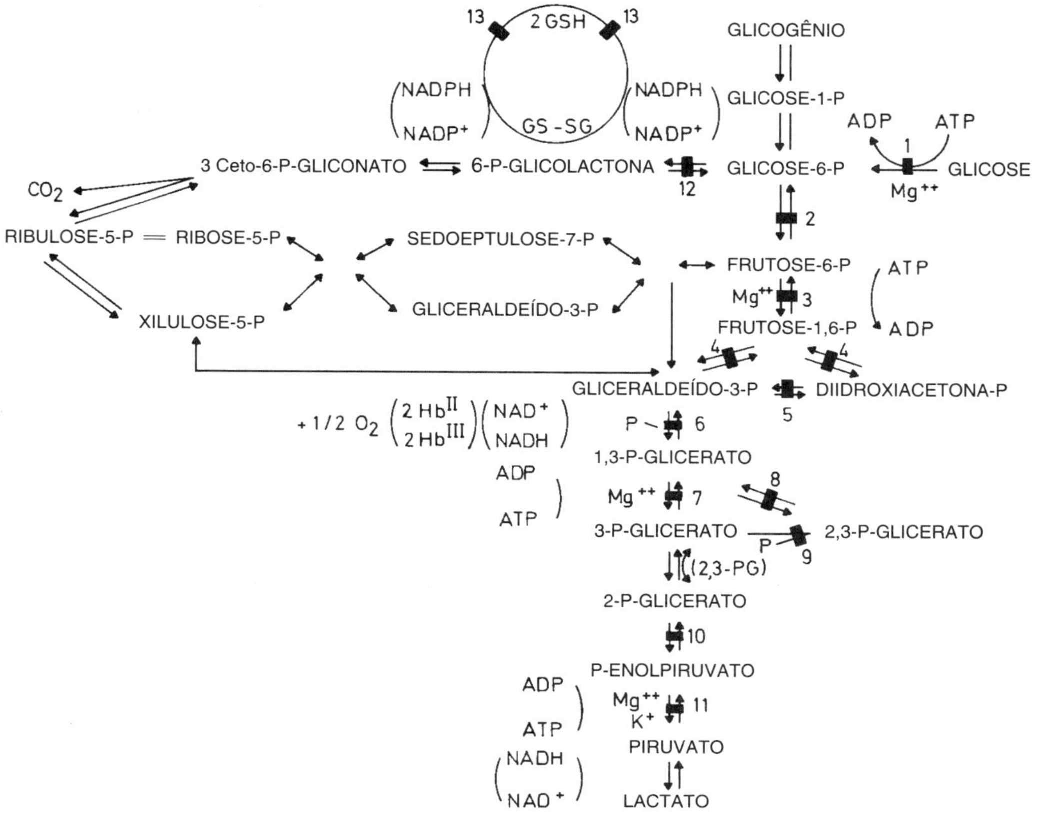

Fig. 7.3 A via glicolítica e seus bloqueios metabólicos nos eritrócitos. Esta via é catalisada por 13 enzimas. A enzima limitadora de velocidade é a hexocinase (*1*), que converte a glicose em glicose-6-fosfato. Esta é então transformada em etapas (*2-6*) em 1,3-difosfoglicerato. Este composto pode ser convertido diretamente pela fosfoglicerato cinase em 3-fosfoglicerato e ATP (*7*). Em uma via alternativa (ciclo de Rapoport-Lübering), entretanto, o 1,3-difosfoglicerato pode ser convertido em 2,3-difosfoglicerato (*8*). O 2,3-difosfoglicerato é clivado em fosfato inorgânico e 3-fosfoglicerato, que é então reciclado na via glicolítica. O ciclo de Rapoport-Lübering não produz ATP. Assim, a degradação de glicose pode continuar com ganhos líquidos diferentes de ATP. Entretanto, o conteúdo de 2,3-difosfoglicerato dos eritrócitos é importante para a dissociação normal do oxigênio da hemoglobina. Outra necessidade da hemoglobina funcional é a disponibilidade de NADH pela reação da gliceraldeído-P-desidrogenase. O NADH é necessário não só para a hidrogenação de piruvato em lactato, mas também para a redução da metemoglobina. Cerca de 5 a 10% de glicose-6-fosfato são degradados oxidativamente via ciclo de hexose-monofosfato (*12*). Em várias etapas, a pentose fosfato é convertida em frutose fosfato ou gliceraldeído-3-fosfato e reciclada na glicólise. O ciclo de hexose monofosfato é importante, pois fornece NADPH necessário para a redução da glutatião oxidado. Esta redução é catalisada pela glutatião redutase (*13*). A glicólise é controlada via um sistema de "controle de várias etapas" no qual a hexocinase, a fosfofrutocinase e a concentração de fosfatos inorgânicos e Mg são importantes. Os bloqueios metabólicos que foram mostrados em humanos também são mostrados pelas barras pretas.

feitos enzimáticos humanos podem ser feitas usando estes exemplos.

O Sangue É Facilmente Disponível para Exame. Hoje são conhecidas deficiências enzimáticas para quase todas as etapas da via glicolítica nos eritrócitos. Isto contrasta com outras vias, para as quais não existem evidências de tais deficiências ou existem poucas. Um motivo óbvio é que o tecido afetado, o sangue, é facilmente disponível para exame. As repetidas coletas de sangue não são imposições despropositadas para os pacientes, em comparação, por exemplo, a biópsias de pele ou de cérebro. Além disso, os eritrócitos são células especializadas que contêm apenas uma parte do sistema enzimático encontrado em outras células. Esta restrição na constituição enzimática reduz o número de reações possivelmente afetadas e facilita a análise. Estas vantagens do sangue, especialmente das hemácias, têm sido muito exploradas, como atestado pelo trabalho na glicose-6-fosfato desidrogenase, e especialmente na molécula de hemoglobina, que são os paradigmas principais dos aspectos moleculares das proteínas codificadas pelos genes (Seção 7.3) e seleção natural em populações humanas (Seção 12.2.1.6).

A Análise dos Níveis Enzimáticos Revela Heterogeneidade Genética. Mostrou-se na Seção 4.3.5 que a análise da heterogeneidade genética se defronta com grandes limitações no nível fenotípico. Se duas condições têm um modo autossômico recessivo de herança e a superposição das manifestações fenotípicas é mais ou menos forte, o único indício de heterogeneidade seria uma reprodução entre dois homozigotos afetados com apenas filhos normais não afetados (Seção 4.3.5). Sendo a análise feita no nível enzimático, a heterogeneidade genética é óbvia nas seguintes condições:

a) Todos os defeitos enzimáticos na via glicolítica das hemácias, conforme descritos na Fig. 7.3, levam a anemias hemolíticas muito semelhantes. Uma fonte de heterogeneidade genética é o fato de as mutações de genes diferentes determinando as várias enzimas de uma determinada via poderem ter fenótipos similares ou idênticos. Esta conclusão também pode ser obtida usando o exemplo da doença de armazenamento de glicogênio.

b) Uma segunda fonte de heterogeneidade é dada pelos vários modos pelos quais uma enzima que é determinada por um gene pode alterar suas propriedades devido a várias mutações. Quanto mais são aplicados métodos para examinar as propriedades das enzimas, mais diferenças aparecem. A heterogeneidade genética em um determinado locus é obviamente esperada, pois o número de mutações que causam as substituições de aminoácidos e deleções é muito grande (Seção 7.3.5), como mostrado pelas análises no nível gene-DNA.

A Atividade Residual É Encontrada entre Homozigotos em Quase Todos os Defeitos Enzimáticos. Os estudos das atividades enzimáticas dos homozigotos para defeitos glicolíticos encontraram atividade residual às vezes de considerável magnitude. Em alguns casos, isto pode ter sido causado pela atividade de outra enzima que catalisou a mesma etapa metabólica. Geralmente, entretanto, a mutação não muda a proteína tão intensamente que a atividade enzimática seja totalmente perdida. Esta manutenção de atividade residual foi citada por Kirkman [147] como sendo uma propriedade geral de muitas, ou da maioria, das deficiências enzimáticas humanas, bem ao contrário das bactérias, nas quais muitas mutações levam a bloqueios enzimáticos totais. Este fenômeno pode em parte ser devido à seleção para a sobrevivência. Por exemplo, é fácil imaginar que o bloqueio genético total de uma enzima em uma seqüência metabólica importante seria letal para o indivíduo. Nas bactérias, por outro lado, os mutantes são observados principalmente quando a atividade enzimática foi total ou quase totalmente perdida. Um mutante com um bloqueio incompleto (mutante "*leaky*") em geral consegue sobreviver em um meio mínimo.

A diferença principal entre as mutações humanas e as mutações em bactérias é o seu modo de avaliação. As mutações bacterianas em geral são encontradas pela falta de crescimento dos cultivos em determinadas condições de cultura. A maioria das mutações humanas que causam deficiências enzimáticas são detectadas em pacientes com doenças. Quando são usadas técnicas apropriadas para triar todos os tipos de mutações bacterianas, encontra-se uma gama esperada de mutações estruturais diferentes semelhante às mutações enzimáticas estruturais humanas. A diferença entre a atividade residual no homem e nos micróbios, particularmente quanto à letalidade das mutações de enzimas importantes no homem, pode ser, portanto, espúria.

Achados Clínicos Causados por um Defeito Enzimático Dependem da Atividade Normal Desta Enzima em uma Variedade de Tecidos Diferentes. Podem ocorrer múltiplas formas de uma determinada enzima dentro de um único organismo ou mesmo uma única célula. Elas são chamadas de isoenzimas ou isozimas. As isozimas podem ser produzidas por alterações secundárias da enzima no tecido, e em tais casos são de origem não-genética. As isozimas geneticamente determinadas devem sua origem a vários loci genéticos que codificam cadeias polipeptídicas estruturalmente distinguíveis que podem ter uma origem comum na evolução (Seção 14.2.3). O termo isozima também tem sido aplicado a variantes alélicas em um único locus genético que são detectáveis por eletroforese. As isozimas são conhecidas para muitas enzimas. Elas catalisam as mesmas reações gerais, mas em geral são adaptadas a condições ligeiramente diferentes sob as quais estas reações ocorrem em vários tecidos. Como as diferenças no meio intracelular são pequenas e muito inexploradas, não podemos prever teoricamente para que enzimas devem existir isozimas.

Os defeitos enzimáticos são devidos a mutações que afetam genes únicos. Portanto, eles em geral afetam apenas uma em uma série de isozimas. Se mais de uma isozima for afetada, estas isozimas variantes podem compartilhar uma cadeia polipeptídica comum, ou ocorrerem efeitos secundários na estrutura da enzima.

Uma deficiência enzimática causada pela mutação de um gene que é ativo em apenas um tecido afeta o fenótipo de seu portador de modo diferente do de uma deficiência enzimática que afete muitos tecidos. As mutações gênicas podem ser pleiotrópicas, ou seja, uma única mutação pode ter muitas conseqüências diferentes em um único indivíduo. Uma deficiência enzimática que afete mais de um tecido deverá ter um efeito pleiotrópico. Este é um mecanismo de pleiotropia, mas certamente não o único. Mesmo que uma enzima — ou qualquer outra proteína — seja ativa em apenas um tecido, sua deficiência pode afetar outros tecidos por perturbações induzidas pelo defeito primário. Entretanto, um defeito enzimático encontrado em todos os tecidos às vezes leva a uma anomalia fenotípica apenas em um tecido, provavelmente porque o defeito pode ser compensado mais facilmente em outros tecidos.

As deficiências enzimáticas apresentadas na Fig. 7.3 mostram exemplos de todos os tipos de pleiotropismo. Por exemplo, a deficiência de fosfofrutocinase (PFK) (etapa 3) leva, em alguns casos, a uma anemia hemolítica não-esferocítica relativamente branda. Aqui o padrão pleiotrópico consiste em anemia branda, leve icterícia e esplenomegalia branda. Todos estes sintomas podem ser explicados por um tempo de vida encurtado das hemácias. Os pacientes em outras famílias tiveram anemia hemolítica muito branda e grave miopatia associada a doença de armazenamento de glicogênio. As formas muscular e eritrocitária de fosfofrutocinase diferem uma da outra, como mostrado por eletroforese, cromatografia e imunologia. O padrão de isozima parece ser meio complicado. Mesmo dentro dos eritrócitos foram encontrados pelo menos dois componentes enzimáticos [128]. As diferenças de padrões da ação pleiotrópica entre famílias podem em princípio ser explicadas por mutações em genes que determinam cadeias polipeptídicas que podem estar ou presentes ou ausentes em isozimas histoespecíficas.

Entretanto, uma deficiência enzimática pode estar presente em todos os tecidos examinados, mas os efeitos fenotípicos primários ainda estarem confinados a um único tecido. A deficiência de glicose fosfato isomerase (etapa 2) é um exemplo. Nos probandos avaliados via defeito eritrocitário, a atividade desta enzima está geralmente reduzida igualmente nos leucócitos, trombócitos, fibroblastos, músculos e fígado. Em todos os tecidos, a enzima parece ter as mesmas propriedades bioquímicas. A despeito de aprofundados exames, não existem pistas de enzimas histoespecíficas. Entretanto, o defeito eritrocitário domina o padrão das manifestações clínicas. Os pacientes sofrem de grave anemia hemolítica, que pode se apresentar ao nascimento como uma grave icterícia. Foram detectadas muitas mutações estruturais diferentes que afetam a glicose fosfato isomerase, e os heterozigotos compostos para estes defeitos são freqüentes. Por outro lado, nem todas as deficiências enzimáticas causam alguma doença. Elas podem não estar associadas a qualquer sinal detectável [26].

A Deficiência de Piruvato Cinase (266 200). A deficiência de piruvato cinase (etapa 11) é o defeito mais freqüente de enzima glicolítica nas hemácias. Os homozigotos podem apresentar uma ampla gama de sintomas hematológicos. Alguns pacientes têm uma anemia hemolítica não-esferocítica totalmente compensada, enquanto outros sofrem de episódios hemolíticos graves e repetidos. Algumas características parecem estar confirmadas:

a) Os homozigotos geralmente têm uma atividade residual de cerca de 5 a 20% da atividade enzimática normal. Os heterozigotos têm valores ao redor de 50% e são clinicamente saudáveis.
b) O exame de características qualitativas das enzimas, tais como propriedades cinéticas, especificidade de nucleotídios para ADP e UDP, estabilidade de temperatura, estabilidade de uréia, pH ótimo, e ponto isoelétrico mostraram a existência de muitas variantes com propriedades diferentes. É muito difícil tirar conclusões das dosagens enzimáticas quanto a se os pacientes são verdadeiramente homozigotos para a mesma variante ou têm dois alelos defeituosos diferentes ("heterozigotos compostos"; Seção 4.1.3, Fig. 4.12). Aqui são necessários estudos moleculares.

Atividades Enzimáticas e Sintomas Clínicos em Heterozigotos. Para a maioria dos defeitos glicolíticos da Fig. 7.3 foram feitas determinações da atividade enzimática em heterozigotos. Como regra, as atividades são intermediárias entre a dos homozigotos normais e defeituosos. Este achado exemplifica uma regra que se aplica de modo mais geral: na maioria dos defeitos enzimáticos humanos estudados até agora, os heterozigotos apresentam mais ou menos 50% da atividade normal. Geralmente esta quantidade de redução não leva a nenhuma manifestação clínica óbvia. Metade da atividade enzimática é suficiente para manter a função sob circunstâncias normais.

É de grande interesse que os heterozigotos tenham de fato apenas 50% da atividade enzimática na maioria das deficiências enzimáticas. Nos humanos, estas deficiências foram demonstradas como mutações estruturais. Este achado estabelece claramente que a quantidade da atividade enzimática é rigorosamente especificada pelo locus do gene estrutural determinante da atividade enzimática sob seu controle. Assim, os homozigotos normais que têm dois genes estruturais para a enzima têm 100% da atividade enzimática, enquanto os heterozigotos têm apenas 50%. O único gene normal em tais heterozigotos é, portanto, incapaz de compensar o gene estrutural mutante que gera um produto gênico inativo. Este achado é de grande importância para a consideração da regulação gênica em mamíferos, pois difere do fenômeno regulatório em bactérias.

Produção de Energia Aeróbica na Hemácia: Via da Hexose Monofosfato [21]. O lado esquerdo da Fig. 7.3 mostra a via aeróbica do chamado ciclo de hexose monofosfato, também chamada de via da pentose fosfato ou de *shunt*. Sua principal função é gerar poder redutor sob a forma de NADPH. A glicose-6-fosfato é oxidada pela ação da glicose-6-fosfato desidrogenase (etapa 12) [53] em 6-fosfogliconato. Por várias outras etapas é formada a d-ribose 5-fosfato.

A redução enzimática de glutatião oxidado (GSSG) oxida NADP. O glutatião reduzido (GSH) mantém os grupos SH no estado reduzido e pode também ajudar a proteger a célula de danos por compostos, como o H_2O_2. Tornou-se conhecida uma condição hereditária na qual o GSH está totalmente ausente. A anomalia é causada pela deficiência de glutatião sintetase, que em alguns casos leva à oxiprolinemia [128]. A deficiência de GSH leva à anemia hemolítica não-esferocítica, que está associada à sensibilidade a drogas oxidantes. Muitas drogas têm um efeito oxidante e estresse da capacidade redutiva da célula [205].

Deficiência de Glicose-6-Fosfato Desidrogenase (305 900) [25, 84, 169, 171]. Um bloqueio genético na via de hexose monofosfato (Fig. 7.3) que também se manifesta como aumento de sensibilidade a drogas passou a ter um destaque especial e tornou-se um importante paradigma da farmacogenética. Durante a guerra da Coréia (1950-1952) os soldados dos E.U.A. receberam um tratamento profilático com a droga antimalarígena primaquina, um derivado da quinolina. Foi observada uma reação hemolítica intravascular em cerca de 10% dos soldados negros, e em muito menos brancos (> 1 a 2‰), geralmente de origem mediterrânea. Reações hemolíticas semelhantes já tinham sido observadas em pacientes com pele de pigmentação escura quando eram administradas drogas como sulfanilamida e pamaquina. As reações hemolíticas são muito conhecidas nas áreas do Mediterrâneo, por exemplo, Sardenha, ocorrendo em algumas pessoas após comerem fava (*Vicia faba*).

Estudos críticos de transfusão cruzada quanto ao tempo de vida de hemácias "sensibilizadas por primaquina" mostraram que o defeito é intracelular, e que, quanto mais velhas as hemácias, mais suscetíveis à hemólise em negros. Isto explica a curta duração da reação hemolítica (Fig. 7.4). Quando as células mais velhas são destruídas, a hemólise pára, a despeito da continuidade do tratamento com a droga.

Inicialmente, suspeitou-se de um mecanismo imune. Mais tarde foi demonstrado que as células sensíveis tinham uma instabilidade glutatião quando incubadas com acetilfenilidrazina. Em 1956, Carson e cols. [53] demonstraram o defeito enzimático específico. Foram examinadas as seguintes reações:

a) $\text{GSSG} + \text{NADPH} + \text{H}^+ \xrightarrow{\text{GSSG redutase}} 2\ \text{GSH} + \text{NADP}^+$

b) Glicose-6-fosfato

$+ \text{NADP}^+ \xrightarrow[\text{desidrogenase}]{\text{glicose-6-fosfato}} \text{6-fosfogliconato} + \text{NADPH} + \text{H}^+$

c) $\text{6-fosfogliconato} + \text{NADP}^+ \xrightarrow[\text{desidrogenase}]{\text{6-fosfogliconato}} \text{pentose fosfato} + CO_2 + \text{NADPH} + \text{H}^+$

Encontrou-se que o defeito crítico era a deficiência de glicose-6-fosfato desidrogenase (G6PD). As atividades da GSSG redutase e da 6-fosfogliconato desidrogenase estavam normais. Estes estudos estabeleceram claramente a deficiência de G6PD como causa das reações hemolíticas nos homens sensíveis à primaquina.

Logo ficou óbvio que os homens eram mais freqüentemente afetados por reações hemolíticas que as mulheres. Antes de o defeito da G6PD ser descoberto, o teste de estabilidade de glutatião era usado como um indicador da sensibilidade à primaquina. A dosagem quantitativa usando este teste mede o GSH antes e depois da incubação das hemácias com acetilfenilidrazina. Os resultados mostraram claramente uma distribuição bimodal dos valores de glutatião após a incubação em 144 homens afro-americanos, com uma parte apreciável da população apresentando valores muito baixos. Em 184 mulheres afro-americanas, a distribuição dos valores de glutatião estava desviada para a esquerda, e o número de pessoas com valores muito baixos era muito menor que entre os homens. Esta diferença de sexos sugeriu um modo de herança ligado ao X, com valores muito bai-

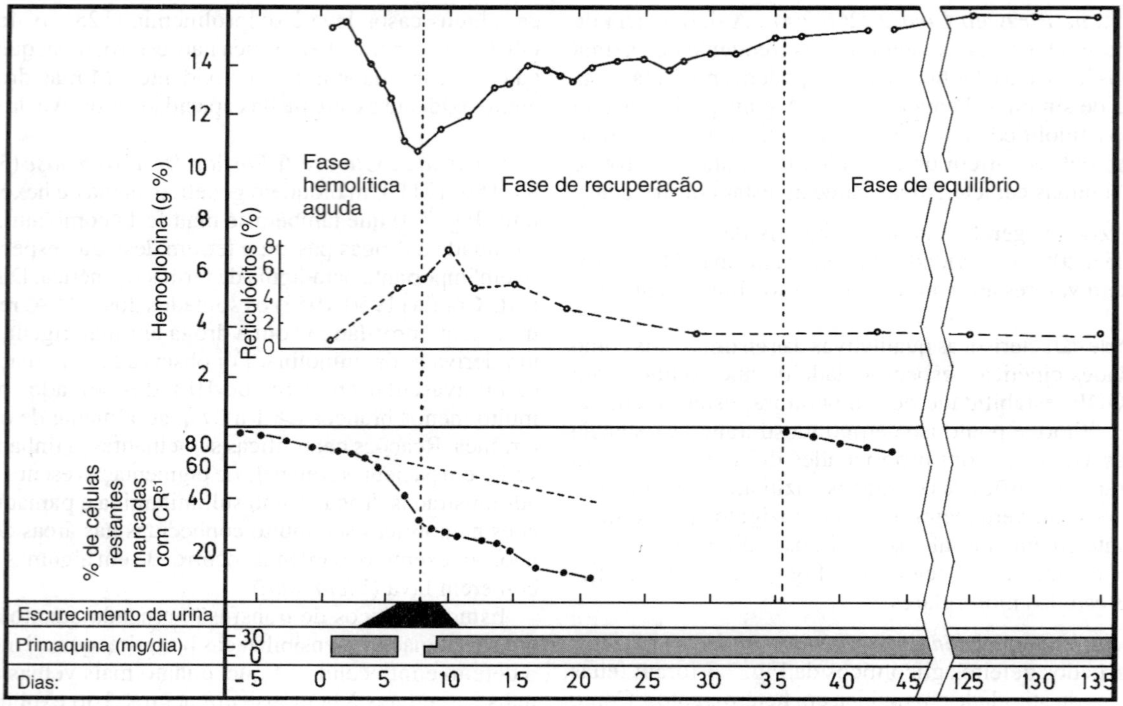

Fig. 7.4 Reação hemolítica após tratamento com primaquina. No primeiro dia da administração da droga muitos eritrócitos foram destruídos por hemólise. Isto leva a um aumento de produção de novos eritrócitos; há aumento de reticulócitos e a hemoglobina sobe novamente. A hemólise só afeta as hemácias com mais de 60 dias; durante a terapia, a população de hemácias consiste em células mais jovens. (De Carson e cols. 1956 [53])

xos em homens hemizigotos e mulheres homozigotas. As mulheres heterozigotas tinham valores intermediários. A hipótese de herança ligada ao X foi logo confirmada por estudos familiares [55]. As dosagens enzimáticas diretas de G6PD foram feitas mais tarde em amostras da população e apresentaram distribuição similar, mas os valores entre mulheres heterozigotas estavam próximos da metade entre as homozigotas anormais e as normais (Fig. 7.5), com muita superposição com normais.

Diferença Entre as Variantes Africana e Mediterrânea. Poucos anos após a descoberta da deficiência de G6PD, foram descobertas diferenças quanto à gravidade entre homens portadores africanos e mediterrâneos. Nas hemácias de africanos com deficiência de G6PD foi encontrada regularmente uma atividade residual de 10 a 20%, enquanto os portadores mediterrâneos apresentavam apenas atividade mínima (abaixo de 5%). Além disso, os africanos tinham uma atividade quase normal em seus leucócitos, que estava moderada ou acentuadamente reduzida nos mediterrâneos.

Foram desenvolvidos métodos eletroforéticos para exame de enzimas afetadas. A mobilidade da enzima normal tipo selvagem foi chamada de B. Nos negros com atividades enzimáticas normais, descobriu-se uma variante eletroforética com migração rápida em 20% dos homens, que foi chamada de A. Os negros com deficiências enzimáticas sempre tinham uma banda de G6PD com atividade fortemente reduzida e a mobilidade da variante A. Ela foi chamada de A⁻. A variante da deficiência de G6PD na população mediterrânea (G6PD Med) migrou com uma mobilidade semelhante à da G6PD normal, e portanto às vezes era chamada de G6PD B⁻. Na população branca normal, a G6PD migrava quase que exclusivamente como o componente normal B (Fig. 7.6).

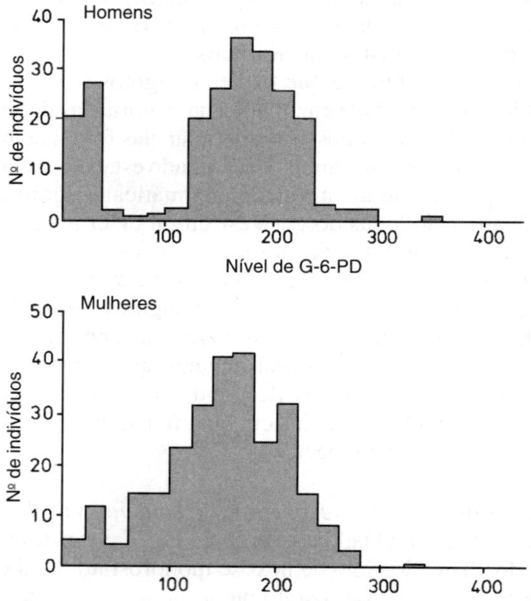

Fig. 7.5 Distribuição das atividades da G6PD em homens e mulheres em uma população negra. Note a distinção quase perfeita entre os homens afetados e os normais. (De Harris 1980 [110])

Caracterização Mais Detalhada das Variantes de G6PD. Muitas variantes adicionais de G6PD foram descobertas em várias populações, e tornou-se necessária uma padronização dos métodos de classificação. Uma proposta de um grupo de especialis-

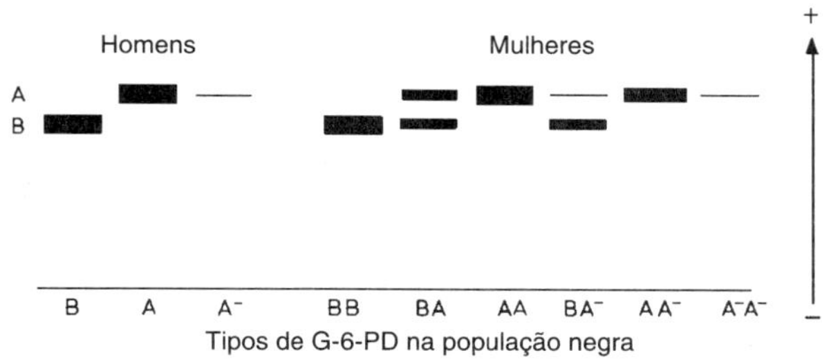

Fig. 7.6 Fenótipos eletroforéticos de G6PD em uma população negra. Os homens são hemizigotos A, A^-, ou B. As mulheres podem ser homozigotas para qualquer um destes alelos ou heterozigotas para todas as combinações possíveis. Os A^- são indicados por linhas finas, pois ocorre pouca coloração devido à deficiência enzimática. Geralmente não podem ser distintos os tipos BB e BA^- nem AA e AA^-. (De Harris 1980 [110])

tas no campo foi publicada em 1967 pela Organização Mundial de Saúde [23]. De acordo com esta proposta, a caracterização de uma variante deve incluir o seguinte:

Atividade de G6PD das hemácias, mobilidade eletroforética, especificidade do substrato (K_m) para glicose-6-fosfato e NAD, uso de análogos de substrato, termoestabilidade e pH ótimo para atividade enzimática. O uso destas técnicas levou à definição de um grande número (mais de 300) variantes de G6PD. Em muitos casos, uma pequena diferença do normal em muitas características enzimáticas levou à conclusão de que havia sido encontrada uma variante nova e única de G6PD. Mais recentemente, as técnicas moleculares revolucionaram os enfoques ao estudo da G6PD. Em vez de um estudo eletroforético e enzimático hoje é muito mais fácil examinar a seqüência de DNA do gene da G6PD. As mudanças de nucleotídio resultantes encontradas nas variantes de G6PD são definitivas e permitem deduções quanto à natureza das substituições de aminoácidos. Virtualmente todas as mutações de G6PD têm mutações sem sentido produzindo substituições de aminoácidos que, dependendo da natureza da substituição, podem ou não causar deficiências enzimáticas. Uma deficiência enzimática total devida a extensas deleções nunca foram detectadas. Como a G6PD é uma "enzima de manutenção" que é ativa nas células de todos os tecidos, alguma atividade residual de G6PD é provavelmente essencial para a sobrevida embrionária. As mutações que levam a uma deficiência total de G6PD são portanto supostamente letais. Muitas mutações que parecem ser únicas em estudos bioquímicos provaram ser defeitos idênticos na análise de DNA. O número total de variantes de G6PD, que era maior que o observado para qualquer outra proteína, é portanto menor que o que inicialmente se pensava.

Variantes de G6PD Observadas em Populações Humanas. As variantes enzimáticas podem ser classificadas do seguinte modo:

a) Variantes com aumento de atividade enzimática. São conhecidas apenas duas destas variantes: G6PD Hektoen e G6PD Hartford.
b) Variantes com atividade quase normal. Uma delas é a variante A já mencionada, encontrada em cerca de 20 a 25% da população masculina da África tropical e em seus descendentes americanos.
c) Variantes com atividade moderadamente reduzida. Elas apresentam atividades entre 10 e 50% entre homens hemizigotos. A sensibilidade a drogas provocadoras de hemólise pode ocorrer. Não é observado favismo.
d) As variantes com grave deficiência de enzima e hemólise branda compensada. Um membro característico deste grupo é a variante mediterrânea.
e) Variantes com grave defeito enzimático e hemólise crônica, mesmo sem exposição adicional a agentes oxidantes. Estas variantes levam à anemia hemolítica não-esferocítica congênita.

Análise Molecular e Bioquímica Mais Incisiva [25]. Um modo de herança ligado ao X foi confirmado para todas as variantes para as quais foram feitas investigações familiares. Isto sugere fortemente que todas estas mutações de fato ocorreram dentro de um locus gênico e que não existem outros loci autossômicos para a G6PD das hemácias. Além disso, todas as variantes parecem ser causadas por mutações diferentes dentro deste gene estrutural.

A enzima ativa tem um peso molecular de aproximadamente 120.000 e consiste de dímeros. As subunidades são cadeias polipeptídicas que consistem em cerca de 450 aminoácidos. Suas seqüências foram estudadas [271]. Em 1993, a exata mutação de ponto foi identificada em pelo menos 58 variantes diferentes, entre elas as variantes A^+, A^- e Mediterrânea.

A atividade de G6PD foi demonstrada como estando presente na maioria ou em todas as células do tecido. Parece não haver isozimas histoespecíficas, e se houver uma mutação de G6PD, a G6PD alterada pode ser demonstrada em todos os tecidos. Entretanto, as manifestações clínicas são limitadas às hemácias em praticamente todos os casos.

Significado Clínico. Além da hemólise induzida por drogas, observada em variantes comuns de G6PD e na anemia hemolítica não-esferocítica crônica com algumas variantes raras de G6PD, várias outras síndromes hemolíticas foram observadas na deficiência de G6PD. Por exemplo, o favismo ou a anemia hemolítica por ingestão de fava ocorre apenas em pessoas com deficiência de G6PD. A condição é mais grave em homens hemizigotos, e tem sido observada amplamente nos países do Mediterrâneo e na China, onde a fava é cultivada.

A icterícia neonatal é ocasionalmente vista em pacientes com deficiência de G6PD (geralmente homens). O motivo pelo qual apenas alguns indivíduos deficientes de G6PD são afetados não está totalmente claro, mas pode estar relacionado a imaturidade hepática, a agentes hemolíticos exógenos indefinidos ou a fatores genéticos adicionais que predispõem à icterícia.

Foram publicadas listas de várias drogas que podem causar hemólise ou são seguras na deficiência de G6PD [24].

Significado de Variantes de G6PD para a Compreensão de Deficiências Enzimáticas Humanas. O sistema de G6PD tem sido um modelo excelente, pois os homens com uma mutação estrutural ligada ao X só exibem o produto gênico mutante. Além disso, a freqüência relativamente alta de algumas variantes em certas populações permitiu uma melhor análise genética que a possível com muitas outras deficiências enzimáticas humanas.

Entre os achados mais gerais que também se aplicam a outros defeitos enzimáticos humanos estão:

As conseqüências fenotípicas das mudanças moleculares causadas por mutações formam um contínuo: existem variantes que não alteram a capacidade da função biológica normal e só podem ser detectadas por métodos especiais. Os defeitos de outras variantes são facilmente compensados sob condições normais e levam à hemólise apenas sob condições ambientais especiais. Outras variantes manifestam a doença mesmo na ausência de

Quadro 7.1 Etiologia e patogenia das doenças genéticas elucidadas por métodos de biologia molecular e bioquímica (modificado de Scriver e cols. [215])

Nível de análise	Tipo de anomalia	Exemplo
Estrutura alterada do DNA	1. Mutações de deleção	α talassemia, hemoglobina Lepore, hemofilias
	2. Mutações de sentido trocado	Doença falciforme
	3. Mutações de recomposição	Algumas talassemias β
	4. Mutação sem sentido	Algumas variantes de talassemia β
	5. Mudanças de matriz de leitura	Hemoglobina Wayne
	6. Duplicações gênicas	Hemoglobina Grady; hemoglobina anti-Lepore
	7. Mutações regulatórias (Para estes tipos de mutação veja Seção 9.4)	Algumas talassemias β
	8. Mutações por amplificação de trinucleotídeos	Distrofia miotônica
Distúrbio de função da proteína: enzimas		
	1. Falta de atividade	
	a) Proteína detectável imunologicamente	Algumas variantes da síndrome de Lesch-Nyhan
	b) Nenhuma proteína detectável imunologicamente	Maioria das variantes da síndrome de Lesch-Nyhan, variantes de homocistinúria
	2. Atividade reduzida	
	a) Afinidade pelo substrato diminuída	Deficiência de G-6-PD, variante Freiburg
	b) Afinidade diminuída por cofatores	Homocistinúria (tipo responsivo à piridoxina)
	c) Estruturas instáveis	Deficiência de G-6-PD
	3. Atividade aumentada	Variante Hektoen de G-6-PD
	4. Defeito da proteína ativadora da enzima	Variante AB de gangliosidose G_{M2} [146]
	5. Disponibilidade reduzida de cofatores	Dependência de piridoxina (vitamina B_6)
Distúrbio de função proteica: proteínas não-enzimáticas		
	6. Modificação pós-traducional defeituosa	Deficiência de α_1 antitripsina, variante ZZ
	7. Aumento de tendência de agregação	Doença falciforme
	8. Ligação defeituosa de receptor	Hipercolesterolemia familiar; feminização testicular
Distúrbio de função orgânica e celular	1. Alteração de fluxo em vias metabólicas	
	a) Acúmulo de um precursor tóxico (via catabólica)	Fenilcetonúria, mucopolissacaridoses e outros defeitos lisossômicos
	b) Deficiência de produto (via anabólica)	Vários tipos de hipotireoidismo com bócio
	c) Hiperprodução de produto (via anabólica)	Forma rara de gota devida a PRPP sintetase alterada
	2. Distúrbio de regulação feedback de vias sintéticas	
	a) Hiperprodução de produto final devido a síntese diminuída ou disponibilidade de feedback regulador	Porfiria intermitente aguda, hipercolesterolemia familiar
	3. Distúrbio de funcionamento da membrana	
	a) Transporte transmembranar deficiente	Cistinúria, esferocitose hereditária
	b) Endocitose mediada por receptor deficiente	Hipercolesterolemia familiar, variantes receptor-negativo e receptor-defeituoso
	c) Geração deficiente de mensageiro secundário	Pseudo-hipoparatireoidismo
	4. Distúrbio de compartimentalização intracelular	
	a) Acúmulo de proteína não processada	Deficiência de α_1 antitripsina, variante ZZ
	b) Má localização de proteína	Doença da célula I
		Hipercolesterolemia familiar (variante com defeito de internalização)
	5. Distúrbio da arquitetura histocelular	
	a) Alteração da forma da célula	Anemia falciforme, esferocitose hereditária
	b) Alteração da estrutura de organela	Síndrome dos cílios imóveis, especialmente a síndrome de Kartagener
	c) Alteração da matriz extracelular	Epidermólise bolhosa, tipo Pasini, deficiência de lisilidroxilase

fatores embientais prejudiciais. A maioria das variantes é benigna e não causa doença. Há uma tendenciosidade em detectar variantes associadas a doença, pois os pacientes com anemia hemolítica são mais freqüentemente examinados para deficiência enzimática que os normais.

A maioria das variantes é rara; algumas, porém, só foram identificadas em indivíduos isolados e em seus parentes. Poucas, entretanto, tornaram-se freqüentes em algumas populações humanas. Os motivos são discutidos na Seção 12.2.1.6.

Embora exista uma evidência de que a maioria destas conclusões é verdadeira para a maioria dos defeitos enzimáticos, senão para todos, é possível tirar outra conclusão quanto à localização deste gene no cromossomo X. Na maioria das células de mulheres heterozigotas, um ou outro dos dois alelos é funcionalmente ativo, estando o outro inativado. Esta inativação pode ser usada como um instrumento para examinar problemas de formação de tumor e diferenciação celular. Foi demonstrado, por exemplo, que leiomiomas uterinos em mulheres heterozigotas para dois tipos eletroforéticos de G6PD exibem um ou outro destes tipos de G6PD no tumor. Este achado pode ser explicado pela origem de todas as células de cada tumor que vêm de uma única célula. Achados análogos sugerindo a chamada origem monoclonal dos tumores foram feitos para a maioria dos processos neoplásicos (veja Cap. 10).

Fenocópia de um Defeito Enzimático Genético: Deficiência de Glutatião Redutase [81, 82]. Uma reação enzimática relacionada à via de *shunt* é a redução de GSSG em GSH. A enzima envolvida é a glutatião redutase (veja Fig. 7.3; etapa 13). A literatura antiga inclui várias observações de famílias com distúrbios hematológicos variados e defeitos alegados desta enzima. Entretanto, os dados familiares realmente não se ajustam às hipóteses genéticas usuais. Mais recentemente foi demonstrado que as deficiências de glutatião redutase são quase sempre devidas à falta nutricional da coenzima flavina adenina dinucleotídio. A causa geralmente é a deficiência de riboflavina (vitamina B_2). A atividade enzimática da glutatião redutase é normalizada dentro de alguns dias após a administração de riboflavina aos indivíduos deficientes.

Esta condição tem sido freqüentemente observada no noroeste da Tailândia e é causada pela deficiência de riboflavina na dieta cotidiana. Este exemplo demonstra que nem todo defeito enzimático comum em uma população deve ser geneticamente determinado.

Alguns casos, entretanto, refletem um genuíno defeito de glutatião redutase geneticamente determinado [164]. Sabemos sobre outras anomalias hereditárias em humanos causadas por uma demanda anormalmente alta de uma determinada coenzima, que deve ser suplementada como vitamina terapêutica. O raquitismo resistente a vitamina D ligado ao X [267] (veja também a Seção 4.14) e a dependência de piridoxal com convulsões epiléticas são dois exemplos. Pode ser que em algumas famílias a deficiência de glutatião redutase esteja relacionada a deficiência de riboflavina geneticamente determinada.

O mimetismo de um defeito genético por um dano ambiental é chamado de *fenocópia*, termo criado por Goldschmidt (1935) [103]. Uma fenocópia é definida como a simulação de uma característica hereditária por fatores externos. Goldschmidt, por choques térmicos tratando uma *Drosophila* selvagem em vários estágios do desenvolvimento, conseguiu produzir várias anomalias fenotípicas que eram similares a variantes produzidas por mutação.

Os experimentos de fenocópia foram feitos em muitas espécies, e parecem oferecer explicações sobre os mecanismos do desenvolvimento embrionário normal e a produção de malformações. Entretanto, seu poder explicatório tem sido exagerado. Não obstante, nas doenças metabólicas humanas a possibilidade de uma fenocópia estar presente deve ser mantida em mente, especialmente porque pode haver disponibilidade de uma terapia efetiva.

Do ponto de vista genético uma fenocópia comum de uma doença metabólica humana é o hipotireoidismo devido à falta de iodo inorgânico, uma condição freqüente nos países dos Alpes da Europa e em algumas outras partes do mundo. Aqui, a deficiência de um íon inorgânico essencial leva ao mesmo resultado final que a síntese defeituosa de hormônio tireoidiano observada em algumas famílias como conseqüência de um dentre muitos defeitos enzimáticos na síntese desse hormônio (veja Fig. 7.21). Entretanto, embora os resultados clínicos finais sejam semelhantes, a fisiopatologia da falta de iodo nutricional e de deficiências genéticas enzimáticas na biossíntese de tiroxina é diferente.

Outros Defeitos Enzimáticos. A análise de deficiências enzimáticas não presentes nas células sangüíneas cria mais dificuldades. Muitas enzimas podem ser detectadas em culturas de fibroblastos, por exemplo, de biópsias de pele. Em contraste com as hemácias, os fibroblastos contêm núcleo. Eles são capazes de se multiplicar e fazer vários estágios da síntese de proteínas. Sua dotação enzimática é muito mais completa que a das hemácias. Os fibroblastos às vezes só não têm as enzimas que estão confinadas a grupos separados de células especializadas, como os hepatócitos (ex., deficiência de fenilalanina hidroxilase na fenilcetonúria). As deficiências de enzimas para muitas vias metabólicas diferentes manifestam-se em fibroblastos. Isto mostra por que as dosagens enzimáticas de culturas de fibroblastos têm trazido tantos progressos aos nossos conhecimentos dos defeitos enzimáticos.

Discutiremos só um grupo de doenças, que permite algumas conclusões gerais quanto às propriedades das deficiências enzimáticas humanas. São as mucopolissacaridoses, classificadas com o grupo maior de condições devidas a deficiências de enzimas lisossômicas, sendo outros grupos as esfingolipidoses e mucolipidoses.

7.2.2.3 Mucopolissacaridoses

Deficiências de Enzimas Lisossômicas. As enzimas ou os sistemas enzimáticos estão usualmente situados em um compartimento celular distinto. Por exemplo, as enzimas de transporte de elétrons e da fosforilação oxidativa, bem como outras enzimas oxidativas de piruvato, ácidos graxos e alguns aminoácidos, estão situadas nas mitocôndrias. Várias enzimas hidrolíticas se concentram em organelas chamadas lisossomos. Se estas enzimas são liberadas por destruição da membrana lisossômica, toda a célula é destruída por autodigestão. Normalmente esta digestão continua dentro dos lisossomos, que degrada não só partículas celulares defeituosas e material de tecido conjuntivo intercelular, mas também material externo captado pela célula. Entre os elementos celulares degradados pelos lisossomos estão os mucopolissacarídios, mucolipídios e esfingolipídios (Fig. 7.7). Hoje são conhecidas deficiências para muitas das vias enzimáticas envolvidas nesta degradação [49, 187].

As vias metabólicas que causam defeitos nas hemácias manifestando-se como anemia hemolítica já eram conhecidas, e a análise das deficiências enzimáticas nestas vias envolveu o teste de etapas metabólicas conhecidas. A situação era diferente com as mucopolissacaridoses. Aqui as doenças genéticas já eram conhecidas, e a análise dos defeitos enzimáticos levaram à elucidação da via enzimática. Portanto, começamos com uma descrição destas doenças e continuaremos gradativamente até o defeito bioquímico, os defeitos enzimáticos e a reconstrução da via normal. Este exemplo mostra como o estudo das doenças genéticas como experimentos da natureza contribui para a compreensão da bioquímica e da fisiologia normais.

Mucopolissacaridoses: Quadro Clínico. As mucopolissacaridoses são doenças raras com manifestações complexas e, na maio-

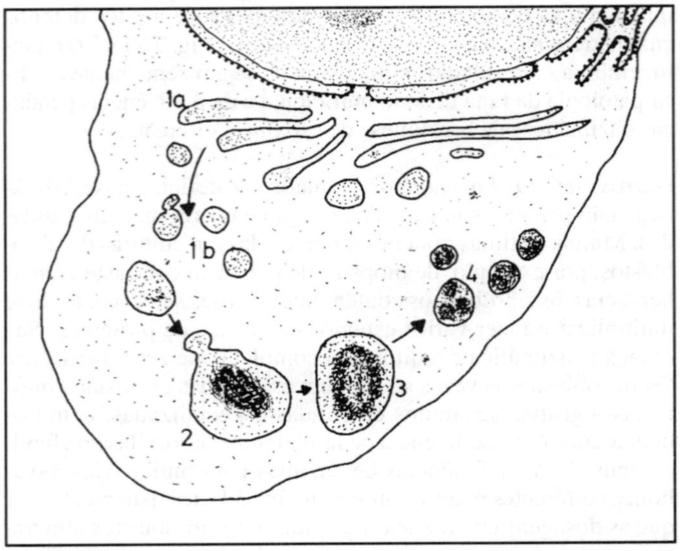

Fig. 7.7 Representação esquemática de um lisossomo e seu aparato funcional. A figura mostra o ciclo funcional de um lisossomo normal. *1a*, Aparelho de Golgi; *1b*, lisossomo primário; *2*, fagolisossomo; *3*, lisossomo secundário; *4*, corpo residual. (Cortesia do Dr. W. Buselmaier)

ria dos casos, variando desde anomalias dos sistemas esquelético e vascular até o prejuízo e deterioração das funções mentais. Os sintomas clínicos resultam do armazenamento excessivo e progressivo de polissacarídios sulfatados em vários tecidos.

Estes distúrbios foram classificados em sete categorias distintas com base em evidências clínicas, genéticas e bioquímicas. O Quadro 7.2 apresenta esta classificação juntamente com os principais achados clínicos. Com a exceção do tipo II (Hunter), o modo de herança é autossômico recessivo. Os sintomas clínicos variam desde muito graves até formas relativamente brandas. Para o tipo II (Hunter; 309 900) foram descritas duas formas: uma forma grave "juvenil" na qual ocorre a morte antes da puberdade, e uma forma branda "tardia" com retardo mental leve ou ausente e um prognóstico geralmente melhor. O tipo VI (Maroteaux-Lamy; 253 200) difere do tipo I (Hurler; 252 800), pois há uma inteligência normal e um dismorfismo facial menos pronunciado. Aqui, foram observados dois subtipos diferentes, um com um curso rápido e características clínicas mais graves, e outro com uma progressão relativamente lenta. Em ambos os tipos o prejuízo cardíaco pode levar à morte. Para o tipo IV (Morquio) também foram descobertos dois subtipos, IV A muito grave, e IV B com manifestações mais brandas.

Estocagem Lisossômica e Excreção Urinária. Os estudos histoquímicos mostraram que estas condições são doenças de armazenamento. Em muitas células — incluindo fibroblastos, hepatócitos, células de Kupfer, células do retículo do baço e linfonodos, leucócitos, células epiteliais dos glomérulos renais e células nervosas — observa-se aumento e vacuolização devido a grandes quantidades de material estocado. Os principais compostos de armazenamento foram identificados como glicosaminoglicanas sulfatadas.

Um melhor esclarecimento veio dos estudos de microscopia eletrônica. Os compostos foram encontrados estocados em vacúolos redondos, similares a lisossomos vistos em animais experimentais que tinham sido injetados com substâncias não metabolizáveis. Concluiu-se então que estes vacúolos são lisosso-

Quadro 7.2 Principais achados clínicos nas mucopolissacaridoses (modificado de Cantz e Gehler 1976 [49]; Spranger 1983)

Mucopolissacaridoses: Tipo[a]	Nome	Retardo mental e motor	Retardo de crescimento	Face grosseira	Displasia óssea	Contraturas articulares	Hepatosplenomegalia	Opacidade da córnea	Modo de herança
I H	Hurler (1)	+++	++	+++	+++	++	++	+	Autossômico
I S	Scheie (1)	−	−	±	+	+	±	+	recessivo
I H/S	Composto Hurler-Scheie (1)	±	+	++	++	++	+	+	
II A	Hunter, grave (2)	+	+	+	++	+	+	±	Recessivo
II B	Hunter, brando (2)	±	+	+	++	+	+		ligado ao X
III A	Sanfilippo A (3 A)	+++	−	+	+	±	++	−	Autossômico
III B	Sanfilippo B (3 B)	+++	−	+	+	±	++	−	recessivo
III C	Sanfilippo C (3 C)	+++	−	+	+	±	++	−	Autossômico
III D	Sanfilippo D (3 D)	+++	−	+	+	±	++	−	recessivo
IV	Morquio (4)	−	+++	+	+++	+	+	+	Autossômico recessivo
V		Vago							
VI A	Maroteaux-Lamy, forma clássica (6)	−	++	++	++	+	+	+	Autossômico recessivo
VI B	Maroteaux-Lamy, forma branda (6)	−	+	+	+	+	+	+	
VII	Sly (7)	+	±	±	+	−	++	±	Autossômico recessivo

−, Ausente; ±, ocasionalmente presente; +, branda; ++, menos grave; +++, grave. Os números entre parênteses referem-se aos bloqueios genéticos mostrados nas Figs. 7.10, 7.11.
[a] Classificação de McKusick (1972) [163]; suplementada.

mos repletos de glicosaminoglicanas não digeridas ou apenas parcialmente degradadas [244]. Esta conclusão foi confirmada e ampliada para outros tecidos. A sobrecarga do sistema lisossômico levou à classificação estes distúrbios como doenças lisossômicas mesmo em uma época na qual os defeitos metabólicos ainda eram desconhecidos. O fato de a função mais importante dos lisossomos residir na degradação hidrolítica de macromoléculas sugere que o armazenamento resulta de deficiências de enzimas hidrolíticas lisossômicas. Outras evidências de um distúrbio do metabolismo de glicosaminoglicanas veio da detecção de uma excreção excessiva destes compostos na urina. Estes padrões de excreção refletem as lesões metabólicas básicas (Quadro 7.3).

Bioquímica das Glicosaminoglicanas Sulfatadas. As glicosaminoglicanas sulfatadas são heterossacarídios complexos que consistem em longas cadeias polissacarídicas ligadas covalentemente a um cerne de proteína. No sulfato de dermatan, sulfato de heparan, e sulfatos de 4- e 6-condroitina, as cadeias polissacarídicas são compostas de resíduos alternativos de ácido urônico e hexosamina sulfatada. O sulfato de ceratan difere das outras glicosaminoglicanas, pois as unidades de ácido urônico são substituídas por galactose. As cadeias poliméricas podem ter cerca de 100 unidades de comprimento e estão ligadas a proteínas específicas via uma região de ligação distinta; várias cadeias de açúcar são ligadas ao mesmo arcabouço polipeptídico. Tais proteoglicanas podem formar até complexos maiores por ligações não-covalentes. Dentro das cadeias de carboidratos há uma considerável variação dos açúcares constituintes, bem como no grau de sulfatação.

Por exemplo, a principal parte da cadeia polissacarídica no sulfato de dermatan é composta de dímeros repetidos de ácido L-idurônico ligado a *N*-acetil-galactosamina 4-sulfatada (Fig. 7.8). As outras glicosaminoglicanas têm estruturas similares. Elas são constituintes do tecido conjuntivo e a substância básica.

Nos pacientes com mucopolissacaridoses, as glicosaminoglicanas do tecido conjuntivo consistem nas mesmas grandes entidades de proteoglicanas encontradas nas pessoas normais, indicando que a deficiência enzimática não afeta sua síntese. Nos tecidos nos quais ocorre um armazenamento anormal, e também na urina, as moléculas são menores e de tamanhos variados. Isto sugere que a célula clivou tantas ligações quantas possíveis antes de parar em uma unidade para a qual a enzima degradativa específica é deficiente.

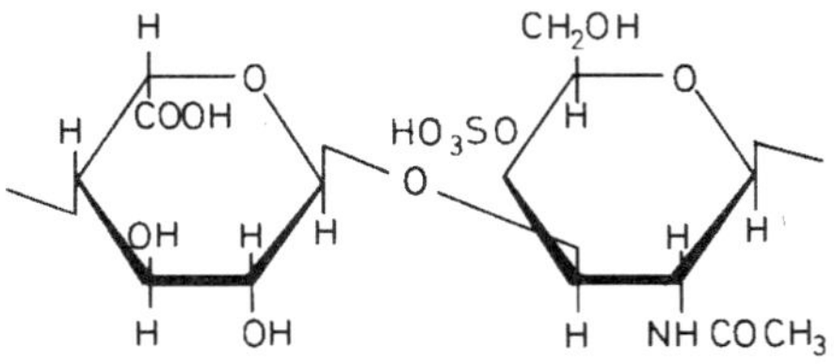

Fig. 7.8 Dímero de ácido L-idurônico e *N*-acetilgalactosamina 4-sulfatada observado no sulfato de dermatan.

Deficiências Enzimáticas. O enfoque mais direto para se investigar a deficiência em um distúrbio metabólico é definir o composto cujo metabolismo está deficiente e dosar as atividades das enzimas que participam de seu *turnover*. Este enfoque foi seguido na análise dos defeitos das hemácias descritos acima. A investigação das mucopolissacaridoses não foi simples, pois nem a estrutura química específica das glicosaminoglicanas relevantes nem suas enzimas catabólicas normais eram conhecidas. Um estudo sistemático tornou-se possível quando os fibroblastos cultivados da pele de pacientes com Hunter ou Hurler foram observados acumulando glicosaminoglicanas. A etapa mais importante em análises posteriores foi demonstrar que o acúmulo pode ser reduzido a níveis normais *in vitro* por um fator de correção de líquidos tissulares em cultura. Isto foi primeiro demonstrado por Neufeld e cols. em 1968 [186]. Pode-se supor que os tipos I (Hurler) e tipo II (Hunter) são geneticamente diferentes, pois a herança da síndrome de Hurler é autossômica recessiva, enquanto a síndrome de Hunter é ligada ao X. Supunha-se, portanto, que defeito enzimático ocorria em pontos diferentes na via de degradação de mucopolissacarídio. Se fosse possível unir o

Quadro 7.3 Os defeitos metabólicos nas mucopolissacaridoses (de Cantz e Gehler 1976 [49])

Mucopolissacaridoses[a]		Principal substância estocada	Defeito enzimático
I H	Hurler	Sulfatos de dermatan e heparan	α-L-Iduronidase
I S	Scheie		
I H/S	Composto Hurler-Scheie		
II A	Hunter, forma grave	Sulfatos de dermatan e heparan	Iduronato sulfatase
II B	Hunter, forma branda		
III A	Sanfilippo A	Sulfato de heparan	Heparan *N*-sulfatase
III B	Sanfilippo B	Sulfato de heparan	α-*N*-acetilglicosaminidase
III C	Sanfilippo C	Sulfato de heparan	α-Glicosaminidase (?)
III D	Sanfilippo D	Sulfato de heparan	*N*-ac-Glicosamina-6-sulfato sulfatase
IV	Morquio A	Sulfato de ceratan	*N*-Acetilglicosamina 6-sulfatase
VI A	Maroteaux-Lamy, forma clássica	Sulfato de dermatan	*N*-Acetilglicosamina 4-sulfatase
VI B	Maroteaux-Lamy, forma branda	Sulfato de dermatan	(arilsulfatase B)
VII	Sly	Sulfatos de dermatan e heparan	β-glicuronidase

[a] Classificação de McKusick (1972); suplementada.

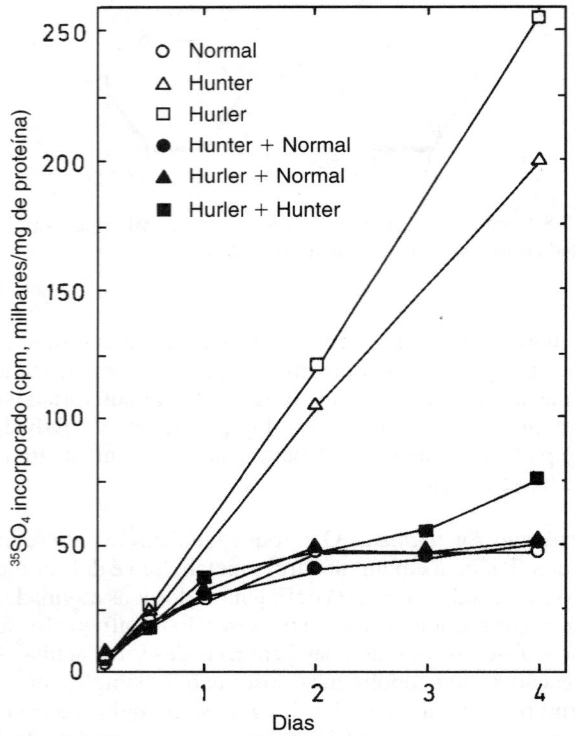

Fig. 7.9 Incorporação anormal de $^{35}SO_4$ em células de pacientes com Hunter e Hurler. Misturando as células de Hunter e de Hurler com células normais, bem como misturando células de Hunter com as de um paciente com Hurler, obtemos uma redução do $^{35}SO_4$ incorporado, e os resultados são semelhantes aos obtidos com células de um indivíduo normal. (De Fratantoni e col. 1968 [90])

núcleo de uma célula de um paciente com síndrome de Hurler com o de um paciente com síndrome de Hunter (como havia sido feito pelos geneticistas de células somáticas para muitos tipos diferentes de células), isto deveria resultar na complementação de cada um dos defeitos pelo outro. Durante estes experimentos, entretanto, o problema mostrou-se muito mais simples. A fusão celular não era necessária. As células de Hurler e Hunter foram vistas compensando uma o defeito da outra simplesmente quando misturadas em cultura, e mesmo quando as células com um genótipo foram expostas a um meio de cultura pré-incubado com a outra. O acúmulo de polissacarídios foi dosado por $^{35}SO_4$. A Fig. 7.9 mostra estes experimentos. A compensação de um defeito (síndrome de Hurler) pode ser obtida pelas células com o outro defeito (síndrome de Hunter), bem como pelas células normais [90].

Nos anos seguintes, tais experimentos foram feitos com outros tipos clínicos, e os fatores de correção foram caracterizados por meio de métodos bioquímicos. Os fibroblastos de pacientes com síndrome de Sanfilippo foram vistos caindo em pelo menos dois grupos, A e B, cada um deficiente em um respectivo fator e portanto capaz de corrigir um ao outro. (Mais tarde foram descobertos dois tipos adicionais, 3C e 3D.) Logo, a doença de Sanfilippo é geneticamente heterogênea. Por outro lado, os fibroblastos de pacientes com síndrome de Scheie demonstraram-se deficientes no mesmo fator que os pacientes Hurler, a despeito da grande diferença em sintomas clínicos.

Demonstrou-se logo que todos os fatores de correção eram proteínas específicas, e com análises mais minuciosas foram identificados como enzimas lisossômicas envolvidas na degradação de glicosaminoglicanas sulfatadas. Na elucidação destes defeitos enzimáticos, recentes conhecimentos da estrutura dos compostos foram combinados à análise de função dos fatores corretivos e com tentativas diretas de identificação das enzimas.

A hipótese a ser testada era de que as enzimas que são deficientes nestes distúrbios são específicas para os tipos diferentes de ligações que ocorrem nas glicosaminoglicanas. As previsões derivadas desta hipótese foram confirmadas. Por exemplo, quando o fator corretivo de Sanfilippo A (252 900) foi incubado *in vitro* com sulfato de heparan marcado com ^{35}S isolado de fibroblastos Sanfilippo, foi observada uma liberação de sulfato inorgânico. Posteriores investigações revelaram que o fator estava agindo na ligação *N*-sulfato de heparan sulfato. O fator corretivo de Hunter, quando incubado *in vitro* com sulfato de dermatan marcado com ^{35}S ou sulfato de heparan isolado de fibroblastos de Hunter, também catabolisou a liberação de sulfato inorgânico. O gene de Hunter é ligado ao X, portanto o defeito enzimático tinha que ser diferente do encontrado na doença de Sanfilippo A. Como as duas glicosaminoglicanas ocasionalmente têm unidades iduronil sulfatadas em comum, supôs-se que o fator de correção de Hunter é uma sulfatase. Isto foi confirmado usando um substrato artificial.

Um enfoque diferente para elucidar o tipo específico de bloqueio enzimático foi determinar a natureza dos resíduos terminais nas cadeias polissacarídicas armazenadas nestas doenças. Na doença de Hunter, por exemplo, demonstrou-se que a unidade terminal do sulfato de dermatan armazenado era o ácido idurônico sulfatado. Isto era esperado do defeito de sulfatase, sugerido pelos experimentos com o substrato artificial. Assim, o experimento confirmou este defeito. Além disso, ele sugeriu que as glicosaminoglicanas são normalmente degradadas de modo gradativo, e que esta degradação é bloqueada se estiver faltando a enzima de uma etapa. Como a seqüência de monossacarídios nas cadeias varia, este processo gradativo explicaria os comprimentos variados das cadeias polissacarídicas estocadas nestas doenças.

Os mesmos métodos básicos foram usados para estudar os outros defeitos enzimáticos. A determinação das unidades terminais invariavelmente mostrou que ela contêm a ligação para a qual a enzima está faltando. A natureza dos defeitos enzimáticos explicou outra propriedade do material estocado: um único defeito leva à estocagem de materiais quimicamente diferentes. Por exemplo, os pacientes Hurler acumulam sulfato de dermatan, bem como de heparan. Ambos contêm unidades de ácido α-l-idurônico. Logo, o defeito de uma enzima dirigida especificamente para este resíduo causa o acúmulo de ambos os tipos de polissacarídios que o contenham.

O resultado destes efeitos combinados é visto na Fig. 7.10 para o sulfato de dermatan condroitinado, e a Fig. 7.11 para os sulfatos de heparan e ceratan. São indicadas as enzimas para as quais são conhecidos os bloqueios genéticos. O Quadro 7.3 mostra os defeitos enzimáticos.

Conseqüências para a Compreensão da Heterogeneidade Genética. Na Seção 4.3.5, o exemplo da distrofia muscular foi usado para mostrar o modo pelo qual a heterogeneidade genética pode ser estudada com base na evidência genética — vários modos de herança — e nas evidências de características clínicas tais como idade de início, padrão de manifestações clínicas e gravidade dos sintomas. Nas mucopolissacaridoses foi encontrada uma marcante variabilidade intrafamiliar de todos estes indi-

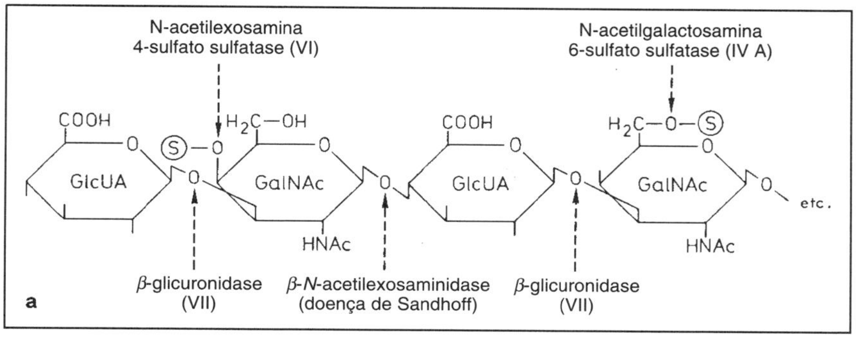

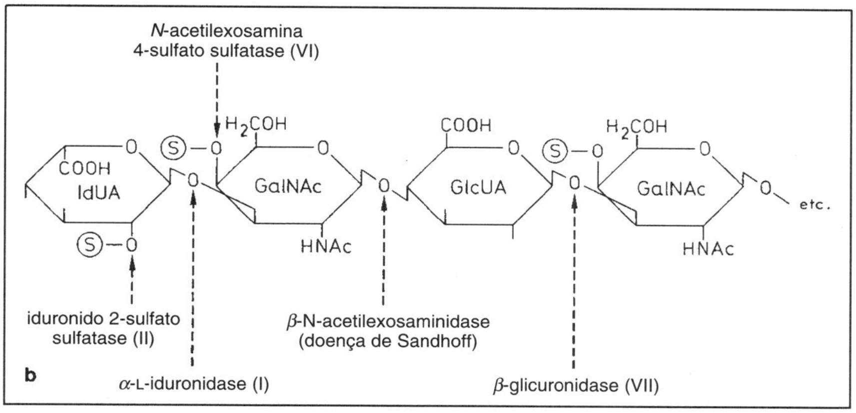

Figs. 7.10, 7.11 Além das mucopolissacaridoses descritas no texto, alguns outros defeitos levando a mucolipidoses (doença de Sandhoff; gangliosidose M II) também foram indicadas. (De Kresse e col. 1981 [145])

Fig. 7.10 a. Representação esquemática da estrutura e do catabolismo do sulfato de condroitina. A degradação seqüencial começa pela ponta não-reduzida (*esquerda*). A designação das doenças causadas pela inatividade de uma enzima é dada entre parênteses. *GlcUA*, ácido glicurônico; *GalNAc*, *N*-acetilgalactosamina; *S*, SO_3H. **b.** Representação esquemática da estrutura e do catabolismo do sulfato de dermatan. Para detalhes veja a legenda de **a.** *IdUA*, ácido idurônico.

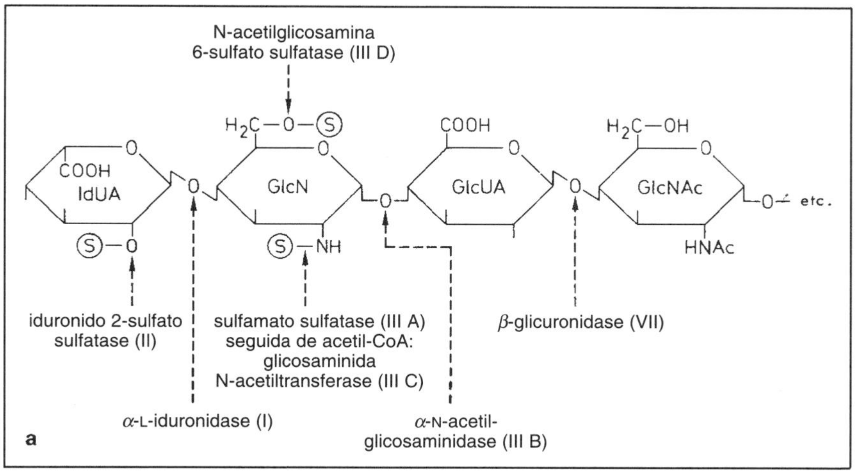

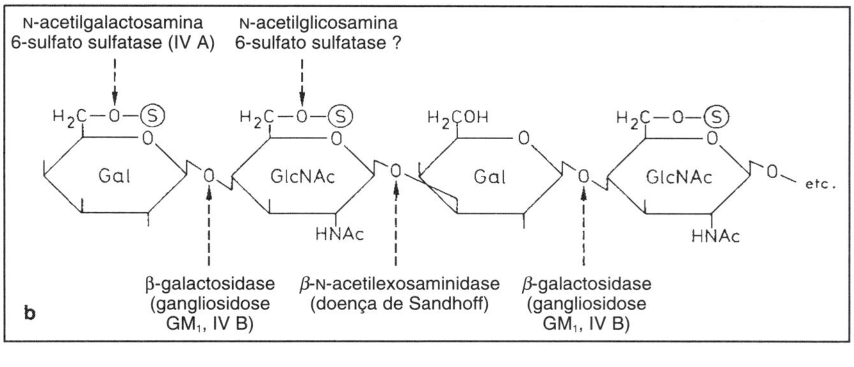

Fig. 7.11 a. Representação esquemática da estrutura e do catabolismo do sulfato de heparan. Para detalhes veja a legenda da Fig. 4.11a. *GlcN*, glicosamina; *GlcNAc*, *N*-acetilglicosamina; *IdUA*, ácido idurônico. **b.** Representação esquemática da estrutura e do catabolismo do sulfato de ceratan. Para detalhes veja a legenda da Fig. 7.10a. *Gal*, galactose; *GlcNAc*, *N*-acetilglicosamina.

cadores, enquanto dentro da mesma família as manifestações em geral são similares. Portanto, uma subdivisão em vários tipos genéticos parece lógica e foi de fato feita antes que os defeitos enzimáticos fossem estudados. Como podemos comparar esta subdivisão baseada na evidência "indireta" dos fenótipos com a evidência "direta" da análise dos defeitos enzimáticos?

De um modo geral, a correspondência é satisfatória (Quadros 7.2, 7.3). Entretanto, existem duas exceções:

1. Pela evidência clínica, a doença de Sanfilippo teria que ser vista como uma entidade única. Entretanto, foi mostrado que ela consiste em quatro defeitos enzimáticos diferentes. Esta experiência foi repetida na análise de muitos distúrbios metabólicos. Defeitos diferentes nas mesmas vias podem causar o mesmo quadro clínico. Outros exemplos são os defeitos eritrocíticos de glicólise, levando à anemia hemolítica não-esferocítica (Seção 7.2.2.2).
2. Por outro lado, os padrões de manifestação dos tipos Hurler e Scheie são muito diferentes, sendo o curso muito mais brando na doença de Scheie. Entretanto, o defeito enzimático é idêntico. Parece que as diferenças na atividade residual de α-l-iduronidase contribuem para os achados clínicos. Os pacientes com síndrome de Scheie parecem ter atividade enzimática suficiente para apoiar o funcionamento celular normal no sistema nervoso central, mas não nos tecidos com alta renovação (*turnover*) de glicosaminoglicanas.

Os estudos como os que foram bem-sucedidos em elicitar a heterogeneidade genética dentro do locus gênico na deficiência de G6PD hoje estão sendo feitos nas mucopolissacaridoses. Apenas quatro mutações de ponto parecem ter sido identificadas ao nível do DNA para os tipos VI e VII. Não foi relatada nenhuma deleção [63]. As mutações presentes em dose dupla em um determinado paciente afetado por uma doença autossômica recessiva têm uma origem em comum se o alelo mutante vier de um ancestral comum de ambos os genitores. Este geralmente é o caso se os genitores forem parentes, por exemplo, primos em primeiro grau, ou em isolados genéticos (Seção 13.4.1). Em muitos outros casos, entretanto, as mutações encontradas em pessoas afetadas têm uma origem diferente. Logo, dificilmente são idênticas. Se o termo "homozigoto" for restrito a indivíduos que tenham duas mutações absolutamente idênticas, muitos ou mesmo a maioria dos pacientes com doenças recessivas não se ajustarão à definição, mas serão considerados "heterozigotos compostos" (Fig. 4.10). Foram observados vários pacientes com um fenótipo clínico intermediário aos tipos Hurler e Scheie [228]. Mostrou-se que os fibroblastos eram deficientes do fator de correção de Hurler. Alguns pacientes podem ser de fato heterozigotos compostos tanto para os alelos Hurler quanto os Scheie. Entretanto, em pelo menos quatro destas famílias foi observada a consangüinidade dos genitores. Como um aumento da consangüinidade não pode ser esperado nas famílias nas quais se segregam dois alelos diferentes, a ocorrência de um terceiro alelo intermediário é provável. O problema será resolvido pelos estudos moleculares.

Diagnóstico Diferencial e Tratamento das Mucopolissacaridoses. Quando a mucopolissacaridose é suspeita em bases clínicas, o diagnóstico hipotético deve ser conferido examinando-se a excessiva excreção urinária de glicosaminoglicanas sulfatadas [228]. O diagnóstico definitivo, entretanto, depende da demonstração do defeito enzimático, que pode ser estudado em fibroblastos cultivados, em leucócitos, e, para algumas enzimas, no soro [49]. É possível o diagnóstico pré-natal, sendo o gene expresso nas células amnióticas. Entretanto, como o número de células amnióticas que podem ser cultivadas no tempo disponível é restrito, o número de determinações enzimáticas que podem ser feitas é limitado. Portanto, devem ser feitas todas as tentativas para se chegar ao diagnóstico enzimático no irmão afetado antes do teste pré-natal. Uma vez estabelecido o defeito, apenas a deficiência enzimática específica que foi identificada neste irmão precisa ser procurada nas células amnióticas.

A descoberta de que as enzimas podem ser captadas pelas células deficientes, corrigindo assim a deficiência, parece encorajar as tentativas de terapia enzimática. Até agora, entretanto, as enzimas purificadas ainda não estão disponíveis em quantidades suficientes, e as infusões de grandes quantidades de plasma ou leucócitos só levaram a melhoras duvidosas e em alguns casos pequenas. A captação de enzimas lisossômicas por uma célula é processo altamente específico, envolvendo a presença de um determinado marcador de reconhecimento na enzima, o qual pode ser diferente para tecidos diferentes [186]. Ainda assim, o enfoque parece promissor.

Defeito de um Marcador de Reconhecimento para Hidrolases Lisossômicas. Em 1967, DeMars e Leroy descreveram "células marcantes" em culturas de fibroblastos de pele de um paciente que supostamente tinha doença de Hurler. Estas células estavam cheias de inclusões fosfatase ácida positivas que se mostravam densas na microsocopia de contraste de fase. Com base no surgimento destas inclusões, a doença foi chamada de doença da célula I. Seu fenótipo clínico, embora lembrando o fenótipo Hurler, é mais grave. O modo de herança é autossômico recessivo. Os fibroblastos de tais pacientes são deficientes em β-hexosaminidase, arilsulfatase A, e β-glicuronidase, embora estas enzimas fossem encontradas em concentração aumentada no meio de cultura. Inicialmente foi suspeito um defeito de membrana, mas os lisossomos de pacientes afetados foram demonstrados captando e retendo a enzima normal em uma taxa normal. Entretanto, as hidrolases das células I não podem ser endocitadas pelas células normais. Portanto, as próprias moléculas de enzimas estão alteradas. Elas apresentavam a falta de um marcador de reconhecimento para endocitose, a manose-6-fosfato. Normalmente as unidades de manose-6-fosfato são adicionadas após a síntese de enzimas lisossômicas. O composto de açúcar atua como um sinal, permitindo que as enzimas lisossômicas se liguem ao receptor de manose-6-fosfato que dirige as enzimas lisossômicas para o lisossomo, onde são ativadas. Como esta enzima de processamento está ausente, a maioria das enzimas lisossômicas na doença da célula I tem falta de manose-6-fosfato. Em lugar de serem captadas pelos lisossomos das células via receptor específico, as enzimas passam pela célula e são secretadas no plasma (Fig. 7.12). Os múltiplos defeitos clínicos na doença de célula I podem ser explicados pelo único defeito de processamento que não adicionou o marcador de reconhecimento de manose-6-fosfato a estas enzimas.

Como o sítio de reconhecimento é comum a várias enzimas, a doença da célula I é uma condição na qual um único defeito gênico causa mais de uma deficiência enzimática.

Doença de Gaucher (270 800)*, uma Doença de Armazenamento Glicolítico.* Normalmente existe uma correlação entre o tipo de mutação e seu efeito na estrutura da enzima e o grau de manifestações clínicas. Algumas mutações têm poucos efeitos na estabilidade da enzima, e espera-se portanto que não tenham efeitos clínicos, ou que estes sejam mínimos. Outras mutações afe-

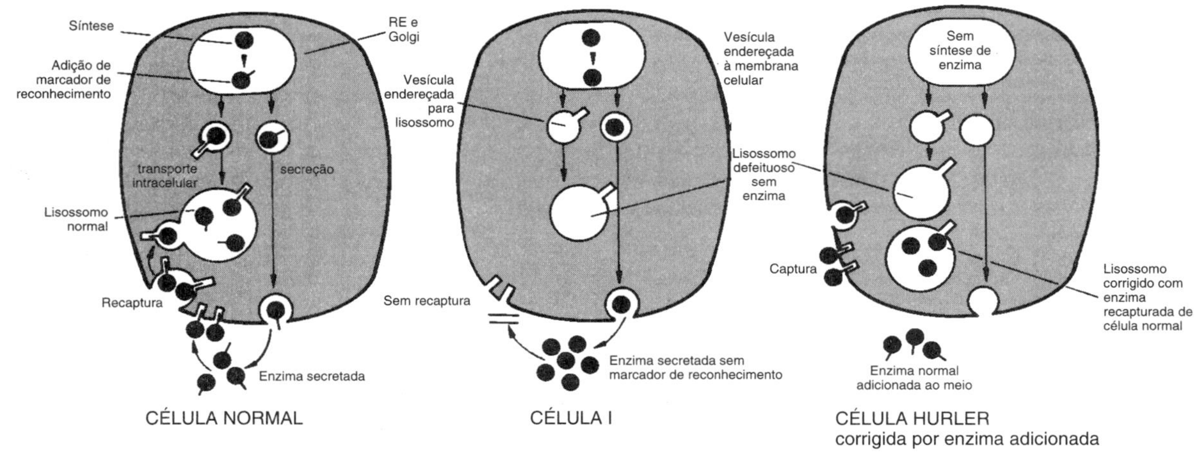

Fig. 7.12 Secreção e recaptura das enzimas hidrolíticas lisossômicas por células normais e mutantes em culturas. Proteínas receptoras específicas situadas na membrana citoplasmática de todas as três células permitem que elas captem as enzimas hidrolíticas em seus lisossomos. As células de Hurler não produzem α-L-iduronidase, mas o defeito pode ser corrigido quando a enzima é adicionada ao meio. Na doença da célula I, todas as enzimas estão presentes, mas um marcador de reconhecimento para sua captação e transporte para os lisossomos está ausente. (Modificado de Alberts e cols. 1983 [3])

tam sítios críticos de uma proteína e são portanto esperados como produzindo efeitos mais graves. Esta regra, entretanto, tem exceções marcantes e até agora inexplicáveis. Na doença de Gaucher, o esfingolipídio ceramida acumula-se nos lisossomos e macrófagos devido a uma deficiência da enzima glicocerebrosidase. A herança é autossômica recessiva. Os sintomas clínicos são o acúmulo do metabólito no fígado, baço e ossos. Várias mutações foram identificadas. Elas ocorrem em desequilíbrio de ligação, com marcadores apropriados de DNA indicando uma origem única para cada uma delas. A condição geralmente é rara. Entretanto, a doença de Gaucher de início na vida adulta é comum nas populações de judeus ashkenazi, onde 5% da população é heterozigota, e uma variante comum contribui com 70% de todas as mutações Gaucher nesta população (veja também [175a]). São observadas diferenças surpreendentes na idade de início e na gravidade dos sinais clínicos em um número apreciável de tais homozigotos, às vezes mesmo entre irmãos. A doença de Gaucher é também o exemplo principal do sucesso da terapia enzimática (veja a seguir).

7.2.2.4 Defeitos Enzimáticos Envolvendo Mais de Uma Enzima

Nos exemplos que afetam o suprimento de energia das hemácias ou o catabolismo das glicosaminoglicanas, uma mutação gênica leva a uma alteração ou deficiência de apenas uma enzima. Estes exemplos concordam com a hipótese um gene-uma enzima. Entretanto, existem casos nos quais uma mutação afeta duas enzimas. Em algumas delas a atividade de uma enzima pode estar prejudicada pela deficiência da outra.

Outros casos nos quais ambas as enzimas têm uma mutação estrutural e as atividades enzimáticas nos heterozigotos estão reduzidas para ambas as enzimas em cerca de metade não podem ser explicados deste modo. Aqui, a explicação mais provável é que estas enzimas são polímeros compostos de cadeias polipeptídicas geneticamente diferentes, e que as enzimas mostrando o defeito têm uma cadeia polipeptídica em comum.

Doença da Urina em Xarope de Bordo (Cetoacidúria de Cadeia Ramificada; 248 600 [210]). Um distúrbio recessivo no qual não menos que três enzimas correlatas funcionalmente estão deficientes é a doença da urina em xarope de bordo. Este é um defeito na degradação dos aminoácidos de cadeia ramificada leucina, isoleucina e valina (Fig. 7.13). No tipo mais freqüente e clássico da doença, observam-se dificuldades de alimentação, vômitos, hipertonicidade e um choro estridente na primeira semana de vida. Pode ocorrer perda de tonus e apnéia. Posteriormente, os reflexos são perdidos. A criança freqüentemente tem convulsões e pode morrer no início da lactância. As crianças não tratadas que sobrevivem sofrem grave retardo mental [214]. Além deste tipo clássico, foram descritos os tipos "intermitente", "brando" e responsivo à tiamina.

A análise enzimática mostra que as atividades de transaminase que transformam os três aminoácidos nos cetoácidos correspondentes estão normais. A anomalia é encontrada na etapa seguinte: a descarboxilação oxidativa. Esta etapa é determinada para todos os três aminoácidos por uma única enzima, uma descarboxilase de cadeia ramificada, um grande complexo multienzimático situado no lado externo da membrana mitocondrial interna. Ele consiste em quatro proteínas separadas. Nos pacientes com a clássica doença da urina em xarope de bordo, um destes componentes está alterado (E1α) [80]. Têm havido vários relatos de doenças semelhantes com alteração de outros componentes [57, 79].

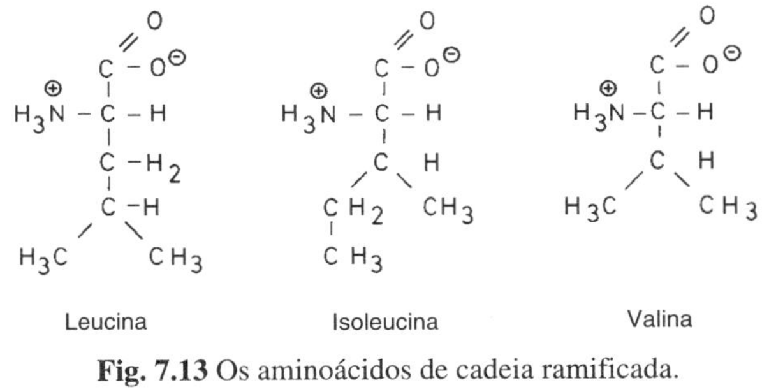

Fig. 7.13 Os aminoácidos de cadeia ramificada.

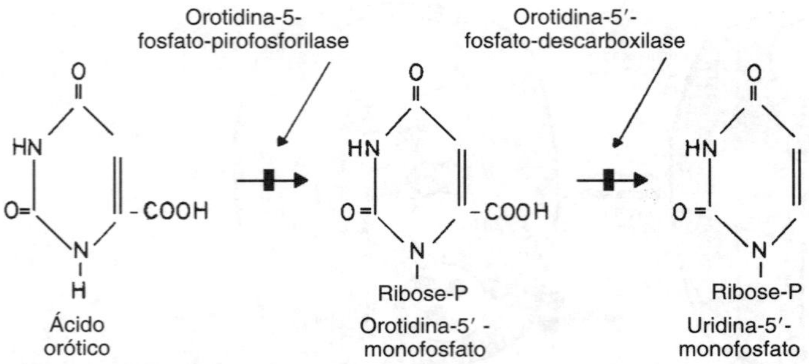

Fig. 7.14 Dois bloqueios genéticos em etapas adjacentes da síntese da base pirimidínica uracila. Ambos os bloqueios são vistos na acidúria orótica.

Outros Defeitos Metabólicos Envolvendo Mais de Uma Enzima. Outros defeitos metabólicos nos quais um bloqueio genético envolve duas enzimas de uma via metabólica incluem a acidúria orótica (258 900), uma deficiência na formação de uridina, um precursor de ácido ribonucleico do ácido orótico. Os dois bloqueios genéticos são vistos na Fig. 7.14. As atividades enzimáticas nos heterozigotos são reduzidas pela metade para ambas as enzimas. Isto exclui um efeito secundário de uma enzima na atividade da outra e fala em favor de um gene estar envolvido em ambas as reações.

Em pelo menos um caso de homozigoto, a mobilidade eletroforética alterada e a maior termolabilidade da segunda enzima, a descarboxilase, mostram que o defeito enzimático deve ser estrutural. Cada reação é feita por um domínio discreto dentro da macromolécula, mas todos os domínios são parte de uma seqüência contínua de aminoácidos [113]. Na gangliosidose de Sandhoff, por outro lado, os defeitos combinados da hexosaminidase A e B foram correlacionados a uma mutação que afeta sua subunidade comum, a cadeia β [208].

Vários pacientes com deficiências simultâneas dos fatores II, VII, IX, e X dependentes de vitamina K já foram observados. Elas são causadas por um defeito na modificação pós-transcricional [106].

Uma Nova Visão da Hipótese Um Gene-Uma Enzima (ou Um Gene-Um Polipeptídio) [92]. Como notado, os defeitos enzimáticos únicos que afetam mais de uma enzima podem às vezes ser explicados por uma subunidade comum em enzimas diferentes. Eles são mutantes estruturais.

Outro aspecto importante da formação de enzima é o processamento pós-translacional. A sucrase-isomaltase humana, por exemplo, compreende duas cadeias polipeptídicas, cada uma com uma atividade específica. As duas cadeias são derivadas da clivagem proteolítica de uma única macromolécula precursora [220]. A molécula de pró-insulina também deve ser processada para formar uma insulina funcionalmente ativa.

Evidências mais detalhadas da formação de moléculas peptídicas de uma proteína precursora maior estão disponíveis hoje para vários peptídios pequenos no cérebro, as encefalinas e as endorfinas. Nestes casos, as moléculas precursoras são ajustadas de acordo com o tipo de célula e o estágio do desenvolvimento celular, um mecanismo possível de diferenciação durante o desenvolvimento embrionário.

A modificação funcionalmente importante das moléculas ocorre não só no nível pós-traducional, mas também em níveis mais próximos da ação gênica. Como explicado em maiores detalhes na Seção 3.1.3.6, o mRNA é formado primeiro do gene todo, incluindo os íntrons. As seqüências de íntrons são então removidas, e o mRNA final deixa o núcleo. O processo de recomposição pode ser modificado dependendo do estado de diferenciação e função da célula, levando a genes e proteínas diferentes. Esta "recomposição alternativa" é discutida em detalhe na Seção 8.1. Mesmo o próprio gene pode ser modificado. Tal modificação foi estudada nos genes de imunoglobulina (Seção 7.4). Estes resultados não se afastam da hipótese um gene-uma enzima.

Uma situação especial na qual várias enzimas são funcionalmente perturbadas por uma mutação ocorre quando a captação, transporte, ou ligação de cofatores é perturbada.

7.2.2.5 Influência de Cofatores na Atividade Enzimática [214]

Cofatores Enzimáticos. Muitas enzimas precisam de moléculas não-proteicas como cofatores de sua atividade. Estes cofatores podem ser simples íons, por exemplo, Mg^{++} ou compostos orgânicos. Se o cofator for um composto mais complexo, ele é conhecido como uma coenzima. Precursores de coenzimas devem ser fornecidos por nutrição, e são tradicionalmente chamados de vitaminas. Em geral as vitaminas atuam como precursoras de uma coenzima envolvida em muitas reações enzimáticas. A privação nutricional de vitaminas leva a um estado de deficiência vitamínica.

Além da deficiência exógena, as condições que apresentam uma função diminuída de coenzima também podem ser devidas a defeitos genéticos em vários níveis da captação e uso de vitaminas (Fig. 7.15). Todas as vitaminas devem ser captadas do intestino, transportadas para as células e captadas por organelas específicas. Elas devem ser convertidas em coenzimas que por

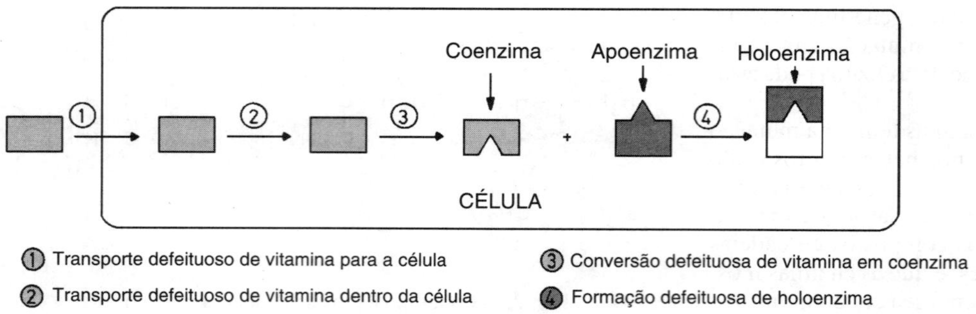

Fig. 7.15 As mutações podem interferir nas reações catalisadas por vitaminas em vários níveis, do transporte de vitaminas para a célula até a formação de enzimas. (Adaptado de Scriver e Rosenberg 1973 [214])

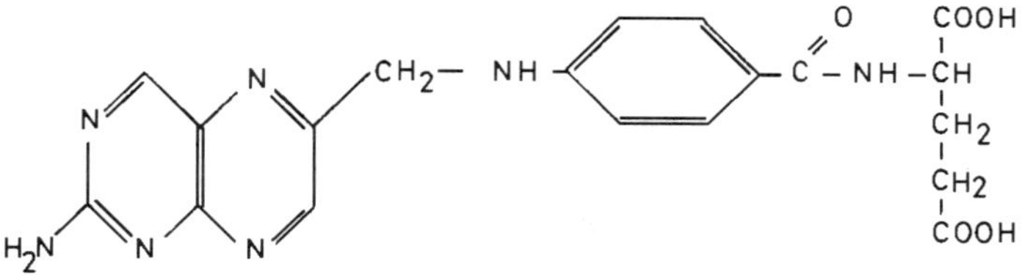

Fig. 7.16 Ácido fólico. Da *esquerda* para a *direita*, um anel de pterina, ácido β-aminobenzóico, ácido glutâmico.

sua vez combinam-se a apoenzimas para formar uma holoenzima. Qualquer uma destas etapas pode ser prejudicada por bloqueios genéticos. O mecanismo exato de captação de vitaminas é conhecido principalmente para a vitamina B_{12} (cobalamina) e para o ácido fólico. Já foram descritos defeitos de transporte e síntese de coenzimas para ambas as substâncias.

Dependência de Ácido Fólico (229 030, 249 300, 229 050): *Deficiências no Transporte e na Formação de Coenzima.* O ácido fólico é composto de três unidades — um anel de pterina, ácido *p*-aminobenzóico, e ácido glutâmico (Fig. 7.16). A quantidade diária necessária está normalmente presente em um grande número de alimentos. Existem cinco formas de coenzima de folato, todas as quais estão envolvidas com a transferência de unidades 1-carbono necessárias para a síntese de DNA, RNA, metionina, glutamato e serina. As etapas principais da absorção e formação de coenzima são apresentadas no Quadro 7.4.

Quadro 7.4 Etapas de absorção e formação de coenzima

Etapa	Enzima
1. Conversão de poliglutamil em monoglutamil	Enzima conjugase (mucosa intestinal, estômago, pâncreas)
2. Absorção por transporte ativo	Duodeno e jejuno (mecanismo exato?)
3. Transporte para os tecidos	
4. Conversão de folato em coenzimas:	
a) Redução do anel pterina: formação de tetraidrofolato	
b) Conversão em cinco coenzimas diferentes	Cinco reações enzimáticas diferentes

Foram descritas pelo menos cinco condições herdadas, nas quais os mecanismos de transporte ou mecanismos de conversão em coenzimas estão deficientes (Quadro 7.5). Quatro delas mostram sinais de acentuada disfunção do sistema nervoso central, incluindo retardo mental, e duas mostram anemia megaloblástica. Sua característica mais importante é que podem ser bem-sucedidamente tratadas, desde que a condição tenha sido diagnosticada a tempo. No defeito de absorção intestinal, por exemplo, a necessidade de folato é normal. A administração intramuscular em lugar da administração oral restaura a normalidade. Em três dos quatro defeitos enzimáticos, quantidades aumentadas de ingestão de ácido fólico melhoraram a situação metabólica, mas não se sabe se a melhora no sistema nervoso central poderia ser evitada se o ácido fólico tivesse sido suplementado no início da lactância.

As deficiências na formação ou captação de coenzimas devem afetar mais que uma enzima de cada vez — de fato, todas as enzimas nas quais esta coenzima atua. Por outro lado, as deficiências na última etapa, a capacidade da apoenzima proteica para formar uma holoenzima pela combinação com a coenzima, só afeta uma enzima. Elas são mais similares aos defeitos enzimáticos usuais descritos nas seções seguintes.

Dependência de Piridoxina (Vitamina B_6) (266 100). A vitamina B_6 é um anel piridínico substituído que ocorre em várias formas naturais em uma grande variedade de alimentos (Fig. 7.17). Na célula, estes precursores são fosforilados em piridoxal-5'-fosfato ou piridoxamina-5'-fosfato por uma cinase específica. Estes compostos fosforilados atuam como coenzimas de uma grande variedade de apoenzimas, as quais regulam o catabolismo de aminoácidos, glicogênio e ácidos graxos de cadeia curta.

Portanto, não é surpreendente que existam numerosos defeitos que têm em comum a dependência de piridoxina. Todos eles são raros, mas é importante diagnosticá-los a tempo, antes que as convulsões levem a um dano cerebral irreparável, pois a tera-

Quadro 7.5 Erros hereditários do metabolismo do ácido fólico (De Scriver e Rosenberg 1973 [214])

Fase afetada do metabolismo	Natureza do defeito	Manifestação do defeito			Necessidade de folato *in vivo*
		Concentração sérica de folato	Anemia megaloblástica	Disfunção do SNC[a]	
Absorção intestinal	Indefinida	Baixa	Sim	Sim	Normal
Uso tissular	Deficiência de formiminotransferase	Alta	Não	Sim	Aumentada
	Deficiência de cicloidrolase	Alta	Não	Sim	NR
	Deficiência de diidrofolato redutase	Normal	Sim	Não	Aumentada
	Deficiência de N^5, N^{10}-metiltetraidrofolato redutase	Baixa-normal	Não	Sim	Aumentada

NR, não relatada.
[a] Inclui retardo mental, comportamento psicótico, convulsões, anormalidades de EEG, atrofia cortical cerebral.

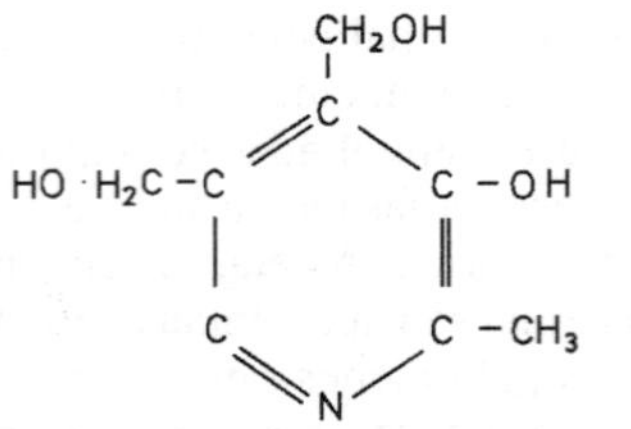

Fig. 7.17 Vitamina B_6 (piridoxina).

pia apropriada de substituição mantém estas crianças saudáveis. Nos neonatos que sofrem convulsões inexplicadas, uma tentativa terapêutica com vitamina B_6 pode valer a pena antes que seja estabelecido um diagnóstico final.

Existem relatos adicionais de casos nos quais altas doses de uma vitamina melhoraram as condições clínicas e bioquímicas dos pacientes. Uma melhor análise destas doenças será teoricamente interessante, pois promete uma nova compreensão do mecanismo de ligação e ação de coenzimas. Também é recompensador para a prática médica, pois estas condições responderão mais favoravelmente a uma terapia com altas doses de vitaminas.

Este conceito geral, que é bem fundamentado para alguns erros hereditários do metabolismo muito raros, tem sido considerado aplicável a uma variedade de doenças mais comuns, como esquizofrenia, câncer e outras. As evidências acrescidas até agora, entretanto, não são convincentes. Entretanto, deficiências brandas deste tipo podem existir e podem contribuir para a etiologia das doenças comuns. Mais trabalhos nestas linhas podem ser interessantes.

7.2.2.6 Deficiências de HPRT Ligadas ao X (308 000)

Defeitos Enzimáticos Como Instrumentos Para Algumas Questões Básicas Sobre Ação Gênica e Mutação. Alguns defeitos enzimáticos demonstraram-se úteis como ferramentas analíticas para a abordagem de problemas de significado mais geral para nossa compreensão da ação gênica e da mutação. Um grupo de defeitos tem sido usado bem-sucedidamente: as deficiências de HPRT, que são classificadas como defeitos do metabolismo de purinas (Fig. 7.19).

Síndrome de Lesch-Nyhan. Em 1964, Lesch e Nyhan [152] descreveram uma síndrome peculiar com atetose, hiper-reflexia e comportamento autodestrutivo compulsivo envolvendo morder os lábios ou os dedos [141]. Todos os pacientes apresentavam hiperuricemia e excreção excessiva de ácido úrico na urina, que pode levar a nefrolitíase de ácido úrico com uropatia obstrutiva. Apenas os meninos são afetados. O modo de herança é ligado ao X (Seção 4.1.4). Os heterozigotos podem ser identificados, mas não são afetados.

Em 1967, Seegmiller e cols. [218] descobriram uma deficiência quase completa de uma enzima do metabolismo de purinas, a HPRT, nos lisados eritrocitários de três pacientes e em culturas de fibroblastos de outro. O defeito enzimático foi então confirmado em outros tecidos tais como o fígado, leucócitos e cérebro. Várias vias levam à inosina-5-monofosfato em várias etapas. Entretanto, as células também podem usar bases purínicas pré-formadas e nucleosídios produzidos durante a degradação de ácidos nucleicos. Esta via de "salvamento" envolve a conversão de bases purínicas livres em seus 5'-mononucleotídios correspondentes. Duas enzimas estão envolvidas, uma específica de hipoxantina e guanina, e a outra para adenina (Fig. 7.18). Quando a primeira enzima está deficiente, a hipoxantina e a guanina não são recicladas, mas são convertidas em ácido úrico em grandes quantidades. Isto leva a hiperuricemia, com formação de cálculos renais. Não se sabe, entretanto, que mecanismo produz os sintomas do SNC. Este defeito enzimático, que pode ser prontamente examinado em fibroblastos cultivados, tem sido usado para pesquisar vários problemas.

Heterogeneidade Molecular. Como evidenciado por características tais como a atividade residual, constante de Michaelis-Menten, termolabilidade, inibição do produto final por GMP ou IMP, e outras, as mutações observadas nas várias famílias são geralmente diferentes. Às vezes uma grave deficiência de HPRT tem sido observada mesmo sem os sintomas clínicos de síndrome de Lesch-Nyhan. Além disso, as deficiências parciais de HPRT foram observadas em alguns pacientes adultos que sofrem de gota [140]. A grande maioria dos pacientes com gota, entretanto, tem HPRT normal. A minoria na qual a enzima anormal está presente mostra — como o fazem aqueles com o defeito grave — um modo ligado ao X de herança. Esta é uma evidência adicional de que o mesmo locus está de fato envolvido.

Evidência de Inativação do X. Algumas das melhores evidências que apóiam a hipótese de Lyon (Seção 2.2.3.3) vêm da análise da atividade enzimática nos heterozigotos para HPRT no nível celular [144]. Estes estudos também forneceram uma nova compreensão das inter-relações metabólicas entre as células de um indivíduo.

Cooperação Metabólica. Os heterozigotos podem ser identificados por estudos em culturas de fibroblastos de pele. Quando os fibroblastos são clonados e a atividade enzimática é dosada por auto-radiografia de captação de hipoxantina marcada com ^3H na célula, cerca de metade dos clones apresenta atividade total de HPRT, enquanto a outra metade é deficiente desta enzima. Entretanto, nas culturas de fibroblastos sem clonagem, a grande maioria das células heterozigotas apresenta alguma atividade enzimática. As células deficientes de HPRT parecem ter seu defeito metabólico corrigido quando em contato com células normais [91]. Isto foi confirmado pela mistura artificial de células normais e defeituosas em cultura e é chamado de "cooperação metabólica".

São possíveis três mecanismos para esta cooperação (Fig. 7.19):

1. As células normais fornecem às células deficientes DNA ou mRNA, possibilitando assim que elas produzam uma enzima funcional.
2. As células deficientes recebem uma enzima pré-formada. Esta possibilidade é sugerida pela observação dos fatores de correção nas mucopolissacaridoses (Seção 7.2.2.3). A incubação de fibroblastos cultivados deficientes em HPRT com material fragmentado por ultra-som de células normais mostra a restauração parcial do funcionamento enzimático.
3. As células normais sintetizam o nucleotídio (o produto final), que é transferido para a célula deficiente. Este mecanismo é apoiado pela maioria das evidências. Após os fibroblastos deficientes serem separados das células normais, eles prontamente revertem ao fenótipo mutante, embora a HPRT nor-

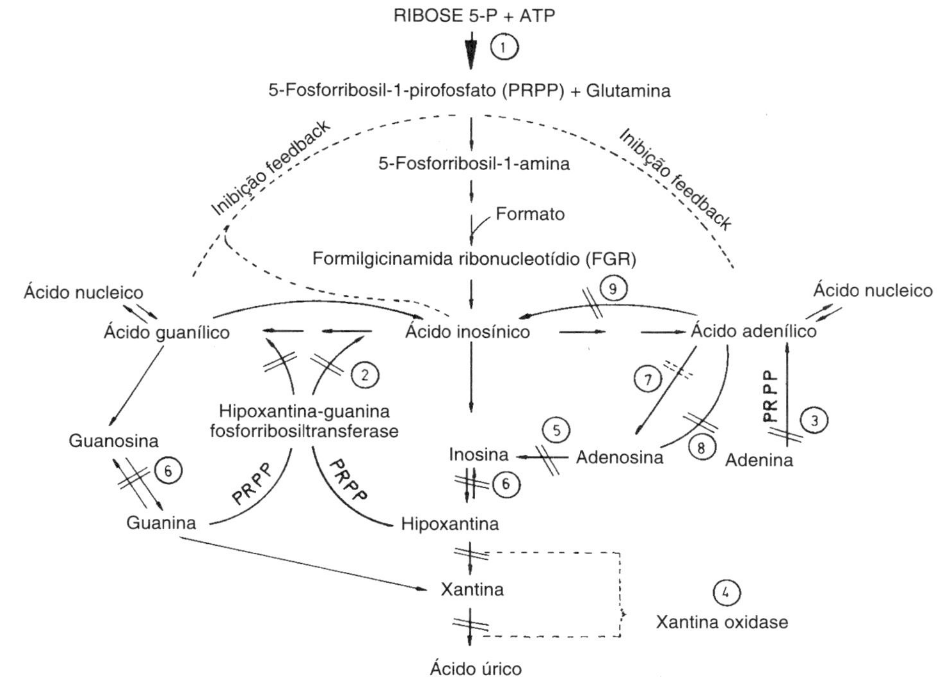

Fig. 7.18 Defeitos enzimáticos conhecidos no metabolismo humano de purinas. *1*, Aumento de atividade de fosforribosilpirofosfato sintetase em pacientes com hiperprodução de ácido úrico levando à gota. *2*, Grande deficiência de hipoxantina-guanina fosforribosil transferase em crianças com doença de Lesch-Nyhan e deficiência parcial da mesma enzima em pacientes com hiperprodução de ácido úrico e gota. *3*, Deficiência de fosforribosil transferase em pacientes com cálculos renais compostos de 2-8 dioxiadenina que são geralmente confundidos com cálculos de ácido úrico. *4*, Deficiência de xantina oxidase em pacientes com xantinúria que têm risco aumentado de cálculos urinários de xantina e, ocasionalmente, mialgia causada por cristais de xantina nos músculos. *5*, Deficiência de adenosina desaminase associada a estado de imunodeficiência combinada grave. *6*, Deficiência de purina nucleosídio fosforilase associada a defeito isolado nas células T. *7*, A atividade de purina 5′-nucleosidase está baixa nos linfócitos de pacientes com agamaglobulinemia que pode ser secundária a perda de células B. *8*, Deficiência de adenosina cinase desenvolvida apenas em linhagens de linfoblastos humanos. Sua contraparte em pacientes ainda não foi identificada. *9*, Deficiência de mioadenilato desaminase associada em alguns pacientes ao desenvolvimento de fraqueza e câimbras musculares após exercícios vigorosos e não demonstração de elevação da amônia venosa em resposta ao exercício muscular. Estes defeitos enzimáticos fornecem exemplos excelentes das várias características fenotípicas conseqüentes, mais ou menos freqüentes, dos diferentes bloqueios genéticos dentro da mesma rede funcional. (De Seegmiller 1983 [217])

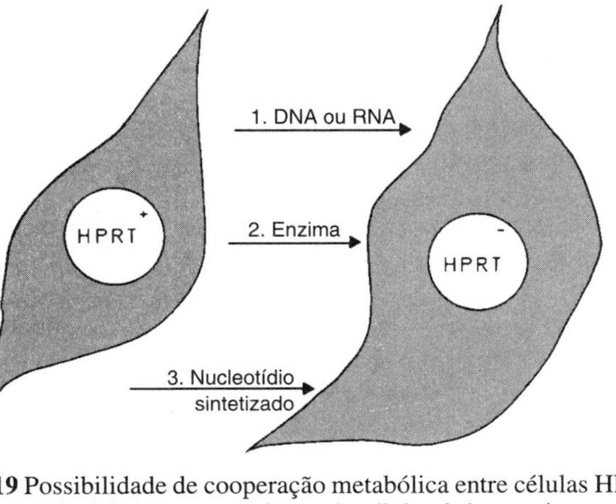

Fig. 7.19 Possibilidade de cooperação metabólica entre células HPRT-ativas e HPRT-deficientes em culturas de células de heterozigotos. Veja o texto para detalhes.

mal seja estável por muitas horas sob condições experimentais. Os problemas de cooperação metabólica também foram estudados em outros sistemas experimentais, levando a um conhecimento mais detalhado quanto ao mecanismo básico.

Outros Problemas Examinados com Deficiência de HPRT. A deficiência de HPRT provou ser um instrumento útil para investigações de processos mutacionais:

a) A possibilidade de identificação de todos os hemizigotos e heterozigotos pela determinação enzimática em fibroblastos torna a deficiência de HPRT especialmente adequada a comparações das taxas de mutação espontânea nos dois sexos (Seção 9.34). Um grande número de mutações de ponto (substituições únicas de bases) e algumas pequenas deleções foram identificadas até o final de 1992 (aproximadamente 40 mutações de ponto e aproximadamente 10 deleções [63]).
b) O gene também é expresso nas células amnióticas. Portanto, a deficiência de HPRT pode ser diagnosticada pela amniocentese.
c) Usando um substrato anormal, a 8-azaguanina, foi desenvolvido um sistema seletivo para mutações de ponto em culturas de fibroblasto que permitem o exame de problemas de mutações espontâneas e induzidas ao nível celular. As células normais metabolizam a 8-azaguanina por HPRT e são mortas. As células deficientes em HPRT não podem metabolizar este composto e sobreviver.

Doenças de Deficiência Imunológica Associadas a Defeitos de Adenosina Desaminase e Nucleosídio Fosforilase. Outro defeito de uma enzima que está envolvido no metabolismo de nucleosídios leva a um fenótipo diferente. Este defeito enzimático envolve uma variante rara de uma enzima para a qual também é conhecido um polimorfismo genético. Os defeitos de um ou mais componentes do sistema imune podem resultar em um aumento de suscetibilidade a infecções microbianas. A doença clássica nesta categoria é a hipogamaglobulinemia ligada ao X (300 300), causada por um defeito de maturação dos linfócitos B. Os linfócitos B são os locais de produção dos anticorpos humorais, e sua ausência causa a falta de síntese de gamaglobulina. Os linfócitos T estão envolvidos na imunidade celular e estão intactos nesta doença.

Com o conhecimento detalhado cada vez maior do sistema imune (Seção 7.4), foram descritos muito mais defeitos genéticos imunes [215]. Foram identificados defeitos enzimáticos relacionados ao metabolismo de purinas, pirimidinas e ácidos nucleicos (Fig. 7.18). A deficiência imune combinada pode ser causada pela deficiência de adenosina desaminase (ADA; 242 750) ou de nucleosídio fosforilase (164 050) [217].

ADA catalisa a desaminação irreversível e a hidrólise do nucleosídio purínico adenosina em inosina e amônia. A nucleosídio fosforilase catalisa a conversão do nucleosídio purínico inosina em hipoxantina, e de guanosina em guanina. Ela tem pouca atividade na conversão de adenosina em adenina. Estas são enzimas importantes na síntese e degradação do DNA e RNA.

A adenosina desaminase, situada no cromossomo 20 (Seção 5.4), existe como uma característica polimórfica na população, como demonstrado pela eletroforese em gel de amido. O alelo comum é conhecido como ADA^1, e uma variante comum como ADA^2. ADA^2 tem uma freqüência gênica de cerca de 0,05 nas populações ocidentais. Outras variantes raras de ADA também foram descritas. A deficiência de ADA é uma característica autossômica recessiva. As crianças afetadas não têm atividade de ADA em suas hemácias e em outros tecidos. Seus genitores em geral têm quantidades intermediárias da enzima e são clinicamente normais. Alguma atividade residual de ADA pode ser demonstrada nos pacientes afetados. Este defeito tornou-se bem conhecido porque foi a primeira doença na qual foram feitas tentativas de terapia somática de gene pela introdução de alelos normais em linfócitos (Seção 19.2).

A nucleosídio fosforilase é especificada por um locus no cromossomo 14. Não existe nenhum polimorfismo neste locus, mas muitas variantes raras foram demonstradas. Nos pacientes afetados, há uma ausência completa de atividade de nucleosídio fosforilase, enquanto os genitores têm a atividade intermediária esperada. A herança é autossômica recessiva.

Os pacientes com deficiência de ADA geralmente têm grave disfunção de células B e T, enquanto na deficiência de nucleosídio fosforilase o funcionamento das células B, e portanto a produção de imunoglobulina, parece estar intacto. A disfunção de linfócitos T, manifesta por linfopenia, falta de resposta dos linfócitos aos mitógenos e testes cutâneos anormais a uma variedade de antígenos é marcante tanto na deficiência de ADA quanto de nucleosídio fosforilase.

O mecanismo bioquímico exato pelo qual estas deficiências enzimáticas produzem anomalias imunológicas não está claro. Especula-se que a deficiência de ADA produz um acúmulo de desoxi-ATP, que inibe a produção de desoxirribonucleotídios de pirimidina, e portanto interfere na síntese de DNA, na proliferação dos linfócitos e na resposta imune. Os mecanismos de deficiência de nucleosídio fosforilase podem ser similares.

7.2.2.7 Fenilcetonúria: Paradigma de Tratamento Bem-sucedido de uma Doença Metabólica [214, 215]

Oligofrenia Metabólica. A fenilcetonúria (PKU) (261 600) foi inicialmente descrita por Følling em 1934 [86] em pacientes com retardo mental e um peculiar "odor de camundongo". O nome foi dado por Penrose (1935) [197]. É hoje um dos erros hereditários do metabolismo mais bem conhecido em humanos. Os vários aspectos desta doença têm sido repetidamente revistos [146, 213, 215]. Aqui são discutidos apenas três dos principais aspectos: introdução de uma dieta pobre em fenilalanina como primeiro enfoque bem-sucedido para alterar o fenótipo de um defeito enzimático genético pela manipulação adequada do meio; a heterogeneidade genética da condição, revelada pela triagem dos neonatos; e o problema da detecção dos heterozigotos e possíveis anomalias fenotípicas nos heterozigotos.

Defeito Enzimático na PKU. A L-fenilalanina é um aminoácido essencial. Entretanto, apenas uma proporção da ingestão normal de L-fenilalanina pode ser usada para a síntese de proteínas. A maior parte é oxidada primariamente em tirosina e uma parte muito menor em outros metabólitos, primariamente ácido fenilpirúvico. A paraidroxilação da fenilalanina para formar tirosina é uma reação complexa. A hidroxilase consiste em dois componentes proteicos, um dos quais é lábil e só encontrado no fígado (e possivelmente, com menor afinidade, nos rins), e o outro é estável e encontrado em muitos outros tecidos. Este componente estável contém uma pteridina como cofator.

A PKU foi demonstrada como causada pela deficiência total da fenilalanina hidroxilase hepática (Fig. 7.20) [127, 243]. O componente lábil do sistema enzimático está afetado. As dosagens enzimáticas mais recentes de biópsias de fígado mostraram uma pequena atividade residual (até cerca de 6% do normal) em cerca de metade dos casos com a PKU clássica. Outros tipos de hiperfenilalaninemia com atividades enzimáticas maiores são discutidos abaixo. A reação da hidroxilase é de uma etapa na via metabólica de fenilalanina e tirosina, na qual são conhecidos vários bloqueios genéticos (Fig. 7.21). O gene está situado no cromossomo 12 [270].

Tratamento Dietético da PKU. O dano fenotípico devido a um bloqueio genético pode ser causado ou pela falta de um metabólito depois do bloqueio, ou pelo acúmulo de um metabólito antes do bloqueio. Os exemplos do primeiro incluem o albinismo e o cretinismo bocígeno (Fig. 7.21). Na PKU ficou logo óbvio que as anomalias dificilmente podem ser devidas à deficiência de tirosina, pois a tirosina em geral está disponível em quantidades suficientes nos alimentos. Por outro lado, os vários metabólitos encontrados na urina dos pacientes PKU, juntamente com um grande aumento dos níveis séricos de fenilalanina, indicavam a abertura de vias adicionais de fluxo aumentado. Isto sugeriu uma terapia destinada a reduzir a ingestão de fenilalanina. Tal tentativa foi primeiro feita por Bickel em 1953 [29]:

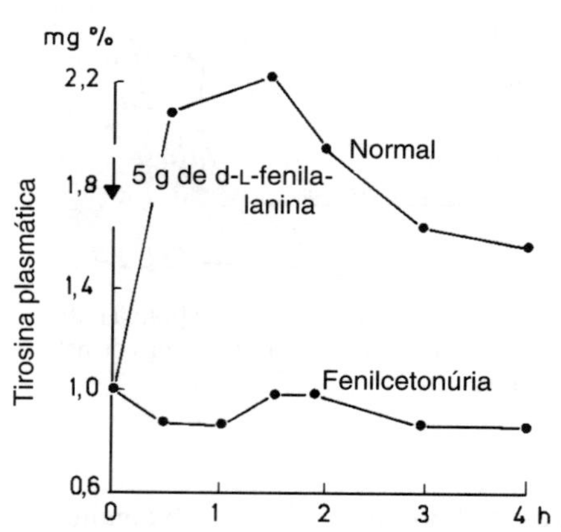

Fig. 7.20 Bloqueio genético na fenilcetonúria: a ingestão de 5 g de *d*-L-fenilalanina leva a um aumento da tirosina sérica na pessoa normal mas não no fenilcetonúrico. (Adaptado de Harris 1959)

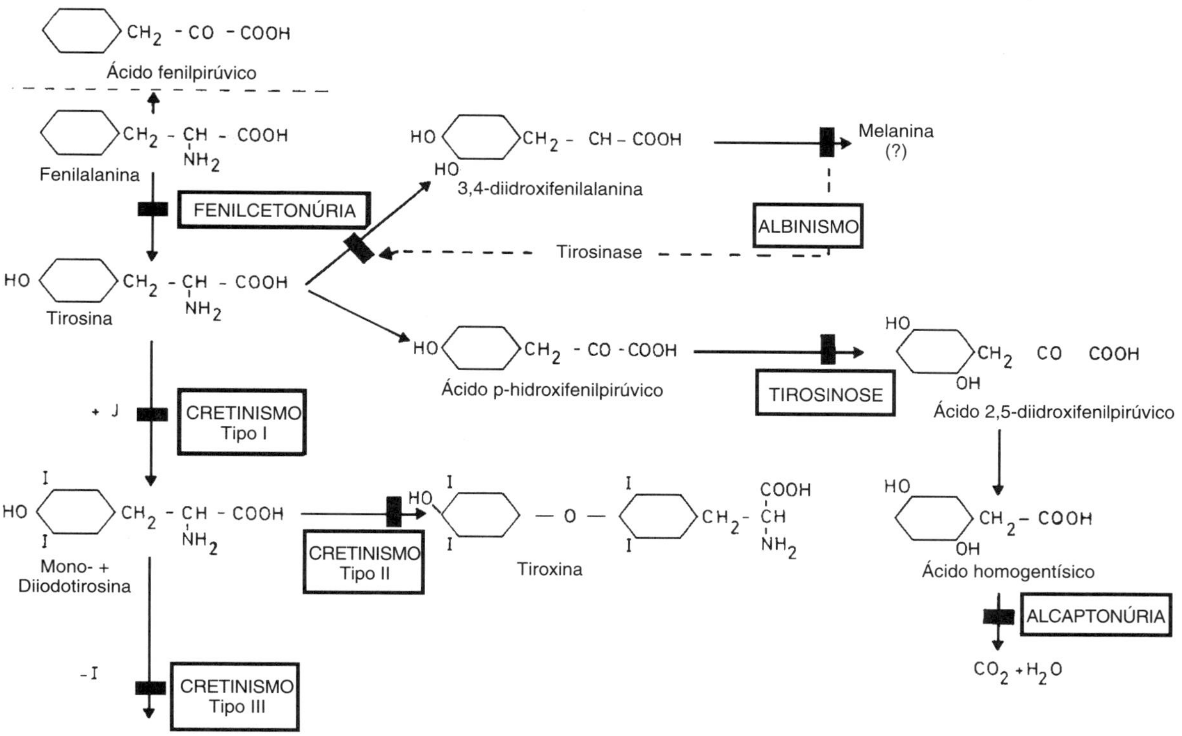

Fig. 7.21 Bloqueios genéticos nas vias metabólicas de alguns aminoácidos aromáticos. O diagrama está muito simplificado. Os bloqueios genéticos que levam a fenilcetonúria, albinismo, alcaptonúria, tirosinose e a três tipos de cretinismo hereditário estão incluídos.

Na suposição de que uma concentração excessiva de fenilalanina (ou talvez alguns produtos de degradação) seja responsável pelo retardo mental encontrado nesta condição, decidimos manter uma menina, com 2 anos, fenilcetonúrica em uma dieta pobre em fenilalanina. Ela apresentava idiotia e era incapaz de se levantar, andar ou falar. Não demonstrava interesse em seus alimentos ou no ambiente, e passava o tempo grunhindo, chorando e batendo com a cabeça. A dieta tinha que ser preparada especialmente, pois só se podia atingir uma dieta suficientemente pobre em fenilalanina restringindo praticamente toda a ingestão de nitrogênio a um hidrolisado especial de caseína (ácida) ... A dieta era tratada com carvão ativado lavado em ácido, que removia a fenilalanina e a tirosina. Tirosina, triptofano e cistina foram então adicionadas em quantidades adequadas...

A criança foi inicialmente tratada em um hospital, de modo que foi possível uma observação cuidadosa. Durante um período preliminar de 4 semanas, quando nenhuma fenilalanina foi permitida, não foi observada nenhuma alteração clínica definitiva além da perda de peso. Desapareceu o odor característico de rato, os níveis de fenilalanina no plasma e na urina caíram para o normal, a excreção de ácido fenilpirúvico diminuiu, e a reação do cloreto férrico na urina, indicando ácido fenilpirúvico, tornou-se negativa (Fig. 7.22).

Subseqüentemente, talvez como resultado da degradação tissular, as anomalias bioquímicas voltaram um pouco, juntamente com uma aminoacidúria generalizada. A fenilalanina foi então adicionada em pequenas quantidades sob a forma de leite total, sendo uma ingestão diária de 0,3-0,5 g suficiente para o ganho normal de peso, com grandes melhoras bioquímicas.

Durante o tratamento continuado como paciente externa, houve uma melhora gradual do estado mental da criança durante os meses seguintes. Ela aprendeu a engatinhar, seus olhos ficaram mais brilhantes, os cabelos cresceram mais escuros, e ela não batia mais a cabeça ou chorava continuamente.

Para determinar se esta melhora era real foi feito um experimento adicionando 4 g de fenilalanina por dia à dieta. Isto resultou em uma deterioração da condição da menina, logo relatada pela mãe. O estudo foi repetido no hospital sob condições controladas (Fig. 7.22) e novamente levou às alterações bioquímicas e clínicas esperadas. Este caso demonstrou os efeitos benéficos de uma dieta pobre em fenilalanina. Na mesma publicação, os autores disseram que "outras tentativas estão sendo feitas, e uma atenção especial está sendo dada a crianças bem jovens, as quais têm maior benefício."

O sucesso do tratamento dietético logo foi confirmado por outros grupos. A evidência agora está bem substanciada, mostrando que a dieta de fato tem um efeito benéfico marcante no desenvolvimento de um paciente PKU. Existem, entretanto, duas qualificações:

1. Para evitar o dano cerebral, a dieta deve ser iniciada o mais cedo possível, dentro das primeiras semanas de vida.
2. A condição metabólica da criança, especialmente os níveis de fenilalanina, deve ser monitorada cuidadosamente.

Não é necessário um tratamento durante toda a vida, pois o cérebro adulto parece ser resistente à concentração anormal do metabólito encontrada na PKU.

Várias mulheres com PKU tratada tiveram filhos. A despeito do fato de estas crianças serem apenas heterozigotas, cerca de 90% delas mostraram sinais de grave retardo mental [151]. Alguns outros defeitos de nascimento, como doença cardíaca congênita, também têm sido vistos freqüentemente. Logo, a hiperfenilalaninemia materna é prejudicial para o desenvolvimento do feto. Uma dieta cuidadosamente controlada para todas as pacientes PKU imediatamente no início da gestação parece ser imperativa para evitar esta complicação. Este é um grave pro-

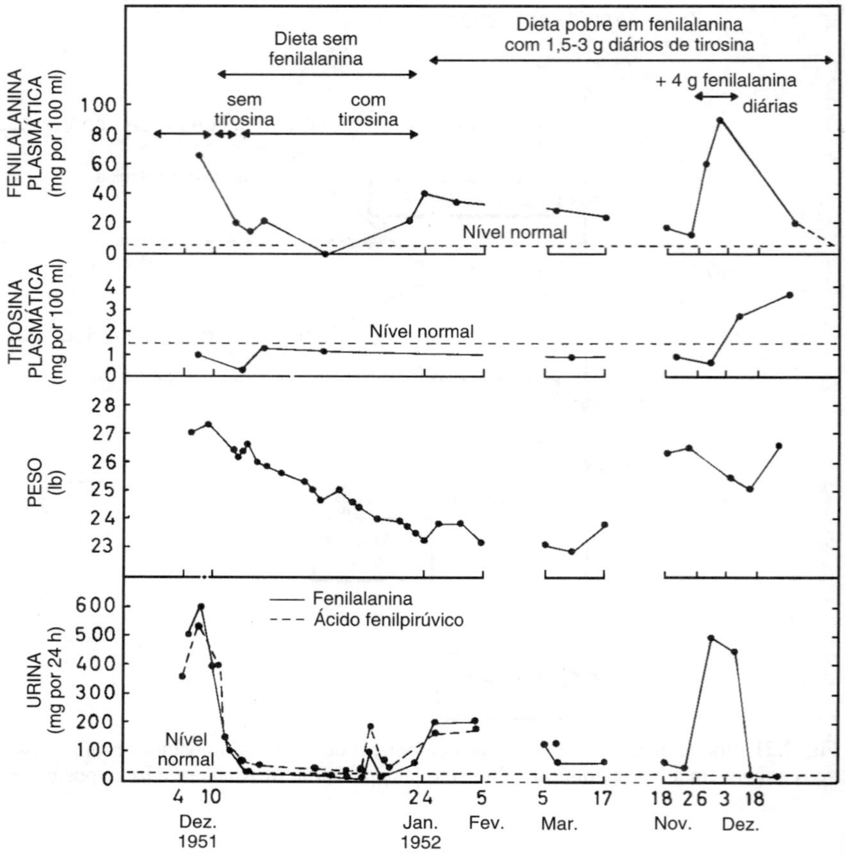

Fig. 7.22 Primeiros estudos metabólicos em uma criança fenilcetonúrica tratada com uma dieta sem fenilalanina. A fenilalanina sérica e a urinária foram rapidamente reduzidas a valores normais. A administração de 4 g de fenilalanina por dia levou a um rápido aumento do nível de fenilalanina. (De Bickel 1954 [29])

blema de saúde pública, pois a cuidadosa procura de pacientes raras, previamente tratadas para PKU, torna-se necessária para evitar o retardo mental quase certo em sua prole. Problemas similares podem surgir com outros erros hereditários do metabolismo, tratáveis.

Heterogeneidade Genética da PKU. A possibilidade de um tratamento bem-sucedido no início da lactância, antes do aparecimento dos sintomas clínicos, levou à introdução de programas de triagem dos neonatos. Na maioria dos países ocidentais industrializados, onde a PKU tem uma freqüência de 1:6.000-1:20.000, praticamente todos os neonatos hoje estão sendo triados. Como o método de triagem deve ser fácil e barato, é usado o teste de Guthrie [108]. Ele é baseado no crescimento de bactérias que necessitam de fenilalanina em uma mancha de sangue contendo fenilalanina acima de uma certa concentração limiar (Fig. 7.23). Assim, apenas o sangue de crianças com níveis altos de fenilalanina suportam o crescimento destas bactérias.

Quando começou o programa sistemático de triagem dos neonatos, logo ficou aparente que nem todas as crianças nas quais é encontrado um alto nível de fenilalanina têm PKU. Muitas têm uma hiperfenilalaninemia menos grave que não leva a sintomas clínicos. Estas crianças têm uma hiperfenilalaninemia que não leva a retardo mental (hiperfenilalaninemia não-PKU). Esta condição ocorre com metade da freqüência de PKU (cerca de 1/20.000-1/30.000). O tratamento com uma dieta deficiente de fenilalanina não é necessário. Várias hiperfenilalaninemias raras (1 ou 2 por 1.000.000 de nascimentos) não estão associadas a deficiência de fenilalanina hidroxilase e são chamadas de hiperfenilalaninemias malignas devido a sua gravidade e não-resposta à terapia clássica. Estas condições incluem a deficiência de diidropteridina redutase, deficiência de guanosina trifosfato ciclase, e 6-piruvil tetraidropterina sintase, e são distúrbios da homeostasia de tetraidrobiopterina (261 640), causando prejuízo de hidroxilação de fenilalanina e triptofano.

Não foi surpresa que a clonagem do gene para PKU [206] tivesse revelado muitas mutações diferentes, incluindo as de sentido trocado, deleções [63] e recomposição (*splicing*). Com base na análise de haplótipos de variantes de RFLP ao redor do sítio mutacional, foi encontrada uma origem múltipla ou mesmo mutações idênticas, dando pistas interessantes para se seguir a história da população. A hiperfenilalaninemia não-PKU sem sintomas clínicos também é causada por mutações no locus de PKU. Um fator que influencia a extensão do prejuízo mutacional da enzima é a atividade residual da enzima. A atividade de 10% parece suficiente para o desenvolvimento somático normal. A maioria dos pacientes, exceto a prole de casamentos consangüíneos, possui duas mutações diferentes de PKU e são heterozigotos compostos. O diagnósito pré-natal é possível por análise mutacional direta ou por diagnóstico indireto de ligação com marcadores de RFLP. Embora a maioria dos casais não escolham esta opção, ocasionalmente os genitores temem as dificuldades do tratamento dietético necessário e escolhem o aborto seletivo.

Os distúrbios raros da homeostasia de tetraidrobiopterina que causam hiperfenilalaninemia maligna não estão mapeados no locus PKU. O diagnóstico pré-natal é possível. Pelo menos para a variedade causada pela deficiência de diidropteridina redutase.

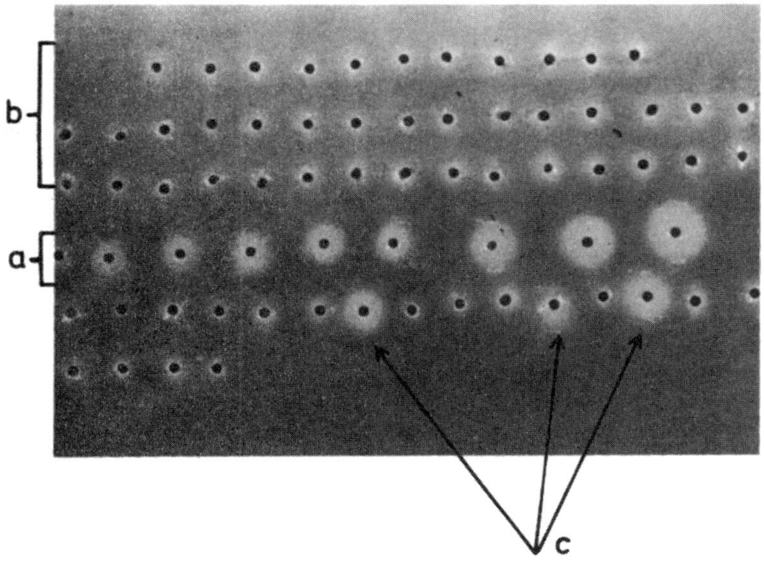

Fig. 7.23 Uma linhagem de *Bacilus subtilis* que necessita de fenilalanina para crescer é incubada em uma placa de ágar. A linhagem é capaz de crescer se o nível de fenilalanina do sangue testado estiver aumentado. Isto leva a um crescimento bacteriano ao redor da mancha de sangue. O diâmetro da área de crescimento está diretamente relacionado ao nível de fenilalanina do sangue. *a,* Concentrações-padrão de fenilalanina da esquerda para a direita; *b*, amostras normais; *c*, amostras anormais entre 6 e 12 mg%. (Cortesia do Prof. H. Bickel)

7.2.2.8 Detecção de Heterozigoto

Detecção de Heterozigoto para PKU e Hiperfenilalaninemia. Como nas outras doenças metabólicas, a detecção de heterozigotos não é apenas de interesse teórico, mas pode ser usada na prática para informação genética de parentes próximos, por exemplo, irmãos de pacientes PKU. Tais irmãos não-afetados têm um risco de dois terços de serem heterozigotos. Nos primeiros anos os heterozigotos eram descobertos principalmente pelos testes de sobrecarga de fenilalanina. Entretanto, os resultados eram um tanto superpostos entre os heterozigotos e os homozigotos normais. No momento, o melhor método de detecção das mutações presentes na criança afetada é o exame direto do gene.

Condição de Saúde dos Heterozigotos. À primeira vista, os genitores heterozigotos e irmãos de pacientes PKU parecem perfeitamente saudáveis. Penrose [196], entretanto, observou em uma família de pacientes com PKU uma classe especial de doença mental de tipo depressivo com início por volta dos 50 anos em seis parentes. Ele suspeitou que os heterozigotos correm um risco maior de doença mental. Nos últimos 50 anos, entretanto, o problema de possíveis propensões a doenças nos heterozigotos para PKU tem recebido uma surpreendente pouca atenção, e alguns estudos devotados a este problema em geral não têm sofisticação epidemiológica. O problema foi revisto mais ou menos recentemente [247].

As peculiaridades reconhecíveis nos heterozigotos para PKU foram relatadas: desvios de QI e outros testes psicológicos; um risco maior de doença mental; anomalias de EEG; perturbações reprodutivas. Os primeiros três aspectos são discutidos em maiores detalhes na Seção 15.2 sobre genética do comportamento. É importante dizer que a grande maioria dos heterozigotos *não* sofre de doenças mentais, mas o risco de ter um determinado tipo de esquizofrenia de início tardio pode estar um pouco elevado. Além disso, uma leve redução no QI médio, especialmente seu componente verbal, já foi descrita, e peculiaridades menores de EEG parecem ser mais freqüentes. De acordo com alguns dados discutidos, o risco de abortos e natimortos pode ser aumentado. Interessantemente, foram feitos alguns relatos de elevação anormal dos níveis de fenilalanina sangüínea em situações de estresse, como gripe com febre alta e gestação. Foi feita uma interessante sugestão ecogenética de que o aspartame, um agente adoçante com muita fenilalanina, pode prejudicar os fetos de mulheres heterozigotas. (Veja acima para discussão da hiperfenilalaninemia materna.)

Nenhum dos dados acima para os heterozigotos de PKU são definitivos. Se confirmados, tais resultados apoiariam a proposição de que a atividade enzimática reduzida torna os heterozigotos menos capazes que outras pessoas de se adaptarem a uma variedade de estresses ambientais. Este assunto poderia constituir um novo capítulo na ecogenética (Seção 7.5.2).

Detecção de Heterozigotos em Geral. Neel, em 1949 [183], foi o primeiro a considerar o problema geral da detecção de heterozigotos na genética médica e a coletar evidências dispersas disponíveis naquela época. Um relato mais completo foi apresentado por Neel em 1953 [184], e por Franceschetti e Klein em 1954 [89]. Como a genética bioquímica tinha progredido rapidamente, os testes de heterozigotos para muitas doenças tornaram-se disponíveis. Por exemplo, as atividades enzimáticas foram achadas reduzidas a cerca de 50% nas células nas quais o gene é ativo, como em fibroblastos, leucócitos e eritrócitos. Enquanto a atividade enzimática média dos heterozigotos varia ao redor de 50%, há uma variação significante dos níveis enzimáticos tanto nos heterozigotos quanto nos normais, levando a uma superposição de sua respectiva distribuição de valores enzimáticos, que, entretanto, é bimodal. Tal falha em atribuir a um determinado indivíduo uma classe genotípica aplica-se a muitos sistemas diferentes de teste destinados a detecção de heterozigotos, como a atividade dos fatores de coagulação sangüínea (hemofilia). Felizmente, o diagnóstico de heterozigose em mais e mais casos pode ser baseado na detecção direta do gene mutante usando técnicas de DNA. Além de seu valor para a compreensão teórica do funcionamento enzimático, o diagnóstico dos heterozigotos é significativo praticamente por dois motivos.

Primeiro, ele ajuda na informação genética (*genetic counseling*) dos parentes de pacientes com doenças ligadas ao X ou autossômicas recessivas. Seu valor prático é revelado especialmente em doenças ligadas ao X, pois as mulheres heterozigotas correm um risco de 50% de que cada filho seja afetado. Na maioria das doenças autossômicas recessivas, a detecção dos heterozigotos é menos importante uma vez que o possível heterozigoto — na maioria dos casos um irmão ou irmã de um homozigoto afetado — não tenha a intenção de se casar com um parente como uma prima. Há um risco de crianças homozigotas apenas se ambos os futuros genitores forem heterozigotos, e a maioria das condições recessivas são tão raras que o risco de um heterozigoto se casar com outro é muito baixo (veja a lei de Hardy-Weinberg, Seção 4.2).

Uma segunda aplicação dos métodos para a detecção de heterozigotos consiste na triagem de grupos inteiros da população. Tal triagem às vezes tem sido introduzida em populações nas quais determinados genes recessivos são freqüentes. Por exemplo, cerca de 8% dos afro-americanos são heterozigotos para o gene de anemia falciforme, e cerca de 3-4% das populações de judeus ashkenazi são heterozigotos para o gene de Tay-Sachs. Entretanto, os programas de triagem bem direcionados têm tido repetidos problemas logísticos e psicossociais (Cap. 18). Tais programas de triagem de heterozigotos só fazem sentido se introduzidos com fins reprodutivos, para permitir que casais escolham as opções reprodutivas — como aborto seletivo — quando ambos os cônjuges são portadores. Tal restrição às vezes não é observada (Cap. 18).

A doença recessiva mais freqüente nas populações originadas do nordeste e oeste da Europa é a fibrose cística (CF), com uma incidência de cerca de 1:2.000 e uma freqüência de heterozigotos de cerca de 4 a 5%. Aqui, está em discussão a triagem de heterozigotos para a informação genética de parentes, e particularmente para a detecção de casamentos que envolvam dois heterozigotos (que não saibam de sua condição de portadores) quanto ao diagnóstico intra-uterino de prole potencialmente afetada. O gene de CF foi clonado, e suas mutações foram delineadas. Nas populações originárias do noroeste da Europa, cerca de dois terços das mutações são a deleção ΔF 508. Os testes para outras cinco ou seis mutações comuns nesta população podem detectar cerca de 85% das mutações CF. Os 15% restantes podem ser devidos a qualquer uma das mais de 300 mutações diferentes de CF. Como é impraticável testar todas estas variantes, ocorrem muitos resultados de teste falso-negativos. Nas populações do sudeste da Europa ou de origem mediterrânea, a distribuição mutacional é diferente. Por exemplo, entre os judeus ashkenazi cinco tipos diferentes de mutações CF correspondem a 96% de todos os casos. Os testes mutacionais devem considerar a origem étnica para selecionar a mistura apropriada de mutações para estudo.

A maioria dos observadores concorda que o teste de portador de CF deva ser oferecido a irmãos de pacientes afetados. Os testes populacionais são mais debatidos. Os pacientes CF nos E.U.A. atualmente têm uma expectativa média de vida de 28 anos, e a doença não é tão devastadora quanto, por exemplo, a doença de Tay-Sachs. As indicações para o diagnóstico pré-natal não são tão claras nesta doença. Como 5% da população branca é de portadores, uma triagem populacional em grande escala seria logisticamente complexa e cara, e, em vista da heterogeneidade mutacional, não detectaria todas as mutações. As investigações para avaliar a receptividade do público à triagem estão sendo estudadas hoje.

Suscetibilidade a Doenças Comuns em Heterozigotos de Condições Recessivas. Na Seção 6.2.4, a deficiência de α_1-antitripsina é discutida como um exemplo de uma condição homozigota que leva em muitos casos a um aumento de suscetibilidade a doenças comuns, principalmente a doença de obstrução pulmonar crônica. Muitos heterozigotos, quando expostos a agentes ambientais como fumo de tabaco, também podem correr um risco aumentado de desenvolver doença pulmonar obstrutiva crônica. Os heterozigotos para anemia falciforme são saudáveis sob condições normais, mas uma hipóxia moderada, tal como em altitude acima de 2.500 m, ocasionalmente causa afoiçamento *in vivo* e infartos esplênicos.

Existem muitos relatos dispersos de outras doenças [247]. Por exemplo, os heterozigotos para várias lipidoses foram demonstrados apresentando uma pequena diminuição de QI (desempenho) em média, combinada a um aumento da incidência de perturbações de personalidade. Os heterozigotos para cistinúria podem correr um risco um pouco aumentado de cálculos renais. Os heterozigotos para a deficiência de galactocinase podem ser suscetíveis a cataratas prematuras, e em algumas variedades de doença de Wilson as anomalias do funcionamento tubular renal e pequenos sinais neurológicos já foram descritos. Os heterozigotos para o xeroderma pigmentoso, um defeito do reparo de excisão do DNA (Seção 10.2) e aqueles com síndromes de instabilidade cromossômica geralmente tidas como também causadas por defeitos de reparo (Seção 10.1) foram estudados com grande cuidado quanto ao risco de câncer. Um aumento do risco de desenvolver câncer em uma idade relativamente jovem foi encontrado nos heterozigotos para a síndrome de Bloom, mas não naqueles com anemia de Fanconi. Curiosamente, a incidência de câncer de pele só está aumentada nos heterozigotos para xeroderma pigmentoso que vivem no sudeste dos E.U.A., e não nos de outras áreas do país [233]. Isto ilustra novamente um problema ecogenético: a alta intensidade de radiação UV na luz do sol supera a capacidade reduzida de reparo por excisão, que pode conviver com este problema nas exposições mais baixas à radiação UV.

Os heterozigotos para ataxia-telangiectasia (208 900) parecem ter uma freqüência maior de uma variedade de cânceres. Um estudo prospectivo [234] encontrou um aumento de 3,5 a 4 vezes de todos os cânceres, e um risco cinco vezes maior de câncer de mama nas mulheres. Uma proporção significativa (mais de 8%) de todos os cânceres de mama são considerados como devidos a heterozigose para ataxia-telangiectasia. Com base em seus dados, estes autores sugerem que a exposição à radiação aumenta o risco de câncer de mama nos heterozigotos para ataxia-telangiectasia. Este problema importante precisa de maiores estudos, uma vez que um teste de DNA específico para ataxia-telangiectasia tenha sido desenvolvido.

A detecção e confirmação de riscos aumentados para doenças comuns ou ligeiras anomalias fisiológicas requerem abordagens estatísticas elaboradas, como uma cuidadosa seleção de controles e em particular um número muito maior de heterozigotos bioquímica e geneticamente bem definidos do que os até agora incluídos nestes estudos. Uma dificuldade com estudos deste tipo é a comum superposição de valores laboratoriais entre heterozigotos e normais. Nos estudos populacionais, a maioria dos valores da zona de superposição é de normais e não dos heterozigotos, pois o número total de normais excede em muito o de heterozigotos. Os estudos em heterozigotos obrigatórios (genitores de crianças homozigotas) são muito mais promissores. A investigação dos heterozigotos promete uma melhor compreensão das condições genéticas subjacentes a doenças comuns, bem como de muitos outros problemas. Por exemplo, uma grande proporção da variabilidade genética que influencia o desempenho e o comportamento, como medido pelo QI e pelos testes de personalidade, pode ser causada simplesmente pela alta freqüência populacional de heterozigotos para doenças recessivas com efeitos bem conhecidos nos homozigotos (para discussão, veja a Seção 15.2.1). As previsões de risco para um aumento da

Quadro 7.6 Nível de porfobilinogênio desaminase em 217 pacientes normais e em 105 pacientes de porfiria intermitente aguda (modificado de Bonaiti-Pellié e cols. 1984 [32])

Unidades	Pacientes de porfiria e heterozigotos obrigatórios (%) (x)	Controles normais (%) (y)	Probabilidades (proporção) a favor de heterozigose (x): (y)[a]
< 70[b]	20	0	Muito alta[b]
70-79	23,8	0,5	48 : 1
80-89	22,9	0,9	25 : 1
90-99	16,2	2,3	7 : 1
100-109	9,5	3,7	2,6 : 1
110-119	5,7	8,3	0,7 : 1
120-129	1,9	14,3	0,13 : 1
> 129[c]	0	70	Improvável[c]

Note que estes valores precisam ser determinados para cada laboratório separadamente em um tamanho de amostra suficientemente grande.

[a] Baseado apenas em resultados laboratoriais.

[b] Como 20% dos heterozigotos e nenhum normal foram encontrados nesta faixa, as chances a favor da heterozigose são muito altas.

[c] Nenhum dos pacientes de porfiria e 70% dos normais tinham valores acima de 129 U. Com o aumento dos níveis enzimáticos o risco de porfiria torna-se cada vez mais improvável.

carga populacional devida a agentes mutagênicos, como a radiação ionizante e mutágenos químicos, teriam que ser revistas se as propensões levemente aumentadas a doenças nos heterozigotos fossem observadas como sendo a regra, mas não a exceção. Assim, os estudos nestas linhas são urgentemente necessários, particularmente quando a inequívoca distinção entre normais e heterozigotos é possível por um sistema de teste qualitativo.

Teste de Heterozigoto nas Hemofilias A e B e nas Distrofias Duchenne e Becker. Nestas doenças, os testes de heterozigotos agora podem ser feitos por estudos indiretos, e cada vez mais diretos, do DNA (veja Cap. 18). Os métodos antigos, como o estudo de creatina fosfocinase (PK) na distrofia muscular Duchenne, e fatores VIII ou IX nas hemofilias, hoje estão sendo substituídos pelos métodos mais precisos do DNA.

Em todo o campo da coagulação sangüínea e seus distúrbios, têm sido feitos incríveis progressos nos últimos anos. A participação de várias proteínas geneticamente determinadas na coagulação do sangue e na lise de coágulos fornece um exemplo das interações de muitos fatores genéticos em um processo fisiológico complexo. Esta rede foi desemaranhada principalmente com a ajuda do sangue de pacientes com vários defeitos genéticos de coagulação. A coagulação do sangue não é uma reação em cadeia simples e nem mesmo ramificada. Também estão envolvidos ciclos de *feedback*.

Problemas com a Detecção de Heterozigotos. Como mencionado, em geral há uma significativa superposição das distribuições dos heterozigotos e dos homozigotos normais, de modo que muitos normais têm níveis enzimáticos da substância testada que são compatíveis com a heterozigose. Os motivos em geral não são totalmente compreendidos, mas podem estar relacionados à presença de "isoalelos" não detectados, cada um dos quais determina uma faixa única de diferentes níveis de atividade. Quando se usam testes quantitativos deste tipo para a detecção do heterozigoto é essencial para a avaliação precisa dos resultados do teste que seja considerada uma probabilidade de heterozigose *a priori* (ou Bayesiana).

O Quadro 7.6 mostra os níveis da enzima porfobilinogênio desaminase em uma população de normais comparada a um grupo de pacientes com porfiria intermitente aguda, uma característica autossômica dominante. Note que os valores abaixo de 70 U são encontrados apenas nos com porfirias, enquanto valores acima de 129 U sugerem fortemente a ausência deste gene. Entretanto, ± 30% das populações controle tinham valores enzimáticos superpostos aos de portadores do gene de porfiria (70-129 U), e apenas 20% de todos com porfiria tinham valores menores que os normais (menos de 70 U). O Quadro 7.6 também indica as chances a favor da heterozigose para uma determinada faixa de níveis enzimáticos. A chance real de um indivíduo portador do gene de porfiria depende fortemente de uma probabilidade *a priori* de que a pessoa em risco possua este gene.

O Quadro 7.7 fornece dados sobre pessoas que tinham um valor de 95 U nos testes, mas probabilidades *a priori* diferentes dos portadores do gene de porfiria. Note que 16% dos pacientes com porfiria e 2,3% dos normais têm valores laboratoriais entre 90 e 99 U (Quadro 7.6). As chances de possuir o gene com base apenas nos achados laboratoriais é de 16:2,3 ou 7:1. *Estas chances isoladamente, entretanto, não podem ser usadas para uma previsão prática.* Elas devem ser combinadas com a probabilidade *a priori* do indivíduo portador do gene. Esta probabilidade *a posteriori* (Bayesiana) é definida para um parente de primeiro grau do paciente, como um irmão (50% ou 1:2). Em um estudo populacional no qual todos são testados independentemente dos sintomas, a probabilidade bayesiana de portar o gene de porfiria é a freqüência populacional da condição (1/10.000). Quando a doença é suspeita clinica-

Quadro 7.7 Chances diferentes com o mesmo valor laboratorial (95 U) com várias probabilidades *a priori* para porfiria intermitente aguda (baseado em valores laboratoriais de Bonaiti-Pellié e cols., 1984 [32])

Valores laboratoriais (U)	*A priori*		Chances a favor da heterozigose (Veja Quadro 7.6) (apenas resultados laboratoriais)	Probabilidade conjunta a favor de heterozigose	Risco final de heterozigose[b]
	Chances[a]	Probabilidade			
95	1/9.999 (ex., triagem populacional)	1/10.000	7 : 1	7 : 9.999	0,0007 = 1/1.500
95	1/99 (ex., vaga suspeita clínica)	1/100	7 : 1	7 : 99	0,07
95	1/9 (ex., suspeita clínica)	1/10	7 : 1	7 : 9	0,44
95	1:1 (ex., irmão ou filho de paciente já diagnosticado)	1/2	7 : 1	7 : 1	0,87

[a] Chances = $p : (1-p)$ onde p = probabilidade. Note que estas chances não são as finais para se prever se um paciente com um determinado nível enzimático porta o gene da porfiria (veja Quadro 7.6).

[b] Calculado pela multiplicação das chances *a priori* e laboratoriais para o estado portador e não-portador, para determinar a probabilidade conjunta do estado portador como x/x + z, onde x é probabilidade conjunta para o estado portador e z a probabilidade conjunta do estado não-portador. Exemplo: chance *a priori* 1:9; chance laboratorial 7:1; probabilidade conjunta para o estado portador em relação ao não-portador de 7:9 é obtida de [(1 × 7): (9 × 1)]. Risco final 7/(7 + 9) = 7/16 = 44%.

mente, não se pode determinar uma probabilidade precisa, mas um valor aproximado, tal como 1/10, pode ser selecionado para uma impressão clínica sugestiva, e uma probabilidade baixa de 1/100 se houver uma vaga suspeita de a doença estar presente (Quadro 7.7).

Note as marcantes diferenças para o risco final prático de heterozigose para os diferentes valores de probabilidade bayesiana. *Estes resultados mostram como um valor laboratorial idêntico (ex., 95 U) pode ter um significado preditivo completamente diferente, dependendo da probabilidade da doença em estudo estar ocorrendo no indivíduo testado.* A maioria dos laboratoristas e médicos em geral desconsideram este fato.

Os riscos de portar o gene para porfiria com o mesmo resultado laboratorial (95 U) seriam (a) 1:1.500 para um membro da população geral sem sintomas que seja triado, (b) 7% para uma pessoa com um risco *a priori* de 1% (vaga suspeita clínica), (c) 44% para alguém com um risco *a priori* de 10% (suspeita clínica), e (d) 87% para um parente em primeiro grau com 50% de risco. Estes dados mostram a considerável ambigüidade de um diagnóstico com tal resultado de teste se uma expectativa *a priori* de diagnóstico não puder ser claramente definida. Note que a repetição do teste não é necessariamente útil para tornar os riscos finais mais precisos. Com valores enzimáticos muito baixos ou altos a interpretação torna-se muito mais fácil se, como neste exemplo, for conhecida a faixa exata dos níveis enzimáticos em um grande número de normais e heterozigotos.

Em contraste com tais incertezas com testes quantitativos, pode ser feito um diagnóstico definido independentemente da probabilidade *a priori*, se existir uma anomalia *qualitativa* de "tudo ou nada" nos heterozigotos que possa ser avaliada bioquimicamente ou por métodos de DNA.

7.2.2.9 Tratamento das Doenças Metabólicas Hereditárias [70, 193a, 211]

Princípios Gerais. Nos primeiros anos, a conclusão de que uma determinada característica é herdada tinha a conotação de que ela não podia ser influenciada por manipulação ambiental. As doenças hereditárias não eram, portanto, consideradas passíveis de tratamento. Estas atitudes aparentemente niilistas contribuíram para que muitos doutores e cientistas do comportamento acreditassem que a genética tinha pouco a contribuir nestes campos. Os erros hereditários do metabolismo oferecem exemplos convincentes de que tais crenças são errôneas. Nossa habilidade em influenciar uma doença ou uma anomalia comportamental geralmente depende da compreensão dos mecanismos, e não de a etiologia ser ou não genética.

Em princípio, as características genéticas podem ser influenciadas em todos os níveis da ação gênica. O enfoque mais direto seria a terapia gênica somática, a introdução do gene normal nas células somáticas de pacientes afetados. Idealmente, a substituição da mutação pelo gene normal seria mais desejável. Após estudos laboratoriais e animais apropriados terem sido feitos, as tentativas de terapia gênica estão hoje sendo feitas em doenças como a deficiência de adenosina desaminase, hipercolesterolemia familiar e fibrose cística, usando vetores retrovirais para levar os genes para o genoma do paciente. Embora os primeiros resultados na deficiência de ADA pareçam promissores, não foi obtido nenhum sucesso em outras doenças [193a]. A terapia gênica também está sendo testada em vários cânceres com o objetivo de evitar a proliferação das células cancerosas pela manipulação de genes de imunidade ou introduzindo genes que produzem citocinas para inibir o crescimento da célula cancerosa. Há um consenso geral de que a terapia gênica de células somáticas é uma extensão sofisticada da terapia médica, que não levanta aspectos éticos além dos problemas usuais da experimentação humana, e a garantia de que os vetores virais usados na terapia gênica são seguros para o paciente e para os outros [7, 93, 167].

A terapia gênica germinativa ou a introdução de genes nas células germinativas ou nas primeiras etapas do desenvolvimento tem sido feita em animais. Se bem-sucedida, tal manipulação leva à correção de um defeito genético em todas as células do corpo. Um paciente tratado não poderia portanto transmitir o gene mutante para seus descendentes, como ocorre com a terapia de células somáticas, onde apenas o tecido afetado é tratado. A maioria dos cientistas e outros acham que a terapia germinativa raramente é indicada, é muito perigosa, e não é admissível por razões éticas, pois, ao contrário da terapia gênica somática, levanta aspectos morais completamente novos. Por consenso, está sendo mantida uma moratória voluntária de terapia gênica germinativa por todos os pesquisadores neste campo. (Para uma maior discussão, veja o Cap. 19.) Aqui discutiremos os enfoques terapêuticos no nível da expressão gênica no fenótipo.

Geralmente as conseqüências metabólicas de um bloqueio genético podem ser influenciadas pela manipulação múltipla do ambiente. O exemplo clássico, o tratamento da fenilcetonúria por uma dieta com restrição de fenilalanina, é discutido na Seção 7.2.2.9. Em outros casos, as conseqüências clínicas são devidas não ao acúmulo de metabólitos antes do bloqueio, mas sim à falta de um metabólito depois do bloqueio. Nestes casos a terapia de substituição pode ser útil.

Finalmente, um grande número de conseqüências secundárias de uma doença genética pode ser bem-sucedidamente influenciado, desde o desequilíbrio por um bloqueio na síntese de um hormônio até o transporte de oxigênio em uma anemia herdada. A Fig. 7.24 dá uma sinopse das possibilidades terapêuticas. A seguir, são discutidos alguns exemplos. Para uma revisão mais completa veja [71].

Terapia de Substituição (Proteína ou Enzima). O exemplo clássico é a hemofilia A. A atividade de fator VIII em 20 a 30% da média normal controla o sangramento. Este nível de atividade pode ser obtido pelo fator VIII. Os concentrados de fator VIII são preparados de sangue humano ou pelas técnicas de DNA recombinante [259], e hoje são possíveis tratamentos domiciliares com o controle dos episódios de sangramento. Os pacientes de hemofilia A podem levar uma vida quase normal. A alta freqüência de infecções causadas por sangue contaminado devido ao uso de muitas centenas de doadores no início dos anos 80 não é mais um problema devido aos testes de HIV dos doadores e ao início do uso de fator VIII produzido por técnicas de engenharia genética.

Um outro exemplo é a substituição de pseudocolinesterase em pacientes com apnéia prolongada após a administração de succinilcolina durante cirurgias (Seção 7.5.1). Aqui a terapia é facilitada por duas condições favoráveis:

1. A deficiência enzimática é inofensiva em condições normais. A substituição é necessária apenas para grandes cirurgias que requerem um relaxante muscular.
2. Após a injeção de plasma normal, a atividade diminui para metade dentro de 12 h. Isto significa que a atividade adequada pode ser mantida por uma injeção para a duração da operação.

Na maioria dos pacientes com deficiência de pseudocolinesterase, a terapia enzimática não é necessária porque os médi-

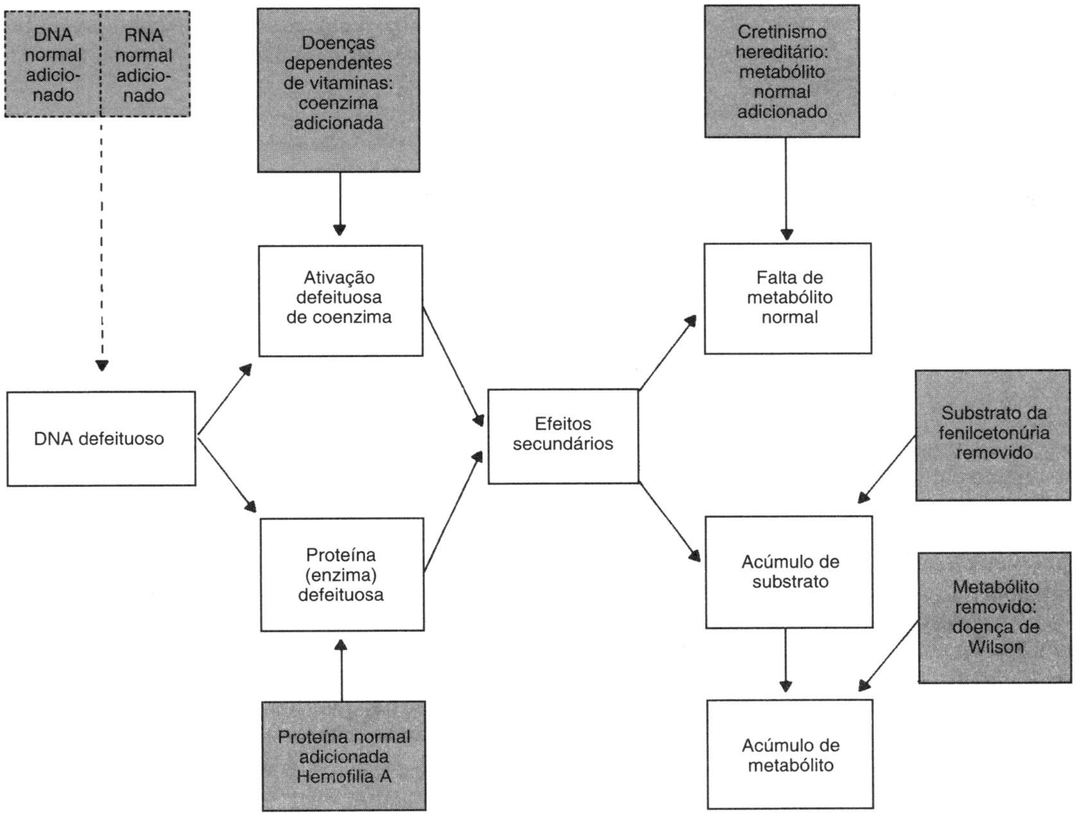

Fig. 7.24 Sinopse dos enfoques terapêuticos dos erros hereditários do metabolismo. A adição de DNA ou RNA normal está em estudo. Podem ser adicionadas proteínas normais ou coenzimas (vitaminas). Os efeitos secundários dos bloqueios enzimáticos podem ser removidos pela adição de um metabólito normal ou pela redução do excesso de substratos ou metabólitos.

cos aprenderam a lidar com uma apnéia prolongada simplesmente prolongando a intubação e dando respiração artificial, mas em muitas outras doenças a substituição do produto gênico ausente seria muito útil.

Os distúrbios endócrinos são exemplos clássicos. A terapia de insulina do diabetes mellitus foi introduzida desde a década de 20. Nas primeiras décadas desta terapia foi usada insulina de animais. A insulina humana produzida por métodos de DNA recombinante hoje também está disponível. Um outro exemplo é o nanismo hipofisário devido a um defeito genético de síntese de hormônio de crescimento (262 400). Nos primeiros anos, o hormônio de crescimento tinha que ser extraído trabalhosamente a partir de muitas hipófises humanas. Assim, estava disponível apenas em quantidades muito pequenas. As técnicas de DNA recombinante melhoraram substancialmente a situação, e hoje o hormônio é prontamente disponível e seguro.

Entretanto, a correção dos defeitos enzimáticos tem sido um outro problema. A maioria dos defeitos enzimáticos exigiria uma terapia corretiva ao longo da vida. São encontradas outras dificuldades:

a) A enzima é eliminada do corpo dentro de um tempo relativamente curto. É necessária uma suplementação contínua.
b) As preparações enzimáticas podem ser reconhecidas pelo sistema imune como proteínas exógenas, e anticorpos podem tornar o material injetado biologicamente ineficaz.

As possibilidades de superar estas dificuldades variam de uma condição para outra. As preparações enzimáticas de origem humana são mais desejáveis para terapia. Podem ser usadas técnicas de DNA recombinante.

A primeira vista, as mucopolissacaridoses (Seção 7.2.2.3) parecem ser boas candidatas para a terapia enzimática. Até agora, entretanto, os resultados de várias tentativas terapêuticas não foram convincentes [147]. Na doença de Gaucher, entretanto, a terapia enzimática tem-se demonstrado efetiva: o endereçamento da enzima ausente — a glicocerebrosidase — para receptores específicos de manose dos macrófagos leva à captação desta enzima, e a uma melhora clínica [18]. Atualmente muitos pacientes com doença de Gaucher recebem a enzima ausente com excelentes resultados, e a terapia enzimática tem-se tornado o tratamento padrão para esta doença. Como o tratamento deve ser administrado freqüentemente, a enzima, que é trabalhosamente extraída de fontes placentárias, é muito cara. Devido à variabilidade da apresentação clínica, as indicações para terapia não estão totalmente claras. Um homozigoto para doença de Gaucher — que não tem sintomas clínicos muito embora afetado por uma leve hepatosplenomegalia — deveria ser tratado com glicocerebrosidase que custa cerca de U.S.$ 300.000 por ano? Já estão sendo feitas tentativas de terapia gênica, destinadas a inserir o gene ausente nas células de medula óssea dos pacientes com doença de Gaucher. Se este enfoque for bem-sucedido, a terapia enzimática, que deve ser dada repetidamente, não seria mais necessária. A terapia enzimática não pode curar os poucos pacientes que têm a variedade da doença de Gaucher que afeta o sistema nervoso central. Aqui as enzimas não são captadas devido à barreira hematoencefálica.

Outra enzima que pode ser usada em uma terapia de substituição é a α_1-antitripsina. Sua deficiência em geral leva a uma doença de obstrução pulmonar crônica (Seção 6.2.4) [66, 258]. A proteína agora pode ser produzida por técnicas de DNA recombinante, e as tentativas terapêuticas têm tido algum sucesso.

Manipulação Ambiental: Substituição de um Metabólito Anterior ao Bloqueio. O metabólito anterior ao bloqueio que atua como substrato da enzima deficiente pode ser removido com relativa facilidade se não for produzido pelo organismo, mas sim captado como um nutriente normal. Um exemplo, a fenilcetonúria, já foi descrito acima. Outro exemplo é a galactosemia devida à deficiência de uma dentre três enzimas que convertem a galactose em glicose. Aqui, a remoção do substrato é mais fácil, pois a galactose ocorre quase que exclusivamente no leite. O problema torna-se mais difícil se o metabólito em questão não puder ser restringido sem prejuízo do funcionamento normal. Em outros casos, os efeitos prejudiciais de um bloqueio enzimático são causados não pelo acúmulo de um metabólito anterior ao bloqueio, mas sim pela falta de um metabólito que está depois dele.

Manipulação Ambiental: Substituição de um Metabólito que Está Depois do Bloqueio. Os exemplos mais conhecidos de terapia de substituição são os distúrbios da síntese de hormônios mencionada acima. Outros exemplos são as doenças de armazenamento de glicogênio tipos I e III (Fig. 7.2). Aqui, a maioria dos sintomas clínicos é causada não pela estocagem de glicogênio em si, mas pela falha de degradação do glicogênio em glicose, o que leva a uma hipoglicemia crônica. A terapia de reposição da glicose sangüínea teria dificuldades insuperáveis e, além disso, levaria a um maior armazenamento de glicogênio. Portanto, a intervenção cirúrgica com um *bypass* do fígado, com a corrente sangüínea vindo do intestino e contendo a glicose reabsorvida, tem sido feita com sucesso. Um desvio entre a veia porta e a veia cava inferior faz com que o sangue contorne o fígado e transporte a glicose diretamente para o músculo cardíaco e outros órgãos. Têm sido observadas melhoras nítidas.

Um outro exemplo é a acidúria orótica (Seção 7.2.2.4). Aqui, o excesso de ácido orótico parece não ter grandes efeitos, mas a deficiência de compostos uridina leva a um prejuízo da síntese de ácidos nucleicos e, especificamente, a uma anemia megaloblástica e também a uma grave inibição do crescimento. A adição de uridina à dieta fornece o metabólito ausente e leva a uma melhora dos sintomas clínicos.

Eliminação de um Metabólito Seguinte ao Bloqueio e Substituição do Metabólito Anterior ao Bloqueio. Em um dos exemplos mencionados acima, as doenças de armazenamento de glicogênio, a substituição "interna" do composto anterior ao bloqueio — a glicose — por um *bypass* parcial do fígado também ajuda a reduzir o acúmulo do metabólito posterior ao bloqueio — o glicogênio. Na hipercolesterolemia familiar, uma doença autossômica dominante (Seção 7.6), o acúmulo de colesterol leva à doença coronariana. A redução das concentrações de colesterol pela ligação a resinas (tais como colestiramina ou colestipol) ou pela inibição de HMG-CoA redutase (a principal etapa limitadora da taxa de síntese de colesterol) com drogas apropriadas (tais como lovastatina) reduz os níveis de colesterol sérico e evita a doença coronariana. Em outras doenças, os sintomas clínicos são causados por ambos os mecanismos, e a terapia deve tentar influenciar ambos. Um exemplo é a homocistinúria (236 200), que é causada por um defeito da enzima cistationina sintetase (Fig. 7.25). A homocisteína é formada a partir da metionina nutricional. Assim, o fornecimento de metionina deve ser reduzido. Entretanto, como a metionina é, como a fenilalanina, um aminoácido essencial, ela não pode ser eliminada da dieta. A cisteína, por outro lado, é normalmente formada a partir da metionina pela via mostrada na Fig. 7.25. Muitos dos numerosos sintomas na homocistinúria são devidos à depleção de cisteína. Portanto, a dieta deve ser enriquecida de cisteína. Um tipo diferente de homocistinúria responde a doses farmacológicas de vitamina B_6, que age como coenzima da cistationina sintetase.

Tratamento por Remoção dos Efeitos Secundários do Defeito Metabólico. Esta categoria é de longe o maior grupo, oferecendo possibilidades terapêuticas em defeitos genéticos. Em contraste com outros enfoques, o conhecimento específico dos mecanismos fisiopatológicos e genéticos não é necessário. Por exemplo, não sabemos quase nada sobre a base bioquímica de condições desenvolvimentais, como a polidactilia ou as fendas labial e palatina. Contudo isto não evita uma correção cirúrgica bem-sucedida. Sabemos muito pouco sobre a base bioquímica das doenças mentais (Seção 15.2.1.2). A terapia com drogas que foi introduzida em uma base puramente empírica tem sido um tanto bem-sucedida no tratamento de pacientes com esquizofre-

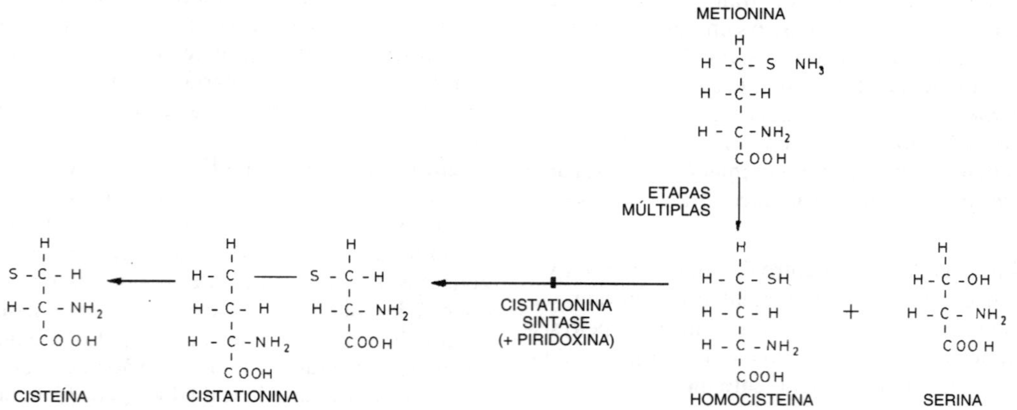

Fig. 7.25 A via de metionina. A formação de cisteína por esta via. A cistationina sintase é inativa na homocistinúria. Isto leva a um aumento de homocisteína e de homocistina, por um lado, e a uma deficiência de cisteína, por outro.

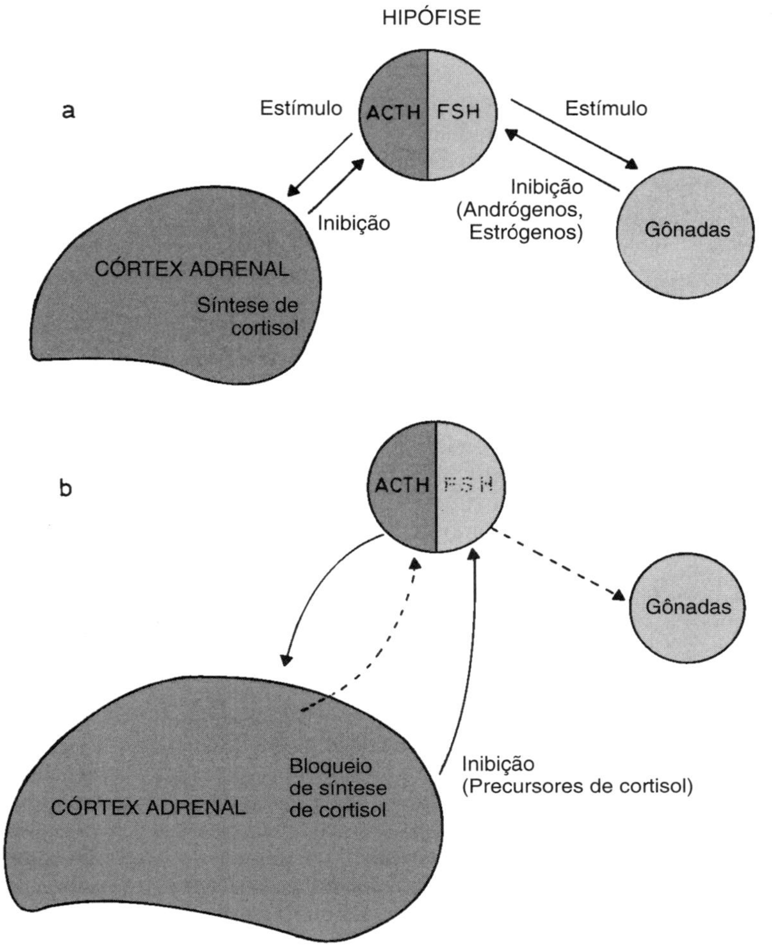

Fig. 7.26 a. Mecanismo de *feedback* negativo entre hipófise e córtex supra-renal. O córtex supra-renal é estimulado pelo hormônio hipofisário ACTH. O produto final da síntese de corticosterona, o cortisol, inibe a formação de ACTH. Ao mesmo tempo, as gônadas são estimuladas pelo FSH produzido pela hipófise até que os andrógenos (ou estrógenos) produzidos pelas gônadas inibam a produção de FSH. **b.** Na síndrome adrenogenital, a formação de cortisol é inibida por um bloqueio genético. Isto tem dois efeitos na hipófise. A formação de ACTH não é inibida. A formação anormalmente alta de ACTH leva a uma formação excessiva de precursores de cortisol, o qual inibe a produção de FSH devido à sua similaridade química com os andrógenos na hipófise. Resulta uma virilização nas mulheres. A substituição de cortisol restaura o ciclo normal de *feedback*.

nia e distúrbios afetivos. Em todos os campos da medicina, a maioria das medidas terapêuticas, incluindo as bem-sucedidas, são baseadas em evidências empíricas similares, independentemente de a variabilidade da doença ser grande ou pequena. No total, nossas capacidades de tratamento das doenças hereditárias e de aliviar o sofrimento humano não são no momento muito impressionantes [65]. Isto provavelmente também se aplica à maioria das terapias em geral.

A intervenção terapêutica que requer o conhecimento específico do mecanismo fisiopatológico é o objetivo final da maioria das pesquisas biomédicas. O grupo das síndromes adrenogenitais devidas a bloqueios enzimáticos na síntese de hormônios suprarenais é um exemplo. O cortisol (17-oxicorticosterona) não pode ser formado. Assim, o *feedback* normal de inibição da formação de ACTH na hipófise não pode funcionar, e os 17-cetosteróides são formados em grandes quantidades a partir da 17-oxiprogesterona. Isto, por sua vez, estimula o desenvolvimento de características sexuais e leva à virilização de pacientes femininas. A substituição do cortisol restaura o círculo de *feedback*. O ACTH e, conseqüentemente, a formação de 17-cetosteróides é reduzida, e a virilização é bloqueada (Fig. 7.26).

O Tratamento Dietético das Doenças Metabólicas Pode Ser Apenas o Extremo de um Princípio "Genetotrófico" Mais Geral. Em muitas doenças metabólicas, as conseqüências fenotípicas de um bloqueio enzimático podem ser evitadas por uma mudança adequada da nutrição. Estas condições são consideradas patológicas porque são raras. Se a grande maioria da população tivesse um destes defeitos enzimáticos, teríamos mudado nossos hábitos alimentares, e tais "defeitos" seriam vistos como normais. Um exemplo é a má absorção intestinal de lactose encontrada na maioria dos orientais e africanos em muitos países europeus. O consumo de grande quantidade de leite e laticínios causa flatulência e irritabilidade intestinal nas pessoas com deficiência de lactase. A maioria das pessoas com ancestrais no nordeste da Europa não tem tais problemas, pois têm lactase intestinal suficiente para a degradação de lactose (Seção 14.3.1 [83]).

A seção 7.2.2.5 descreve as doenças que são devidas à captação anormal, conversão e uso de precursores de coenzimas (vitaminas). Estas condições em geral podem ser tratadas com altas doses das vitaminas específicas. Do ponto de vista evolutivo, entretanto, mesmo nossa dependência normal das vitaminas pode ser vista como uma deficiência genética múltipla, pois tanto a *Neurospora crassa* quanto a *E. coli* são capazes de sintetizar quase todas as vitaminas. O ácido L-ascórbico (vitamina C) serve como um potente redutor no metabolismo de mamíferos e pode ser sintetizado por todas as espécies, exceto humanos, primatas superiores e cobaias. Os humanos precisam de uma contínua "terapia de substituição", que felizmente é dada pela nutrição normal. Em situações excepcionais, entretanto, desenvolve-se o escorbuto, por exemplo, quando os alimentos fornecidos aos navegantes em longas viagens nos séculos passados não continham vitamina C suficiente.

Outras vias que foram perdidas durante a evolução são as necessárias para a síntese dos chamados aminoácidos essenciais. Para alguns aminoácidos e fungos, estes aminoácidos essenciais não são nada essenciais. Eles podem ser produzidos a partir de fontes simples de nitrogênio, como a amônia.

Até agora consideramos principalmente a terapia nutricional de variantes raras e excepcionais com efeitos extremos. Entretanto, mesmo a triagem para a concentração de fenilalanina no soro identificou, além dos casos clássicos extremos de PKU, aqueles com hiperfenilalaninemia branda. Tais pessoas não precisam de uma dieta especial para manter seu desenvolvimento dentro dos limites comumente vistos como "normais". Entretanto, existem alguns dados indicando uma vulnerabilidade maior dos heterozigotos cuja atividade de hidroxilase está diminuída [247]. Se isto for confirmado, podemos deduzir que tal irritabilidade depende em parte da quantidade ingerida de fenilalanina, uma vez que seja satisfeita a demanda para a síntese de proteínas.

Os polimorfismos genéticos são discutidos na Seção 12.1.2. Veremos lá que um terço de todas as enzimas sangüíneas ocorrem em várias formas moleculares dentro da população humana. Diferentes formas moleculares geralmente apresentam diferenças de atividade. Isto significa que, além dos gêmeos monozigóticos, as vias metabólicas são usadas de um modo ligeiramente diferente em cada indivíduo, levando a "individualidade bioquímica" [206]. Um aspecto desta individualidade é que as necessidades nutricionais para um desenvolvimento ótimo podem diferir ligeiramente em cada indivíduo. Este "princípio genetotrófico" é uma parte da adaptação mútua entre o indivíduo, sua constituição genética peculiar e seu ambiente. Este é um aspecto do campo mais bem compreendido da ecogenética, discutida na Seção 7.5.2.

7.2.2.10 Defeitos Enzimáticos que Não Foram Descobertos

Quantas Enzimas Existem e Quais Defeitos Enzimáticos São Conhecidos? Algumas vias metabólicas ainda não foram elucidadas. Portanto, ninguém sabe o número exato de enzimas nos humanos. As estimativas são da ordem de grandeza de pelo menos 10.000. Para cerca de 350 enzimas, ou cerca de 3 a 4%, são conhecidos defeitos enzimáticos. E quanto aos outros 97%?

Primeiro, obviamente existe um grande número de doenças herdadas que podem ser causadas por um defeito enzimático mas que ainda não foram estudadas por técnicas apropriadas. A maior parte das condições autossômicas recessivas citadas no catálogo de McKusick devem pertencer a este grupo [106].

Que Defeitos Enzimáticos Não São Conhecidos? Os defeitos enzimáticos bem conhecidos ocorrem em:

a) Vias para obtenção de energia dos carboidratos (ex., defeitos glicolíticos na anemia hemolítica hereditária)
b) Vias catabólicas de alguns aminoácidos (ex., fenilcetonúria)
c) Vias catabólicas em lisossomos para a degradação de materiais estruturais das células e material intracelular (ex., mucopolissacaridoses)
d) Vias catabólicas para detoxificação e excreção de metabólitos internos, tais como amônia (ex., argininemia)
e) Algumas reações marginais, tais como na via de salvamento do metabolismo de ácidos nucleicos (ex., deficiência de HPRT)
f) Vias anabólicas para a síntese de biomoléculas necessárias para fins regulatórios especiais (ex., defeitos na produção de hormônio tireoidiano)
g) Algumas vias no transporte transmembranar (ex., cistinúria)
h) Algumas enzimas de reparo de DNA (ex., xeroderma pigmentoso)
i) Algumas etapas metabólicas na captação e uso de precursores de coenzimas (ex., raquitismo resistente à vitamina D)

São conhecidos poucos defeitos enzimáticos, se algum, em:

a) Enzimas envolvidas no processo de mitose e meiose
b) Enzimas necessárias à síntese de DNA e RNA, com exceção de algumas enzimas de reparo
c) Enzimas envolvidas na biossíntese de proteínas
d) Fontes energéticas, especialmente o sistema citocromo
e) Enzimas para sínteses de muitos compostos especializados necessários como neurotransmissores no sistema nervoso central e periférico
f) Vias anabólicas na síntese de muitos aminoácidos, pentoses, gorduras e lipídios
g) Enzimas anabólicas para a síntese de constituintes tissulares, tais como esfingolipídios, mucolipídios e mucopolissacarídios
h) O ciclo do ácido tricarboxílico, que serve tanto a funções catabólicas quanto anabólicas.

Em resumo, nossos conhecimentos dos defeitos enzimáticos nos humanos são incompletos e muito tendenciosos. A maioria dos defeitos enzimáticos afeta enzimas relacionadas a funções de "manutenção" da célula. Para a maioria das funções estruturais centrais até agora não são conhecidos defeitos enzimáticos. Para as vias catabólicas e para a biossíntese de algumas moléculas especializadas, como hormônios, o quadro é mais completo.

Por Que Sabemos Tão Pouco Sobre Defeitos Enzimáticos de Funções Estruturais Centrais? Qual o motivo disto? Em parte é metodológico. A análise de defeitos enzimáticos em humanos depende criticamente da disponibilidade de material de órgãos. As células sangüíneas são facilmente disponíveis; as células do cérebro ou do fígado, não. O mesmo problema deve ser enfrentado na análise dos polimorfismos genéticos. A maioria dos polimorfismos detectados até agora afeta constituintes do sangue. Se o sangue, e não o cérebro, fosse o nosso órgão para o pensamento e sentimento, nossa ignorância no campo da genética do comportamento já poderia ter sido superada. Entretanto, com as oportunidades de testar as alterações genéticas diretamente no nível do DNA, está cada vez mais possível procurar defeitos genéticos e variantes no DNA a partir de células do sangue.

Entretanto, é difícil acreditar que as dificuldades metodológicas possam explicar tudo. A hipótese alternativa óbvia é que as deficiências nestas vias metabólicas centrais não seriam compatíveis com a vida; elas seriam letais (Seção 4.1.5). Por exemplo, é difícil imaginar como o defeito quase completo de uma DNA polimerase essencial, que reduz ou mesmo elimina a replicação do DNA, e portanto a multiplicação da célula, possa ser compatível com a vida. O mesmo argumento se aplica às etapas básicas do ciclo do ácido tricarboxílico e síntese de metabólitos vitais.

Para a maioria das enzimas, 50% da atividade normal são suficientes para manter o funcionamento normal, como evidenciado pelas observações em heterozigotos para defeitos enzimáticos. Podemos pensar, portanto, que pelo menos os heterozigotos para tais defeitos enzimáticos seriam detectados. Entretanto, tal detecção iria requerer estudos populacionais em grande escala das atividades enzimáticas, o que não foi feito. Além disso, muitas enzimas apresentam uma acentuada variabilidade interindividual em atividade, o que dificultaria a identificação dos heterozigotos. Esta variabilidade, e especialmente a observação de que nos heterozigotos aproximadamente 50% da atividade enzimática "normal" é suficiente para a manutenção da função em condições normais de vida, indica um excelente "tamponamento" do metabolismo contra fraquezas intrínsecas geneticamente determinadas. Muitas funções são mantidas por múltiplas vias, e muitas mutações, mesmo no estado homozigoto, podem não levar a erros hereditários, ou só o fazer em determinadas condições ambientais, como a presença de uma droga (Seção 7.5).

A conclusão de que pode haver muitas mutações letais recessivas afetando vias essenciais tem conseqüências até para a genética de populações. Não há nenhum motivo para se supor que as mutações que afetam genes determinantes destas enzimas "vitais" sejam menos freqüentes que as mutações para as quais são conhecidos defeitos enzimáticos. Logo, espera-se que todas estas mutações ocorram. Elas ocasionalmente podem levar a homozigotos letais, e portanto aumentar a proporção de zigotos mortos. Seria esperado que este fenômeno aumentasse o número de abortos sob condições que favoreçam a segregação de homozigotos em geral, por exemplo, em casamentos consangüíneos (Cap. 13). Esta previsão, entretanto, parece não ser fácil de se observar. A maioria destes zigotos provavelmente morre em um estágio tão inicial do desenvolvimento que um aborto não é percebido, e portanto não é registrado.

7.2.2.11 Algumas Conclusões Gerais Sugeridas Pela Análise de Defeitos Enzimáticos Humanos

Detecção de Defeitos Enzimáticos. Em nossa consideração dos defeitos enzimáticos humanos existem vários pontos que se repetem. Para ser prontamente detectado, um defeito enzimático deve estar situado em células sangüíneas ou deve se manifestar em culturas de fibroblastos. Além disso, deve levar a sintomas clínicos nítidos nos indivíduos afetados, ou deve pelo menos levar a alterações que são facilmente detectadas por técnicas de triagem, tais como a excreção de metabólitos urinários anormais. Um erro inato do metabolismo com sintomas inespecíficos, que não são acompanhados de perturbações bioquímicas atualmente detectáveis, não pode ser facilmente identificado. Assim, embora tenham sido feitas várias triagens para erros metabólicos entre pacientes com deficiências mentais, devem existir muitos erros hereditários que ainda não foram descobertos.

Elucidação de Vias Metabólicas Pelo Uso de Defeitos Enzimáticos. Não é muito difícil detectar defeitos enzimáticos nas vias metabólicas que já são conhecidas. Em alguns casos, entretanto, a análise de defeitos enzimáticos pode fornecer um instrumento para elucidar vias metabólicas que de outro modo seriam difíceis de examinar. As mucopolissacaridoses são um exemplo cardinal.

Características das Mutações que Levam a Defeitos Enzimáticos em Humanos. Em muitos dos defeitos enzimáticos analisados até agora, tem sido observada uma atividade residual da enzima. Além disso, as mudanças qualitativas na enzima geralmente são descobertas, por exemplo, material de reação cruzada (CRM), mudanças de características cinéticas e muitas outras. Estes achados indicam alterações qualitativas nas enzimas devidas a mutações em genes estruturais e são contrárias a um compartilhamento de mutações reguladoras em todos os níveis possíveis. Tais mutações deveriam causar alterações quantitativas apenas na atividade enzimática. Há um alto grau de heterogeneidade genética dentro de um único locus gênico, que se soma à heterogeneidade entre os loci envolvidos nas mesmas vias.

Modo de Herança e Heterozigotos. O modo de herança dos defeitos enzimáticos geralmente é recessivo, seja autossômico ou, em alguns casos, ligado ao X. Os heterozigotos saudáveis quase sempre têm atividades enzimáticas de cerca de metade da média populacional. Portanto, os organismos humanos podem funcionar perfeitamente bem com meia quantidade da enzima, a "meia força". Isto revela uma grande capacidade reguladora interna dentro das vias metabólicas. Entretanto, se a via estiver saturada com uma substância que requer a enzima deficiente para seu metabolismo, sua habilidade em lidar com o metabólito é menor que o normal. Algumas observações levantam a suspeita de que este prejuízo pode não ser tão sem importância para a saúde dos heterozigotos como se pensava. Ele pode contribuir, possivelmente junto com estresses ambientais, para sua suscetibilidade a doenças comuns, somáticas ou mentais. Foram feitas poucas investigações sistemáticas em grande escala sobre a condição de saúde dos heterozigotos para doenças recessivas, especialmente durante a meia-idade ou durante a idade avançada. Como em tantos outros aspectos de nossos conhecimentos sobre genética humana, esta falta de dados tem motivos sociológicos. Os trabalhos sobre erros hereditários estão sendo feitos principalmente por pediatras ou geneticistas médicos com formação pediátrica, que geralmente não estão interessados em estudos epidemiológicos e em genética de populações. Contrariamente, os geneticistas de populações raramente lidam com refinamentos bioquímicos nos estudos de campo.

A observação de que virtualmente todos os defeitos enzimáticos são herdados como características recessivas inevitavelmente levanta a questão da base bioquímica das anomalias dominantes. Este problema é discutido abaixo (Seção 7.6). Primeiro introduziremos o paradigma da hemoglobina. Neste caso em especial, muitas dúvidas levantadas pelos defeitos enzimáticos, e mesmo a questão dos possíveis mecanismos de dominância mendeliana, foram respondidas.

7.3 Hemoglobina Humana [42, 119, 149]

A molécula de hemoglobina pode ser estudada com maior facilidade do que qualquer outra proteína humana. O sangue pode ser facilmente obtido de muitas pessoas. A hemoglobina é a principal proteína de muitas hemácias, e sua extração não requer métodos bioquímicos complicados. Portanto, não é surpreendente que saibamos mais sobre esta proteína que sobre as outras. Os estudos geneticamente orientados das hemoglobinas humanas têm caminhado junto com a elucidação da seqüência de aminoácidos e a estrutura da molécula. O sistema de hemoglobina é atualmente um paradigma para a compreensão da ação gênica em nível molecular. As pesquisas de hemoglobina têm um papel na genética bioquímica humana análogo aos das pesquisas sobre *Drosophila* e fagos na genética básica. A maioria dos conceitos derivados das pesquisas de hemoglobina é prontamente aplicável a outras proteínas. De fato, muitos princípios conceituais da genética humana puderam ser ensinados com exemplos do sistema de hemoglobina.

7.3.1 História das Pesquisas de Hemoglobina

Anemia Falciforme: Uma Doença "Molecular". Os trabalhos sobre hemoglobinas humanas começaram com a investigação de uma doença hereditária: a anemia falciforme. Em 1910, Herrick [114] observou uma anomalia peculiar em forma de foice na estrutura das hemácias em um estudante afro-americano anêmico. Logo ficou claro que esta condição é relativamente comum entre os afro-americanos. Os pacientes afetados sofrem de anemia hemolítica e episódios recorrentes de dor musculoesquelética. Taliaferro e Huck, em 1923 [235], reconheceram que a condição era hereditária. Foi demonstrado por Neel e Beet independentemente, em 1949 [181, 18], que os pacientes com anemia falciforme são homozigotos para um gene que, no estado homozigoto, causa uma condição inócua: o traço falcêmico, encontrado em cerca de 8% da população afro-americana [171].

A etapa decisiva na análise genético-bioquímica desta doença foi feita por Pauling e cols. (1949) [195]. Pauling, um químico destacado, ouviu sobre esta doença de Castle, um renomado hematologista (e filho de um dos pioneiros da genética de mamíferos), e suspeitou que um defeito da hemoglobina provavelmente seria a causa. As evidências disponíveis na época em que estas investigações começaram indicam que o processo de afoiçamento pode estar intimamente associado ao estado e à natureza da hemoglobina dentro do eritrócito.

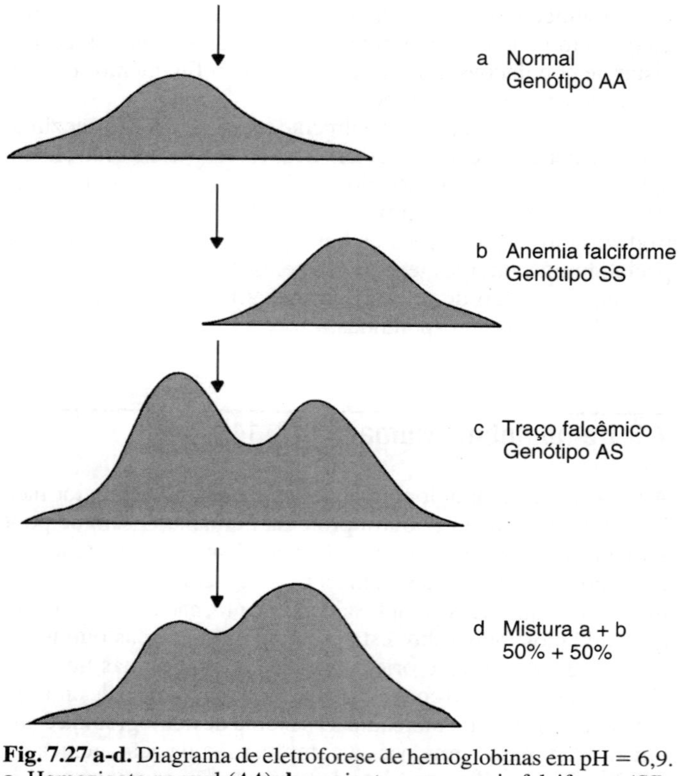

Fig. 7.27 a-d. Diagrama de eletroforese de hemoglobinas em pH = 6,9. **a.** Homozigoto normal (*AA*); **b.** paciente com anemia falciforme (*SS*); **c.** traço falcêmico (*AS*); **d.** mistura de partes iguais de HbA e HbS. *Seta*, ponto inicial da eletroforese. (De Pauling e cols. 1949 [195])

Assim, os autores examinaram as hemoglobinas de pacientes com traço falcêmico e com anemia falciforme, comparando-as com a dos indivíduos normais. De acordo com o estado da metodologia para a análise de proteínas daquela época, estas investigações foram feitas usando a eletroforese de Tiselius (Fig. 7.27). Os picos na figura representam os gradientes de concentração da hemoglobina em uma solução tampão adequada. As posições destes picos dependem do número relativo de cargas positivas e negativas na molécula proteica. Os resultados indicam que existe uma diferença significativa entre as mobilidades eletroforéticas dos eritrócitos de indivíduos normais e as dos indivíduos com anemia falciforme.

No traço falcêmico, cerca de 25 a 40% da hemoglobina eram idênticos ao encontrado na anemia falciforme, enquanto o restante era indistinguível da normal. Este resultado era compatível com os dados genéticos de que a anemia falciforme representa o estado homozigoto de um gene para o qual os portadores do traço falcêmico são heterozigotos. Esta investigação revela, entretanto, um caso claro de uma alteração produzida em uma molécula proteica por uma mudança alélica em um único gene.

Pauling e seus colaboradores, em 1949 [195], usaram a nova descoberta de uma alteração molecular na proteína de uma doença hereditária para sugerir que a anemia falciforme era o primeiro exemplo de uma doença molecular. Hörlein e Weber, em 1948 [120], já haviam demonstrado, por um método menos elegante, mas imaginativo e um pouco mais difícil (trocando partes de hemo e globina da hemoglobina entre pessoas normais e afetadas), que a anomalia básica da metemoglobinemia em uma família com esta condição reside na globina e não na parte hemo não-proteica da hemoglobina. Entretanto, ao contrário de Pauling, estes pesquisadores não perceberam o grande e generalizável significado de seu achado para a patogenia das doenças hereditárias. Isto ilustra como uma descoberta que se torna importante mais tarde (quando se ajusta a um novo paradigma) recebe pouca atenção na época de sua descoberta, a menos que seu significado geral seja explicado e amplamente divulgado. O trabalho de Pauling foi publicado na *Science*, uma publicação científica geral com grande circulação, e estava de acordo com outros dados sobre a transmissão genética da anemia falciforme. O trabalho de Hörlein e Weber, por outro lado, apareceu em um periódico médico alemão em uma época em que praticamente nenhuma pesquisa era feita na Alemanha após a guerra.

Substituição de Um Só Aminoácido. Em 1956, Ingram [123], trabalhando em Cambridge no mesmo laboratório em que Perutz estava desenvolvendo seu trabalho cristalográfico, onde Sanger havia mostrado a seqüência de aminoácidos da insulina e onde Crick e Watson tinham demonstrado o modelo do DNA, descobriu o que distinguia exatamente a hemoglobina normal da falcêmica. A hidrólise da molécula de globina com a enzima tripsina, clivadora de proteína, produz cerca de 60 peptídios, que foram separados em papel em uma disposição bidimensional por eletroforese em uma direção e cromatografia em papel na outra. Este método de "*fingerprinting*" de análise de proteína revelou que a hemoglobina falcêmica era idêntica à molécula normal em todos os peptídios, exceto um. As análises posteriores mostraram que a hemoglobina falciforme diferia na normal em apenas um aminoácido: o ácido glutâmico era substituído por valina:

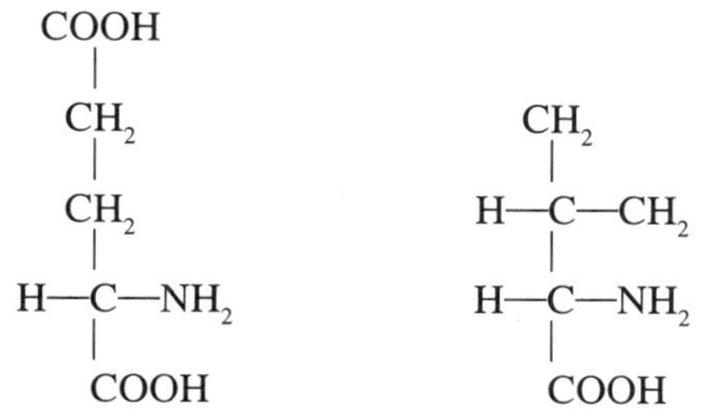

Ácido glutâmico Valina

O ácido glutâmico tem dois grupos COOH e um grupo NH_2, enquanto a valina tem apenas um grupo COOH. Esta diferença de carga explica as diferenças eletroforéticas entre a hemoglobina normal e a falcêmica.

Enquanto isto, e especialmente após os métodos mais simples de eletroforese haverem substituído a eletroforese de Tiselius, foram descobertas muitas outras variantes de hemoglobina. No momento, mais de 500 destas variantes são conhecidas. Outras etapas de grande importância foram o estabelecimento e elucidação de toda a seqüência de aminoácidos das cadeias de hemoglobina por Braunitzer e cols. (1961) e da estrutura tridimensional da hemoglobina. Os avanços subseqüentes levaram à nossa compreensão da relação estrutura-função, e à detecção de vários tipos de mutações, como deleções e mudanças de matriz de leitura. O isolamento do mRNA de hemoglobina levou a uma nova compreensão da estrutura de função do gene e abriu novos caminhos para a compreensão da ação gênica (Seção 3.1.3.6).

Os trabalhos moleculares sobre as hemoglobinas têm continuado a passo rápido. As seqüências completas de DNA dos vários genes de hemoglobina e suas seqüências flanqueadoras hoje são conhecidas, e os genes de hemoglobina são provavelmente mais bem compreendidos que outros genes de mamíferos. As mutações que afetam as hemoglobinas, particularmente as talassemias, foram elucidadas e são modelos para a compreensão da ação gênica em nível molecular. A genética da hemoglobina como atualmente conhecida está descrita na seção seguinte.

7.3.2 Genética das Hemoglobinas [42]

Moléculas de Hemoglobina. A hemoglobina humana consiste em quatro cadeias de globina. A designação geral da molécula de hemoglobina é $\alpha_2 \beta_2$, indicando que as quatro cadeias de globina compreendem dois pares de cadeias idênticas. A maioria das hemoglobinas humanas normais tem cadeias α idênticas, enquanto as cadeias não-α (β, γ, δ) diferem umas das outras (veja a seguir). Cada cadeia de globina leva um grupo hemo, uma molécula não-proteica ligada a um sítio especial da molécula de globina (Fig. 7.28). As quatro cadeias de globina com seus respectivos grupos hemo constituem a molécula funcional de hemoglobina que leva oxigênio dos pulmões para os tecidos. Uma cadeia de globina consiste em um filamento com mais de 140 aminoácidos de estrutura especificada (Fig. 7.29). A seqüência dos vários aminoácidos em uma molécula proteica, como a hemoglobina, é conhecida como estrutura primária. A relação espacial entre unidades adjacentes é conhecida como estrutura secundária, e a disposição tridimensional de uma subunidade proteica, como estrutura terciária (Fig. 7.28). A estrutura quaternária refere-se à disposição das quatro subunidades em uma molécula funcional.

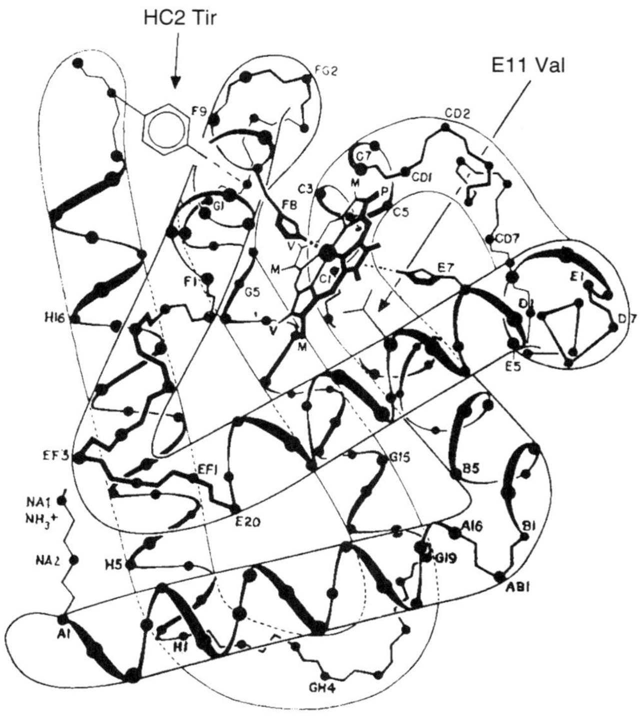

Fig. 7.28 O diagrama mostra a estrutura tridimensional de uma cadeia típica de globina, que consiste em oito segmentos helicoidais e seis não-helicoidais. Para permitir comparações entre cadeias diferentes de globina, os segmentos helicoidais são marcados de *A* a *H*, e os segmentos não-helicoidais são indicados por duas letras maiúsculas, tais como *CD*, *FG*, etc. *Linha preta ondulante*, a disposição espacial dos vários aminoácidos (estrutura secundária). Os aminoácidos são numerados a partir do terminal amino (*N*) começando com *A1*. *Números*, aminoácidos específicos situados nas posições, que podem diferir em várias cadeias de globina. Unidades estruturalmente equivalentes têm a mesma notação em todas as hemoglobinas, independentemente das adições de aminoácidos ou deleções. Note a inserção da cadeia hemo não-proteica entre *E7* e *F8*. Os aminoácidos em *E7* (histidina), em *E11* (valina) e em *HC2* (tirosina) são particularmente importantes no funcionamento das hemoglobinas de mamíferos. *M*, *V*, *P* na molécula de hemo, cadeias laterais metil, vinil e propionato, respectivamente. (De Perutz 1976 [197])

A principal hemoglobina das crianças e adultos é a HbA, ou hemoglobina adulta ($\alpha_2 \beta_2$). A subunidade característica da HbA é a cadeia β (Fig. 7.29). As cadeias α e β diferem uma da outra em muitos aminoácidos. Todos os adultos têm uma pequena quantidade (2 a 3%) de HbA_2 ($\alpha_2 \delta_2$). As cadeias δ características diferem em apenas dez posições de aminoácidos da cadeia β. Uma pequena quantidade ($<$ 1%) de hemoglobina fetal (HbF: $\alpha_2 \gamma_2$) também é vista após o nascimento em todos os indivíduos (veja abaixo). A cadeia γ difere consideravelmente tanto das cadeias α quanto das β. As cadeias α de HbA, HbA_2, e HbF são idênticas.

Existem várias hemoglobinas características do desenvolvimento embrionário e fetal. As cadeias ζ se assemelham a cadeias α em sua composição de aminoácidos [134], e as cadeias ε têm similaridades com as cadeias β. As cadeias ζ provavelmente são as primeiras cadeias de globina no desenvolvimento. As cadeias ζ e ε desaparecem após 8 a 10 semanas de vida embrionária (Fig. 7.30) [269]. A principal hemoglobina do desenvolvimento fetal é a HbF ($\alpha_2 \gamma_2$) com sua característica cadeia γ. Exis-

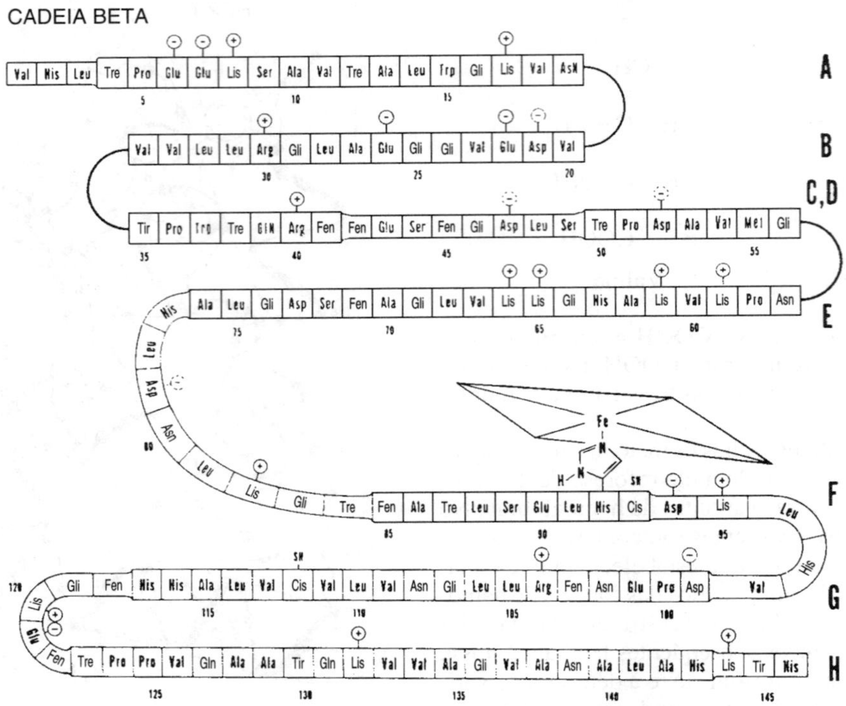

Fig. 7.29 A estrutura primária da seqüência de aminoácidos da cadeia β da hemoglobina humana adulta normal (HbA). Os aminoácidos que estão orientados no dobramento característico de uma α-hélice são mostrados como *quadrados*. As unidades não-helicoidais são mostradas como retângulos. É mostrado o sítio de ligação de hemo. A seqüência específica de aminoácidos da cadeia β de globina e suas várias características podem ser utilmente comparadas com a disposição molecular tridimensional mostrada na Fig. 7.28 [42].

tem dois tipos de cadeias γ com propriedades muito semelhantes: as com alanina na posição 136 ($^{A}\gamma$) e as com glicina nesta posição ($^{G}\gamma$). Existe um terceiro tipo de cadeia γ com treonina em lugar de isoleucina na posição 75 da cadeia γ [211]. Sua freqüência varia entre 0 e 40%, e não parece relacionada a nenhuma doença. Apenas as cadeias $^{A}\gamma$ portam esta variante. A hemoglobina adulta pode ser demonstrada nos fetos desde a 6ª a 8ª semana [211, 269].

Enquanto a síntese de cadeias γ durante a vida fetal ocorre principalmente no fígado e baço, as cadeias γ também podem ser produzidas pelas células eritropoiéticas da medula óssea. Contrariamente, enquanto as cadeias β na lactância e mais adiante são produzidas na medula óssea, a produção de cadeias β também pode ocorrer em sítios adicionais de medula óssea [269]. As várias hemoglobinas normais são citadas no Quadro 7.8.

Todas as hemoglobinas humanas normais que foram pesquisadas têm uma estrutura tridimensional idêntica (Fig. 7.28), que é essencial para permitir o transporte de oxigênio. Todas as cadeias de globina das várias hemoglobinas têm uma origem evolutiva comum e se originam uma da outra por duplicação genética (veja a Seção 14.2.3). Quanto maior a semelhança entre duas cadeias, mais recente em termos evolutivos ocorreu o evento duplicativo. Assim, as cadeias $^{A}\gamma$ e $^{G}\gamma$ com uma única diferença entre elas surgiram mais recentemente, enquanto a duplicação de β e α têm uma origem mais remota.

Genes de Hemoglobina. A seqüência de aminoácidos de cada uma das cadeias de globina é especificada por um único gene de globina. Um ser humano normal possui, portanto, pelo menos um gene α, β, γ, δ, ε e ξ no estado haplóide, ou pelo menos dois destes genes no estado diplóide. O gene para cadeia α na maioria das populações humanas existe em um estado duplicado, sem diferenças conhecidas entre os dois genes α. Existem dois genes γ, que diferem no códon que especifica a posição 136 $^{A}\gamma$ e $^{G}\gamma$. Alguns genes $^{A}\gamma$ têm um códon variante que especifica treonina em lugar de isoleucina na posição 75 ($^{T}\gamma$).

Os genes que participam da síntese do grupo hemo não-proteico especificando uma série de enzimas biossintéticas envolvidas na síntese de hemo não serão abordados aqui.

Os vários genes de globina com suas respectivas cadeias e hemoglobinas normais são mostrados no Quadro 7.8 e na Fig. 7.31.

Uma extensa análise da seqüência do DNA foi feita em todos os genes de hemoglobina, e sua estrutura foi totalmente documentada [13, 62, 163, 223, 229]. Os genes de hemoglobina humana existem em dois grupos separados de famílias multigênicas correlatas, um tipo freqüente de organização de genes de mamíferos (Figs. 7.32, 7.33). O grupamento α de genes está situado no braço curto do cromossomo 16 em uma região com 25 kb. A família α-β-δ está situada no braço curto de outro cromossomo, o 11, em uma região com 60 kb. Os mecanismos genéticos que regulam o funcionamento gênico coordenado nos dois cromossomos diferentes para permitir a produção igual de produtos gênicos α e não-α (como β e γ) permanece desconhecido. Os genes estruturais do complexo de Hb α [desde 5′ (a montante) até 3′ (a jusante)] incluem: o gene embrionário ζ, um pseudogene para a Hb ζ, dois pseudogenes para a Hb α, dois genes idênticos α, e um gene mais recentemente descoberto com função desconhecida (Fig. 7.32). De modo semelhante, a localização dos vários genes no grupo β são: o gene embrionário épsilon, dois ge-

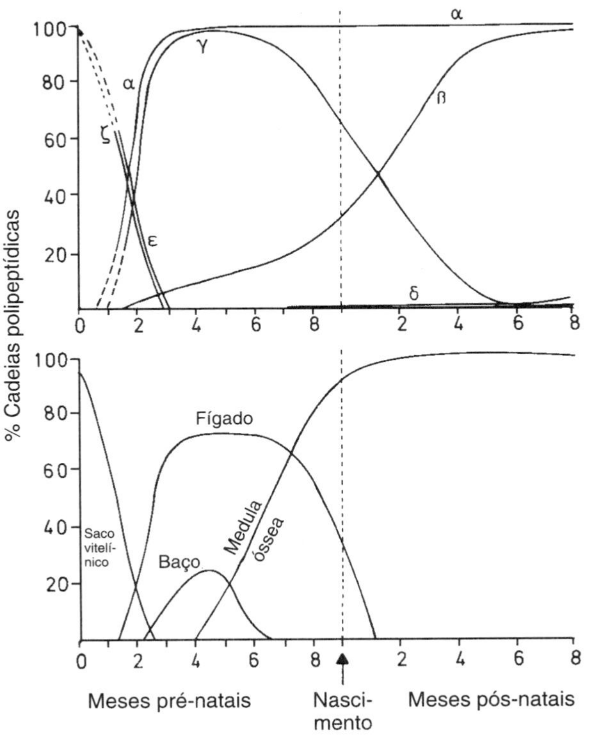

Fig. 7.30 Ontogenia das cadeias humanas de hemoglobina antes do nascimento e nos primeiros meses após o nascimento. *Acima*, os padrões de desenvolvimento característicos das várias cadeias de globina. *Abaixo,* locais característicos de eritropoiese durante o desenvolvimento. Há uma semelhança marcante nas seqüências de tempo do saco vitelínico e cadeias ε e ξ, hepatosplênica e cadeia γ, e medula óssea e eritropoiese da cadeia β. (De Motulsky 1970 [170])

Quadro 7.8 Hemoglobinas humanas

Estágio	Hemoglobina	Estrutura
Embrionário	Gower I	$\xi_2\varepsilon_2$
	Gower II	$\alpha_2\varepsilon_2$
	Portland	$\xi_2\gamma_2$
Fetal	F	$\alpha_2{}^G\gamma_2$
		$\alpha_2{}^A\gamma_2$
Adulto	A	$\alpha_2\beta_2$
	A_2	$\alpha_2\delta_2$

nes fetais γ ($^A\gamma$ e $^G\gamma$), o pseudogene de Hb β, um gene de Hb δ e um de Hb β (Fig. 7.33). A disposição de 5′ para 3′ destes genes está na ordem ontogenética de expressão durante o desenvolvimento. Os pseudogenes têm seqüências de DNA que se assemelham às de seus homólogos. Entretanto, várias alterações mutacionais inativaram a transcrição, de modo que não há expressão funcional. Os pseudogenes são supostamente produtos de duplicação que surgiram durante a evolução e não foram mais necessários para o funcionamento normal. O gene para a Hb δ, cujo produto gênico compreende apenas 2 a 3% do total de cadeias não-α, pode ser concebido como um gene em transição para se tornar um pseudogene.

Todos os genes de globina podem ter muitas similaridades funcionais em organização. Três éxons, ou seqüências codificantes, codificam a única seqüência de aminoácidos de cada cadeia de globina. Entre os éxons 1 e 2 e entre os éxons 2 e 3 existem seqüências intercalares (IVS), ou íntrons, conhecidos como IVS-1 e IVS-2, respectivamente (Fig. 7.33). Estes íntrons são transcritos juntamente com os éxons, de modo que os transcritos gênicos iniciais refletem tanto seqüências de DNA codificantes como não-codificantes do respectivo gene. As seqüências intercalares são excisadas durante o processamento nuclear, de modo que o término do éxon 1 é unido ao éxon 2, e o final do éxon 2 ao éxon 3, para formar o mRNA funcional que dirige a produção de hemoglobina nos ribossomos. As duas seqüências intercalares de genes diferentes no grupamento γ-δ-β são muito parecidas, mas diferem das seqüências intercalares mais curtas do grupamento α. O estudo de algumas mutações de talassemia β que interferem na excisão normal e recomposição (veja abaixo) ajudaram a elucidar o processo de recomposição. Todos os íntrons começam com GT (sítio doador) e terminam com AG (sítio aceptor). Estes nucleotídios são parte das chamadas seqüências de consenso nos sítios de corte (veja [1, 62, 185] para detalhes). A via que leva do gene para a molécula de hemoglobina é mostrada na Fig. 7.34.

A evidência bioquímica para a não-ligação dos genes de Hb α e Hb β foi precedida da evidência genética de que a prole de uma reprodução entre duplos heterozigotos tanto para mutação em Hb α quanto em Hb β e um indivíduo normal inclui quatro fenótipos: normal, Hb α^x, Hb β^x, e uma mutação dupla α^x e β^x (Fig. 7.35). Com uma ligação próxima dos genes Hb α e Hb β, seriam vistas ambas as mutações, mas não os tipos parentais ou os normais entre a prole. De modo análogo, a evidência genética para uma ligação próxima entre Hb δ e Hb β veio da falta em encontrar recombinantes entre os filhos das reproduções entre heterozigotos duplos tanto para a mutação Hb δ quanto Hb β [34] (Fig. 7.36). A existência da Hb Lepore, um gene de fusão δ-β,

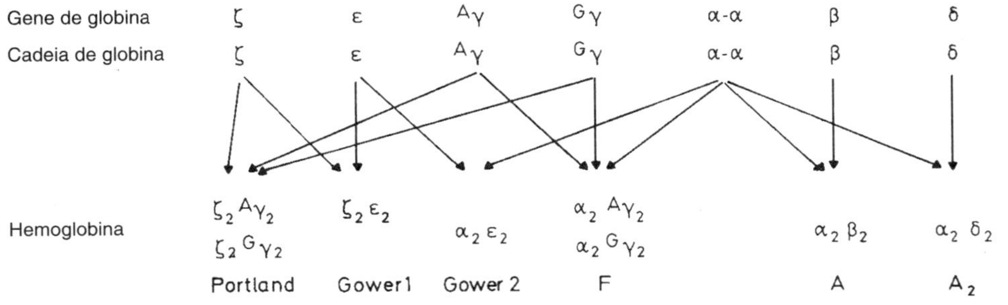

Fig. 7.31 Os genes humanos de globina normal. Existem genes únicos para a Hb β, δ, ε e ξ. Os genes para Hb α e γ são duplicados. Os produtos dos dois genes de hemoglobina γ (Hb $^A\gamma$ e Hb $^G\gamma$) diferem um do outro por um único aminoácido, alanina (A) ou glicina (G) na posição 136. Não existem diferenças conhecidas entre os dois genes de Hb α. A formação da hemoglobina tetramérica é mostrada na parte inferior da figura.

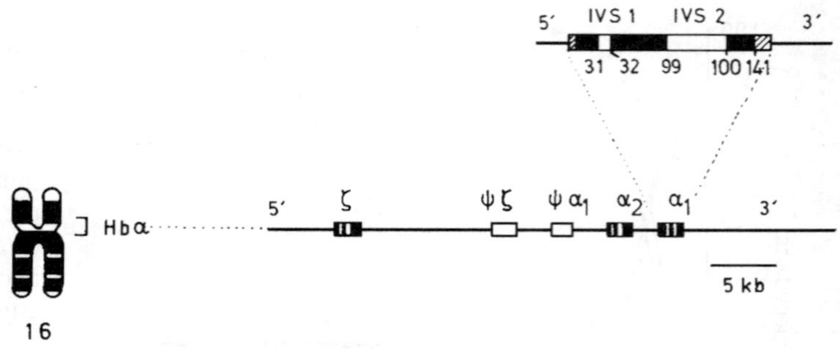

Fig. 7.32 Localização cromossômica (16 p) e organização do grupo gênico humano de globina α, ψ, pseudogene; *IVS*, íntrons (seqüências intercalares, *retângulos vazados*). Os números abaixo do gene de Hb α^1 31, 32, 99, 100 ... referem-se aos números dos códons da seqüência na qual um determinado íntron interrompe a seqüência de éxons. O íntron 1 está intercalado entre o códon 31 e 32. (Mostrado apenas um pseudogene para Hb α; não é mostrado o pseudogene 3′ de Hb α_1 recém-descoberto.) (Atualizado de Antonarakis e col. 1985 [12])

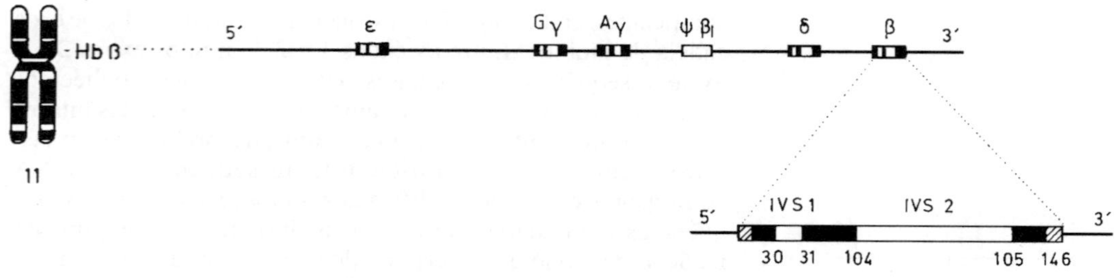

Fig. 7.33 Localização cromossômica (11 p) e organização do grupamento gênico de globina β humano. Símbolos e explicações idênticos aos da Fig. 7.32 [12]

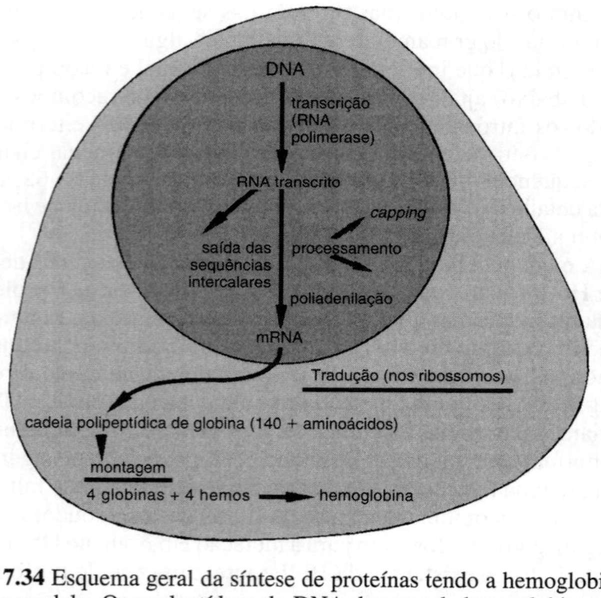

Fig. 7.34 Esquema geral da síntese de proteínas tendo a hemoglobina como modelo. Os nucleotídeos do DNA do gene de hemoglobina são transcritos pela enzima RNA polimerase para formar o RNA transcrito. As seqüências intercalares que não especificam informações estruturais são removidas. O mRNA desloca-se do núcleo para o citoplasma, onde a síntese de globina, ou tradução, ocorre nos ribossomos por meio de iniciação, alongamento, e término. A cadeia polipeptídica de globina é formada, e o hemo é inserido. Quatro cadeias de globina formam a molécula funcional de hemoglobina.

forneceu a evidência para a ligação dos genes δ e β no mesmo cromossomo (veja abaixo). A ligação entre os genes γ e β pode ser deduzida pela demonstração de que a Hb Kenya é um gene de fusão γ-β. Assim, as deduções corretas quanto à genética da hemoglobina humana foram feitas antes que o DNA fosse examinado diretamente.

Elementos Reguladores. Três seqüências diferentes, porém similares, estão situadas antecedendo (5′) qualquer gene histoespecífico (mas não de manutenção) e parecem estar envolvidas na regulação da transcrição. Elas são conhecidas também como regiões promotoras [62, 185]. Elas incluem a TATA ou ATA (Hogness) com 30 pares de bases proximais ao sítio de iniciação. Esta seqüência serve como o sítio exato de início da transcrição. Outra seqüência invariante CAAT (mais ou menos a 80 pares de bases) é um sítio de reconhecimento para a RNA polimerase. Um terceiro elemento distal está situado a 80 a 100 pares de bases e tem a seqüência característica PuCPuCCC (Pu, purina). As mutações nas regiões promotoras dos genes de globina podem reduzir a produção de hemoglobina. Assim, a β talassemia foi relatada causando mutações tanto na região PuCPuCCC quanto no TATA box, mas não por mutações no CAT box (veja abaixo) [137].

Está sendo feito um intenso trabalho para elucidar os mecanismos de regulação gênica por vários elementos regulatórios que estão situados nas áreas flanqueadoras dos genes de globina [231]. A expressão da regulação do gene de globina é um importante modelo para o estudo da expressão gênica. Além dos promotores de ação *cis*, têm sido descritos acentuadores *cis* que podem estar situados a várias centenas de bases antecedentes ou posteriores a um determinado gene estrutural. Foram relatados elementos reguladores intragênicos dentro do gene de globina β e genes silenciadores. De grande interesse são as regiões controladoras de locus (LCR) para os vários genes de globina que estão situados de 40 a 100 kb antecedendo os genes de globina e consistindo em quatro sítios principais hipersensíveis de DNase I [72, 83]. As LCRs de globina são essenciais para a expressão gênica de vários produtos gênicos distais de globina, e dominam outros elementos regulatórios *cis* ativos estabelecendo um domínio ativo de cromatina. As LCRs de globina conferem à linhagem eritróide uma expressão específica a seus promotores associados. A deleção da LCR de globina α ou β leva a uma inativação completa do complexo seguinte de globina,

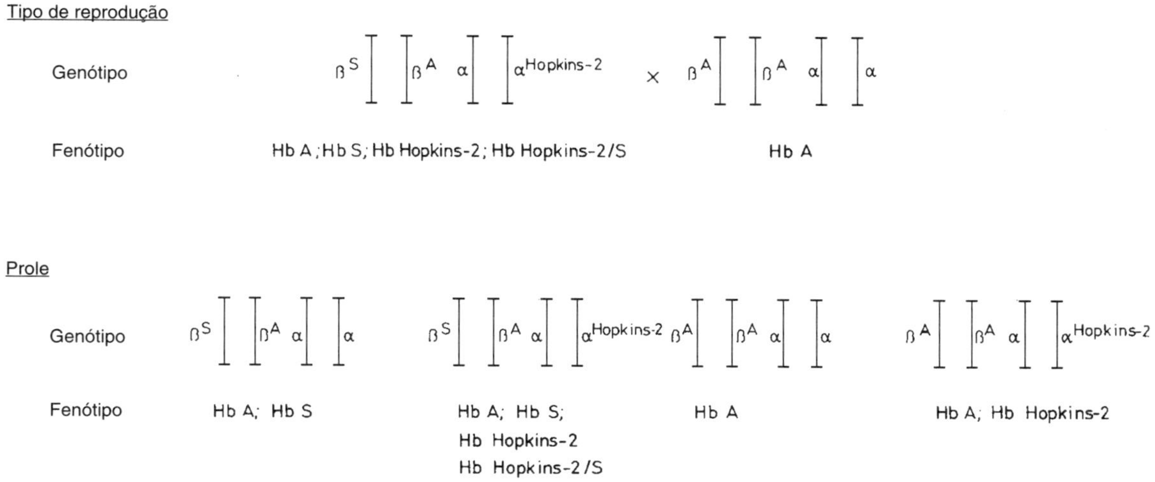

Fig. 7.35 Genética formal de uma reprodução entre um duplo heterozigoto para Hb α ($\alpha^{\text{Hopkins 2}}$) e Hb β (Hb β^{S}) com uma pessoa normal. Como os genes para Hb α e Hb β estão situados em cromossomos diferentes, ocorre uma segregação livre de todos os cromossomos, e foram encontradas quatro classes de prole em proporções iguais: normal (HbA); HbA/S: traço falcêmico; HbA/Hb Hopkins-2: traço Hopkins-2 e heterozigose composta para HbS e Hb Hopkins-2 idêntica à do genitor afetado. Se os genes para Hb α e β estivessem proximamente ligados, os fenótipos parentais não seriam formados na prole, exceto por uma possível recombinação (Seção 5.1). Quanto mais próxima a ligação, menor a chance de recombinação (veja Fig. 7.36).

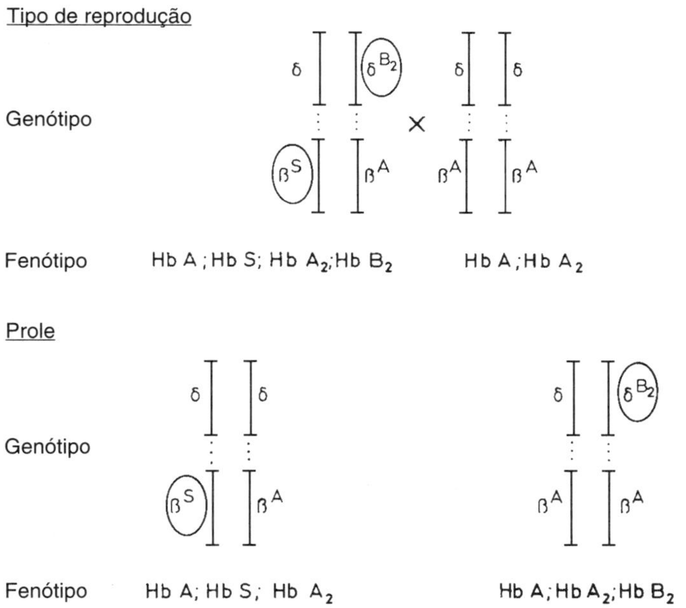

Fig. 7.36 Genética formal de uma reprodução entre um duplo heterozigoto para Hb β (Hb β^{S}) e Hb δ (Hb δ^{B2}) que herdaram cada mutação de um genitor diferente. Os genes para Hb β e Hb δ são proximamente ligados. Toda a prole ou herda a anomalia β^{S} ou a δ^{B2}. Na prole não foram vistos normais ou heterozigotos duplos, tais como o tipo parental. Estes achados são compatíveis com a ligação próxima dos dois genes.

produzindo a α talassemia [204] e a $\varepsilon\gamma\delta\beta$ talassemia [71], respectivamente (veja abaixo).

Em adição aos elementos regulatórios *cis* ativos, os reguladores transcricionais de ação *trans* já foram identificados. O fator eritróide mais importante é a proteína GATA-1, uma proteína de ligação ao DNA necessária para a diferenciação eritróide [23]. O gene para GATA-1 é ligado ao X. A seqüência GATA é a seqüência de DNA obrigatória à qual se liga esta proteína. Outras proteínas GATA foram descritas. Parece haver uma interação complexa entre os vários fatores de transcrição de ação *trans* e as diferentes seqüências reguladoras *cis* dos genes de globina. A elucidação total da regulação nos loci $\varepsilon\gamma\delta\beta$ ligados provavelmente dará uma compreensão sobre os mecanismos que controlam a mudança desenvolvimental de embrionária (gene ε) para fetal (genes γ), e finalmente para a produção de globina pós-natal (gene β). Uma hipótese muito aceita sugere que a mudança de globina seja causada pela competição entre os diferentes genes desenvolvimentais de globina quanto ao acesso a LCR [23].

Seqüências Seguintes. A transcrição termina cerca de 1.000 pares de bases seguintes ao éxon 3 do gene β. A seqüência altamente conservada AAU AAA fornece o sinal para a clivagem endonucleolítica do RNA, que é seguida pela adição da cauda poliA de 220 unidades. Este poliA não é codificado pelo DNA no sítio do gene de globina. Os nucleotídios poliA são necessários para estabilizar o mRNA, que leva a informação genética dos genes do núcleo para os ribossomos, onde a síntese de globina ocorre pela união dos aminoácidos em sua seqüência característica (Fig. 7.34).

Polimorfismos de DNA nos Genes de Globina [12]. O mapeamento gênico pela análise de enzimas de restrição do grupamento gênico $\gamma\delta\beta$ levou ao reconhecimento de uma considerável variação na seqüência de DNA entre inivíduos diferentes (Fig. 7.37). As variantes de DNA do complexo gênico Hb β reconhecidas como substituições únicas de nucleotídios são representadas ou como presente (+) ou ausente (−). Entre 17 sítios polimórficos no grupamento de Hb β, 12 estão situados no DNA flanqueador, 3 dentro dos íntrons, 1 dentro de um pseudogene, e apenas 1 dentro da parte codificante (sinônima) do gene de Hb β. Esta distribuição não era esperada, pois as mutações que afetam regiões codificantes teriam mais probabilidade de causar efeitos prejudiciais. Supostamente, como grande parte do DNA entre blocos codificantes não é expressa, a variação de seqüência geralmente não tem conseqüências funcionais. Os vários sítios polimórficos são de origem antiga, pois eles são encontrados em todos os grupos raciais (Quadro 7.9). Algumas variantes ocor-

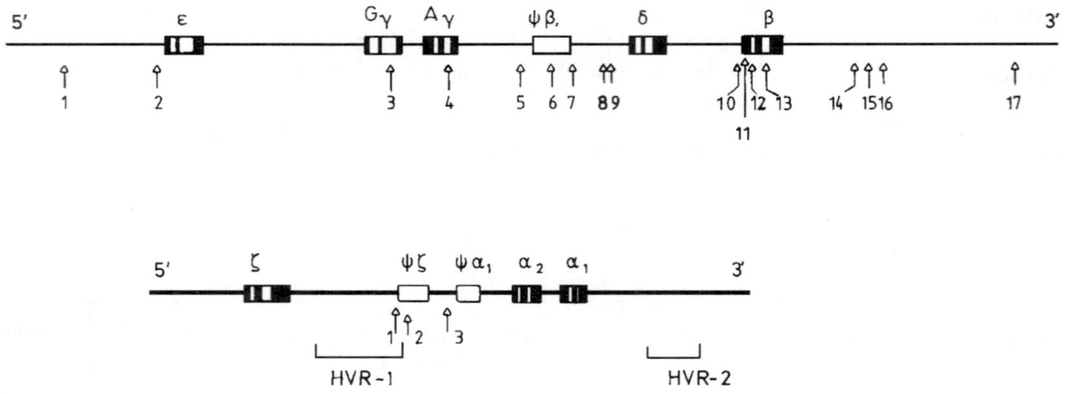

Fig. 7.37 Polimorfismos de enzimas de restrição nos genes de Hb β (acima) e Hb α (abaixo). *Números*, locais onde as várias enzimas de restrição cortam o DNA. *HVR*, regiões hipervariáveis (minissatélites; veja também Quadro 7.9). (De Antonarakis e cols. 1985 [12])

Quadro 7.9 Freqüência de sítios polimórficos de DNA no grupamento do gene de β globina em diferentes populações (de Antonarakis e cols 1985 [12])

Polimorfismos		Gregos	Afro-americanos	Sudeste da Ásia
Taq I	(1)	1,00	0,88	1,00
Hinc II	(2)	0,46	0,10	0,72
Hind III	(3)	0,52	0,41	0,27
Hind III	(4)	0,30	0,16	0,04
Pvu II	(5)	0,27		
Hinc II	(6)	0,17	0,15	0,19
Hinc II	(7)	0,48	0,76	0,27
Rsa I	(8)	0,37	0,50	
Taq I	(9)	0,68	0,53	
Hinf I	(10)	0,97	0,70	0,98
Rsa I	(11)			
Hgi A	(12)	0,80	0,96	0,44
Ava II	(13)	0,80	0,96	0,44
Hpa I	(14)	1,00	0,93	
Hind III	(15)	0,72	0,63	
Bam HI	(16)	0,70	0,90	
Rsa I	(17)	0,37	0,10	

Os números entre parênteses referem-se às enzimas de restrição da Fig. 7.37.

rem como polimorfismos apenas em negros e não em outros grupos raciais. Dois polimorfismos de DNA no locus de Hb α mostram um outro tipo freqüente de variação de DNA, as regiões hipervariáveis.

Um arranjo específico de polimorfismos em um grupamento gênico (ou locus gênico) foi chamado de haplótipo. Por exemplo, uma determinada disposição de cinco polimorfismos pode ser representada por $+ - + - +$ em um sentido de antecedente (5′) para posterior (3′).

Uma característica marcante das variantes de DNA no grupamento gênico β é seu desequilíbrio de ligação (Seção 5.2.5). Se houver recombinação livre por muitas gerações, seria de se esperar associações livres de quaisquer dois sítios polimórficos, e um número muito grande de haplótipos (2^n, onde n é o número de polimorfismos. Com 2^4 seriam esperados 16 haplótipos). Em lugar disso, apenas alguns haplótipos foram encontrados. Existe um forte desequilíbrio de ligação para oito polimorfismos antecedentes ao gene δ (1 a 8 na Fig. 7.37), de modo que quatro haplótipos correspondem a 94% de todos os cromossomos. De modo análogo, quatro haplótipos correspondem a 90% dos haplótipos para cinco polimorfismos (12 a 17 na Fig. 7.37), que estão situados em uma região de 18 kb posterior e incluindo o gene β. Surpreendentemente, foi encontrada uma aleatoriedade total quando foram comparados estes grupamentos antecedentes e posteriores. A interpretação mais razoável postula uma alta taxa de recombinação em um sítio separando estes grupamentos, um *hot spot* recombinacional. Uma recombinação já foi encontrada em uma família.

Variantes de Hemoglobina. As variantes de hemoglobina são causadas por uma variedade de eventos mutacionais que afetam um determinado gene de hemoglobina. As variantes mais comuns de hemoglobina são substituições de aminoácidos que afetam um único aminoácido em uma cadeia de globina. Quase 600 destas substituições já foram descritas (Quadro 7.10). Estas substituições são causadas pela troca de um único nucleotídio em um determinado códon do DNA, que muda a trinca do mRNA para uma que especifica um aminoácido diferente, tal como GUA (valina) para GAA (ácido glutâmico) (veja a terceira linha da Fig. 7.38). Se a carga elétrica do aminoácido mutante é diferente, a hemoglobina variante pode ser reconhecida por seu comportamento alterado na eletroforese. As mutações que não alteram a carga eletroforética são geralmente detectadas apenas se afetarem deleteriamente a função da hemoglobina e causarem doença. A maioria das mutações de hemoglobina, independentemente de afetarem a carga eletroforética, não têm efeito no funcionamento da hemoglobina, e são compatíveis com a saúde normal. Em geral, as substituições de aminoácidos no exterior das cadeias de hemoglobina causam menos perturbações do funcionamento que as que substituem aminoácidos no interior da cadeia ou perto da inserção do grupo hemo. As substituições que afetam os giros normais da hélice da cadeia em geral causam instabilidade da hemoglobina. As substituições de aminoácidos que afetam os contatos das subunidades em geral estão associadas a anomalias de afinidade pelo oxigênio. A maioria das variantes de hemoglobina é rara [230]. Algumas, como a HbS, a HbC e a HbE, têm atingido altas freqüências pela seleção natural, e serão mais discutidas na Seção 12.2.1.6.

Também existem polimorfismos em nível nucleotídico na área codificante. O código genético é redundante (Quadro 3.2), ou seja, vários códons podem codificar um aminoácido idêntico

Quadro 7.10 Freqüência de mecanismos moleculares das mutações do gene de globina (de Bunn 1994 [41]; Carver e Cutler 1994 [54])

Mecanismo	Cadeia de hemoglobina			
	α	β	δ	γ
Mutações de sentido trocado				
Substituições de um nucleotídeo	185	313	74	25
Duas substituições na subunidade	1	14		
Deleções	3	14		
Inserções	3	1		
Deleções/inserções		3		
Subunidades estendidas				
Mutações de terminalizador	4			
Mudanças de matriz de leitura	1	3		
Metionina iniciadora retida	3	1		
Hemoglobinas de fusão	$\delta\beta$-3 $\beta\delta$-4 $\delta\beta\delta$-1 $\gamma\beta$-1			

Os números referem-se aos totais de mutações do gene de globina (exclusive de talassemias, obtidos em 1994).

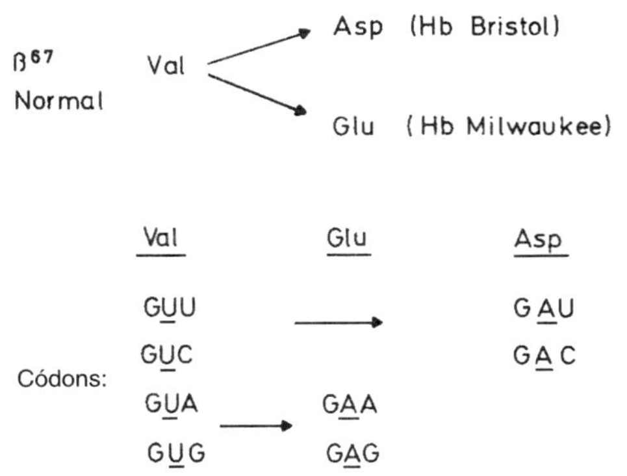

Fig. 7.38 Polimorfismo de códon. O aminoácido usual na posição 67 da cadeia de Hb β é valina. A Hb Bristol e a Hb Milwaukee são causadas por mutações diferentes neste sítio, substituindo a valina original por Glu (Hb Bristol) e Asp (Hb Milwaukee). *Abaixo*, os possíveis códons para valina. Uma mutação de Val para Asp só pode ter surgido de GUU ou GUC, enquanto a de Val para Gln só pode ter sido originada de GUA ou GUG. Conseqüentemente, as pessoas originais que sofreram as duas mutações diferentes devem ter usado códons diferentes para especificar a valina normal na Hb β^{67}.

(veja Fig. 7.38). O exame de duas substituições diferentes de aminoácidos na Hb β^{67} (Fig. 7.38) mostra que o códon original para valina na Hb β^{67}, onde a mutação ocorreu, deve ter diferido nos dois indivíduos nos quais ocorreu a mutação, surgindo uma nova hemoglobina. Tais polimorfismos de códon têm sido mostrados diretamente na análise do DNA.

Efeitos Clínicos das Variantes de Hemoglobina. Os resultados do funcionamento comprometido das hemoglobinas podem produzir tipos diferentes de doenças. Existem quatro categorias principais de doenças de hemoglobina: (a) anemia hemolítica devida a hemoglobinas instáveis, (b) metemoglobinemia devida a oxidação mais rápida da hemoglobina, (c) eritrocitose devida a afinidade anormal por oxigênio causando hipóxia com produção de eritropoietina, e (d) distúrbios falcêmicos devidos a distorção da membrana das hemácias pela HbS. Em todos os casos, exceto os distúrbios falcêmicos, os heterozigotos são afetados, ou seja, as mutações se manifestam como autossômicas dominantes (veja também a Seção 7.6).

Hemoglobinas Instáveis [42, 260]. Mais de 100 hemoglobinas instáveis foram descritas. Aproximadamente ¾ delas afetam a cadeia β. Muitas hemoglobinas instáveis têm substituições de aminoácidos ou deleções que afetam a bolsa de hemo da cadeia de globina. As manifestações clínicas variam desde leve instabilidade que não é clinicamente aparente, até grave instabilidade que causa aumento de destruição de hemácias. As sulfonamidas produzem hemólise mais grave nas pessoas com várias hemoglobinas instáveis. A instabilidade destas hemoglobinas geralmente é causada por dissociação prematura do hemo da cadeia de globina. Tal globina sem hemo é precipitada como material intracelular, conhecido como corpos de Heinz, e interfere no funcionamento da membrana celular. Os corpos de Heinz podem ser removidos pelo baço sem destruição das hemácias que os portam. Finalmente, tais hemácias são removidas prematuramente pelo sistema reticuloendotelial. Em algumas hemoglobinas instáveis, a esplenectomia pode melhorar a grave hemólise.

O diagnóstico das hemoglobinas instáveis, se não associado a alterações da mobilidade eletroforética, é difícil e pode requerer o isolamento das cadeias precipitadas de globina para posterior análise em laboratórios especializados. As hemoglobinas instáveis contribuem para a classe heterogênea das anemias hemolíticas não-esferocíticas congênitas, que em geral são causadas por defeitos glicolíticos do metabolismo de carboidratos (Seção 7.2.2.2). As hemoglobinas instáveis têm sido vistas como mutações novas, e hemoglobinas idênticas (Hb Köln, Hb Ham-

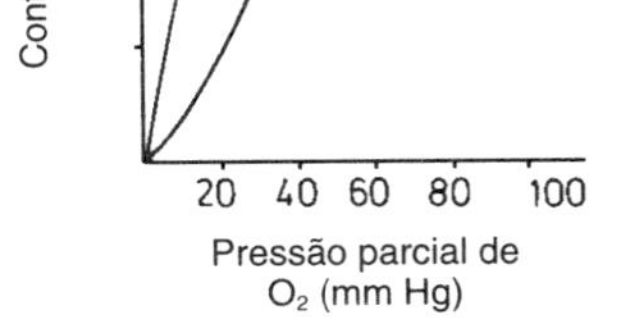

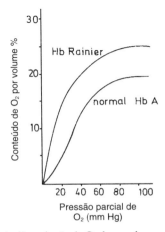

Fig. 7.39 Curva de dissociação de O_2 de uma hemoglobina com aumento de afinidade pelo oxigênio. Note que a hemoglobina anormal Rainier não libera oxigênio em pressões parciais mais baixas de oxigênio tão prontamente quanto a hemoglobina normal. Resulta uma hipóxia tissular estimulando a formação de eritropoietina com resultante eritrocitose.

mersmith) têm sido encontradas várias vezes como mutações novas em indivíduos diferentes de famílias diferentes [42].

Metemoglobinemia Devida a HbM [42]. A HbM foi a primeira anomalia de globina descoberta como uma característica dominante. A descoberta foi feita em uma família com cianose congênita por Hörlein e Weber em 1948 [120] (veja antes, Seção 7.3.1). É interessante que a primeira deficiência enzimática humana descoberta foi a deficiência de metemoglobina redutase herdada de modo recessivo, que também produz metemoglobinemia [100]. A metemoglobinemia pode, portanto, ser causada seja por uma anomalia de globina herdada de modo dominante, seja por uma deficiência enzimática de herança recessiva.

Sete mutações diferentes podem produzir HbM (Quadro 7.11). A metemoglobinemia é causada pela oxidação mais rápida do ferro bivalente em ferro trivalente. Seis mutações de HbM são causadas por substituições de tirosina das histidinas que ancoram o grupo hemo em sua bolsa característica (Fig. 7.28) da molécula de globina e estabilizam o ferro do hemo. A sétima mutação, a Hb Milwaukee 1, ainda não foi totalmente explicada no campo molecular. Os pacientes com as mutações de HbM da cadeia α são cianóticos desde o nascimento. Aqueles com mutação de HbM da cadeia β não desenvolvem cianose grave até os 6 meses de idade, quando as cadeias γ são substituídas por cadeias β. Uma hemólise branda é comum em pacientes com HbM. As mutações de HbM da cadeia γ manifestam-se com cianose ao nascimento. Isto desaparece em alguns meses após as cadeias β substituírem as cadeias γ.

Eritrocitose Devida a Hemoglobinas com Afinidade Anormal por Oxigênio [20, 42]. Mais de 50 hemoglobinas com aumento de afinidade pelo oxigênio já foram descobertas. As substituições afetam o contato $\alpha_1\beta_1$ do tetrâmero. O movimento das subunidades de globina durante a oxigenação ocorre neste contato entre cadeias. A estabilização da conformação oxi ou desestabilização da conformação desoxi por uma mutação pode resultar no aumento da afinidade por oxigênio (Fig. 7.39). A maioria das hemoglobinas com alta afinidade por O_2 tem substituições do terminal COOH da cadeia beta ou nos sítios de ligação de difosfoglicerato (DPG), que estão normalmente envolvidos na manutenção da estabilidade da conformação desoxi.

O aumento de afinidade pelo oxigênio reduz a liberação de oxigênio para os tecidos, o que resulta em hipóxia (Fig. 7.39). A hipóxia leva a uma liberação do hormônio eritropoietina, que estimula a produção de hemácias, resultando em eritrocitose. Os pacientes com eritrocitose devido a hemoglobinas anormais são às vezes erroneamente diagnosticados como sofrendo de policitemia vera. Um padrão dominante de herança e ausência de esplenomegalia, leucocitose e trombocitose diferencia a eritrocitose devida a uma hemoglobina anormal da policitemia vera. Casos esporádicos deste tipo de hemoglobina anormal têm ocorrido como mutações novas.

Apenas algumas hemoglobinas com *reduzida* afinidade pelo oxigênio foram detectadas [20]. Com o aumento da liberação de oxigênio para os tecidos causada pela afinidade reduzida pela hemoglobina, seria esperada uma menor produção de eritropoietina. A esperada anemia branda tem sido demonstrada.

Distúrbios Falcêmicos [41, 42, 161, 221]. A HbS é causada pela substituição de ácido glutâmico por valina na sexta posição da cadeia beta. Ao contrário de todas as outras substituições, esta mutação em particular afeta a solubilidade e a cristalização da hemoglobina sob condições de hipóxia. Os pacientes com anemia falciforme herdam o gene anormal de cada um de seus genitores e não têm HbA. Com um grau relativamente baixo de hipóxia, a HbS de tais pacientes se polimeriza em filamentos de alto peso molecular, que se associam para formar feixes de fibras. Estes cristais anormais de hemoglobina distorcem a membrana das hemácias para seu formato característico de foice (Fig. 7.40). Algumas destas células permanecem irreversivelmente afoiçadas e são prematuramente destruídas. As células falcêmicas aumentam a viscosidade do sangue e impedem a circulação normal nos pequenos vasos sangüíneos. A hipóxia resultante leva a mais afoiçamento com um ciclo de mais estagnação e crises falcêmicas episódicas características com dor abdominal e musculoesquelética. Após alguns anos, ocorre a necrose dos tecidos pouco perfundidos, como o baço, e este órgão atrofia.

Quadro 7.11 Hb M (de Hayashi e cols. 1980 [111])

	Localização da mutação	Unidade da hélice
cadeia α		
M Boston	$\alpha^{58\ His\rightarrow Tir}$	E 7
M Iwate	$\alpha^{87\ His\rightarrow Tir}$	F 8
cadeia β		
M Saskatoon[a]	$\beta^{63\ His\rightarrow Tir}$	E 7
M Hyde Park	$\beta^{92\ His\rightarrow Tir}$	F 8
M Milwaukee 1	$\beta^{67\ Val\rightarrow Glu}$	E 11
cadeia γ		
M Osaka	$\gamma^{63\ His\rightarrow Tir}$	E 7
M Fort Ripley	$\gamma^{92\ His\rightarrow Tir}$	F 8

[a] Hörlein e Hb M clássica de Weber [126].

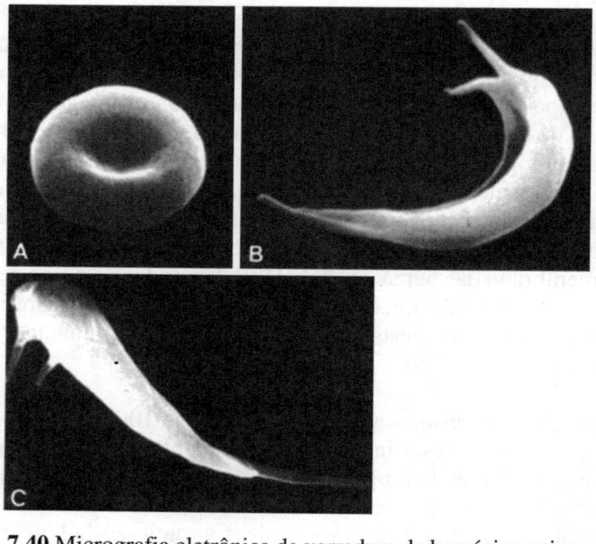

Fig. 7.40 Micrografia eletrônica de varredura de hemácias oxigenadas (**A**) e desoxigenadas (**B**, **C**) de um paciente com anemia falciforme homozigota. Note a forma normal bicôncava da hemácia sem nenhuma HbA e a distorção sob condições de hipóxia. O aspecto das células como representadas em **B** levou ao termo *falciforme*, pois a hemácia fica assemelhada a uma foice. (Bunn e cols. 1977 [42])

Os portadores de traço falcêmico que têm um gene normal (Hb β^A) e um gene anormal (Hb β^S), possuem apenas 25 a 40% de HbS. Estes indivíduos são clinicamente normais. Suas hemácias contêm tanto HbA quanto HbS, e têm um tempo de vida normal das hemácias. O afoiçamento *in vivo* só ocorre sob condições de grave hipóxia, como condições atmosféricas acima de 3.000 m [216].

Algumas outras hemoglobinas, quando presentes juntamente com HbS em uma hemácia, diminuem a extensão do afoiçamento. A HbF reduz a viscosidade e a cristalização da HbS, de modo que os pacientes com anemia falciforme e grandes quantidades de HbF têm poucos ou nenhum sintoma de anemia falciforme. A HbF em muitos destes casos é contribuída por um gene para persistência hereditária de hemoglobina fetal (veja abaixo). Em geral, há uma correlação inversa entre a quantidade de HbF e a gravidade dos sintomas na anemia falciforme. Qualquer manipulação que aumente a produção de hemoglobina fetal causaria uma melhora clínica na anemia falciforme [9]. A coexistência de alfa talassemia em pacientes com anemia falciforme está associada a menos anemia e melhor sobrevida. As manifestações clínicas das talassemias são citadas em seguida.

7.3.3 Outros Tipos de Mutações de Hemoglobina

Deleções. Já foi identificada a deleção de todos os genes de hemoglobina. A deleção dos genes de Hb α causa a α talassemia, e a deleção de ambos os genes de Hb δ e Hb β causa a persistência hereditária de hemoglobina fetal (HPFH) ou a talassemia de Hb $\delta\beta$ (veja abaixo).

A deleção de um único nucleotídeo de uma trinca, ou códon, leva a uma deleção do aminoácido especificado por este códon. Uma deleção que remova quatro códons ou 12 nucleotídeos causaria deleção dos quatro aminoácidos. As deleções de até cinco aminoácidos, correspondentes a 15 nucleotídeos, já foram encontradas (veja Quadro 7.12). É provável que deleções intraglobina maiores sejam incompatíveis com a formação de uma molécula viável de hemoglobina. A maioria dos mutantes por deleção ou são instáveis ou têm aumento da afinidade de O_2 ou ambas (Quadro 7.12). Todas as deleções intragênicas conhecidas, exceto três, afetam o gene de Hb β. Ainda não está muito claro por que têm sido detectadas tão poucas deleções de Hb α. Possivelmente elas são mais deletérias durante a vida embrionária e fetal, onde as deleções de Hb β seriam menos prejudiciais (veja Fig. 7.30).

Se uma deleção afeta um número de nucleotídeos não divisível por 3, a leitura continuada do código em trincas cria novos conjuntos de trincas, as quais especificam aminoácidos totalmente diferentes (mudança de matriz de leitura). A estrutura resultante de globina às vezes pode ser identificada. A Hb Wayne (Fig. 7.41) parece ser causada por uma deleção de um único nucleotídeo no códon 139 próximo ao término da cadeia de Hb α, que consiste em 141 aminoácidos. Os nucleotídeos do códon finalizador na posição 142 são lidos fora de fase, e a mudança de matriz de leitura continua até que seja encontrado um outro códon finalizador (UAG). Assim, resulta uma cadeia de hemoglobina um pouco mais alongada, com cinco aminoácidos adicionais, especificada por nucleotídeos da área flanqueadora seguinte ao gene α (veja as Figs. 7.32, 7.41). Como a matriz de leitura foi mudada, a seqüência destes aminoácidos difere da seqüência de aminoácidos seguinte às mutações finalizadoras do gene de Hb α, como a Hb Constant Spring (veja Fig. 7.41), que é traduzida em fase.

É compreensível que a deleção característica da Hb Wayne tenha sido identificada perto da ponta da cadeia α. Quaisquer deleções que levem a erros na matriz de leitura em outras posições que não as próximas às pontas da estrutura da globina são improváveis de especificar seqüências viáveis de globina. Os fenótipos resultantes seriam, portanto, os de "talassemia" sem um produto gênico identificável, ex., talassemia β^0 (veja abaixo).

As deleções são mais provavelmente devidas a malpareamento das seqüências homólogas de nucleotídeos durante a meiose ou mitose no desenvolvimento das células germinativas. O exame das seqüências de nucleotídeos ao redor das áreas de deleções para os vários mutantes mostra as homologias esperadas que facilitam o malpareamento. Os eventos de recombinação ou de crossing seguintes ao malpareamento podem levar a deleções de vários tamanhos.

Os genes de fusão podem ser um outro resultado de malpareamento. A homologia dos vários genes de globina pode levar ao malpareamento entre genes similares, mas não idênticos, e um crossing não-homólogo pode levar a fusão de genes que codificam a parte terminal NH^2 de uma globina, e o terminal COOH de outra. A Hb Lepore é um gene de fusão $\delta\beta$ (Fig. 7.42), e existem vários tipos de Hb Lepore com quantidades di-

Quadro 7.12 Variantes de hemoglobina causadas por deleções (de Carver e Cutler 1994 [54])

Hb	Sítio da deleção	Aminoácido(s) deletado(s)	Propriedades
Leiden	β 6 ou 7	Glu	Instável, ↑ afinidade por O_2
Lyon	β 17-18	Lis, Val	↑ afinidade por O_2
Freiburg	β 23	Val	↑ afinidade por O_2
Higashitochigi	β 24 ou β 35	Gli	Instável
Korea	β 33 ou β 34	Val	Instável, talassemia
Bruxelles	β 41 ou β 43	Fen	Instável; ↓ afinidade por O_2
Niterói	β 42-44 ou β 43-45	Fen, Glu, Ser	↓ afinidade por O_2, instável
Tochigi	β 56-59	Gli, Asn, Pro, Lis	Instável
Ehime	β 57-59	Asn, Pro	—
St. Antoine	β 74-75	Gli, Leu	Instável, afinidade normal por O_2
Vicksburg	β 75	Leu	—
Tours	β 87	Tre	↑ afinidade por O_2, instável
Gun Hill	β 91-95 ou β 92-96 ou β 93-97	Leu, His, Cis, Asp, Lis	↑ afinidade por O_2, instável
McKees Rock	β 145-146	Tir + His	↑ afinidade por O_2

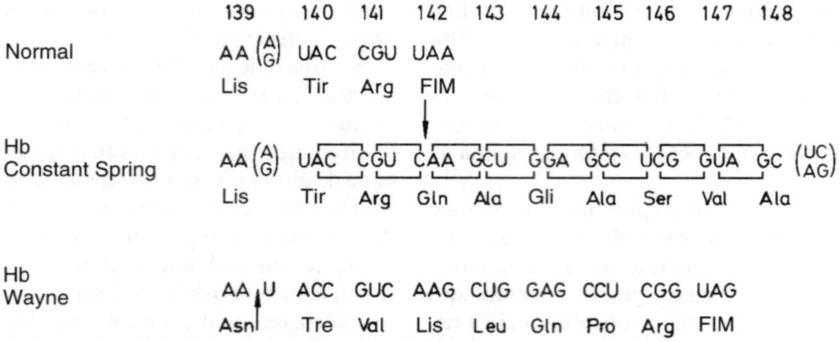

Fig. 7.41 A ponta 3′ do gene de Hb α. Note que na hemoglobina Constant Spring uma mutação mudou o códon de fim 142 UAA para CAA, permitindo a tradução dos nucleotídeos flanqueadores geralmente não expressos. É mostrada a seqüência de alguns códons entre um total de 31 códons adicionais. A Hb Wayne é causada pela deleção do terceiro nucleotídeo do códon 139. O primeiro nucleotídeo U do códon 140 é usado como um terceiro nucleotídeo do códon 139, formando um novo códon AAU, que especifica Asn. A mudança de matriz de leitura resultante no códon de leitura resulta na Hb Wayne. A seqüência de aminoácidos da Hb Wayne pode ser prevista pelos nucleotídeos da Hb Constant Spring lendo os códons mudados em múltiplos de três, como mostrado pelos *colchetes acima e abaixo* dos nucleotídeos da Hb Constant Spring. A Hb Wayne só tem cinco aminoácidos adicionais, pois um códon finalizador UAG é atingido após a tradução de cinco códons.

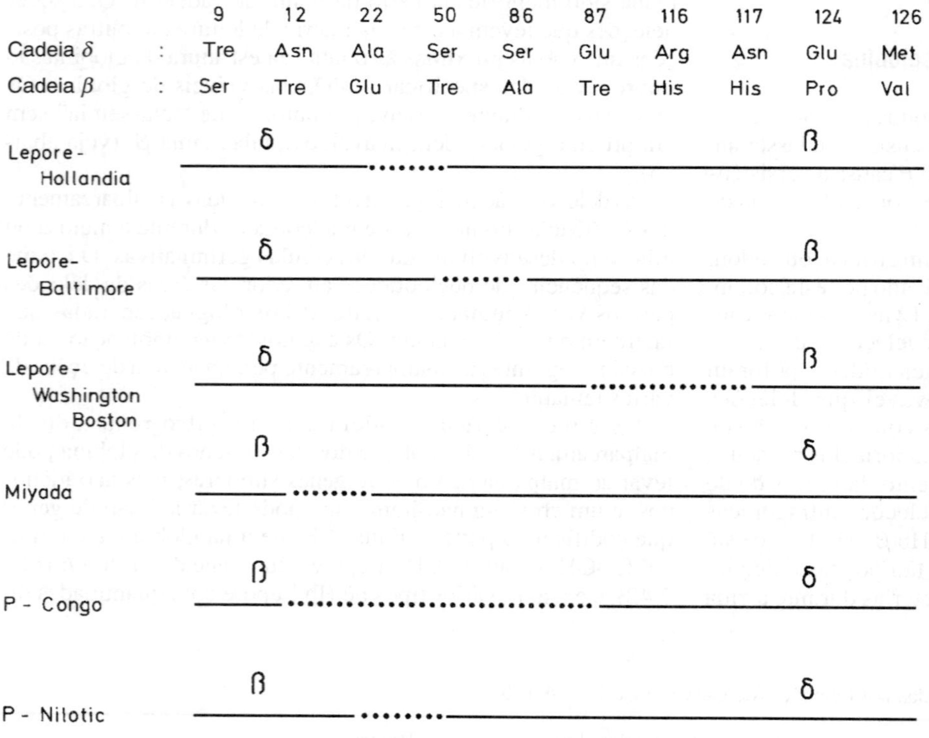

Fig. 7.42 Os genes de fusão $\delta\beta$ e $\beta\delta$. *Acima*, as dez diferenças entre os aminoácidos na Hb δ e Hb β. De outro modo, as hemoglobinas são idênticas na estrutura dos aminoácidos. Foram encontrados três tipos diferentes de Hb Lepore. Na Hb Lepore Hollandia, o crossing entre Hb δ e Hb β ocorreu entre as posições 32 e 50. O sítio exato do crossing é indeterminado, pois não existem diferenças entre δ e β nestas duas posições. Na Hb Lepore Baltimore, o crossing ocorreu entre as posições 50 e 86, e na Hb Lepore Washington-Boston entre as posições 87 e 117. Por um raciocínio análogo, os sítios de crossing são mostrados para várias hemoglobinas β-δ ou anti-Lepore. (Adaptado de Forget 1978)

ferentes de material gênico δ e β, dependendo do local de crossing (Fig. 7.42). Nos vários tipos de Hb Lepore, são deletadas partes tanto dos genes de Hb δ quanto da Hb β normais, e um novo gene de fusão Hb $\delta\beta$ os substitui (Fig. 7.44). Na Hb Kenya há um mau alinhamento entre a Hb $^A\gamma$ e Hb β, com crossing e deleção resultante de Hb $^G\gamma$, Hb $^A\gamma$, e Hb δ, e produção de um novo cromossomo consistindo em Hb $^G\gamma$ e um gene de fusão Hb $^A\gamma\beta$ (Fig. 7.44).

Duplicações. As duplicações podem afetar genes inteiros, tais como as duplicações durante a evolução que levaram às várias cadeias de globina (α, β, γ, δ, ε, ξ). A existência de dois genes de globina α e dois genes de globina γ ($^A\gamma$ e $^G\gamma$) em um único cromossomo são exemplos de duplicações evolutivas mais recentes. Sabemos que existem duplicações intragênicas. Na Hb α Grady, as unidades 116 a 118 estão duplicadas [122].

As duplicações de um ou dois nucleotídeos podem levar a mudanças de matriz de leitura. Tais mudanças foram descobertas próximo ao término da cadeia β [42]. A Hb Tak é causada pela duplicação do nucleotídeo AC após a posição 146, e a Hb Cranston deve sua origem a uma duplicação do nucleotídeo AG seguinte à posição 144 da cadeia β (Fig. 7.43). A Hb Cranston

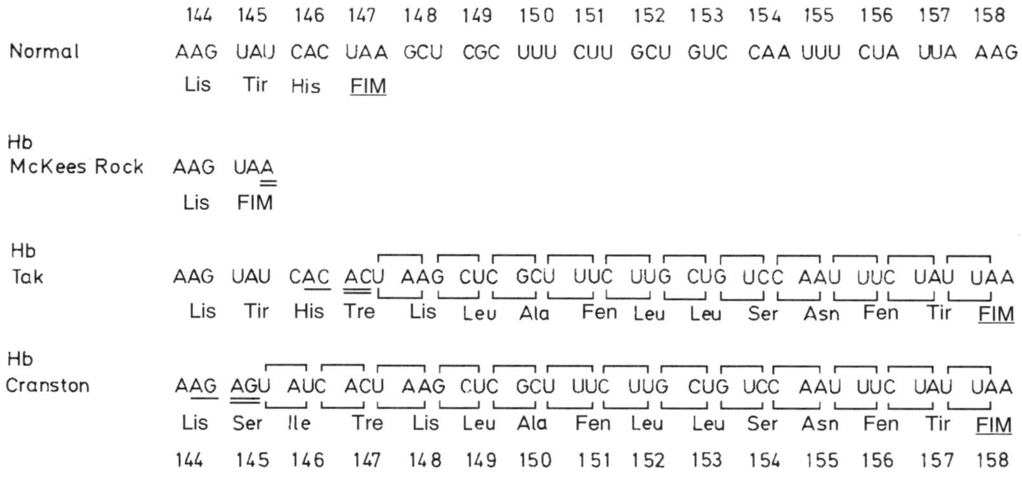

Fig. 7.43 A ponta 3′ do gene de hemoglobina β. A cadeia de hemoglobina β normalmente tem 146 aminoácidos. A Hb McKees Rock tem 144 aminoácidos, pois uma mutação alterou o códon UAU (Tir) da posição 145 para o códon finalizador UAA. Na Hb Tak e Hb Cranston os dois últimos nucleotídeos AC na posição 146 e os últimos dois nucleotídeos AG do códon 144, respectivamente, foram duplicados. O nucleotídeos envolvidos estão assinalados com *sublinhado simples* e *sublinhado duplo*. A mudança de matriz de leitura resultante codifica uma seqüência de aminoácidos idêntica na Hb Tak e Hb Cranston, começando na posição 147 até o códon finalizador UAA na posição 158 ser atingido. Os *colchetes* definem as trincas dos códons da seqüência normal mostradas na parte superior da figura. As seqüências reais de aminoácidos da Hb Tak e Hb Cranston foram determinadas, e correspondem exatamente às determinadas pelos nucleotídeos do gene de Hb β normal.

tem aminoácidos únicos nas posições 145 e 146. A Hb Tak tem uma seqüência normal até inclusive a posição 146. A cadeia β normalmente tem 146 aminoácidos. As mudanças de matriz de leitura por inserção de dois nucleotídeos tanto na Hb Cranston quanto na Tak têm uma matriz de leitura idêntica após a posição 146. Ambas as hemoglobinas são alongadas pela mesma seqüência de aminoácidos no terminal NH_2 até que um novo códon finalizador (UAA) termina a seqüência na posição 158. A nova seqüência alongada reflete os nucleotídeos seguintes ao gene β (Fig. 7.43).

A duplicação de menos de três nucleotídeos produz uma matriz de leitura fora de fase, e provavelmente não origina uma molécula viável de hemoglobina se ocorrer em partes do gene que não sejam as especificadoras de término das cadeias de hemoglobina. Os produtos de duplicação gênica também seriam esperados por eventos de crossing como a contraparte de genes de fusão (Fig. 7.42, 7.44). Os produtos gênicos resultantes (δ, β-δ, β) ou Hb anti-Lepore de fato foram identificados várias vezes como Hb Miyada, P Congo, e P Nilotic (Fig. 7.42). O produto anti-Kenya esperado ($^G\gamma$, $^A\gamma$, δ, β-$^A\gamma$, δ, β) (Fig. 7.44) ainda não foi encontrado.

As duplicações supostamente têm a mesma origem que as deleções e surgem de malpareamento seguido de crossing não-homólogo como mostrado na Fig. 7.44.

7.3.4 Talassemias e Condições Correlatas [12, 42, 120, 185, 193, 253]

Uma variedade de condições é caracterizada por uma síntese geneticamente determinada, diminuída ou ausente, de uma ou outra das cadeias de hemoglobina. Estas doenças são conhecidas como talassemias. Este termo é derivado de *thalassa*, que em grego quer dizer Mar Mediterrâneo, e foi originalmente selecionado para descrever a origem mediterrânea de muitos portadores do gene destas condições. Embora etmologicamente e geograficamente incorreto, o termo continua a ser amplamente usado. As talassemias podem ser subdivididas em formas α, β, $\delta\beta$, γ, δ e $\varepsilon\gamma\delta\beta$ dependendo de qual cadeia de globina está ausente ou reduzida. As talassemias α e β são bem comuns e clinicamente importantes. As talassemias δ e γ são clinicamente silenciosas. Algumas talassemias são causadas por genes híbridos ou produtos de fusão de Hb β e Hb δ ou de γ e β (veja acima). Vários mecanismos genéticos incluindo mutações de ponto e deleções foram demonstrados causando produção diminuída ou ausente de cadeias de globina. A etiologia das talassemias é, portanto, altamente heterogênea [253]. A Organização Mundial da Saúde avalia que até 7% da população mundial é de portadores de α ou β talassemia, sendo a proporção mais alta nos países em desenvolvimento.

Os avanços na compreensão das talassemias em nível molecular levaram a uma melhor compreensão das lesões mutacionais nas mutações humanas em geral [63]. A elucidação da regulação do gene de globina foi significativamente ajudada pela investigação dos vários genes de talassemia. Ficou claro que a interferência mutacional nas várias etapas envolvidas na síntese de globina pode reduzir (talassemias α^+ e β^+) ou abolir a produção de globina (talassemias α^0 e β^0). A deleção dos loci α (veja abaixo) ou do locus β sempre leva a talassemia α^0 ou β^0, respectivamente [12, 185, 283].

β Talassemia: Mutações de Promotor ou Transcrição. As mutações de talassemia que afetam as regiões antecedentes 5′ do gene de Hb β são mutações regulatórias que afetam a transcrição. As mutações que afetam a seqüência regulatória mais distal PuCPuCCC e dentro do TATA boxe regulatório já foram descritas (Quadro 7.13). Estas mutações diminuem a síntese de globina e se manifestam como talassemias relativamente brandas [63, 143]. Ainda não foram encontradas mutações no CAAT boxe.

Mutações de Clivagem do RNA e Poliadenilação. Uma mutação de talassemia β^+ AATAAA $\rightarrow$ AACAAA nas seqüências

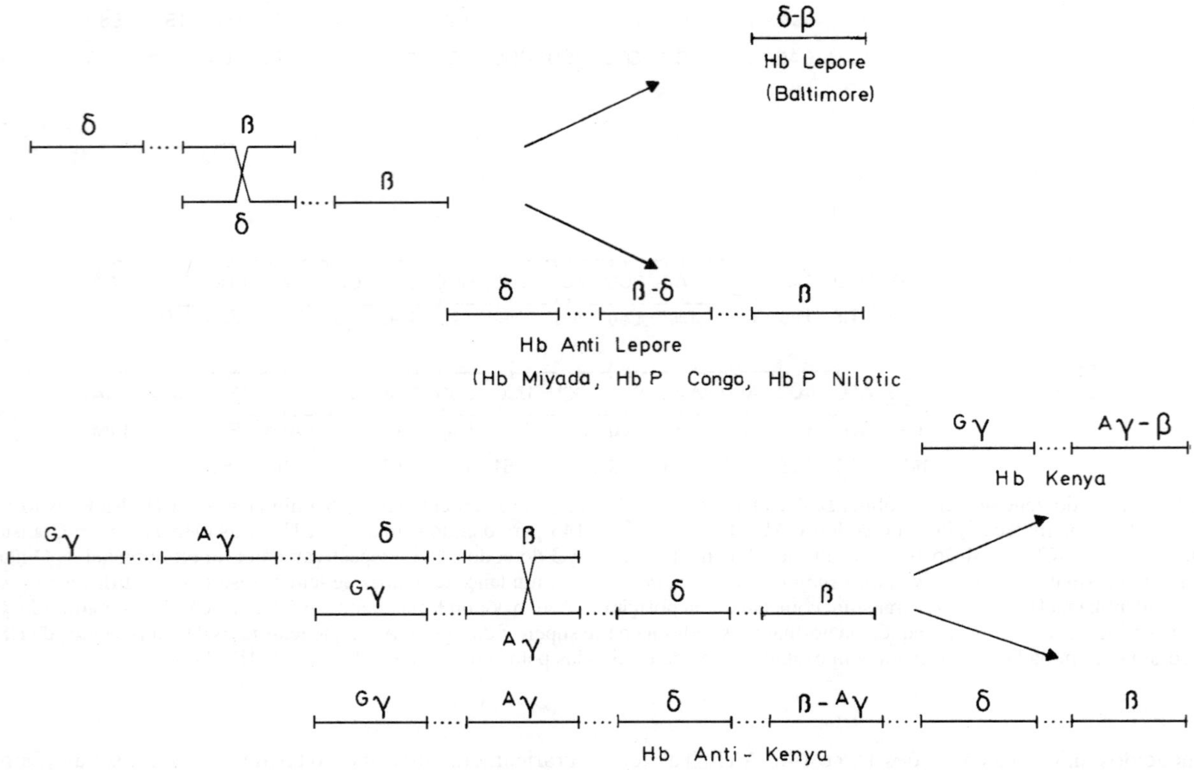

Fig. 7.44 Formação de genes de fusão da hemoglobina. O malpareamento entre os genes de Hb δ e Hb β, seguido de recombinação dentro do gene estrutural, leva a um gene de fusão $\delta\beta$ (Hb Lepore) com a deleção dos genes normais δ e β. O produto alternativo de tal crossing não-homólogo cria um gene de fusão β-δ, precedido de um gene normal de Hb δ e seguido de um gene normal Hb β. Tais formas de Hb anti-Lepore já foram descobertas (Hb Miyada, Hb P, Hb Congo, veja Fig. 7.42). O malpareamento entre a Hb β e Hb $^{A}\gamma$ seguido de recombinação produziu o gene de fusão $^{A}\gamma$-β, conhecido como Hb Kenya. O diagrama indica o motivo pelo qual os genes normais $^{A}\gamma$, δ e β foram deletados, e o gene de Hb γ foi preservado nos casos de Hb Kenya. Uma hipotética Hb anti-Kenya é mostrada, embora ainda não tenha sido descoberta.

flanqueadoras seguintes ao gene de Hb β foi freqüentemente descoberta entre os afro-americanos, demonstrando que a mutação em seguida pode afetar a eficiência transcricional. A aparente prevalência da mutação transcricional no TATA boxe (veja acima) e esta mutação de clivagem do RNA (Quadro 7.14) explica a natureza branda da talassemia β nos afro-americanos. Outras mutações deste tipo também foram descritas [63] (veja Quadro 7.13).

Mutações de Término (Sem Sentido) e Mudança de Matriz de Leitura. Como explicado acima, as mutações que levam a um sinal de término dentro de um éxon codificante de hemoglobina produziriam uma cadeia de globina encurtada e não-funcional, levando assim a uma talassemia β^0. Já foram encontradas oito destas mutações. Uma destas mutações é comum nas pessoas de origem mediterrânea (β^{39} C → T; Quadro 7.14). Foi identificada uma enzima de restrição (Mae 1) que reconhece esta seqüência e pode ser usada para o diagnóstico direto desta mutação de talassemia β^{39} [237].

As deleções ou inserções de menos ou mais que três bases produzem mudanças de matriz de leitura com codificação truncada, causando um término da síntese de globina funcional. Já foram identificadas mais de 20 mudanças de matriz de leitura de mutações β^0 em várias populações (Quadro 7.13).

Mutações de Processamento do RNA — Mutações de Recomposição. O processamento dos mRNAs transcritos envolve a excisão das seqüências intercalares com a recomposição dos éxons (Seção 3.1.3.6) para produzir uma molécula funcional de mRNA (Fig. 7.45). Já foram descritas muitas mutações que afetam este processo. Um grupo de mutações altera o dinucleotídeo GT no sítio doador, ou o AG no sítio aceptor das junções. Estes dinucleotídeos são parte das seqüências de consenso que incluem vários outros nucleotídeos e são críticos para a recomposição. Se a alteração for de um único nucleotídeo no sítio doador ou aceptor, a recomposição é bem comprometida, e causa talassemia β^0. A mutação na seqüência de consenso geralmente causa talassemia β^+. Os chamados sítios crípticos de processamento, que não são usados durante a recomposição, às vezes são ativados por mutações nas seqüências intercalares e causam interferência na produção normal de mRNA, criando novos sítios de recomposição (Fig. 7.46).

Uma outra classe de mutações ativa os sítios crípticos existentes nas regiões codificantes. Por exemplo, a mutação comum de Hb E ativa tal sítio e está associada à produção de mRNA anormal que causa talassemia β branda. Duas outras hemoglobinas anormais (Hb Malay, Hb Knossos) exibem um mecanismo semelhante. As várias mutações de processamento são citadas no Quadro 7.13.

Mutações de Deleção no Grupo do Gene de β Globina e Persistência Hereditária de Hemoglobina Fetal. Ao contrário das α talassemias (veja abaixo), a maioria das β talassemias não é cau-

Quadro 7.13 Patologia molecular das talassemias β (de Wheatherall 1994 [253])

Mutação	Talassemia β^0 ou β^+	População
1. mRNA não funcional		
Mutantes sem sentido		
Códon 17 (A → T)	0	Chinesa
Códon 39 (C → T)	0	Mediterrânea, Européia
Códon 15 (G → A)	0	Leste da Índia
Códon 121 (A → T)	0	Polaca, Suíça
Códon 37 (G → A)	0	Saudita
Códon 43 (G → T)	0	Chinesa
Códon 61 (A → T)	0	Africana
Códon 35 (C → A)	0	Thai
Mutantes de matriz de leitura		
−1 Códon 1 (−G)	0	Mediterrânea
−2 Códon 5 (−CT)	0	Mediterrânea
−1 Códon 6 (−A)	0	Mediterrânea
−2 Códon 8 (−AA)	0	Turca
+1 Códons 8/9 (+G)	0	Leste da Índia
−1 Códon 11 (−T)	0	Mexicana
+1 Códons 14/15 (+G)	0	Chinesa
−1 Códon 16 (−C)	0	Leste da Índia
+1 Códons 27-28 (+C)	0	Chinesa
−1 Códon 35 (−C)	0	Indonésia
−1 Códons 36-37 (−T)	0	Chinesa
−1 Códon 37 (−G)	0	Curda
−7 Códons 37-39	0	Turca
−4 Códons 41/42 (−CTTT)	0	Leste da Índia, Chinesa
−1 Códon 44 (−C)	0	Curda
−1 Códon 47 (+A)	0	Negros surinameses
−1 Códon 64 (−G)	0	Suíça
+1 Códon 71 (+T)	0	Chinesa
+1 Códons 71/72 (+A)	0	Chinesa
−1 Códon 76 (−C)	0	Italiana
−1 Códons 82/83 (−G)	0	Azerbaijana
+2 Códon 94 (+TG)	0	Italiana
+1 Códons 106/107 (+G)	0	Afro-americana
−1 Códon 109 (−G)	+	Lituana
−2, +1 Códon 114 (−CT, +G)	+	Francesa
−1 Códon 126 (−T)	+	Italiana
−4 Códons 128-129	0	
−11 Códons 132-135	0	Irlandesa
+5 Códon 129	0	
Mutantes de códon iniciador		
ATG → AGG	0	Chinesa
ATG → ACG	0	Iugoslavos
2. Mutantes de processamento do RNA		
Mudanças de junção de cortes		
IVS-1 posição 1 (G → A)	0	Mediterrânea
IVS-1 posição 1 (G → T)	0	Leste da Índia, Chinesa
IVS-2 posição 1 (G → A)	0	Mediterrânea, Tunisiana, Afro-americana
IVS-1 posição 2 (T → G)	0	Tunisiana
IVS-1 posição 1 (T → C)	0	Africana
IVA-1 ponta 3′ — 17 pb	0	Kuwaitiana
IVS-1 ponta 3′ — 25 pb	0	Leste da Índia
IVS-1 ponta 3′ (G → C)	0	Italiana
IVS-2 ponta 3′ (A → G)	0	Afro-americana
IVS-2 ponta 3′ (A → C)	0	Afro-americana
IVS-1 ponta 5′ — 44 pb	0	Mediterrânea
IVS-1 ponta 3′ (G → A)	0	Egípcia
Mudanças em seqüências de consenso		
IVS-1 posição 5 (G → C)	+	Leste da Índia, Chinesa, Melanésia
IVS-1 posição 5 (G → T)	+	Mediterrânea, Africana
IVS-1 posição 5 (G → A)	+	Argelina
IVS-1 posição 6 (T → C)	+	Mediterrânea
IVS-1 posição −1 (G → C) (códon 30)	?	Tunisiana, Africana

Quadro 7.13 Patologia molecular das talassemias β (de Wheatherall 1994 [253]) (cont.)

Mutação	Talassemia β^0 ou β^1	População
IVS-1 posição −1 (G → A) (códon 30)	?	Búlgara
IVS-1 posição −3 (C → T) (códon 29)	?	Libanesa
IVS-2 ponta 3′ CAG-AAG	+	Iraniana, Egípcia, Africana
IVS-1 ponta 3′ TAG-GAG	+	Saudita
IVS-1 ponta 3′ −8 (T → G)	+	Argelina
Mudanças internas em IVS		
IVS-2 posição 110 (G → A)	+	Mediterrânea
IVS-1 posição 116 (T → G)	0	Mediterrânea
IVS-1 posição 705 (T → G)	+	Mediterrânea
IVS-2 posição 745 (C → G)	+	Mediterrânea
IVS-2 posição 654 (C → T)	0	Chinesa
Substituições em regiões codificantes afetando o processamento		
Códon 26 (G → A)	E	Sudeste da Ásia, Européia
Códon 24 (T → A)	+	Afro-americana
Códon 27 (G → T)	Knossos	Mediterrânea
Códon 19 (A → G)	Malásia	Malásia
3. Mutantes transcricionais		
−101 C → T	+	Turca
−92 C → T	+	Mediterrânea
−88 C → T	+	Afro-americana, Leste da Índia
−88 C → A	+	Curda
−87 C → G	+	Mediterrânea
−86 C → G	+	Libanesa
−31 A → G	+	Japonesa
−30 T → A	+	Turca
−30 T → C	+	Chinesa
−29 A → G	+	Afro-americana, Chinesa
−28 A → C	+	Curda
−28 A → G	+	Chinesa
4. Clivagem de RNA + mutantes de poliadenilação		
AATAAA-rAACAAA	+	Afro-americana
AATAAA-AATAAG	+	Curda
AATAA-A)-AATAA)	+	Árabe
AATAAA-AATGAA	+	Mediterrânea
AATAAA-AATAGA	+	Malásia
5. Mutações no sítio CAP		
+1 A-C	+	Leste da Índia

sada por deleção gênica. Entretanto, uma deleção de 619 pb que vai desde o interior do íntron 2 até além do final do gene de Hb β é a causa de mais de um terço das talassemias β entre os indianos do leste (Fig. 7.47). Várias deleções raras de Hb β já foram descritas em afro-americanos e em um holandês. Já foram detectadas grandes deleções no locus γ-δ-β. Sua localização e tamanho são mostradas na Fig. 7.47. Nenhuma destas deleções pode ser reconhecida citogeneticamente, pois são muito pequenas para detecção microscópica. Várias deleções levaram a uma remoção completa de todo, ou quase todo, o grupamento gênico sem a síntese das cadeias γ, δ e β. Deleções anteriores aos loci δ e β que abolem totalmente a síntese de cadeias ε, γ, δ, e β e produzem talassemia $\varepsilon\gamma\delta\beta$ são de particular interesse. Elas supostamente removem as regiões de controle de locus (LCR) de $\varepsilon\gamma\delta\beta$, que é necessário para o funcionamento normal destes genes ligados. Os homozigotos para tais deleções nunca foram relatados, pois supostamente elas seriam letais. Convencionalmente é feita uma distinção entre as deleções que causam fenótipos talassêmicos (anêmicos) (ex., talassemia δ-β) e deleções nas quais a síntese de hemoglobina fetal compensa a ausência de loci δ e β (persistência hereditária de hemoglobina fetal, HPFH). Esta distinção não é absoluta, pois a compensação total pela produção de cadeias γ não é atingida na HPFH. Ainda não sabemos o motivo pelo qual algumas deleções ativam o gene de hemoglobina fetal, e isto ainda está sendo pesquisado.

A HPFH também pode ser causada por mutações que não a deleção. Pelo menos 15 mutações de ponto diferentes na região promotora antecedente tanto do locus $^{A}\gamma$ ou $^{G}\gamma$ já foram detectadas [231]. O mecanismo pelo qual tais mutações aumentam a produção de HbF ainda não é conhecido. Os códons afetados por estas mutações de ponto são supostamente parte de regiões reguladoras importantes que estão normalmente envolvidas no controle transcricional da síntese de cadeias γ. Os estudos direcionados para a compreensão da regulação da mudança de HbF têm implicações amplas para o tratamento da talassemia e da anemia falciforme, pois o aumento de produção da HbF nestes distúrbios seria de grande benefício terapêutico.

Implicações Clínicas. As β talassemias estão dispersas pelas áreas tropicais e subtropicais do mundo, e devem sua freqüência

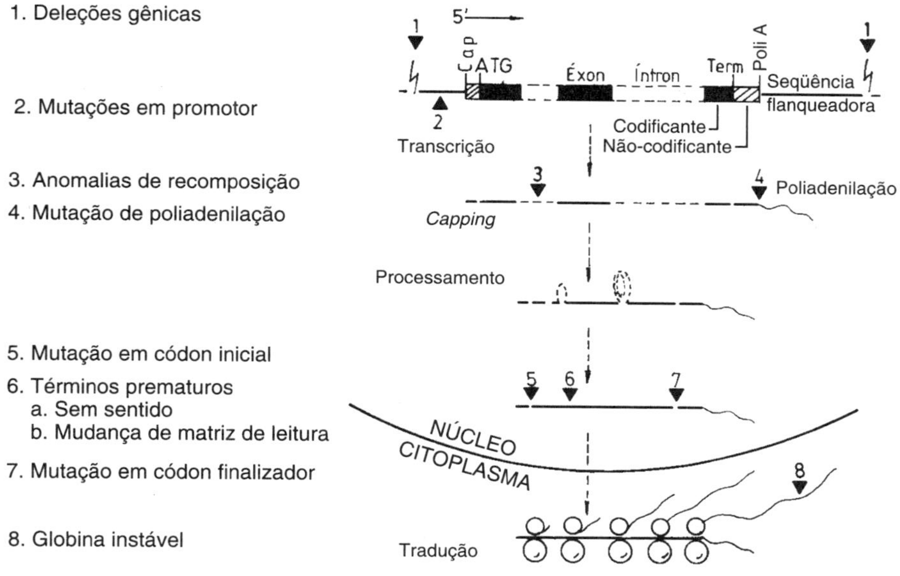

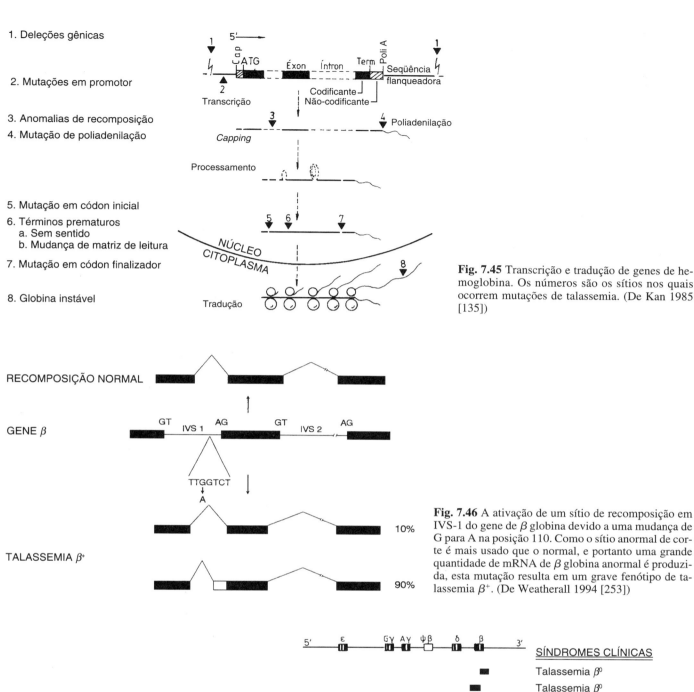

Fig. 7.45 Transcrição e tradução de genes de hemoglobina. Os números são os sítios nos quais ocorrem mutações de talassemia. (De Kan 1985 [135])

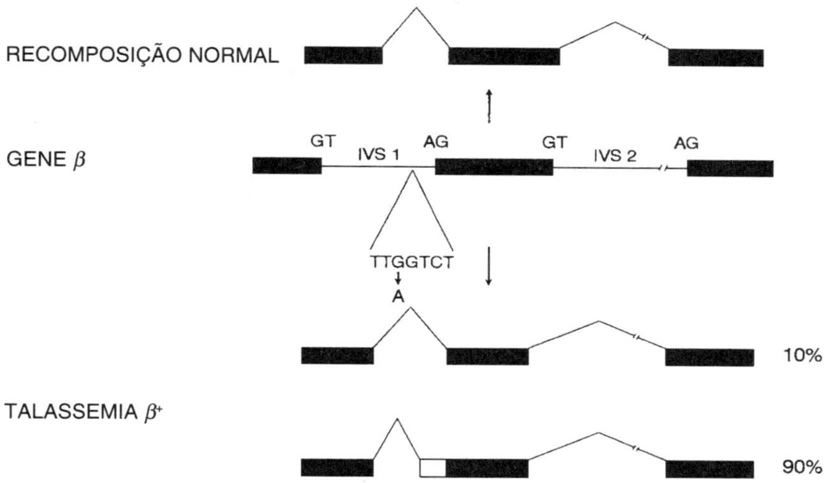

Fig. 7.46 A ativação de um sítio de recomposição em IVS-1 do gene de β globina devido a uma mudança de G para A na posição 110. Como o sítio anormal de corte é mais usado que o normal, e portanto uma grande quantidade de mRNA de β globina anormal é produzida, esta mutação resulta em um grave fenótipo de talassemia β^{+}. (De Weatherall 1994 [253])

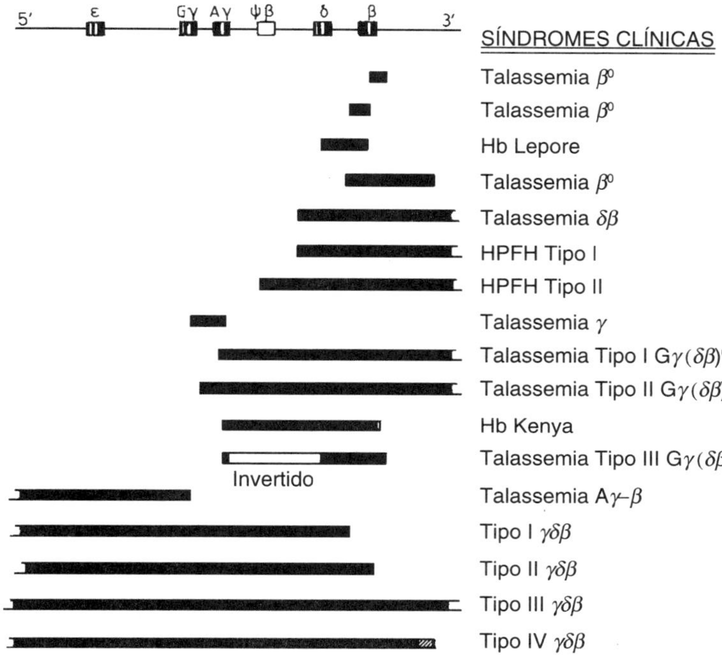

Fig. 7.47 Deleções no grupamento gênico $\gamma\delta\beta$. A maioria destas deleções é de raras HPFH (persistência hereditária de hemoglobina fetal).

Quadro 7.14 β Talassemias freqüentes em diferentes grupos étnicos (de Antonarakis e cols. 1985 [12])

Grupo étnico	Mutações β-tal	Tipo	Freqüência
Afro-americanos	TATA boxe (−29)	β^+	39%
	Sítio poli A	β^+	26%
Mediterrâneos	Íntron 1 (pos 110)	β^+	35%
	Terminalizador β^{39}	β^+	27%
Leste da Índia	Íntron 1 (pos 5)	β^+	36%
	Deleção (619 pb)	β^0	36%
Chineses	Mudança de matriz (pos 71/72)	β^0	49%
	Íntron 2 (pos 654)	β^0	38%

a uma vantagem seletiva em relação à malária falcípara [173]. Os heterozigotos para β talassemia têm uma anemia branda (Quadro 7.15). A Hb A_2 ($\alpha_2\delta_2$) está levemente aumentada. As hemácias são menores e menos bem preenchidas de hemoglobina (diminuição de MCH e MCV [42, 254]). Os heterozigotos geralmente não necessitam de atenção médica ou tratamento. O aspecto das hemácias é mostrado na Fig. 7.48.

Os homozigotos gravemente afetados pela β talassemia têm uma acentuada anemia que requer transfusão de sangue. A Hb A está totalmente ausente nos homozigotos para talassemia β^0 e muito diminuída nos homozigotos para talassemia β^+. A maioria da hemoglobina é do tipo fetal (Hb F). A doença está associada à falta de crescimento e geralmente leva à morte na adolescência ou antes. A homozigose para a talassemia β^0 e a heterozigose composta para a talassemia β^+/β^0 são graves hemoglobinopatias e um sério problema de saúde pública nos países onde estes genes são comuns. A presença simultânea de α talassemia (veja abaixo) melhora a gravidade clínica dos homozigotos para β talassemia.

A talassemia Hb S/β^+ é comum nas populações negras. A talassemia Hb E/β é comum no sudeste da Ásia e produz uma anemia grave semelhante à talassemia β^0 dos homozigotos. Esta gravidade é pelo menos parcialmente explicada pelo fato de que a mutação de Hb E em si também causa uma talassemia branda (veja acima).

Já foram identificadas quase 90 mutações de pontos diferentes causando β talassemia (Quadro 7.13). A marcante heterogeneidade das mutações do locus de globina β explica o freqüente achado de heterozigotos compostos para a β talassemia, ou seja, os pacientes afetados não são homozigotos, mas herdaram uma talassemia diferente de cada genitor. A freqüência de tais heterozigotos compostos é um pouco menor em isolados populacionais, onde um único mutante para talassemia pode responder pela

Quadro 7.15 Hemoglobinopatias clinicamente importantes

	Doença	Genética	Gravidade clínica
Síndromes falcêmicas	Anemia falciforme	Homozigoto para Hb S	+++
	Doença falcêmica β-tal	Heterozigoto composto para Hb S e β-tal	++ a +++
	Doença falcêmica de Hb C	Heterozigoto composto para Hb S e Hb C	+ a ++
	Traço falcêmico	Heterozigoto para Hb S	0
α Talassemias	Hidropisia fetal	4 deleções de Hb α	Letal
	Doença da Hb H	3 deleções de Hb α (ou 2 deleções de Hb α e homozigose para Hb CoSp) ou mutação de ponto	++
	Heterozigoto α-tal-1	2 deleções de Hb α ou mutação de ponto	+
	Heterozigoto α-tal-2	1 deleção de Hb α ou mutação de ponto	0
	Heterozigoto para Hb Constant Spring (CoSp)	Mutante de término de cadeia α	+
β Talassemia	β^0 (talassemia major ou anemia de Cooley)	Homozigoto	++++
	β^+-tal major (anemia de Cooley)	Homozigoto	+++ a ++++[a]
	Talassemia β^0/β^+	Heterozigoto composto	++ a +++
	Heterozigoto para Hb Lepore	Fusão δ-β	+(++++ para homozigotos)
	β^0, β^+, e traço $\delta\beta^0$-tal	Heterozigoto	+
	Hb E-β-tal	Heterozigotos compostos	++++
Doenças de hemoglobinas instáveis	Anemia hemolítica não esferocítica congênita do tipo corpo de Heinz	Heterozigotos — dominante (muitas variedades diferentes)	++
Hemoglobinas com oxigênio anormal	Eritrocitose familiar (alta afinidade)	Heterozigoto — dominante (muitas variedades)	++
Hemoglobina M	Cianose familiar (metemoglobinemia)	Heterozigoto — dominante (5 variedades)	++

[a] Doenças brandas em homozigotos β-tal$^+$ de origem africana.

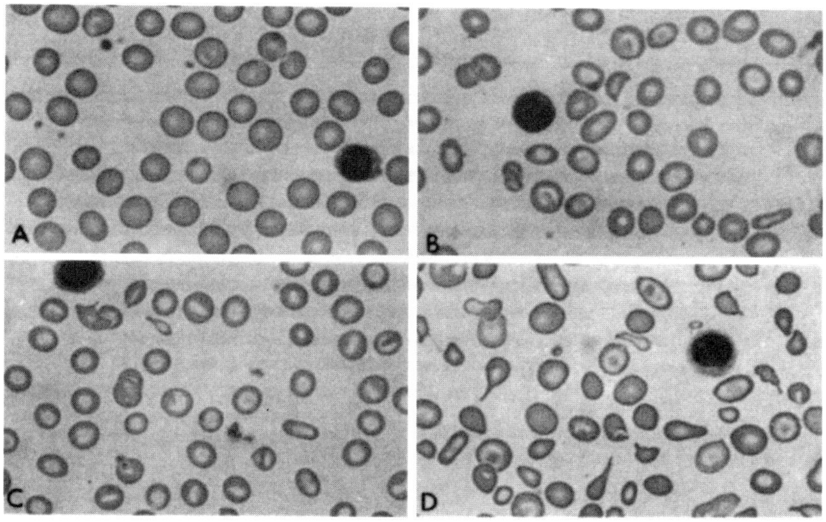

Fig. 7.48 Esfregaço de sangue periférico de um indivíduo normal **(A)**, de pacientes com talassemia β heterozigota **(B)**, de heterozigotos α tal 1 **(C)**, e de β talassemia major **(D)**. (De Bunn e col. 1977 [42])

maioria das talassemias. Por exemplo, enquanto o mutante sem sentido β^{39} compreende cerca de 27% dos mutantes de β talassemia nas populações mediterrâneas em geral (Quadros 7.13 e 7.14), ele contribui para a maioria das mutações de β talassemia na Sardenha. Como a homozigose para um determinado mutante de talassemia pode variar desde uma pequena interferência até a ausência completa de síntese de globina, e como a heterozigose composta é freqüente, será encontrado um amplo espectro de talassemias com severidades clínicas diferentes. O Quadro 7.15 resume as hemoglobinopatias clinicamente importantes.

α Talassemia: α Talassemia por Deleção [115, 135]. A maioria das talassemias α é causada por deleções gênicas. As conversões gênicas (veja a Seção 3.2) e vários eventos de crossing ocorreram durante a evolução ("*concerted evolution*") e mantiveram um alto grau de homologia nas áreas estruturais e flanqueadoras que circundam os dois genes normais de Hb α. Assim, a similaridade de seqüência nesta área permite um alinhamento incorreto de cromossomos, seguido de recombinação com subseqüentes deleções e duplicações (Fig. 7.49). Os cromossomos com crossing portando ou um só locus de Hb α ou três já foram observados. A seleção pela malária amplificou a freqüência do único gene para Hb α (-α) nas populações tropicais e subtropicais, e esta variante é, portanto, uma das talassemias mais freqüentes. O triplo cromossomo α parece não conferir nem vantagem nem efeitos deletérios em seus portadores e é muito mais raro.

Dois tipos principais de evento de deleção causam uma talassemia α branda (α-tal 2 ou -$\alpha/\alpha\alpha$). A Fig. 7.49 mostra os mecanismos das deleções. O chamado crossing da esquerda cria um único gene de Hb α_2 por malpareamento de uma seqüência flanqueadora seguinte ao gene de pseudo α, e seu homólogo no locus de Hb α_2. A recombinação deleta 4,2 kb. Como a área de recombinação está mais antecedente que a observada na deleção da direita (veja abaixo), é usado o termo "esquerda". O chamado crossing "da direita" é derivado do mau alinhamento dos genes de Hb α_2 e Hb α_1, com o crossing dentro destes genes produzindo um gene de fusão Hb α_2-α_1 e uma deleção de 3,7 kb. O único gene α da direita é o tipo mais comum de talassemia α na África e na área do Mediterrâneo, enquanto na Ásia foram encontrados os crossings da esquerda e da direita. A ausência de um gene α em qualquer um dos tipos de mutação não causa alterações hematológicas nas hemácias e é muito comum em todo o mundo, atingindo uma freqüência de heterozigotos de até 33% em partes da África e no Mediterrâneo. Várias deleções que removem o LCR dos genes de Hb α foram vistas silenciando a expressão do gene de Hb α. Estas deleções ilustram a importância desta região reguladora a 60-100 kb antecedentes dos loci de Hb α, que é análoga da região controladora de locus de Hb β.

As deleções que causam a eliminação do locus Hb α são mostradas na Fig. 7.50. As talassemias resultantes em geral são designadas de α-tal 1. Uma destas mutações é freqüente no sudeste da Ásia.

Todas as deleções são detectáveis antes e após o nascimento e com as técnicas de DNA. Vários fenótipos causados pela deleção de um, dois, três, ou todos os quatro genes de Hb α já foram documentados (Quadro 7.16; Fig. 7.51). A ausência de um úni-

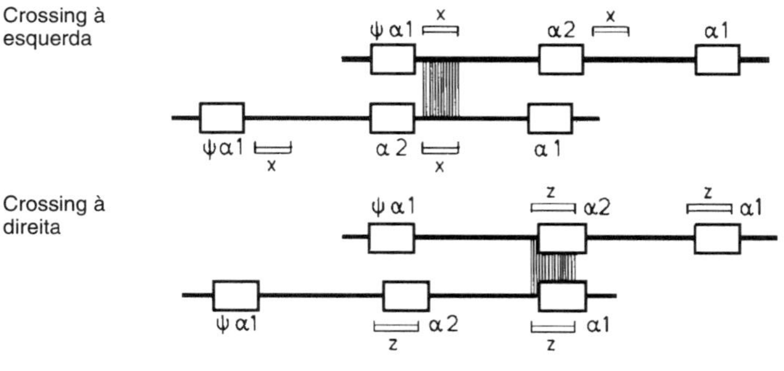

Fig. 7.49 Crossing único nos boxes de homologia X e Z na região do gene de Hb α. No crossing da *esquerda* há um mau alinhamento entre os boxes X com a criação de um único gene de Hb α (deleção de 4,2 kb). No crossing da *direita* há um mau alinhamento entre os boxes Z. O crossing dentro de um gene α causa um gene de fusão α_2-α_1 com uma deleção de 3,7 kb. Note a formação de um triplo gene α com estes mecanismos no cromossomo não-deletado. (De Kan 1985 [135])

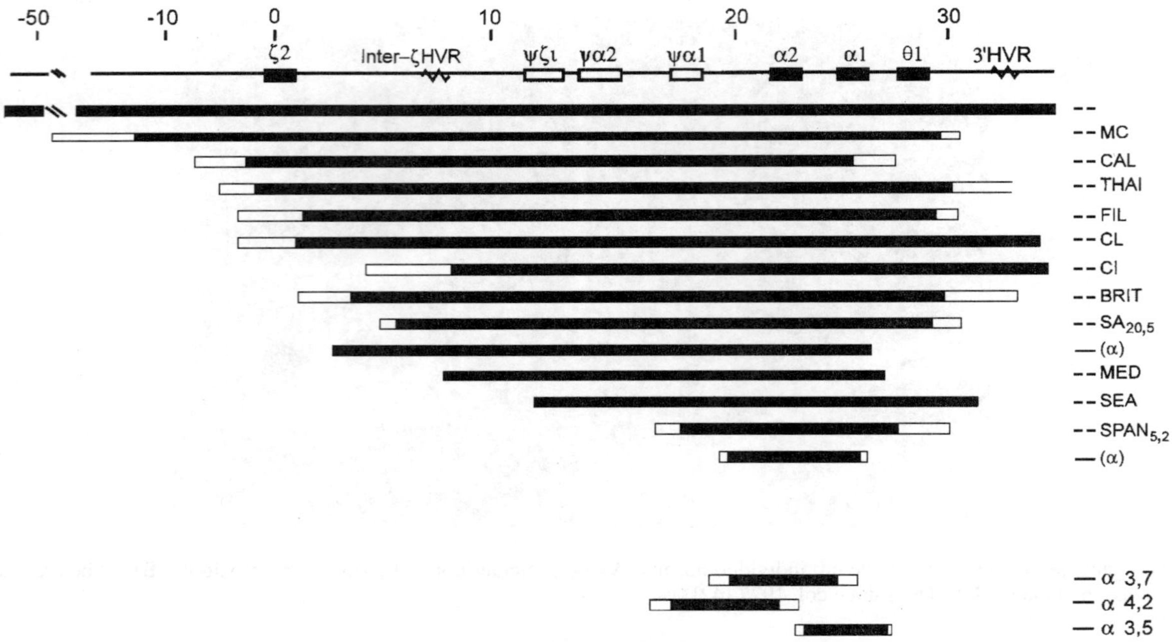

Fig. 7.50 Deleções que incluem o gene de Hb α. A maioria das deleções é comum (veja o texto). *SEA*, sudeste da Ásia; *Med*, Mediterrâneo, ■; □, tamanho da deleção desconhecido. (Weatherall 1994 [253])

Quadro 7.16 α talassemias causadas por deleção

Condição	Símbolo da Hb
Normal	$\alpha\alpha/\alpha\alpha$
Talassemia α branda (α tal 2)	$-\alpha/\alpha\alpha^{a}$
Talassemia α grave (α tal 1)	$-/\alpha\alpha^{a}$ ou $-\alpha/-\alpha^{b}$
Doença da Hb H (Hb H = b^4)	$-\alpha/-^{b}$
Hidropisia fetal com Hb γ^4	$-/-^{b}$

[a] Transmissão por um genitor.
[b] Transmissão por ambos genitores.

co gene de Hb α ($-\alpha/\alpha\alpha$) produz pouco ou nenhum prejuízo hematológico, pois três genes permanecem ativos. A análise de DNA é necessária para a detecção de talassemia α branda devida a deleção de um único gene de Hb α. A deleção de todos os quatro genes de Hb α ($--/--$) é fatal perinatalmente e é conhecida como hidropisia fetal, por causa do grande edema do natimorto. A maioria das moléculas de hemoglobina de tais crianças consiste em quatro cadeias γ (Hb γ^4 ou Hb Bart). Supõe-se que a sobrevida do feto na gestação avançada é causada pela presença da Hb Portland funcional ($\xi^2\ \gamma^2$). A ausência virtual de hidropisia fetal das crianças africanas está relacionada à inexistência de deleções do cromossomo portador de dois genes α ($--$) nesta população.

A deleção de dois genes de Hb α ($-\alpha/-\alpha$ ou $--/\alpha\alpha$) produz uma anemia branda, enquanto a deleção de três genes de Hb α ($-\alpha/--$) causa uma anemia mais grave, caracterizada pela produção de Hb H, um tetrâmero de Hb β^4 (Quadro 7.16). A Hb H é formada devido à deficiência de cadeias de Hb α. A coexistência de talassemia α em pacientes com anemia falciforme está associada a menos anemia e melhor sobrevida.

Hb α Talassemia Sem Deleção [12, 134, 135]. As mutações sem deleção semelhantes às detectadas na talassemia β seriam esperadas. Uma variedade de tais mutações de fato foi encontrada, e são citadas no Quadro 7.17. A maioria delas envolve o gene α_2, onde a produção normalmente é o triplo da do gene α_1. Elas são de origem análoga às mutações de β talassemia, mas foram detectados muito menos exemplos. Não foram detectadas mutações reguladoras na região antecedente aos loci de Hb α além de uma deleção de LCR (veja antes). Apenas uma mutação de recomposição, consistindo em uma pequena deleção de 5 pb que abole um sítio receptor em IVS-1, foi detectada até agora. Quatro mutações de ponto diferentes alteraram o códon finalizador UAA do gene α para um que especifica aminoácido. Como resultado, a seqüência seguinte geralmente não traduzida que especifica outros 31 aminoácidos vai sendo lida até que se atinja um sinal de término. Estes mRNAs anormais de hemoglobina são instáveis, e apenas pequenas quantidades (5%) destas variantes podem ser detectadas no sangue. A Hb Constant Spring é o mais comum destes mutantes (veja a Fig. 7.41).

Em várias mutações, a alteração causa uma grande instabilidade. Já foi descrito um sítio posterior mutante de poliadenilação de Hb α_2 que reduz a síntese do gene α_2.

Não existem dados diretos disponíveis quanto à freqüência de não-deleções de talassemia α. Entretanto, estudou-se a natureza dos genes alelos de talassemia α em pacientes com Hb H (β^4) que portam pelo menos uma deleção dupla de Hb α ($--/\alpha\alpha$) em um de seus cromossomos. Na Arábia Saudita e na China, até 50% de tais genes alelos de talassemia α na doença de Hb H eram não-deleções, e não mutantes delecionais.

α Talassemia e Retardo Mental. A α talassemia ocasionalmente foi encontrada em pacientes com retardo mental [98, 262, 263]. Em uma variedade vista entre brancos, um retardo mental brando e várias anomalias faciais e esqueléticas estão associadas a grandes deleções de mais de 1 milhão de bases na região de Hb α [262, 263]. Estes casos supostamente representam heterozigotos para uma síndrome de genes contínuos com deleção do loci

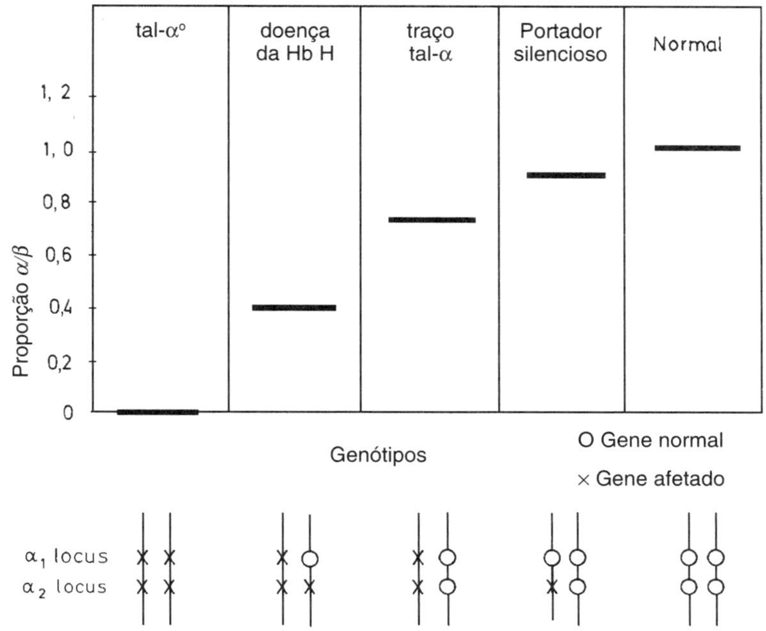

Fig. 7.51 Síntese de cadeias de globina nas talassemias α. A síntese de cadeias de globina é expressa como a proporção α/β, que é próxima de 1 nos normais, ou seja, são produzidas quantidades iguais de α e β. Os portadores "silenciosos" são heterozigotos para α-tal$_{-2}$ (talassemia α branda) ou para -α-$\alpha\alpha$. (Kazazian e cols. 1977)

Quadro 7.17 Mutações que causam formas não delecionais de talassemia α (de Weatherall 1994 [253])

Mutação	População
mRNA não-funcional	
Mutações sem sentido	
Códon 116 (G → T)	Africana
Mudanças de matriz de leitura	
Códon 30/31 (−4 nt)	Africana
Mutações de códon iniciador	
ATG → ACG	Mediterrânea
CCCACCATG → CCCCATG	Mediterrânea
ATG → GTG	Mediterrânea, Africana
Mutações de códon finalizador	
α^{CS} Hb Constant Spring (TAA → CAA)	Sudeste da Ásia, Mediterrânea
α^{KD} Koya Dora (TAA → TCA)	Indiana
α^{IC} Hb Icaria (TAA → AAA)	Mediterrânea
α^{SR} Hb Seal Rock (TAA → GAA)	Africana
Mutantes de processamento de RNA	
Mudanças de junção de corte	
Sítio doador de IVS-1 (GGTGAGGCT → GGCT)	Mediterrânea
Clivagem de RNA; sítio de poliadenilação	
AATAAA-AATAAG	Árabe Mediterrânea
Globinas instáveis	
$\alpha^{\text{Quong Sze}}$ (códon 125, Leu → Pro)	Sudeste da Ásia
$\alpha^{\text{Suan Dok}}$ (códon 109, Leu → Arg)	Sudeste da Ásia
$\alpha^{\text{Petah Tikwah}}$ (códon 110, Ala → Asp)	Oriente Médio
α^{Evanston} (códon 14, Trp → Arg)	Africana

α de hemoglobina e de outros genes de desenvolvimento no cromossomo 16.

Em outra variedade, um grave retardo mental e um aspecto facial característico, bem como anomalias genitais, estão associados a anomalias hematológicas na doença da Hb H, geralmente causada por deleções do gene Hb α (− −/α−). Entretanto, não foram encontradas deleções ou anomalias estruturais do locus α de hemoglobina nestes pacientes. A condição afeta apenas homens e foi mapeada no braço curto do cromossomo X. A existência desta condição implica um locus no cromossomo X que influencia a expressão do gene Hb α. A síndrome é mais provavelmente uma síndrome de genes contíguos, com deleção de um fator transcricional do cromossomo X que afeta o locus de Hb α, bem como uma deleção de segmentos gênicos vizinhos ainda indefinidos, essenciais ao desenvolvimento normal. Estes experimentos da natureza são de grande interesse para ajudar a compreender tanto a expressão do gene de Hb quanto o mecanismo envolvido na biologia do desenvolvimento da estrutura corpórea dismórfica e do retardo mental.

7.3.5 Genética de Populações de Genes de Hemoglobina (veja [85]; Seção 12.2.1.6)

A presença de um número relativamente grande de polimorfismos de DNA no locus de Hb β tornou possível o estudo da origem mutacional e dispersão das diferentes hemoglobinopatias (Quadros 7.18, 7.19). Tomados como valor, os resultados parecem sugerir que a mutação de HbS ocorreu pelo menos quatro vezes [85, 179] em áreas geográficas diferentes (Senegal, Benin, República da África Central, e Arábia/Índia), e depois se espalhou pela seleção contra malária (veja Cap. 12). A HbS nos mediterrâneos parece ser de origem africana, e tanto os haplótipos de DNA de Benin como os do Senegal foram encontrados na área

Quadro 7.18 Mutações de talassemia β que afetam sítios de endonucleases de restrição (de Old [190])

Mutação	Grupo étnico	Sítio
Códon 39 sem sentido	Mediterrâneo	*Mae*I (+)
IVS I-nt6	Mediterrâneo	*Sfa*NI (+)
IVS I-nt1 (G → A)	Mediterrâneo	*Bsp*MI (−)
IVS II-nt1	Mediterrâneo	*Hph*I (−)
IVS II-nt745	Mediterrâneo	*Rsa*I (+)
Mudança de matriz códon 6	Mediterrâneo	*Dde*I (−)
−87	Mediterrâneo	*Avr*II (−)
IVSI-nt5 (G → A)	Mediterrâneo	*Eco*RV (+)
IVSI-nt1 (G → T)	Índia asiática	*Bsp*MI (−)
Códon 17 sem sentido	Chinesa	*Mae*I (+)
Códon 43 sem sentido (G → T)	Chinesa	*Hinf*I (−)
−88	África	*Fok*I (+)
−29	África	*Nla*III (+)

(+) e (−) referem-se a ganho ou perda, respectivamente, de sítio de restrição.

Quadro 7.19 As mutações comuns de β-talassemia e haplótipos associados (de Old [190])

Grupo étnico/mutações	RFLPs						
	1	2	3	4	5	6	7
Mediterrâneos							
IVS I-110 (G → A)	+	−	−	−	−	+	+
Códon 39 sem sentido	−	+	+	−	+	+	+
(C → A)	+	−	−	−	−	+	+
IVS I-6 (T → C)	−	+	+	−	−	−	+
IVS I-1 (G → A)	+	−	−	−	−	+	−
IVS II-1 (G → A)	−	+	−	+	+	+	−
	−	+	−	+	+	+	−
IVS II-745 (C → G)	+	−	−	−	−	−	+
Mudança de matriz de códon 6 (−A)	+	−	−	−	−	+	−
Mudança de matriz de códon 8 (−AA)	−	+	−	+	+	−	+
287 (C → G)	−	+	−	+	−	+	−
Leste da Ásia							
Deleção de 619 pb	+	−	−	−	−	−	+
IVS I-5 (G → C)	+	−	−	−	−	−	+
	−	+	+	−	+	−	+
IVS I-1 (G → T)	−	+	−	+	+	+	+
Mudança de matriz códon 41-42 (−TTCT)	−	+	−	+	+	+	−
	+	−	−	−	−	+	−
Mudança de matriz códon 8-9 (+G)	+	−	−	−	−	+	+
Códon sem sentido 15 (G → A)	−	+	+	−	+	+	+
Mudança de matriz códon 16 (−C)	+	−	−	−	−	+	−
Chineses							
Mudança de matriz códon 41-42 (−TTCT)	+	−	−	−	−	+	+
	+	−	−	−	−	−	+
Códon sem sentido 17 (A → T)	+	−	−	−	−	−	+
Mudança de matriz códon 71-72 (+A)	+	−	−	−	−	−	+
IVS II-654 (C → T)	+	−	−	−	−	+	+
−28 (A → G)	−	+	+	−	+	−	+
−29 (A → G)	+	−	−	−	−	+	−
Africanos							
−29 (A → G)	−	−	−	+	+	+	+
	−	+	−	+	+	+	+
−88 (C → T)	−	−	−	−	+	+	+
códon 24 (T → A)	−	+	−	−	+	+	+

RFLPs usados para haplótipos; 1, gene *Hind*II/ε; 2, gene *Hind*III/Gγ; 3, gene *Hind*III/Aγ; 4, gene *Hind*II/3′ de $\psi\beta$; 5, gene *Hind*II/5′ de $\psi\beta$; 6, gene *Ava*II/β ; 7, gene *Bam*HI/5′ de β.

do Mediterrâneo. Três *backgrounds* cromossômicos foram observados entre os cromossomos de HbE no sudeste da Ásia. Um deles é derivado de crossing na área de "*hot spot*" (veja antes). A HbC foi amplamente observada em um haplótipo. Embora os dados de haplótipo sugiram que vários eventos mutacionais foram a origem de HbS e HbE, é mais provável que os eventos de conversão gênica (juntamente com recombinação) ocorreram em seguida a uma única mutação ancestral e espalharam os genes de HbS e HbE em haplótipos diferentes (veja Seção 12.2.16). Para citar um outro exemplo de conversão gênica, a mesma mutação de talassemia Hb β^{39} na Sardenha está associada a vários haplótipos que não podem ser explicados por simples recombinação. A transferência unidirecional da seqüência de informação (conversão) é portanto provável. Como há uma forte evidência de conversão gênica na evolução do gene de globina, este mecanismo parece ser a melhor explicação.

As várias mutações comuns de β talassemia geralmente ocorreram em um haplótipo único com a subseqüente expansão de tais cromossomos devido à seleção da malária. A associação de uma determinada mutação com um haplótipo característico para variantes de DNA ajudou muito a definir as várias mutações de β talassemia. Como diferentes haplótipos de DNA foram selecionados para pesquisa, havia uma chance de que a mutação de β talassemia em estudo fosse diferente da antes investigada, e muitos tipos diferentes de talassemia foram descobertos [193].

Os vários dados sugerem que praticamente todas as talassemias e hemoglobinopatias ocorreram primeiro após a divergência racial humana.

7.3.6 Triagem e Diagnóstico Pré-natal das Hemoglobinopatias [4, 51, 123, 191]

Os distúrbios das hemoglobinas em geral estão associados a graves e incapacitantes doenças na infância, como a talassemia β homozigota e a anemia falciforme. Estas hemoglobinopatias são transmitidas por herança autossômica recessiva. Os estados heterozigotos para estas condições podem ser detectados por uma variedade de métodos hematológicos e bioquímicos que estão disponíveis nos laboratórios de hematologia, ou que podem ser feitos de modo relativamente fácil. Estes desenvolvimentos e a disponibilidade do término da gestação de fetos afetados após o diagnóstico pré-natal levaram ao estabelecimento de programas de triagem populacional para estas condições. Extensas campanhas educacionais dirigidas para adolescentes e adultos jovens foram feitas em algumas áreas de alta freqüência (veja Cap. 18). Em tais programas, a HbS é pesquisada por técnicas de eletroforese. Os portadores de β talassemia e de talassemia α são identificados por uma média reduzida de volume corpuscular das hemácias, de volume de hemoglobina, e por níveis aumentados de Hb A_2 na β talassemia. Se os testes forem inicialmente feitos durante a gestação, apenas a mulher é testada. Se seus resultados forem negativos, o parceiro não é testado. Se ambos os genitores forem heterozigotos, é oferecida a informação genética e o diagnóstico pré-natal.

O diagnóstico pré-natal para a detecção de anomalias de hemoglobina geralmente é feito em células obtidas por biópsia de vilosidades coriônicas entre as 9ª e 10ª semanas de gestação. A amniocentese só pode ser feita mais tarde (14ª a 16ª semanas de gestação) e cria os problemas emocionais do término de uma gestação relativamente tardia quando se encontra um feto afetado.

O diagnóstico pré-natal das hemoglobinopatias se baseia muito na tecnologia do DNA. Antes de fazer o diagnóstico fetal é essencial definir a natureza do defeito talassêmico molecular específico para o feto em risco. Felizmente, poucas mutações tendem a ser comuns em determinados grupos étnicos, como mostrado no Quadro 7.14. O diagnóstico de β talassemia geralmente é feito pela amplificação de PCR do DNA de Hb β, seguido da hibridização de oligonucleotídeos com a sonda relevante para a(s) mutação(ões) a ser(em) selecionada(s) (Fig. 7.52; Seção 3.1.3.5).

Várias talassemias β e a mutação HbS podem ser diagnosticadas diretamente usando uma ou outra enzima de restrição que corta o DNA em um ponto no qual a mutação de globina foi abolida, ou criado um sítio de restrição que produz um padrão de bandeamento característico nas transferências de Southern (Fig. 7.53). A visualização das várias deleções do locus de Hb β (genes de fusão $\delta\beta$, talassemia $\delta\beta$, HPFH) e das deleções de talassemia α^0 também usam a técnica de transferência de Southern com sondas radioativas de globina. Estão disponíveis, também, métodos rápidos, baratos, e não isotópicos baseados em PCR.

A coleta de sangue fetal (usando fetoscopia ou punção da placenta) historicamente foi o primeiro enfoque para o diagnóstico pré-natal de β talassemia. Este método permite a avaliação de cadeias de globina reduzidas ou ausentes, ou síntese de mRNA nos eritrócitos fetais, mas tem uma mortalidade fetal relativamente alta (5 a 7%), e hoje raramente é solicitado, pois os métodos de DNA estão se tornando cada vez mais disponíveis.

Ocasionalmente, um estudo de ligação familiar usando marcadores de RFLP informativos bem próximos ao gene de β talassemia pode ser solicitado para o diagnóstico fetal. Neste enfoque, a natureza do defeito de β talassemia *não* precisa ser conhecida, mas (além da amostra de células fetais obtidas por punção de vilosidade coriônica ou amniocentese) o sangue dos genitores heterozigotos e um ou mais membros da família definitivamente não afetados (idealmente os avós) deve estar disponível para permitir seguir o defeito por sua co-segregação com o RFLP marcador.

O uso da triagem, do diagnóstico pré-natal e do aborto seletivo (e, não tão bem-sucedidamente, evitar as reproduções portador × portador) tem apresentado muito sucesso na redução da freqüência de homozigotos para β talassemia em vários locais, como Sardenha, Itália continental, Chipre e Grécia. A Fig. 18.2 mostra o declínio acentuado no nascimento de crianças com β talassemia maior na Sardenha desde 1975, quando foi iniciada a triagem. Estes resultados vieram de um intensivo programa de triagem orientado para a saúde pública e forneceram exemplos excelentes da quase completa erradicação de uma doença genética devastadora por meios voluntários. Entretanto, a metodologia pré-natal não tem sido usada nas áreas onde o aborto seletivo não é aceito por motivos religiosos e sociais, como nas populações islâmicas. Embora a gravidade clínica da talassemia β, com seu grave impacto sobre a família e nos serviços de saúde em áreas de alta freqüência, tenha levado a uma grande aceitação do diagnóstico pré-natal (mesmo em alguns países católicos), os achados clínicos menos graves da anemia falciforme supostamente foram o principal motivo pelo qual os enfoques pré-natais nesta condição têm sido usados menos freqüentemente.

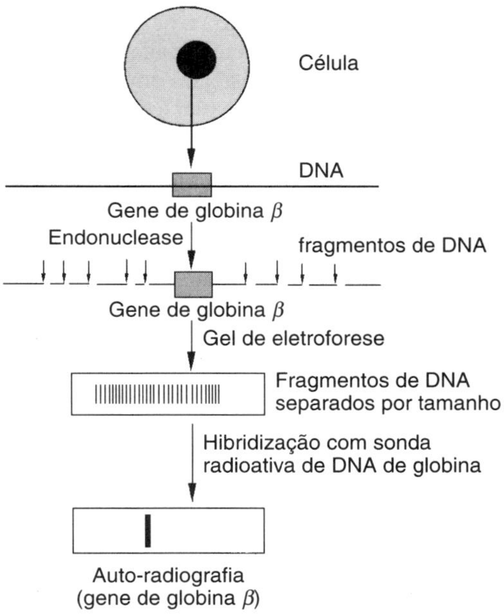

Fig. 7.53 Visualização dos genes de globina. Extrai-se o DNA de qualquer núcleo celular (geralmente leucócitos). Este DNA contém os genes de globina. Várias endonucleases de restrição reconhecem as seqüências diferentes de nucleotídeos e cortam o DNA em muitos fragmentos. Os fragmentos de DNA são separados em gel de eletroforese pelo tamanho. Uma sonda de DNA radioativa específica de globina é preparada e reage com os fragmentos de DNA. A hibridização da sonda radioativa de β globina ocorre com um gene de β globina e pode ser visualizada seguindo a auto-radiografia. As deleções também podem ser visualizadas por esta técnica. (Adaptada de Orkin e col. 1978 [194])

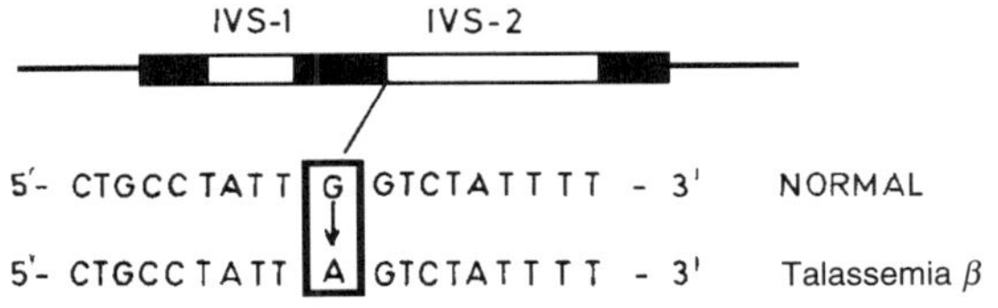

Fig. 7.52 Uma sonda oligonucleotídica (19 unidades) para o gene de β globina normal difere de uma sonda para um gene de β talassemia com uma mutação G → A em IVS-2 em uma posição. Nas condições apropriadas de hibridização, a sonda para esta mutação específica de talassemia só reconhece o gene talassêmico, e não o gene normal. Analogamente, a sonda "normal" não se hibridiza com o gene de talassemia.

Hemoglobina Como Um Sistema Modelo. A hemoglobina é provavelmente o melhor sistema genético estudado em humanos. Assim, os experimentos com conceitos desenvolvidos no curso de sua análise podem ajudar a compreender melhor os fenômenos em outros campos da genética humana. Por exemplo, quando doenças hereditárias com fenótipos diferentes são encontradas em famílias diferentes, geralmente conclui-se que elas são causadas por mutações em genes diferentes. O exemplo da hemoglobina mostra que isto não é necessariamente verdadeiro. A metemoglobinemia, por exemplo, é bem diferente fenotipicamente da eritrocitose devida a afinidade anormal por oxigênio, embora mutações alélicas estejam envolvidas. O fenótipo depende do tipo de anomalia molecular e dos modos pelos quais a função normal é alterada.

Outra lição útil é dada pelo modo pelo qual a estrutura tetramérica da molécula de Hb determina sua capacidade de ligação de oxigênio, e como as mutações podem influenciar esta capacidade pode depender da interação dos produtos de mais de um gene. Embora os efeitos da maioria das mutações de hemoglobina sejam inócuos, os efeitos fenotípicos de todas as variantes patológicas estruturais de Hb são dominantes, com exceção da anemia falciforme. Este achado indica um mecanismo de dominância mendeliana: a perturbação da interação de produtos de alelos (veja a Seção 7.6).

Finalmente, e mais importante, as hemoglobinas fornecem evidências da ação de muitos mecanismos possíveis de mutação. Tais mutações podem ocorrer no próprio gene estrutural ou em áreas adjacentes reguladoras. Na maioria dos casos envolvem mudança de uma única base, mas às vezes seqüências de bases maiores são duplicadas ou deletadas. Outros tipos de mutações, como de mudança de matriz de leitura do código genético, são freqüentemente encontradas. De grande interesse para as pesquisas são as várias mutações regulatórias nas áreas flanqueadoras dos genes de hemoglobina, que estão cada vez mais elucidando mecanismos tanto do controle gênico quanto do desenvolvimento. Como mostrado nos Caps. 12 e 14, as mutações de hemoglobina também contribuíram significativamente para nossa compreensão do papel das mutações na evolução.

7.4 O Sistema de Defesa

Nossos ancestrais, desde os organismos mais primitivos até os primatas, bem como os seres humanos das últimas gerações, foram constantemente expostos a uma grande variedade de agentes infecciosos. A existência humana foi e continua a ser desafiada pelas doenças infecciosas. O genoma reagiu desenvolvendo um complexo sistema de defesa (Fig. 7.54). Ele consiste em quatro grandes componentes: a defesa humoral por anticorpos; a defesa celular com linfócitos T e macrófagos; o sistema complemento; o sistema fagocítico dos granulócitos. A finalidade de todos estes sistemas é a defesa contra germes exógenos e parasitas, mas eles também protegem a integridade do corpo contra inimigos internos, como as células cancerosas. Sua estrutura pode ser comparada com um grande sistema de defesa do armamento moderno, que consiste em componentes tanto fixos quanto móveis, permite contra-atacar, e depende de uma sofisticada rede de comunicação. Não descreveremos todo o mecanismo de defesa em detalhes. Alguns aspectos são discutidos em outros capítulos deste volume: o complexo principal de histocompatibilidade (MHC) na Seção 5.2.5 e a seleção natural na Seção 12.2.1.8. Aqui, são descritos alguns aspectos da ação gênica, pois alguns destes mecanismos também podem ser aplicados a outros campos, como o desenvolvimento embrionário, especialmente do cérebro.

O sistema de defesa faz seu trabalho em várias etapas [10]:

1. O antígeno invasor é ligado aos macrófagos e apresentado aos linfócitos T.

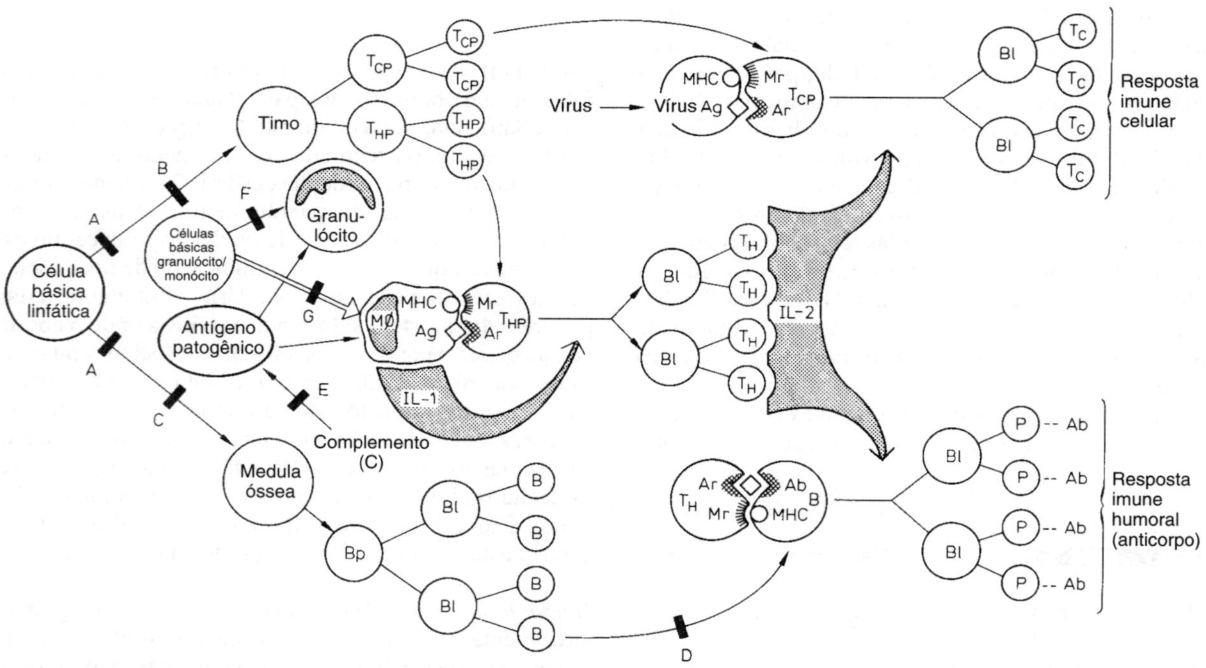

Fig. 7.54 Os componentes mais importantes e seqüências de eventos do sistema imune (simplificado). *Barras pretas*, deficiências genéticas podem prejudicar a defesa imune em vários níveis. *TCP*, precursor de célula T citotóxica; *Tc*, célula T citotóxica; *THP*, precursor de célula T helper; *TH*, célula T helper; *Me*, macrófago; *Bp*, precursor de célula B; *B*, célula B; *P*, plasmócito; *Bl*, blasto; *Ag*, antígeno; *Ar*, receptor de antígeno; *Ab*, anticorpo (receptor de antígeno nas células B); *MHC*, moléculas de histocompatibilidade principal; *Mr*, receptor de moléculas de histocompatibilidade principal; *IL-1*, interleucina 1; *IL-2*, interleucina 2; *A*, anomalias desenvolvimentais de linfócitos; *B*, deficiências imunes linfopênicas e hipoplasia do timo; *C*, vários tipos de defeitos de célula B; *D*, defeitos de imunoglobulinas específicas; *E*, defeitos de componentes do complemento; *F*, agranulocitose; *G*, granulomatose progressiva da infância.

2. As células T disparam uma cascata que leva à formação e ativação de outras células T especializadas.
3, 4. As linfocinas induzem a proliferação de células B.
5. As células B produzem imunoglobulinas que se fixam ao antígeno; as células T killer e o complemento são atraídos.
6, 7. O sistema complemento ativa os mastócitos.
8. Há uma complexa reação de inflamação.
9. As células cheias de complexos imunes são mortas pelos macrófagos.
10. (Paralelamente a 9) As células T estimulam as células killer e os macrófagos.
11. Ativação de granulócitos.
12. Os agentes infecciosos e as células infectadas são destruídas (células killer).
13. Os restos são removidos (macrófagos).

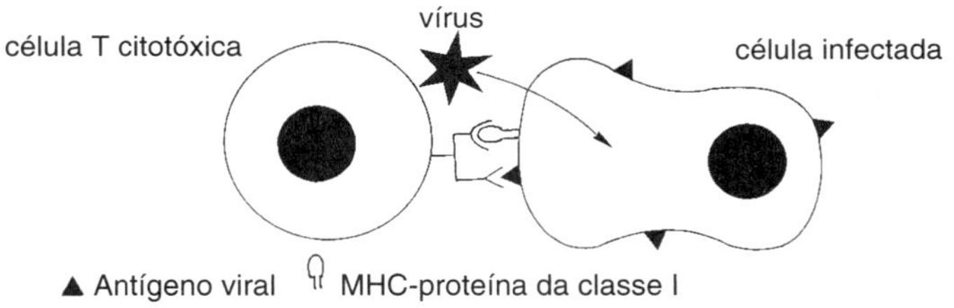

Fig. 7.56 Infecção viral: se um vírus penetra em uma célula, ele deixa as proteínas virais na membrana celular. As células T citotóxicas (células killer) reconhecem tais moléculas exógenas, que são apresentadas a elas juntamente com as proteínas classe 1 de MHC. A célula infectada é então destruída pelas células killer. (Modificada de Tonegawa 1986 [241])

Os mecanismos genéticos variam desde simples até muito complexos — em alguns aspectos tão complexos que se desenvolveu um ramo da ciência, a imunogenética, para lidar com os problemas científicos criados por esta complexidade. Os fatores do complemento podem ser mencionados como exemplos de mecanismos genéticos relativamente simples. Alguns deles mostram polimorfismos genéticos convencionais, que podem estar associados a algumas aberrações da defesa imune (Seção 6.2.4), como demonstrado por suas associações a doenças. As características do MHC, por outro lado, que são necessárias para a apresentação do antígeno às células T helper e T killer (veja Figs. 7.55, 7.56), dão um quadro mais complexo. Aqui o grande grau de variabilidade genética interindividual dos loci de HLA é marcante. Ao nível proteico, isto leva a diferenças interindividuais nas estruturas necessárias para o reconhecimento de antígenos. Aqui a estratégia genética "convencional" de defesa contra uma variedade de agentes portadores de antígenos mostra um alto grau de refinamento. O desequilíbrio de ligação é o único elemento levemente não-convencional. As diferenças funcionais entre proteínas alélicas levam a uma variedade de associações com doenças (Seção 6.2.4). Por outro lado, a base genética para as etapas seguintes, a apresentação do antígeno a células T helper e formação de imunoglobulinas, é muito não-convencional. Tanto para os receptores de células T quanto para as imunoglobulinas, genes mais geralmente disponíveis para moléculas celulares de reconhecimento celular são usados após uma adaptação a esta função especial [264]. A Fig. 7.57 mostra várias destas moléculas: a superfamília de imunoglobulinas. Os genes do sistema MHC pertencem ao mesmo grupo. Suas proteínas compartilham algumas propriedades com os genes de receptor de célula T e as imunoglobulinas. Estes genes foram adaptados para sua função especial: o reconhecimento de uma grande variedade de antígenos. Além dos segmentos constantes (veja abaixo), as respectivas moléculas também consistem em partes variáveis que são produtos de vários genes similares mas não idênticos, dos quais apenas alguns, e sempre em uma combinação diferente, são ativos em um determinado clone celular. Por este princípio é criada uma enorme diversidade adicional e flexibilidade das moléculas de defesa.

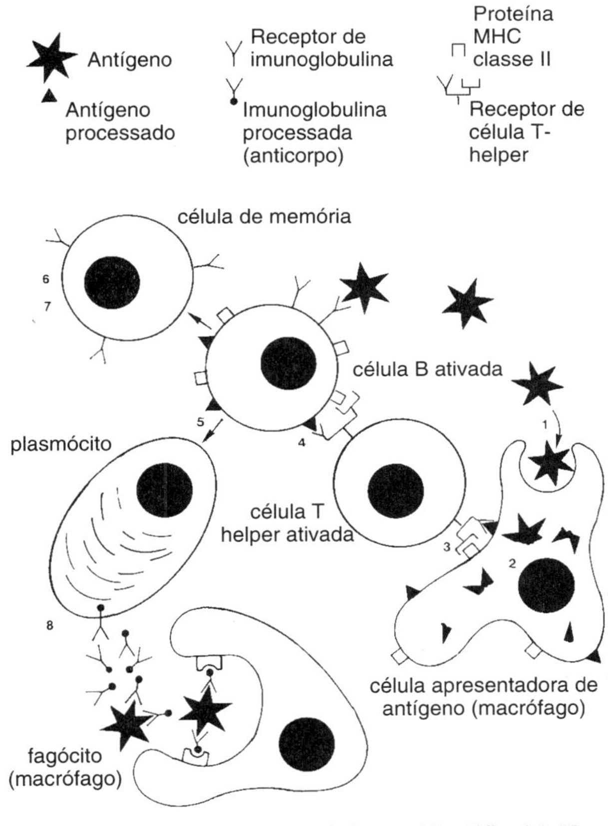

Fig. 7.55 O curso de eventos durante uma infecção (simplificado). Uma infecção mobiliza várias populações cooperantes de células imunes. As células B portando imunoglobulinas como receptores de superfície reconhecem e se ligam a antígenos circulantes. *1*, Para ser ativado, o antígeno deve ser captado por uma célula apresentadora de antígeno, geralmente um macrófago. *2*, Após algumas modificações, o antígeno aparece na superfície. *3*, Quando ele é reconhecido por uma célula T helper, esta célula é estimulada. *4*, Esta célula ativa então as células B portadoras do mesmo antígeno. *5*, Estas células B se multiplicam e se diferenciam. *6*, Algumas tornam-se células de memória. *7*, Isto permite reações imunes mais rápidas após uma nova infecção; outras tornam-se plasmócitos excretores de anticorpos. *8*, Os anticorpos livres ligam-se ao antígeno, fazendo com que ele seja destruído por outros elementos do sistema imune, por exemplo, os macrófagos. (Modificada de Tonegawa 1986 [241])

A seguir, é descrita a formação de anticorpos em detalhes um pouco maiores; seguida de um rápido resumo sobre os receptores de células T.

7.4.1 A Função dos Linfócitos B e a Formação de Anticorpos [31, 201, 209]

Quando um antígeno livre ou seu portador, por exemplo, uma bactéria, entra no corpo, ele reage com as células B que já tive-

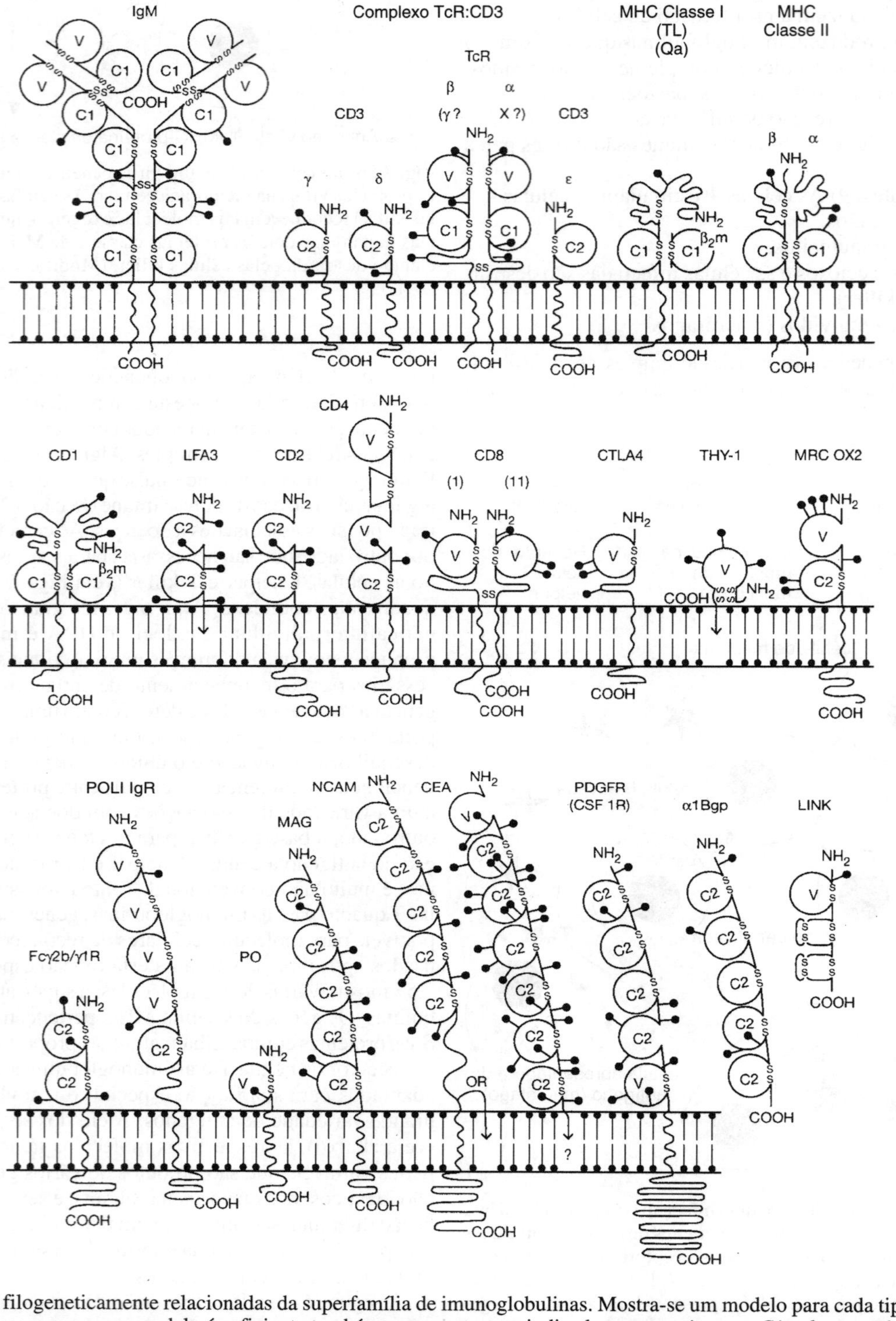

Fig. 7.57 Moléculas filogeneticamente relacionadas da superfamília de imunoglobulinas. Mostra-se um modelo para cada tipo molecular de uma espécie. Em alguns casos o mesmo modelo é suficiente também para a estrutura indicada entre *parênteses. Círculos*, seqüências que se dobram como um domínio de Ig ou são previstas fazendo isso. Os domínios V e C são homólogos aos mostrados na Fig. 7.59. Os números dos domínios são do terminal NH_2 das proteínas. *TcR*, CD_3, *cadeias* α e β, receptor de células T e seus componentes; CD_1, CD_2, LFA_3, adesão de células T e proteínas correlatas; CD_4, CD_8, $CTLA_4$, antígenos de "subgrupo" T; Thy_1, *MRC*, Ox_2, antígenos do cérebro/linfóide; *PolyIgR*, *Fcy 2b/y1R*, receptores de imunoglobulina; *NCAM*, molécula de adesão neural; *Po*, proteína mielina; *MAG*, proteína associada à mielina; *CEA*, antígeno carcinoembrionário; *PDGF*, receptor do fator de crescimento derivado de plaquetas; *GSF1R*, receptor do fator estimulante de colônia 1; *α1Bgp*, moléculas que não são da superfície celular; *LINK*, proteína de ligação da membrana basal. Todas as moléculas, exceto as últimas duas, estão ancoradas à membrana celular; elas são ligadas a carboidratos (sítios de ligação —•). Ligações sulfeto dentro das cadeias e entre estes: ^s_s, ss. (De Williams e Barclay 1988 [264]). (Note que a figura teve que ser dividida em três partes por motivos técnicos. Todas as moléculas estão relacionadas umas com as outras)

ram contato com ele (células de memória) e é captado pelos macrófagos que apresentam este antígeno, juntamente com com seus próprios antígenos classe II, na sua superfície. Isto leva a uma proliferação deste clone de células B. Seus descendentes, os plasmócitos, liberam então um grande número de moléculas de anticorpo no sangue, onde captam moléculas invasoras de antígeno. No começo, portanto, as moléculas de imunoglobulina na superfície celular das células de memória atuam como receptoras para os antígenos. Esta função não difere da de outras moléculas de ligação à superfície da mesma superfamília de genes (Fig. 7.57). Quando as células proliferam, entretanto, estas moléculas são separadas da superfície celular e liberadas no meio circundante. Alguns aspectos de sua estrutura são muito incomuns. A parte da molécula de ligação ao antígeno é codificada por um grupo de genes (parte variável dos genes V), e durante a diferenciação do linfócito um dos genes V é aleatoriamente combinado a um gene da parte constante (gene C). Assim, cada linfócito diferenciado tem a capacidade de produzir apenas um tipo de receptor específico de antígeno. A população de linfócitos como um todo forma todos os vários receptores que o organismo é capaz de produzir. A exposição a um certo antígeno leva à proliferação dos linfócitos (clones) que possuem um receptor que se ajusta ao antígeno (teoria da seleção clonal [43]). A análise destes genes é uma das histórias bem-sucedidas da biologia molecular. Como uma primeira etapa, as proteínas foram estudadas. Isto também permitiu conclusões diretas quanto à natureza dos genes envolvidos [116, 117]. Estas conclusões foram então confirmadas e ampliadas pela análise direta ao nível gene/DNA.

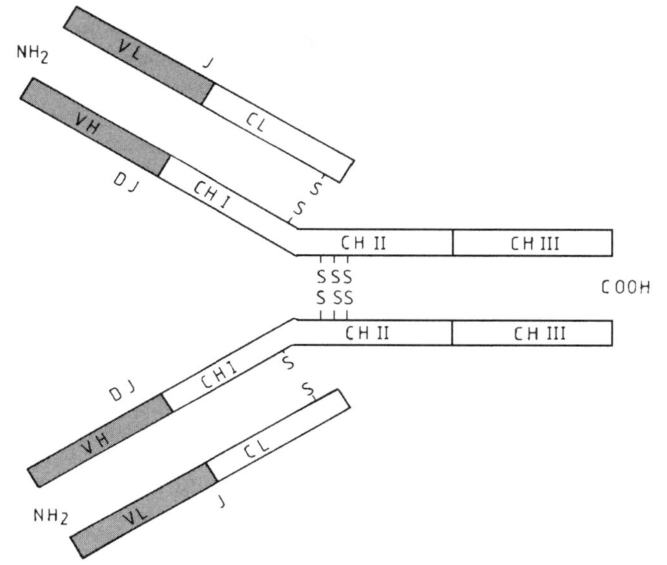

Fig. 7.58 Estrutura básica de uma molécula de IgG. Ela é composta de duas cadeias leves idênticas e duas cadeias pesadas idênticas. Cada cadeia consiste na região V amino-terminal e na região C carboxi-terminal. A região C da cadeia leve tem o comprimento aproximado da região V; a região C da cadeia pesada de IgG é três vezes maior, consistindo em sub-regiões de estruturas aproximadamente homólogas que se formaram durante a evolução a partir de um gene comum.

Proteínas de Mieloma Como Instrumento de Pesquisa. As imunoglobulinas (anticorpos, receptor de antígeno de célula B secretado) de um ser humano médio são uma mistura dos produtos gênicos de muitos clones celulares diferentes. À primeira vista, tais heterogeneidades parecem ser um obstáculo insuperável para qualquer análise química de anticorpos que necessite de proteínas puras. Como em muitas outras situações, entretanto, os experimentos da natureza oferecem uma oportunidade para superar este obstáculo. As neoplasias se originam de uma única célula por mutação somática (Cap. 10). Espera-se que os tumores de plasmócitos produzam apenas uma única espécie de anticorpo em abundância, caso a diferenciação de células formadoras de anticorpos ocorra antes do início do crescimento celular maligno. Tais proteínas monoclonais são de fato observadas em camundongos e em seres humanos que sofrem de mielomatose, um plasmócito tumoral não muito raro. As proteínas do mieloma podem ser isoladas em quantidades suficientes, purificadas, e determinadas suas seqüências de aminoácidos. Deste modo, a estrutura de anticorpos foi estudada.

Classes de Imunoglobulinas [117]. Podem ser diferenciadas várias classes de imunoglobulinas: IgG, IgM, IgA, IgD e IgE. Todas estas classes consistem em várias cadeias polipeptídicas de comprimentos diferentes: as cadeias menores e leves (L) e as maiores e pesadas (H). As cadeias H determinam a classe à qual pertence a imunoglobulina. Elas podem ser dos tipos γ, μ, α, δ ou ε. Todas as classes de imunoglobulinas usam uma das duas cadeias L: $\varkappa$ ou λ. Ambos os tipos de cadeia leve podem ocorrer em todas as classes.

Uma imunoglobulina comum é a molécula de IgG; duas cadeias H são conectadas por pontes S-S a duas cadeias L (Fig. 7.58). A estrutura das outras classes é mais complicada. Uma molécula de IgM, por exemplo, contém cinco subunidades com duas cadeias H cada. Durante a imunização normal são formados primeiro os anticorpos da classe IgM; eles são então substituídos pelos da classe IgG sem mudança de especificidade. Esta mudança ocorre dentro das mesmas células.

Partes Constantes e Variáveis. É uma propriedade comum de todas as cadeias L e H que elas consistam em uma parte *constante* e uma *variável*. Esta parte constante (C) segue as regras que são familiares a nós por outras proteínas. As seqüências de aminoácidos são sempre idênticas para cada tipo de cadeia, exceto por algumas posições para as quais existem polimorfismos genéticos. Estes polimorfismos são em geral reconhecidos indiretamente pela habilidade de algumas variantes em inibir a aglutinação de hemácias por anticorpos específicos. Eles são chamados de grupos GM ou KM (Inv) e afetam as cadeias leves e pesadas, respectivamente. A maioria de seus alelos difere pela substituição de um único aminoácido. As partes variáveis, por outro lado, foram demonstradas como sendo diferentes em suas seqüências de aminoácidos em todas as proteínas humanas de mieloma estudadas até agora. As partes variáveis de todas as cadeias leves e pesadas têm um comprimento similar de 107 a 120 aminoácidos. Nas cadeias leves a parte constante é similar em comprimento à parte variável. Nas cadeias pesadas o comprimento da parte constante é um múltiplo quase exato do de cadeias leves (Fig. 7.59). As partes constantes das cadeias γ_1 e α_1 têm o triplo do comprimento, e o das cadeias μ e ε é quatro vezes maior que os das cadeias leves. Além disso, todos os segmentos das partes constantes apresentam algum grau de homologia um com o outro, isto é, suas seqüências de aminoácidos, embora difiram em muitos detalhes, são muito mais similares que o possível pelo acaso.

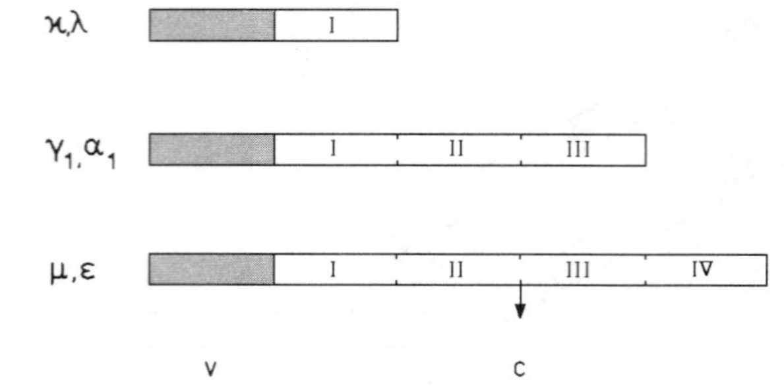

Fig. 7.59 A cadeia leve (*em cima*) consiste em uma parte variável (*V*) e uma constante, que pode ser uma cadeia $\varkappa$ ou λ. As cadeias pesadas (*centro* e *abaixo*) consistem em uma parte variável (*V*) e uma parte constante que consiste em um limiar de quatro homólogos do gene básico de anticorpo. As partes constantes nas cadeias γ_1 e α_1, por exemplo, que são componentes das classes IgG e IgA de imunoglobulinas, consistem em três homólogos do gene básico. As cadeias pesadas μ e ε consistem em quatro homólogos. (De Hilschmann e col. [117] 1976)

Origem Comum dos Genes para Todas as Cadeias. A explicação mais óbvia desta similaridade é uma origem comum de todos estes segmentos na evolução. No começo havia somente um gene que determinou uma cadeia polipeptídica, com cerca do mesmo comprimento que a parte constante de uma cadeia leve. Durante a evolução, este gene foi repetidamente duplicado. Algumas destas duplicações levaram a filamentos maiores de DNA que determinaram cadeias polipeptídicas nas quais a mesma seqüência de aminoácidos foi repetida três ou mesmo quatro vezes. Estes trechos duplicados de DNA eram então completamente homólogos em estrutura, mas não mais homólogos em posição. Durante os milhões de anos seguintes, a fixação de mutações novas levou a uma diversificação progressiva entre estes trechos de DNA de estrutura homóloga, causando suas atuais diferenças em seqüências de aminoácidos.

A primeira duplicação de um gene único deve ter ocorrido por algum rearranjo cromossômico. A duplicação subseqüente pode ser facilmente produzida por crossing desigual após o malpareamento de genes proximamente ligados homólogos estruturais mas não-homólogos posicionais (Seção 5.2.8). Este parece ser o mecanismo óbvio para acentuar o número de trechos homólogos na parte constante de diferentes genes de cadeia pesada. A evolução dos vários genes de cadeia leve e cadeia pesada requer etapas adicionais de duplicação gênica e rearranjo cromossômico. Os genes para cadeias leves e pesadas não estão situados próximos uns aos outros no mesmo cromossomo. O polimorfismo genético da cadeia leve (o KM do sistema Inv) e de cadeia pesada (o sistema GM) não estão ligados.

Determinação Genética das Cadeias Variáveis. Até aqui discutimos a determinação genética apenas das partes constantes, que pode ser satisfatoriamente explicada usando os princípios da genética clássica. Uma explicação genética simples das partes variáveis da imunoglobulina, entretanto, não é possível. O fato de todas as suas seqüências de aminoácidos até agora terem se mostrado diferentes pode ser explicado apenas supondo que cada pessoa possua muitos clones de plasmócitos, cada um dos quais produzindo uma imunoglobulina com uma parte variável diferente. Este postulado sugere imediatamente que a especificidade do anticorpo está situada nas partes variáveis (V). Surgem duas dúvidas:

1. Que mecanismos genéticos determinam as partes variáveis?
2. Como elas causam a especificidade de anticorpos?

Mutação Somática ou Ativação Seletiva de Genes? Foram propostas várias hipóteses para a determinação genética das partes variáveis. Dois destes conceitos foram amplamente discutidos: a hipótese de "mutação somática" e a de "ativação gênica seletiva". A hipótese de mutação somática diz que há apenas um gene que sofre muitas mutações aleatórias durante a proliferação de linfócitos B. De fato, as mutações somáticas ocasionalmente ocorrem durante a proliferação de todos os tipos celulares. Entretanto, a hipótese requer um mecanismo específico pelo qual a taxa de mutação somática é aumentada especificamente por este gene. Tais mecanismos são concebíveis. Por exemplo, os loci gênicos em questão poderiam ser inacessíveis às enzimas de reparo.

As mutações somáticas são logicamente aleatórias em sentido. Logo, esta hipótese prevê que as substituições de aminoácidos dentro das cadeias variáveis de vários anticorpos, avaliadas pelo estudo de proteínas de mieloma, são completamente independentes umas das outras. Logicamente deve haver locais nos quais não são toleradas mutações, e estas são, portanto, idênticas em todas as partes variáveis. Quaisquer outras regularidades, entretanto, seriam difíceis de se ajustar a esta hipótese.

Tais regularidades, entretanto, foram de fato descritas. As partes variáveis conhecidas podiam ser subdivididas em vários grupos com algumas substituições de aminoácidos em comum, enquanto outras substituições eram diferentes mesmo dentro de um grupo.

Este achado sugeriu uma hipótese alternativa para a determinação genética das partes V: cada indivíduo tem um grande número de genes que estão dispostos em uma seqüência altamente repetitiva. Entretanto, em cada célula, apenas um destes genes seria ativo. Este gene podia ser conectado de algum modo ao gene para a parte constante da cadeia polipeptídica, permitindo a formação contínua do mRNA. Se supusermos que esta seqüência gênica era formada por repetido crossing over desigual, seguido durante milênios por fixação aleatória de mutações de ponto, as regularidades descritas acima se explicam. As mutações comuns a várias cadeias polipeptídicas foram fixadas antes que os genes para estas cadeias fossem duplicados. As mutações únicas para uma cadeia são de origem relativamente recente.

Ambas as hipóteses — a mutação somática e a hipótese da ativação gênica seletiva — precisam de um elemento de genética não-ortodoxa. Para o acúmulo de tantas mutações somáticas é necessário o aumento da taxa de mutações ou a seleção de mutantes. As conexões seletivas de um dos muitos genes variáveis com o gene constante requer mecanismos incomuns de ligação. A ligação não poderia ocorrer no nível da proteína, e nem mesmo no nível do mRNA, pois as moléculas de mRNA já compreendem a informação total. Portanto, tinha que ocorrer no nível do DNA. Com base nos dados de seqüência de aminoácidos, a controvérsia entre a hipótese de mutação somática e a hipótese de gene multivariável não pode ser decidida. A solução exigia uma investigação direta dos respectivos genes.

Esta solução foi encontrada quando as técnicas de DNA tornaram-se disponíveis. Como foi visto, ambas as partes, "gene seletivo" e "mutação somática", estavam parcialmente certas. A Fig. 7.60 mostra as estruturas dos genes de cadeia leve λ e $\varkappa$ de camundongo, e os genes de cadeia pesada. Muitos destes estudos foram feitos com genes de camundongo. Estas estruturas são muito semelhantes em humanos.

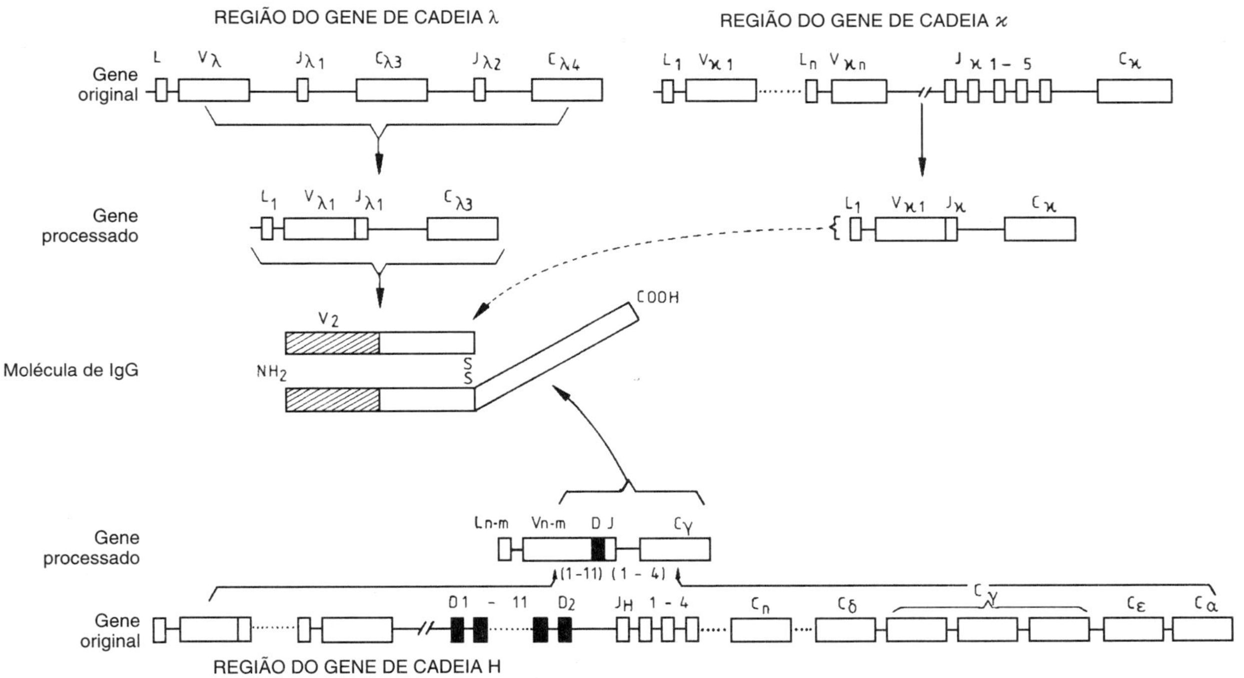

Fig. 7.60 Organização dos segmentos do gene de imunoglobulina antes e depois do rearranjo somático. O estado rearranjado aqui é apenas um dos muitos possíveis. Os genes são rearranjados antes e durante a maturação da célula B, e determinam, no estado rearranjado, a molécula de IgG (é mostrada apenas a metade da molécula). *Linha pontilhada*, do gene ϰ processado para a molécula de IgG, seja uma cadeia λ ou uma cadeia ϰ contribuída para esta molécula (Veja Tonegawa, 1983 [240])

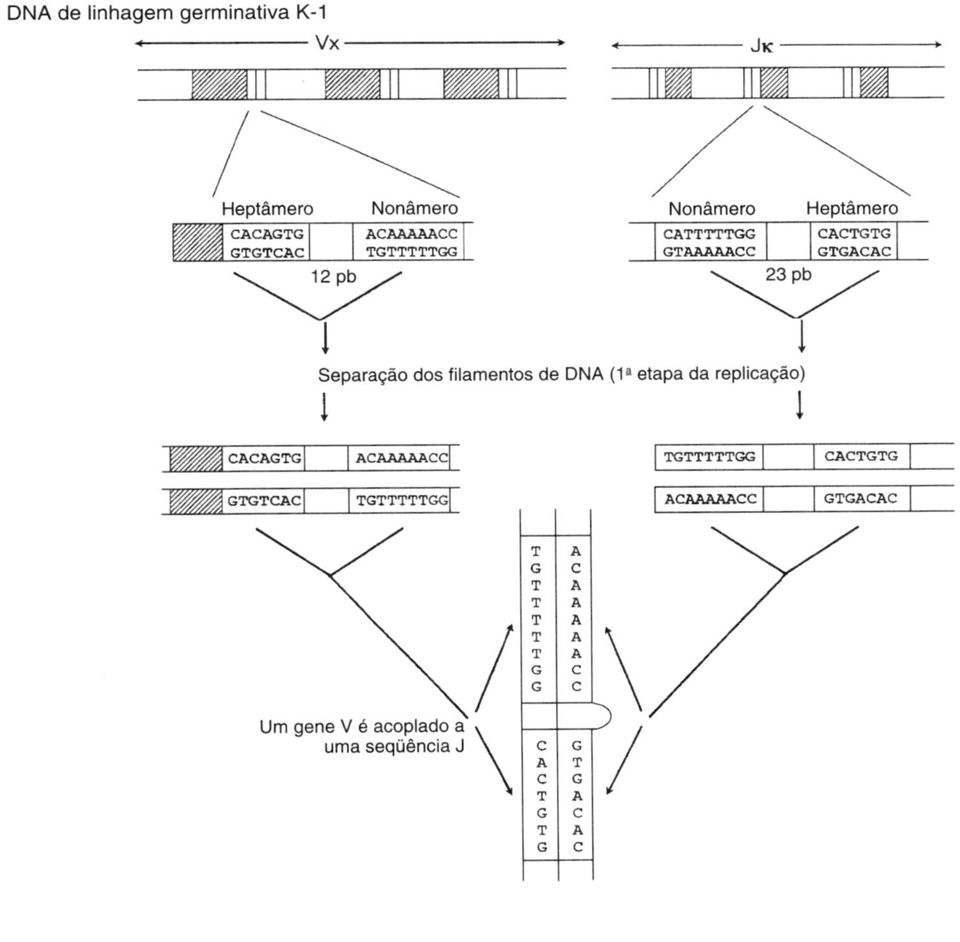

Fig. 7.61 Mecanismo provável para a inserção de genes V (variáveis) para a determinação de moléculas específicas de imunoglobulina. Para detalhes, veja o texto.

Todos os três tipos de regiões genéticas estão, em princípio, organizados identicamente: eles consistem em genes para as partes constantes, as partes variáveis, e uma "região de ligação" que conecta ambas. Elas são chamadas em seguida de C, V e J, respectivamente, sempre usando inicial maiúscula para os produtos gênicos e letras maiúsculas em itálico para os segmentos gênicos, *C*, *V* e *J*. Como mostrado na Fig. 7.61, existem diferenças em detalhes. Para começar com as partes constantes, cada seqüência gênica de cadeia λ tem dois genes *C*. Como a molécula de proteína tem apenas uma região C, os genes para esta região C devem ser selecionados dentre quatro genes *C* (dois de cada dos dois cromossomos homólogos). Existem também dois genes *J*, cada um pertencendo a um gene *C*, e uma área *V*. Além disso, do lado esquerdo do segmento *V* há um curto segmento chamado de *L*, a região de sinal onde começa a transcrição. O gene de cadeia leve tem uma região *C*, mas cinco regiões *J* diferentes. Existem numerosas regiões *V*. Seu número é hoje estimado entre 90 e 300. Na seqüência do gene de cadeia pesada foram encontradas oito regiões *C* diferentes. O produto gênico Cμ está presente nas proteínas IgM. Os produtos gênicos Cδ, γ1, γ2b e γ2a são partes das imunoglobulinas IgD, IgG e IgA. Além disso, existem quatro regiões *J* diferentes. Diferentemente das cadeias L, as cadeias H contêm uma seqüência adicional de aminoácidos que é codificada pela região *D*, estando esta região presente em 12 cópias. Existem também 100 a 200 segmentos L_H-V_H.

Durante a diferenciação das células formadoras de anticorpos *um segmento L-V* é conectado a um segmento *J* (na cadeia H, produzindo clones celulares com um segmento *D* e um *J*) e com um segmento *C*. Isto leva a um grande número de combinações possíveis. Se o genoma tiver 2 segmentos *V*λ, 3 *J*λ, 300 *V*ϰ e 4 *J*ϰ, isto dá 1.206 cadeias leves diferentes (2 × 3 mais 300 × 4). Do mesmo modo, existem 200 segmentos V_H, 12 *D* e 4 J_H, e o máximo número de regiões V_H diferentes é (200 × 12 × 4) = 9.600.

Além disso, foi mostrado pelo exame direto que a região gênica é de fato organizada antes e durante a diferenciação de células B. A junção das pontas é um tanto imprecisa em algumas bases. Esta é uma fonte adicional de diversidade. Em outros casos, esta falta de precisão leva a uma matriz de leitura fora de fase que torna a transcrição impossível: a diversidade é obtida à custa de algum desperdício. Às vezes, um ou mais nucleotídeos são inseridos nas junções. O mecanismo molecular deste processo de reunião foi elucidado: na ponta 3′ de cada gene *V*, encontra-se uma seqüência de 7 pb, idêntica em todos os genes *V*. Doze pares aleatórios de bases são então seguidos de uma seqüência de 12 pb, que também são idênticos. As mesmas seqüências heptâmeras e nonâmeras são encontradas nas pontas 5′ dos genes *J*. Entretanto, elas estão orientadas no sentido oposto (e separadas por 23 pares de bases aleatórias, Fig. 7.61). Apenas um trecho com o espaçador curto (de um gene V) e um com um espaçador longo (do gene *J*) pode se recombinar em uma célula. As enzimas necessárias para tal recombinação só ocorrem nas células precursoras B. Elas são controladas por dois genes ativadores de recombinação [189].

Entretanto, as fontes de variação acima não são suficientes para criar a diversidade de anticorpos. Os que apóiam a hipótese de mutação somática também estavam parcialmente certos. Existem hoje evidências conclusivas, pela comparação de seqüências homólogas de origem diferente, de que ocorrem várias mutações somáticas. Em quase todos os casos são simples substituições de bases que levam à substituição de um único aminoácido. Elas já foram observadas não apenas em *V*, mas também nos segmentos *J* e *D*.

Em conclusão, a diversidade gerada somaticamente é derivada de quatro fontes:

1. Combinatorial. As regiões *V* estão presentes em múltiplas cópias, uma das quais está conectada às regiões correspondentes *J*, *D* e *C* para formar o gene funcional.
2. e 3. Juncional. Ocorre uma diversidade adicional nas regiões de união, e pode ser chamada de diversidade juncional e diversidade de inserção juncional: as pontas de união são imprecisas (2) e os nucleotídeos podem ser inseridos (3).
4. Mutações somáticas. Superposta a estes mecanismos recombinacionais de diversificação está a mutação somática nas regiões *V*, *J* e *D*.

Deste modo é fácil entender como podem ser formados os milhares de anticorpos diferentes por uma pessoa. Nos humanos, os genes para as cadeias ϰ estão situados no cromossomo 2 (2p12), para as cadeias λ no cromossomo 22 (22q11.12), e o cromossomo 14 porta todos os genes de cadeia H (14q32.33). Rearranjos estruturais, como translocações, nas quais estes genes estão envolvidos, podem levar a malignidades características (Cap. 10). Por exemplo, em um tipo especial de leucemia linfoblástica aguda os genes H no cromossomo 14 são unidos ao oncogene *myc*.

Partes V e a Especificidade dos Anticorpos. Como visto, a especificidade de anticorpos é determinada pelas partes variáveis, sendo a variabilidade maior em algumas regiões que em outras.

Os antígenos são ligados ao sítio de combinação de uma molécula de anticorpo. Se a especificidade do anticorpo é de fato determinada por diferenças nas seqüências de aminoácidos, os sítios de combinação devem ser encontrados em regiões especialmente variáveis. Um método para se determinar a ordem espacial de uma molécula é a cristalografia de raios X. Tais dados de raios X hoje estão disponíveis. Três regiões hipervariáveis das cadeias L e quatro destas regiões nas cadeias H contribuem para o sítio de combinação com o antígeno (Fig. 7.62). As cadeias formam uma reentrância que difere em forma dependendo das seqüências de aminoácidos das sete regiões envolvidas em sua formação.

Desde os primórdios da imunologia, a correlação entre antí-

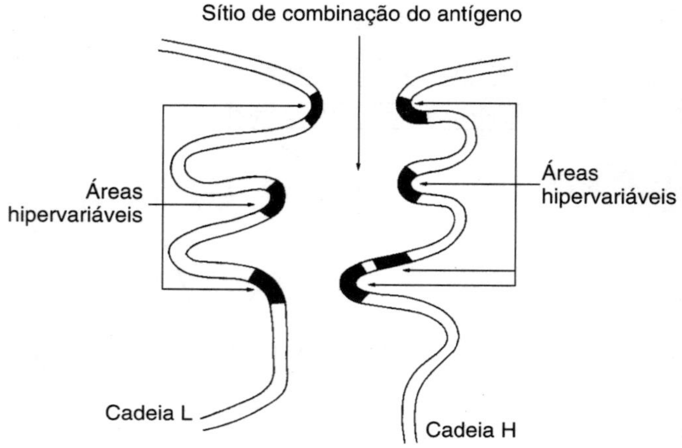

Fig. 7.62 Áreas hipervariáveis das moléculas de imunoglobulina formam reentrâncias que atuam como sítios de combinação de antígenos.

geno e anticorpo tem sido comparada à de uma chave e uma fechadura. O modelo espacial na Fig. 7.62 mostra que esta noção pode ser mais que uma metáfora.

7.4.2 Receptores de Células T e Seus Genes [60, 158, 159]

Como mencionado acima, as células T têm uma função importante na resposta imune (Fig. 7.55). As células T helper ativam os linfócitos B, que produzem anticorpos específicos. As células T killer destroem as células infectadas por vírus, juntamente com estes vírus. Para ser ativadas, entretanto, estas células T devem receber um sinal especial. Este sinal vem das células que captam o antígeno e o apresentam às células T. As células T reagem ao antígeno apenas se estes forem apresentados a elas em combinação com o padrão MHC de apresentação de células: para apresentação às células helper, a classe II de HLA, e para apresentação às células T killer, as especificidades da classe I de HLA. Para aceitar estes sinais, as células T precisam de receptores, os receptores de células T. Sua função é semelhante a das imunoglobulinas nas células B, que também têm função receptora. A diferença é que as imunoglobulinas reconhecem um antígeno mesmo sem a especificidade de MHC e são liberadas pela célula para se mover livremente no meio, enquanto as células T permanecem ligadas à superfície.

Esta última propriedade tornou sua análise muito mais difícil e a retardou por vários anos. Não havia uma contraparte para as proteínas do mieloma para pronto exame. Finalmente, entretanto, sua estrutura foi elucidada. Elas pertencem à mesma superfamília de genes que as imunoglobulinas e proteínas de MHC (Fig. 7.57). Cada molécula de receptor consiste em duas cadeias polipeptídicas. Na maioria dos casos há uma cadeia α e uma cadeia β, mas uma pequena porcentagem de células tem um receptor que consiste em uma cadeia γ e uma δ. Durante a maturação das células T ocorre uma mudança entre a produção de receptores $\alpha\beta$ e $\gamma\delta$ [232], semelhante à mudança entre a HbF ($\alpha\gamma$) e a HbA ($\alpha\beta$; Seção 7.3).

Como nas imunoglobulinas, as moléculas receptoras de células T consistem em partes constantes e variáveis. Elas também são determinadas por alguns genes C e muitos genes V, além dos segmentos J e D. Os mecanismos biológicos para as combinações gênicas finais, expressas, são também os mesmos, exceto por uma diferença: não existem mutações somáticas no desenvolvimento da célula T. Os genes para as cadeias β e γ estão situados no cromossomo 7 (7q35; 7p15-p14), e os genes para as cadeias α e δ estão no cromossomo 14 (14q11.2). Uma boa descrição da análise deste sistema com ênfase nos métodos moleculares é apresentada em [252].

7.4.3 Doenças Genéticas Devidas a Defeitos de Genes no Sistema de Defesa [68, 215]

O mecanismo complexo e com várias etapas do sistema de defesa é perturbado caso componentes isolados sejam destruídos ou prejudicados por mutações. Alguns dos bloqueios genéticos são indicados na Fig. 7.54, mas existem muitos mais. Eles podem envolver a maturação de células B ou T, ou ambos; defeitos de classes únicas de imunoglobulinas; granulócitos [6]; receptores de células T [2]; ou o sistema complemento [267]. Além dos bloqueios genéticos, as anomalias na regulação da resposta imune podem levar à doença. Por exemplo, se a tolerância imune for incompleta, o sistema imune falha em distinguir entre os antígenos de seu próprio corpo e os antígenos exógenos e se formam anticorpos contra componentes do próprio indivíduo. Estas doenças auto-imunes em geral estão associadas a componentes do sistema MHC, como mostrado pelas associações bem conhecidas entre os tipos de HLA e doenças (Seção 6.2.3). A hiperatividade na síntese e ação das imunoglobulinas IgE leva a um aumento de reação a certas proteínas exógenas e a sinais clínicos de alergia, especialmente os de doenças atópicas: dermatite atópica, asma brônquica e febre do feno (Seção 6.1.2.7). A distribuição desta reação anormal na população mostra uma forte suscetibilidade genética, como mostrado pela alta concordância em gêmeos MZ e agregação familiar. Entretanto, não há um modo simples de herança [167, 248]. A função normal da IgE é a defesa contra doenças parasitárias, como verminoses intestinais. Alguns dados indicam que a hiper-reação deste sistema, além de causar alergias, pode dar uma proteção relativa contra tais parasitas (Seção 12.2.1) [107].

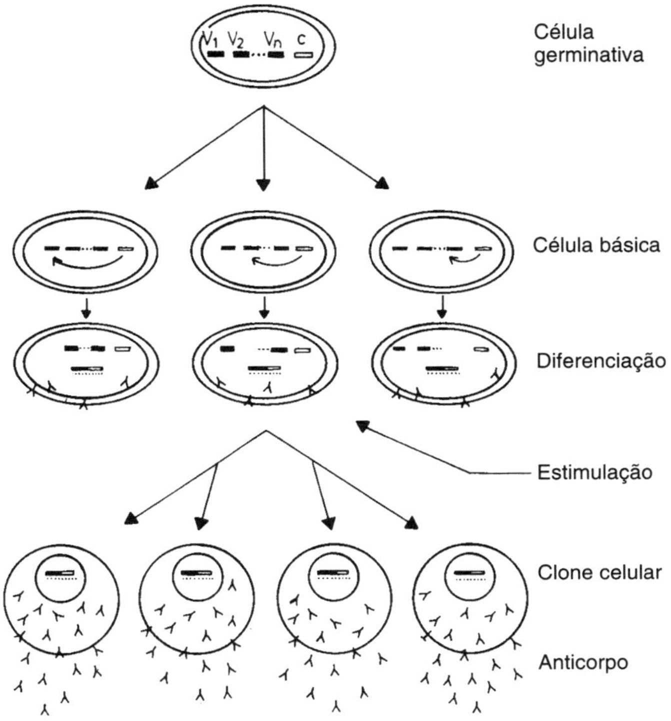

Fig. 7.63 Durante o desenvolvimento embrionário e a diferenciação, são formadas várias células básicas diferentes para produção de anticorpos. Em cada célula, apenas um anticorpo pode ser formado, pois o gene para a parte constante (*retângulo vazado*) foi conectado a um único gene para a parte variável (*retângulo cheio*). A estimulação por um antígeno específico (*seta à direita*) leva à proliferação do clone de células básicas capaz de formação do anticorpo apropriado e ao aumento de produção deste anticorpo. (Adaptado de Hilschmann e col. 1976 [116])

7.5 Farmacogenética e Ecogenética

7.5.1 Farmacogenética

O desenvolvimento da genética bioquímica humana, com suas deficiências enzimáticas geneticamente determinadas, originou o campo da farmacogenética. Garrod, o fundador da genética bioquímica humana [96] (Seção 1.5), e Haldane [109], o grande geneticista britânico, sugeriram que a individualidade bioquímica pode explicar reações incomuns a drogas e alimentos. Na década de 50, várias reações adversas a drogas foram mostradas como causadas por variações enzimáticas determinadas geneticamente. A deficiência de G6PD (Seção 7.2.2.2) explicava a anemia hemolítica causada por ingestão de fava e por uma variedade de drogas em alguns indivíduos. A variação na enzima pseudocolinesterase (butirilcolinesterase) [77, 132, 133, 150] foi descoberta subjacente a uma prolongada apnéia causada pelo suxametônio, droga amplamente usada como relaxante muscular em cirurgias. As diferenças genéticas na atividade de acetiltransferase explicam uma acentuada variação interindividual nos níveis sangüíneos de isoniazida (INH), uma droga amplamente usada no tratamento de tuberculose [78].

Foi então sugerido por um dos autores (A.G.M.), em 1957, que muitas respostas anormais a drogas podem ser causadas por variações geneticamente determinadas, como deficiências enzimáticas [167]. O outro autor (F.V.) foi o primeiro a introduzir o termo farmacogenética [246].

Sistema G6PD (305 900). O sistema G6PD está discutido na Seção 7.2. A ligação ao X da G6PD explica a preponderância de homens com reações a drogas hemolíticas causada pela deficiência de G6PD. Os níveis de G6PD intermediários aos de homens afetados e normais em geral são vistos em mulheres heterozigotas, mas algumas heterozigotas obrigatórias têm níveis enzimáticos na faixa deficiente, e muitas têm níveis enzimáticos dentro da faixa normal. As mulheres heterozigotas com deficiência de G6PD possuem duas populações de hemácias: células normais e células mutantes. A porcentagem de hemácias normais para deficientes é geralmente de 1:1, mas pode variar desde 1% de normal e 99% de mutantes a 1% de mutantes para 99% de normais em algumas heterozigotas [25]. A freqüência de mulheres com reações a drogas dependentes de G6PD varia com sua freqüência populacional (q^2: homozigotas; $2pq$: heterozigotas, onde q é a freqüência de homens afetados [169]) e o grau de inativação do X expresso pela proporção de células normais e deficientes em G6PD. As mulheres clinicamente afetadas são as poucas homozigotas, e geralmente apenas as heterozigotas que têm uma preponderância de células mutantes com baixos níveis enzimáticos.

Muitas variantes comuns de G6PD foram associadas a reação hemolítica. Além das drogas, a hemólise pode estar associada a infecções bacterianas e virais, ou pode ser encontrada como icterícia neonatal, onde o fígado imaturo é incapaz de metabolizar a bilirrubina, um produto metabólico da hemoglobina liberado por hemólise.

A hemólise é particularmente grave na variante mediterrânea, pois nesta condição a deficiência de G6PD está associada tanto a atividade específica diminuída quanto a instabilidade molecular da enzima. No tipo comum de deficiência de G6PD visto em pessoas de origem africana (A^-), as hemácias mais jovens, com menos de 60 dias (a vida das hemácias é de 120 dias) têm quantidades suficientes das enzimas, e a instabilidade molecular característica do defeito afeta apenas as hemácias mais velhas, de modo que a hemólise é autolimitante (Fig. 7.4). Os níveis de G6PD nas hemácias após a hemólise não são tão baixos porque apenas as células mais velhas com deficiências enzimáticas são destruídas. Episódios hemolíticos fatais raramente são observados neste tipo mais brando de deficiência de G6PD. Em uma hemólise mais grave, como ocorre na variedade mediterrânea de deficiência de G6PD, pode ocorrer um resultado fatal. O número de drogas que causam hemólise também é maior na deficiência de G6PD tipo mediterrânea que no tipo africano. Não há disponibilidade de dados quanto ao espectro de drogas prejudiciais para a maioria das outras variedades de G6PD.

Variação de Pseudocolinesterase (Butirilcolinesterase). A droga suxametônio, ou succinilcolina, é comumente usada como relaxante muscular para facilitar as operações cirúrgicas. Ocorre a hidrólise da droga pela enzima pseudocolinesterase, e sua ação normal é curta. Em algumas pessoas, a enzima tem pouca afinidade pela droga, e tais pacientes desenvolvem apnéia prolongada devida à depressão dos músculos respiratórios. Sob tais circunstâncias podem ser necessárias muitas horas de respiração artificial. As causas desta reação a drogas são as várias mutações nos estados homozigoto ou heterozigoto composto que afetam o sítio ativo ou desestabilizam a enzima, que não pode mais hidrolisar efetivamente seu substrato.

A colinesterase é um tetrâmero que consiste em quatro subunidades monoméricas idênticas. O gene para a enzima tem 80 kb de comprimento e está situado no cromossomo 3q26.1-26.2. Ele é chamado de BCHE (Quadro 7.20). Várias mutações deste gene foram detectadas e caracterizadas em nível molecular. A

Quadro 7.20 Características das variantes de colinesterase (de Evans 1993 [77]; Kalow e Grant 1995) [132]

Nome comum	Abreviação comum	Fenótipo	Alteração de códon	Alteração de aminoácido	Nome formal do genótipo	Freqüência aproximada de homozigotos[b]
Usual	U	Normal	Nenhuma	Nenhuma	BCHE	96%
Atípica[a]	A	Resistente à dibucaína	70 GAT → GGT	Asp → Gli	BCHE[a] 70 G	1/3.500
Silenciosa 1	S_1	Sem atividade	117 GGG → GGAG	Gli → mud. matriz	BCHE FS 117	~1/100.000[c]
Silenciosa 2	S_2	Sem atividade	6ATT → TT	Ile → mud. matriz	BCHE FS6	
Silenciosa 3	S_3	Sem atividade	500 TAT → TAA	Tir → fim	BCHE[a] 500	
Fluoreto 1	F_1	Resistente a fluoreto	243 ACG → ATG	Tre → Met	BCHE[a] 243 M	~1/150.000
Fluoreto 2	F_2	Resistente a fluoreto	390 GGT → GTT	Gli → Val	BCHE[a] 390 V	?
Variante K[a]	K	66% atividade	539 GCA → ACA	Ala → Tre	BCHE[a] 539 T	1%
Variante J[a]	J	33% variante	497 GAA → GTA	Glu → Val	BCHE[a] 497 V	~1/150.000

[a] As características da variante K também estão presentes em todas as variantes J examinadas e em 90% das variantes atípicas.
[b] Entre brancos.
[c] Freqüência de homozigotos refere-se a *todos* os alelos silenciosos.

variante mais comum é o alelo atípico (A) devido a uma mutação de sentido trocado, e é observada em 3 a 4% da população branca no estado heterozigoto. Esta variante é rara em populações de origem oriental ou africana. Várias mutações levam a uma ausência completa de atividade enzimática (alelos silenciosos). Duas delas foram caracterizadas como mudanças de matriz de leitura (Quadro 7.20). Outras variantes também são citadas. A variante K que reduz a atividade de colinesterase em um terço é um polimorfismo comum (freqüência de heterozigotos: 18%), e a mutação rara J é a única encontrada nos cromossomos portadores da variante K. De modo análogo, 90% dos alelos atípicos comuns (A) são encontrados em desequilíbrio de ligação com a variante K.

A cocaína é um substrato hidrolisado apenas lentamente pela colinesterase. Variantes genéticas prolongam a curta meia-vida (1 h) da cocaína, mas raramente são de significado clínico. Entretanto, sob condições de consumo repetido, particularmente das formas que são absorvidas rapidamente, como o crack, os níveis tóxicos podem se acumular no sangue e nos tecidos [132]. Podem-se esperar eventos adversos, como morte cardíaca por constrição mediada pela cocaína (um efeito conhecido), mais comumente entre os homozigotos e heterozigotos compostos para as variantes de colinesterase, mas não há dados para documentar isto.

A condição da colinesterase é geralmente avaliada usando benzoilcolina como um substrato e inibindo a atividade da colinesterase por inibidores como dibucaína e fluoreto. A inibição reduzida da atividade enzimática identifica a enzima atípica resistente à dibucaína e ao fluoreto e permite a caracterização genética dos heterozigotos e homozigotos para estas variantes. A inibição da enzima é melhor correlacionada ao fenótipo clínico que ao nível de atividade enzimática apenas (Fig. 7.64). Os heterozigotos para o alelo atípico muito raramente desenvolvem a apnéia prolongada característica, enquanto o fazem os homozigotos compostos e homozigotos. No futuro, as técnicas moleculares baseadas em PCR devem possibilitar a detecção das mutações características sem a dosagem enzimática e os testes de inibição bioquímica.

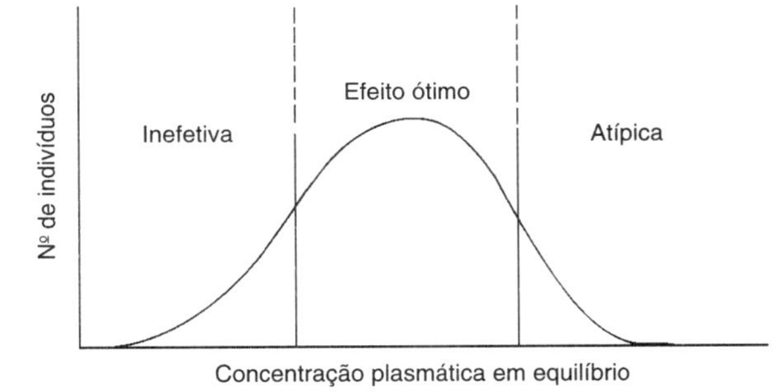

Fig. 7.65 Estado de equilíbrio da concentração do plasma de uma droga e efeito biológico.

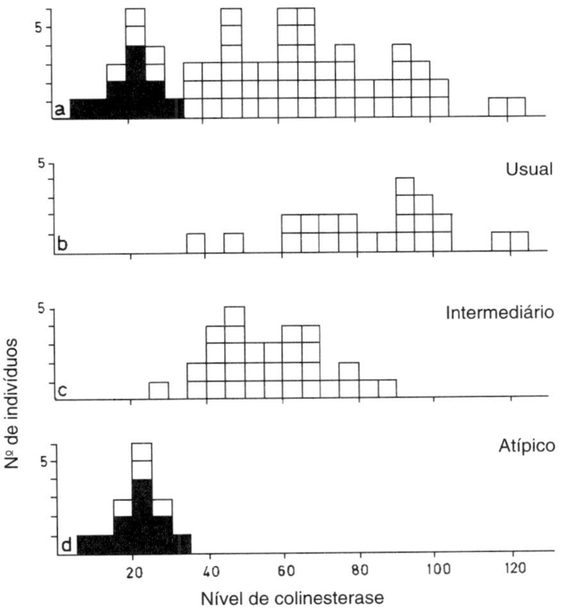

Fig. 7.64 a-d. As distribuições dos níveis de atividade de colinesterase no soro de 11 indivíduos vistos como excessivamente sensíveis ao suxametônio e 58 de seus parentes. Cada *quadrado* representa um indivíduo; *em preto*, os sensíveis ao suxametônio. **a.** Distribuição dos níveis de atividade sérica de colinesterase. Os níveis de atividade foram determinados manometricamente com acetilcolina como substrato. **b.** Distribuição dos níveis de atividade dos classificados como tendo o fenótipo incomum. **c.** Distribuição dos níveis de atividade dos classificados como tendo fenótipo intermediário. **d.** Distribuição dos níveis de atividade nos classificados como tendo o fenótipo atípico. Nota: a distribuição **a** representa a soma das distribuições **b**, **c** e **d**. (Harris e cols. 1960)

Variação de Acetiltransferase [77, 200]. Várias drogas são acetiladas pela enzima hepática *N*-acetiltransferase. Estas drogas compreendem a isoniazida, hidralazina, procainamida, fenelzina, dapsona, salicilazosulfapiridina, sulfametazina e nitrazepam. As populações humanas podem ser divididas em classes distintas (inativação rápida ou lenta) com base na possibilidade de acetilarem uma droga-teste como a isoniazida ou a sulfametazina, administrada *in vivo*.

Os estudos familiares usando os níveis sangüíneos de isoniazida após a administração de uma dose padrão como critério de teste, mostram que os inativadores lentos são homozigotos para a acetilação defeituosa. Os heterozigotos geralmente não podem ser diferenciados do tipo selvagem (ou normal) homozigoto. Nos últimos anos foi elucidada a base molecular do polimorfismo de acetilação (Quadro 7.21). Já se sabe há algum tempo que a acetilação de algumas drogas (como o ácido para-aminossalicílico e PABA) é monomórfica e não exibe o polimorfismo rápida/lenta demonstrado para a isoniazida e algumas outras drogas. Foram postulados, portanto, dois genes diferentes de acetilação. Mais recentemente, foram identificados dois genes altamente homólogos (87%) de *N*-acetiltransferase (NAT_1 e NAT_2) no cromossomo 8pter. Além disso, foi encontrado um terceiro pseudogene (NATP) neste grupamento gênico, com um grande número de supostas mutações inativadoras. Mostrou-se que o gene NAT_1 faz a acetilação monomórfica, enquanto as variantes do gene NAT_2 contribuem para uma inativação lenta da isoniazida e outras drogas inativadas polimorficamente. As mutações sem sentido de NAT_2 (Quadro 7.21) tornam o produto gênico, a *N*-acetiltransferase hepática, menos estável e portanto menos ativa. Foram identificadas três variantes principais. Uma freqüência marcantemente inferior de inativadores lentos entre japoneses é causada pela ausência completa da variante M_1 nesta população. As três variantes M_1, M_2, e M_3 do Quadro 7.21 contribuem com 95% ou mais dos inativadores lentos em todas as populações. As tabulações detalhadas das freqüências mundiais estão disponíveis [77]. Fo-

Quadro 7.21 Variação polimórfica de *N*-acetiltransferase (adaptado de Evans 1993 [77]; Dados chineses de Lee e cols. 1994 [148]; dados afro-americanos de Bell e col. 1993 [19])

Alelo	Mudança em nucleotídeo crítico[a]	Mudança de aminoácido	Freqüências alélicas de inativação lenta			
			Brancos (n = 372)	Afro-americanos (n = 238)	Japoneses (n = 86)	Chineses (n = 187)
tipo selvagem (wt)	—	—	0,25	0,36	0,69	0,51
M1	341 T → C 481 C → T	114 Ile → Tre Nenhuma	0,45	0,30	0	0,075
M2	590 G → A	197 Arg → Gln	0,28	0,22	0,24	0,32
M3	857 G → A	286 Gli → Glu	0,02	0,02	0,07	0,1

[a] Refere-se a éxon.

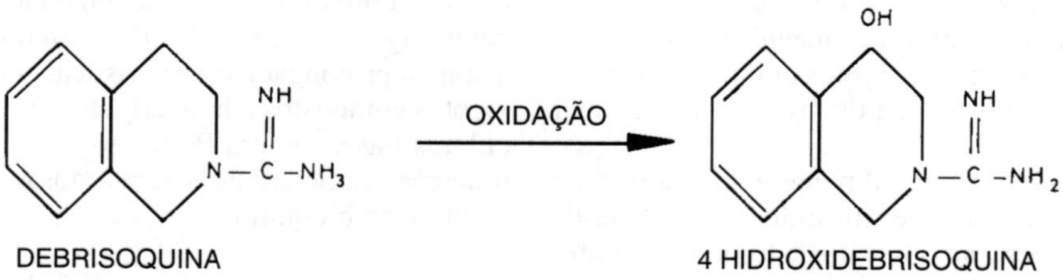

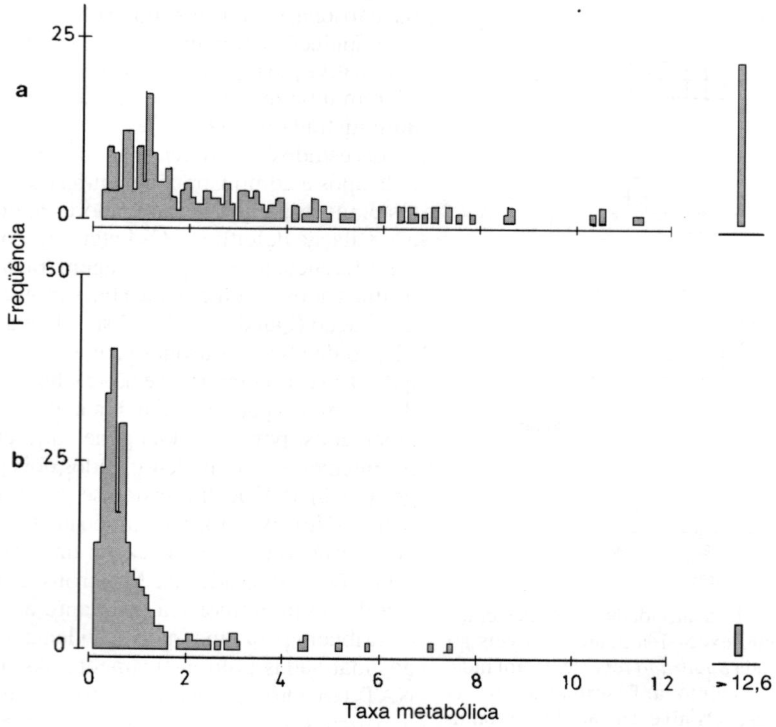

Fig. 7.66 a. Oxidação da debrisoquina. **b.** Distribuição das proporções metabólicas $\left(\frac{\text{debrisoquina}}{\text{4-hidroxidebrisoquina}}\text{urinária}\right)$ em controles fumantes (**a**; acima) e pacientes com câncer de pulmão (**b**; abaixo). (Ayesh e cols., Nature 312, 169, 1984, modificado)

ram descobertas variantes raras, incluindo uma mutação que parecia estar limitada aos africanos [154]. Os substratos naturais tanto de NAT_1 quanto de NAT_2 permanecem desconhecidos.

Estes desenvolvimentos na genética molecular permitem a detecção da condição de acetilação lenta pelas técnicas de PCR de pequenas quantidades de sangue, com a nítida diferenciação dos homozigotos variantes, heterozigotos compostos (M_1/M_2) e heterozigotos. Como estes métodos não requerem a administração de uma droga-teste seguida da coleta de sangue ou urina, hoje é possível um trabalho maior com os polimorfismos de acetilação.

As conseqüências clínicas do polimorfismo de acetilação estão relacionadas a uma freqüência maior de polineuropatia que responde à vitamina B_6 entre os inativadores lentos sob tratamento com isoniazida. Uma freqüência mais alta de efeitos colaterais tipo lúpus é vista quando os inativadores lentos recebem hidralazina ou procainamida. São observados mais efeitos colaterais hematológicos nos inativadores lentos com dapsona e salicilazosulfapiridina. Os inativadores rápidos podem precisar de doses mais altas das drogas para obter efeitos terapêuticos satisfatórios.

Foram feitos muitos estudos sobre a possível associação da acetilação polimórfica com uma variedade de doenças [77]. Os inativadores lentos parecem ter um risco 30% maior de desenvolver câncer de bexiga, particularmente os que vivem em ambientes mais industrializados (veja abaixo Seção 7.5.2). Outras associações com a condição de inativação lenta, como o diabetes não insulino-dependente, ou tipo 2, e a doença de Gilbert ainda não foram explicadas.

Polimorfismo de Debrisoquina-Esparteína (CYP2D6) [56, 75, 132, 165]. Um polimorfismo comum que afeta a enzima P450 CYP2D6 causa uma oxidação defeituosa de muitas drogas diferentes que necessitam o metabolismo oxidativo (Quadros 7.22 a 7.25). Este polimorfismo foi descoberto independentemente em estudos com a droga anti-hipertensiva debrisoquina e o agente oxitócico e antiarrítmico esparteína. Uma hipotensão grave e prolongada ocorreu ocasionalmente com a administração de debrisoquina, e mostrou-se que isto foi causado pela falha em metabolizar a droga por 4-hidroxilação. Quando a esparteína foi estudada como agente antiarrítmico, a maioria dos pacientes não atingiu concentrações plasmáticas suficientemente altas para obter a resposta terapêutica desejada [67]. Além disso ocorrem graves complicações obstétricas (como tetania uterina, descolamento da placenta, e trabalho de parto muito rápido) em 7% das mulheres que recebem esparteína para induzir parto a termo [188], uma taxa de complicação semelhante à freqüência dos que metabolizam pouco CYP2D6 (Quadros 7.23 a 7.25). Extensos estudos mostraram que o polimorfismo CYP2D6 participa do metabolismo oxidativo de muitas drogas diferentes, incluindo agentes antiarrítmicos, betabloqueadores, neurolépticos e antidrepressivos tricíclicos. Algumas respostas inesperadas a drogas que podem ser certamente associadas a este polimorfismo estão mostradas no Quadro 7.22. Em um amplo estudo, o relato de que os que metabolizam mal eram mais propensos a ansiedade e não tão bem sociáveis quanto os que o fazem bem é curioso [157]. O

Quadro 7.22 Respostas a drogas em metabolizadores fracos com polimorfismos CYP2D6 (de Kalow e Grant 1995 [132]; Eichelbaum e Gross 1992 [72])

Reações a drogas	
Captopril	Agranulocitose
Flecainida	Altos níveis sangüíneos com prejuízo renal — efeitos pró-arrítmicos
Fenacetina	Metemoglobinemia
Fenformina	Acidose lática
Antidepressivos tricíclicos	Overdose
Nortriptilina, desipramina	Sedação e tremores
Betabloqueadores	Metabolismo defeituoso
Propanol, timolol, alprenol	causando maior freqüência de efeitos colaterais[a]
Falta de eficácia	
Codeína	Analgesia reduzida
Encainida	Falta de efeito arrítmico

Muitas drogas adicionais são metabolizadas por CYP2D6 mas não estão no mercado devido a reações, supostamente causadas por este polimorfismo.
[a] Sem confirmação definitiva.

Quadro 7.23 Freqüência de metabolizadores fracos em populações diferentes estudadas por drogas sonda (de Kalow e Grant 1995 [132])

Grupo étnico	Metabolizadores fracos
Brancos (Europa e América do Norte)	3-10
Chineses	0,7-1,1
Japoneses	0-2,3
Africanos do Oeste	0-8
Afro-americanos	1,9

Quadro 7.24 Freqüências dos alelos CYP2D6 em populações diferentes (de Masimiriembwa e cols. 1993 [161])

	Brancos	Afro-americanos	Zimbabuanos	Chineses
D6wt	0,70	0,86	0,94	0,93
D6A	0,02	0,024	0	0
D6B	0,23	0,085	0,018	0,008
D6D	0,05	0,06	0,039	0,056
Total	1,00	1,00	1,00	1,00

wt, tipo selvagem

Quadro 7.25 Número (e freqüência) de mutações de CYP2D6 detectado por amplificação de PCR em metabolizadores fortes (EM) e fracos (PM) de debrisoquina ou esparteína (brancos; de Meyer e cols. 1992 [165])

Genótipo por teste de PCR	EM (n = 98)	PM (n = 46)
wt/wt	52 (0,53)	1 (0,02)
wt/B	43 (0,44)	3 (0,06)
wt/A	3 (0,03)	—
B/B	—	36 (0,78)
A/A	—	1 (0,02)
A/B	—	3 (0,07)
D/D (sem amplificação)	—	2 (0,04)

wt, tipo selvagem

potencial total de significado clínico do polimorfismo de CYP2D6 para a droga ainda está em discussão [72, 132].

Embora a toxidez das drogas em geral possa ser devida a uma falha do metabolismo de uma determinada droga, alguns agentes terapêuticos necessitam de CYP2D6 para ativar um precursor a se tornar o agente terapêutico real. Se esta reação estiver defeituosa, um determinado efeito de droga, como uma analgesia por codeína ou supressão da arritmia cardíaca por encainida, não é mais observado (veja Quadro 7.22) e a droga não tem eficácia na dosagem padrão.

Os estudos familiares mostraram que o polimorfismo de CYP2D6 é uma característica autossômica recessiva comum. Com uma freqüência de homozigotos de 5%, 35% da população é de heterozigotos. A determinação do fenótipo de CYP2D6 requer a administração *in vivo* de uma pequena dose de debrisoquina como uma droga-sonda, seguida da dosagem da proporção da droga metabolizada em relação à não-metabolizada na urina após algumas horas. Mais recentemente, o supressor de tosse dextromorfan (medicação muito usada) substituiu a debrisoquina como droga-sonda. A freqüência dos que metabolizam pouco usando testes *in vivo* em populações diferentes é mostrada no Quadro 7.23. Foi notada uma freqüência mais alta deste polimorfismo entre as populações de origem européia.

Após a purificação da enzima D6 dos fígados de doadores de órgãos, o gene CYP2D6 foi clonado e expresso em cultura de células de mamíferos. Ele está situado no cromossomo 22q11.2-qter. O grupamento do gene CYP2D6 consiste em quatro genes. Três são pseudogenes não-expressos, sendo D6 o gene funcional. Usando uma combinação de transferência de Southern e amplificação com PCR, foram identificados pelo menos oito alelos no locus D6. Além do alelo selvagem comum (D6wt), foi detectado um alelo selvagem menos freqüente (freqüência alélica de 0,03) com atividade enzimática normal. Vários alelos estão associados à ausência de função enzimática, levando à condição de pouco metabolizador no estado homozigoto ou heterozigoto composto. As mutações que comprometem o funcionamento enzimático (A, B, D) são causadas por deleções diferentes e mutações em sítio de corte. As mutações mais comuns, D6B, ocorrem em 23% dos europeus (freqüência alélica) mas são raras em outras populações (Quadro 7.24). O Quadro 7.25 fornece

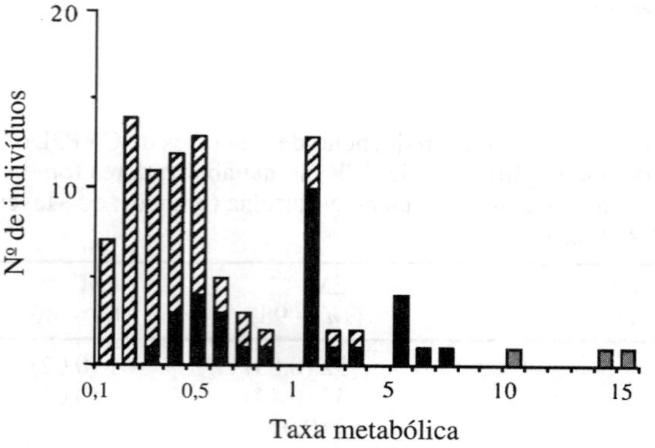

Fig. 7.67 Relação entre a proporção metabólica de debrisoquina e o genótipo. As proporções metabólicas de debrisoquina e os genótipos de CYP2D6 foram estudadas em 93 voluntários não aparentados de origem européia. ▨, Metabolizadores homozigotos intensos; ■, heterozigotos; ▦, metabolizam pouco. (De Cholerton e cols., 1992 [56])

dados comparativos de um estudo de fenótipos *in vivo* e genótipos *in vitro*. Cerca de 8% dos que metabolizam pouco ainda não têm a identificação da mutação. A Fig. 7.67 mostra a correlação entre o *fenótipo* de debrisoquina e o *genótipo* de CYP2D6, indicando uma superposição considerável entre os homozigotos selvagens e os heterozigotos, mas demonstra que a maioria dos que metabolizam muito são homozigotos selvagens. A genotipagem do DNA para este polimorfismo, usando leucócitos, deve facilitar o trabalho nesta área, pois evita o teste de fenotipagem — desagradável e um tanto invasivo —, que requer a administração de droga e amostragem da urina.

Polimorfismo de Mefenitoína [257]. Foi demonstrado que a oxidação do anticonvulsivo mefenitoína está sob o controle de um gene diferente e está relacionada ao tipo de polimorfismo da debrisoquina. A freqüência relativamente alta de efeitos colaterais desta droga observados no passado supostamente é atribuída à falta de oxidação da mefenitoína em uma pequena porcentagem (2 a 5%) da população. A fenitoína (dilantina) pode ser oxidada pela mesma enzima polimórfica.

Outras Características Farmacogenéticas Monogênicas. Uma variedade de outras características que são herdadas de modo mendeliano simples desempenham papel na farmacogenética. Elas são citadas no Quadro 7.26.

Quadro 7.26 Características farmacogenéticas monogênicas

Anomalias enzimáticas ou metabólicas	Resultado e/ou anomalias clínicas
A. Características bem estabelecidas (veja texto)	
a) *Características comuns*	
Algumas variantes de G6PD	Hemólise
Polimorfismos de *N*-acetiltransferase	Acetilação reduzida de várias drogas (veja texto)
Pouca oxidação (debrisoquina/esparteína)	Reações indesejáveis a muitas drogas (veja Quadros 7.22-7.25)
b) Características raras	
Variantes de pseudocolinesterase	Apnéia prolongada induzida por suxametônio
Metabolismo anormal de cálcio	Hipertermia maligna após inalação de anestesia
Algumas hemoglobinas instáveis	Hemólise
Várias porfirias	Várias drogas precipitam sintomas de doença
Deficiência de metemoglobina redutase	Cianose com algumas drogas oxidantes
B. Características cujo significado clínico é menos certo	
Polimorfismo de paraoxonase	Portadores de baixa atividade (~ 50%) mais suscetíveis a envenenamento por parationa
Pouca oxidação de mefenitoína	Graves efeitos colaterais de mefenitoína
Polimorfismo de tiopurina metil transferase (citosólica)	Falta de ação efetiva de drogas tiopurínicas (ex., mercaptopurina)
Polimorfismo de catecol-*O*-metil transferase	Falta de ação efetiva de L-dopa e α-metildopa
Deficiência de epóxido hidrolase	Hepatotoxidez de fenitoína

Farmacogenética Multifatorial. Uma série de estudos em gêmeos sobre a meia-vida de várias drogas destacou a importância de fatores genéticos no metabolismo de drogas. Sempre que uma droga era dada a gêmeos idênticos e não-idênticos, foi notada uma similaridade muito maior no metabolismo da droga entre os gêmeos MZ. As medidas de herdabilidade baseadas nestes dados mostraram que a contribuição da hereditariedade para a variação total na meia-vida da droga é alta e às vezes atinge 99% (Quadro 7.27).

Quando é dada uma dose padrão da droga a muitos membros de uma população normal, nota-se considerável variabilidade nos níveis sangüíneos em pessoas diferentes. Enquanto uma variedade de fatores afetam tais níveis sangüíneos, as diferenças no metabolismo de drogas avaliadas pela meia-vida em geral são os principais determinantes. A meia-vida de uma droga é um parâmetro bem constante em um indivíduo e, como sugerido pelos dados de gêmeos, é amplamente influenciada por fatores genéticos. A base bioquímica subjacente aos detalhes do metabolismo de drogas ainda é desconhecida. A variação na meia-vida ou resposta à maioria das drogas pode ser plotada como uma curva gaussiana em forma de sino (Fig. 7.65). Um determinado número de pessoas em cada extremidade da distribuição unimodal tem uma quantidade ou muito grande ou insuficiente da droga após a administração de uma dose média. O resultado é ou a toxidez devida a níveis sangüíneos excessivos ou falha da droga em exercer seus efeitos em virtude de níveis sangüíneos muito baixos. A demonstração de que fatores genéticos têm um papel no metabolismo da maioria das drogas transformou a farmacogenética de um campo que lidava com algumas reações incomuns a drogas em uma disciplina de importância central para a farmacologia e a terapêutica [175].

Variação Farmacogenética no Nível do Órgão-Alvo. A variação genética no nível de órgão-alvo foi discutida para a deficiência de G6PD das hemácias. O exemplo da ação do álcool sobre o cérebro é considerado na Seção 15.2.3.5. Os efeitos colaterais das drogas psicotrópicas sobre o cérebro também podem ter uma base genética [200]. Por exemplo, as pessoas que recebem fenotiazina ocasionalmente desenvolvem parkinsonismo. As que têm um parente com parkinsonismo correm um risco três vezes maior [200]. A "discinesia tardia" que se manifesta como movimentos involuntários não é muito rara entre pacientes tratados com agentes psicofarmacológicos. Há uma grande agregação familiar. Como tal terapia influencia a ação do neurotransmissor dopamina (Seção 15.2.3.6), é interessante que um aumento no número de receptores de dopamina no núcleo caudado de ratos foi descrito após a administração de neurolépticos. Este aumento apresenta uma grande variação entre as linhagens. Sintomas semelhantes aos da esquizofrenia podem ser induzidos em humanos por drogas como o LSD e metafetamina, e mesmo pelo abuso do álcool (alucinação alcoólica). A incidência de esquizofrenia foi vista significativamente aumentada entre os parentes que sofrem destas complicações.

Uma complicação rara mas perigosa e freqüentemente fatal da anestesia geral é a hipertermia maligna, em geral associada a uma rigidez muscular [132]. Geralmente observa-se um modo incompletamente autossômico dominante de herança. Muitos pacientes têm queixas musculares leves, como ptose, estrabismo, câimbras e deslocamentos recorrentes. Também foram descritos eletromiogramas anormais e leves sinais histológicos de miopatia. São comuns nestes pacientes valores levemente aumentados de creatina fosfocinase.

Geralmente é usado um teste para avaliar as propriedades contráteis de músculos biopsiados expostos ao halotano ou à cafeína (ou a ambos), de modo a detectar a suscetibilidade à hipertermia maligna [132]. Resultados de teste equivocados ou falso-positivos são entretanto comuns. Foi descrita uma condição semelhante em suínos, causada por uma mutação de sentido trocado específica de um canal de liberação de cálcio, conhecido como receptor de rianodina [94]. O gene para hipertermia maligna em algumas famílias, mas não em todas, foi localizado no sítio do locus do receptor de rianodina no cromossomo 19 por estudos de ligação [132]. A mutação específica observada na doença porcina só foi encontrada em uma família humana. A hipertermia maligna, como muitas outras doenças genéticas, exibe tanto heterogeneidade alélica quanto supostamente interalélica.

7.5.2 Ecogenética [8, 174, 176, 192]

O conceito de ecogenética, primeiramente sugerido por Brewer em 1971 [36], evoluiu historicamente da farmacogenética. As drogas são apenas uma pequena fração dos agentes químicos ambientais aos quais os humanos são expostos. Existem vários outros agentes potencialmente tóxicos no ambiente que podem prejudicar uma fração da população geneticamente predisposta. A ecogenética amplia para outros agentes ambientais o conceito central de respostas variáveis a drogas geneticamente determinadas. Como os estudos de gêmeos sugerem que o metabolismo da maioria das drogas está sujeito a influências genéticas, podemos deduzir que o controle genético da biotransformação e ação de receptores aplica-se à maioria dos agentes químicos. O campo da ecogenética humana lida com respostas variáveis dos humanos a agentes ambientais e tenta explicar por que apenas alguns dos expostos são prejudicados por agentes nocivos e como os indivíduos diferem em sua adaptação ao ambiente. A hipótese de trabalho da ecogenética é o conceito de que a constituição bioquímica geneticamente determinada de um indivíduo determina a resposta a um agente ambiental, particularmente em situações nas quais já se sabe que a maioria dos seres humanos reage de modo diferente a este determinado agente. Semelhante aos achados na farmacogenética, algumas reações ecogenéticas são devidas à presença de genes mutantes raros e causam uma resposta muito anormal ou reação idiossincrática. Em outros casos, a resposta variável é mediada por um sistema polimórfico, e uma proporção significativa (2 a 50%) da população reage diferentemente. Mais freqüentemente, as respostas ecogenéticas envolvem vários genes e levam a respostas incomuns em alguns indivíduos cuja constituição genética faz com que fiquem em um extremo da curva unimodal de distribuição.

Carcinógenos. Dados recentes (veja a Seção 11.2) sugerem que a maioria das substâncias mutagênicas é também carcinogênica. É provável que os princípios da farmacogenética se apliquem a substâncias químicas potencialmente carcinógenas. Os conceitos genéticos fornecem uma explicação parcial do porquê de a maioria das pessoas igualmente expostas a uma substância química não desenvolver câncer. Apenas os indivíduos com metabolismos variantes, como os inativadores lentos, ou os que transformam uma substância em um carcinógeno mais poderoso são propensos a responder com neoplasia. A variação genética nas enzimas de reparo (veja Cap. 10) ou na "vigilância imunológica" que afetam células mutantes podem ser outras fontes de cân-

Quadro 7.27 Estudos de gêmeos sobre a taxa de eliminação de drogas ou em condições de equilíbrio (de Propping 1978 [199])

Droga	Autores, nº de pares de gêmeos	Parâmetro medido	Faixa	r_{MZ}	r_{DZ}	h_2^2
Antipirina 18 mg/kg p.o. (dose única)	Vesell e Page (1968) 9 MZ, 9 DZ	Meia-vida plasmática (h)	5,1-16,7	0,93	−0,03	0,99
Fenilbutazona 6 mg/kg p.o. (dose única)	Vesell e Page (1968) 7 MZ, 7 DZ	Meia-vida plasmática (dias)	1,2-7,3	0,98	0,45	0,99
Dicumarol 4 mg/kg p.o. (dose única)	Vesell e Page (1968) 7 MZ, 7 DZ	Meia-vida plasmática (h)	7,0-74,0	0,99	0,80	0,98
Halotano 3,4 mg i.v. (dose única)	Cascorbi et al. (1971) 5 MZ, 5 DZ	Excreção urinária de sódio trifluoroacetato em 24 h (% de dose injetada)	2,7-11,4	0,71	0,54	0,63
Etanol 0,5 g/kg p.o. (dose única)	Lüth (1939) 10 MZ, 10 DZ	β_{60} (mg/ml · h)	0,051-0,141	0,64	0,16	0,63
		EDR (mg/kg · h)	50,00-109,63	0,77	0,45	0,67
1 ml/kg p.o. (dose única)	Vesell et al. (1971) 7 MZ, 7 DZ	β_{60} (mg/ml · h)	0,11-0,24	0,96	0,38	0,98
1,2 ml/kg p.o. (dose única)	Kopun e Propping (1977) 10 MZ, 21 DZ	Taxa de absorção (mg/ml · 30 min)	0,20-1,12	0,56	0,27	0,57
		β_{60} (mg/ml · h)	0,073-0,255	0,71	0,33	0,46
		EDR (mg/kg · h)	57,6-147,6	0,76	0,28	0,41
Difenilidantoína 100 mg i.v. (dose única)	Andreasen et al. (1973) 7 MZ, 7 DZ	Meia-vida sérica (h)	7,7-25,5	0,92	0,14	0,85
Lítio 300 mg/12 h p.o. (por 7 dias)	Dorus et al. (1975) 5 MZ, 5 DZ	Concentração plasmática (mEq/l)	0,16-0,38	0,94	0,61	0,86
		Concentração de hemácias (mEq/l)	0,050-0,102	0,98	0,71	0,83
		Concentração de hemácias/plasma (após 3 dias tratamento)	0,18-0,56	0,84	0,62	0,92
Amobarbital 125 mg i.v. (dose única)	Endrenyi et al. (1976) 7 MZ, 7 DZ	Taxa de depuração plasmática (ml/min)	16,0-67,2	0,87	0,55	0,83
		Depuração ajustada por peso (l/kg · h)	1,76-6,16	0,92	0,60	0,80
		Constante de taxa de eliminação (h^{-1})	2,09-8,17	0,93	0,03	0,91
Nortriptilina 0,6 mg/kg·d p.o. (por 8 dias)	Alexanderson et al. (1969) 19 MZ, 20 DZ	Nível de equilíbrio plasmático (ng/ml)	8-78	—[a]	—[a]	—[a]
Salicilato de sódio 40 mg/kg i.v. (dose única)	Furst et al. (1977) 7 MZ, 7 DZ	Curva de declínio de salicilato sérico (mg/dl · h)	0,64-1,02	0,64	0,32	0,86
Aspirina 65 mg/kg·d p.o. (por 3 dias)	Veja Propping	Platô sérico de ácido salicílico (mg/dl)	11,9-36,4	0,90	0,33	0,98
		Taxa de excreção de salicilurato (platô) (mg/kg · h)	0,84-1,91	0,94	0,76	0,89

β_{60}, Taxa de desaparecimento do sangue; EDR, taxa de degradação de etanol; r_{MZ}, r_{DZ} coeficiente de correlação intraclasse: em gêmeos MZ e DZ, respectivamente; h_2^2 (herdabilidade) = $\frac{V_w(DZ) - V_w(MZ)}{V_w(DZ)}$; V_w, variança dentre pares de gêmeos.

[a] Dados publicados não permitem cálculo, mas gêmeos MZ são muito mais assemelhados entre si que os DZ.

cer. As pessoas que já portam uma mutação germinativa para uma suscetibilidade ao câncer podem correr um risco particularmente alto de desenvolver um câncer clínico quando expostas a agentes carcinogênicos, os quais podem causar uma freqüência mais alta de mutações somáticas no alelo homólogo deste gene de câncer (Cap. 10).

O sistema enzimático da arilidrocarboneto hidroxilase está envolvido na ativação de hidrocarbonetos policíclicos em agentes carcinogênicos mais potentes. Os níveis de arilidrocarboneto hidroxilase em humanos estão sob controle genético, conforme avaliados por estudos de gêmeos e de famílias. O modo exato de herança não está claro, mas tem sido proposta uma herança monogênica para os humanos [138, 139] e para um sistema enzimático análogo em camundongos [181]. Entretanto, é mais provável que a herança seja poligênica. De qualquer modo, é concebível que as pessoas com altas atividades de arilidrocarboneto hidroxilase corram um risco maior de câncer induzido por hidrocarbonetos policíclicos, como o câncer de pulmão induzido pelo fumo de cigarros [73, 138, 139].

Têm sido investigados vários outros polimorfismos potencialmente envolvidos no metabolismo de substâncias carcinógenas, tais como fatores de suscetibilidade ao câncer de pulmão associados ao fumo. Pelo menos dez estudos foram feitos com a variante CYP2D6 (debrisoquina hidroxilase) [75, 77, 157, 268]. Os dados sugerem uma freqüência menor de carcinoma brônquico entre os que metabolizam pouco CYP2D6, que normalmente correspondem a 5% da população branca (Fig. 7.66). Os resultados nem sempre são estatisticamente significativos, e vários estudos (incluindo um que definiu genótipos por técnicas moleculares [268]) não apresentaram diferenças em freqüências de câncer pulmonar entre os que metabolizam pouco e os que o fazem muito.

As glutatião-S-transferases (GST) são enzimas que conjugam carcinógenos como epóxidos e hidroxiperóxidos ao glutatião. Existem muitas variedades. Um polimorfismo comum do tipo μ de GST é caracterizado por uma deleção completa do gene e existe no estado homozigoto em cerca de 50% da população (freqüência alélica de 0,7). O alelo deletado pode ser detectado por dosagens enzimáticas com transestilbeno óxido como substrato, ou por várias técnicas moleculares. Vários estudos [112, 271] mostraram que os indivíduos homozigotos que não têm a enzima de conjugação de glutatião têm uma freqüência maior de câncer de pulmão relacionado ao fumo. Outros pesquisadores falharam em demonstrar diferenças estatisticamente significativas entre os pacientes com câncer de pulmão e os controles. Entretanto, os estudos *in vitro* mostram que a indução de trocas entre cromátides irmãs nos linfócitos é maior entre os homozigotos para o alelo deletado GST μ, dando uma plausibilidade biológica para o efeito protetor da enzima GST μ contra os efeitos carcinógenos do fumo de cigarro [245, 261].

São necessários mais estudos sobre o metabolismo das substâncias carcinógenas e suas enzimas para se demonstrar o provável papel da variação humana na carcinogênese ambiental. As variações nos mecanismos de reparo também podem ter um papel, como sugerido pela maior freqüência de câncer em pacientes afetados por lesões genéticas do reparo mutacional (anemia de Fanconi, síndrome de Bloom, ataxia-telangiectasia, xeroderma pigmentoso; Cap. 10). É particularmente notável que os não raros heterozigotos para três destas condições têm uma freqüência maior de malignidade. Entretanto, nos heterozigotos para o xeroderma pigmentoso a malignidade só aparece após uma intensa exposição ao sol. Como muitos dos cânceres humanos parecem estar relacionados a agentes ambientais aos quais uma grande parte da população está exposta, um enfoque genético provavelmente responderá por que apenas algumas pessoas desenvolvem câncer com uma exposição ambiental semelhante.

O câncer de bexiga é mais comum entre os trabalhadores em indústrias expostos a aminas como benzidina e naftilaminas. Como estas substâncias químicas são acetiladas polimorficamente pela acetiltransferase (veja acima), foi sugerido que os inativadores lentos destas substâncias e outros expostos a ambientes urbanos e industriais correm um risco maior. Pelo menos 17 estudos (resumidos em [77]) foram feitos e indicam um risco 30% maior para câncer de bexiga entre os inativadores lentos. Os trabalhadores de indústria muito expostos parecem correr um risco maior. A freqüência mais baixa de câncer de bexiga no Japão (6,3/100.000) que nos E.U.A. (26/100.000) é compatível com uma freqüência muito menor de homozigotos inativadores lentos no Japão (11%) do que nos E.U.A. (~ 50%).

Deficiência de α_1-Antitripsina (107 400). A deficiência de α_1 antitripsina está associada ao alelo Z no estado homozigoto e predispõe a doença pulmonar obstrutiva crônica. Os fumantes heterozigotos para este defeito têm a função pulmonar um tanto prejudicada. É possível que com o fumo e ambientes poluídos ocorra um aumento de freqüência de doença pulmonar obstrutiva crônica entre os heterozigotos para este defeito (veja a Seção 6.2.4).

Paraoxonase [184]. A parationa é um inseticida amplamente usado. O composto é metabolizado em paraoxona pelos microssomos hepáticos. A paraoxona é posteriormente degradada pela enzima paraoxonase sérica. Há uma distribuição bimodal definida de níveis amplamente variáveis de paraoxonase na população européia, com 50% tendo níveis baixos. Os estudos familiares mostraram que aqueles com baixos níveis enzimáticos são homozigotos para um alelo de baixa atividade (freqüência gênica de 0,7). O alelo de baixa atividade é causado por uma substituição de glutamina por arginina na enzima [77]. Ainda não existem investigações epidemiológicas disponíveis quanto ao significado deste polimorfismo para os expostos à parationa. Podemos esperar que os homozigotos tenham um risco mais alto de envenenamento com exposições relativamente baixas. Com um envenenamento mais intenso, o genótipo de paraoxonase supostamente não faz diferença para o desenvolvimento dos sintomas.

Alimentos. O melhor exemplo de diferença genética em resposta a alimentos é representado pela hipolactasia adulta. Todas as crianças possuem a enzima lactase intestinal para a absorção de lactose. Na maioria das populações humanas a lactase intestinal desaparece após o desmame, de modo que a maioria dos humanos adultos tem intolerância à lactose. Uma mutação permite a persistência de absorção de lactose. Esta mutação supostamente tem uma vantagem seletiva nas sociedades agriculturais, onde o leite de vaca está disponível para a nutrição. Nas populações das regiões central e norte da Europa, a maioria das pessoas possui esta mutação em dose única ou dupla. A intolerância à lactose é causada pela falta deste gene e é herdada como uma característica autossômica recessiva. A mutação para a persistência de absorção de lactose ou tolerância à lactose também é comum em populações pastorais nômades da África e da Arábia. As freqüências gênicas para a persistência de atividade da lactase em algumas populações são discutidas na Seção 14.3.1. As pessoas com intolerância à lactose tendem a desenvolver flatulência, desconforto intestinal e diarréia quando expostas ao leite e a outros alimentos que contenham lactose [83].

Algumas pessoas com deficiência de G6PD desenvolvem anemia hemolítica ao ingerir fava [71]. A diminuição da excre-

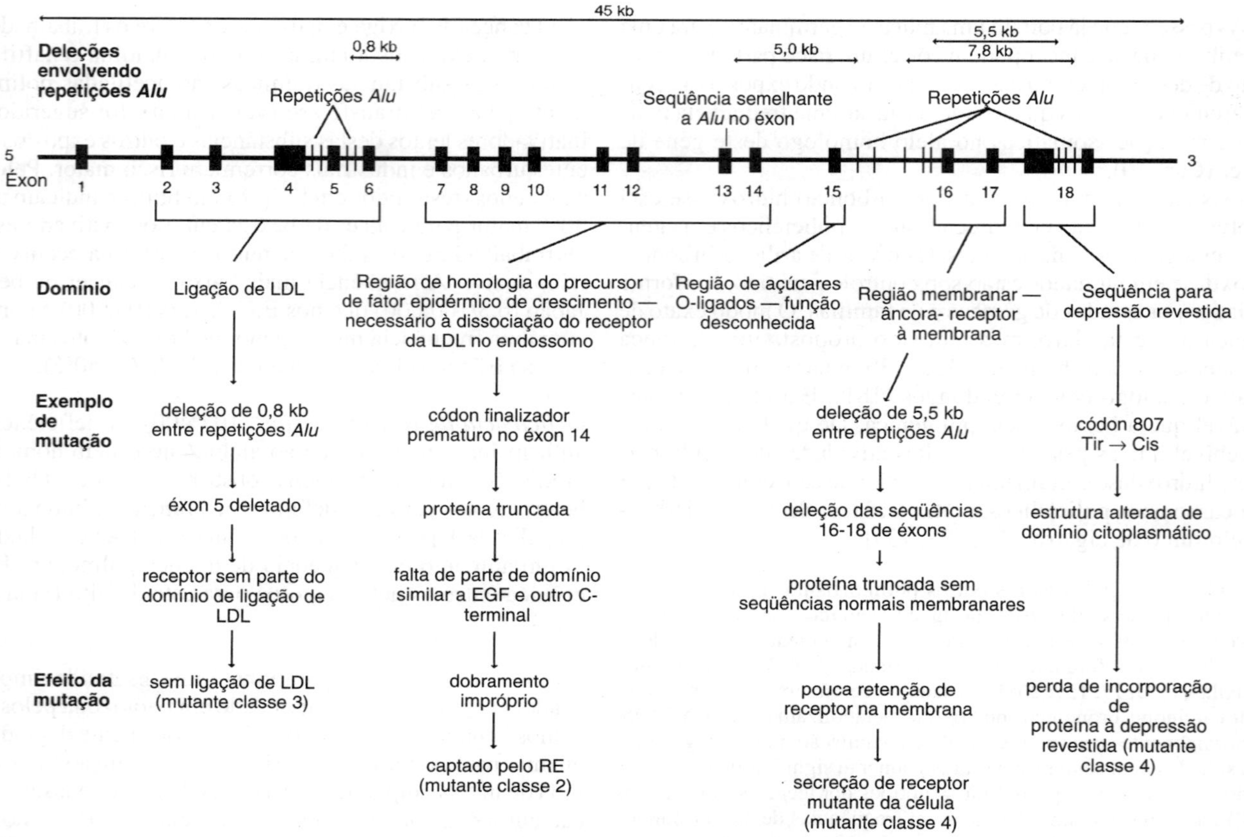

Fig. 7.68 A estrutura do gene para receptor de LDL mostrando seus cinco domínios. Localização de mutações selecionadas que levam à hipercolesterolemia familiar. Elas são indicadas por *barras horizontais acima do gene*, tamanhos de algumas deleções (*retângulos em preto* = éxons). Os éxons, íntrons e repetições Alu estão aproximadamente em escala. (Modificado de Goldstein e Brown em Scriver e cols. 1989 [215]) (Para descrição veja Seção 7.6.4)

ção urinária de ácido *d*-glutárico é uma característica metabólica de pacientes com favismo e pode envolver a biotransformação ao ingrediente tóxico da fava. A genética da excreção de ácido glutárico ainda é desconhecida.

Uma fonte de variação genética na suscetibilidade a influências ambientais que deve ser explorada muito mais intensamente é a heterozigose para genes autossômicos recessivos, levando, no estado homozigoto, a uma doença metabólica hereditária. As poucas evidências atualmente disponíveis sugerem suscetibilidades mais dispersas que as conhecidas (Seção 7.2.2.8 [247]). Além disso, as manifestações fenotípicas nos homozigotos e a natureza dos defeitos enzimáticos dão indicações úteis quanto a onde podem ser encontradas propensões a doenças nos heterozigotos.

A interação de fatores ambientais, como alta ingestão de gorduras, com os vários fatores genéticos que predispõem a doenças coronarianas é um capítulo ainda pouco desenvolvido da ecogenética [175b, 175c]. A expressão clínica das condições monogênicas menos comuns do metabolismo de lipídios, como a hipercolesterolemia familiar heterozigota, é supostamente afetada por dieta, exercícios e o fumo, pois as doenças coronarianas associadas a esta condição eram menos freqüentes nas gerações anteriores, conforme notado nos estudos dos heredogramas (Seção 6.4.2 [264]). Entretanto, mesmo as elevações mais moderadas de colesterol e triglicerídios — que afetam uma grande fração da população — provavelmente são o resultado final de fatores genéticos como o alelo E4 de apolipoproteína elevador de colesterol, que interage com a dieta e com outros fatores como fumo e exercícios. Vários genes relacionados a lipídios e outros (como os que afetam a lipoproteína de alta densidade, a lipoproteína lipase, a absorção de lipídios, os triglicerídios e o metabolismo de homocisteína), bem como níveis variáveis de ingestão de gordura, criam um padrão complexo de risco de doença coronariana em determinados indivíduos. O número relativamente grande de genes relacionados a lipídios que provavelmente afetam a resposta a uma determinada dieta, bem como prováveis interações entre estes genes, demandam muito trabalho em epidemiologia genética.

O gene para a hemocromatose é comum em várias populações européias [34]. Cerca de 1/500 da população parece ser homozigoto e absorvem ferro em uma taxa aumentada, mas apenas uma fração dos homozigotos tem sintomas. O reforço do pão com ferro, como praticado na Suécia, foi recomendado para impedir a deficiência de ferro, que é uma condição comum nas mulheres e crianças. Isto deveria causar uma hemocromatose clinicamente aparente com mais freqüência que antes. Os heterozigotos comuns (mais de 10% da população) provavelmente não seriam prejudicados. Além disso, os pacientes com talassemia maior, que têm sobrecarga de ferro, deveriam sofrer. A prática tem persistido em muitos países, embora indubitavelmente reduza a deficiência de ferro.

Estas considerações mostram a complexidade dos problemas

criados pela existência da heterogeneidade genética. O que é útil para um segmento da população pode ser prejudicial para outros. Além disso, os detalhes científicos exatos da extensão dos benefícios e prejuízos nem sempre pode ser totalmente especificada. Podemos esperar enfrentar mais destes problemas à medida que soubermos mais sobre a individualidade genética.

7.6 Mecanismos de Dominância Autossômica

Os mecanismos básicos das doenças autossômicas recessivas são geralmente deficiências enzimáticas causadas por mutações estruturais do gene que especifica a enzima afetada. A enzima afetada em geral pode ser demonstrada como sendo estruturalmente anormal ou instável (veja a Seção 7.2.2) [74]. Os heterozigotos em geral têm 50% de atividade da enzima normal, mas são clinicamente não-afetados, indicando que metade da atividade enzimática normal é compatível com o funcionamento normal. Em contraste, na herança autossômica dominante o heterozigoto é clinicamente afetado, e a dose única do gene mutante interfere no funcionamento normal.

Os mecanismos para as mutações autossômicas dominantes são muito mais heterogêneos que os demonstrados para características autossômicas recessivas. Por um longo tempo as causas genéticas e as vias patogênicas básicas da maioria das doenças dominantes não tiveram análise científica, permanecendo desconhecidas. Nas últimas décadas, especialmente desde o advento das técnicas de DNA recombinante, muitas destas vias estão sendo elucidadas.

Se uma mutação causa uma anomalia estrutural da proteína determinada por um gene, isto pode levar a um prejuízo funcional em um heterozigoto, e portanto a uma doença dominante, se a função normal necessitar de algum tipo de interação dos produtos dos dois alelos. Na herança recessiva, os produtos determinados por eles são funcionalmente mais ou menos independentes. Este é o caso da maioria dos genes que determinam enzimas. Assim, os defeitos enzimáticos em geral são recessivos. Entretanto, se os produtos alélicos devem cooperar para construir uma estrutura comum, um defeito em 50% das moléculas tornaria toda a estrutura defeituosa. Portanto, não é surpreendente que as doenças dominantes em geral tenham sido observadas primeiro afetando proteínas estruturais [163], por exemplo, receptores e membranas (Fig. 7.69).

7.6.1 Agregações Anormais de Subunidades

Disfibrinogenemias (134 800) [58]. Uma pessoa com uma doença dominante é um heterozigoto. Se tais heterozigotos tiverem uma proteína mutante, haverá uma mistura de moléculas normais e mutantes caso a proteína funcione como um agregado de subunidades. A presença de moléculas anormais em uma mistura de normais e anormais pode interferir na formação apropriada dos agregados proteicos (Fig. 7.69). Em algumas disfibrinogenemias, várias mutações envolvendo as moléculas de fibrinogênio podem levar a uma tendência de sangramento. Em algumas formas mutantes de fibrinogênio os defeitos parecem estar em locais da molécula que resultam na interferência da agregação de moléculas de fibrina. No fibrinogênio Detroit, uma substituição de aminoácidos em um sítio crítico para conversão de fibrinogênio em fibrina já foi observada [32], associada a um grave

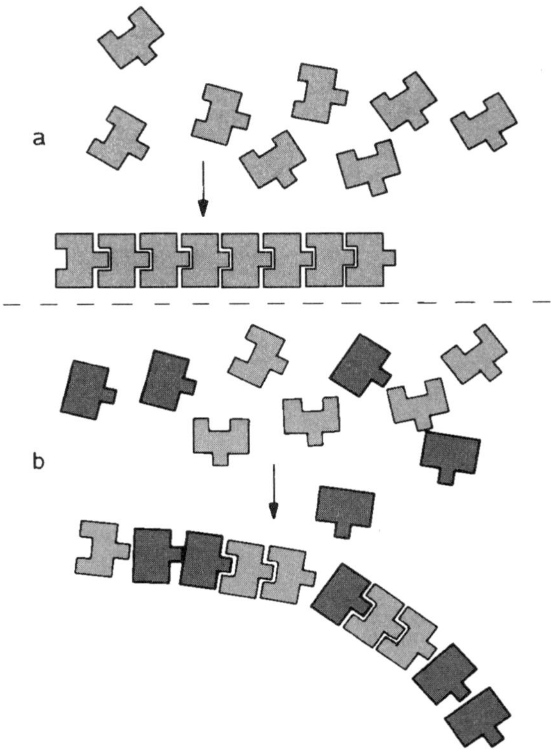

Fig. 7.69 a, b. Estrutura diagramática de uma cadeia polipeptídica em normais e heterozigotos. **a.** O indivíduo é homozigoto e só produz polipeptídios normais. **b.** O indivíduo é heterozigoto. Polipeptídios normais e anormais são formados em quantidades iguais. A cadeia polipeptídica não pode ser apropriadamente montada.

sangramento. Embora o nível quantitativo de fibrinogênio seja normal na maioria dos fibrinogênios anormais, um defeito está associado a quantidades diminuídas de fibrinogênio devido a uma sobrevivência molecular encurtada, supostamente causada por instabilidade molecular [160]. Alguns fibrinogênios geneticamente anormais estão associados a trombose. A maioria das variantes de fibrinogênio não está associada a dificuldades clínicas.

7.6.2 Perturbação do Funcionamento Proteico Multimérico Por Subunidades Anormais

Doenças de Hemoglobina. Os mecanismos um tanto análogos na formação de subunidades parecem explicar os vários tipos de anormalidades clínicas vistas nas doenças de hemoglobina. Como a molécula funcional de hemoglobina consiste em quatro subunidades produzidas sob a especificação de dois loci gênicos, os heterozigotos formam moléculas híbridas que consistem em hemoglobina normal e anormal. (Moléculas híbridas, como Hb $\beta^S\beta^A$, não podem ser demonstradas com os métodos usuais de separação de hemoglobina, como cromatografia de coluna e eletroforese.) Dependendo das características da respectiva mutação de hemoglobina, podem ocorrer várias manifestações, como metemoglobinemia, anemia hemolítica e eritrocitose, nos heterozigotos (Seção 7.3). Devido ao alto grau de cooperação entre as quatro subunidades de hemoglobina, uma anomalia em apenas uma das quatro subunidades, como encontrado em um heterozigoto ou para a mutação de Hb α ou de Hb β, leva à perda do funcionamento normal de toda a molécula. Por exemplo, algumas mutações levam a substituições de aminoácidos em regiões das cadeias α ou β envolvidas no contato entre as quatro cadeias polipeptídicas dentro do tetrâmero. Tais mutações podem impedir a interação hemo-hemo necessária para a troca de oxigênio. Isto leva a uma relativa diminuição de oxigênio nos tecidos, que é compensada aumentando o número de eritrócitos.

Nestes casos, as mutações humanas são dominantes, pois a proteína resultante, para manter seu funcionamento normal, tem que sofrer uma interação funcionalmente importante com a proteína formada pelo outro alelo. A substituição de aminoácido que resulta desta mutação está situada em um local necessário para esta interação. Substituições de aminoácidos funcionalmente análogas podem facilmente ser responsáveis também por outras mutações dominantes.

7.6.3 Inibição *Feedback* Anormal de Enzimas e Enzimas Estruturalmente Anormais

Porfiria (176 000): *Atividade Enzimática Diminuída* [203]. Nas várias porfirias dominantes (Quadro 7.28), as deficiências enzimáticas que afetam várias etapas da biossíntese de hemo ou porfirina já foram demonstradas. Em cada caso, foram encontrados cerca de 50% da enzima, como na situação heterozigota usual. A fisiopatologia deste grupo de doenças foi mais bem estudada na porfiria intermitente aguda. Muitos pacientes com a deficiência enzimática característica de porfobilinogênio desaminase não têm sintomas de porfiria, tais como dor abdominal ou neuropatia. Os sintomas em geral estão associados a atividade marcantemente elevada da enzima ácido δ-aminolevulínico sintetase (ALA), a primeira e limitante enzima da síntese de porfirina. De fato, pensava-se que a lesão primária da porfiria intermitente aguda era um defeito regulatório causando a superprodução desta enzima. A ALA sintetase é induzida por muitas drogas (por exemplo, barbituratos, hormônios esteróides e outras substâncias químicas) e é normalmente reprimida por inibição *feedback* de hemo, o produto final da via biossintética que inclui a porfobilinogênio desaminase. A atividade diminuída de porfobilinogênio desaminase na porfiria intermitente aguda leva à formação de menos hemo e depressão da ALA sintetase, com aumento de formação de ALA. Metade da quantidade normal da enzima não é suficiente para permitir um funcionamento ótimo da via, particularmente quando a via é estimulada por drogas tais como os barbitúricos. Em contraste com outras deficiências enzimáticas, a mutação na porfiria intermitente aguda afeta uma enzima limitadora crítica em uma via biosintética rigidamente regulada.

Quadro 7.28 Defeitos enzimáticos nas porfirias de herança dominante

Doença	Defeito enzimático
Porfiria intermitente aguda	Porfobilinogênio desaminase
Porfiria variegada	Protoporfirinogênio oxidase
Coproporfiria hereditária	Coproporfirinogênio oxidase
Porfiria cutânea tarda	Uroporfirinogênio descarboxilase
Protoporfiria	Ferroquelatase

É provável que outras substâncias químicas ambientais não identificadas e metabólitos também estimulem a via. Tal mecanismo explicaria por que apenas algumas pessoas com o defeito enzimático desenvolvem sintomas clínicos. Este princípio de repressão enzimática tem sido usado em terapia. A hematina, uma fonte de hemo, foi dada para suprimir a atividade da ALA sintetase. Um declínio documentado na produção de ALA e porfobilinogênio foi associado a melhoras clínicas na porfiria intermitente aguda.

Aumento de Atividade Enzimática na Gota. O aumento da atividade enzimática devido a uma lesão estrutural de uma enzima, com aumento de atividade específica, foi demonstrado como uma causa rara de gota. Alguns pacientes têm quantidades elevadas de fosforribosilpirofosfato sintetase [17]. As análises eletroforéticas e imunoquímicas mostraram que a enzima nestes pacientes estava estruturalmente anormal. Estes achados sugerem que o defeito primário nesta condição afeta diretamente a enzima.

7.6.4 Mutações de Receptor

Receptores. Na superfície das membranas celulares existem receptores para muitos hormônios, neurotransmissores, e drogas. Devem existir muitas mutações que afetam tais receptores, que são proteínas [39], mas até agora só dois grupos de mutações em receptores foram estudados em detalhes.

Um grupo inclui defeitos de receptor ligados ao X que levam à resistência androgênica, ou pela não-ligação de diidrotestosterona às superfícies das células, ou pela inabilidade em ativar o sítio de ligação nuclear do hormônio. O outro conjunto de mutações de receptor afeta a ligação do colesterol de lipoproteínas de baixa densidade (LDL) [39, 104]. O colesterol no soro é levado principalmente pela lipoproteína LDL. Existe um receptor de superfície (Fig. 7.70) em estruturas especializadas conhecidas como depressões revestidas nos fibroblastos e linfócitos (e, por dedução, nos hepatócitos), que liga LDL à superfície da célula e transporta por endocitose o LDL colesterol para a célula. O receptor de LDL só liga lipoproteínas portadoras de apoproteína B e apoproteína E (receptor B/E). Tal endocitose mediada por receptor é um mecanismo universal pelo qual as células captam moléculas grandes, cada uma sob o controle de um receptor altamente específico. Após o movimento do LDL colesterol para a célula, o acúmulo de colesterol manda um sinal para a célula suspender a síntese de mais receptores de LDL. A proteína de LDL é degradada pelos lisossomos celulares. A ligação do LDL colesterol e seu transporte para a célula diminui ainda mais a síntese de colesterol pela diminuição da atividade da enzima limitadora HMG CoA redutase. O colesterol é esterificado pela ação da acil-CoA: colesteril aciltransferase. A natureza dos sinais que iniciam estas várias reações pleitrópicas é desconhecida.

Hipercolesterolemia Familiar. A causa da hipercolesterolemia familiar (Fig. 7.68) é uma das diferentes mutações no mesmo locus (cromossomo 19) que afetam o funcionamento de receptor de LDL [118, 239]. Estas mutações foram categorizadas em muitas classes, como (a) sem produção de receptor, (b) transporte defeituoso para a superfície celular após a síntese, (c) ligação defeituosa de LDL, (d) internalização defeituosa, e (e) agrupamento defeituoso em vesículas revestidas. Como resultado, pode haver uma falta total ou ação defeituosa do receptor. Cerca de 1/

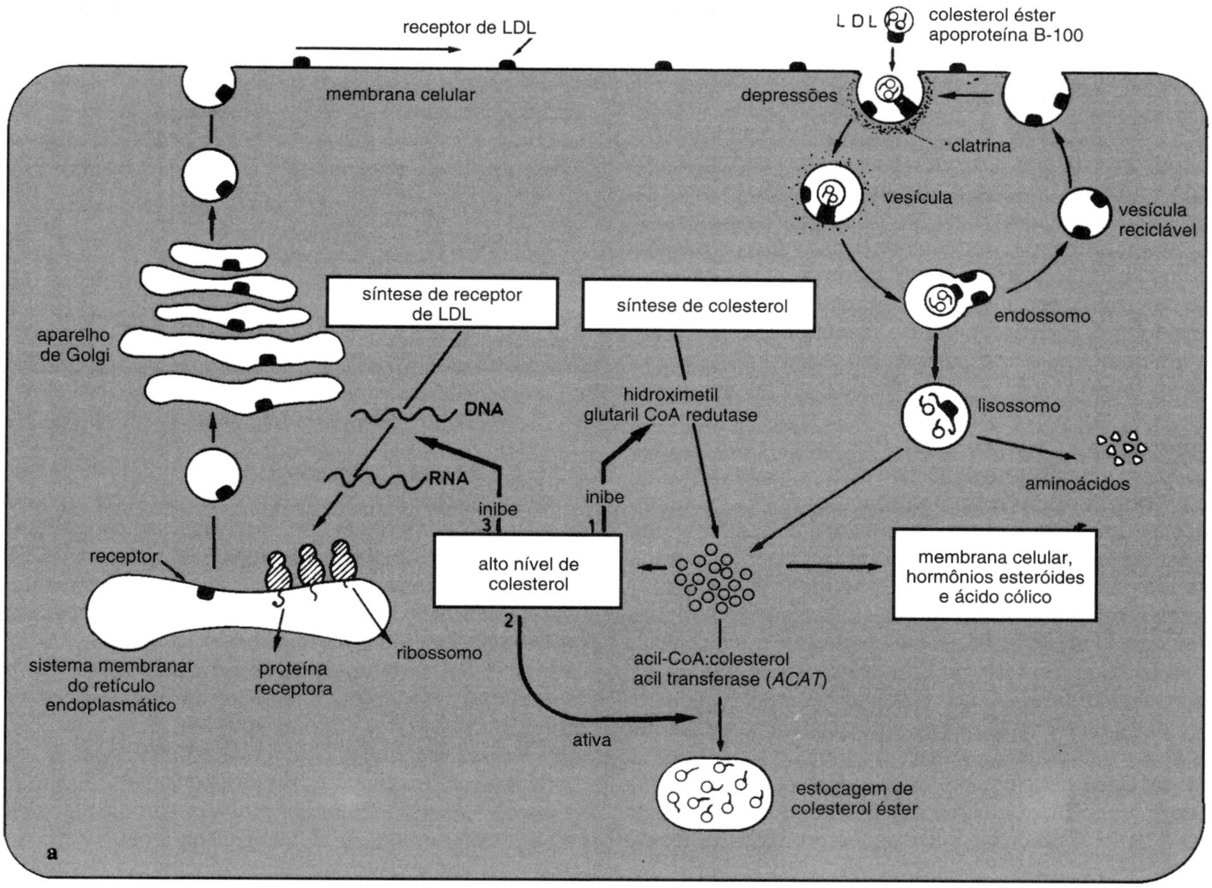

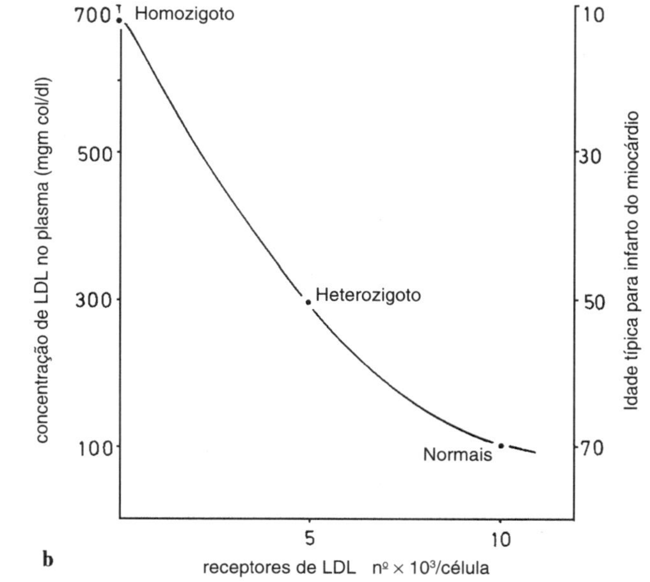

Fig. 7.70 a. Metabolismo de colesterol na célula. LDL leva colesterol (*acima à direita*). A LDL está ligada a um receptor em uma depressão, que é então transformada em uma vesícula. Várias destas vesículas se fundem para formar um endossomo, onde a LDL se separa de seu receptor. O receptor volta para a membrana celular. A LDL é captada por um lisossomo, onde as enzimas degradam a apoproteína B-100 em seus aminoácidos e abre as ligações éster do colesterol. O colesterol livre é usado para a produção de membranas celulares, hormônios esteróides ou ácidos cólicos. A célula regula seu nível de colesterol, um nível de colesterol alto com três efeitos diferentes: *1*, a enzima HMG-CoA redutase, a enzima limitadora da síntese de colesterol, é inibida; *2*, a enzima ACAT é ativada e esterifica o colesterol para estocagem juntamente com ácidos graxos; *3*, a síntese de novos receptores é inibida pela inibição da transcrição do gene de receptor. (Modificado de Goldstein e Brown 1989 [105]) **b.** Relação entre a concentração de LDL e idade típica de infarto do miocárdio devido a aterosclerose coronariana, em função do número de receptores de LDL nos fibroblastos de pessoas normais e de pessoas com as formas heterozigota e homozigota de hipercolesterolemia familiar. O número de receptores de LDL por célula foi calculado de experimentos nos quais a ligação máxima de LDL foi medida a 4°C em fibroblastos cultivados sem LDL por 48 h. (De Goldstein e Brown 1977)

500 pessoas na população geral são heterozigotas para a hipercolesterolemia familiar. Elas têm a metade do número de receptores normais de LDL e não removem o colesterol da circulação na taxa normal (Fig. 7.70). Os níveis séricos elevados de LDL resultam no desenvolvimento de aterosclerose e ataques cardíacos prematuros. Cerca de 50% dos homens heterozigotos apresentam manifestação clínica de doença coronariana por volta dos 50 anos (Seção 6.4.2). Hoje é possível estimular o alelo normal de LDL dos heterozigotos para aumentar a síntese de receptores de LDL pela administração oral de seqüestrantes de bile (ex., colestiramina) que remove os ácidos biliares do intestino [40]. Esta manobra terapêutica, juntamente com as drogas que são análogas ao substrato de HMG CoA redutase, que bloqueia a síntese de colesterol, permite a normalização dos níveis de colesterol e evita a doença coronariana. Embora os seqüestrantes de bile sejam usados há muitos anos e pareçam seguros, hoje são usados novos inibidores da enzima (estatinas) já por 10 anos ou mais, e também parecem seguros.

Os homozigotos para o defeito de receptor não têm receptores funcionais e, devido a seus níveis muito altos de LDL, desenvolvem doença coronariana e morrem na infância ou na adolescência. Devido à heterogeneidade mutacional, muitos "homozigotos" são de fato heterozigotos compostos para duas mutações diferentes de receptor de LDL. A gravidade da doença clínica entre os verdadeiros homozigotos e os heterozigotos compostos depende da natureza da mutação que eles portam. A ausência completa de receptores de LDL causa doenças mais graves que a atividade diminuída de receptor devida à ligação defeituosa de LDL. Os homozigotos não respondem ao tratamento com drogas e necessitam de outros enfoques terapêuticos. O transplante de fígado foi feito em um paciente para fornecer receptores normais de LDL, e isto reduziu marcantemente o LDL colesterol. A terapia gênica foi tentada com resultados indiferentes.

7.6.5 Defeitos de Membrana

Em algumas doenças dominantes, a mutação parece afetar as membranas celulares. Um exemplo é a esferocitose hereditária (182 900), um tipo comum de anemia hemolítica no qual os eritrócitos não ficam em forma de disco bicôncavo, mas apresentam uma forma mais esferoidal. Há uma diminuição na área superficial da membrana e de lipídios da membrana, com um aumento específico de permeabilidade da membrana ao sódio [126]. Os esferócitos são eliminados da circulação pelo baço em taxa maior. O defeito exato da membrana afeta a interação da espectrina, o principal componente do citoesqueleto das hemácias, e outras proteínas de formação de um citoesqueleto de funcionamento normal [158]. Várias mutações parecem estar envolvidas.

7.6.6 Deposição de Proteínas Fibrilares Anormais: Amiloidoses Hereditárias (104 800-105 250)

Um grupo de doenças conhecidas como amiloidoses é caracterizado pela deposição de diferentes proteínas fibrilares anormais com estrutura de folha β (para bibliografia veja [22]). As fibrilas amilóides são amorfas e se coram com vermelho Congo. A classificação das amiloidoses é baseada na composição específica das fibrilas características (Quadro 7.29). As amiloidoses hereditárias são condições autossômicas dominantes causadas por mutações de sentido trocado de várias proteínas, como a transtiretina (antes conhecida como pré-albumina), apolipoproteína A_1, gelsolina, fibrinogênio e lisozima. A microscopia eletrônica não pode distinguir os diferentes tipos bioquímicos. As fibrilas características parecem levar apenas a proteína mutante, embora os pacientes afetados (que são heterozigotos) produzam tanto a proteína normal quanto a anormal.

Quadro 7.29 Amiloidose sistemática generalizada (de Benson 1995 [22])

	Proteína envolvida
Amiloidoses hereditárias	Transtiretina Apolipoproteína A Gelsolina Fibrinogênio Lisozima
Amiloidose imunoglobulina	Cadeia leve de IgG ($\varkappa$ e λ)
Amiloidose reativa (doença inflamatória crônica, febre mediterrânea familiar)	Amilóide A
Amiloidose renal (uremia prolongada ou diálise)	β_2-microglobulina

O tipo mais comum de amiloidose hereditária, e o mais bem estudado, é causado por mutações da proteína hepática transtiretina. O início dos sintomas clínicos é na meia-idade ou até mais tarde. Os achados clínicos estão relacionados aos depósitos de transtiretina mutante. A neuropatia periférica, que em geral se manifesta como síndrome do túnel carpal, é a manifestação clínica mais comum. Pode ocorrer uma neuropatia autônoma, como disfunção gastrointestinal, hipotensão postural, retenção urinária, impotência e hipoidrose. Freqüentemente são vistas cardiomiopatia e nefropatia. Já foram descritas mais de 40 mutações diferentes de transtiretina. Há uma semelhança significativa no padrão clínico de uma determinada mutação nos membros afetados de uma família. Os homozigotos para algumas mutações de transtiretina não diferem dos heterozigotos. Por exemplo, a mutação de isoleucina 122 encontrada em 2% dos afro-americanos está associada a cardiomiopatia tanto nas pessoas heterozigotas quanto homozigotas mais idosas.

A molécula de transtiretina tem uma única cadeia de 127 aminoácidos e funciona como um tetrâmero. Como a estrutura do DNA é conhecida, podem ser feitos testes diagnósticos com métodos de DNA. Se o defeito da transtiretina for desconhecido, é necessário o seqüenciamento direto (400 nucleotídeos). Se for definido um defeito molecular conhecido, pode ser usada a PCR ou hibridização com oligonucleotídeos alelo-específicos. As variantes de transtiretina sem sintomas clínicos também existem. Como a transtiretina liga tiroxina no plasma, alguns destes polimorfismos estão associados a hipertiroxinemia sem hipertireoidismo.

A gelsolina é uma proteína ligadora de cálcio. As mutações de sentido trocado deste gene que produzem amiloidose hereditária já foram descritas. Embora o transplante de fígado tenha sido usado como um tratamento bem-sucedido para a amiloidose associada a transtiretina, esta opção não é factível na variedade de gelsolina, que é produzida pelos músculos.

As amiloidoses hereditárias devem ser diferenciadas das "amiloidoses de imunoglobulina" não-familiares e mais comuns, que às vezes são vistas em pacientes com mieloma múltiplo. Um pico de imunoglobulina monoclonal geralmente é encontrado no soro e na urina. A "amiloidose reativa" ocorre nas doenças inflamatórias crônicas, como a tuberculose, osteomielite e artrite reumatóide, e é causada pela hiperprodução da proteína A amilóide. Este tipo de amiloidose também é freqüentemente observado na febre mediterrânea familial, uma doença autossômica recessiva.

Doença de Alzheimer Herdada Dominantemente [27a, 161a, 201, 243a]. A demência é uma deterioração das habilidades mentais e tem uma causa orgânica. Geralmente desaparece primeiro a memória a curto prazo, seguida da perda da memória a longo prazo e capacidade em compreender novas informações. Outros sinais são a perda de julgamento e a deterioração da linguagem. O paciente fica desorientado e finalmente perde todas as funções cognitivas. A histologia do cérebro é caracterizada por um grande número de emaranhados neurofibrilares e as chamadas placas senis, que consistem em neurites com um núcleo amilóide (Alzheimer 1907 [5]).

A doença de Alzheimer com início na vida mais adiantada (> 65-70 anos) apresenta alguma agregação familiar. Alguns observadores sugerem que os dados familiares podem se ajustar a um modelo de herança autossômica dominante, se for suposto que a idade de início pode freqüentemente ser muito retardada (aos 80 ou 90 anos), de modo que muitos indivíduos morreriam de outras causas antes que pudessem manifestar a demência característica. A prevalência aumenta continuamente com o avanço da idade: aos 90 anos, pelo menos 5% da população e cerca de 20% dos parentes em primeiro grau dos pacientes são afetados.

Uma herança autossômica dominante bem definida foi demonstrada em heredogramas com doença de Alzheimer de início relativamente precoce (40 a 65 anos). Pelo menos três genes diferentes foram identificados. Os estudos de ligação mostraram que famílias raras possuem um gene no cromossomo 21. Mais freqüentemente, o gene de Alzheimer nas famílias é mapeado no cromossomo 14. Em uma outra variedade autossômica dominante da doença, entre os alemães da região do Volga, o gene está situado no cromossomo 1. Os genes de Alzheimer nos cromossomos 14 e 1 já foram clonados e se assemelham.

Um outro desenvolvimento é a recente descoberta de que os portadores do alelo E4 de apolipoproteína têm um risco significativamente aumentado de doença de Alzheimer, particularmente entre famílias com idade de início relativamente tardia. O risco de desenvolver doença de Alzheimer é pelo menos 3 ou 4 vezes maior, mas é mais alto ainda nos homozigotos para E4. O mecanismo pelo qual o gene de apolipoproteína A4 causa um risco maior está sendo pesquisado.

A patogenia da doença de Alzheimer está sob ativo estudo [27a, 161a]. A localização do gene de precursor amilóide no cromossomo 21, a localização de pelo menos um gene de Alzheimer no cromossomo 21 e a alta freqüência da neuropatologia característica na trissomia do 21, sugeriram uma correlação mecanísmica entre a produção amilóide e a doença de Alzheimer. Entretanto, ainda é necessário muito trabalho.

7.6.7 Distúrbios Herdáveis de Tecido Conjuntivo

Este termo foi criado por McKusick [164] em uma famosa monografia para várias doenças hereditárias com envolvimento predominante do tecido conjuntivo, mas nem todos estes mostram um modo de herança autossômico dominante. Os exemplos incluem os vários tipos de osteogênese imperfeita, síndrome de Marfan, e síndrome de Ehlers-Danlos. Os estudos nos níveis de gene-DNA e proteínas levaram à elucidação de suas causas e, em parte, aos mecanismos patogênicos.

Na osteogênese imperfeita, ocorrem muitas fraturas ósseas. Além disso, são observadas escleras azuis e às vezes perda de audição. Os vários tipos desta doença (120 160, 166 210, 166 220, e alguns outros) foram explicados por anomalias no colágeno tipo I [45, 48]. Os colágenos são as proteínas mais abundantes no corpo. Mais de 20 genes os codificam. A molécula completa, que é sintetizada em muitas etapas, é uma unidade de três cadeias enroladas entre si em uma tripla hélice. Dependendo do modo pelo qual as várias mutações interferem nesta estrutura, surgem fenótipos mais brandos ou mais graves (Quadro 7.30) [48]. O modo de herança geralmente é autossômico dominante. Isto oferece um bom exemplo do princípio discutido acima: as cadeias de pró-colágeno a serem entrelaçadas nesta estrutura surgem de ambos os alelos, tanto o normal quanto os mutantes. Este processo é gravemente perturbado, e o produto final é deficiente se metade destas cadeias forem anormais.

Em alguns casos raros, pode estar presente um modo recessivo de herança. Entretanto, a maioria dos casos nos quais duas crianças afetadas nasceram de pais saudáveis é devida a mosaicismo de células germinativas, que não parece ser muito raro (veja Caps. 9, 10).

As anomalias em outros colágenos levam a várias doenças diferentes. Os vários tipos de síndrome de Ehlers-Danlos, por exemplo, são causados por anomalias e defeitos do colágeno tipo III ou de enzimas envolvidas na formação de colágeno (para detalhes veja [45]). As mutações que afetam o tipo II podem causar, por exemplo, a síndrome de Stickler e a acondrogênese, enquanto algumas formas de epidermólise bolhosa foram associadas a anomalias do tipo VII.

A síndrome de Marfan (154 700), uma condição autossômica dominante, caracteriza-se por membros longos, "dedos em forma de aranha", frouxidão das articulações, miopia, e anomalias esqueléticas. A fraqueza das fibras da zônula nos olhos em geral causa deslocamento dos cristalinos. Uma fraqueza do tecido elástico na parede aórtica pode levar a formação de dilatações e aneurisma, com a conseqüente dissecção da parede da aorta e morte precoce. Esta doença é causada por defeitos do gene para um outro componente do tecido conjuntivo, que foi chamado de fibrilina [212]. O gene foi situado em 15q21.1 [129, 130]. Várias mutações de sentido trocado e uma deleção ocasional já foram descritas [242].

Genes de Miosina e Cardiomiopatia Hipertrófica Dominante: Distúrbio de Interação de uma Proteína Mutacionalmente Alterada com Outra Proteína? As miosinas são um grupo de proteínas que, juntamente com as actinas, formam o tecido ativo dos músculos esqueléticos, coração, e outros órgãos. Elas são determinadas por uma família de genes que foram mapeados em vários cromossomos e estudados diretamente em nível molecular, ou seja, não começando por uma doença genética ou uma variante com um modo monogênico de herança — um princípio novo de análise genética que está sendo usado em um número crescente de casos (Seção 3.1.3.10). Entretanto, como esta família de genes tornou-se conhecida, uma doença, a cardiomiopatia hipertrófica, é considerada como devida a uma mutação em um gene de β-miosina. Este grupo de doenças afeta cerca de 1 em 5.000 pessoas [11]. Ela é caracterizada pelo aumento do espes-

Quadro 7.30 Fenótipos de osteogênese imperfeita e suas bases moleculares (de Byers, 1989 [45])

Tipo de OI	Características clínicas	Herança	Anomalias bioquímicas e genéticas
I	Estatura normal, pouca ou nenhuma deformidade, escleróticas azuis, perda de audição em 50%; dentinogênese imperfeita é rara e pode distinguir um subgrupo.	AD	Comum: alelo *COL1A1* "não funcional" Rara: Substituição de glicina nos telopeptídeos carboxiterminais de α_1 (I) Substituição de glicinas na hélice tripla em pro α_1 (I) Deleção de éxon na hélice tripla pro α_1 (I)
II	Letal no período perinatal, mineralização calvária mínima, costelas em contas, fêmures comprimidos, acentuada deformidade de ossos longos, platispondilia (vértebras achatadas).	AD (nova)	Comum: Substituições de glicil no domínio de tripla hélice da cadeia α_1 (I) e da cadeia α_2 (I) Rara: Rearranjos nos genes *COL1A1* e *COL1A2* Deleções de éxons no domínio de hélice tripla de *COL1A1* e *COL1A2*
		AR (rara)	Pequena deleção em α_2 (I) no alelo nulo
III	Ossos progressivamente deformados, geralmente com deformidade moderada ao nascimento. Escleróticas variáveis em matiz, em geral clareando com idade. Dentinogênese comum, perda de audição comum. Estatura muito baixa.	AD	Mutações de ponto nos genes *COL1A1* e *COL1A2*
		AR (incomum)	Mudança de matriz de leitura (deleção de 4 pb) em *COL1A2* que impede incorporação de cadeias pro α_2 (I) nas moléculas
IV	Escleróticas normais, deformidade óssea de branda a moderada, baixa estatura variável, dentinogênese comum, em alguns ocorre perda de audição.	AD	Mutações de ponto nos genes *COL1A1* e *COL1A2* Mutações de salto de éxon em *COL1A2*

AD, autossômico dominante; AR, autossômico recessivo.

samento do músculo cardíaco e geralmente por arritmias, que às vezes levam a morte precoce. Alguns jovens atletas com esta anomalia morreram repentinamente durante exercícios físicos. Ela pode ocorrer esporadicamente e por motivos desconhecidos. Nas famílias com muitos pacientes, entretanto, é observado um modo de herança autossômico dominante. A condição é heterogênea. Os estudos de ligação revelaram genes mutantes nos cromossomos 1, 11, 14 e 15 [52, 237, 238, 249, 251]. A mutação no cromossomo 14 mostrou ser de interesse especial, pois um gene para a cadeia β da proteína muscular miosina era conhecidamente situado na mesma área [97, 125]. Tem sido identificado um número crescente de mutações (substituições de uma base). Algumas delas se aglomeram na posição do aminoácido 403, indicando ou um *hot spot* mutacional, ou um sítio funcionalmente sensível da proteína, ou ambos. Este sítio está situado na parte globular da molécula de miosina, que é importante para a interação com a actina, a outra proteína funcional dos músculos na ação muscular. A interação prejudicada da miosina com a actina também pode ser o defeito funcional primário. A hipertrofia muscular pode ser secundária como uma tentativa de compensação [249]. Este é um outro modo pelo qual uma mutação pode ter um efeito dominante no fenótipo.

Doenças por Príon. O príon (agente proteico infeccioso) (176 640) é uma sialoglicoproteína que está normalmente presente, mas que parece ser moldada em uma configuração espacial diferente em resposta a infecções por partículas proteicas de forma similar [61]. Ela se agrega extracelularmente para formar estruturas similares às da amilóide. O gene foi mapeado em 20p12-pter [164]. As mutações que podem facilmente gerar esta estrutura anormal foram descritas na forma autossômica dominante de doença de Creutzfeld-Jakob (123 400), uma doença degenerativa progressiva do cérebro com uma condição esponjosa, degeneração neuronal e sintomas correspondentes de início na idade adulta; na insônia fatal familiar e na doença de Gerstmann-Straussler (137 440). A histologia é idêntica à encontrada na *scrapie*, uma doença do gado e ovelhas. A doença é transmissível entre estas duas espécies, e pode ser transmissível entre o gado e humanos. Este grupo de doenças correlatas é o primeiro exemplo de uma infecção por um tipo não conhecido de agente infeccioso, como uma bactéria ou um vírus, mas sim por uma proteína especificamente dobrada que induz a proteína do hospedeiro a assumir uma estrutura específica e patogênica. Em alguns indivíduos, esta estrutura anormal de dobramento é formada espontaneamente se a proteína tiver sofrido uma mudança adequada por uma mutação (= tipo autossômico dominante). Na maioria dos casos, é necessária a infecção pela proteína exógena anormalmente dobrada (humanos ou, possivelmente, animais). Um outro exemplo é o kuru, que foi observado em habitantes da Nova Guiné que tinham o costume de comer os cérebros de seus ancestrais mortos. Como discutido na Seção 4.1.6, foram descritos diferentes fenótipos de doenças, dependendo do polimorfismo de DNA dentro do gene de príon em um sítio diferente da mutação de ponto que leva à doença [102].

7.6.8 Doenças Tumorais Herdadas Dominantemente

Freqüentemente têm sido observadas mutações de um gene supressor tumoral. O exemplo clássico é o retinoblastoma, o tumor ocular maligno de crianças pequenas. Além do tipo herdado dominantemente com aproximadamente 90% de penetrância, existe um tipo não-hereditário. Um "gene supressor tumoral" está presente sob forma mutante em todas as células de indivíduos portadores do tipo hereditário. Entretanto, é produzido um clone de células malignas apenas se o alelo normal no cromossomo homólogo tiver uma mutação somática em uma de suas células da retina. No tipo não-hereditário, são necessárias duas mutações somáticas — uma mutação em cada um dos dois alelos — para produzir um clone celular maligno. Outros tumores foram demonstrados seguindo o mesmo — e às vezes até mais complicado — padrão. Estes problemas são discutidos em maiores detalhes no Cap. 10.

Dados Gerais. O Quadro 7.31 mostra vários mecanismos de doenças dominantes. Mesmo algumas deficiências enzimáticas, como a de inibidor de C1, causando angioedema hereditário (106 100) e deficiência de antitrombina (107 300), produzindo um aumento de tendência à trombose venosa, são herdadas como autossômicas dominantes. Não está claro por que a doença se desenvolve nestas deficiências enzimáticas heterozigotas. As muitas anomalias dominantes que são causadas por perturbações no desenvolvimento embrionário, tais como malformações dos membros (por exemplo, braquidactilia; Cap. 4.1.2), estão começando a ser elucidadas. Os exemplos dados indicam que a dominância mendeliana pode resultar de uma variedade de mecanismos diferentes. Sua elucidação ajudará a esclarecer muitos aspectos da determinação genética da estrutura e função. Cientificamente, isto promete ser muito mais interessante que a simples correlação um gene-uma enzima, freqüentemente encontrada nas doenças metabólicas. É de interesse particular que várias reações enzimáticas intracelulares podem ser perturbadas por uma única mutação de receptor. Tal pleiotropismo bioquímico oferece um modelo excitante para o controle de vias bioquímicas complexas por um único gene. As lesões básicas nas doenças dominantes comuns oferecem desafios científicos excitantes.

Quadro 7.31 Alguns mecanismos de doenças dominantes

Mecanismo	Exemplo
Agregação anormal de subunidades proteicas	Fibrinogênios anormais
Distúrbio de função de proteínas multiméricas por subunidades anormais	Hemoglobinas instáveis
Inibição feedback diminuída pelo produto final devida a deficiência enzimática	Deficiência de porfobilinogênio desaminase na porfiria intermitente aguda
Defeitos de receptor celular	Defeitos de receptor de colesterol LDL na hipercolesterolemia familiar
Defeitos de membrana celular	Esferocitose hereditária
Deposição de proteína fibrilar anormal em tecido periférico	Amiloidose hereditária
Deposição de proteína fibrilar anormal no cérebro	Doença de Alzheimer
Deficiências estruturais em proteínas ubíquas e básicas	Anomalias de tecido conjuntivo como na osteogênese imperfeita, síndrome de Ehlers-Danlos, síndrome de Marfan
Defeito funcional devido a interação prejudicada com outra proteína	Cardiomiopatia hipertrófica devida a mutação em um gene de miosina
Mutação em um gene contendo homeoboxe	Síndrome de Waardenburg
Mutação em linhagem germinativa mais mutação somática de alelo homólogo	Retinoblastoma (veja texto)

Conclusões

A genética tenta resolver o problema de como os genes, em cooperação com fatores ambientais, determinam o desenvolvimento e funcionamento do organismo. Para isto, podem ser usados defeitos funcionais encontrados nas doenças hereditárias como ferramentas analíticas. Os defeitos enzimáticos, por exemplo, em geral levam a uma doença recessiva. Algumas variantes de enzimas e proteínas têm efeitos fenotípicos deletérios apenas se os portadores forem expostos a algumas drogas ou a outros agentes ambientais. As doenças dominantes podem ser causadas por uma variedade de mecanismos patogênicos. As variantes de hemoglobinas humanas foram ferramentas úteis para o estudo da ação gênica e de seus distúrbios. O sistema imune é um sistema especialmente complexo. Aqui, a cooperação e interação de numerosos genes foi estudada em detalhes. Além da sua importância para a compreensão teórica, a análise da ação gênica oferece indícios para a terapia e prevenção de doenças genéticas.

Bibliografia

1. Abel T, Maniatis T (1994) Mechanisms of eukaryotic gene regulation. In: Stamatoyannopoulos G, Nienhuis AW, Majerus PW, Varmus H (eds) The molecular basis of blood diseases, 2 nd edn. Saunders, Philadelphia, pp 33-70
2. Alargon B, Regueiro AA, Arnaiz-Villena A, Terhorst C (1988) Familial defect in the surface expression of the T-cell receptor — CD_3 complex. N Engl J Med 319: 1203-1208
3. Alberts B, Bray D, Lewis J, Raff M, Roberts K, Watson JD (1983) Molecular biology of the cell. Garland, New York
4. Alter BP (1985) Antenatal diagnosis of thalassemia. a review. Ann N Y Acad Sci 445: 393-407
5. Alzheimer A (1907) Über eine eigenartige Erkrankung der Hirnrinde. Allg Z Psychiatr 64 :146-148
6. Anderson DC, Smith CW, Springer TA (1989) Leucocyte adherence deficiency and other disorders of leucocyte motility. In: Scriver CR, Beaudet AL, Sly WS, Valle D (eds) The metabolic basis of inherited disease, 6th edn. McGraw-Hill, New York, pp 2751-2778
7. Anderson WF (1992) Human gene therapy. Science 256: 808-813
8. Anonymous (1973) Pharmacogenetics. Report of a WHO scientific group. WHO Tech Rep Ser 524.
9. Anonymous (1978) Fetal haemoglobin in sickle-cell anaemia and thalassaemia — a clue to therapy? (Editorial). Lancet 1: 971-972

10. Anonymous (1988) Immunsystem, 2 nd edn. Spektrum der Wissenschaft, Heidelberg
11. Anonymous (1993) Diagnosing the heart of the problem (Editorial). Nat Genet 4: 211-212
12. Antonarakis SE, Kazazian HH Jr, Orkin SH (1985) DNA polymorphism and molecular pathology of the human globin gene clusters. Hum Genet 69: 1-14
13. Baralle FE, Shoulders CC, Proundfoot NJ (1980) The primary structure of the human epsilon-globin gene. Cell 21: 621-626
14. Beadle GW (1945) Biochemical genetics. Chem Rev 37: 15-96
15. Beadle GW, Ephrussi B (1936) The differentiation of eye pigments in drosophila as studied by transplantations. Genetics 21: 225-247
16. Beadle GW, Tatum EL (1941) Genetic control of biochemical reactions in neurospora. Proc Natl Acad Sci USA 27: 499-506
17. Becker MA, Kostel PJ, Meyer LJ, Seegmiller JE (1973) Human phosphoribosylpyrophosphate synthetase: increased enzyme specific activity in a family with gout and excessive purine synthesis. Proc Natl Acad Sci USA 70: 2749
18. Beet EA (1949) The genetics of the sickle cell trait in a Bantu tribe. Ann Eugen 14: 279
19. Bell DA et al (1993) Genotype/phenotype discordance for human arylamine N-acetyltransferase (NAT_2) reveals a new slow-acetylator allele common in African-Americans. Carcinogenesis 14: 1689-92
20. Bellingham AJ (1976) Haemoglobins with altered oxygen affinity. Br Med Bull 32: 234-238
21. Benöhr HC, Waller HD (1975) Metabolism in haemolytic states. Clin Haematol 4: 45-62
22. Benson MD (1995) Amyloidosis. In: Scriver CR, Beaudet AL, Sly WS, Valle D (eds) The metabolic and molecular basis of inherited disease, vol 3, 7th edn. McGraw-Hill, New York, pp 4157-4191
23. Betke K, Beutler E, Brewer GJ, Kirkman HN, Luzzato L, Motulsky AG, Ramot B, Siniscalco M (1967) Standardization of procedures for the study of glucose-6-phosphate dehydrogenase. WHO Tech Rep Ser 366
24. Beutler E (1969) G-6-PD activity of individual erythrocytes and X-chromosomal inactivation. In: Yunis JJ (ed) Biochemical methods in red cell genetics. Academic, New York, pp 95-113
25. Beutler E (1975) Red cell metabolism. A manual of biochemical methods. Grune and Stratton, New York
26. Beutler E (1979) Review: Red cell enzyme defects as nondiseases and as diseases. Blood 54 :1-7
27. Beutler E (1993) Gaucher disease as a paradigm of current issues regarding single gene mutations of humans. Proc Natl Acad Sci USA 90: 5384-5390
27a. Beyreuther K, Multhaupt B, Masters CL (1996) Alzheimer Krankheit. Molekulare Pathogenese und deren Implikationen für die Therapieforschung. Akademie-Journal 2/95: 28-39
28. Bickel H (1953) Influence of phenylalanine intake on phenylketonuria. Lancet 2: 812
29. Bickel Med Surg 12: 114-118 (1954)
30. Blackwell TK, Alt FW (1988) Immunoglobulin genes. In: Hames BD, Glover DM (eds) Molecular immunology. IRL, Oxford, pp 1-60
31. Blombäck M, Blombäck B, Mammen EF, Prasad AS (1968) Fibrinogen Detroit — a molecular defect in the N-terminal disulphide knot of human fibrinogen? Nature 218:134
32. Bonaiti-Pellié C, Phung L, Nordmann Y (1984) Recurrence risk estimation of acute intermittent porphyria based on analysis of porphobilinogen deaminase activity: a Bayesian approach. Am J Med Genet 19: 755-762
33. Bothwell TH, Charlton RW, Motulsky AG (1983) Idiopathic hemochromatosis. In: Stanbury JB, Wyngaarden JB, Fredrickson DS, Goldstein JL, Brown MS (eds) The metabolic basis of inherited disease, 5th edn. McGraw-Hill, New York, pp 1269-1298
34. Boyer SH, Rucknagel DL, Weatherall DJ, Watson-Williams EJ (1963) Further evidence for linkage between the β and δ loci governing human hemoglobins and the population dynamics of linked genes. Am J Hum Genet 15: 438-448
35. Bradley TB, Boyer SH, Allen FH (1961) Hopkins-2-hemoglobin: a revised pedigree with data on blood and serum groups. Bull Johns Hopkins Hosp 108: 75-79
36. Braunitzer G, Hilschmann N, Rudloff V, Hilse K, Liebold B, Müller R (1961) The haemoglobin particles. Chemical and genetic aspects of their structure. Nature 190: 480
37. Brewer GJ (1971) Annotation: human ecology, an expanding role for the human geneticist. Am J Hum Genet 23 : 92-94
38. Brown MS, Goldstein JL (1974) Expression of the familial hypercholesterolemia gene in heterozygotes: mechanism for a dominant disorder in man. Science 185: 61-63
39. Brown MS, Goldstein JL (1976) New directions in human biochemical genetics: understanding the manifestations of receptor deficiency states. Prog Med Genet [New Ser] 1: 103-119
40. Brown MS, Goldstein JL (1984) How LDL receptors influence cholesterol and atherosclerosis. Sci Am 251: 58-66
41. Bunn HF (1994) Sickle hemoglobin and other hemoglobin mutants. In: Stamatoyannopoulos G, Nienhuis AW, Marjerus PW, Varmus H (eds) The molecular basis of blood diseases, 2 nd edn. Saunders, Philadelphia, pp 207-256
42. Bunn HF, Forget BS, Ranney HM (1977) Human hemoglobins. Saunders, Philadelphia
43. Burnet FM (1959) The clonal selection theory of acquired immunity. Cambridge Universtiy Press, London
44. Butenandt A (1953) Biochemie der Gene und Genwirkungen. Naturwissenschaften 40: 91-100
45. Byers PH (1989) Disorders of collagen biosynthesis and structure. In: Scriver CR, Beaudet AL, Sly WS, Valle D (eds) The metabolic basis of inherited disease, 6th edn. McGraw-Hill, New York, pp 2805-2842
46. Byers PH (1990) Brittle bones — fragile molecules: disorders of collagen structure and expression. Trends Genet 6: 293-300
47. Byers PH, Tsipouras P, Bonadio JF et al (1988) Perinatal lethal osteogenesis imperfecta (OI type II): a biochemically heterogeneous disorder usually due to new mutations in the genes for type I collagen. Am J Hum Genet 42: 237-248
48. Byers PH, Wallis GA, Willing MC (1991) Osteogenesis imperfecta: translation of mutation to phenotype. J Med Genet 28: 433-442
49. Cantz M, Gehler J (1976) The mucopolysaccharidoses: Inborn errors of glycosaminoglycan catabolism. Hum Genet 32: 233-255
50. Cao A (1994) 1993 William Allan award address. Am J Hum Genet 54: 397-402
51. Cao A, Cossu P, Falchi AM, Monni G, Pirastu M, Rosatelli C, Scalas MT, Tuveri T (1985) Antenatal diagnosis of thalassemia major in Sardinia. Ann N Y Acad Sci 445: 380-392
52. Carrier L, Hengstenberg C, Beckmann JS et al (1993) Mapping of a novel gene for familial hypertrophic cardiomyopathy to chromosome 11. Nat Genet 4: 311-313
53. Carson PE, Flanagan CL, Ickes CE, Alving AS (1956) Enzymatic deficiency in primaquine-sensitive erythrocytes. Science 124: 484-485
54. Carver MFH, Cutler A (1994) International hemoglobin information center variant list. Hemoglobin 18: 77-161
55. Childs B, Zinkham W (1958) A genetic study of a defect in glutathione metabolism of the erythrocyte. Johns Hopkins Med J 102:21-37
56. Cholerton S, Daly AK, Idle JR (1992) The role of individual human cytochromes P450 in drug metabolism and clinical response. Trends Pharmacol Sci 13: 434-439
57. Chuang DT, Fisher CW, Lau KS et al (1991) Maple syrup urine disease; domain structure, mutations and exon skipping in the dihydrolipoyl transacylase (E2) component of the branced-chain alpha keto acid dehydrogenase complex. Mol Biol Med 8: 49-63
58. Chung D, Ichinose A (1989) Hereditary disorders related to fibrinogen and factor XIII. In: Scriver CR, Beaudet AL, Sly WS, Valle D (eds) The metabolic basis of inherited disease, 6th edn. McGraw-Hill, New York, pp 2135-2153
59. Cleaver JE (1972) Xeroderma pigmentosum: Variants with normal DNA repair and normal sensitivity to ultraviolet light. J Invest Dermatol 58: 124-128
60. Clevers H, Alarcon B, Wileman T, Terhorst C (1988) The T cell receptor/CD_3 complex: a dynamic protein ensemble. Annu Rev Immunol 6: 629-662
61. Collinge J, Poulter M, Davis MB et al (1991) Presymptomatic detection or exclusion of prion protein gene defects in families with inherited prion diseases. Am J Hum Genet 49: 1351-1354
62. Collins FS, Weissman SM (1984) The molecular genetics of human hemoglobins nucleic acid. Res Mol Biol 31: 315-462
63. Cooper DN, Krawczak M (1993) Human gene mutation. Bioscience Scientific, Oxford
64. Cori GT, Cori CF (1952) Glucose-6-phosphatase of the liver in glycogen storage disease. J Biol Chem 199 : 661
65. Costa T, Scriver CR, Childs B (1985) The effect of Mendelian disease on human health: a measurement. Am J Med Genet 21: 231-242
66. Cox DW (1995) Alpha-1-antitrypsine deficiency. In: The metabolic and molecular basis of inherited disease, 7th edn. McGraw-Hill, New York, pp 4125-4158
67. Dacie JV, Mollison PL, Richardson N, Selwyn JG, Shapiro L (1953) Atypical congenital haemolytic anemia. Q J Med 22:79
68. De Vries DD, de Wijs IJ, Wolff G et al (1993) X-linked myoclonus epilepsy explained as a maternally inherited mitochondrial disorder. Hum Genet 91: 51-54

69. Desnick RJ (ed) (1980) Enzyme therapy in genetic diseases. Liss, New York
70. Desnick RJ (ed) (1991) Treatment of genetic diseases. Churchill Livingstone, New York
71. Driscoll MC, Dobkin CS, Alter BP (1989) αdβ-thalessemia due to a de novo mutation deleting the 5' β-globin gene activation-region hypersensitive sites. Proc Natl Acad Sci USA 86: 7470
72. Eichelbaum M, Gross AS (1991) The genetic polymorphism of debrisoquine/sparteine metabolism — clinical aspects. In: Kalow W (ed) Pharmacogenetics of drug metabolism. Elsevier, Amsterdam, pp 625-648
73. Emery AEH, Anand R, Danford N, Duncan W, Paton L (1978) Arylhydrocarbon-hydroxylase inducibility in patients with cancer. Lancet 1: 470-472
74. Epstein CJ (1977) Inferring from modes of inheritance to the mechanisms of genetic disease. In: Rowland LP (ed) Pathogenesis of human muscular dystrophies. Excerpta Medica, Amsterdam, pp 9-22
75. Evans DAP (1993) The debrisoquine/sparteine polymorphism (cytochrome P_{450} 2D6). In: Price Evans DA (ed) Genetic factors in drug therapy. Cambridge University Press, Cambridge, pp 54-88
76. Evans DAP (1993) N-Acetyltransferase. In: Genetic factors in drug therapy. Cambridge University Press, Cambridge, pp 211-302
77. Evans DAP (1993) Genetic factors in drug therapy. Cambridge University Press, Cambridge, pp 137-175
78. Evans DAP, Manley K, McKusick VA (1960) Genetic control of isoniazid metabolism in man. BMJ 2: 485
79. Fisher CR, Fisher CW, Chuang DT, Cox RP (1991) Occurrence of a tyr_{393}-to-asn ($Y_{393}N$) mutation in the El-alpha gene of the branced-chain alpha-ketoacid dehydrogenase complex in maple syrup urine disease patients from a Mennonite population. Am J Hum Genet 49: 429-434
80. Fisher CW, Lau KS, Fisher CR et al (1991) A 17 bp insertion and a phe 215-to-cys missense mutation in the dihydrolipoyl transacylase (E2) mRNA from a thiamine-responsive maple syrup urine disease patient WG-34. Biochem Biophys Res Commun 174: 804-809
81. Flatz G (1971) Population study of erythrocyte glutathione reductase activity. II. Hematological data of subjects with low enzyme activity and stimulation characteristics in their families. Hum Genet 11: 278-285
82. Flatz G (1971) Population study of erythrocyte glutathione reductase activity 1. Stimulation of the enzyme by flavin adenine dinucleotide and by riboflavin substitution. Hum Genet 11: 269-277
83. Flatz G (1992) Lactase deficiency: biological and medical aspects of the adult human lactase polymorphism. In: King RA, Rotter JI, Motulsky AG (eds) The genetic basis of common disease. Oxford University Press, New York, pp 305-325
84. Flatz G, Xirotiris N (1976) Glukose-6-phosphat-dehydrogenase. In: Becker PE (ed) Humangenetik, ein kurzes Handbuch, vol 3. Thieme, Stuttgart, pp 494-535
85. Flint J, Harding RM, Clegg JB, Boyce AJ (1993) Why are some genetic disorders common? Distinguishing selection from other processes by molecular analysis of globin gene variants. Hum Genet 91: 91-117
86. Folling A (1934) Über Ausscheidung von Phenylbrenztraubensäure in den Harn als Stoffwechselanomalie in Verbindung mit Imbezillität. Hoppe Seylers Z Physiol Chem 227: 169
87. Forbes GB (1953) Glycogen storage disease. J Pediatr 42: 645
88. Forrester WC, Thompson C, Elder JT, Goudine M (1986) A developmentally stable chromatin structure in the human β-globin cluster. Proc Natl Acad Sci USA 83: 1359
89. Franceschetti A, Klein D (1954) Le dépistage des hétérozygotes. In: Gedda L (ed) Genetica medica. Orrizonte Medico, Rome
90. Fratantoni JC, Hall CW, Neufeld EF (1968) Hunter and Hurler syndromes. Mutual correction of the defect in cultured fibroblasts. Science 162: 570-572
91. Friedmann T, Seegmiller JE, Subak-Sharpe JH (1968) Metabolic cooperation between genetically marked human fibroblasts in tissue culture. Nature 220: 272-274
92. Frézal J, Munnich A, Mitchell G (1983) One gene, several messages. From multifunctional proteins to endogenous opiates. Hum Genet 64: 311-314
93. Friedmann T (1989) Progress toward human gene therapy. Science 244: 1275-1282
94. Fujii J, Zorzato F, De Leon S, Khanna VK, Weiler JE, O'Brien PJ, MacLennan DH (1991) Identification of a mutation in porcine ryanodine receptor associated with malignant hyperthermia. Science 253: 448
95. Garrod AE (1902) The incidence of alcaptonuria: a study in chemical individuality. Lancet 2: 1616-1620
96. Garrod AE (1923) Inborn errors of metabolism. Frowde, London (Reprint 1963 Oxford University Press, London)
97. Geisterfer-Lowrance AAT, Kass S, Sasazuki T et al (1990) A molecular basis for familiar hypertrophic cardiomyopathy: a β cardiac myosin heavy chain gene missense mutation. Cell 62: 999-1006
98. Gibbons RJ, Wilkie AOM, Weatherall DJ, Higgs DR (1991) A newly defined x-linked mental retardation syndrome associated with α-thalassemia. J Med Genet 28: 729
99. Gibson QH (1948) The reduction of methaemoglobin in red blood cells and studies on the cause of idiopathic methaemoglobinaemia. Biochem J 42: 13-23
100. Gibson QH, Harrison DC (1947) Familial idiopathic methemoglobinemia. Lancet 2: 941-943
101. Glatt H, Oesch F (1984) Variations in epoxide hydrolast activities in human liver and blood. In: Omenn GS, Gelboin HV (eds) Genetic variability in responses to chemical exposure. Cold Spring Harbor Laboratory, Cold Spring Harbor, pp 189-201(CHS Banbury report 16)
102. Goldfarb LG, Petersen RB, Tabatan M et al (1992) Fatal familial insomnia and familial Creutzfeldt-Jakob disease: disease phenotype determined by a DNA polymorphism. Science 258: 806-808
103. Goldschmidt RB (1935) Gen und Außeneigenschaft (Untersuchungen an Drosophila) I. und II. Mitt Z Vererbungslehre 10: 74-98
104. Goldstein JL, Brown MS (1977) The low-density lipoprotein pathway and its relation to atherosclerosis. Annu Rev Biochem 46: 897-930
105. Goldstein JL, Brown MS (1989) In: Scriver CR, Beaudet AL, Sly WS, Valle D (eds) The metabolic basis of inherited disease, 6 th edn. McGraw-Hill, New York
106. Graham JB, Barrow ES, Reisner HM, Edgell CJS (1983) The genetics of blood coagulation. Adv Hum Genet 13: 1-81
107. Grove DI, Forbes IJ (1975) Increased resistance to helminth infestation in an atopic population. Med J Aust 1: 336-338
108. Guthrie R, Susi A (1963) A simple phenylalanine method for detecting phenylketonuria in large populations of newborns. Pediatrics 32: 338
109. Haldane JBS (1954) The biochemistry of genetics. London
110. Harris H (1980) The principles of human biochemical genetics, 4th edn. North-Holland, Amsterdam
111. Hayashi A, Fujita T, Fujimura M, Titani K (1980) A new abnormal fetal hemoglobin, Hb FM Osaka (α_2 α_2 63 HIS' Tyr). Hemoglobin 4: 447
112. Heckbert SR, Weiss NS, Hornung SK, Eaton DL, Motulsky AG (1992) Glutathione S-transferase and epoxide hydrolase activity in human leukocytes in relation to the risk of lung and other smoking-related cancers. J Natl Cancer Inst 84: 414-422
113. Hentze MW (1991) Determinants and regulation of cytoplasmic mRNA stability in eukaryotic cells. Biochim Biophys Acta 1090: 281-292
114. Herrick JB (1910) Peculiar elongated and sickle-shaped red blood corpuscles in a case of severe anemia. Arch Intern Med 6: 517
115. Higgs DR, Hill AVS, Micholls R, Goodbourn SEY, Ayyub H, Teal H, Clegg JB, Weatherall DJ (1985) Molecular rearrangements of the human α-gene cluster. Ann N Y Acad Sci 445: 45-56
116. Hilschmann N, Craig LC (1965) Amino acid sequence studies with Bence-Jones proteins. Proc. Natl Acad Sci USA 53: 1403
117. Hilschmann N, Kratzin H, Altevogt P, Ruban E, Kortt A, Staroscik C, Scholz R, Palm W, Barnikol H-U, Barnikol-Watanabe S, Bertram J, Horn J, Engelhard M, Schneider M, Dreher W (1976) Evolutionary origin of antibody specificity. In: Goodman M, Tashian RE (eds) Molecular anthropology. Plenum, New York, pp 369-386
118. Hobbs HH, Russell DW, Brown GS, Goldstein JL (1990) The LDL receptor locus in familial hypercholesterolemia: mutational analysis of a membrane protein. Annu Rev Genet 24 :133-170
119. Honig GR, Adams JG III (1986) Human hemoglobin genetics. Springer, Vienna
120. Hörlein H, Weber G (1948) Über chronische familiäre Methämoglobinämie und eine neue Modifikation des Methämoglobins. Dtsch Med Wochenschr 72: 476
121. Howell DR, Williams JC (1983) The glycogen storage diseases. In: Stanbury JB, Wyngaarden JB, Fredrickson DS, Goldstein JL, Brown MS (eds) The metabolic basis of inherited disease, 5 th edn. McGraw-Hill, New York, pp 141-166
122. Huisman THJ, Wilson JB, Gravely M, Hubbard M (1974) Hemoglobin grady: the first example of a variant with elongated chains due to an insertion of residues. Proc Natl Acad Sci USA 71: 3270-3273
123. Ingram VM (1956) A specific chemical difference between the globins of normal human and sickle cell anaemia haemoglobin. Nature 178: 792
124. Jackson LG (1985) First-trimester diagnosis of fetal genetic disorders. Hosp Pract 20: 39-48
125. Jaenicke T, Diederich KW, Haas W et al (1990) The complete sequence of the human β-myosin heavy chain gene and a comperative analysis of its product. Genomics 8: 194-206
126. Jandl JH, Cooper RA (1978) Hereditary spherocytosis. In: Stanbury JB,

Wyngaarden JB, Fredrickson DS (eds) The metabolic basis of inherited disease, 4 th edn. McGraw-Hill, New York, pp 1396-1409
127. Jervis GA (1953) Phenylpyruvic oligophrenia: deficiency of phenylalanine oxidizing system. Proc Soc Exp Biol Med 82: 514-515
128. Kahn A, Kaplan J-C, Dreyfus J-C (1979) Advances in hereditary red cell enzyme anomalies. Hum Genet 50 : 1-27
129. Kainulainen K, Pulkkinen L, Savolainen AC et al (1990) Location on chromosome 15 of the genetic defect causing Marfan syndrome. N Engl J Med 323: 935-939
130. Kainulainen K, Steinmann B, Collins F et al (1991) Marfan syndrome: no evidence for heterogeneity in different populations, and more precise mapping of the gene. Am J Hum Genet 49: 662-667
131. Kalckar HM (1957) Biochemical mutations in man and microorganisms. Science 125 : 105-108
132. Kalow W, Grant DM (1995) Pharmacogenetics. In: Scriver CR, Beaudet AL, Sly WS, Valle D (eds) The metabolic and molecular basis of inherited disease, vol 3, 7th edn. McGraw-Hill, New York, pp 293-326
133. Kalow W, Staron N (1957) On distribution and inheritance of human serum cholinesterase, as indicated by dibucaine numbers. Can J Biochem 35: 1305
134. Kamuzora H, Lehmann H (1975) Human embryonic haemoglobins including a comparison by homology of the human ζ, and α chains. Nature 256; 511-513
135. Kan YW (1985) Molecular pathology of α-thalassemia. Ann N Y Acad Sci 445: 28-35
136. Kan YW, Chang JC, Poon R (1979) Nucleotide sequences of the untranslated 5' and 3' regions of human α-, β- and γ-globin mRNAs. In: Stamatoyannopoulos G, Nienhuis A (eds) Cellular and molecular regulation of hemoglobin switching. Grune and Stratton, New York, pp 595-606
137. Kazazian HH (1990) The thalassemia syndromes: molecular basis and prenatal diagnosis in 1990. Semin Hematol 27: 209
138. Kellermann G, Luyten-Kellerman M, Shaw CR (1973) Genetic variation of aryl hydrocarbon hydroxylase in human lymphocytes. Am J Hum Genet 25: 327/31.
139. Kellermann G, Shaw CR, Luyten-Kellerman M (1973) Aryl hydrocarbon hydroxylase inducibility and bronchogenic carcinoma. N Engl J Med 289: 934
140. Kelley WJ, Greene ML, Rosenbloom FM, Henderson JF, Seegmiller JE (1969) Hypoxanthine-guanine phosphoribosyl transferase in gout. Ann Intern Med 70 :155-206
141. Kelly WJ, Wyngaarden JB (1983) Clinical syndromes associated with HPRT deficiency. In: Stanbury JB, Wyngaarden JB, Fredrickson DS, Goldstein JL, Brown MS (eds) The metabolic basis of inherited disease, 5 th edn. McGraw-Hill, New York, pp 1115-1143
142. Kendrew JC, Dickerson RE, Strandberg BE, Hart RG, Davies DR, Phillips DC, Shore VC (1960) Structure of myoglobin — a three-dimensional Fourier synthesis at 2 Å. Resolution. Nature 185: 422-427
143. Kessel M, Gruss P (1990) Murine developmental control genes. Science 249: 375-379
144. Kirkman HN (1972) Enzyme defects. Prog Med Genet 8: 125-168
145. Kresse H, Cantz M, von Figura K, Glössl J, Paschke E (1981) The mucopolysaccharidoses: biochemistry and clinical symptoms. Klin Wochenschr 59: 867-876
146. Krooth RS, Weinberg AN (1961) Studies on cell lines developed from the tissues of patients with galactosemia. J Exp Med 133 :1155-1171
147. Kühn A (1961) Grundriβ der Vererbungslehre. Quelle and Meyer, Heidelberg
148. Lee EJD, Zhao B, Moochhala SM, Ngoi SS (1994) Frequency of mutant CYPIA1, NAT2 and GSTM1 alleles in a normal Chinese population. Pharmacogenetics 4: 355-358
149. Lehmann H, Huntsman RG (1974) Man's hemoglobins. North-Holland, Amsterdam
150. Lehmann H, Ryan E (1956) The familial incidence of low pseudocholinesterase level. Lancet 2 : 124
151. Lenke RR, Levy HL (1980) Maternal phenylketonuria and hyperphenylalaninemia: an international survey of the outcome of untreated and treated pregnancies. N Engl J Med 303: 1202
152. Lesch M, Nyhan WL (1964) A familial disorder of uric acid metabolism and central nervous system function. Am J Med 36: 561
153. Liebhaber SA, Goossens MJ, Kan YW (1980) Cloning and complete sequence of human 5'-alpha-globin gene. Proc Natl Acad Sci USA 77: 7054-7058
154. Lin HJ, Han CY, Lin BK, Hardy S (1993) Slow acetylator mutations in the human polymorphic N-acetyltransferase gene in 786 Asians, Blacks, Hispanics and Whites: application to metabolic epidemiology. Am J Hum Genet 52: 827-834
155. Llerna A, Edman G, Cobaleda J, Ben'itez J, Schalling D, Bertilsson L (1993) Relationship between personality and debrisoquine hydroxylation capacity. Suggestion of an endogenous neuractive substrate of product of the cytochrome P_{4502}D6. Acta Psychiatr Scand 87: 23-28
156. Loh EY, Covirla SC, Serafini AT et al (1988) Human T cell-receptor δ-chain: genomic organization, diversity and expression in populations of cells. Proc Natl Acad Sci USA 85: 9714-9718
157. London SJ, Daly AK, Thomas DC, Caporaso NE, Idle JR (1994) Methodological issues in the interpretation of studies of the CYP2D6 genotype in relation to lung cancer risk. Pharmacogenetics 4: 107-108
158. Lux SE, Becker PS (1989) Disorders of the red cell membrane skeleton: hereditary pherocytosis and hereditary elliptocytosis. In: Scriver CR, Beaudet AL, Sly WS, Valle D (eds) The metabolic basis inherited disease, 6th edn. McGraw-Hill, New York, pp 2367-2408
159. Marrack P, Kappler J (1987) The T cell receptor. Science 238: 1073-1079
160. Martinez J, Holburn RR, Shapiro S, Erslev AL (1974) Fibrinogen Philadelphia: a hereditary hypodysfibrinogenemia characterized by fibrinogen hypercatabolism. J Clin Invest 53: 600
161. Masirimiriembwa CM, Johannson I, Hasler JA, Ingelman-Sundberg M (1993) Genetic polymorphism of cytochrome P450 CYP2D6 in Zimbabwean population. Pharmacogenetics 3: 275-280
161a. Masters CL, Beyreuther K, Trillet M, Christen Y (eds) (1994) Amyloid protein precursor in development, aging, and Alzheimer's disease. Springer, Berlin Heidelberg New York
162. May A, Huehns ER (1976) The mechanism and prevention of sickling. Br Med Bull 32: 223-233
163. McKusick VA (1972) Heritable disorders of connective tissue, 4th edn. Mosby, St Louis
164. McKusick VA (1995) Mendelian inheritance in man, 11th ed. Johns Hopkins University Press, Baltimore
165. Meyer UA, Skoda RC, Zanger UM, Heim M, Broly F (1992) The genetic polymorphism of debrisoquine/sparteine metabolism — molecular mechanisms. In: Pharmacogenetics of drug metabolism. Elsevier, Amsterdam, pp 609-624
166. Meyers DA, Marsh DG (1992) Allergy and asthma. In: King RA, Rotter JI, Motulsky AG (eds) The genetic basis of common disease. Oxford University Press, New York, pp 130-149
167. Miller AD (1992) Human gene therapy comes of age. Nature 357: 455-460
168. Motulsky AG (1957) Drug reactions, enzymes and biochemical genetics. JAMA 165: 835-837
169. Motulsky AG (1965) Theoretical and clinical problems of glucose-6-phosphate dehydrogenase deficiency. In: Jonxis JHP (ed) Abnormal haemoglobins in Africa. Blackwell, Oxford, pp 143-196a
170. Motulsky AG (1970) Biochemical genetics of hemoglobins and enzymes as a model for birth defect research. In: Frazer FC, McKusick VA (eds) Congenital malformations. Excerpta Medica, Amsterdam, p 199
171. Motulsky AG (1972) Hemolysis in glucose-6-phosphate dehydrogenase deficiency. Fed Proc 31: 1286-1292
172. Motulsky AG (1973) Frequency of sickling disorders in US blacks. N Engl J Med 288: 31-33
173. Motulsky AG (1975) Glucose-6-phosphate dehydrogenase and abnormal hemoglobin polymorphisms — evidence regarding malarial selection. In: Salzano FM (ed) The role of natural selection in human evolution. North-Holland, Amsterdam, pp 271-291
174. Motulsky AG (1977) Ecogenetics: genetic variation in susceptibility to environmental agents. In: Human genetics. Proceedings of the 5th International Congress of Human Genetics, Mexico City, 10-15 Oct 1976. Excerpta Medica, Amsterdam, pp 375-385
175. Motulsky AG (1978) Multifactorial inheritance and heritability in pharmacogenetics. International Titisee Conference, Titisee, 13-15 Oct 1977. Hum Genet 1 [Suppl]:7-l2
175a. Motulsky AG (1995) Jewish diseases and origins. News and views. Nature [Genet] 9: 99-191
175b. Motulsky AG (1996) Nutritional ecogenetics: homocysteine-related arterioclerotic vascular disease, neural tube defects, and folic acid (Invited editorial). Am J Hum Genet 58: 17-20
175c. Motulsky AG (1996) Human genetic variation in nutrition and chronic disease prevention. 3rd International Symposium on Infant Nutrition in the Prevention of Chronic Pathology, Sept 18-22, 1995, Alicante. Ergon, Madrid (in press)
176. Motulsky AG, Vogel F, Buselmaier W, Reichert W, Kellermann G, Berg P (eds) (1978) Human genetic variation in response to medical and environmental agents: pharmacogenetics and ecogenetics. International Titisee Conference, Titisee, 13-15 Oct 1977. Hum Genet 1 [Suppl]
177. Mueller RF, Hornung S, Furlong CE, Anderson J, Giblett ER, Motulsky

AG (1983) Plasma paraoxonase polymorphism: a new enzyme assay, population, family, biochemical, and linkage studies. Am J Hum Genet 35: 393-408
178. Mullan M, Crawford F (1993) Genetic and molecular advances in Alzheimer's disease. Trends Neurosci 16: 398-403
179. Nagel RL, Labie D (1985) The consequences and implications of the multicentric origin of the Hb S gene. In: Stamatoyannopoulos G, Nienhuis A (eds) Experimental approaches for the study of hemoglobin switching. Liss, New York, pp 93-103
180. Nazar-Stewart V, Motulsky AG, Eaton DL, White E, Hornung SK, Leng Z-T, Stapleton P, Weiss NS (1993) The glutathione S-transferase Mu polymorphism as a marker for susceptibility to lung carcinoma. Cancer Res 53: 2313-2318
181. Nebert DW, Goujon FM, Gielen JE (1972) Aryl hydrocarbon hydroxylase induction by polycyclic hydrocarbons: Simple autosomal dominant trait in the mouse. Nature [New Biol] 236: 107
182. Neel JV (1949) The inheritance of sickle cell anemia. Science 110: 64
183. Neel JV (1949) The detection of the genetic carriers of hereditary disease. Am J Hum Genet 1/2: 19-36
184. Neel IV (1953) The detection of the genetic carriers of inherited disease. In: Sorsby A (ed) Clinical genetics. Mosby, St Louis, p 27
185. Nienhuis AW, Anagnou NP, Ley TJ (1984) Advances in thalassemia research. Blood 63: 738-758
186. Neufeld EF (1974) The biochemical basis for mucopolysaccharidoses and mucolipidoses. Prog Med Genet 10: 81-101
187. Neufeld EF, Muenzer J (1989) The mucopolysaccharidoses. In: Scriver CR, Beaudet AL, Sly WS, Valle D (eds) The metabolic basis of inherited disease, 6th edn. McGraw-Hill, New York, pp 1565-1587
188. Newton BW, Benson RC, McGarriston CC (1966) Sparteine sulphate: a potent carpicious oxytocic. Am J Obstet Gynecol 94: 234-241
189. Oettinger MA, Schatz DG, Gorka C, Baltimore D (1990) RAG-1 and RAG-2, adjacent genes that synergistically activate V(D)J recombination. Science 248 :1517-1523
190. Old JM (1992) Haemoglobinopathies. In: Brock DH (ed) Prenatal diagnosis and screening. Churchill, London, pp 425-439
191. Old JM, Weatherall DJ, Wart RHT, Petrou M, Modell B, Rodeck CH, Warren R, Morsman JM (1985) First trimester diagnosis of the hemoblobin disorders. Ann N Y Acad Sci 445: 349-356
192. Omenn GS, Motulsky AG (1978) "Ecogenetics": genetic variation in susceptibility to environmental agents. In: Cohen BH, Lilienfeld AM, Huang PC (eds) Genetic issues in public health and medicine. Thomas, Springfield, pp 83-111
193. Orkin SH, Kazazian HH Jr (1984) The mutation and polymorphism of the human β-globin gene and its surrounding area. Annu Rev Genet 18: 131-171
193a. Orkin SH, Motulsky AG (1995) Report and recommendation of the Panel to Assess the NIH Investment in Research on Gene Therapy. National Institutes of Health, Bethesda
194. Orkin SH, Alter BP, Itay G, Mahoney MJ, Lazarus H, Hobbins JC, Nathan DG (1978) Application of endonuclease mapping to the analysis and prenatal diagnosis of thalassemias caused by globin-gene deletion. N Engl J Med 299: 166-172
195. Pauling L, Itano HA, Singer SJ, Wells IC (1949) Sickle cell anemia: a molecular disease. Science 110: 543
196. Penrose LS (1935) Inheritance of phenylpyruvic amentia (Phenylketonuria) Lancet 2: 192-194
197. Perutz MF (1976) Structure and mechanism of haemoglobin. Br Med Bull 32: 195-208
198. Prins HK, Oort M, Loos JA, Zurcher C, Beckers T (1966) Congenital nonspherocytic hemolytic anemia associated with glutathione deficiency of the erythrocytes. Blood 27: 145
199. Propping P (1978) Pharmacogenetics Rev Physiol Biochem Pharmacol 83: 124-173
200. Propping P (1984) Genetic aspects of neurotoxicity. In: Blum K, Manzo L (eds) Neurotoxicology. Dekker, New York, pp 203-218
201. Propping P (1989) Psychiatrische Genetik. Springer, Berlin Heidelberg New York
202. Pumphrey RSH (1986) Computer models of the human immunoglobulin. Immunol Today 7: 206-
203. Romeo G (1977) Analytical review. Enzymatic defects of hereditary porphyrias: an explanation of dominance at the molecular level. Hum Genet 39: 261-276
204. Romeo L, Osorio-Almeida L, Higgs DR et al (1991) α-globin structural genes. Blood 78: 1589-1595
205. Rommens JM, Ianuzzi MC, Kerem B-S et al (1989) Identification of the cystic fibrosis gene: chromosome walking and jumping. Science 245: 1059-1065
206. Rosenthal D, Kety SS (1968) The transmission of schizophrenia. Pergamon, Oxford
207. Sakai LY, Keene DR, Engvall E (1986) Fibrillin, a new 350 kD glycoprotein, is a component of extracellular microfibrils. J Cell Biol 103: 2499-2509
208. Sandhoff K, Christomanou H (1979) Biochemistry and genetics of gangliosidoses. Hum Genet 50: 107-143
209. Schimpl A (1991) Antikörper und Antikörpersynthese. In: Gemsa D et al (eds) Immunologie, 3rd edn. Thieme, Stuttgart, pp 16-29
210. Schloot W, Goedde HW (1974) Biochemische Genetik des Menschen. In: Vogel F (ed) Erbgefüge. Springer, Berlin Heidelberg New York, pp 325-494 (Handbuch der allgemeinen Pathologie, vol 9)
211. Schroeder WA, Huisman THJ (1978) Human gamma chains: structural features. In: Stamatoyannopoulos G, Nienhuis A (eds) Cellular and molecular regulation of hemoglobin switching. Grune and Stratton, New York, pp 29-45
212. Scriver CR (1969) Treatment of inherited disease: Realized and potential. Med Clin North Am 53: 941-963
213. Scriver CR, Clow CL (1980) Phenylketonuria and other phenylalanine hydroxylase mutants in man. Annu Rev Genet 14: 179-202
214. Scriver CR, Rosenberg LE (1973) Amino acid metabolism and its disorders. Saunders, Philadelphia
215. Scriver CR, Beaudet AL, Sly WS, Valle D (eds) (1989) The metabolic basis of inherited disease, 6th edn. McGraw-Hill, New York
216. Sears DA (1978) The morbidity of sickle cell trait. A review of the literature. Am J Med 64: 1021-1036
217. Seegmiller JE (1983) Disorders of purine and pyrimidine metabolism. In: Emery AEH, Rimoin DL (eds) Principles and practice of medical genetics. Churchill Livingstone, Edinburgh, pp 1286-1305
218. Seegmiller JE, Rosenbaum FM, Kelly WN (1967) An enzyme defect associated with a sex-linked human neurological disorder and excessive purine synthesis. Science 155: 1682
219. Seidegåard J, Pero RW, Markowitz MM, Roush G, Miller DG, Beattie EJ (1990) Isoenzymes(s) of glutathione transferase (class Mu) as a marker for the susceptibility to lung cancer: a follow-up study. Carcinogenesis 11: 33-36
220. Semenza G (1981) Intestinal oligo- and disaccharides. In: Randle PJ, Steiner DF, Whelan WJ (eds) Carbohydrate metabolism and its disorders, vol 3. Academic, London, pp 425-479
221. Serjeant GR (1974) The clinical features of sickle cell disease. Clinical Studies. IV. North-Holland, Amsterdam
222. Sinnott EW, Dunn LC, Dobzhansky T (1958) Principles of genetics, 5th edn. McGraw-Hill, New York
223. Slighton JL, Blechl AE, Smithies O (1980) Human fetal G-gamma- and A-gamma-globin genes: complete nucleotide sequences suggest that DNA can be exchanged in these duplicated genes. Cell 21: 627-638
224. Sly WS, Achard DT, Kaplan A (1977) Correction of enzyme deficient fibroblasts: evidence for a new type of pinocytosis receptor which mediates uptake of lysosomal enzymes (Abstr). Clin Res 25: 471A
225. Smithies O (1955) Grouped variations in the occurence of new protein components in normal human serum. Nature 175: 307-308
226. Smithies O (1955) Zone electrophoresis in starch gels: group variations in the serum proteins of normal human adults. Biochem J 61: 629-641
227. Spielberg SP, Gordon GB, Blake DA, Goldstein DA, Herlong HF (1981) Predisposition to phenytoin hepatotoxicity assessed in vitro. N Engl J Med 305: 722-727
228. Spranger J (1972) The systemic mucopolysaccharidoses. Ergeb Inn Med Kinderheilkd 32 : 165
229. Spritz RA, DeRiel JK, Forget BG, Weissman SM (1980) Complete nucleotide sequence of the human delta-globin gene. Cell 21: 639-646
230. Stamatoyannopoulos G (1972) The molecular basis of hemoglobin disease. Annu Rev Genet 6: 47
231. Stamatoyannopoulos G, Nienhuis AW (1994) Hemoglobin switching. In: Stamatoyannopoulos G, Nienhuis AW, Majerus PW, Varmus H (eds) The molecular basis of blood diseases, 2nd edn. Saunders, Philadelphia, pp 107-155
232. Strominger J (1989) Developmental biology of T-cell receptors. Science 244: 943-950
233. Swift M, Chase C (1979) Cancer in families with Xeroderma pigmentosum. J Natl Cancer Inst 62: 1415-1421
234. Swift M, Reitnauer PJ, Morrell D et al (1987) Breast and other cancers in families with ataxia-teleangiectasia. N Engl J Med 316: 1289-1294
235. Taliaferro WH, Huck JG (1923) The inheritance of sickle cell anaemia in man. Genetics 8: 594
236. Thein SL, Wainscoat JS, Lynch JR, Weatherall DJ, Sampietro M, Fiorelli G (1985) Direct detection of β*39 thalassaemic mutation with Mae 1. Lancet 1: 1095

237. Thierfelder L, McRae C, Watkins H et al (1993) A familial hypertrophic cardiomyopathy locus maps to chromosome 15q2. Proc Natl Acad Sci USA 90: 6270-6274
238. Thierfelder L, Watkins H, MacRee C et al (1994) α-tropomyosin and cardiac troponin T mutations cause familial hypertrophic cardiomyopathy: a disease of the sarcomere. Cell 77: 701-702
239. Tolleshaug H, Goldstein JL, Schneider WJ, Brown MS (1982) Post-translational processing of the LDL receptor and its genetic disruption in familial hypercholesterolemia. Cell 30: 715-724
240. Tonegawa S (1983) Somatic generation of antibody diversity. Nature 302: 575-581
241. Tonegawa S (1986) Somatic generation of antibody diversity. Nature 302: 575-581
242. Tynan K, Comeau K, Pearson M et al (1993) Mutation screening of complete fibrillin-l coding sequence: report of five new mutations, including two in 8-cysteine domains. Hum Mol Genet 2: 1813-1821
243. Udenfriend S, Cooper JR (1952) The enzymatic conversion of phenylalanine to tyrosine. J Biol Chem 194: 503
243a. Van Broeckhoven C (1995) Presenilins and Alzheimer's disease. Nature Genet 11: 230-232
244. Van Hoof F, Hers HG (1964) Ultrastructure of hepatic cells in Hurler's disease (gargoylism). C R Acad Sci [D] 259: 1281
245. Van Poppel G, de Vogel N, Van Bladeren PJ, Kok FJ (1992) Increased cytogenetic damage in smokers deficient in glutathione S-transferase isozyme Mu. Carcinogenesis 13: 303-305
246. Vogel F (1959) Moderne Probleme der Humangenetik. Ergeb Inn Med Kinderheilkd 12: 52-125
247. Vogel F (1984) Relevant deviations in heterozygotes of autosomal-recessive diseases. Clin Genet 25: 381-415
248. Voigtlaender V (1977) Genetik der Neurodermitis. Z Hautkr 5 [Suppl]: 65-71
249. Vosberg H-P (1994) Myosin mutations in hypertrophic cardiomyopathy and functional implications. HERZ (in press)
250. Waller HD, Benöhr A C (1976) Enzymdefekte in Glykolyse und Nucleotidstoffwechsel roter Blutzellen bei nichtspherocytären hämolytischen Anämien. Klin Wochenschr 54: 803-850
251. Watkins H, MacRae C, Thierfelder L et al (1993) A disease locus for familial hypertrophic cardiomyopathy maps to chromosome 1 q3. Nat Genet 3: 333-337
252. Watson JD, Gilman M, Witkowski J, Zoller M (1992) Recombinant DNA, 2 nd edn. Freeman, New York
253. Weatherall DJ (1994) The thalassemias. In: Stamatoyannopoulos G, Nienhuis AW, Majerus PW, Varmus H (eds) The molecular basis of blood diseases, 2nd edn. Saunders, Philadelphia, pp 157-205
254. Weatherall DJ, Clegg JB (1981) The thalassemia syndromes, 3rd edn. Blackwell, Oxford
255. Wedlund PJ, Aslanian WS, McAllister CB, Wilkinson GR, Branch RA (1984) Mephenytoin hydroxylation deficiency in Caucasians: frequency of a new oxidative drug metabolism polymorphism. Clin Pharmacol Ther 36: 773-780
256. Weinshilboum RM (1983) Biochemical genetics of catecholamines in humans. Mayo Clin Proc 58: 319-330
257. Weinshilboum RM, Sladek SL (1980) Mercaptopurine pharmacogenetics: monogenic inheritance of erythrocyte thiopurine methyltransferase activity. Am J Hum Genet 32: 651-662
258. Wewers M, Casolaro A, Sellers SE et al (1987) Replacement therapy for alpha-1-antitrypsin deficiency associated with emphysema. N Engl J Med 316: 1055-1062
259. Wiwel NA (1993) Germ-line gene modification and disease prevention: some medical and ethical perspectives. Science 262: 553-538
260. White JM (1976) The unstable haemoglobins. Br Med Bull 32: 219-222
261. Wiencke JK, Kelsey KT, Lamela RA, Toscano WA Jr (1990) Human glutathione S-transferase deficiency as a marker of susceptibility to epoxide-induced cytogenetic damage. Cancer Res 50: 1585-1590
262. Wilkie AOM, Buckle VJ, Harris PC et al (1990) Clinical features and molecular analysis of the α thalassemia/mental retardation syndromes. I. Cases due to deletions involving chromosome band 16p13.366. Am J Hum Genet 46: 1112
263. Wilkie AOM, Zietlin HC, Lindenbaum RH et al (1990) Clinical features and molecular analysis of the α thalassemia/mental retardation syndromes. 2 cases without detectable abnormality of the α globin complex. Am J Hum Genet 46: 1127
264. Williams AF, Barclay AN (1988) The immunoglobulin superfamily-domains for all surface recognition. Annu Rev Immunol 6: 381-405
265. Williamson R (1976) Direct measurement of the number of globin genes. Br Med Bull 32: 246-250
266. Winkelstein JA, Colten HR (1989) Genetically determined disorders of the complement system. In: Scriver CR, Beaudet AL, Sly WS, Valle D (eds) The metabolic basis of inherited disease, 6th edn. McGraw-Hill, New York, pp 2711-1738
267. Winters RW, Graham JB, Williams TP, McFalls VC, Burnett CH (1957) A genetic study of familial hypophosphatemia and vitamin D-resistant rickets. Trans Assoc Am Physicians 70: 234-242
268. Wolf CR, Smith CAD, Bishop T, Forman D, Gough AC, Spur NK (1994) CYP2D6 genotyping and the association with lung cancer susceptibility. Pharmacogenetics 4: 104-106
269. Woo SLC, Lidsky AS, Guettler F et al (1983) Cloned human phenylalanine hydroxylase gene allows prenatal detection of classical phenylketonuria. Nature 306: 151-155
270. Woo SLG, Güttler F, Ledley FD, Lidsky AS, Kwok SCM, DiLella AG, Robson KJH (1985) The human poenylalanine hydroxylase gene. In: Berg K (ed) Medical genetics past, present, future. Liss, New York, pp 123-135
271. Yoshida A, Beutler E (1983) G-6-PD variants: another up-date. Ann Hum Genet 47: 25-38
272. Zhong S, Howie AF, Ketterer B, Taylor J, Hayes JD, Beckett GJ, Wathen G, Wolf CR, Spurr NK (1991) Glutathione-S-transferase Mu locus: use of genotyping and phenotyping assays to assess association with lung cancer susceptibility. Carcinogenesis 12: 1533-1537

8 Ação Gênica: Genética do Desenvolvimento

Order is heaven's first law.

Alexander Pope (1688-1744)

8.1 Genética do Desenvolvimento Embrionário

A genética molecular e bioquímica nos ensinou muito sobre a estrutura dos genes e sobre o controle genético das enzimas e proteínas funcionais. As lições quanto à base genética do desenvolvimento embrionário, entretanto, têm sido muito menos satisfatórias. A genética do desenvolvimento está apenas começando a ser catalogada no mapa de nossos conhecimentos sobre os mecanismos da genética molecular, mas os estudos com métodos da genética molecular agora estão começando a elucidar este campo.

Como em outros campos da biologia molecular, a genética do desenvolvimento usa freqüentemente organismos experimentais que não os humanos, pois a experimentação humana está sujeita a limitações óbvias. Um texto de genética humana não pode revisar todo o campo. A seguir será feita uma revisão geral, indicando onde as observações sobre os humanos podem contribuir com algumas informações adicionais. A genética do desenvolvimento é historicamente baseada em mecanismos clássicos de desenvolvimento e fisiologia do desenvolvimento, que floresceram nas primeiras décadas do século vinte, baseados nos trabalhos de Roux, Driesch, Spemann, Kühn, Waddington e Hadorn.

O Problema Básico da Genética do Desenvolvimento. O problema genético fundamental durante o desenvolvimento embrionário é a diferenciação: como é possível que grupos de células adquiram funções diferentes a despeito do fato de terem genomas idênticos? As pesquisas em biologia molecular têm destacado vários mecanismos para regulação e diferenciação das atividades gênicas. Sabemos, por exemplo, que a metilação de algumas bases no DNA influenciam não só suas taxas de mutação espontânea (Cap. 9) mas também a ação gênica. As diferenças de metilação entre os genomas paterno e materno levam a influências variáveis no desenvolvimento embrionário. Os modelos complexos de regulação gênica foram propostos teoricamente, mas durante um longo tempo as evidências de sua aplicabilidade foram tênues ou mesmo inexistentes. A questão crucial permanece sem resposta hoje em dia: o que causa as diferenças entre as células do embrião inicial, possibilitando que elas se diferenciem? A resposta provavelmente virá não apenas do DNA e suas interações com o mRNA e proteínas. A estrutura das células, especialmente os núcleos celulares e as correlações espaciais de cromatina e outros componentes dentro destes núcleos, terá que ser considerada [12].

Primeiro discutiremos rapidamente alguns aspectos gerais da ação gênica e sua regulação. Apresentaremos depois uma visão geral das fases do desenvolvimento embrionário nos humanos. Isto leva à descrição das descobertas que melhoraram nossa compreensão do desenvolvimento embrionário e seus distúrbios, como a recomposição alternativa, *imprinting* genômico, mutações em genes homeoboxe e o uso de animais transgênicos para pesquisas em genética do desenvolvimento. Finalmente, os defeitos de nascimento serão discutidos. Em todas estas discussões voltaremos repetidamente aos aspectos descritos nos primeiros capítulos sobre defeitos enzimáticos, variantes de hemoglobina, mecanismos patogênicos em doenças de herança dominante e imunogenética.

Ação Gênica em Eucariontes Inclusive Humanos. A estrutura do material genético em eucariontes, inclusive humanos, é descrita na Seção 3.1 (Fig. 3.17). Os genes têm uma estrutura éxon-íntron. As regiões na seqüência de bases onde os íntrons são removidos do mRNA primariamente transcrito têm sequências específicas de DNA [45, 87]. Fora da seqüência transcrita, em sua ponta 5′, e separada dela por vários pares de bases, encontramos o TATA boxe, uma seqüência promotora que permite que a RNA polimerase comece a transcrição. Um sinal especial ajuda a polimerase a reconhecer o filamento de DNA codificante, evitando a transcrição do filamento complementar. Mais antecedentemente, são encontradas seqüências de DNA que podem ligar certas proteínas e aumentar a atividade de transcrição, por isso são chamadas de acentuadoras (*enhancers*). Esta ligação de proteínas parece ter um papel importante na regulação das atividades gênicas. Algumas regras gerais para tal regulação foram desenvolvidas principalmente em bactérias. Embora estes princípios não sejam diretamente aplicáveis à regulação da atividade gênica em organismos superiores, eles fornecem modelos simples a partir dos quais a exploração aplicável a mamíferos e humanos pode começar. Abaixo são apresentados dois exemplos clássicos, um para controle negativo e outro para controle positivo.

Nas bactérias, alguns genes são ativos apenas quando sua atividade específica é necessária. O exemplo clássico aqui é o óperon de lactose de *E. coli* [39], no qual três genes estruturais proximamente ligados estão sob o controle comum de tais genes controladores. Eles são ativados quando o substrato, neste caso a lactose, está disponível como fonte de energia. Além de tal "controle negativo", há também um controle positivo. Aqui a transcrição requer uma proteína especial além de um operador funcional.

O Funcionamento de Mecanismos Reguladores. Uma função importante para a qual as bactérias foram selecionadas durante a evolução é o uso ótimo de fontes variadas de crescimento. Os sistemas de controle tais como o óperon de lactose preenchem esta função. As bactérias usam fontes de energia para produzir lactose, produzindo enzimas apenas quando a lactose está disponível. Assim, o mecanismo *feedback* de controle negativo ajuda a direcionar energia no sentido mais útil. É de se supor que durante a evolução dos procariontes até os mamíferos altamente complexos, como os humanos, ocorreu uma adaptação gradativa aos problemas cada vez mais complexos de regulação e, especialmente, diferenciação. Portanto, a lógica nas pesquisas é seguir o caminho feito pela evolução: investigar sistemas biológicos mais e mais complexos, adicionando mais e mais complexidade aos modelos interpretativos.

Britten e Davidson [7, 13, 14] propuseram tal modelo para a regulação em organismos superiores. Com base nas características dos modelos de regulação em microrganismos, eles introduziram analogias lógicas para as necessidades mais complexas de regulação da diferenciação. São supostos quatro tipos de genes: genes produtores; genes receptores que estão ligados a genes produtores e induzem transcrição sob a influência de substâncias ativadoras, produzidas sob a influência de genes integradores; e genes sensores que servem como sítios de ligação para agentes, induzindo padrões de atividade específica no genoma. Durante os mais de 20 anos desde que este modelo foi proposto, poucos progressos foram feitos para testar sua base teórica. São conhecidos alguns fatores de transcrição [45], e seus sítios de ligação ao DNA, bem como proteínas de ligação, foram identificados [88]. Entretanto, ninguém sabe ainda como toda esta rede se articula.

Vários aspectos são discutidos a seguir, mas ainda não somos capazes de ter uma visão integrada do controle genético do desenvolvimento e suas perturbações. Este problema permanece um ponto importante das pesquisas biomédicas.

Recomposição Alternativa [88]. Em nossa discussão de imunogenética (Seção 7.4), vimos como a diversidade funcional entre as células pode surgir no nível do DNA por rearranjos gênicos nos quais apenas alguns genes de uma ampla gama de possibilidades terminam na célula funcional. Este princípio foi identificado nas imunoglobulinas e nos receptores de célula T. Ele é bem adequado para células que têm funções altamente especializadas mas que também devem manter a grande capacidade de se multiplicar [2]. Entretanto, isto significa que os genes são alterados irreversivelmente. Muitas outras células diferenciadas terminalmente especializadas, como as do cérebro, perderam sua capacidade de multiplicação. Aqui foi estabelecido um outro mecanismo: a recomposição alternativa. Os genes, e o pré-mRNA, são idênticos, mas os produtos da recomposição do mRNA diferem nas células com funções diversas. Como nos rearranjos no nível gênico, a recomposição alternativa aumenta as capacidades codificantes "do genoma ampliando a habilidade dos genes em gerar diversidade proteica" [2]. Entretanto, a regulação da diversidade é mudada para o nível pós-transcricional. Este mecanismo é muito comum nos eucariontes. É até possível que ele tenha se desenvolvido antes do mecanismo "normal" de recomposição.

Um dos primeiros exemplos é o do hormônio peptídico calcitonina (Fig. 8.1) [1]. Este hormônio é encontrado na tireóide e no hipotálamo, onde ocorre juntamente com um polipeptídio muito semelhante, o produto parecido com o do gene de calcitonina (CGRP). Esta proteína é idêntica à calcitonina em mais de 78 aminoácidos, mas difere em 128 aminoácidos. A seqüência de ambas as proteínas é determinada pelo mesmo gene, cujo transcrito primário é processado de modo diferente: um éxon completo é eliminado do transcrito que determina CGRP, e outra parte é adicionada. Este processo predomina no hipotálamo mas não na tireóide. Estes estudos foram feitos em ratos, mas o fenômeno também foi confirmado em humanos [2].

Existem outros casos que seguem as mesmas vias, sendo uma especialmente complicada e bem estudada: a do gene de α-tropomiosina [88]. Esta proteína foi encontrada em não menos que nove formas moleculares diferentes. Outro exemplo interessante é o mRNA para a proteína básica mielina em camundongo (Fig. 8.2). Há também um número crescente de exemplos em humanos [2]. Por exemplo, a diferença na seqüência de aminoácidos entre a forma fixa de parede celular e a forma livre da imunoglobulina IgM é causada por recomposição alternativa. Outros exemplos incluem os genes para o hormônio somatotrofina, fibrinonectina, γ-fibrinogênio e muitos outros. Observando a estrutura secundária das proteínas determinadas por genes, podemos em geral observar que os éxons submetidos a processamento alternativo determinam inserções nas alças superficiais das proteínas. Aqui a recomposição alternativa gera "variantes com afinidades diferentes de sítios e/ou funções sem perturbar o cerne estrutural da proteína... Éxons mutuamente excludentes... parecem codificar seqüências proteicas que interagem com outras proteínas" [2]. A recomposição alternativa é um meio efetivo de criar diferenças no funcionamento celular.

A estrutura do núcleo interfásico (Seção 3.1.3.3) deve ser considerada para melhor compreensão da diferenciação. Foi mostrado, por exemplo, que a localização dos domínios cromossômicos pode diferir em células com funções especializadas diferentes [60]. Isto pode influenciar a ação gênica. Hoje estão sendo discutidos possíveis mecanismos [12].

O número de espécies diferentes de mRNA que são traduzidos nos primórdios embrionários é alto. O padrão muda com o estágio do desenvolvimento. Portanto, uma grande fração dos genes parece ser necessária ao desenvolvimento inicial.

Nos equinodermas, os primeiros estágios de desenvolvimento até a gástrula ou mesmo pós-gástrula são determinados exclusiva ou predominantemente pelo genoma materno: o zigoto recebe um *pool* de mRNA materno que direciona estes processos iniciais. Além disso, o tRNA e os ribossomos também são de origem materna. Partes diferentes do genoma paterno são ligadas em épocas diferenciadas.

As investigações no camundongo dão um quadro ligeiramente diferente [17, 59]. A síntese embrionária de RNA começa desde o estágio de duas células. Entretanto, tal análise não distingue os genomas materno e paterno, e a produção de RNA não significa que também ocorra biossíntese de proteína. Este problema pode ser resolvido, entretanto, se o pai puder ser diferenciado da mãe por marcadores genéticos. Neste caso, o surgimento de marcadores paternos no embrião indica o último estágio possível no qual os produtos gênicos embrionários começam a se formar. (Isto não exclui a possibilidade de o genoma materno ser ligado antes.) Tais estudos mostraram que alguns marcadores paternos, como HPRT (veja Seção 7.2.2.6) e o antígeno HY, são primeiro vistos no estágio de oito células. Outros, como β-galactosidase e β-glicosidase, podem ser encontrados por volta do estágio de quatro células, e pelo menos um, a macroglobulina β_2 (Fig. 5.15), surge no estágio de duas células. Além disso, foi demonstrado que para o gene de HPRT, ligado ao X, ambos os genomas parentais estão ativos antes da inativação do X (Seção 2.2.3.3), pois a atividade enzimática nos embriões femininos é o dobro da masculina.

Contribuição Diferencial de Genótipos Materno e Paterno para o Fenótipo da Criança? Como notado acima, o genótipo paterno é ligado no começo do desenvolvimento. Isto não significa, entretanto, que

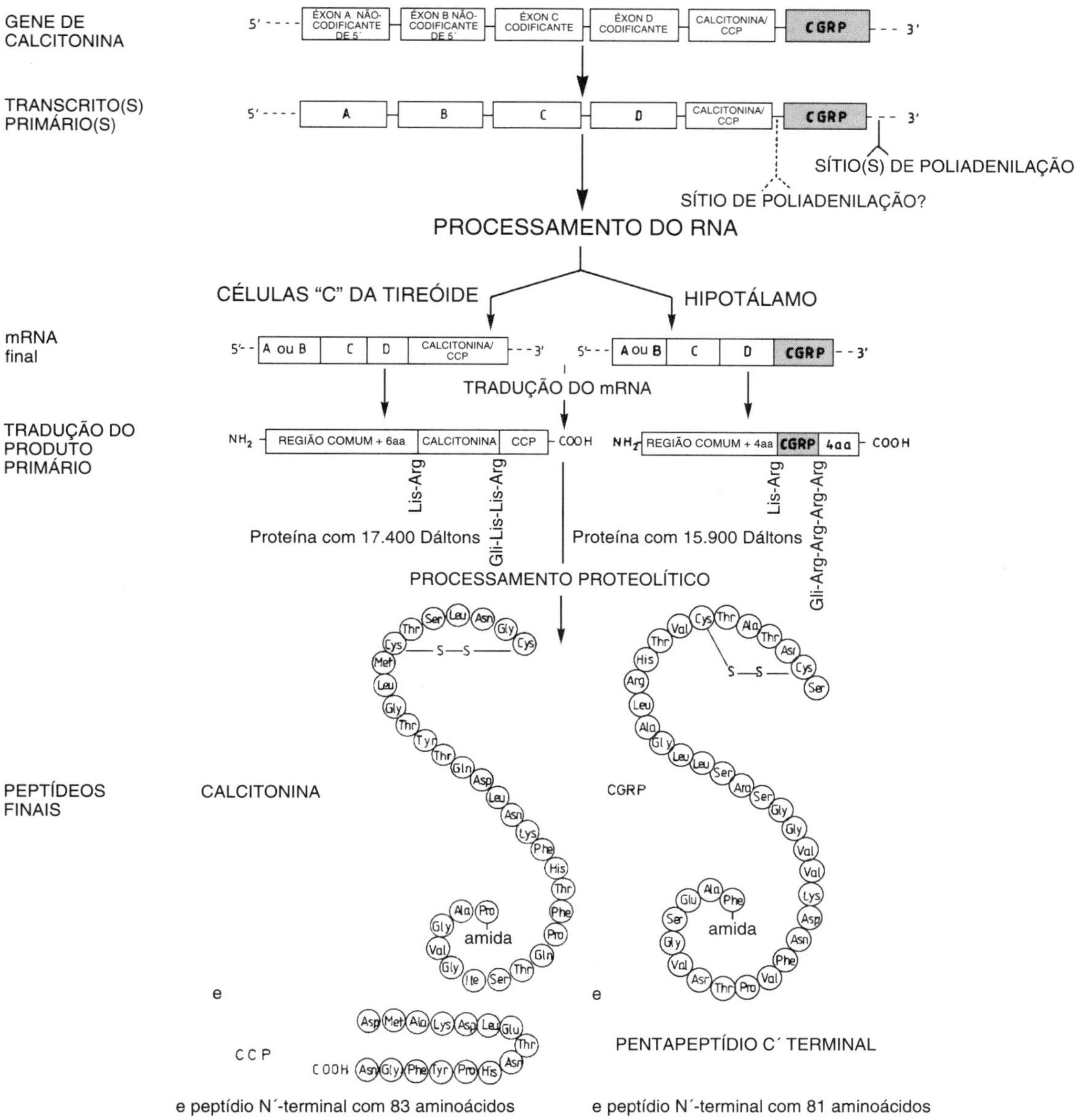

Fig. 8.1 Mecanismo de expressão histoespecífica do gene de calcitonina por recomposição alternativa. *Bifurcação da seta*, diferença no processamento do mRNA entre tireóide e hipotálamo. Alguns aspectos desta via ainda são hipotéticos, mas os genes e os produtos finais (calcitonina e CGRP) estão estabelecidos. (De Amara e cols. 1982 [1])

as contribuições materna e paterna para o desenvolvimento do jovem embrião sejam de fato iguais, especialmente porque o zigoto recebe uma grande quantidade de RNA materno. Existem de fato fenômenos biológicos que sugerem uma contribuição maior da mãe. Por exemplo: se em um cruzamento entre eqüinos a fêmea for uma égua e o macho for um jumento, resultará uma mula. Se a fêmea for uma jumenta, a prole será um burro, que se parece muito mais com o jumento que a mula (ver também [10]).

Os dados convincentes sobre isso nos humanos estiveram indisponíveis por muito tempo. Alguns achados mostraram uma contribuição mais forte do genótipo materno que do paterno para os padrões dermatoglíficos das pontas dos dedos, palmas e artelhos [47, 69]. Tais dados, entretanto, foram postos de lado como "difíceis de se interpretar". Estes dados foram excluídos das tendências principais de pensamento e de conceitos na genética humana porque não se adaptavam às expectativas mendelianas de contribuições iguais dos genótipos de ambos os genitores (exceto genes ligados ao X). A teoria genética baseada no paradigma mendeliano é uma teoria excelente e forte, com grande poder explicativo. Entretanto, como em qualquer boa teoria, ela leva os cientistas a desprezar ou excluir observações que pareçam não se ajustar ao paradigma.

8.2 *Imprinting* Genômico [91]

As diferenças de impacto sobre o embrião em desenvolvimento entre os genomas materno e paterno foram chamadas de "*imprinting* genômico". Este não é um termo fortuito, vez que o "*imprinting*" foi introduzido pelo etologista K. Lorenz [57] para descrever a habilidade que os animais têm em aprender um de-

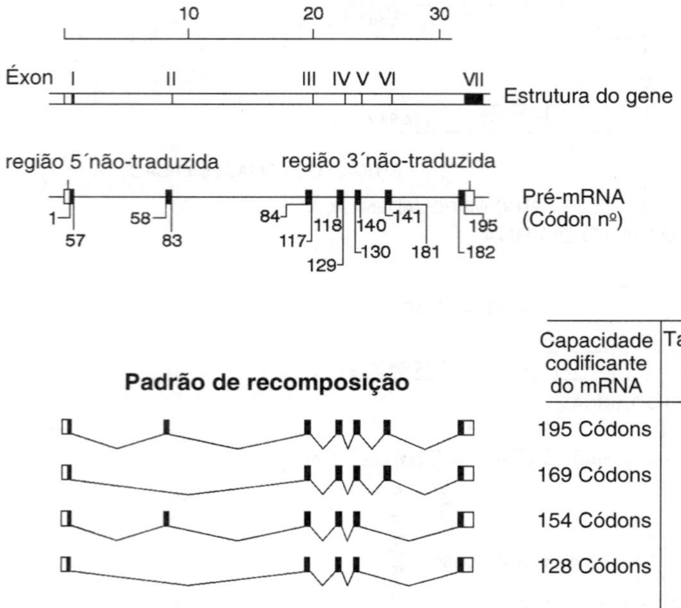

Capacidade codificante do mRNA	Tamanho das proteínas (kDa)
195 Códons	21,5
169 Códons	18,5
154 Códons	17,0
128 Códons	14,0 (Sistema nervoso central de animal adulto)

Fig. 8.2 Processamento alternativo do pré-mRNA da proteína básica mielina no camundongo. O éxon I compreende, além das seqüências da área 5′ não-codificante (*vazada*), os códons para 57 aminoácidos. O éxon VII codifica 14 códons terminais e a área 3′ não-codificante (*vazada*). Os números no pré-mRNA são códons. As quatro variantes possíveis de recomposição são vistas na parte inferior da figura. (De Knippers e cols. 1990 [45])

terminado comportamento se o estímulo apropriado for dado durante um período sensível do início de suas vidas. O termo "*imprinting* genômico" foi introduzido para se referir a um fenômeno biológico muito diferente, durante o desenvolvimento embrionário, do *imprinting* comportamental estudado pelos etologistas. Hall [34,35] cita seis tipos de observações para sugerir sua existência: (a) observações dos resultados de experimentos de transplante nuclear em camundongos, (b) fenótipos triplóides em humanos, (c) a expressão de algumas dissomias cromossômicas em camundongos e humanos, (d) a expressão fenotípica de deficiências cromossômicas em camundongos e humanos, (e) a expressão de genes transferidos em camundongos transgênicos e (f) a expressão de genes específicos em camundongos e humanos.

(a) Os zigotos de camundongo com apenas genomas paternos ou maternos como resultado de transplante de pró-núcleo mostram anomalias características: os com apenas cromossomos paternos exibem um desenvolvimento relativamente normal de membranas e placentas, mas pouco desenvolvimento das estruturas embrionárias, enquanto os zigotos com apenas cromossomos maternos mostram um desenvolvimento embrionário muito melhor, mas membranas e placentas pobres. Portanto, os genomas materno e paterno são ambos necessários para o desenvolvimento normal. Suas contribuições são diferentes. Nos humanos, pode ocorrer dissomia paterna, de modo que os zigotos só têm cromossomos paternos. O resultado é uma mola hidatiforme, sem tecido embrionário [55]. Por outro lado, os teratomas, que têm todas as três camadas germinativas embrionárias mas nenhum tecido placentário, possuem dois conjuntos haplóides de cromossomos maternos [24]. (b) Os triplóides humanos com dois conjuntos cromossômicos paternos e um materno têm uma grande placenta cística e um crescimento embrionário muito retardado, com várias anomalias. Os embriões com dois conjuntos maternos têm uma placenta pequena e pouco desenvolvida. Estas observações em tumores embrionários e em triplóides sugerem um papel especialmente importante do genoma paterno no desenvolvimento da placenta e membranas, enquanto a contribuição materna pode ser mais importante para o embrião propriamente. (c) As dissomias cromossômicas uniparentais, com falta de contribuição genética de um genitor, têm sido freqüentemente observadas em camundongos. Existem diferenças fenotípicas definidas, dependendo da origem do segmento duplicado. Além disso, as distorções de proporção sexual entre a prole indicam uma perda de zigotos por morte embrionária inicial. Desde que a identificação de cromossomos individuais tornou-se possível com a ajuda de variantes de DNA, os casos de dissomia uniparental foram repetidamente encontrados em humanos. Eles podem apresentar, entre outros sinais clínicos, um retardo de crescimento intra-uterino e pós-natal, retardo mental e, nos mosaicos, um crescimento assimétrico do tronco e membros [73, 79]. Por exemplo, alguns pacientes com síndrome de Prader-Willi ou de Angelman (veja a seguir) tinham dissomia uniparental. (d) Em geral, as monossomias de cromossomos inteiros, ou mesmo de suas partes, são pouco toleradas. Elas em geral levam à morte precoce do zigoto [18]. Entretanto, existem alguns exemplos nos quais pequenas deleções levam a síndromes características (veja Seção 2.2.2), e estas síndromes diferem, dependendo da deleção vir do pai ou da mãe.

Síndromes de Prader-Willi e de Angelman. As características da síndrome de Prader-Willi [68] incluem uma grave obesidade com hiperfagia começando no início da infância, hipogonadismo hipogonadotrófico, mãos e pés pequenos, retardo mental e fácies característica (Figs. 8.3 e 8.4). Em alguns casos existe uma deleção cromossômica visível [56], que se demonstrou ser proveniente do pai [8, 46], em outros casos, a deleção era tão pequena que só pôde ser identificada por métodos moleculares. Os pacientes com síndrome de Angelman [3] têm um grave retardo mental e fácies característica (boca grande, babando, prognatismo, língua protrusa). Além dos movimentos atáxicos bizarros, eles em geral têm risos impróprios (síndrome *happy puppet*). A condição é causada por deleções do mesmo segmento 15q11-13 que na síndrome de Prader-Willi, exceto por vir da mãe. O mecanismo em ambas as síndromes pode não ser necessariamente

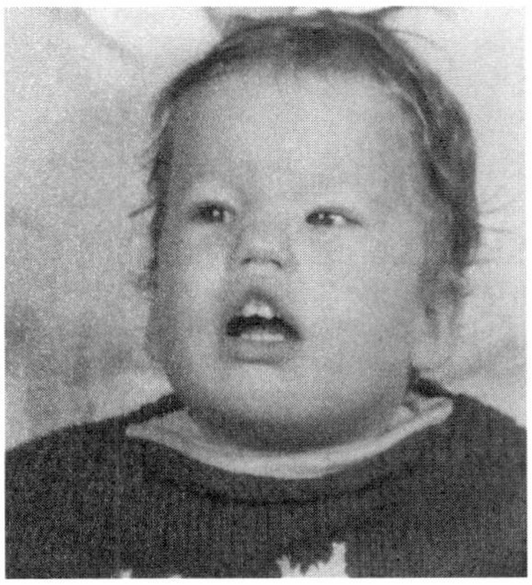

Fig. 8.3 Criança com síndrome de Prader-Willi.

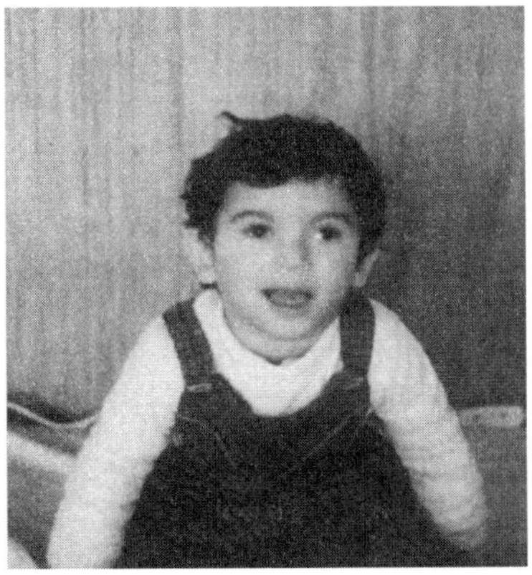

Fig. 8.4 Criança com síndrome de Angelman. (Ambas as fotos são cortesia do Dr. G. Tariverdian)

uma deleção. Em alguns casos, foi descoberta dissomia uniparental. Em outros, existem mutações de ponto. Entretanto, a associação entre a origem parental do defeito e a respectiva síndrome clínica é sempre mantida.

Existem várias outras síndromes nas quais a origem parental pode ser importante (veja Quadro 2.7), especialmente as "síndromes de genes contíguos", tais como a de Miller-Dieker (17 p-, primariamente de origem paterna), a de di George (22q-, deleção materna), e a do *cri du chat* (5p-, paterna). Como mostrado no Cap. 10, um número crescente de cânceres está sendo explicado pela perda de cromossomos e partes de cromossomos. Aqui, também, a participação desigual de perdas cromossômicas paterna e materna já foi descrita.

Expressão Transgênica. Quanto à parte (e) acima (expressão transgênica), a transferência direta de genes para embriões de camundongos e o estudo de sua expressão tornaram-se um instrumento poderoso da genética do desenvolvimento. Em cerca de 25% destes animais a expressão dos genes transferidos nas gerações subseqüentes depende do sexo do genitor que os transmite [34]. Em tais casos, a não-expressão parece estar associada à metilação do transgene (veja Seção 9.4).

Quanto à parte (f), o *imprinting* foi demonstrado explicando a variação na idade de início em algumas doenças hereditárias. Os exemplos clássicos são a doença de Huntington (143 100) e a distrofia miotônica (160 900; veja Seção 4.1.7). Ambas as doenças são causadas por um mecanismo mutacional novo e único (amplificação de uma série de trincas de bases repetidas), e uma mudança progressiva da idade de início de mais tardia para mais precoce às vezes é observada em gerações sucessivas (antecipação). Em ambas as doenças o sexo do genitor que transmitiu a doença pode determinar a idade de início e a gravidade das manifestações clínicas. Em 5 a 10% das famílias nas quais o gene da doença de Huntington é transmitido pelo pai, é observada uma forma juvenil grave da doença [70, 71]. Em 10 a 20% das famílias nas quais é transmitida a distrofia miotônica maternamente, ocorre uma forma congênita hipotônica grave [36]. Em várias outras doenças hereditárias, como na ataxia cerebelar, na síndrome de Beckwith-Wiedemann, no tumor familiar do glomo e no retinoblastoma também foi sugerido o *imprinting*. Entretanto, apenas algumas doenças hereditárias [62] foram examinadas sistematicamente. Hall [34] preparou heredogramas hipotéticos para mostrar como deve ser o *imprinting* materno ou paterno (Fig. 8.5).

O *imprinting* pode ser mais facilmente demonstrado em camundongos que em humanos. É, portanto, uma boa estratégia procurar regiões do genoma humano que sejam homólogas a seqüências imprintadas no camundongo consultando o esquema de Oxford [62, 74], que localiza as homologias de ligação entre camundongos e humanos. Por exemplo, uma região distal do cromossomo 2 do camundongo é homóloga à região do cromossomo humano 15 envolvida nas síndromes de Prader-Willi e de Angelman em humanos. De fato, os efeitos fenotípicos comparáveis foram observados [9] nas duas espécies.

Foi proposto um estudo para descobrir como um *imprinting* generalizado pode ser durante o desenvolvimento embrionário do camundongo [82]. A técnica usada foi a eletroforese bidimensional (2D), que permite a separação de um grande número de proteínas em um meio de suporte tal como papel de filtro [44]. As posições dos pontos de proteína e sua intensidade de coloração, que reflete a quantidade de proteína, podem então ser estudadas. Pode ser investigado o espectro completo de todas as proteínas determinadas pelos genes em uma fase específica do desenvolvimento.

Os fígados de camundongos de uma linhagem endocruzada dão padrões 2D idênticos e podem ser vistos aproximadamente 2.000 pontos. A análise 2D dos fígados da geração F_1 resultante de cruzamentos recíprocos, (cruzamentos de machos da linhagem A com fêmeas da B e vice-versa) deveria dar um padrão idêntico, a menos que o sexo parental influencie o resultado da expressão gênica. Duas linhagens endocruzadas (DBA e C57BL) foram cruzadas deste modo. As linhagens diferem em cerca de 200 pontos de proteína. As diferenças entre a prole destes cruzamentos recíprocos foram observadas em 11% dos "pontos" e indicam um *imprinting*. O *imprinting* deve, portanto, ser razoavelmente comum. A maioria das diferenças estava relacionada à intensidade de coloração dos pontos e sugeria quantidades diferentes de produtos gênicos dependendo do sexo parental. Todos os achados foram reproduzidos em experimentos repetidos. A transmissão da forma materna da variante era mais freqüente que a transmissão da forma paterna.

Os mecanismos básicos envolvidos estão sob investigação. É provável que vários mecanismos estejam envolvidos. As diferenças de metilação das bases do DNA têm sido mais freqüentemente citadas. A metilação do DNA, e especialmente das bases em regiões críticas tais como as ilhas de CpG antecedentes aos genes transcritos, parece evitar que tais genes sejam expressos. A desmetilação, por outro lado, parece aumentar sua taxa de mutação (Seção 9.4) [11]. A metilação tem sido intensamente

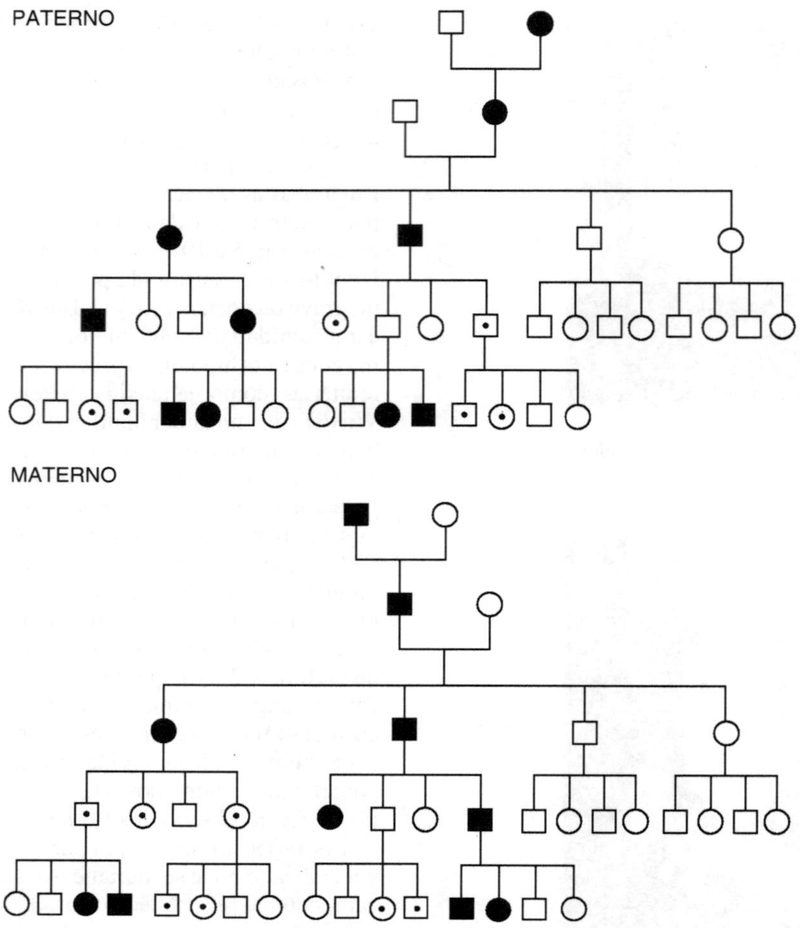

Fig. 8.5 Heredograma hipotético para o *imprinting* materno e paterno. Um alelo imprintado é transmitido de acordo com as leis mendelianas, mas sua expressão é determinada pelo sexo do genitor transmissor. Os termos *imprinting* materno e paterno são usados para indicar que há uma expressão fenotípica do alelo anormal quando transmitido pela mãe ou pelo pai. Assim, existem vários portadores não-manifestantes do gene. ⊡ e ⊙, portadores gênicos que não manifestam a doença. (De Hall 1990 [34])

estudada [42, 55]. O tipo de metilação mais comumente considerado é o da citosina para 5-metilcitosina (Fig. 9.22). O *imprinting* provavelmente ocorre muito durante a gametogênese. O *imprinting* diferencial herdado dos genitores tem que ser apagado na linhagem germinativa de cada indivíduo.

Qual a função biológica do *imprinting*, se houver alguma? Aqui são possíveis apenas especulações. Por exemplo, ele pode ter um papel importante em manter a reprodução sexual impedindo os efeitos genéticos prejudiciais da paternogênese [79]. Outra possibilidade é a maior elasticidade durante o desenvolvimento individual: usando apenas uma cópia do gene particularmente importante, o outro alelo é mantido na "reserva" para períodos críticos de crescimento rápido e duplicação celular.

8.3 Animais Transgênicos e Teratocarcinomas em Camundongos

8.3.1 Animais Transgênicos e Métodos Correlatos

Nos últimos anos os animais transgênicos tornaram-se um dos sistemas mais informativos para a análise da ação gênica [27, 28, 40]. Os métodos de transferência gênica são descritos no Cap. 19. Basta dizer aqui que os camundongos transgênicos são produzidos pela injeção de DNA no núcleo do ovócito antes que os pró-núcleos masculino e feminino se fundam. O gene a ser estudado é integrado aleatoriamente, e em geral se expressa. Isto permite estudar os aspectos da ação gênica. Por exemplo, o papel de alguns genes durante o desenvolvimento embrionário normal e também o papel dos genes em doenças genéticas. Uma aplicação interessante tem sido a análise de genes específicos em camundongos transgênicos como um primeiro enfoque para o estudo de sua contribuição à patogenia de doenças humanas mais complexas. Assim, a aterosclerose foi produzida em camundongos transgênicos por uma variedade de genes envolvidos no metabolismo do colesterol e das lipoproteínas. Um outro exemplo de tal pesquisa é a influência de alguns genes na regulação das pressões sangüíneas normal e elevada. O sistema renina-angiotensina é um sistema importante para a homeostasia de eletrólitos e regulação da pressão sangüínea. Um gene de renina de camundongo foi introduzido em ratos; ele levou à hipertensão, confirmando que a renina pode, sob certas condições, causar hipertensão. Em outros estudos os genes humanos de angiotensinogênio e renina foram transferidos para ratos. Estes animais foram então estudados quanto ao papel destes genes na regulação das pressões sangüíneas normal e anormal [23, 64].

Em muitos casos, entretanto, é mais interessante estudar as conseqüências fenotípicas da perda de alguns genes que os efeitos de genes adicionais. Aqui foi desenvolvida uma técnica de produção do chamado camundongo "*knock-out*". O gene defeituoso é introduzido por uma etapa recombinacional que, ao mesmo tempo, elimina o gene normal. Isto não pode ser obtido pela transferência direta do DNA para o ovócito, pois a recombinação espontânea é muito rara. Assim, as células básicas embrionárias são explantadas do blastocisto. Os genes a serem estudados são transferidos, e as células recombinantes são selecionadas por determinados sistemas de seleção e reimplantadas no blastocisto. Tal modelo animal foi construído, por exemplo, para a fibrose cística [76]. Os camundongos nos quais o gene CFTR (Seção 3.1.3.9) foi perturbado por tais "*gene targeting*" mostraram muitas características de fibrose cística, tais como falta de desenvolvimento, mecônio íleo e alteração do muco e glândulas serosas. Tais camundongos transgênicos podem ser modelos razoáveis para o estudo de mecanismos patogênicos e terapia gênica somática. Entretanto, em muitos casos os resultados com camundongos transgênicos e técnicas correlatas têm sido desapontadores, pois a meta de reproduzir uma doença idêntica à encontrada em humanos não foi alcançada.

Os resultados com animais transgênicos são discutidos em vários capítulos deste livro. Entretanto, tais animais foram construídos não só para fins de pesquisa. Eles também começam a ser usados na produção de valiosas proteínas terapêuticas, por exemplo, em seu leite. A produção de grandes quantidades de α_1-antitripsina em ovelhas é um exemplo. Este procedimento ficou popular como "*pharming*".

8.3.2 Teratocarcinomas em Camundongos como Instrumento de Pesquisa para Investigação de Início de Desenvolvimento [38]

As investigações bioquímicas em nível celular nos primeiros estágios do desenvolvimento de mamíferos são prejudicadas pela escassez de material. Muitos eventos críticos ocorrem em populações pequenas de células, e as células em estágios diferentes da diferenciação estão situadas bem próximas. Recentemente foi possível contornar algumas destas dificuldades com o uso de células de teratocarcinoma de camundongo. Os teratocarcinomas testiculares ou ovarianos ocorrem espontaneamente ou podem ser induzidos em várias linhagens endocruzadas de camundongo. Eles contêm uma grande variedade de tecidos correspondendo a derivados das três camadas embrionárias.

As células derivadas de teratocarcinoma podem ser obtidas em cultura de células. Elas podem crescer e se diferenciar em vários tecidos. Várias linhagens celulares semelhantes a embrionárias foram estabelecidas. Quando injetadas em camundongo, elas podem originar tumores contendo uma variedade de tipos celulares diferenciados. Tais células mostram muitas semelhanças com as células embrionárias normais e são abundantes. Elas podem, portanto, ser usadas como sistemas-modelo para vários aspectos da diferenciação.

Tais estudos deram evidências, por exemplo, da ocorrência comum da maioria das espécies de mRNA em células embrionárias iniciais e em precursoras de células sangüíneas (mieloblastos), enquanto o mRNA de globina foi encontrado em mieloblastos mas não nas células embrionárias iniciais. Outros experimentos têm mostrado que ambos os cromossomos X são geneticamente ativos em culturas clonais de células femininas indiferenciadas. A inativação de um X ocorre junto com a diferenciação. O sistema parece ser especialmente bem adequado para investigar o papel dos antígenos de superfície celular na diferenciação. A discussão sobre o complexo principal de histocompatibilidade (MHC) na Seção 5.2.5 menciona que tais antígenos podem ter uma função na diferenciação celular. Demonstrou-se que as células embrionárias iniciais são totalmente desprovidas de antígenos MHC H-2 (a contraparte dos camundongos das especificidades de HLA humano). Outros antígenos, entretanto, estão presentes nestas células.

8.4 Fases Posteriores do Desenvolvimento Embrionário, Fenocópias, Malformações

Nas fases posteriores do desenvolvimento embrionário, a diferenciação dos sistemas de órgãos, extremidades, cabeça, e cérebro forma um organismo. A ocorrência de muitas anomalias hereditárias indica um controle genético complexo. Estes mecanismos genéticos podem ser perturbados por uma variedade de influências externas tais como falta de oxigênio, radiação ionizante, infecções de rubéola ou vírus de inclusão citomegálica e drogas como talidomida e etanol. O conhecimento de tais agentes teratogênicos é importante para evitar dano ao feto. Aqui não serão dados detalhes porque, além do possível metabolismo diferencial nas mães e suscetibilidade variável do feto a agentes teratogênicos, a questão da teratologia humana, embora clinicamente importante no diagnóstico diferencial de defeitos de nascimento, está além do escopo deste livro.

Indicações de Interação de Fatores Genéticos e Não-genéticos na Produção de Malformações. Desde que St. Hilaire (1832-1836) produziu malformações em embriões de galinha inibindo a troca de gases cobrindo os ovos com verniz, muitos pesquisadores administraram uma variedade de agentes na tentativa de perturbar o desenvolvimento embrionário. A maioria destes experimentos foi feita na esperança de obter mais informações sobre os mecanismos do desenvolvimento normal. Observou-se que fenótipos similares aos produzidos por mutação gênica são as vezes obtidos (fenocópias; Goldschmidt 1935 [26]). Em geral estes estudos não preencheram as expectativas de uma compreensão dos defeitos de nascimento e não serão mais discutidos.

Um aspecto, entretanto, é interessante. Alguns estudos mostraram que fatores genéticos podem ser importantes para a indução de malformações por agentes exógenos [54]. Por exemplo, o fenótipo "*rumplessness*", que ocorre como uma anomalia em determinados estoques de galinhas, pode ser induzido neles (mas não em outros) por uma variedade de substâncias como insulina e ácido bórico. Do mesmo modo, a cortisona em geral produz fenda labial e palatina em uma linhagem de camundongos na qual esta malformação também ocorre espontaneamente em uma certa porcentagem de animais [54].

8.4.1 O Desenvolvimento da Estrutura [15, 25, 43, 61, 66]

Após cerca de 1 semana de desenvolvimento, as extremidades superior e inferior do embrião tornam-se visíveis, e desenvolve-se uma estrutura segmentar. Outros sinais de um padrão mais complexo aparecem no tempo devido. Que genes são responsáveis por estes processos, e como eles se organizam? Isto foi um enigma por longo tempo, mas uma descoberta em *Drosophila* ajudou a resolvê-lo: os genes homeobox. Um homeobox é uma região com cerca de 183 pb que codifica um domínio de 61 aminoácidos capaz de se ligar ao DNA. Está presente em três grandes classes: bicóide, com um efeito materno; genes segmentais; e genes homeóticos que regulam o desenvolvimento apropriado das estruturas em segmentos, como membros ou antenas. Sua atividade foi estudada. Os gradientes de concentração do pólo anterior ao posterior da larva determinam os segmentos [15, 66] (veja [88]). O homeodomínio é um peptídio que, semelhante a um repressor bacteriano, se ajusta a um giro da dupla hélice do DNA (motivo hélice-giro-hélice). Os experimentos de hibridização com DNA de *Drosophila* e genoma de camundongo tiveram o resultado surpreendente de que as áreas eram muito semelhantes em seqüências de bases. Aparentemente elas foram preservadas durante a evolução, provavelmente por mais de 500 milhões de anos. Isto sugere uma função importante e muito assemelhada. Mais de 30 genes homeobox foram localizados e clonados no camundongo [43]. Eles estão estruturados em quatro grupos, cada um cobrindo mais de 100 kb. Na *Drosophila* e provavelmente no camundongo, as seqüências Hox dentro de um grupo estão ordenadas na mesma seqüência na qual são usados para a ação gênica durante o desenvolvimento embrionário. Seu padrão de ação tem limites de expressão anterior bem definidos (Figs. 8.6, 8.7) [29]. Os limites posteriores não são tão bem definidos. Estes genes começam a se expressar durante o início da gastrulação. Eles são ativos durante a organogênese, especialmente no tubo neural, mas também em outros sistemas de órgãos como os rins, pulmões, intestinos, timo e células germinativas. Nas células germinativas, sua função exata ainda é desconhecida. Nas drosófilas foram propostos modelos alternativos para sua interação proteína-DNA [37]. Como mencionado, todos estes peptídeos determinados por genes se ajustam à dupla hélice do DNA, formando uma estrutura "hélice-giro-hélice". A ligação ao DNA precisa de uma seqüência cerne ATTA, como a dos promotores (Seção 3.1.3). A força da ligação, e portanto o grau de ativação gênica, parece depender tanto da ultra-estrutura do promotor quanto da proteína.

Além dos genes Hox, outros motivos conservados de ligação ao DNA já foram descobertos; o Pax (boxe pareado), o POU Pit-1, octâmero de ligação, e os genes de proteínas Unc 86 [33]. Os genes Pax também são ativos em várias partes do cérebro murino. O domínio POU ocorre em algumas proteínas reguladoras. Um mutante Pax (ondulado) foi descoberto no camundongo, afetando a estrutura do esqueleto axial. Os genes Pax em geral são muito maiores que os genes Hox, e os efeitos das mutações tendem a ser dominantes. Assim, os fenótipos mutantes podem ser facilmente reconhecidos. Esta propriedade os qualifica muito bem para estudos sobre a determinação genética do desenvolvimento.

A Fig. 8.7 mostra um auto-radiograma de um embrião de camundongo, com o padrão de expressão do gene Hox 2.2.

Síndromes Causadas pelos Genes Hox e Pax em Humanos. Os genes homeobox foram identificados em humanos. O Quadro 8.1

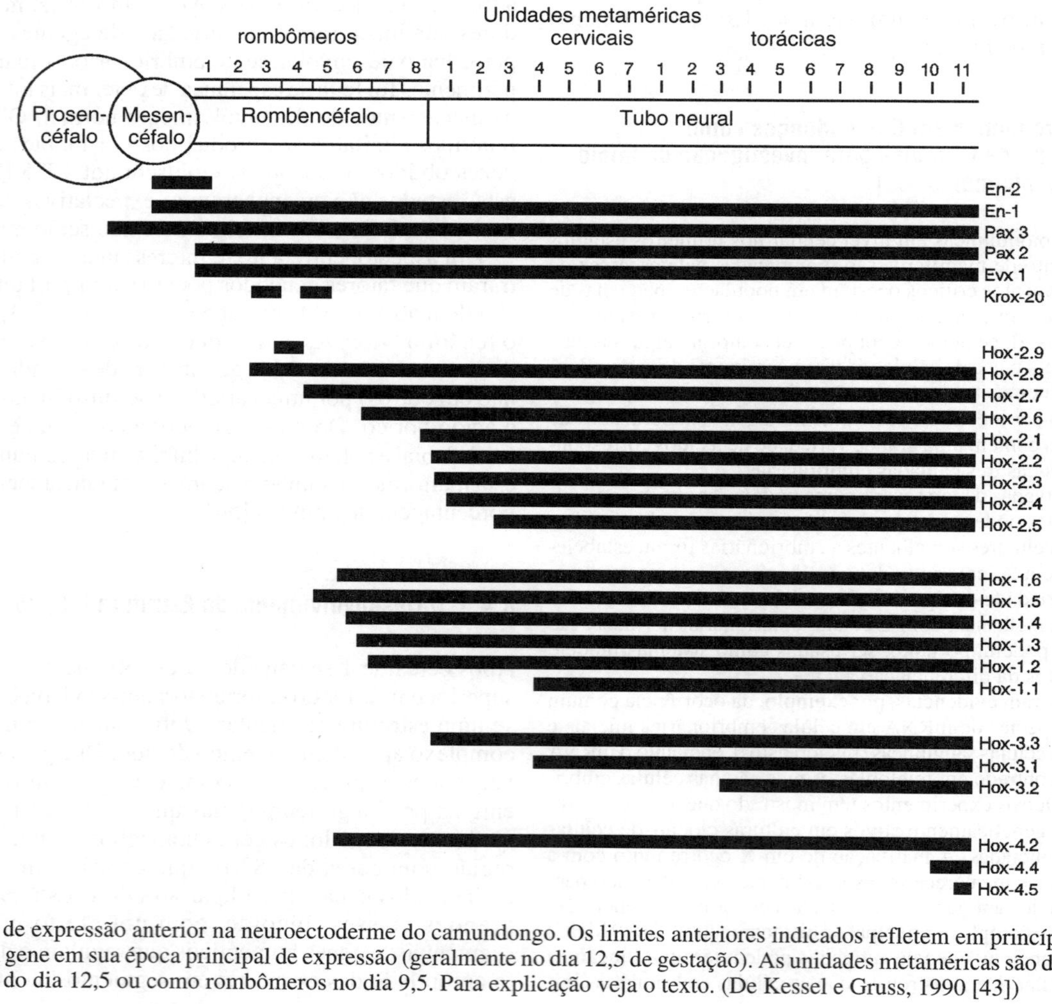

Fig. 8.6 Limites de expressão anterior na neuroectoderme do camundongo. Os limites anteriores indicados refletem em princípio os limites que caracterizam um gene em sua época principal de expressão (geralmente no dia 12,5 de gestação). As unidades metaméricas são dadas como níveis de pré-vértebras do dia 12,5 ou como rombômeros no dia 9,5. Para explicação veja o texto. (De Kessel e Gruss, 1990 [43])

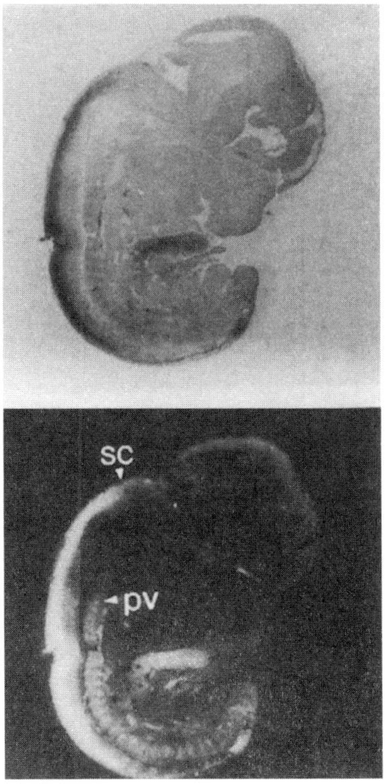

Fig. 8.7 Hibridização *in situ* do gene Hox 2.2 em uma seção sagital de um embrião de camundongo com 2,5 dias. *Acima*, campo claro; *abaixo*, campo escuro. *sc*, limite de expressão no CNS; *pv*, limites de expressão no mesoderma somítico, na sétima pré-vértebra. (De Graham e cols. 1989 [29])

apresenta uma revisão. Hox-7 está deletado (juntamente com muitos outros genes) na síndrome de Wolf-Hirschhorn (del 4p-). Um Pax (gene de domínio pareado; HUP 2) pode estar envolvido na síndrome de Waardenburg (193 500) [5], onde um deslocamento lateral do canto interno dos olhos, mecha branca frontal nos cabelos e a heterocromia da íris, juntamente com surdez coclear, são os sinais mais proeminentes. A aniridia (106 210) é outra doença dominante envolvendo o desenvolvimento da íris. Um bom gene candidato dentro de 11p13 foi clonado. A proteína prevista contém um homeobox e um box pareado (Pax; HUP) [81]. Além disso, genes para a craniossinostose (147 620), a síndrome de craniopolisindactilia de Greig (175 700), e a síndrome de Goldenhar (141 400) foram localizados em 7p, próximo ou não muito distante do gene Hox-1. Como eles também envolvem o desenvolvimento da cabeça, o envolvimento de genes Hox ou de seus correlatos é uma probabilidade [20a].

Concluindo, a descoberta e análise destes genes está nos ensinando muito sobre a determinação genética da organização geral dos eucariontes, incluindo humanos. Além disso, ela demonstra uma estratégia heurística que foi bem-sucedida aqui: um grupo de genes — e um fundamento de ação gênica na morfogênese — foi descoberto e estudado primeiro em um inseto, a *Drosophila*. Os genes foram então estudados no camundongo, e hoje são bem-sucedidamente estudados em humanos. Os fundamentos básicos do padrão de desenvolvimento parecem ser aplicáveis a todas as espécies, mesmo que sejam tão distantes quanto insetos e humanos.

Cronograma do Desenvolvimento Intra-uterino Humano. Para compreender o desenvolvimento pré-natal e suas perturbações é necessário visualizar os estágios do desenvolvimento normal e suas épocas (Fig. 8.8). O ovócito é eliminado por volta do 14.º dia após o dia 1 do ciclo menstrual. Pouco tempo depois ele é fertilizado (dia 1 da gestação). Um dia depois o zigoto se multiplica. No dia 3 a mórula é formada. Nos dias 4 e 5 ocorre o desenvolvimento do blastocisto, que migra pela trompa de Falópio. A implantação na mucosa uterina começa no dia 6. Ela se completa no dia 10, quando a placenta começa a se desenvolver. No dia 15 o sulco primitivo torna-se visível. Durante os dias seguintes surgem as primeiras estruturas do embrião, entre elas as cristas neurais, que no dia 21 se desenvolvem no sulco neural, o antecessor do cérebro e da coluna. No dia 22 o coração começa a bater, e um dia depois estão presentes os primórdios das orelhas e olhos. Três pares de arcos branquiais são visíveis no dia 25, e no dia seguinte surgem os brotos dos membros superiores. Os dos inferiores surgem logo depois. Nos dias 36 a 38 os processos faciais se unem, e a face é formada. Todas as estruturas externas e internas, ou pelo menos seu início, estão presentes no dia 56. Este é o final da 8.ª semana. O embrião tem agora 30 mm de comprimento, e o período fetal começa. O nascimento normalmente ocorre após 38 semanas de gestação.

8.4.2 Defeitos de Nascimento em Humanos

Uma pequena porcentagem de crianças nasce com defeitos, brandos ou graves, únicos ou múltiplos. Ocasionalmente as causas primárias são conhecidas ou podem ser deduzidas, por exemplo, quando uma aberração cromossômica como a síndrome de Down pode ser encontrada, ou quando os dados do heredograma suge-

Quadro 8.1 Genes homeobox humanos

Designação	Localização	N.º mínimo de seqüências Hox	Homologia com cromossomo de camundongo	Observações
HOX-1	7p21-p14	8	1	90 kb
HOX-2	17	9	11	180 kb
HOX-3	12q12-q13	7	15	160 kb
HOX-4A	2q31-q37	6		70 kb, hematopoiese
HOX-4B	2q31-2q32			
HOX-7	4p16.1		5	Deletado na síndrome de Wolf-Hirschhorn (4 p-)
EVX-2	2q		9	100 kb
HOX-10	14q24.2		12	Expressão específica na retina

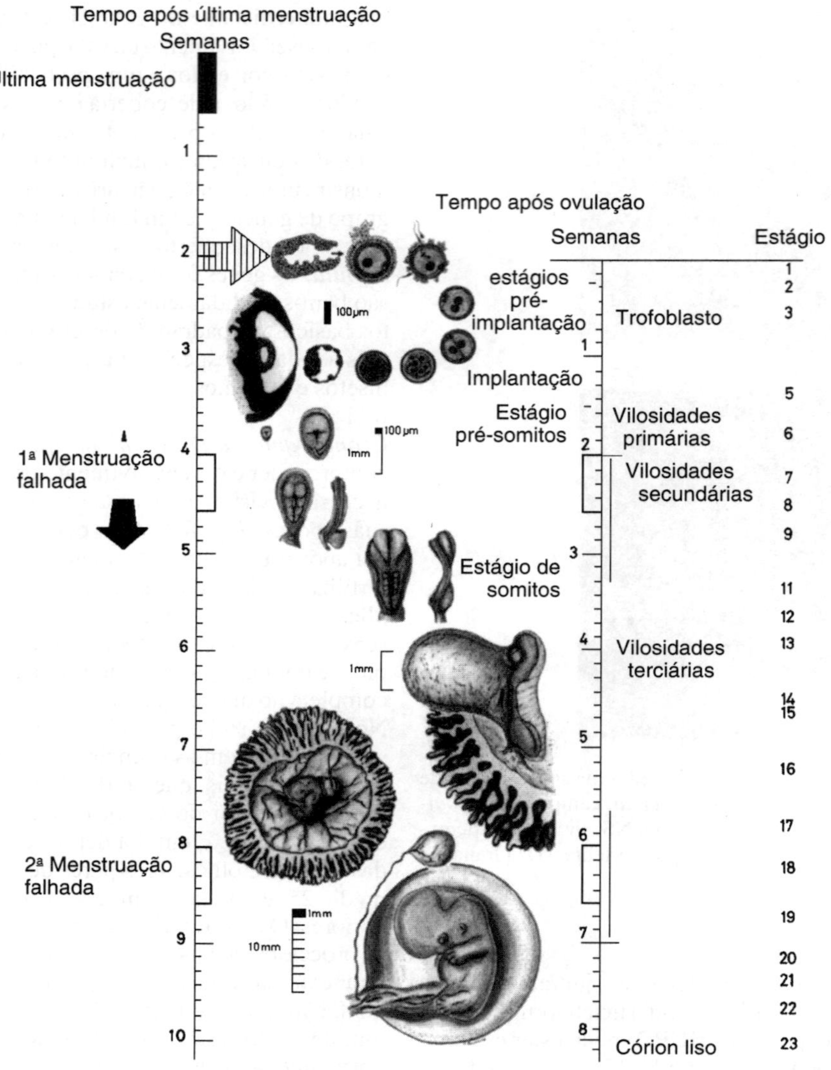

Fig. 8.8 Estágios do desenvolvimento e época dos primórdios do zigoto humano. (Modificado do livro-texto de embriologia de Hinrichsen)

rem um modo de herança monogênico. Em alguns casos há um fator exógeno definido, como uma infecção de rubéola ou abuso de álcool pela mãe. Em muitos outros casos, entretanto, vemos uma agregação de casos mais ou menos similares dentro das famílias que não podem ser explicados por uma anomalia cromossômica, por modo monogênico de herança ou por fatores exógenos. Aqui, como no lábio/palato fendido o modelo de herança multifatorial combinado a um limiar em geral se ajusta aos dados (Seção 6.1.2), mas a despeito de algumas observações em animais que mostraram a existência de verdadeiras características limiares (Seção 6.1.2.1) [32, 91], este modelo é muito genérico. Além disso, muitos defeitos de nascimento são totalmente inexplicados e únicos, sem evidência de causas genéticas ou ambientais. De fato, a interferência no desenvolvimento normal com base totalmente aleatória ou estocástica provavelmente ocorre ocasionalmente, considerando-se os eventos complexos durante a formação dos órgãos. Todos estes problemas foram discutidos recentemente usando como exemplo as doenças cardíacas congênitas [22]. Regras similares são aplicáveis a outros grupos de defeitos de nascimento semelhantes.

Um grupo de cientistas tentou pôr ordem no grupo muito heterogêneo de defeitos de nascimento sugerindo várias distinções e propondo uma nomenclatura unificada [78] (Fig. 8.9). De acordo com sua proposição, uma *malformação* é um defeito morfológico que resulta de um processo de desenvolvimento intrinsecamente anormal. Isto deve ser diferenciado de uma *ruptura*, que resulta de um rompimento extrínseco, ou uma interferência, em um processo originalmente normal de desenvolvimento. Uma *deformação* é uma forma ou posição anormal de uma parte do corpo causada por forças mecânicas. Um pé torto causado por oligoidrâmnio é um exemplo. No outro lado da gama de perturbações possíveis, uma *displasia* é uma organização anormal das células em tecidos.

Para distinguir os vários modos das múltiplas anomalias em um paciente, ou em vários membros afetados de uma família, são sugeridos os seguintes termos: um *defeito de campo politópico* é um padrão de anomalias derivado da perturbação de um único *campo desenvolvimental.* O que é um "campo desenvolvimental"? O conceito de "campo" é muito antigo, mas foi atualizado por Opitz [67]. Dentro de um campo, o desenvolvimento de estruturas complexas é controlado e ordenado no tempo e no espa-

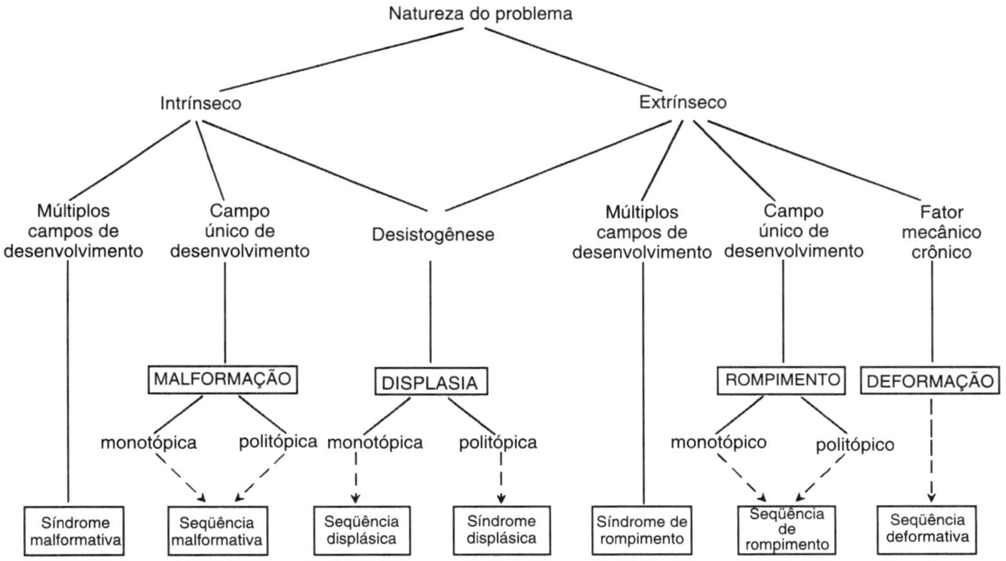

Fig. 8.9 Esquema mostrando padrões diferentes de defeitos morfológicos. (De Spranger e cols. 1982 [78])

ço, e um conjunto de primórdios embrionários reage identicamente a causas dismorfogênicas diferentes. Tais primórdios devem constituir uma unidade morfogeneticamente reativa sob circunstâncias normais. Por outro lado, o conceito de campo oferece uma explicação preliminar para a observação de que malformações correlatas podem ocorrer como efeitos da mesma causa, como em famílias com modo autossômico dominante de herança de vários tipos correlatos de doença cardíaca congênita. Um outro exemplo é a trissomia do 21, onde uma variedade de anomalias cardíacas observadas geralmente pode ser relacionada a uma anomalia do coxim endocárdico.

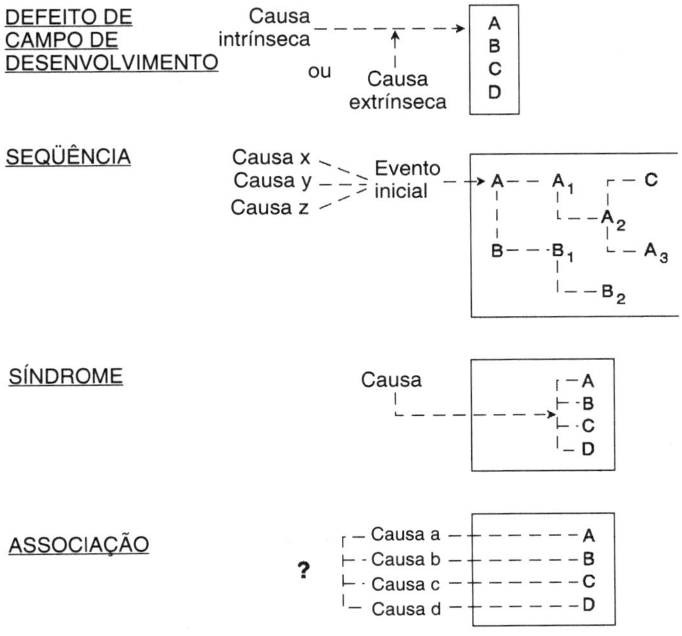

Fig. 8.10 Análise do fenótipo em defeitos de nascimento (erros na morfogênese). Para detalhes veja o texto. (De Spranger e col. 1982 [78])

Um outro conceito é o de "*seqüência*" (Fig. 8.10): "É um padrão de anomalias múltiplas derivadas de... uma anomalia anterior ou fator mecânico." Por exemplo, uma meningomielocele pode levar a uma paralisia dos membros inferiores, perda muscular e pé torto. Uma *síndrome*, por outro lado, é definida como "um padrão de anomalias múltiplas tidas como patogeneticamente relacionadas e não conhecidas como representando uma seqüência única ou um defeito de campo politópico". Finalmente, uma "*associação*" é definida como a ocorrência não-aleatória de múltiplas anomalias que não podem ser explicadas por nenhum dos modos acima. Foi sugerido um meio lógico de análise diagnóstica fenotípica com base nestes conceitos (Fig. 8.10); isto pode ser combinado a dados genéticos disponíveis em uma análise causalmente orientada. As regras para uma consulta genética podem ser obtidas [22]. Infelizmente, a aplicação prática dos resultados de tais análises para consulta genética geralmente é difícil, a menos que a causa do defeito de nascimento possa ser estabelecida com certeza, tal como uma aberração cromossômica, um defeito mendeliano ou uma causa exógena. Na maioria dos casos de defeitos de nascimento, a etiologia exata permanece desconhecida.

Surge uma outra falha em nossa habilidade para oferecer ocasionalmente uma consulta genética racional. Os genitores geralmente perguntam sobre o risco genético para seus futuros filhos após terem perdido uma criança com um defeito de nascimento. Aqui é essencial saber o diagnóstico específico da criança falecida. Em geral os dados suficientes não estão disponíveis. Por exemplo, os cromossomos não foram examinados, e em particular não foi feito um estudo competente após a morte. Esta situação precisa de melhorias. Em alguns países, por exemplo na Hungria, a autópsia de crianças é exigida pela lei. Em toda parte há necessidade de mais patologistas fetais e neonatais.

Para melhor compreensão dos mecanismos genéticos do desenvolvimento normal em humanos, as anomalias de ocorrência natural podem ser úteis. Aqui, duas situações genéticas provaram ser especialmente reveladoras: aberrações cromossômicas e anomalias genéticas da diferenciação sexual.

8.4.3 Correlações Genótipo-Fenótipo em Anomalias Cromossômicas Humanas [18-20]

A maioria das monossomias leva a uma morte embrionária precoce no estado heterozigoto. Isto não é surpreendente, pois vários produtos gênicos estão presentes apenas uma vez, e o *imprinting* genômico pode interferir em sua expressão. A única monossomia de um cromossomo inteiro que, em um grande número de casos, não leva a morte embrionária é a monossomia do X na síndrome de Turner (Seção 2.2.3.2). A maioria das regiões de um cromossomo X é inativada em uma mulher normal XX. Assim, a diferença funcional entre os estados XX e X é pequena.

Mais interessante, particularmente para elucidar a ação gênica normal durante o desenvolvimento embrionário, são os resultados nas trissomias. Os sinais clínicos descritos nas trissomias podem não estar todos presentes em um paciente. Geralmente os achados são variáveis. Os pacientes com trissomia do 21 (síndrome de Down), por exemplo, são todos mentalmente retardados (embora com diferenças no grau de retardo), mas apenas cerca de 40% têm doença cardíaca congênita. Aqui o conceito de "seqüência" (veja anteriormente) pode ser útil para compreender: a anomalia básica é o coxim endocárdico anormal, que pode ou não levar a um defeito morfológico. O coxim pode ser causado por uma rigidez incomum de algumas células devida a estruturas superficiais anormais [53]. Ainda mais importante, entretanto, é o fato de as síndromes de trissomia apresentarem um padrão característico de sinais clínicos. Alguns destes sinais são mais ou menos comuns a todas as trissomias, tais como falta de crescimento e retardo mental. Outros nem sempre estão presentes, mas são mais comuns que entre indivíduos cromossomicamente normais. Eles incluem doença cardíaca congênita, malformações no sistema genitourinário e rins, e anomalias da face. Estes últimos, entretanto, podem ser tão característicos que um geneticista médico experiente pode diagnosticar o tipo de anomalia cromossômica à primeira vista. A síndrome de Down é o exemplo mais óbvio, mas o mesmo é verdadeiro para muitas outras anomalias. (Para uma descrição de tais padrões veja [6, 72].) Elas devem ser explicadas, e por seu estudo podemos esperar aprender mais sobre o desenvolvimento normal.

A conseqüência mais óbvia de uma trissomia é que o número de genes — aqueles situados na área trissômica — está presente não em duplicata, mas sim em triplicata. Supondo que não exista outra regulação quantitativa da expressão, serão formados aproximadamente 50% a mais das proteínas determinadas pelos genes. Isto é observado em um grande número de casos [18], especialmente na síndrome de Down (Quadro 8.2). Nesta síndrome, entretanto, as atividades de algumas outras enzimas também estão alteradas. Surge a pergunta: por que o excesso de produção de algumas proteínas ou mRNA leva a graves distúrbios no desenvolvimento? A resposta que geralmente se ouve é que este excesso leva a um distúrbio no equilíbrio regulatório. Embora provavelmente correta, esta resposta é entretanto muito genérica para dar indícios que possam ser perseguidos com sucesso. Especificamente, que efeitos a atividade aumentada dos genes têm quando em triplicata? A resposta a esta pergunta dará apenas respostas parciais, pois os mecanismos de maior ordem também estão provavelmente envolvidos. Como primeira etapa, entretanto, esta análise pode dar resultados que forneçam indícios para uma posterior análise. Até agora, os estudos têm sido feitos principalmente no cromossomo 21 [20, 48a] (Fig. 8.11).

Embora seja necessário estudar embriões humanos e fetos com anomalias cromossômicas o mais cuidadosa e completamente possível, os estudos em embriões iniciais geralmente não são factíveis. Assim, os modelos animais são de grande ajuda. Tais modelos de fato existem: a parte distal do braço longo do cromossomo 16 de camundongo é homóloga ao cromossomo humano 21. Esta homologia foi confirmada pela presença de alguns genes que são encontrados em ambas as espécies e, por comparação, de DNA. Várias outras trissomias podem ser produzidas por um esquema de endogamia introduzido por Gropp. Começando com um camundongo especial com muitas translocações robertsonianas (camundongo do tabaco; *Mus poschiavinus*), pode ser produzida uma alta fração de trissomias. A trissomia do 16 em camundongo mostra muitas semelhanças com a trissomia do 21 humana. Homologias interessantes têm sido mostradas não apenas no fenótipo externo [18, 19] mas também, por exemplo, em anomalias do coração e dos grandes vasos [4]. Infelizmente, entretanto, a trissomia do 16 em camundongos leva à morte antes do nascimento. É impossível estudar o desenvolvimento posterior. Muito provavelmente, a morte precoce é devida a uma triplicação da parte do cromossomo 16 que não é homóloga ao cromossomo 21 humano. Para estudar determinados genes triplicados em maior detalhe foram construídos camundongos transgênicos. Por exemplo, um camundongo contendo, além disso, o gene para SOD_1 (superóxido dismutase) foi usado para estudar a atividade adicional desta enzima [21]. A formação de H_2O_2 aumentada por esta enzima é tóxica e contribui para o envelhecimento das células. Os estudos usando animais transgênicos deverão levar a um maior esclarecimento das vias perturbadas no desenvolvimento.

Estudos Celulares nas Anomalias Cromossômicas. Muitos estudos dizem que há uma suscetibilidade maior das células com trissomia do 21 à irradiação ou a mutágenos químicos. Alguns autores tentaram explicar desta maneira a incidência incomumente alta de leucemia nos indivíduos com síndrome de Down. Os

Quadro 8.2 Alguns efeitos de dosagem gênica na trissomia do 21 (modificado de Epstein 1989 [19])

Gene	Função	% de atividade normal nos trissômicos
CBS	Atividade de cistationina β-sintase em linfócitos estimulados	1,61
IFNRA	Ligação de intérferon α a fibroblastos	1,57
PFKL	Atividade de fosfofrutocinase nas hemácias e fibroblastos	1,46
PRGS	Atividade de fosforribosilglicinamida em fibroblastos	1,56
SOD 1	Atividade de superóxido dismutase-1 em hemácias, fibroblastos, plaquetas, linfócitos, cérebro e granulócitos	1,52
CD 18	Ligação de anticorpo contra LFA-1 β^a a linhagens celulares β-linfoblastóides transformadas por EBV[b]	1,21

[a]Antígeno associado de adesão celular (116 920).
[b]Vírus Epstein-Barr.

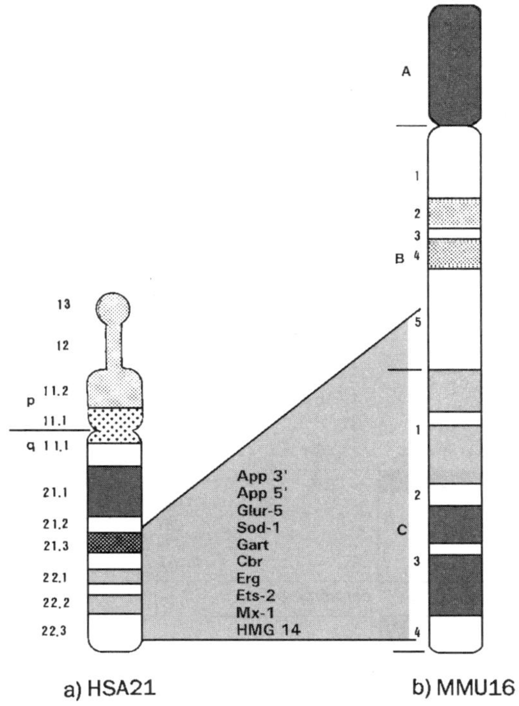

Fig. 8.11 Comparação do cromossomo 16 de camundongo (MMU 16) com o cromossomo 21 humano (HSA 21). São indicados os genes homólogos. Este cromossomo de camundongo é convencionalmente subdividido em três áreas (A, B, C). Símbolos como Sod-1 etc. designam genes comuns a estes dois cromossomos. A área contendo as seqüências homólogas é ligeiramente maior no 16 de camundongo que no 21 humano. (Cortesia do Dr. W. Buselmaier)

resultados, entretanto, são contraditórios. Não obtivemos um quadro claro até agora [19].

Como as células com anomalias cromossômicas diferem das células normais [49, 50, 52]? As culturas de células de uma variedade de anomalias cromossômicas, a maioria de abortos, foram examinadas quanto ao ciclo celular, morfologia celular, histoquímica e várias características imunológicas e bioquímicas. Uma linhagem celular com trissomia do 7, por exemplo, tinha entre outras anomalias uma capacidade reduzida de formação de estruturas histotípicas, baixa produção de colágeno, pouco conteúdo de glicogênio e atividade de fosfatase ácida. No ciclo celular, observou-se que o período G_2 era duas vezes mais longo que nas células diplóides [50]. A fase S estava encurtada [49]. Uma síndrome celular diferente foi descrita em uma linhagem celular com trissomia do 14. Também foi encontrado um baixo potencial de crescimento e incapacidade de formar estruturas histotípicas, mas as características bioquímicas são diferentes. Por exemplo, a fosfatase ácida é baixa e há uma alta concentração de polissacarídeos medida pela reação de PAS [51]. Além da trissomia do 7, a fase G_2 também está prolongada na monossomia do 21 e na trissomia do 21. Nesta última foram determinados alguns outros parâmetros de crescimento e relatados vários desvios das células euplóides normais (Quadro 8.3). É especialmente interessante que o fenótipo celular na triploidia seja quase normal, de modo que não pode ser estabelecida nenhuma "síndrome celular" [52]. Aparentemente as malformações observadas na triploidia não podem ser correlacionadas a anomalias

Quadro 8.3 Estudos de parâmetros de crescimento na trissomia do 21 (de Krone e Wolf, 1978)

Proporção aumentada de fibroblastos com conteúdo intermediário de DNA; sugestão de fase S prolongada
Velocidade retardada de síntese de DNA em fibroblastos
Aumento significativo de tempo de duplicação da população de fibroblastos; diminuição do tempo de vida *in vitro*
Aumento do tempo de duplicação da população de fibroblastos
Aumento da duração de G_2 e possivelmente da fase S em fibroblastos
Duração diminuída do tempo do ciclo celular em linfócitos

detectáveis de células e parecem ser produzidas em um nível diferente de integração: insuficiência placentária. (Para detalhes veja a Seção 8.2.)

Fenótipos Anormais Devidos a Anomalias Cromossômicas e Regulação Gênica. A regulação da atividade gênica durante o desenvolvimento embrionário pressupõe um determinado equilíbrio na quantidade de produtos gênicos produzidos por genes em cromossomos diferentes. Estes produtos gênicos podem agir como enzimas ou proteínas, ou podem ter uma função regulatória, por exemplo, como repressores do funcionamento de outros genes. É compreensível que as discrepâncias na quantidade de material genético levem a perturbações na interação de genes e a defeitos regulatórios no desenvolvimento embrionário. Na triploidia, as quantidades *relativas* de material específico de cromossomos não estão perturbadas. Portanto, as anomalias no nível celular são relativamente pequenas. Nas trissomias, por outro lado, algum material cromossômico é aumentado, enquanto outros estão presentes em quantidade normal. Se a regulação gênica requer a interação de produtos gênicos de cromossomos diferentes, são esperadas anomalias de desenvolvimento no nível celular nas trissomias (e monossomias), mas não na triploidia.

O exame dos mecanismos pelos quais estas anomalias são produzidas requer uma comparação sistemática de todas as etapas na biossíntese de proteínas e metabolismo entre os normais e os afetados por anomalias cromossômicas. Os estudos dos efeitos dos genes situados na parte trissômica (ou de outro modo modificada) do genoma provavelmente não darão uma resposta completa, mas darão indícios úteis. Tais estudos oferecem boas oportunidades para melhorar nossa compreensão do desenvolvimento embrionário normal e anormal.

8.5 Diferenciação Sexual e Suas Perturbações

Desenvolvimento do Dimorfismo Sexual. O desenvolvimento do dimorfismo sexual e das características sexuais é de interesse especial para o geneticista humano.

Podem ser diferenciados quatro níveis de desenvolvimento sexual:

1. Determinação do sexo cromossômico (46, XX ou 46, XY)
2. Determinação do sexo gonadal (ovário ou testículo)
3. Determinação do sexo fenotípico (mulher ou homem, características sexuais internas e externas)
4. Determinação do sexo psicológico.

O quarto nível é discutido no Cap. 15 e o primeiro no Cap. 3. A análise tanto das anomalias cromossômicas numéricas quanto das estruturais envolvendo os *cromossomos sexuais* produziu informações muito valiosas não só sobre o sexo cromossômico (nível 1), mas também na determinação do sexo gonádico e fenotípico (níveis 2 e 3).

No embrião inicial o primórdio gonádico (na 5.ª ou 6.ª semana) não apresenta diferença sexual e não contém células germinativas. Nos humanos, as células germinativas primordiais tornam-se visíveis durante a 3.ª semana de desenvolvimento embrionário no ectoderma do saco vitelino. Elas migram depois, sob influência quimiotática, para as gônadas. Esta migração é independente do sexo. Em sistemas experimentais apropriados, as células germinativas femininas migram para as gônadas masculinas e vice-versa. O primórdio gonadal pode se desenvolver em um testículo ou em um ovário (nível 2). Este direcionamento em geral depende da presença do cromossomo Y: a gônada masculina desenvolve-se caso *um* cromossomo Y esteja presente, independentemente do número de cromossomos X.

Os mecanismos pelos quais o cromossomo Y (Figs. 8.12, 8.13) determina o desenvolvimento das gônadas masculinas têm sido muito controversos, e nossas noções atuais podem não ser as finais, mas alguns aspectos parecem estar relativamente bem fundamentados.

O Papel do Gene SRY. A Fig. 8.12 mostra o cromossomo Y e seus genes. Uma seqüência de 35 kb, próxima da ponta da região pseudo-autossômica, é essencial para a determinação do sexo. Aqui o gene SRY está situado [59, 75]. Ela contém um motivo ligador de proteína e foi conservada durante a evolução. Sua importância para a diferenciação masculina das gônadas foi demonstrada em camundongo [31], especialmente por estudos em animais transgênicos. Um fragmento de DNA genômico com 14 kb contendo este gene foi injetado em ovócitos de camundongo recém-fertilizados. Isto levou ao desenvolvimento de camundongos cromossomicamente femininos, um bom exemplo para a utilidade de animais transgênicos na solução de problemas de regulação gênica [48]. O gene SRY está presente em machos XX (Seção 2.2.3.2) e não é encontrado em fêmeas XY (a menos que tenham feminização testicular devida a defeitos de receptores de andrógenos; veja abaixo). Alguns genes autossômicos também estão envolvidos na determinação do sexo [90]. Outros genes antes suspeitos de determinar o sexo masculino, como o gene ZFY, que codifica uma proteína *zinc finger*, e o gene que determina o antígeno HY podem ter funções diferentes, possivelmente de apoio. SRY pertence a um grupo de genes de ligação a proteínas que têm um boxe de alta mobilidade (HMG). Um outro membro desta família é o gene para uma proteína necessária como cofator da RNA polimerase 1 para a transcrição de DNA ribossomal [58]. A ligação de SRY é específica de seqüência (seqüência de consenso AACAAT), e leva à ligação do DNA. Como as pesquisas neste campo estão sendo feitas muito rapidamente, logo saberemos muito mais.

O terceiro nível, a determinação das características do sexo secundário, parece ser mais complicado (e sujeito a erro).

Desenvolvimento das Características Sexuais Secundárias. A diferenciação do sexo somático segue-se à diferenciação das gônadas. Os órgãos genitais internos são formados a partir dos dutos mullerianos e wolffianos, ambos descendentes dos primórdios renais. Na mulher, o duto mulleriano desenvolve-se nas trompas de Falópio e no útero. O duto wolffiano atrofia. No homem, o duto wolffiano forma os dutos seminais e a vesícula seminal. Sob a influência da gonadotrofina coriônica humana materna (HCG), as células de Leydig do testículo embrionário produzem os hormônios esteróides testosterona e 5-diidrotestosterona. Um hormônio chamado fator inibidor mulleriano (MIF) é produzido nas células de Sertoli. Estes hormônios atingem o primórdio bipotencial para as características sexuais externas e internas: primariamente dutos wolffianos, dutos mullerianos e seio urogenital. Desenvolve-se um homem normal se todos estes elementos agirem no momento e locais corretos. Por outro

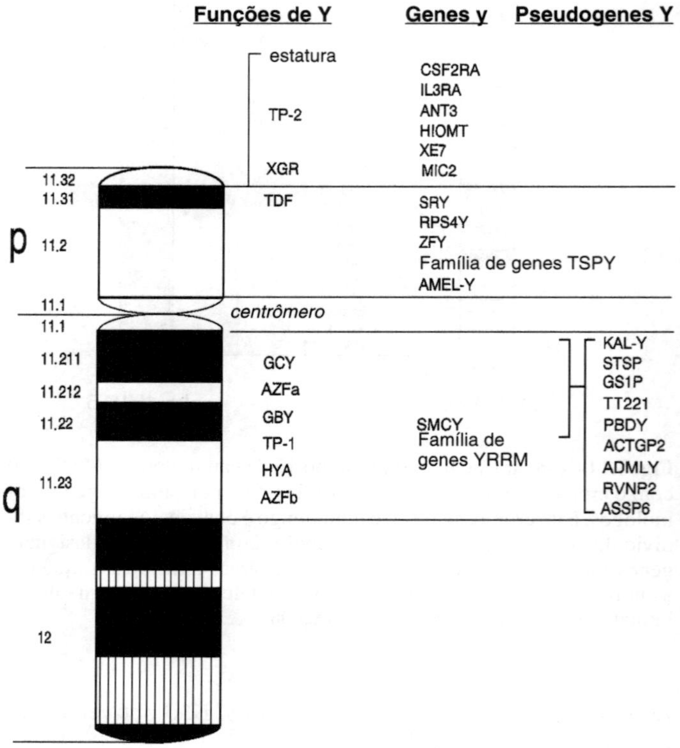

Fig. 8.12 O cromossomo Y humano: funções e genes. Funções do Y: *Estatura,* determinante da altura; *TP-1, -2,* fenótipo de prevenção de Turner; *XGR,* grupo sangüíneo XG; *TDF,* fator determinante testicular; *GCY,* controle de crescimento, influenciado por Yp; *AZF a, b,* fator de azoospermia; *GBY,* gonadoblastoma, influenciado pelo Y; *HYA,* antígeno Y de histocompatibilidade. Genes do Y: *TSFR2RA,* receptor para o fator estimulante de colônia do granulócito-macrófago; *IL3RA,* receptor de interleucina 3, *ANT3,* translocase ADP/ATP; *HIOMT,* hidroxindol-*O*-metiltransferase (também conhecida como ASMT: acetil-serotonina-metiltransferase); *XE7,* gene para uma proteína nuclear de função desconhecida; *MIC2,* antígeno de superfície celular envolvido nos processos de adesão celular; *SRY,* região do Y determinante do sexo; RPS_4Y, isoforma de proteína S4 ribossomal, ligada ao Y; *ZFY,* proteína *zinc finger* ligada ao Y; *família de genes TSPY,* proteína específica do testículo, ligada ao Y; *AMEL-Y,* amelogenina ligada ao Y; *SMCY,* homólogo humano de um gene de camundongo ligado ao Y; *família de genes YRRM,* famílias de genes do cromossomo Y com homologia à proteína de ligação de RNA. Pseudogenes no Y: *KAL-Y,* pseudogene da síndrome de Kallman; *STSP,* pseudogene da esteróide sulfatase; *GS1P,* pseudogene de um gene de função desconhecida expresso pelo cromossomo X; *TT221,* homólogo Yq interrompido de um gene de função desconhecida expresso por Xq; *PBDY,* uma duplicação específica de Y de PBDX, um gene que cobre o limite pseudo-autossômico; *ACTGP2,* actina, gama pseudogene 2; *ADMLY,* homólogo de cromossomo Y de ADMLX, um gene de função desconhecida expresso por Xp; *RVNP2,* seqüências retrovirais NP2; *ASSP6,* pseudogene 6 de arginino-succinato-sintase. (Cortesia de M. Köhler)

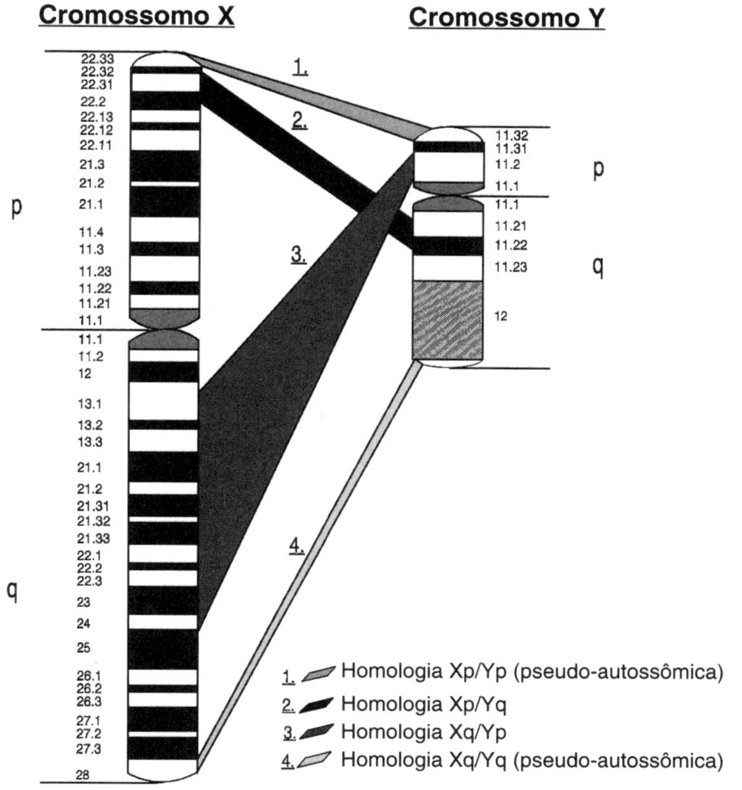

Fig. 8.13 Homologias entre os cromossomos humanos X e Y. (Cortesia de M. Köhler)

lado, em sua total ausência, formam-se as características sexuais femininas. Logo, o desenvolvimento feminino não requer fatores promocionais especiais. Ele é "constitutivo". O menor distúrbio nos vários níveis deste sistema leva a um desenvolvimento masculino incompleto, a despeito do genótipo masculino (pseudo-hermafroditismo masculino). A análise de tais anomalias nos ensinou muito sobre o curso normal dos eventos. Como disse Jost: "Tornar-se um homem é uma aventura prolongada, difícil e arriscada; é um tipo de luta contra as tendências herdadas para a feminilidade." Existem quatro linhagens celulares na gônada humana em desenvolvimento [58]. Elas são bipotenciais, ou seja, podem se desenvolver em células masculinas ou femininas. Além das células germinativas, elas compreendem os precursores das células de suporte, que se desenvolvem em células foliculares na mulher e em células de Sertoli nos homens. As células produtoras de esteróides desenvolvem-se na teca ou em células intersticiais nas mulheres e em células de Leydig nos homens. O desenvolvimento das células germinativas masculinas tem sido freqüentemente estudado pela análise de defeitos genéticos.

Controle Genético da Espermatogênese: Uma Região Genética no Braço Longo do Cromossomo Y [83, 85]. Na parte eucromática do braço longo do cromossomo Y (Yq11.22/23) foi encontrada uma seqüência importante de DNA para a produção de espermatozóides maduros. O primeiro indício veio de pacientes inférteis com parada de espermatogênese e que tinham deleções cromossômicas nesta área [80]. Nos últimos anos, esta região foi muito estudada, e muitos pacientes com deleções dentro desta área crítica foram encontrados com infertilidade devida a parada da espermatogênese, mas não apresentavam nenhum outro sinal clínico marcante. Além das deleções, outras anomalias estruturais tais como dicêntricos iso-Yp, cromossomos Y em anel e translocações foram observadas em homens estéreis. A análise dos pontos de quebra permitiu delinear a área crítica, que foi chamada de área de fator de azoospermia (AZF). Ainda é desconhecido se esta área compreende um ou mais destes genes. Nas biópsias testiculares são encontradas espermatogônias imaturas e células de Sertoli, ou apenas células de Sertoli (apenas síndrome de Sertoli). Os genes AZF parecem agir bem cedo na gametogênese. Foram sugeridos pelo menos dois genes AZF. Um parece ser ativo na época do desenvolvimento das espermatogônias, enquanto o outro se expressa no paquíteno da maturação do espermatócito [86]. Uma parte interessante da região AZF é uma seqüência repetitiva (pY6H65) que está presente em várias cópias e parece compreender um motivo de ligação para proteínas com alto peso molecular. Seu significado é indicado por sua conservação. Também está presente no camundongo, e um motivo muito semelhante foi encontrado em um gene de fertilidade de *Drosophila* [84]. Novamente, como nos genes homeobox (Seção 8.4.1), um gene ou genes importantes para o desenvolvimento parecem ter sido conservados por pelo menos 500 milhões de anos!

Além destas regiões do cromossomo Y, muitos genes estão envolvidos no desenvolvimento de características sexuais masculinas e células germinativas férteis. Aqui, novamente, a análise de defeitos observados em alguns pacientes levou a uma melhor compreensão do funcionamento normal.

São conhecidos muitos defeitos gênicos diferentes que levam a uma perturbação na diferenciação das características sexuais masculinas internas e externas. Ocorrem anomalias, por exemplo, na síntese de andrógenos, na falta de HCG, na falta de receptores de HCG nas células de Leydig, e nos defeitos enzimáticos que afetam enzimas envolvidas na síntese de testosterona. As anomalias também podem ser causadas pela falta de sensibilidade à testosterona ou à 5-diidrotestosterona, devidas a defeitos de receptores nas células dos dutos wolffianos ou do seio urogenital [30].

As vias dos hormônios esteróides e potenciais bloqueios genéticos são mostrados na Fig. 8.14. O lado esquerdo desta figura mostra os defeitos (F e G) que levam a síndromes adrenogenitais (Seção 7.2) em mulheres mas não ao pseudo-hermafroditismo em homens. Os bloqueios em A (hiperplasia supra-renal congênita) não são muito bem conhecidos. Além de suas grandes genitálias externas femininas, estes homens sofrem uma grande perda de sal. O mesmo ocorre para o bloqueio B. Os bloqueios do lado direito levam ao pseudo-hermafroditismo de vários graus sem outras manifestações de síndrome adrenogenital.

Um defeito enzimático especialmente interessante não mostrado na Fig. 8.16 é o defeito de 5α-redutase, uma característica autossômica recessiva. Esta enzima normalmente reduz a testosterona nas células do seio urogenital em 5α-diidrotestosterona. Se estiver ausente, desenvolvem-se órgãos sexuais internos masculinos normais (vesícula seminal; próstata), e todo o corpo, incluindo o desenvolvimento muscular, pêlos, cabelos etc., é masculino, exceto a genitália externa, que sob um exame superficial é feminina. Daí o nome descritivo de hipospadia perineoescrotal pseudovaginal (PPHS; 264 600).

Estes defeitos enzimáticos são raros. Existem outras síndromes mais comuns nas quais os andrógenos são normais, mas o tecido-alvo é total ou parcialmente resistente a andrógenos.

Síndrome da Feminização Testicular (316 800) [30]. Ao nascimento, as pessoas afetadas parecem mulheres normais. A anomalia fica indetectada durante a infância a menos que os testículos sejam descobertos em uma hérnia inguinal. As pessoas afetadas por esta síndrome têm um cariótipo masculino e gônadas masculinas. O termo feminização testicular foi criado por Morris (1953) [63].Na puberdade, uma amenorréia primária e, na maioria dos casos, a ausência ou uma acentuada deficiência de pêlos axilares, púbicos, e do corpo é marcante. Em adultos, a estatura e as proporções são normais para as mulheres, embora as pernas sejam um pouco mais longas. As mamas são bem desenvolvidas. As proporções corpóreas médias estão mais de acordo com o presente ideal de beleza feminina que as de uma mulher mediana. Portanto, não é surpreendente que pacientes afetados sejam encontrados repetidamente entre modelos.

A vagina geralmente é curta e termina em fundo de saco. Em lugar de um útero, em geral estão presentes vestígios dos dutos mullerianos. Em lugar de trompas de Falópio podem ser encontradas fitas fibromusculares. Os testículos estão situados nos grandes lábios, no canal inguinal ou no abdome, e podem apresentar um número normal ou mesmo aumentado de células de Leydig produtoras de hormônio masculino. Geralmente não há espermatogênese. Ocasionalmente, desenvolvem-se tumores malignos nos testículos. Além destes casos completos, ocorrem casos incompletos que têm pêlos corpóreos reduzidos ou mesmo normais.

Os pacientes secretam quantidades normais de andrógenos, especialmente testosterona. Seria esperado um desenvolvimento masculino normal. A explicação mais óbvia para esta doença é uma anomalia no órgão-alvo, de resposta ao hormônio, o que já havia sido postulado há muitos anos. Foi, de fato, descoberto um defeito de receptor de andrógeno ligado ao X [89]. O desenvolvimento psicológico dos pacientes com feminização testicular é totalmente feminino. Existem hoje evidências de que ocorra uma interação de andrógenos e seus receptores influenciando o desenvolvimento cerebral, o EEG, e o comportamento (Seção 15.2.3.3). O modo de herança é ligado ao X, e o gene foi localizado em Xcen-q22.

Patterson e Bonnier, já em 1937, haviam concluído a partir de informações de heredogramas, quando a avaliação do sexo genotípico era impossível, que os pacientes eram genotipicamente homens, e que o modo de herança era ligado ao X ou limitado ao sexo. Casos esporádicos podem ser causados por mutações novas. A desvantagem seletiva do gene é grande, pois os pacientes são inférteis. Assim, deve ser esperada uma alta proporção de mutantes novos (Seção 9.3).

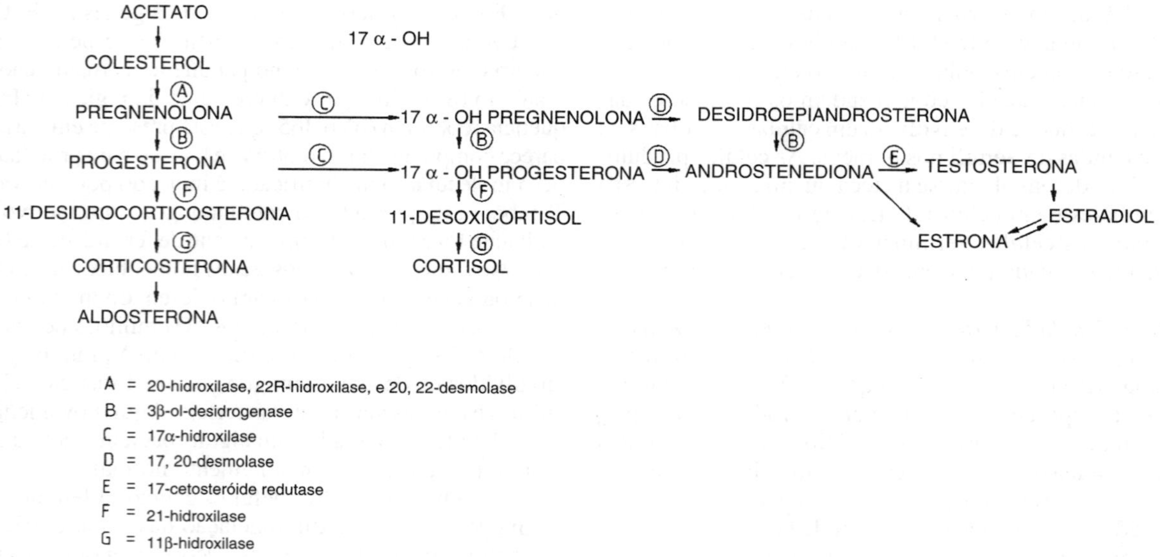

Fig. 8.14 Via de metabolismo dos hormônios esteróides. Cada etapa (A a G) é um sítio potencial de bloqueio genético. (De Engel 1982 [16])

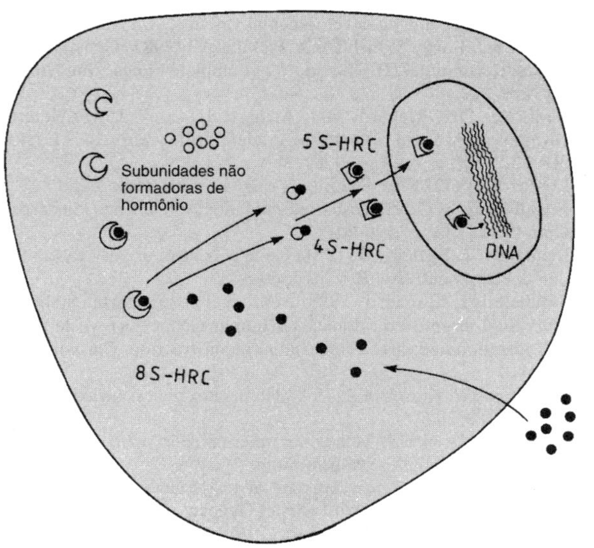

Fig. 8.15 Vias de testosterona e diidrotestosterona dentro da célula. Podem ser diferenciados três tipos de moléculas receptoras (por sua sedimentação em gradiente de sucrose) com concentrações definidas de íons: 8 S, 5 S e 4 S. Após entrar, os hormônios se ligam ao receptor 8 S, formando o complexo receptor 8 S-hormônio (*HRC*). O 8 S-HRC se dissocia em 4 S-HRC e em algumas subunidades não formadoras de hormônios. O complexo 4 S é transformado em 5-HRC, que é então transportado para o núcleo. A feminização testicular pode ser o resultado de vários bloqueios, completos e incompletos, dentro deste sistema. (De Engel, 1982[16])

Heterogeneidade Genética. Os hormônios polipeptídicos, como a insulina, ligam-se a receptores de membrana das células-alvo. Hormônios esteróides como a testosterona, por outro lado, ligam-se a receptores citoplasmáticos após entrarem na célula por difusão. A Fig. 8.15 mostra a via da testosterona e da diidrotestosterona na célula, desde sua ligação ao receptor citoplasmático 8 S, ao complexo receptor 4 S, e ao complexo receptor 5 S, bem como seu movimento para o núcleo. A maioria das mutações levando à feminização testicular parece envolver o receptor 8 S, mas os mutantes que afetam os complexos 4 S e 5 S devem ser esperados, e de fato já foram encontrados casos de feminização testicular e receptor 8 S normal. Nos pacientes com feminização testicular incompleta e genitálias intersexuadas, o receptor 8 S foi encontrado diminuído mas não totalmente ausente.

Conclusões

Um dos maiores mistérios da natureza é como um zigoto se desenvolve em um organismo adulto, com todas as suas múltiplas características. Já que todas as células têm um conteúdo igual de DNA, como os genes são ligados e desligados durante o desenvolvimento e como os tecidos se diferenciam? Nos humanos, o desenvolvimento do zigoto ao embrião, ao feto e à criança já foi bem descrito, e são conhecidas muitas anomalias e defeitos de nascimento. Isto pode resultar de perturbações devidas ou a anomalias exógenas (agentes teratogênicos) ou endógenas, tais como anomalias cromossômicas ou algumas mutações gênicas. Em muitos casos, entretanto, suas causas permanecem desconhecidas. As regras básicas da diferenciação anatômica e funcional ainda não são conhecidas, mas este processo agora pode ser estudado por técnicas de biologia molecular e celular. Por exemplo, os genes homeobox conservados filogeneticamente são um útil instrumento de pesquisa. Os estudos de animais transgênicos são especialmente promissores. A contribuição desigual dos genomas materno e paterno para o desenvolvimento do zigoto (*imprinting* genômico) está começando a explicar vários defeitos de nascimento e, também, o desenvolvimento normal. A elucidação das anomalias fenotípicas causadas por aberrações cromossômicas produziu alguns resultados promissores e deverá abrir novos caminhos para pesquisas futuras.

Bibliografia

1. Amara SG, Jonas V, Rosenfeld MG, Ong ES, Evans RM (1982) Alternative RNA processing in calcitonin gene expression generates mRNAs encoding different polypeptide products. Nature 298 : 240-244
2. Andreadis A, Gallego ME, Nadal-Ginard B (1987) Generation of protein isoform diversity by alternative splicing. Annu Rev Cell Biol 3 : 207-242
3. Angelman H (1965) "Puppet" children: a report on three cases. Dev Med Child Neurol 7 : 681-683
4. Bacchus C, Sterz H, Buselmaier W et al (1987) Genesis and systematization of cardiovascular anomalies and analysis of skeletal malformations in murine trisomy 16 and 19. Hum Genet 77 : 12-22
5. Baldwin CT, Hoth CF, Amos JA et al (1992) An exonic mutation in the HuP2 paired domain gene causes Waardenburg's syndrome. Nature 355 : 637-638
6. Borgaonkar DS (1989) Chromosomal variation in man. A catalogue of chromosomal variants and anomalies, 5 th edn. Liss, New York
7. Britten RJ, Davidson EH (1969) Gene regulation for higher cells. A theory. Science 165 : 349-357
8. Butler MG, Meany FJ, Palmer CG (1986) Clinical and cytogenetic survey of 39 individuals with Prader-Labhart-Willi syndrome. Am J Med Genet 23 : 793-809
9. Cattanach BM, Kirk M (1985) Differential activity of maternally and paternally derived chromosome regions in mice. Nature 315: 496-498
10. Chandley AC (1991) On the parental origin of de novo mutation in man. J Med Genet 28 : 217-223
11. Cooper DN, Krawczak M (1993) Human gene mutation. Bios Scientific, Oxford
12. Cremer T, Kurz A, Zirbel R et al (1994) The role of chromosome territories in the functional compartimentalization of the cell nucleus. Cold Spring Harbor Symp Quant Biol 58 : 777-792
13. Davidson EH, Britten RJ (1973) Organisation, transcription and regulation in the animal genome. Q Rev Biol 48 : 565-613
14. Davidson EH, Britten RJ (1979) Regulation of gene expression: possible role of repetitive sequences. Science 204 : 1052-1059
15. Driever W, Nuesslein-Volhard (1988) A gradient of biocin protein in Drosophila embryos. Cell 54: 83-93
16. Engel W (1982) Geschlechtsdifferenzierung und ihre Störungen. Verh Dtsch Ges Pathol 66 : 329-343
17. Epstein CJ (1985) Mouse monosomies and trisomies as experimental systems for studying mammalian aneuploidy. Trends Genet 1 : 129-134
18. Epstein CJ (1986) The consequences of chromosome imbalance. Principles, mechanisms and models. Cambridge University Press, New York
19. Epstein CJ (1989) Down's syndrome (trisomy 21) In: Scriver CR, Beaudet AL, Sly WS, Valle D (eds) The metabolic basis of inherited disease, 6 th edn. McGraw-Hill, New York, pp 291-341
20. Epstein CJ (1990) The consequences of chromosome imbalance. Am J Med Suppl 7 : 31-37

20 a. Epstein CJ (1995) The new dysmorphology: application of insights from basic developmental biology to the understanding of human birth defects. Proc Natl Acad Sci USA 92(19):8566-8573

21. Epstein CJ, Avraham KB, Lovett M et al (1987) Transgenic mice with increased Cu/Zn-superotide dismutase activity: animal model of dosage effects in Down syndrome. Proc Natl Acad Sci USA 84 : 8044-8048
22. Fuhrmann W (1993) Humangenetische Aspekte der angeborenen Fehlbildingen des Herzens und der groβen Gefäβe. In: Doerr W, Seifert G (eds) Pathologische Anatomie des Herzens und seiner Hüllen. Springer, Berlin Heidelberg New York, pp 519-548 (Spezielle pathologische Anatomie, vol 22/1)

23. Ganten D, Wagner J, Zeh K et al (1992) Species specificity of renin kinetics in transgenic rats harboring the human renin and angiotensin genes. Proc Natl Acad Sci USA 89 : 7806-7810
24. Garrod AE (1923) Inborn errors of metabolism. Frowde, London (Reprinted 1963 by Oxford University Press, London)
25. Gehring WS (1985) The homeo box: a key to the understanding of development? Cell 40 : 3-5
26. Goldschmidt RB (1935) Gen und Außeneigenschaft (Untersuchungen an Drosophila) I. und II. Mitt Z Vererbungslehre 10 : 74-98
27. Gordon JF, Ruddle FH (1981) Integration and stable germ line transmission of genees injected into mouse pronuclei. Science 214 : 1244-1246
28. Graessmann A (1993) Transgene Tiere. Aus Forschung und Medizin 8 : 49-56
29. Graham A, Papalopulu N, Krumlaut R (1989) The murine and Drosophila homeobox gene complexes have common features of organization and expression. Cell 57 : 367-378
30. Griffin JE, Wilson JD (1989) The androgen resistance syndroms. In: Scriver CR, Beaudet AL, Sly WS, Valle D (eds) The metabolic basis of inherited disease, 6 th edn. McGraw-Hill, New York, pp 1919-1944
31. Grubbay J, Collignon J, Koopman P et al (1990) A gene mapping to the sex-determining region of the mouse 4 chromosome is a member of a novel family of embryonically expressed genes. Nature 346 : 245-250
32. Grüneberg H (1952) Genetical studies in the skeleton of the mouse. IV. Quasi-continuous variations. J Genet 51 : 95-114
33. Gruss P, Walther C (1992) Pax in development. Cell 69 : 719-722
34. Hall JG (1990) Genomic imprinting: review and relevance to human diseases. Am J Hum Genet 46 : 857-873
35. Hall JG (1992) Genomic imprinting and its clinical implications (editorial; comment). N Engl J Med 326(12):827-829
36. Harper PS (1975) Congenital myotonic dystrophy in Britain. II. Genetic basis. Arch Dis Child 50 : 514-521
37. Hayashi S, Scott MP (1990) What determines the specificity of action of drosophila homeodomain proteins? Cell 63 : 883-894
38. Jacob F (1978) Mouse teratocarcinoma and mouse embryo. The Leuwenhoek lecture 1977. Proc R Soc Lond [Biol] 201 : 249-270
39. Jacob F, Monod J (1961) On the regulation of gene activity. Cold Spring Harbor Symp Quant Biol 26 : 193-209
40. Jaenisch R (1989) Transgenic animals. Science 240 : 1468-1474
41. Jandl JH, Cooper RA (1978) Hereditary spherocytosis. In: Stanbury JB, Wyngaarden JB, Fredrickson DS (eds) The metabolic basis of inherited disease, 4 th edn. McGraw-Hill, New York, pp 1396-1409
42. Jost JP, Saluz HP (eds) (1993) DNA methylation: molecular biology and biological significance. Birkhäuser, Basel
43. Kessel M, Gruss P (1990) Murine developmental control genes. Science 249 : 375-379
44. Klose J (1975) Protein mapping by combined isoelectric focusing and electrophoresis of mouse tissue. Hum Genet 26 : 231-243
45. Knippers R, Philippsen P, Schafer KP, Fanning E (1990) Molekulare Genetik, 5th edn. Thieme, Stuttgart
46. Knoll JHM, Nicholls RD, Magenis RE et al (1989) Angelman and Prader-Willi syndromes share a common chromosome 15 deletion but differ in parental origin of the delition. Am J Med Genet 32 : 285-290
47. Knussmann R (1973) Unterschiede zwischen Mutter-Kind- und Vater-Kind-Korrelationen im Hautleistensystem des Menschen. Hum Genet 19 : 145-154
48. Koopman P, Gubbay J, Vivian N et al (1991) Male development of chromosomally female mice transgenic for Sry. Nature 351 : 117-121
48 a. Korenberg JR, Chen XN, Schipper R, Sun Z, Gonsky R, Gerwehr S, Carpenter N, Daumer C, Dignan P, Disteche C et al (1994) Down syndrome phenotypes: the consequences of chromosomal imbalance. Proc Natl Acad Sci USA 91(11):4997-5001
49. Kukharenko VI, Kuliev AM, Grinberg KN, Terskikh VV (1974) Cell cycles in human diploid and aneuploid strains. Hum Genet 24 : 285-296
50. Kuliev AM, Kukharenko VI, Grinberg KN, Vasileysky SS, Terskikh VV, Stephanova LG (1973) Morphological, autoradiographic, immunochemical and cytochemical investigation of a cell strain with trisomy 7 from a spontaneous abortion. Hum Genet 17 : 285-296
51. Kuliev AM, Kukharenko VI, Grinberg KN, Terskikh VV, Tamarkina AD, Begomazov EA, Vasileysky SS (1974) Investigation of a cell strain with trisomy 14 from a spontaneously aborted human fetus. Hum Genet 21 : 1-12
52. Kuliev AM, Kukharenko VI, Grinberg KN, Mikhailov AT, Tamarkina AD (1975) Human triploid cell strain. Phenotype on cellular level. Hum Genet 30 : 127-134
53. Kurnit DM, Alridge F, Matsuoka R, Matthyse S (1985) Increase adhesiveness of trysomy 21 cells and atrioventricular canal malformations in Down's syndrome. A stochastic model. Am J Med Genet 20 : 385
54. Landauer W (1957) Phenocopies and genotype with special reference to sporadically occurring developmental variants. Am Nat 91 : 79-90
55. Lawler SD, Povey S, Fisher RA, Pickthal VJ (1982) Genetic studies on hydatidiform moles. II. The origin of complete moles. Ann Hum Genet 46 : 209-222
56. Ledbetter DH, Riccardi VM, Airhard SD et al (1981) Deletion of chromosome 15 as a cause of the Prader-Willi syndrome. N Engl J Med 304 : 325-329
57. Lorenz K (1952) King Salomon's ring. Crowell, New York
58. Lovell-Badge R (1992) Testis determination: soft talk and kinky sex. Curr Opin Genet Dev 2 : 596-601
59. Magnuson T, Epstein CJ (1981) Genetic control of very early mammalian development. Biol Rev 56 : 369-408
60. Manuelidis L, Borden J (1988) Reproducible compartmentalization of individual chromosome domains in human CNS cells revealed by in situ hybridization and three-dimensional reconstruction. Chromosoma 96 : 397-410
61. McGinnies W, Krumlaut R (1992) Homeobox genes and axial patterning. Cell 68: 283-302
62. McKusick VA (1995) Mendelian inheritance in man, 11 th edn. Johns Hopkins University Press, Baltimore
63. Morris JM (1953) The syndrome of testicular feminization in male pseudohermaphrodites. Am J Obstet Gynecol 65: 1192
64. Mullins JJ, Peters J, Ganten D (1990) Fulminant hypertension in transgenic rats harbouring the mouse Ren-2 gene. Nature 344: 541-544
65. Noyer-Weidner M, Trautner TA (1993) Methylation of DNA in prokaryotes. In: Jost JP, Saluz HP (eds) DNA methylation: biology and biological significance. Birkhäuser Verlag, Basel, pp 39-108
66. Nuesslein-Volhard C, Frohnhoefer HG, Lehmann R (1987) Determination of anteroposterior polarity in Drosophila. Science 238 : 1675-1681
67. Opitz JM (1985) The developmental field concept. Am J Med Genet 21 : 1-11
68. Prader A, Labhart A, Willi H (1956) Ein Syndrom von Adipositas, Kleinwuchs, Kryptorchismus und Oligophrenie nach myotonieartigem Zustand im Neugeborenenalter. Schweiz Med Wochenschr 86 : 1260-1261
69. Reed T, Young RS (1982) Maternal effects in dermatoglyphics: similarities from twin studies among palmar, plantar and fingertip variables. Am J Hum Genet 34 : 349-352
70. Reik W (1989) Genomic imprinting and genetic disorders in man. Trends Genet 5 : 331-336
71. Ridley RM, Frith CD, Crow TJ, Conneally PM (1988) Anticipation in Huntington's disease is inherited through the male line but may originate in the female. J Med Genet 25 : 589-595
72. Schinzel A (1984) Catalogue of unbalanced chromosome aberrations in man. De Gruyter, Berlin
73. Schinzel A (1993) Genomic imprinting: consequences of uniparental disomy for human disease. Am J Med Genet 46 : 583-684
74. Searle AG, Peters J, Lyon MF et al (1989) Chromosome maps of man and mouse IV. Ann Hum Genet 53 : 89-140
75. Sinclair AH, Berta P, Palmer MS et al (1990) A gene from the human sex-determining region encodes a protein with homology to a conserved DNA-binding motif. Nature 346 : 240-244
76. Snouwaert JN, Brigman KK, Latour AM et al (1992) An animal model for cystic fibrosis made by gene targeting. Science 257 : 1083-1088
77. Solter D (1988) Differential imprinting and expression of maternal and paternal genomes. Annu Rev Genet 22 : 127-146
78. Spranger J, Benirschke K, Hall JG et al (1982) Errors of morphogenesis: concepts and terms. J Pediatr 100 : 160-165
79. Taliaferro WH, Huck JG (1923) The inheritance of sickle cell anaemia in man. Genetics 8: 594
80. Tiepolo L, Zuffardi O (1976) Localization of factors controlling spermatogenesis in the nonfluorescent portion of the human Y-chromosome long arm. Hum Genet 34 : 119-124
81. Ton CCT, Hirvonen H, Miwa H et al (1991) Positional cloning and characterization of a paired box- and homeobox-containing gene from the aniridia region. Cell : 1059-1074
82. Vogel T, Klose J (1992) Two-dimensional electrophoretic protein patterns of reciprocal hybrids of the mouse strains DBA and C_{57}BL. Biochem Genet 30 : 649-662
83. Vogt P (1992) Y chromosome function in spermatogenesis. In: Nieschlag E, Habenicht U-F (eds) Spermatogenesis, fertilization, contraception. Molecular, cellular and endocrine events in male reproduction. Springer, Berlin Heidelberg New York, pp 225-265
84. Vogt P, Keil R, Koehler M et al (1991) Selection of DNA-sequences from interval 6 of the human Y-chromosome with homology to a Y

chromosomal fertility gene sequence of Drosophila hydei. Hum Genet 86 : 341-349
85. Vogt P, Chandley AC, Hargreave TB et al (1992) Microdeletions in interval 6 of the Y-chromosome of males with idiopathic sterility point to disruption of AZF, a human spermatogenesis gene. Hum Genet 89 : 491-496
86. Vogt P, Chandley AC, Keil R et al (1993) The AZF-function of the human Y-chromosome during spermatogenesis. Chromosomes Today 11 : 227-239
87. Watson JD, Hopkins NH, Roberts JW et al (1987) Molecular biology of the gene, 4 th edn. Benjamin/Cummings, Menlo Park
88. Watson JD, Gilman M, Witkowski J, Zoller M (1992) Recombinant DNA, 2 nd edn. Freeman, New York
89. Wilkins L (1950) The diagnosis and treatment of endocrine disorders in childhood and adolescence. Thomas, Springfield
90. Wilson GN, Hall JG, de la Cruz F (1993) Genomic imprinting: summary of an NICHD conference. Am J Med Genet 46 : 675-680
91. Wolf U (1995) The molecular genetics of human sex determination. J Mol Med 73 : 325-331
92. Wright S (1934) The results of crosses between inbred strains of guinea pigs differing in number of digits. Genetics 19 : 537-551

9 Mutação: Mutação Espontânea nas Células Germinativas

"I believe that I am one of the most influential people living today, though I haven't got a scrap of power. Let me explain. In 1932 I was the first person to estimate the rate of mutation of a human gene; and my estimate was not far out. A great many more have been found to mutate at about the same rate since."

J.B.S. Haldane, 1964, em uma entrevista para a BBC transmitida menos de um ano depois de sua morte

A característica mais importante do gene é a sua capacidade de ser reproduzido de modo idêntico de geração a geração. Entretanto, a evolução nunca teria sido possível se não tivesse havido mudança no material genético. Como existem boas evidências de que todos os seres vivos em nosso planeta tiveram uma origem comum, os genes, como portadores da informação genética, devem ter a capacidade de sofrer alterações ocasionais. Tais mudanças são de fato observadas; elas são chamadas de mutações.

Desde épocas remotas os criadores de animais e plantas observaram que as características herdadas ocasionalmente mudam, e que tais mudanças são transmitidas para as gerações seguintes. Darwin estava muito interessado nestas observações. Ele as chamou de "variedades". Um exemplo da época era o das ovelhas Ancon, uma mutação condrodistrófica que era popular, pois estas ovelhas não podiam saltar sobre as cercas.

O termo mutação foi introduzido por de Vries em 1901 (ver [7]) para as súbitas mudanças genéticas na planta *Oenothera lamarckiana*. Nesta espécie de Vries observou pela primeira vez uma alteração súbita e geneticamente estável em uma planta sob condições experimentalmente controladas. Mais tarde, quando os cromossomos puderam ser examinados, mostrou-se que as mutações relativamente freqüentes nesta planta eram devidas a um determinado cariótipo. Elas formavam padrões complicados durante o paquíteno, e os centrômeros eram geralmente distribuídos de modo ordenado durante a metáfase. Este mecanismo ocasionalmente falha, produzindo o que de Vries chamou de "mutações".

9.1 Reavaliação das Variantes Genéticas que Podem Ocorrer por Mutação Nova

Em genética experimental, podem ser distinguidos os seguintes tipos de mutações:

a) As *mutações genômicas* envolvem alterações no número de cromossomos. Conjuntos inteiros de cromossomos podem ser multiplicados (poliploidia), ou o número de cópias de um determinado cromossomo pode estar aumentado (trissomia) ou diminuído (monossomia).
b) *Mutações cromossômicas* (Seção 2.2). A estrutura dos cromossomos está alterada, permitindo a detecção microscópica. O número total de cromossomos não é alterado.
c) *Mutações gênicas.* Aqui nenhuma mudança cromossômica pode ser detectada microscopicamente. A mutação pode ser deduzida de uma mudança no fenótipo pela análise genética, ou pode ser detectada por estudos de DNA.

A análise de mutantes humanos nos níveis da proteína e do DNA nos ensinou muito sobre a natureza molecular das mutações gênicas. Com estes resultados e o desenvolvimento de novos métodos citogenéticos, a distinção entre mutação gênica e cromossômica ficou nebulosa. Sabemos que as deleções e inserções são possíveis em nível molecular, e que o crossing-over pode alterar a microestrutura [70]. Ao mesmo tempo, novas técnicas possibilitaram detectar rearranjos cromossômicos antes indetectáveis. Entretanto, as alterações cromossômicas visíveis pelos métodos clássicos de citogenética, inclusive o bandeamento, envolvem alterações de tamanho razoável que diferem, em ordens de magnitude, de alterações tais como deleções de um gene estrutural. A divisão em anomalias cromossômicas e mutações gênicas é, portanto, útil para fins práticos.

Células nas Quais Podem Ocorrer Mutações. A *localização* de alterações cromossômicas é de grande importância. As mutações podem ocorrer em células germinativas ou em células somáticas. As mutações em células germinativas podem ser transmitidas a indivíduos da geração seguinte, e geralmente são encontradas em todas as células da prole afetada. As mutações somáticas são encontradas apenas em descendentes da célula mutante, tornando o indivíduo um "mosaico". As conseqüências fenotípicas são observáveis apenas se as mutações interferirem em funções específicas das células afetadas.

Taxas de Mutação. Um dos parâmetros mais freqüentemente usados na pesquisa de mutações é a *taxa de mutação*, definida em humanos como a probabilidade de ocorrência de um determinado evento mutacional por geração. É costume definir a taxa de mutação como sendo a taxa na qual ocorre uma nova mutação em um zigoto por geração. Devemos ter em mente que um indivíduo é formado por duas células germinativas. Para discussão sobre as taxas de mutação de células somáticas, veja o Cap. 10.

9.2 Genoma e Mutações Cromossômicas em Humanos

9.2.1 Taxas de Mutação

Métodos Usados. A determinação direta das taxas de mutação requer uma avaliação da incidência destes casos com a característica ou doença na população na qual os genitores e outros membros da família não são afetados (casos esporádicos). Desde a década de 50, quando as primeiras anomalias cromossômicas em humanos foram descobertas, tornou-se óbvio que os eventos mutacionais causadores de mutações genômicas devem ocorrer muito mais freqüentemente que as mutações gênicas que levam a doenças hereditárias. Uma avaliação exata das taxas de mutação cromossômica foi possibilitada quando Court Brown iniciou as investigações em amostras populacionais não selecionadas, tais como séries consecutivas de neonatos. O cálculo da taxa de mutação é simples:

$$\mu = \frac{\text{N.º de casos esporádicos com uma certa anomalia}}{2 \times \text{o número de indivíduos examinados}}$$

Este é o chamado método direto, e pode ser aplicado tanto para características monogênicas quanto para mutações cromossômicas e genômicas.

Quando baseada em uma série de neonatos, esta estimativa deve ser qualificada: ela é confinada a mutações cujos portadores sobrevivem até o nascimento. Em humanos, tanto quanto em outros mamíferos, entretanto, a grande maioria das mutações genômicas e cromossômicas é letal, levando à morte do zigoto durante a vida embrionária.

Incidência e Taxas de Mutação: Mutações Genômicas [94]. As incidências de anomalias cromossômicas e autossômicas são avaliadas em estudos de neonatos (Quadros 9.1, 9.2; veja também [95]). Muitos destes casos, com a exceção da síndrome de Turner e alguns mosaicos e translocações (Cap. 10), são originados por não-disjunção durante uma das multiplicações meióticas na gônada de um dos genitores. Estas são mutações novas. O Quadro 9.3 mostra as estimativas das taxas de mutação.

Os valores menores para as trissomias do 13 e do 18 do que para a trissomia do 21 são falsamente baixos, pois muitos fetos afetados pelas trissomias do 13 ou do 18 são eliminados durante a vida embrionária. O mosaicismo placentário aparentemente aumenta sua chance de sobrevida [62]. (Para uma discussão do problema das anomalias cromossômicas em abortos, veja a Seção 2.2.4.)

Incidência e Taxas de Mutação: Mutações Cromossômicas. A incidência de anomalias cromossômicas estruturais autossômicas pode ser vista no Quadro 9.2. Os levantamentos nos quais estes dados são baseados usaram a técnica convencional de coloração com orceína. Os estudos mais recentes com métodos de bandeamento produziram freqüências um pouco mais altas, particularmente de inversões, mas também de translocações recíprocas balanceadas, mas os números são relativamente pequenos [46]. Os casos com deleções podem ser considerados como devidos a mutações novas, dando uma estimativa de taxa de mutação de $4{,}57 \times 10^{-5}$ para os vários tipos de translocação. O Quadro 9.2 não mostra quantas ocorrem *de novo*. Portanto, não podemos ter uma estimativa da taxa de mutação destes dados. Jacobs e cols. [57, 58] avaliaram as seguintes taxas de mutação a partir de dados mais limitados: $1{,}9 \times 10^{-4} - 2{,}2 \times 10^{-4}$ para todos os rearranjos balanceados (translocações e inversões) juntos, $3{,}24 \times 10^{-4}$ para translocações robertsonianas não balanceadas, e $3{,}42 \times 10^{-4}$ para rearranjos não-robertsonianos não balanceados. Estas taxas de mutação são definidas para os que "sobrevivem tempo suficiente para originar gestações clinicamente reconhecidas", *incluindo* abortos reconhecidos. Estes dados são de interesse, pois as anomalias cromossômicas em neonatos são prováveis candidatas a futuros programas de monitoramento

Quadro 9.1 Incidência de anomalias de cromossomos sexuais em amostras de neonatos da população (de Nielsen e Sillesen, 1975 [94])

Cariótipo	Total		Taxa/1.000	
47, XYY	28	35	0,81	1,02
47, XYY mosaicos	7		0,20	
47, XXY	33	39	0,96	1,13
47,XXY mosaicos	6		0,17	
♂ 46, XX	2		0,06	
♂ 45,X/46, XY	1		0,03	
46, X, inv(Y)	9		0,26	
45, X	2		0,10	0,39
45, X mosaicos	6		0,29	
47, XXX	20	24	0,98	1,18
47, XXX mosaicos	4		0,20	
Amostras populacionais	♀ 20.370, ♂34.379, ♀ + ♂ 54.749			

As amostras vieram de Edinburgo (Reino Unido), Ontário (Canadá), Winnipeg (Canadá), Boston (EUA), Moscou (Rússia) e Århus (Dinamarca).

Quadro 9.2 Incidência de anomalias autossômicas (mutações genômicas e cromossômicas) em 54.749 neonatos (de Nielsen e Sillesen, 1975 [95])

Cariótipo	Total	Taxa/1.000
47, + 13	3	0,05
47, + 18	8	0,15
47, + 21	63	1,15
47, + cromoss. marcador	12	0,22
47, + marcador, mosaicos	5	0,09
Deleções	5	0,09
Inversões	7	0,13
Translocações D/D	43	0,79
Translocações D/G	11	0,20
Translocações recíprocas	47	0,85
Translocações não balanceadas Y-autossomo	2	0,04

Quadro 9.3 Taxas de mutação para mutações genômicas observadas em neonatos (de Nielsen e Sillesen, 1975 [94])

Condição	Cálculo	Taxa de mutação
Trissomias de cromossomos sexuais		
XXY incluindo mosaicos	$\frac{39}{2 \times 34.379}$	$5{,}67 \times 10^{-4}$
XXX	$\frac{24}{2 \times 20.370}$	$5{,}89 \times 10^{-4}$
XXY e XXX juntas (não-disjunção do X)		$5{,}8 \times 10^{-4}$
XYY, incluindo mosaicos (não-disjunção do Y)	$\frac{35}{2 \times 34.379}$	$5{,}09 \times 10^{-4}$
Trissomias autossômicas		
47, + 21	$\frac{63}{2 \times 54.749}$	$5{,}8 \times 10^{-4}$
47, + 18	$\frac{8}{2 \times 54.749}$	$7{,}3 \times 10^{-5}$
47, + 13	$\frac{3}{2 \times 54.749}$	$2{,}7 \times 10^{-5}$

populacional quanto ao aumento potencial da taxa de mutação devido a agentes mutagênicos tais como radiação ionizante. Seria interessante ter taxas de mutação para translocações *isoladas* específicas. Como mostrado por estudos usando polimorfismos de DNA, novas mutações levando a rearranjos cromossômicos (mutações cromossômicas *de novo*), incluindo translocações X-autossomo, parecem se originar principalmente, senão exclusivamente, nas células germinativas masculinas [18, 123, 124]. A perda de zigotos é ainda maior com o avanço da gravidez, como mostrado pela maior incidência de síndrome de Down na época da coleta de vilosidades coriônicas, que a observada na amniocentese 5 a 6 semanas depois (Quadro 9.4).

As taxas de mutação tanto para mutações genômicas quanto cromossômicas são maiores quando calculadas pelos dados de amniocentese, indicando que a perda fetal entre a época da amniocentese (16.ª a 17.ª semanas de gestação) e o nascimento é considerável [54, 127].

9.2.2 Não-disjunção e a Idade Materna

Evidência Estatística. Na síndrome de Down, há muitos anos já é conhecido um aumento de risco com o avanço de idade dos genitores. A Fig. 9.1 mostra a incidência relativa em diferentes grupos etários de mães. O risco aumenta pouco até os 29 anos, mas sobe muito a partir dos 35 a 39 anos. A incidência populacional da síndrome de Down é muito variável com a idade dos genitores. O Quadro 9.4 dá uma idéia do risco absoluto em diferentes grupos etários de mulheres, como aceito até recentemente. Os experimentos de amniocentese e punção de vilosidade coriônica (CVS) em mulheres com mais de 35 anos indicam que estas estimativas de risco para a trissomia do 21 são muito baixas (Quadro 9.4). A diferença, que é ainda mais marcante para as trissomias do 13 e do 18 [54], é explicada principalmente, senão exclusivamente, pela morte fetal após a CVS ou a amniocentese. Entretanto, dados recentes indicam um verdadeiro aumento no risco de ter um filho trissômico em mulheres com 35 anos ou mais.

Alguns dados de amniocentese parecem mostrar uma elevação no risco de trissomias no grupo etário mais idoso (mulheres com 46-49 anos). Entretanto, um estudo aprofundado não confirmou este efeito [55].

A idade da mãe e a do pai obviamente estão correlacionadas: mulheres mais idosas tendem a estar casadas com maridos mais

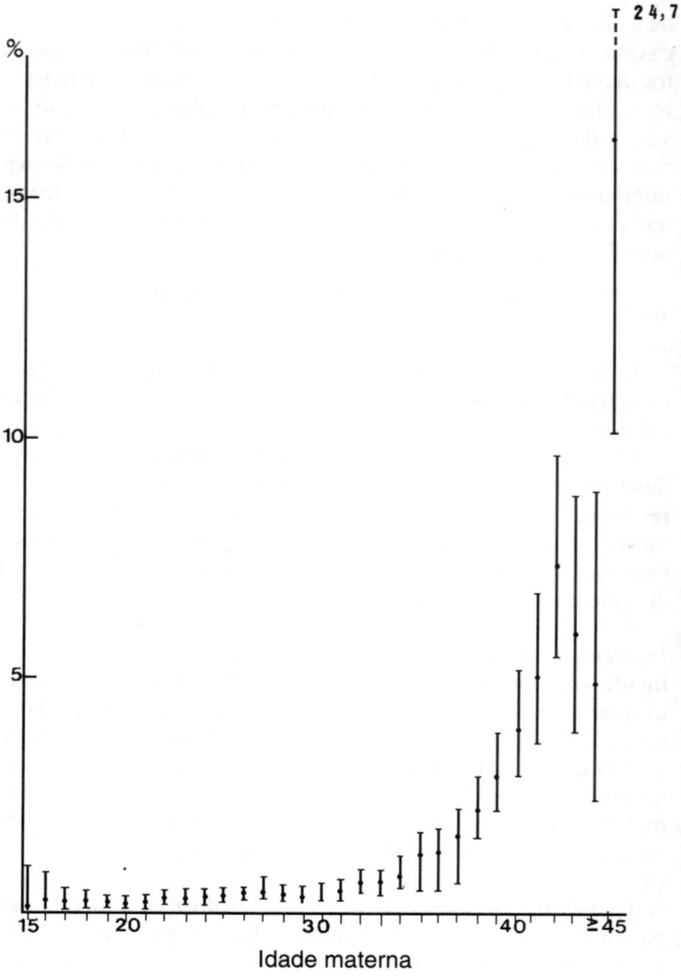

Fig. 9.1 Incidência e intervalos de confiança (95%) de síndrome de Down entre neonatos. (Dados do interior do estado de New York, 1963-1974; Hook e Chamber 1977; 933 casos entre 1.729.909 nativivos)

idosos. Assim, não é imediatamente óbvio se o aumento de risco parental pode ser associado aos pais, mães, ou a ambos. Na síndrome de Down, Penrose (1933) [100] mostrou que o aumento de risco é devido exclusivamente à idade da mãe. Em 150 casos

Quadro 9.4 Risco de síndrome de Down em relação à idade materna no parto (dados de nativivos calculados para anos específicos), na amniocentese e na punção de vilosidade coriônica

Idade materna	Ao nascimento	Após amniocentese[a]		Após a punção de vilosidade coriônica[b]	
	Síndrome de Down	Síndrome de Down	Todas as anomalias cromossômicas	Síndrome de Down	Todas as anomalias cromossômicas
30 anos	1/700	NA	NA	NA	NA
35 anos	1/450	1/250	1/115	1/240	1/110
37 anos	1/250	1/150	1/80	1/133	1/64
39 anos	1/150	1/100	1/50	1/75	1/37
41 anos	1/80	1/60	1/35	1/44	1/21
43 anos	1/50	1/35	1/20	1/23	1/12
Todas as idades	1/650	NA	NA	NA	NA

NA, não disponível.
[a] Harper 1984 [49]; dados da Suécia, Austrália e Gales (Reino Unido).
[b] Wilson e cols. [148].

nos quais as idades da mãe e do pai eram conhecidas, ele calculou os seguintes coeficientes parciais de correlação:

a) Entre a idade materna e a incidência de síndrome de Down (mantendo a idade paterna constante): $r = +0{,}221$.
b) Entre a idade paterna e a síndrome de Down: $r = -0{,}011$.

As técnicas de correlação parcial permitem que se determine as correlações entre duas variáveis após a influência da terceira ter sido estatisticamente eliminada.

Os dados citogenéticos parecem associar cerca de 20% das trissomias do 21 a não-disjunção na linhagem germinativa paterna. Isto levantou a dúvida de se, além da não-disjunção materna, há um (pequeno) aumento de risco com a idade paterna. A então acalorada discussão terminou quando a ausência de um efeito de idade paterna foi demonstrado mesmo em pacientes nos quais o cromossomo 21 extra foi identificado como de origem paterna, com base em critérios citogenéticos [53]. Uma grande série (200 casos de trissomia do 21) [4, 53] usou marcadores de DNA e demonstrou que 90-95% dos cromossomos 21 extras eram de origem materna. A determinação da origem parental por heteromorfismos cromossômicos citogeneticamente identificáveis nos mesmos casos levou a deduções erradas quanto à origem parental em vários casos. As interpretações citogenéticas são mais subjetivas e podem levar a conclusões erradas, comparadas com os dados definidos usando marcadores de DNA (veja Seção 9.2.3). Uma alta freqüência de não-disjunção materna também foi demonstrada na trissomia do 18 [71].

Risco Maior em Filhos de Mães Muito Jovens? Foi dito que a síndrome de Down também ocorre mais freqüentemente em filhos de mães muito jovens. As evidências, entretanto, são controversas. Na literatura mais antiga, a série mais confiável mostrou uma freqüência diminuída para grupos etários com menos de 20 anos, em comparação ao grupo de 20-24 anos. Algumas séries do Canadá, Suécia e Dinamarca relatam uma incidência um pouco mais alta no grupo etário mais baixo que no grupo seguinte [73]. A Fig. 9.1 mostra este aumento especialmente em mães com 17-18 anos ou menos.

Penrose [102] examinou as freqüências absolutas de crianças trissômicas em relação às idades maternas. A Fig. 9.2 compara as freqüências em grupos etários diferentes para as trissomias do 21, do 18, do 13, XXY e XXX com as distribuições de idades maternas em quatro populações representativas. Contrariamente à distribuição na população geral, que é claramente unimodal, a distribuição entre as mães de casos com trissomias sugere uma bitangencialidade. Este achado se ajusta à hipótese de uma mistura de grupo dependente de idade e um independente de idade, uma conclusão apoiada por outra evidência (Seção 9.2.4).

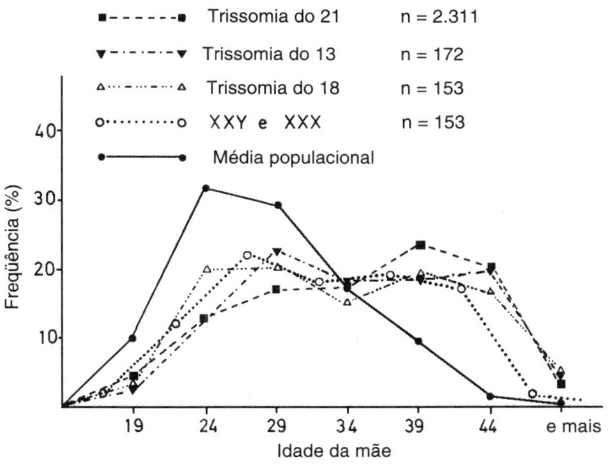

Fig. 9.2 Distribuição de idade materna das trissomias do 21, do 13 e do 18 e uma amostra combinada de XXY, XXX comparada com a população média em quatro populações representativas. (Penrose 1957 [102]; Court Brown 1967 [21]; Magenis, veja [140])

Taxas Específicas de Idade nas Trissomias. A Fig. 9.3 mostra o efeito da idade materna em todas as gestações clinicamente reconhecidas envolvendo trissomias diferentes (trissomias entre neonatos e abortos espontâneos), supondo uma taxa de abortos espontâneos de 15%. Há um forte efeito da idade materna, de modo que para mulheres com 42 anos e mais, cerca de um terço de todas as gestações clinicamente reconhecidas é anormal. Supondo que a não-disjunção leve a números iguais de zigotos monossômicos e trissômicos, podemos considerar que a maioria dos ovócitos em mulheres mais velhas é aneuplóide.

Efeito da Idade Materna em Outras Trissomias. As incidências relativas em várias idades maternas são mostradas na Fig. 9.4 para a trissomia do 13 e do 18, e na Fig. 9.5 para as trissomias devidas a não-disjunção do cromossomo X (XXY e XXX) [33]. A maioria das trissomias detectadas nos levantamentos de abortos

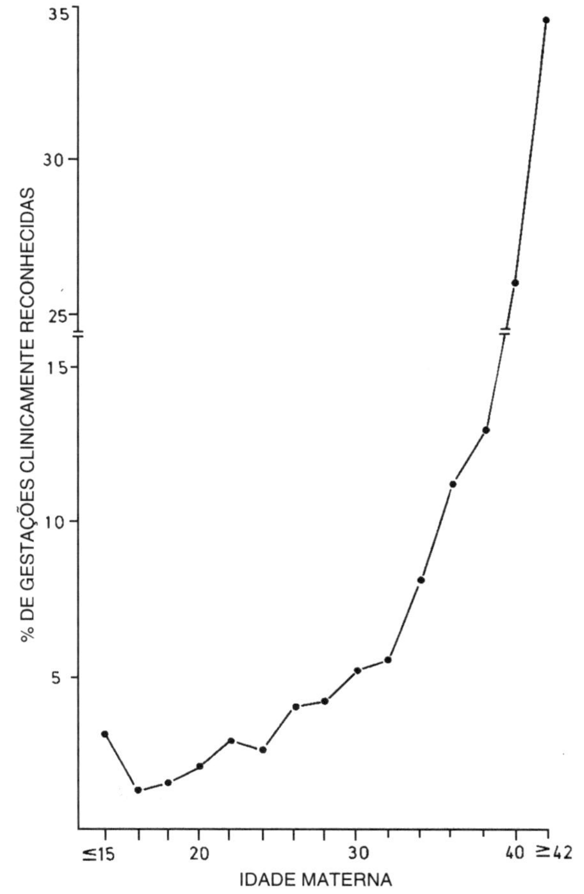

Fig. 9.3 Incidência de trissomia entre todas as gestações clinicamente reconhecidas, incluindo abortos espontâneos, supondo uma taxa de aborto espontâneo de 15%. (De Hassold e Jacobs 1984 [50])

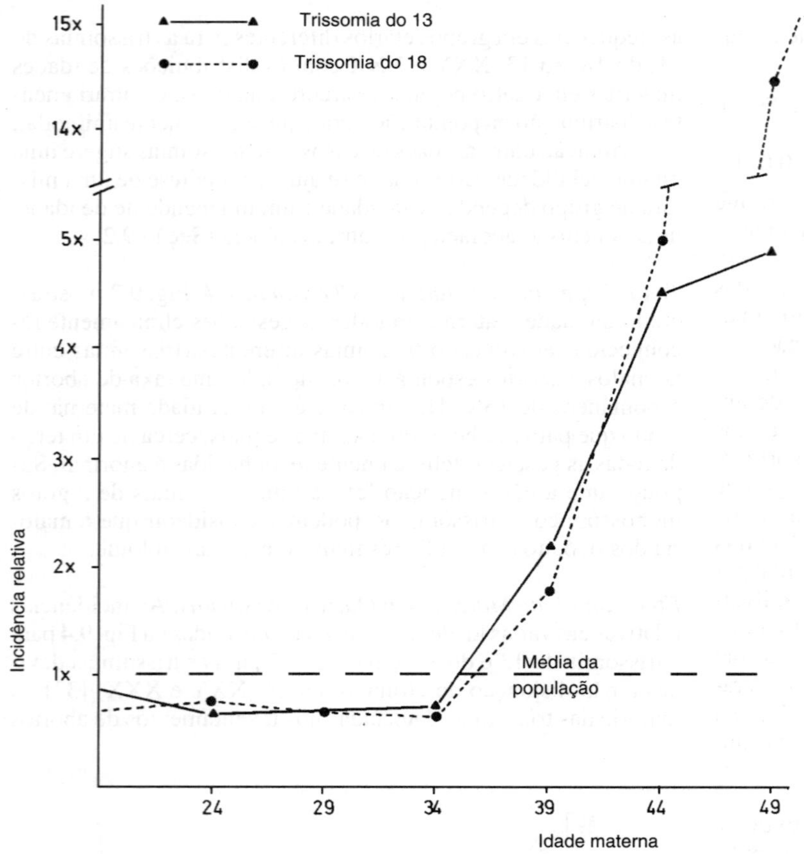

Fig. 9.4 Efeito da idade materna nas trissomias do 13 e do 18. (Magenis e cols. 1968, ver [140])

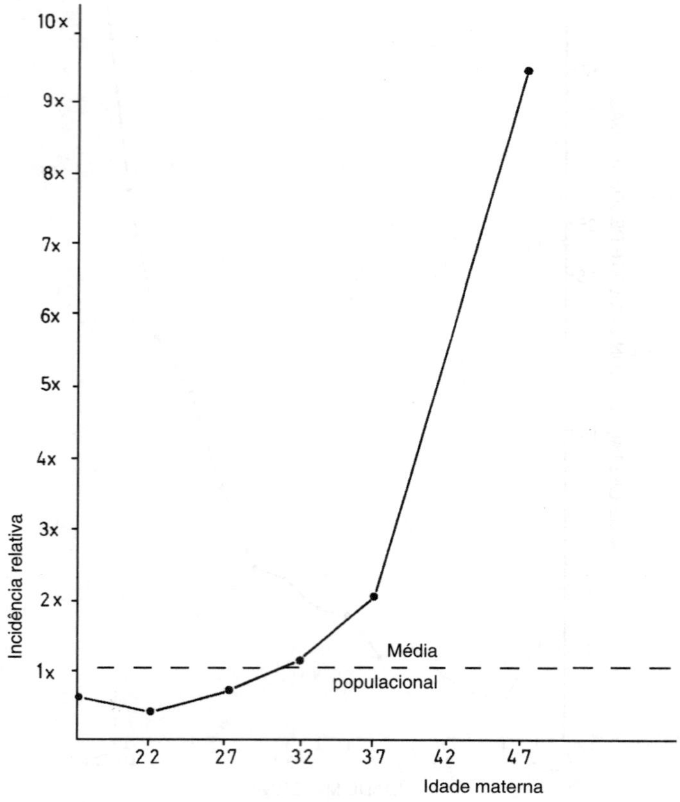

Fig. 9.5 O efeito da idade materna nas síndromes devidas a não-disjunção dos cromossomos X: XXY e XXX combinados; 153 casos do Reino Unido. (Court Brown, 1967 [21])

espontâneos é mais freqüente em filhos de mães com mais idade (Quadro 9.5). Entretanto, para os cromossomos grandes é pequeno e insignificante (ele é um pouco maior em algumas séries anteriores). Entre os menores cromossomos, o efeito da idade materna é pequeno — embora significativo — para a trissomia do 16. Não foram encontrados efeitos significativos de idade para rearranjos cromossômicos *de novo* [54].

Pouco ou nenhum efeito de idade paterna foi encontrado para o cariótipo XXY [15].

9.2.3 Em que Sexo e em Qual Meiose Ocorre a Não-disjunção?

Como explicado na Seção 2.2.1, a trissomia é causada, geralmente, por não-disjunção meiótica. Surgem duas perguntas:

1. A não-disjunção ocorre principalmente durante a meiose masculina ou feminina?
2. Ela ocorre principalmente na primeira ou na segunda fase da meiose?

Como o efeito da idade parental, como descrito anteriormente, foi mostrado como sendo quase sempre de origem materna, é tentador concluir que a maioria dos casos observados de não-disjunção ocorre na linhagem germinativa feminina. Entretanto, as evidências de estudos de marcadores ligados ao X mostram que isto não é verdade para o cromossomo X.

Evidências para o Cromossomo X em Estudos de Marcadores Ligados ao X. O princípio para determinar a origem da célula germinativa trissômica é mostrado na Fig. 9.6. Um paciente com

Quadro 9.5 Idade materna em duas séries de abortos espontâneos (cidade de New York, 372 abortos; Havaí, 418 abortos; de Hassold e cols., 1981 [51])

Cariótipo	Idade materna	Cariótipo	Idade materna
Neonatos normais; XX e XY	Cidade de NY: 25,8 anos Havaí: 25,0 anos	Abortos com cariótipos normais; XX e XY	26,7 ± 6,2
Trissomias		Trissomias	
47 + 2	28,3 ± 6,2	47 + 13	29,2 ± 5,6
47 + 3	25,5 ± 6,4	47 + 14	25,6 ± 7,4
47 + 4	27,9 ± 6,2	47 + 15	31,0 ± 6,3***
47 + 5	22,0	47 + 16	28,2 ± 5,3
47 + 6	24,0 ± 4,2	47 + 17	32,8 ± 8,6
47 + 7	30,2 ± 6,7	47 + 18	33,3 ± 5,6***
47 + 8	24,6 ± 4,9	47 + 19	
47 + 9	29,0 ± 6,9	47 + 20	33,8 ± 5,5***
47 + 10	31,8 ± 7,7	47 + 21	30,0 ± 7,0**
47 + 11	25,0	47 + 22	31,7 ± 5,3***
47 + 12	26,6 ± 7,0		

Diferenças estatisticamente significativas entre abortos normais e trissômicos: ** p 0,01; *** p 0,001.

defeito de visão em cores (deuteranomalia) com síndrome de Klinefelter tinha mãe heterozigota para deuteranomalia e pai com visão em cores normal. A célula germinativa trissômica supostamente se originou da mãe. A não-disjunção deve ter ocorrido durante a segunda fase da meiose da ovocitogênese, onde as cromátides irmãs dos cromossomos geralmente se separam.

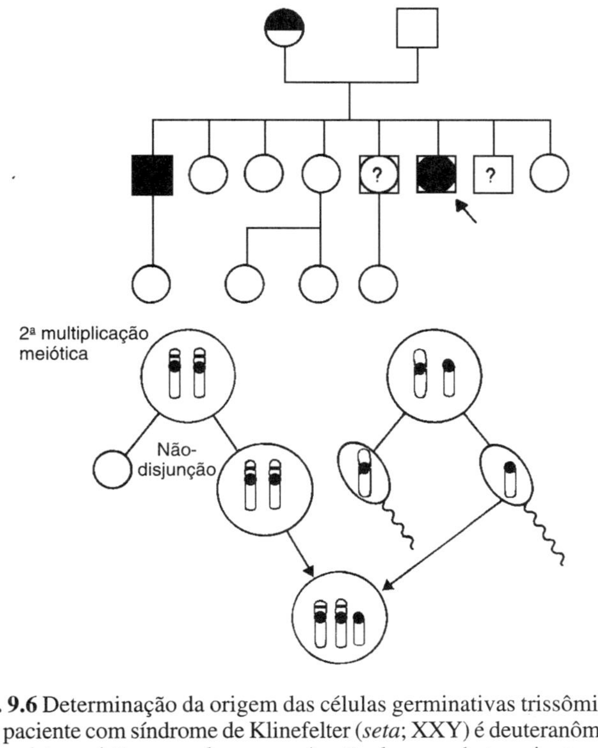

Fig. 9.6 Determinação da origem das células germinativas trissômicas. Um paciente com síndrome de Klinefelter (*seta*; XXY) é deuteranômalo. Seu pai tem visão normal a cores. A mãe deve ser heterozigota, pois tem um filho deuteranômalo. Se o cromossomo adicional vier do pai, o filho Klinefelter deve ser heterozigoto ou homozigoto normal. O fato de ele ser deuteranômalo mostra que ambos seus cromossomos X vieram de um X da mãe (veja Seção 2.2.3.1). Além disso, a não-disjunção deve ter ocorrido na segunda fase da meiose. (Lenz, 1964 [76])

Em princípio, o mesmo argumento pode ser usado aplicando-se o grupo sangüíneo Xg ligado ao X. Race e Sanger (1969) [104], revendo as evidências para a não-disjunção na síndrome de Klinefelter (XXY), chegaram a uma estimativa de 40% ocorrendo nas linhagens germinativas paternas, todas na primeira fase da meiose; 50% ocorrendo na primeira fase da meiose materna, e 10% na segunda. Em todos os quatro casos de XXXY e XXXXY, os cromossomos extras vieram da linhagem germinativa materna. Eles se originavam da meiose paterna nos casos XXYY.

Entre os pacientes 45,X cujos tipos Xg contribuem com informações para esta análise, cerca de 74% possuem um X materno, e cerca de 26% um paterno. Se for suposto que a maioria dos casos 45,X resultem de perda cromossômica durante os estágios iniciais do zigoto, e não de não-disjunção meiótica (Seção 2.2.1), os achados correspondem aos resultados obtidos em camundongos, onde o cromossomo X paterno é particularmente vulnerável pouco tempo após a fertilização (Seção 11.1.3).

Em princípio, o mesmo tipo de argumento pode ser usado para a identificação dos cromossomos parentais por meio de variantes cromossômicas microscopicamente identificáveis.

Evidência Direta de Variantes Cromossômicas e Polimorfismos de DNA. Os cromossomos humanos mostram variantes individuais que são constantes por muitas gerações e também são conhecidas como heteromorfismos. Sua freqüência geral varia entre cerca de 5% e 50%, dependendo dos métodos usados (Seção 2.1.2.3). As variantes nas regiões de braço curto e satélite dos cromossomos acrocêntricos são especialmente comuns. Elas foram, portanto, usadas para identificação cromossômica. Entretanto, o método é subjetivo e sujeito a erro, e um número apreciável de casos demonstrou-se não-informativo. Assim, esta técnica foi abandonada em favor dos polimorfismos de DNA. Os vários tipos destes polimorfismos de DNA são descritos na Seção 12.1.2. Eles podem ser identificados inequivocadamente. Muitos têm um grande número de alelos, e portanto um grande conteúdo de informações. Além disso, existem tantas variantes de DNA que cada cromossomo individual pode ser identificado se for usado um painel suficiente de tais marcadores. Assim, eles são mais úteis na identificação dos cromossomos parentais em aneuploidias e substituíram os heteromorfismos cromossômicos neste trabalho.

Uso de Variantes Cromossômicas e Marcadores de DNA para Identificação de Não-disjunção. Os marcadores genéticos podem ser usados para traçar a origem de um determinado cromossomo até o pai ou a mãe, e até a primeira ou segunda fase da meiose.

O cromossomo 21, bem como outros cromossomos acrocêntricos, tem genes de rRNA em suas regiões de braço curto. No núcleo interfásico, estas regiões são encontradas próximas ao nucléolo (Seção 2.1.2.3), formando a região organizadora do nucléolo.

Os resultados de muitos estudos indicam que a não-disjunção pode ocorrer tanto na primeira fase da meiose quanto na segunda. Entre os casos de origem materna, a grande maioria resulta de não-disjunção na primeira fase. Os 4 a 10% dos casos paternos podem ser causados por não-disjunção seja na primeira ou na segunda fase da meiose, mas os erros na primeira meiose parecem ser mais comuns.

Na não-disjunção cromossômica do X, a situação é bem diferente. Aqui, a freqüência de não-disjunção é mais ou menos a mesma em ambos os sexos, ou pode ser até um pouco mais alta nos homens [59]. Os dados limitados sugerem uma fração relativamente maior de não-disjunção parental nos pais de pacientes Klinefelter, mas uma proporção mais alta de eventos maternos nas mães de mulheres XXX. A maior proporção de não-disjunção masculina nas anomalias do cromossomo X pode explicar o aumento um pouco menor na idade materna comparada com as trissomias autossômicas (compare as Figs. 9.3 e 9.5).

9.2.4 Não-disjunção, Variantes Cromossômicas, e Associação de Satélites

Mesmo os métodos relativamente agressivos de preparação metafásica não destroem completamente a relação íntima dos cromossomos uns com os outros.

Associação de Satélites. Na metáfase, os cromossomos com satélites (13-15; 21, 22) mostram uma tendência para ficar lado a lado, com suas regiões de satélite face a face [30]. Há uma considerável variabilidade interindividual neste fenômeno. Concluiu-se, portanto, que os seres humanos com freqüentes associações de satélite manifestariam probabilidade aumentada de não-disjunção. A associação de satélites é mostrada na Fig. 9.7 [152]. Em alguns estudos, uma freqüência maior de tais associações de satélites tem sido descrita nos genitores — ou às vezes apenas nas mães — de pacientes trissômicos. Estes dados apóiam a hipótese de que uma tendência aumentada de associação de satélites aumenta o risco de não-disjunção.

Doença Tireoidiana e Anticorpos Antitireoidianos. O funcionamento tireoidiano alterado há muito tempo é suspeito como um fator de risco para uma não-disjunção. Fialkow e col. (1967) [31] observaram que as mães de crianças com síndrome de Down têm uma freqüência significativamente mais alta de auto-anticorpos tireoidianos que as controle (Fig. 9.8). Este estudo foi iniciado por uma observação clínica de um dos autores (A.G.M.): duas meninas com síndrome de Turner devida a isocromossomos do X também tinham tireoidite de Hashimoto. Era difícil acreditar que este achado fosse acidental.

No estudo de Fialkow, a freqüência de auto-anticorpos tireoidianos era mais ou menos a mesma nas mães com mais idade e mais jovens. Devido ao aumento dependente de idade nos que reagem positivamente à idade na população controle, foi encontrada uma diferença significativa entre as mães de crianças com síndrome de Down e os controles apenas no grupo etário mais jovem. Logo, há uma boa evidência de que os auto-anticorpos tireoidianos como marcadores de auto-imunidade aumentem o risco de não-disjunção. Em relação a outros fatores de risco, este fator parece ser especialmente importante nas mães mais jovens nas quais o risco dependente de idade é baixo.

Os Auto-anticorpos Tireoidianos e as Doenças Auto-imunes Também Aumentam o Risco de Outras Aneuploidias? A não-disjunção de cromossomos acrocêntricos difere da não-disjunção — e perda cromossômica — de cromossomos X. Assim, os resultados apresentados acima não significam necessariamente que a doença auto-imune tireoidiana aumente o risco também de aneuploidias do cromossomo X. Entretanto, elas dão um indício sobre onde procurar os fatores de risco. Alguns relatos sugerem

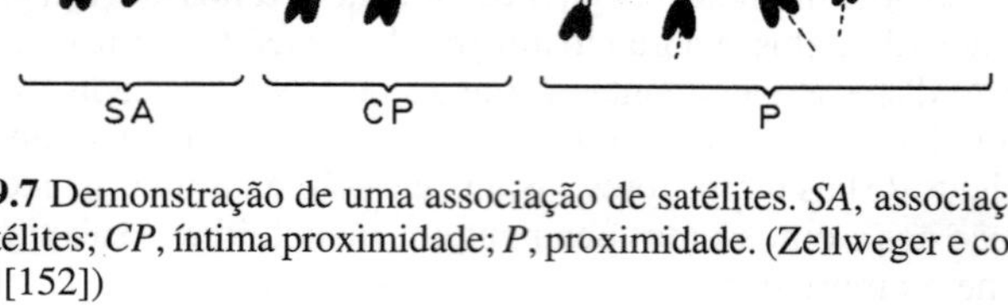

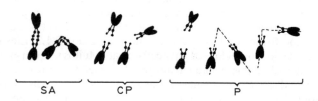

Fig. 9.7 Demonstração de uma associação de satélites. *SA*, associação de satélites; *CP*, íntima proximidade; *P*, proximidade. (Zellweger e cols. 1966 [152])

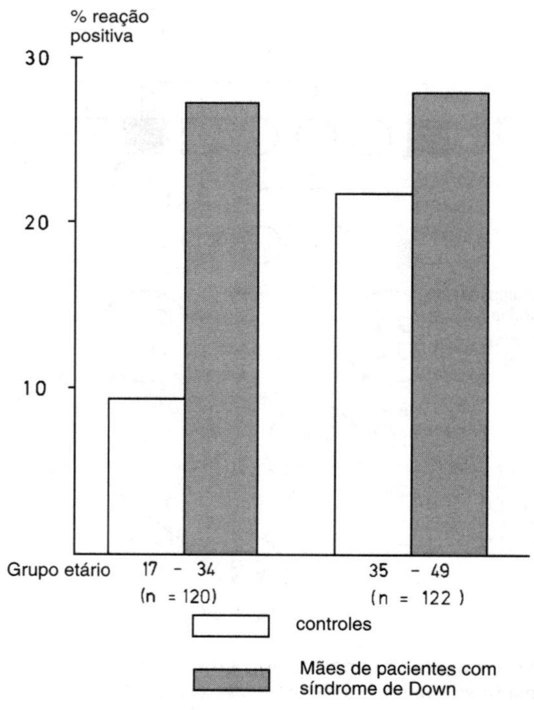

Fig. 9.8 Freqüência de anticorpos tireoidianos entre mães de crianças com síndrome de Down comparada com mães, ajustadas por idade, de crianças que não apresentam síndrome de Down. Um aumento significativo foi encontrado em jovens, mas não em mães com mais idade, de crianças com síndrome de Down. (Fialkow 1967) [32]

uma freqüência aumentada de auto-anticorpos em pacientes com disgenesia gonadal (tipo 45,X) e em seus genitores. Um aumento nos anticorpos tireoidianos é ainda mais pronunciado em pacientes com mosaicos e em suas mães [32]. Muitos casos de diabetes juvenil hoje são considerados como sendo causados por um mecanismo auto-imune (Seção 6.4.1). Uma incidência surpreendentemente alta de diabetes em parentes próximos de pacientes com cariótipos 45,X e XXY, especialmente genitores, já foi relatada [93, 143].

9.3 Mutação Gênica: Análise no Nível Fenotípico

Quase todas as trissomias observadas na população humana são causadas por mutações novas. Nestes casos, os pacientes são os únicos afetados em suas famílias; eles são casos "esporádicos". Se não têm filhos, o cromossomo extra não é transmitido para a próxima geração. Uma pessoa portadora de uma mutação gênica dominante ou ligada ao X geralmente transmite esta mutação para a geração seguinte (Cap. 4). Se a mutação não interfere na saúde, a reprodução é quase normal, e um heredograma com muitas pessoas afetadas poderá surgir. Quase todos os indivíduos afetados têm ancestrais e parentes afetados. Se a condição impede que muitos de seus portadores tenham filhos, a maioria dos novos genes mutantes é extinta logo depois de aparecer, e um número relativamente grande de todos os casos observados é esporádico e causado por uma mutação nova. São necessários levantamentos populacionais em grande escala para se avaliar a taxa de mutação. As taxas de mutação gênica podem ser estudadas em nível quantitativo fenotípico mendeliano, de proteína-enzima, ou de DNA.

9.3.1 Métodos para Avaliação das Taxas de Mutação

As seções seguintes descrevem vários métodos de estimativa das taxas de mutação de doenças hereditárias raras. Na maioria dos casos, os métodos foram aplicados a condições estudadas em nível qualitativo fenotípico mendeliano, indicando que foi estabelecido um modo simples de herança. Em um número crescente destas condições os genes foram localizados, e em algumas delas foi encontrada heterogeneidade genética.

Método Direto. O princípio do método direto já foi descrito (Seção 9.2.1). Além das mutações genômicas e das alterações cromossômicas estruturais, este enfoque pode ser usado para mutações gênicas dominantes. Ele precisa apenas da determinação da *incidência* (freqüência ao nascimento) de uma determinada condição na população e o conhecimento de se o caso é de fato esporádico. Admite-se que todos os casos esporádicos são mutações novas, e a taxa de mutação pode ser calculada com facilidade (veja a fórmula na Seção 9.2.1). Na prática, a aplicação deste princípio simples encontra dificuldades e possibilidades de erro:

a) A fonte mais evidente de erro é a ilegitimidade, uma possibilidade que precisa ser especialmente considerada se a desvantagem de uma característica não for óbvia e se poucos casos esporádicos são observados na maioria das famílias. Por outro lado, se houver uma forte desvantagem seletiva, e se existirem muitos casos esporádicos com alguns familiares, um caso ocasional de ilegitimidade não perturba muito a estimativa. Como muitos marcadores genéticos hoje estão disponíveis, a falsa paternidade hoje pode ser facilmente excluída por testes apropriados de DNA.
b) Uma segunda fonte possível de erro é a ocorrência de casos fenotipicamente similares ou idênticos que não são hereditários (fenocópias). O teste geneticamente estrito para esta tendenciosidade é o exame da prole nestes casos esporádicos. Se todos estes casos forem mutantes, é esperada uma segregação de 1:1 de prole afetada e não afetada. Entretanto, o teste será insensível se a proporção total de fenocópias for pequena. Um indício preliminar é dado pelas considerações do equilíbrio genético. A seleção contra a condição deve ser suficientemente forte para contribuir com uma fração de casos esporádicos entre todos os casos [130]. Este princípio leva à regra geral de que a proporção de casos esporádicos é mais ou menos proporcional à desvantagem seletiva das características (Fig. 9.8). Nos casos extremos sem transmissão para a geração seguinte devida à morte precoce, todos os casos de mutação autossômica dominante na população são esporádicos. Nos casos intermediários, uma proporção variavelmente grande de casos é de mutantes novos.
c) Geralmente existem variedades diferentes de doenças autossômicas dominantes. Por exemplo, mutações de genes em loci diferentes podem levar ao mesmo fenótipo, ou mutações diferentes dentro do mesmo gene podem levar a diferenças fenotípicas leves (e às vezes não tão leves). Se mais de um gene estiver envolvido, a taxa de mutação deve ser considerada uma estimativa combinada destes genes. Se todas as variedades forem agrupadas como uma doença, a taxa de mutação pode ser espuriamente elevada. Analogamente, além de um tipo de doença autossômica dominante pode existir uma variedade autossômica recessiva. A análise clínica e laboratorial cuidadosa do fenótipo, da idade de início, da história natural da doença e da análise de ligação, usando, por exemplo, marcadores de DNA, pode ajudar na discriminação. A consangüinidade, se presente, pode fornecer um forte indício de herança autossômica recessiva nas populações onde a endogamia é comum.
d) A penetrância pode ser incompleta. Se a penetrância não estiver muito abaixo de 100%, este erro pode ser corrigido.

O método mais direto é comparar o número de pacientes portadores de mutações novas com o número total de crianças nascidas no mesmo ano. Isto é equivalente a determinar a incidência. Este método é factível principalmente para condições que podem ser identificadas no início da lactância. Assim, a acrocefalossindactilia (síndrome de Apert) (101 200) pode ser identificada ao nascimento em todas as crianças afetadas, e a condição clínica dos genitores é claramente aparente neste defeito. A taxa de mutação pode ser calculada com base no número total de nascimentos na população. Entretanto, a maioria das doenças não é descoberta ao nascimento, e apenas os dados de prevalência ("casos à mão") estão disponíveis. Por exemplo, o tempo de vida de pacientes hemofílicos era de um terço dos normais em um estudo de mutações. Assim, o dado de prevalência tinha que ser multiplicado por um fator de 3 para se obter a incidência. Note que neste exemplo o número de hemofílicos foi comparado ao do total da população, enquanto no exemplo anterior o número de casos de acrocefalossindactilia por ano era correlacionado a todos os nascimentos apenas daquele ano.

O método direto, a despeito de sua simplicidade, foi introduzido apenas após o conceito de equilíbrio genético entre mutação e seleção ter sido estabelecido.

Fórmula de Danforth. Danforth [23] formulou o conceito de equilíbrio em 1921 e propôs seu uso para se avaliar a taxa de mutação:

"Deve ser lembrado que há um número considerável de características dominantes levemente desfavoráveis... A incidência destas características é sem dúvida mantida em parte por mutações recorrentes. A freqüência de tais mutações pode ser estimada se for conhecido o número médio de gerações através das quais elas persistirem. Em algumas delas há evidências de que a duração média é de apenas algumas gerações... A taxa de mutação deve ser tal que faça com que a incidência seja do valor atual e contrabalance o efeito da seleção."

Ele então procurou obter uma fórmula para determinar o número médio de gerações durante as quais uma mutação persiste antes da eliminação como uma medida da taxa de mutação. Na proposição de Danforth, o conceito de equilíbrio entre mutação e seleção foi claramente formulado. Entretanto, ela não foi considerada senão 15 anos mais tarde, quando foi redescoberta por Haldane [43].

Método Indireto de Haldane para Cálculo da Taxa de Mutação. Haldane explicou o conceito do seguinte modo:

"A hemofilia, uma condição recessiva ligada ao X, é conhecida há mais de um século. Como apenas uma pequena minoria de hemofílicos vive o suficiente para se reproduzir, e (como veremos) mais de um terço de todos os genes de hemofilia em neonatos estão no cromossomo X dos homens, a condição rapidamente desapareceria, a menos que os genes de hemofilia surjam por mutação. As únicas alternativas seriam que as mulheres heterozigotas fossem mais férteis que o normal, ou que em suas meioses o alelo normal ... fosse preferencialmente mandado para o glóbulo polar. Nenhuma destas alternativas parece provável ...

Supomos agora, e tentaremos mostrar depois, que as maiores populações humanas estão em equilíbrio aproximado quanto à hemofilia, sendo a seleção balanceada por mutação... se x for a proporção de homens hemofílicos na população e f sua fertilidade efetiva, ou seja, suas chances, então, comparadas com a de um homem normal, de produzir prole em uma população grande de 2 N $(1 - f)$ xN genes de hemofilia são efetivamente eliminados por geração. O mesmo número deve ser substituído por mutação. Mas como cada uma das N mulheres tem dois cromossomos X por célula, e cada um dos N homens tem um, a taxa média de mutação por cromossomos X é 1/3 $(1 - f)$ x, ou se f for pequena, um pouco menos que 1/3 x. Assim, temos que determinar a freqüência de hemofilia nos homens para chegar à taxa apropriada de mutação."

Adicionalmente, Haldane deu um tratamento formal que levou aos seguintes resultados. A proporção de mulheres heterozigotas para homens hemofílicos é:

$$1 + \frac{2f\mu + v}{2\mu + v}$$

Aqui, μ é a taxa de mutação nas células germinativas femininas, e v nos homens. De todos os casos de hemofilia, uma fração $(1 - f)\,\mu\,/\,(2\mu + v)$ deve ser de filhos de mães normais homozigotas, ou seja, casos esporádicos. Na mesma publicação Haldane mostrou que o equilíbrio genético seria de fato reestabelecido dentro de um tempo muito curto após qualquer perturbação.

O método de Haldane é prático porque é necessária a informação de apenas uma geração. Esta informação, entretanto, pode ser usada de modos diferentes. Uma extensão útil é separar a avaliação das mutações nas células germinativas masculinas e femininas (Seção 9.3.4).

Problemas Práticos na Aplicação do Método Indireto. Como no método direto, surgem vários problemas práticos quando o método indireto é efetivamente aplicado:

a) A ilegitimidade não é problema, pois a estimativa é baseada, em todos os casos, em condições da população atual, e não em gerações anteriores.
b) As fenocópias e a heterogeneidade genética criam problemas idênticos aos encontrados com o método direto.
c) A penetrância incompleta não influencia as estimativas das taxas de mutação desde que os portadores do gene que não manifestam a condição não tenham desvantagem seletiva em comparação à média populacional.
d) Um problema único ao método indireto é a estimativa de f (fertilidade média de pacientes em relação à média populacional). Este problema é simples se $f = 0$, ou seja, os indivíduos afetados não se reproduzem. Um exemplo é a distrofia muscular Duchenne. A fórmula para a proporção de pacientes que são filhos de mães normais é $m = \frac{(1 - f)\mu}{2\mu + v}$, que se torna 1/3 se $\mu = v$ e $f = 0$. *Isto significa que um terço dos casos observados é devido a mutações novas se as taxas de mutação em homens e mulheres forem iguais e os indivíduos afetados forem incapazes de se reproduzir.*

O problema é muito mais difícil se a fertilidade dos portadores da característica for levemente reduzida. Uma aproximação útil para f pode ser obtida comparando a reprodução de pacientes com a de irmãos não afetados, se a fertilidade dos pacientes for significativamente subnormal. De outro modo, as tendenciosidades causadas pelo planejamento familiar dos irmãos podem ser consideráveis. O melhor método é determinar o número de filhos de um grupo populacional escolhido ao acaso na mesma faixa etária, com um acompanhamento até o final de seu período reprodutivo em comparação com pacientes [105, 107]. Mesmo este método pode produzir dados distorcidos se os pacientes se reproduzirem mais freqüentemente que nas épocas anteriores devido a melhoria da terapia médica. Sob tais condições, a população não está mais em equilíbrio, e as taxas de mutação estão subestimadas.

Estas tendenciosidades tornam a estimativa de f não confiável. Portanto, o método indireto deverá dar uma idéia geral da correta ordem de magnitude da taxa de mutação apenas se a fertilidade do paciente (f) for acentuadamente reduzida.

O método direto foi usado na grande maioria das estimativas nos Quadros 9.6 e 9.7. O método indireto foi usado principalmente para condições recessivas ligadas ao X. Na hemofilia, a fertilidade foi acentuadamente reduzida na época em que estes dados foram coletados. A fertilidade chega a zero na distrofia muscular Duchenne e nas duas condições nas quais a hemizigose é letal: incontinência pigmentar e síndrome orofaciodigital (OFD). Portanto, estas estimativas podem ser vistas como mais ou menos confiáveis.

As Taxas de Mutação não Podem Ser Estimadas para Doenças Autossômicas Recessivas. Obviamente o método direto não pode ser usado em condições recessivas porque a mutação ocorreria mais freqüentemente na célula germinativa de uma pessoa que se reproduz com um homozigoto normal, e a reprodução produziria, portanto, prole heterozigota e homozigota normal. Se os métodos para detectar heterozigotos para várias condições estivessem disponíveis, este problema seria evitado [107]. Atualmente este método não está sendo usado.

Teoricamente, o método indireto poderia ser usado. Em cada homozigoto que não se reproduza, dois genes mutantes são eliminados da população, e a perda destes alelos não precisaria ser compensada por mutação para se atingir o equilíbrio. Entretanto, a aplicação do método está sujeita a duas restrições. A desvantagem seletiva deve estar confinada aos homozigotos, e o estado heterozigoto deve ser seletivamente neutro. De acordo com a lei de Hardy-Weinberg (Seção 4.2), o número de heterozigotos é $2pq$, e o de homozigotos afetados é q^2. Os heterozigotos são, portanto, encontrados muito mais freqüentemente que os homozigotos afetados, especialmente se a condição for rara. Uma desvantagem seletiva muito pequena precisaria, portanto, de uma taxa de mutação mais alta para manter o equilíbrio genético, enquanto uma pequena vantagem tornaria as mutações desnecessárias para explicar um equilíbrio genético.

Além disso, é demonstravelmente errado supor um equilíbrio genético para mutações recessivas nas populações humanas dos dias de hoje. No passado, a população humana era dividida em muitos grupos isolados, que apresentavam taxas variadas de crescimento populacional. A maioria destes grupos começou a se misturar apenas em épocas relativamente recentes. Os programas de triagem para raros erros hereditários do metabolismo mostram diferenças marcantes na incidência de genes recessivos mesmo entre populações proximamente relacionadas, e a distribuição de mutantes identificados pelos estudos de DNA, por exemplo, na fenilcetonúria e fibrose cística, mostra um padrão nada compatível com um simples equilíbrio mutação-seleção (Seção 12.1.3). A diminuição quase mundial do número de casamentos consangüíneos também contribuiu para a perturbação de qualquer equilíbrio genético que possa ter existido no passado. Em muitas populações, o número de casos de distúrbios recessivos raros está atualmente abaixo do valor de equilíbrio, e o aumento para o equilíbrio deverá ser muito lento ([44]; Seção 13.1.1.2). Dependendo de suposições arbitrárias, quase que qualquer estimativa da taxa de mutação pode ser calculada para uma condição recessiva usando os mesmos dados. Portanto, tais estimativas são jogos de suposições sem valor científico.

9.3.2 Resultados das Taxas de Mutação

Estimativas Baseadas em Triagens Populacionais. O Quadro 9.6 mostra estimativas de taxas de mutação. O Quadro 9.7 compara estas taxas de mutação com as obtidas para anomalias cromossômicas visíveis, substituições de uma só base e polimorfismos de DNA. O principal critério para inclusão nos Quadros 9.6 e 9.7 foi que a determinação de incidência, especialmente de casos esporádicos, seja razoavelmente confiável. Alguns comentários podem ser úteis para algumas condições específicas.

A *acondroplasia* (100 800) é uma condição razoavelmente bem definida, caracterizada por encurtamento dos membros, ponte nasal baixa, alterações vertebrais características, e ocasionalmente hidrocefalia. A reprodução dos pacientes é acentuadamente reduzida. Assim, a maioria dos casos observados é esporádica e causada por mutações novas. Pelo menos duas condições superficialmente similares que levam à morte pouco depois do nascimento não são incluídas nas estimativas: a acondrogênese (200 600, 200 610, 200 700) e o nanismo tanatofórico (273 670). O desenvolvimento rápido da nosologia nas displasias esqueléticas com muitos subtipos diferentes, que podem ser confundidos com a acondroplasia clássica, tornaram suspeitas as estimativas anteriores das taxas de mutação para esta condição. A heterogeneidade genética é um problema geral da maioria das estimativas de taxa de mutação (veja acima) que foi, entretanto, superado, neste caso pela descoberta de que o fenótipo clássico de acondroplasia, como descrito acima, é causado por uma mutação de ponto dentro do gene de receptor-3 de fator de crescimento dos fibroblastos (*FGR-3*) em 4p16.03. A grande maioria de casos é causada por uma transição G → A (veja a seguir) dentro do domínio transmembranar deste gene [95a, 118a].

Em vista da possibilidade de distinguir os vários tipos de acondroplasia por critérios moleculares, clínicos e radiográficos, um novo exame das taxas de mutação nesta condição e em algumas de suas genocópias dominantes seria de grande interesse. Enquanto isso, as três estimativas atualmente disponíveis de acondroplasia são notadamente semelhantes.

Na *aniridia* (Figs. 9.9, 9.10; 106 200) a íris está ausente. As pessoas afetadas podem sofrer prejuízos visuais adicionais tais como nistagmo, cataratas ou glaucoma. As duas estimativas, baseadas em levantamentos populacionais, dão resultados semelhantes.

A *distrofia miotônica* (160 900) é um distúrbio muscular descrito na Seção 4.1.7 em conjunto com a antecipação.

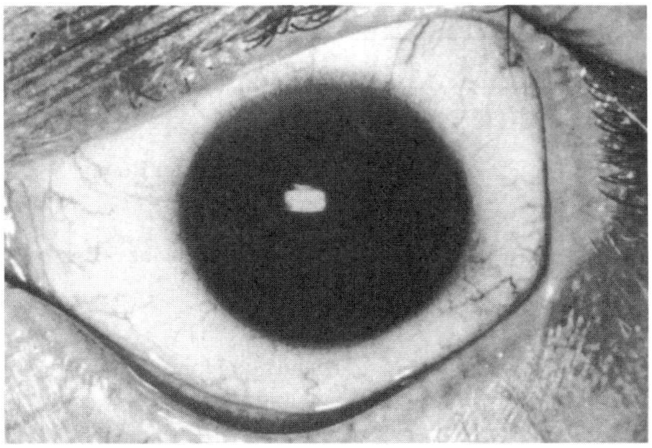

Fig. 9.9 Aniridia. Neste caso a íris está totalmente ausente. (Cortesia do Dr. W. Jaeger)

O *retinoblastoma* (180, 200) é um tumor ocular maligno que afeta crianças nos primeiros anos de vida. Em qualquer sociedade desenvolvida, todos os pacientes cedo ou tarde são vistos por um médico, na maioria dos casos por um oftalmologista. Assim, para uma avaliação de todos os casos em uma determinada população, apenas os oftalmologistas e departamentos de oftalmologia devem ser consultados. Estão disponíveis séries de várias populações diferentes. Entretanto, nem todos os casos são devidos a mutações em células germinativas. A maioria dos casos unilaterais, esporádicos, não é hereditária, mas sim causados por mutações somáticas (Cap. 10). Apenas 10 a 12% [132, 135] de tais casos esporádicos unilaterais são hereditários. Os casos esporádicos bilaterais são todos hereditários. As estimativas de taxa de mutação nos Quadros 9.6 e 9.7, que foram calculadas nesta base, concordam muito bem.

A *acrocefalossindactilia* (*síndrome de Apert*; 101 200) é uma síndrome complexa, que consiste em malformação do crânio e fusão distal completa dos dedos com uma tendência a fusão dos ossos (Fig. 9.11). Em vários casos, foram relatadas malformações adicionais, e há um aumento de risco de morte precoce. Embora os pacientes raramente tenham filhos, já foi observada a transmissão. A conclusão de que a condição é devida a uma mutação dominante é baseada nestes achados e no forte efeito da idade paterna (Seção 9.3.3) [11, 103, 146].

A *osteogênese imperfeita* (166 200) inclui, além do aumento da fragilidade dos ossos, escleróticas azuis e perda auditiva sensorioneural. Sua expressividade extremamente variável faz com que qualquer estimativa da taxa de mutação não seja confiável. A heterogeneidade genética e a existência de tipos recessivos se somam às dificuldades.

A *esclerose tuberosa* (191 100) é uma das primeiras condições para as quais houve disponibilidade da estimativa de taxa de mutação [42]. Entretanto, esta não é uma das mais adequadas, pois a expressividade gênica é muito variável.

A *neurofibromatose* (162 200) também apresenta uma expressividade muito variável. A primeira estimativa da taxa de mutação foi baseada em um estudo epidemiológico bem cuidadoso em Michigan. A taxa foi estimada tanto pelo método direto quanto pelo indireto. A estimativa dada no Quadro 9.6 (1×10^{-4}) é a mais alta conhecida para um distúrbio humano. Entretanto, parece não haver evidências conclusivas de heterogeneidade genética além das famílias com neurinoma acústico ("neurofibromatose central"). Uma estimativa mais recente da antiga União Soviética [117] dá um valor mais de acordo com outras taxas de mutação. Aqui, entretanto, a incidência estimada era baseada no exame de futuros conscritos de 16 anos de idade. Nesta idade, algumas manifestações brandas ainda podem não ser vistas.

Na *polipose intestinal* (175 100), a heterogeneidade genética apresenta um problema, uma vez que existe pelo menos uma outra síndro-

Quadro 9.6 Taxas clássicas de mutação selecionadas para genes humanos (de Vogel e Rathenberg, 1975 [138], com acréscimos)

Característica	População examinada	Taxa de mutação	Gene(s) situado(s) em	Autores
Mutações autossômicas				
Acondroplasia	Dinamarca	1×10^{-5}	4q	Mørch, corrigida por Slatis
	Irlanda do Norte, Reino Unido	$1{,}3 \times 10^{-5}$		Stevenson
	Quatro cidades	$1{,}4 \times 10^{-5}$		Gardner
	Münster, Alemanha	$6\text{-}9 \times 10^{-6}$		Schiemann
Aniridia 1, 2	Dinamarca	$2{,}9\text{-}5 \times 10^{-6}$	11p13, 2p25	Møllenbach, corrigida por Penrose
	Michigan, EUA	$2{,}6 \times 10^{-6}$	19q	Shaw et al.
Distrofia miotônica	Irlanda do Norte, Reino Unido	8×10^{-6}		Lynas
	Suíça	$1{,}1 \times 10^{-5}$		Klein, corrigida por Todorov et al.
Retinoblastoma	Reino Unido, Michigan, EUA; Suíça; Alemanha	$6\text{-}7 \times 10^{-6}$	13q14.1-q14.2	Vogel
	Hungria	6×10^{-6}		Czeizel et al.
	Holanda	$1{,}23 \times 10^{-5}$		Schappert-Kimmijser et al.
	Japão	8×10^{-6}		Matsunaga
	França	5×10^{-6}		Briart-Guillemot et al.
	Nova Zelândia	$9{,}3\text{-}10{,}9 \times 10^{-6}$		Fitzgerald et al.
Acrocefalossindactilia (1) (síndrome de Apert)	Reino Unido	3×10^{-6}	?	Blank
	Münster, Alemanha	4×10^{-6}		Tünte e Lenz
Osteogênese imperfeita, tipos I, II, IV	Suécia	$0{,}7\text{-}1{,}3 \times 10^{-5}$	Heterogênea	Smårs
	Münster, Alemanha	$1{,}0 \times 10^{-5}$		Schröder
Esclerose tuberosa (epilóia)	Oxford, Reino Unido	$1{,}05 \times 10^{-5}$	9q34; 11q23	Nevin e Pearce
	China	6×10^{-6}		Singer
Neurofibromatose (1)	Michigan, EUA	1×10^{-4}	17q11.2	Crowe et al.
	Moscou, Rússia	$4{,}4\text{-}4{,}9 \times 10^{-5}$		Sergeyev
Polipose do intestino	Michigan, EUA	$1{,}3 \times 10^{-5}$	5q22-q23	Reed e Neel
Síndrome de Marfan	Irlanda do Norte, Reino Unido	$4{,}2\text{-}5{,}8 \times 10^{-6}$	5q15-5q21.3	Lynas
Doença policística dos rins	Dinamarca	$6{,}5\text{-}12 \times 10^{-5}$	16q13.1-16q13.33	Dalgaard
Aclasia diafiseal (exostose múltipla)	Münster, Alemanha	$6{,}3\text{-}9{,}1 \times 10^{-6}$	?	Murken
Mutações recessivas ligadas ao X				
Hemofilia	Dinamarca	$3{,}2 \times 10^{-5}$		Andreassen, corrigida por Haldane
	Suíça	$2{,}2 \times 10^{-5}$		Vogel
	Münster, Alemanha	$2{,}3 \times 10^{-5}$		Reith
Hemofilia A	Hamburgo, Alemanha	$5{,}7 \times 10^{-5}$	Xp28	Bitter et al.
	Finlândia	$3{,}2 \times 10^{-5}$		Ikkala
Hemofilia B	Hamburgo, Alemanha	3×10^{-6}	Xq27.1-q27.2	Bitter et al.
	Finlândia	2×10^{-6}		Ikkala
Distrofia muscular tipo Duchenne	Utah, EUA	$9{,}5 \times 10^{-5}$	Xp21.2	Stephens e Tyler
	Northumberland e Durham, Reino Unido	$4{,}3 \times 10^{-5}$		Walton
	Südbaden, Alemanha	$4{,}8 \times 10^{-5}$		Becker e Lenz
	Irlanda do Norte, Reino Unido	$6{,}0 \times 10^{-5}$		Stevenson
	Leeds, Reino Unido	$4{,}7 \times 10^{-5}$		Blyth e Pugh
	Wisconsin, EUA	$9{,}2 \times 10^{-5}$		Morton e Chung
	Berna, Suíça	$7{,}3 \times 10^{-5}$		Moser et al.
	Fukuoko, Japão	$6{,}5 \times 10^{-5}$		Kuroiwa e Miyazaki
	Noroeste da Inglaterra, Reino Unido	$10{,}5 \times 10^{-5}$		Gardner-Medwin
	Varsóvia, Polônia	$4{,}6 \times 10^{-5}$		Prot
	Veneza, Itália	$3{,}5\text{-}6{,}1 \times 10^{-5}$		Danieli et al.
Incontinência pigmentar, tipo 2 Mainz (Bloch-Sulzberger)	Münster, Alemanha	$0{,}6\text{-}2{,}0 \times 10^{-5}$	Xq27-Xq28	Essig
Síndrome orofaciodigital (OFD)	Münster, Alemanha	5×10^{-6}		Majewski

Quadro 9.7 Comparação de taxas de mutação

Tipo de mutação	Exemplo	Taxa de mutação (ao nascimento)
Trissomia	Trissomia do 21 (síndrome de Down)	$\sim 5{,}8 \times 10^{-4}$
Translocação robertsoniana	Síndrome de Down	$\sim 1 \times 10^{-4}$
Translocação recíproca	Muitas doenças cromossômicas	$\sim 4{,}3 \times 10^{-4}$
Deleções citogeneticamente visíveis	Síndrome do *cri du chat* (5 p-) e outras	$\sim 5 \times 10^{-5}$
Deleções invisíveis pelos métodos convencionais de citogenética, mas levando a uma síndrome de genes contíguos	Síndrome WAGR (del 15p) e outras	$\sim 10^{-5}$ a 10^{-6}
Taxas de mutações "clássicas" estimadas de fenótipos autossômicos dominantes ou ligados ao X	Acondroplasia, hemofilia A	$\sim 10^{-5}$ $\sim 2\text{-}5 \times 10^{-5}$
Deleção dentro de um gene	Distrofia muscular Duchenne	$\sim 3\text{-}5 \times 10^{-5}$
Substituições de um único par de bases (por par de bases)	Cadeia β de hemoglobina, muitos outros exemplos	$\sim 10^{-8}$ a 10^{-9} (as transições, especialmente aquelas envolvendo dinucleotídios CpG, são mais comuns que as transversões)
Polimorfismos de DNA fora de genes transcritos: RFLP, VNTR, repetições CA		Variação enorme (algumas mutações de VNTR ocorrem em pequena porcentagem de células germinativas)

Quadro 9.8 Proporções aproximadas de pacientes afetados por novas mutações em distúrbios autossômicos dominantes (modificado por Goldstein e Brown, 1977)

Distúrbio	Porcentagem
Síndrome de Apert (acrocefalossindactilia)	>95
Acondroplasia	80
Esclerose tuberosa	80
Neurofibromatose	40
Síndrome de Marfan	30
Distrofia miotônica	25
Doença de Huntington	1
Rim policístico adulto	1
Hipercolesterolemia familiar	<1

me envolvendo múltiplos pólipos no cólon (síndrome de Gardner), mas isto parece ser heterogeneidade intragênica, pois em ambas as condições o mesmo gene está envolvido.

A *síndrome de Marfan* (154 700) pode ser confundida com a homocistinúria transmitida por herança autossômica recessiva.

A *doença do rim policístico* (173 900) tem, depois da neurofibromatose, a segunda taxa de mutação mais alta calculada até agora.

A estimativa da *exostose múltipla* (aclasia diafiseal) (133 700) é baseada em sete casos esporádicos em uma população relativamente pequena. A penetrância parece ser influenciada por genes modificadores limitados ao sexo (Seção 4.1.6). A taxa de mutação estimada pode não ser exata.

Condições Recessivas Ligadas ao X. Para a *hemofilia* (306 700, 306 900), as estimativas em várias populações concordam relativamente bem. As primeiras estimativas (para a Dinamarca e Suíça) incluem tanto a hemofilia A quanto a B. Depois, as duas condições foram tratadas separadamente. A taxa de mutação para a hemofilia A é cerca de uma ordem de magnitude maior que para a hemofilia B.

Para o tipo *Duchenne de distrofia muscular* (310 200) estão disponíveis pelo menos 11 estimativas de taxa de mutação para várias populações. Como no retinoblastoma, os problemas de avaliação podem ser facilmente superados. O diagnóstico pode ser feito sem dificuldade. A aplicação do método indireto é obviamente justificável; os pacientes nunca têm filhos. Assim, a seleção contra esta mutação é muito forte. Todas as estimativas concordam muito bem em ordem de magnitude.

A estimativa da *incontinência pigmentar* (síndrome de Bloch-Sulzberger) (308 300) é baseada na hipótese (sugerida por Lenz [75] e explicada na Seção 4.1.4) de que o modo de herança deste distúrbio é dominante ligado ao X com letalidade dos homens hemizigotos. Esta hipótese foi confirmada pela localização do gene no cromossomo X. Este modo de herança leva a uma forte seleção contra a mutação.

Estas Taxas de Mutação São Representativas de Mutações Comparáveis no Genoma Humano? As estimativas de taxa de

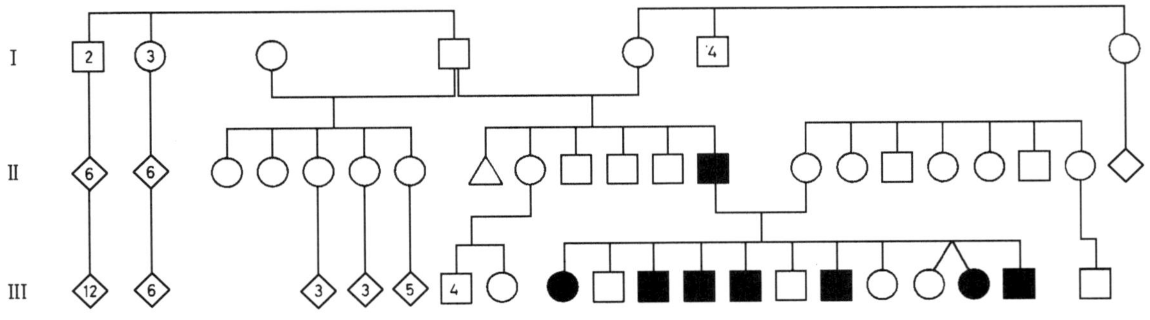

Fig. 9.10 Heredograma com uma mutação nova para aniridia. (De Møllenbach, 1947 [86])

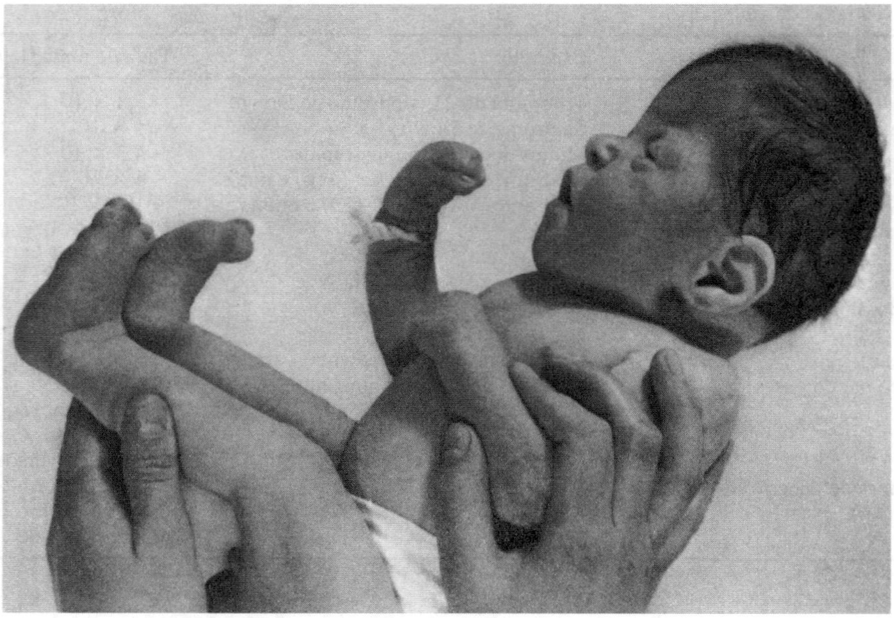

Fig. 9.11 Criança com acrocefalossindactilia (síndrome de Apert). Note a sindactilia e a forma deformada da cabeça.

mutação no Quadro 9.6 são todas de uma ordem de magnitude entre 10^{-4} e 10^{-6}. Tomados como valores absolutos, estes dados podem sugerir que representam a ordem geral de magnitude das taxas de mutação humana que resultam em fenótipos mais ou menos detrimentais com modos de herança nitidamente dominantes ou recessivos ligados ao X. Esta conclusão, entretanto, seria incorreta. Os distúrbios citados no Quadro 9.6 foram selecionados com base em sua adequação a uma estimativa de taxa de mutação. Esta adequação depende da facilidade com a qual uma determinada condição pode ser avaliada e diagnosticada, e mais particularmente de sua freqüência na população. Em todas as doenças examinadas até agora em uma escala epidemiológica, o grupo populacional examinado não era maior que cerca de 10 milhões. É necessário usar distúrbios que sejam relativamente freqüentes para se achar um número de casos suficiente de uma doença específica para se ter uma base de estimativa razoavelmente aceitável em uma população deste tamanho.

Este aspecto foi muito bem examinado por Stevenson e Kerr [120] para defeitos ligados ao X. De acordo com outros autores, as evidências de freqüências e taxas de mutação se enquadram em três categorias:

1. Para alguns distúrbios comuns, foram feitos estudos ad hoc. Aqui as estimativas de freqüência são relativamente confiáveis.
2. Com relação a distúrbios incomuns, os autores registraram todos os defeitos ligados ao X conhecidos naquela época em 875.000 neonatos masculinos.
3. Para distúrbios muito raros, a única orientação quanto à freqüência é o número de casos e famílias afetadas na literatura mundial.

Stevenson e Kerr [120] estudaram 49 condições raras. Este número exclui polimorfismos cujas freqüências evidentemente não dependem de equilíbrio entre mutação e seleção (daltonismo, grupo sangüíneo Xg, variantes de G6PD). A Fig. 9.12 apresenta a ordem aproximada de magnitude das taxas de mutação para 49 doenças. Os autores não afirmam precisão; eles, entretanto, fornecem evidências suficientes para tornar plausível esta gama de estimativas.

Só há um distúrbio, a distrofia muscular Duchenne, com uma taxa de mutação maior que 5×10^{-5}. Em 24 condições, a taxa de mutação estimada está abaixo de 1×10^{-7}, e em outras 11 estima-se uma faixa entre 1×10^{-7} e 1×10^{-6}. Esta distribuição torna muito difícil calcular uma média, especialmente porque a relação não é de modo algum exaustiva. Várias outras, a maioria defeitos raros ligados ao X, podem ser adicionadas a esta relação. Obviamente, a freqüência de um distúrbio específico aumenta sua probabilidade de ser conhecido.

A conclusão dos autores é aceitável como uma abordagem inicial. Eles chegaram a uma taxa média de mutação de 4×10^{-6} por gameta por geração para mutações nos loci do cromossomo X que levam a desvios fenotípicos observáveis.

Como a distribuição das taxas de mutação parece estar muito desviada para taxas menores, deve ser útil uma consideração do valor médio destes dados. (A média de uma distribuição é o valor que divide a distribuição de modo que metade fique acima e metade abaixo). Cavalli-Sforza e Bodmer [17] calcularam uma taxa média de mutação de $1,6 \times 10^{-7}$ com os mesmos dados. Isto sugere que as taxas de mutação para muitas características de fato são muito baixas. Embora não estejam disponíveis dados específicos para mutações autossômicas dominantes, devemos supor uma taxa similar.

Estas Taxas de Mutação Englobam a Mutabilidade Total dos Loci Gênicos Envolvidos? O que foi dito não significa, entretanto, que a mutabilidade total dos vários loci gênicos tenha sido estabelecida. A estimativa envolve apenas mutações que produzem mudanças visíveis no fenótipo.

Outros três tipos de mutação merecem análise:

a) As que levam a substituições de aminoácidos em uma cadeia polipeptídica específica que não têm influência perceptível no

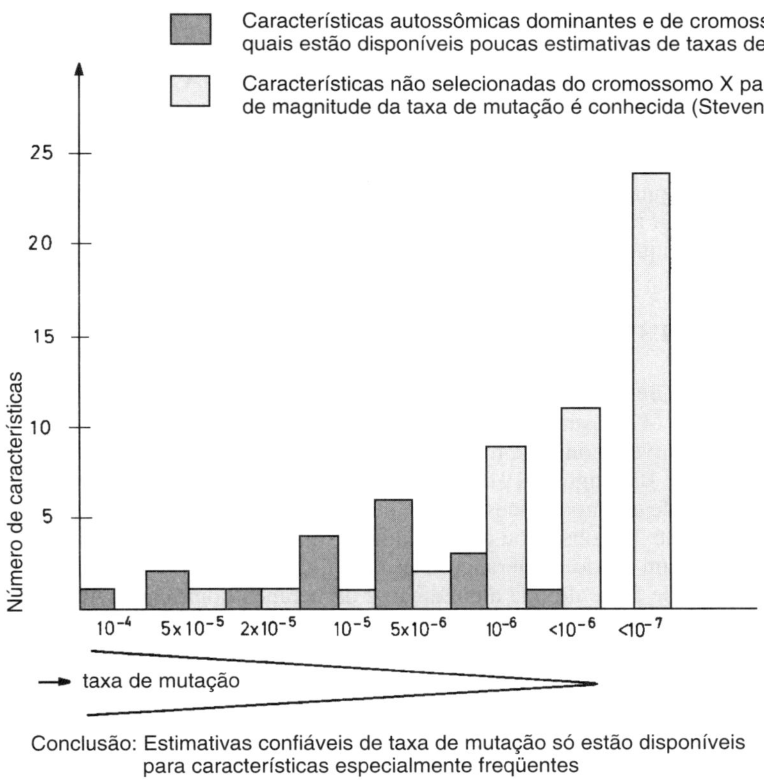

Fig. 9.12 Taxas de mutação relativamente bem estabelecidas para algumas mutações autossômicas dominantes e ligadas ao X (Quadro 9.6) em comparação a mutações ligadas ao X para as quais apenas é conhecida a ordem de magnitude (Stevenson e Kerr 1967 [120]). Note a taxa de mutação muito inferior deste último grupo de doenças ligadas ao X.

funcionamento biológico da cadeia. Em nossa experiência com polipeptídios conhecidos, especialmente os de molécula de hemoglobina, podemos concluir que muitas mutações, talvez mesmo a maioria, pertencem a este grupo.

b) As que afetam o funcionamento a um ponto tal que são letais para o zigoto durante o curso do desenvolvimento embrionário.
c) A maioria das mutações que afetam segmentos não-transcritos de DNA, a menos que possam ser adequadamente aplicadas as técnicas de DNA necessárias em nível populacional.

As grandes diferenças entre as taxas de mutação estimadas a partir dos fenótipos podem ter várias causas. Pode haver, por exemplo, um grau maior de heterogeneidade genética para as doenças mais freqüentemente aparentes. Uma segunda causa possível é que várias mutações dentro de um determinado gene levam ao mesmo fenótipo mutante, enquanto para alguns genes são necessárias mudanças muito específicas para produzir um determinado fenótipo, e a maioria das mutações são letais ou levam a fenótipos muito diferentes. É interessante que um trabalho recente demonstrou que existem muitas mutações alélicas diferentes para a maioria das doenças genéticas. Em alguns casos, tais como a acondroplasia, uma substituição de um único nucleotídio é encontrada em todos os casos, incluindo as causadas por mutações novas. Em terceiro lugar, pode mesmo haver uma diferença genuína na taxa de mutação devida a uma diferença na probabilidade de mutação por nucleotídio. Um bom exemplo são as várias doenças causadas por mutação no gene de HB β. O motivo mais importante, entretanto, é a enorme diferença de tamanho entre os genes. Por exemplo, os dois genes com as mais altas taxas de mutação, o gene da distrofina, cujas mutações em geral levam às distrofias musculares Duchenne e Becker, e o gene de neurofibromatose, que também pertence aos maiores genes conhecidos (Quadro 3.4). O problema da mutabilidade total de um gene não pode ser resolvido pela análise em nível fenotípico, e precisa de análise em nível de DNA. Tanto o gene quanto o sítio mutacional devem ser identificados. Este tópico é retomado na Seção 9.3.1.

Em que Contexto Devem Ser Investigadas as Taxas de Mutação Humanas Envolvendo Fenótipos Dominantes ou Ligados ao X? A avaliação da taxa de mutação para uma doença genética demanda um estudo ad hoc. Todas as pessoas que possivelmente podem ser afetadas por um distúrbio devem ser avaliadas dentro de uma população grande, o mais completamente possível, com atenção especial para os casos "esporádicos". Os que forem assim avaliados, e suas famílias, devem ser examinados pessoalmente por um pesquisador experiente para estabelecer o diagnóstico e excluir condições similares que sejam geneticamente diferentes. Tal estudo requereria um esforço incomum em tempo e mão-de-obra e raramente, se o fosse, seria justificado simplesmente para estabelecer uma taxa de mutação. Portanto, este esforço deve ser convenientemente incluído em estudos epidemiológicos mais simples, projetados, por exemplo, para classificar um grupo maldefinido de distúrbios em várias entidades genéticas, para examinar o comportamento reprodutivo de pacientes sob a influência da medicina moderna, ou para estabelecer um sistema de registro como base de consulta genética ou monitoramento populacional. De fato, a maioria das taxas de mutação no Quadro 9.6 foi estimada no contexto de estudos populacionais de genética clínica nas décadas de 40 e 50.

As atividades dos centros envolvidos em tal trabalho são descritas no Cap. 4. Desde a década de 60, estas instituições desapareceram ou mudaram de atividade. No momento não existe centro especializado neste tipo de estudo de epidemiologia genética, e poucos estudos estão sendo feitos. Em nossa opinião, a explicação mais plausível para o abandono dos estudos populacionais é dada pela sociologia da ciência. Nos anos 50 e início dos 60, o renascimento da genética bioquímica, da citogenética, da genética de células somáticas e da imunogenética abriu novas perspectivas para a análise genética em humanos. Os métodos e conceitos de biologia molecular tornaram-se disponíveis. Compreensivelmente, muitos pesquisadores ficaram fascinados com estas possibilidades e abandonaram as tarefas mais árduas e menos satisfatórias de levantar e examinar casos em grandes populações. Esta tendência foi reforçada pelo desenvolvimento de partes da genética de populações humanas em uma especialidade altamente formalizada e um tanto esotérica, que parecia tão distante da biologia que seu significado para uma compreensão mais profunda dos problemas biológicos gerais parecia duvidoso a muitos pesquisadores com inclinação biológica e clínica.

Este desenvolvimento, novamente, teve conseqüências interessantes. Os departamentos e grupos de pesquisa em genética médica foram fundados em muitos países, mas não eram mais estruturados com o fim de trabalhos epidemiológicos. Sua ênfase tendia a ser em citogenética e bioquímica, e, posteriormente, em genética molecular. Isto necessariamente afunilou o trabalho de novos talentos nestas direções, reforçando assim a tendência. Entretanto, problemas tais como incidência e taxa de mutação estão longe de terem sido resolvidos. Em vista da crescente poluição de nosso ambiente por agentes físicos e químicos potencialmente mutagênicos (Cap. 11), o conhecimento das mutações humanas em todos os níveis é mais urgentemente necessário que nunca. Embora muitos geneticistas falem em público sobre mutações, seus pronunciamentos são baseados nos mesmos velhos e limitados dados. O conhecimento aprofundado da heterogeneidade genética e da delineação fenotípica dos distúrbios é particularmente urgente hoje, pois há uma demanda crescente de informação genética, e muitos métodos novos para aumentar a previsão genética tornaram-se disponíveis.

O que pode ser feito para corrigir este desenvolvimento unilateral? Obviamente o remédio não pode ser o abandono ou mesmo a diminuição dos novos métodos em favor dos antiquados estudos populacionais. O progresso científico depende da qualidade dos pesquisadores, e os mais qualificados não podem ser encontrados para pesquisas que eles acham desinteressantes. Além disso, os velhos estudos tinham pontos fracos que prejudicaram sua utilidade e devem nos impedir de meras repetições. A época atual é de planejar estudos que combinem os dois enfoques — análise tanto no nível molecular ou cromossômico quanto no nível populacional. Para a síndrome de Lesch-Nyhan, por exemplo, as prováveis mutações com características diferentes agora podem ser observadas em células *in vitro* (Seção 9.4.3). Não seria interessante comparar o espectro destas mutações com o espectro de um bom estudo populacional? Estudos comparativos análogos são concebíveis na hemofilia e em outras doenças de incidência relativamente alta. Eles ajudariam não só o geneticista de populações a encontrar melhores explicações para o fenômeno observado nas populações como também a compreender melhor alguns achados observados *in vitro*. Finalmente, tal trabalho poderia ser de grande ajuda no tratamento e na informação genética dos pacientes e seus familiares.

Taxas de Mutação de Genes que Não Levam a Doenças Hereditárias. Até aqui só foram mencionadas mutações que levam a doenças hereditárias. Entretanto, também foram observadas mutações — e avaliadas suas taxas — para variantes normais de proteínas bem como para seqüências de DNA fora dos trechos de DNA transcritos. O primeiro grupo de mutações é discutido no contexto das mutações induzidas por radiação porque esta é a área na qual elas foram principalmente discutidas. Para o segundo grupo, os DNA minissatélites, por exemplo, podem existir taxas de mutação vários níveis de magnitude maiores que as aqui discutidas (veja Seção 12.1.2).

9.3.3 Taxa de Mutação e Idade do Pai

Uma das Idéias Brilhantes de Weinberg. Em 1912, Weinberg [147] discutiu a base genética da acondroplasia. Os casos disponíveis consistiam em heredogramas publicados por Rischbieth e Barrington (1912) [112]. Weinberg examinou a possibilidade de um modo recessivo simples de herança e rejeitou esta hipótese. Ele observou que os dados se ajustavam um pouco melhor a um modo de herança recessivo diíbrido. Mencionou a opinião de Plate de que a condição é de herança dominante. A análise das evidências indicaram que os filhos que nascem por último têm mais risco de serem afetados. Tendo feito algumas observações quanto a possíveis tendenciosidades, ele continuou (tradução nossa):

> "Se uma análise mais precisa da ordem de nascimento de fato confirmasse uma alta incidência nos que nascem por último, isto indicaria a formação de "*anlage*" (em alemão, predisposição genética) para o nanismo por mutação."

Cerca de 30 anos depois, esta previsão foi confirmada por Mørch [87], que fez um estudo epidemiológico de todos os anões acondroplásicos que vivem na Dinamarca, incluindo alguns recentemente falecidos na época da sua investigação. Ele apresentou evidências convincentes de que os casos esporádicos são de fato devidos a mutações novas. Mostrou também que a idade materna média, bem como a paterna, nestes casos esporádicos, é significativamente maior que a média populacional e que o efeito da idade materna não é devido a uma influência da ordem de nascimento. Ele não foi capaz de determinar se o efeito é devido à idade materna, à paterna ou a ambas.

O Modelo de Watson-Crick Estimulou Novas Pesquisas sobre as Influências das Idades Paterna e Materna. Enquanto isso, Watson e Crick [145] tinham publicado seu modelo de estrutura do DNA. Além de explicar a replicação e armazenamento de informações, o modelo sugere um mecanismo convincente para a mutação espontânea: a inserção de uma base errada na replicação. Este mecanismo requer que o processo de mutação dependa da replicação. Além disso, as investigações de microrganismos parecem confirmar que quase todas as mutações ocorrem em organismos que se multiplicam [131]. Este conceito deu um novo ímpeto à análise estatística do efeito da idade parental na mutação humana. O argumento foi estabelecido por Penrose [101] do seguinte modo:

> "Existem poucas multiplicações celulares na linhagem germinativa feminina, mas muitas na linhagem germinativa masculina, pois as espermatogônias estão continuamente se multiplicando. Assim, a incidência da mutação devida a uma falha de cópia de um gene na multiplicação celular seria improvavelmente relacionada à idade materna. Um acentuado aumento de defeitos com esta origem, entretanto, seria visto com o aumento da idade paterna."

Quadro 9.9 Modelos simples de mutação e suas conseqüências estatísticas

Modelo n.º Mecanismo	1 Mutação dependendo apenas do tempo	2 Mutação dependendo apenas de multiplicações celulares	3 Mutação durante um certo tempo antes da puberdade	4 Mutação após término das multiplicações	5 Mutação em células germinativas maduras
Células Germinativas Mascul.	Aumento linear de mutações com a idade; sem diferença sexual	Aumento de mutações com a idade; taxa de mutação mais alta em homens	Sem aumento com a idade; sem diferença sexual	Sem aumento com a idade; taxa de mutação menor nos homens	Sem aumento com a idade; talvez taxa de mutação pouco maior nos homens
Células Germinativas Femin.	Aumento linear de mutações com a idade	Sem aumento com a idade; taxa de mutação menor em mulheres	Sem aumento com a idade	Aumento com a idade; taxa de mutação maior em mulheres	Sem aumento com a idade; talvez taxa pouco menor em mulheres

As previsões deste mecanismo de mutação podem ser comparadas às derivadas de outros mecanismos plausíveis [101, 134]. No Quadro 9.9, todas as cinco possibilidades foram sugeridas por um ou outro resultado na genética experimental. O segundo modelo (mutações que dependem de multiplicação celular) foi o primariamente considerado por Penrose. Ele prevê um aumento nas taxas de mutação com a idade apenas nos homens e uma taxa de mutação mais alta nas células germinativas de homens que de mulheres.

Multiplicações Celulares Durante o Desenvolvimento de Células Germinativas em Ambos os Sexos Humanos. Para melhorar as previsões das taxas de mutação além das afirmativas de Penrose, qualitativamente corretas mas muito gerais, o número de células e multiplicações celulares na linhagem germinativa masculina e feminina devem ser conhecidos. As evidências muito esparsas na literatura de vários campos dão o seguinte quadro do desenvolvimento inicial das células germinativas, da ovocitogênese e da espermatogênese [138]:

Desenvolvimento Inicial. As células germinativas primordiais humanas emergem do saco vitelínico 27 dias após a fertilização e começam a colonizar as cristas gonadais. No 46.º dia de gestação, a gônada indiferenciada sofre diferenciação sexual e torna-se um ovário ou um testículo.

Ovocitogênese. A ovocitogênese (Fig. 9.13) só ocorre durante a vida fetal e termina na época do nascimento. Após a diferenciação sexual, as células ovarianas básicas rapidamente aumentam de número por mitose. Do segundo mês de gestação em diante, um número variável de ovócitos entra em prófase de meiose. As ovogônias que persistem além dos 7 meses sofrem degeneração. Os estágios de leptóteno e zigóteno (Seção 2.1.2.4) são encontrados entre o 2.º e o 7.º mês. Todas as células básicas geralmente terão sido usadas na época do nascimento. As ovogônias terão sido transformadas em ovócitos ou terão degenerado.

A população total de células germinativas no embrião sobe de 6×10^5 aos 2 meses para um máximo de $6{,}8 \times 10^6$ durante o 5.º mês. A população então declina para cerca de 2×10^6 ao nascimento. Na suposição plausível de proliferação por multiplicações dicotomizantes, um ovócito teria passado por 22 multiplicações na época do nascimento (Fig. 9.13) ($2^{22} \approx 6{,}8 \times 10^6$). Do nascimento até a idade madura e a fertilização, a célula sofre apenas duas meioses, independente da idade em que ocorra a fertilização.

Espermatogênese. A cinética celular difere na espermatogênese (Fig. 9.14). No mesmo estágio da vida embrionária no qual as células germinativas primordiais dão origem a ovogônias nas mulheres, elas se tornam *gonócitos* nos homens. Dos primeiros estágios embrionários até a puberdade, os túbulos continuam a ser povoados pelas chamadas espermatogônias Ad, e por volta dos 16 anos a espermatogênese está totalmente estabelecida. O número de espermatogônias Ad pode ser avaliado de três modos diferentes: por dados volumétricos; pelo número médio por seção de corte tubular e comprimento dos túbulos; e pela quantidade máxima de espermatozóides produzidos por dia. Estas estimativas dão valores que variam de $4{,}3 \times 10^8$ até $6{,}4 \times 10^8$ por testículo. Uma estimativa aproximada para ambos os testículos é de aproximadamente $1{,}2 \times 10^9$. Este valor pode ser atingido em cerca de 30 multiplicações celulares.

Ao contrário dos ovócitos, entretanto, estas espermatogônias Ad sofrem uma seqüência contínua de multiplicações. Cada um dos produtos de multiplicação se prepara para nova multiplicação; um origina duas células Ad, enquanto o outro, duas células Ap. Estas se desenvolvem em espermatogônias B e espermatócitos, que então sofrem meiose (Fig. 9.14). A duração destas multiplicações é bem conhecida, em parte de estudos *in vivo* em homens jovens. O ciclo de multiplicação das espermatogônias Ad iniciais dura cerca de 16 dias. Isto possibilita avaliar o número de multiplicações celulares de acordo com a idade (Quadro 9.10).

Se este cálculo estiver aproximadamente correto, o número de multiplicações que uma espermatogônia sofre desde o início do desenvolvimento embrionário até os 28 anos de idade é cerca de *15 vezes maior que o número de multiplicações na história de vida de um ovócito.* Em idades mais avançadas nos homens, estes cálculos dariam valores ainda maiores. Tal extrapolação seria perigosa, pois os exames nos quais se baseiam esta estimativa foram feitos em pessoas jovens. É bem sabido, entretanto, que a atividade sexual medida pelo número de ejaculações diminui já na 4.ª década de vida. Alguns dados indicam que a contagem de espermatozóides nesta idade aumenta um pouco, mas indubitavelmente a espermatogênese diminui com o avanço da idade, como mostrado na Fig. 9.15.

A Fig. 9.15 também daria a distribuição cumulativa do número de multiplicações de espermatogônias se a diminuição da espermatogênese fosse devida ao prolongamento dos ciclos de multiplicação das espermatogônias Ad. Entretanto, são possíveis outros mecanismos: por exemplo, algumas espermatogônias Ad

Quadro 9.10 Número de multiplicações celulares na espermatogênese (do desenvolvimento embrionário à meiose; de Vogel e Rathenberg, 1975 [138])

Da vida embrionária à puberdade	≈ 30
Espermatogônia tipo Ad (uma multipl./ciclo = 16 dias)	≈ 23/ano
Proliferação + maturação	$4 + 2 = 6$
Total	
Aos 28 anos	$\approx$ 335 multiplicações
Aos 35 anos	$\approx$ 496 multiplicações

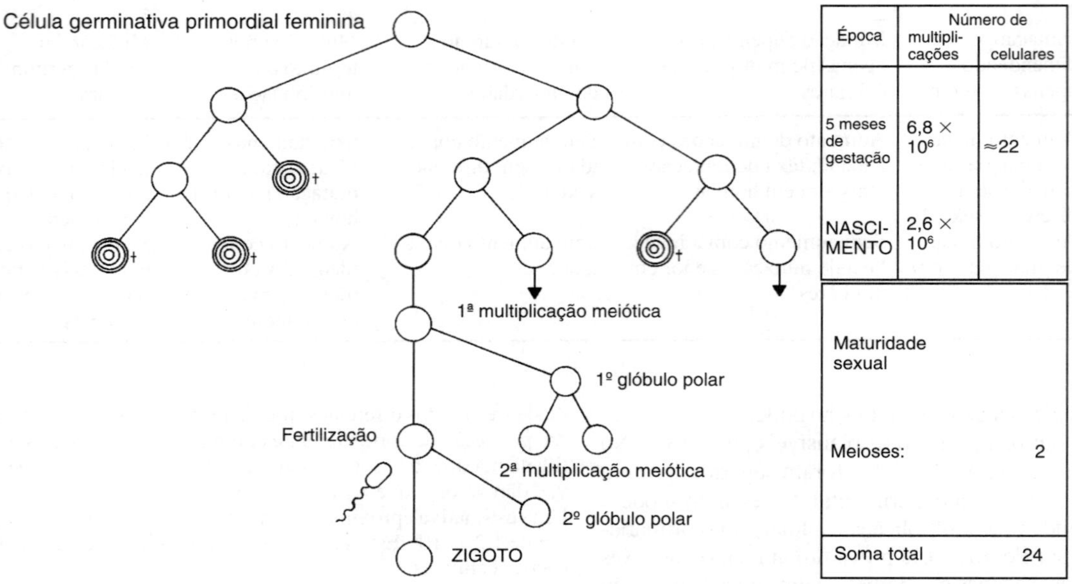

Fig. 9.13 Ovocitogênese na mulher. Todas as multiplicações celulares, exceto as duas meioses, já terminaram na época do nascimento; ◉ atrofia celular.

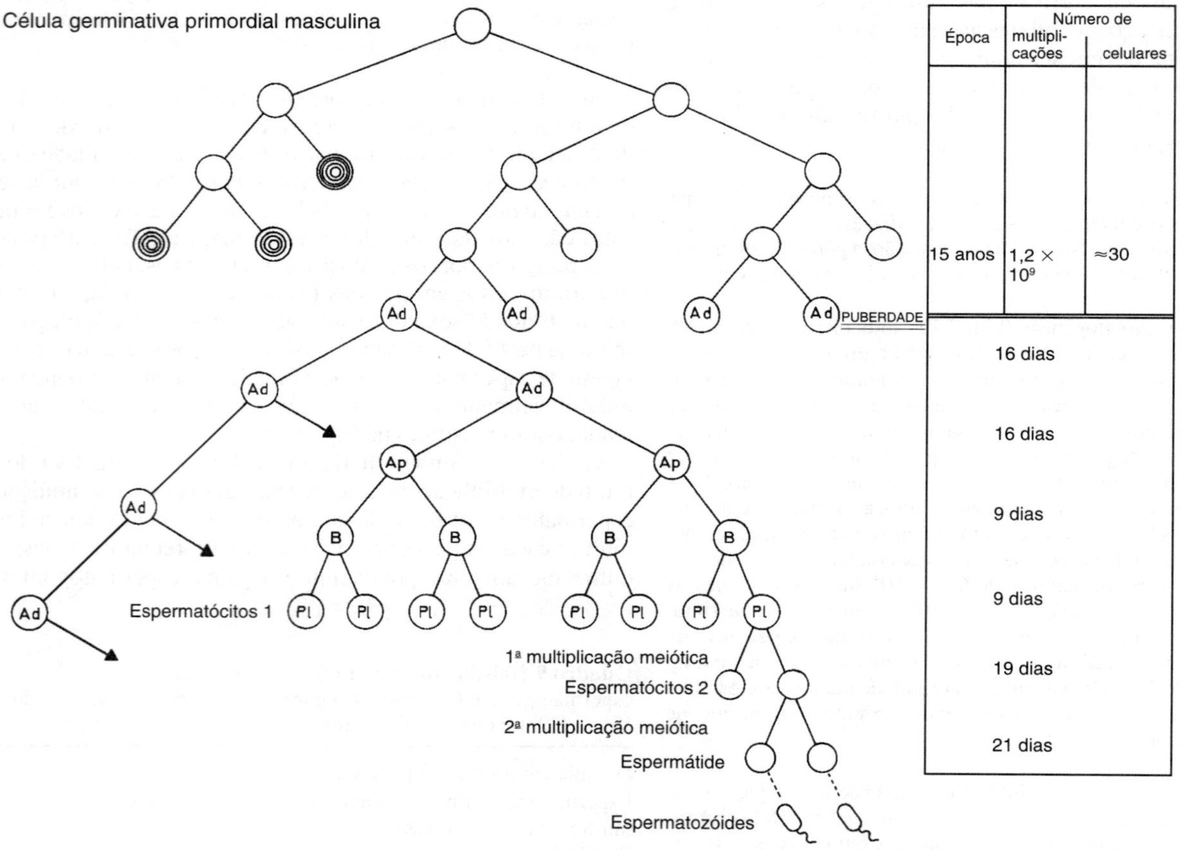

Fig. 9.14 Multiplicação celular durante a espermatogênese. O número geral de multiplicações é muito maior que na ovocitogênese. Ele aumenta com a idade. *Ad*, espermatogônias; *Ap*, espermatogônias; *B*, espermatogônias; *Pl*, espermatócitos; ◉ atrofia celular.

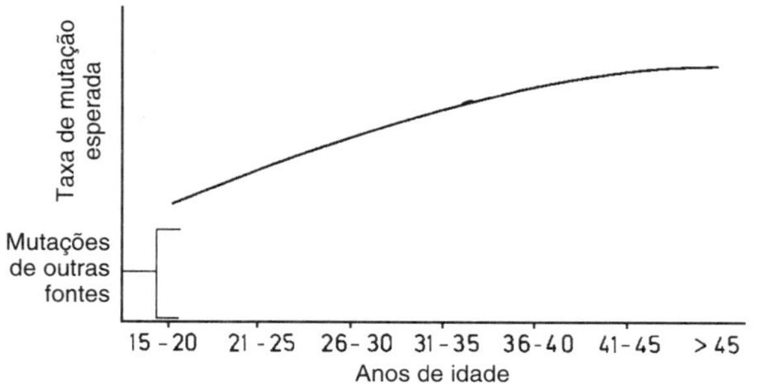

Fig. 9.15 Distribuição cumulativa de multiplicações celulares na espermatogênese e aumento esperado na taxa de mutação com a idade paterna. A curva de distribuição é obtida dos dados de Kinsey sobre o número de ejaculações em vários grupos etários.

podem degenerar, enquanto outras continuam a se multiplicar na mesma taxa. Surpreendentemente, as mudanças na espermatogênese humana com o avanço da idade quase nunca são examinadas por métodos histológicos.

Aumento da Taxa de Mutações com a Idade Paterna. Estas considerações sobre histologia eram necessárias para compreender o significado do aumento das taxas de mutação com a idade paterna que são de fato observadas. A Fig. 9.16 compara as taxas relativas de mutação com as médias populacionais para diferentes grupos etários de homens para várias condições. Além da acondroplasia, há a acrocefalossindactilia (síndrome de Apert) [11], a síndrome de Marfan [91], e a miosite ossificante (uma condição envolvendo a ossificação progressiva dos músculos) [126]. Especialmente interessante é o aumento de avós maternos de casos esporádicos de hemofilia A [52].

Em todas estas séries ocorreram alguns problemas com o controle adequado de amostras da população geral, pois muitas estatísticas populacionais dão o número de neonatos em relação à idade materna mas não à idade paterna. Entretanto, o efeito da idade paterna é tão pronunciado que as inconsistências em pequena escala nos controles não influenciam substancialmente o resultado.

Todas as curvas na Fig. 9.16 têm duas características em comum:

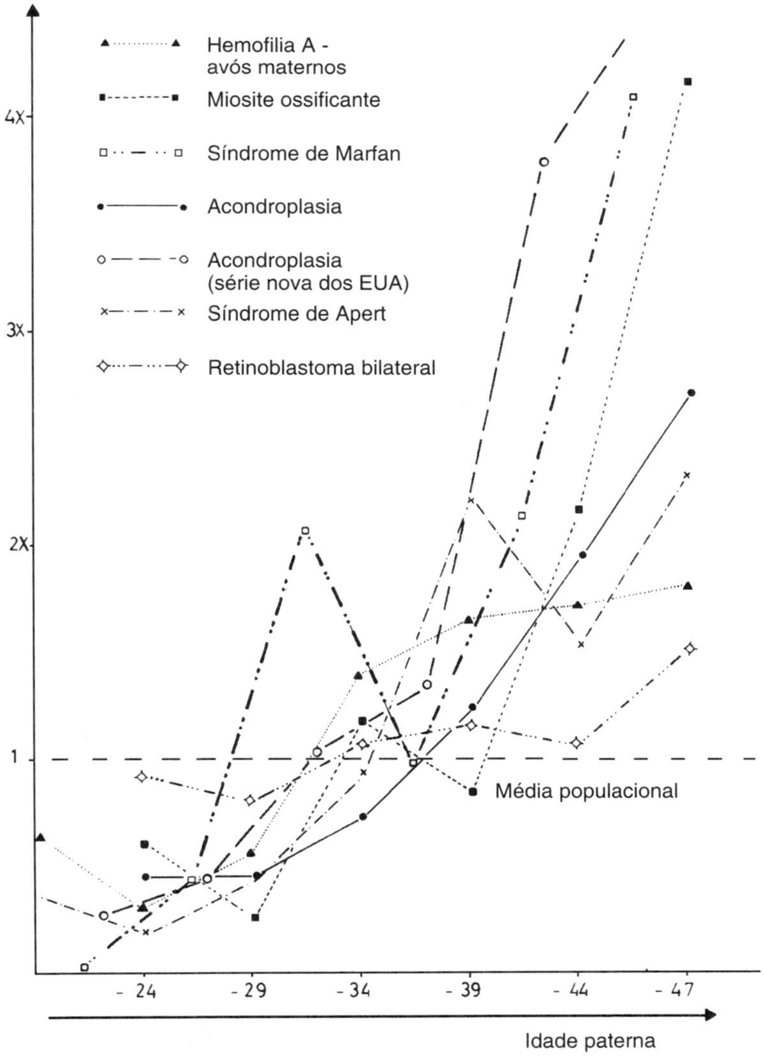

Fig. 9.16 Taxas de mutação (relativas a médias populacionais) em vários grupos etários de homens e para várias condições dominantes. Também para avós maternos de pacientes com hemofilia A.

1. A taxa de mutação no grupo etário mais velho é várias vezes — aproximadamente cinco vezes — mais alta que no grupo mais jovem.
2. A inclinação do aumento da curva tende a se tornar progressivamente maior com o avanço da idade.

A primeira característica é compatível com a suposição de que o aumento é causado pelo acúmulo de multiplicações celulares. A segunda, entretanto, não é compatível com tal suposição. Ao contrário, seria esperado um achatamento da curva, pelo menos se a taxa de multiplicação das espermatogônias Ad não diminuir com o avanço da idade. Esta discrepância não foi resolvida.

Outras Mutações Dominantes para as Quais É Possível um Efeito de Idade Paterna. As condições conhecidas ou admitidas como dominantes nas quais existem sugestões de um efeito de idade paterna incluem: síndrome de nevus de célula basal, síndrome de Waardenburg, doença de Crouzon, síndrome oculodentodigital e a síndrome de Treacher Collins [61].

Mutações que Levam a Hemoglobinas Instáveis ou Hemoglobina M e Idade Paterna [115]. Como mencionado na Seção 7.3.2, a hemoglobina M (= metemoglobina) e as hemoglobinas instáveis causam síndromes clínicas transmitidas como autossômicas dominantes. Stamatoyannopoulos coletou informações mundiais de heredogramas nos quais uma destas hemoglobinas ocorreu como uma mutação nova. No total, foram coletados 50 casos de 14 países; as pessoas nasceram entre 1922 e 1976. A média geral de idade paterna era de 32,7 anos, e a média de idade materna, de 28,3 anos. Para comparar as idades parentais dos probandos com as da população geral controle os autores calcularam para cada ano e para cada país as distribuições de freqüências cumulativas das idades de todos os genitores. As idades de cada pai e mãe dos probandos foram então expressas como percentis destas distribuições. A distribuição dos percentis de idade paterna foi desviada para a extremidade superior da faixa; 11 das 50 idades paternas para os probandos estavam entre o 90.° e o 100.° percentil (Fig. 9.17). Embora este resultado sugira um efeito de idade paterna, a diferença da distribuição controle não era significativa. Os testes adequados de paternidade eram impossíveis na maioria dos casos. As séries podem, portanto, incluir um número apreciável de "falsos mutantes" devido a falsas suposições de paternidade. Uma nova mutação de um único caso

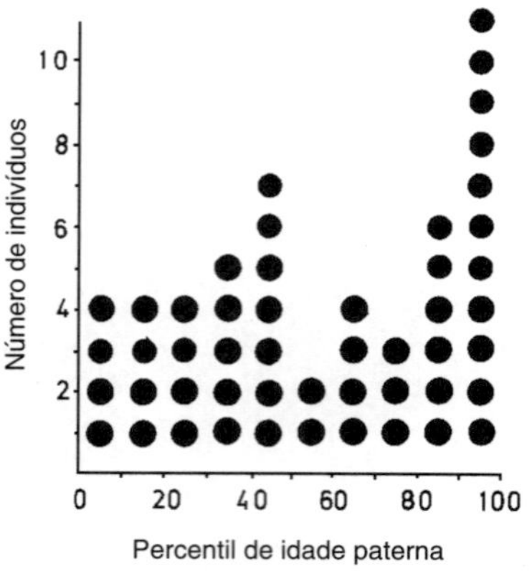

Fig. 9.17 Percentis de distribuição de idades dos pais de probandos para mutações novas de hemoglobinas instáveis ou HbM. A expectativa de ausência de um efeito de idade paterna seria cinco em cada categoria. Note o número maior de casos no grupo com mais idade (≤ 90% da população). (De Stamatoyannopoulos e cols., 1981 [119])

de HbM foi publicada; o pai da criança mutante tinha 49 anos e a mãe 37. Uma nova mutação para β talassemia foi relatada e documentada com cuidado incomum [125]. Os exames clínico e bioquímico da criança, que tinha 2 anos na época do diagnóstico, bem como de ambos os genitores e os três irmãos, não deixou a menor dúvida de que a talassemia da criança era de fato devida a uma mutação nova; a ilegitimidade foi convincentemente excluída. O pai tinha 45 e a mãe 44 anos na época do nascimento do probando. No mesmo ano (1965), na Suíça, a idade paterna média era de 31 anos, e a materna de 28,2 anos. Embora um único caso não substitua um levantamento estatístico, este resultado indica fortemente um efeito de idade paterna. Entretanto, o conhecimento de que a idade paterna avançada é mais provável para novas mutações levaria a tendenciosidades nas publicações de tais casos isolados.

Algumas Mutações Dominantes Mostram um Pequeno Efeito de Idade Paterna. Penrose [100] notou que nem todas as mutações dominantes mostram um forte efeito de idade paterna. Dentre aquelas para as quais o efeito é muito menor estão exemplos bem estudados de retinoblastoma bilateral [26, 138] e nanismo tanatofórico. Nesta última condição, de acordo com as evidências de um número limitado de pacientes ($n = 41$) o efeito parece ser menor que na acondroplasia, porém mais forte que na osteogênese imperfeita [99]. Outros incluem a esclerose tuberosa, neurofibromatose e osteogênese imperfeita. A Fig. 9.18 mostra os dados destas duas taxas de mutação. O aumento com a idade paterna não é significativo para as três últimas condições, que, entretanto, mostram um significativo efeito de ordem de nascimento, sugerindo que a idade paterna provavelmente tenha um papel. Mais recentemente, este efeito foi confirmado para a neurofibromatose [10]. A comparação das Figs. 9.16 e Fig. 9.18 sugere que nem todas as mutações autossômicas têm um efeito de idade paterna. Há heterogeneidade.

A existência de um efeito de idade paterna para mutações letais ou semiletais de genes ligados ao X tem conseqüências importantes. Seria esperado encontrar tal efeito freqüentemente entre os avós maternos de casos destas doenças ligadas ao X, supondo que a mutação ocorre mais freqüentemente nos avós que na geração parental. Além disso, se as mutações dependessem de replicação, tais mutações seriam mais freqüentemente encontradas nos avôs que nas avós, pois ocorrem muito mais multiplicações celulares na espermatogênese que na ovocitogênese. Este problema foi examinado em duas séries de 77 casos de hemofilia A nos quais poder-se-ia esperar uma nova mutação [52]. Um aumento significativo da taxa de mutação com a idade dos avós foi de fato observada (Fig. 9.16 b), e isto foi confirmado em um estudo posterior. Este é outro argumento a favor de uma taxa de mutação maior nas células germinativas masculinas (veja abaixo).

Outro Distúrbio Ligado ao X: Síndrome de Lesch-Nyhan (308 000). A síndrome de Lesch-Nyhan ligada ao X é causada por um defeito de hipoxantina-guanina fosforribosiltransferase (HPRT). Este defeito pode ser diagnosticado não só no homem, que é hemizigoto, mas também nas células de uma mulher heterozigota apresentando lionização (Seção 7.2.2.6).

Em um levantamento discutido abaixo [34], foram encontrados cinco casos nos quais a mãe de um paciente era heterozigota, mas a avó materna era homozigota normal. A mutação deve, portanto, ter-se originado na célula germinativa do avô materno. As médias de idades de ambos os avós são mostradas no Quadro 9.11. Elas são muito mais altas que as da população média nos EUA. Logo, um efeito de idade paterna da ordem de magnitude encontrada nas outras condições revistas acima é muito provável.

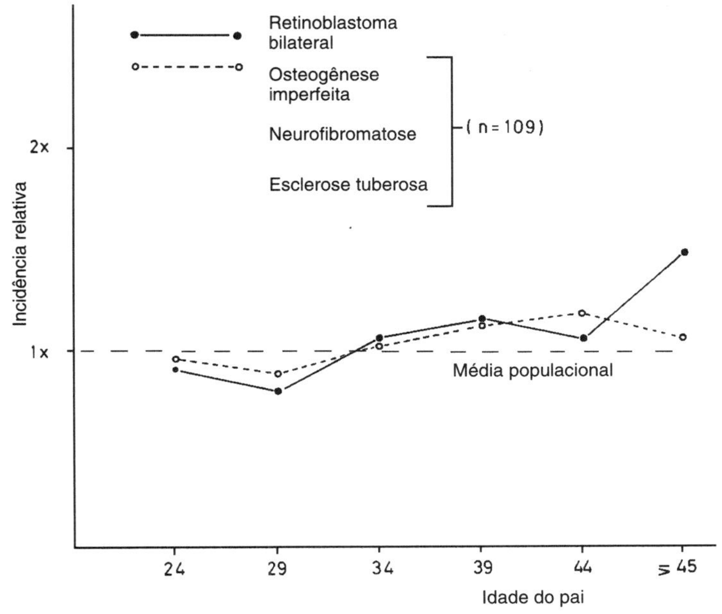

Fig. 9.18 Pequeno efeito da idade paterna para algumas mutações: retinoblastoma bilateral, esclerose tuberosa, neurofibromatose e osteogênese imperfeita.

9.3.4 Possível Diferença Sexual nas Taxas de Mutação

Se a maioria das mutações dependem de multiplicações celulares e replicação do DNA, seria esperado não só um aumento na taxa de mutação com a idade nas células germinativas masculinas, como também uma taxa de mutação muito maior nos homens que nas mulheres. As células germinativas masculinas sofrem muito mais multiplicações celulares que as femininas (Figs. 9.13, 9.14).

Este problema não pode ser examinado diretamente usando mutações dominantes de humanos, pois a mutação individual que se apresenta no fenótipo de um caso "esporádico" não pode ser localizada nem no espermatozóide nem no ovócito. Para mutações ligadas ao X, entretanto, é possível um teste. Para condições ligadas ao X — hemofilia A, síndrome de Lesch-Nyhan, deficiência de ornitina transcarbamilase e distrofia muscular tipo Duchenne — há disponibilidade de material suficiente. Todas as quatro foram estudadas, mas com resultados contraditórios.

Quadro 9.11 Idades de avós maternos ao nascimento de heterozigotas representando uma nova mutação para defeito de HPRT (adaptado de Francke e cols., 1976 [34])

	Avô	Avó
5 famílias	27 35 40 38 40	24 35 31 32 39
Média ± desvio padrão	36,0 ± 5,43	32,2 ± 5,54
Média populacional (EUA)	28,7 ± 6,8	25,9 ± 6,2

Diferença Sexual na Taxa de Mutação para Hemofilia A. Haldane [45], estudando casos de um levantamento na população dinamarquesa [2], foi o primeiro a postular uma taxa de mutação maior nas células germinativas masculinas que nas femininas. De acordo com Haldane [43], de todos os portadores de uma condição recessiva ligada ao X, uma fração (m):

$$m = \frac{(1 - f)\mu}{2\mu + \nu}$$

(μ = taxa de mutação nas mulheres, ν nas células germinativas masculinas, e f = fertilidade relativa dos pacientes)

deve ser de filhos de mães homozigotas normais, ou seja, se houver um equilíbrio genético, seu distúrbio deve ser devido a uma mutação nova nas células germinativas da mãe. As mutações nas células germinativas da mãe devem levar a casos esporádicos, casos individuais que são os únicos hemofílicos em sua família. Alguns casos isolados, entretanto, são esperados por motivos estatísticos se todas as mães forem heterozigotas. Sua proporção é aumentada se, além disso, ocorrerem novas mutações. Esta proporção m deve ser estimada a partir de dados familiares. Para evitar tendenciosidades incontroláveis na avaliação de proles com apenas um, e com mais de um paciente, entretanto, deve ser determinada a proporção de homens mutantes, sempre que possível, em séries de famílias que foram coletadas por seleção completa (truncada) (Seção 4.3.4). Isto significa que dentro de um período de tempo predeterminado todos os hemofílicos vivos e suas famílias dentro de uma população definida foram avaliados.

Em épocas mais recentes, o problema foi repetidamente estudado usando-se métodos ligeiramente diferentes. Vogel (1965) [133] usou dois enfoques diferentes: ele testou o excesso de proles com apenas um irmão afetado (e nenhum caso entre parentes mais remotos) e comparou as distribuições quantitativas de valores de fator VIII entre as mães de casos esporádicos e portadores obrigatórios. Não havia tal excesso, e as distribuições de valores de fator VIII eram idênticas nos dois grupos de portadores. Ambos os conjuntos de dados sugerem uma taxa de mutação muito baixa nas células germinativas femininas e, dedutivamente, uma taxa maior nas células masculinas (veja também [134]). Este resultado foi confirmado por estudos usando técnicas melhoradas. Winter e cols. [148] avaliaram a taxa de mutação masculina/feminina como aproximadamente 10/1. Rosendaal e cols. (1990) [113] estudaram os seis conjuntos de dados tidos por eles como confiáveis, incluindo seus próprios dados em virtualmente todas as famílias de hemofilia A na Holanda. Usando uma técnica estatística refinada, concluíram que a taxa de mutação é cerca de 3,1 vezes mais elevada nas células germinativas masculinas que nas femininas, com um intervalo de confiança de 95% entre 1,9 e 4,9. Este resultado é apoiado por um número limitado de observações mostrando que a mutação se origina mais freqüentemente nas células germinativas do avô materno que nas de mães de pacientes esporádicos.

Hemofilia B. O problema ainda não foi resolvido quanto à hemofilia B. Embora alguns estudos indiquem uma taxa de mutação muito mais alta nas células germinativas masculinas, outros defendem taxas aproximadamente iguais em ambos os sexos.

Deficiência de Ornitina Transcarbamilase (311 250). Esta doença é caracterizada por uma grave hiperamonemia. Além dos homens hemizigotos, cerca de 17% das mulheres portadoras também são afetadas. Bonaiti-Pellie e cols. [12] fizeram uma análise de segregação [10]. Não encontraram nenhuma indicação de um desvio da taxa de segregação a partir da sua expectativa se todas as mães fossem heterozigotas [10]. Este resultado indica uma taxa de mutação mais alta nas células germinativas masculinas.

Provável Taxa de Mutação Maior nas Células Germinativas Masculinas Causando a Síndrome de Lesch-Nyhan [34]. A idade avançada dos avós maternos nesta condição já foi mencionada. O distúrbio é tão grave nos homens que eles nunca geram filhos. Portanto sua fertilidade relativa (*f*) é 0. A fórmula é simplificada para $m = 1/3$ se $\mu = \nu$. Com taxas de mutação iguais nos dois sexos, um terço de todos os pacientes em uma geração deve ter mães homozigotas normais, sendo seu distúrbio devido a uma nova mutação na célula germinativa de sua mãe.

Levantamentos epidemiológicos de todas as famílias dentro de uma população específica atualmente não estão disponíveis. Entretanto, nesta doença, os heterozigotos podem ser diagnosticados por exame laboratorial. Portanto, vale a pena determinar se um terço de todos os casos conhecidos de fato tem mães homozigotas normais. Um estudo colaborativo [34] avaliou 47 famílias: 39 dos EUA, 3 do Reino Unido e 1 do Canadá, da Bélgica, da Alemanha, da Irlanda e da Suíça. Em 27 famílias, a única pessoa afetada era um homem. Em todos esses casos as mães estavam disponíveis para teste de heterozigose e apenas quatro eram homozigotas normais. Nos outros 23 casos (bem como em todas as famílias contendo mais de um afetado), as mães eram heterozigotas. Obviamente esta proporção é menor que o 1/3 teoricamente esperado.

Existem três hipóteses que contribuiriam para um número mais alto de heterozigotos entre as mães:

1. Como as famílias não foram localizadas por um levantamento epidemiológico, a avaliação pode ter sido tendenciosa a favor de famílias contendo mais de um caso.
2. Pode haver uma vantagem reprodutiva dos heterozigotos ou uma distorção de segregação.
3. Há uma taxa de mutação maior nas células germinativas masculinas. As alternativas 1 e 2 parecem improváveis. A hipótese 3 de uma taxa de mutação maior nas células germinativas masculinas é a explicação mais plausível para estes dados. Esta hipótese foi confirmada com casos adicionais e um método estatístico melhor [35].

Síndrome do X Frágil. Na síndrome Fra X, o tipo ligado ao X mais comum de retardo mental e uma das anomalias monogênicas mais comuns nos humanos foram supostas mutações novas exclusivamente nas células germinativas com base em evidências estatísticas [118]. Mais recentemente foi encontrada uma nova explicação molecular — alelos expandidos [29]. O problema é discutido em detalhes na Seção 9.4.2.

Sem Diferença Sexual nas Taxas de Mutação da Distrofia Muscular Duchenne. Uma outra doença para a qual há disponibilidade de amostras suficientemente grandes e cuidadosamente examinadas é a distrofia muscular Duchenne (DMD; 310 200). Aqui a fertilidade relativa (*f*) dos pacientes é, novamente, 0. Eles nunca têm filhos, e se as taxas de mutação em ambos os sexos forem iguais, um terço de todos os pacientes provavelmente seriam filhos de mães homozigotas normais. Este problema foi repetidamente estudado, com alguns resultados contraditórios [90]. Enquanto isso, foram desenvolvidos perfis de marcadores de DNA que permitem a identificação de cromossomos X de avôs e avós. As informações desta fonte foram incluídas no algoritmo para avaliar esta proporção de sexos [41, 65]. Após os cálculos quanto ao número de observações necessárias para um resultado preciso se a taxa nos homens fosse cinco vezes maior que nas mulheres [69], foi feito um estudo cooperativo por muitas equipes envolvidas no diagnóstico de DMD. Dos 295 casos esporádicos, 196 tinham herdado seu cromossomo X da avó materna e 99 do avô materno. Este resultado leva a uma estimativa de $m = 1{,}04$, com 95% de intervalo de confiança entre 0,41 e 2,69 [89].

Logo, a taxa geral de mutação é virtualmente idêntica nos dois sexos. A DMD parece ser um caso especial: a taxa de mutação é incomumente alta, muito provavelmente devida em parte ao tamanho incomum do gene de distrofina (Quadro 3.4), e a proporção sexual difere de outras mutações cuidadosamente estudadas. Novamente, a explicação vem da análise molecular de mutantes (veja mais adiante, Seção 9.4.2).

Evidência Indireta de uma Maior Taxa de Mutação nas Células Germinativas Masculinas. O problema das diferentes taxas de mutação nas células germinativas masculinas e femininas não pode ser examinado diretamente em condições autossômicas dominantes. Entretanto, evidências dedutivas podem ser obtidas do aumento da taxa de mutação com a idade paterna, por exemplo, na acondroplasia. Se o efeito da idade paterna é causado exclusivamente pela idade do pai, que já foi mostrado como sendo muito provável [102, 106], a noção de taxas de mutação iguais nos dois sexos não pode ser aplicada, mesmo se todas as mutações em filhos de pais jovens forem devidas a mutação nas células germinativas femininas. Se as taxas de mutação em genitores jovens forem iguais em ambos os sexos, o excesso de mutações novas devidas ao efeito da idade paterna causaria uma taxa de mutação muito maior nas células germinativas masculinas que nas femininas. Para detalhes disso veja Vogel [29].

Diferença Sexual nas Taxas de Mutação de Camundongo. Seria de se esperar que este problema já tivesse sido resolvido em animais de laboratório. Entretanto, a evidência é sugestiva mas não totalmente conclusiva. Apenas dados relativamente escassos de camundongos estão disponíveis como subproduto do trabalho de indução de mutações com o teste de locus múltiplo. Este método detecta novas mutações recessivas na F_1 por retrocruzamento com uma linhagem-teste homozigota para sete mutações recessivas (Seção 11.1). O Quadro 9.12 mostra os dados. A diferença sexual não é muito impressionante. As sete mutações observadas nas mulheres incluem um grupo de seis mutantes aparentemente devidos a uma única mutação no desenvolvimento bem inicial do ovário. Se este grupamento for contado apenas

Quadro 9.12 Mutações espontâneas de um locus do tipo selvagem (normal) no camundongo (adaptado de Searle, 1972 [116]; Russell e cols., 1972[114])

Sexo	N.º de gametas testados	Mutações	Freqüência/locus
♂	649.227	36	$7{,}9 \times 10^{-6}$
♀	202.812	7[a]	$6{,}1 \times 10^{-6}$

[a] Inclui grupo de seis. Estimativa alternativa baseada em uma mutação ($1{,}4 \times 10^{-6}$).

uma vez, a taxa de mutação nas fêmeas torna-se $1,4 \times 10^{-6}$, o que de fato é muito menor que a taxa de mutação nos machos. A hipótese de que a taxa de mutação nas fêmeas é menor que nos machos é fortalecida pela produção muito baixa de mutações obtidas por irradiação das fêmeas com baixas doses.

Resultados Estatísticos e Mecanismos de Mutação. Os vários resultados podem ser comparados com as expectativas derivadas dos cinco mecanismos citados no Quadro 9.8. As mutações pré-puberais (modelo 3) e as mutações que ocorrem após as multiplicações celulares terem se completado (modelo 4) podem ser excluídas para o grupo de mutações com um forte efeito de idade paterna. As mutações dependentes de tempo (modelo 1) também são muito improváveis para esta categoria. Para o grupo com um efeito menor de idade paterna, um aumento linear com o tempo permanece uma possibilidade, talvez em combinação com mutações em células germinativas maduras (modelo 5). A maioria dos dados parece sugerir o modelo dependente de multiplicações celulares (2). A diferença sexual e o aumento com a idade paterna são previstos neste modelo. Entretanto, existem dois aspectos que levam à cautela em aceitar totalmente este mecanismo:

1. Falha em detectar evidências de um forte efeito de idade paterna em alguns casos.
2. A curva do aumento dependente de idade nas mutações (nas doenças que apresentam um forte efeito de idade paterna) sobe mais acentuadamente com o avanço de idade.

Como mostrado, seria de se esperar uma elevação do aumento das mutações nos grupos etários mais altos. As evidências, entretanto, não são decisivas, pois sabemos pouco sobre a natureza das mudanças na espermatogênese com o avanço da idade. Entretanto, os dados sugerem que o processo de mutação está um pouco relacionado à replicação do DNA e à multiplicação celular. Talvez os dados estatísticos não devam ser levados em conta muito rigidamente. Podemos esperar evidências mais detalhadas da análise em nível molecular.

9.3.5 Mosaicismo de Células Germinativas e Somáticas para Mutações Dominantes ou Ligadas ao X

Observações de Heredogramas. Se uma mutação ocorre durante o desenvolvimento inicial das células germinativas, pode ser criado um mosaicismo germinativo, sendo um setor mais ou menos extenso da gônada o portador da mutação. Esta situação é bem conhecida do trabalho de mutações com *Drosophila melanogaster*, e um grupo de mutantes devidos a mutação nos primeiros estágios do desenvolvimento do ovócito em camundongos é mencionado no Quadro 9.12. Nos humanos, a chance de se encontrar tais grupos é muito baixa. Eles só podem ser detectados se um setor relativamente grande da gônada for afetado. Quanto mais cedo ocorrer a mutação no desenvolvimento, maior será o setor gonadal envolvido. A proporção de células germinativas afetadas é de 100% se a primeira célula básica já tiver a mutação. Será de 1/2 se a mutação ocorrer na primeira multiplicação da célula básica, $(1/2)^2$ se ocorrer na segunda multiplicação, e em geral de $(1/2)^n$ se a mutação ocorrer na enegésima multiplicação (Fig. 9.19). Se o número total de multiplicações celulares for da ordem de magnitude aqui estimada (Seção 9.3.3; Fig. 9.14), e a probabilidade da mutação for igual para todas as multiplicações celulares, a proporção de mutações

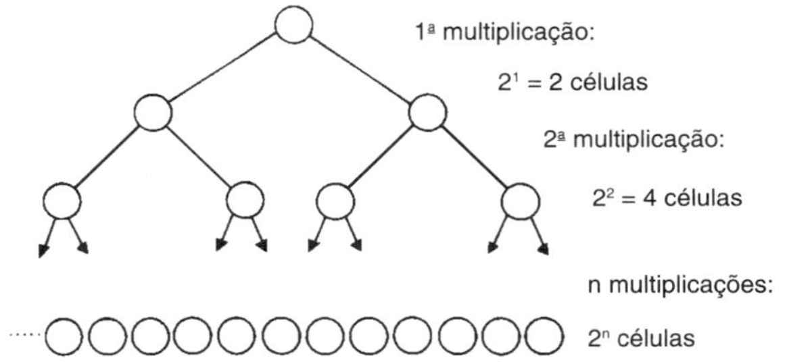

Fig. 9.19 Dependência de células germinativas mutantes do estágio de desenvolvimento da célula germinativa no qual ocorreu a mutação.

novas que ocorrem em grupos, revelando o mosaicismo germinativo, é pequena mas não desprezível. Se a mutação for dominante, são esperadas famílias ocasionais nas quais ambos os genitores são normais porém mais de um filho mostra o fenótipo mutante.

Foram descritos heredogramas ocasionais nos quais tal grupo é uma possibilidade, por exemplo, um grande heredograma com aniridia [106] e uma família com mãos e pés fendidos [80]. Em geral, é muito difícil excluir a alternativa mais trivial de penetrância incompleta em um dos genitores. Aqui, novamente, o diagnóstico em nível molecular trouxe novas informações. Como tornou-se possível diagnosticar portadoras heterozigotas de mutações ligadas ao X, como as que causam distrofias musculares (DMD, BMD) e hemofilia A, foram descobertas mulheres que são mosaicos de células germinativas para estas mutações.

Já foram observadas famílias nas quais mais de um filho nasceu de uma mãe que não mostrava sinais de portadora de DMD. Nesta época, entretanto, o diagnóstico de DMD tinha que ser estabelecido exclusivamente em bases clínicas, e a condição de portadora só podia ser diagnosticada em uma certa proporção de portadoras. Assim, foram oferecidas duas explicações alternativas: ou os filhos sofriam de uma doença autossômica recessiva idêntica, ou tinham DMD e a mãe era portadora. Hoje em dia a primeira alternativa pode ser excluída no nível proteico se for mostrado um defeito na distrofina dos músculos do paciente. Como regra, a segunda alternativa não pode ser excluída, pois as gônadas destas mulheres não são acessíveis. Entretanto, foram observadas muitas mães que estavam livres de uma deleção no DNA de seus leucócitos, embora seus filhos tivessem a deleção [7]. Em uma mãe, a deleção foi encontrada em apenas alguns de seus leucócitos [84]. Em uma outra mãe de um filho afetado e uma filha portadora, o mosaicismo foi encontrado nos músculos, mas não nos leucócitos [142]. Em um estudo europeu colaborativo, a proporção de mosaicos entre as mães de pacientes esporádicos foi estimada em cerca de 7% [90]. Logo, seria errado dar à mãe de um paciente esporádico com DMD, identificada como não sendo portadora (pelo exame de células sangüíneas), uma estimativa de risco de quase 0% para o próximo filho. A estimativa precisa do risco é impossível, pois a extensão do mosaicismo de células germinativas permanece desconhecida.

O mosaicismo também foi observado na hemofilia A, e parece ser tão comum quanto na DMD. Por exemplo, um paciente de hemofilia gravemente afetado, bem como sua irmã, tinham uma deleção que não estava presente nas células sangüíneas de sua mãe [38]. Foram relatadas observações ocasionais de mosaicismo em várias outras doenças [20]. Devemos ter este problema em mente quando os pais de pacientes esporádicos com doenças autossômicas dominantes e ligadas ao X pedirem uma informação genética.

Mosaicismo Somático. O mosaicismo causado por mutação ocorre não só no tecido germinativo, mas também no somático. Tal mosaicismo pode não afetar apenas o número de cromossomos, como descrito no Cap. 10, mas aplica-se também a mutações gênicas. O padrão de manifestação fenotípica das mutações gênicas, entretanto, dificulta muito a detecção de tal mosaicismo. Há pelo menos uma observação. Durante um levantamento populacional de neurofibromatose [22] foram observados quatro indivíduos nos quais o neurofibroma estava confinado a um setor do corpo, como as extremidades, a área sacra e as costas. Nestes quatro casos, a história familiar foi negativa. Eles produziram um total de quatro filhos, nenhum dos quais foi afetado. Portanto, estes quatro filhos provavelmente representam mutações somáticas que afetaram estágios relativamente tardios do desenvolvimento. Outros casos já foram descritos [83].

Mutações de Meia-Cromátide ? Gartler e Francke (1975) [36] sugeriram um mecanismo especial para a produção de mosaicos para mutações de ponto: as mutações de meia-cromátide (Fig. 9.20). Como mencionado, muitas mutações parecem ser devidas a um erro de cópia na replicação do DNA. Se tal erro de cópia ocorrer no último ciclo de replicação do DNA antes da formação da célula germinativa, esta conterá um malpareamento de bases, por exemplo, AG em vez de AT (Fig. 9.20). Na primeira divisão de clivagem, A se pareia com T e G se pareia com C. Portanto, um dos dois produtos desta divisão tem o par de bases AT como antes; o outro contém o novo par de bases GC e é mutante.

A incontinência pigmentar pode ser um exemplo. A condição é provavelmente causada por um gene dominante ligado ao X, letal nos homens hemizigotos (Seção 4.1.4). Já foi descrito um total de 593 casos em mulheres e seis em homens que tinham cariótipos normais XY. O padrão de pele afetada era similar em ambos os sexos e parecia o padrão em mosaico exibido pelas heterozigotas para alguns genes ligados ao X em camundongos, hamsters e gatos.

Além disso, os casos masculinos eram esporádicos. A observação de que os homens afetados são fenotipicamente muito semelhantes às mulheres que são conhecidamente mosaicos devido ao efeito de Lyon (Seção 2.2.3.3) torna provável que os homens também sejam mosaicos e que a mutação ocorreu em um estágio inicial do desenvolvimento embrionário. A mutação de meia-cromátide é uma boa possibilidade [77].

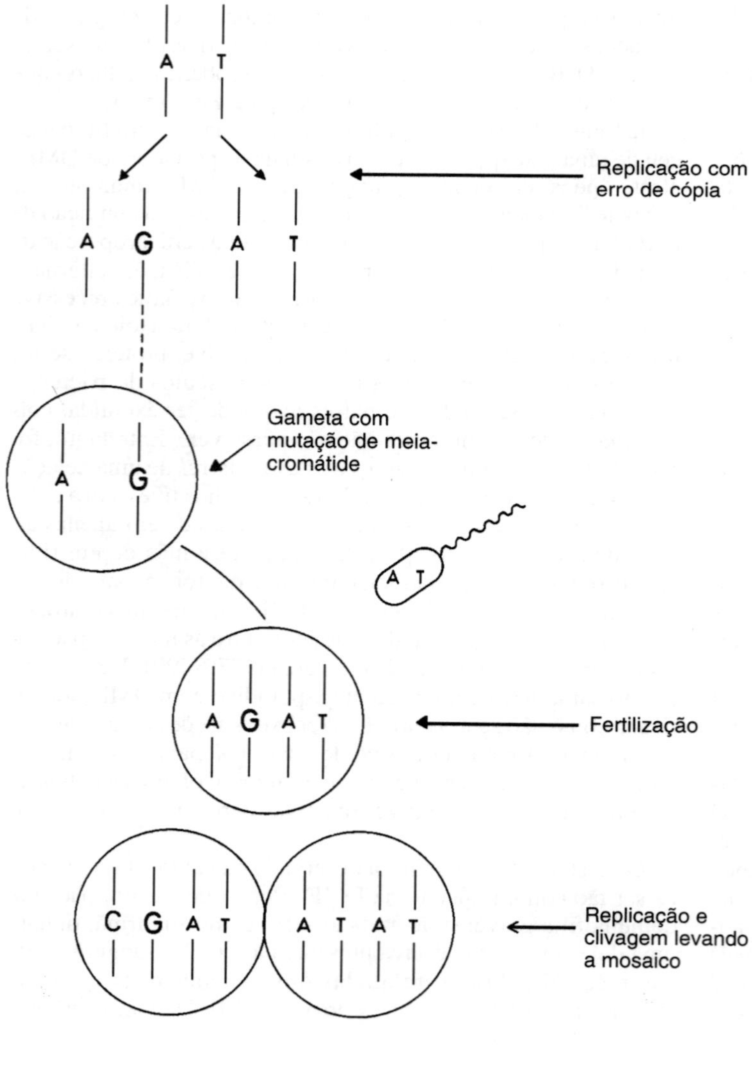

Fig. 9.20 Princípio da mutação de meia-cromátide: a substituição de base em um nucleotídio de meia-cromátide ocorreu durante a última replicação do DNA antes da meiose. Na primeira clivagem, a meia-cromátide mutante deu origem a um clone celular tendo uma mutação gênica; o meio-filamento normal produz um clone celular normal. O indivíduo é um mosaico 1:1.

9.4 Mutação Gênica: Análise no Nível Molecular

A análise de DNA oferece a oportunidade de obter uma compreensão mais específica do mecanismo de mutação. Aqui, os estudos recentes usando a análise no nível de gene-DNA deram maior possibilidade de responder algumas dúvidas criadas pelas análises estatísticas que geralmente começam no nível qualitativo fenotípico. Os resultados de ambos os níveis devem ser integrados para se obter um modelo aprofundado da realidade. Aqui, as respostas a algumas perguntas intrigantes ficaram mais fáceis, enquanto em outros casos a situação é mais complicada e a resposta menos óbvia que a suposta antes. Um bom levantamento das mutações gênicas foi feito por Cooper e Krawczak [20]. Estes autores também coletaram dados sobre mutações espontâneas em um banco de dados que está sendo atualizado continuamente.

9.4.1 Taxas de Mutação de Nucleotídios e Códons

Qual a probabilidade de que um determinado nucleotídio ou códon mute em um sentido específico, de modo que um aminoácido seja substituído por outro?

Primeiro Exame deste Problema. Um dos autores (AGM) já havia notado [88]:

Idealmente, tais cálculos podem ser feitos em geral diretamente, determinando-se a freqüência de uma determinada variante em uma população, seguida do teste dos genitores. Na maioria dos casos, um dos genitores terá transmitido a variante para um filho. Nas famílias onde ambos os genitores são normais (tendo em mente a possibilidade de uma falsa paternidade), supõe-se que tenha ocorrido uma nova mutação.

Na época em que os cálculos seguintes foram feitos, os estudos populacionais eletroforéticos em larga escala ainda não estavam disponíveis. Portanto, a taxa de mutação tinha que ser estimada de modo mais indireto pela incidência de variantes raras na população (1:2.000), pela proporção das possíveis variantes que podiam ser detectadas por eletroforese, e pelas poucas mutações observadas para um grupo específico de variantes, metemoglobinas devidas a vários tipos de HbM.

Considerando todos estes fatores, a ordem de magnitude de uma taxa de mutação para uma substituição específica de nucleotídio (μ^n) nas hemoglobinas foi estimada como:

$$\mu^n = 2,5 \times 10^{-9}$$

indicando a possibilidade de que uma base seja substituída por outra base específica, levando à substituição específica de um aminoácido por outro. O mesmo enfoque indireto foi seguido em um estudo no qual foram coletadas novas mutações para HbM e hemoglobinas instáveis [115] (veja também Seção 9.3.3), e o número de casos observados em um país foi comparado ao número total de nascimentos neste país durante uma ou duas gerações. Os autores estavam cientes de que uma estimativa baseada nesta tênue evidência só poderia dar uma aproximativa. Ela pressupõe, por exemplo, que nestas populações todos os casos nascidos durante um determinado período tinham sido notados. Não está claro, por outro lado, se todos os casos incluídos neste estudo eram de fato mutantes novos; os testes de paternidade foram feitos em apenas 19 das 55 observações. Com todas estas observações, a taxa de mutação para nucleotídios individuais foi estimada em $5,3 \times 10^{-9}$ para as hemoglobinas instáveis *de novo*, $10,0 \times 10^{-9}$ para mutantes de Hb α^M, e $18,9 \times 10^{-9}$ para mutantes Hb β^M, dando uma taxa de mutação de nucleotídio de $7,4 \times 10^{-9}$ para mutações *de novo* de cadeia β, com base em Hb instável e mutantes de Hb β^M juntas. Esta estimativa pode ser extrapolada para todo o gene de Hb β (excluindo, logicamente, as mutações de outros tipos moleculares e, especialmente, as que ocorrem fora do segmento de DNA transcrito e levam a β talassemias). O resultado é: $8,6 \times 10^{-6}$ por gene de cadeia de Hb β. Repetindo: esta é uma primeira aproximação muito grosseira baseada em tênues evidências de extrapolações.

Por um enfoque muito diferente, e tambem indireto, a taxa de mutação de códon foi avaliada pela taxa de evolução dos pseudogenes de globina, pois na ausência de seleção negativa a taxa de substituição de códon na evolução foi demonstrada como sendo igual à taxa de mutação (veja nossas discussões sobre a "hipótese neutra" de Kimura, Seção 14.2.3). A estimativa resultante, 5×10^{-9}, é incrivelmente semelhante a outras estimativas.

Estimativa com Dados Mais Diretos. Os dados de investigação de uma grande amostra populacional de milhares de pessoas estão disponíveis no Japão e foram usados para uma estimativa da taxa de mutação [92]. Em um total de 539.000 testes de locus único, de 36 polipeptídios, entre os quais foram encontradas três mutações espontâneas, e após a correção para o número de nucleotídios/gene, foi estimada uma taxa de mutação de aproximadamente 1×10^{-8}. Considerando as poucas evidências nas quais foram baseadas, as várias estimativas concordam relativamente bem.

Em um estudo de manchas de sangue coletadas durante testes neonatais para doenças metabólicas hereditárias, especialmente PKU (Seção 7.2.2.7), foi descoberta uma nova mutação de uma variante de Hb α, e confirmada por teste de paternidade entre 25.000 amostras testadas para variantes de hemoglobina [1]. Idealmente, este enfoque deve cobrir as mutações em dez loci gênicos parentais (1 β, 2 α, e 2 γ de cada genitor), mas nem todas as mutações foram avaliadas pelo método eletroforético.

A análise no nível gene-DNA permite estimativas que são baseadas em campo mais sólido. Para o gene de fator IX, por exemplo, foi estimada uma taxa de mutação de $3,2 \times 10^{-9}$ por par de bases [65], que foram categorizadas em transições (27×10^{-10}), transversões ($4,1 \times 10^{-10}$), e deleções ($0,9 \times 10^{-10}$). Supondo que as mutações de fator IX sejam representativas, a extrapolação para o genoma inteiro daria 8,0 transições, 1,2 transversões e 0,27 deleções por genoma, 0,19 das quais podem ocorrer dentro de regiões codificantes. A estimativa, entretanto, não leva em conta a heterogeneidade dos sítios mutacionais e, especialmente, as altas taxas de mutação conhecidas nas ilhas de CpG (veja em seguida).

Como as Taxas de Mutação de Nucleotídios se Comparam às Estimativas no Nível Fenotípico? A comparação destas estimativas ao nível de DNA com as estimativas baseadas em fenótipos específicos (Quadros 9.6, 9.7) mostram que o último enfoque se aproxima de uma freqüência de 1×10^{-5} dentro de uma ordem de magnitude. Entretanto, estas taxas são de fenótipos relativamente freqüentes que são bem adequados para cálculos de taxa de mutação. Como mostrado, a taxa média de mutação para fenótipos patológicos visíveis é provavelmente mais próxima de 1×10^{-6} que de 1×10^{-7} por gameta ou menos (Seção 9.3.2). Este valor é cerca de 40 a 400 vezes maior que as estimativas da taxa de mutação de nucleotídios, mas à primeira vista parecem bem comparáveis às extrapolações para o gene de Hb β. Para outros genes, por exemplo, os genes de retinoblastoma e fator VIII (hemofilia A), a taxa de mutação fenotípica é muito mais baixa que sugeririam a soma das taxas individuais de mutação de nucleotídios. Isto pode ser devido principalmente ao fato de apenas uma fração das mutações levando a substituições de aminoácidos causar um prejuízo tão grave ao funcionamento da proteína que surge uma doença. Além disso, as mutações do mesmo gene podem levar a fenótipos idênticos ou mesmo similares. Entretanto, o fenótipo produzido por uma mutação depende da alteração funcional específica da proteína envolvida (Seção 7.3). A mutação dentro de genes de hemoglobina pode, por exemplo, levar a anemias hemolíticas, metemoglobinemia, eritrocitose, ou pode não estar associada a nenhum sintoma clínico.

9.4.2 Vários Tipos Moleculares de Mutação

Substituições de Um Único Par de Bases. A análise em nível de DNA revelou vários tipos de mutações, começando com as que causam variantes de hemoglobina [74]. Nos últimos anos foram descritas mutações em muitos outros genes [20]. O tipo mais comum são as substiuições de um único par de bases. Dependendo do tipo de substituição, elas são subdivididas em transições e transversões: a substituição de uma purina por outra purina ou de uma pirimidina por outra pirimidina é uma transição; a substituição de uma purina por uma pirimidina ou vice-versa é chamada de transversão. São possíveis quatro transições e oito transversões (Fig. 9.21). Se o sentido das mutações fosse aleatório e todas as substituições de bases ocorressem com probabilidades idênticas, seria esperado um terço de transições e dois terços de transversões.

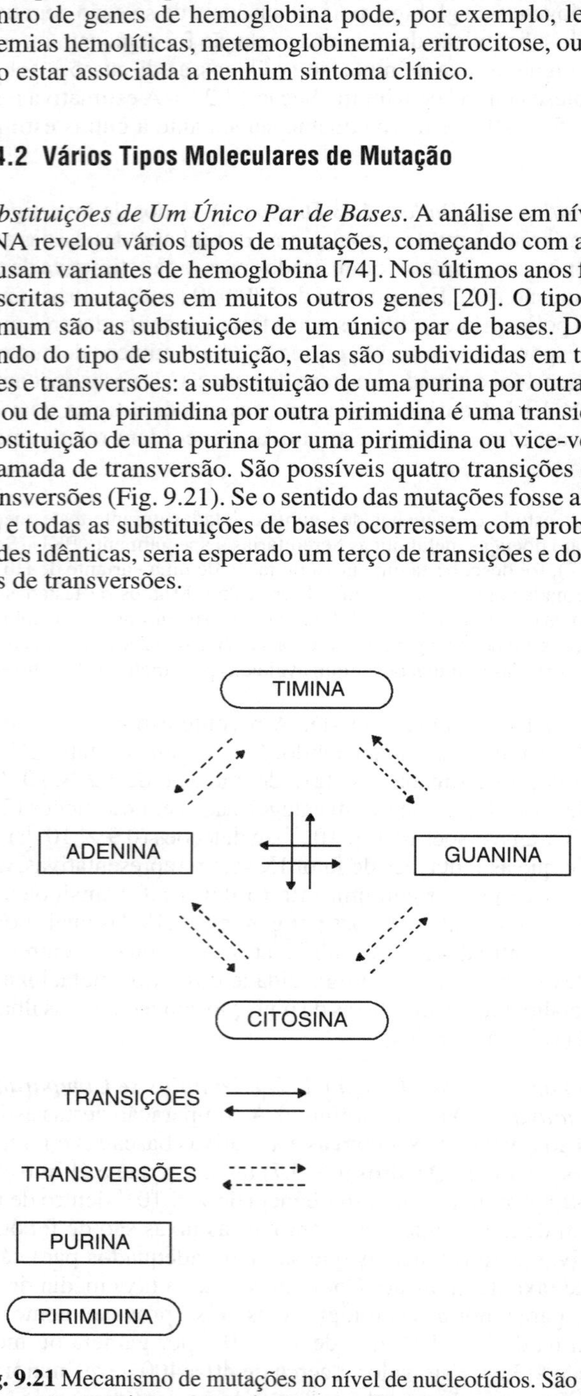

Fig. 9.21 Mecanismo de mutações no nível de nucleotídios. São possíveis quatro transições ⇄ e oito transversões ⇠⇢.

As mutações de sentido trocado mudam a seqüência de nucleotídios, de modo que outro aminoácido é encontrado na proteína resultante. Um exemplo clássico é a substituição de aminoácidos de ácido glutâmico por valina na sexta posição da cadeia de Hb β que leva à hemoglobina falciforme.

Ácido glutâmico:			Valina:		
mRNA	Seqüência de DNA codificante	Anti-códon	mRNA	DNA codificante	Anti-códon
GAA	CTT	GAA	GUA	CAT	GTA
GAG	CTC	GAG	GUG	CAC	GTG
			GUU	CAA	GTT
			GUC	CAG	GTC

Uma substituição de bases na posição do segundo códon, T → A, muda o códon de ácido glutâmico para um de valina. Como T é uma pirimidina e A é uma purina, isto é uma transversão. (É costume em tais representações descrever não os códons do DNA e sim os seus anticódons. Veja também o quadro para o código genético, Quadro 3.2.)

Em outros casos, as seqüências de bases podem ser trocadas na terceira posição de bases de um códon "redundante", de modo que um novo códon especifica o mesmo aminoácido. Esta é uma mutação "de mesmo sentido", sem efeito fenotípico. Se a mutação transforma um códon com sentido em um códon de fim, resulta uma mutação "sem sentido".

Mutações de um único par de bases também podem ocorrer em códons de fim, levando a um alongamento da cadeia até o próximo códon de fim (o primeiro exemplo clássico em humanos é a Hb Constant Spring; veja Seção 4.7.3.2). Além disso, elas podem ocorrer fora da região codificante do gene, por exemplo, nas regiões de promotor, em códons de início, nas junções de corte do mRNA — todas com vários efeitos fenotípicos. Para exemplos veja a Seção 7.3 (hemoglobina; veja também [20].)

Transições São Especialmente Comuns. As substituições espontâneas de bases não ocorrem aleatoriamente. Deduzindo as alterações de nucleotídios em variantes de hemoglobina por substituição de aminoácidos com o uso do código genético, foi demonstrado em 1965 que nos genes de hemoglobina as transições são muito mais freqüentes do que seria esperado com uma substituição aleatória [139]. Este resultado foi depois generalizado para mutações fixadas em vários genes durante a evolução [137].

Quando foi possível fazer uma avaliação direta das mutações no nível de DNA, o aumento da ocorrência de transições foi confirmado para muitos outros genes. Entre as 880 mutações de ponto diretamente identificadas em várias doenças genéticas, 275 transversões (31,3%) e 605 transições (68,7%) foram contadas, comparadas aos 33,3% esperados para transições [20]. Algumas destas transições poderiam ser explicadas por um mecanismo biológico definido. Em várias partes do genoma encontra-se a seqüência — C — G — . Na maioria das áreas, entretanto, as

||| |||
— G — C —

chamadas seqüências CpG são muito mais raras do que seria esperado se as seqüências de bases fossem aleatórias. As seqüências CpG são encontradas primariamente nas "ilhas" de CpG, em geral fora das pontas 5′ dos genes codificantes, particularmente nos genes "de manutenção". Em partes do genoma as citosinas são metiladas. Elas são substituídas pela 5-metilcitosina.

Esta metilação parece ser importante para a ação gênica, mas uma citosina metilada, especialmente se adjacente a uma guanina, tem um risco aumentado de ser desaminada (Fig. 9.22). Tal desaminação leva à timina, que na próxima rodada da replicação do DNA se pareia com adenina, não com guanina. Ocorreu uma transição. Este parece ser o motivo pelo qual os pares de bases CpG são relativamente raros no genoma, exceto nas ilhas de CpG acima mencionadas. Nestas ilhas, as citosinas não são metiladas. A taxa de mutação, portanto, não é aumentada, e estas ilhas têm sido mantidas na evolução. Elas podem ser "os últimos vestígios de longos trechos de DNA não-metilado" (Bird, citado em [20]).

Obviamente a mutação C → T sugerida por este mecanismo é uma transição, e de fato 289 das 605 transições citadas acima ocorreram dentro de dinucleotídios CpG (fora das ilhas CpG). Esta mutação explica muito, mas não toda, a abundância das transições. Restam 316 transições e 275 transversões, não um terço, e sim mais que metade das transições. Logo, devem ser considerados outros mecanismos. As bases que circundam o sítio mutacional parecem ser importantes. Algumas observações de mutações idênticas, repetidas e independentes sugerem que nos genes humanos, como no genoma de organismos mais primitivos, devem existir pontos quentes mutacionais. Até agora, entretanto, os pontos quentes fora de dinucleotídios CpG não foram suficientemente bem caracterizados em termos moleculares. Entre as mutações em genes de hemoglobina que levam a substituições de aminoácidos não foi encontrada nenhuma indicação clara de tais pontos quentes.

Mecanismos de Mutação, Efeito de Idade Paterna e Diferença Sexual. O aumento em determinadas mutações gênicas com a idade paterna parece compreensível se as mutações fossem freqüentemente causadas por um erro de cópia durante a replicação do DNA. Este conceito nunca foi perfeito, pois não prevê um aumento na inclinação da curva com o aumento de idade. Entretanto, a hipótese de erro de cópia foi a melhor explicação não só para o efeito da idade paterna, mas também para o número proporcionalmente maior de mutações observadas na linhagem germinativa do homem do que da mulher. Como a desaminação espontânea de citosina metilada é tida como dependente de tempo e não um processo dependente de replicação [20], seria esperado um aumento quase linear nas taxas de mutação com a idade, independente do sexo. As hipóteses auxiliares são obviamente possíveis, tais como idade, e mudanças dependentes de sexo, na eficiência das DNA polimerases ou processos de reparo, ou uma influência do DNA na configuração da cromatina nas células que se multiplicam ou não. Além disso, os resultados em microrganismos sugerem uma dependência de replicação da maioria das mutações espontâneas [28]. Provavelmente, uma fração apreciável de mutações, especialmente nas células germinativas masculinas, são dependentes de replicação, pois os dados estatísticos são convincentes. Os mecanismos exatos permanecem desconhecidos.

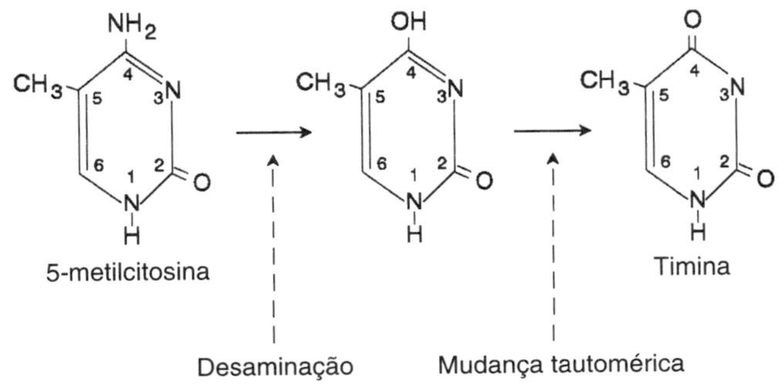

Fig. 9.22. Mutação de uma única base, C → T, por desmetilação de 5-metilcitosina; mudança tautomérica.

Deleções [20]. Os mecanismos mutacionais foram primeiramente elucidados nos genes de hemoglobina que levam a hemoglobinopatias e talassemias (Seção 7.3). A grande maioria destas mutações é de substituições de um par de bases, mas ocasionalmente um ou vários pares de bases são deletados. Quando os dados de outros genes tornaram-se disponíveis, foram obtidos resultados similares. Uma proporção relativamente pequena de deleções (comparada com mutações de uma base) foi encontrada na maioria das doenças, mas não em todas. Na hemofilia A, por exemplo, conhecemos 77 mutações de ponto e 10 deleções. Como mutações independentes mas idênticas são contadas apenas uma vez, e como as mutações de ponto não foram identificadas com precisão suficiente, este dado pode estar desviado em favor das deleções. Antonarakis (1988 [3]) estimou que a fração de deleções para os genes de fator VIII e fator IX é de cerca de 5% [84]. Freqüências até menores foram depois mostradas (1% a 2%) [20, 84]. Na hemofilia B, as deleções também parecem compreender uma pequena porcentagem de todas as mutações [65]. Para a deficiência de HPRT havia 40 substituições de um único par de bases e 9 deleções.

A situação é bem diferente para mutações do gene de distrofina que causa a distrofia muscular Duchenne. Aqui, a maioria das mutações (aproximadamente 60 a 70%) foi identificada como

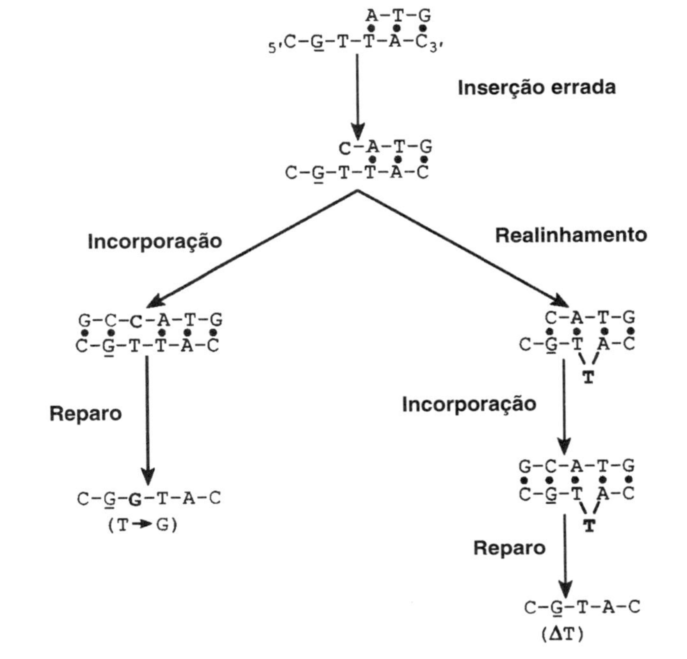

Fig. 9.23 Vias de erros em bases únicas durante a replicação do DNA como resultado de um evento de pequena inserção. (Cooper e Krawczak 1993 [20]; de Kunkel)

deleções [25, 66-68]. Também foram encontradas duplicações, embora em freqüência menor. Foram identificadas várias mutações de ponto. A distribuição das deleções dentro deste gene é decididamente não-aleatória.

Deleções e Proporção Sexual de Taxas de Mutação. As taxas de mutação dos genes para fator VIII, provavelmente fator IX, e o locus de HPRT parecem ser maiores — provavelmente muito maiores — nas células germinativas masculinas que nas femininas. Entre as mutações do gene de distrofina, por outro lado, não foi encontrada tal diferença sexual. Aqui, a taxa de mutação geral pode ser muito semelhante nos dois sexos. Isto sugere uma diferença nos mecanismos subjacentes. Embora a grande maioria das mutações geralmente seja de substituições de um só par de bases, as mutações do gene de distrofina em geral são deleções. Isto sugere que as substituições de uma só base podem ocorrer mais freqüentemente na linhagem germinativa masculina que na feminina, e pode aumentar com a idade paterna. Em contraste, as deleções ocorrem com freqüências iguais nos dois sexos, possivelmente até mesmo um pouco mais comumente nas mulheres. Para testar esta hipótese Grimm e cols. [41] compararam a proporção sexual das deleções e não-deleções em um extenso conjunto de dados de mutantes de distrofina. As deleções eram mais comuns nas mulheres. As não-deleções, supostamente na maioria mutações de ponto, eram mais comuns nas células germinativas masculinas. Um resultado análogo foi relatado para as mutações de fator IX: a taxa de mutação para mutações de ponto era mais alta nos homens, enquanto foram encontradas taxas de mutação aproximadamente iguais nos dois sexos para deleções [64]. A interpretação de tais resultados em termos moleculares será possível ao se elucidarem os mecanismos moleculares das deleções (veja em seguida).

Mecanismos Moleculares de Deleções. Desalinhamentos e pareamentos de homólogos estruturais, mas não homólogos posicionais de seqüências de DNA, levam a crossing desigual (Seção 5.2.8) e em geral têm sido discutidos como a causa de deleções e duplicações. Os resultados de tais desalinhamentos já são conhecidos há muito tempo: as hemoglobinas Lepore e anti-Lepore (Seção 7.3), algumas haptoglobinas raras (Seção 5.2.8) e os genes para pigmentos de visão em cores (Seção 15.2.1.5). Quando se tornou possível a análise ao nível gene-DNA, tais eventos foram vistos como sendo mais comuns que o antecipado. Novos dados podem ser esperados da análise de seqüências de DNA ao redor dos pontos de quebra das deleções. Foi demonstrado, por exemplo, que tais áreas em geral têm seqüências Alu (veja também Seção 3.2; Fig. 3.30) [20]. Foram discutidas três possibilidades: (a) ocorre recombinação entre uma repetição Alu e uma seqüência não-repetitiva de DNA que tem homologia de seqüência com a repetição Alu, (b) crossing entre as seqüências Alu orientadas em sentidos opostos, (c) recombinação entre seqüências Alu orientadas no mesmo sentido (Figs. 9.24-9.28).

Entretanto, nem todas as deleções são mediadas por seqüências Alu. Outros tipos de seqüências repetidas, como repetições diretas, curtas, também estão envolvidas. A Fig. 9.24 mostra um mecanismo possível ("desalinhamento" entre duas repetições homólogas). Até agora não sabemos se a distribuição obviamente desigual dos pontos de deleção, como no gene de distrofina, pode ser explicada por uma distribuição correspondente de seqüências repetitivas. Em geral, o ponto de recombinação não está "limpo"; novas bases podem ser introduzidas, e as duplicações do sítio-alvo são freqüentes [20]. O tamanho do segmento deletado

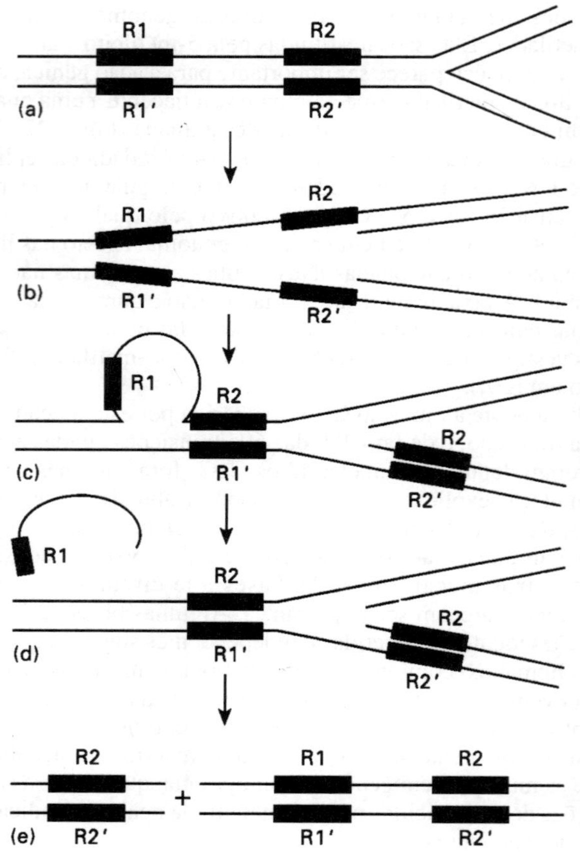

Fig. 9.24 Modelo de malpareamento por desalinhamento gerando deleções durante a replicação do DNA. (*a*) O dúplex de DNA contendo seqüência direta de repetição. (*b*) O dúplex fica unifilamentar na forquilha de replicação. (*c*) A repetição R2 se pareia com a repetição complementar R1′, produzindo uma alça unifilamentar. (*d*) Alça excisada e reunida por enzimas de reparo do DNA. (*e*) Dúplices-filhos, um dos quais contém apenas uma das duas repetições e não tem a seqüência intercalar entre R1 e R2. (Efstratiadis e cols. 1980; de Cooper e Krawczak 1993 [20])

pode variar, mas as deleções curtas são muito mais comuns que as longas (veja Fig. 9.30). A questão da existência de pontos quentes foi discutida para deleções. A distribuição dos pontos de quebra nas deleções da distrofina sugere a existência de tais pontos quentes.

Inserções, Duplicações e Inversões [20]. Foram observadas outras alterações estruturais além das deleções, embora mais raramente. Enquanto a recombinação desigual é um mecanismo de formação das deleções, também são esperadas duplicações. Teoricamente, elas deveriam ser igualmente comuns. De fato, entretanto, as duplicações são mais raras, embora entre as mutações no gene de distrofina um pequeno número — cerca de 10% das deleções — tenha sido observado. Elas podem levar à doença, e muitos exemplos foram documentados [56]. As inserções em geral consistem em apenas alguns pares de bases. Sua inserção parece ser aleatória. Os mecanismos podem ser semelhantes aos discutidos para as duplicações. As inversões também foram descritas. Por exemplo, uma talassemia composta γ–δ–β observada na Índia foi explicada por uma inversão complexa: dois

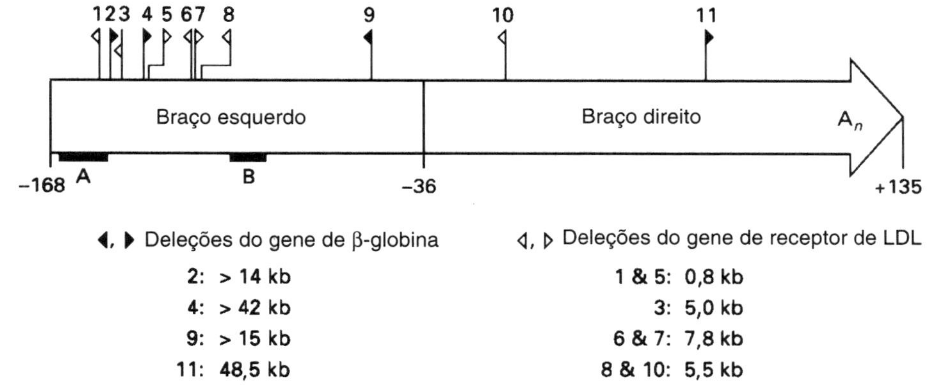

Fig. 9.25 Pontos de quebra dentro da seqüência de consenso para mutações em LDLR (*pontas de seta vazadas*) e genes de Hbβ (*pontas de seta escuras*). *Barras escuras*, regiões da seqüência Alu que correspondem aos promotores A e B de RNA polimerase III. (Cooper e Krawczak, 1993 [20]; de Lehrman)

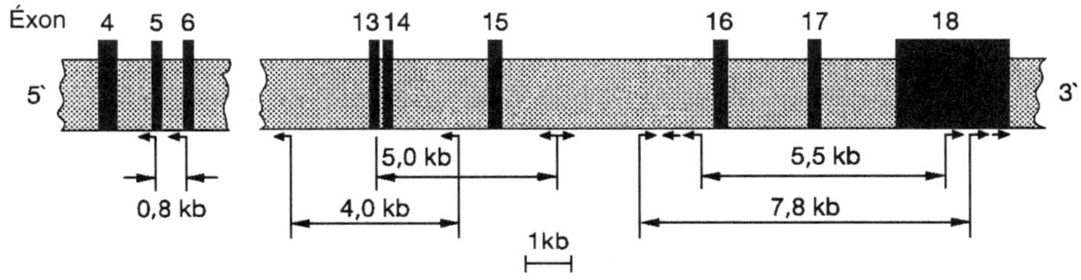

Fig. 9.26 Deleções envolvendo seqüências Alu no gene humano LDLR causador de hipercolesterolemia. *Barras pretas verticais*, éxons; *setas horizontais*, tamanho das deleções; *pontas de setas*, posição e orientação das seqüências Alu. (Cooper e Krawczak 1993 [20]; dados de Lehrman e Horsthemke)

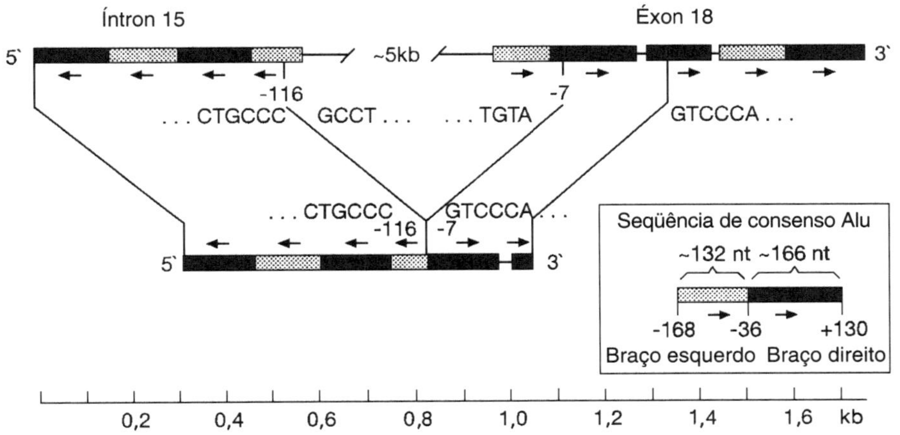

Fig. 9.27 Recombinação entre elementos da seqüência Alu gerando uma deleção de 5,5 kb do gene LDLR. *Retângulos pretos*, braços direito e esquerdo das seqüências de consenso Alu, respectivamente; *setas*, orientações dos braços esquerdo e direito das repetições Alu. A junção de duas seqüências Alu é feita na região da quebra, e um novo nucleotídio T é inserido na deleção. (De Cooper e Krawczak, 1993 [20]; dados de Lehrman)

segmentos gênicos foram deletados, enquanto a seqüência intercalar foi invertida [60].

Mutações que Levam a Doenças Hereditárias por Expansão de Trincas de DNA [16, 110]. Foi descoberto em um número crescente de doenças hereditárias um novo e inesperado tipo de mutação: a amplificação de repetições de um motivo que consiste em três bases. Estas doenças incluem a *doença de Huntington* [79] (143 000; veja Seção 3.1.3.8 para o gene e Seção 4.1.2 para idade de início), *distrofia miotônica* [14, 47] (160 900; veja

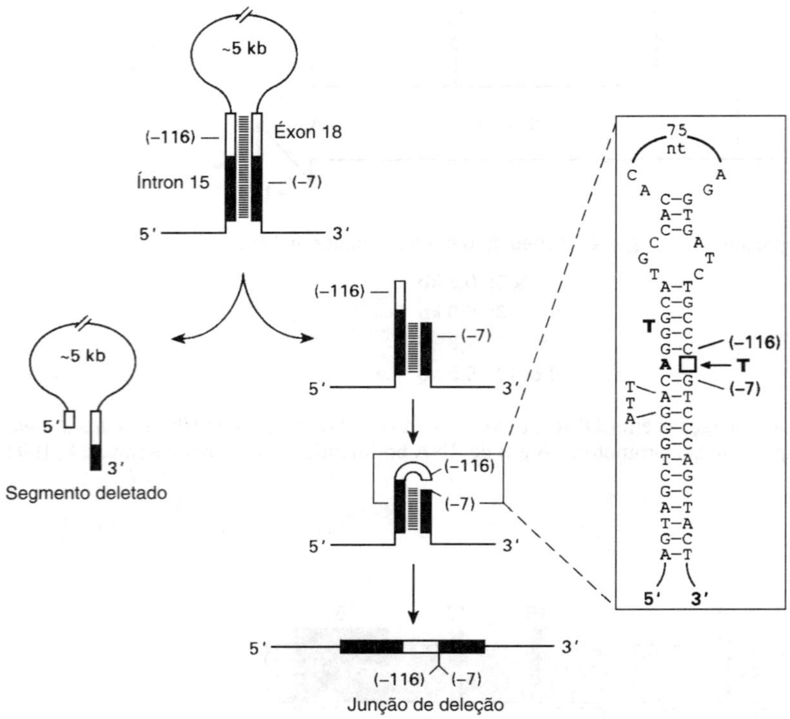

Fig. 9.28 Mecanismos possíveis para a deleção de 5,5 kb do gene de LDLR envolvendo a formação de uma alça entre as seqüências invertidas situadas no mesmo filamento de DNA. *Trechos sombreados, não-sombreados*, braços direito e esquerdo das seqüências de consenso Alu, respectivamente. (De Cooper e Krawczak, 1993 [20])

Seção 4.1.7 para antecipação), *retardo mental por X frágil* (309 550), *síndrome do retardo mental por XE frágil, atrofia muscular espinobulbar* (SBMA; doença de Kennedy; 313 200) e *ataxia espinocerebelar tipo I*. Em duas destas doenças, a doença de Huntington e a distrofia miotônica, foi observada uma ampla faixa de idade de início, e na época pré-mendeliana a antecipação foi sugerida como uma explicação para estes achados (Seção 4.1.7). Além disso, em ambas as doenças foi observado imprinting genômico (Seção 4.1.7; 8.2). Na doença de Huntington, o início precoce está correlacionado à herança do gene mutante do pai; na distrofia miotônica, o início no período neonatal (tipo congênito) pode ser observado com a transmissão materna.

A síndrome Fra X relativamente comum tem um sítio frágil perto da ponta do braço longo do cromossomo X (q28), visível em um meio de cultura sem ácido fólico. Embora o modo de herança da síndrome do X frágil seja inquestionavelmente ligada ao X, apenas cerca de 80% dos homens identificados como hemizigotos por análise de heredogramas são mentalmente retardados. Cerca de 30% das mulheres heterozigotas são mentalmente retardadas. Quando seus filhos herdam o gene mutante, eles em geral apresentam retardo mental (Cap. 15). Isto também pode ocorrer, entretanto, nos filhos e filhas de mulheres portadoras clinicamente não afetadas.

Diferentemente de outras síndromes, são observados três fenômenos. As pessoas com o número normal de repetições são totalmente normais. Um grupo de indivíduos com um número aumentado de repetições (aproximadamente 60-200) também são normais. Quando este cromossomo X um tanto ampliado é transmitido para uma filha, ela é clinicamente normal, mas a amplificação ocorre nas suas células germinativas e seus filhos serão afetados; as filhas também podem ser mentalmente retardadas. Estes achados explicam as peculiaridades do modo de herança, especialmente entre os aproximadamente 20% de homens clinicamente não afetados. Eles levam a "pré-mutação" com um número aumentado de repetições, que se transforma em mutação total nas células germinativas de suas filhas, causando retardo mental entre seus netos.

O grave retardo mental desta síndrome está associado ao bloqueio da transcrição do gene *FMR-1*. Há uma excelente correlação entre o número de repetições e a extensão do retardo mental (veja Quadro 9.13).

A doença de Kennedy, que é mais rara que as outras três, em geral se manifesta clinicamente na idade adulta e, em outras condições, afeta o sistema nervoso central. Aqui, o gene envolvido especifica um receptor androgênico. Nas três outras, a função exata dos genes ainda não foi esclarecida, mas na distrofia miotônica e na doença de Huntington a seqüência da proteína é conhecida. Na Fra X1, o distúrbio funcional do gene parece ser causado por uma metilação anormal antecedente à sua extremidade 5' [97], que pode ocorrer cedo no desenvolvimento pré-natal [27]. Estes resultados levantam a questão do quanto estas repe-

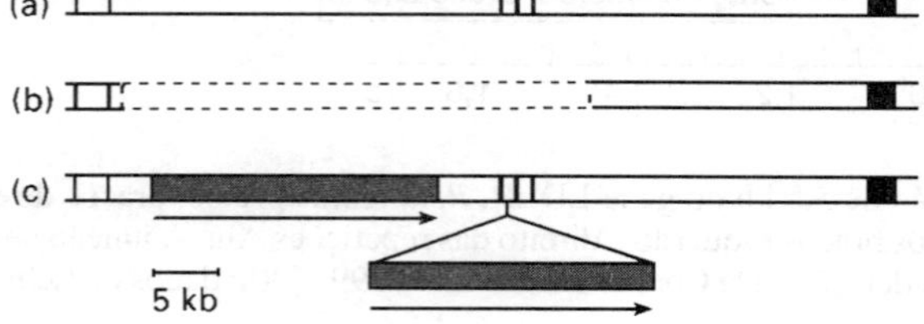

Fig. 9.29 Lesões de deleção/duplicação no gene de fator VIII (F8) causando hemofilia A. Apenas a parte do gene F8 cobrindo os éxons 21-26 é mostrada. (*a*) gene tipo selvagem; (*b*) deleção de 39 kb do íntron 22 e éxons 23-25 (*linha pontilhada*, região deletada). (*c*) Duplicação de 23 kb do íntron 22 inserido no íntron 23 (*região cinza duplicada*). (Observação de Gitschier; de Cooper e Krawczak, 1993 [20])

Quadro 9.13 Distúrbios de expansão de trinucleotídios repetidos (adaptado de Mandel, 1993 [81])

	Doença de Huntington (HD)	Distrofia miotônica (DM)	Atrofia muscular espinobulbar (SBMA)	Locus de X frágil FRA X A (FMR-1)	FRA X E (sítio frágil negativo FMR-1)	Ataxia espinocerebelar tipo 1 (SCA1)
Freqüência	1/10.000	1/1.800	<1/50.000 ♂	1/2.000	~ 3% de todos X frágil +	
Herança	Antecipação autossômica dominante real em ~ 6% dos casos	Antecipação autossômica dominante	Ligada ao X recessiva, severidade variável	Dominante ligado ao X com penetrância parcial em ♀	dominante ligado ao X	AD, antecipação
Preferência de sexo para transmissão da forma severa	♂ (início precoce)	♀ (DM congênita)	(♀ devida a herança ligada ao X	♀ (mutação total)	Nenhuma	♂ (início precoce)
Proteína/ expressão	Função desconhecida, mRNA amplamente expresso	Suposta cinase proteica	Receptor de andrógeno	Proteína de ligação ao RNA? Função desconhecida, mRNA amplamente expresso		
Mecanismo causador da doença	Proteína anormal?; ganho de função	Dosagem diminuída de mRNA/proteína? Aumento de dosagem de mRNA mutante?	Proteína anormal; ganho de função?	Transcrição desligada; metilação anormal de DNA	Hipermetilação	Proteína anormal? ganho de função?
Repetição/ localização	CAG/proteína codificando Gln?	CTG (= CAG) 3′ (região não transcrita)	CAG/proteína codificando (Gln)	CGG (interrompida) 5′ (região não transcrita)	GCC	CAG/transcrita (Gln)?
Tamanho da repetição	11-34	5-35	11-31	10-50	6-25	19-36
Alelos normais de predisposição (freqüência)	30-34	20-25	?	38-50		
Desequilíbrio de ligação	Sim	Sim (absoluta)	Desconhecida	Sim		Não
Alelos de doença	42-100	50-100 (pré-mutação) 100-2.000 afetados	40-62	52-200 (pré-mutação) 200-2.000 (mutação total)	>200	43-81
Efeito do aumento de tamanho do alelo da doença	↓ Idade de início	↓ Idade de início ↑ Severidade	↓ Idade de início	Para pré-mutação ♀ ↑ Risco na prole > 200 Sem efeito na severidade		↓ Idade de início
Preferência de sexo parenteral para instabilidade	Grandes expansões paternas	Expansão de ♂ e de ♀ (maior em geral de ♀)	Instabilidade moderada predominantemente paterna	Grande expansão só materna	Grande expansão toda materna	Grande expansão paterna

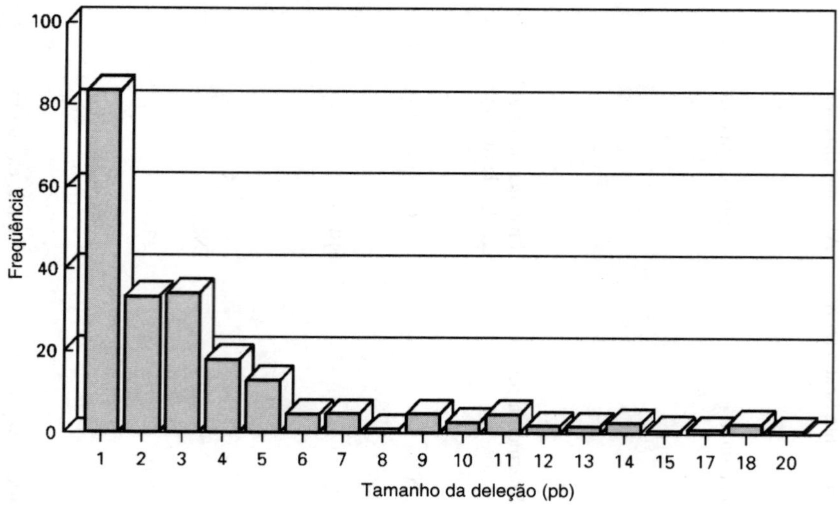

Fig. 9.30 Distribuição por tamanho de deleções curtas de genes humanos. (Cooper e Krawczak, 1993 [20])

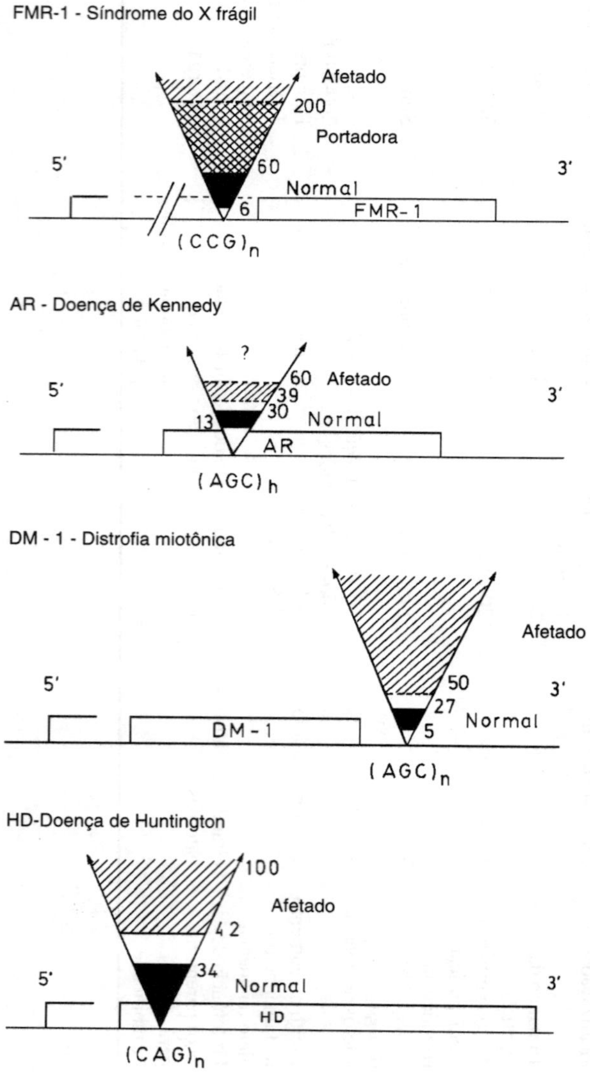

Fig. 9.31 Mutantes de amplificação em quatro doenças hereditárias: síndrome do Fra X, doença de Kennedy, distrofia miotônica e doença de Huntington. Na síndrome Fra X podem ser diferenciados três estados (afetado, portador e normal). Nas outras, os indivíduos afetados e normais podem ser distintos (*preto*, normal; *tracejado*, afetado). O espaço intermediário (*vazado*) indica a região instável. *Números* (à direita dos triângulos), gama de repetições. (De Richards e Sutherland, 1992 [110]; suplementado)

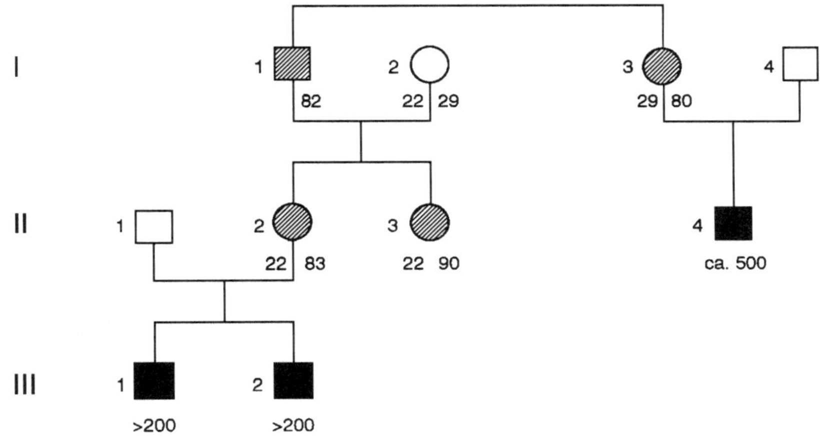

Fig. 9.32 Instabilidade dos alelos pré-mutacionais para a síndrome Fra X. □, ○, Normais (fenotípica e genotipicamente); ■, ●: afetados; ▨, ◍, heterozigotos para um alelo pré-mutacional. *Números*, número de repetições em cada um dos dois alelos. A ampliação ocorre durante a transmissão da mãe. (Heredograma modelo; de Caskey e col. 1991 [16])

tições de trincas são freqüentes no genoma humano normal e onde elas ocorrem. Richards e Sutherland [110] relataram não menos que dez destas repetições em vários genes, três das quais em regiões codificantes. O tamanho da repetição variava entre 3 e 11. O mecanismo de mutação pelo qual tais repetições são produzidas é desconhecido, e nenhum modelo realmente convincente foi proposto. Entretanto, há um alto grau de variabilidade do comprimento de repetições na população normal (Figs. 9.31; 9.32; 9.33), e as diferenças entre grupos populacionais de origens raciais diferentes foram descritas [13]. Uma vez atingido um certo tamanho, o número de repetições por alelo torna-se instável. Já foram observados vários comprimentos de repetições em pacientes das mesmas famílias, a despeito do fato de que estes genes obviamente tinham uma origem comum. Além disso, os parâmetros clínicos como idade de início e gravidade da doença são influenciados negativamente quando o número de repetições

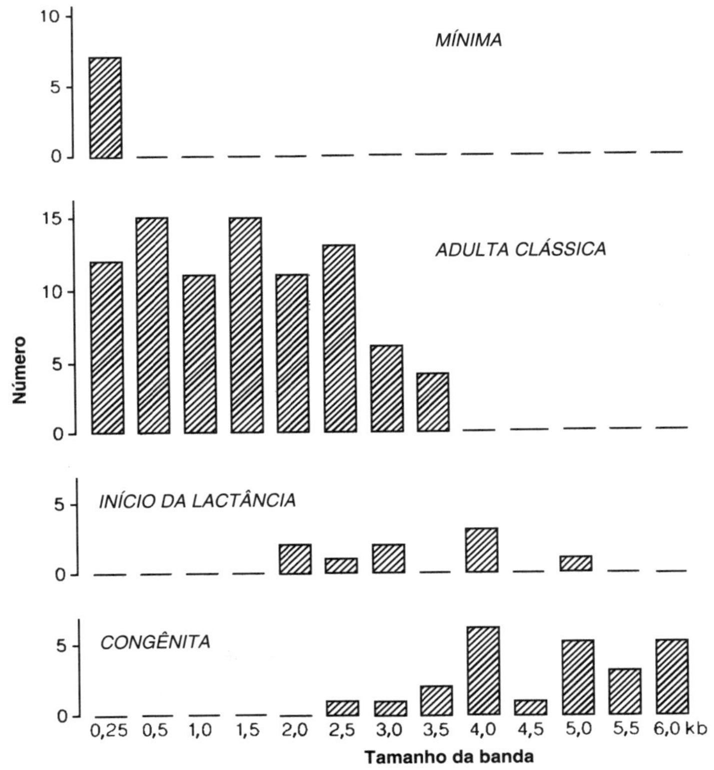

Fig. 9.33 Distribuição dos tamanhos de expansão (número de repetições) da trinca de repetição instável por tipo de distrofia miotônica. (De Harley e cols. 1992 [47])

aumenta, embora tais correlações não sejam suficientemente marcantes para serem usadas para prognósticos clínicos quanto à idade de início na doença de Huntington. As mesmas mudanças no número de repetições também podem ocorrer em tecidos somáticos [150]. Parece que a maioria das mudanças só ocorrem em um sentido, ou seja, aumento do número de repetições, mas isso poderia ser facilmente causado por tendenciosidades de averiguação, pois a maioria das famílias é avaliada por pacientes gravemente afetados na geração mais jovem. Além disso, uma redução do tamanho da repetição já foi ocasionalmente vista [96].

Expansão de Trincas do DNA. Em cada uma destas doenças, foi encontrada uma expansão incomum de uma seqüência repetitiva de trincas de DNA que também está presente em pessoas normais, porém com um número mais limitado de repetições. Tanto na doença de Kennedy quanto na de Huntington, a seqüência amplificada está situada dentro da seqüência codificante do gene. Nas outras condições ela foi vista fora da seqüência codificiante, e na distrofia miotônica está situada depois da extremidade 3′ (Fig. 9.31). A expansão é $(AGC)_n$ na doença de Kennedy e na distrofia miotônica, $(CCG)_n$ na Fra X, e $(CAG)_n$ na doença de Huntington. Nas doenças de Kennedy e de Huntington, onde ocorre transcrição, a parte alongada da proteína consiste em uma seqüência de poliglutamina. Estas seqüências de poliglutamina também estão presentes nos produtos gênicos de proteínas normais, como visto nos números de repetições de trinucleotídios em indivíduos não afetados. Isto obviamente cria uma dúvida quanto à sua função usual, particularmente no cérebro. Tais ampliações de glutamina também foram encontradas em fatores de transcrição, por exemplo, na *Drosophila* [81].

Na síndrome Fra X parece não haver produto gênico. Este achado parece ser causado pela metilação anormal da região que contém a repetição [97].

Origem das Mutações. A doença de Kennedy é muito rara. A distrofia miotônica e a doença de Huntington são moderadamente comuns (~ 1:7.000), e a síndrome Fra X é bem comum (~ 1:2.000). Assim, a taxa de mutação que leva a um estado instável da trinca na doença de Kennedy é obviamente bem baixa. O mesmo parece ser verdade para a mutação que leva à doença de Huntington (veja a discussão na Seção 3.1.3.8). Muitos pacientes com esta condição surgem em famílias grandes que podem ser seguidas por muitas gerações anteriores. Em alguns casos, quando uma nova mutação parecia possível, esta suposição foi refutada pelo estudo direto do gene. Recentemente foram descobertos vários mutantes novos para a doença de Huntington. Eles parecem ocorrer nas células germinativas paternas. Demonstrou-se que estes homens têm um número incomumente alto de repetições na faixa normal, e a idade paterna pode estar aumentada [39]. As estimativas de distrofia miotônica na Irlanda do Norte e na Suíça estavam disponíveis antes que a natureza do defeito fosse conhecida ($\sim 1 \times 10^6$; veja Quadro 9.6). Estes dados precisam ser revistos à luz dos novos resultados. Com base no forte desequilíbrio de ligação com marcadores de DNA, foi postulado que a maioria das famílias com distrofia miotônica era originária de uma única mutação [47].

Para a síndrome do Fra X, Sherman e cols. (1984) [118] postularam uma taxa de mutação incomumente alta exclusivamente nas células germinativas masculinas. Vogel [136, 137a] sugeriu uma taxa de mutação um tanto alta e uma vantagem seletiva devida à reprodução aumentada de mulheres portadoras clinicamente não afetadas. Tal reprodução aumentada foi de fato demonstrada [141]. Em bons estudos de famílias aparentemente não relacionadas com Fra X de várias populações (Austrália, França, Espanha, Norte da África e outras), foi encontrado um forte desequilíbrio de ligação com marcadores de DNA proximamente ligados [99, 111], que foram transmitidos juntamente com a repetição $(CGG)_n$ muito mais freqüentemente que na população geral. O desequilíbrio de ligação pode ter uma dentre duas causas diferentes (veja Seção 5.2.4). Ou a mutação se originou em um cromossomo tendo o haplótipo marcador, e não se passou um tempo suficiente desde a época do evento mutacional para diluição desta associação por crossing over, ou o haplótipo inteiro tem uma vantagem seletiva. Na Fra X, e também na distrofia miotônica, a teoria da origem comum parece mais convincente. Os cientistas que descobriram este desequilíbrio de ligação concluíram que as mutações se originaram em poucos indivíduos [99, 111], sugerindo uma taxa de mutação muito baixa. A doença de Kennedy, sendo rara, realmente não cria um problema. A taxa de mutação deve ser baixa, e além disso há uma forte seleção contra esta mutação devida ao seu efeito no fenótipo dos homens afetados. Na doença de Huntington há uma evidência independente de uma taxa de mutação muito baixa. Freqüentemente tem-se discutido se os pacientes afetados podem ter tido uma vantagem seletiva nas condições de vida de épocas passadas. E quanto à síndrome Fra X? Os homens afetados não se reproduzem. Isto, juntamente com a reprodução reduzida das mulheres afetadas, cria uma apreciável desvantagem seletiva, que deve ter sido de alguma forma compensada. É muito duvidoso que a vantagem de mulheres portadoras não-afetadas [141] fosse suficiente para permitir que algumas mutações se espalhassem pelo mundo, levando a uma incidência incomumente alta da síndrome Fra X. As explicações alternativas incluem:

1. O haplótipo inteiro, incluindo a mutação Fra X, tem uma vantagem seletiva em comparação com outros haplótipos que contêm esta mutação.
2. As mutações que levam a um número aumentado (e instável) de repetições $(CGG)_n$ são mais comuns na vizinhança de algumas seqüências de DNA, como mostrado para mutações de ponto [20].
3. Os portadores da pré-mutação, ou seja, os que portam um aumento moderado de repetições, tinham uma vantagem seletiva desconhecida no passado. Em alguns casos, esta pré-mutação pode ser passada através de muitas gerações sem ser convertida na mutação total.

O Quadro 9.13 apresenta uma visão geral da maioria dos achados importantes nas doenças causadas por repetições de trinucleotídios.

Função Biológica das Repetições de Trinucleotídios. Estas repetições de trinucleotídios levantam a questão de sua função normal: elas estão presentes em pequeno número em muitos genes normais, e sua amplificação leva a doenças que afetam principalmente o sistema nervoso. Isto sugere a hipótese de que um número relativamente pequeno e "normal" de repetições pode ter algo com o funcionamento normal destes genes no sistema nervoso. Brahmachari e cols. desenvolveram a hipótese — e obtiveram algumas evidências experimentais — de que tais repetições de trincas podem agir como moduladores de "ajuste fino" da transcrição [5a].

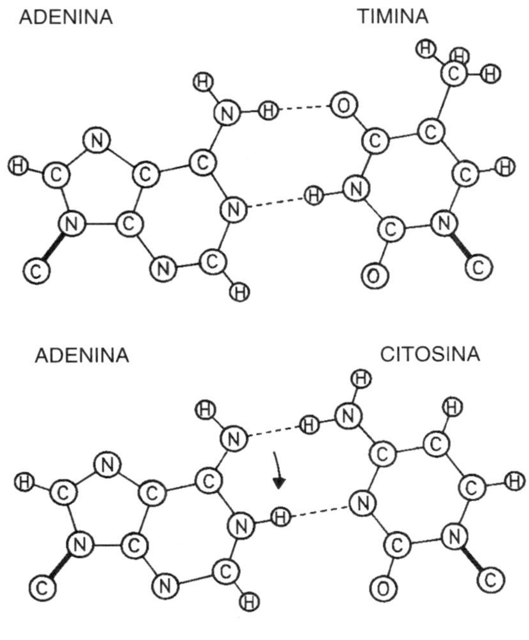

Fig. 9.34 Mecanismo de mutação de ponto por substituição de bases como sugerido pelo modelo de Watson-Crick. Uma base pode ocasionalmente, e por um curto período, assumir uma configuração tautomérica rara e se parear com outra base que não sua parceira usual, por exemplo, adenina com citosina em lugar de timina. Por ocasião do novo ciclo de replicação, ambas as bases terão atingido sua configuração mais provável e irão parear com suas contrapartes usuais. Assim, as duas hélices duplas da geração seguinte serão diferentes, e terá ocorrido uma mutação de ponto. (Watson e Crick, 1953 [145])

9.4.3 Mutações em Microrganismos: Sua Contribuição para a Compreensão da Mutação Humana

Mutações como Erros de Replicação do DNA. Os dados em humanos sugerem uma íntima relação entre a mutação e a multiplicação celular. O exame deste problema foi ativado pelo mecanismo proposto por Watson e Crick (Fig. 9.34) [145] e por pesquisas anteriores em microrganismos, indicando que muitas mutações espontâneas de fato ocorrem durante a replicação do DNA e que a introdução incorreta de bases nucleotídicas erradas leva a um par de bases diferente nas futuras gerações celulares. Estes resultados são descritos em [20, 28].

Como esperado, as substituições de aminoácidos devidas a mutações de ponto espontâneas dentro do locus de triptofano sintetase A de *E. coli* são compatíveis com a troca de uma base, como nas mutações de ponto das hemoglobinas [149].

As mutações em bacteriófagos mutantes T 4 rII que se multiplicam e que não se multiplicam foram amplamente examinadas [28]. A grande maioria das mutações surge por processos dependentes de replicação, e a maioria é de mudanças de matriz de leitura. Elas são especialmente freqüentes em dois pontos quentes, e quando estas são excluídas das considerações, a proporção de mudanças de matriz em relação a substituições de bases é reduzida de 3,3 a 1,6. As evidências a favor da dependência de replicação das mutações em bactérias foram apresentadas por Kondo [69].

Podemos concluir que em microrganismos muitas mutações, talvez mesmo a grande maioria, dependem de replicação. Entretanto, nem todas as mutações dependentes de replicação são causadas pela troca de uma base: a replicação do DNA parece aumentar o risco de mudanças de matriz de leitura.

Genes Mutadores. Demerec, em 1937 [24], descreveu genes "instáveis" em alguns estoques de *Drosophila melanogaster*. Desde esta época, numerosos exemplos de taxas de mutação incomumente altas foram observados tanto em eucariontes quanto em procariontes. Em geral o aumento de mutabilidade pode ser correlacionado à influência de um "gene mutador". A análise da ação de tais genes mutadores forneceu valiosas informações sobre a interação de vários fatores (polimerases, processos de reparo etc.) [28, 85] no processo de mutação. Para mutações de ponto humanas nas células germinativas, parece não haver evidência real da ocorrência de tais genes mutadores. Seria de interesse uma pesquisa cuidadosa de famílias humanas extremamente raras com duas mutações. Para mutações em células únicas, entretanto, já foram identificados genes mutadores (veja em seguida).

Eventos Similares a Mutações Devidos a Entidades Extranucleares Tais Como Vírus e Trânsposons. A mutação espontânea já foi discutida com relação aos conceitos clássicos, supondo uma alteração genética (substituição de base; recombinação) dentro do DNA nuclear. Entretanto, ao discutir os resultados na estrutura dos cromossomos e do DNA de humanos (Cap. 3) também mencionamos os trânsposons, ou "genes saltadores". Seus efeitos não podem ser distintos dos das mutações clássicas. Os trânsposons parecem ter um papel no surgimento e transmissão de mutações em células germinativas em humanos. A inserção *de novo* de uma seqüência L_1 (similar a trânsposon) foi relatada na hemofilia A [63].

Os vírus latentes podem ser transmitidos verticalmente de geração a geração sem efeitos prejudiciais. Eles podem, entretanto, afetar a fisiologia de seu hospedeiro. Todas as batatas King Edward têm o vírus *paracrinkle* sem lesões patológicas, mas as plantas livres do vírus parecem diferentes dos dos estoques comuns e têm maior produtividade. Nos sistemas humanos *in vitro*, alguns vírus patogênicos, como o do sarampo alemão, são conhecidos como indutores de anomalias cromossômicas [8, 48]. Tais anomalias podem ter sido induzidas em cromossomos da linhagem germinativa (primeira meiose) de camundongo macho. Desde 1963, Taylor [122] descobriu que o fago Mu de *E. coli* induz muitas mutações gênicas em vários pontos. Depois os fagos Mu foram identificados como trânsposons. Em alguns fagos, a maioria das mutações "espontâneas" são de fato causadas por trânsposons. Mais recentemente foi descoberto que os vírus animais, como o SV 40 e o polioma vírus, são capazes de induzir mutações gênicas em células de mamíferos (linhagens de hamster chinês e de camundongo) [37].

A interação de mutação e vírus também é considerada no Cap. 10, onde são tratados a mutação e o câncer.

9.5 Exame de Mutações Gênicas em Células Isoladas

Com o sucesso da análise genética em microrganismos, parece promissor estudar os problemas de genética humana em células isoladas. O desenvolvimento deste enfoque é descrito na Seção 7.2.2.1. Considerando a freqüência baixa de mutações espontâneas e os obstáculos técnicos para examinar as amostras de populações humanas de um tamanho suficiente para estabelecer até mesmo uma ordem de grandeza aproximada ao nível individual, tal enfoque aumentaria o poder de resolução da análise genética em várias ordens de magnitude.

Primeira Tentativa de Examinar Mutações que Ocorrem In Vitro. Atwood e Scheinberg [5] desenvolveram uma técnica que permite a remoção por aglutinação com soro anti-A de todas as células sangüíneas que reagiram com este soro anti-A, deixando apenas as que não reagem. Em probandos do grupo sangüíneo AB foram encontradas algumas células não aglutináveis. Estas células foram interpretadas como tendo perdido o A mas não o antígeno B, sugerindo que havia ocorrido a perda de um antígeno inespecífico. A freqüência relativa destas células varia em diferentes indivíduos entre 0,5 e 10,9/1.000 células. Estas células foram interpretadas como sendo mutantes somáticos. Entretanto, a magnitude do fenômeno tornou improvável esta interpretação. Além disso, observações imunológicas adicionais com este sistema levantaram fortes dúvidas sobre a origem mutacional das células não aglutináveis. Esta tentativa permaneceu interessante, a despeito do fato de não ter sido bem-sucedida.

O problema de se as células que apresentam um fenótipo bioquímico ou imunológico aberrante são de fato mutantes novos ou apenas produtos de alguma mudança secundária, não afetando o material genético, permanece uma questão central nas pesquisas de mutações em células isoladas.

Exame de Células Mutantes In Vitro. Os métodos para cultivar células diplóides humanas normais *in vitro* são descritos na Seção 7.2.2.1 [19]. Uma das principais dificuldades envolvidas no estudo da mutação em tais células é a baixa taxa de mutação. São necessários métodos especiais de seleção para isolar as poucas células mutantes da grande maioria de normais. O princípio de tais métodos é descrito na Seção 7.2.2.6 para a síndrome de Lesch-Nyhan (defeito da enzima HPRT). As células recebem 8-azaguanina como substância para crescimento em lugar de hipoxantina. A 8-azaguanina, quando aceita pela enzima normal, mata a célula. Apenas as células incapazes de metabolizar este composto, devido a seu defeito enzimático de HPRT, sobrevivem.

Outros sistemas seletivos estão disponíveis, por exemplo, na galactosemia, na citrulinemia e na acidúria orótica. Em outro enfoque, as hemácias contendo variantes de hemoglobina geradas por suposta mutação somática estão sendo identificadas pelo uso de anticorpos específicos contra hemoglobinas variantes específicas [108].

Como observado, uma variante isolada em cultura de células não é necessariamente o produto de uma verdadeira alteração genética transmissível. Pelo menos dois critérios, que não são aplicáveis a todos os métodos, são necessários para confirmar uma mutação:

1. Demonstração da estabilidade do fenótipo selecionado.
2. Resultados positivos com o teste de flutuação de Luria e Delbrück [78], que é baseado no princípio de que, quando um grande número de culturas é comparado, apenas algumas têm células mutantes (mutação no início do desenvolvimento da cultura), enquanto a maioria das culturas contém apenas poucos mutantes (mutação tardia no desenvolvimento da cultura), e muitas outras não têm nenhuma mutação (Fig. 9.35).

Os métodos de teste para determinar a taxa de mutação espontânea são baseados no teste de flutuação. Na Fig. 9.35c, por exemplo, cada placa seria contada como uma mutação se as colônias fossem clones de cada célula.

Quadro 9.14 Taxa de mutação espontânea em células humanas e de hamster chinês: resistência a 8-azaguanina ([138])

Linhagem celular	Nível de ploidia	Taxa
	A. Humana	
D98[a]	Aneuplóide	$4{,}9 \times 10^{-4}$
L54[b]	Diplóide	$7{,}0 \times 10^{-5}$
Glen[b]	Aneuplóide	$7{,}0 \times 10^{-5}$
Fibroblastos[c]	Diplóide	$4{,}1 \times 10^{-6}$
	B. Hamster chinês	
237[b]	Hipodiplóide	$4{,}0 \times 10^{-5}$
V5[d]	Diplóide	$2{,}2 \times 10^{-5}$
V25[d]	Tetraplóide	$4{,}7 \times 10^{-5}$
V68[d]	Octaplóide	$1{,}9 \times 10^{-5}$
V79[e]		$1{,}5 \times 10^{-8}$

[a] Dados de Szybalski e Smith.
[b] Dados de Shapiro e cols.
[c] Dados de De Mars e Held.
[d] Dados de Harris.
[e] Dados de Chu e cols.

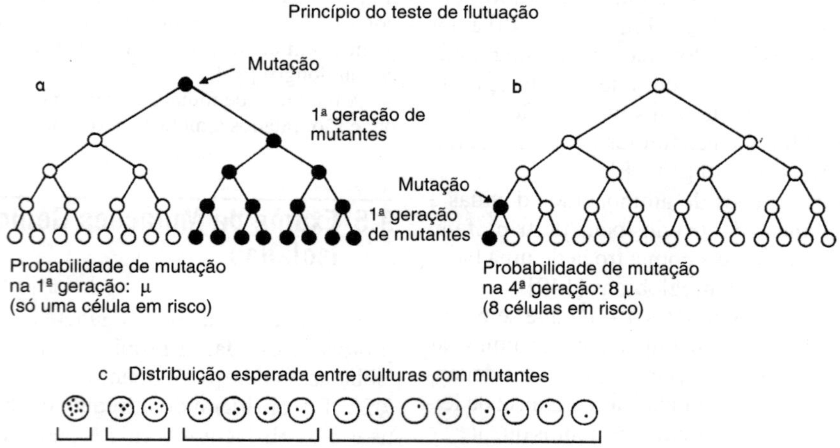

Fig. 9.35 a-c. Princípio do teste de flutuação de Luria e Delbrück (1943) [78]. Se o modo de multiplicação celular é bipartido, existem $2^1 = 2$ células na primeira geração após o início da multiplicação; $2^2 = 4$ células na segunda; $2^3 = 8$ células na terceira geração, e assim por diante. Se as culturas a serem examinadas começarem com apenas uma célula e se as taxas de mutação forem idênticas em todas as gerações celulares, o número relativo de culturas com 0, 1, 2, ... células mutantes pode ser calculado, dependendo da geração celular na qual ocorreu a mutação. **a.** Por exemplo, se a mutação ocorreu na primeira multiplicação, metade das células são mutantes. Neste caso, apenas uma célula corre risco. **b.** Por outro lado, se a mutação ocorreu na última multiplicação antes de a cultura ser examinada, apenas uma célula está mutada. **c.** Para tal mutação, entretanto, 2^{n-1} células correm risco, onde n = número de gerações celulares. Distribuição esperada entre as culturas.

O Quadro 9.14 mostra várias estimativas de taxas de mutação espontânea para o locus de HPRT. À primeira vista estas taxas de mutação parecem ter a mesma ordem de magnitude que as taxas de mutação de células germinativas calculadas no nível fenotípico para doenças hereditárias (Quadros 9.6 e 9.7). Estas taxas de mutações humanas, como explicado na Seção 9.3.2, representam uma parte tendenciosa de características com altas taxas de mutação e são o resultado final de várias dúzias de multiplicações celulares. Uma comparação com as taxas de mutação de células somáticas, que são expressas como o número de mutações para uma única multiplicação celular, portanto, não é apropriada.

Usando o sistema HPRT, uma elevação da taxa de mutação espontânea para 19-23 $\times 10^{-6}$ mutantes por célula por geração foi descrita em fibroblastos de dois pacientes com a síndrome de Bloom, comparada a uma taxa de 4,6 a 4,9 $\times 10^{-6}$ em fibroblastos normais [144]. A síndrome de Bloom é uma síndrome de instabilidade cromossômica; logo, este gene é um gene mutador humano. Esta taxa de mutação mais alta também foi demonstrada *in vivo*.

Mais recentemente, este aumento de taxa de mutação foi confirmado para linfócitos na síndrome de Bloom e para outras síndromes de instabilidade cromossômica [128, 129]. Os dados são:

Células controles normais:	2,0 a 4,4 $\times 10^{-4}$
Síndrome de Bloom (7 pacientes):	8,5 a 24,9 $\times 10^{-4}$
Anemia de Fanconi (2 pacientes):	20,0 a 22,6 $\times 10^{-4}$
Ataxia-telangiectasia (1 paciente):	8,5 $\times 10^{-4}$

Conclusões

De vez em quando, os genes e cromossomos nas células germinativas mudam, causando mutantes novos. Podem ser diferenciadas três classes de mutação: anomalias cromossômicas numéricas, estruturais e mutações gênicas. Tais mutações são eventos casuais que ocorrem com algumas probabilidades (taxas de mutação). As taxas de mutação para as anomalias cromossômicas numéricas mais comuns, as trissomias, mostram um acentuado aumento com a idade materna. As taxas de mutação para genes individuais que causam doenças hereditárias autossômicas dominantes ou ligadas ao X são muito mais baixas que as taxas para muitas anomalias cromossômicas numéricas. Algumas delas mostram um aumento com a idade do pai e são geralmente mais comuns nas células germinativas masculinas que femininas. Novos métodos levaram à identificação de muitas mutações no nível molecular. Na maioria das doenças hereditárias (por exemplo, hemofilia) a maioria das mutações é de substituições de uma base no DNA. As transições são mais comuns. Em pelo menos uma doença (distrofia muscular ligada ao X), cerca de dois terços de tais mutações são deleções submicroscópicas. Outro tipo de mutação recentemente descoberto, amplificação anormal de trincas de bases, pode levar a um retardo mental ligado ao X ou a doenças dominantes com alta variabilidade na idade de início e antecipação. A doença de Huntington e a distrofia miotônica são exemplos.

Bibliografia

1. Aaltonen L, Peltomaeki P, Leach FS et al (1993) Clues to the pathogenesis of familial colorectal cancer. Science 260: 812-816

1a. Altland K, Kaempfer M, Forssbohm M, Werner W (1982) Monitoring for changing mutation rates using blood samples submitted for PKU screening. In: Bonaiti-Pellié C et al (eds) The unfolding genome. Liss, New York, pp 277-287 (Human genetics, part A)

2. Andreassen M (1943) Haemofili i Danmark. Munksgaard, Copenhagen (Opera ex domo biologiae hereditariae humanae universitatis hafniensis, vol 6)
3. Antonarakis SE (1988) The molecular genetics of hemophilia A and B in man. Adv Hum Genet 17: 27-59
4. Antonarakis SE, the Down Syndrome Collaborative Group (1991) Parental origin of the extra chromosome in trisomy 21 as indicated by analysis of DNA polymorphismus. N Engl J Med 324: 872-876
5. Atwood KC, Scheinberg SL (1958) Somatic variation in human erythrocyte antigens. J Cell Comp Physiol 52 Suppl 1: 97-123

5a. Brahmachari SK, Meera G, Sarkar PS et al. (1995) Simple repetitive sequences on the genome: structure and functional significance. Electrophoresis 16: 1705-1714

6. Bakker E, Veenema H, Den Dumen JT et al (1989) Germinal mosaicism increases the recurrence risk for "new" Duchenne muscular dystrophy mutations. J Med Genet 26: 553-559
7. Barakat AY, DerKaloustian VM, Mufarrij AA, Birbari A (1986) The kidney in genetic disease. Churchill Livingstone, Edinburgh
8. Bartsch HD (1970) Virus-induced chromosome alterations in mammals and man. In: Vogel F, Röhrborn G (eds) Chemical mutagenesis in mammals and man. Springer, Berlin Heidelberg New York, pp 420-432
9. Batshaw ML, Msall M, Beaudet AL, Trojak J (1986) Risk of serious illness in heterozygotes for ornithine transcarbamylase deficiency. J Pediatr 108: 236-241
10. Barthelmess A (1952) Vererbungswissenschaft. Alber, Freiburg
11. Blank C (1960) Apert's syndrome (a type of acrocephalosyndactyly). Observations on a British series of 39 cases. Ann Hum Genet 24 :151-164
12. Bonaiti-Pellié C, Pelet A, Ogie H et al (1990) A probable sex difference in mutation rates in ornithine transcarbamylase deficiency. Hum Genet 84 :163-166
13. Bora KG, Douglas GR, Nestmann ER (eds) (1982) Chemical mutagenesis, human population monitoring and genetic risk assessment. Prog Mutat Res 3
14. Brook JD, McCurrach ME, Harley HG et al (1992) Molecular basis of myotonic dystrophy: expansion of a trinucleotide (CTG) repeat at the 3'end of a transcript encoding a protein kinase family member. Cell 68: 799-808
15. Carothers AD, Collyer S, DeMey R, Johnston I (1984) An aetiological study of 290 XXY males, with special reference to the role of paternal age. Hum Genet 68: 248-253
16. Caskey CT, Pizzuti A, Fu YH et al (1992) Triplet repeat mutations in human disease. Science 256: 784-789
17. Cavalli-Sforza LL, Bodmer WF (1971) The genetics of human populations. Freeman, San Francisco
18. Chandley AC (1991) On the parental origin of de novo mutation in man. J Med Genet 28: 217-223
19. Chu EHY, Powell SS (1976) Selective systems in somatic cell genetics. Adv Hum Genet 7:189-258
20. Cooper DN, Krawczak M (1993) Human gene mutation. Bios Scientific, Oxford
21. Court Brown WM (1967) Human population cytogenetics. North-Holland, Amsterdam
22. Crowe FW, Schull WJ, Neel JV (1956) A clinical, pathological, and genetic study of multiple neurofibromatosis. Thomas, Springfield
23. Danforth GH (1921) The frequency of mutation and the incidence of hereditary traits in man. Eugenics, genetics and the family. Scientific papers of the 2 nd International Congress of Eugenics, vol 1. New York, pp 120-128
24. Demerec M (1937) Frequency of spontaneous mutations in certain stocks of Drosophila melanogaster. Genetics 22: 469
25. Den Dumen JT, Grootscholten PM, Bakker E et al (1989) Topography of the DMD gene: FIGE and cDNA analysis of 194 cases reveal 115 deletions and 13 duplications. Am J Hum Genet 45: 835-847
26. Der Kinderen DJ, Koten JW, Tan KEWP et al (1990) Parental age in sporadic hereditary retinoblastoma. Am J Ophthalmol 110: 605-609
27. Devys D, Biancalana V, Rousseau F et al (1992) Analysis of full fragile X mutation in fetal tissues in monozygotic twins indicate that abnormal methylation and somatic heterogeneity are established in early development. Am J Med Genet 43: 208-216
28. Drake JW (1969) The molecular basis of mutation. Holden Day, San Francisco

28a. Easton DF, Bishop DT, Ford D, Crockford GP, Breast Cancer Linkage Consortium (1993) Genetic linkage analysis in familial breast and ovarian cancer: results from 214 families. Am Hum Genet 52: 678-701
28b. Ellis NA, Groden J, Ye TZ, Straughen J, Lennon DJ, Ciocci S, Proytcheva M, German J (1995) The Bloom's syndrome gene product is homologous to RecQ helicases. Cell 83: 655-666
29. Emery AEH, Rimoin DL (eds) (1990) Principles and practice of medical genetics, 2nd edn, 2 vols. Churchill Livingstone, Edinburgh
30. Ferguson-Smith MA, Handmaker SD (1961) Observations on the satellited human chromosomes. Lancet 1: 638-640
31. Fialkow PJ (1967) Autoantibodies and chromosomal aberration. Lancet 1:1106
32. Fialkow PJ (1967) Thyroid antibodies, Down's syndrome and maternal age. Nature 214:1253-1254
32a. Fishel R, Lescoe MK, Rao MRS, Copeland NG, Jenkins NA, Garber J, Kane M, Kolodner R (1993) The human mutator gene homolog MSH_2 and its association with hereditary nonpolyposis colon cancer. Cell 75:1027-1038
33. Francke U, Benirschke K, Jones OW (1975) Prenatal diagnosis of trisomy 9. Hum Genet 29: 243-250
34. Francke U, Felsenstein J, Gartler SM, Migeon BR, Dancis J, Seegmiller JE, Bakay F, Nyhan WL (1976) The occurrence of new mutants in the X-linked recessive Lesch-Nyhan disease. Am J Hum Genet 28 :123-137
35. Francke U, Winter RM, Lin D et al (1981) In: Hook EB, Porter IH (eds) Population and biological aspects of human mutation. Academic, New York, pp 117-130
36. Gartler SM, Francke U (1975) Half chromatid mutations: transmission in humans? Am J Hum Genet 27: 218-223
37. Geissler E, Theile M (1983) Virus-induced gene mutations of eukaryotic cells. Hum Genet 63 :1-12
38. Gitschier J (1988) Maternal duplication associated with gene deletion in sporadic hemophilia. Am J Hum Genet 43: 274-279
39. Goldberg YP, Kremer SE, Andrew SE et al (1993) Molecular analysis of new mutations for Huntington's disease: intermediate alleles and sex of origin effects. Nature [Genet] 5:174-179
40. Goldstein JL, Brown MS (1977) The low-density lipoprotein pathway and its relation to atherosclerosis. Annu Rev Biochem 46: 897-930
41. Grimm T, Mueller B, Mueller CR, Janka M (1990) Theoretical considerations on germ line mosaicism in Duchenne muscular dystrophy. J Med Genet 27: 683-687
42. Gunther M, Penrose LS (1935) The genetics of epiloia. J Genet 31: 413-430
43. Haldane JBS (1935) The rate of spontaneous mutation of a human gene. J Genet 31: 317-326
44. Haldane JBS (1939) The spread of harmful autosomal recessive genes in human populations. Ann Eugen 9: 232-237
45. Haldane JBS (1947) The mutation rate of the gene for hemophilia, and its segregation ratios in males and females. Ann Eugen 13: 262-271
46. Hansteen I-L, Varslot K, Steen-Johnsen J, Langard S (1982) Cytogenetic screening of a newborn population. Clin Genet 21: 309-314
47. Harley HG, Boork JD, Rundle SA et al (1992) Expansion of an unstable DNA region and phenotypic variation in myotonic dystrophy. Nature 355: 545-551
48. Harnden DG (1974) Viruses, chromosomes, and tumors: the interaction between viruses and chromosomes. In: German J (ed) Chromosomes and cancer. Wiley, New York, pp 151-190
49. Harper PS (1993) Practical genetic counseling, 4th edn. Wright, Bristol
50. Hassold TJ, Jacobs PA (1984) Trisomy in man. Annu Rev Genet 18: 69-77
51. Hassold TJ, Jacobs P, Kline J, Stein Z, Warburton D (1981) Effect of maternal age on autosomal trisomies. Ann Hum Genet 44: 29-36
52. Herrmann J (1966) Der Einflu β des Zeugungsalters auf die Mutation zu Hämophilie A. Hum Genet 3 :1-16
52a. Hogervorst FBL, Cornelis RS, Bout M, van Vliet M, Oosterwijk JC, Olmer R, Bakker B, Klijn JGM, Vasen HFA, Meijers-Heijboer H, Menko FH, Cornelisse CJ, den Dunnen JT, Devilee P, van Ommen G-BJ (1995) Rapid detection of BRCAl mutations by the protein truncation test. Nature [Genet] 10: 208.212
53. Hook EB, Regal RR (1984) A search for a paternal age-effect upon cases of 47, + 21 in which the extra chromosome is of paternal origin. Am J Hum Genet 36: 413-421
54. Hook EB, Schreinemachers DM, Willey AM, Cross PK (1983) Rates of mutant structural chromosome rearrangements in human fetuses: data from prenatal cytogenetic studies and associations with maternal age and parental mutagen exposure. Am J Hum Genet 35: 96-109
55. Hook EB, Cross PK, Regal RR (1984) The frequency of 47, + 21, 47, + 18 and 47, + 13 at the uppermost extremes of maternal ages: results on 56094 fetuses studied prenatally and comparisons with data on livebirths. Hum Genet 68: 211-220
56. Hu X, Worton RG (1992) Partial gene duplication as a cause of human disease. Hum Mutat 1: 3-12
56a. Ionov Y, Peinado MA, Malkhosyan S, Shibata D, Perucho M (1993) Ubiquitous somatic mutations in simple repeated sequences reveal a new mechanism for colonic carcinogenesis. Nature 363: 558-561
57. Jacobs PA (1981) Mutation rates of structural chromosome rearrangements in man. Am J Hum Genet 33: 44-45
58. Jacobs PA, Funkhauser J, Matsuura J (1981) In: Hook EB, Porter IH (eds) Population and biological aspects of human mutation. Academic, New York, pp 133-145
59. Jacobs PA, Hassold TJ, Whittington E et al (1988) Klinefelter's syndrome: an analysis of the origin of the additional sex chromosome using molecular probes. Ann Hum Genet 52: 93-109
60. Jennings MW, Jones RW, Wood WG, Weatherall DJ (1985) Analysis of an inversion within the human b-globulin gene cluster. Nucleic Acids Res 13: 2897-2906
61. Jones KL, Smith DW, Harvey MAS, Hall BD, Quan L (1975) Older paternal age and fresh gene mutation: data on additional disorders. J Pediatr 86: 84-88
62. Kalousek DK, Barrett IJ, McGillivray BC (1989) Placental mosaicism and intrauterine survival of trisomies 13 and 18. Am J Hum Genet 44: 338-343
63. Kazazian HH, Wong C, Youssoufian H et al (1988) Hemophilia A resulting from de novo insertion of L1 sequences represents a novel mechanism for mutation in man. Nature 332: 164-166
64. Ketterling RH, Vielhaber E, Bottema CDK et al (1993) Germ-line origins of mutations in families with hemophilia B: the sex ratio varies with the type of mutation. Am J Hum Genet 52:152-166
65. Koeberl DD, Bottema CDK, Ketterling RP et al (1990) Mutations causing hemophilia B: direct estimate of the underlying rates of spontaneous germline transitions, transversions and deletions in a human gene. Am J Hum Genet 47: 202-217
66. Koenig M, Hoffman EP, Bertelson CJ et al (1987) Complete cloning of the Duchenne muscular dystrophy (DMD) cDNA and preliminary genomic organization of the DMD gene in normal and affected individuals. Cell 50: 509-517
67. Koenig M, Monaco AP, Kunkel LM (1988) The complete sequence of dystrophin predicts a rod-shaped cytoskeletal protein. Cell 53: 219-228
68. Koenig M, Beggs AH, Moyer M et al (1989) The molecular basis for Duchenne versus Becker muscular dystrophy: correlation of severity with type of deletion. Am J Hum Genet 45: 498-506
69. Kondo S (1973) Evidence that mutations are induced by error in repair and replication. Genetics 73 Suppl:109-122
70. Krüger J, Vogel F (1975) Population genetics of unequal crossing over. J Mol Evol 4: 201-247
71. Kupke KG, Mueller U (1989) Parental origin of the extra chromosome in trisomy 18. Am J Genet 45: 599-605
72. La Spada AR, Wilson, EM, Lubahn DB et al (1991) Androgen receptor gene mutations in X-linked spinal and bulbar muscular atrophy. Nature 352: 77-79
73. Lawry RB, Jones DC, Renwick DHG, Trimble BK (1976) Down syndrome in British Columbia, 1972-1973: incidence and mean maternal age. Teratology 14: 29-34
74. Lehmann H, Huntsman RG (1974) Man's hemoglobins. North-Holland, Amsterdam
75. Lenz W (1961) Zur Genetik der Incontinentia pigmenti. Ann Paediatr 196: 141
76. Lenz W (1964) Krankheiten des Urogenitalsystems In: Becker PE (ed) Humangenetik, ein kurzes Handbuch in fünf Bänden, vol 3. Thieme, Stuttgart, pp 253-410
77. Lenz W (1975) Half chromatid mutations may explain incontinentia pigmenti in males. Am J Hum Genet 27: 690-691
78. Luria SE, Delbrück M (1943) Mutations of bacteria from virus sensitivity to virus resistance. Genetics 28: 491
79. MacDonald ME, Ambrose CM, Duyao MP et al, the Huntington's Disease Collaborative Research Group (1993) A novel gene containing a trinucleotide repeat that is expanded and unstable on Huntington's disease chromosomes. Cell 72: 971-983
80. Mackenzie HJ, Penrose LS (1951) Two pedigrees of ectrodactyly. Ann Eugen 16: 88
81. Mandel JL (1993) Questions of expansion. Nature Genet 4: 8-9
82. McKusick VA (1972) Heritable disorders of connective tissue, 4th edn. Mosby, St Louis
83. McKusick VA (1995) Mendelian inheritance in man, 11 th edn. Johns Hopkins University Press, Baltimore

83a. Miki Y, Swensen J, Shattuck-Eidens D, Futreal PA, Harshman K, Tavtigian S, Liu Q, Cochran C, Bennett LM, Ding W, Bell R, Rosenthal J, Hussey C, Tran T, McClure M, Frye C, Hattier T, Phelps R, Haugen-Strano A, Katcher H et al (1994) A strong candidate for the breast and ovarian cancer susceptability gene BRCA1. Science 266: 66-71
84. Millar DS, Steinbrecher RA, Wieland K et al (1990) The molecular genetic analysis of hemophilia A: characterization of six partial deletions in the factor VIII gene. Hum Genet 86: 219-227
85. Mohn G, Würgler FE (1972) Mutator genes in different species. Hum Genet 16: 49-58
86. Møllenbach CJ (1947) Medfødte defekter i ojets indre hinder klinik og arvelighedsforhold. Munksgaard, Copenhagen
87. Mørch ET (1941) Chondrodystrophic dwarfs in Denmark. Munksgaard, Copenhagen (Opera ex domo biologiae hereditariae humanae universitatis hafniensis, vol 3)
88. Motulsky AG (1968) Some evolutionary implications of biochemical variants in man. 8 th International Congress of the Anthropology and Ethnology Society, Tokyo
89. Mueller B, Dechant C, Meng G et al (1992) Estimation of the male and female mutation rates in Duchenne muscular dystrophy (DMD) Hum Genet 89: 204-206
90. Mueller CR, Grimm T (1986) Estimation of the male to female ratio of mutation rates from segregation of X-chromosomal DNA haplotypes in Duchenne muscular dystrophy families. Hum Genet 74: 181-183
91. Murdoch JL, Walker BA, McKusick VA (1972) Parental age effects on the occurrence of new mutations for the Marfan syndrome. Ann Hum Genet 35: 331-336
92. Neel JV, Satoh C, Goriki K et al (1986) The rate with which spontaneous mutation alters the electrophoretic mobility of polypeptides. Proc Natl Acad Sci USA 83: 389-393
93. Nielsen J (1966) Diabetes mellitus in parents of patients with Klinefelters' syndrome. Lancet 1: 1376
94. Nielsen J, Sillesen I (1975) Incidence of chromosome aberration among 11,148 newborn children. Hum Genet 30: 1-12
95. Nielsen J, Wohlert M (1991) Chromosome abnormalities found among 34910 newborn children: result from a 13-year incidence study in Argus, Denmark. Hum Genet 87: 81-83
95a. Niu DM, Hsiao KJ, Wang NH (et al.) (1996) Chinese achondroplasia is also defined by recurrent G_380R mutations of fibroblast growth factor receptor-3 gene. Hum Genet (in the press)
96. O'Hov KL, Tsifidis C, Mahadevan MS et al (1993) Reduction in size of the myotonic dystrophy trinucleotide repeat mutation during transmission. Science 259: 809-811
97. Oberlé I, Rousseau F, Heitz D et al (1991) Instability of a 550-base pair DNA segment and abnormal methylation in fragile X syndrome. Science 252: 1097-1102
98. Orioli IM, Castilla EE, Scarano G, Mastroiacovo P (1995) The effect of paternal age in achondroplasia, thanatophoric dysplasia and osteogenesis imperfecta. Am J Med Genet 59: 209-217
99. Oudet C, Mornet E, Serre JL et al (1992) Linkage disequilibrium between the fragile X mutation and two closely linked GA repeats suggests that fragile X chromosomes are derived from a small number of founder chromosomes. Am J Hum Genet 52: 297-304
100. Penrose LS (1933) The relative effects of paternal and maternal age in mongolism. J Genet 27: 219-224
101. Penrose LS (1955) Parental age and mutation. Lancet 2: 312
102. Penrose LS (1957) Parental age in achondroplasia and mongolism. Am J Hum Genet 9: 167-169
103. Pfeiffer RA (1964) Dominant erbliche Akrocephalosyndaktylie. Z Kinderheilkd 90: 301
104. Race RR, Sanger R (1969) Xg and sex chromosome abnormalities. Br Med Bull 25: 99-103
105. Reed TE (1959) The definition of relative fitness of individuals with specific genetic traits. Am J Hum Genet 11: 137
106. Reed TE, Falls HF (1955) A pedigree of aniridia with a discussion of germinal mosaicism in man. Am J Hum Genet 7: 28-38
107. Reed TE, Neel JV (1955) A genetic study of multiple polyposis of the colon (with an appendix deriving a method for estimating relative fitness). Am J Hum Genet 7: 236-263
108. Reichert W, Buselmaier W, Vogel F (1984) Elimination of X-ray-induced chromosomal aberration in the progeny of female mice. Mutat Res 139: 87-94
109. Riccardi VM, Dodson II CE, Chatrabarty R, Bontke C (1984) The pathophysiology of neurofibromatosis. IX. Paternal age as a factor in the origin of new mutations. Am J Med Genet 18:169-176
110. Richards RI, Sutherland GR (1992) Dynamic mutations: a new class of mutations causing human disease. Cell 70: 709-712
111. Richards RI, Holman K, Friend K et al (1992) Evidence of founder chromosomes in fragile X syndrome. Nature [Genet] 1: 257-260
112. Rischbieth H, Barrington A (1912) Dwarfism. University of London, Dulau London, pp 355-573 (Treasury of human inheritance, parts 7 and 8, sect 15A)
113. Rosendaal FR, Broecker-Friends AHJT, van Houwelingen JC et al (1990) Sex ratio of the mutation frequencies in haemophilia A: estimation and meta-analysis. Hum Genet 86: 139-150
114. Russel WL, Kelly EM, Hunsicker PR et al (1972) Effect of radiation dose-rate on the induction of X-chromosome loss in female mice. In: Report of the United Nations Science Committee on the effect of atomic radiations. United Nations, New York (Ionizing radiation: levels and effects, vol 2: Effects)
114a. Savitsky K, Bar-Shira A, Gilad S, Rotman G, Ziv Y, Vanagaite L, Tagle DA, Smith S, Uziel T, Sfez S, Ashkenazi M, Packer I, Frydman M, Hanik R, Patanjali SR, Simmons A, Clines GA, Sartiel A, Gatti RA, Chessa L, Sanal O, Lavin MF, Jaspers NGJ, Taylor AMR, Arlett CF, Miki T, Weissman S, Lovett M, Collins FS, Shiloh Y (1995) A single ataxia telangiectasia gene with a product similar to PI-3 kinase. Science 268: 1749-1753
115. Schull WJ, Neel JV, Hashizume A (1968) Some further observations on the sex ratio among infants born to survivors of the atomic bombings of Hiroshima and Nagasaki. Am J Hum Genet 18: 328-338
116. Searle AG (1972) Spontaneous frequencies of point mutations in mice. Hum Genet 16: 33-38
117. Sergeyev AS (1975) On mutation rate of neurofibromatosis. Hum Genet 28:129-138
118. Sherman SL, Morton NE, Jacobs PA, Turner G (1984) The marker (X) syndrome: a cytogenetic and genetic analysis. Ann Hum Genet 48: 21-37
118a. Shiang R, Thompson LM, Zhu YZ (et al.) (1994) Mutation in the transmembrane domain of FGFR-3 causes the most common genetic form of dwarfism, achondroplasia. Cell 78: 335-342
119. Stamatoyannopoulos G, Nute PE, Miller M (1981) De novo mutations producing instable hemoglobins or hemoglobin MI. Establishment of a depository and use of data for an association of de novo mutation with advanced parental age. Hum Genet 58: 396-404
120. Stevenson AC, Kerr CB (1967) On the distribution of frequencies of mutation in genes determining harmful traits in man. Mutat Res 4: 339-352
120a. Struewing JP, Abeliovich D, Peretz T, Avishai N, Kaback MM, Collins FS, Brody LC (1995) The carrier frequency of the BCRA1 185delAG mutation is approximately 1 percent in Ashkenazi Jewish individuals. Nature [Genet] 11: 198-200
121. Takaesu N, Jacobs PA, Lockwell A et al (1990) Nondisjunction of chromosome 21. Am J Med Genet Suppl 7: 175-181
122. Taylor AM (1963) Bacteriophage-induced mutation in Escherichia coli. Proc Natl Acad Sci USA 50:1043-1051
123. Tommerup N (1993) Mendelian cytogenetics. Chromosome rearrangements associated with mendelian disorders. J Med Genet 30: 713-727
124. Tommerup N, Schempp W, Meinecke P et al (1993) Assignment of an autosomal sex reversal locus (SRA 1) and campomelic dysplasia (CMPD 1) to 17q24.3-q25.l. Nature [Genet] 4:170-174
125. Tönz O, Glatthaar BE, Winterhalter KH, Ritter H (1973) New mutation in a Swiss girl leading to clinical and biochemical b-thalassemia minor. Hum Genet 20: 321-327
126. Tünte W, Becker PE, von Knorre G (1967) Zur Genetik der Myositis ossificans progressiva. Hum Genet 4: 320-351
127. Van Dyke DL, Weiss L, Roberson JR, Babu VR (1983) The frequency and mutation rate of balanced autosomal rearrangements in man estimated from prenatal genetic studies for advanced maternal age. Am J Hum Genet 35: 301-308
128. Vijayalakshmi, Evans HJ, Ray JH, German J (1983) Bloom's syndrome: evidence for an increased mutation frequency in vivo. Science 221: 851-853
129. Vijayalakshmi, Wunder E, Schroeder TM (1985) Spontaneous 6-thioguanine-resistant lymphocytes in Fanconi anemia patients and their heterozygous parents. Hum Genet 70: 264-270
130. Vogel F (1954) Über Genetik und Mutationsrate des Retinoblastoms (Glioma retinae). Z Menschl Vererbungs Konstitutionslehre 32: 308-336
131. Vogel F (1956) Über die Prüfung von Modellvorstellungen zur spontanen Mutabilität an menschlichem Material. Z Menschl Vererbungs Konstitutionslehre 33: 470-491
132. Vogel F (1957) Neue Untersuchungen zur Genetik des Retinoblastoms (Glioma retinae). Z Menschl Vererbungs Konstitutionslehre 34: 205-236
133. Vogel F (1965) Sind die Mutationsraten für die X-chromosomal rezessiven Hämophilieformen in Keimzellen von Frauen niedriger als in Keimzellen von Männern? Hum Genet 1:253-263

134. Vogel F (1977) A probable sex difference in some mutation rates. Am J Hum Genet 29: 312-319
135. Vogel F (1979) Genetics of retinoblastoma. Hum Genet 52:1-54
136. Vogel F (1984) Mutation and selection in the marker (X) syndrome. Ann Hum Genet 48:327-332
137. Vogel F, Kopun M (1977) Higher frequencies of transitions among point mutations. J Mol Evol 9 : 159-180
137a. Vogel F, Krüger J, Brøndum Nielsen K (et al.) (1985) Recurrent mutation pressure does not explain the prevalence of the marker X syndrome. Hum Genet 71: 1-6
138. Vogel F, Rathenberg R (1975) Spontaneous mutation in man. Adv Hum Genet 5: 223-318
139. Vogel F, Röhrborn G (1965) Mutationsvorgänge bei der Entstehung von Hämoglobinvarianten. Humangenetik 1: 635-650
140. Vogel F, Röhrborn G (eds) (1970) Chemical mutagenesis in mammals and man. Springer, Berlin Heidelberg New York
141. Vogel F, Crusio WE, Kovac C et al (1990) Selective advantage of fra (X) heterocygotes. Hum Genet 86: 25-32
142. Voit T, Neuen-Jacob E, Mahler et al (1992) Somatic mosaicism for a deletion of the dystrophin gene in a carrier of Becker muscular dystrophy. Eur J Pediatr 151:112-116
143. Wais S, Salvati E (1966) Klinefelter's syndrome and diabetes mellitus. Lancet 2: 747-748
144. Warren ST, Schulz RA, Chang CC, Wade MH, Troske JE (1981) Elevated spontaneous mutation rate in Bloom syndrome fibroblasts. Proc Natl Acad Sci USA 78: 3133-3137
145. Watson JD, Crick FHC (1953) The structure of DNA. Cold Spring Harbor Symp Quant Biol 18 :123-132
146. Weech AA (1927) Combined acrocephaly and syndactylism occurring in mother and daughter. A case report. Johns Hopkins Med J 40: 73
147. Weinberg W (1912) Zur Vererbung des Zwergwuches. Arch Rassen Gesellschaftsbiol 9: 710-718
148. Wilson AC, Carlson SS, White TJ (1977) Biochemical evolution. Annu Rev Biochem 47: 573-639
149. Winter RM, Tuddenham EGD, Goldman E, Matthews KB (1983) A maximum likelihood estimate of the sex ratio of mutation rates in hemophilia A. Hum Genet 64 :156-159
149a. Wooster R, Neuhausen SL, Mangion J, Quirk Y, Ford D, Collins N, Nguyen K, Seal S, Tran T, Averill D, Fields P, Marshall G, Narod S, Lenoir GM, Lynch H, Feunteun J, Devilee P, Cornelisse CJ, Menko FH, Daly PA, Ormiston W, McManus R, Pye C, Lewis CM, Cannon-Albright LA, Peto J, Ponder BAJ, Skolnick MH, Easton DF, Goldgar DE, Stratton MR (1994) Localization of a breast cancer susceptibility gene, BRCA2, to chromosome 13q12-13. Science 265: 2088-2090
150. Yanofsky C, Ito J, Horn V (1966) Amino acid replacements and the genetic code. Cold Spring Harbor Symp Quant Biol 31:151-162
151. Yu S, Mulley J, Loesch D et al (1992) Fragile-X syndrome: unique genetics of the heritable unstable element. Am J Hum Genet 50: 968-980
152. Zellweger H, Abbo G, Cuany R (1966) Satellite association and translocation mongolism. J Med Genet 3 :186-189

10 Mutação: Mutação Somática, Câncer e Envelhecimento

"The essential hypothesis as already formulated by von Hansenmann" (1890) is: "The cell of the malignant tumor is a cell with a certain abnormal chromatin content." "The way in which it originates [has] no significance. Each process which brings about this chromatin constitution would result in the origin of a malignant tumor."

(T. Boveri 1914, traduzido por U. Wolf 1974 [19])

As mutações também podem ocorrer nas células somáticas. O efeito de uma mutação somática é encontrado nas descendentes de uma célula mutante, tornando o indivíduo um mosaico. Mosaicos são pessoas com uma população mista de células. Na situação mais simples, uma população de células normais e uma população de células mutantes podem coexistir em uma única pessoa. Em geral tais populações diferentes existem lado a lado. Nos fibroblastos, e possivelmente em outros tipos de células, há uma grande mistura de grupos de células geneticamente diferentes, pois áreas muito pequenas de células podem exibir marcadores celulares diferentes, tais como tipos de G6PD.

10.1 Formação de Mosaicos para Mutações Genômicas

Os mosaicos para mutações genômicas são freqüentes. Na síndrome de Down, por exemplo, foi relatada uma proporção de 1 mosaico para 48 pacientes trissômicos padrões. Uma incidência populacional estimada de 1:650 para a síndrome de Down resultaria em uma freqüência de mosaico de 1:31.000. Tais casos de mosaico também apresentam dependência da idade materna, mas em menor grau que na trissomia simples do 21 [59].

Mecanismo de Formação de Mosaico em Clivagem Inicial [59]. A análise do efeito da idade materna possibilita tirar algumas conclusões quanto à origem dos mosaicos na síndrome de Down. Um mosaico pode ser derivado de um zigoto normal. Em tais casos, a não-disjunção teria que ter ocorrido em uma clivagem inicial (mas não na primeira). (A não-disjunção na primeira clivagem resultaria em um produto trissômico e um monossômico. Com a perda da célula monossômica, isto levaria a uma trissomia padrão.) O produto monossômico geralmente é perdido. O mosaicismo também pode ser derivado de um zigoto trissômico. Uma linhagem celular perderia o cromossomo extra por retardo anafásico, ou a não-disjunção pode ocorrer em uma célula somática (não-disjunção secundária; Fig. 10.1). A proporção de mosaicos causados por cada um destes mecanismos pode ser avaliada. Se a origem fosse um zigoto normal, não seria esperado um aumento de idade materna. Se a origem fosse um zigoto trissômico, o aumento na idade materna deveria ser semelhante ao encontrado para a síndrome de Down em geral. O total de mosaicos representa uma mistura de dois mecanismos; a idade materna média depende da proporção atribuída a cada causa. Entre 40 mosaicos descritos na literatura, 20% foram estimados como sendo derivados de zigotos normais. Deste cálculo podemos tirar uma estimativa comparada para a freqüência de alguns distúrbios mitóticos nos zigotos normais e trissômicos. Concluímos que os zigotos trissômicos mostram uma tendência quase 40 vezes maior para um retardo anafásico que as células normais, e a não-disjunção é 70 vezes mais freqüente. Estas estimativas, entretanto, são aplicáveis apenas a mosaicos que evoluam para síndrome de Down clinicamente reconhecível. A probabilidade de desenvolver síndrome de Down é muito maior entre os zigotos que eram originalmente trissômicos do que entre os que eram originalmente normais.

Os mosaicos com uma pequena fração de células trissômicas podem ocorrer em um estágio mais tardio do desenvolvimento. Em geral são fenotipicamente normais ou apresentam apenas micromanifestações de síndrome de Down, como dermatóglifos anormais. Eles podem ter filhos com síndrome de Down se um segmento do ovário ou testículo tiver o cariótipo anormal. A proporção de tais mosaicos menores entre os genitores de crianças com síndrome de Down pode ser significativa. O 1% de risco de recorrência de síndrome de Down trissômica pode estar relacionado à trissomia do 21 gonadal deste tipo.

10.2 Síndromes Hereditárias com Aumento de Instabilidade Cromossômica [11, 20, 21, 71, 75]

Anemia de Fanconi (227 650, 227 660). A anemia de Fanconi é uma pan-mielopatia da infância com insuficiência de medula óssea que leva a pancitopenia. Comumente são encontradas anomalias esqueléticas, especialmente do polegar e rádio, e hiperpigmentação. Outras malformações são freqüentes. O modo de herança é autossômico recessivo. A heterogeneidade genética foi sugerida pela análise da idade de início [74] e confirmada pela correção mútua da instabilidade cromossômica após fusão de células de pacientes com tipos clínicos diferentes. Há um tipo mais comum com início nos primeiros anos de vida, e um mais raro (veja a descrição em seguida) com início juvenil (veja também [55]). Um gene foi localizado em 20q [47]; há heterogeneidade de ligação.

Schroeder e cols. (1964) [72] descreveram dois irmãos com esta doença, com 21 e 18 anos de idade. Os genitores e um irmão mais novo (7 anos) eram saudáveis. O irmão mais velho apresentava, além de cariótipos normais, metáfases com múltiplas anomalias cromossômicas, tais como lesões acromáticas (*gaps*), quebras cromatídicas, quebras isocromatídicas, fragmentos acêntricos, cromossomos dicêntricos e trocas intercromatídicas. Dezenove das 39 metáfases mostravam pelo menos uma anomalia, mas em alguns casos, múltiplas anomalias. A endorreduplicação foi vista em cerca de 10% de todas as metáfases. O mais novo irmão, clinicamente não afetado, apresentou um número um

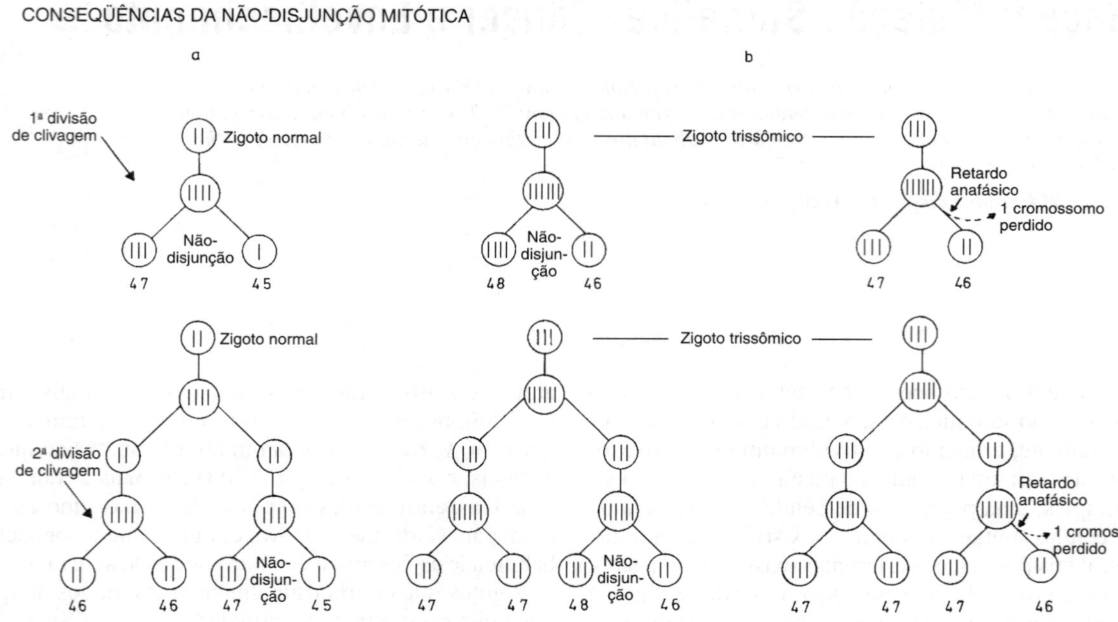

Fig. 10.1 a, b. Não-disjunção secundária e retardo anafásico como mecanismos de produção de mosaicos. **a** Zigoto normal, não-disjunção secundária; **b** Zigoto trissômico, não-disjunção secundária, retardo anafásico.

pouco menor de mitoses com anomalias cromossômicas, mas a mesma gama de anomalias. Seis anos depois ele desenvolveu sintomas clínicos da doença. Morreu de hemorragia múltipla aos 32 anos de idade. A autópsia revelou câncer de pulmão clinicamente não reconhecido [71].

Estes foram os primeiros casos publicados de instabilidade cromossômica em uma doença hereditária. O resultado foi logo confirmado em outros casos (Fig. 10.2).

Síndrome de Bloom (210 900). A síndrome de Bloom é uma condição caracterizada por baixo peso de nascimento, crescimento diminuído e sensibilidade da pele ao sol, bem como uma lesão facial em forma de borboleta com telangiectasia. O modo de herança é autossômico recessivo. A maioria das famílias é de origem judaica ashkenazi. German e cols. [22], examinando metáfases de culturas de sangue de sete pacientes, observaram em seis deles altas freqüências de células (4 a 27%) com cromossomos quebrados e às vezes recompostos. Outras anomalias citogenéticas descritas na anemia de Fanconi estavam presentes também na síndrome de Bloom. Entretanto, os marcos da síndrome de Bloom são as trocas intercromatídicas quadrirradiais simétricas que não são vistas na anemia de Fanconi. Elas supostamente surgem de trocas cromatídicas entre cromossomos homólogos. Em contrapartida, na anemia de Fanconi são comuns os quadrirradiais assimétricos, causados por quebras aleatórias em cromossomos não-homólogos. A freqüência de trocas entre cromátides irmãs (Seção 2.1.2) na síndrome de Bloom é dez vezes maior que em normais ou em pacientes com anemia de Fanconi. Embora superficialmente um tanto similares, os mecanismos básicos que levam à síndrome de Bloom e à anemia de Fanconi são bem diferentes.

O defeito fundamental na síndrome de Bloom é devido a mutações de término de cadeia que afetam a helicase de DNA, uma enzima necessária para manter a estabilidade genômica em células somáticas. Não inesperadamente, todas as mutações em pacientes ashkenazi eram idênticas, tanto por mutação direta quanto por análise de haplótipo, indicando uma origem comum com subseqüente expansão desta população.

Ataxia-Telangiectasia (208 900) [25]. As duas características clínicas constantes da síndrome de ataxia-telangiectasia (Louis-Bar) (AT) são a progressiva ataxia cerebelar sensível a radiação, anomalias do ciclo celular e a telangiectasia oculocutânea. A ataxia é geralmente reconhecida aos 12 a 14 meses de idade. O paciente é confinado a uma cadeira de rodas antes de atingir a adolescência. Foram relatadas várias deficiências imunes que variam de paciente a paciente. O defeito mais comum é um nível baixo ou total ausência de IgA. O modo de herança é autossômico recessivo. A instabilidade cromossômica foi repetidamente relatada. O número de quebras parece ser menor que na anemia de Fanconi e na síndrome de Bloom [5, 24, 27]. As quebras são aparentemente aleatórias. O nível de quebras cromossômicas em geral flutua. Os clones pseudodiplóides são comuns, e uma translocação envolvendo o braço longo do cromossomo 14 é característica. Um gene foi localizado em 11q22-11q23. Todas as mutações em A-T afetam uma fosfotransferase (fosfatidil inositol-3′ cinase) envolvida no sinal de transdução mitogênico, recombinação meiótica e controle do ciclo celular.

Nestas três condições — anemia de Fanconi, síndrome de Bloom e AT — é razoável supor que os sintomas clínicos estejam diretamente relacionados à instabilidade cromossômica. Além disso, os cromossomos de pacientes com todas as três doenças mostram um aumento de sensibilidade a vários agentes quebradores de cromossomos (clastogênicos) — AT, por exemplo, aos raios X.

Instabilidade Cromossômica e Câncer. Os pacientes com todas as três condições têm um risco fortemente aumentado de desenvolver neoplasias malignas. Muitos pacientes com anemia de Fanconi sucumbem durante a infância e a juventude por sangramentos ou infecções, mas um número crescente de

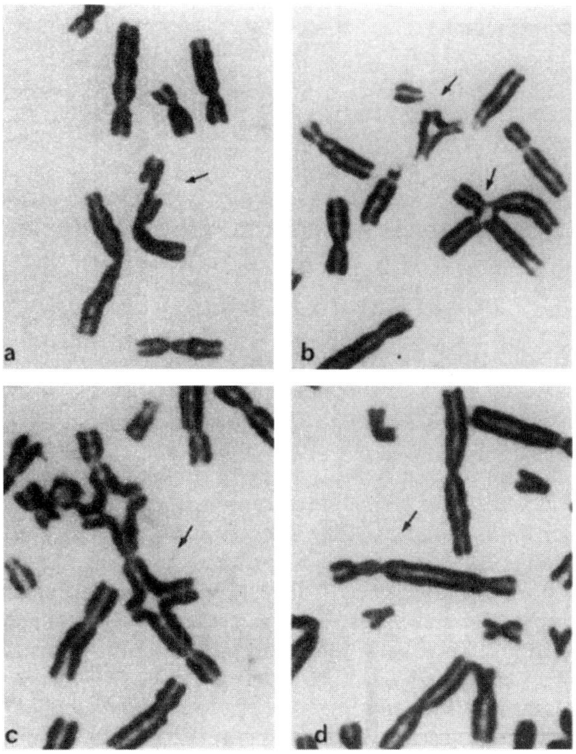

Fig. 10.2 a-d. Cromossomos de um paciente com anemia de Fanconi. **a** Quebra cromatídica. **b** Duas trocas de cromátides entre cromossomos não-homólogos. **c** Troca hexagonal na qual participam três cromossomos. **d** Cromossomos tricêntricos. (Cortesia do Dr. T. M. Schroeder-Kurth)

neoplasias tem sido relatado [21]. Em 1981, já haviam sido coletados 45 casos. Eles incluíam 22 leucemias agudas, nenhuma delas linfática; 16 tumores primários do fígado, e o restante carcinomas de outros órgãos. Foi encontrada uma grande variedade de tumores malignos na ataxia-telangiectasia [21]. Entre 108 pacientes havia 48 com vários linfomas não-Hodgkin; 12 com doença de Hodgkin; 26 leucemias, a maioria linfática; e 22 outras condições (câncer de estômago, cérebro, ovário, pele etc.). As neoplasias linfáticas prevaleciam. Dos 99 indivíduos conhecidos como sofrendo de síndrome de Bloom até 1981, 23 desenvolveram pelo menos uma neoplasia. Considerando a idade jovem destes pacientes, foi estimado um aumento de 100 vezes no risco de neoplasia. Diferentemente da AT, observa-se uma grande diversidade de tipos e distribuição tissular.

É razoável supor que o aumento do risco de desenvolver neoplasias nestas síndromes está diretamente relacionado à taxa aumentada de quebras cromossômicas espontâneas.

Tal instabilidade cromossômica leva a muitas células com várias aneuploidias devidas a quebras cromossômicas. A maioria destas células morre imediatamente, mas algumas sobrevivem por algumas multiplicações. Em uma célula ocasional, entretanto, o defeito estrutural fornece uma vantagem seletiva na qual a taxa de multiplicação celular não é mais inibida.

Tal célula logo forma um clone de células geneticamente idênticas: as células cancerosas iniciais. Em virtude do seu crescimento desinibido, o clone celular anormal gradualmente substitui as células normais.

Se tal clone celular contiver um cromossomo estruturalmente anormal, devemos ocasionalmente encontrar anomalias cromossômicas específicas em uma certa fração de células dos pacientes com uma das três síndromes com instabilidade cromossômica. Tais clones celulares de fato foram observados. A Fig. 10.3 mostra um "cromossomo marcador", um 1 p- que caracteriza um clone de um paciente com anemia de Fanconi e que foi observado desde 1974 [73]. A Fig. 10.4 compara a proporção de metáfases com este cromossomo marcador durante vários anos. Este clone provavelmente tinha uma certa vantagem seletiva. Entretanto, isto está diminuindo. Clones similares foram observados nas outras duas condições também. O desenvolvimento total de leucemia pelo aumento gradual de um clone celular definido foi observado na AT [27]. Os possíveis mecanismos moleculares de transformação maligna relacionados a quebras cromossômicas são discutidos na Seção 10.4.2.

10.3 Mecanismos Moleculares de Instabilidade Cromossômica e Formação de Tumor Devido a Mutação Somática

10.3.1 Xeroderma Pigmentoso (278 700 - 278 750) [41]

A instabilidade cromossômica e a existência de cromossomos marcadores nas três síndromes com instabilidade cromossômica herdada sugere que repetidas quebras cromossômicas podem levar a clones celulares que se desenvolvem em malignidades. Isto levanta a questão do mecanismo molecular da instabilidade cromossômica. Outra doença hereditária, o xeroderma pigmentoso (XP), fornece tal informação.

Após exposição à luz ultravioleta, a pele dos pacientes com XP apresenta eritema que é seguido de atrofia e telangiectasia (Seção 4.1.3). Gradualmente, estas áreas tornam-se verrucosas, e finalmente desenvolve-se um câncer de pele. Sabemos, de trabalhos com microorganismos, que as células têm um sistema enzimático capaz de reparar defeitos do DNA. O reparo enzimático dos defeitos induzidos por luz ultravioleta foi bem estudado em microorganismos em nível molecular. O XP é caracterizado por uma sensibilidade anormalmente alta à luz ultravioleta. Cleaver e Bootsma [10] mostraram que esta doença é causada por um defeito em uma enzima de reparo do DNA. Foram identificados depois vários grupos diferentes de

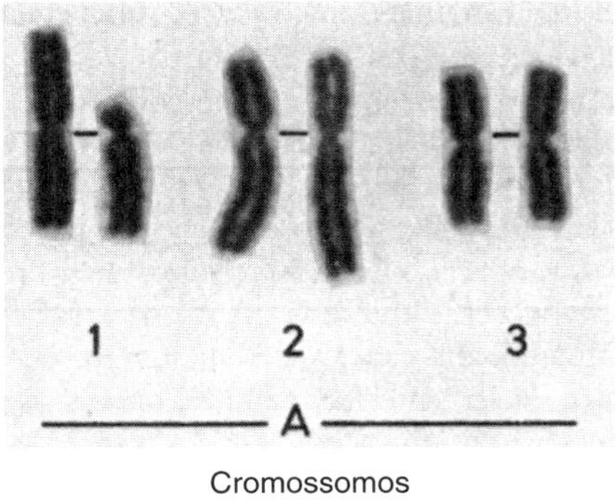

Fig. 10.3 Cromossomo marcador 1 p- encontrado em um clone celular de um paciente com anemia de Fanconi. (Cortesia do Dr. T. M. Schroeder-Kurth)

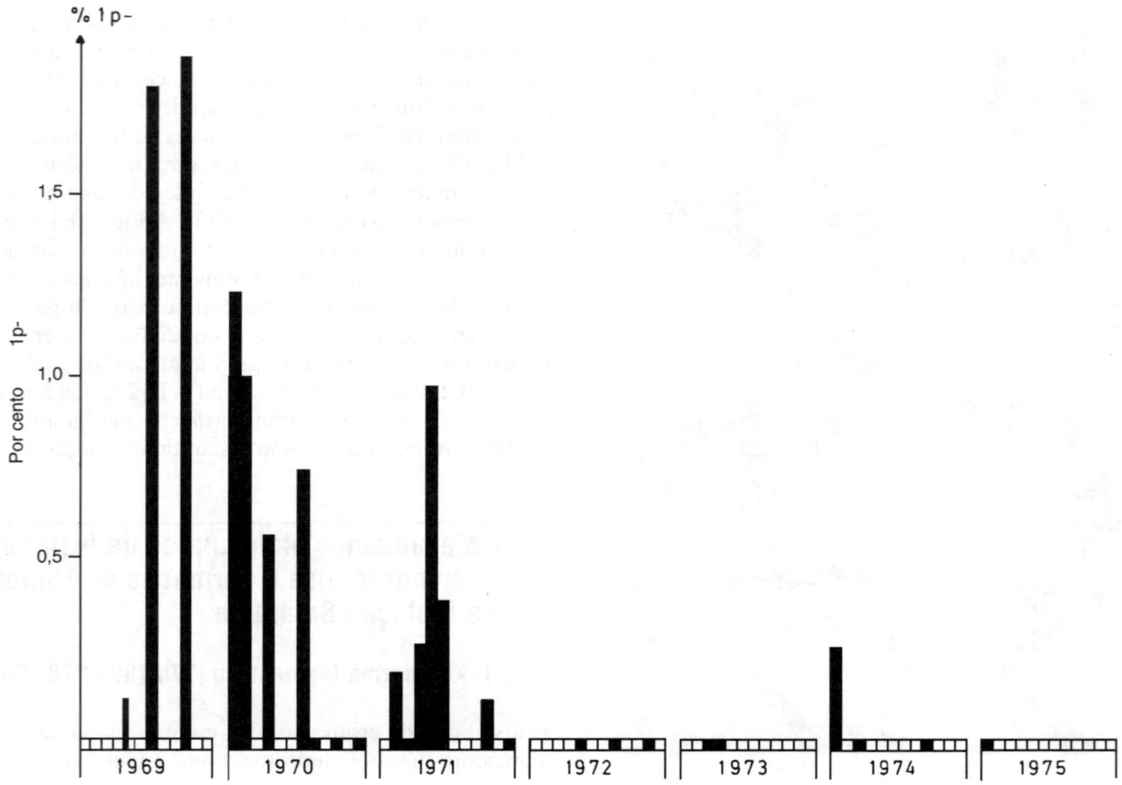

Fig. 10.4 Fração de metáfase mostrando o cromossomo marcador 1 p- da Fig. 10.3 na anemia de Fanconi. Exames repetidos em muitos anos. (Cortesia do Dr. T. M. Schroeder-Kurth)

complementação (veja a seguir) que levam a fenótipos semelhantes a XP (Quadro 10.1).

Mecanismos de Reparo de DNA. Três mecanismos principais de reparo de DNA foram estudados em microorganismos: fotorreativação, reparo de excisão e reparo pós-replicação (Fig. 10.5) [89].

1. Fotorreativação. A luz azul-violeta aumenta a chance de sobrevivência de bactérias que sejam expostas à luz ultravioleta. O principal efeito da irradiação ultravioleta é a formação de dímeros de timina entre duas timinas vizinhas. A fotorreativação é devida a uma enzima que restitui estas timinas por clivagem dos dímeros.
2. Reparo de excisão. O segundo mecanismo, o reparo de excisão, não requer luz. Em uma primeira etapa, uma endonuclease reconhece os dímeros e corta o filamento de DNA afetado perto deles, produzindo pontas livres. Estas pontas livres são reconhecidas por uma exonuclease que corta os nucleotídios, começando nestas pontas livres. Além dos dímeros induzidos por UV, até 100 outros nucleotídios são removidos. Uma polimerase induz a nova síntese do filamento removido, usando o filamento intacto como molde. Finalmente, o último espaço entre o filamento recomposto e o filamento antigo é fechado por uma ligase.
3. Reparo de pós-replicação. Se a fotorreativação e o reparo de excisão forem impossíveis, o filamento de DNA danificado não pode agir como um molde durante a replicação, pois o dímero não se pareia com nenhuma das outras bases. Permanece um espaço no filamento de DNA complementar recém-produzido. Entretanto, a informação genética distorcida pela formação de dímero está disponível em um filamento recém-

Quadro 10.1 Distribuição de grupos complementares em estudos de xeroderma pigmentoso (de Fischer e cols. 1982 [19])

País	Freqüência de casos nos respectivos grupos de complementação								Número de pacientes
	A	B	C	D	E	F	G	Variante	
América do Norte[a,b,c]	3	1	5	5	0	0	0	2	16
Europa[a,b,c]	10	0	14	8	2	0	2	5	41
Japão[d]	21	0	1	1	0	3	0	14	40
Egito[b]	7	0	12	0	0	0	0	5	24
Alemanha	2	0	7	5	0	0	0	9	23
N.° de casos estudados	43	1	39	19	2	3	2	35	144

[a]Cleaver e Bootsma 1975; [b]Cleaver e cols. 1981; [c]Kraemer 1980; [d]Takebe 1979.

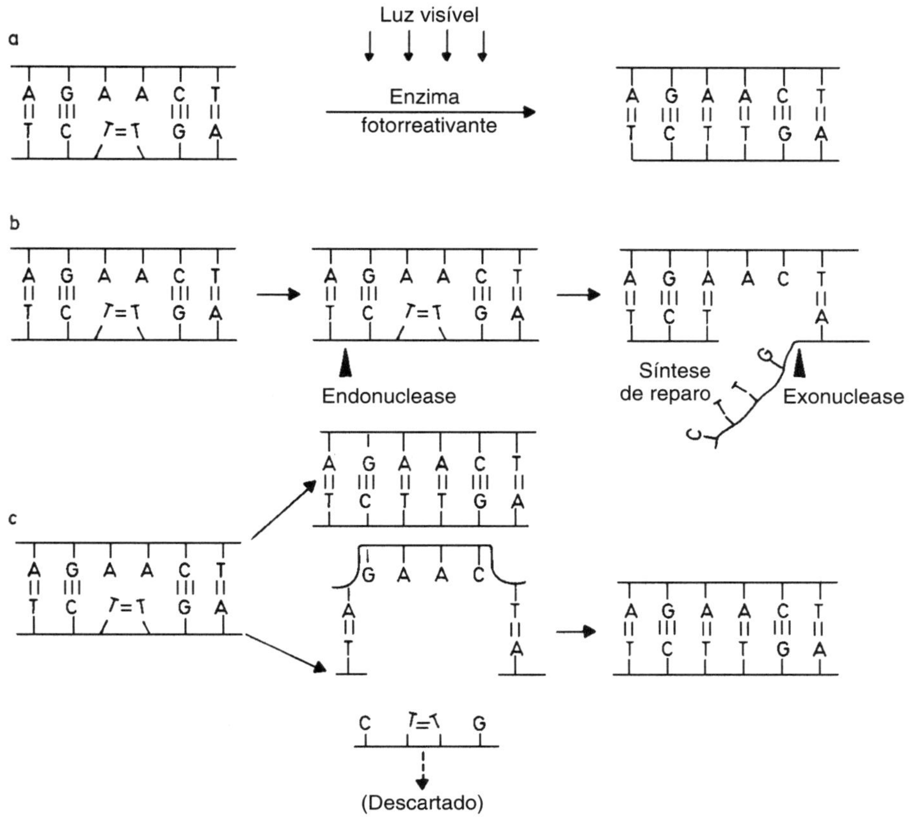

Fig. 10.5 a-c. Três tipos de reparo de DNA. **a** Fotorreativação, dímeros de timina são reabertos e reestabelecidas as pontes de hidrogênio A = T. **b** Reparo de excisão, as seqüências de meia cromátide contendo o dímero de timina são excisadas, e uma nova meia cromátide é sintetizada. **c** Reparo pós-replicação (recombinação). Uma seqüência de meia cromátide é excisada e o reparo ocorre após a replicação, com a ajuda de outro produto de multiplicação.

sintetizado de DNA juntamente com o filamento complementar antigo. Esta informação atua como um molde para a produção de outra cópia intacta que substitui o filamento de DNA danificado. O mecanismo exato desta substituição ainda é desconhecido. Parece ser semelhante aos eventos normais de recombinação. Um filamento normal de DNA como molde é necessário para o reparo de excisão, bem como para o reparo pós-replicação. (Para vários detalhes, especialmente de enzimas de reparo e a reação SOS, veja [41].)

Defeitos Enzimáticos nas Doenças Semelhantes ao Xeroderma Pigmentoso. As culturas de fibroblastos com XP apresentavam um tempo de sobrevida reduzido após irradiação ultravioleta. Além disso, a sobrevida de vários vírus irradiados com UV cultivados em células XP é menor que em células normais. Isto mostra que o defeito genético da célula hospedeira impede a correção do defeito no genoma viral. Estes resultados sugerem um defeito em um dos mecanismos de reparo citados. Isto foi confirmado pela investigação direta destes mecanismos nas células XP. As células de pacientes diferentes tinham um defeito em sua habilidade de fazer o reparo de excisão. Uma etapa inicial do reparo de excisão, a habilidade em excisar os dímeros, está deficiente, e isto leva a uma redução da inserção de novas bases — reparo de replicação (síntese de DNA não programada).

Heterogeneidade Genética [10, 16]. O sistema enzimático responsável pelo reparo de excisão compreende várias enzimas, e as diferenças clínicas entre os vários pacientes XP sugerem heterogeneidade genética, seja por mutações dentro dos genes para diferentes cadeias polipeptídicas, seja em sítios diferentes dentro dos mesmos genes. Um método para exame deste problema é a hibridização celular (Seção 5.1.3) entre fibroblastos de pacientes diferentes. A célula filha de duas células fusionadas é capaz de fazer o reparo de excisão se seus defeitos enzimáticos afetarem loci diferentes. Neste caso, um genoma fornece uma enzima intacta, o outro genoma produz a outra enzima, e os dois defeitos são mutuamente compensados. Se os defeitos enzimáticos forem idênticos, embora sejam afetados sítios mutacionais diferentes dentro do mesmo gene, não é possível tal compensação. Pelo menos oito grupos de complementação já foram identificados deste modo (Quadro 10.1). Existem também diferenças clínicas entre os grupos de complementação: apenas os pacientes dos grupos A, B e D têm achados neurológicos adicionais, tais como microcefalia, deficiência mental progressiva, crescimento e desenvolvimento sexual retardados, surdez, ataxia, coreoatetose e arreflexia (de Sanctis e Cacchione 1932). Muitos pacientes XP com manifestações neurológicas não apresentam todo o espectro de sintomas. Mesmo dentro do mesmo grupo de complementação, a heterogeneidade no grau de manifestação neurológica pode ser marcante. Em vários pacientes clinicamente diagnosticados como XP, o reparo de excisão foi visto como inteiramente normal. Eles hoje são classificados como variantes de XP. Nestes pacientes, o reparo de pós-replicação estava deficiente. Defeitos na fotorreativação não foram observados. Além disso, o Quadro 10.1 mostra uma distribuição populacional muito desigual destas variantes. Por exemplo, o tipo A e a variante são especialmente comuns no Japão, enquanto o tipo C, comum nas populações de origem européia, é raro no Japão.

Neoplasias Malignas em Pacientes com Xeroderma Pigmentoso. Os pacientes com XP cedo ou tarde desenvolvem múltiplos tumores malignos de pele. Todos os tipos celulares que são expostos à luz UV podem estar envolvidos. Podem se desenvolver carcinomas de células basal e escamosa, melanomas malignos, ceratoacantomas, hemangiomas e sarcomas. A formação de câncer pode ser evitada minimizando-se a exposição à irradiação UV com filtros solares e pomadas e evitando-se a luz do sol.

Aumento de Risco de Câncer nos Heterozigotos [84]. O modo de herança de todas as três síndromes de instabilidade cromossômica e de XP é autossômico recessivo. Sempre que os defeitos enzimáticos tiverem sido identificados, a atividade enzimática nos heterozigotos será cerca de metade da encontrada nos homozigotos normais (Seção 7.2.2.8). Assim, é razoável procurar um possível aumento de risco de câncer entre os heterozigotos. A melhor evidência agora está disponível para a AT [76, 78]. O estudo foi baseado em 27 famílias com 1.639 parentes próximos de pacientes AT. Os dados de incidência de câncer neste grupo foram comparados com as expectativas calculadas das taxas de mortalidade de causa, idade, época, sexo e raça dos EUA (Quadro 10.2). Havia um nítido aumento de mortalidade por câncer no grupo etário mais jovem de parentes (0 a 44 anos) em ambos os sexos, e nas mulheres mais que nos homens. Além disso, também foi encontrada uma incidência maior de neoplasias malignas nos parentes vivos. Havia muitos tipos de malignidades — especialmente, como nos homozigotos, de neoplasias do sistema linfático, mas também carcinomas do estômago e do ovário.

A incidência de homozigotos para AT na população foi estimada em cerca de 1:40.000, correspondendo a uma freqüência de heterozigotos de cerca de 1%. Neste caso, foi estimado que "os heterozigotos AT devem ser mais de 5% de todas as pessoas que morrem de câncer antes dos 45 anos, e cerca de 2% dos que morrem desta causa entre as idades de 45 e 75." Além do risco de câncer, os heterozigotos AT também podem ter um certo aumento de suscetibilidade a diabetes, escoliose grave e defeitos de tubo neural [76]. Mais recentemente, estas investigações foram complementadas com estudos adicionais pelo mesmo grupo [79, 80]. Um outro câncer comum, o de mamas femininas, especialmente com início jovem, parece ser muito mais comum. A descoberta do defeito básico em AT deve também direcionar os testes em heterozigotos entre pacientes com câncer.

Um outro estudo de predisposição ao câncer foi feito em parentes próximos de pacientes XP. Não houve um aumento *geral* na mortalidade por câncer. Entretanto, um aumento de incidência de tumores (não-fatais) de pele não-melanoma foi encontrado nestes heterozigotos [77]. Este estudo foi baseado em 2.597 parentes próximos de pacientes XP de 31 famílias nos EUA. Curiosamente, foi encontrado um aumento de cânceres de pele apenas entre os que viviam no sudeste dos EUA, onde a exposição à luz do sol é intensa. Isto, juntamente com o resultado negativo para todos os outros cânceres, exceto carcinomas de pele, sugere um defeito específico no reparo de UV nas células epiteliais que só se manifesta quando a pele é muito exposta ao sol, ou seja, um fenômeno ecogenético (Seção 7.5.2).

Na anemia de Fanconi, por outro lado, a avaliação cuidadosa das evidências disponíveis não revelaram nenhum aumento de risco de câncer nos heterozigotos.

10.3.2 Mecanismos Moleculares em Síndromes com Acentuada Instabilidade Cromossômica

A formação de dímeros de timina afeta apenas um dos dois filamentos de DNA. Portanto, não leva imediatamente a um *gap* cromossômico ou quebra. Se o dímero não puder ser excisado, entretanto, ele não poderá agir como molde na replicação seguinte. O filamento complementar de DNA será incompleto, e uma quebra será visível no segundo ciclo de replicação (Fig. 10.6). Assim, se a interrupção da dupla hélice de DNA estiver relacionada a quebra cromossômica microscopicamente visível, podemos esperar um número maior de quebras cromossômicas após a irradiação das células XP que nas células normais. Este aumento de fato foi relatado. Nas células XP não irradiadas, por outro lado, não foi observada nenhuma instabilidade cromossômica, em contraste com as três síndromes já descritas (anemia de Fanconi, síndrome de Bloom e AT), associadas com aumento de instabilidade cromossômica espontaneamente aumentada. Assim, os defeitos moleculares são provavelmente diferentes. Entretanto, é razoável admitir que alguns dos mecanismos de replicação e reparo do DNA estão envolvidos também nestas condições. Algumas observações parecem corroborar esta conclusão [42, 64, 65]. A descoberta de diferentes defeitos fundamentais na AT e na síndrome de Bloom demonstrou que estas condições são causadas por anomalias que afetam enzimas envolvidas nos processos celulares básicos, como uma fosfotransferase essencial para a mitose bem como o controle do ciclo celular (AT) e a deselicoidização apropriada do DNA (defeito da helicase) na síndrome de Bloom. Estes achados fornecem os dados principais para a compreensão dos mecanismos moleculares das mutações espontâneas em geral e das mutações tumorigênicas somáticas

Quadro 10.2 Mortes observadas e esperadas por neoplasias malignas em genitores heterozigotos e irmãos (de Swift 1982 [76])

Grupos etários	Ataxia-telangiectasia		Xeroderma pigmentoso	
	Observadas	Esperadas	Observadas	Esperadas
Homens				
0-44	6	2,14	38	35,4
45-74	21	19,02		
75 +	4	5,22		
Todas as idades	31	26,38		
Mulheres				
0-44	9	2,97	30	33,2
45-74	23	18,34		
75 +	4	5,00		
Todas as idades	36	26,31		
Ambos os sexos e todas as idades	67	52,7	68	68,6

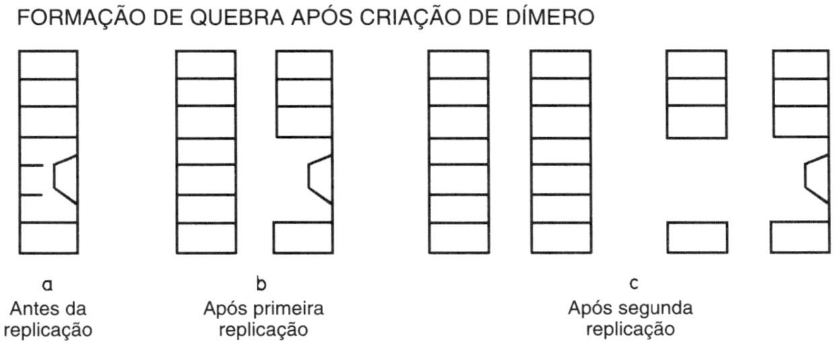

Fig. 10.6 a-c. Defeito de reparo de excisão. Se os dímeros de timina formados pela irradiação UV não puderem ser excisados, eles não podem agir como moldes no próximo ciclo de replicação. Isto leva a uma quebra cromossômica. **a** Formação de dímeros. **b** Na primeira replicação não são adicionadas bases complementares opostas ao dímero de timina. **c** Segunda replicação: o resultado é a descontinuidade da estrutura do DNA em um produto da multiplicação.

em particular. Para a compreensão dos mecanismos moleculares das mutações espontâneas em geral e das mutações somáticas em sua relação com as neoplasias em particular, estes achados fornecem dados fundamentais.

Cadeia de Eventos na Formação de Neoplasias Malignas por Mutação Somática [76]. A cadeia de eventos que levam à formação de neoplasias por mutação somática é mostrada na Fig. 10.7. A primeira etapa é o dano ao DNA. Isto pode ser causado ou por fatores internos, como uma replicação geneticamente defeituosa e mecanismos de reparo, ou por influências externas, como radiação ionizante, mutágenos químicos e vírus. O dano ao DNA pode levar a um prejuízo total do mecanismo de replicação e pode, portanto, ser letal. Por outro lado, ele pode, e em muitos casos será, reparado. Uma segunda possibilidade é que seja formada uma mutação. Aqui não tem muita importância que tipo de mutação ocorre. Por exemplo, pode ser uma mutação de ponto causada por uma única troca de bases, ou uma anomalia cromossomicamente

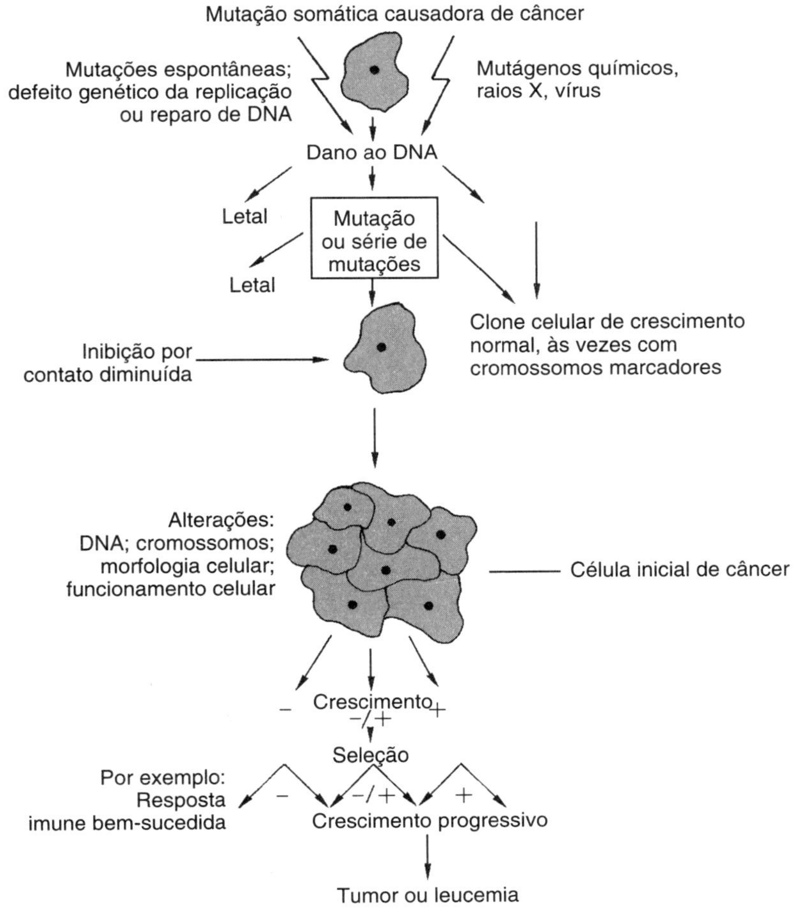

Fig. 10.7 Desenvolvimento gradual de um tumor maligno. Uma mutação somática, como uma quebra cromossômica, pode produzir um clone celular com uma vantagem seletiva. Este clone pode se desenvolver gradualmente em um tumor maligno. (Adaptado de Schroeder 1972 [70])

visível. Mais freqüentemente esta mutação pode ser letal, levando à morte do clone celular afetado devido a desvantagens seletivas de crescimento na competição com células normais. Às vezes pode haver um crescimento celular normal, e um cromossomo marcador pode ser o único indicador da mutação. Uma terceira possibilidade rara é que o novo clone celular tenha uma vantagem seletiva devida a um defeito genético nos mecanismos normais de inibição do crescimento e regulação, havendo desenvolvimento de câncer. Processos genéticos secundários, como a formação de aneuploidias adicionais, podem contribuir para a morte celular ou ocasionalmente levar a clones celulares com vantagem seletiva mais forte. O crescimento neoplásico ocorre sem controle até que o indivíduo afetado morra por interferência no funcionamento normal. Esta formulação geral do envolvimento cromossômico na origem neoplásica foi desenvolvida no início do século vinte por Boveri (1914; [19]), mas teve que esperar o desenvolvimento de melhores técnicas citogenéticas e moleculares.

10.4 Outras Observações Sugerindo Mutação Somática Como um Mecanismo na Carcinogênese [37]

História da Hipótese de Mutação Somática do Câncer. As síndromes hereditárias com aumento da instabilidade cromossômica e deficiências de replicação e reparo do DNA são marcantes, pois oferecem modelos para os mecanismos moleculares de mutação somática e formação de tumores. Entretanto, a hipótese de que o câncer é devido a mutação somática é muito mais antiga. Von Hansemann (1890) [87], com base em seus estudos sobre a mitose, postulou que a célula de um tumor maligno é uma célula com um conteúdo anormal de cromatina [19]. Boveri (1914) desenvolveu mais este conceito, supondo uma distribuição desigual dos cromossomos de uma célula para as células filhas. Ele destacou, entretanto, que a constituição anormal de cromatina como tal, e não o mecanismo de sua produção, é importante. Durante as décadas seguintes, a hipótese de mutação somática foi elaborada por muitos autores e discutida em muitos aspectos. Burnet (1974) [6] formulou mais claramente suas conseqüências mais importantes:

a) As neoplasias devem ser monoclonais, ou seja, devem se originar de uma única célula.
b) Sua incidência pode ser aumentada por agentes químicos ou vírus que reagem com o DNA.
c) Em uma grande população de células cancerosas proliferantes, são esperadas mutações adicionais em células isoladas. Estas produzem células com vantagens seletivas adicionais; subclones derivados delas superam rapidamente o crescimento de outras células tumorais.
d) A hipótese de mutação também explica o aumento da incidência da maioria dos cânceres com a idade, se as mutações somáticas puderem — como primeira abordagem — ser vistas como um processo dependente de tempo. Além disso, os clones precisam de vários anos para crescer antes de se manifestarem clinicamente.

A indução de câncer por substâncias químicas que reagem com o DNA não será mais discutida aqui. É suficiente mencionar que muitos mutágenos químicos (Seção 11.2) de fato também são carcinogênicos. As neoplasias malignas geralmente mostram uma variedade de subclones com cariótipos diferentes, indicando anomalias múltiplas da mitose durante a proliferação do tumor. O aumento das neoplasias com a idade é uma característica geral bem conhecida da biologia do câncer. Hoje estão disponíveis evidências de muitas fontes diferentes confirmando a origem monoclonal dos tumores. É sabido, por exemplo, que um linfócito B produz apenas um tipo específico de cadeia leve de γ-globulina, uma cadeia λ ou $\varkappa$. Diferentes linfócitos B, entretanto, produzem cadeias leves que diferem na parte "variável" da seqüência de aminoácidos (Seção 7.4). Todas as células na mielomatose, uma doença maligna, por outro lado, produzem cadeias leves com partes variáveis idênticas. As células da musculatura uterina das mulheres que são heterozigotas para um alelo normal e um variante de G6PD ligados ao X são mosaicos, expressando tanto o alelo normal quanto o variante de G6PD em células diferentes, como esperado pela inativação aleatória dos cromossomos X. Os tumores fibróides do útero, por outro lado, sempre mostram um único tipo de G6PD em todas as células tumorais. Observações semelhantes estão disponíveis para muitos outros tumores [35]: a maioria dos tumores é de fato de origem monoclonal. Alguns tumores hereditários, como os que aparecem na neurofibromatose, têm uma origem multiclonal, sugerindo que a tendência à proliferação é herdada em cada célula [14].

Etiologia Viral Versus *Mutação Somática?* Existem hoje muitas observações, especialmente em animais, de que os tumores podem ser causados por vírus, e é razoável supor que alguns tumores humanos tenham também uma origem viral. Esta hipótese não contradiz a de mutação somática. Os vírus em geral são sítio-específicos e podem induzir um evento mutacional nos cromossomos. O curso de formação do tumor seguinte a um dano viral pode então ser análogo ao descrito para qualquer tipo de mutação somática.

Elucidação da Origem de Tumores Malignos como um "Bônus" Extra da Teoria Genética. As seções seguintes descrevem o uso de conceitos genéticos e dados para a elucidação gradativa das causas de formação de tumor. A maioria dos tumores humanos não é hereditária, e em geral eles são claramente causados por agentes ambientais. Podemos portanto esperar que a elucidação de suas causas e mecanismos possa não envolver conceitos e métodos genéticos. Isto, entretanto, mostrou-se incorreto. Os avanços neste campo têm sido quase que exclusivamente resultantes de progressos na genética — genética formal e ligação, citogenética, especialmente a genética molecular. Isto é um exemplo da regra geral descrita na Seção 6.1.1.6: boas teorias podem recompensar o cientista com um bônus adicional, explicando outros fenômenos além daqueles para os quais elas foram originalmente criadas. Ao mesmo tempo, isto é um exemplo do modo pelo qual a genética ampliou sua faixa para se tornar atualmente a ciência básica líder na medicina. As discussões seguintes são confinadas a conceitos genéticos e a resultados que se demonstraram úteis para explicar o crescimento maligno em humanos.

10.4.1 Neoplasias com Anomalias Cromossômicas Constantes

O Cromossomo Philadelphia. Nas neoplasias, uma única anomalia cromossômica específica limitada ao tecido tumoral foi descrita há alguns anos. O exemplo clássico é o cromossomo

Philadelphia (Ph¹), que está quase que regularmente associado à leucemia granulocítica crônica [57]. Geralmente é encontrada uma translocação de grande parte do braço longo do cromossomo 22 para o cromossomo 9 (Fig. 10.8). Tais pacientes são cromossomicamente normais em todos os tecidos, exceto no sistema hematopoiético. A anomalia cromossômica característica afeta todos os precursores de células sangüíneas, inclusive megacarióticos e células eritropoiéticas. As técnicas de marcação biológica por variantes de G6PD levaram a conclusões semelhantes. As conseqüências clínicas e hematológicas da translocação, entretanto, afetam apenas os elementos granulocíticos do sangue, mostrando que uma determinada "mutação", embora presente em vários tipos de células, pode afetar o padrão de crescimento de apenas um tecido diferenciado.

Em algumas famílias excepcionais, vários membros morreram de leucemia granulocítica crônica, e em uma família algumas pessoas mais jovens apresentavam o cromossomo Ph¹ em suas células hematopoiéticas sem sinais clínicos de leucemia. Nesta família, a suscetibilidade à quebra do cromossomo 22 foi herdada de modo autossômico dominante. Em um estudo de 1.129 pacientes Ph¹⁺, a translocação 9;22 foi identificada em 1.036 (92%). Os outros tinham várias translocações, todas afetando o cromossomo n.º 9 [63]. Durante a fase aguda da doença, podem ser observadas aneuploidias adicionais. Um segundo

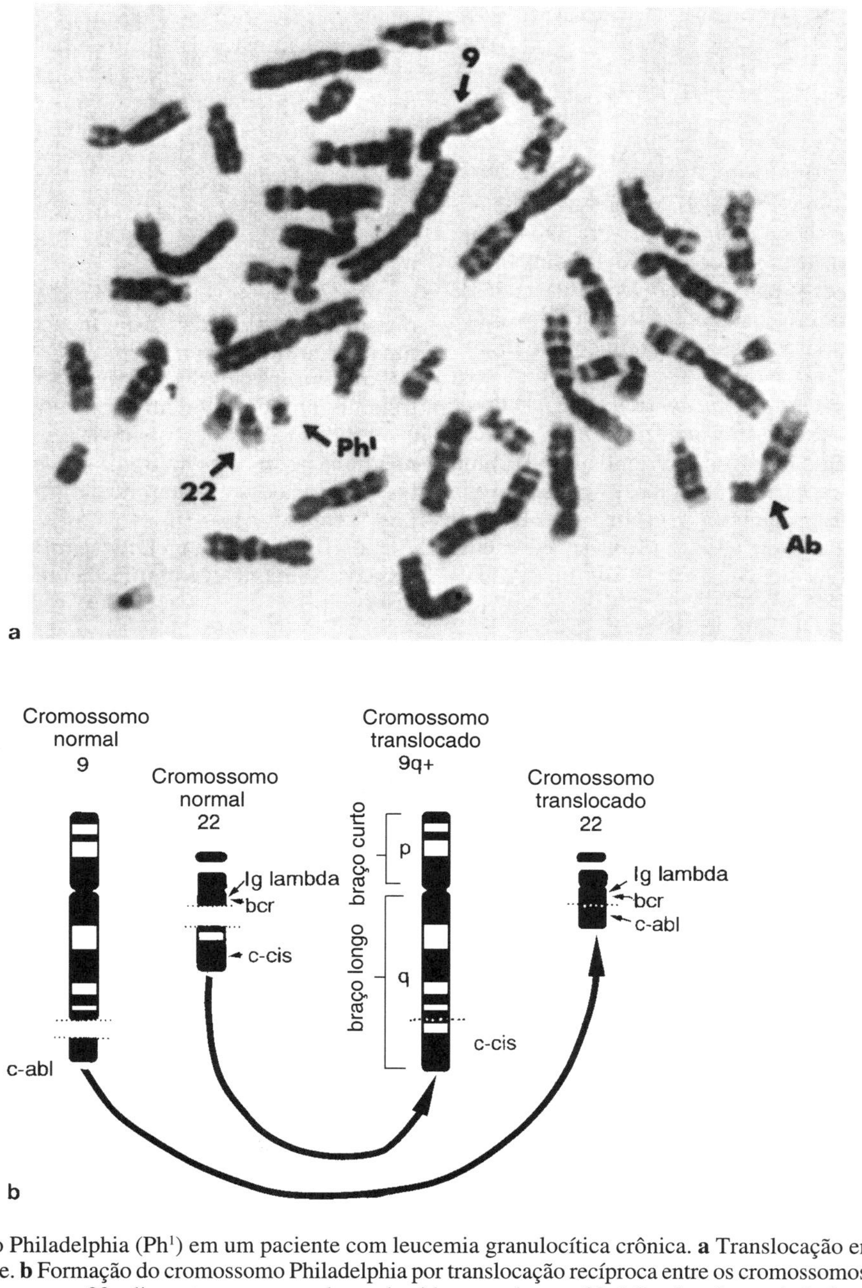

Fig. 10.8 a, b. Cromossomo Philadelphia (Ph¹) em um paciente com leucemia granulocítica crônica. **a** Translocação entre os cromossomos 22 e 9; Ab, cromossomo aberrante. **b** Formação do cromossomo Philadelphia por translocação recíproca entre os cromossomos 9 e 22. O proto-oncogene *abl* é deslocado para o cromossomo 22 adjacente a um gene desconhecido; a quebra no 22 é distal ao locus de Ig λ, que não está envolvido na translocação. (Modificado de Rowley 1986)

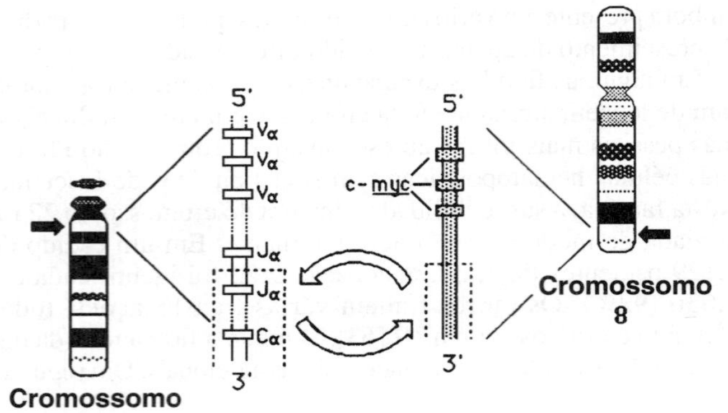

Fig. 10.9 Translocação t(8;14)(q24;q11) na leucemia de célula T. *Pequenas setas escuras,* pontos de quebra nos cromossomos 8 e 14. A estrutura do gene *myc* no n.º 8 e do gene *tcr A* (v_{α} ;δ_{α}) no n.º 14 e os pontos de quebra em cada um são mostrados no centro. (De Rowley 1986)

cromossomo Ph[1], um isocromossomo de 17q, ou um + 8 são as mais comuns. Os pacientes sem o cromossomo Ph[1] não tinham leucemia mielóide, mas outros tipos de mielodisplasia. A Fig. 10.9 mostra cromossomos de um paciente com leucemia mielóide crônica. O desenho inclui vários genes situados nos cromossomos 9 e 22 que podem ser importantes para o crescimento maligno.

Padrões Cromossômicos em Outras Leucemias [60, 61]. Padrões cromossômicos típicos foram identificados em outras leucemias (Quadro 10.3). Na leucemia não-linfocítica aguda (ANLL) um clone celular está geralmente presente com um ganho de um cromossomo n.º 8 e uma perda de um n.º 7. Uma t(8;21) é encontrada na leucemia mieloblástica (AML; M2), especialmente em crianças. Para outros tipos de leucemia não-linfocítica aguda (ANLL), veja Quadro 10.3. As leucemias ANLL com anomalias cromossômicas consistentes apresentam uma idade de distribuição mais ou menos semelhante, que difere de outras leucemias ANLL: elas são mais comuns em crianças e adultos jovens (média de idade de 40 anos ou menos, comparada a 50 anos em pacientes com ANLL).

Um tipo especial de leucemias foi observado após terapia citotóxica: elas em geral mostram uma perda parcial ou completa do cromossomo 5 e/ou 7. A região 5q23-5q32 em geral parece estar criticamente envolvida no desenvolvimento desta leucemia induzida por mutágeno.

As leucemias e tumores que afetam os linfócitos também foram analisadas, com resultados interessantes. O exemplo mais bem conhecido é o linfoma de Burkitt, um tumor de origem viral (vírus Epstein-Barr) que ocorre principalmente no cinturão de malária da África. As células tumorais apresentam consistentemente uma translocação 8;14. A parte que falta do cromossomo 8 é translocada para o braço longo do cromossomo 14. No linfoma folicular com pequenas células clivadas (FSC), os cromossomos 14 e 18 estão envolvidos. Os rearranjos envolvendo as bandas proximais dos cromossomos 14 e 7 são característicos de leucemias de célula T. (Para as células T e seus receptores, veja a Seção 4.4.) O cromossomo 14 também está envolvido nas leucemias linfáticas de pacientes com AT (Seção 10.2; Fig. 10.9).

Nas síndromes de instabilidade cromossômica — e, mais raramente, nas células sangüíneas básicas de indivíduos normais — muitas quebras cromossômicas e rearranjos podem ocorrer durante a vida, em geral levando à morte celular. Entretanto, algumas podem dar à célula uma vantagem seletiva: a célula e sua prole escapam da regulação de crescimento, tornando-se neoplasias malignas. As translocações oferecem pistas quanto ao local e natureza das mudanças necessárias para tais eventos.

Nos linfomas e leucemias linfáticas, dois tipos de sítios cromossômicos estão regularmente envolvidos. Um sítio é im-

Quadro 10.3 Alterações cromossômicas comuns nas leucemias (modificado de Rowley 1994 [61])

Tipo	Ganhos	Perdas	Rearranjos
Leucemia mielóide			
CML (leucemia mielóide crônica)			
Fase crônica			t(9;22) (q34;q11)
Crise blástica	8, + Ph[1]	Raras; −7	t(9;22) i(17q)
ANLL (leucemia não-linfocítica aguda)			
AML (M2)	+8	−7; < −5	t(8;21) (q22;q22)
APL (M3)	–	–	t(15;17) (q22;q12-21)
AMMoL (M4) (eosinófilos anormais)	+8	−7	inv(16) (p13q22) t(16;16), del(16q)
AMoL (M5)	–	–	t(9;11) (p12;q23), t(11q), del(11q)
M2/M4 (> de basófilos)	–	–	t(6;9) (p23;q34)
M4 (> de plaquetas)	–	–	t(3;3) (q21;q26), inv(3)
Leucemia linfóide			
CLL (leucemia linfática crônica)			
Célula B	+12	–	14q + (q32)
Célula T	–	–	t(8;14) (q24;q11), inv(14) (q11q32)
ALL (leucemia linfática aguda)			
Precursora de B			t(4;11) (q21;q23)
Comum	+21, +6	Raras	t(9;22), del(6q) (q15-q21), quase haplóide
Pré-B	–	–	t(1;19) (q23;p13)
Célula B			t(8;14) (q24;q32), t(2;8) (q13;q24), t(8;22) (q24;q11)
Precursora de T			t(9p), del(9p) (p21-22)
Célula T			t(11;14) (p13;q11), t(8;14) (q24;q11), inv(14) (q11q32)

portante por levar genes envolvidos no funcionamento da célula linfática. Vimos que os linfócitos B produzem imunoglobulinas. As leucemias de células B e outras neoplasias em geral envolvem genes determinando partes de cadeias de imunoglobulina. Os genes para o complexo de cadeia pesada, por exemplo, estão situados em 14q32, e o gene para a cadeia λ leve foi mapeado em 22q11. As anomalias cromossômicas, especialmente as translocações, levando a malignidades de célula T, estão geralmente perto de genes para receptores de célula T. O 14q11, por exemplo, é o sítio para um gene de receptor de célula T. Duas regiões do cromossomo 7 (p15; q35-q36), onde estão situados os genes β e γ de célula T, em geral também são afetados. Logo, um ponto de quebra está perto de um locus gênico envolvido no funcionamento específico da célula que se desenvolve em um tumor. O outro ponto de quebra é igualmente interessante: os chamados proto-oncogenes foram descobertos em sua vizinhança.

10.4.2 Oncogenes [11, 86, 90, 91, 94]

Princípios Básicos. A descoberta dos oncogenes aumentou nossa compreensão dos mecanismos moleculares de formação de câncer. Os estudos iniciais com a fusão celular (Seção 5.1.3) sugeriram que as mutações em determinados loci gênicos podem ser importantes para a transformação maligna, e o tratamento de células de hamster com DNA viral de polioma resultou na transformação maligna. A habilidade de alguns vírus com RNA, os retrovírus, para induzir tumores em animais é conhecida desde o trabalho de Ellermann e Bang (1908) e P. Rous (1911). Estes resultados e os posteriores fizeram com que muitos pesquisadores estudassem retrovírus que pudessem estar implicados em causar tumores humanos. Até o final da década de 70 estes estudos falharam em ser convincente. Em anos recentes, entretanto, a introdução de novos métodos da biologia molecular levou a novos e importantes conhecimentos.

O genoma de um retrovírus consiste em um RNA unifilamentar. Ele compreende as seguintes áreas de informação (da ponta 5′ para a 3′): seqüências reguladoras de 5′; genes para proteínas necessárias à estrutura interna; gene de transcritase reversa; genes para glicoproteínas de superfície; seqüência reguladora de 3′. Tão logo o vírus penetre a célula, a transcritase reversa produz uma cópia bifilamentar de DNA a partir de seu RNA unifilamentar. Este DNA é então integrado ao DNA cromossômico da célula. A integração pode ocorrer em muitos locais do genoma hospedeiro. Este DNA induz a célula a produzir um novo RNA viral bem como as proteínas necessárias para a síntese de novas partículas virais.

Além destas informações mínimas, os genomas dos retrovírus oncogênicos levam um gene adicional que é especificamente responsável pela transformação maligna das células hospedeiras. Este gene é chamado de oncogene retroviral (v-*onc*). Os estudos de hibridização de DNA (Seção 3.1.3.3) usando sondas de DNA de genes de v-*onc* mostraram que tais genes são homólogos aos genes que ocorrem em vários sítios do genoma hospedeiro. Sob condições normais, entretanto, eles não levam à transformação maligna. São chamados de proto-oncogenes ou oncogenes celulares (c-*onc*). Supomos hoje que estes genes tornaram-se integrados ao genoma viral em alguma época durante a evolução. Três genes diferentes c-*onc* que codificam as três cinases proteicas específicas de tirosina apresentam homologias em seqüências de aminoácidos de seus produtos gênicos e estão situados nos cromossomos humanos 3, 15, e 20. Tais cinases proteicas fosforilam proteínas e podem, portanto, mudar sua atividade biológica. Isto leva a uma transformação, por exemplo, mudando as propriedades da superfície celular tal como a inibição por contato. Os proto-oncogenes codificam fatores de crescimento normal ou seus receptores. Assim, o gene *sis* codifica uma cadeia do fator de crescimento derivado de plaquetas e o gene *erb-b* codifica o receptor para o fator de crescimento epidérmico [12]. Podemos logo perceber como os proto-oncogenes mutantes (veja em seguida) estimulam a mitose e causam o crescimento canceroso. O fator de crescimento derivado de plaquetas é particularmente interessante [12]. Junto com outros fatores de crescimento, ele está envolvido em estimular a formação de lesões ateromatosas, um evento supostamente mediado pelo aumento da síntese do fator de crescimento normal. Sua contraparte mutante *sis* está envolvida na formação de sarcoma neoplásico. Existem diferenças estruturais entre v-*onc* e os genes homólogos c-*onc*. Por exemplo, os genes c-*onc*, como outros genes eucarióticos, consistem em éxons e íntrons (Seção 3.1), enquanto os genes correspondentes v-*onc* mantiveram apenas os éxons.

Quadro 10.4 Rearranjos característicos em tumores sólidos (modificado de Rowley 1994 [61])

	Translocações	Genes
Adenoma pleomórfico	t(3;8) (p21C2)	
Lipossarcoma (mixóide)	t(12;16) (p13,3;p11,2)	*CHOP*(12p)/*FUS*(16p)
Sarcoma sinovial	t(X;18) (p11C1)	*OAT1, 2*(Xp)/?
Rabdomiossarcoma	t(2;13) (q35-37C4)	*PAX3*(2q)/?
Sarcoma de célula clara dos tendões	t(12;22) (q13C2)	*ATF1*(12)/*EWS*(22q)
Sarcoma de Ewing	t(11;22) (p24C2)	*FLI1*(11q)/*EWS*(22q)
Neuroepitelioma periférico	t(11;22) (q24C2)	*FLI1*(11q)/*EWS*(22q)
	Deleções-inversões	**Genes**
Meningioma-neurinoma acústico	del(22) (q12)	*NF2*
Carcinoma papilar tireoideano	inv(10) (q11q21)	*RET/PTC-PKA*
Adenoma paratireoideano	inv(11) (p15q13)	*PTH/CCND 1 (PRAD 1)*
Retinoblastoma	del(13) (q14q14)	*RB 1*
Tumor de Wilms	del(11) (p13p13)	*WT 1*

Transformação Celular. Em muitos casos, os oncogenes celulares foram descobertos por transferência gênica direta de células transformadas para normais. O primeiro gene transformante caracterizado no camundongo NIH/3T3 transformado (c-Ha-*ras*-1) veio da linhagem celular EJ de carcinoma de bexiga humana. A lesão genética levando à ativação (habilidade transformante) do oncogene envolvido nesta transformação é uma única mutação de ponto, resultando na substituição de apenas um aminoácido na proteína determinada pelo gene. O códon GGC foi substituído por GTC. A transversão G → T levou à substituição de glicina por valina na proteína resultante. Entretanto, uma procura deste proto-oncogene em 29 cânceres humanos falhou em mostrar casos adicionais. Ela parece ser rara nos cânceres. Curiosamente, a contraparte viral deste oncogene em um vírus de sarcoma de camundongo mostrou uma mutação de ponto na mesma posição. Outras ativações gênicas por mutações de ponto isoladas foram descobertas. Além disso, alguns oncogenes encontrados em outros tumores mostraram semelhança estrutural com o gene C-Ha-*ras-1*.

Um gene transformante com estrutura diferente (B-*lym*) foi isolado de linhagens celulares de linfoma de Burkitt. Seu produto gênico é parcialmente homólogo à transferrina, a proteína de transporte de ferro. O rearranjo de um outro gene, c-*myc*, também foi encontrado em linhagens celulares de linfoma. O fato de terem sido encontrados dois oncogenes diferentes no mesmo tipo de tumor sugere a possibilidade de as mutações de mais de um locus gênico às vezes serem necessárias para a transformação maligna. As etapas diferentes na carcinogênese são representadas pela ativação seqüencial de proto-oncogenes diferentes, levando a alterações qualitativas e quantitativas na expressão gênica. Os mecanismos para tal ativação estão sendo investigados com grande intensidade, pois prometem uma compreensão dos eventos moleculares que levam à transformação maligna. Além das mutações de ponto, a ligação de genes c-*onc* a promotores fortes ou a regiões acentuadoras (*enhancers*) do DNA, por exemplo, pela inserção de tais regiões próximas a genes c-*onc*, deu bons resultados para a transformação *in vitro*. Entretanto, a inserção de promotor (ou acentuador) próximo a um oncogene pode ser apenas um dos requisitos para a transformação, que pode necessitar de mudanças em outros proto-oncogenes.

Oncogenes Envolvidos na Carcinogênese Devida a Rearranjos Cromossômicos. A observação de que a inserção de oncogenes próximos a promotores fortes ativa o crescimento neoplásico levanta a questão de se, nos rearranjos cromossômicos característicos de algumas neoplasias, tais como rearranjos de proto-oncogene perto de regiões promotor/acentuador (e possivelmente outros genes reguladores), isto pode ser a etapa decisiva. Assim, muitos grupos hoje estão pesquisando os oncogenes e suas atividades em tumores com relação à sua localização em cromossomos normais e rearranjados (Fig. 10.10). No linfoma de Burkitt, por exemplo, a transcrição do gene c-*myc* pode aumentar em 20 vezes [95]. O oncogene humano c-*abl* está situado na banda terminal do braço longo do cromossomo 9, a mesma banda envolvida no ponto de quebra da translocação 9:22 na leucemia mielóide crônica. Isto, bem como outras evidências, favorece a hipótese de que a ativação de oncogenes pode de fato estar envolvida na carcinogênese por rearranjos cromossômicos. Os proto-oncogenes foram encontrados como cópias *amplificadas* nas células tumorais. Os cromossomos *double minute* e as regiões de coloração homogênea dos cromossomos são contrapartes citológicas de amplificação gênica em células cancerosas. O oncogene *myc* envolvido na translocação do linfoma de Burkitt é hiperexpresso no carcinoma de pulmão, no carcinoma de cólon e na leucemia promielocítica. O gene N-*myc* é amplificado nos estágios avançados do neuroblastoma, e altos níveis de fator de crescimento epidérmico são expressos nos carcinomas de células escamosas, supostamente como resultado da amplificação do gene *erb-β*.

A *progressão* tumoral pode estar relacionada a atividades de determinados oncogenes, pois alguns deles são encontrados nas

Quadro 10.5 Correlações citogenéticas-imunofenotípicas na doença B-linfóide maligna (de Rowley 1994 [61])

Fenótipo	Anomalia cromossômica	Genes envolvidos
Leucemia linfoblástica aguda		
Pré-B	t(1;19) (q23;p13)	*PBX1-TCF3(E2A)*
B(Slg+)	t(8;14) (q24;q32)	*MYC-IGH*
	t(2;8) (p12;q24)	*IGK-MYC*
	t(8;22) (q24;q11)	*MYC-IGL*
B ou B-mielóide	t(9;22) (q34;q11)	*ABL-BCR*
	t(4;11) (q21;q23)	*AF4-MLL*
Outro	50-60 cromossomos	
	t(5;14) (q31;q32)	*IL3-IGH*
	del(9p), t(9p)	
	del(12p), t(12p)	
Linfoma não-Hodgkin		
Tipo Burkitt	Ver Slg + ALL	*MYC-IGH-IGK-IGL*
Folicular	t(14;18) (q32;q21)	*IGH-BCL2*
Célula do manto	t(11;14) (q13;q32)	*CCND1-IGH*
Célula grande difusa	t(3;14) (q27;q32)	*BCL6-IGH*
	t(10;14) (q24;q32)	*LYT10-IGH*
Leucemia linfocítica crônica	t(14;14) (q13;q32)	*CCND1-IGH*
	t(14;19) (q32;q13)	*IGH-BCL3*
	t(2;14) (p13;q32)	*IGH*
	t(14q) e/ou +12	
Mieloma múltiplo	t(11;14) (q13;q32)	*CCND1-IGH*

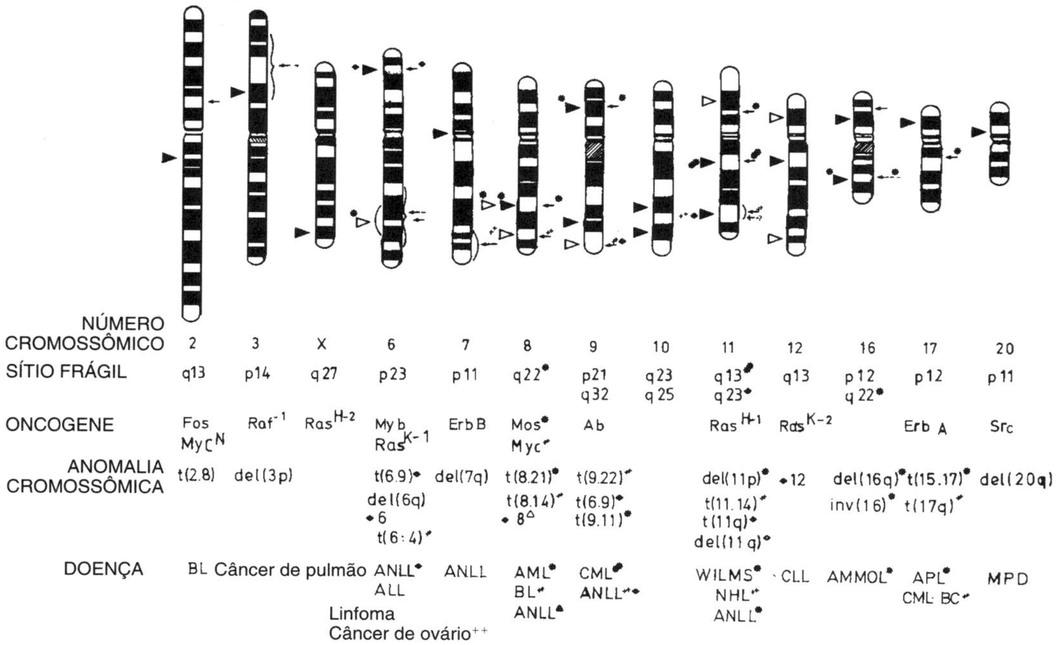

Fig. 10.10 Sítios frágeis de cromossomos, localização de oncogenes, e localização de quebras cromossômicas em anomalias cromossômicas que levam ao câncer. Diagrama dos cromossomos contendo sítios frágeis conhecidos. O número dos cromossomos, sítios frágeis, oncogenes e anomalias cromossômicas e doenças neoplásicas associadas são indicados abaixo do cromossomo. *Pontas de seta*, à esquerda de cada cromossomo, bandas portadoras de sítio frágil (▶) ou oncogene celular (▷); *seta(s)* à direita de um cromossomo, bandas específicas envolvidas em translocações consistentes (⟵) ou deleções (- - -) observadas em pacientes com os distúrbios listados. Símbolos adicionais (*, #, +) ligam a anomalia à doença. *BL*, linfoma de Burkitt; *ALL*, leucemia linfoblástica aguda; *ANLL*, leucemia não-linfocítica aguda; *AML*, leucemia mieloblástica aguda; *CML*, leucemia mielóide crônica; *AMMOL*, leucemia mielomonocítica aguda; *AMOL*, leucemia monoblástica aguda; *BC*, crise blástica; *NHL*, linfoma não-Hodgkin; *CLL*, leucemia linfocítica crônica; *APL*, leucemia promielocítica aguda; *MPD*, distúrbio mieloproliferativo; *p*, braço curto; *q*, braço longo de cromossomo; *t, del, inv,* translocação, deleção e inversão. (De Yunis e Soreng 1984)

formas mais agressivas do tumor. Se puderem ser identificados padrões característicos, teremos a disponibilidade de alvos específicos para terapia. Os análogos de oncogenes ou anticorpos antioncogene, em contraste com a quimioterapia atual do câncer, não iriam interferir no funcionamento normal da célula, mas poderiam parar o crescimento do tumor.

Com os dados disponíveis, entretanto, surge uma regra geral quanto ao papel dos rearranjos cromossômicos para a transformação maligna [60]: tal rearranjo "junta dois genes que normalmente estão separados e sob controle regulatório diferente. Como regra geral, um destes genes estaria relacionado ao controle do crescimento em um tipo particular de célula e estágio de diferenciação, e o outro gene produziria uma proteína cuja função tem um papel central no mesmo tipo celular no mesmo estágio da diferenciação". Os tipos de genes controladores de crescimento dentro de rearranjos podem ser bem diferentes (Rowley, 1994 [61]). Os genes de cinase proteica de tirosina e serina, genes de receptor de superfície celular, fatores de crescimento, genes para proteínas da membrana mitocondrial, genes reguladores do ciclo celular e genes para miosina e proteínas ribossômicas podem estar envolvidos. Tais genes podem não só ter funções diferentes como também estruturas diferentes. Existem homeoboxes (Seção 8.4.1), hélice-giro-hélice, genes *zinc finger* e vários outros tipos. Isto mostra que a regulação apropriada do crescimento celular normalmente depende de muitos mecanismos. A perturbação de um deles pode levar à perda do controle e à transformação maligna.

Os oncogenes, pelo menos os conhecidos no momento, certamente não respondem *totalmente* à pergunta sobre os mecanismos da carcinogênese. Na maioria dos tumores humanos, por exemplo, os oncogenes ativados *não* foram encontrados (o que pode ser porque nem todos os oncogenes são conhecidos). Em outros tumores, entretanto, uma outra classe de genes foi considerada importante: os genes "supressores tumorais".

10.4.3 Genes Supressores Tumorais

Retinoblastoma (180 200). O retinoblastoma é um câncer ocular em crianças que ocorre tanto com o tipo hereditário quanto não-hereditário [82, 83]. O tipo hereditário mostra um modo autossômico dominante de herança com cerca de 90% de penetrância. A penetrância varia um pouco entre as famílias [51]. Aproximadamente 68% de todos os casos hereditários são bilaterais. O resto é unilateral. Em alguns dos casos bilaterais foi observado mais de um tumor primário no segundo olho [36, 39].

Muitos casos de retinoblastoma são esporádicos, ou seja, são os primeiros em uma família de outro modo sadia. Dentro deste grupo, apenas cerca de 20 a 25% são bilaterais. Os casos esporádicos pertencem a um dentre dois grupos: mutações dominantes novas com 50% de heterozigotos e 45% de prole afetada, e casos não-hereditários. Todos os casos esporádicos bilaterais são mutações novas. A proporção de segregação entre sua prole não está muito abaixo de 50% [67]. Entre os casos esporádicos unilaterais, cerca de 10 a 12% são mutações novas, e o restante é de casos não-hereditários. As conseqüências desta situação para a

Quadro 10.6 Rearranjos estruturais recorrentes na doença mielóide maligna (de Rowley 1994 [61])

Doença	Anomalia cromossômica	Genes envolvidos
Leucemia mielóide crônica	t(9;22) (q34;q11)	*ABL-BCR*
Fase blástica	t(9;22) com +8, + Ph + 19, ou i(17q)	*ABL-BCR*
Leucemia mielóide aguda		
AML-M2	t(8;21) (q22;q22)	*ETO-AML 1*
APL-M3, M3V	t(15;17) (q22;q12)	*PML-RARA*
AMMoL-M4Eo	inv(16) (p13q22) ou t(16;16) (p13;q22)	*MYH11-CBFB*
AMMoL-M4/AMoL-M5	t(9;11) (q22;q23)	*AF9-MLL*
	t(10;11) (p11-p15;q23)	*?-MLL*
	t(11;17) (q23;q25)	*MLL-?*
	t(11;19) (q23;p13)	*MLL-ENL*
	outra t(11q23)	*MLL*
	del(11) (q23)	
AML	t(6;9) (p23;q34)	*DEK-CAN*
	t(3;3) (q21;q26) ou inv(3)(q21q26)	*?-EVI 1*
	+21	
	−7 ou del(7q)	
	−5 ou del(5q)	
	del(20p)	
	t(12p) ou del(12p)	
	−Y	
AML relacionada à terapia	−7 ou del(7q) e/ou −5 ou del(5q)	*IRF 1?*
	t(11q23)	*MLL 1*
	t(3;21) (q26;q22)	*EAP/MDS1/EVI 1-AML 1*
	der(1)t(1;7) (q10;p10)	

informação (*counseling*) genética já foram descritas [83] (veja Apêndice 6 para exemplo).

Mutações Necessárias para Criar um Clone Celular Maligno [35]. Duas etapas são necessárias para criar um clone celular maligno. A primeira mutação não tem efeitos prejudiciais, mas torna esta célula mutante vulnerável à formação de tumor quando ocorrer uma segunda mutação independente. Um clone maligno pode então se desenvolver. No tipo herdado de retinoblastoma, a primeira mutação já está presente em uma das duas células germinativas que formam o indivíduo, seja por transmissão de um genitor, seja por mutação nova nas células germinativas do genitor. Portanto, tal mutação germinativa está presente em todas as células do indivíduo. A transformação maligna de tal única célula maligna requer apenas uma etapa adicional. A probabilidade desta mutação somática adicional é baixa, mas não extremamente baixa, e todas as células da retina embrionária estão em risco. Tal mutação pode não ocorrer, explicando a penetrância incompleta. Se a mutação adicional ocorrer só uma vez, o resultado é um retinoblastoma unilateral. Quando isto acontece duas vezes ou mesmo mais freqüentemente, resulta um retinoblastoma bilateral e/ou multiocular.

Nos casos não-herdados, por outro lado, ambas as mutações podem ocorrer independentemente na mesma célula retiniana, criando um clone celular maligno. A probabilidade de estes dois eventos ocorrerem na mesma retina é tão baixa que se espera que ocorra apenas uma vez em um indivíduo. Portanto, todos os casos de retinoblastoma não-hereditário são unilaterais e uniloculares. Knudson (1977) ([37] e referências posteriores) refinou a hipótese, sugerindo que a primeira mutação torna heterozigota a célula (nos casos herdados) ou o corpo para um determinado gene. A segunda mutação afeta o alelo do mesmo gene no cromossomo homólogo, tornando a célula homozigota. Esta hipótese explica por que apenas uma ou algumas células tornam-se malignas em um organismo multicelular e dá uma explicação convincente para a observação de que nos casos herdados, mas não nos não-herdados, pode ocorrer mais de um tumor primário. Como esta hipótese pode ser confirmada?

Desde 1963, foi descrita uma deleção em 13q em todas as células de um paciente com retinoblastoma bilateral e algumas anomalias constitucionais adicionais (não muito intensas) [44]. Nos últimos anos, um número crescente de tais pacientes foram descobertos. Em muitos deles, apenas um segmento muito pequeno do braço longo do cromossomo 13 estava deletado ou envolvido em uma translocação recíproca (Fig. 10.11). Por comparação de muitas destas observações, o segmento deletado pode ser identificado como o 13q14 (ou mesmo o 13q14.13; Fig. 10.11).

Estas observações levantaram outra dúvida: Será que a segunda etapa, que leva ao desenvolvimento de um clone celular maligno, consiste na deleção de um segmento cromossômico na região 13q14? Neste caso, todas as células tumorais deverão apresentar esta deleção. O envolvimento da região 13q14 foi de fato confirmado em muitas células de pacientes com as variantes herdadas bem como as não-herdadas [2].

O mecanismo foi elucidado por estudos em nível de gene-DNA [3, 8, 23]. A etapa decisiva ocorreu no cromossomo homólogo portador do alelo normal. Às vezes, marcadores de DNA de um genitor estavam também ausentes nas células tumorais, indicando que o cromossomo deste genitor tinha desaparecido, sendo substituído por uma segunda cópia do cromossomo portador do gene mutante de retinoblastoma. Em outros casos, os eventos de recombinação envolvendo apenas uma parte do cromossomo normal levaram à mesma conseqüência: a mutação hemizigota tinha se transformado em homozigota (Figs. 10.12, 10.13). O significado deste resultado vai além deste caso específico. Isto sugere que eventos tais como não-disjunção ou recombinação podem ser muito mais comuns nos

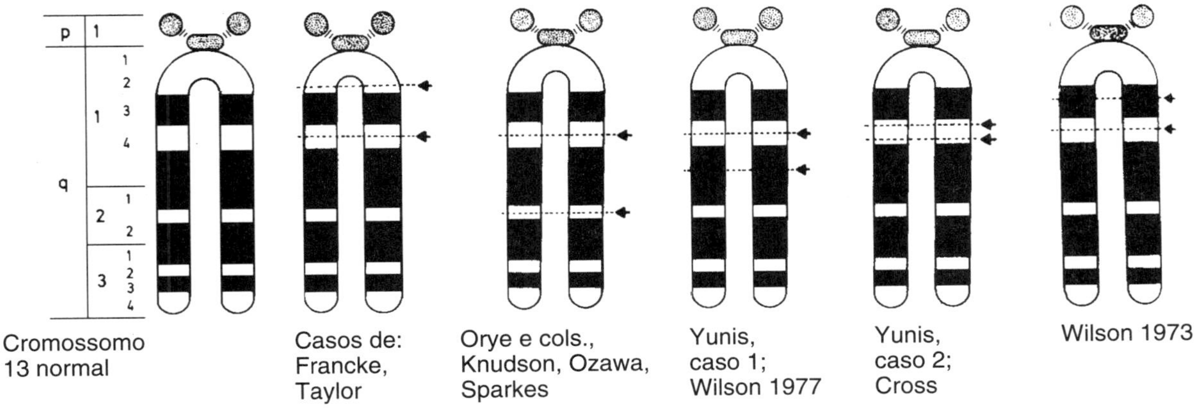

Fig. 10.11 Deleções em pacientes com retinoblastoma. Segmentos do cromossomo 13 perdidos em casos com retinoblastoma, relatados por Francke e Taylor, Orye e cols., Knudson, Ozawa, Sparkes, Yunis, Wilson, Cross, Wilson. A linha pontilhada em cada exemplo refere-se à extensão das deleções. (De Vogel 1979)

tecidos somáticos do que se esperava. Isto pode explicar várias peculiaridades fenotípicas e mesmo doenças. Mais especificamente, pode oferecer explicações para outras doenças tumorais autossômicas dominantes.

Tendo sido o gene localizado na região 13q14.11, foi aberto o caminho para a identificação do gene e sua função. Uma sonda de DNA adequada foi encontrada em uma biblioteca de DNA do cromossomo 13. O segmento de DNA identificado por esta sonda estava faltando no tecido tumoral dos pacientes com retinoblastoma (Rb). O mRNA correspondente está presente nas células normais da retina, mas não no tecido Rb. O gene Rb descoberto com o uso de cDNA tem aproximadamente 190 kb de comprimento e tem 27 éxons codificando um mRNA de 4.600 bases [17, 43, 92]. A proteína determinada pelo gene é uma fosfoproteína nuclear que limita a proliferação celular. Ela provavelmente está envolvida na regulação do ciclo celular e, especificamente, na decisão entre multiplicação celular ou diferenciação [29]. Durante as fases G_0-G_1, a proteína Rb não é fosforilada — ou o é muito pouco; a fosforilação é mais forte durante as fases S e G_2 e, parcialmente, durante a mitose e é feita por cinases dependentes de ciclina. Para o funcionamento normal, é suficiente uma única dose deste gene. A análise da função desta proteína já contribuiu para nosso conhecimento do mecanismo pelo qual o adenovírus transforma células normais em tumorais. A oncoproteína de um adenovírus transforma células infectadas ligando-se à proteína determinada pelo gene Rb normal [88].

As investigações sobre o gene Rb estabeleceram as bases de nossos conhecimentos de um novo tipo de genes envolvidos na transformação maligna das células. Eles foram chamados de "genes de supressão tumoral", e foram descobertos depois em outros tumores. Além disso, estes resultados hoje estão ajudan-

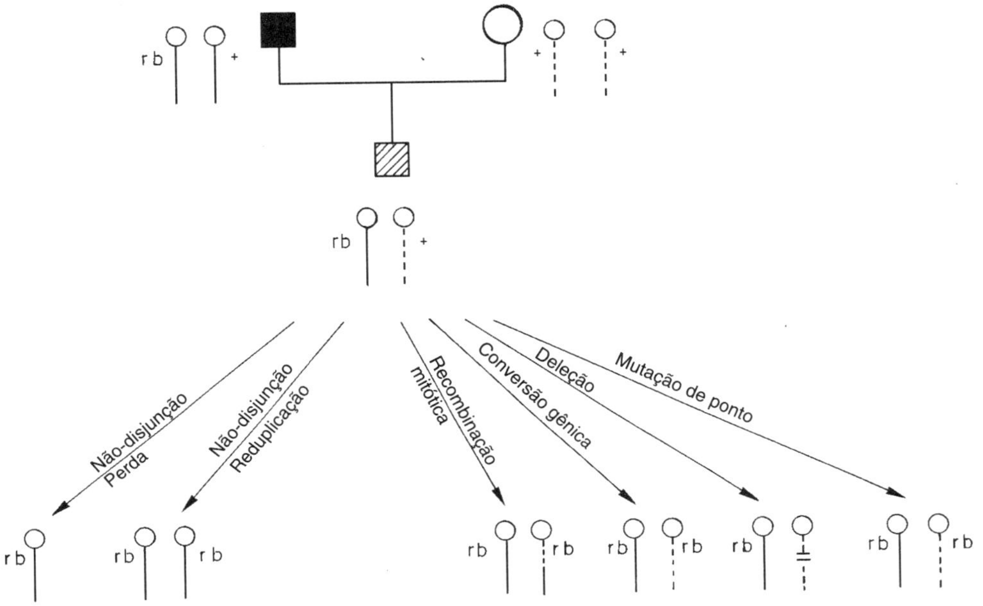

Fig. 10.12. Mecanismos cromossômicos que podem levar à homozigose do alelo de retinoblastoma (Rb) no tecido somático de um heterozigoto para este alelo. (De Cavenee e cols. 1983)

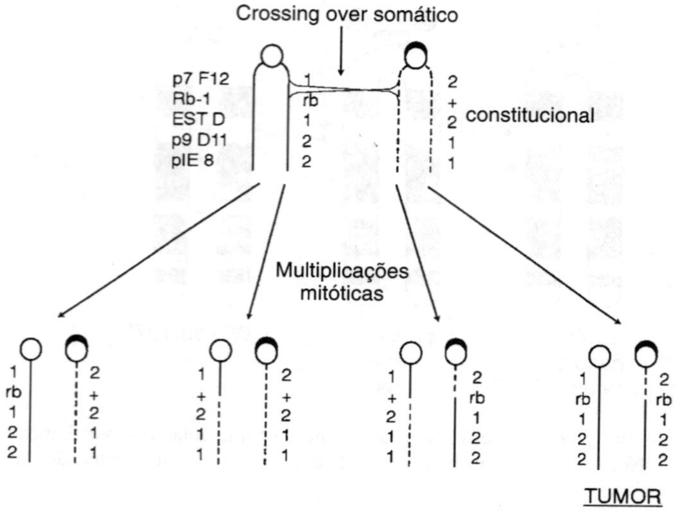

Fig. 10.13 Homozigose do alelo Rb produzida por um evento de recombinação mitótica (crossing over entre duas das quatro cromátides na fase G_2). *ESTD*, locus da esterase D; p7F12, p9D11, pIE8, polimorfismos de comprimento de fragmentos de restrição de DNA. O cap no cromossomo com o alelo selvagem no locus Rb representa um marcador heterocromático de coloração C. (De Cavenee e cols., 1983)

do na informação genética do retinoblastoma, incluindo o diagnóstico pré-natal, pois o gene pode ser identificado diretamente (veja Apêndice 8).

Síndromes Genéticas Associadas a Tumores. O osteossarcoma ocorre freqüentemente em pacientes com retinoblastoma. Em tais casos, como no retinoblastoma, a homozigose do locus idêntico no cromossomo 13 também já foi demonstrada [40]. A homozigose de um sítio idêntico pode causar ou retinoblastoma ou osteossarcoma. No tumor de Wilms, como previsto por Knudson, um sítio no cromossomo 11, (11p13), torna-se homozigoto por mecanismos similares. Aqui, encontra-se uma síndrome autossômica dominante ocasional, caracterizada por aniridia, anomalias genitourinárias (gonadoblastoma, genitália ambígua) e retardo mental (WAGR). O mesmo locus parece estar envolvido na síndrome de Beckwith-Wiedemann, que está associada a uma variedade de tumores embrionários (Quadro 10.8). O mecanismo comum destes vários tumores também envolve o desenvolvimento de homozigose para um sítio no cromossomo 11 [40].

Uma proteína especialmente interessante foi demonstrada como ausente (ou com função reduzida) em outra síndrome de câncer familiar de herança dominante: a síndrome de Li-Fraumeni (151 623). Os membros familiares sofrem de sarcoma na infância, câncer de mama, leucemia, tumores cerebrais e outros tumores. O gene foi mapeado em 17p13. Seu produto é a proteína supressora tumoral p53, cuja falta ou mau funcionamento tem sido deduzida em vários tumores hereditários e não-hereditários. Como na proteína Rb, também é uma fosfoproteína provavelmente envolvida no bloqueio normal do ciclo celular ao final da fase G_1 [45, 85].

Uma Combinação de Mutações em Oncogenes e Genes Supressores Tumorais: Polipose e Câncer do Cólon. Foram discutidos dois tipos diferentes de mutações que podem levar ao câncer: mutações e alterações estruturais nos oncogenes e ao seu redor, transformando genes inofensivos e genes úteis nos que promovem ativamente o crescimento celular desenfreado; e mutações em genes supressores tumorais, que removem uma espécie de "freio" do crescimento celular, de modo que o processo normal de bloqueio da multiplicação celular não funciona mais. Entretanto, a transformação de uma célula normal em cancerosa nunca — ou muito raramente — é um processo simples

Quadro 10.7 Classificação funcional de genes transformantes nas junções de translocação (de Rowley 1994 [61])

	Localização	Translocação	Doença
Família *SRC* (cinases proteicas de TYR)			
ABL	9q34	t(9;22)	CML/ALL
LCK	1p34	t(1;7)	T-ALL
ALK	5q35	t(2;5)	NHL
Cinase proteica de serina			
BCR	22q11	t(9;22)	CML/ALL
Receptor de superfície celular			
TAN1	9q34	t(7;9)	T-ALL
Fator de crescimento			
IL2	4q26	t(4;16)	T-NHL
IL3	5q31	t(5;14)	Pré-B-ALL
Proteína da membrana mitocondrial			
BCL2	18q21	t(14;18)	NHL
Regulador do ciclo celular			
CCND1 (BCL1-PRAD1)	11q13	t(11;4)	CLL/NHL
Família da miosina			
MYH11	16p13	inv(16), t(16;16)	AML-M4Eo
Proteína ribossômica			
EAP (L22)	3q26	t(3;21)	t-AML/CML BC
Desconhecido			
DEK	6p23	t(6;9)	AML-M2/M4

CML, leucemia mielóide crônica; ALL, leucemia linfoblástica aguda; T-ALL, ALL de célula T; NHL, linfoma não-Hodgkin; Pré-B-ALL, ALL de célula pré-B; CLL, leucemia linfocítica crônica; AML, leucemia mielóide aguda; CML BC, CML em crise blástica.

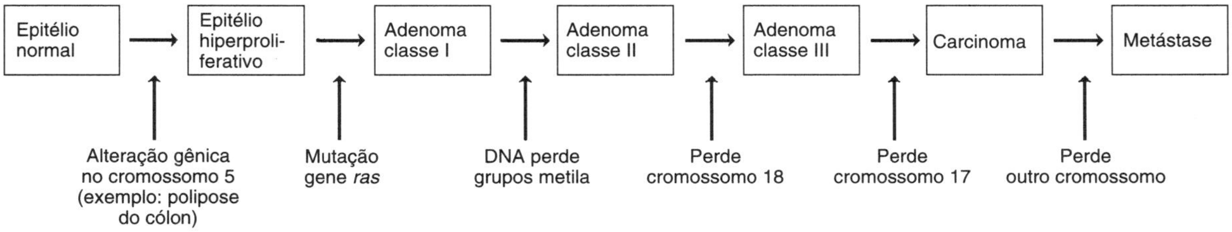

Fig. 10.14 Um modelo para a formação de tumores colorretais. Uma série de alterações genéticas sucessivas é necessária para criar uma célula maligna, incluindo a ativação do oncogene *ras* e (provavelmente) perda de genes supressores tumorais nos cromossomos 5, 17, e 18. (Adaptado de Vogelstein e Kinzler, 1992 [85])

de uma só etapa. A transformação maligna em geral ocorre em dois (ou mais) estágios. Estes estágios são causados pela eliminação gradativa de vários mecanismos de controle. Estes mecanismos podem ser determinados seja por oncogenes, por genes supressores tumorais, ou por ambos.

Um exemplo é a polipose adenomatosa familiar (FAP; 175 100; Fig. 10.14), uma condição autossômica dominante que leva a um grande número de pólipos adenomatosos mas benignos no cólon e no reto. Mais cedo ou mais tarde, um ou alguns destes pólipos viram malignos. Ocorre a metamorfose, e o paciente morre de câncer colorretal, geralmente em idade adulta jovem. O gene foi localizado em 5q22. Ele é um gene supressor tumoral [32]. As mutações apenas neste locus não são suficientes para produzir câncer. São necessárias outras etapas, envolvendo, além da perda dos cromossomos 18 e 17, também uma mutação no oncogene *ras*.

A FAP é uma condição rara. Menos de 1% dos casos de câncer colorretal são causados por esta condição. Entretanto, em cerca de 15% dos pacientes com câncer colorretal que não têm FAP, observa-se agregação familiar. Não existem pólipos, e não encontramos um modo monogênico simples de herança pelos estudos de heredogramas. De la Chapelle e Vogelstein descobriram um gene no cromossomo 2 que parece ter um efeito desestabilizante no genoma, basicamente similar às síndromes de instabilidade cromossômica discutidas acima [50]. Os tumores de tais pacientes em geral apresentam erros característicos de replicação que levam a mudanças de posição de di ou trinucleotídios marcadores de DNA na eletroforese. Isto pode indicar um novo mecanismo de tumorigênese produzido por uma mutação em um fator de replicação de DNA, causando uma fidelidade reduzida de replicação e reparo — uma *"mutator mutation"*. O gene afetado é muito homólogo a um gene envolvido no reparo de malpareamento em bactérias e leveduras. Um total de 4 loci cromossômicos diferentes envolvidos no reparo de malpareamento já foram identificados. As mutações em dois destes sítios (2p16 e 3p21) contribuem com 90% dos carcinomas de cólon não-polipose hereditários.

Ocorrem ainda outros tumores como eventos não-herdados, solitários, bem como tipos de herança dominante com tumores múltiplos. Nos tumores de pele, esta é uma dicotomia bem conhecida [69]. Os tumores solitários em geral não são herdados, enquanto os tumores múltiplos do mesmo tipo histológico são de herança dominante. Os exemplos incluem a neurofibromatose versus neurofibromas isolados, lipomas múltiplos versus únicos, leiomiomas cutâneos esporádicos versus múltiplos, tumores múltiplos versus esporádicos do glomo, ou síndrome de nevus de célula basal versus nevi únicos de célula basal [4].

Knudson acrescentou evidências epidemiológicas e estatísticas de que mecanismos similares podem ser aplicados a uma variedade de outros tumores da infância, tais como neuroblastoma e feocromocitoma. Nestas condições, são postulados tanto casos esporádicos quanto hereditários. Os casos hereditários são

Quadro 10.8 Algumas síndromes genéticas associadas a tumores

Síndrome genética	Tumor	Cromossomo
Síndrome de Beckwith-Wiedemann	Hepatoblastoma	11p15,5
	Rabdomiossarcoma	
	Tumor de Wilms	
	Carcinoma supra-renal	
Aniridia, anomalias genitourinárias, retardo mental (síndrome WAGR)	Tumor de Wilms	11p13
Neurofibromatose	Astrocitoma	17q11,2
	Transformação sarcomatosa	
Neoplasia endócrina múltipla (tipo II)	Câncer tireoideano medular	10q21,1
Síndrome de nevus de célula basal	Meduloblastoma	
	Astrocitoma	
	Câncer de célula ovariana	
	Hamartoma	
Síndrome de Li-Fraumeni	Sarcoma de tecido mole	13p1 (gene p53)
	Osteossarcoma	
	Câncer de mama	
	Adenocarcinoma do pulmão etc.	

mais freqüentemente familiares, em geral bilaterais, ocorrem em tenra idade e envolvem mais de um sítio (ambas as supra-renais no neuroblastoma) [36, 38, 53].

"Famílias de câncer" são conhecidas para outros tumores malignos. O carcinoma do esôfago em muitos pacientes de uma família com um tipo especial de tilose palmar e plantar já foi discutido na Seção 6.1 (Fig. 6.24). Neste, bem como em outros exemplos de herança dominante de um aumento de propensão para neoplasia, os tumores tendem a ocorrer mais cedo durante a vida dentro destas famílias que na variedade esporádica mais comum do mesmo câncer. Em geral há um aumento da tendência para ocorrências múltiplas na mesma pessoa. Novamente, estas observações sugerem uma probabilidade aumentada, e geneticamente determinada, de herança dominante para a transformação maligna.

10.4.4 Uma Visão Genética do Câncer Humano

Os vários dados quanto ao câncer em humanos nos permitem algumas generalizações. A herança mendeliana no câncer humano é rara, mas uma variedade de tumores benignos podem ser herdados como características mendelianas. A neurofibromatose, a polipose adenomatosa familiar e as várias síndromes de neoplasia endócrina múltipla são exemplos [46, 56]. A transformação maligna é comum na maioria destas condições senão em todas. A chance de transformação maligna pode estar relacionada ao tempo de renovação da célula afetada. Com multiplicações celulares mais freqüentes, é mais provável o desenvolvimento de uma célula tumoral maligna. Pode não ser coincidência que no epitélio de rápida renovação do intestino grosso invariavelmente apareça câncer de cólon após uma polipose hereditária benigna.

Um outro mecanismo tumoral pode ser mais geralmente aplicável a alguns outros tumores: homozigose (como encontrada no retinoblastoma, no tumor de Wilms e em outros tumores embrionários) produzida por uma mutação germinativa herdada e seguida de uma mutação somática ou rearranjo somático em uma única célula somática.

As anomalias cromossômicas em geral são vistas nas células cancerosas, mas raramente são únicas. Elas são em geral consideradas como refletindo anomalias secundárias a um crescimento desordenado. Além da translocação na leucemia mielóide crônica, outras alterações cromossômicas não-aleatórias (Quadro 10.3) foram identificadas primeiro com crescente freqüência em várias malignidades hematológicas onde estudos mais detalhados foram mais facilmente possíveis. De fato, Yunis disse que com o bandeamento de alta resolução de cromossomos a maioria dos tumores pode ser demonstrada como tendo defeitos cromossômicos característicos [96]. Estão despontando regras gerais, como as sugeridas por Rowley [60]: nos rearranjos estruturais, um gene para controle de crescimento deve ficar em aposição a um gene que tem uma função específica, tal como a produção de uma proteína importante em um tipo celular diferenciado. Logicamente, esta não é a explicação completa, mas direciona nosso pensamento para tais explicações.

A associação de tumores com as síndromes de quebras cromossômicas autossômicas recessivas é correta, e é particularmente interessante no xeroderma pigmentoso, onde as lesões básicas foram identificadas como um defeito de reparo do DNA após a exposição à luz UV. As sugestões de que os heterozigotos muito mais comuns para estas síndromes possam também sofrer um aumento de freqüência de câncer faz sentido fisiopatológico, mas precisa de maior documentação [84]. A possibilidade de uma proporção significativa da malignidade humana ser causada pelo estado de portador de uma variedade de síndromes de quebras será de grande importância para a saúde pública na prevenção de tumores, após os testes de detecção de portadores destes defeitos se tornarem prontamente disponíveis.

Vários defeitos genéticos que afetam as quebras e o reparo cromossômico, bem como a falta de vigilância imunológica na presença de carcinógenos ambientais, provavelmente produzem neoplasias. Fatores genéticos adicionais aos carcinógenos ambientais estão relacionados ao metabolismo anormal de agentes ambientais carcinógenos. A julgar pelos estudos em gêmeos na farmacogenética (Seção 7.5.1), é provável que o metabolismo da maioria dos agentes exógenos esteja sob controle genético. Tanto a lenta biotransformação quanto a existência de sistemas enzimáticos que transformam pró-carcinógenos em agentes mais potentes causadores de câncer fazem com que uma certa parte da população corra um risco maior por motivos genéticos. Os dados sobre os níveis de arilidrocarboneto hidroxilase (uma enzima que transforma hidrocarbonetos policíclicos em agentes mais carcinogênicos), o sistema debrisoquina-esparteína e a glutatião transferase no câncer de pulmão em humanos, sugerem tais mecanismos (Seção 7.5.2). Muitas das substâncias químicas que são mutagênicas nos sistemas bacterianos de testes também são carcinogênicas em sistemas animais. A causa viral dos tumores humanos é mais certa no linfoma de Burkitt, um tumor claramente de origem monoclonal. O fato de os cromossomos 14 e 8 estarem envolvidos no desenvolvimento do linfoma de Burkitt torna este tumor um modelo relacionando a causa viral, a origem monoclonal, a oncogenes, e a evolução cromossômica clonal.

Os estudos nos oncogenes ajudam a associar as mutações somáticas espontâneas e induzidas por vírus, mostrando que os oncogenes podem ser "ativados", ou seja, transformados de genes normais e necessários em promotores de câncer, seja pelas clássicas mutações de ponto, seja por rearranjos efetuados pela passagem por um vírus. Em muitos laboratórios, cientistas estão trabalhando nos mecanismos moleculares de "ativação" de oncogenes, ou "inativação" de genes supressores tumorais. As mudanças e anomalias na metilação do DNA, como discutido no Cap. 9 sobre a mutação gênica, podem ser importantes. Por exemplo, o imprinting genômico, que se considera causado pelo menos em parte por diferenças de metilação dos genomas materno e paterno (Seção 8.2), foi observado no retinoblastoma, e as anomalias de metilação foram demonstradas no tumor de Wilms [62].

Marcantes agregações familiares de tumores ocorrem apenas nas várias síndromes de tumores hereditários e ocasionalmente nas chamadas famílias de câncer, que são caracterizadas por (a) aumento de ocorrência de adenocarcinoma, primariamente de cólon e endométrio, (b) aumento de freqüência de neoplasias malignas múltiplas primárias, (c) idade mais precoce de início, e (d) transmissão vertical compatível com a herança autossômica dominante. Em muitos tumores, como carcinoma de mama e de estômago, é encontrada uma modesta agregação familiar.

Tais resultados estatísticos devem ser considerados com cautela. Os membros das mesmas famílias compartilham não apenas uma parte de seus genes, mas uma parte de seus ambientes, de modo que a agregação familiar pode ser totalmente ambiental. Entretanto, acumulam-se evidências de que mecanismos genéticos, como os discutidos aqui para tumores raros com causas predominantemente genéticas, podem também ocorrer em tipos comuns de malignidades. O exemplo de câncer colorretal [1] já foi mencionado. Muitos estudos estão sendo feitos no câncer de mama. Eles concordam na conclusão de que existe um gene autossômico dominante com aproximadamente 80% de penetrância, se for considerada a incidência durante todo o tempo de vida. Este gene também predispõe a câncer de ovário. Entre os casos de afetadas com idades de até mesmo 20 a 29 anos, cerca de 36% são considerados como tendo este gene. A fração diminui acentuadamente entre pacientes com 30 anos ou mais [9]. Em geral, ambas as mamas são afetadas. Os estudos de ligação em famílias com início precoce identificaram um gene em 17q21 [13], que também pode estar envolvido em algumas famílias com início mais tardio [48]. O gene foi clonado. Foram encontradas muitas mutações diferentes neste locus (BrCA1). É interessante que 1% das mulheres judias ashkenazi tem uma mutação específica neste locus. Um segundo gene de câncer de mama (BrCA2) também foi identificado. O fato de estes genes mutantes poderem ser diagnosticados cedo durante a vida levanta indagações quanto a estratégias apropriadas de prevenção e diagnóstico precoce.

Os estudos cromossômicos em tumores de mama sugerem, dentre várias anomalias aleatórias, deleções 3p- em alguns tumores [58]. Estudos futuros provavelmente revelarão uma cadeia semelhante de eventos neste tumor como foram encontrados nos cânceres colorretais. É sabido que o risco de câncer de mama é influenciado, além dos fatores genéticos, por fatores externos, como o número de gestações, e possivelmente pela dieta. As interações destas influências com fatores genéticos ainda escapam da nossa compreensão.

As mudanças de padrões epidemiológicos de alguns tumores, como o aumento de freqüência de câncer de pulmão e a diminuição de freqüência de câncer gástrico na geração anterior, sugerem claramente que apenas os fatores genéticos não podem explicar a predisposição a estes cânceres. Sabemos que o fumo de cigarros está relacionado a câncer de pulmão, e suspeita-se que o desaparecimento de carcinógenos devido à melhor conservação de alimentos reduziu a freqüência de câncer de estômago. O fato de apenas uma certa proporção de fumantes intensos de cigarro desenvolver câncer de pulmão é um argumento contra uma simples explicação ambiental. É mais provável que fatores ambientais específicos, como hidrocarbonetos da fumaça de cigarro e outros irritantes, interajam com fatores genéticos específicos, como os que afetam o metabolismo de hidrocarbonetos, reparo de DNA, variabilidade genética em sítios de proto-oncogenes e genes supressores tumorais, bem como a vigilância imunológica na determinação do estabelecimento de um câncer de pulmão clinicamente significativo. Em casos ocasionais, ou o fator ambiental isolado ou o fator genético isolado provavelmente têm importância exclusiva. Na maioria dos casos, entretanto, a interação da hereditariedade e do ambiente provavelmente funciona. Como um grande número de agentes ambientais e numerosos mecanismos genéticos parecem estar envolvidos em vários cânceres, provavelmente não será encontrada uma panacéia simples para evitar todos eles. A identificação de subgrupos geneticamente suscetíveis da população por simples testes laboratoriais será possível com a melhor compreensão dos vários mecanismos subjacentes à suscetibilidade genética a vários cânceres. Estes grupos podem então ser informados sobre os fatores individuais de risco para tipos específicos de câncer, e exames regulares podem ser oferecidos em escala maior que atualmente, com uma vigilância melhor e mais individualizada. O alerta contra certos agentes ambientais, como o fumo, pode então ser mais bem-sucedido.

10.5 Mutação Somática e Envelhecimento

Envelhecimento e Morte. Os humanos são os únicos seres vivos que sabem de sua morte inevitável. As dificuldades em aceitar este conhecimento são destacadas pela enorme importância dos cultos da morte na evolução cultural — desde os rituais de sepultamento entre os neandertais e as culturas altamente sofisticadas dedicadas quase que exclusivamente a cuidar dos falecidos, como os egípcios, até as crenças de céu e inferno de algumas religiões atuais. Em períodos anteriores, a morte geralmente vinha de modo súbito e em idade jovem. Com o desenvolvimento dos modernos estilos de vida, e especialmente a medicina moderna, ganhamos décadas de tempo de vida. Como resultado, agora estamos enfrentando uma lenta deterioração de nossas capacidades biológicas durante o envelhecimento. Uma proporção crescente da população, particularmente nas sociedades industrializadas, consiste de idosos. Uma grande parte da prática médica hoje é devotada à medicina geriátrica. Isto criou muitos novos problemas sociais, biológicos e médicos.

As investigações de gêmeos e de famílias em humanos mostrou uma influência genética relativamente forte nas expectativas de vida [31]. Além disso, o início e a história natural de muitas doenças físicas e mentais dependem de idade.

Estudos sobre Mecanismos Biológicos do Envelhecimento em Células Isoladas [33]. A noção de que o envelhecimento e a morte podem ser reduzidas a propriedades de células isoladas foi primeiro desenvolvida pelo zoólogo A. Weismann há uns 100 anos. Ele sugeriu que a origem da "morte natural" está na limitação do poder reprodutivo das células somáticas: "a morte ocorre porque um tecido desgastado não pode se renovar e porque a capacidade de aumentar por meio da multiplicação celular não é infinita mas sim finita" (Weismann 1891 [93]). Weismann foi também o primeiro a sugerir que uma sobrevivência muito longa de um organismo multicelular além do período reprodutivo e os cuidados da prole poderiam levar a uma desvantagem seletiva da espécie.

A hipótese de Weismann da deterioração das células somáticas parece ter sido refutada pela afirmativa de A. Carrell (1912) de que as células somáticas de galinha podiam ser cultivadas indefinidamente fora do animal doador. Por um longo tempo esta hipótese da "imortalidade potencial" foi geralmente aceita e esteve entre os mais populares "resultados" biológicos. As falhas em reproduzir estes achados foram explicadas por condições impróprias de cultivo e por outros fatores metodológicos, até os cuidadosos experimentos de Hayflick no início da década de 60 [26] terem estabelecido que a afirmativa de Carrell estava errada. Hoje é amplamente aceito que os fibroblastos diplóides normais de mamíferos só podem sofrer um número finito de multiplicações celulares. Para os fibroblastos embrionários humanos este número é de cerca de 50 ± 10. Por outro lado, as células heteroplóides *transformadas*, em geral parecem se multiplicar indefinidamente.

Vários estudos exploraram a ligação entre o envelhecimento do organismo como um todo e o número limitado de multiplicações celulares das células somáticas. Se as células param de se multiplicar em cultura porque estão "exauridas" em seu número

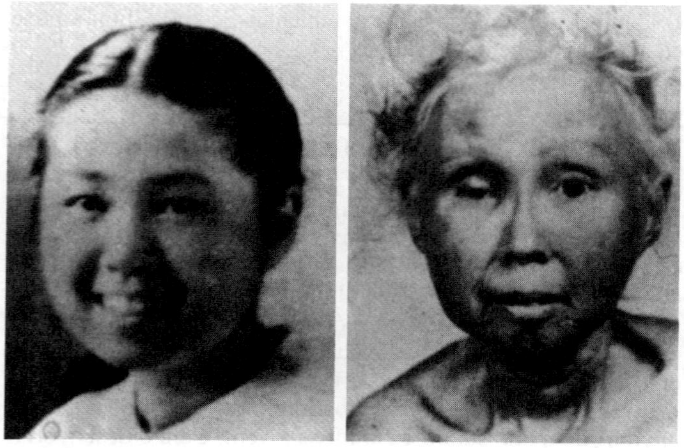

Fig. 10.15 Uma mulher nipoamericana com a síndrome de Werner quando adolescente e aos 48 anos de idade. Ela teve oito irmãos, dois dos quais afetados. (Salk 1982 [66])

máximo de multiplicações, sua capacidade de multiplicação *in vitro* deve diminuir com o aumento da idade do doador. De fato, isto tem sido repetidamente demonstrado [49, 68]. Outra implicação desta hipótese é que as células de espécies de vida curta seriam capazes de sofrer menor multiplicações que as dos que vivem muito. Isto também foi confirmado quando as células de humanos (tempo máximo de vida ≈ 110 anos) foram comparadas com as de camundongos (3 a 5 anos). Os fibroblastos de camundongo só podem sofrer 14 a 28 multiplicações *in vitro*. Entretanto, quando outras espécies são incluídas nas comparações, a associação entre o tempo de vida espécie-específico e a capacidade das células em se multiplicar *in vitro* não é clara. Além disso, nos humanos, mesmo as células tiradas de pessoas muito idosas mantêm a capacidade de se multiplicar quase 20 vezes.

O significado de tais estudos para o problema do envelhecimento pareceu aumentar quando se descobriu [49] que as células afetadas pela síndrome de Werner (277 700) tinham uma capacidade acentuadamente reduzida de se multiplicar nas culturas. Os principais sinais clínicos desta síndrome autossômica recessiva são as cataratas, calcificações subcutâneas, cabelos grisalhos prematuros, arteriosclerose prematura, mudanças de pele, diabetes mellitus, uma incidência maior de tumores malignos, instabilidade cromossômica e face prematuramente envelhecida (Fig. 10.15). A expectativa de vida é consideravelmente reduzida [15, 66]. Na síndrome de Werner, as células mostram muitos rearranjos cromossômicos diferentes ("mosaicismo de translocação variegada", veja [66]), sugerindo um tipo incomum de instabilidade cromossômica. A síndrome de Werner foi às vezes vista como um modelo genético de envelhecimento prematuro. Entretanto, embora alguns dos achados clínicos e patológicos se assemelhem aos encontrados durante o processo normal de envelhecimento, muitos outros não se assemelham.

Mecanismos Moleculares e Cromossômicos. Estão sendo desenvolvidos muitos estudos sobre os mecanismos moleculares e cromossômicos, mas até agora não surgiu uma teoria geralmente aceita. Com grande simplificação, podem ser diferenciados dois grupos de hipóteses. Um diz que o término das multiplicações celulares é de algum modo programado por um mecanismo biológico de regulação. Um argumento importante em favor desta hipótese é a observação de que as células transformadas não são limitadas em sua capacidade de multiplicação. O outro grupo de hipóteses postula que as células perdem sua capacidade de multiplicação pelo acúmulo de "erros" que as impedem de se multiplicar quando é ultrapassado um certo limiar. Tais erros podem ocorrer em algum ponto da tradução ou depois dela. Eles podem ocorrer no nível do DNA sob a forma de mutações somáticas. Esta última hipótese, que foi primeiro proposta por Szilard em 1959 [81] e ampliada por Burnet em 1974 [7], é apoiada pela evidência de um aumento de freqüência de mutações somáticas com a idade *in vitro* [18] e *in vivo*. Por exemplo, a fração de linfócitos que têm um defeito de HPRT que as torna resistentes à 6-tioguanina aumenta com a idade [54]. O acúmulo de mutações mitocondriais foi observado em células normais, e pode ser um outro aspecto celular do envelhecimento [88] (Seção 4.1.9). Entretanto, a teoria da mutação somática não explica todos os fenômenos do envelhecimento celular. Também é provável o acúmulo de erros nos níveis pós-traducionais [28].

Entretanto, como a célula transformada escapa das conseqüências de tal acúmulo de erros, independentemente de serem produzidas por mutação somática ou por outro processo sujeito a erro? Até agora este problema não parece ter sido resolvido. Vários mecanismos possíveis [33] estão sendo investigados, entre eles a reativação de mecanismos de correção normalmente suprimidos, ou a eliminação seletiva mais rápida de células portadoras destes erros. Concluindo, é provável que as mutações somáticas contribuam para o processo do envelhecimento normal do mesmo modo que estão envolvidas na formação de câncer, que também é um processo dependente de idade. Mas o quanto contribuem e como interagem com outros processos celulares é amplamente desconhecido.

Conclusões

As mutações podem ocorrer não só nas células germinativas como também nas células somáticas. Dependendo dos genes envolvidos, pode não haver nenhum efeito fenotípico, ou ocorrerem vários desvios fenotípicos. Provavelmente todos os tumores malignos e leucemias devem suas origens a mutações somáticas que afetam uma única célula, que adquire uma vantagem seletiva de crescimento em relação às suas células irmãs. Em geral, várias mutações somáticas adicionais são necessárias para o desenvolvimento da malignidade. O cromossomo Philadelphia na leucemia granulocítica crônica é um exemplo cardinal de uma mutação visível ao microscópio. Os estudos das neoplasias levaram ao descobrimento de duas classes principais de genes: "oncogenes" e "genes supressores tumorais". A função normal destes genes envolve vários aspectos da regulação da multiplicação celular. Alguns tumores malignos herdados (como o retinoblastoma) são causados por mutação transmitida de um gene supressor tumoral via linhagem germinativa. Uma mutação somática do alelo deste gene inicia o crescimento maligno pela perda homozigota da supressão tumoral.

Alguns defeitos raros autossômicos recessivos de reparo do DNA e síndromes de instabilidade cromossômica (anemia de Fanconi, síndrome de Bloom) estão associados a uma alta freqüência de vários cânceres, supostamente causados por mutações subjacentes características que predispõem a malignidades em vários tecidos somáticos.

As mutações somáticas provavelmente também causam algumas das mudanças observadas no envelhecimento normal.

Bibliografia

1. Aaltonen L, Peltomaeki P, Leach FS et al (1993) Clues to the pathogenesis of familial colorectal cancer. Science 260: 812-816
2. Balaban G, Gilbert F, Nichols W, Madans AT, Shields J (1982) Abnormalities of chromosome no 13 in retinoblastomas from individuals with normal constitutional karyotype. Cancer Genet Cytogenet 6: 213-221
3. Benedict WF, Murphree AL, Banerjee A, Spina CA, Sparkes MC, Sparkes RS (1983) Patient with 13 chromosome deletion: evidence that the retinoblastoma gene is a recessive cancer gene. Science 219: 973-975
4. Berendes U (1974) Multiple tumors of the skin: clinical, histopathological, and genetic features. Hum Genet 22: 181-210
5. Bochkov NP, Lopukhin YM, Kulsehov NP, Kovalchuk LV (1974) Cytogenetic study of patients with ataxia-teleangiectasia. Hum Genet 24:115-128
6. Burnet FM (1974) The biology of cancer. In: German J (ed) Chromosomes and cancer. Wiley, New York
7. Burnet FM (1974) Intrinsic mutagenesis: a genetic approach to ageing. Wiley, New York
8. Cavenee WK, Dryja TP, Phillips RA, Benedict WF, Godbout R, Gallie BL, Murphree AL, Strong LC, White RL (1983) Expression of recessive alleles by chromosomal mechanisms in retinoblastoma. Nature 305: 779-784
9. Claus EB, Risch NJ, Thompson WD (1991) Genetic analysis of breast cancer in the cancer and steroid hormone study. Am J Hum Genet 48: 232-242
10. Gleaver JE, Bootsma D (1975) Xeroderma pigmentosum: biochemical and genetic characteristics. Annu Rev Genet 9: 19-38
11. Cohen MM, Levy HP (1989) Chromosome instability syndromes. Adv Hum Genet 18: 43-149
12. Deuel TF, Huang JS (1984) Roles of growth factor activities in oncogenesis. Blood 64: 951-958
13. Easton DF, Bishop DT, Ford D et al (1993) Genetic linkage analysis in familial breast and ovarian cancer: results from 214 families. Am J Hum Genet 52: 678-701
14. Ehling UH (1982) Risk estimate based on germ cell mutations in mice. In: Sugimura T, Kondo S, Takebe H (eds) Environmental mutagens and carcinogens. Proceedings of the 3rd International Conference on Environmental Mutagens. University of Tokyo Press, Tokyo/Liss, New York, pp 709-719
15. Epstein CJ, Martin GM, Schultz AL, Motulsky AG (1966) Werner's syndrome: a review of its symptomatology, natural history, pathological features, genetics and relationship to the natural aging process. Medicine (Baltimore) 45: 177-221
16. Fischer E, Thielmann HW, Neundörfer B, Rentsch FJ, Edler L, Jung EG (1982) Xeroderma pigmentosum patients from Germany: clinical symptoms and DNA repair characteristics. Arch Dermatol Res 274: 229-247
17. Friend SH, Bernards R, Rogelj S et al (1986) A human DNA segment with properties of the gene that predisposes to retinoblastoma and osteosarcoma. Nature 323: 643-646
18. Fulder SJ, Holliday R (1975) A rapid rise in cell variants during the senescence of populations of human fibroblasts. Cell 6: 67-73
19. German J (1974) Chromosomes and cancer. Wiley, New York
20. German J (ed) (1983) Chromosome mutation and neoplasia. Liss, New York
21. German J (1983) Neoplasia and chromosome-breakage syndromes. In: German J (ed) Chromosome mutation and neoplasia. Liss, New York, pp 97-134
22. German J, Bloom D, Archibald R (1965) Chromosome breakage in a rare and probably genetically determined syndrome of man. Science 148: 506-507
23. Gilbert F (1983) Retinoblastoma and recessive alleles in tumorigenesis. Nature 305: 761-762
24. Gropp A, Flatz G (1967) Chromosome breakage and blastic transformation of lymphocytes in ataxia telangiectasia. Hum Genet 5: 77-79
25. Harnden DG (1974) Ataxia telangiectasia syndrome: cytogenetic and cancer aspects. In: German J (ed) Chromosomes and cancer. Raven, New York, pp 87-104
26. Hayflik L (1965) The limited in vitro lifetime of diploid cell strains. Exp Cell Res 37: 614-636
27. Hecht F, Kaiser, McCaw B (1977) Chromosome instability syndromes. In: Mulvihill JJ, Miller RW, Fraumeni JF Jr (eds) Genetics of human cancer. Raven, New York, pp 105-123
28. Holliday R, Kirkwood TBL (1981) Predictions of the somatic mutation and mortalisation theories of cellular ageing are contrary to experimental observations. J Theor Biol 93: 627-642
29. Hollingsworth RE Jr, Hensey CE, Lee W-H (1993) Retinoblastoma protein and the cell cycle. Curr Opin Genet Dev 3: 55-62
30. Iselius L, Slack J, Littler M, Morton NE (1991) Genetic epidemiology of breast cancer in Britain. Ann Hum Genet 55: 151-159
31. Kemp T (1940) Altern und Lebensdauer. In: Just G (ed) Handbuch der Erbbiologie des Menschen. Springer, Berlin, pp 408-424
32. Kinzler KW, Nilbert MC, Vogelstein B et al (1991) Identification of a gene located at chromosome 5q21 that is mutated in colorectal cancers. Science 251: 1366-1370
33. Kirkwood TBL, Cremer T (1982) Cytogerontology since 1881: a reappraisal of August Weisman and a review of modern progress. Hum Genet 60: 101-121
34. Knippers R, Philippsen P, Schafer KP, Fanning E (1990) Molekulare Genetik, 5 th edn. Thieme, Stuttgart
35. Knudson AG (1971) Mutation and cancer: statistical study of retinoblastoma. Proc Natl Acad Sci USA 68: 820-823
36. Knudson AG (1973) Mutation and human cancer. Adv Canc Res 17: 317-352
37. Knudson AG (1977) Genetics and etiology of human cancer. Adv Hum Genet 8: 1-66
38. Knudson AG, Strong LC (1972) Mutation and cancer: neuroblastoma and pheochromocytoma. Am J Hum Genet 24: 514-532
39. Knudson AG, Hethcote HW, Brown BW (1975) Mutation and childhood cancer. A probabilistic model for the incidence of retinoblastoma. Proc Natl Acad Sci USA 72: 5116-5120
40. Koufos A, Hansen MF, Copeland NG, Jenkins NA, Lampkin BC, Cavenee WK (1985) Loss of heterozygosity in three embryonal tumours suggests a common pathogenetic mechanism. Nature 316: 330-334
41. Kraemer KH, Lee MM, Scotto J (1987) Xeroderma pigmentosum: cutaneous, ocular and neurologic abnormalities in 830 published cases. Arch Derm 123: 241-250
42. Lambert MW, Tsongalis GJ, Lambert WC et al (1992) Defective DNA endonuclease activities in Fanconi's anemia cells, complementation groups A and B. Mutat Res DNA Repair 273: 57-71
43. Lee WH, Bookstein R, Hong F et al (1987) Human retinoblastoma susceptibility gene: cloning, identification, and sequence. Science 235: 1394-1399
44. Lele KP, Penrose LS, Stallard HB (1963) Chromosome deletion in a case of retinoblastoma. Ann Hum Genet 27: 171
45. Li FP, Fraumeni JF (1969) Soft-tissue sarcomas, breast cancer and other neoplasms: a familial syndrome? Ann Intern Med 71: 747-752
46. Lynch HT (1976) Miscellaneous problems, cancer, and genetics. In: Lynch HJ (ed) Cancer genetics. Thomas, Springfield
47. Mann WR, Venkatraj VS, Allen RG et al (1991) Fanconi anemia: evidence for linkage heterogeneity on chromosome 20 q. Genomics 9: 329-337
48. Margaritte P, Bonaiti-Pellié C, King M-C, Clerget-Darpoux F (1992) Linkage of familial breast cancer to chromosome 17q21 may not be restricted to early-onset disease. Am J Hum Genet 50: 1231-1234
49. Martin CM, Sprague CA, Epstein CJ (1970) Replicative lifespan of cultivated human cells: Effect of donor's age, tissue and genotype. Lab Invest 23: 86-92
50. Marx J (1993) New colon cancer gene discovered. Science 260: 751-752
51. Matsunaga E (1976) Hereditary retinoblastoma: penetrance, expressivity and age of onset. Hum Genet 33: 1-15
52. Matsunaga E (1981) Genetics of Wilm's tumor. Hum Genet 57: 231-246
53. McKusick VA (1995) Mendelian inheritance in man, 11 th edn. Johns Hopkins University Press, Baltimore
54. Morley A, Cox S, Holliday R (1982) Human lymphocytes resistant to 6-thioguanine resistance increase with age. Mech Ageing Dev 19: 21-26
55. Moustacchi E, Averbeck D, Diatloff-Zito C, Papadopoulo D (1989) Phenotypic and genetic heterogeneity in Fanconi anemia, fate of cross links, and correction of the defect by DNA transfection. In: Schroeder-Kurth, Auerbach AD, Obe G (eds) Fanconi anemia. Springer, Berlin Heidelberg New York, pp 196-210
56. Mulvihill JJ, Miller RW, Fraumeni JF Jr (eds) (1977) Genetics of human cancer. Raven, New York
57. Nowell PC, Hungerford DA (1960) A minute chromosome in human chronic granulocytic leukemia. Science 132: 1497
58. Pandis N, Yuesheng J, Limon J et al (1993) Interstitial deletion of the short arm of chromosome 3 as a primary chromosome abnormality in carcinomas of the breast. Genes Chromosomes Cancer 6: 151-155
59. Richards BW (1969) Mosaic mongolism. J Ment Defic Res 13: 66-83
60. Rowley JD (1987) Chromosome abnormalities and oncogenes in human leukemia and lymphoma. In: Vogel, F, Sperling K (eds) Human genetics. Proceedings of the 7th International Congress, Berlin 1986. Springer, Berlin Heidelberg New York, pp 401-418
61. Rowley JD (1994) 1993 American Society of Human Genetics Presidential Address: Can we meet the challenge? Am J Hum Genet 54: 403-413
62. Royer-Pokora B, Schneider S (1992) Wilms' tumor-specific methylation pattern in 11p13 detected by PFGE. Genes Chromosomes Cancer 5: 132-140

63. Russell LB, de Hamer DL, Montgomery CS (1974) Analysis of 30 c-locus lethals by viability of biochemical studies. Biol Div Annu Prog Rep ORNL 4993: 119-120
64. Sakaguchi K, Harris PV, Ryan C et al (1991) Alteration of a nuclease in Fanconi anemia. Mutat Res DNA Repair 255: 31-38
65. Sakaguchi K, Zdzienicka M, Harris PV, Boyd JB (1992) Nuclease modification in Chinese hamster cells hypersensitive to DNA cross-linking agent — a model for Fanconi anemia. Mutat Res DNA Repair 274: 11-18
66. Salk D (1982) Werner's syndrome: A review of recent research with an analysis of connective tissue metabolism, growth control of cultures cells and chromosomal aberrations. Hum Genet 62:1-15
67. Schappert-Kimmijser J, Hemmes GD, Nijland R (1966) The heredity of retinoblastoma. Ophthalmologica 151: 197-213
68. Schneider EL, Mitsui Y (1976) The relationship between in vitro cellular ageing and in vivo human age. Proc Natl Acad Sci USA 73: 3584-3588
69. Schnyder UW (1966) Tumoren der Haut in genetischer Sicht. Praxis 55: 1478-1482
70. Schroeder TM (1972) Genetische Faktoren der Krebsentstehung. Fortschr Med 16: 603-608
71. Schroeder TM (1982) Genetically determined chromosome instability syndromes. Cytogenet Cell Genetics 33: 119-132
72. Schroeder TM, Anschütz F, Knopp A (1964) Spontane Chromosomenaberrationen bei familiärer Panmyelopathie. Hum Genet 1:194-196
73. Schroeder TM, Drings P, Beilner P, Buchinger G (1976) Clinical and cytogenetic observations during a six-year period in an adult with Fanconi's anaemia. Blut 34: 119-132
74. Schroeder TM, Tilgen D, Krüger J, Vogel F (1976) Formal genetics of Fanconi's anemia. Hum Genet 32: 257-288
75. Schroeder-Kurth TM, Auerbach AD, Obe G (eds) (1989) Fanconi anemia: clinical, cytogenetic and experimental aspects. Springer, Berlin Heidelberg New York
76. Swift M (1982) Disease predisposition of ataxia-teleangiectasia heterozygotes. In: Bridges A, Harnden DG (eds) Ataxia teleangiectasia — a cellular and molecular link between cancer, neuropathology and immune deficiency. Wiley, New York
77. Swift M, Chase C (1979) Cancer in families with Xeroderma pigmentosum. J Natl Cancer Inst 62:1415-1421
78. Swift M, Sholman L, Perry M, Chase C (1976) Malignant neoplasms in the families of patients with ataxia-teleangiectasia. Cancer Res 36: 209-215
79. Swift M, Reitnauer PJ, Morrell D et al (1987) Breast and other cancers in families with ataxia-teleangiectasia. N Engl J Med 316: 1289-1294
80. Swift M, Morrell D, Massey RB, Chase LL (1991) Incidence of cancer in 161 families affected with ataxia-teleangiectasia. N Engl J Med 325: 1831-1836
81. Szilard L (1959) On the nature of the ageing process. Proc Natl Acad Sci USA 45: 30-45
82. Vogel F (1957) Neue Untersuchungen zur Genetik des Retinoblastoms (Glioma retinae). Z Menschl Vererbungs Konstitutionslehre 34: 205-236
83. Vogel F (1979) Genetics of retinoblastoma. Hum Genet 52: 1-54
84. Vogel F (1984) Relevant deviations in heterozygotes of autosomal-recessive diseases. Clin Genet 25: 381-415
85. Vogelstein B, Kinzler KW (1992) p53 function and dysfunction. Cell 70: 523-526
86. Vogt PK (1983) Onkogene. Verh Ges Dtsch Naturforsch Arzte 235-247
87. Von Hansemann D (1890) Über asymmetrische Zellteilung in Epithelkrebsen und deren biologische Bedeutung. Virchows Arch Pathol Anat 119: 299-326
88. Wallace DC (1992) Mitochondrial genetics: a paradigm for aging and degerative disease? Science 256: 628-632
89. Watson JD, Hopkins NH, Roberts JW et al (1987) Molecular biology of the gene, 4th edn. Benjamin/Cummings, Menlo Park
90. Weinberg RA (1983) A molecular basis of cancer. Sci Am 126-142
91. Weinberg RA (1984) Ras oncogenes and the molecular mechanisms of carcinogenesis. Blood 64: 1143-1145
92. Weinberg RA (1991) Tumor suppressor genes. Science 254: 1138-1146
93. Weismann A (1891) Essays upon heredity and kindred biological problems, vol 1, 2nd edn. Clarendon, Oxford (1 st edn 1889)
94. Willecke K, Schäfer R (1984) Human oncogenes. Hum Genet 66: 132-142
95. Yunis JJ (1983) The chromosomal basis of human neoplasia. Science 221: 227-236
96. Yunis JJ, Soreng AL (1984) Constitutive fragile sites and cancer. Science 226: 1199-1204
97. Zakrzewski S, Sperling K (1980) Genetic heterogeneity of Fanconi's anemia demonstrated by somatic cell hybrids. Hum Genet 56: 81-84

11 Mutação: Indução por Radiações Ionizantes e Substâncias Químicas

"I regard it as a piece of relatively good news for society that our genetic material does not appear to be as susceptible to the mutagenic effects of ionizing radiation as was at some time feared ... My best guess is that at currently regulated levels of chemical exposures, there is no more of a genetic problem [of chemical mutagenesis] than there is with respect to ... radiation exposure."

(J.V. Neel, Physician to the Gene Pool, 1994)

Interesse Público nas Mutações Induzidas. O capítulo anterior discutiu as mutações espontâneas. As "mutações espontâneas" aqui significam as que são imprevisíveis e sem causa conhecida, muito embora saibamos que algumas condições, como a idade dos genitores, podem acentuar a probabilidade de mutação. Esta probabilidade aumenta sob a influência de alguns agentes, como radiação rica em energia e várias substâncias químicas. Como os seres humanos em seus ambientes normais estão expostos a uma variedade destes agentes, as pesquisas em mutações induzidas estão recebendo cada vez mais atenção do público em geral. Quantidades relativamente grandes de dinheiro têm sido alocadas a este trabalho, e os cientistas devem alertar as autoridades quanto a medidas de proteção. Quanto a mutações induzidas por radiações, o retorno destes investimentos já vem ocorrendo há vários anos. A World Health Organization, a International Commission on Radiation Protection (ICRP), a United States National Academy of Sciences e outras influentes organizações estabeleceram grupos de especialistas e, com sua ajuda, publicaram estimativas dos riscos genéticos. Existem ainda muitas lacunas em nosso conhecimento, particularmente quanto ao efeito da radiação de baixo nível em humanos, mas está emergindo um quadro relativamente coerente da ameaça da radiação. Sabemos relativamente pouco sobre o possível impacto das mutações ambientalmente induzidas por substâncias químicas.

Há muita confusão na comunidade científica quanto à natureza específica e quanto à extensão da ameaça química e dos tipos de informação e recomendações que os cientistas devem fornecer [35]. Um motivo é que o problema é de fato mais complexo que o das mutações induzidas por radiação. Outro motivo pode ser que a comunidade científica recompensa o sucesso nas pesquisas dentro de um campo relativamente restrito, feitas com métodos tecnicamente difíceis. Isto requer ingenuidade no reconhecimento e formulação exata de problemas que necessariamente são limitados em escopo e podem ser resolvidos por métodos adequados. Tal enfoque usualmente não requer experiência em muitas áreas diferentes da ciência. Dentro das ciências naturais, as barreiras entre as especialidades tendem a impedir a livre troca de informações disponíveis em níveis diferentes. Assim, os cientistas considerados capazes de dar conselhos especializados com base em seu destaque em um determinado campo freqüentemente podem não ter uma visão equilibrada de um problema complexo. Eles tendem a encarar os problemas principalmente sob o ponto de vista de sua especialidade.

Os canais tradicionais da comunicação científica — as sociedades científicas, congressos, periódicos — têm falhado em superar estas dificuldades no campo da mutagênese ambiental. As organizações internacionais, como a WHO, não têm tido tanta eficiência no campo da mutação induzida quimicamente quanto no campo da radiação. Talvez a solução esteja em novas instituições organizando esforços científicos em todos os níveis relevantes. Infelizmente, tais instituições têm sido bem-sucedidas em mobilizar grandes esforços científicos apenas sob duas condições: (a) quando a meta era claramente definida e puramente tecnológica, e (b) quando isto era apoiado por uma motivação política forte e imediata.

Os exemplos de que logo nos lembramos incluem o Manhattan Project, na Segunda Grande Guerra, que levou ao desenvolvimento da bomba atômica, e os projetos americano e russo de exploração espacial.

Em seguida daremos nossa visão dos problemas. Esta visão pode ajudar outros a apreciar a complexidade do assunto e a participar da definição das metas.

11.1 Mutação Induzida por Radiação

11.1.1 Fatos Básicos e Problemas Criados por Eles (Veja também [73-76, 97])

Capacidade de a Radiação Rica em Energia Induzir Mutação. A mutação induzida por radiação já tinha sido suspeitada, mas foi inicialmente comprovada por Muller (1927) [54] em *Drosophila melanogaster* e por Stadler (1927-28) em cevada, após Mavor (1924) [49] ter demonstrado antes a indução da não-disjunção. A condição para a descoberta de Muller foi o uso engenhoso de mutantes de *Drosophila* no desenvolvimento de sistemas de teste para contar mutações, especialmente as letais ligadas ao X. Os resultados do experimento clássico de Muller são vistos no Quadro 11.1. Aqui, a dose t_4 é duas vezes maior que a dose t_2. A duplicação da dose de radiação aproximadamente dobra o número de mutações induzidas. O escopo deste experimento era muito pequeno, entretanto, para detectar mutações espontâneas entre os controles.

Quadro 11.1 Experimento clássico de Muller confirmando a indução de mutação por raios X (Muller 1927 [54])

Experimento	N.º de cromossomos testados	N.º de mutações observadas: Letais	Mutações semiletais	Mutações visíveis
Controles	198	0	0	0
Raios X (t_2)[a]	676	49	4	1
Raios X (t_4)[a]	772	89	12	3

[a] A dose t_4 foi o dobro da dose t_2.

Dentro das duas décadas seguintes, desenvolveu-se a genética clássica de radiações. Seus conceitos básicos foram estabelecidos nos livros de Lea e Catcheside (1942) [42], Timoféeff-Ressovsky e Zimmer (1947) [90], e Hollaender (1954-1956) [34].

Alguns Dados Técnicos sobre Radiação. Dois tipos de radiação rica em energia devem ser considerados: ondas eletromagnéticas e radiação corpuscular. A atividade biológica das ondas eletromagnéticas em relação ao seu comprimento de onda e energia é vista na Fig. 11.1. Para um efeito mutagênico a energia deve ser suficiente para deslocar um elétron de uma órbita interna para uma mais externa, tornando o átomo instável e mais propenso a reações químicas. A radiação UV tem esta propriedade e é, portanto, mutagênica, desde que atinja o DNA. Sua reação química mais bem conhecida é a ligação de duas moléculas de timina adjacentes. Isto as impede de se parearem com adenina. Assim, os fótons de UV causam mutação de ponto, mas poucos defeitos estruturais. Para as células germinativas humanas, a radiação UV não é perigosa, sendo absorvida na epiderme. Lá, entretanto, ela pode induzir mutação somática — e câncer — da pele (Cap. 10). Os fótons de radiação de alta energia (raios X, raios γ) são capazes de impulsionar elétrons para as órbitas mais externas, de modo que o átomo torna-se um íon positivo. Estes elétrons agora podem reagir com outros átomos, convertendo-os em íons de carga negativa. Ambos os tipos de íons, juntamente com radicais livres, formam o material para as reações químicas secundárias. A radiação corpuscular consiste não em fótons de energia, mas em partículas. Elas podem estar carregadas, como os elétrons e prótons, ou descarregadas, como os nêutrons. Seu efeito físico depende de sua energia cinética. A ionização induzida por nêutrons é densamente concentrada ao redor da via da partícula, enquanto as ondas eletromagnéticas (radiações X e γ) produzem ionizações dispersas.

Os efeitos biológicos de todos os tipos de radiação dependem da localização da fonte (dentro ou fora do corpo), do tipo de radiação (ondas eletromagnéticas, partículas carregadas ou descarregadas), sua energia, e das propriedades (densidade, conteúdo de água etc.) do material absorvente.

A irradiação de qualquer tipo tem efeitos tanto diretos quanto indiretos. Os nêutrons ricos em energia, por exemplo, podem ou ser aceitos nos núcleos dos átomos ou transferirem sua energia cinética, digamos, para núcleos de hidrogênio (prótons). Estes prótons são acelerados e sofrem muitas reações secundárias com outras moléculas.

A dose de energia da radiação geralmente é medida em grays (Gy): 1 Gy é igual à dose de energia produzida quando 1 J de energia é transmitido por radiação ionizante para a massa de 1 kg de matéria sob condições constantes e definidas. Isto corresponde a 100 rad (nomenclatura antiga), e, como regra, a 100 roentgen (R) , mas este último é definido com referência ao número de ionizações. Outra medida importante é a dose equivalente que mede o efeito biológico (negativo) de uma certa dose de radiação. Isto é calculado multiplicando-se a dose de energia por um fator que varia de um tipo de radiação para outro, dependendo principalmente da descarga de energia. Ela é maior, por exemplo, com a radiação ionizante densa do que com a dispersa. Ela é medida em J/kg. Uma medida antiga é o rem (1 rem = 0,01 J/kg).

A nova medida é sievert (1 Sv = 100 rem). Geralmente citamos dados da literatura antiga; usamos aqui a nova nomenclatura: 1 Gy = 1.000 mGy = 100 rad = 100 R. Isto nem sempre satisfaz as necessidades dos radiologistas, mas para as finalidades deste livro deve ser suficiente.

Resultados e Conceitos da Genética Clássica de Radiação [34, 42, 90]. Os resultados e conceitos mais importantes da genética clássica de radiação podem ser resumidos do seguinte modo:

a) Para induzir mutações em uma determinada célula, a radiação deve atingir esta célula, por exemplo, uma célula germinativa. A veracidade desta afirmativa não é tão óbvia como pode parecer. Influências indiretas, por exemplo, pela indução de um composto químico que atinge as gônadas via circulação, não são *a priori* impossíveis. Uma quantidade limitada de ação indireta de fato já foi demonstrada. Entretanto a afirmativa é uma boa aproximação para fins práticos. Este princípio é importante para os humanos porque a alta taxa de absorção de alguns tipos de radiação (UV, ou raios X de energia muito baixa) impede que elas sejam perigosas para as células germinativas. Entretanto, elas ainda podem ser perigosas para a pessoa por induzir mutações somáticas e câncer.
b) A radiação não cria nenhum fenômeno biológico novo. Ela apenas acentua as probabilidades de várias mutações e eventos celulares que ocorrem espontaneamente de tempos em tempos. Os efeitos fenotípicos das mutações induzidas pela radiação não diferem basicamente das mutações espontâneas. Esta regra também tem sido confirmada para mutações quimicamente induzidas. Entretanto, nem todos os tipos de mutação espontânea são aumentados na mesma proporção por todos os agentes mutagênicos. Pelo contrário, existem diferenças definidas

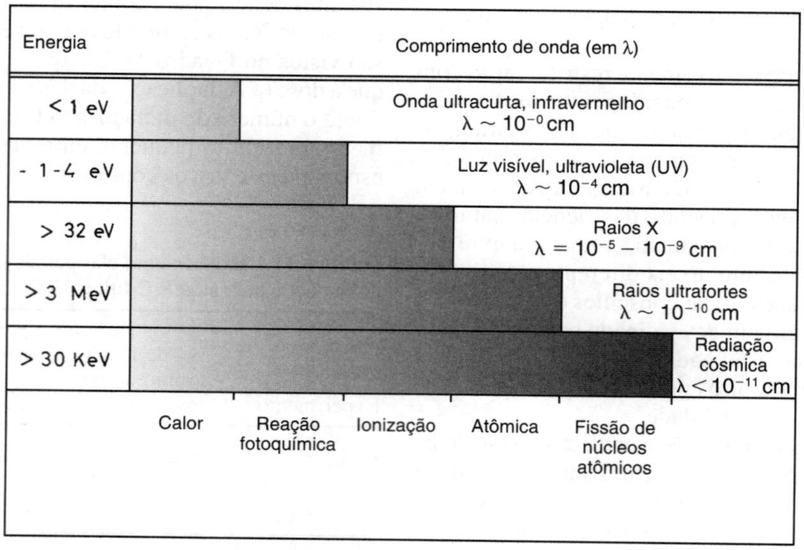

Fig. 11.1 Atividade biológica de ondas eletromagnéticas em relação a seus comprimentos de onda e energia.

nas freqüências relativas dos vários tipos tanto de mutações espontâneas quanto de induzidas quimicamente e por radiação.

O fato de qualquer tipo de mutação induzida também poder ocorrer espontaneamente cria um problema estatístico difícil ao se tentar provar que um aumento na taxa de mutações em uma população humana é causado por exposição a agentes mutagênicos. Isto pode ser explicado por um exemplo da teratologia humana: a talidomida, que foi introduzida como uma droga indutora de sono, revelou-se teratogênica quando tomada durante o início da gravidez. O padrão de malformações induzidas pela droga foi marcantemente característico, e a combinação de membros curtos e malformados (focomelia) com a ocorrência freqüente de malformações do ouvido, olhos e malformações internas foi única. Foi esta especificidade que primeiro levou os médicos a perceberem que algo novo devia ter ocorrido e em seguida a procurar sistematicamente os possíveis agentes teratogênicos. Entretanto, se a droga tivesse causado o número de casos de fenda labial e palatina ou de defeitos de tubo neural, idêntico aos de focomelia, muito provavelmente ainda seria vista como um hipnótico útil e agente antiemético com excelentes indicações para uso na gestação.

Estas considerações sugerem que qualquer agente mutagênico inadvertidamente introduzido em nosso ambiente e que causasse a mesma quantidade de danos que a talidomida muito provavelmente não seria percebido.

c) Um terceiro problema que tem sido freqüentemente discutido é o fator dose na taxa de mutação. Para uma mutação que requer apenas um evento primário, a curva dose-efeito foi demonstrada como sendo simplesmente linear:

$$M = \mu + kD$$

(M = número de mutações; μ = taxa de mutação espontânea; D = dose; k = unidade de mutação taxa/dose). Este efeito linear da dose se mantém desde que apenas uma proporção moderada de todas as células irradiadas incluam uma mutação induzida. Para taxas maiores de mutação há um efeito de saturação que leva a um achatamento da curva. Aqui uma equação exponencial descreveria mais apropriadamente. Um exemplo para *Drosophila melanogaster* é mostrado na Fig. 11.2. As doses de radiação usadas são relativamente altas. Para doses mais baixas a evidência não é muito conclusiva, pois o ajuste de uma curva dose-efeito aos dados requer uma amostra de tamanho muito grande.

Estes resultados foram interpretados pela teoria do alvo. Cada evento mutacional é produzido por um ataque (*hit*) em uma estrutura suscetível, e a probabilidade de esta estrutura ser atingida aumenta linearmente com o aumento da dosagem. O efeito de saturação com doses muito altas (maiores que as usadas nos experimentos mostrados na Fig. 11.2) é devido à mesma estrutura ser atingida mais de uma vez.

d) A teoria prevê uma relação não linear dose-efeito para mutações que precisem de mais de um evento primário. Muitas translocações precisam de duas quebras dentro de uma distância relativamente curta e aproximadamente ao mesmo tempo para que os cromossomos se reúnam após serem quebrados. Entretanto, as duas quebras não precisam ser produzidas por dois ataques separados. Elas também podem ser induzidas por uma partícula de fóton, especialmente se a densidade das ionizações for muito alta, por exemplo, quando são usados nêutrons. Neste caso, pode ser esperada uma curva dose-efeito que se combina a um componente linear (um ataque) e ao quadrado (dois ataques):

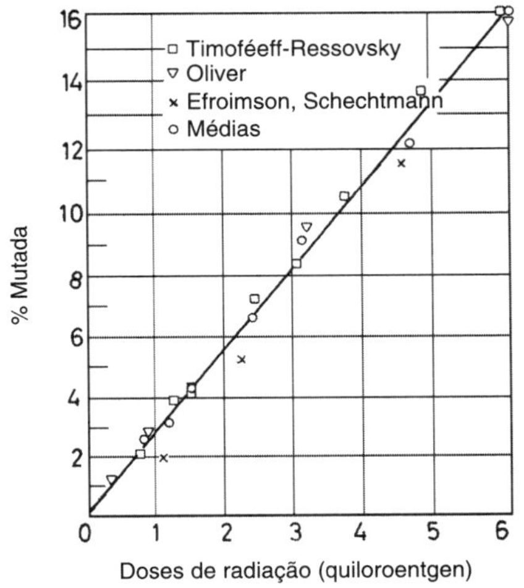

Fig. 11.2 Aumento linear da taxa de mutação para mutações de ponto e quebras cromossômicas únicas em *Drosophila melanogaster*. Observe a linearidade do efeito. Dados de vários autores (Timoféeff-Ressovsky e Zimmer, 1947 [90])

$$M = \mu + k_1 D + k_2 D^2$$

Tais curvas dose-efeito de fato foram observadas em muitos experimentos. A Fig. 11.3 mostra um exemplo para *Drosophila melanogaster*.

e) Para eventos de um único ataque, a teoria faz outra previsão de grande importância prática. Obviamente, o número de ataques depende da dose e não do tempo dentro do qual a dose é aplicada. Portanto, não deve ser importante se a mesma dose é dada dentro de um período de tempo muito curto (alta "taxa de dose") ou diluída em um tempo muito maior (baixa "taxa de dose"). Os primeiros experimentos com *Drosophila* pareciam confirmar esta previsão. Os estudos mais recentes com camundongos [71], entretanto, mostraram que em muitos casos uma certa dose aplicada em taxa menor provoca menor número de mutações que a mesma dose aplicada em alta taxa de dose.

Confirmação e Extensão Destes Resultados. Um grande número de estudos ajudou a confirmar e parcialmente modificar estes resultados. O estágio de desenvolvimento da célula germinativa irradiada foi levado em conta. Vários fenótipos — por exemplo bioquímicos — foram usados, e as mutações induzidas por radiação foram explicadas em termos de reações químicas.

Influência do Ambiente Químico, Especialmente o Conteúdo de O_2 do Tecido Irradiado. Uma conseqüência secundária da irradiação é a formação de radicais altamente reativos, como peróxidos. Sua formação requer oxigênio. Portanto, não é surpreendente que um alto conteúdo de oxigênio do tecido irradiado acentue a indução de mutações. Este efeito é forte, por exemplo, com raios X. É quase ou totalmente ausente com radiação densamente ionizante, como partículas α.

Efeitos Moleculares da Radiação [92]. A genética clássica de radiação define os efeitos mutagênicos no nível fenotípico. Entretanto, o exame morfológico dos cromossomos, especialmente em plantas tais como *Tradescantia*, foi introduzido em um estágio relativamente inicial, e foi demonstrado que muitas das alterações mutacionais podiam ser explicadas pela indução de quebras

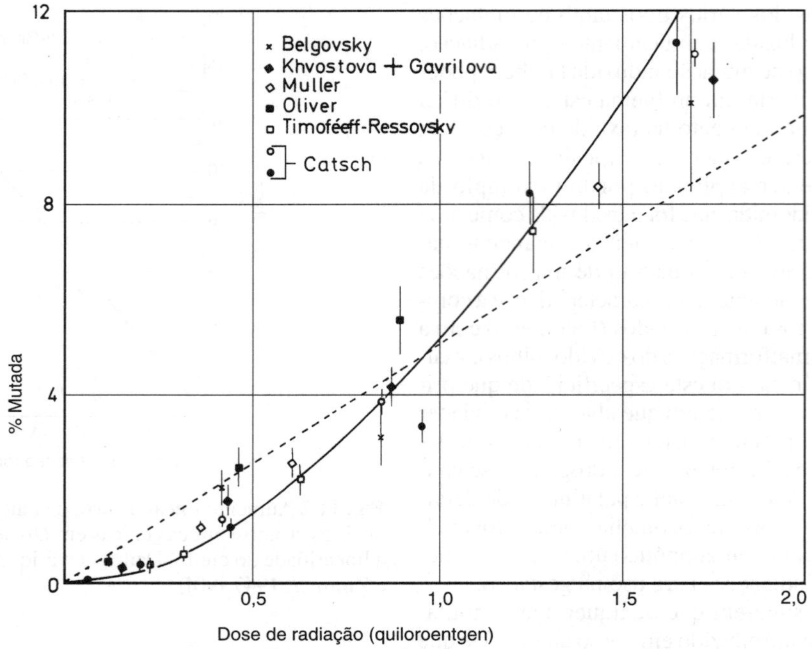

Fig. 11.3 Anomalias cromossômicas (eventos de duas quebras) em relação à dose de radiação (em 10 Gy = 1 kr). A curva de dois ataques (*hits*) (*linha contínua*) se ajusta melhor aos dados que a curva de um ataque (*linha pontilhada*). Dados de vários autores. A figura mostra pontos experimentais e seus desvios padrões. (De Timoféeff-Ressovsky e Zimmer, 1947 [90])

cromossômicas morfologicamente visíveis e suas seqüelas, como as translocações.

Por muito tempo não se sabia nem mesmo se a radiação ionizante podia induzir mutações de ponto nos genes. Muitos pesquisadores consideravam plausível, mas permanecia a possibilidade de que todas as mutações induzidas por radiação são basicamente pequenas deleções ou rearranjos cromossômicos. Recentemente este assunto foi abordado com o uso do fago X174, que tem um só filamento de DNA. Aqui foram induzidas mutações reversas que não podiam ser explicadas por nenhum outro mecanismo além de mutação de ponto. Nas bactérias, a indução de mutações gênicas, entre elas as transições, foi demonstrada para o locus de triptofano de *E. coli* [92].

O primeiro eucarionte no qual foram encontradas as mutações gênicas induzidas por radiação foi a *Neurospora crassa* [47]. Das mutações induzidas, 42% eram transições, 37% inserções ou deleções de um só par de bases, e o restante de várias origens, entre elas provavelmente as transversões. A ocorrência de mutações de ponto induzidas por radiação foi confirmada por análise direta de DNA em vários sistemas de mamíferos [84].

Fatos Básicos da Genética de Radiação Reconfirmados em Cromossomos de Linfócitos Humanos [11, 12]. A maior parte da genética clássica de radiações foi feita usando organismos tais como a *Drosophila*, que é remotamente relacionada aos humanos. Os experimentos de irradiação nos cromossomos foram feitos principalmente em plantas. Os trabalhos nos seres humanos começaram logo após o método de preparação de cromossomos de linfócitos tornar-se disponível (Seção 2.1.2.2). Os cromossomos dicêntricos tornaram-se um indicador especialmente bom para as quebras cromossômicas. A Fig. 11.4 mostra a curva de dose-efeito. Sua inclinação é mais ou menos linear, mas tem uma tendência a se tornar mais inclinada com doses maiores. Tais curvas de dose-efeito são produzidas se algum dos eventos primários forem de um ataque e outros de dois ataques. A formação de um cromossomo dicêntrico requer duas quebras cromossômicas em cromossomos bem adjacentes. Se nossas noções teóricas forem corretas, estas quebras podem ser causadas ou por um ataque ou por dois ataques. Assim, a curva dose-efeito encontrada não contradiz estas noções. A Fig. 11.4 também nos fornece dados para cromossomos em anel, minutes, e fragmentos.

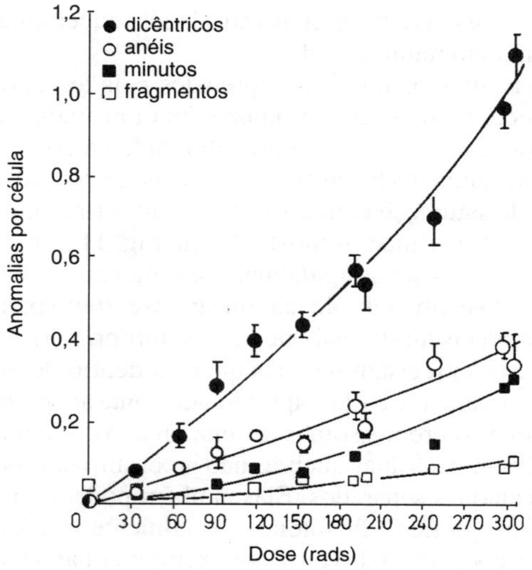

Fig. 11.4 Curva de dose-efeito de irradiação aguda *in vitro* de linfócitos humanos. Dicêntricos, cromossomos em anel, *minutes* (fragmentos contendo um centrômero) e fragmentos. (De Bloom, 1972 [12])

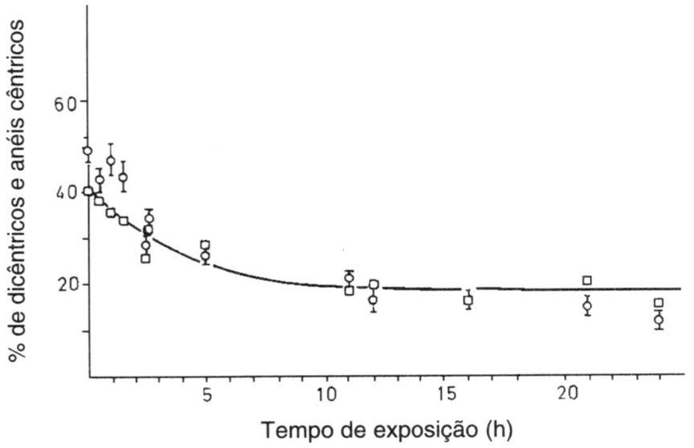

Fig. 11.5 Fração de metáfases com cromossomos dicêntricos (□) e cromossomos em anel (○) após irradiação *in vitro* com 2 Gy de raios X. Diminuição do efeito com o aumento do tempo de exposição e diminuição da taxa de dose (= aumento do tempo de exposição). (Adaptado de Brewen e Luippold, 1971 [14])

A Fig. 11.5 mostra uma diminuição no número de cromossomos dicêntricos e anéis com a mesma dose (2 Gy), mas diminuindo a taxa de dose, ou seja, a radiação dada durante períodos mais longos em taxas menores. Estes dados confirmam o efeito dose-taxa que foi estabelecido para outros organismos, como camundongos. Estes poucos dados mostram que os fenômenos básicos da genética de radiação também se aplicam, em princípio, aos cromossomos humanos.

A população humana é exposta à radiação ionizante de várias fontes. Os geneticistas foram solicitados a alertar o público sobre a extensão dos possíveis riscos. Como estas perguntas podem ser respondidas?

11.1.2 Problema de Avaliação do Risco Genético Devido a Radiação e a Outros Mutágenos Ambientais

O problema em se estimar a extensão do risco para a população humana e de todos os agentes mutagênicos pode ser especificado como a seguir:

a) De que modo, se algum, um agente afeta o material genético?
b) Qual a extensão da exposição da população humana a este agente?
c) Qual o provável aumento nas mutações comparado à taxa de mutação "espontânea"?
d) Quais as conseqüências a longo prazo deste aumento para a população?
Estas quatro perguntas idealmente devem ser respondidas pelos cientistas. Há, entretanto, uma quinta pergunta para a qual os cientistas só podem fornecer dados. A resposta deve vir da sociedade como um todo.
e) Até que limite de dano mutacional estamos preparados para aceitar em troca dos benefícios que a sociedade atual desfruta dos agentes mutagênicos, por exemplo, uso diagnóstico e terapêutico de raios X, energia nuclear, algumas drogas e amenidades de todos os tipos?

Fundamentos dos Testes de Mutagenicidade. As perguntas quanto aos efeitos no material genético são muito complexas. Elas podem ser divididas em perguntas mais específicas, tais como:

1. Que tipos de mutações são induzidas: genômicas, cromossômicas, ou mutações gênicas?
2. Elas são induzidas principalmente nas células germinativas ou nas células somáticas?
3. Se são induzidas nas células germinativas,
   a) Que estágio do desenvolvimento da célula germinativa é primariamente afetado?
   b) As mutações são transmitidas à geração seguinte, ou elas são eliminadas, por exemplo, durante a meiose?
   c) Se elas são transmitidas, que mudanças fenotípicas podem ser esperadas na prole?
4. Se são induzidas nas células somáticas,
   a) Que células estão especialmente em risco?
   b) Quais são as conseqüências para a pessoa?

Todas estas perguntas devem ser investigadas por um competente programa de testes de mutagenicidade. Que organismos devem ser testados em tal programa? Na teoria a resposta é óbvia. Estamos interessados nos humanos, portanto, o melhor enfoque seria examinar estes problemas nos humanos. Isto, entretanto, não é possível experimentalmente por motivos éticos. Apenas as situações de ocorrência natural podem ser exploradas, e aqui as condições geralmente são tão complexas que uma resposta clara não deve ser esperada. Portanto, deve ser encontrado um animal experimental para muitos estudos. Este animal deve preencher quatro condições principais:

1. Ele deve estar suficientemente relacionado aos humanos para uma extrapolação significativa. As diferenças inevitáveis entre a espécie experimental e os humanos devem ser de tal tipo e magnitude que possam ser avaliadas tanto teoricamente quanto experimentalmente, ao se fazer a comparação.
2. O intervalo entre as gerações deve ser rápido, de modo que os experimentos genéticos possam ser feitos dentro de um tempo razoável.
3. Deve ser possível manter os animais testados em um número suficientemente grande a um preço razoável.
4. Deve haver disponibilidade de conhecimentos suficientes sobre a genética do organismo.

O único animal que preenche todas estas condições é o camundongo (*Mus musculus*). Portanto, a genética de radiações dos mamíferos — e a genética de mutações em geral — é em grande parte a de camundongos. Outras espécies tais como ratos, hamster chinês e sagüis têm sido ocasionalmente usadas. Assim, as seções seguintes são devotadas principalmente à genética de mutações do camundongo, com deduções que podem ser feitas para os seres humanos. Quando disponíveis, os dados de humanos ou de outras espécies são citados para comparação.

Sistemas de Testes In Vivo *para Agentes Mutagênicos em Células Germinativas do Camundongo.* Os sistemas de teste disponíveis para este animal podem ser subdivididos em *in vivo* e *in vitro*, e em sistemas para exame de células germinativas e somáticas.

Os sistemas de teste disponíveis para mutações de células germinativas são mostrados na Fig. 11.6. Suponha que uma mutação foi induzida em uma espermatogônia. Se esta mutação for uma mutação cromossômica, ela pode inicialmente ser identificada nas multiplicações mitóticas das espermatogônias. Durante a primeira e a segunda fases meióticas pode ser observada a influência da meiose nas anomalias induzidas. As mitoses seguintes ocorrem durante o início do desenvolvimento embrio-

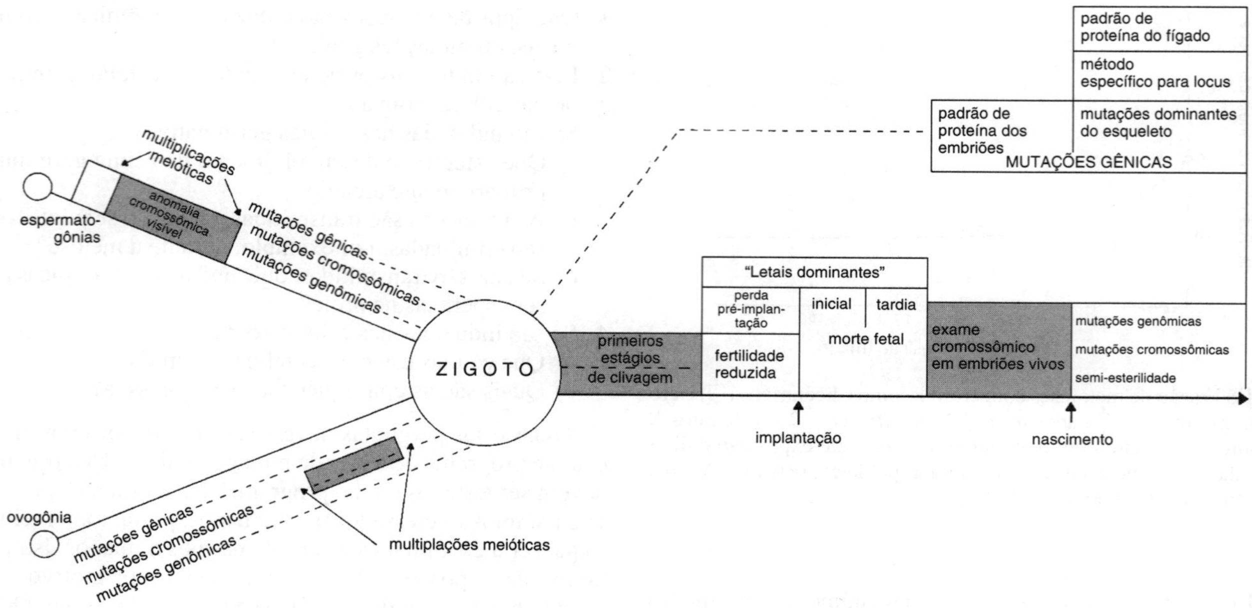

Fig. 11.6 Sistemas de teste *in vivo* para exame dos efeitos de um agente mutagênico no camundongo. (Para detalhes, veja o texto.)

nário da geração F_1. Neste estágio, é possível retirar os zigotos da trompa de Falópio e examinar seus cromossomos.

Quando os ovócitos são preparados, podem ser observadas as primeiras meioses nas células germinativas. Dependendo do tempo que passou entre a cópula e a morte do animal, pode ser examinado o estágio do ovócito e do zigoto. Os estágios de clivagem podem ser cultivados em multiplicações adicionais.

A implantação do zigoto no útero ocorre no 9.º dia de gestação. O zigoto está então no estágio de blastocisto. O exame dos embriões implantados é possível alguns dias depois. Os chamados deciduomas indicam os sítios de implantação de embriões que morreram algum tempo depois da implantação. Também são visíveis alguns embriões que morreram em estágio inicial, bem como embriões sadios. Os deciduomas, juntamente com embriões que morreram depois, representam a perda zigótica pós-implantação. A perda pré-implantação pode ser deduzida pela diferença entre o número de corpos lúteos nos ovários e o número total de implantações. A perda zigótica pré-implantação e pós-implantação, a menos que demonstrada como sendo devida a fatores não-genéticos, geralmente é atribuída a "letais dominantes". A despeito de desenvolvimentos mais modernos, o método de letal dominante permanece um dos métodos padrões para teste de mutagenicidade [67]. Os animais que sobrevivem podem ser examinados quanto a anomalias cromossômicas durante a gestação mais adiantada.

Até este estágio de gestação avançada, todos os métodos são citogenéticos. As mutações cromossômicas e genômicas induzidas nos primeiros estágios da célula germinativa podem agora ser acompanhadas por todos os estágios até o animal neonato. Não há dificuldade em examinar cromossomos mitóticos após o nascimento em tecidos somáticos, ou mesmo em acompanhá-los nas células germinativas da geração F_1.

O exame das mutações de ponto no camundongo deve esperar o nascimento. Os métodos para um grupo de mutações dominantes e um grupo de recessivas tornam-se então disponíveis. As mutações dominantes avaliadas são principalmente as que afetam o esqueleto (Seção 6.1.2.5) [74].

Método das Mutações Recessivas Múltiplas. O método para avaliar mutações recessivas foi um dos primeiros a ser desenvolvido na genética de radiações em camundongo. Ele permite a detecção de mutações em um pequeno número de loci com grande precisão. Muitos dos resultados básicos neste campo foram obtidos usando este método. Os animais selvagens, por exemplo, machos, são irradiados e cruzados com um estoque de teste que são homozigotos para sete mutações autossômicas recessivas. Quando não são induzidas mutações, os animais da F_1 são todos heterozigotos e apresentam o fenótipo selvagem (Fig. 11.7).

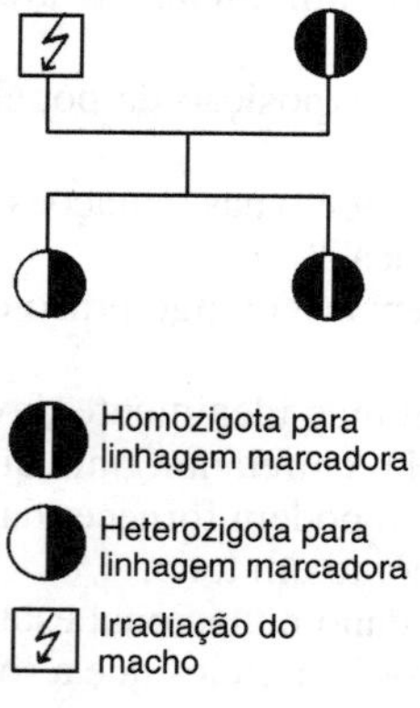

Fig. 11.7 Método das múltiplas mutações recessivas. Um macho selvagem (*acima à esquerda*) é irradiado e cruzado com uma fêmea do estoque de teste (*acima à direita*). Se não for induzida nenhuma mutação, a prole será heterozigota para os loci em teste, e portanto fenotipicamente selvagem (*abaixo à esquerda*). Se for induzida uma mutação em um dos sete loci em um dos espermatozóides, um animal na prole será homozigoto para este gene e apresentará o fenótipo mutante.

Entretanto, se uma das sete mutações tiver sido induzida na linhagem germinativa paterna, o animal de F_1 será homozigoto para apenas esta mutação e apresentará o fenótipo. As mutações no estoque de teste são selecionadas de tal modo que cada homozigoto pode ser identificado visualmente com facilidade. A Fig. 11.8, por exemplo, mostra um homozigoto para um destes genes (malhado).

Ambos os métodos usados para a triagem de mutações gênicas, o método do esqueleto e o de loci múltiplos, permitem a análise em nível qualitativo fenotípico (Seção 6.1) da ação gênica. Logo, os resultados, importantes para uma avaliação quantitativa dos efeitos genéticos no organismo de um mamífero, não são satisfatórios para a análise dos mecanismos de indução das mutações. Além disso, eles só fornecem informações quanto a um número limitado de loci gênicos. Entretanto, os resultados deste trabalho sugeriram que as taxas de mutação induzidas de vários genes podem diferir consideravelmente.

Quando os métodos de análise de proteínas por eletroforese tornaram-se disponíveis, foram feitas várias tentativas para introduzir tais técnicas no teste de mutagenicidade. Por exemplo, foi desenvolvido um "teste bioquímico de locus específico" o qual inclui, entre outros marcadores, produtos dos loci de hemoglobina de camundongo; a carga elétrica das proteínas e as atividades enzimáticas [24, 74]. Os alelos de histocompatibilidade (H) que são homólogos ao sistema HLA humano (Seção 5.2.5) também estão sendo usados [74]. Teoricamente este enfoque é impecável. As mutações induzidas podem ser identificadas no nível molecular, e hoje estão disponíveis sistemas eletroforéticos para um grande número de loci (Seção 12.1). A dificuldade prática é simplesmente o grande número de exames necessários. Embora nossas estimativas de mutações de nucleotídios possam ser imprecisas, elas mostram uma ordem de grandeza entre 10^{-8} e 10^{-9} por nucleotídio ou substituição de aminoácidos (Seção 9.4.1). Mesmo que a taxa de mutação espontânea por gene para mutações eletroforeticamente detectáveis fosse de apenas 10^{-6} a 10^{-7}, esta taxa exigiria uma grande quantidade de testes para descobrir poucos mutantes. Este problema é crítico ao se imaginar meios de triagem de populações humanas para aumentos de taxa de mutação. Existe algum modo de superar esta dificuldade em experimentação animal — além de criar disponibilidades de teste enormes e caras?

Uma técnica promissora é a dosagem bidimensional com eletrofocalização em uma direção e eletroforese na outra (discutida na Seção 12.1) [36]. Um padrão altamente constante de várias centenas de pontos pode ser obtido dos extratos de proteína de camundongos endocruzados. As mutações de ponto podem levar a mudança de um "ponto", que pode ser facilmente reconhecida (Fig. 11.9).

Sistemas de Teste para Mutações Somáticas. O sistema mais simples de teste para mutações somáticas é o exame de cromossomos em culturas de linfócitos ou em medula óssea. O sistema de linfócitos tem sido freqüentemente usado em humanos. De fato, é o único que permite o exame de grupos de alto risco de humanos com um mínimo de problemas quanto aos efeitos genéticos da exposição a agentes mutagênicos.

Um sistema de teste ainda mais simples examina os cromossomos irradiados *in vitro*. Na maioria dos casos, foi usada a cultura de linfócitos humanos. Com este sistema foi mostrado que as regras gerais de indução de mutação, desenvolvidas na genética experimental, também se aplicam aos cromossomos humanos. As dosagens para exame das mutações de ponto em células isoladas *in vitro* foram desenvolvidas para alguns marcadores bioquímicos (Cap. 9), e os mesmos métodos estão sendo usados para teste de mutagenicidade. Em termos teóricos, este enfoque é elegante. Seu poder de resolução é várias ordens de magnitude maior que o dos métodos *in vivo* para a detecção de mutações gênicas, pois a unidade experimental não é o indivíduo, mas sim uma única célula. Além disso, os mutantes podem ser clonados e submetidos a outras investigações bioquímicas e moleculares. Na prática, entretanto, o método ainda tem dificuldades.

Métodos de Genética Molecular. De modo geral, todos os métodos discutidos usam alguma mudança final nas características fenotípicas, seja do total do indivíduo, seja de células isoladas, e

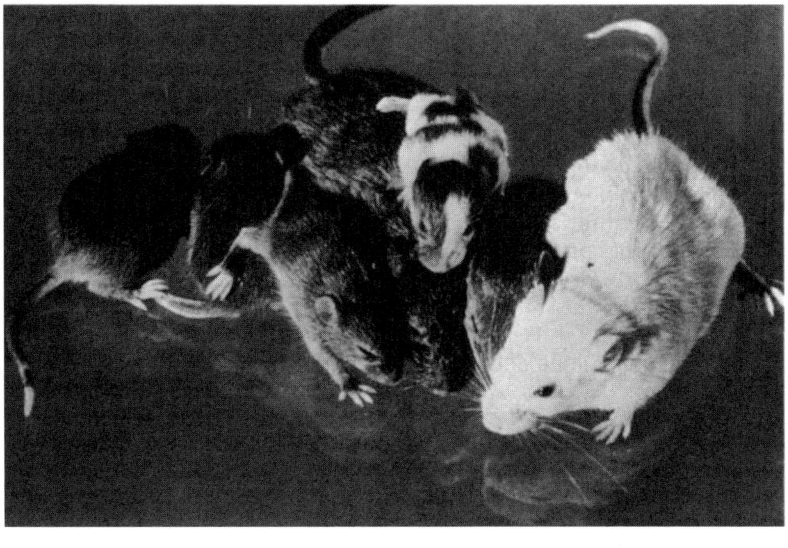

Fig. 11.8 Camundongo com o fenótipo de um dos sete loci testados (*malhado*) juntamente com o pai tipo selvagem, a mãe do estoque de teste (*branca*) e os irmãos heterozigotos. (Cortesia do Dr. U. Ehling.)

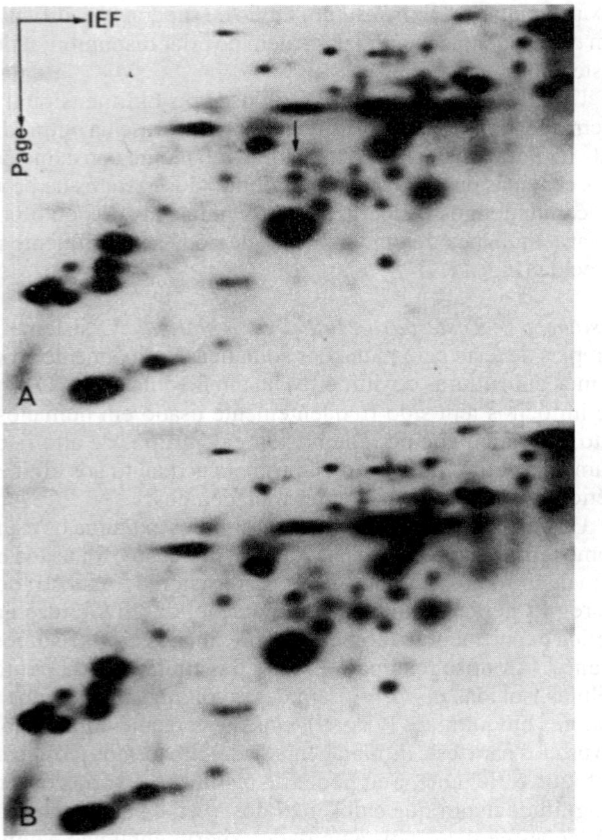

Fig. 11.9 A, B. Separação eletroforética bidimensional de proteínas solúveis de fígado fetal de camundongo; parte do padrão de uma proteína. A amostra de proteína é colhida do sobrenadante após homogeneização e centrifugação de fígados isolados. A separação das proteínas é feita em poliacrilamida por focalização isoelétrica (*IEF*) em uma dimensão e por eletroforese (*PAGE*) na segunda. **A.** Parte do padrão de proteína de fígado fetal após tratamento com um mutágeno (metilnitrosouréia). *Seta*, um novo ponto de proteína. **B.** Padrão normal de proteínas de um fígado fetal da mesma linhagem endocruzada de camundongo. (Cortesia do Dr. J. Klose, Berlim.)

podem ser substituídos pela avaliação direta de mudanças no nível do DNA. Foram sugeridos vários enfoques, desde a comparação de genomas inteiros entre os genitores e a prole por "hibridização subtrativa" até o seqüenciamento do DNA [48, 53]. Até agora, todos estes métodos, a despeito de seus avanços conceituais, ficaram sem significado prático. A hibridização *in situ* não-radioativa (FISH; Seção 3.1.3.3) permite a detecção de deleções muito pequenas e pode oferecer boas perspectivas para aplicação prática em futuro próximo [19].

11.1.3 Resultados dos Testes de Mutagenicidade de Radiação em Mamíferos [95]

Efeitos Gerais da Radiação nas Células Germinativas de Mamíferos. O desenvolvimento das células germinativas em ambos os sexos humanos foi descrito no Cap. 9. Em princípio isto é similar em todos os mamíferos. As pequenas diferenças entre as espécies são importantes para o planejamento dos experimentos de mutação, mas não são cobertas aqui. No camundongo, foram observados os seguintes efeitos gerais da radiação no desenvolvimento das células germinativas.

A irradiação aguda das células germinativas masculinas com 2 a 4 Gy mata a maioria das espermatogônias, enquanto as células germinativas mais maduras (espermatócitos e todos os estágios celulares pós-meióticos) sobrevivem. Há, portanto, um pequeno prejuízo de fertilidade durante as primeiras 6 semanas após a irradiação. Durante este período, as células germinativas que já tinham entrado no estágio de espermatócito tornaram-se espermatozóides maduros. Segue-se um período estéril de 2 a 3 meses, dependendo da dose de radiação. Após este tempo, a fertilidade é retomada. Enquanto isto, os túbulos testiculares tornam-se repovoados, começando a partir de uma população muito pequena de espermatogônias.

As fêmeas, após uma fase curta de intervalo, tornam-se permanentemente estéreis, mesmo com doses baixas. Quando irradiada com 0,5 Gy de raios X, as fêmeas têm de três a quatro filhotes antes de se tornarem estéreis devido à destruição de ovócitos. À medida que os ovócitos se aproximam da ovulação, ficam mais resistentes, e logo após a ovulação sua taxa de morte não difere da dos controles. O alto grau de sensibilidade dos ovócitos dificulta os experimentos de mutação. Estas diferenças entre os sexos e entre os estágios do desenvolvimento das células germinativas quanto à sensibilidade à radiação deve ser lembrada quando se considera os resultados dos experimentos de mutagenicidade.

Mutações Cromossômicas em Células Germinativas Masculinas e Femininas de Camundongo [28]. As mitoses espermatogoniais apresentam uma alta freqüência de anomalias cromossômicas (quebras, reuniões, cromossomos dicêntricos) após irradiação aguda. Tais anomalias podem ser detectadas quando as primeiras multiplicações meióticas são examinadas.

Dados experimentais masculinos humanos estão disponíveis. O uso de seres humanos para tais experimentos parece ser altamente questionável. Embora os pesquisadores digam que usaram prisioneiros voluntários apenas em condições nas quais estes homens não teriam mais filhos [15], tal garantia é difícil de afirmar, e há o possível risco de uma posterior carcinogênese.

A biópsia de material de testículo foi obtida de nove voluntários humanos que tinham recebido irradiação testicular com altas doses de raios X (0,78, 2, ou 6 Gy). O intervalo entre a irradiação e a coleta variou, dependendo da dose. Para comparação, machos adultos de várias outras espécies animais foram irradiados com doses semelhantes e em condições comparáveis (Quadro 11.2). As doses usadas nestes estudos variavam entre 1 e 6 Gy. O aumento na produção de translocações recíprocas com o aumento da dose de radiação variou em diferentes espécies de mamíferos, mas foi muito alta em humanos. Em vários estudos em camundongos e coelhos, o efeito foi cerca de metade do encontrado em humanos. As cobaias e macacos Rhesus mostraram

Quadro 11.2 Comparação da curva (β) de regressão linear de várias espécies de mamíferos para indução de translocações recíprocas nas espermatogônias (dados de vários autores [95])

Animal	$10^{-4} \pm$ D.P. 10^{-4}
Macaco Rhesus	0,86 ± 0,04
Camundongos (várias linhagens)	entre
	1,29 ± 0,02
	e 2,90 ± 0,34
Coelho	1,48 ± 0,13
Cobaia	0,91 ± 0,18
Sagüi	7,44 ± 0,95
Humanos	3,40 ± 0,72

Os coeficientes de regressão linear (β) foram estimados para todas as espécies usando os dados cedidos pelos autores nas doses de pico das translocações.

valores ainda mais baixos. Nenhuma translocação robertsoniana parece ter sido induzida pela radiação ionizante [29].

As translocações recíprocas também podem ser induzidas pela irradiação de fêmeas de camundongos. Neste caso, os detalhes do resultado variam, dependendo das condições experimentais (p. ex., intervalo de tempo entre a irradiação e a ovulação).

Evidência Direta do Resultado de Anomalias Cromossômicas Induzidas. Há uma forte seleção contra as células germinativas e zigotos contendo anomalias cromossômicas. Após a irradiação de fêmeas de camundongo com doses ligeiramente altas, por exemplo, foram encontradas poucas translocações na prole F_1. Após a irradiação com até 3 Gy, foram recuperadas no total oito translocações entre uma prole de 1.735 (fêmeas e machos), cerca de metade daquelas após a irradiação dos machos [95]. Este fenômeno foi examinado em detalhe durante vários estágios do desenvolvimento embrionário pelo exame direto dos cromossomos nos primeiros estágios embrionários após o tratamento por irradiação de fêmeas de camundongo [65]. A diminuição no número de zigotos com anomalias cromossômicas após o tratamento de ovócitos durante a fase pré-ovulatória foi examinada durante quatro estágios: segunda fase da meiose, blastocisto, morte durante o período embrionário evidenciada pelo teste de letal dominante e proporção das anomalias cromossômicas entre os embriões vivos no período embrionário avançado. Cerca de 88% de todas as células meióticas (II) mostraram anomalias cromossômicas numéricas ou estruturais. No estágio embrionário avançado, todas as células nas quais foram identificadas anomalias cromossômicas foram eliminadas, e o número de embriões portando uma anomalia não foi maior que nos controles. Em 1977, o relatório do UNSCEAR estimou que aproximadamente 6% de todos os fetos com anomalias cromossômicas induzidas sobreviveram até o nascimento. O estudo acima mostrou que esta era uma estimativa muito cautelosa. A proporção de sobreviventes é provavelmente menor. Como notado, a grande maioria de anomalias cromossômicas espontâneas em humanos também é eliminada antes do nascimento (Seção 2.2.4). É, portanto, razoável acreditar que isto ocorre na grande maioria das anomalias induzidas.

Mutações Cromossômicas e Genômicas Induzidas por Radiação: Sensibilidade de Alguns Estágios Celulares. Marcadores genéticos ligados ao X possibilitam no camundongo diferenciar animais X dos XX, e determinar se o cromossomo X nos indivíduos X é de origem paterna ou materna. Com este método, observou-se que os indivíduos X ocorrem espontaneamente em uma freqüência de 0,1 a 1,7%, dependendo da linhagem de camundongo examinada. O único cromossomo X é geralmente materno. O cromossomo paterno é aparentemente perdido entre a fertilização e a primeira clivagem [69, 72, 101].

Durante este período relativamente longo — cerca de 4,5 h — os genomas paterno e materno não se fusionam (Seção 2.1.2.4) mas formam "pronúcleos". É nesta época que o X paterno corre risco de ser perdido. Este risco pode ser aumentado por radiação, especialmente se o animal for irradiado entre a fertilização e a primeira clivagem, ou seja, durante a fase de pronúcleo. A radiação nesta fase produz exclusivamente animais X e nenhum tipo XXY. Isto implica a perda do cromossomo X e não a não-disjunção como causa do defeito cromossômico.

A não-disjunção parece ser acentuada pela irradiação dos espermatócitos masculinos, principalmente no estágio pré-leptóteno, conforme evidenciado pelos exames de metáfase II.

A perda do cromossomo X pouco antes da fertilização — e durante as primeiras clivagens — também é freqüente nos humanos. De fato, isto parece ser a causa mais freqüente da formação de zigotos X. Além disso, o cromossomo X perdido é geralmente o paterno, como mostrado pelos estudos de marcadores (Seção 9.2). Assim a semelhança com a perda espontânea do cromossomo X no camundongo é grande. Portanto, é seguro concluir que os ovócitos humanos pré-ovulatórios e os zigotos bem iniciais também devem ser suscetíveis à perda cromossômica, e possivelmente à indução de não-disjunção e danos cromossômicos estruturais [30].

Mutações Gênicas Induzidas por Radiação na Linhagem Germinativa Masculina. Os métodos para exame de cromossomos não estavam disponíveis para a genética de radiação de mamíferos no seu período mais fértil durante a década de 50. Assim, a ênfase era principalmente na indução de mutações gênicas. O método mais extensamente usado era o teste de loci múltiplos para mutações recessivas visíveis. O número de animais testados atingiu milhões. Como esperado, os dados mostraram um acentuado aumento no número de mutações em comparação com a taxa de mutações espontâneas em ambos os sexos. A taxa de mutação foi estimada em cerca de 30×10^{-8}/cGy por locus nos machos, e cerca de $18{,}5 \times 10^{-8}$/cGy nas fêmeas. Esta taxa de mutação induzida difere amplamente, dependendo das condições de tratamento. Quais são estas condições?

Efeito Proporcional à Dose. Em contraste aos dados de *Drosophila* discutidos acima, uma dose administrada de uma só vez (uma alta dose) teve um efeito mais forte do que a mesma dose distribuída em um tempo maior (uma baixa dose) [71]. A Fig. 11.10 mostra as curvas de dose-efeito para uma série de experimentos em camundongos machos com doses altas e baixas. O efeito de alta dose é visto comparando-se a parte superior das duas curvas (irradiação aguda por raios X) com as duas inferiores, que mostram o efeito da irradiação γ em doses extremamente baixas. A despeito do grande número de animais examinados, os intervalos de confiança de 90% para todas as freqüências de mutação eram um tanto altos. A aplicação de uma alta dose induziu cerca de três vezes mais mutações que a mesma dose diluída.

Tal efeito de dosagem também foi demonstrado nas células germinativas femininas. Ele é causado por um processo de reparo que é mais eficiente quando o dano é disperso em um período mais longo. O efeito menor de irradiação única com 10 Gy é devido à eliminação anterior de células gravemente danificadas. Tais curvas paradoxais de dose-efeito não são raras na genética das mutações. Um agente mutagênico pode danificar uma célula em dois níveis. Ele pode prejudicá-la de modo a impedir suas posteriores multiplicações, ou pode deixar a célula intacta, prejudicando só o material genético. Ao estudar a atividade mutagênica ao nível fenotípico, só consideramos o dano ao material genético, supondo tacitamente que a viabilidade da célula não é afetada. Se uma dose relativamente baixa afeta principalmente o DNA, enquanto uma dose alta danifica a viabilidade celular, pode resultar uma curva paradoxal de dose-efeito.

Um outro fator que influencia a taxa de mutação é o estágio de desenvolvimento das células germinativas no qual ocorre a irradiação. Nas células femininas, por exemplo, a irradiação administrada mais de 7 semanas antes da reprodução *não* causa nenhum aumento na taxa de mutações. Nos machos, a irradiação de células mais maduras (espermatócitos) leva a uma maior taxa de mutação.

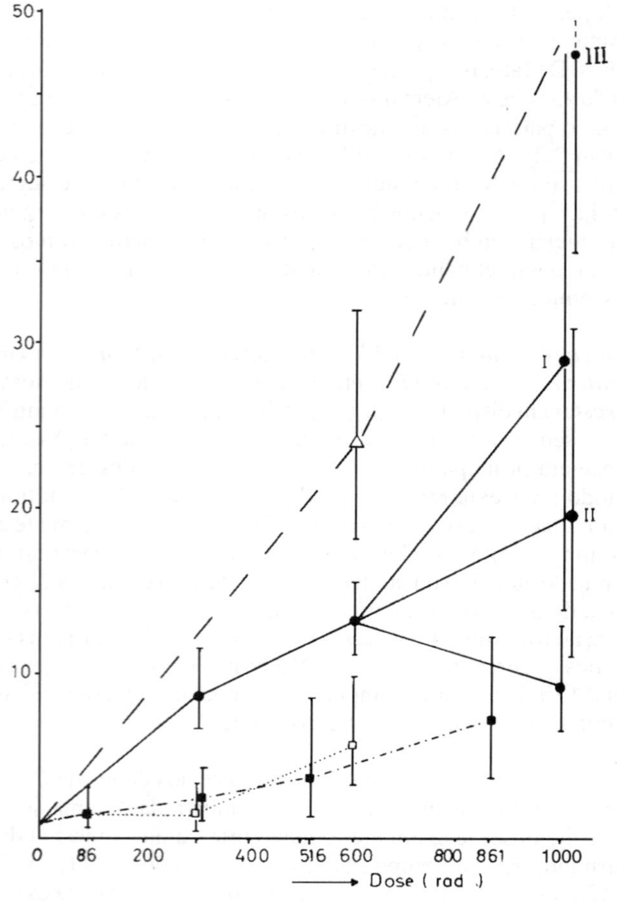

Fig. 11.10 Curvas de dose-efeito e taxa de dose após a irradiação de camundongos machos na fase pós-estéril (irradiação de espermatogônias). Número de mutantes observados por 100.000 loci gênicos testados em um único locus. Para todos os pontos experimentais são incluídos os intervalos de confiança de 90%. —, Irradiação com uma dose aguda. Os três pontos diferentes para 1.000 rad (= 10 Gy) indicam uma dose aguda (ponto mais baixo) e dois experimentos com aplicação fracionada. △- - -△, duas doses com um intervalo de 24 h; ■-·-·-■, irradiação γ crônica (0,9 mGy/min); □····□, irradiação γ crônica (0,1 mGy/min). (Adaptado de Russell e cols. 1972 [72])

A radiação ionizante induz principalmente danos cromossômicos estruturais e apenas algumas poucas mutações de ponto [70, 74]. Um exame mais detalhado de muitas mutações induzidas nos sete loci de camundongo mostrou que as anomalias estruturais também são a causa mais freqüente destas mutações. A maioria delas era de pequenas deleções.

Além de mutações recessivas, as mutações dominantes, especialmente as que afetam o esqueleto ou causam cataratas no cristalino, também foram estudadas [95, 100]. A expressividade muito variável e a penetrância muito incompleta de tais mutantes são discutidas na Seção 6.1.25.

Dose de Duplicação. A discussão dos riscos de radiação genética para os humanos geralmente considera a chamada dose de duplicação [46]. O conceito de taxa duplicada de mutação é inteiramente arbitrário e foi selecionado como uma indicação conveniente para encontrar uma dose de radiação que, se liberada para uma população humana, duplicaria a taxa de mutação natural. *É óbvio, pela discussão seguinte, que não pode haver uma única dose de duplicação.* A dose de duplicação deve variar com o tipo de mutação, o estágio da célula germinativa no qual ocorre a irradiação, o tipo específico de radiação e a taxa de dose. O uso de uma única dose de duplicação para todos os tipos de exposição em humanos é, portanto, insignificante. As doses de duplicação de situações específicas, como uma exposição aguda à dose de duplicação, ou uma exposição crônica à dose de duplicação para radiação, faz mais sentido. Os dados mais antigos dos experimentos em camundongos sugerem doses de duplicação de cerca de 0,18-0,52 Sv para irradiação aguda, e cerca de 1 Sv para irradiação crônica. As doses de duplicação em humanos foram consideradas da mesma ordem de magnitude. Os estudos recentes em crianças sobreviventes de bombas atômicas em Hiroshima e Nagasaki levaram Neel e cols [61]. a sugerir uma estimativa de dose de duplicação em humanos que é muito mais alta (indicam um efeito de irradiação menor). Isto levou a uma reavaliação das antigas estimativas para camundongo, com o resultado de que a evidência combinada no camundongo pode também indicar uma dose de duplicação mais alta [56] (veja a seguir).

Experimentos Populacionais com Camundongos e Outros Mamíferos. Os resultados experimentais discutidos são relativos apenas à primeira das cinco perguntas da Seção 11.2: de que modo a radiação afeta o material genético? Entretanto, alguns experimentos animais foram feitos tendo a quarta pergunta em mente: quais as conseqüências a longo prazo para a população de um aumento de taxa de mutação devido à irradiação?

Alguns experimentos com irradiação a longo prazo de populações animais continuaram durante muitas gerações. As doses de radiação eram da ordem de magnitude de vários grays por geração. Algumas foram administradas em doses altas e outras em doses baixas. Os efeitos gerais foram surpreendentemente menores: o tamanho na ninhada em geral era reduzido, o número de implantações mortas (letais dominantes) tinha aumentado, e em alguns experimentos havia mais animais estéreis. A prole após a irradiação de muitas gerações de ancestrais em alguns casos até suplantou os controles não-irradiados durante a vida [101].

Um experimento com ratos [62] examinou uma característica comportamental — aprendizagem no labirinto. A prole de genitores irradiados era em média um pouco menos "inteligente" que os controles.

O resultado destes experimentos populacionais pode ser interpretado ou otimisticamente ou pessimisticamente. Os otimistas podem concluir que mesmo a irradiação a longo prazo com doses muito altas causa pouco ou nenhum dano genético. Quase todas as mutações induzidas são eliminadas durante a meiose ou levam à morte do zigoto ou início do desenvolvimento embrionário. Tais efeitos, entretanto, não seriam muito importantes para a saúde de populações humanas. Os pessimistas, por outro lado, podem fazer restrições à extrapolação de animais multíparos para humanos. Eles podem argumentar que as mortes embrionárias e neonatais encontradas nos experimentos em animais seriam uma alta taxa de natimortos e morte precoce de crianças malformadas.

A maioria dos estudos a longo prazo em populações de camundongo datam das décadas de 50 e início de 60. Poucos, se algum, trabalhos deste tipo continuaram, pois seu poder explicatório para a situação humana é tido como baixo.

Foi feito um estudo em uma população de roedores exposta a alto nível de irradiação natural em Kerala (sudeste da Índia). A média de irradiação γ foi de 16 mGy por ano, 7,5 vezes mais alta que na área controle.

Não havia nenhuma diferença de anomalias esqueléticas em comparação a animais de outras áreas não expostas [31].

Correlação da Genética de Radiação em Camundongos com os Riscos Genéticos para Humanos. Na Seção 11.1.2 várias perguntas foram formuladas, para as quais as pesquisas de genética de radiações no camundongo e outros animais podem ajudar a fornecer respostas.

1. Que tipos de mutações são induzidas? A radiação ionizante parece induzir principalmente mutações cromossômicas. Há uma boa evidência de que as mutações genômicas, especialmente as aneuploidias, também são induzidas. Muitas das mutações induzidas afetam apenas um único gene funcional. Algumas podem ser mutações gênicas no senso estrito. Todos estes achados podem provavelmente ser extrapolados para humanos.
2. São as mutações induzidas principalmente nas células germinativas ou nas células somáticas? Existem boas evidências de que as mutações são induzidas em todas as células expostas, tanto germinativas quanto somáticas. Podemos supor que os achados mencionados em 1 e 2 também são válidos para os humanos.

3a. Que estágio do desenvolvimento das células germinativas é primariamente afetado? Nas células germinativas masculinas todos os estágios podem ser afetados, mas a meiose age como um filtro potente, especialmente para anomalias cromossômicas. Os estágios pós-meióticos, até inclusive a época da fertilização, parecem correr mais risco que as células germinativas pré-meióticas. A extrapolação para os humanos também parece razoável. Nas fêmeas de camundongo, os ovócitos podem ser suscetíveis à indução de mutação e perda cromossômica apenas quando irradiados dentro das últimas 7 semanas antes da ovulação. Os ovócitos durante o estágio de dictióteno, que dura muitos anos sem multiplicação celular, são resistentes à indução de mutações. Este resultado dos experimentos de múltiplos locus em camundongos foi confirmado por evidências citogenéticas. Um otimista concluiria que os ovócitos humanos também seriam resistentes a radiação durante a maioria de seu tempo de vida. Um pessimista, por outro lado, indicaria possíveis diferenças espécie-específicas. Tendemos para a visão otimista.

O ovócito de alguns dias antes da ovulação até várias horas após a fertilização é especialmente suscetível a perda cromossômica, especialmente de cromossomos X, bem como indução de anomalias estruturais e possivelmente não-disjunção meiótica. Não há motivo para que isto seja verdadeiro também para os ovócitos humanos. Uma cuidadosa proteção de radiação durante as semanas próximas da concepção é a precaução óbvia. São as ovogônias também sensíveis à indução de mutações pela radiação? As ovogônias de mamíferos são encontradas apenas durante o período embrionário. As fêmeas podem, portanto, ser irradiadas, e suas filhas depois se reproduzirem. Até o momento, entretanto, existem apenas limitadas evidências experimentais que indicam a indução de translocação em cerca de metade da taxa de espermatogônias.

3b. São as mutações transmitidas à geração seguinte ou eliminadas? A informação está disponível principalmente para as anomalias cromossômicas. Aqui a multiplicação meiótica atua como um bom filtro. Muitas anomalias, entretanto, passam por este filtro, e outras são induzidas durante e após a meiose nas fêmeas. Pelo menos 90% das anomalias induzidas são eliminadas durante o desenvolvimento embrionário, mais de metade delas até mesmo antes da implantação no útero, e a maior parte das restantes logo após a implantação. Uma minoria, 5% ou menos, sobrevivem, originando uma prole com translocações ou sendo aneuplóides. A alta incidência de anomalias cromossômicas entre os abortos espontâneos em humanos (Seção 2.2.4) torna muito possível que a maioria das anomalias cromossômicas induzidas seja eliminada do mesmo modo. Mais especificamente, os resultados experimentais sugerem que nos humanos a perda de zigotos antes da implantação possa ser pelo menos tão alta quanto após a implantação. Um número significativo de anomalias sobreviveria, aumentando o número de crianças com aneuploidias e anomalias cromossômicas não-balanceadas.

3c. Que mudanças fenotípicas são esperadas na prole? A perda de zigotos antes da implantação no útero provavelmente passaria despercebida, levando apenas a um pequeno atraso da menstruação. A perda de zigoto após a implantação se mostraria principalmente como aborto espontâneo, sendo a distribuição entre aborto precoce e tardio semelhante à distribuição sem radiação. As aneuploidias e anomalias estruturais não balanceadas levariam a síndromes cromossômicas bem conhecidas. As translocações balanceadas seriam fenotipicamente despercebidas na maior parte da prole dos genitores expostos, mas poderia levar a zigotos não balanceados nas gerações seguintes.

As mutações gênicas dominantes podem levar a um certo aumento de fenótipos dominantes bem conhecidos. A freqüência de tais características na população humana é mantida por um equilíbrio entre mutação e seleção (Seção 9.3.1). Entretanto, a experiência com mutantes esqueléticos de camundongo sugere que outras mutações dominantes, possivelmente muito mais freqüentes, podem levar a alterações fenotípicas menos distintas e mais variáveis, tais como ligeiras anomalias do esqueleto, do tecido conjuntivo ou de outros sistemas orgânicos. Aqui nossas extrapolações estão ligadas a anomalias cromossômicas muito menos certas que as visíveis.

4. Se as mutações são induzidas em células somáticas, que células estão especialmente em risco, e quais as conseqüências para a pessoa? Em princípio, todos os tipos de células somáticas correm risco. Entretanto, é seguro supor que o risco para as células que se multiplicam freqüentemente é especialmente alto. Estas células podem dar origem a clones celulares com vantagens seletivas comparadas a outras células do mesmo tipo — e, finalmente, a neoplasias malignas. Tais neoplasias causadas por irradiação já foram demonstradas nas populações humanas (veja adiante).

A genética de radiações de camundongos forneceu, enfim, resultados que são úteis para se estimar o risco de radiação para os humanos. Ela nos deu uma idéia muito boa sobre a indução e transmissão das mutações genômicas e cromossômicas. Quanto a mutações gênicas, a evidência não é muito boa, mas sabemos a princípio que tais mutações podem ser induzidas bem como transmitidas.

11.1.4 Exposição de Populações Humanas à Radiação Ionizante

Com que intensidade e amplitude as populações humanas de hoje estão expostas à radiação ionizante? Esta é a segunda pergunta que os cientistas precisam responder para se avaliar a extensão do potencial dano radioativo aos humanos, e tem sido feita freqüentemente. Apenas alguns aspectos e uma pequena seleção de dados são discutidos aqui. Serão consideradas primeiro a radiação ambiental natural e depois o aumento devido a civilização moderna, inclusive a medicina diagnóstica.

Radiação Ambiental Natural. Todos os humanos estão continuamente expostos a fontes naturais de irradiação. A dose média por ano de radiação cósmica depende da altitude acima do nível do mar e da latitude. A radiação terrestre é mais alta em áreas com rochas que em terras aluviais. A média total de irradiação recebida pelas gônadas dos humanos em áreas de baixa altitude durante um período de 30 anos (uma geração) foi estimada como sendo de 3 a 4 rem (Quadro 11.3). Estimativas mais recentes aumentam os números. Os primeiros relatos não consideraram suficientemente a carga adicional de radiação devida ao radônio no ar.

Irradiação Adicional Devida à Civilização Moderna. Algumas estimativas de irradiação para a Europa e EUA estão citadas no Quadro 11.3. O diagnóstico médico e a terapia constituem a principal fonte. Dentro do amplo grupo de medidas diagnósticas com raios X, o exame do abdome e da pelve são as principais fontes de exposição relevante. O aprimoramento da tecnologia de raios X e as estritas regulamentações para supervisão contribuíram substancialmente para minimizar esta carga. Entretanto, algumas medidas diagnósticas de raios X aumentam a probabilidade de mutações. Qualquer exposição aos raios X deve ser claramente indicada e feita com a máxima proteção. O benefício para a pessoa deve ser claro, e ser contrabalançado contra os danos potenciais para ela e as futuras gerações. As quantidades de radiação mais relevantes geneticamente são as aplicadas a pacientes com câncer, que recebem terapia de radiação de órgãos pélvicos. Muitos destes pacientes estão em idade pós-reprodutiva ou morrem de câncer dentro de um tempo relativamente curto. Entretanto, se desejarem filhos, os resultados das pesquisas em genética de radiações em mamíferos podem ajudar a diminuir o risco genético alertando para evitar a concepção durante a terapia e algumas semanas após.

A exposição a usinas nucleares constitui um problema especial que está recebendo atenção substancial em todos os países industrializados. Dependendo do tipo de reator e de outras condições, a irradiação real varia, e diz-se ser menor que o limite permitido na maioria dos casos. Esta afirmativa, entretanto, só é verdadeira na ausência de emissões irregulares devidas a falhas técnicas, acidentes ou sabotagem. O risco de este incidente ocorrer mais cedo ou mais tarde não pode ser estimado, mas tinha sido previsto como muito baixo, até o acidente na usina nuclear de Chernobyl em 26 de abril de 1986. Além de matar várias pessoas, isto levou à contaminação radioativa de uma ampla área. Muitos especialistas afirmam que as necessidades energéticas das décadas futuras não podem ser atendidas sem as usinas nucleares, e que o bem-estar, e mesmo a vida, das gerações futuras depende muito da garantia de um suprimento suficiente de energia. O geneticista só pode esperar que seja feito um grande esforço para desenvolver tecnologias alternativas de energia limpa.

Dentre todas as fontes que contribuem para a exposição, o setor médico é o único que adiciona mais que uma parte trivial da carga total. Parte disto é inevitável. Em muitos casos, entretanto, a carga de radiação pode ser mantida em um mínimo. Nas atividades onde uma pesada exposição não pode ser evitada, apenas as pessoas que já ultrapassaram a idade de criar filhos, ou que por outros motivos não desejam se reproduzir, devem ser submetidas.

Ainda é uma questão em aberto se no futuro enfrentaremos um aumento de exposição à radiação. Por um lado, há um indis-

Quadro 11.3 Cargas médias de radiação de populações humanas[a,b] (adaptado de Barthelmess 1973 [10])

Fontes	Europa		EUA	
	mrem/ano	rem/30 anos	rem/ano	rem/30 anos
Radiação ambiental natural	50 (≈ 30-120)			
Radiações cósmicas	60			
Radiação terrestre média	20			
Incorporação de elementos radioativos				
	≈ 130	≈ 3,9	≈ 100	≈ 3,06
Radiação adicional devida à civilização moderna				
Diagnósticos médicos e terapias				
1958	20	0,6	73	2,2
1971	50	1,5		
Ocupacional (sem tecnologia nuclear)	<1	<0,03	0,8	0,024
Tecnologia nuclear	<1	<0,03	0,003	0,0001
Precipitação (testes com bombas atômicas)	8	0,24		
Fontes menores (televisão; relógios)	<2	<0,06	2	0,06
Tráfego aéreo	<1	<0,03	0,4	0,120
Soma total da irradiação adicional	≈ 60	≈ 1,8	≈ 80	≈ 2,4
Soma total do ambiente natural e irradiação adicional	190	5,7	180	5,4

Estes dados não incluem a radiação recebida pela população geral das usinas nucleares. Sob circunstâncias de operações normais, a exposição da população geral é mínima. Os operários da indústria nuclear recebem exposição de 0,006 - 0,008 rem/ano. Estes dados são relativamente antigos; entretanto, *não têm ocorrido mudanças grandes nos últimos anos, exceto uma redução a exposição praticamente zero em precipitações de testes com armas nucleares e uma redução de exposição à irradiação na prática médica.* O problema de acréscimo de várias fontes é bastante discutido no relato de 1988 do UNSCEAR [95].

cutível aumento devido ao uso profissional da radiação e de substâncias radioativas e devido às usinas nucleares. A tecnologia de raios X, por outro lado, está sendo tão amplamente aperfeiçoada, especialmente na medicina, que uma certa diminuição da exposição pode ser antecipada para os grupos etários que ainda podem ter filhos. Como mostra o Quadro 11.3, a exposição média de todas as fontes da civilização moderna, excluindo as usinas nucleares, ainda não atingiu a radiação ambiental média.

11.1.5 O Quanto de Aumento da Taxa de Mutação Espontânea Deve Ser Antecipado?

Como pode ser calculado o provável aumento da taxa de mutação espontânea? Esta é a terceira pergunta a ser respondida ao se estimar o dano genético projetado devido à radiação. Precisamos de informações em três pontos:

1. O quanto de irradiação uma pessoa média recebe?
2. Quantas mutações adicionais por unidade de dose são induzidas?
   Quando estas duas perguntas forem respondidas, saberemos o quanto a taxa de mutação aumenta em relação à taxa espontânea. Para que esta estimativa relativa se transforme em absoluta, devemos fazer outra pergunta.
3. Quantas mutações ocorreriam "espontaneamente", ou seja, sem a irradiação devida à civilização moderna?

As respostas às duas primeiras perguntas podem ser obtidas nas Seções 11.1.3 e 11.1.4, juntamente com algumas observações diretas adicionais em seres humanos. A terceira pergunta é a mais difícil e precisará de uma discussão especial. Os dados no Quadro 11.3, indicam que a irradiação média por indivíduo dentro de uma geração de 30 anos aumenta de 0,03 a 0,04 Gy (irradiação "natural") para 0,07 Gy, ou seja, a civilização moderna aproximadamente duplica a irradiação ambiental. Tal duplicação deve ser cuidadosamente diferenciada da dose de irradiação que duplica a taxa de mutação. Tal dose é muito maior que 0,03 Gy. Isto responde a primeira pergunta. A resposta da segunda pergunta é um pouco mais complexa e requer uma discussão mais elaborada.

Quantas Mutações Adicionais por Dose São Induzidas? As várias classes de mutações devem ser consideradas separadamente, e tanto a dose quanto o sexo precisam ser levados em conta (Seção 11.1.3). A maioria dos humanos está exposta a doses muito baixas de irradiação crônica, administrada em uma taxa muito baixa; poucos estão expostos a altas doses recebidas em taxas muito altas.

A seguir discutiremos as evidências diretas disponíveis para populações humanas irradiadas. Esta evidência é então comparada aos dados de experimentos com camundongos e outros mamíferos já discutidos. Sempre que possível, as estimativas quantitativas para vários tipos de mutações relativas à taxa espontânea são então calculadas.

Características Fenotípicas em Populações Humanas Irradiadas. Além de experimentos eticamente dúbios com voluntários humanos, os efeitos genéticos das radiações só podem ser diretamente avaliados apenas quando os humanos são expostos a radiação seja para fins terapêuticos, seja acidentalmente. Na terapia, os cálculos de dose são geralmente mais ou menos precisos, mas o número de pessoas é pequeno, e elas são selecionadas por terem várias doenças. A radiação é geralmente administrada em poucas doses elevadas durante a terapia médica, ou em dose baixa durante a exposição profissional. No caso de acidentes, as estimativas da dose podem ser imprecisas, mas a dose e a taxa em geral são altas.

Sobreviventes das Bombas Atômicas de Hiroshima e Nagasaki [57]. Após as explosões das bombas atômicas sobre Hiroshima e Nagasaki, os estudos genéticos dos sobreviventes foram feitos por cientistas americanos e japoneses, patrocinados pelo Atomic Bomb Casualty Commission (ABCC), desde 1946, e continuaram depois, desde 1975 sob os auspícios da Radiation Effects Research Foundation (RERF). Esta foi uma primeira tentativa de organizar um projeto contínuo de "grande ciência" na genética humana.

1. Existem diferenças entre crianças concebidas após os genitores terem sido expostos à bomba atômica e filhos de pais não expostos?
2. Se existem diferenças, como elas são consideradas?

A coleta de dados foi facilitada pelo sistema de racionamento de alimentos no Japão após a guerra, o qual forneceu alimentos adicionais a mulheres grávidas. Quando se inscreviam para rações extras, as mulheres recebiam um questionário relativo a gestações anteriores, local exato quando a bomba caiu, e quaisquer sintomas que pudessem indicar doença radioativa a partir de então. Quando a criança nascia, eram adicionados dados relevantes sobre o parto e condição de saúde do neonato, e cada criança era examinada por um médico do ABCC. Cerca de um terço delas foi reexaminada 9 meses depois. Nos anos seguintes, o método de exame e o acompanhamento foram modificados de vários modos. Foram considerados os seguintes parâmetros:

a) Proporção de sexos ao nascimento.
b) Malformações congênitas.
c) Natimortos.
d) Peso corpóreo ao nascimento.
e) Morte dentro dos primeiros 9 meses de vida e morte durante a infância e juventude.
f) Medidas antropométricas.
g) Resultados de autópsias.

O leitor crítico poderia perguntar por que os dois indicadores mais importantes de dano genético — anomalias cromossômicas nas células somáticas e germinativas e mutações novas dominantes ou recesssivas ligadas ao X — foram omitidos. A resposta é simples: os métodos de exame cromossômico em humanos só se tornaram disponíveis 10 a 15 anos depois, e as mutações gênicas dominantes ou ligadas ao X são tão raras que não se poderia esperar um número suficiente na população examinada.

A exposição das células germinativas à radiação foi estimada usando parâmetros como distância do hipocentro, tipo de proteção e sinais de doença de radiação na época do bombardeio. Um problema essencial na avaliação dos efeitos biológicos é o cálculo da qualidade e quantidade de radiação emitida pelas bombas e recebida pelas pessoas expostas. Estes problemas físicos só foram reavaliados em 1989 [61]. Neel e cols. apresentaram uma dose média conjunta de radiação gonadal (= dose de radiação para ambos os genitores) para todos os genitores com aumento de exposição de 0,4 a 0,5 Sv. Entretanto, a distribuição estava muito desequilibrada: uma pequena proporção recebeu uma dose muito maior, enquanto a dose recebida pela maioria era muito menor. Os filhos de genitores não expostos nas mesmas cidades foram usados como controles. A consangüinidade dos genitores e a idade materna foram considerados para evitar tendenciosidades devidas a estas variáveis.

Mudança na Proporção Sexual Devida a Letais Ligados ao X? Os resultados destes estudos podem ser rapidamente resumidos. Independentemente da extensão da exposição à radiação, não foi encontrada nenhuma diferença significativa no número de malformações, na taxa de natimortos, ou em qualquer outro dos parâmetros examinados, com uma possível exceção: a proporção de sexos.

Os primeiros estudos [80] mostraram uma pequena mudança na proporção de sexos: redução do número de nativivos masculinos entre a prole de mulheres irradiadas associada a letais recessivos ligados ao X e redução do número de mulheres na prole de homens expostos à radiação, talvez devida a letais dominantes ligados ao X. Entretanto, estes achados não foram confirmados depois do aumento do tamanho da amostra [82].

Apoio à Mudança da Proporção Sexual por Estudos após Exposição aos Raios X. Uma proporção sexual semelhante foi observada entre filhos de genitores expostos à terapia com raios X para o tratamento de espondilite anquilosante, pruridos anais e vulvares e outras condições. Dois estudos, um da França [43] e outro da Holanda [79], juntos integraram várias centenas de pacientes irradiados com altas doses, às vezes vários grays. A proporção sexual entre filhos concebidos após a irradiação se desviou para a direção esperada, e os desvios foram significativos.

A irradiação terapêutica e a irradiação por bombas atômicas envolvem doses altas e concentradas. Os indivíduos profissionalmente expostos, por outro lado, em geral recebem doses relativamente mais baixas e dispersas. Estas doses também causam uma mudança na proporção de sexos? Um estudo em técnicos de radiologia no Japão deu uma resposta afirmativa: não só a proporção sexual estava alterada, como a esterilidade parecia ser mais freqüente que na população em geral [88].

Os dados de Hiroshima e Nagasaki sobre proporção sexual podem ser interpretados de duas maneiras: (a) os desvios da proporção sexual encontrados na primeira análise eram fortuitos, e as doses de radiação recebidas pelos sobreviventes da bomba atômica não induziram letais ligados ao X suficientes para causar uma mudança na proporção sexual; (b) a proporção sexual na verdade não é um indicador de mutações ligadas ao X, sendo o argumento muito simplista; ou (c) o efeito na série inicial era real, mas nos 10 a 15 anos entre a exposição à radiação e a concepção de filhos da segunda série, as células germinativas contendo mutações letais foram eliminadas. Os resultados mostrando mudanças de proporções sexuais em indivíduos medicamente irradiados na Europa [43, 79] favorecem esta última explicação.

Entretanto, permanece o fato de que a proporção sexual é uma medida insatisfatória dos efeitos genéticos, sendo influenciada por muitas outras variáveis, tais como idade dos genitores e condições gerais de vida.

Uma Reavaliação Usando Dados e Métodos Adicionais. A investigação citogenética dos filhos de sobreviventes começou em 1968. As aberrações que levam a graves malformações e morte precoce não podem mais ser feitas porque as crianças morreram neste ínterim. Em meados da década de 70 os estudos também começaram usando técnicas eletroforéticas para variação qualitativa e quantitativa (variantes raras) de proteínas sangüíneas e enzimas. Ambos os estudos tiveram resultados negativos: a incidência para ambos os fins era mesmo um pouco (não significativamente) mais baixa no grupo irradiado que no grupo controle (Quadro 11.4). No estudo de variantes eletroforéticas, a possibilidade de falsa paternidade foi examinada cuidadosamente em todos os casos nos quais uma nova mutação parecia ser possível. A taxa de mutação observada se ajusta bem às taxas de mutação de genes que levam a doenças autossômicas dominantes ou ligadas ao X (Quadro 11.5).

Os dados quanto a natimortos, malformações congênitas e morte precoce foram reavaliados usando um procedimento estatístico melhorado. Nenhuma destas metas mostrou uma diferença estatisticamente diferente entre genitores irradiados e não-irradiados. Portanto, a estratégia de avaliação foi mudada. Nos primeiros estudos, os indivíduos expostos tinham sido classificados em subgrupos de acordo com sua distância a partir do hipocentro no momento da detonação e presença ou ausência de sinais de doença de radiação. O desvio da hipótese nula (nenhum efeito genético) foi então testado. Nos novos estudos, a cada indivíduo exposto foi atribuída uma dose individual estimada com base em informações recentes sobre o tipo de radiação produzida pelas bombas e levando em conta todos os dados disponíveis, tais como distância do hipocentro, proteção etc. Os autores não testaram mais a hipótese nula. Eles argumentaram que, como é sabido e geralmente aceito que a radiação ionizante induz mutações em todas as espécies, qualquer aumento de efeitos que possa estar razoavelmente relacionado a mutações, estatisticamente significativo ou não, foi provavelmente causado por mutações induzidas adicionais. Assim, foram calculadas as regressões de um aumento de maus efeitos pela exposição. Estas regressões, juntamente com algumas suposições sobre a proporção de novas mutações que explicam a ocorrência "espontânea" dos eventos em estudo, foram usadas para estimar a dose de duplicação. Importantes malformações congênitas, natimortos e mortes durante a primeira semana de vida foram combinadas sob o título "resultados adversos da gestação". As análises de regressão foram feitas nas prevalências destes eventos e na exposição individual à radiação em ambos os genitores, supondo uma relação linear (um ataque) dose-efeito. Mais de 70.000 gestações foram

Quadro 11.4 Anomalias numéricas gonadais entre filhos de genitores expostos e não expostos, 1991 (de Neel e Schull, 1991 [57])

	N.º de anomalias gonadais					
	N.º de filhos	Homens		Mulheres		Total
		n	%	*n*	%	
Filhos de genitores expostos	8.322	12	0,307%	7	0,159%	19
Filhos de genitores não expostos	7.976	16	0,435%	8	0,186%	24

Quadro 11.5 Variantes proteicas em filhos de sobreviventes das bombas atômicas (dados de Neel e cols. 1986, Neel e Schull, 1991 [57])

Loci gênicos triados eletroforeticamente		
	N.º de loci triados	Mutantes novos
Coorte exposto proximalmente	667.404	3
Coorte exposto distalmente (ou não)	466.881	3

Taxas de mutação para mutação proteica detectada eletroforeticamente e mutações que levam a redução da atividade enzimática		
	Taxa de mutação por locus por geração	Intervalo de 95% de confiança
Coorte exposto proximalmente	$6{,}0 \times 10^{-6}$	$2\text{-}15 \times 10^{-6}$
Coorte exposto distalmente (ou não)	$6{,}4 \times 10^{-6}$	$1\text{-}19 \times 10^{-6}$

estudadas deste modo. Após controlar as variáveis conflitantes (p. ex., consangüinidade parental), houve um aumento de 0,00239 por 1 Sv gonadal [57]. Esta meta mostrou um aumento pequeno e estatisticamente insignificante nos filhos de genitores irradiados. Entretanto, as causas de natimortalidade, malformações e morte na primeira semana de vida raramente são genéticas. A avaliação da extensão do aumento devido a radiação, para a qual a dose de duplicação (Seção 11.1.3) é uma medida conveniente, requer, portanto, suposições sobre a proporção de "resultados adversos da gestação" com uma base genética. Elas foram calculadas como sendo de 1/200 a 1/400 [83]. Para tender para o lado conservador, isto é, superestimar em vez de subestimar os efeitos da radiação genética, foi selecionado este último dado. Entretanto, eles incluíram a morte até os 19 anos em sua avaliação. Por estes dados foi calculada uma dose de duplicação de 1,5 a 1,9 Sv.

Esta estimativa é maior que aquela para várias metas em camundongo [46]. A dose de duplicação convencionalmente estimada pelo UNSCEAR foi de 1 Sv. Entretanto, esta estimativa, admitida como grosseira, era referente à radiação crônica com doses pequenas diluídas, enquanto a irradiação pelas bombas atômicas foi aguda, de grande concentração. Portanto, seria esperado um efeito maior (uma dose de duplicação menor que 1 Sv) se a dose de duplicação humana fosse um tanto igual à de camundongo. Portanto, Neel e Lewis [56] reconsideraram os cálculos de dose de duplicação na literatura e os dados de camundongo sobre os quais se basearam. Eles chegaram a um dado de 1,35 Sv para irradiação aguda e aproximadamente 4 Sv para irradiação crônica — ajustado com suas estimativas em humanos. As discussões sobre estes assuntos continuam. Deve ser lembrado, entretanto, que a estimativa humana é baseada em evidências tênues e amplamente indiretas.

Um outro fator para avaliar as mutações na linhagem germinativa foi a procura de tumores na infância e na adolescência entre filhos de sobreviventes da bomba atômica [104]. A justificativa para a possibilidade de tal aumento podia ser dada pelos resultados recentes da existência de genes supressores tumorais, como os encontrados no retinoblastoma e outros tumores (Seção 10.4.3). Entretanto, não foi encontrado nenhum aumento significativo.

Em conjunto, os estudos de filhos dos sobreviventes das bombas atômicas de Hiroshima e Nagasaki mostram, contrariamente à opinião comum, que mesmo um holocausto atômico não leva a uma catástrofe genética na prole de sobreviventes fortemente irradiados. Nenhum efeito genético foi discernível na prole de primeira geração. Devemos mostrar que isto provavelmente também se aplica a futuras gerações. O horror de tal holocausto atômico reside nos efeitos imediatos e de curto prazo das pessoas expostas e, em menor grau, nas mutações em tecidos somáticos que se manifestam mais tarde, por exemplo, como neoplasias malignas com um período latente de até 10 a 40 anos (veja adiante a Seção 11.1.6).

O Acidente de Chernobyl. Em 26 de abril de 1986 ocorreu um grave acidente na usina nuclear de Chernobyl, a cerca de 100 km a nordeste de Kiev [13, 95]. Grandes quantidades de material radioativo foram liberadas pela usina. Além da grave contaminação do ambiente vizinho, nuvens de radionuclídios foram distribuídas sobre muitos países europeus (Fig. 11.11), especialmente iodo (^{131}I) e césio (^{137}Cs), mas também outros radionuclídios. Embora o acidente tenha sido causado por uma grande negligência dos regulamentos de segurança, ele mostrou que, com a disseminação mundial desta tecnologia, devemos enfrentar riscos substanciais. Podemos concluir do único precedente, as bombas atômicas, que as conseqüências genéticas deste acidente para gerações futuras provavelmente seriam menores, embora possamos esperar um leve mas nítido aumento de risco de câncer durante um longo período de tempo. Os estudos dos defeitos de nascimento, possivelmente relacionados a este acidente, estão progredindo. Os melhores estudos são da Hungria, com seu eficiente sistema de monitoramento populacional. Não se observou nenhum aumento de "mutações sentinela" (veja mais adiante), casos de síndrome de Down, ou qualquer outra malformação [21]. Entretanto, os chamados efeitos estocásticos em tecidos somáticos foram observados. Por exemplo, um aumento de freqüência de câncer de tireóide em crianças foi notado relativamente logo após o acidente [39]. Se estes efeitos forem confirmados como reais e não devidos meramente a triagem intensa de malignidades da tireóide, podemos esperar um maior aumento de cânceres de tireóide no futuro[37].

Irradiação de Genitores por Motivos Médicos e Trissomia do 21 em Crianças. Os relatos sobre a freqüência de trissomia do 21 (síndrome de Down) entre filhos de mães expostas a diagnósticos com raios X ou terapia são contraditórios. Sigler e cols. (1965) [86] compararam a exposição a radiação de 216 mães de filhos com síndrome de Down com a de 216 outras mães de mesma idade e origem. As exposições foram claramente maiores entre as mães de crianças com trissomia do 21. Uchida e cols. (1968) [93] compararam a freqüência de aneuploidias entre os filhos de mulheres expostas a radiação e não-expostas. Embora os outros parâmetros examinados não tivessem apresentado diferenças,

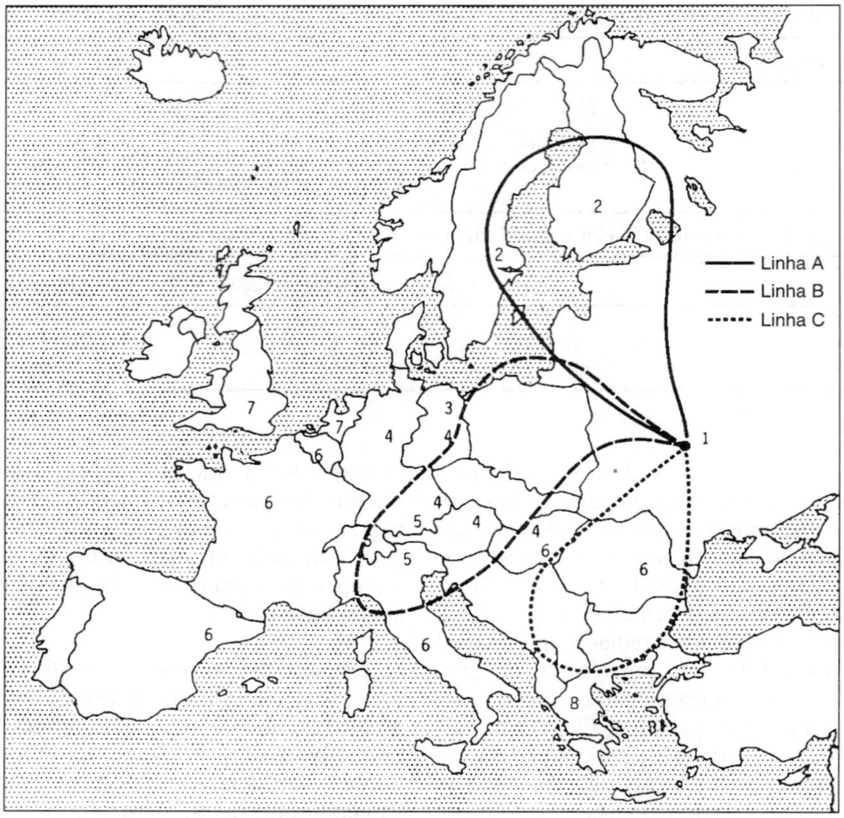

Fig. 11.11 Correntes aéreas que se originaram de Chernobyl em 26 de abril (*linha A*), 27-28 de abril (*linha B*), e 29-30 de abril (*linha C*). Data de chegada: *1*, 26 de abril; *2*, 27 de abril; *3*, 28 de abril; *4*, 29 de abril; *5*, 30 de abril; *6*, 1 de maio; *7*, 2 de maio; *8*, 3 de maio. (Do UNSCEAR 1988 [95])

havia dez crianças com aneuploidia entre a prole de mulheres irradiadas, oito casos com síndrome de Down e dois com trissomia do 18. Entre os controles, apenas uma criança com síndrome de Down foi encontrada. A diferença era estatisticamente significativa. Entretanto, as doses de radiação gonadal recebidas por estas mães foram muito baixas, entre 0,007 e 0,126 Gy. Os estudos adicionais sugerem uma incidência maior de aneuploidia após a exposição a radiação. Enquanto isso, o problema tem sido freqüentemente reexaminado (para uma revisão, veja [95]). A maioria dos estudos, inclusive o reexame de filhos dos sobreviventes de bombas atômicas [81], falhou em mostrar um efeito da radiação. Alguns dos primeiros estudos foram retrospectivos, ou seja, a história de radiação foi estabelecida depois de as crianças terem nascido.

Este modo de estudo pode introduzir uma tendenciosidade se a exposição a radiação for, muito compreensivelmente, mais rigorosa em mães que tiveram um filho com síndrome de Down que entre mães-controle. O estudo de Uchida e cols. [93], por outro lado, foi prospectivo. Os estudos que produziram resultados negativos foram tanto retrospectivos quanto prospectivos.

Dos dados de camundongo discutidos na Seção 11.1.3 podemos concluir que a irradiação materna em baixas doses muito antes da concepção não deve induzir uma alta taxa de não-disjunção no ovócito. Além disso, as mulheres que precisam de estudos com raios X podem diferir de outras mulheres em sua condição de saúde, o que pode afetar seu risco de não-disjunção, e isto pode muito bem levar a uma correlação espúria. Foram relatadas evidências de que a irradiação de linfócitos humanos *in vitro* com pequenas doses pode acentuar a freqüência de não-disjunção somática [94].

Maior Incidência de Anomalias Cromossômicas Estruturais e Síndrome de Down em Populações Humanas Expostas a Alta Radiação Ambiental? Algumas áreas no Brasil, sudeste da Índia (Kerala) e China têm uma alta radiação ambiental, cerca de 10 a 100 vezes os níveis "normais", devido a um alto conteúdo do solo de materiais radioativos como tório e rádio das areias monazíticas. No Brasil, foi feito um estudo cromossômico em 12.000 habitantes cronicamente expostos. Havia um aumento significativo, porém marginal, de anomalias cromossômicas tais como deleções, cromossomos dicêntricos e cromossomos em anel nas culturas de linfócitos [7]. Um estudo populacional de 12.918 indivíduos que vivem em uma área de grande irradiação de Kerala encontrou 12 pessoas com síndrome de Down, outras 12 com grave deficiência mental e malformações adicionais, e 11 com grave deficiência mental mas sem malformações adicionais, comparado a 5.938 controles onde não foram encontrados casos de síndrome de Down, apenas um caso com grave deficiência mental e malformações, e 2 pacientes com grave retardo sem sinais clínicos adicionais. Além disso, as contagens cromossômicas em culturas de sangue de indivíduos expostos mostraram um leve aumento do número de anomalias cromatídicas e cromossômicas [41]. Embora o aumento de anomalias cromossômicas em células somáticas, que foi relatado em am-

Quadro 11.6 Prevalência de síndrome de Down entre filhos em uma população chinesa irradiada e na área de controle (de Wei e cols. 1987 [102])

Área	Idade da mãe	N.º de filhos examinados	N.º de casos com síndrome de Down	Freqüência por 10^3 filhos
Alta irradiação		25.258	22	0,87
Controles		21.837	4	0,18
Alta irradiação	> 35	3.076	14	4,61
	< 35	22.222	8	0,36
Controles	> 35	970	3	3,09
	< 35	20.867	1	0,05

bos os estudos, seja provavelmente real, a maior incidência de síndrome de Down neste último estudo facilmente pode ter sido causado por uma tendenciosidade de averiguação ou por outras diferenças entre as populações de teste e de controle, pois a síndrome de Down era incomumente rara nos controles.

Na China, os estudos em uma população de cerca de 80.000 foram feitos em duas áreas de alta radiação da província de Yangjiang. A radiação ambiental aqui era cerca de três vezes maior que no distrito controle, onde correspondia mais ou menos à encontrada na maioria das outras populações do mundo. A maioria das famílias tinha vivido lá por seis ou mais gerações. Não havia uma diferença importante nas condições gerais de vida entre as áreas de alta radiação e de controle. Os estudos falharam em mostrar qualquer aumento na mortalidade por câncer ou na proporção de crianças sofrendo de defeitos genéticos específicos e doenças comparadas aos controles. A proporção de anomalias cromossômicas em linfócitos foi leve mas significativamente aumentada nos indivíduos expostos [17, 20, 26, 33]. Um aumento na freqüência de síndrome de Down na área irradiada comparado com área controle foi hipoteticamente explicado por uma freqüência mais alta de mães com mais de 35 anos. Esta explicação, entretanto, não é inteiramente satisfatória (Quadro 11.6) [102, 103]. A freqüência de síndrome de Down também é relativamente alta em comparação a outras áreas na China. Havia problemas óbvios de avaliação. O problema de um aumento de trissomia do 21 após doses muito pequenas de radiação, talvez apenas em condições especiais, ainda não foi resolvido.

11.1.6 Evidência de Mutações Cromossômicas Somáticas após Exposição a Radiação

Terapia Médica. Tough e cols. (1960) [91] foram os primeiros a descrever anomalias estruturais nos cromossomos de dois pacientes que tinham sido irradiados para tratamento de espondilite anquilosante. Desde então, a sensibilidade à radiação de cromossomos humanos somáticos tem sido freqüentemente examinada [11, 12]. Os seguintes resultados podem ser notados:

a) Dentro de um determinado tempo após a irradiação terapêutica, aproximadamente 25 a 35% das células (na maioria dos casos linfócitos) tinham anomalias cromossômicas estruturais.
b) O número de células apresentando cromossomos dicêntricos, cromossomos em anel e fragmentos acêntricos declina com o tempo passado entre a irradiação e o exame, principalmente dentro dos primeiros 2 anos após a irradiação. Após 10 anos, entretanto, tais anomalias ainda eram cerca de quatro vezes mais freqüentes que entre os controles. O número de translocações recíprocas, por outro lado, não era muito mais baixo após 10 anos que imediatamente após a irradiação (Fig. 11.12).

Os defeitos cromossômicos estruturais nos linfócitos eram visíveis até 25 anos após a terapia combinada de raios X e rádio dos tumores ginecológicos. Anomalias semelhantes foram observadas em pacientes tratados com radioisótopos como ^{131}I ou ^{32}P.

Exposição Profissional. As anomalias cromossômicas em indivíduos expostos profissionalmente a irradiação crônica têm sido freqüentemente descritas. As células com cromossomos em anel ou dicêntricos ocorrem muito raramente de modo espontâneo (1/2.000 células após 48 h de cultura de linfócitos, 1/8.000 após 72 h). Existem, portanto, bons indicadores de exposição à radiação. Entretanto, quebras simples de cromossomos também aumentam de número [11]. Os grupos expostos incluem operários que lidam com materiais fosforescentes de pintura em mostradores de relógios, pessoas de reatores nucleares e pessoas envolvidas em acidentes radioativos. Tornou-se até possível calcular, pelas alterações citogenéticas, a dose de radiação que uma pessoa recebeu. Tal dosimetria biológica é um teste útil em radiobiologia humana, especialmente quando é usado o método rápido de hibridização CISS (Seção 3.1.3.3). [19]

Sobreviventes de Bombas Atômicas. Sasaki e Miyata examinaram 51 sobreviventes da bomba atômica cerca de 22 anos após a

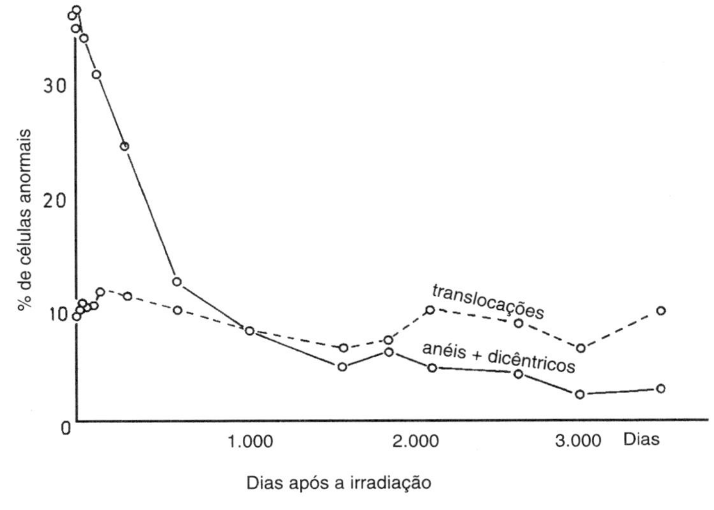

Fig. 11.12 Após a exposição à radiação terapêutica de mulheres com tumores ginecológicos, a fração de células mostrando cromossomos dicêntricos e cromossomos em anel diminuiu (O-O-O) nos anos após a exposição. O número de translocações, por outro lado, (O- - O- -O) permaneceu mais ou menos estável. (Bauchinger 1968 [11])

exposição, comparando-os com 11 controles não-tratados. Foram analisadas não menos que 83.506 células. Na amostra irradiada, a taxa de cromossomos dicêntricos e em anel foi de 0,0027 por célula (201 em 73.996 células). Entre os controles ela foi de 0,0002 (2 em 9.510 células). O número de células com translocações simétricas estáveis também estava aumentado. Havia uma correlação clara entre a distância do hipocentro na época do bombardeio e o número de células aberrantes (Fig. 11.13).

Outros estudos com resultados análogos foram feitos por Bloom e cols [12]. Eles encontraram quatro pessoas intensamente expostas, que tinham recebido doses de radiação entre 2,07 e 6,42 Gy, desenvolvendo clones com citologia aberrante. Como discutido no Cap. 10, a formação de clone indica uma vantagem seletiva das células com esta anomalia cromossômica. Os clones celulares com esta vantagem podem se desenvolver em neoplasias malignas.

Doenças Neoplásicas em Sobreviventes de Bombas Atômicas. Os estudos de acompanhamento entre pacientes que receberam uma extensa radiação e entre os sobreviventes das bombas atômicas de Hiroshima e Nagasaki mostraram uma freqüência aumentada de uma variedade de malignidades. Elas incluíam leucemia, câncer de mama em mulheres, câncer de pulmão, câncer da tireóide e câncer do sistema digestivo. Estes achados são compatíveis com a teoria de mutação somática do câncer (Cap. 10), e portanto não são totalmente inesperadas. O período "latente" entre a exposição, a radiação e o diagnóstico clínico de malignidade em geral é muito longo (mais que 10 anos), particularmente para tumores sólidos (mas é mais curto, ± 4 anos, para a leucemia granulocítica crônica). O problema de malignidades após a exposição à radiação somática de várias fontes e de outros efeitos "estocásticos" foi extensamente estudado (veja os relatórios de 1986 e 1988 do UNSCEAR [4]).

Havia uma certa preocupação quanto a se as crianças expostas à bomba atômica no útero correriam um risco maior de desenvolver malignidades, mas as investigações feitas sobre este problema falharam em produzir qualquer evidência de um aumento [38].

Os pacientes que sobreviveram ao câncer de infância geralmente sofreram terapia de radiação. Havia, portanto, uma certa preocupação sobre se seus filhos teriam um aumento de risco de câncer. Um estudo cooperativo grande e bem controlado envolvendo muitos centros não encontrou tal efeito. Foram encontradas entre os genitores algumas poucas crianças que tinham sido assim tratadas, por exemplo, devido a um retinoblastoma bilateral, uma bem conhecida doença herdada de modo dominante [55].

Como notado na Seção 10.4.5, algumas das mudanças concomitantes com o envelhecimento normal podem ser devidas a mutação somática. Alguns experimentos animais sugerem um encurtamento do tempo de vida após a irradiação [95].

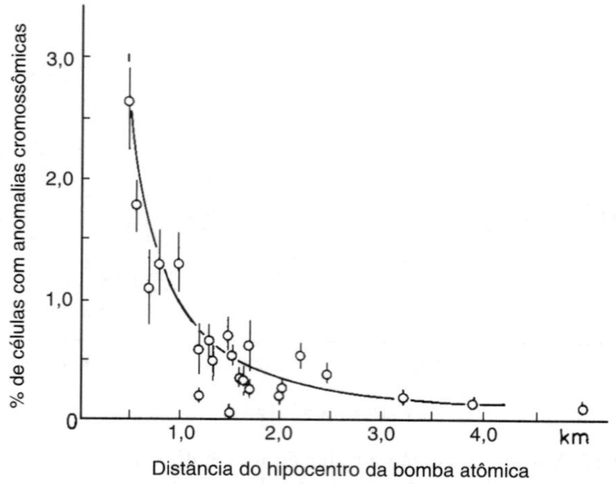

Fig. 11.13 Freqüência de células com anomalias cromossômicas (linfócitos) em relação à distância do hipocentro na época do bombardeio atômico. (De Sasaki e Miyata 1968 [77])

11.1.7 Mutações Adicionais Projetadas por Dose

Quantas mutações adicionais são induzidas em relação à taxa de mutação espontânea? Aqui a informação da genética animal, especialmente a genética de camundongos, serve como uma orientação. Em vista das possíveis diferenças entre espécies na suscetibilidade à radiação, certamente preferiríamos basear todas as estimativas de risco em dados humanos, mas tais dados são tão raros que não permitem nenhuma base quantitativa razoável. Entretanto, eles podem servir como uma base, e em alguns casos ajudar a qualificar as estimativas de dados animais. Consideramos em particular as freqüências relativas na época do nascimento, mas ocasionalmente nos referimos à perda zigótica esperada antes do nascimento. Os vários grupos de mutações serão considerados separadamente.

Aqui comparamos duas estimativas recentes de destacados comitês, o United Nations Committee on Effects of Atomic Radiation (UNSCEAR) em 1988 e o Committee on the Biological Effects on Ionizing Radiation (BEIR) da United States Academy of Sciences. Cada uma supôs radiação crônica de baixo nível, ou seja, radiação com baixa dose diluída, e cada uma aceitou uma dose de duplicação de 1 Sv. Estas duas previsões são consideradas criticamente a seguir (Quadro 11.7) [97].

Doenças Recessivas Autossômicas Dominantes e Recessivas Ligadas ao X. Os dois relatos concordam substancialmente para doenças mendelianas. Não é difícil estabelecer uma linha básica (incidência sem irradiação adicional) e calcular seu componente mutacional para doenças autossômicas dominantes e doenças ligadas ao X com uma forte desvantagem seletiva, onde a prevalência populacional é mantida por um equilíbrio entre a pressão de mutação e a seleção. Há disponibilidade de taxas de mutação espontânea relativamente confiáveis. As doenças autossômicas dominantes que podem ser diagnosticadas cedo durante a vida foram chamadas de mutações "sentinelas", pois podem ser usadas como indicadores (ou sentinelas) para avaliar os aumentos de taxa de mutação causados por um novo agente no ambiente. Czeizel [21, 22] citou 15 destas doenças sentinelas (Quadro 11.8), diferenciando a incidência destas condições antes e depois do acidente de Chernobyl. Não foi notada nenhuma diferença. Entretanto, como as mutações sentinelas são muito raras, deve ser triada uma população muito grande antes que possam ser discernidos aumentos estatisticamente significativos da taxa de mutação [87].

As potenciais mutações sentinelas constituem apenas uma pequena fração das anomalias autossômicas dominantes nas populações humanas. Os relatos do UNSCEAR e do BEIR (Quadro 11.7) estimam a incidência de doenças autossômicas dominantes (e, no UNSCEAR, ligadas ao X) como sendo de cerca de 1% dos neonatos. A incidência de potenciais mutações sentine-

Quadro 11.7 Estimativas de risco de doenças genéticas: aumento por 1 Sv (dose baixa diluída) de radiação (do UNSCEAR 1988, BEIR 1990)

UNSCEAR

Classificação da doença	Incidência atual por milhão de nativivos	Efeito de 1 Sv por geração		
		1.ª geração	2.ª geração	Equilíbrio
Autossômica dominante e ligada ao X	10.000	1.500	1.300	10.000
Autossômica recessiva	2.500	5	5	1.500
Cromossômica				
Devida a anomalias estruturais	400	240	96	400
Devida a anomalias numéricas	3.400	Provavelmente muito pequeno		
Anomalias congênitas	60.000	Não avaliado		
Outras doenças multifatorais	600.000	Não avaliado		
Dominantes de ação inicial	Desconhecida	Não estimados		
Tumores herdáveis	Desconhecida	Não estimados		
Totais de risco estimado		1.700	1.400	12.000

BEIR

Tipo de distúrbio	Incidência atual por milhão de nativivos	Casos adicionais/10^6 prole de nativivos/Sv/geração	
		1.ª geração	Equilíbrio
Autossômico dominante			
Clinicamente grave	2.500	500-2.000	2.500
Clinicamente brando	7.500	100-1.500	7.500
Ligado ao X	400	< 100	<500
Recessivo	2.500	< 100	Aumento muito lento
Cromossômico			
Translocações não balanceadas	600	< 500	Aumento muito pequeno
Trissomias	3.800	< 100	1.000-10.000
Anomalias congênitas	20.000-30.000	1.000	1.000-10.000
Outros distúrbios de etiologia complexa			
Doença cardíaca	600.000	Não estimados	Não estimados
Câncer	300.000	Não estimados	Não estimados
Outros selecionados	300.000	Não estimados	Não estimados

Quadro 11.8 Dados de acompanhamento para condições indicadoras (anomalias sentinelas) após o acidente de Chernobyl (baseado no número de nativivos; de Czeizel 1989 [21, 22])

	Linha básica (1980-1985) (n = 807.939)		5 de maio de 1986 — 30 de abril de 1987 (n = 126.708)		1 de maio de 1987 — 30 de abril de 1988 (n = 125.514)		Total	
	N.º	Por 10.000	N.º	Por 10.000	N.º	Por 10.000	N.º	Por 10.000
100 800 Acondroplasia	38	0,47	4	0,32	7	0,56	11	0,44
101 200 Síndrome de Apert	7	0,09	2	0,16	2	0,16	4	0,16
106 200 Aniridia bilateral	2	0,02	0	-	1	(0,08)	1	(0,04)
123 500 Síndrome de Crouzon	5	0,06	1	(0,08)	2	0,16	3	0,12
129 900 Síndrome EEC	3	0,04	0	-	0	-	0	-
142 900 Síndrome de Holt-Oram	12	0,15	2	0,16	2	0,16	4	0,16
154 500 Síndrome de Treacher-Collins	3	0,04	1	(0,08)	1	(0,08)	2	0,08
166 200 Osteogênese imperfeita, tipo I	11	0,14	3	0,24	3	0,24	6	0,24
174 700 Polissindactilia pré-axial, tipo IV	56	0,69	15	1,18	10	0,80	25	0,99
183 600 Mão fendida e/ou pé, típica	3	0,04	1	0,08	0	-	1	0,04
187 600 Nanismo tanatofórico	6	0,07	2	0,16	1	(0,08)	3	0,12
308 300 Nanismo e incontinência	7	0,09	0	-	0	-	0	-
311 200 Síndrome de Gorlin-Psaume	2	0,02	0	-	0	-	0	-
180 200 Retinoblastoma	26	0,32	2	0,16	1	(0,08)	3	0,12
194 070 Tumor de Wilms	65	0,80	6	0,47	7	0,56	13	0,52
Total	246	3,04	39[a]	3,08[a]	37[a]	2,95[a]	76	3,01[a]

[a]Dados preliminares.

las foi relatada como sendo de cerca de 3 por 10.000 na Hungria [21]; isto é, cerca de 30 vezes mais baixo. Além disso, existem algumas doenças, como o retinoblastoma bilateral e as hemofilias, que no passado eram mantidas por um equilíbrio entre mutação e seleção, um equilíbrio que foi superado pelas terapias bem-sucedidas das últimas décadas. Supondo taxas constantes de mutação, a incidência de tais condições deve aumentar mesmo sem agentes mutagênicos adicionais, a menos que existam circunstâncias compensatórias, como seleção artificial.

Entretanto, é muito improvável que a maioria das condições dominantes comuns sejam mantidas por um equilíbrio entre mutação e seleção (Quadro 11.9). A hipercolesterolemia familiar monogênica, por exemplo, está entre as condições dominantes mais comuns e bem-definidas (Seção 6.4.2.2). Com as atuais condições de vida nos países industrializados, pode haver uma desvantagem seletiva muito pequena devida a uma prematura doença coronariana, mas a alta incidência destas doenças pode ser explicada por uma vantagem seletiva em épocas mais antigas, devido a condições mais austeras de vida. Já foram discutidos os problemas de genética de populações em doenças causadas por amplificações anormalmente grandes de trincas de bases, principalmente na distrofia miotônica, na doença de Huntington e na síndrome do X frágil (Seção 9.4.2). Certamente não existe um equilíbrio simples mutação-seleção, e a contribuição da mutação e da seleção para a incidência destas condições na população atual dificilmente pode ser avaliada. A fração de novos mutantes entre todos os casos não pode ser determinada facilmente.

Isto significa que as doenças dominantes e ligadas ao X não podem ser inteiramente subdivididas naquelas em que a incidência é mantida por um equilíbrio entre mutação e seleção negativa e outras nas quais uma vantagem seletiva, sob certas condições de vida, foi o fator decisivo. O "componente mutacional" do grupo todo foi admitido como sendo de 15%. Intuitivamente, este dado parece ser bem alto. Na ausência de uma evidência mais precisa, entretanto, é prudente ter cautela e supor um componente mutacional alto: quanto maior o componente mutacional "espontâneo", maior é o risco da radiação.

Para se ter uma perspectiva apropriada do possível aumento da taxa de mutação devemos lembrar que a taxa de mutação "espontânea" não é uma constante natural. A influência mais bem conhecida é a idade paterna (Seção 9.3.3). Foram feitos modelos de cálculo para determinar o grau com o qual uma mudança na idade paterna média em uma população alteraria as taxas de mutação [52]. Usando dados publicados de acondroplasia, miosite ossificante e acrocefalossindactilia como exemplos, a incidência esperada de novos mutantes dominantes foi comparada com suas incidências se todos os pais tivessem menos de 30 anos de idade na época do nascimento de seus filhos (Quadro 11.10). As proporções variam entre 1,22 (Bulgária, 1980) e 2,67 (Paquistão, 1968). Assim, mesmo uma mudança relativamente pequena na idade paterna, especialmente um aumento ou diminuição de pais mais velhos, poderia afetar consideravelmente a taxa de mutação para mutações dependentes de idade paterna. Tal efeito seria significativamente maior que qualquer alteração concebível na exposição a agentes mutagênicos, tais como radiação.

Doenças Autossômicas Recessivas. Aqui os dois relatos divergem, o BEIR calculou o aumento na primeira geração como sendo baixo, destacando um "aumento muito pequeno". O UNSCEAR, por outro lado, apresentou um dado de aumento moderado. Isto foi baseado em cálculos relativos a novas mutações induzidas e suas probabilidades de encontrar por acaso uma mutação idêntica na população para formar um homozigoto [85]. Esta probabilidade depende criticamente da porcentagem de reproduções entre parentes, ou seja, a taxa de consangüinidade (Seção 13.1.1), que não pode ser prevista para séculos futuros ou milênios. Além disso, os mutantes recessivos não estão em equilíbrio nesta época. Sua incidência em gerações futuras irá depender muito mais de aspectos da dinâmica da população do que da taxa de mutação. Entretanto, as novas mutações recessivas não podem ser totalmente ignoradas, especialmente porque os heterozigotos podem ocasionalmente apresentar pequenos prejuízos de saúde [89]. Ademais, as mutações recessivas induzidas por radiação no camundongo em geral são deleções que exibem sinais clínicos mais graves nos humanos que as mutações de ponto, mesmo no estado heterozigoto.

Doenças Cromossômicas. Os riscos citados para doenças cromossômicas são em princípio muito semelhantes nos dois rela-

Quadro 11.9 Incidência estimada ao nascimento por 1.000 neonatos para algumas das doenças dominantes e ligadas ao X mais comuns (adaptado de Carter 1977 [16])

Incidência/nativivos (ordem de grandeza)	Doenças
2,0	Hipercolesterolemia familiar monogênica
1,0	Otosclerose dominante
0,8	Doença adulta do rim policístico, retardo mental ligado ao X
0,5	Exostose múltipla
0,4	Doença de Huntington
0,2	Esferocitose hereditária, neurofibromatose, distrofia muscular tipo Duchenne
0,1	Polipose hereditária, forma dominante de cegueira, forma dominante de surdez com início no começo da infância, dentinogênese imperfeita, hemofilia A, ictiose dominante
0,04	Osteogênese imperfeita, síndrome de Marfan
0,03	Retinoblastoma hereditário, hemofilia B
0,02	Acondroplasia, porfiria intermitente aguda, surdez ligada ao X, albinismo ocular, nistagmo
0,01	Esclerose tuberosa, síndrome de Ehlers-Danlos, osteopetrose tardia, porfiria variegada, fenda labial e/ou palatina com depressões mucosas nos lábios, ânus imperfurado ligado ao X, estenose aquedutal ligada ao X, hipogamaglobulinemia, raquitismo hipofosfatêmico, displasia ectodérmica anidrótica, amelogênese imperfeita

Quadro 11.10 Taxa de mutação relativa estimada em países europeus (de Modell e Kuliev 1990 [52])

País e ano	Pais com > 35 anos (%)	Taxa de mutação relativa (1 = nível quando todos os pais têm < 30)
Bulgária 1980	7,3	1,22
Alemanha Oriental 1980	8,5	1,22
Tchecoslováquia 1978	9,6	1,27
Hungria 1980	10,2	1,28
Bélgica 1978	11,t	1,33
Escócia 1980	12,0	1,34
Polônia 1980	12,1	1,35
Holanda 1979	12,9	1,38
França 1980	14,9	1,43
Inglaterra e País de Gales[a] 1979	15,4	1,44
Finlândia 1980	16,0	1,45
Dinamarca 1980	17,6	1,47
Luxemburgo 1980	17,8	1,47
Noruega 1980	17,6	1,47
Islândia 1980	21,1	1,53
Irlanda do Norte 1978	19,0	1,53
Suíça 1979	20,0	1,53
Suécia 1980	23,4	1,53
Malta 1980	19,8	1,54
Alemanha Ocidental 1980	22,2	1,57
Espanha 1980	23,6	1,64
Itália 1978	24,1	1,64
Grécia 1979	24,3	1,69
Espanha 1966	33,5	1,69
Paquistão 1968	46,1	2,67

[a]A correlação para crianças nascidas fora de casamentos não altera o dado.

tos. De fato, dados razoavelmente confiáveis estão disponíveis para a incidência ao nascimento. Todas as trissomias, monossomias, e virtualmente todas as anomalias cromossômicas estruturais não-balanceadas impedem seus portadores de se reproduzir. A maioria é, portanto, de mutantes novos. As anomalias estruturais não-balanceadas são herdadas de um dos genitores, e as anomalias balanceadas são relativamente raras. O cálculo do componente "mutacional" apresenta, portanto, poucos problemas, ao contrário das doenças autossômicas dominantes. Os problemas surgem, por outro lado, pelas incertezas quanto aos efeitos reais da radiação: para distúrbios monogênicos, estão disponíveis dados substanciais de experimentos com camundongos, para se calcular os aumentos das taxas de mutação com a dose de radiação, mas tais dados são menos abundantes para trissomias, uma categoria muito importante de doenças cromossômicas em humanos. As incertezas quanto ao possível efeito de doses muito pequenas de radiação na não-disjunção e na síndrome de Down (veja anteriormente) se somam às dificuldades. Além disso, a base (taxa de mutação sem mutações induzidas adicionais) depende criticamente da idade de distribuição das mães em uma população.

Para doenças cromossômicas numéricas, o UNSCEAR dá um valor de 3.400/1.000.000; a estimativa do BEIR é de 3.800/1.000.000. Os dois relatos concordam em que o aumento com a elevação da dose de mutação é provavelmente muito pequeno. A adição dos dados de incidência em neonatos para anomalias numéricas autossômicas e dos órgãos sexuais nos dá uma incidência (sem radiação) que é próxima do dado mais alto. A conclusão de que os aumentos com a radiação podem ser pequenos é baseada em dados de camundongo. Ela é corroborada pelos resultados dos estudos de Hiroshima-Nagasaki, que não mostraram nenhum aumento nas anomalias de cromossomos sexuais em filhos de sobreviventes da bomba atômica. À primeira vista suspeitaríamos mais das monossomias do X, pois no camundongo a época ao redor da fertilização foi vista como especialmente suscetível à perda de cromossomo X. Entretanto, a maioria das monossomias do X que ocorrem neste período inicial não sobrevive, levando a um aborto. Portanto, é apropriado não as considerar nas previsões confinadas a anomalias ao nascimento ou posteriores.

A situação é mais simples quanto a anomalias estruturais de cromossomos. Aqui, não só existem bons dados humanos disponíveis quanto à incidência ao nascimento, mas os resultados experimentais no camundongo são suplementados por dados de outras espécies de mamíferos, inclusive os humanos (veja anteriormente). As duas estimativas concordam muito bem.

Anomalias Congênitas e Doenças Multifatoriais. Quanto à incidência destas duas categorias, os dados do UNSCEAR e os do BEIR se desviam um do outro: os do primeiro são o dobro da estimativa do último quanto a anomalias congênitas. Esta discrepância reflete as incertezas na definição e incidência (veja, por exemplo [97], e os relatos anteriores do UNSCEAR). Além disso, apenas uma minoria de defeitos de nascimento tem uma origem genética bem-definida. Para muitos deles as diferenças genéticas na propensão têm seu papel, mas muitos podem ser eventos aleatórios durante o complexo processo de diferenciação e desenvolvimento embrionário (Seção 8.4.2). Assim, a estimativa do "componente mutacional" torna-se praticamente impossível.

Na teoria, um sistema de registro contínuo de todos os defeitos de nascimento de acordo com regras cuidadosamente definidas, complementado por estudos *ad hoc* de dados familiares e exposição ambiental (radiação, drogas, substâncias químicas ambientais), seria o melhor sistema para se responder perguntas quanto a incidência e causa. O programa na Hungria, que está em funcionamento desde os anos 60, parece ser o mais informativo [23, 25].

Nas doenças multifatoriais, as dificuldades para se chegar a uma estimativa são ainda maiores que as dificuldades para os defeitos de nascimento, como deve ser óbvio para os leitores que têm estudado as seções destas doenças (Cap. 6). Os principais problemas são os seguintes [40, 97]:

1. O grau pelo qual a variabilidade genética, por um lado, e a variação do ambiente, por outro, contribuem para a tendência à doença difere para doenças diferentes.
2. Mesmo para a mesma doença (ou grupo de doenças), a propensão varia com o tempo e com as condições ambientais, por exemplo, no *diabetes mellitus* e na doença coronariana (Cap. 6).
3. A natureza da variação genética nas doenças complexas é diferente, e na maioria inexplorada. Uma parte dela pode não ser suscetível à pressão de mutação e pode não aumentar se a taxa de mutação se elevar. Por exemplo, em algumas doenças multifatoriais, os polimorfismos genéticos, como os grupos sangüíneos ABO e os tipos de HLA — bem como outros polimorfismos — estão envolvidos (Seção 6.2). Aqui, mutações muito raras podem ocorrer. O efeito de tais mutações sobre a freqüência de doenças multifatoriais é supostamente

desprezível. No camundongo, a irradiação paterna levou a um aumento nas mutações dominantes do esqueleto com penetrância irregular e expressividade que podem servir como modelos para as malformações humanas.

Concluindo, as estimativas de anomalias congênitas e doenças multifatoriais são extremamente duvidosas. As previsões nesta área seriam mais interessantes do ponto de vista de saúde pública e da proteção contra radiação porque estes dois grupos de condições são muito mais comuns que as doenças monogênicas, onde são possíveis as estimativas da ordem correta de magnitude do risco.

A única saída para esta dificuldade é usar dados empíricos. Uma previsão sobre os possíveis efeitos de um aumento da taxa de mutação na incidência e prevalência de defeitos de nascimento e doenças multifatoriais pode ser baseado, por exemplo, nos dados de Hiroshima-Nagasaki, possivelmente suplementados por dados de populações que vivam em áreas de alta radiação. De qualquer modo, é tranqüilizador que as evidências limitadas disponíveis, tanto em humanos quanto em camundongos (Seção 11.1.3), mostrem que a irradiação de baixa dose tem apenas poucos efeitos — se é que tem algum — sobre a freqüência de defeitos de nascimento e doenças multifatoriais.

Quantas Mutações "Espontâneas" de Ocorrência Natural São Causadas por Radiação Natural do Ambiente? As considerações sobre a dose de duplicação e número de mutações induzidas por radiação por sievert por locus ajudam no cálculo da proporção de mutações de ocorrência natural induzidas por radiação natural do ambiente. Esta radiação é estimada como sendo de 0,03 a 0,04 Sv durante 30 anos (Quadro 11.7). A dose diluída é extremamente baixa. Portanto, um valor de 1 Sv ou maior [56] para a dose de duplicação pode ser razoável para mutações na espermatogônia. A irradiação adicional semelhante em quantidade à radiação ambiental aumentaria a taxa de mutações espontâneas em 3 a 4% ou menos, e a mesma proporção da taxa de mutações espontâneas poderia ser causada pela radiação ambiental natural.

A melhoria destas estimativas iria requerer o seguinte: (a) Um melhor conhecimento dos fatores genéticos das condições multifatoriais e das dominantes com baixa penetrância. (b) Um melhor conhecimento da incidência e prevalência das doenças hereditárias. Este conhecimento pode vir apenas de estudos epidemiológicos cuidadosamente planejados, de larga escala, nos quais a informação médico-estatística é combinada a estudos *ad hoc* em doenças isoladas usando critérios definidos de diagnóstico. (c) Melhor conhecimento da inter-relação da mutação com a seleção natural, especialmente para as doenças nas quais um equilíbrio genético entre a mutação e uma forte seleção não é imediatamente óbvia.

Na Seção 11.1.2, foram feitas quatro perguntas:

1. De que modo — se há algum — o agente afeta o material genético?
2. O quanto a população humana está exposta a este agente?
3. Qual o aumento provável nas mutações comparado com a taxa de mutação "espontânea"?
4. Quais as conseqüências a longo prazo deste aumento para a população?

Uma intrincada cadeia de argumentos nos levou à pergunta 3 e de certo modo à pergunta 4. O principal ponto da pergunta 4, entretanto, não pode ser respondido, pois ainda não conhecemos a proporção da soma total das mutações que é prejudicial. Os estudos das populações irradiadas de camundongo podem nos levar a conclusões otimistas quanto às conseqüências para a população humana, mas os humanos não são camundongos, e a extrapolação destes resultados pode ser enganosa. A discussão da genética de populações (Cap. 12) nos dá algumas respostas quanto às tendências a longo prazo.

Sob um rigoroso escrutínio, o problema do risco genético das populações humanas pela irradiação ionizante tornou-se inesperadamente complexo. Entretanto, um caminho através da selva de problemas, embora parcialmente coberto de ervas e ocasionalmente interrompido por ravinas inacessíveis, tornou-se visível de modo amplo. A situação é bem diferente para o risco genético devido a mutágenos químicos. Aqui os problemas são ainda mais complexos, e a comunidade científica mal começou a traçar uma trilha útil.

11.2 Mutações Quimicamente Induzidas

11.2.1 Extensão do Problema

História [9, 10]. A indução de mutações por compostos químicos foi suspeitada mesmo nos primeiros dias da genética. Em sua primeira publicação sobre mutação induzida por radiação, Muller (1927) [54] escreveu:

"Tem sido repetidamente relatado que as alterações germinativas, supostamente mutacionais, poderiam ser induzidas por raios X ou de rádio, mas, como no caso de afirmativas similares publicadas envolvendo outros agentes (álcool, chumbo, anticorpos etc.), o trabalho foi feito de tal modo que o significado dos dados, estudados sob o ponto de vista da genética moderna, foi altamente debatido. Além disto, os que aparentemente eram os casos mais claros deram resultados negativos ou contrários quando repetidos."

Após a publicação de Muller desenvolveu-se uma ênfase unilateral de desenvolvimento da genética de radiação, e por um longo tempo houve pouco interesse em qualquer outro agente mutagênico. Em 1941, Muller novamente comentou as tentativas em influenciar o material genético por substâncias químicas (Cold Spring Harbor Symposium):

"Mas embora tenham sido tentados tratamentos drásticos (matando a maioria dos organismos tratados), nenhum relatado até agora teve um sucesso marcante, foi testado, e sua eficácia confirmada por pesquisadores independentes ... Tendo em vista a alta proteção que as células geralmente dão a seus genes, ... não se espera que as substâncias químicas que afetam drasticamente o processo de mutação, enquanto deixam a célula viável, venham a ser prontamente encontradas por nossos métodos de ensaio e erro. Mas a pesquisa de tais agentes, bem como o estudo de influências 'fisiológicas' mais brandas que podem afetar o processo mutacional, deve continuar, na expectativa de que ainda existam grandes possibilidades de que se ampliem a nossa compreensão e nosso controle sobre os eventos dentro do gene ..."

Em 1942, Auerbach e Robson, no Reino Unido, obtiveram resultados positivos em produzir mutações na *Drosophila* com a mostarda nitrogenada (não um agente "brando"). Por motivos de segredo militar, estes resultados não foram publicados até depois da guerra [6]. O motivo de testar esta substância quanto à mutagenicidade foi a semelhança entre as lesões de pele induzidas pela mostarda nitrogenada e as induzidas por doses agudas de radiação.

Independentemente, Oehlkers (1943) [63] na Alemanha tinha obtido resultados positivos em *Oenothera*, particularmente com uretano, uma droga muito usada que era considerada um bom hipnótico para crianças, mas depois provada como carcinogênica. Oehlkers estava interessado exclusivamente na pesquisa básica. Sua publicação não deu nenhuma indicação de qualquer motivo da escolha do uretano como agente de teste. Rapoport (1946) [64], na Rússia, descreveu a ação mutagênica dos compostos de carbonila.

Após estas primeiras descobertas, o novo campo se expandiu rapidamente, mas houve pouca — se alguma — discussão sobre as perspectivas práticas ou preocupação com a saúde genética da humanidade. Os primeiros ensaios neste sentido podem ser encontrados em uma publicação de Lüers (1955) [45] e em um artigo de levantamento feito por Barthelmess (1956) [8]. Em 1961, Conen e Lansky [18] descreveram pela primeira vez anomalias cromossômicas em linfócitos de pessoas tratadas com mostarda nitrogenada. Desde a década de 60, após uma demora de cerca de 20 anos desde que os mutágenos químicos foram descritos pela primeira vez, a comunidade científica gradativamente reconheceu a possível ameaça dos mutágenos químicos para a população humana. Röhrborn (1965) [66] foi o primeiro a resumir a evidência e levantar claramente perguntas importantes. Desde então, o campo evoluiu rapidamente, foi fundada a Environmental Mutagen Society (EMS), foram publicadas monografias [35, 102] e são feitas conferências freqüentes.

Compostos Mutagênicos no Ambiente Humano. Os efeitos mutagênicos foram observados para um grande número de compostos e em uma ampla variedade de organismos de teste. Na maioria destes efeitos, como mutações genômicas, quebras e rearranjos cromossômicos e mutações de ponto, o significado genético é óbvio. Outros, como a "rigidez" dos cromossomos e "falhas" (*gaps*) cromossômicas (Seção 2.2.2), são difíceis de avaliar. Algumas substâncias prejudicam o funcionamento do aparelho tubular necessário para a formação do fuso durante a mitose. Tomados em conjunto, os efeitos das substâncias químicas sobre o material genético são mais variados que os da radiação.

A Fig. 11.14 mostra os mecanismos mutacionais de compostos mutagênicos selecionados. Os mutágenos mais fortes observados até agora são os agentes alquilantes, como a mostarda nitrogenada, os compostos etilenimina e os ésteres do ácido metilsulfônico. Muitos destes compostos são usados para tratar malignidades ou condições onde uma reação imune ou um processo de proliferação celular deve ser inibido. Outros grupos de compostos mutagênicos usados na terapia incluem antimetabólitos de ácidos nucleicos ou do ácido fólico e compostos de acridina.

Teste de Mutagênese por Compostos Químicos Hoje É um Campo da Toxicologia. As primeiras edições deste livro foram devotadas à extensa discussão de problemas de mutagênese química e testes de mutagenicidade. Neste ínterim, entretanto, este campo foi desenvolvido por uma comunidade científica diferente, e hoje é parte da toxicologia. Isto ilustra o modo pelo qual os conceitos e métodos da genética tornam-se básicos para outras ciências e necessários para resolver problemas biomédicos (veja a Seção 6.1.1.6). Portanto, estes problemas não serão discutidos em detalhe aqui. Apenas alguns enfoques gerais relacionados à exposição de populações humanas e avaliação dos riscos genéticos serão mencionados.

Como na radiação ionizante, as estimativas de risco enfrentam duas dúvidas: (a) Que substâncias são mutagênicas? (b) Até que ponto os humanos estão expostos a elas? Em comparação com a radiação, entretanto, existem muito mais aspectos a serem considerados. Com o progresso na elucidação dos mecanismos moleculares, cada vez estão sendo estudados mais destes mecanismos. Cada grupo de mutágenos pode agir de modo diferente. Portanto, nossa primeira dúvida — se uma substância química é mutagênica ou não — é muito geral. Os parâmetros importantes a serem examinados incluem: em que células é

Exemplo de mutágeno	Mecanismo
Análogos de bases: (5-bromouracila) incorporação durante a divisão	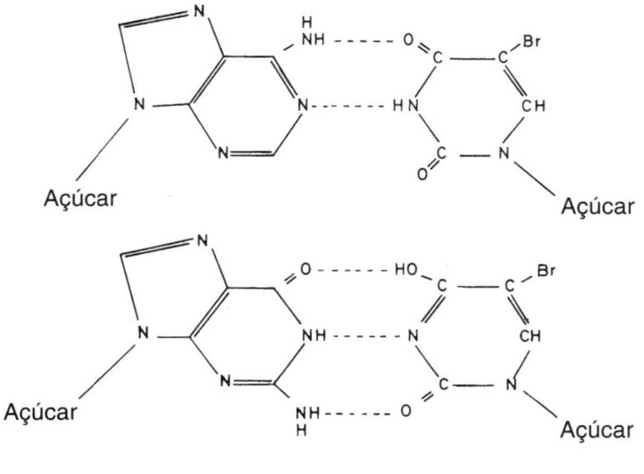 1. BUdR é incorporada durante a replicação em vez de timina 2. BUdR sofre mudança tautomérica mais freqüentemente que timina 3. No estado enol resultante, se pareia com guanina

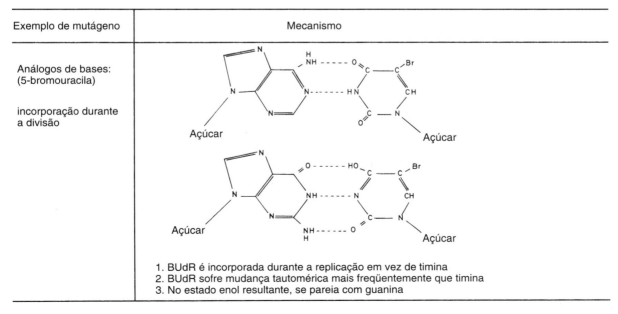

Fig. 11.14 Mecanismo molecular das mutações de ponto induzidas por substâncias químicas. *(Continua)*

Exemplo de mutágeno	Mecanismo
Ácido nitroso: desaminação de adenina e citosina no DNA inativo	Adenina para hipoxantina 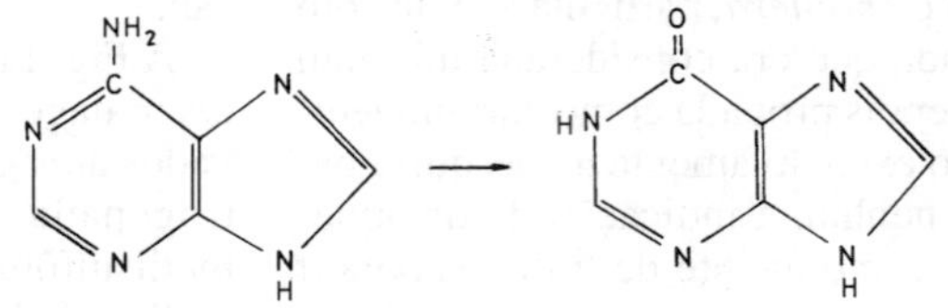 Pareamento de bases como guanina Citosina para uracila  Pareamento de bases como timina
Agentes alquilantes: metil-metano sulfonato (MMS)	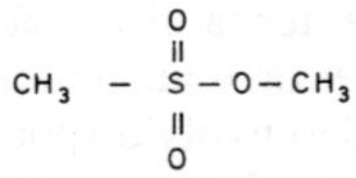 Alquilação de guanosina na 7ª posição com resultante mudança tautomérica (à direita, embaixo) 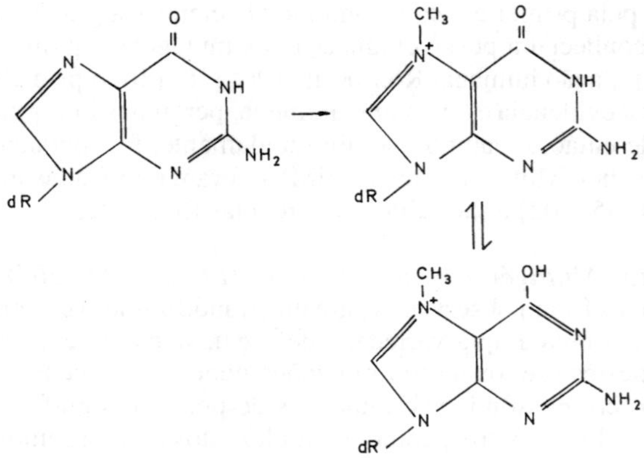
Hidroxilaminas	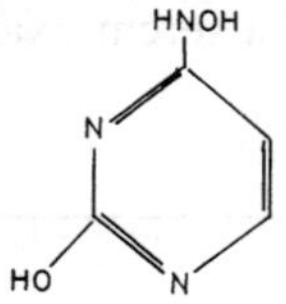 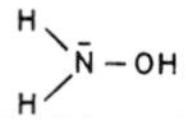 1. As hidroxilaminas reagem com citosina, formando derivados que são N-hidroxilados nas posições 4, 6, ou em ambas 2. Os derivados estão em estado tautomérico diferente do da citosina. Pareiam-se com adenina em vez de guanina
Corantes acridina (tripaflavina)	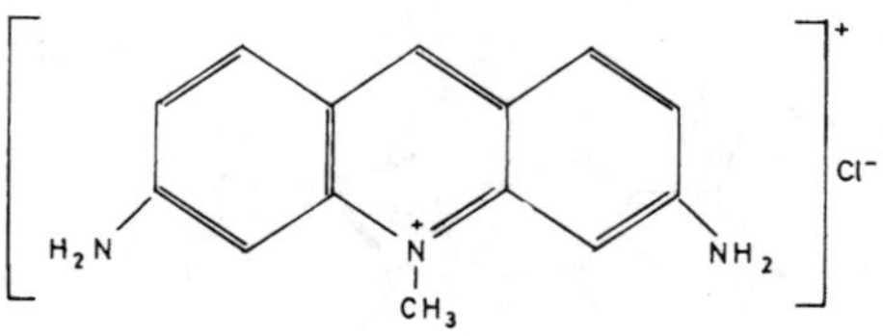 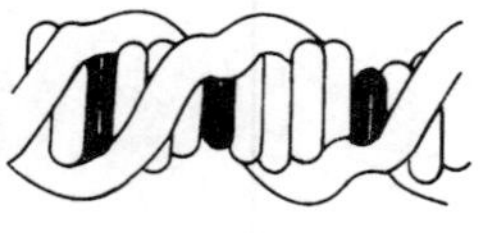 1. A molécula de acridina se intercala na dupla hélice do DNA 2. Isto distende o filamento de DNA transcrito, levando a uma mudança de matriz de leitura

Fig. 11.14 Mecanismo molecular das mutações de ponto induzidas por substâncias químicas. *(Continuação)*

mutagênica — germinativas, somáticas ou ambas? Se as células germinativas correm risco, primariamente em que sexo e em que fase do desenvolvimento das células germinativas são induzidas mutações? Aqui, foram encontradas diferenças enormes nos experimentos com camundongos. Os corantes acridina, por exemplo, levam principalmente a mudanças de matriz de leitura e causam mutações em todas as fases do desenvolvimento das células germinativas, enquanto o trenimon, um agente citostático do grupo etilenoimina, induz anomalias cromossômicas estruturais, a maioria das quais é eliminada no curso da meiose. Assim, a exposição apenas durante o curto tempo de cerca de 8 semanas entre a meiose e a fertilização leva a uma produção apreciável de efeitos de mutação na prole.

Uma outra pergunta é: que tipos de mutação são induzidos? Como foi amplamente demonstrado acima, devemos distinguir as mutações genômicas, cromossômicas e gênicas. Mesmo as mutações espontâneas destes três tipos são produzidas por vários mecanismos bem distintos, tais como não-disjunção na trissomia e desmetilação de dinucleotídios CpG em algumas transições. As técnicas antigas, como os testes de mutagenicidade *in vivo* em animais, tentaram considerar pelo menos alguns destes parâmetros de modo a permitir conclusões quanto ao real risco de humanos expostos. Estes testes *in vivo*, entretanto, são caros e demorados. Assim, são desejáveis testes mais rápidos e mais baratos. Aqui o geneticista bacteriano Ames [50, 51] dá uma ajuda. Os testes que ele desenvolveu parecem úteis para testar não só a mutagenicidade, mas também a carcinogênese, pois é geralmente aceito que a maioria dos tumores, senão todos, são iniciados por uma mutação somática (Cap. 10).

Teste de Ames para Triagem de Carcinógenos? Este teste é baseado no seguinte princípio: a maioria das enzimas para o metabolismo de drogas é encontrada na fração microssomal das células hepáticas. A substância química a ser testada é, portanto, primeiro exposta a preparações microssomais *in vitro* para mimetizar os processos metabólicos *in vivo* e depois testada quanto a mutagenicidade em sistemas bacterianos. Algumas mutações bacterianas, especialmente revertentes, tais como a dependência de histidina para o tipo selvagem, são vistas como representativas de todo o genoma. Este teste foi melhorado nos últimos anos e teve muita aceitação em toxicologia. Ao mesmo tempo, ele parece resolver um outro problema urgente: como testar substâncias quanto à sua capacidade de induzir câncer, pois o câncer geralmente é devido a mutações somáticas (Cap. 10). Portanto, não é surpresa que muitos mutágenos sejam, ao mesmo tempo, carcinógenos e vice-versa, e que muitos dos compostos conhecidos como carcinógenos tenham sido identificados como mutágenos. No presente, os testes animais para carcinogenicidade, como o teste de mutagenicidade de animal vivo (*in vivo*), são demorados e caros. Foi, portanto, sugerido introduzir um método rápido para teste de mutagenicidade — e o teste de Ames é um teste rápido — como teste de triagem para potenciais carcinógenos. Em um estudo de 300 compostos diferentes, carcinógenos e não-carcinógenos, este teste mostrou que 157 dos 175 carcinógenos eram mutagênicos [50, 51]. Apenas poucos não-carcinógenos demonstraram atividade mutagênica. Este resultado foi amplamente discutido nos últimos anos. É inquestionável que alguns carcinógenos podem escapar das observações, pois não agem através de danos ao DNA. Em geral, os problemas de extrapolação do genoma bacteriano para o humano, e das dosagens *in vitro* para as condições *in vivo*, são similares aos encontrados nos testes para mutagenicidade em células germinativas. O método pode ajudar a estabelecer prioridades na carcinogenicidade de substâncias químicas ambientais, pois muito mais compostos podem ser testados em um curto tempo. Entretanto, ele não pode substituir os métodos *in vivo*.

Enquanto isto, foi estabelecido um procedimento de duas etapas em muitos organismos interessados nos testes de mutagenicidade: o teste de Ames ou métodos similares estão sendo usados em uma pré-triagem de novas substâncias químicas. Isto ajuda a eliminar compostos com forte atividade mutagênica. Os compostos que são aprovados no teste, ou parecem ter importância para a terapia médica, são então testados em uma segunda etapa, em geral usando os procedimentos *in vivo* mais rápidos disponíveis em mamíferos, especialmente no camundongo, ou em células humanas. Entretanto, algumas das perguntas realmente importantes — do tipo como as diferenças farmacogenéticas afetam o metabolismo de mutágenos? Que tipos de mutações são principalmente induzidas? Em que fase do desenvolvimento das células germinativas elas ocorrem? E quais seriam suas conseqüências nos humanos? — todas estas perguntas permanecem sem resposta. As mutações genômicas, por exemplo, são muito importantes do ponto de vista de saúde pública pois são muito comuns (Seção 9.2.1), mas no teste toxicológico de mutagenicidade convencional elas não são consideradas.

11.2.2 O Quanto a População Humana Está Exposta ao Agente?

Uma Pergunta Importante mas às Vezes Negligenciada. A questão do quanto as populações humanas estão de fato expostas ao agente é crucial para qualquer estimativa da ameaça genética dos mutágenos químicos. Estas considerações às vezes têm sido negligenciadas nas discussões sobre a mutagênese química. Novamente, como em muitos outros problemas, a explicação mais plausível pode ser encontrada considerando a sociologia da ciência. A maior parte dos pesquisadores envolvidos com os problemas de mutagênese química são cientistas experimentais com experiência na pesquisa de mutação em algum sistema de teste, por exemplo, camundongos, cromossomos humanos, ou bactérias. Compreensivelmente, sua preocupação principal é com a eficiência dos métodos de teste. Os toxicologistas que usam estes métodos para uso prático em geral não são iniciados em linhas genéticas.

O problema da exposição populacional será considerado do seguinte modo:

a) Quantas pessoas são expostas a um agente mutagênico específico?
b) Que doses deste agente são usadas e por quanto tempo?
c) Como a idade e o sexo das populações expostas se comparam à taxa de reprodução específica de idade e sexo da população geral?
d) Até que ponto, se algum, os indivíduos expostos ao agente se reproduzem? Por exemplo, eles sofrem de doenças que os impedem de ter filhos?
e) A prole mostra sinais de danos genéticos?

As três primeiras perguntas em geral podem ser respondidas aproximadamente com base nos dados disponíveis em publicações estatísticas e médicas.

Exposição Populacional a uma Droga Freqüentemente Usada. A isoniazida (INH) era uma droga freqüentemente usada na terapia da tuberculose, doença que afeta pessoas de todas as idades. A atividade mutagênica desta droga foi repetidamente demonstrada em bactérias. A INH inibe a transcrição em um sistema *in vitro* de polinucleotídios e reduz o reparo pós-replicação em células de hamster chinês. Por outro lado, um bom programa de pesquisa usando muitos sistemas de teste diferentes para mamíferos *in vivo* quanto a anomalias cromossômicas falhou em mostrar qualquer aumento definido na taxa de mutação espontânea [68]. A indução de mutações de ponto não pôde ser testada. Certamente uma droga deste tipo deveria ser considerada do ponto de vista da exposição populacional.

Tal estudo foi feito para a população da Alemanha em 1970. Foi visto que mais de 35% da população total exposta à droga estavam em idade reprodutiva. Supondo que a reprodução destes pacientes de tuberculose era igual à dos seus semelhantes em idade e sexo da população normal, foi avaliado que 5.600 crianças por ano seriam esperadas delas. Isto significa que um filho em cada 162 estaria em risco, como prole de um casamento no qual um genitor tinha sido tratado para tuberculose. Se o composto fosse mutagênico, isto representaria uma pequena, mas não desprezível, exposição da população [78].

Exposição Populacional a Drogas Altamente Mutagênicas. A situação é bem diferente para drogas citostáticas. Aqui a mutagenicidade não é questionada. A análise, entretanto, não pode ser suficientemente exata se forem usados apenas dados estatísticos publicados ou disponíveis. A expectativa de vida é geralmente muito curta no começo da terapia. Além disso, os pacientes de câncer tratados com estas drogas em geral têm pouca saúde, de modo que sua reprodução não pode ser suposta como igual a da população não tratada. Uma etapa adicional envolvendo especificamente o número de filhos nascidos de pacientes após o início do tratamento tinha que ser introduzida na análise. Isto, juntamente com todas as etapas já estabelecidas para a INH, foi feito em outro estudo populacional na Alemanha [99]. Os resultados indicaram que apenas 23 crianças por ano podiam ser esperadas de pacientes tratados citostaticamente após o início da terapia. Assim, o tratamento citostático não teria acentuado a taxa geral de mutação da população de modo perceptível. Entretanto, esta conclusão só é válida se a terapia citostática for limitada a doenças malignas e a outras poucas condições raras.

São Necessários Estudos Similares para Outras Drogas Químicas. Os dois estudos da Alemanha citados mostram que as informações disponíveis às vezes tornam possível estimar a carga adicional de mutações imposta por compostos específicos, desde que o composto tenha sido demonstrado como mutagênico para os humanos. Os resultados da INH, por um lado, e as drogas citostáticas, por outro, foram essencialmente negativos, mas por motivos diferentes. A mutagenicidade da INH no sistema de teste usado em mamíferos não pode ser confirmada. Como para as mutações gênicas, a questão não ficou estabelecida. Embora as drogas citostáticas sejam inquestionavelmente mutagênicas, a reprodução das populações expostas é tão baixa que virtualmente não há risco genético para a população geral.

Onde há mais exposição, e quando os compostos envolvidos são confirmados como mutagênicos por experimentos *in vivo* com animais, há uma base disponível para extrapolar a amplitude da carga mutacional adicional. Chegou a hora de tentar estimativas semelhantes para todas as drogas e substâncias químicas ambientais que foram demonstradas como mutagênicas. Deste modo, seria possível ter pelo menos uma estimativa mínima da carga genética adicional devida a mutações quimicamente induzidas. Esta informação é urgentemente necessária. Ao se tirar possíveis conclusões devemos sempre ter em mente que, embora a exposição a qualquer composto específico possa ser pequena, a exposição total a uma grande variedade de possíveis compostos mutagênicos pode ser apreciável. Por outro lado, a espécie humana, como outras espécies, sempre foi exposta a um grande número de substâncias químicas de ocorrência natural de plantas e outras fontes. Qualquer avaliação de uma carga adicional devida a mutágenos químicos (e carcinógenos) torna necessário considerar esta carga "natural" e sua variação em relação à nutrição, e a outras exposições de ocorrência "natural" [3].

Na Seção 11.1.4 é discutida a exposição de populações humanas à radiação ionizante. Os dados apresentados aqui foram selecionados de uma grande quantidade de informações coletadas sistematicamente durante um longo período de tempo em muitos países e populações. Foram feitos poucos trabalhos nestas linhas para se avaliar a exposição humana a mutágenos químicos.

11.2.3 O Quanto de Aumento da Taxa de Mutações Espontâneas Pode Ser Antecipado Devido a Mutágenos Químicos?

Mutações Induzidas por Radiação Versus *Mutações Quimicamente Induzidas.* Na Seção 11.1.5 não pôde ser dada nenhuma resposta clara ao problema do aumento das mutações por radiação ionizante. A ordem de magnitude esperada pode ser determinada com alguma confiança apenas para anomalias cromossômicas estruturais e, com alguma qualificação, para mutações gênicas dominantes e ligadas ao X. A incerteza foi devida em parte à nossa ignorância da "linha básica", ou seja, a taxa geral de mutação espontânea nos humanos. O mesmo elemento de incerteza prejudicaria qualquer tentativa em calcular o aumento de mutações devido a mutágenos químicos. Ao contrário da situação na genética de radiações, entretanto, outras informações essenciais também estão faltando. Sabemos muito pouco sobre o tamanho real da população exposta a mutágenos conhecidos. Nossos conhecimentos do padrão de ação exato de muitos destes compostos são fragmentados. Não sabemos o suficiente sobre a especificidade do estágio celular, sobre as mutações induzidas nas células germinativas e somáticas, sobre a indução do genoma, mutações cromossômicas e gênicas, ou sobre a farmacocinética. Com relação a um grande número de compostos aos quais os seres humanos estão expostos ignora-se se são mutagênicos para mamíferos. O risco é um pouco mais alto quando a mutagenicidade foi confirmada em outros organismos, tais como bactérias, bacteriófagos, fungos ou *Drosophila*, mas mesmo as quebras cromossômicas em culturas de linfócitos humanos não provam atividade mutagênica nos organismos vivos, como evidenciado no caso da cafeína. Ainda faltam estudos *in vivo* suficientes em sistemas de teste de mamíferos para muitos compostos.

Como disse Grüneberg [31], o risco da radiação se assemelha ao risco ao qual estamos expostos no trânsito: o aumento da taxa pode ser calculado aproximadamente, e até certo ponto são possíveis precauções adequadas. O risco devido a mutágenos químicos, por outro lado, se assemelha ao risco envolvido ao andar na selva à noite: aqui, qualquer ruído inesperado pode indicar riscos de perigo oculto.

Monitoramento de Populações Humanas Quanto ao Aumento das Taxas de Mutação. Em vista destas dificuldades, é de fato tentador perguntar se não devemos monitorar grandes populações quanto a mutações novas. Qualquer aumento seria diretamente observado, e poderíamos tentar relacioná-lo a radiação, a mutágenos químicos e a outras causas possíveis.

Existem várias possibilidades para selecionar características a serem amostradas em tais programas de monitoramento. Por exemplo, é possível triar quanto a algumas mutações "sentinelas" — mutações dominantes com fenótipos específicos para os quais as taxas de mutação espontânea são razoavelmente conhecidas (Quadros 9.6, 9.7). Entretanto, o número de pessoas a serem examinadas é da ordem de vários milhões, e como as mutações para um fenótipo específico são raras, muitas delas criam dificuldades diagnósticas devido à heterogeneidade genética e fenocópias que requerem um alto nível de aprimoramento médico para diagnóstico. Embora seja factível uma boa estimativa da *ordem de grandeza* da taxa de mutação, seria difícil calcular com certeza um *aumento*. Uma alternativa seria triar quanto a mutações genômicas e cromossômicas. Tecnicamente tal tarefa seria muito mais fácil, pois estas condições são mais freqüentes, mas obviamente este enfoque não fornece nenhuma informação sobre as mutações gênicas.

Um enfoque claro, mas ao mesmo tempo ambicioso, é o exame de amostras da população para avaliar variantes de proteínas e enzimas geneticamente determinadas a partir do sangue e estabelecer se foram transmitidas por um dos genitores, como em geral é o caso, ou se representam uma mutação nova [58]. Devemos ter certeza de estudar apenas variantes raras e omitir muitas variantes polimórficas freqüentes.

Existem muitos problemas envolvidos nos estudos deste tipo. O mais crítico é estatístico. As taxas de mutação espontânea para mutações isoladas perceptíveis em nível proteico são muito baixas (Seção 9.4). Portanto, são necessárias amostras grandes para detectar um aumento apreciável na taxa de mutação com certeza [87, 96, 98].

A questão pode ser colocada do seguinte modo: Quão exata pode uma verdadeira tendência (t)

$$t = \frac{\mu_2}{\mu_1}$$

entre as taxas de mutação em duas populações ou períodos de tempo ser estimada a partir de uma tendência observada(t')

$$t' = \frac{x_2}{x_1}$$

se x_1 e x_2 forem os números observados de mutantes novos nas duas populações? Pode ser encontrada uma aproximação para a probabilidade

$p = 0{,}95$

de que t' seja encontrada entre os seguintes limites, dependendo da verdadeira tendência t:

$$t' = t \pm 2t\sqrt{\frac{3,8}{x_1,\ x_2}};\ \frac{|t'-t|}{t} = 2\sqrt{\frac{3,8}{x_{1,\,2}}}$$

onde $x_{1,2}$ é o tamanho das amostras x_1 e x_2 juntas. A Fig. 11.15 mostra os limites de confiança para a tendência aparente t' (ordenada), dependendo dos tamanhos de ambas as amostras juntas e da tendência real (abscissa). Por exemplo, se a tendência t for 1,3, ou seja, se a taxa de mutação na segunda amostra for 1,3 vez a taxa de mutação na primeira amostra, são necessárias 500 mutações novas para achar um aumento, e neste caso a tendência aparente t' seria encontrada com 95% de probabilidade entre aproximadamente 1,08 e 1,52. Estes dados devem ser comparados com as taxas de mutações espontâneas humanas das possíveis mutações sentinelas (Seção 9.3, Quadros 9.6, 9.7) e as mutações cromossômicas e genômicas (Seção 9.1.2, Quadro 9.3) para se obter alguma noção da magnitude do problema. Alguns dados estão disponíveis. Entre 133.478 alelos estudados em pessoas no Galton Laboratory em Londres, um total de 77 variantes bioquímicas raras foram encontradas, e cada variante bioquímica foi descoberta como sendo transmitida de um genitor ou outro para o probando. Não foram detectadas mutações novas. Estes dados permitem a estimativa de uma taxa máxima de mutação para estas variantes bioquímicas, que era de $2{,}24 \times 10^{-5}$ por gene por geração (veja [32]).

As mutações genômicas e cromossômicas freqüentemente ocorrem espontaneamente, de modo que um programa de monitoramento pode ficar dentro de limites razoáveis. Para detectar um aumento significativo nas mutações para doenças genéticas dominantes usuais, populações inteiras de grandes cidades teriam que ser triadas durante décadas. Para mutações identificáveis no nível proteico, um programa grande e extremamente bem organizado teria sucesso se o número de genes disponíveis para triagem fosse adequadamente ampliado [58, 59].

Foram sugeridos dois enfoques diferentes. O primeiro [59] usa amostras de cordão umbilical coletadas de placentas (sangue da criança) imediatamente após o parto. Ao mesmo tempo foram coletadas também amostras de ambos os genitores. Nestas amostras são examinados tantos polimorfismos eletroforéticos quanto possível. A variação quantitativa em algumas enzimas também é avaliada. Tal programa requer uma organização especial para assegurar a cooperação de genitores e coletar o sangue. Portanto, este método é praticável sempre que populações relativamente pequenas são expostas a um risco potencialmente alto, e deve ser coletada uma quantidade máxima de informações destes poucos indivíduos. Entretanto, tais programas não são factíveis para monitoramento contínuo de populações que consistam em milhões de pessoas. Sob tais circunstâncias, podem estar disponíveis amostras biológicas relevantes que foram coletadas para outros fins, e também podem ser usadas para monitorar mutações. Como visto

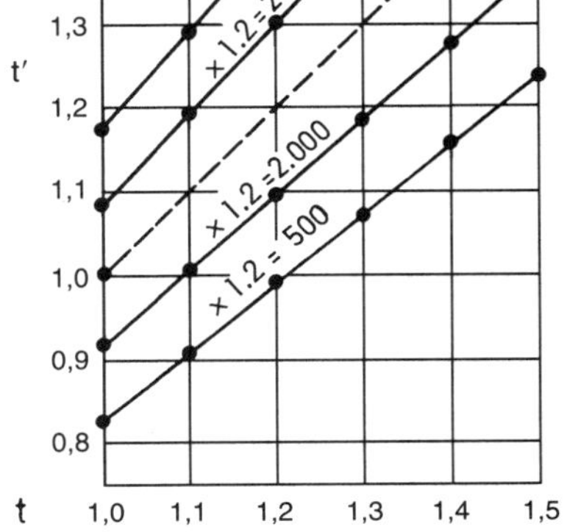

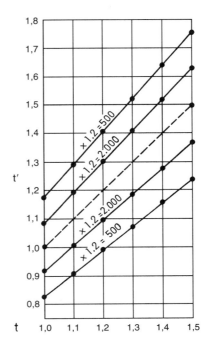

Fig. 11.15 Limites de confiança ($p = 0{,}95$) para uma tendência aparente entre duas freqüências de mutação (t', *ordenada*) dependendo da tendência real (t, *abscissa*) e os tamanhos das duas amostras x_1 e x_2 juntas ($x_{1,2}$).

no Cap. 7, os neonatos são triados quanto a fenilcetonúria (PKU) e outras doenças metabólicas hereditárias. Para a PKU, faz-se normalmente o teste de Guthrie usando manchas de gotas de sangue seco em um papel. Estas manchas podem ser testadas quanto a variantes de hemoglobina [98] e quanto a um pequeno número de outros produtos gênicos [1]. A metodologia é rápida e barata, tanto tecnicamente quanto logisticamente. Como discutido na Seção 9.4, uma nova mutação de Hb α foi descoberta em um estudo piloto de 25.000 neonatos.

Antes de se introduzir tal programa no monitoramento de larga escala de uma população, a cooperação dentro da comunidade científica deve ser organizada de tal modo que garanta que cada variante que possa representar um mutante novo seja cuidadosamente verificada — incluindo testes de paternidade — por um laboratório experiente. O problema de paternidade é particularmente vexatório. Nos países ocidentais, a falsa paternidade é comum em uma pequena porcentagem de todas as famílias estudadas. As mutações são muito mais raras que a falsa paternidade. Entretanto, com um número crescente de polimorfismos, especialmente de DNA, a exclusão de paternidade em geral pode ser estabelecida. A longo prazo, a sociedade humana teria informações sobre as freqüências de mutação com as mudanças ambientais, bem como as condições genéticas. Os problemas estatísticos envolvidos em se avaliar um aumento das mutações pelo monitoramento populacional não são triviais, mas foram sugeridos métodos apropriados. Entretanto, mesmo que fosse demonstrado um aumento nas mutações, a tarefa de encontrar o agente causal, ou agentes, seria de fato árdua.

Atitudes Sociais Atuais Quanto aos Testes de Mutagenicidade. Hoje em dia, relativamente poucos esforços estão sendo investidos em alguma sociedade para estimar os riscos criados pelos mutágenos químicos. Existe, entretanto, uma crescente consciência de que as substâncias químicas a serem introduzidas, por exemplo, como medicamentos ou pesticidas, devam ser testadas quanto a mutagenicidade. O problema é mais difícil no caso das que já estão há muito sendo usadas, mas os testes pelo menos dos mais importantes destes compostos foram iniciados. Assim, há uma concordância em que *estas* substâncias devam ser testadas quanto a mutagenicidade. A confusão é quanto a *como* elas devem ser testadas.

Sistemas de teste *in vivo* em mamíferos estão disponíveis para todos os tipos de mutações em células germinativas e para a maioria das mutações somáticas, mas estas técnicas geralmente precisam de mais tempo e mais habilidade técnica que os métodos usados em sistemas mais simples, como bactérias, moscas-das-frutas, ou culturas de linfócitos. Assim, é sempre tentador acompanhar marcadores que se enquadrem no seguinte aspecto: como os geneticistas discordam em suas recomendações, e como há uma correlação na indução da mutação mesmo entre as espécies mais remotamente relacionadas, os sistemas *in vivo* caros não precisam ser aplicados, e os sistemas simples que são mais baratos e rápidos são suficientes. Como visto, tal política deixa sem resposta questões importantes tais como a especificidade de fase, tipo de mutações, e a maioria dos problemas farmacocinéticos, mesmo quando são usados microssomos hepáticos para detectar variação metabólica. Além disso, as diferenças em geral encontradas mesmo entre vários sistemas "simples" tornam mais provável que muitos mutágenos não sejam percebidos mesmo se forem adotados os seguintes procedimentos de duas etapas:

1. Testar um grande número de compostos em um sistema simples.
2. Selecionar os que são mutagênicos e testá-los nos sistemas "relevantes" de mamíferos *in vivo*.

Não obstante, o tamanho do problema nos obriga a comprometimentos, e uma primeira etapa que envolva um rápido teste de um grande número de substâncias, por exemplo com sistemas microbianos de teste envolvendo microssomos hepáticos de mamíferos, pode ser inevitável em alguns casos. Entretanto, a possibilidade de "falsos negativos" não deve ser desprezada. Os compostos que são suspeitos devido à sua constituição química e os freqüentemente usados por muitas pessoas com idade reprodutiva devem ser testados com sistemas mais relevantes, mesmo quando os sistemas de triagem dão resultados negativos.

Significado Médico e Social dos Vários Tipos de Mutações. A avaliação completa do impacto das mutações nos humanos requer uma análise dos tipos de doenças produzidas por vários tipos de mutações. É importante diferenciar os efeitos pré- e pós-natais. Os agentes que levam a abortos precoces podem nem ser notados, e podem se manifestar por leve atraso do período menstrual. Seu impacto é zero. Os abortos durante o primeiro trimestre são reconhecidos, mas têm relativamente pouco impacto. A perda fetal durante o último trimestre de gestação é rara, e os natimortos têm um impacto mais significativo na família mas causam uma carga menor que uma variedade de doenças genéticas e defeitos de nascimento. Aqui, novamente, os defeitos associados a uma mortalidade relativamente precoce causam menos problemas mentais, sociais, médicos e familiares que as doenças associadas a um sofrimento longo para o paciente e sua família. Como a maioria dos agentes mutagênicos também é carcinogênica, a produção de neoplasias é um efeito mais direto e imediato. Todas as trissomias autossômicas, exceto a trissomia do 21, são letais na lactância, e a maioria é abortada no primeiro trimestre. O maior impacto médico, portanto, está relacionado à síndrome de Down, com uma incidência atual de 1 a 2/1.000. Há um profundo retardo mental que requer cuidados especiais no lar ou em instituições. O impacto médico e pessoal dos abortos espontâneos como resultado das anomalias cromossômicas ou genes letais é muito mais grave. As aneuploidias de cromossomos X são muito mais comuns. Seu impacto total na sociedade vem amplamente dos pacientes XXY (Klinefelter), com uma freqüência atual de 1/1.000 nascimentos masculinos ou pouco maior. A inteligência média de tais homens é um pouco mais baixa que a da população controle. Há um leve aumento da falta de adaptação social, e a infertilidade é a regra (Seção 2.2.3.2). Embora exista uma carga um pouco aumentada sobre as instituições médicas, o impacto principal desta condição ocorre nas esferas social e pessoal, que são mais difíceis de quantificar. As mulheres 45,X em geral são espontaneamente abortadas. Quando há sobrevida pós-natal, a baixa estatura e a infertilidade constituem o principal impacto pessoal e médico. A condição XXX não tem aparentes implicações médicas mas pode estar associada a retardo mental.

As mutações cromossômicas, como deleções e translocações, se não balanceadas, em geral levam a perda fetal inicial. Os poucos sobreviventes pós-natais com tais mutações têm graves malformações e podem necessitar de extensos cuidados médicos, mas a maioria morre no início da vida.

O impacto total das mutações de ponto é mais difícil de avaliar. Existem muitas doenças autossômicas dominantes e ligadas ao X claramente mantidas na população pelo equilíbrio entre mutação e seleção (Seção 9.3). Entretanto, a freqüência total de todas estas doenças é de cerca de 1%. Muitas são quase sempre transmitidas, como a doença de Huntington, e poucas mutações novas foram observadas. Em outras, como a acondroplasia, cerca de 80% dos casos é de mutações novas. Um aumento na taxa de mutação levaria a um aumento substancial nas doenças, onde a maioria dos casos representa hoje mutações recentes. Outras doenças dominantes comuns, como a hipercolesterolemia familiar, improvavelmente são mantidas por equilíbrio mutacional. Os fatores seletivos provavelmente foram importantes em tornar as freqüências relativamente altas. As novas mutações teriam, portanto, um pequeno impacto.

As novas mutações para doenças autossômicas recessivas em geral se manifestam apenas no estado homozigoto. A carga médica é mínima, pois elas precisam do casamento entre dois heterozigotos, e o impacto da doença é atrasado em muitas gerações. Além disso, o equilíbrio para tais doenças recessivas não se aplica mais: isto teve uma incidência relativamente baixa na época atual.

O grupo multifatorial de doenças inclui muitos defeitos de nascimento, as doenças mais comuns da meia vida, as psicoses comuns (esquizofrenia e distúrbios afetivos) e muitos casos de retardo mental. O impacto total, médico e social, destas doenças excede em muito o das doenças estritamente genéticas. O impacto estimado da mutação depende do modelo genético aplicável à causa genética destes distúrbios. Os problemas envolvidos na estimativa do impacto mutacional destas doenças foi discutido. Não são possíveis previsões sobre o efeito de um aumento de taxa de mutação.

Entretanto, é possível que os graves efeitos em grande escala das mutações possam potencialmente afetar os defeitos de nascimento e doenças que não são em geral consideradas doenças genéticas pelo público. Portanto, é necessário um maior trabalho genético sobre as contribuições genéticas específicas a estas doenças.

Conclusões

As mutações "espontâneas" em geral levam a anomalias fenotípicas e a doenças. Portanto, é importante identificar os fatores que aumentam a taxa de mutação. Duas destas influências foram identificadas por estudos em sistemas-modelo não-humanos: radiação ionizante e mutágenos químicos. Os estudos em camundongos e em células humanas indicam que o genoma humano também é suscetível à indução de mutação por estes dois tipos de mutágenos. Entretanto, uma variedade de métodos usados para examinar as populações humanas cujos genitores foram expostos ao aumento de radiação, tal como os filhos de sobreviventes das explosões atômicas, falharam em dar evidências claras e conclusivas de um aumento da taxa de mutação de células germinativas. O estudo dos próprios sobreviventes mostrou um aumento em várias malignidades devidas a mutações somáticas. Nenhuma evidência epidemiológica está disponível quanto ao possível aumento da taxa de mutação em humanos devida a substâncias químicas. É necessária a cuidadosa proteção contra os agentes indutores de mutação, como a radiação ionizante, mas não há motivo para antecipar uma catástrofe genética se a exposição à radiação continuar aproximadamente nos níveis atuais. Poucas informações estão disponíveis para avaliar a amplitude do possível dano mutacional por substâncias químicas.

Bibliografia

1. Altland K, Kaempfer M, Forssbohm M, Werner W (1982) Monitoring for changing mutation rates using blood samples submitted for PKU screening. In: Bonaiti-Pellié C, et al (eds) The unfolding genome. Liss, New York, pp 277-287 (Human genetics, part A)
2. Ames BN, McCann J, Yamasaki E (1975) Methods for detecting carcinogens and mutagens with the Salmonella/mammalian microsome mutagenicity test. Mutat Res 31 : 347-364
3. Ames BN, Profet M, Gold LS (1990) Dietary pesticides (99.99% of all natural) and nature's chemicals and synthetic chemicals: comparative toxicology. Proc Natl Acad Sci USA 87 : 7777-7786
4. Anonymous (1982-1992) Ionizing radiation: sources and biological effects. United Nations Scientific Committee on the Effects of Atomic Radiation. United Nations, New York
5. Anonymous (1982) Identifying and estimating the genetic impact of chemical environmental mutagens. National Academy Press, Washington
6. Auerbach C, Robson JM (1946) Chemical production of mutations. Nature 157 : 302
7. Barcinski MA, Abreu MC, de Almeida JCC, Naya JM, Fonseca LG, Castro LE (1975) Cytogenetic investigation in a Brazilian population living in an area of high natural radioactivity. Am J Hum Genet 27 : 802-806
8. Barthelmess A (1956) Mutagene Arzneimittel. Arzneimittelforsch 6 :157
9. Barthelmess A (1970) Mutagenic substances in the human environment. In: Vogel F, Röhrborn G (eds) Chemical mutagenesis in mammals and man. Springer, Berlin Heidelberg New York, pp 69-147
10. Barthelmess A (1973) Erbgefahren im Zivilisationsmilieu. Goldmann, Munich
11. Bauchinger M (1968) Chromosomenaberrationen und ihre zeitliche Veränderung nach Radium-Röntgentherapie gynäkologischer Tumoren. Strahlentherapie 135 : 553-564
12. Bloom AB (1972) Induced chromosome aberrations in man. Adv Hum Genet 3 : 99-172
13. Bodmer WF, Cavalli-Sforza LL (1976) Genetics, evolution and man. Freeman, San Francisco
14. Brewen JG, Luippold HE (1971) Radiation-induced human chromosome aberrations. In vitro dose-rate studies. Mutat Res 12 : 305-314
15. Brewen JG, Preston RJ (1974) Cytogenetic effects of environmental mutagens in mammalian cells and the extrapolation to man. Mutat Res 26 : 297-305
16. Carter CO (1977) Monogenic disorders. J Med Genet 4 : 316-320
17. Chen Dequing et al (1982) Cytogenetic investigation in a population living in the high background radiation area. Chin J Radiol Med Protect 2 : 61-63
18. Conen and Lansky (1961) Chromosome damage during nitrogen mustard therapy. BMJ 1 : 1055-1057
19. Cremer T, Popp S, Emmerich P et al (1990) Rapid metaphase and interphase detection of radiation-induced chromosome aberrations in human lymphocytes by chromosomal suppression in situ hybridization. Cytometry 11 : 110-118
20. Cui Yanwei (1982) Heredity diseases and congenital malformation survey in high background radiation area. Chin J Radiol Med Protect 2 : 55-57
21. Czeizel A (1989) Hungarian surveillance of germinal mutations. Hum Genet 82 : 359-366
22. Czeizel A (1989) Population surveillance of sentinel anomalies. Mutat Res 212 : 3-9
23. Czeizel A, Sankaranarayanan K (1984) The load of genetic and partially genetic disorders in man. I. Congenital anomalies: estimates of detriment in terms of years of life lost and years of impaired life. Mutat Res 128 : 73-103
24. Czeizel A, Sankaranarayanan K, Losenci A et al (1988) The load of genetic and partially genetic diseases in man. II. Some selected common multifactorial diseases: estimates of population prevalence and of detriment in terms of years of lost and impaired life. Mutat Res 196 : 259-292
25. Czeizel A, Sankaranarayanan K, Szondi M (1990) The load of genetic and partially genetic diseases in man. III. Mental retardation. Mutat Res 232 : 291-303
26. Deng Shaozhuang et al (1982) Birth survey in high background radiation area. Chin J Radiol Med Protection 2 : 60
27. Ehling UH, Charles DJ, Favor J et al (1985) Induction of gene mutations in mice: the multiple end-point approach. Mutat Res 150 : 393-401
28. Ford CE, Searle AG, Evans EP, West BJ (1969) Differential transmission of translocation induced in spermatogonia of mice by X-irradiation. Cytogenetics 8 : 447-470
29. Ford CE, Evans EP, Searle AG (1978) Failure of irradiation to induce Robertsonian translocations in germ cells of male mice. In: Conference on mutations: their origin, nature and potential relevance to genetic risk in man.

Boldt, Boppard, pp 102-108 (Jahreskonferenz 1977, Zentrallaboratorium für Mutagenitätsprüfungen)
30. Fuhrmann W, Vogel F (1983) Genetic counseling, 3rd edn. Springer, Berlin Heidelberg New York (Heidelberg science library 10)
31. Grüneberg H, Bains GS, Berry RJ, Riles L, Smith CAB (1966) A search for genetic effects of high natural radioactivity in South India. Mem Med Res Council (London) 307
32. Harris H (1980) The principles of human biochemical genetics, 4th edn. North-Holland, Amsterdam
33. High Background Radiation Research Group, China (1980) Health survey in high background radiation area in China. Science 209 : 877-880
34. Hollaender A (ed) (1954-1956) Radiation biology, 4 vols. McGraw-Hill, New York
35. Hollaender A (ed) (1973) Chemical mutagens. Principles and methods for their detection, vol 3. Plenum, New York
36. Hook EB, Cross PK, Regal RR (1984) The frequency of 47, + 21, 47, + 18 and 47, + 13 at the uppermost extremes of maternal ages: results on 56094 fetuses studied prenatally and comparisons with data on livebirths. Hum Genet 68 : 211-220
37. Ilvin LA, Balonov MI, Buldakov LA et al (1990) Radio-contamination patterns and possible health consequences of the accident at the Chernobyl nuclear power station. J Radiol Protect 10 : 3-28
38. Jablon S, Kato H (1970) Childhood cancer in relation to prenatal exposure to A-bomb radiation. Lancet 2 : 1000
39. Kazakov VS, Demidchik EP, Astatchova LN (1992) Thyroid cancer after Tschernobyl. Nature 359 : 21-22
40. King RA, Rotter JI, Motulsky AG (eds) (1992) The genetic basis of common diseases. Oxford University Press, New York
41. Kochupillai N, Verma JC, Grewal MS, Ramalingaswami V (1976) Down's syndrome and related abnormalities in an area of high background radiation in coastal Kerala. Nature 262 : 60-61
42. Lea DE, Catcheside DG (1942) The mechanism of the induction by radiation of chromosome aberrations in Tradescantia. J Genet 44 : 216-245
43. Lejeune J, Turpin R, Rethoré MO (1960) Les enfants nés de parents irradiés (cas particuliers de la sex-ratio). 9 th International Congress on Radiology, July 23-30, 1959, Munich, pp 1089-1096
44. Lu Bingxin et al (1982) Survey of hereditary ophthalmopathies and congenital ophthalmic malformations in high background areas. Chin J Radiol Med Protect 2 : 58-59
45. Lüers H (1955) Zur Frage der Erbschädigung durch tumortherapeutische Cytostatica. Z Krebsforsch 60 : 528
46. Lüning KG, Searle AG (1970) Estimates of the genetic risks from ionizing irradiation. Mutat Res 12 : 291-304
47. Malling HV, DeSerres FJ (1973) Genetic alterations at the molecular level in X-ray induced ad-3B mutants of Neurospora crassa. Radiat Res 53 : 77-87
48. Mattei JF, Mattei MG, Ayme S, Siraud F (1979) Origin of the extra chromosome in trisomy 21. Hum Genet 46 : 107-110
49. Mavor JW (1924) The production of nondisjunction by X-rays. J Exp Zool 39 : 381-432
50. McCann J, Ames BN (1976) Detection of carcinogens as mutagens in the Salmonella/microsome test: assay of 300 chemicals: discussion. Proc Natl Acad Sci USA 73 : 950-954
51. McCann J, Choi E, Yamasaki E, Ames BN (1975) Detection of carcinogens as mutagens in the Salmonella/microsome test: assay of 300 chemicals. Proc Natl Acad Sci USA 72 : 5133-5139
52. Modell B, Kuliev A (1990) Changing paternal age distribution and the human mutation rate in Europe. Hum Genet 86 : 198-202
53. Mohrenweiser HW, Branscomb EW (1989) Molecular approaches to the detection of germinal mutations in mammalian organisms including man. In: Jolles G, Cordier A (eds) New trends in genetic risk assessment. Academic, New York, pp 41-56
54. Muller HJ (1927) Artificial transmutation of the gene. Science 66 : 84-87
55. Mulvihill JJ, Connelly RR, Austin DP et al (1987) Cancer in offspring of long-term survivors of childhood and adolescent cancer. Lancet 2 : 813-817
56. Neel JV, Lewis SE (1990) The comparative radiation genetics of humans and mice. Annu Rev Genet 24 : 327-362
57. Neel JV, Schull WJ (1991) The children of atomic bomb survivors. A genetic study. National Academy, Washington
58. Neel JV, Tiffany TO, Anderson NG (1973) Approaches to monitoring human populations for mutation rates and genetic disease. In: Hollaender A (ed) Chemical mutagens, vol 3. Plenum, New York, pp 105-150
59. Neel JV, Mohrenweiser HW, Meisler MH (1980) Rate of spontaneous mutation of human loci encoding protein structure. Proc Natl Acad Sci USA 77 : 6037-6041
60. Neel JV, Satoh C, Goriki K et al (1986) The rate with which spontaneous mutation alters the electrophoretic mobility of polypeptides. Proc Natl Acad Sci USA 83 : 389-393
61. Neel JV, Schull WS, Awa AA (1989) Implications of the Hiroshima and Nagasaki genetic studies for the estimation of the human "doubling dose" of radiation. Genome 31 : 853-859
62. Newcombe HB, McGregor F (1964) Learning ability and physical wellbeing in offspring from rat populations irradiated over many generations. Genetics 50 : 1065-1081
63. Oehlkers F (1943) Die Auslösung von Chromosomenmutationen in der Meiosis durch Einwirkung von Chemikalien. Z Induktiven Abstammungs Vererbungslehre 81 : 313-341
64. Rapoport IA (1946) Carbonyl compounds and the chemical mechanism of mutation. C R Acad Sci USSR 54 : 65
65. Reichert W, Buselmaier W, Vogel F (1984) Elimination of X-ray-induced chromosomal aberration in the progeny of female mice. Mutat Res 139 : 87-94
66. Röhrborn G (1965) Über mögliche mutagene Nebenwirkungen von Arzneimitteln beim Menschen. Hum Genet 1 : 205-231
67. Röhrborn G (1970) The dominant lethals: method and cytogenetic examination of early cleavage stages. In: Vogel F, Röhrborn G (eds) Chemical mutagenesis in mammals and man. Springer, Berlin Heidelberg New York, pp 148-155
68. Röhrborn G et al (1978) A correlated study of the cytogenetic effect of INH on cell systems of mammals and man conducted by thirteen laboratories. Hum Genet 42 : 1-60
69. Russell LB, Saylors CL (1963) The relative sensitivity of various germ cell stages of the mouse to radiation-induced nondisjunction, chromosome losses and deficiency. In: Sobels FH (ed) Repair from genetic damage and differential radiosensitivity in germ cells. Pergamon, Oxford, pp 313-340
70. Russell LB, de Hamer DL, Montgomery CS (1974) Analysis of 30 c-locus lethals by viability of biochemical studies. Biol Div Annu Prog Rep ORNL 4993 : 119-120
71. Russell WL, Russell LB, Kelly EM (1958) Radiation dose rate and mutation frequency. Science 128 : 1546-1550
72. Russel WL, Kelly EM, Hunsicker PR et al (1972) Effect of radiation dose-rate on the induction of X-chromosome loss in female mice. In: Report of the United Nations Science Committee on the effect of atomic radiations. United Nations, New York (Ionizing radiation: levels and effects, vol 2: Effects)
73. Sankaranarayanan K (1991) Ionizing radiation and genetic risks. I. Epidemiological, population genetic, biochemical and molecular aspects of Mendelian diseases. Mutat Res 258 : 349
74. Sankaranarayanan K (1991) Ionizing radiation and genetic risks. II. Nature of radiation-induced mutations in experimental mammalian in vivo systems. Mutat Res 258 : 51-73
75. Sankaranarayanan K (1991) Ionizing radiation and genetic risks. III. Nature of spontaneous and radiation-induced mutations in mammalian in vitro systems and mechanisms of induction of mutations by radiation. Mutat Res 258 : 75-97
76. Sankaranarayanan K (1991) Ionizing radiation and genetic risks. IV. Current methods, estimates of risk of Medelian disease, human data and lessons from biochemical and molecular studies of mutations. Mutat Res 258 : 99-122
77. Sasaki MS, Miyata H (1968) Biological dosimetry in atomic bomb survivors. Nature 220 : 1189-1193
78. Schmidt H (1973) Wahrscheinliche genetische Belastung der Bevölkerung mit INH (Isonikotinsäure-Hydrazid). Hum Genet 20 : 31-45
79. Scholte PJL, Sobels FH (1964) Sex ratio shift among progeny from patients having received therapeutic X-radiation. Am J Hum Genet 16 : 26-37
80. Schull WJ, Neel JV (1958) Radiation and the sex ratio in man. Science 128 : 343-348
81. Schull WJ, Neel JV (1962) Maternal radiation and mongolism. Lancet 2 : 537-538
82. Schull WJ, Neel JV, Hashizume A (1968) Some further observations on the sex ratio among infants born to survivors of the atomic bombings of Hiroshima and Nagasaki. Am J Hum Genet 18 : 328-338
83. Schull WJ, Otake M, Neel JV (1981) Genetic effects of the atomic bombs: a reappraisal. Science 213 : 1220-1227
84. Searle AG (1972) Spontaneous frequencies of point mutations in mice. Hum Genet 16 : 33-38
85. Searle AG, Edwards JH (1986) The estimation of risks from the induction of recessive mutations after exposure to ionising radiation. J Med Genet 23 : 220-226
86. Sigler AT, Lilienfeld AM, Cohen B-H, Westlake JE (1965) Radiation exposure in parents with mongolism (Down's syndrome). Johns Hopkins. Med J 117 : 374
87. Strobel D, Vogel F (1958) Ein statistischer Gesichtspunkt für das Planen von Untersuchungen über Änderungen der Mutationsrate beim Menschen. Acta Genet Stat Med 8 : 274-286
88. Tanaka K, Ohkura K (1958) Evidence for genetic effects of radiation on offspring of radiologic technicians. Jpn J Hum Genet 3 : 135-145

89. Tang BK, Grant DM, Kalow W (1983) Isolation and identification of 5-acetylamino-6-formylamino-3-methyluracil as a major metabolite of caffeine in man. Drug Metab Dispos 11 : 218-220
90. Timoféeff-Ressovsky NW, Zimmer KG (1947) Das Trefferprinzip in der Biologie. Steinkopf, Leipzig
91. Tough IS, Buckton KE, Baikie AG, Court Brown WM (1960) X-ray induced chromosome damage in man. Lancet 2 : 849-851
92. Traut H (1976) Effects of ionizing radiation on DNA. In: Hüttermann J, Köhnlein W, Téoule R (eds) Molecular biology, biochemistry and biophysics, vol 27. Springer, Berlin Heidelberg New York, pp 335-347
93. Uchida IA, Holunga R, Lawler C (1968) Maternal radiation and chromosomal aberrations. Lancet 2 : 1045-1049
94. Uchida IA, Lee CPV, Byrnes EM (1975) Chromosome aberrations induced in vitro by low doses of radiation: Nondisjunction in lymphocytes of young adults. Am J Hum Genet 27 : 419-429
95. United Nations Scientific Committee on the Effects of Atomic Radiation (UNSCEAR) (1982-1992) Ionizing radiation: sources and biological effects. United Nations, New York (UNSCEAR reports, every four years)
96. Vogel F (1970) Monitoring of human populations. In: Vogel F, Röhrborn G (eds) Chemical mutagenesis in mammals and man. Springer, Berlin Heidelberg New York, pp 445-452
97. Vogel F (1992) Risk calculations for hereditary effects of ionising radiation in humans. Hum Genet 89 : 127-146
98. Vogel F, Altland K (1982) Utilization of material from PKU-screening programs for mutation screening. Prog Mutat Res 3 : 143-157
99. Vogel F, Jäger P (1969) The genetic load of a human population due to cytostatic agents. Humangenetik 7 : 287-304
100. Vogel F, Röhrborn G (eds) (1970) Chemical mutagenesis in mammals and man. Springer, Berlin Heidelberg New York
101. Vogel F, Röhrborn G, Schleiermacher E, Schroeder TM (1969) Strahlengenetik der Säuger. Thieme, Stuttgart (Fortschr Allg Klin Humangen)
102. Wei LX, Zha YR, Tao ZF (1987) Recent advances of health survey in high background radiation areas in Yangjiang, China. In: International symposium on biological effects of low-level radiation. pp l-17
103. Wei LX, Zha YR, Tao ZF et al (1990) Epidemiological investigation of radiological effects in high background radiation areas in Yangjiang, China. J Radiat Res (Tokyo) 31 : 119-136
104. Yoshimoto Y, Neel JV, Schull WJ et al (1990) Malignant tumors during the first 2 decades of life in the offspring of atomic bomb survivors. Am J Human Genet 46 : 1041-1052

12 Genética de Populações: Descrição e Dinâmica

"The main agent of natural selection in the human species during the last five thousand years has been infectious disease."

Haldane e Jayakar, 1965

A genética das populações lida com as conseqüências dos princípios mendelianos sobre a composição da população, com especial referência aos efeitos de mutações, seleção, migração e flutuação ao acaso das freqüências gênicas. Todos estes fatores juntos determinam a estrutura genética da população. O conhecimento da genética populacional é útil para muitos propósitos. Por exemplo, ele fornece uma base para a compreensão da epidemiologia das doenças genéticas, além de ajudar no planejamento de medidas para sua prevenção. Outro objetivo dos estudos em genética populacional é o de aumentar tanto o conhecimento da evolução humana quanto o da previsão dos rumos futuros na evolução biológica da raça humana, em face das várias mudanças ambientais. Devido ao fato de a população humana ser muito mais bem descrita do que qualquer outra espécie e de haver informações muito mais bem documentadas, existem inúmeras vantagens de se estudar a genética populacional do homem.

Os trabalhos de Fisher, Haldane, Wright e seus sucessores forneceram uma estrutura teórica elaborada para a genética das populações. Dados empíricos sobre o homem e suas interpretações, contudo, ficaram atrás das considerações matemáticas e teóricas. Existem muitas exposições excelentes sobre a genética das populações (Li 1955 [77]; Li 1976 [79]; Crow e Kimura 1970 [26]; Cavalli-Sforza e Bodmer 1971 [18]; Jacquard 1974 [63]; Hartl e Clark 1989 [55]; Ewens 1980 [36]; Weiss 1994 [144]). Nossa abordagem para o tema não é, portanto, exaustiva. Dá-se especial atenção às informações empíricas coletadas de populações humanas e a sua interpretação.

O trabalho realizado em genética populacional pode ser convenientemente dividido em duas grandes classes: descrição das populações e de sua composição genética e estudos projetados para o entendimento das causas que acarretam mudanças no reservatório de genes humanos. Estas duas abordagens estão intimamente ligadas. É impossível elaborar hipóteses específicas ou planejar estudos para testá-las, a menos que sejam conhecidos certos fatores subjacentes relativos à estrutura da população. Entretanto, existem tantas populações humanas diferentes e tantos traços genéticos conhecidos que a tarefa de descrever as características genéticas de todas as populações é formidável. Faz-se necessária uma seleção dos problemas mais importantes. E quais serão as orientações para tal seleção?

No geral, princípios semelhantes devem servir tanto para o planejamento de um trabalho científico em genética das populações quanto para formular a estrutura das investigações laboratoriais. Os estudos empíricos conduzidos sem a orientação de hipóteses específicas raramente levam a descobertas significativas. A qualidade dos trabalhos científicos geralmente depende da profundidade e especificidade das hipóteses subjacentes. Não podemos esperar, no entanto, que toda a coleção de dados da ciência sempre será orientada por uma hipótese. O projeto do genoma humano é um excelente exemplo. Porém, com freqüência as atividades de mera coleta de dados são cientificamente menos satisfatórias do que os projetos que fazem perguntas específicas. Felizmente, dados descritivos podem, amiúde, ser obtidos a partir de uma variedade de fontes:

a) Polimorfismos para variantes de DNA, em particular, e em menor escala para enzimas e outras proteínas estão sendo continuamente descritos. Testes de populações a fim de determinar as freqüências gênicas de vários marcadores genéticos fornecem informações para avaliar a estrutura da população.
b) O exame da população pode ser realizado por razões médicas. Por exemplo, a triagem de recém-nascidos para fenilcetonúria e, às vezes, para outros distúrbios recessivos raros é feita hoje em dia como um procedimento de rotina em muitas populações. Estes estudos fornecem informações valiosas sobre diferenças populacionais nas freqüências de genes.
c) Os dados sobre freqüência de genes podem ser coletados enquanto se está testando uma hipótese específica em uma população. Mesmo se a hipótese for rejeitada, ou se o resultado do estudo estiver equivocado, os dados descritivos ainda podem ser úteis.

Categorizar uma população humana por meio da utilização das freqüências de polimorfismos e doenças genéticos é apenas a etapa inicial no entendimento das diferenças nas freqüências gênicas entre várias populações humanas. São necessárias hipóteses explanatórias para esclarecer tais diferenças.

Consideremos, por exemplo, a hipótese de a alta freqüência de persistência da atividade da lactase intestinal em adultos brancos em comparação com mongóis e negros ser causada por uma vantagem seletiva de clima que favorece o desenvolvimento de deficiência de vitamina D e raquitismo, pois a lactose aumenta a absorção de cálcio pelo intestino e o cálcio reduz o risco de desenvolvimento de raquitismo. Esta hipótese tem uma base biológica, é específica e pode ser facilmente refutada pela demonstração de que a lactose não aumenta a absorção de cálcio. Hipóteses deste tipo são bastante desejadas. Contudo, muitos trabalhos em genética das populações humanas permanecem ainda em nível descritivo.

12.1 Descrição da População

12.1.1 Lei de Hardy-Weinberg: Consideração Ampliada — Freqüências Gênicas

Lei de Hardy-Weinberg para Genes Autossômicos [100]. A Lei de Hardy-Weinberg foi discutida anteriormente na Seção 4.2.

Digamos que dois alelos, A_1 e A_2, tenham as freqüências gênicas $A_1 = p$, $A_2 = q$; $p + q = 1$, digamos que a reprodução seja aleatória. Os três fenótipos ocorrerão nas seguintes freqüências: $p^2A_1A_1$, $2pqA_1A_2$, $q^2A_2A_2$. Esta regra pode ser generalizada como se segue: se as freqüências gênicas de n alelos, A_1, A_2... A_n, forem $p_1, p_2,... p_n$ ($\Sigma p_i = 1$) e se a população se reproduzir aleatoriamente com relação ao locus gênico A, os fenótipos ocorrerão de acordo com combinações aleatórias destes alelos em pares:

$$(p_1A_1 + p_2A_2 + \ldots + p_nA_n)^2 =$$

$$\sum_{i=1} p_i^2 A_iA_i + \sum_{i<j} 2p_ip_jA_iA_j$$

Na ausência de influências perturbadoras, tanto a freqüência do gene quanto a do genótipo permanecem constantes de geração em geração. Para genes autossômicos, este "equilíbrio de Hardy-Weinberg" é alcançado na primeira geração de reprodução aleatória. Isto, entretanto, não ocorre para os genes ligados ao X.

Lei de Hardy-Weinberg para Genes Ligados ao X. Digamos que dois alelos, A_1 e A_2, tenham freqüências p_M e q_M ($p_M + q_M = 1$) na população masculina; os fenótipos A_1 e A_2 também são encontrados com freqüências p_M e q_M. Na população feminina, por outro lado, os genótipos A_1A_1, A_1A_2 e A_2A_2 ocorrem nas freqüências r, $2s$ e t ($r + 2s + t = 1$). Assim, as freqüências dos alelos A_1 e A_2 nas mulheres são $p_F = r + s$ e $q_F = s + t$, respectivamente, e estas mulheres produzem ovócitos dos dois tipos, A_1 e A_2, com freqüências p_F e q_F, respectivamente. Sua prole masculina é formada na mesma proporção, ao passo que a prole feminina é produzida a partir de uma combinação dos ovócitos ($p_FA_1 + q_FA_2$) com os espermatozóides X ($p_MA_1 + q_MA_2$) dos homens. A geração seguinte irá, portanto, ser composta da seguinte maneira:

♂♂:
$p_FA_1 + q_FA_2$,

♀♀:
$p_Mp_FA_1A_1 + (p_Mq_F + p_Fq_M)A_1A_2 + q_M - q_FA_2A_2$

As freqüências de A_2 nos homens e nas mulheres da geração seguinte são:

$$q'_M = q_F, \quad q'_F = \tfrac{1}{2}(p_Mq_F + p_Fq_M) + q_Mq_F = \tfrac{1}{2}(q_M + q_F)$$

Isto significa que:

a) A freqüência gênica de A_2 nos homens de cada geração é igual à freqüência gênica de A_2 nas mulheres da geração anterior.
b) A freqüência de A_2 entre mulheres em cada geração é igual à média das freqüências de A_2 nos homens e mulheres da geração seguinte.
c) A equação:

$$q'_M - q'_F = -\tfrac{1}{2}(q_M - q_F)$$

é válida.

Isto significa que se as freqüências gênicas nos homens e nas mulheres em uma geração não são iguais, sua diferença é dividida em dois na próxima geração. Além disso, o sinal da diferença muda: se q_F for maior do que q_M, então q'_M será maior do que q'_F. As freqüências gênicas q_M e q_F se convergem a um valor comum $\hat{q}$; ao mesmo tempo, as distribuições do genótipo nos dois sexos tendem aos estados de equilíbrio:

♂♂:
$(1 - \hat{q})A_1 + \hat{q}A_2$,

♀♀:
$(1 - \hat{q})^2 A_1A_1 + 2\hat{q}(1 - \hat{q})A_1A_2 + \hat{q}^2 A_2A_2$

O modo de aproximação deste equilíbrio pode ser visto na Fig. 12.1. Este exemplo mostra que o estabelecimento de um equilíbrio Hardy-Weinberg após uma geração de conjugação aleatória é sem dúvida auto-evidente.

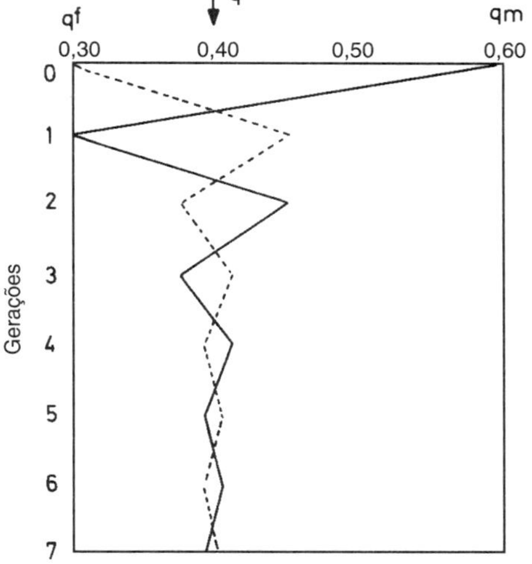

Fig. 12.1 Aproximação das freqüências gênicas em homens ao valor de equilíbrio, se o modo de herança for ligado ao X, $q_M = 0{,}6$; $q_F = 0{,}3$; $\hat{q} = 0{,}4$; —, freqüências gênicas nos homens, q_M; - - -, freqüências gênicas nas mulheres, q_F; $\hat{q}$, freqüências gênicas no equilíbrio.

As outras limitações da Lei de Hardy-Weinberg foram enumeradas na Seção 4.2; grande parte da genética das populações pode ser elaborada de acordo com esta regra fundamental.

Freqüências Gênicas. Os indivíduos em uma determinada população podem ser classificados com base nos seus fenótipos. Em um número de casos cada vez maior — especialmente em polimorfismos genéticos — estes fenótipos fornecem evidências inequívocas sobre o genótipo. Entretanto, a descrição da variabilidade genética em uma população em termos de *genótipos* é geralmente grosseira. A Lei de Hardy-Weinberg torna possível descrever esta variabilidade em termos de *freqüências de genes*. Esta notação simplifica a questão; em um sistema com dois alelos, um único número (p ou q) compreende toda a informação necessária. A estimativa das freqüências de genes está descrita em princípio na Seção 4.2 e no Apêndice 1; uma descrição detalhada é dada por Race e Sanger [109] e por Mourant e cols. [94].

12.1.2 Polimorfismos Genéticos

Definição e História. Um polimorfismo é um traço mendeliano ou monogênico que existe na população em pelo menos dois fenótipos (e presumivelmente em pelo menos dois genótipos), nenhum deles sendo raro — isto é, nenhum ocorre com uma freqüência menor do que 1-2%. Este ponto limítrofe é, de fato, arbitrário e não tem base científica formal. O termo polimorfismo não é geralmente utilizado quando nos referimos a heterozigotos relativamente freqüentes para uma doença recessiva autossômica rara. Contudo, uma vez que o estado heterozigótico se torna detectável no laboratório, como ocorre cada vez mais, é apropriado nos referirmos a tais traços como possuindo freqüências polimórficas. Encontramos com freqüência mais de dois alelos e mais de dois fenótipos para um único locus. Um polimorfismo deve ser contrastado com uma variante genética *rara*. Variantes genéticas raras são arbitrariamente definidas como traços monogênicos que ocorrem na população com uma freqüência de menos que 1-2%, e geralmente em freqüências muito menores. O primeiro polimorfismo humano foi o grupo sangüíneo ABO, descoberto por Landsteiner (1900) [76]. Até 1955, os polimorfismos eram conhecidos apenas para alguns outros antígenos da superfície de hemácias, isto é, os grupos sangüíneos. Em 1955, Smithies [119, 120] descreveu o método de eletroforese em gel de amido, que permite a separação de proteínas em um meio fixado, não somente através da carga, mas também pelo tamanho molecular. Este novo método possibilitou a Smithies detectar um polimorfismo de uma proteína do soro: a haptoglobina, uma proteína de ligação à hemoglobina. Este método provou ser útil primeiramente para a detecção de polimorfismos da proteína sérica e mais tarde — juntamente com métodos para identificação específica de atividades enzimáticas — para a detecção de polimorfismos das enzimas.

Foi detectado um grande número de polimorfismos para outras proteínas séricas — e, posteriormente, para enzimas do plasma sangüíneo, eritrócitos e leucócitos.

Muitos polimorfismos são geneticamente diretos, com dois alelos determinando duas variantes da mesma proteína. Outros são altamente complexos, como o MHC, com loci múltiplos, relacionados em um sistema complexo no cromossomo humano 6 (Seção 5.2.5).

Situação Atual. O Quadro 12.1 mostra os polimorfismos mais importantes. Alguns deles existem apenas em um grupo racial principal. Para alguns polimorfismos específicos foram propostas hipóteses para sua manutenção em populações humanas por seleção natural. Estas hipóteses são discutidas com maiores detalhes nas Seções 12.2.1.6 e 12.2.1.8.

Individualidade Bioquímica de Polimorfismos. Garrod (1902) [47] finalizou assim sua obra sobre a alcaptonúria (Seção 1.5):

> Se, de fato, na alcaptonúria e em outras condições mencionadas estamos lidando com individualidades do metabolismo e não com resultados de processos mórbidos, o pensamento que naturalmente ocorre é que eles são meramente exemplos extremos de variações do comportamento químico, provavelmente presentes em todo lugar em graus menores, e como não há dois indivíduos de uma espécie absolutamente idênticos em estrutura corpórea, também os seus processos químicos não ocorrem exatamente da mesma maneira.

Esta "individualidade bioquímica" é surpreendente quando todos os polimorfismos sangüíneos são considerados. Digamos, por exemplo, que selecionamos um indivíduo do noroeste da Europa que possui os alelos mais freqüentes de cada polimorfismo listado no Quadro 12.1. Quantos outros indivíduos terão o mesmo fenótipo e genótipo para todos os marcadores? Esta probabilidade pode ser calculada multiplicando-se as freqüências relativas destes fenótipos na população branca (Quadro 12.2), obtendo-se o resultado de $9{,}2 \times 10^{-7}$. Entretanto, entre um milhão de homens, menos de um terá este fenótipo, embora esta combinação particular seja a mais freqüente. Todas as outras combinações são mais raras ainda.

O Quadro 12.1 não inclui ainda os fenótipos do complexo principal de histocompatibilidade (MHC) (Seção 5.2.5) ou outros polimorfismos menos bem documentados e muitos sistemas enzimáticos para os quais apenas variantes raras foram observadas. Se fossem incluídos, teríamos mostrado que cada pessoa neste planeta (exceto para gêmeos idênticos) é geneticamente única. A função fisiológica para somente alguns dos caracteres polimórficos listados no Quadro 12.1 é conhecida. Seu significado possível para a previsão de riscos à saúde, sob condições ambientais variáveis, é discutido na Seção 7.5.2.

Qual a Proporção de Loci Gênicos Humanos Polimórficos? Os humanos são polimórficos em que proporção dos seus loci gênicos? Os loci polimórficos são apenas uma fração relativamente pequena de todos os loci gênicos humanos ou será que a proporção de loci polimórficos é apreciável? Os grupos sangüíneos podem ser detectados apenas se um anticorpo for encontrado para um certo antígeno. Entretanto, o anticorpo só poderia ser formado em um indivíduo que não carrega o mesmo antígeno. Portanto, a detecção sorológica de um locus gênico geralmente pressupõe a variabilidade genética com relação a este locus gênico — ou um polimorfismo ou uma variante rara. A detecção da variabilidade genética procede de maneira diferente com relação às enzimas. A procura da variabilidade enzimática requer uma capacidade de detectar prontamente a enzima em um meio eletroforético. Se houver polimorfismo, a mobilidade eletroforética anormal do produto gênico variante ocorre com freqüência. A detecção da enzima normal (tipo selvagem) e variante pode ser obtida somente pela localização da reação bioquímica específica para a enzima no meio de suporte da eletroforese, por exemplo, gel de amido. Tal localização é feita por meio do desenvolvimento de sistemas de teste para ensaios enzimáticos que resultam em um produto final colorido, possibilitando a visualização direta no gel. Por exemplo, a fosfatase ácida do eritrócito quebra o fosfato da fenolftaleína, no pH 6, em fenolftaleína e fosfato; a fenolftaleína livre cora o gel de amido somente naqueles segmentos de gel para onde a enzima migrou. Diferentes padrões de coloração enzimática são detectados e podem ser relacionados às diferenças gênicas principais (Fig. 12.2).

A triagem de várias enzimas para variantes através de métodos análogos tornou possível uma estimativa, livre de tendenciosidades, da proporção de enzimas polimórficas. Tal cálculo foi realizado por Harris e Hopkinson em 1972 [53]. Eles coletaram informações, a partir de pesquisas com eletroforese, de populações européias em 71 loci diferentes, determinando a estrutura enzimática. O número de enzimas diferentes testado foi menor, já que uma enzima pode consistir em mais de uma cadeia polipeptídica e portanto pode ser determinada a partir de mais de um gene. Um polimorfismo era registrado se a freqüência gênica dos alelos mais comuns não excedesse 0,99. Já que a freqüência do heterozigoto ($2pq$) é cerca de duas vezes a freqüência do genótipo (q), cerca de 2% da população seriam heterozigotos para tais alelos. De acordo com esta definição, 20 dos 71 loci (28,2%) demonstraram polimorfismos. Este valor não compreende o número total de polimorfismos, pois algumas variantes não podem ser identificadas por eletroforese e necessitam métodos diferentes de detecção (p. ex., pseudocolinesterase; Seção 7.5.1). Já que em alguns casos a técnica eletroforética pode não ter sido suficientemente bem-sucedida para demonstrar claramente as diferenças entre variantes, o valor de 28,2% é quase certamente uma subestimativa. Para uma destas enzimas — fosfatase ácida do eritrócito com três alelos comuns —, mais de 50% da população é heterozigota. Para

Quadro 12.1 Alguns importantes polimorfismos humanos que afetam produtos gênicos (grupos sangüíneos, proteínas e enzimas)

Nome	Principais alelos	Observações
Antígenos da superfície do eritrócito (grupos sangüíneos)		
ABO	A_1, A_2, B, O	Para discussões sobre associações da doença ver Seção 6.6.2; para seleção natural, ver Seção 12.2.1.8.
Diego	Di^a, Di^b	Alelo Di^a presente apenas nos ameríndios e populações da Mongólia (Seção 14.3.1).
Duffy	Fy^a, Fy^b, Fy	Alelo Fy amórfico comum em africanos; discussão sobre a seleção na Seção 14.3.1.
Kell	K, k	Outros loci intimamente ligados, p. ex., Sutter (Js^a).
Kidd	Jk^a, Jk^b	Muito poucos indivíduos com JK (a−b−).
Lewis	Le^a, Le^b	Interação com o locus ABH secretor.
Lutheran	Lu^a, Lu^b	
MNSs	MS, Ms, NS, Ns	Existem alguns outros antígenos intimamente ligados: Hunter e Henshaw, principalmente em africanos.
P	P_1, P_2, p	O alelo p é bastante raro.
Rhesus	Complexos gênicos CDe, cde, cDE, C^wDe, cDe, cdE, CDE e outros, em combinações variadas	Discussão sobre a incompatibilidade materno-fetal; estrutura do complexo gênico e desequilíbrio de ligação na Seção 5.2.5; base bioquímica na Seção 5.2.4.
Secreção de ABH	Se, se	Interação com o sistema de Lewis.
Xg	Xg^a, Xg	Ligado ao X.
Grupos de proteínas séricas		
α_1-antitripsina (inibidor da α_1-protease)	PI^{M_1}, PI^{M_2}, PI^{M_3}, PI^S, PI^Z	Numerosos alelos raros. Discussões sobre a deficiência de α_1-antitripsina, principalmente em homozigotos do alelo PIZ, na Seção 6.2.4.
Ceruloplasmina	CP^B, CP^A, CP^C	A maioria dos europeus é homozigota CP^B/CP^B; os negros têm freqüência gênica de 0,06 para CP^A.
Componente 3 do complemento	$C3^S$, $C3^F$	A despeito destes dois alelos comuns existem outros mais raros.
Haptoglobina	HP^{1S}, HP^{1F}, HP^2	São conhecidas muitas variantes raras; ocorre hapto-globinemia genética e não-genética.
Imunoglobulinas IGHG (gm)	$G1m^3$, $G3m^5$, $G1m^1$, $G1m^{1,2}$	Este é um sistema bastante complicado, com muitos haplótipos raros e especificidades; veja genética da formação do anticorpo na Seção 7.4.
IGKC (Km)	Km^1, Km^3	Mais alelos são conhecidos, porém não estão geralmente disponíveis.
Properdina fator B (glicoproteína β rica em glicina)	BF^S, BF^F	Raros alelos são conhecidos.
Proteína grupo-específica	GC^{1F}, GC^{1S}, GC^2	Variantes especiais descritas, por exemplo GC^{Chip} nos Índios Chippewa, GC^{Ab} em aborígines da Austrália; possível subdivisão de alelos comuns; discussão sobre a seleção natural na Seção 14.3.1.
Transferrina	TF^C_1, TF^C_2, TF^C_3, TF^B, TF^D	Diferentes variantes D e B foram descritas, todas elas são raras. As variantes D ocorrem principalmente nos africanos.
Enzimas das hemácias		
Adenilato cinase 1	$AK1^1$, $AK1^2$	Alguns outros alelos mais raros são conhecidos.
Adenosina desaminase	ADA^1, ADA^2	Raros alelos ADA^3 e ADA^4 foram descritos.
Esterase D	ESD^1, ESD^2	Raras variantes também são conhecidas.
Fosfatase ácida 1	$ACP1^A$, $ACP1^B$, $ACP1^C$	Um alelo adicional $ACP1^R$ foi observado nos Khoisanids.
Peptidase A	$PEPA^1$, $PEPA^2$	$PEPA^2$ possui uma freqüência gênica de cerca de 0,07 nos africanos; brancos têm quase exclusivamente $PEPA^1$. Raras variantes são conhecidas.
Peptidase D (prolina dipeptidase)	$PEPD^1$, $PEPD^2$, $PEPD^3$	$PEPD^3$ observada principalmente nos africanos.
Fosfoglicomutases		
Fosfogliconato desidrogenase	PGD^A, PGD^B	Alguns outros raros alelos são conhecidos.
PGM1	$PGM1^{a1}$, $PGM1^{a2}$, $PGM1^{a3}$, $PGM1^{a4}$	Raros alelos são conhecidos.
PGM2	$PGM2^1$, $PGM2^2$	Alelo $PGM2^2$ somente nos africanos; outros alelos são muito raros.
PGM3	$PGM3^1$, $PGM3^2$	Enzimas principalmente em leucócitos, placenta e espermatozóides.

Quadro 12.1 Alguns importantes polimorfismos humanos que afetam produtos gênicos (grupos sangüíneos, proteínas e enzimas) (*continuação*)

Nome	Principais alelos	Observações
Outros polimorfismos de enzimas		
Acetiltransferase hepática	Inativadores rápidos e lentos	Discutida na Seção 7.5.1.
Álcool desidrogenase	$ADH3^1$, $ADH3^2$	ADH2 ativa em outros órgãos, ADH3 ativa nos intestinos.
Colinesterase (sérica)-1	$CHE1^U$, $CHE1^D$, $CHE1^S$	Discutida na Seção 7.4.1.
Transaminase glutâmico-pirúvica (alanina aminotransferase)	GPT^1, GPT^2	Atividade discutida na Seção 6.1.1.2.

outros loci, o grau de heterozigose é muito menor, e para todos os 71 loci, a proporção média de indivíduos heterozigotos foi estimada em 6,7% por locus. Pode-se calcular a partir do código genético que apenas cerca de 1/3 de todas as substituições possíveis de base levam a substituições de aminoácidos polares com uma alteração esperada na mobilidade eletroforética [136]. Contudo, não há razão *a priori* para supor que mutações que levam a substituições não-polares possuem uma menor probabilidade de ocorrências. Portanto, a heterozigose média real por locus pode ser cerca de três vezes maior, chegando a aproximadamente 20%. Achados semelhantes com relação à ocorrência ubíqua de polimorfismos genéticos foram obtidos em todas as espécies biológicas examinadas (Fig. 12.3). Este achado não é, portanto, único para espécies humanas, onde foi primeiramente descoberto. Tentativas de explicação desta heterogeneidade genética impressionante, que não é surpreendente na espécie humana com sua alta individualização diferenciada de características fisionômicas, despertaram controvérsias consideráveis e levaram a teorias de evolução não-darwiniana, nas quais afirmou-se que a maioria dos genes é seletivamente neutra (ver Seção 14.2.3).

Variantes Raras. A freqüência limite do alelo mais comum e, portanto, para um polimorfismo genético, foi estimada em 0,99 no estudo feito por Harris e Hopkinson [53]. Entretanto, raras variantes tornaram-se conhecidas para muitas enzimas. Com freqüência, tais variantes raras estão presentes, além dos polimorfismos; para muitos dos outros loci, apenas variantes raras e incomuns são conhecidas.

A probabilidade de detecção de variantes raras depende do tamanho da amostra, e as amostras populacionais de pelo menos algumas centenas de indivíduos necessitam ser estudadas através de uma avaliação. Tais amostras estiveram disponíveis para 43 loci de enzima. Várias variantes foram definidas como possuindo uma freqüência gênica de 0,005 ou menos.

Em 22 dos 43 loci — 7 dos 13 loci "polimórficos" e 15 dos 30 "não-polimórficos" — foram encontrados alelos raros. Havia 56 alelos raros em todos, e destes a maioria era extremamente rara, com 45 possuindo freqüências gênicas de menos de 0,001. A influência do tamanho da amostra sobre a probabilidade de detecção variante foi demonstrada pelo fato de que um tamanho de amostra médio para loci nos quais alelos raros foram encontrados era de 4.023, ao passo que era apenas de 1.300 para os loci nos quais alelos raros não foram detectados. Para alguns loci onde este estudo não detectou variantes raras, tais mutantes raros foram encontrados em outros estudos. É

Quadro 12.2 Freqüências dos fenótipos mais comuns dos polimorfismos descritos no Quadro 12.1 entre populações européias

Fenótipo	Freqüência aproximada
Grupos sangüíneos[a]	
A1	35%
CdD.ee	33%
Fy (a + b +)	48%
Jk (a + b +)	50%
K − k+	91%
Lu (a − b +)	92%
MNSs	23%
P_1	79%
Se	78%
Xg (a +)	66%
Proteínas séricas e enzimas do eritrócito[b]	
ADA 1	87%
ACP1 AB	39%
AK1 1	93%
BF S	61%
C3 S	61%
GC 1S	34%
Gm (−1, −2, +3, +5)	45%
GPT 2−1	49%
HP 2−1	47%
km (−1)	87%
PGD A	96%
PGM1 a1	39%
Pi M1	55%
TF C1	57%

Incidência deste fenótipo mais comum: $9{,}2 \times 10^{-7}$.
[a]Freqüências obtidas de Race e Sanger (1975) [109].
[b]Freqüências obtidas de Hummel (1971, 1977, 1979).

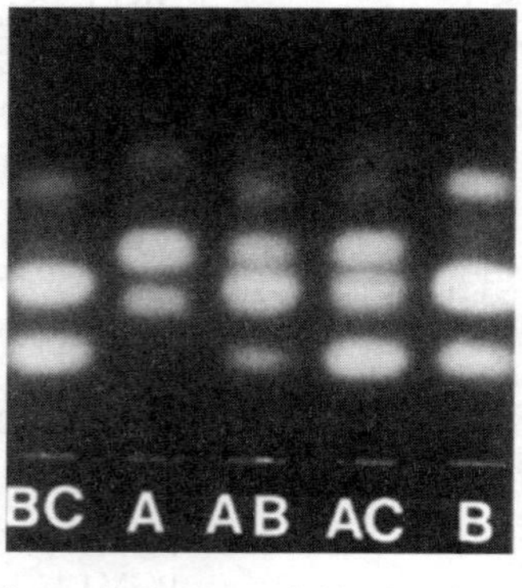

Fig. 12.2 Polimorfismo da fosfatase ácida do eritrócito. Separação em eletroforese de fina camada de agarose. O tratamento com 4-metilumbeliferil fosfato produz fluorescência detectável por radiação UV. (Cortesia de U. Barth-Witte)

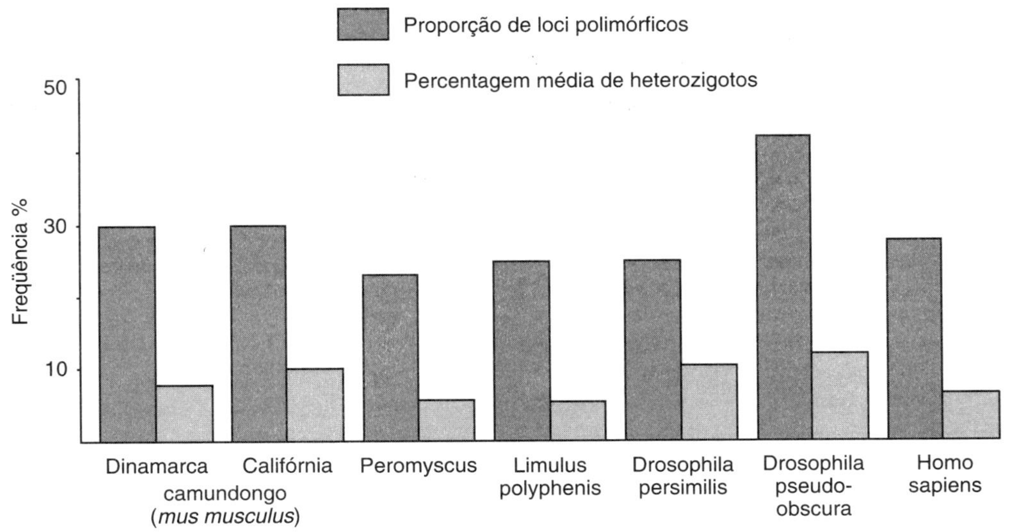

Fig. 12.3 Proporção de polimorfismo genético da enzima em diferentes espécies, incluindo o homem. (Adaptado de Harris e Hopkinson 1972 [53])

razoável, portanto, supor que eles podem ocorrer para todas as enzimas.

A heterozigose média por locus foi calculada para alelos raros de modo semelhante àquele para variantes polimórficas:

$$\frac{\text{Número de heterozigotos para alelos raros em todos os loci (204)}}{\text{Soma de indivíduos triados para cada locus (115.755)}}$$

= 1,76 por 1.000 indivíduos por locus.

Foram obtidos resultados semelhantes para outras populações [126, 139]. O Cap. 11 descreve estudos para tais polimorfismos em crianças sobreviventes da bomba atômica em Hiroshima e Nagasaki. A taxa de mutação encontrada foi da ordem de magnitude de 10^{-6} por locus, com a estimativa baseada em três novos mutantes em meio milhão de loci gênicos entre as crianças normais controles. Portanto, esta taxa de mutação tem a mesma ordem de magnitude daquelas para genes que levam às doenças hereditárias (Quadro 9.6).

Polimorfismos Genéticos de Outras Proteínas (por exemplo, estruturais). De acordo com os dados que demonstram uma alta freqüência de polimorfismo genético em enzimas, foi inicialmente concluído que a maioria dos genes é altamente polimórfica. Alguns estudos demonstraram, entretanto, que isto não ocorre. Há sugestões de que há menos polimorfismos nas proteínas estruturais do que nas solúveis [73, 141, 146, 147].

Polimorfismos de DNA [23]. A grande extensão de polimorfismos em produtos gênicos expressos, tais como grupos sangüíneos, tipos de tecidos e proteínas do sangue, é amplamente excedida por variação genética no nível do DNA. Como uma grande proporção do genoma parece não estar envolvida na regulação direta ou na especificação dos produtos gênicos, as mutações nestas regiões não-regulatórias e não-codificantes do DNA parecem não ter efeito fenotípico e poderiam ser seletivamente neutras. A determinação de seqüências de DNA em indivíduos diferentes revelou uma tremenda variabilidade ao nível do DNA, geralmente fora dos genes codificantes. Estudos em famílias demonstraram que variantes diferentes do DNA são transmitidas por herança mendeliana. Um grupo inteiramente novo de marcadores está, portanto, disponível agora.

Tipos de Polimorfismos de DNA. Enquanto a proporção de heterozigose interindividual por par de base em DNA de cópia única foi estimada em 0,004, isto é, cada 200.º ou 300.º par de base tornou-se polimórfico, estimativas para o interior do DNA dos genes codificantes, identificados no nível da proteína, eram cerca de 10 vezes menores [24, 95]. Portanto, o DNA não-codificante oferece uma abundância de polimorfismos que pode ser utilizada como marcadores para o estudo da ligação (Cap. 5) ou para estudos sobre a história e a evolução das populações. O primeiro polimorfismo de DNA foi descoberto por Kan e Dozy em 1978 [66]. Este polimorfismo estava intimamente ligado ao gene da β-globina e permitiu o diagnóstico pré-natal da anemia falciforme. Pouco tempo depois, Solomon e Bodmer [122] e Botstein e cols. [16] demonstraram que uma lista de algumas centenas destes polimorfismos, distribuídos sobre o genoma inteiro, permitiria a localização de genes em todos os cromossomos fornecidos onde uma quantidade suficiente de famílias informativas estava disponível. Nos anos seguintes, esta previsão tornou-se verdadeira em grande escala (Cap. 5). O Quadro 12.3 mostra os tipos de polimorfismos. Existem agora três tipos:

1. Polimorfismos de comprimento do fragmento de restrição (do inglês, *restriction length fragment polymorphisms*, RFLPs). Estes polimorfismos foram os primeiros a serem descobertos. Eles são geralmente causados por alterações, relativamente comuns, de par de base único em seqüências de DNA não-codificante herdadas por transmissão mendeliana. Tais alterações levaram ou à remoção ou à introdução de um sítio de reconhecimento para uma ou outra das muitas enzimas de restrição diferentes, causando aumentos ou diminuições no tamanho dos fragmentos de restrição. Estas variantes de DNA são, portanto, denominadas polimorfismos de comprimento do fragmento de restrição. Elas são causadas por uma diferença no número de sítios de clivagem cortados por uma determinada endonuclease de restrição (Seção 3.1.3.2) em diferentes áreas do genoma. São demonstradas como se segue: o DNA é em geral preparado a partir de leucócitos e cortado em fragmentos por meio da enzima de restrição. Os fragmentos resultantes são separados por eletroforese; os fragmentos menores migram mais rápido no campo elétrico do que os

Quadro 12.3 Classes de polimorfismos de DNA

Marcador:	O que causa o polimorfismo?	Como o polimorfismo é demonstrado?	Conteúdo de informação (PIC)
Polimorfismo do comprimento do fragmento de restrição (RFLP)	Diferenças do nucleotídeo nos sítios de restrição reconhecidos pelas enzimas de restrição	Restrição com a enzima apropriada; eletroforese; transferência de *Southern*; hibridização com sonda de DNA	0-0,5
Minissatélites, VNTRs	Número variável de blocos consecutivos de seqüência repetitiva; tamanho de uma repetição: 9-60 pb	Restrição com enzimas apropriadas; eletroforese; transferência de *Southern*; hibridização; às vezes PCR	0,3-0,9
Microssatélites, STRs	Número variável de blocos consecutivos de seqüência repetitiva; tamanho de uma unidade de repetição de cerca de 2-4 kp	Técnica de PCR; às vezes com primers radioativos	0,3-0,9

PIC, Probabilidade do conteúdo de informação (1 = 100%).

maiores. O DNA bifilamentar está agora desnaturado e se torna unifilamentar pelo aquecimento, sendo transferido para um filtro de náilon (*Southern blotting*). Como uma próxima etapa, o segmento de interesse precisa ser identificado dentro do DNA total do indivíduo. Isto pode ser feito através de uma sonda de DNA radioativa (ou qualquer outro tipo de marcação), que se hibridiza com o segmento de DNA relevante, o qual contém a seqüência complementar.

2. Minissatélites (número variável de repetições em tandem, VNTR, do inglês, *variable number of tandem repeats*). Estes foram descobertos por Jeffreys e cols., em 1985 [64], e são encontrados bastante freqüentemente em áreas não-codificantes e repetitivas do genoma. Seqüências de cerca de 9 a 60 pares de base são repetidas em ordem tandem e podem estar presentes em um número variado de repetições por cromossomo. Um número de repetição está representado por uma banda na eletroforese (Fig. 12.4). Como regra, um indivíduo é heterozigoto e tem, portanto, duas bandas. Entretanto, podem existir muitos alelos, até aproximadamente 100, em uma população. Assim, eles tendem a ser informativos como marcadores (valores de PIC altos). Para identificá-los, é utilizada a técnica de *Southern blot* descrita anteriormente para RFLPs ou uma técnica de PCR. Amiúde, inúmeros minissatélites podem ser estudados no mesmo ensaio. Uma propriedade, contudo, diminui sua utilidade para algumas aplicações: cada um destes polimorfismos possui uma taxa de mutação relativamente alta — uma pequena percentagem por geração. Isto não é inteiramente surpreendente. A semelhança de composição de bases entre seqüências múltiplas cria condições ideais para o pareamento meiótico de segmentos de DNA homólogos em estrutura, mas não em posição, levando a um crossing-over desigual (Seção 5.2.8).
3. Microssatélites (repetições curtas em tandem, STR, do inglês, *short tandem repeats*). Estes foram descobertos por Weber e May em 1989 [142]. Pares de duas bases $(CA)_n$, por exemplo, podem estar poucas a muitas vezes repetidos. Pode haver cerca de aproximadamente 30 alelos diferentes em uma população para apenas 1 polimorfismo. O melhor método para estudá-lo é a reação de PCR (Seção 3.1.3.5). São necessários dois primers ligados ao DNA em ambos os lados do polimorfismo. Isto significa que seqüências de bases pequenas fora do polimorfismo precisam ser conhecidas. A informação nos primers pode hoje em dia ser obtida a partir de uma base de dados do genoma (Apêndice 3). Além dos dois pares de base STRs, foram descritos aqueles que compreendem repetições variadas de três a cinco pares de base [33, 113]. Marcadores STR comuns tornaram-se variações de DNA de escolha para o estudo da ligação entre seres humanos e mamíferos. Muitos de tais marcadores podem ser avaliados por tipagem automatizada. Se um número suficiente de famílias ou de pares de irmãos estiver disponível, qualquer gene mendeliano pode, hoje em dia, ser localizado através do estudo de um grande número de STRs espalhados por todo o genoma.

Uma sonda de DNA radioativa complementar ao gene ou às seqüências de DNA a serem estudadas é aplicada ao filtro. A sonda se hibridiza com o DNA a ser testado, que pode ser

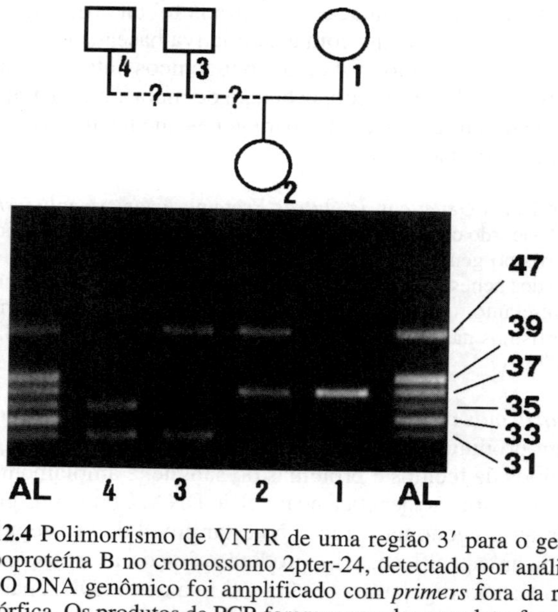

Fig. 12.4 Polimorfismo de VNTR de uma região 3′ para o gene da apolipoproteína B no cromossomo 2pter-24, detectado por análise da PCR. O DNA genômico foi amplificado com *primers* fora da região polimórfica. Os produtos da PCR foram separados por eletroforese em gel e visualizados por meio de coloração com brometo de etídio. Os resultados foram comparados com uma escada alélica (*AL*), que consistia em uma mistura dos alelos mais comuns (numerados). Os marcadores de VNTR deste tipo são geralmente utilizados em testes legais e de paternidade. A figura mostra um par mãe/filho (*1*, *2*) e dois pais possíveis (*3*, *4*). Um (*4*) pode ser descartado da paternidade. (Cortesia de U. Barth-Witte)

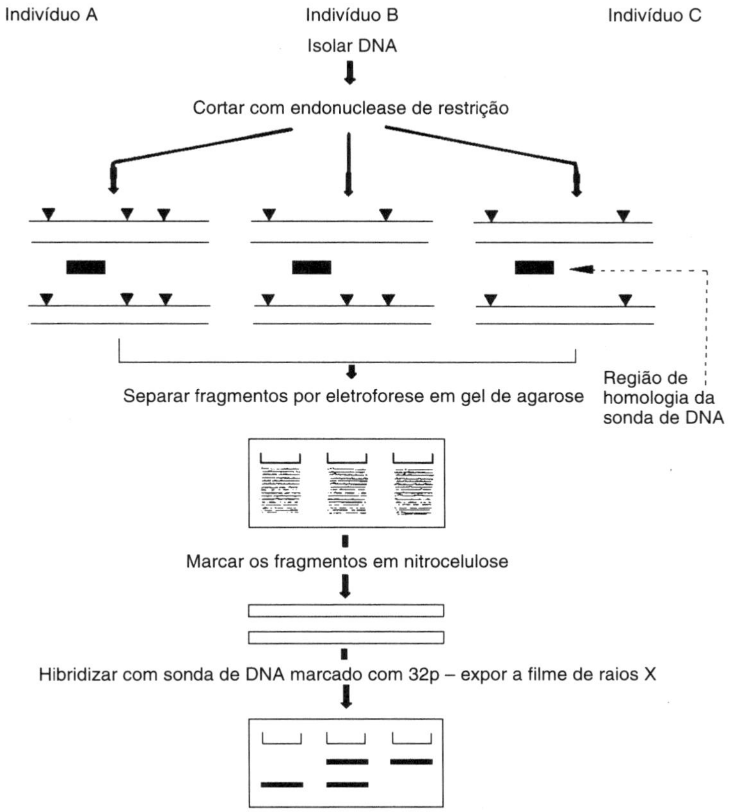

Fig. 12.5 Três indivíduos, dois deles (*A, C*) homozigotos para haplótipos de diferentes polimorfismos de comprimento de fragmentos de restrição (*RFLP*, do inglês, *restriction fragment length polymorphism*), o terceiro (*B*) heterozigoto. Princípio da análise e resultados da eletroforese em gel de agarose e transferência de *Southern*.

reconhecido por auto-radiografia. A "agulha no palheiro", ou seja, a pequenina quantidade de DNA entre os 6 a 7 bilhões de pares de bases de DNA de um indivíduo pode, portanto, ser identificada [96].

Aplicações dos Estudos de DNA Marcador. O uso de marcadores de DNA ampliou consideravelmente as aplicações teóricas e práticas do trabalho de ligação genética. Por exemplo, o alto grau de individualidade dos padrões de DNA, juntamente com o fato de o DNA poder ser extraído de todas as células nucleadas, e até mesmo quantidades diminutas poderem ser amplificadas por reação de PCR, torna os polimorfismos de DNA excelentes ferramentas para a identificação de indivíduos, mesmo que muito pouco material esteja disponível. Assim, aplicações legais para a identificação de resíduos de sangue e esperma tornaram-se de uso comum. Embora não haja controvérsias acerca da base conceitual desta técnica de DNA, tem-se devotado muita discussão aos assuntos estatísticos que surgiram no cálculo das probabilidades de que um padrão de DNA suspeito venha da mesma pessoa [98a]. É quase certo que utilizando marcadores múltiplos de maneira apropriada será possível demonstrar um único padrão de DNA para cada pessoa, exceto para gêmeos idênticos.

As aplicações para testes de paternidade são freqüentemente postas em discussão. Polimorfismos mais convencionais, como o sistema MHC, já estão produzindo resultados satisfatórios em quase todos os casos. Contudo, estudos de DNA provavelmente irão substituí-los, devido ao menor custo.

Polimorfismos de DNA Mitocondrial. As mitocôndrias são transmitidas apenas pela mãe para todos os seus filhos; não há diploidia, nem meiose, nem recombinação. Os polimorfismos de DNA mitocondrial são especialmente úteis em genética das populações, principalmente para a análise das relações entre grupos populacionais [60] e para a história da população: eles não parecem estar sujeitos a pressões relativas à seleção. Portanto, a comparação de padrões de restrição do mtDNA herdados da mãe, entre grupos de populações, nos dá um quadro livre de tendenciosidades sobre a história genética da população (ver também Seção 12.2.4).

12.1.3 Doenças Hereditárias

Doenças Recessivas e Dominantes Ligadas ao X. Dois subgrupos de doenças hereditárias dominantes e ligadas ao X podem ser facilmente distinguidos a partir do ponto de vista da genética das populações:

1. Aqueles em que a reprodução está consideravelmente prejudicada — tanto porque as pessoas afetadas estão tão gravemente doentes que morrem precocemente ou porque estão tão gravemente incapazes que têm pouca chance de se casar e ter filhos.
2. Aqueles em que a reprodução não está dificultada — porque a anormalidade é trivial ou porque ela se manifesta apenas após a reprodução ter sido completada.

No primeiro subgrupo, aquele que possui doença genética incapacitante, a incidência e a prevalência são determinadas principalmente pela taxa de mutação: a maioria das mutações desaparece após uma ou algumas gerações. Este problema é discutido no Cap. 9; dados sobre taxas de mutação para tais condições (Seção 9.3; Quadros 9.6 e 9.7) indicam taxas de mutação semelhantes em todas as populações para as quais as evidências estão disponíveis. As fontes de seleção contra estas mutações são específicas para doença e foram mais ou menos idênticas em todas as populações; portanto, a incidência também é semelhante. Com aplicações diferentes de tratamentos bem-sucedidos em populações diferentes, incidências variáveis seriam esperadas. Por exemplo, o tratamento bem-sucedido da hemofilia levaria a um aumento de pacientes afetados.

A situação é bastante diferente para condições que não impossibilitam a reprodução. Neste caso, a incidência pode definitivamente ser desigual entre as populações, dependendo de fatores tais como tamanho da população, história e estrutura da reprodução. Estes problemas são discutidos na Seção 13.3.1.

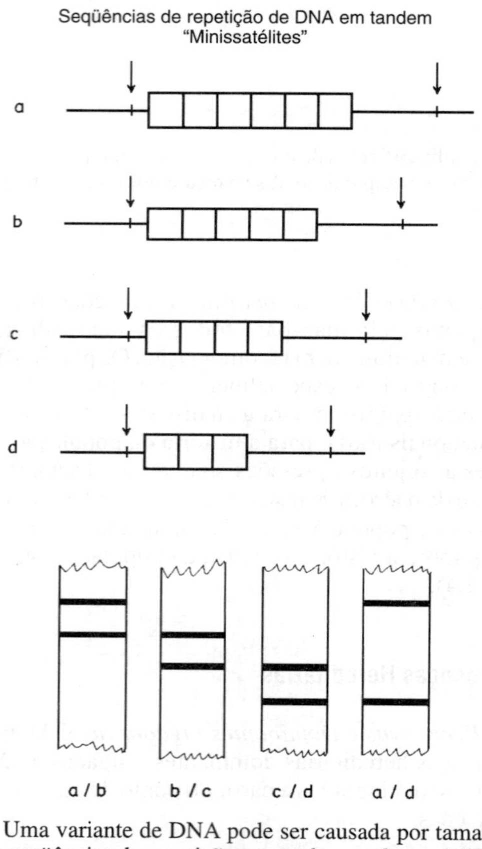

Fig. 12.6 Uma variante de DNA pode ser causada por tamanhos diferentes nas seqüências de repetição em tandem. *a, b, c* e *d* diferem cada um em um segmento de repetição, de modo que (*a*) possui seis repetições e (*d*) três. *Setas*, o sítio do corte de uma enzima de restrição. Os sítios de corte não estão alterados. Entretanto, o tamanho dos fragmentos de DNA varia dependendo do número de repetições. A menor variante (*d*) se move mais rápido, e os vários tamanhos de DNA podem ser distinguidos na transferência de *Southern* por meio das diferenças de mobilidade. Os heterozigotos para várias combinações são mostrados em diagrama (*a*/*b*; *b*/*c* etc.) (De Emery 1984 [35])

Doenças Autossômicas Recessivas. As influências variadas que modelaram as freqüências atuais das doenças autossômicas recessivas em populações de seres humanos são amplamente desconhecidas. Portanto, não se pode determinar com certeza de que maneira estas freqüências irão mudar sob a influência da civilização moderna. A incidência de muitas doenças autossômicas recessivas não é conhecida. Recentemente foram obtidas estimativas para a incidência de vários erros inatos do metabolismo, como um efeito colateral dos amplos programas de triagem para recém-nascidos, projetados para assegurar o diagnóstico precoce de defeitos tratáveis do metabolismo.

Centros de triagem que participaram em um estudo com a finalidade de estimar a freqüência de fenilcetonúria foram convidados pelo organizador a fim de colaborar com base na aceitabilidade de suas técnicas e no número de recém-nascidos testados. Eles foram recomendados a reportar os dados somente quando pelo menos 70.000 recém-nascidos tivessem sido triados. Os centros que estavam fora das diferenças regionais da população a ser estudada foram solicitados a fornecer quadros separados para cada região ou grupo populacional. Os dados estão no Quadro 12.4.

Fenilcetonúria (PKU) (2.616.000) e *Hiperfenilalaninemia*

a) Na Europa, existe uma maior incidência de PKU no leste do que no oeste ou no sul. A diferença entre a Áustria leste e oeste se encaixa neste padrão.
b) As populações escandinavas, especialmente os finlandeses, demonstram uma freqüência de PKU excepcionalmente baixa. É interessante que a população finlandesa também difere do resto dos europeus com respeito a outros aspectos genéticos (Seção 13.3.1). Por exemplo, foi observado um padrão único de outras doenças herdadas desconhecidas em outras populações.

Quadro 12.4 Freqüência de PKU e HPA em algumas populações (obtido de Thalhammer 1975 [127])

Região	PKU	HPA
Varsóvia, Polônia	1: 7.782	1: 16.885
Praga, República Checa	1: 6.618	1: 6.303
Alemanha Oriental	1: 9.329	1: 52.135
Áustria Oriental	1: 8.659	1: 21.982
Áustria Ocidental	1: 18.809	1: 18.809
Suíça	1: 16.644	1: 24.106
Evian, França	1: 13.715	1: 13.143
Hamburgo	1: 9.081	1: 61.297
Münster, Alemanha	1: 10.934	1: 7.997
Heidelberg, Alemanha	1: 6.178	1: 14.580
Dinamarca	1: 11.897	1: 40.790
Estocolmo, Suécia	1: 43.226	1: 22.140
Finlândia	1: 71.111	1: 71.111
Londres, Reino Unido	1: 18.292	1: 50.304
Liverpool, Reino Unido	1: 10.215	1: 112.362
Manchester, Reino Unido	1: 7.707	1: 80.925
Irlanda, oeste (Eire)	1: 7.924	1: 68.670
Irlanda, leste (Eire)	1: 5.343	1: 32.594
Boston, Massachusetts, EUA	1: 13.914	1: 17.006
Portland, Oregon, EUA	1: 11.620	1: 33.700
Montreal, Canadá	1: 69.442	?
Auckland, Nova Zelândia	1: 18.168	1: 95.384
Sidnei, Austrália	1: 9.818	1: 22.091
Japão	1: 210.851	1: 70.284
Ashkenazi (Israel)	1: 180.000	1: 15.000
Não-Ashkenazi (Israel)	1: 8.649	1: 7.111

c) Altas freqüências de PKU são encontradas na República da Irlanda; diferenças dentro do Reino Unido, tais como uma alta freqüência na região de Manchester, podem refletir migração da Irlanda.
d) Nos Estados Unidos, Boston e Portland (Oregon), as freqüências são bastante comparáveis àquelas na Europa. Em Montreal, na parte do Canadá que fala francês, há uma freqüência muito menor de PKU do que na maioria dos países europeus e nos dois centros dos Estados Unidos, além de existir uma taxa significativamente menor do que aquela encontrada na França, de onde esta população se originou.
e) No Japão, o único país do leste triado para erros inatos, a freqüência de PKU é especialmente baixa, comparável apenas às freqüências na Finlândia e entre os judeus ashkenazi em Israel.
f) As freqüências de hiperfenilalaninemia (HPA), uma condição não associada com retardo mental, variam enormemente e independentemente daquelas para PKU. De maneira interessante, a PKU é mais comum em certas partes do leste da Alemanha do que no oeste. Um estudo sobre a origem das famílias de crianças com PKU no noroeste da Alemanha mostrou que uma proporção destas famílias maior do que o que seria esperado pelo acaso, era de refugiados do leste [42]. Isto parece ser um declínio do leste para o (norte) oeste da Europa continental.

Outras Condições. O estudo também incluiu galactosemia devida a deficiência de transferase (230.400) (Seção 7.2), histidinemia (235.800), doença da urina em xarope de bordo (248.600; Seção 7.2.2.4), e homocistinúria (236.200; Seção 7.2).

Para galactosemia, a maioria dos centros — Hamburgo, Viena, Auckland, Praga, Estocolmo, Zurick — demonstrou freqüências entre cerca de 1:30.000 e 1:65.000. A partir daí, a incidência na maioria das populações de origem européia parece ser semelhante. Existe uma diferença significativa entre a Áustria leste e oeste.

Nos centros com as melhores condições de triagem, a histidinemia tem uma incidência entre 1:13.000 e 1:19.000. Homocistinúria, leucinose, e — com exceção de Montreal — tirosinose (276.700) são bastante raras, demonstrando incidências entre cerca de 1:100.000 e 1:600.000; em Montreal, a tirosinose alcançou uma freqüência de cerca de 1:13.000, que pode ser traçada como um isolado específico para canadenses franceses.

Altas Freqüências de Doenças Recessivas em Populações Especiais. Certas doenças recessivas possuem altas freqüências em grupos populacionais especiais. A tirosinose, na população canadense francesa, foi mencionada anteriormente; outras incluem as doenças de Tay-Sachs (272.800), de Niemann-Pick (257.200) e de Gaucher (230.800) na população de judeus ashkenazi. Na população da Finlândia, algumas dessas doenças ocorrem em altas freqüências, como uma conseqüência de estrutura e história populacionais distintas (Seção 13.3.1). Algumas doenças foram encontradas somente em pequenos grupos populacionais (isolados), onde tornaram-se freqüentes, enquanto eram mais ou menos desconhecidas em outros grupos. Outras — como a talassemia e a anemia falciforme — são freqüentes em certas áreas geográficas e em certos grupos raciais. No geral, as doenças recessivas únicas para certas populações pequenas têm sua origem em genes que, no estado heterozigoto, não possuem vantagem particular, ao passo que os genes que causam doenças mais comuns e amplamente disseminadas, como a talassemia e a anemia falciforme, tiveram uma vantagem heterozigota seletiva no passado. Contudo, a ocorrência de mutações gênicas metabolicamente relacionadas nos judeus ashkenazi (doenças de Tay-Sachs, de Gaucher e de Niemann-Pick) podem sugerir fatores seletivos nestas condições. Adiante (Seção 13.3), uma discussão completa é dedicada a estes problemas.

Haplótipos de DNA e Mutações Recessivas. Com a descoberta e a ubiqüidade dos polimorfismos de DNA, tornou-se possível a caracterização cada vez maior das mutações não somente através da identificação do próprio sítio mutacional dentro do gene, como também da determinação do padrão único de variantes de DNA ao redor de um gene mutante. As variantes de DNA, encontradas na maior parte em sítios de DNA não-transcritos, incluem uma variação de nucleotídeos que causa RFLPs, VNTRs e STRs (ver anteriormente). O padrão único de variantes de DNA polimórficas contíguas é designado como um haplótipo, um termo inicialmente utilizado para genes intimamente ligados no locus MHC (Seção 5.2.5). A utilização deste método para caracterizar a origem da doença e a história dos genes é apresentada a seguir por meio da utilização de dois exemplos: o gene da fenilalanina hidroxilase (PHA), cujas mutações freqüentemente levam à fenilcetonúria (261.600), e o gene (regulador de condutância transmembranar — do inglês, *transmembrane conductance regulator*, CFTR) da fibrose cística (219.700).

Genética de Populações do Gene PHA [78]. A PKU ocorre em populações variadas, com diferentes freqüências (Quadro 12.4). Esta doença é causada por uma variedade de mutações dentro do gene PHA. As mutações foram identificadas, e os haplótipos dentro dos quais elas ocorrem foram descritos. A Fig. 12.7 mostra muitos dos alelos identificados até agora. Em alguns casos, a

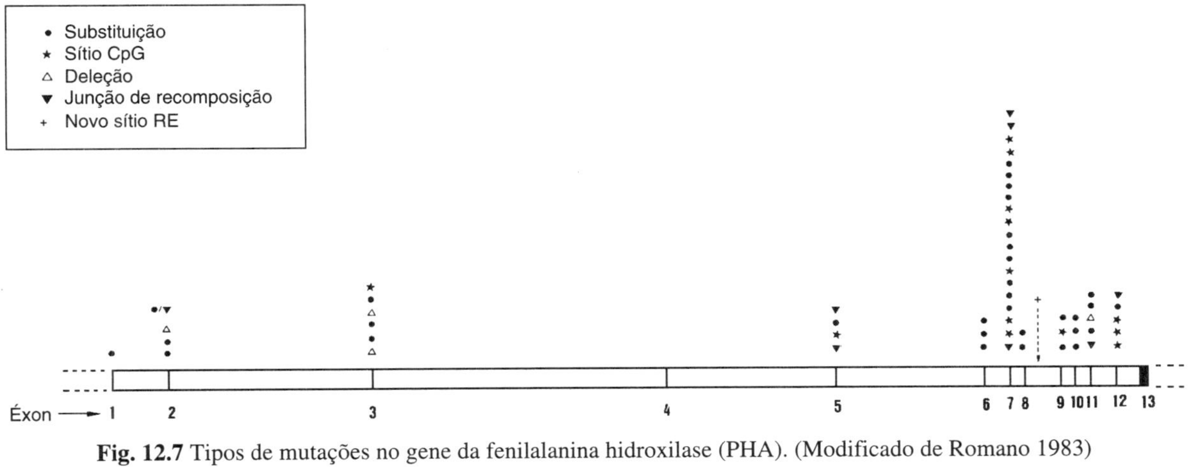

Fig. 12.7 Tipos de mutações no gene da fenilalanina hidroxilase (PHA). (Modificado de Romano 1983)

Quadro 12.5 Haplótipos mais importantes nos quais ocorre o gene da PHA

Haplótipo	*Bgl*II	*Pvu*II(a)	*Pvu*II(b)	*Eco*RI	*Msp*I	*Xmn*I	*Hind*III	*Eco*RV
1	+	−	−	+	+	−	+	+
2	+	−	−	+	+	−	+	−
3	−	−	+	−	+	−	−	+
4	−	−	−	+	+	+	−	+
5	+	−	−	+	+	+	−	+
6	+	+	+	−	+	−	+	−
7	−	−	+	−	+	−	+	−
8	+	+	−	+	−	−	+	−
9	−	−	−	+	−	−	+	−

+, Presença; −, ausência.

hiperfenilalaninemia (HPA) é encontrada sem os sintomas clássicos. O Quadro 12.5 mostra os haplótipos mais importantes comparados com os mesmos haplótipos na população geral. Já que os tamanhos das amostras são geralmente pequenos, algumas das diferenças podem não ser biologicamente verdadeiras. Entretanto, existem alguns achados extraordinários. Na Ásia oriental, por exemplo, o haplótipo 4 foi encontrado quase exclusivamente, porém o haplótipo 4 também é comum na população normal. Portanto, não foram possíveis conclusões acerca da origem da mutação. A PKU é muito mais rara no Japão do que na China, porém os mesmos haplótipos foram encontrados. A mutação foi provavelmente introduzida da China para a ilha japonesa. Na Europa, por outro lado, o haplótipo 2 parece ser muito mais comum do que na população geral, especialmente na Eslováquia, Hungria e Itália. A alta freqüência do haplótipo 6 na Itália e na Turquia [80] é interessante, pois este padrão não parece ser freqüente na população européia em geral.

Se um haplótipo específico está associado a uma certa mutação mais freqüentemente do que na população geral, tal desequilíbrio de ligação entre os genes marcados e o gene da doença é geralmente explicado conforme se segue: considera-se que a mutação causadora da doença tenha ocorrido pela primeira vez dentro de um cromossomo que carrega o haplótipo em particular, e que um período de tempo insuficiente transcorreu desde o evento original da mutação para permitir a aleatoriedade ou o equilíbrio de ligação através de crossings repetidos. A partir desta consideração, seria esperado que um certo haplótipo estivesse sempre associado a uma mutação específica. Isto parece ser verdade para alelos PHA mutantes em famílias alemãs e para haplótipos 1, 2 e 3. O haplótipo 4, entretanto, foi encontrado com quatro mutações diferentes.

Essa interpretação "clássica" raramente leva a contradições do gene PHA. Se um mutante ocorre ocasionalmente com haplótipos diferentes, isto pode ser explicado tanto por crossing-

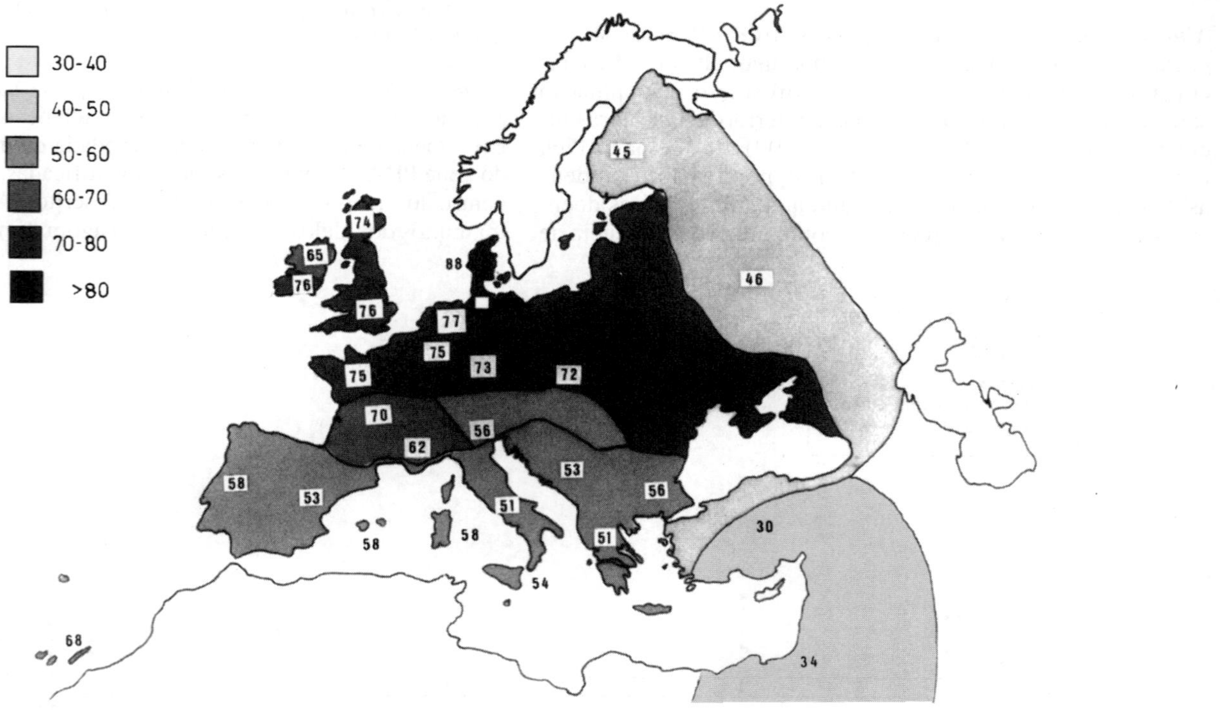

Fig. 12.8 Freqüência da deleção Δ508 do gene da fibrose cística em várias populações da Europa. Os *números* são as freqüências percentuais da mutação Δ508. (Modificado de Romeo e Devoto 1990 [111])

over dentro do haplótipo após a mutação ter ocorrido quanto por mutações repetidas ao mesmo tempo, já que foi demonstrado que mutações de ponto (substituições de uma única base) não ocorrem aleatoriamente (Cap. 9), e pontos quentes da mutação são bem conhecidos. Além do mais, a distribuição de mutantes conhecidos pelo gene PHA definitivamente não parece ser aleatória (Fig. 12.7).

Genética de Populações do Gene CFTR. A fibrose cística é a doença autossômica recessiva mais comum nas populações de origem do noroeste da Europa, com uma incidência de aproximadamente 1:2.000 ao nascimento (1:1.700 na Irlanda do Norte; 1:7.700 no norte da Suécia [14, 111]). Isto significa que heterozigotos para este gene são encontrados com uma freqüência de 1:23. Em outras populações, por exemplo afro-americanas, esta condição é muito mais rara. A análise de mutações tem dado um quadro bastante diferente daquele para PHA: quase dois terços de todos os mutantes no noroeste da Europa foram encontrados transportando uma mutação específica: uma deleção de três pares de base na posição 508 do código (Δ508). A Fig. 12.8 mostra a distribuição da mutação Δ508 na população européia. Muitas outras mutações, principalmente substituições de base única, também foram descritas; conhece-se um total de mais de trezentas mutações diferentes. Quatro haplótipos foram definidos utilizando-se duas seqüências de DNA únicas localizadas na região extragênica 5′. Eles são definidos conforme se segue:

- Haplótipo A: ZU_2C ausente, KM_{19} ausente
- Haplótipo B: ZU_2C ausente, KM_{19} presente
- Haplótipo C: ZU_2C presente, KM_{19} ausente
- Haplótipo D: ZU_2C presente, KM_{19} presente

A distribuição destes haplótipos nos mutantes Δ508 comuns na população geral difere substancialmente; a grande maioria dos mutantes é encontrada no haplótipo B (Quadro 12.6). O haplótipo B é achado em mais de 90% das mutações de fibrose cística, ao passo que apenas 16,4% têm este haplótipo na população geral. Isto sugere fortemente uma única origem da mutação: a pequena minoria de mutantes Δ508 em outros haplótipos pode ser explicada por crossing-over — especialmente porque ambos os sítios de restrição deste haplótipo estão localizados pelo menos 200 kb distantes do gene [128]. Um resultado seguinte digno de nota é que numerosos outros mutantes são também mais comuns no haplótipo B do que na população em geral (48,8% *vs.* 16,4%). Tal aumento maciço em uma única mutação como para Δ508 em uma área relativamente grande aponta fortemente para uma vantagem seletiva em relação às condições de vida no noroeste da Europa no início dos tempos. Portanto, já que outras mutações da fibrose cística também são encontradas freqüentemente no haplótipo idêntico, é mais provável que o *haplótipo comum* de alguma maneira cause esta vantagem. Homozigotos, contudo, nunca poderiam ter tido uma vantagem seletiva; eles são cronicamente doentes e até bem pouco geralmente morriam antes da idade de reprodução. Assim, a vantagem precisa estar amplamente confinada aos heterozigotos de um subgrupo da população que transporta o haplótipo B. Para se compreender este fato é necessária uma excursão em genética da população teórica e uma discussão sobre seleção natural.

Quadro 12.6 Haplótipos em 23 populações da Europa

	População geral		Mutação Δ508		Outros mutantes	
	n	%	n	%	n	%
A	1.221	34,5	63	1,8	275	18,8
B	581	16,4	3.156	92,5	713	48,8
C	1.297	36,6	23	0,7	314	21,5
D	440	12,4	167	4,9	158	10,8

12.2 Mudanças Sistemáticas em Freqüências Gênicas: Mutação e Seleção

As freqüências gênicas permanecem inalteradas nas populações somente na ausência de influências perturbadoras (ver equilíbrio de Hardy-Weinberg, Seção 4.2). As mais importantes destas influências são:

a) Nova mutação.
b) Seleção natural.
c) Migração.
d) Flutuações ao acaso.

Mutações espontâneas e induzidas nos seres humanos são abordadas nos Caps. 9 e 11; estes aspectos são ampliados a seguir no contexto de outras influências. A seleção, contudo, é abordada em detalhes. Outra fonte do desvio do equilíbrio de Hardy-Weinberg é o casamento preferencial. Uma discussão acerca da consangüinidade e da flutuação ao acaso das freqüências gênicas leva a uma consideração mais generalizada da estrutura de casamentos de populações humanas e relaciona o estágio para um melhor entendimento da evolução humana (Cap. 13).

12.2.1 Seleção Natural

A seleção natural foi reconhecida por Darwin como a principal força que orienta a evolução. Sua teoria evolucionária, amplamente baseada no entendimento da seleção e de suas conseqüências para a origem das espécies, tornou-se o paradigma chefe da biologia no século XIX. O conceito de "adaptabilidade" biológica é fundamental para a compreensão deste paradigma. No início do século XX, foi dada à teoria da seleção uma fundação matemática profunda, e vários exemplos empíricos foram analisados.

12.2.1.1 Modelos Matemáticos de Seleção: Adaptabilidade Darwiniana

Escopo dos Modelos Matemáticos na Teoria da Seleção e suas Limitações [77]. Quando falamos sobre seleção, devemos utilizar modelos matemáticos em uma escala bastante grande. Estes modelos fazem várias considerações para alguns parâmetros, por exemplo, freqüências gênicas e vantagens ou desvantagens seletivas de genótipos especiais. As conseqüências destas considerações para a orientação e a extensão das mudanças na freqüência gênica ao longo do tempo são agora examinadas. Tais modelos ajudam a entender as conseqüências de certas alterações nestes parâmetros através da criação de certa ordem na vasta e inicialmente ininteligível complexidade de diferenças genéticas entre as populações humanas.

Tal ordem pode ser artificial: certos aspectos são selecionados, ao passo que outros são deliberadamente negligenciados. Enquanto os cálculos se tornam tratáveis, podem resultar erros fundamentais. As mais importantes supersimplificações são as seguintes:

a) A população é considerada infinitamente grande em tamanho. A freqüência gênica, portanto, permanece constante na ausência de outros fatores. Nenhuma população real é infinitamente ampla; pelo contrário, muitas populações humanas reprodutoras eram muito pequenas durante os longos períodos mais importantes para a evolução humana. Portanto, todos os resultados derivados de modelos de seleção precisam ser investigados criticamente sob o aspecto da teoria das pequenas populações (Seção 13.3) e de nosso conhecimento sobre o tamanho da população humana e a estrutura de reprodução. Infelizmente, este conhecimento é relativamente escasso, especialmente para tempos recentes. As conclusões nos casos concretos são, portanto, difíceis, senão impossíveis.
b) Como regra, as vantagens ou desvantagens seletivas são consideradas constantes ao longo dos períodos evolucionários. A pesquisa minuciosa de seus mecanismos biológicos, contudo, em geral demonstram que elas podem ter mudado mesmo em períodos de tempo relativamente curtos.

Modelos Determinístico e Estocástico: Utilização dos Computadores. As várias limitações se aplicam principalmente aos modelos que assumem uma relação funcional entre parâmetros. Por exemplo, a mudança na freqüência gênica através de gerações é considerada dependente de certo modo de seleção: o modelo é "determinista". Na realidade, entretanto, todos os parâmetros — freqüências gênicas, pressões seletivas, taxas de mutação — demonstram flutuações ao acaso devido ao tamanho da população não ser infinito. A disponibilidade dos computadores tornou possível incluir a flutuação do acaso nestes cálculos, através da criação de modelos estocásticos. A mudança na freqüência gênica durante as gerações pode agora ser simulada presumindo-se um certo tamanho de população. A curva que mostra, por exemplo, a mudança nas freqüências gênicas pelo tempo não dá um resultado "ideal", porém apenas um dos muitos resultados possíveis; não se pode nem mesmo saber se uma certa curva será bastante provável. Contudo, um único cálculo para um certo grupo de parâmetros não é suficiente para obter uma impressão livre de tendenciosidades das conseqüências de certas considerações; o mesmo cálculo precisa ser repetido várias vezes. Tal método fornece melhores informações do que o modelo determinista; além da tendência principal, desvios possíveis a partir desta tendência, causados pelas flutuações ao acaso, podem ser demonstrados. A seguinte seção faz uso principalmente de modelos deterministas, porém os modelos estocásticos são ocasionalmente também considerados.

Como os Modelos Devem Ser Utilizados na Prática? São necessárias supersimplificações em todos os modelos, deterministas ou estocásticos, para o reconhecimento das leis gerais da seleção natural. Em cada caso concreto, entretanto, deve-se ter em mente o fato de elas serem supersimplificações. Enquanto as conseqüências inferidas a partir de tais modelos são *formalmente* corretas, a possibilidade de elas serem derivadas de aspectos do modelo que não possuem uma contraparte no mundo real não é freqüentemente considerada. Muito da genética das populações humanas sofre interpretações sem a crítica dos resultados formais deduzidos a partir de modelos supersimplificados.

A seqüência ideal dos eventos seria:

a) Uma certa situação genética requer uma explicação teórica para sua existência.
b) Formula-se uma hipótese e constrói-se um modelo relativamente simples, incluindo os principais parâmetros da hipótese.
c) Exploram-se conseqüências desse modelo para as alterações nas freqüências de genes e de genótipos ao longo do tempo ou para as diferenças entre populações atuais.
d) Compara-se o resultado desta exploração com a evidência empírica.
e) Observam-se as discrepâncias entre o que é esperado teoricamente e os resultados empiricamente observados. A interpretação crítica pode levar à rejeição da hipótese, à mudança nas considerações com relação aos parâmetros importantes ou ao refinamento do modelo.

O reconhecimento de que um problema concreto requer uma investigação minuciosa pode acompanhar a aquisição de conhecimento futuro, uma vez que os problemas não estão isolados, mas são partes de todo o contexto de um campo especial. Este contexto pode mudar; um problema anteriormente ocupando uma posição-chave pode se tornar menos importante, e um modelo projetado para solucionar este problema, enquanto não se mostrar formalmente inadequado, pode vir a ter conseqüências triviais ou irreais. Dados biológicos adicionais geralmente esclarecem um problema, tornando necessárias novas avaliações teóricas.

Reconhecemos que a seqüência ideal de eventos no estudo dos problemas em genética de populações é amiúde impossível, devido às limitações técnicas e logísticas. Gostaríamos de enfatizar, contudo, que consideramos os esforços orientados para as hipóteses, em genética de populações, como definitivamente de grande poder explicativo para o entendimento da genética populacional, mais do que os estudos descritivos, mesmo que adornados pelos métodos moleculares estatísticos mais avançados e distintos.

Conceito de Adaptabilidade Darwiniana. O conceito central de teoria de seleção é a adaptabilidade darwiniana. Sob condições ambientais determinadas, nem todos os indivíduos em uma população desempenham igualmente bem. Estas diferenças são causadas parcialmente pela diferente dotação genética dos indivíduos. Isto tem obviamente muitos aspectos médicos, sociais e éticos. No seu efeito sobre a seleção natural, entretanto, apenas um aspecto é relevante: diferentes taxas de reprodução dos indivíduos com diferentes genótipos. Somente as diferenças reprodutivas podem levar a um desvio nas freqüências gênicas ao longo do tempo, se o tamanho da população for considerado ilimitado, à medida que os desvios ao acaso possam ser negligenciados. Esta performance reprodutiva de um certo genótipo em comparação com um padrão é freqüentemente chamada de adaptabilidade darwiniana ou biológica. Esta noção de adaptabilidade também pode ser definida para um único alelo, caso influencie a reprodução de seu portador. A adaptabilidade de um certo genótipo pode ser reduzida ou ampliada de dois modos diferentes:

1. A constituição genética reduz a chance de um genótipo sobreviver até a idade reprodutiva. Esta redução na viabilidade é freqüente nas doenças hereditárias.
2. A constituição genética reduz a chance de um genótipo produzir uma prole, isto é, a fertilidade é diminuída.

A partir do ponto de vista da genética de populações, não há diferenças entre um gene que causa abortamento espontâneo e outro que causa esterilidade em uma pessoa saudável sob outros aspectos. É claro que clínica ou socialmente existem diferenças consideráveis entre o impacto destes dois genes.

12.2.1.2 Seleção Levando a Mudanças nas Freqüências Gênicas em uma Direção

Símbolos Utilizados. A adaptabilidade de um genótipo é definida como sua eficiência em produzir uma prole. Ela não é medida em unidades absolutas, mas sim relativas, com a adaptabilidade ideal do genótipo sendo considerada uma unidade (1). Os desvios a partir da unidade são denominados s. Por exemplo, para um genótipo que possui 80% de adaptabilidade do genótipo ideal, $s = 0{,}2$; esta adaptabilidade é: $1 - s = 1 - 0{,}2 = 0{,}8$. Para evitar confusão com os sinais, às vezes é desejável ter uma medida direta para a adaptabilidade $1 - s = w$. Na literatura, s é algumas vezes definida considerando-se a média w, e não a adaptabilidade ideal da população, $\bar{w}$. Esta convenção apresenta desvantagens, já que a adaptabilidade de um genótipo varia com a distribuição do genótipo na população. Definimos, portanto, a adaptabilidade com relação a um genótipo "ideal".

Eliminação de Fenótipos Heterozigotos "Dominantes". Este caso é freqüente e simples: uma mutação altera completamente o fenótipo de seu portador, tornando a reprodução impossível. Todas as aberrações numéricas e a maioria das aberrações estruturais do cromossomo e muitas mutações gênicas únicas (Seção 9.3) têm este efeito. Enquanto as aberrações cromossômicas podem ser diagnosticadas diretamente, novas mutações dominantes podem ser definitivamente reconhecidas somente por meio da transmissão da condição à sua prole. Portanto, mutações dominantes não-reprodutivas são, a princípio, irreconhecíveis. Além disso, a extrapolação a partir de uma pequena quantidade de indivíduos que tentam reproduzir, ou um efeito paterno da idade sugestivo de uma mutação dominante, pode tornar tal mutação plausível mesmo para anomalias, impedindo que seus portadores reproduzam. Estudos no nível do gene-DNA podem confirmar esta consideração. Algumas doenças e defeitos do nascimento podem na verdade ser causados por tais mutações dominantes que ainda não foram reconhecidas.

Eliminação Parcial de Autossômicos Dominantes. A maioria das doenças dominantes reduz a reprodução média de seus portadores. Na ausência de forças que contrabalancem, como uma mutação, tal perda gênica levaria a uma redução nas freqüências gênicas em cada geração, através de uma fração que depende das desvantagens seletivas dos probandos (Fig. 12.9). Um equilíbrio genético entre nova mutação e seleção, tanto no presente quanto no passado, pode ser considerado em quase todos os casos. Digamos que p seja a freqüência do alelo dominante A; q a freqüência do alelo normal recessivo a. A seleção pode ser apreciável e a taxa de mutação, μ, pode ser baixa. Então, homozigotos afetados AA podem ser negligenciados, já que p^2 é muito pequeno. As freqüências genotípicas são vistas no Quadro 12.7.

A perda de indivíduos Aa por geração é de aproximadamente $2ps$. Já que apenas metade destes genes é A, a perda de genes A é $\frac{1}{2}(2ps) = ps$. Existe um equilíbrio genético se esta perda for compensada por uma mutação:

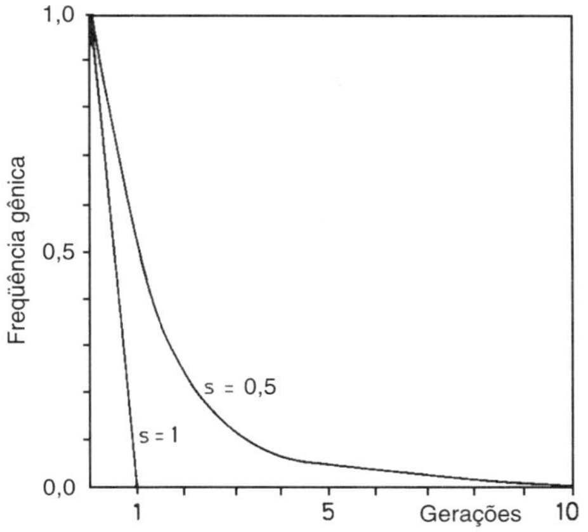

Fig. 12.9 Diminuição da freqüência gênica de um gene dominante na ausência de novas mutações com $s = 1$ e $s = 0{,}5$; s, coeficiente de seleção.

$$ps = \mu(1 - p) \approx \mu$$

Isto dá a freqüência de equilíbrio de p:

$$\hat{p} = \mu/s \qquad (12.1)$$

Dois casos limitadores são interessantes:

1. Não ocorre reprodução de heterozigotos Aa ou homozigotos AA, isto é, $s = 1$, $w_{21} = 0$; de acordo com nossa última conclusão, a freqüência do alelo dominante (p) é igual a taxa de mutação (μ).
2. Não é aplicada nenhuma desvantagem seletiva do gene (isto é, $s = 0$, $w_{21} = 1$). Sob tais circunstâncias não existe equilíbrio, e a freqüência gênica do alelo dominante aumenta lenta e monotonicamente, já que ocorrem novas mutações: $\mu/s \rightarrow \infty$.
3. Finalmente, um caso intermediário com algumas desvantagens do gene dominante, por exemplo, $s = 1/3$, $w_{21} = 2/3$; a freqüência gênica final do gene dominante $(\hat{p})$ é três vezes a taxa de mutação.

A maioria das condições patológicas possui uma desvantagem seletiva apreciável. Sua freqüência de população é mantida por um equilíbrio entre mutação e seleção. Aqui, o principal lance é, certamente, a taxa de mutação. A freqüência da condição aumenta até existirem tantos indivíduos afetados que sua desvantagem seletiva equilibra o aumento da taxa de mutação, e um equilíbrio genético é alcançado. Este equilíbrio é estável: se o número de indivíduos afetados cresce acima do valor de equilíbrio, o número de perdas do alelo desfavorável por seleção excede o número de sua produção por mutação, e sua freqüência é reduzida na geração seguinte. Por outro lado, se o número de

Quadro 12.7 Seleção e dominância

Genótipo	Adaptabilidade	Antes da seleção	Após a seleção
aa	$1(= w_{22})$	$q^2 \approx 1 - 2p$	$\dfrac{1-2p}{1-2ps}$
Aa	$1 - s(= w_{21})$	$2pq \approx 2p$	$\dfrac{(1-s)2p}{1-2ps}$

indivíduos afetados cai abaixo do valor de equilíbrio, são produzidos mais genes desfavoráveis por mutação do que são perdidos por seleção, e a freqüência gênica aumenta até que seja alcançado novamente o equilíbrio.

Relaxamento da Seleção. A Equação (12.1) pode ser usada para calcular a conseqüência do relaxamento seletivo. Digamos que a terapia médica, através da eliminação de algumas conseqüências fenotípicas de uma mutação dominante, seja bem-sucedida na redução da desvantagem seletiva do alelo, a partir de:

$s_1 = \frac{1}{2}$ para $s_2 = \frac{1}{4}$.

Digamos que $\hat{p}_2$ seja o valor de equilíbrio para s_2. Então, a Equação (12.1) nos dá:

$$\hat{p}_1 = \frac{\mu}{1/2} = 2\,\mu\,;\ \hat{p}_2 = \frac{\mu}{1/4} = 4\,\mu\,;\ \hat{p}_2 = 2\ \hat{p}_1$$

Portanto, a nova freqüência é duas vezes a freqüência anterior. Além do mais, o novo equilíbrio é atingido em apenas algumas gerações.

Relaxamento Seletivo no Retinoblastoma. O retinoblastoma é um tumor maligno dos olhos de crianças pequenas. A grande maioria dos casos é esporádica. Contudo, casos familiares são freqüentes e demonstram herança autossômica dominante com cerca de 90% de penetrância. Todos os casos esporádicos bilaterais, mas apenas 10-12% dos unilaterais, são novas mutações (Seção 10.4.3).

Antigamente, o retinoblastoma era quase sempre fatal; os pacientes morriam durante a infância e nenhum jamais poderia se reproduzir. Em 1865, A. V. Graefe apresentou a enucleação do olho doente; mais recentemente, métodos terapêuticos adicionais, como irradiação com raios X e coagulação óptica, tornaram-se disponíveis, e hoje cerca de 90% dos casos unilaterais e 80% dos bilaterais podem ser curados, além de os pacientes poderem ter filhos [132]. De todas as novas mutações em casos hereditários, 68% são bilaterais e 32% unilaterais, conforme mostrado por estudos da população. As mudanças na freqüência da condição podem ser previstas do seguinte modo:

Seja X_0 a freqüência de indivíduos na população com retinoblastoma hereditário. Já que a condição é bastante rara, a freqüência gênica do alelo normal pode ser considerada $q \approx 1$; portanto, X_0 é quase igual à freqüência de heterozigotos ($2pq \cong 2p$). Digamos que $s_1 = 1$ antes do relaxamento da seleção. Após a administração da terapia efetiva, a seleção contra casos unilaterais se torna $s_U = 0{,}1$ (apenas 10% dos casos unilaterais morrem na infância; 90% sobrevivem para se reproduzir normalmente); a seleção contra casos bilaterais se torna $s_B = 0{,}2$ (80% sobrevivem para se reproduzir normalmente). Os subscritos U e B referem-se aos casos unilaterais e bilaterais respectivamente. Isto leva à seguinte estimativa global para s_2 (= seleção remanescente contra o alelo do retinoblastoma após relaxamento seletivo):

$$\begin{aligned} s_2 &= s_U \times 0{,}32 + s_B \times 0{,}68 \\ &= 0{,}1 \times 0{,}32 + 0{,}2 \times 0{,}68 \\ &= 0{,}168 \end{aligned}$$

O novo coeficiente de seleção após o relaxamento seletivo é 16,8% do coeficiente antes do relaxamento seletivo quando s é 1. A freqüência de heterozigotos na "enésima" geração, X_n, pode ser relacionada àquela na geração $(n + 1)$, X_{n+1}, pela fórmula aproximada:

$$x_{n+1} = X_n\,(1 - s_2) + 2\mu = X_n(1 - s_2) + X_0$$

A partir desta fórmula recorrente, uma fórmula geral para X_n pode ser derivada:

$$X_n = X_0\,[1 + (1 - s_2) + (1 - s_2)^2 + ... + (1 - s_2)^n]$$

Assim, o novo valor de equilíbrio para a freqüência do heterozigoto, X, é a soma de uma série geométrica com o termo inicial $X_0 = 2\mu$ e o fator $1 - s_2$:

$$\hat{X} = \frac{X_0}{1 - (1 - s_2)} = \frac{X_0}{s_2} = \frac{X_0}{0{,}16s} = 5{,}95 \times X_0$$

Esse resultado também pode ser obtido a partir da Equação 12.1. Ocorre que o retinoblastoma hereditário será cerca de seis vezes mais comum inúmeras gerações após a terapia médica bem-sucedida ter sido introduzida. A introdução de estimativas reais de populações existentes (ver Quadros 9.6 e 9.7), $X_0 = 2\mu = 1{,}2 \times 10^{-5}$:

$$\hat{X} = \frac{1{,}2 \times 10^{-5}}{0{,}16s} = 7{,}14 \times 10^{-5}$$

A partir deste valor, a freqüência global de *todos* os casos de retinoblastoma — incluindo aqueles não-herdados — pode ser estimada quando a fração de casos hereditários entre todos os casos de retinoblastoma na população antes do relaxamento seletivo for conhecida. A incidência geral de retinoblastoma é $\approx 4 \times 10^{-5}$; ocorre que $\approx 2{,}8 \times 10^{-5}$ são casos não-hereditários. A partir daí, uma estimativa da incidência no equilíbrio após o relaxamento seletivo pode ser derivada:

$$7{,}14 \times 10^{-5} + 2{,}8 \times 10^{-5} = 9{,}94 \times 10^{-5}$$

Isto significa que a incidência aumenta de $\approx$ 1 : 25.000 para $\approx$ 1 : 10.000, isto é, $\approx$ 150%. Ademais, enquanto $\approx$ 30% de todos os casos são hereditários antes do relaxamento seletivo, $\approx$ 72% são hereditários no novo estado de equilíbrio. Este equilíbrio é estabelecido de maneira relativamente rápida (Fig. 12.10): Após nove gerações, a incidência de retinoblastoma hereditário é mais de quatro vezes o valor antes do relaxamento seletivo (equilíbrio: $\hat{X} = 5{,}95X_0$). A Fig. 12.10 também fornece cálculos para duas considerações alternativas: $s_2 = 0{,}4$; e $s_2 = 0$, isto é, não há seleção. Neste último caso, a incidência aumenta de modo linear; não há equilíbrio. Esperamos que a previsão aqui apresentada não se torne verdade; a seleção artificial por aconselhamento genéti-

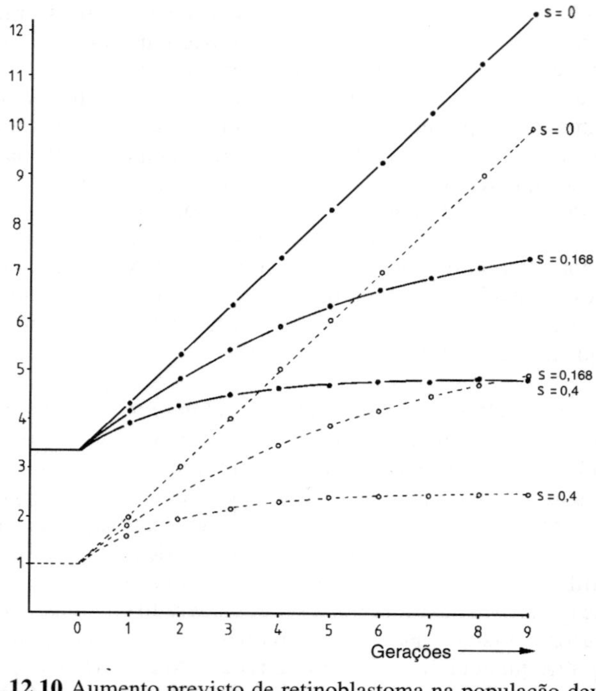

Fig. 12.10 Aumento previsto de retinoblastoma na população devido ao relaxamento da seleção. *Ordenada*: *1*, incidência de retinoblastoma hereditário (•—•; 2 × taxa de mutação); *2*, *3*, *4*, *5*... etc., incidência de todos os casos de retinoblastoma, hereditários e não-hereditários, em relação ao retinoblastoma hereditário (○---○). É considerado 100% de mortalidade antes do início de relaxamento da seleção. *Abscissa*: número de gerações. Três considerações com relação ao coeficiente de seleção *s*: nenhuma seleção (*s* = 0), seleção fraca (*s* = 0,168) e seleção forte (*s* = 0,4). (De Vogel 1979 [132])

co seguida do controle voluntário da natalidade por parte das pessoas que carregam o gene irá, parcialmente, substituir a seleção natural.

Seleção por Eliminação Completa de Homozigotos. Em muitas doenças autossômicas recessivas, os homozigotos freqüentemente não se reproduzem. Novamente, dois alelos, A, a, com freqüências gênicas p e q são considerados. Desta vez, entretanto, os homozigotos aa possuem uma desvantagem seletiva:

$s = 1; w_{22} = 0$

As freqüências dos zigotos são vistas no Quadro 12.8. Em geral, as freqüências gênicas em duas gerações sucessivas, n e $n + 1$, são relacionadas através de:

$$q_{n+1} = \frac{q_n}{1 + q_n} \qquad (12.2)$$

Esta fórmula reflete a relação recorrente entre somas parciais sucessivas (= soma dos primeiros termos n) de uma série harmônica.[1] Isso nos leva a uma fórmula geral para freqüência gênica q_n após n gerações:

$$q_n = \frac{q_0}{1 + nq_0} \qquad (12.3)$$

[1] Uma série harmônica é aquela cujas somas parciais sucessivas são as recíprocas daquelas de uma série aritmética:

$$u_0 = \frac{c}{b},\ u_1 = \frac{c}{b+k},\ u_2 = \frac{c}{b+2k} \text{ etc.}$$

Neste caso especial, $b = 1$, $c = k = u_0$.

A mudança da freqüência gênica por geração é:

$$\Delta q_n = \frac{q_n}{1 + q_n} - q_n = -\frac{q_n^2}{1 + q_n} \qquad (12.4)$$

Ocorre que, a partir da Equação 12.3, $q_n = q_0/2$, se $nq_0 = 1$. Portanto, a freqüência gênica é dividida em dois nas $n = 1/q_0$ gerações.

Uma importante aplicação prática é considerada: se todos os homozigotos da doença recessiva mais comum — fibrose cística — reprimirem a reprodução, como isto afetaria a freqüência gênica?

A freqüência gênica é $q_0 = 0{,}02$, o que corresponde a uma freqüência de homozigotos em uma população de cruzamentos aleatórios de $q_0^2 = 0{,}0004$. De 10.000 indivíduos, 4 são afetados.

Após $n = 1/0{,}02 = 50$ gerações, q_0 é reduzido de 0,02 para 0,01. Considerando-se um tempo de geração de 30 anos, esta divisão da freqüência gênica requer 1.500 anos. Com doenças mais raras, como a galactosemia, $q_0 = 0{,}005$, $q^2 = 1{:}40.000$; a divisão precisaria de 200 gerações, ou 6.000 anos.

Quadro 12.8 Seleção s = 1 contra homozigotos

	AA	Aa	aa	Freqüência gênica de a
Antes da seleção	p^2	$2pq$	q^2	q
Após a seleção	$\frac{p^2}{p^2 + 2pq}$	$\frac{2pq^2}{p^2 + 2pq}$	0	$\frac{q}{1+q}$

Daí, a tentativa de reduzir o número de genes recessivos por homozigotos reprimindo a reprodução é um processo extremamente ineficaz. Além do mais, novas mutações nem mesmo são consideradas neste cálculo.

Eliminação Parcial de Homozigotos. Em algumas doenças recessivas, os homozigotos não são completamente incapazes de reproduzir, porém existe adaptabilidade biológica significativamente reduzida. Digamos que sua reprodução seja reduzida por s $(1 > s > 0)$. As freqüências gênicas antes e depois da seleção podem ser retiradas do Quadro 12.9. Isto fornece a seguinte freqüência do alelo recessivo na geração seguinte:

$$q_1 = \frac{pq + q^2(1-s)}{1 - sq^2} = \frac{q(1 - sq)}{1 - sq^2} \qquad (12.5)$$

A fórmula para a relação entre as freqüências do alelo recessivo em duas gerações sucessivas é:

$$q_{n+1} = \frac{q_n(1 - sq_n)}{1 - sq_n^2}$$

Esta fórmula recorrente parece não ter solução. A mudança por geração é:

$$\Delta q_n = q_{n+1} - q_n = -\frac{sq_n^2(1 - q_n)}{1 - sq_n^2}$$

Δq_n depende dos valores tanto de q_n quanto de $p_n = 1 - q_n$. Ele é pequeno se um destes termos for pequeno. Por exemplo, os seguintes valores podem ser calculados para $s = 0{,}2$.

q:	0,99	0,50	0,01
Δq:	−0,00244	−0,0263	−0,0000198

Com um q muito pequeno, Δq aproximou $-sq^2$.

Um Pouco de Cálculo. Para se determinar a alteração em q a partir de um grande número de gerações, Δq pode ser substituído por:

$$\frac{dq}{dt} = -sq^2(1-q);\quad \frac{dq}{q^2(1-q)} = -sdt$$

Integrando-se ambos os lados das gerações n, obtemos:

$$\int_{q_0}^{q_m} \frac{dp}{q^2(1-q)} = -\int_0^n dt = -sn$$

$$sn = \left[\frac{1}{q} + \log_e \frac{1-q}{q}\right]_{q_0}^{q_n} = \frac{1}{q_n} - \frac{1}{q_0} + \log_e \frac{1-q_n}{q_n}$$

$$-\log_e \frac{1-q_0}{q_0} = \frac{q_0 - q_n}{q_0 q_n} + \log_e \frac{q_0(1-q_n)}{q_0(1-q_n)}$$

Cálculos para o número de gerações (n) necessários para produzir uma certa alteração em q ($s = 0{,}01$ contra os homozigotos) demonstram o seguinte:

Quadro 12.9 Eliminação parcial de homozigotos

	AA	Aa	aa	Total
Antes da seleção	p^2	$2pq$	q^2	1
Adaptabilidade	1	1	$1 - s$	
Após a seleção	p^2	$2pq$	$q^2(1 - s)$	$1 - sq^2$

Diminuição em q	*Gerações n*
0,9999-0,9990	230
0,9990-0,9900	232
0,9900-0,5000	559
0,5000-0,0200	5.189
0,0200-0,0100	5.070
0,0100-0,0010	90.231
0,0010-0,0001	900.230

A seleção artificial contra homozigotos de um gene recessivo autossômico precisaria, portanto, de um enorme período de tempo para ter um efeito mensurável. Enquanto isso, outros eventos podem ter ocorrido para perturbar muito mais a composição genética da população.

Seleção de Gametas. Conforme descrito, considera-se que a seleção atue no zigoto. Contudo, os gametas podem já ter sido afetados. Devido a sua composição genética, alguns gametas podem ter uma chance menor de fertilização do que outros.

Uma mutação de qualquer tipo, que afeta a probabilidade de fertilização, resulta em uma distorção da taxa de segregação para aquela mutação. Para condições humanas, geralmente supõe-se uma conformidade com as taxas de segregação mendelianas. Já que grandes amostras seriam necessárias para mostrar pequenos desvios a partir das proporções mendelianas, tal desvio na taxa de segregação poderia facilmente ser negligenciado. Entretanto, grandes desvios não são prováveis.

Para gametas contendo translocações balanceadas e não-balanceadas, a distorção de segregação está além de qualquer dúvida, embora o mecanismo exato permaneça sem elucidação (Seção 2.2.2). Se as contribuições relativas dos gametas A e a para a geração seguinte forem 1 e $(1 - s)$, e se suas freqüências forem p e q, sua contribuição para a geração seguinte será p e $q(1 - s)$, respectivamente. A partir daí, a mudança por geração é:

$$\Delta q = \frac{q(1-s)}{1-sq} - q = \frac{-sq(1-q)}{1-sp}$$

A seleção contra os gametas é quase formalmente idêntica à seleção contra homozigotos e heterozigotos intermediários (Quadro 12.10).

12.2.1.3 Seleção Levando a um Equilíbrio Genético

Conforme descrito, são discutidos apenas aqueles modelos de seleção que levam a um aumento na freqüência de um alelo à custa do outro. Um equilíbrio, e, portanto, um estado estável de freqüências gênicas após gerações, poderia ser alcançado somente através da introdução de uma força externa — uma mutação. Entretanto, existem modos de seleção que por si próprios levam a um equilíbrio. Um estado de equilíbrio sem alterações sistemáticas nas freqüências gênicas pode ser criado se a seleção favorecer os heterozigotos.

A Seleção a Favor de Heterozigotos com Desvantagem Seletiva de Ambos os Homozigotos. A base biológica deste modelo — heterose — é conhecida em genética experimental há bastante tempo. Esta base levou a discussões teóricas e a muitas aplicações práticas em cruzamentos de vegetais, principalmente milho [25, 32, 116, 117]. A heterose, ou vigor híbrido, significa a superioridade dos genótipos heterozigotos com relação a um ou mais caracteres, em comparação com os homozigotos correspondentes.

Vantagem do Heterozigoto: Conseqüências Formais. O Quadro 12.11 mostra os genótipos antes e depois da seleção (s_1, s_2: seleção contra os fenótipos AA e aa). Utilizando a relação $pq + q^2 = q$, obtemos a mudança de uma geração para a seguinte:

$$\Delta q = \frac{q - s_2q^2}{1 - s_1p^2 - s_2q^2} - q = \frac{pq(s_1p - s_2q)}{1 - s_1p^2 - s_2q^2}$$

A Fig. 12.11 mostra a relação para vários valores de q e Δq e para $s_1 = 0{,}15$, $s_2 = 0{,}35$; Dq pode ser positivo ou negativo, dependendo de s_1p ser maior ou menor do que s_2q. Se $s_1p = s_2q$, D$q = 0$. A solução para p ou q nos dá os seguintes valores de equilíbrio:

$$\hat{p} = \frac{s_2}{s_1+s_2}; \quad \hat{q} = \frac{s_1}{s_1+s_2} \tag{12.6}$$

Estes valores de equilíbrio dependem somente de s_1 e s_2; eles são independentes das freqüências gênicas no aparecimento da seleção. Além disso, o equilíbrio é estável; Δq é positivo se $q < \hat{q}$; ele é negativo se $q > \hat{q}$. Se perturbado por influências acidentais, o equilíbrio tende a se restabelecer.

Este paradigma para a vantagem heterozigota nos seres humanos é um mecanismo seletivo que causou a alta freqüência do gene da anemia falciforme em algumas populações humanas. Isto é descrito com maiores detalhes na Seção 12.2.1.6.

12.2.1.4 Seleção Levando a um Equilíbrio Instável

Seleção Contra Heterozigotos. Um equilíbrio estável pode ser estabelecido na população se a seleção favorecer os heterozigotos à custa dos homozigotos. Contudo, a seleção também pode favorecer os homozigotos à custa dos heterozigotos.

Digamos que 1, $1 - s$, 1 seja a adaptabilidade de AA, Aa e aa, respectivamente. A mudança nas freqüências gênicas é vista no Quadro 12.12.

Isto nos leva a:

$$q' = \frac{pq(1-s) + q^2}{1 - 2spq} = \frac{q - spq}{1 - 2spq} \quad \text{e}$$

$$\Delta q = \frac{spq(2q-1)}{1-2spq} \approx 2spq\left(q - \frac{1}{2}\right), \tag{12.7}$$

se s for pequeno. A Fig. 12.11 mostra Δq na dependência de q.

Quadro 12.10 Seleção $2s$ contra homozigotos e s contra heterozigotos

	AA	Aa	aa	Total
Antes da seleção	p^2	$2pq$	q^2	1
Adaptabilidade	1	$1 - s$	$1 - 2s$	
Após a seleção	p^2	$2pq(1 - s)$	$q^2(1 - 2s)$	$1 - 2sq$

Quadro 12.11 Seleção a favor dos heterozigotos

	AA	Aa	aa	Total
Antes da seleção	p^2	$2pq$	q^2	1
Adaptabilidade	$1 - s_1$	1	$1 - s_2$	
Após a seleção	$p^2(1 - s_1)$	$2pq$	$q^2(1 - s_2)$	$1 - s_1p^2 - s_2q^2$

Quadro 12.12 Seleção contra heterozigotos

	AA	Aa	aa	Total
Antes da seleção	p^2	$2pq$	q^2	1
Adaptabilidade	1	$1 - s$	1	
Após a seleção	p^2	$2pq(1 - s)$	q^2	$1 - 2spq$

Se $q = \frac{1}{2}$, $\Delta q = 0$. Isto significa que existe um equilíbrio genético, mas que este equilíbrio é instável. Se q se torna maior do que $\frac{1}{2}$, Δq será positivo. A freqüência gênica tende a ir em direção ao 1. Se q é desviado abaixo de $\frac{1}{2}$, por outro lado, Δq se torna negativo: q tende a ir em direção ao 0. Um equilíbrio instável somente não pode manter um polimorfismo na população; mesmo no caso artificial de duas populações homozigotas para dois diferentes alelos misturados em proporções iguais, pequenos desvios nas freqüências gênicas por flutuação ao acaso destruiriam logo o estado de equilíbrio, fazendo com que a freqüência gênica se movesse tanto em direção ao 1 quanto ao 0.

Ainda assim, tal evento improvável parece ter acontecido. Nos seres humanos, são conhecidas duas situações em que o único fator de seleção que pode ser analisado até agora é a seleção contra heterozigotos. Em uma destas situações, o sistema rhesus (111.700), as freqüências alélicas estão em conformidade com nossa definição de polimorfismo. Nas inversões pericêntricas, os heterozigotos também foram encontrados em freqüências polimórficas, e homozigotos foram observados ocasionalmente.

Inversões Pericêntricas. Em um heterozigoto para uma inversão pericêntrica, o pareamento dos cromossomos homólogos durante a meiose pode não ocorrer apropriadamente. Os gametas desequilibrados que resultam tanto podem ser eliminados antes da fertilização quanto podem formar zigotos letais. Por outro lado, não é esperada nenhuma perturbação nos homozigotos; aqui, o pareamento de homólogos ocorre apropriadamente. Uma alta incidência de perda reprodutora foi, de fato, observada na prole resultante dos casos que possuíam algumas inversões pericêntricas [65]; ainda faltam estudos adequados da genética populacional. Eles são particularmente necessários, uma vez que as inversões pericêntricas desempenharam uma função principal na evolução humana, aparentemente fornecendo um mecanismo poderoso para o isolamento da reprodução. As inversões pericêntricas não afetam o estado de saúde de seus portadores heterozigotos, mas dificultam sua capacidade reprodutora. Este é um exemplo clássico — e possivelmente o melhor — de fertilidade influenciando a adaptabilidade, sem qualquer componente viável. Esta pode ser a razão para seu significado na evolução, especialmente na formação da espécie (Seção 14.2.1).

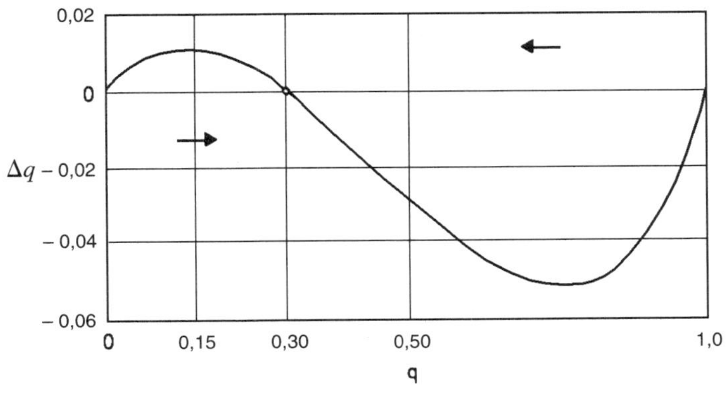

Fig. 12.11 A mudança na freqüência gênica Δq para vários valores de q, e para desvantagens seletivas arbitrárias. $s_1 = 0{,}15$ e $s_2 = 0{,}35$. s_1 e s_2 denotam as desvantagens seletivas dos dois homozigotos em comparação com o heterozigoto. (Li 1995 [100]). Consideremos um par de alelos a_1, a_2; a freqüência gênica de a_1 pode ser p e a de a_2, q. Se $q = 0{,}1$, este valor tende a aumentar nas gerações futuras (Δq tem um valor positivo). Se $q = 0{,}4$, entretanto, este valor diminui (Δq é negativo). Se $q = 0{,}3$, não há aumento nem diminuição ($\Delta q = 0$; ponto de equilíbrio).

Seleção Contra Heterozigotos de Rh. O equilíbrio estável na seleção contra heterozigotos foi primeiramente descoberto por Haldane (1942) [50] para o caso especial de incompatibilidade sorológica mãe-filho no fator Rh. Esta situação é ligeiramente mais complicada do que aquela considerada para as inversões pericêntricas. O perigo da eritroblastose e, portanto, da seleção contra crianças heterozigotas, ocorre se uma mãe Rh negativo espera uma criança Rh positivo. Os loci Rh possuem uma estrutura complexa com dois genes intimamente ligados (Seção 5.2.4). Para entender o princípio de seleção, entretanto, precisamos apenas considerar os genes D (positivo) e d (negativo); isto reduz o problema a um sistema dialélico simples. As crianças com eritroblastose ocorrem em reproduções dd ♀ × DD ♂ ou dd ♀ × Dd ♂. O Quadro 12.13 lista os tipos genitores; as crianças sob perigo, contra as quais ocorre a seleção, estão indicadas pelo destaque. A combinação de todos os tipos reprodutores leva à fórmula para a mudança na freqüência de D:

$$\Delta q = \frac{p - \frac{1}{2}q^2(s_1p^2 - s_2pq)}{1 - q^2(s_1p^2 + s_2pq)} - p = \frac{p(p - \frac{1}{2})q^2(s_1p - s_2q)}{1 - pq^2(s_1p + s_2q)}. \quad (12.8)$$

Aqui, s_1 é igual à seleção contra crianças com mães dd e pais DD; s_2 é igual à seleção contra crianças heterozigotas de mães dd e pais Dd. Como o risco de imunização aumenta com o número de crianças Dd, ele é menor quando o pai é Dd, pois na média apenas a segunda criança irá acarretar a imunização materna, ao passo que *toda* criança de um pai DD é heterozigota e pode imunizar sua mãe; daí $s_2 < s_1$.

Pode-se facilmente demonstrar que $\Delta p = p' - p = 0$ se e somente se $p = 1/2$. Isto significa que a Equação (12.8) possui o mesmo ponto de equilíbrio que a Equação (12.7). Novamente o equilíbrio é instável.

Nas populações ocidentais européias atuais, d possui uma freqüência gênica $q = 0{,}35$. Ocorre que sua freqüência irá diminuir, a menos que outros mecanismos de seleção contrabalancem esta tendência. O quão rapidamente ocorrerá esta diminuição? A Fig. 12.11 mostra Δp para várias gerações com duas considerações nas freqüências gênicas iniciais p para D e q para d, e

Quadro 12.13 Tipos de conjugação e classes de prole contra as quais ocorre seleção devido à incompatibilidade de Rh (*áreas assinaladas*)

Pais → ↓Mães	DD p^2	Dd $2pq$	dd q^2
DD p^2	p^4 DD	p^3q DD p^3q Dd	p^2q^2 Dd
Dd $2pq$	p^3q DD p^3q Dd	p^2q^2 DD $2p^2q^2$ Dd p^2q^2 dd	pq^3 Dd pq^3 dd
dd q^2	[p^2q^2 Dd]	[pq^3 Dd] pq^3 dd	q^4 dd

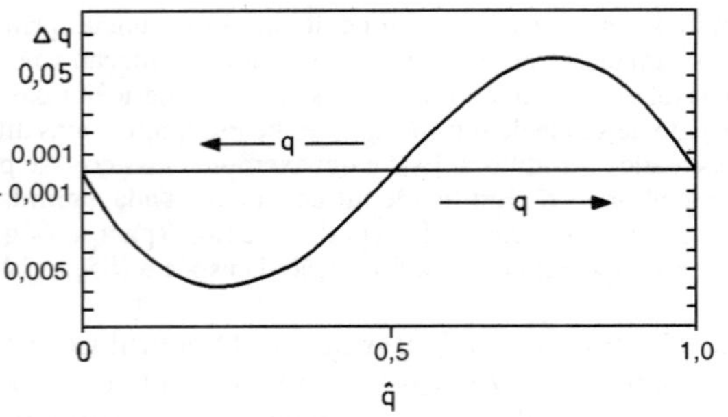

Fig. 12.12 Mudança na freqüência gênica Δq. Seleção $s = 0{,}50$ contra os heterozigotos. Δq é negativo se $q < \hat{q}$ e positivo se $q > \hat{q}$. (De Li 1955 [77])

coeficientes de seleção s_1 e s_2 na faixa verdadeiramente observada nos seres humanos. O número de crianças afetadas variou com o número médio de gravidezes antes da introdução da terapia profilática com anti-soro anti-D nas mulheres sob risco. A eritroblastose em cerca de 5% de todas as crianças Dd de mães dd é uma estimativa razoável. Anteriormente, quando as mulheres ficavam grávidas com maior freqüência, este quadro deve ter sido um pouco maior.

A Fig. 12.13 mostra que as mudanças nas freqüências gênicas sob estas condições ocorrem muito devagar. A razão para tal é que nem todos os heterozigotos são suscetíveis à seleção (Quadro 12.13). Isto pode explicar ainda por que existe o polimorfismo de Rh. Outros modos de seleção ainda desconhecidos, mesmo que bastante pequenos, podem ter atrapalhado a seleção contra heterozigotos. A reprodução aleatória pode não ter ocorrido num tempo suficiente para que a seleção contra heterozigotos pudesse ocorrer, já que o tempo, quando as flutuações ao acaso em populações humanas que consistem em subgrupos pequenos e relativamente isolados, criou enormes diferenças nas freqüências gênicas entre os grupos (Seção 13.3.1). A explicação completa da genética populacional do polimorfismo Rh permanece um enigma devido à alta freqüência dos alelos do sistema Rh D ou d em tantas populações. É concebível que outras funções ainda não compreendidas deste sistema foram envolvidas na seleção.

Sistema Sangüíneo ABO. A incompatibilidade sorológica entre mãe e filho também ocorre no sistema do grupo sangüíneo ABO. Em média, a eritroblastose é mais branda do que com a incompatibilidade Rh. Contudo, a incompatibilidade ABO também pode levar a um aumento no número de abortamentos espontâneos, embora a evidência seja controversa [131]. A seleção parece ocorrer principalmente contra crianças AO e BO de mães O. As equações decorrentes podem ser derivadas da mesma maneira que foi mostrado anteriormente para o caso de dois alelos do sistema Rh — com a diferença de que a seleção é idêntica contra crianças heterozigotas de ambos os pais homozigotos ou heterozigotos, ao passo que, ao contrário da imunização Rh, a primeira criança incompatível já pode ter sido prejudicada [109]. A seguinte fórmula descreve a mudança na freqüência gênica para o alelo A:

$$\Delta p = \frac{p - \frac{s}{2}pr^2}{1 - sr^2(1 - r)} - p = \frac{spr^2(\frac{1}{2} - r)}{1 - sr^2(1 - r)} \qquad (12.9)$$

Uma fórmula análoga pode ser derivada para Δq, a mudança na freqüência para o alelo B. A fórmula para Δr, a mudança na freqüência para o alelo 0, é um pouco diferente:

$$\Delta r = \frac{r - \frac{s}{2}r^2(1 - r)}{1 - sr^2(1 - r)} - r = \frac{sr^2(1 - r)(r - \frac{1}{2})}{1 - sr^2(1 - r)} \qquad (12.10)$$

Se $r = 0{,}5$, $\Delta p = \Delta q = \Delta r = 0$, independentemente da relação entre p e q. Este equilíbrio é instável com relação a r e neutro com relação a p e q. A Fig. 12.14 mostra a velocidade com a qual r se aproxima de 1, e p e q se aproximam de 0. Nenhum outro mecanismo de seleção está sendo estudado, e freqüências gênicas iniciais correspondendo àquelas encontradas na Europa ocidental são admitidas (A: $p = 0{,}3$; B: $q = 0{,}1$; 0: $r = 0{,}6$). Os coeficientes de seleção são aqueles sugeridos por evidência empírica. As mudanças nas freqüências gênicas são muito mais rápidas do que aquelas encontradas no caso Rh (Fig. 12.14).

12.2.1.5 Outros Modos de Seleção

Seleção Dependente de Freqüência [21, 63]. A discussão anterior trata de valores da seleção como constantes. Entretanto, estes valores podem ser funções das freqüências do genótipo bem

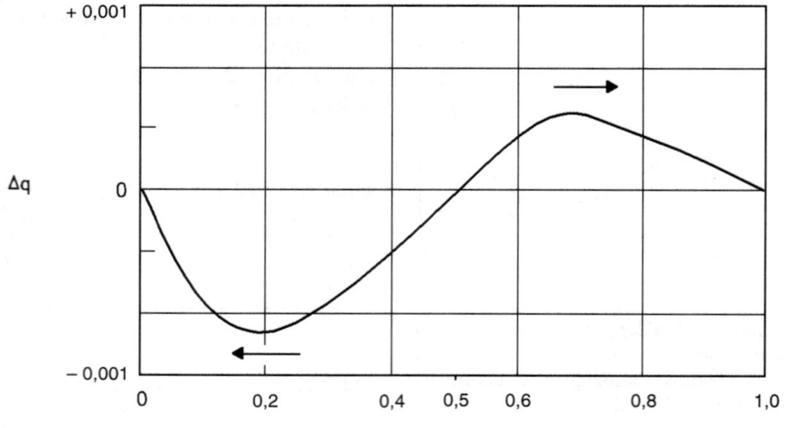

Fig. 12.13 Equilíbrio instável em $p = q = 0{,}5$ no caso especial de incompatibilidade mãe-filho (fator Rhesus). Seleção $s_1 = 0{,}05$ para crianças heterozigotas de pais homozigotos DD e seleção $s_2 = 1/2s_1$, para crianças heterozigotas de pais heterozigotos Dd.

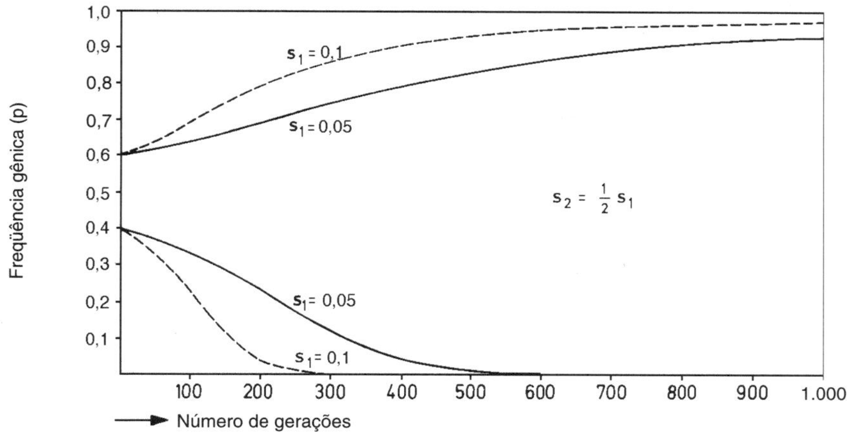

Fig. 12.14 Mudança nas freqüências gênicas de um alelo (p) sob seleção devido a incompatibilidade mãe-filho. p diminui, se $p < 0{,}5$ no aparecimento da seleção; aumenta, se $p > 0{,}5$ no início da seleção. (Vogel e Helmbold 1972 [135])

como da densidade populacional. Este tipo de seleção é conhecido como seleção dependente da freqüência ou da densidade. Mais especificamente, a correlação entre o valor seletivo de um genótipo e sua freqüência pode ser negativa, e um genótipo se torna mais vantajoso quando sua freqüência declina. Tais casos foram observados na natureza quando a seleção contra uma espécie é influenciada por predadores que podem ser enganados se alguns indivíduos desta espécie mudam seus fenótipos. Nos seres humanos, um caso pode ser a interação de componentes genéticos do sistema imune, como tipos MHC com agentes infecciosos.

Vejamos o seguinte modelo de seleção dependente da freqüência em um gene dominante:

Fenótipo	*Freqüência*	*Adaptabilidade*
A	$1 - q^2$	$w_1 = 1 + s_1(1 - q^2)$
a	q^2	$w_2 = 1 + s_2 q^2$

Então temos:

$$\Delta q = q' - q = \frac{pqw_1 + q^2 w_2}{\bar{w}} - q = \frac{pq^2(w_2 - w_1)}{\bar{w}}$$

$$\bar{w} = (1 - q^2)w_1 + q^2 w_2 = 1 + s_1(1 - q^2)^2 + s_2 q^4$$

Portanto, a condição de equilíbrio é:

$$w_1 = w_2$$

ou

$$q^2(s_1 + s_2) - s_1 = 0$$

Esta equação é solucionável para a freqüência gênica, q, se e somente se os coeficientes de seleção s_1 e s_2 forem ambos positivos ou ambos negativos. A solução é:

$$\hat{q} = \sqrt{\frac{s_1}{s_1 + s_2}}$$

Para o estado de equilíbrio, o valor de adaptabilidade é:

$$\hat{w}_1 = \hat{w}_2 = \hat{\bar{w}} = 1 + \frac{s_1 s_2}{s_1 + s_2}$$

Pode-se mostrar que o equilíbrio é estável se s_1 e s_2 forem ambos negativos (e não menores do que -1). Isto significa que um equilíbrio estável existe quando A possui uma vantagem se for raro, como no mimetismo batesiano (Seção 5.2.6).

No equilíbrio, todos os genótipos possuem a mesma adaptabilidade. Se não existir dominância e a adaptabilidade de todos os três genótipos for diferente, o cálculo se torna mais complicado [63]. Contudo, pode-se mostrar que neste caso a seleção dependente da freqüência também pode resultar em polimorfismos estáveis quando não há vantagem heterozigota. Os polimorfismos também podem ser mantidos por tal mecanismo, a despeito da desvantagem seletiva dos heterozigotos. Além disso, em uma situação particular, pode haver mais de um estado de equilíbrio. Nos seres humanos, a seleção dependente da freqüência é um mecanismo plausível para a adaptação mútua de um parasita ao hospedeiro humano e vice-versa. O parasita — por exemplo, uma bactéria ou vírus — pode se adaptar à variedade bioquímica ou imunológica mais comum do hospedeiro, e raras variedades podem ganhar uma vantagem seletiva. O parasita imita os antígenos de seu hospedeiro, tanto adquirindo a capacidade genética de produzir seus antígenos quanto orientando a utilização dos materiais das membranas do hospedeiro para a síntese de sua própria membrana. Em ambos os casos, o mecanismo de defesa imune do hospedeiro é derrotado e o parasita é mais bem-sucedido do que se não possuísse antígeno em comum com o hospedeiro. A seleção depende da freqüência com que o vírus se adapta, principalmente ao genótipo mais freqüente; os mais raros possuem uma vantagem. Os exemplos são fornecidos a seguir.

Um mecanismo pelo qual o hospedeiro pode se defender contra esta "estratégia" do parasita é criar um sistema altamente polimórfico, com muitos padrões antigênicos diferentes em sua superfície celular. Isto impede que o parasita ganhe vantagem seletiva ao se adaptar a um padrão específico. Tal sistema altamente polimórfico foi desenvolvido para o MHC, que compreende os loci HLA juntamente com alguns outros loci gênicos envolvidos na resposta imune (Seção 5.2.5).

Seleção Dependente de Freqüência em Combinação com Desequilíbrio de Ligação. A segunda característica significativa do complexo MHC — a despeito do alto grau de polimorfismo — é a distribuição não-aleatória de combinações alélicas para a formação de loci que formam este complexo, especialmente os loci

HLA. Este *desequilíbrio de ligação* está descrito nas Seções 5.2.4 e 5.2.5. Não apenas um alelo em um locus, mas uma certa combinação de alelos em vários loci de um complexo gênico, confere uma vantagem seletiva a seus portadores. Tais grupos de loci intimamente ligados, com funções relacionadas, podem ter sido criados durante a evolução quando certas combinações de genes possuíam uma vantagem seletiva. Esta vantagem é geralmente destruída na geração seguinte através da recombinação livre dos loci gênicos envolvidos; ela é mantida se esses loci estiverem intimamente ligados. Portanto, espera-se que a seleção favoreça rearranjos cromossômicos que levam à ligação íntima entre tais loci. Esta não é a única causa possível de desequilíbrio de ligação. Pode ocorrer também — e possivelmente existe com mais freqüência — como resultado de uma mutação em um certo cromossomo que carrega uma combinação individual de variantes na estrutura do DNA fora dos genes transcritos. (Os genes PHA e CFTR foram discutidos anteriormente como exemplos.) Porém, este mecanismo aqui discutido — vantagem de um certo grupo de alelos de vários genes — pode ocorrer muito mais freqüentemente do que é considerado por muitos cientistas, e sua análise pode abrir novos caminhos para um entendimento da interação e da cooperação dos genes e da evolução humana.

Seleção Dependente da Densidade [21]. A seleção pode variar não somente com as freqüências relativas dos genótipos dentro de uma população como também com o tamanho/habitat absoluto da população, isto é, a densidade populacional. Foi demonstrado que a seleção dependente da densidade permite a manutenção de um polimorfismo equilibrado sob uma ampla faixa de condições. Sob certas circunstâncias, uma população polimórfica pode suportar um grande número de indivíduos mais do que uma monomórfica. Mais importante ainda, as alterações na densidade populacional podem trazer *revoluções genéticas* que imitam os efeitos de um desvio genético aleatório (Seção 13.3). As mudanças na densidade populacional têm sido importantes na evolução humana, por exemplo, quando técnicas de agricultura foram aprendidas durante a era neolítica. É portanto plausível considerar que a seleção dependente da densidade tenha desempenhado importante papel na evolução humana.

Seleção Grupal. Nos últimos anos, outro tipo de seleção tem sido discutido enormemente por teóricos evolucionistas — a seleção grupal. Os animais geralmente interagem entre si e com o meio ambiente em grupos sociais — famílias, hordas, gangues. Dentro de tais grupos, os comportamentos freqüentemente observados parecem contradizer a expectativa de que cada indivíduo compete com todos os outros membros de uma espécie para a sobrevivência e a reprodução, uma expectativa que está implícita nos primeiros modelos de seleção. O significado biológico, por exemplo, de um comportamento *altruísta* — às vezes até às expensas de uma vida individual — é intuitivamente óbvio quando observamos uma mãe defendendo sua prole contra um predador. Às vezes, entretanto, são observados comportamentos nos quais a base biológica está menos evidente; por exemplo, quando um leão macho domina um harém e mata a prole jovem de seu predecessor. A interpretação teórica de tais comportamentos sociais, altruístas ou não, tem sido um enigma para os teóricos evolucionistas desde o avanço de Darwin até 1964, quando Hamilton desenvolveu a teoria da seleção grupal [52]. A teoria completa é complicada e discutida aqui apenas superficialmente. A idéia básica, contudo, é simples e óbvia: um indivíduo luta pela sobrevivência e transmissão de seus *genes*. Freqüentemente, o interesse de meus genes coincide com meu interesse como indivíduo, mas se eu tiver, por exemplo, dois filhos, o sacrifício da minha vida para a sobrevivência deles é equivalente a salvar minha própria vida à custa deles, já que cada um carrega metade dos meus genes. Se eu tiver três ou mais filhos, tal comportamento altruísta é até maior, salvando *mais* de meus genes do que se eu tivesse que sobreviver por mim mesmo. Esse mesmo pensamento se aplica para irmãos e também para parentes mais remotos, como avós, tios e sobrinhos, e outros. O leão, por outro lado, provavelmente irá possuir o harém somente por um tempo limitado e em geral curto. Durante este tempo, ele está "interessado" em reproduzir tão amplamente quanto possível. As leoas que ainda estão criando filhotes de um pai diferente não ovulam e não podem ficar prenhes. Portanto, é do interesse dos genes do leão matar estes filhotes.

Um importante e crescente ramo da ciência — a sociobiologia (Seção 14.2.4) — utiliza os conceitos teóricos de Hamilton e seus sucessores. As conseqüências tornaram-se populares em discussões do "gene egoísta" e levaram a uma discussão acirrada entre biólogos e cientistas sociais e filósofos. O entendimento disto requer algum conhecimento dos antecedentes conceituais. Sua derivação matemática, que não é simples, não pode ser demonstrada aqui. (Para um tratamento relativamente simples ver [20].) O seguinte resultado é importante: para a vantagem seletiva do comportamento altruísta, o aumento da chance de sobrevivência pelos genes de um indivíduo que pratica este comportamento é decisivo. Isto depende das posições relativas de "doador" e "receptor" em um heredograma; quanto maior seu "coeficiente de relação" (Hamilton), maior o ganho do comportamento altruísta. Este coeficiente é idêntico à proporção de genes que dois indivíduos têm em comum por descendência: na falta de consangüinidade adicional, tal comportamento não leva à perda dos meus genes se eu sacrificar minha vida por pelo menos dois filhos ou irmãos, ou quatro meios-irmãos, ou oito primos de primeiro grau. Se o doador não sacrifica necessariamente sua vida, mas incorre em um risco aumentado por fazê-lo, este risco precisa ser pesado contra as chances aumentadas para os parentes. Por exemplo, em um risco de 20% de ser morto em uma determinada situação para proteger irmãos, de 100 indivíduos somente 80 iriam sobreviver. Se seu sacrifício leva à sobrevivência de 200 irmãos em vez de 160, isto é, 40 mais, o mesmo número de genes "doadores" é transmitido à geração seguinte. Com pais e filhos a situação pode ser ligeiramente mais complicada devido à diferença de idade.

Seleção para Características Multifatoriais de Distribuição Contínua. A discussão seguinte examina a seleção somente para genes únicos. Contudo, muitos traços normais e anormais e doenças mostram uma distribuição contínua na população e são determinados por um número inespecífico de genes diferentes. Em princípio, as leis da teoria de seleção se aplicam para estes caracteres. Contudo, como a análise genética ainda não penetrou no nível fenotípico mendeliano (Seção 6.1), os métodos biométricos precisam ser utilizados [37, 39, 77]. Estes métodos ganharam importância para a reprodução animal e para o cruzamento vegetal. Estes problemas compreendem o seguinte:

a) Obviamente a mudança em uma característica quantitativa em uma população sob a influência da seleção natural é proporcional à herdabilidade (para o conceito de herdabilidade, ver Seção 6.1.1.4).
b) A resposta do caracter para a seleção depende da força da seleção (Fig. 12.15 a, b).
c) Ela também depende do grau de variabilidade genética na população (Fig. 12.16). Na ausência de variabilidade genética, a seleção é ineficaz.

A Fig. 12.17 mostra o efeito da seleção artificial sobre as gerações. A média desvia-se em direção da orientação da seleção, porém a variabilidade genética diminui de geração a geração, até que a seleção cessa em ser eficaz.

As mutações que causam desvios suaves, quase indistinguíveis, em sistemas multifatoriais foram presumivelmente de grande importância na evolução. Sob a influência da seleção, estas mutações levaram a um desvio lento e gradual nas características quantitativas.

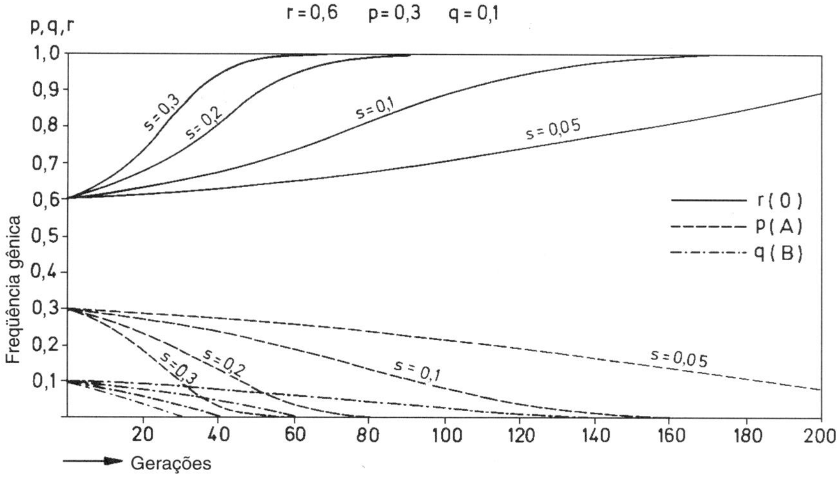

Fig. 12.15 Mudança nas freqüências gênicas no sistema do grupo sangüíneo ABO devido a seleção *s* contra crianças AO e BO filhas de mães O. *p*, freqüência gênica de A; *q*, freqüência gênica de B; *r*, freqüência gênica de O; *r* tende a 1; *p*, *q* tendem a 0. (Vogel e Helmbold 1972 [135])

Uma propriedade genética que mostra tal distribuição contínua, e é, portanto, considerada por muitos como devida à interação de muitos genes, é a suscetibilidade a doenças "multifatoriais", como malformações congênitas, doenças comuns e distúrbios mentais. A alteração das condições seletivas — por exemplo, através do tratamento bem-sucedido da doença cardíaca congênita ou da esquizofrenia — poderia levar a uma mudança na curva de distribuição da suscetibilidade à doença e, portanto, a uma alta incidência destas condições. É, contudo, difícil de calcular a extensão da mudança. Não sabemos suficientemente bem se ou em quais casos o modelo genético multifatorial descreve adequadamente a realidade (Cap. 6). Com a identificação de genes específicos responsáveis por aspectos como suscetibilidades genéticas, a análise da genética populacional também se tornará mais fácil, e previsões mais confiáveis serão possíveis.

12.2.1.6 Seleção Devida a Doenças Infecciosas [91, 131]

As seções anteriores descrevem os modelos de seleção matemática mais importantes e indicam algumas aplicações práticas às situações em populações humanas. Como mencionado, provavelmente a fonte mais importante de seleção natural tem sido a seleção devida a diferenças genéticas na suscetibilidade aos agentes infecciosos.

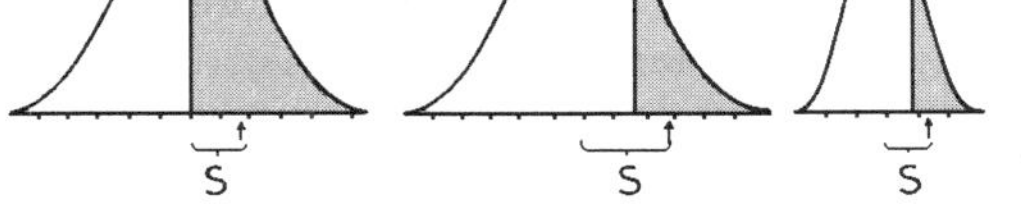

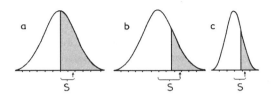

Fig. 12.16 a-c Seleção em caracteres multifatoriais continuamente distribuídos. **a.** Seleção por eliminação de 50% da população (aqueles abaixo da média da população, mostrado em branco) a partir da reprodução. Na geração F_1, a média é desviada por *s*. Pode-se mostrar que esse desvio precisa ser 0,8 × o desvio-padrão (DP). **b.** Seleção por eliminação de 80% da população a partir da reprodução. Isto leva a um desvio de 1,4 × DP da média da população nas gerações seguintes. **c.** Uma população com baixa variabilidade genética. Se 80% da população são eliminados a partir da reprodução, como em **b**, o desvio da média relativo ao desvio-padrão é o mesmo, mas absolutamente é muito menor (neste caso ½). (Falconer 1960 [37])

Seleção Devido a Doenças Infecciosas em Populações Históricas. A seleção natural é especialmente eficaz quando atua através da mortalidade diferencial antes da idade de reprodução, isto é, durante a infância e a adolescência. As primeiras estatísticas confiáveis sobre mortalidade infantil tornaram-se disponíveis para a Europa no século XVIII [125]. A taxa de sobrevivência na Prússia até os 20 anos é mostrada na Fig. 12.18. Mais da metade da população morreu antes de alcançar os 20 anos de idade e cerca de ¼ morreu no primeiro ano de vida. Quais foram as causas destas mortes precoces? As estatísticas respondem a esta pergunta apenas parcialmente, já que nem todos os diagnósticos relatados naquele tempo podem ser identificados como doenças conhecidas na atualidade. Entretanto, os dados deixam poucas dúvidas de que a maioria das crianças morreu de doenças virais e microbianas, como infecções intestinais, varíola, tuberculose e sarampo. Portanto, doenças infecciosas são *a priori* bons candidatos para possíveis agentes seletivos. Infecções endêmicas que afetam cada geração seriam agentes seletivos mais efetivos do que doenças epidêmicas que ocorrem apenas de forma episódica, como as pestes.

Histórias de Algumas Doenças Infecciosas. Quais as doenças infecciosas que podem ter influenciado as freqüências gênicas de populações completas no passado? Aparecem quatro grupos:

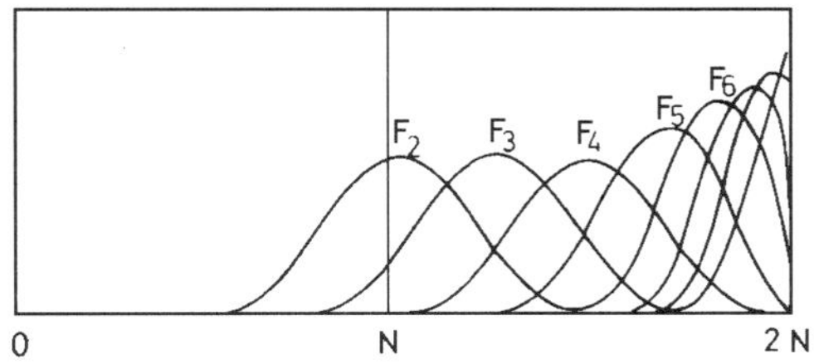

Fig. 12.17 Efeito da seleção sobre muitas gerações em um caracter continuamente distribuído com herança multifatorial. Com um desvio na média, a variabilidade gradativamente diminui. O mesmo é verdadeiro para o efeito da seleção em uma geração. Por fim, a população se torna geneticamente homogênea e a seleção não é mais possível. (De Falconer 1960 [37])

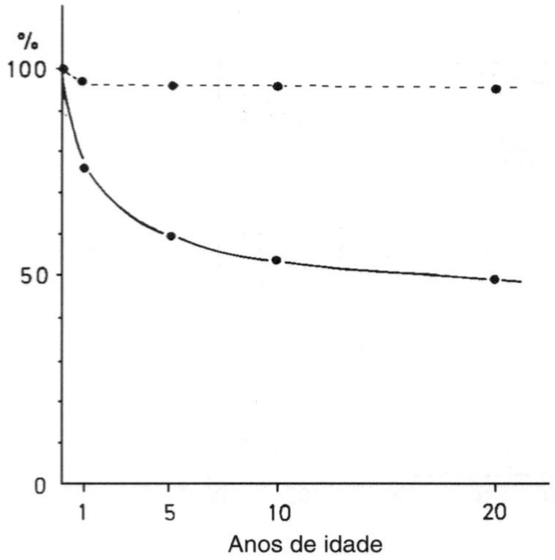

Fig. 12.18 Taxa de sobrevida de recém-nascidos até a idade de 20 anos na Prússia (Europa central), no meio do século XVIII. (Baseado em dados de Süssmilch 1786 [125].) *Linha pontilhada*, taxa de sobrevida para Berlim (1955), como comparação.

1. Infecções agudas que invadiram repetidamente países inteiros, exterminando grande parte das populações. Os exemplos incluem peste, cólera e varíola.
2. Infecções crônicas, como tuberculose, lepra e sífilis.
3. O grupo heterogêneo das infecções intestinais que ocorreram em todos os grupos etários, mas foram fatais principalmente na lactância e infância.
4. Doenças tropicais, como a malária.

A informação disponível na história destas infecções é fragmentada e geralmente enganosa, já que não existem evidências bacteriológicas para as epidemias históricas, além de as descrições amiúde não permitirem um diagnóstico. Algumas conclusões, contudo, parecem ser justificadas [59]:

a) As evidências da peste remontam ao final do século II ou início do século III a.C. Existem boas descrições oriundas da Alexandria e Líbia por volta do nascimento de Cristo. Durante a Idade Média, várias pestes disseminaram-se pela Europa, matando uma grande proporção da população. Em épocas mais recentes, as epidemias vinham do Oriente Próximo (Turquia) e do sul e sudeste da Ásia. Os centros de varíola eram a África e Ásia, especialmente Índia e China. Nos dois países, a varíola era conhecida há milhares de anos; a Índia possui até uma deusa da varíola, Sitala.
b) Antigamente a tuberculose era endêmica em grande parte do Velho Mundo, tendo sido introduzida em qualquer lugar por onde passassem os homens brancos. A lepra exige certas condições de vida para se tornar endêmica. Esta doença era freqüente na Europa durante a Idade Média, mas desapareceu com a melhoria das condições de vida por volta do século XVIII. Atualmente, muitos milhões ainda são afetados, principalmente na Índia, no sudeste asiático, na África e na América do Sul. A sífilis, de acordo com uma hipótese, foi uma doença oriunda do Novo Mundo — Américas Central e do Sul — e foi introduzida na Europa imediatamente depois da descoberta da América. A sífilis, seguindo o curso das epidemias no final dos séculos XV e XVI, tornou-se uma doença endêmica [12]. Esta hipótese está longe de ser aceita universalmente, embora seja razoavelmente de acordo com muitos fatos históricos. As hipóteses históricas deste tipo são difíceis de serem refutadas, mas são ainda mais difíceis de serem confirmadas.
c) Sabe-se que a mortalidade infantil devida a infecções intestinais que levam à diarréia do lactente era bastante elevada na Europa, mesmo até os anos de 1900, e em grandes partes da Ásia, África e América do Sul até épocas mais recentes. É razoável considerar que tal mortalidade infantil elevada sempre esteve presente na história da humanidade. Além dessa afirmativa, é impossível a formulação de hipóteses mais específicas.
d) Para os países tropicais, estatísticas de mortalidade como aquelas apresentadas anteriormente para a Prússia (Fig. 12.18) tornaram-se disponíveis apenas recentemente; contudo, existe ampla evidência de que mesmo depois da Segunda Guerra Mundial muitos desses países ainda possuíam uma taxa de mortalidade infantil bastante elevada. Esta mortalidade era causada por inúmeras condições; prevaleciam as doenças infecciosas, como a malária e as infecções intestinais. Se houvesse suscetibilidades condicionadas geneticamente a essas infecções, tais indivíduos suscetíveis morreriam mais freqüentemente, ao passo que outros que desfrutam de um nível genético de resistência mais elevado teriam uma chance melhor de sobreviver e de transmitir seus genes a seus filhos. Portanto, a composição genética das populações humanas atuais teria sido fortemente influenciada por tais diferenças na resistência às infecções. As décadas recentes têm presenciado bastante progresso na análise dos mecanismos para tais resistências e nos estudos da composição genética das populações humanas. A seguir dois exemplos principais são analisados:

1. A seleção devida à malária em relação à freqüência de genes da hemoglobina nas populações dos países tropicais.
2. A seleção em relação aos grupos sangüíneos ABO.

Isto leva a uma comparação de estratégias de "ataque" e de "defesa" entre o hospedeiro e o agente infeccioso.

A Distribuição do Gene da Anemia Falciforme e de Outros Genes de Hemoglobinas Anormais na População Mundial. O paradigma principal para a heterose nos seres humanos é o mecanismo seletivo que causa a alta freqüência do gene da anemia falciforme em algumas populações humanas. A base molecular, a determinação genética e a relação genótipo-fenótipo da hemoglobina falciforme é descrita na Seção 7.3.

A hemoglobina falciforme (HbS) é produzida por uma única substituição do nucleotídeo do gene da β-hemoglobina. Os homozigotos afetados sofrem de anemia hemolítica e ataques episódicos de dores articulares e abdominais, enquanto os heterozigotos são clinicamente saudáveis sob condições normais.

A distribuição bastante desigual do gene da célula falciforme nas populações do mundo é a característica mais impressionante. A partir do ponto de vista da genética das populações, tal padrão não é, contudo, confinado a este gene; várias outras variantes da hemoglobina, como C, D, E e as talassemias demonstram uma distribuição desigual semelhante e também são polimórficas. Dentro de um amplo cinturão periequatorial que vai do Zaire à Tanzânia, as freqüências para heterozigotos de HbS variam de 15% até uma freqüência tão elevada quanto 40%. A freqüência diminui ligeiramente em direção à parte oeste da África. No norte e sul da África ela é muito menor; em ambas estas áreas a HbS é encontrada apenas esporadicamente nas várias populações. No Mediterrâneo, a HbS ocorre principalmente na Sicília, Calábria e em algumas partes da Grécia. Na península calcídica, a freqüência de heterozigotos pode alcançar 30% (Fig. 12.19). O gene é relativamente comum nas populações do sul da Índia e foi encontrado nas arábias. Ele é ausente nas populações americanas nativas e praticamente ausente nas populações no norte e noroeste europeu. Três explicações são possíveis, a princípio, para tal distribuição desigual.

1. A taxa de mutação é diferente, tanto por razões exógenas, por exemplo, por exposição diferencial a uma influência muta-

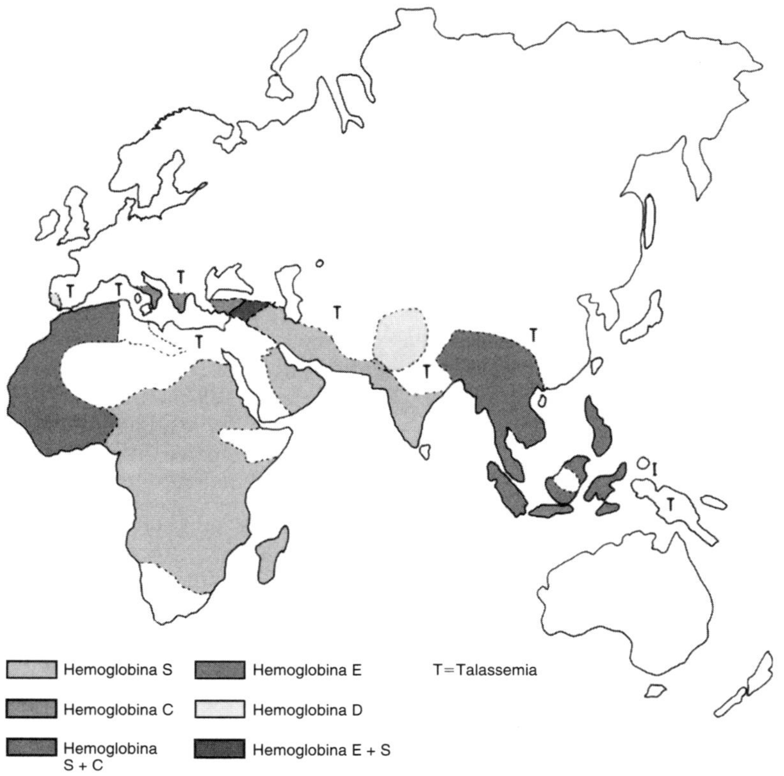

Fig. 12.19 Áreas onde são comuns o gene da anemia falciforme e genes para outras hemoglobinas anormais. (Ver também Hill e Wainscoat 1986 [57]; Livingstone 1985 [85])

gênica (Cap. 11), quanto por razões endógenas, por exemplo, distribuição desigual de genes mutadores (Seção 9.4).

2. A seleção funciona diferentemente sob condições ambientais diferentes.
3. As flutuações ao acaso das freqüências gênicas (deriva genética) ocorrem em especial se as populações efetivamente reprodutoras forem pequenas (Seção 13.3.1).

Para começarmos com a última possibilidade, é bastante improvável que as diferenças entre grandes grupos populacionais, como as observadas para a freqüência de HbS, tenham surgido ao acaso. Além disso, por que todas as variantes polimórficas da hemoglobina conhecidas (S, C, D, E e as talassemias) deveriam ser encontradas quase exclusivamente no cinturão tropical-subtropical? A hipótese de uma deriva nunca foi, portanto, considerada seriamente com a finalidade de explicar a distribuição destes polimorfismos.

Taxas de Mutação Diferenciais para HbS? Logo depois da descoberta desta distribuição incomum, a hipótese das taxas de mutação diferenciais foi seriamente considerada [98]. A aplicação do método indireto de Haldane (Seção 9.1) levou a uma estimativa da taxa de mutação irrealisticamente elevada, confinada apenas a alguns grupos populacionais. Ademais, a hipótese foi refutada por exame direto das crianças com anemia falciforme e de seus pais.

Todas as evidências apontam para uma taxa de mutação bastante baixa para substituições de base única no DNA (Seção 9.4), variando possivelmente entre 10^{-8} e 10^{-9}. Isto, juntamente com os pequenos tamanhos da população mundial nos primeiros séculos sugeriu que todos os genes para anemia falciforme poderiam ser rastreados remontando a algumas únicas mutações ou apenas a uma. Estudos da ligação com polimorfismos de DNA sugerem quatro haplótipos diferentes compreendendo os mutantes da célula falciforme [7a] (Seção 4.3), que são separados uns dos outros por perder não somente dois eventos de crossing. Estes foram observados em grupos populacionais de regiões vizinhas da África central. Alguns observadores sugeriram que este fato poderia apontar para quatro eventos mutacionais independentes. Contudo, achamos atrativa a idéia de que fundamentalmente todos os alelos HbS derivam de apenas *uma* mutação, e a localização atual deste alelo em quatro haplótipos RFLP é explicada por uma recombinação bastante rara ou por conversão gênica (ver Seção 3.2; Seção 7.3). Por outro lado, mutações independentes são as mais improváveis, já que a mutação $T = A \rightarrow A = T$ necessária para a troca do ácido glutâmico → valina é uma transversão, pertencendo ao tipo mais raro de substituição de base (Seção 9.4.2).

Por que estes genes se tornaram tão freqüentes? Precisou haver uma vantagem seletiva.

A Hipótese da Malária. A distribuição geográfica e a análise genética fornecem dois indícios:

1. A vantagem seletiva parece estar confinada às áreas tropicais e subtropicais.
2. Os homozigotos sofrem de uma anemia hemolítica grave. Sua adaptabilidade reprodutora é estimada em aproximadamente 20-25% do normal, e sob condições de vida primitivas aproxima-se a 0. O estágio homozigoto para o gene da célula falciforme era desconhecido na África central até as últimas três

décadas, em virtude de os lactentes afetados morrerem bastante precocemente. A alta freqüência de HbS poderia ser alcançada apenas com uma vantagem seletiva dos heterozigotos, que são, ao mesmo tempo, muito mais freqüentes do que os homozigotos.

Os dois critérios levaram à hipótese de que os heterozigotos são menos suscetíveis a malária falcípara do que os homozigotos normais:

Beet (1946,1947) [8, 9] observou no distrito de Balovale e em outras partes do Zâmbia que durante a estação seca, quando a infectividade da malária é em geral menor, as crianças heterozigotas AS demonstraram parasitas da malária em seus esfregaços sangüíneos menos freqüentemente do que os homozigotos normais. A diferença não foi estatisticamente significativa, porém a esplenomegalia também estava menos pronunciada nos heterozigotos. Beet parece ter sido o primeiro a sugerir que a malária fosse o principal agente seletivo. Em 1951, Lambotte-Legrands [75], no Zaire, teve a impressão de que a malária cerebral era mais rara entre heterozigotos para a anemia falciforme.

Haldane (1949) [51], observou uma distribuição geográfica semelhante da talassemia e da malária e sugeriu que a talassemia poderia ser mantida na população através de uma vantagem seletiva dos heterozigotos na presença de malária. Para o gene da anemia falciforme, esta hipótese foi testada por Allison [1-4, 6], que formulou o seguinte:

1. A condição falciforme homozigota é virtualmente letal na África... A taxa de eliminação do gene não poderia ser compensada por mutações recorrentes.
2. O polimorfismo balanceado resultou porque o heterozigoto para anemia falciforme está em vantagem, principalmente como conseqüência da proteção contra a malária falcípara.
3. A malária exerce seu efeito seletivo principalmente através da viabilidade diferencial de pessoas com e sem o gene da anemia falciforme entre o nascimento e a idade reprodutora, e em uma extensão muito menor através da fertilidade diferencial.
4. Altas freqüências do gene da anemia falciforme são encontradas apenas nas regiões onde a malária falcípara é, ou era, até recentemente, endêmica.
5. Na maior parte do Novo Mundo as freqüências das populações negras para o gene da anemia falciforme são mais baixas do que seria esperado a partir da diluição do *pool* gênico africano pela mistura racial. Isto é provavelmente o resultado da eliminação dos genes falciformes sem contrabalançar a vantagem heterozigota.
6. Nas regiões onde dois genes para hemoglobinas normais coexistem e interagem, de maneira que indivíduos que possuem ambos os genes estão em desvantagem..., estes genes tenderão a ser mutuamente exclusivos nas populações.

As seções seguintes abordam a evidência para os primeiros quatro argumentos da "hipótese da malária" em sua forma específica. A evidência para os pontos 5 e 6 é adiada para seções subseqüentes (Seção 12.2.1.7).

Evidência para a Hipótese da Malária. Várias linhas de evidência são a seguir discutidas em detalhe, pois este exemplo ilustra a metodologia aplicável aos seres humanos para o exame das hipóteses da seleção natural. A evidência pode ser dividida em duas partes: (a) resultados de testes do mecanismo proposto de vantagem seletiva e (b) resultados de exames das conseqüências propostas para a reprodução e a freqüência populacional.

1. A hipótese prevê que crianças (durante os primeiros cinco anos de vida) *sem* o traço falcêmico seriam infectadas mais maciçamente, tornar-se-iam mais gravemente doentes e morreriam mais freqüentemente de malária falcípara do que os heterozigotos com anemia falciforme. A hipótese não prevê que as crianças em idade escolar ou adultos seriam mais freqüentemente ou gravemente infectados. Nas áreas hiperendêmicas, a imunização por infecção freqüente com malária desenvolveu-se precocemente na vida, de modo que não pode ser esperada mortalidade diferencial entre heterozigotos e homozigotos normais em crianças mais velhas ou adultos.

O Quadro 12.14 mostra a incidência de infecções por *Plasmodium falciparum* em pessoas que possuem células falciformes e pessoas que não as possuem. Para a avaliação estatística foi utilizado o método de Woolf [144a]; a incidência relativa da média ponderada mostra que as crianças sem o traço falcêmico (heterozigotas normais) incorrem em um risco 2,17 vezes aquele dos heterozigotos falciformes que possuem uma infecção maciça por *falciparum.* O Quadro 12.14 mostra somente casos com infecções maciças, definidas como mostrando mais de 1.000 parasitas por microlitro de sangue. Entretanto, a malária pode levar a uma diferença na adaptabilidade somente se uma alta percentagem de indiví-

Quadro 12.14 Incidência de infecções graves por *P. falciparum* em crianças da África (obtido de Allison 1964 [1773])

Autores	Classificação da infecção	Célula falciforme		Célula não-falciforme		Incidência relativa[a] (Woolf)	χ^2	Probabilidade
		Infecções graves	Total	Infecções graves	Total			
Allison (1954)	Grupo 2 ou 3	4	43	70	247	3,86	6,16	$0,02 > p > 0,01$
Foy e cols. (1955)	Maciça	21	241	38	241	1,96	5,44	$0,02 > p > 0,01$
Raper (1955)	$> 1.000\ \mu l$	35	191	374	1.009	2,63	23,74	$p > 0,001$
Colbourne e Edington (1956)	$> 1.000\ \mu l$	3	173	57	842	4,11	5,59	$0,02 > p > 0,01$
Colbourne e Edington (1956)	$> 1.000\ \mu l$	5	15	75	177	1,47	0,46	$p > 0,50$
Garlick (1960)	$> 1.000\ \mu l$	25	91	147	342	1,99	7,06	$0,01 > p > 0,001$
Allison e Clyde (1961)	$> 1.000\ \mu l$	36	136	152	407	1,66	5,27	$0,05 > p > 0,02$
Thompson (1962, 1963)	$> 5.630\ \mu l$	3	123	42	593	3,05	3,38	$0,10 > p > 0,05$

[a]Incidência de infecções maciças por *P. falciparum* em grupos sem o traço da célula falciforme relativa à unidade nos grupos com o traço da célula falciforme correspondentes.
Média ponderada da incidência relativa = 2,17. Diferença da unidade $\chi^2 = 51,4$ para 1 df $p < 0,001$.
Heterogeneidade entre grupos $\chi^2 = 5,7$ para 7 df, $p > 0,5$.

Quadro 12.15 Mortalidade devida à malária no traço HbS (AS; a partir de Motulsky 1964 [92])

	AS (freqüência da população, %)	Número de casos de óbito em decorrência da malária	Número observado de indivíduos AS mortos em decorrência da malária	Número esperado de indivíduos AS mortos em decorrência da malária
Kinshasa, Zaire	26	23	0	6
Kananga, Zaire	29	21	1	6,1
Ibadan, Nigéria	24	27	0	6,5
Accra, Gana	8	13	0	1
Kampala, Uganda	19	16	0	3
Total		100	1[a]	22,6

[a] $\chi^2 = 26{,}77\ p < 0{,}001$.

duos afetados sem a anemia falciforme morrerem de malária — ou se a doença impossibilitar sua reprodução. O Quadro 12.15 apresenta o número de resultados fatais entre crianças homozigotas normais e heterozigotas em várias áreas da África. Com uma exceção, apenas homozigotos normais morreram de malária. Em vista da incidência do traço falcêmico nestas populações (8%-29%), este achado não pode ser um resultado ao acaso. Portanto, uma alta suscetibilidade à malária durante a lactância e, conseqüentemente, uma taxa de mortalidade mais elevada foram demonstradas para homozigotos normais em relação aos heterozigotos. Os resultados de estudos *in vivo* nos quais voluntários com o traço falcêmico foram infectados com plasmódios da malária são menos precisos. Um estudo encontrou [2] heterozigotos com anemia falciforme possuindo uma menor incidência de parasitemia do que os controles após a inoculação experimental da malária; outros estudos fracassaram em confirmar este resultado.

2. Outro grupo de investigações examinou as conseqüências da suscetibilidade à doença aumentada para a população: (a) uma alta mortalidade dos indivíduos sem a anemia falciforme durante a lactância deveria resultar em uma maior freqüência de indivíduos falcêmicos entre os adultos comparados às crianças da mesma população, como mostra o Quadro 12.16; (b) uma mortalidade aumentada de indivíduos sem a anemia falciforme também deve levar a um maior número de crianças que sobrevivem, a partir de casamentos nos quais heterozigotos para anemia falciforme segregam-se. As evidências de um amplo estudo [5, 56] são mostradas no Quadro 12.17. A mortalidade infantil foi maior nas reproduções entre dois heterozigotos. Isto não é surpresa, pois espera-se que um quarto deles seja homozigoto para o alelo da anemia falciforme e, portanto, sofra de anemia falciforme. Contudo, reproduções relativamente férteis que, ao mesmo tempo, demonstram o menor número de crianças mortas foram aquelas entre heterozigotos e homozigotos normais (AS × AA). Isto é de se esperar se os heterozigotos correrem um menor risco de vida durante a infância.

A partir das diferenças nas freqüências entre os genótipos AA, AS e SS na população adulta do distrito de Musoma e das expectativas de Hardy-Weinberg, Allison [5] calculou a adaptabilidade relativa (w) dos diferentes genótipos, quando comparados com a média da população:

$w_{AA} = 0{,}7961$; $w_{AS} = 1{,}000$; e $w_{SS} = 0{,}1698$

correspondendo a:

s_1 (seleção contra AA) $= 0{,}2039$
s_2 (seleção contra SS) $= 0{,}8302$

Será que a proporção dos coeficientes de seleção é suficiente para manter um equilíbrio genético para a freqüência verdadeiramente observada do gene da anemia falciforme? Para comprovarmos, voltaremos à Equação 12.6 para as condições de equilíbrio:

$$\hat{q} = \frac{s_1}{s_1 + s_2} = \frac{0,2039}{0,2039 + 0,8302} = 0,1972$$

Uma freqüência gênica desta ordem de magnitude, correspondendo a uma freqüência de heterozigotos de 31,7%, foi, de fato, encontrada em algumas populações. Portanto, os dados concordam aproximadamente com as previsões a partir da hipótese de um polimorfismo balanceado.

Em quantas gerações tal equilíbrio seria estabelecido se esta seleção começasse de novo? Os resultados de alguns cálculos modelos [104, 118] estão na Fig. 12.20. Quarenta gerações correspondem a cerca de 1.000 anos se considerarmos 25 anos como o tempo de uma geração. Como um milênio não corresponde a um tempo excessivo, o modelo também é realista a partir deste ponto de vista. Alguns outros resultados apontam para uma falta adicional de fertilidade devida à malária placen-

Quadro 12.16 Comparação da prevalência de heterozigotos da célula falciforme entre crianças e adultos (obtido a partir de Allison 1956 [5])

População	Número de crianças examinadas	Heterozigotos da célula falciforme (%)	Número de adultos examinados	Heterozigotos da célula falciforme (%)
Dar es Salaam, Tanzânia	753	17,9	283	23,3
Zaire; Baluba	147	16,3	775	23,5
Zaire; Pigmeus	119	22,7	327	28,1
Dakar, Senegal	1.350	6,2	952	15,5
Ruanda, Burundi	516	14,2	928	13,2
Musoma, Tanzânia	287	31,8	654	38,1
Mandingo, Gâmbia	211	9,0	713	11,5
Jola, Gâmbia	103	14,5	312	17,0
Fula, Gâmbia	69	17,3	127	18,9
Jolloff, Gâmbia	48	18,8	104	17,3

Quadro 12.17 Fertilidade e mortalidade infantil em africanos que vivem no distrito de Musoma, Tanzânia (obtido a partir de Allison 1956 [5])

Tipo de conjugação	Número de conjugações	Total de crianças com vida	Número médio de crianças com vida/ conjugação	Crianças falecidas	Número médio de crianças falecidas/ conjugação	Crianças falecidas (%)	Número total de crianças (vivas ou falecidas)	Número total de crianças/ conjugação
AS × AS	18	44	2,44	35	1,94	44,3	79	4,39
AS × AA	84	221	2,63	121	1,44	35,3	342	4,07
AA × AA	74	172	2,32	115	1,55	40,1	287	3,88
Todos os tipos de conjugação	176	437	2,48	271	1,54	38,2	708	4,02

tária em mulheres homozigotas normais infectadas [38]. As evidências, entretanto, não são inteiramente convincentes.

Alguns Outros Aspectos da Hipótese da Malária [92, 93]. Dois outros aspectos são:

a) Foi estimado [82] que a malária contribuiu significativamente com cerca de 15% das mortes infantis em áreas endêmicas com infecção ubíqua. Considerando-se que a mortalidade infantil aproximou-se de 50% ou até mesmo excedeu esse valor, este nível de mortalidade é suficiente para fornecer uma alta vantagem seletiva para qualquer gene que ofereça, pelo menos, proteção parcial.
b) A malária é uma doença antiga; ela provavelmente existiu há pelo menos 2.000 anos (80 gerações) nas áreas do Mediterrâneo. Em algumas partes da África, a malária é provavelmente mais recente. Ela foi presumivelmente introduzida por meio da agricultura [85] de derrubadas e queimadas, prática que facilitou a proliferação de mosquitos em poças de água aquecidas pelo sol. A malária — e, portanto, a seleção em favor do gene da anemia falciforme — depende das condições ecológicas.

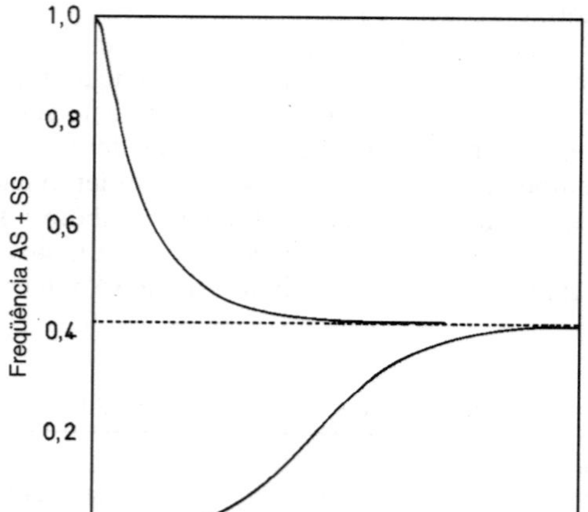

Fig. 12.20 Cálculo do modelo para mudanças na freqüência combinada de homozigotos da anemia falciforme e heterozigotos para o gene da anemia falciforme e a consideração acerca de s_1 e s_2 estabelecida no texto. A adaptabilidade do heterozigoto é considerada 1,26 vez a do homozigoto normal. A adaptabilidade do homozigoto falciforme é um quarto da do heterozigoto. Com freqüências gênicas iniciais diferentes de 0 ou 1, uma freqüência de equilíbrio idêntica será alcançada. (De Smith 1954 [118])

O que Acontecerá se a Vantagem dos Heterozigotos Desaparecer? A vantagem dos heterozigotos para a anemia falciforme ocorre apenas em um meio ambiente no qual muitas crianças morrem de malária falcípara; ela desaparece logo que a malária é erradicada. A malária tem sido reduzida em muitos países a níveis menores que há 20-30 anos, embora a condição esteja novamente aumentando em certas áreas. Isto significa que muito pouca vantagem, se é que ainda existe alguma, permanece no presente. As conseqüências para a freqüência gênica da anemia falciforme levaria à sua diminuição gradativa obtida apenas se a seleção contra homozigotos anormais (pacientes com anemia falciforme) continuar. A velocidade deste declínio pode ser calculada a partir das fórmulas utilizadas na discussão sobre a completa seleção contra homozigotos.

Como a maioria das populações negras do Novo Mundo têm vivido durante muitas gerações em um ambiente livre de malária, as freqüências do gene da anemia falciforme são menores do que se esperaria da mistura com genes de brancos (Seção 12.3.4).

A redução esperada no gene da anemia falciforme foi observada em negros da região sem malária em Curaçao, ao passo que negros no Suriname apresentaram maiores freqüências de HbS. Ambos os grupos relataram uma origem semelhante na África. Apenas a população surinamesa foi exposta à malária, fato que persiste até hoje. Resultados que apontam para uma direção semelhante foram obtidos em negros afro-americanos na Geórgia, quando foram calculadas estimativas da mistura com brancos para um mínimo de genes. O traço da HbS revelou valores muito mais elevados de mistura do que outros marcadores. A seleção contra homozigotos da HbS na ausência de malária explicaria estes resultados [13].

Genética de Populações de Variantes de G6PD e Malária Falcípara [67, 92, 93]. Algumas características genéticas das hemácias também são comuns nas áreas tropical e subtropical (Fig. 12.19). Os exemplos incluem HbC no oeste da África, HbD em partes da Índia, HbO na Arábia, HbE no sudeste da Ásia, as inúmeras variantes de talassemia α e talassemia β observadas por toda a área infectada por malária, e algumas variantes da enzima glicose-6-fosfato desidrogenase (G6PD). É plausível concluir que a malária foi o fator seletivo principal para estas características. Entretanto, as evidências verdadeiras não são tão boas quanto para o gene da anemia falciforme. Apenas as variantes da G6PD, a talassemia e a HbE são consideradas a seguir.

Logo após a descoberta da deficiência de G6PD, ficou claro que esta característica é encontrada principalmente nas populações provenientes das áreas tropical e subtropical do globo. A distribuição geográfica foi semelhante àquela da malária falcípara e sugeriu que a deficiência de G6PD, conforme o traço falcêmico, deve sua distribuição à seleção pelo organismo da malária.

A malária requer glutatião não-proteico (GSH) para seu crescimento. Como o GSH está reduzido na deficiência de G6PD, a proliferação da malária falcípara deveria estar restringida nesta deficiência. Uma capacidade parasitária diminuída está associada a menor mortalidade. O mapeamento microgeográfico das freqüências de G6PD nas áreas mundiais onde existem alta e baixa endemicidade de malária falcípara demonstra que freqüências gênicas elevadas são encontradas onde a malária é freqüente e freqüências gênicas diminuídas são vistas nas áreas com pouca ou nenhuma ocorrência de malária. Os resultados da Sardenha são particularmente impressionantes e demonstram altas freqüências de G6PD em planícies onde a malária foi endêmica e baixas freqüências nas montanhas onde não existia malária. As populações provenientes das planícies e das montanhas eram similares quanto a outros marcadores genéticos.

A descoberta de que vários tipos genéticos de deficiência de G6PD de diferente origem mutacional (como o tipo A^-, o tipo mediterrâneo, e vários tipos asiáticos) alcançam altas freqüências em diferentes partes do globo é uma evidência presuntiva forte para a seleção. Existe uma boa correlação entre as freqüências do gene falciforme e do gene da variedade A de deficiência de G6PD em países africanos e entre freqüências da talassemia β e o tipo mediterrâneo de deficiência de G6PD na Sardenha. Em outras palavras, ambas as características em uma determinada área se correlacionaram com a prevalência da malária em gerações anteriores. Como a deficiência de G6PD é ligada ao X, e HbS e talassemia β são autossômicas, não há outra explicação, a não ser a seleção, que possa explicar adequadamente essas correlações.

A dinâmica da seleção de uma característica ligada ao X é bastante complexa, já que os homens possuem duas classes genéticas (normal e mutante) e as mulheres possuem três (normal, heterozigotas e homozigotas). As mulheres heterozigotas têm duas populações de hemoglobinas: uma deficiente em G6PD e uma população de G6PD normal (Seção 2.2.3.3). A população de hemoglobinas deficientes em G6PD demonstrou uma menor quantidade de parasitas da malária do que a população normal, fornecendo, portanto, evidências diretas para a proteção das células deficientes em G6PD face à malária falcípara. Dados recentes sobre crianças na África (Gâmbia e Quênia) [112a] demonstraram que *tanto* as mulheres hemizigotas *quanto* as mulheres heterozigotas para deficiência de G6PD possuem um risco relativo reduzido de cerca de ½ de desenvolver a malária falcípara *grave* quando comparadas com aquelas sem a característica. Presumivelmente, a desvantagem seletiva causada por episódios hemolíticos na deficiência de G6PD em homens hemizigotos (porém muito menos freqüentemente em mulheres heterozigotas) evitou que o gene para deficiência de G6PD se tornasse o alelo predominante nas áreas endêmicas. Lisker e Motulsky (1967) [81a] e Ruwende e cols. (1995) [112a] formularam tendências evolucionárias da deficiência de G6PD sob várias considerações de adaptabilidade biológica.

Estudos in Vitro *do Crescimento da Malária nas Hemácias* [46, 84, 88, 90]. O desenvolvimento de um método para o cultivo da malária nas hemácias na cultura de tecido forneceu uma técnica direta para o estudo da capacidade de células geneticamente anormais suportarem o crescimento da malária. Contudo, devido a dificuldades técnicas, o trabalho com este sistema de teste nem sempre forneceu respostas definitivas.

As hemácias provenientes de heterozigotos com traço falcêmico demonstraram ser um meio deficiente para a proliferação da malária falcípara sob condições de hipóxia. A invasão de tais células foi de certo modo reduzida. O afoiçamento, em si, não era necessário [45, 102]. As células com deficiência de G6PD provenientes de homens que possuíam tanto a variedade africana como a mediterrânea não suportam o crescimento falcíparo, bem como as células normais [11], embora alguns grupos fossem incapazes de achar quaisquer diferenças (ver [100]). Entretanto, todos os grupos concordam que existe uma menor proliferação de organismos da malária em mulheres heterozigotas com G6PD, dependendo do número de células deficientes. Já foi demonstrado, através de estudos de coloração, que os parasitas falcíparos são menos freqüentes nas células deficientes de heterozigotos de G6PD cujas hemoglobinas são uma mistura de células deficientes e normais [89]. De alguma maneira, baixos níveis de glutatião não continuam a ser diminuídos nas células com deficiência de G6PD em cultura, um achado surpreendente, já que a depleção de GSH foi considerada uma causa importante do diferencial de crescimento.

Heterozigotos para HbC e HbE parecem suportar o crescimento da malária, bem como as células normais, enquanto os dados de homozigotos para HbEE e HbCC são mais equívocos. A maioria dos estudos fracassou em demonstrar quaisquer diferenciais de proliferação para os parasitas da malária entre células normais e da talassemia β, exceto com estresse oxidativo adicional [112]. Entre as talassemias α, apenas aquelas com doença HbH, isto é, deleção de três genes: α-/- -, demonstraram crescimento definitivo diminuído dos parasitas [62]. Os dados naqueles com dois genes α anormais foram menos consistentes e o crescimento normal foi visto naqueles com uma única deleção Hbα (α-tal 2). HbF parece inibir a proliferação da malária falcípara [101]. Entretanto, as várias condições caracterizadas pela persistência hereditária da hemoglobina fetal com altos níveis de hemoglobina fetal nos heterozigotos não se tornaram tão freqüentes quanto se poderia esperar a partir de achados *in vitro*. Os ovalócitos fazem resistência à entrada de organismos falcíparos *in vitro*, e a ovalocitose é comum em certas áreas da Papua Nova Guiné [70]. Contudo, as células com um grupo sangüíneo En (a-) raro e disseminado resistem à invasão de organismos da malária falcípara *in vitro* [103], porém este grupo sangüíneo não alcançou freqüências polimórficas em nenhuma população.

Os vários dados *in vitro* sugerem que uma demonstração direta de crescimento falcíparo diminuído pode ser fácil quando o diferencial de crescimento é relativamente grande, conforme heterozigotos HbS. As diferenças proliferativas ocasionalmente observadas nos homozigotos de certa forma raros para HbC e HbE e na doença HbH são insignificantes para a disseminação populacional destes genes, porém mostram que somente diferenças genéticas bastante amplas podem ser demonstradas por tais estudos laboratoriais. Com diferenças mais sutis, como nos heterozigotos HbE e HbC, os métodos podem não ser suficientemente sensíveis para demonstrar pequenas diferenças no crescimento. De qualquer modo, os resultados dos métodos *in vitro* ainda são bastante inconsistentes para fornecer a informação decisiva que poderia provar ou desaprovar a hipótese da malária.

Determinação e Mensuração da Seleção nos Seres Humanos. Esta seção resume algumas estratégias de pesquisa para determinar e medir a seleção nos seres humanos. A maioria destas estratégias foi utilizada para o teste da hipótese da malária para o gene da célula falciforme [93]:

a) Existem correlações geográficas óbvias entre a endemicidade da doença seletiva e o gene protetor.
b) As formas graves da doença seletiva e, portanto, a mortalidade são menores nos heterozigotos do gene protetor do que nos homozigotos normais.
c) Pode existir também maior fertilidade em heterozigotos A/S do que em homozigotos normais [92, 93].
d) Espera-se que as diferenças de mortalidade levem à estratificação etária na população. Se a doença seletora matou seletivamente crianças pequenas, deve haver um aumento relativo na freqüência do gene protetor com a idade.

A maneira mais óbvia de medir a seleção na lactância é comparar as freqüências gênicas nos lactentes e na população adulta; isto pode ser suplementado comparando-se a fertilidade efetiva nas famílias (Quadros 12.15 a 12.17). Se a intensidade da seleção é tão forte quanto com o traço falcêmico, esta abordagem pode ser bem-sucedida. Entretanto, na genética humana as intensidades de seleção esperadas são geralmente muito menores. Para uma doença recessiva com 100% de seleção contra os homozigotos afetados e uma desvantagem seletiva de 3% dos homozigotos normais, o valor de equilíbrio (Eq. 12.6) não depende da freqüência gênica e pode ser calculado como se segue:

$$\hat{q} = \frac{0,03}{0,03 + 1} = 0,0291; \; q^2 = 0,00085$$

Isto implica uma freqüência homozigota de menos do que 1:1.000 — uma freqüência de certo modo maior do que aquela da fibrose cística na população do oeste da Europa. Para genes recessivos mais raros, a desvantagem do homozigoto normal (s_1) comparada com o heterozigoto precisa ser muito menor para manter um sistema balanceado (Quadro 12.18). Um tamanho de amostra enorme é necessário para verificar a desvantagem seletiva desta ordem de magnitude (0,5-3,0%). Se o alelo mais raro for moderadamente freqüente, isto é, se existe um polimorfismo genético, espera-se que a desvantagem seletiva do homozigoto normal seja maior, e os tamanhos de amostra necessários são de tamanhos mais razoáveis. A maioria dos estudos de seleção foi realizada com polimorfismos, como grupos sangüíneos. Entretanto, os resultados provaram ser ambíguos [131]. Isto não é surpresa, já que as freqüências gênicas atuais refletem os processos seletivos do passado ou não podem ser causadas por qualquer seleção. A mortalidade infantil em geral foi reduzida dramaticamente. Se os estudos descritos nos Quadros 12.15 a 12.17 fossem repetidos hoje em dia em áreas sem malária, é improvável que os diferenciais da mortalidade infantil e a diferença no número de crianças sobreviventes fossem observados. Portanto, as investigações dos diferenciais de fertilidade e de mortalidade nas populações humanas que são conduzidas a fim de avaliar a seleção podem ser impossíveis por razões práticas. Provavelmente é errôneo utilizar resultados atuais para conclusões com relação à seleção provável no passado, quando prevaleciam condições ambientais inteiramente diferentes.

e) As dificuldades deste tipo são inerentes na maioria dos estudos atuais sobre seleção e podem ser parcialmente sobrepujadas por meio do exame direto de um suposto mecanismo seletivo. Entretanto, a utilização desta abordagem requer uma hipótese específica com relação a tal mecanismo. Para a hipótese da malária, isto não é muito difícil. A distribuição geográfica do gene da célula falciforme mostrou uma impressionante semelhança com a distribuição da malária falcípara, e o *Plasmodium* foi conhecido por atacar especificamente as hemácias.

Em geral, a formulação de tal hipótese causal requer o conhecimento da função fisiológica do gene em questão. Uma vez que uma hipótese razoável para um mecanismo esteja disponível, a tarefa de avaliar a seleção é mais simples. Tem-se afirmado que nenhum caso de polimorfismo balanceado em quaisquer espécies jamais foi descoberto sem o conhecimento, ou pelo menos uma hipótese plausível, dos mecanismos biológicos pelos quais ocorre a seleção (B. Clarke, comunicação pessoal).

Quadro 12.18 s_1 (desvantagem seletiva do homozigoto normal) necessária para a manutenção de um sistema equilibrado se $s_2 = 1$ (seleção completa contra o homozigoto anormal) sob equilíbrio genético (s_1 depende das freqüências relativas dos homozigotos afetados, q_2, e normais, p_2; ver Seção 12.2.1.3)

q	q^2	s_1	Exemplo
0,0291	0,000847	0,03	Fibrose cística
0,0109	0,000118	0,011	Fenilcetonúria
0,00498	0,000025	0,005	Galactosemia

12.2.1.7 Seleção Natural e História da População: HbE e Talassemia β

(A discussão a seguir não é absolutamente necessária para o entendimento das seções posteriores.)

Sempre discutiu-se de que maneira as informações genéticas, por exemplo, freqüências gênicas de polimorfismos genéticos, podem ser utilizados para se chegar a conclusões sobre a história da população e suas afinidades. O exemplo seguinte, bem analisado, demonstra como as várias técnicas da genética das populações e os dados provenientes da história e da lingüística podem ser combinados para responder a tais perguntas. Este exemplo também é utilizado para examinar a questão de dois alelos diferentes sob seleção e para demonstrar o valor da simulação por computador dos processos populacionais para a análise da genética das populações.

Interação de Dois Genes Anormais de Hemoglobina em uma População. Em uma de suas previsões, Allison concluiu que nas regiões onde dois genes para hemoglobinas anormais coexistem e interagem de tal forma que os indivíduos possuindo ambos os genes estão em desvantagem, estes genes tenderão a ser mutuamente exclusivos nas populações [5]. Este problema é ilustrado pela interação dos genes HbE e da talassemia no sudeste da Ásia (Flatz [40]). O estado homozigoto da talassemia foi descrito na Seção 7.3. A anemia na doença HbE é bem mais branda do que nos homozigotos HbS. A talassemia β major (anemia de Cooley) está associada à síntese de hemoglobina gravemente diminuída. A maioria dos heterozigotos compostos tanto para a talassemia β quanto para HbE (doença da talassemia-HbE) sofre de uma anemia crônica acentuada que se aproxima da gravidade da talassemia β major. Os genes para as variantes da cadeia de Hbβ, tais como HbE e talassemia β, estão tão intimamente ligados (Seção 7.3.4), que quando ocorrem em posição *trans* podem ser considerados alelos.

Distribuição da HbE e da Talassemia. A distribuição da HbE no sudeste da Ásia tem um centro de freqüência máxima na população de fala Khmer do norte do Camboja e nas áreas adjacentes do nordeste da Tailândia. Nestas áreas, a freqüência gênica pode chegar a 0,3, o que corresponde a uma freqüência de heterozigotos de 42%, uma das mais altas freqüências de hemoglobinopatia alcançadas. Em outras partes da Tailândia, na península da Malásia, e na Indonésia, a freqüência é bastante menor. A HbE também foi encontrada na China, Assam e Bengala (Fig. 12.21). O número total de indivíduos portadores deste gene pode estar por volta dos 20 milhões. Os alelos da talassemia β ocorrem nas mesmas áreas; eles são, contudo, muito mais disseminados.

HbE e Malária. Uma vez estabelecida a relação entre HbS e malária falcípara, um mecanismo semelhante de manutenção de outros polimorfismos da hemoglobina foi considerado plausível. Tentativas de testar esta hipótese encontraram dificuldades diretas, tais como os problemas do estudo em campo nas populações que não se beneficiam da saúde pública e da supervisão médica, bem como a presença de outros mecanismos genéticos de proteção, como a deficiência de G6PD e a talassemia nas mesmas populações. Um efeito protetor do alelo HbE nos hetero- e homozigotos foi, contudo, bastante sugerido. As comparações entre as distribuições geográficas da HbE e da malária tiveram que levar em

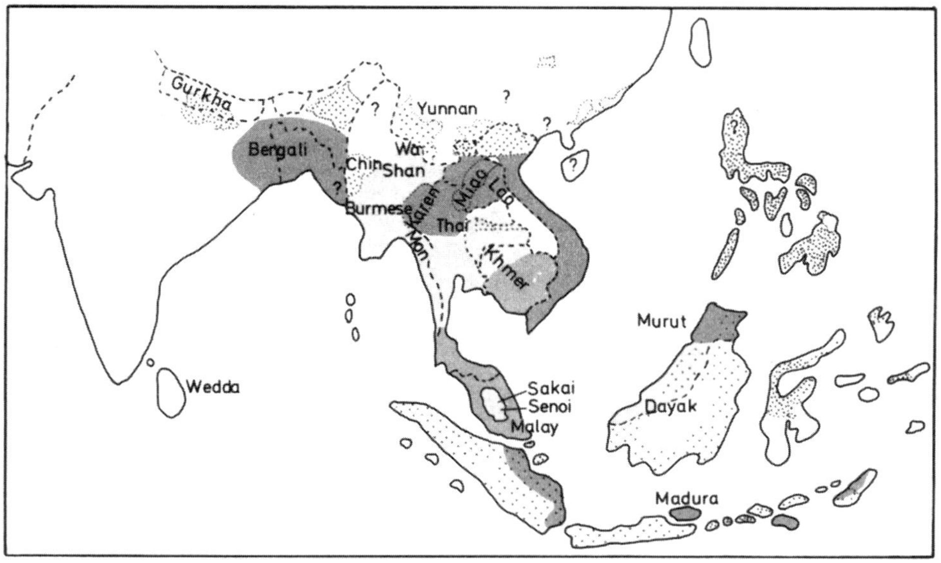

Fig. 12.21 Populações nas quais foi observada HbβE. *Áreas sombreadas*, alta freqüência; *áreas levemente sombreadas*, freqüência moderada; *áreas pontilhadas*, observações ocasionais. (De Flatz 1967 [40])

consideração que no sudeste do continente asiático o principal vetor é o *Anopheles minimus*, um mosquito da mata, abundante nas áreas montanhosas. Este fato faz com que a distribuição da malária seja o oposto daquela dos países do Mediterrâneo, onde os mosquitos de pântanos e águas salobras são os mais importantes. No sudeste da Ásia, a malária é uma doença das montanhas e matas. De fato, é nessas áreas que a freqüência de HbE tende a ser a maior [41].

Adaptabilidade dos Genótipos Envolvendo HbE e Talassemia: Questão de Equilíbrio Genético. Quais as condições para ocorrerem mudanças nas freqüências gênicas e para haver equilíbrios genéticos em um sistema de três alelos (HbβA, HbβE, HbβT; T é talassemia)? Para respondermos a essa questão, os valores de adaptabilidade (isto é, as vantagens ou desvantagens seletivas) dos vários genótipos precisam ser calculados. Com base nas freqüências gênicas no grupo nuclear Khmer e nas manifestações clínicas nos homozigotos HbE, os seguintes valores resultam:

HbβE/HbβE:	w_{EE} = 0,7 a 0,8
HbβE/HbβA:	w_{AE} = 1,05 a 1,2
HbβA/HbβA:	w_{AA} = 0,9 a 0,95
HbβT/HbβT:	w_{TT} = 0
HbβT/HbβA:	w_{AT} = 1,05 a 1,2
HbβT/HbβE:	w_{ET} = 0,2 a 0,5

onde w é a adaptabilidade de um certo genótipo comparada com a média da adaptabilidade na população.

Será possível haver um equilíbrio genético estável sob tais condições? Ao contrário do sistema de dois alelos, descrito na Equação (12.6), a vantagem seletiva de heterozigotos em um sistema trialélico não leva, necessariamente, a um equilíbrio genético estável. Tal equilíbrio pode ser estabelecido somente se certas condições forem conseguidas [104]. Neste exemplo, HbE e talassemia β no sudeste da Ásia, elas são apenas parcialmente alcançadas. A desvantagem seletiva do heterozigoto composto, Hbβ T/HbβE, é muito grave para permitir um equilíbrio estável.

O que esperamos da distribuição das freqüências gênicas de HbβE e HbβT, q_E e q_T, em subgrupos populacionais variados quando há um equilíbrio estável ou semi-estável, em comparação com um equilíbrio instável ou com a ausência de equilíbrio? Um equilíbrio estável resultaria no agrupamento dos pontos de distribuição, o que representa a HbE e a talassemia β (p_E e q_T) em um sistema de coordenadas bidimensional ao redor de um certo ponto de equilíbrio. Se o equilíbrio for apenas semi-estável, o efeito agrupador é diminuído: após a perturbação do equilíbrio, os pontos de distribuição não voltam, necessariamente, ao mesmo ponto de equilíbrio anterior, mas sim — como demonstraram Penrose e cols. (1956) [104] — a algum ponto na linha reta que conecta os pontos de equilíbrio "não opostos" de HbβE e HbβT (onde existe apenas um dos alelos).

A distribuição verdadeiramente encontrada [40] sugere que não é obtido qualquer equilíbrio estável ou semi-estável. Isto significa que os dois alelos HbβE e HbβT tendem a reduzir um ao outro abaixo da freqüência de equilíbrio. Este efeito recíproco é causado pela forte desvantagem seletiva do heterozigoto composto.

Dinâmica da População de HbβE e HbβT. Se a população não está em equilíbrio, o quão rapidamente se espera que as freqüências gênicas mudem? E em qual direção? Ou — se encararmos o problema a partir do ponto de vista da história da população — de que maneira se chegou às freqüências gênicas atuais?

Na seção anterior, foram deduzidas fórmulas para a mudança na freqüência gênica de uma geração para a seguinte (Dq), em casos especiais. De maneira semelhante é possível obter equações relevantes para se lidar com a mudança nas freqüências gênicas entre gerações numa situação de três alelos. Desta forma, a velocidade de mudança nas freqüências gênicas sob diferentes pressões de seleção pode ser analisada.

Na Fig. 12.22, por exemplo, o gene E é introduzido em uma população com alta freqüência de T. Ambos os heterozigotos A/E e A/T possuem uma alta vantagem seletiva; o gene E substitui o gene T. Se a vantagem seletiva dos heterozigotos A/E for menor, existe um valor crítico desta vantagem abaixo da qual o gene E não pode mais substituir o gene T. Mesmo se o gene E fosse capaz de substituir o T, a velocidade de eliminação dependeria imensamente da freqüência inicial de E. Há situações, entretanto, nas quais E não pode substituir T, ou pode até ser substituído por T, se este for introduzido novamente na população. Quando ambos os genes são introduzidos em uma população pela primeira vez, ambos se desenvolvem identicamente, porém depois de certo tempo, E provavelmente iria chegar a uma freqüência de equilíbrio, ao passo que T cairia.

Relaxamento da Seleção. A malária pode, no futuro, ser erradicada no sudeste da Ásia. A vantagem seletiva dos heterozigotos A/T e A/E não iria mais existir, porém as desvantagens dos homozigotos E/E e T/T, bem como as de heterozigotos compostos E/T, ainda prevaleceriam. Quais seriam as conseqüências para as freqüências dos genes E e T?

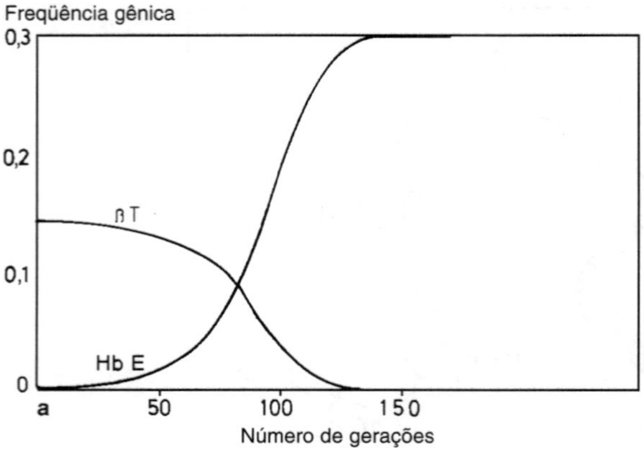

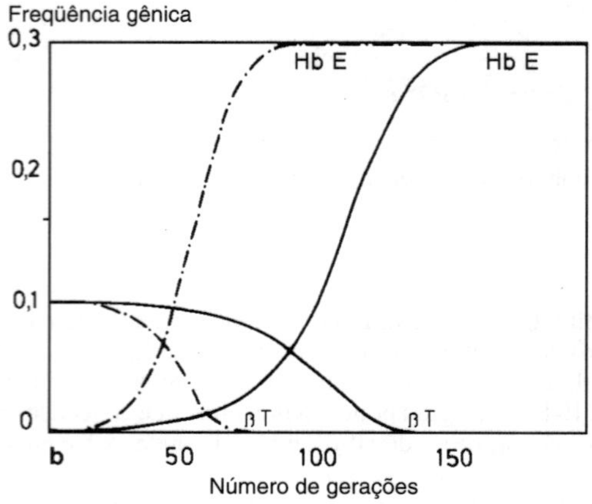

Fig. 12.22 a. Eliminação de HbβT por HbβE; alta adaptabilidade dos heterozigotos HbβA/E e HbβA/T; simulação das condições com alta pressão seletiva. Valores de adaptabilidade considerados: A/A 1,0; A/E 1,225; A/T 1,2; E/E 0,7; E/T 0,25; T/-T 0. Observe que HbE substitui a talassemia. **b.** Eliminação de HbβT por HbβE; adaptabilidade de HbβA/T menor que **a.** Valores de adaptabilidade: A/A 1,0; A/E 1,15; A/T 1,125; E/E 0,8; E/T 0,25; T/-T 0,0 _._._ A/A 1,0; A/E 1,225; A/T 1,125; E/E 0,7; E/T 0,25; T/T 0,0. (De Flatz 1967 [40])

A Fig. 12.23 mostra duas situações, a primeira com freqüências muito altas de E e muito baixas de T (como no nordeste da Tailândia), a segunda, com freqüências de E e T mais semelhantes (como na Tailândia central). Em ambos os casos, o declínio de cada gene seria bastante rápido, especialmente no início.

Implicações Destes Resultados para a História da População do Sudeste da Ásia. As freqüências gênicas de hoje em dia são resultado não apenas de pressões seletivas como também da história demográfica das populações. Mais especificamente, se uma situação ecológica levou a meios diferentes de adaptação em duas populações diferentes — por exemplo, adaptação à malária em uma população pela HbβE e em outra pela talassemia — e se dois mecanismos são, em um certo grau, mutuamente exclusivos, uma comparação das freqüências gênicas com os fatos conhecidos da história da população pode nos dar alguns indícios sobre a relação genética destas populações.

No sudeste da Ásia há pouca evidência de uma cultura neolítica comparável à encontrada na Europa. Três estágios de desenvolvimento social e situações ecológicas podem ser discernidos:

1. Grupos de caça e colheita. A julgar por grupos semelhantes que existem hoje em dia, o habitat destas pessoas era nas áreas florestais e nas montanhas. Se considerarmos que a distribuição da malária foi semelhante às condições atuais, estas populações grupais de caça e colheita precisariam ter sido expostas a uma intensa pressão da malária. Contudo, as condições para a difusão de uma vantagem do heterozigoto que carrega o gene foram desfavoráveis devido ao pequeno tamanho da população reprodutora e às poucas possibilidades para a difusão do gene entre elas; o último fato de mutações favoráveis seria, na maioria dos casos, a extinção.
2. Em aproximadamente 1000 a.C., com a introdução do cultivo do arroz em campos irrigados, uma organização social no nível de vila e distrito apareceu. A maior parte dos povoamentos conhecidos desta área foi localizada na margem de vales. Em tal sociedade, as condições para a difusão de um gene mantido pela proteção contra malária foram bastante favoráveis. O tempo disponível para que os genes de HbβT e HbβE se tornassem freqüentes (cerca de 3.000 anos ou 120 gerações, considerando um tempo de geração de cerca de 25 anos) foi suficiente para manter, nos dias de hoje, as freqüências como evidenciado pela Fig. 12.24.
3. Hoje em dia, a maioria da população na maior parte dos países do sudeste da Ásia mora em bacias e deltas de grandes rios, que eram em geral inabitáveis nas eras pré-históricas; o desenvolvimento social e político desde então permitiu o cultivo organizado nas planícies e levou à migração contínua de pessoas para estas áreas. Devido a necessidades ecológicas especiais do vetor, *Anopheles minimus*, a malária é rara nas planícies. Portanto, considera-se que o movimento das planícies relativamente livres de malária causou um relaxamento considerável da seleção contra o homozigoto HbβA e uma diminuição da vantagem dos heterozigotos HbβE e HbβT. Os dois genes HbβT e HbβE são, de fato, menos freqüentes nas planícies do que nas áreas montanhosas adjacentes.

Comparação com o HbβS na África Ocidental. Na África ocidental, os principais vetores da malária são os mosquitos que necessitam de espaços abertos e água estagnada para sua propagação. O gene da anemia falciforme foi provavelmente introduzido na África ocidental no período neolítico concomitantemente aos métodos de agricultura melhorados (lavoura de queimadas e derrubadas). Este desenvolvimento abriu amplos espaços para os mosquitos da malária, levando a uma alta endemicidade, que, por sua vez, alcançou o estágio para disseminação da anemia falciforme e estabeleceu seu polimorfismo.

Linhas semelhantes com a introdução da agricultura em duas populações diferentes na presença de necessidades ecológicas diferentes dos mosquitos levaram ao estabelecimento do polimorfismo HbβS nas planícies na África e do polimorfismo HbβE nas montanhas do sudeste da Ásia.

Hemoglobina βE no Grupo de Língua Austro-asiática (Mon-Khmer). O grupo das línguas austro-asiáticas agora compreende o Khmer (Camboja), línguas tribais no Vietnã, Mon no baixo Burma, oeste e norte da Tailândia, línguas tribais na Tailândia, Burma e China do sul, e várias línguas em Assam e Bengala. Evidências históricas e lingüísticas sugerem que toda a área do continente do sudeste da Ásia, com exceção do sul da Maláisia e de partes do Vietnã, foi habitada por populações austro-asiáticas até o quinto ou sexto século AD, quando começou a migração em grande escala.

A Fig. 12.25 compara as áreas de língua austro-asiática, no passado e no presente, com as áreas nas quais o gene HbβE é polimórfico. A congruência é evidente; a explicação mais provável é um processo de difusão concomitante: a HbβE pode ter surgido em um grupo austro-asiático original, e tanto a HbβE quanto a linguagem austro-asiática e a cultura gradativamente se difundiram através do continente do sudeste da Ásia. Os modelos dinâmicos (Fig. 12.22) indicam que esta difusão pode ter ocorrido em uma população com alta freqüência de talassemia preexistente, já que o gene HbβE substitui os genes da talassemia sob muitas condições seletivas.

Como observado, outros grupos austro-asiáticos migraram para outras partes do sul da Ásia. Em tais grupos, espera-se que HbE ocorra — especialmente se seu habitat atual for infestado de malária. No Khasi de Assam, e no grupo austro-asiático, esta

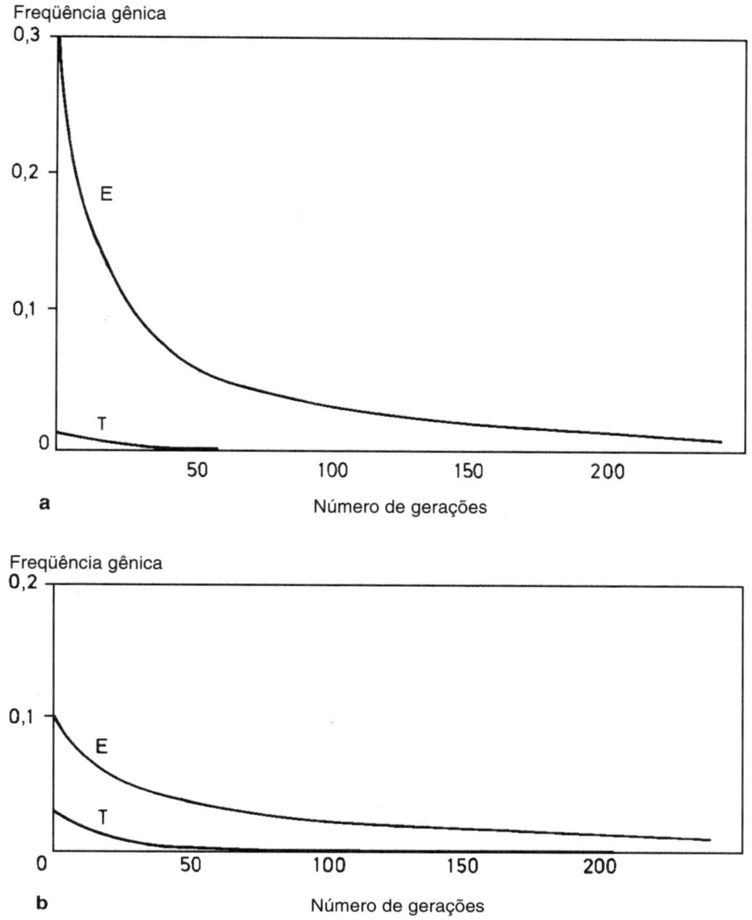

Fig. 12.23 a. Simulação das condições no nordeste da Tailândia com relaxamento da seleção considerado. A/A = A/E = A/T = 1,0; E/E 0,7; E/T 0,25; T/T 0. **b.** O relaxamento da seleção sob condições encontradas em áreas de bacia fluvial (p. ex., Tailândia central). A/A 1,0; A/E 1,0; A/T =1,0 ; E/E 0,7; E/T 0,25; T/T 0.

previsão foi confirmada. Porém, um grupo da Mongólia, o Ahom, também mostrou alta freqüência de HbE; este grupo imigrou para Assam proveniente da Tailândia — e aparentemente contraiu o gene HbβE lá.

Algumas Conclusões Gerais a Partir de Estudos sobre HbE e Talassemia. Os estudos sobre HbE e talassemia no sudeste da Ásia levaram a conclusões mais gerais para a interpretação das diferenças populacionais nas freqüências gênicas. Eles mostraram como estas diferenças de freqüências gênicas podem ser determinadas tanto pela história da população quanto pela seleção natural.

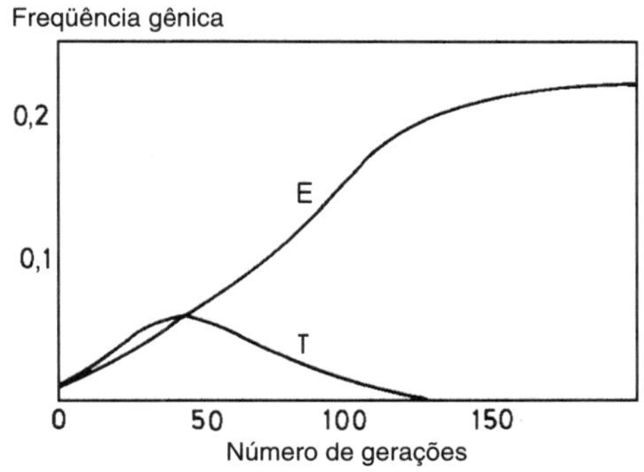

Fig. 12.24 HbβE e HbβT começam com baixa freqüência, aumento de HbβE até a freqüência de equilíbrio, aumento inicial e subseqüente eliminação de HbβT. A/A 1,0; A/E 1,0; A/T 1,125; E/E 0,75; E/T 0,25; T/T 0. (De Flatz 1967 [40])

Comparando-se as populações expostas ao mesmo agente ecológico relevante — neste caso malária —, encontramos uma diferença genética definida causada por histórias populacionais diferentes. Em uma população, a adaptação ao agente foi alcançada pelo gene HbβE e nas outras pelos genes da talassemia β. Ambas as adaptações mostraram ser mutuamente exclusivas até um certo grau. Como os homozigotos HbE/E são menos gravemente afetados do que os homozigotos HbT/T, a adaptação através do gene HbβE oferece uma proteção contra a malária a um custo menor e tende a substituir a adaptação conseguida pelo gene da talassemia β. Estes resultados serão obtidos em uma longa jornada, a despeito de uma força de contra-ação, a exclusividade mútua parcial de dois genes que é causada por uma forte seleção contra o heterozigoto composto.

Comparando-se as populações que foram expostas à malária em graus diferentes, também encontramos diferenças genéticas definidas. Nas populações das áreas montanhosas, HbβE e a talassemia tendem a ser mais freqüentes do que nas planícies, onde tem ocorrido menos malária. Isto é esperado, mas fornece pouca informação acerca da relação étnica entre as populações das

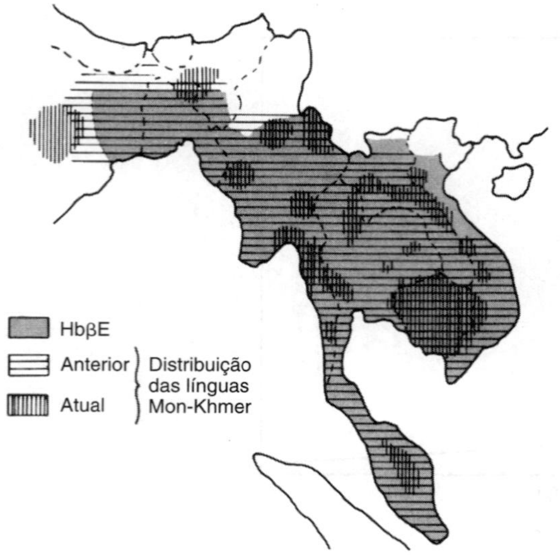

Fig. 12.25 Distribuição polimórfica de HbβE no território do sudeste da Ásia ▭, distribuição anterior ▤ e atual ▥ das línguas austro-asiáticas (Mon-Khmer). (De Flatz 1967 [40])

montanhas e das planícies. A resolução desta ambigüidade requer conhecimento do agente seletivo — neste caso, a malária.

Refinamento da Análise Através do Estudo de Polimorfismos do DNA [7, 61]. Os estudos dos polimorfismos de DNA na área do gene Hbβ que carrega as mutações tanto para HbE e para talassemia β levaram a um refinamento destas conclusões, porém colocam ao mesmo tempo uma nova questão com relação à origem do mutante HbβE. Os polimorfismos de DNA podem ocorrer não somente na vizinhança de um gene, como também dentro deste próprio gene, por exemplo, nos íntrons ou mesmo na região codificadora. Mutações idênticas podem ocorrer dentro de haplótipos diferentes. O mutante HbβE tem sido observado em dois haplótipos diferentes.

Os haplótipos foram identificados sem ambigüidade na maioria dos indivíduos, tanto porque eles eram homozigotos em todos os sítios ou eram heterozigotos apenas em um sítio, ou através do estudo apropriado das famílias. As seguintes conclusões são baseadas em uma combinação de todos os dados disponíveis [7, 61, 97]:

1. HbβE é observado no sudeste da Ásia em dois haplótipos gênicos: n.º 2 e n.º 3 asiático.
2. Estes haplótipos gênicos ocorrem em combinação com sítios de restrição gênicos externos formando não menos que 11 haplótipos diferentes.
3. A distribuição destes haplótipos difere enormemente entre indivíduos com gene HbβE e os homozigotos normais: HbβA ocorre em mais de 80% em um haplótipo, ao passo que HbβE é combinado preferencialmente com outro.
4. O haplótipo dentro do gene n.º 2 é observado em indivíduos HbβE oriundos do norte e nordeste da Tailândia, ao passo que o tipo 3 asiático ocorre exclusivamente entre a população de língua Khmer do Camboja.

A ocorrência de vários haplótipos mais raros, além dos descritos anteriormente, que são comuns, pode ser explicada facilmente por um simples crossing-over, ou, em alguns casos, crossings repetidos. Todavia, a ocorrência de mutantes HbβE em dois haplótipos diferentes dentro do gene, encontrados em grupos populacionais diferentes, não pode ser explicada facilmente. Novamente, como no caso da célula falciforme, onde foram postuladas mutações HbβS independentes em não menos do que quatro populações adjacentes (ver anteriormente), a explicação óbvia — e mais convencional — parece ser que a mutação ocorreu independentemente dos dois grupos. Após a observação de HbβE nos europeus até mesmo uma terceira origem independente foi postulada [68]. Diferentemente da mutação HbβS, que é uma transversão rara, a mutação HbβE (posição 26; Glu → Lis) é uma transição $\overset{C}{\underset{G}{|||}} \rightarrow \overset{T}{\underset{A}{||}}$ e, portanto, é um dos tipos mais comuns de mutação (Seção 9.4). Entretanto, para considerarmos isso uma coincidência improvável — duas ou mais mutações independentes idênticas não somente ocorrendo mas também estabelecendo-se em grupos populacionais adjacentes e, no sul da Ásia, até no mesmo haplótipo, ocorrendo duas vezes, na África e na Ásia — é muito improvável para ser uma coincidência. Explicações alternativas precisam ser encontradas. Crossing-overs convencionais repetidos parecem ser bastante improváveis [7]. Em nossa opinião, é novamente muito mais provável que todos os mutantes HbβE derivem de apenas um evento mutacional, mas que, além disso, ocorreu a conversão gênica entre diferentes haplótipos dentro de um gene. Esta alternativa também foi imaginada pelos pesquisadores originais [61, 88].

Estudos sobre o Polimorfismo da Anemia Falciforme na África: Um Modelo Estocástico para a Substituição de um Alelo por Outro. Estudos semelhantes analisaram a história da população no oeste da África juntamente com a exposição à malária e as freqüências dos genes para HbβS e HbβC. A situação é semelhante àquela encontrada para HbβE e talassemia no sudeste da Ásia: existem dois alelos, HbβS e HbβC, que oferecem proteção contra a malária — com diferentes valores de adaptabilidade w_i de homozigotos e heterozigotos e com uma forte seleção contra o heterozigoto duplo. A Fig. 12.26 mostra mudanças nas freqüências gênicas concomitantes com a substituição do alelo HbβC por HbβS, sendo o fator decisivo aqui a alta vantagem seletiva do heterozigoto para HbβS comparado com o heterozigoto para HbβC. O modelo seletivo é determinista conforme o modelo utilizado para HbβE e talassemia. O tamanho da população é considerado infinito. Na Fig. 12.26 b, por outro lado, o tamanho da população reprodutora efetiva (Seção 13.3.1) é considerado 1.000, e as flutuações ao acaso resultantes são permitidas. Este modelo é estocástico. A tendência geral é a mesma que na Fig. 12.26 a; todavia, as flutuações ao acaso são óbvias.

Talassemia α^+ e Malária na Melanésia. É bastante provável que a seleção devida à malária também tenha sido o fator decisivo que causa a alta incidência de vários tipos de talassemia em muitas áreas tropicais e subtropicais. Um estudo recente sobre a talassemia α^+ na Melanésia forneceu evidências novas e, na nossa opinião, convincentes [43, 44]. Como regra, este tipo de talassemia resulta da perda de um único gene de α-globina, por exemplo, através de crossing-over desigual (Seções 7.3; 5.2.8). Bastante destas deleções podem ser encontradas; mesmo mutantes idênticos podem ocorrer em diferentes haplótipos. Na Melanésia e, principalmente, na Nova Guiné, a população é dividida em subgrupos bastante pequenos e geneticamente isolados. Existe uma forte correlação com taxas de infecção anteriores pela malária; as vilas nas montanhas, onde as infecções de malária eram baixas de acordo com as estatísticas dos tempos antes da

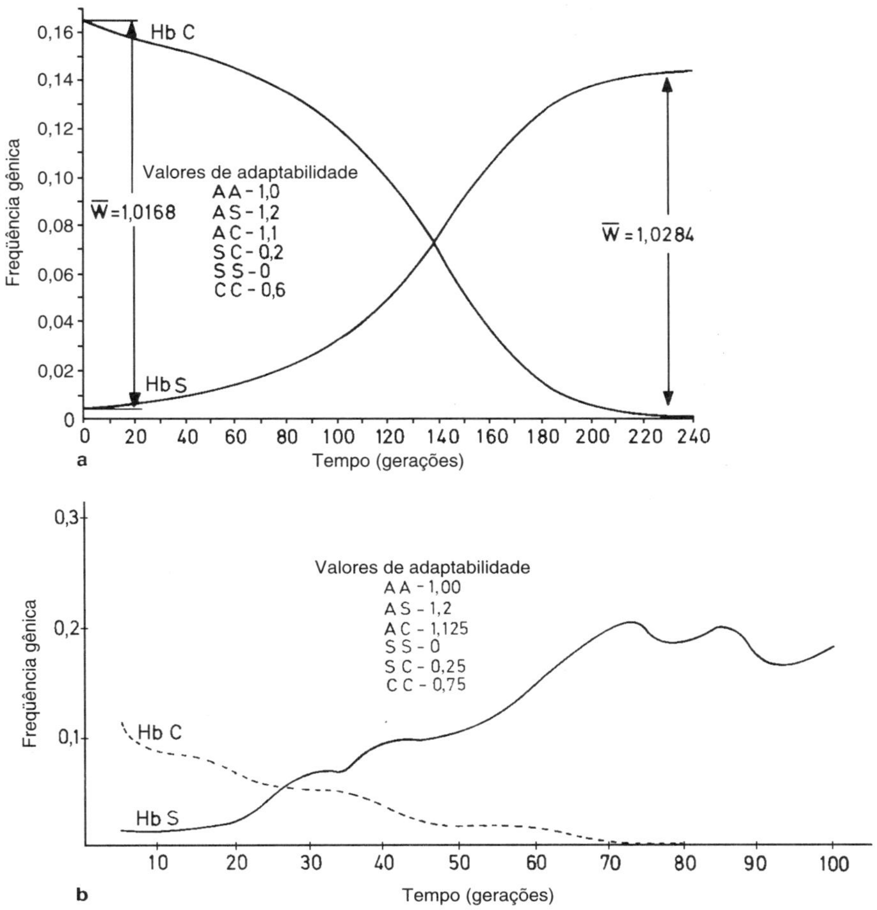

Fig. 12.26 a. Substituição de HbβC por HbβS devido a vantagem seletiva mais alta do heterozigoto HbβA/S comparado com o heterozigoto HbβA/C. **b.** Simulação computadorizada do modelo mostrado na Fig. 12.23a, considerando, porém, uma população reprodutora efetiva de N = 1.000 e permitindo flutuação ao acaso das freqüências gênicas. (Observe pequenas diferenças na adaptabilidade de AC, SC e CC comparado com 12.23a). (Adaptado de Livingstone 1983 [73])

erradicação, demonstram baixas freqüências dos genes mutantes, ao passo que inúmeras áreas infectadas nas planícies demonstram altas freqüências gênicas — às vezes bastante altas. Quando se comparam as ilhas na Melanésia, as mesmas correlações são encontradas. Algumas ilhas nas quais, de acordo com evidências confiáveis, a malária nunca esteve presente, demonstram um certo número de genes mutantes. Contudo, como a história da população é bastante bem conhecida, isso poderia ser facilmente explicado pela migração. Além da explicação convencional para mutantes idênticos encontrados em diferentes haplótipos — mutação independente — os autores também discutem a conversão gênica [44].

No oeste da África, como no sudeste da Ásia, a pesquisa sobre hemoglobinas anormais contribuiu para o nosso conhecimento sobre a história da população. Existem outras áreas no mundo nas quais tais estudos poderiam ajudar de maneira semelhante — nas quais a história da população é complicada e estudos adicionais de G6PD e variantes da hemoglobina são necessários. Uma de tais áreas é a Índia, principalmente o sul e o leste.

Vários tipos de deficiência de G6PD coexistem em freqüências polimórficas nas Filipinas e na Tailândia, a despeito da presença de apenas duas variantes principais de G6PD (A^- e A^+) nas populações africanas. Presumivelmente, a mistura da população de grupos que originalmente carregavam apenas uma mutação única de G6PD acarretou esta situação. Mais estudos sobre as variantes relevantes e sobre a história da população nestas partes da Ásia são necessários para uma análise detalhada deste problema.

12.2.1.8 Seleção no Sistema de Grupo Sangüíneo ABO e em Outros Polimorfismos

Grupos Sangüíneos ABO e Doenças. Nenhum outro exemplo humano poderia ser analisado tão completamente como a interação entre a hemoglobina e as variantes de G6PD e a malária. Entretanto, pode ser útil discutir algumas dificuldades ao se chegar a um quadro claro em outro exemplo muito mais complicado e controverso: os grupos sangüíneos ABO. Como observado anteriormente, um aspecto da seleção neste sistema é geralmente aceito, embora não haja concordância quanto à extensão da seleção: a incompatibilidade sorológica mãe-filho. Entretanto, tal incompatibilidade leva a um equilíbrio instável e a mudanças lentas nas freqüências gênicas (Seção 12.2.1.4). Na ausência de outros modos de seleção, o polimorfismo iria desaparecer lentamente. Contrariamente a esta previsão, o polimorfismo ABO está presente em quase todas as populações humanas. Este achado sugere outros fatores seletivos. Será que temos evidências positivas para tal seleção?

Grupos Sangüíneos ABO e Doenças Infecciosas. Associações de disseminação da doença foram relatadas para os grupos sangüíneos ABO (Seção 6.6.2). Por exemplo, indivíduos que carregam o tipo A são mais suscetíveis a uma quantidade de tumores malignos e a algumas outras doenças, ao passo que aqueles com tipo O demonstram uma alta suscetibilidade a úlceras gástricas e duodenais. Além disso, a febre reumática para a qual mecanismos imunes são incontestes [131] é também associada com o grupo sangüíneo; o risco de ser afetado é menor para o grupo O do que para A, B ou AB. Enquanto levam possivelmente a uma média de chances elevada dos indivíduos que carregam o grupo O de sobreviverem até uma idade mais avançada, estas associações presumivelmente tiveram pouca influência na seleção natural, se houve alguma, já que a maioria delas afeta indivíduos de meia-idade ou mais velhos, isto é, após a reprodução. Entretanto, elas demonstram uma influência fundamental dos antígenos ABO na fisiologia corporal. Mais especificamente, os dados sobre febre reumática sugerem que esta influência pode estar relacionada com a resposta imune. Mesmo associações de A com câncer e de O com úlcera péptica pode ser devido a diferenças na resposta imunológica.

As doenças infecciosas especificamente desafiam a resposta imune do organismo. Se a resposta é influenciada pelo grupo sangüíneo ABO, a seleção por suscetibilidade diferencial às infecções poderia causar uma mortalidade diferencial na infância e na juventude.

Distribuição de Alelos ABO na População Mundial. A Fig. 12.27 mostra a distribuição dos alelos A, B e O [94]. Esta distribuição sugere uma influência da seleção natural. Se ela foi causada por flutuação aleatória das freqüências gênicas, todas as combinações possíveis de freqüências gênicas dos três alelos deveria ter aparecido. Isto, contudo, não é o caso. Observa-se apenas um número limitado de combinações possíveis [17].

Certas dicas com relação ao tipos de seleção podem ser obtidas a partir da distribuição do alelo O. Este alelo é geralmente freqüente nas populações que viveram bastante tempo em isolamento relativo, como aborígines da Austrália e Polinésia, do Ártico e do norte da Sibéria. Mesmo dentro da Europa certos grupos populacionais isolados freqüentemente possuem altas freqüências, por exemplo, irlandeses, bascos, islandeses, corsos, sardenhos e aqueles do distrito de Valais, na Suíça. Uma freqüência especialmente alta do alelo O é encontrada entre os índios da América Central e Sul, excluindo-os de outras populações. As diferenças em outros polimorfismos, por exemplo Rh, falam contra a hipótese de que todas estas áreas foram uma vez habitadas por uma população homogênea com uma alta freqüência de O. Os dados são sugestivos para a seleção natural. Que tipo de seleção poderia ter levado a um aumento nas freqüências gênicas em áreas relativamente isoladas — ou, contrariamente, a uma diminuição nas áreas mundiais de principal "movimento"? Candidatos plausíveis incluem doenças infecciosas, especialmente as grandes epidemias do passado.

Na Seção 12.2.1.6 os seguintes grupos de doenças infecciosas foram mencionados como possivelmente importantes para a seleção natural:

a) Epidemias recorrentes como peste, cólera e varíola.
b) Infecções crônicas, por exemplo, tuberculose e sífilis.
c) Infecções intestinais principalmente em crianças.
d) Doenças tropicais de crianças e adultos jovens.

Ao contrário das variantes polimórficas da hemoglobina, que são confinados aos países tropicais, o polimorfismo ABO é encontrado em todo o mundo. Portanto, as doenças tropicais são improváveis de desempenharem um papel importante na seleção. Três aspectos podem ser utilizados para construir uma hipótese testável:

1. A população das Américas Central e do Sul foi quase completamente isolada antes da chegada de Colombo e pode ter tido um grupo especial de infecções que não foi compartilhada pelo resto da população mundial, por exemplo, a sífilis e, possivelmente, doenças relacionadas ao treponema. O grupo sangüíneo O é extremamente freqüente nestas populações. Existe alguma evidência para uma vantagem do grupo O em relação à infecção com *Treponema pallidum*, o microorganismo causador da sífilis?
2. A peste repetidamente devastou a Europa, afetando principalmente áreas densamente populosas. As populações marginais e parcialmente isoladas que podem ter sido menos afetadas geralmente demonstram altas freqüências do grupo O. Existe alguma evidência para uma desvantagem do grupo sangüíneo O em lidar com o bacilo da peste?
3. A varíola não foi erradicada antes da metade da década de 1970. Até este tempo, foi freqüente em muitos países. Portanto, estão disponíveis as estatísticas modernas com relação às taxas de freqüência e morte, principalmente para a África e para o subcontinente da Índia. As distribuições ABO são pouco conhecidas para estas áreas. O grupo sangüíneo com a maior suscetibilidade deve ser o mais raro nas áreas com as maiores taxas de sarampo. Existe alguma evidência para esta previsão?

Sífilis e Grupo Sangüíneo O. Estamos encarando o problema de julgar a influência de uma infecção sobre a adaptabilidade biológica diferencial em uma população antes de 1492. Todavia, conforme no exemplo da proteção da célula falciforme face à malária (Seção 12.2.1.6), a evidência indireta mais convincente seria que o indivíduo possuidor do grupo O carrega uma vantagem para lidar com esta infecção. Tal hipótese não pode mais ser testada, já que a sífilis é tratada com penicilina tão bem-sucedidamente que as diferenças individuais no resultado devido às respostas imunes diferentes não se aplicam mais. Na década de 1920, entretanto, a terapia com a penicilina não estava disponível e neste tempo dados abrangentes sobre grupos sangüíneos e a sífilis foram coletados e analisados com os seguintes resultados [131]:

a) Não houve uma associação entre o risco de reinfecção com sífilis e grupos sangüíneos ABO.
b) Todavia, após a terapia costumeira na época — neosalvarsan — os indivíduos com grupo O tinham uma chance muito maior de se tornar soronegativos do que aqueles com outros grupos sangüíneos.
c) A sífilis terciária, como a paralisia geral, era menos freqüente no grupo sangüíneo O do que em outros grupos sangüíneos ABO (Fig. 12.28).

Assim, os dados combinados sugerem uma vantagem do grupo O na resposta imune à sífilis. Portanto, a previsão a partir da hipótese pode ser verificada. Se a sífilis influenciou a reprodução, este efeito resultou principalmente na infecção do feto por uma mãe sifilítica. Tal infecção é conhecida freqüentemente por levar à morte fetal tardia. A evidência, portanto, permite que a hipótese da tentativa de que a alta freqüência do grupo O nas

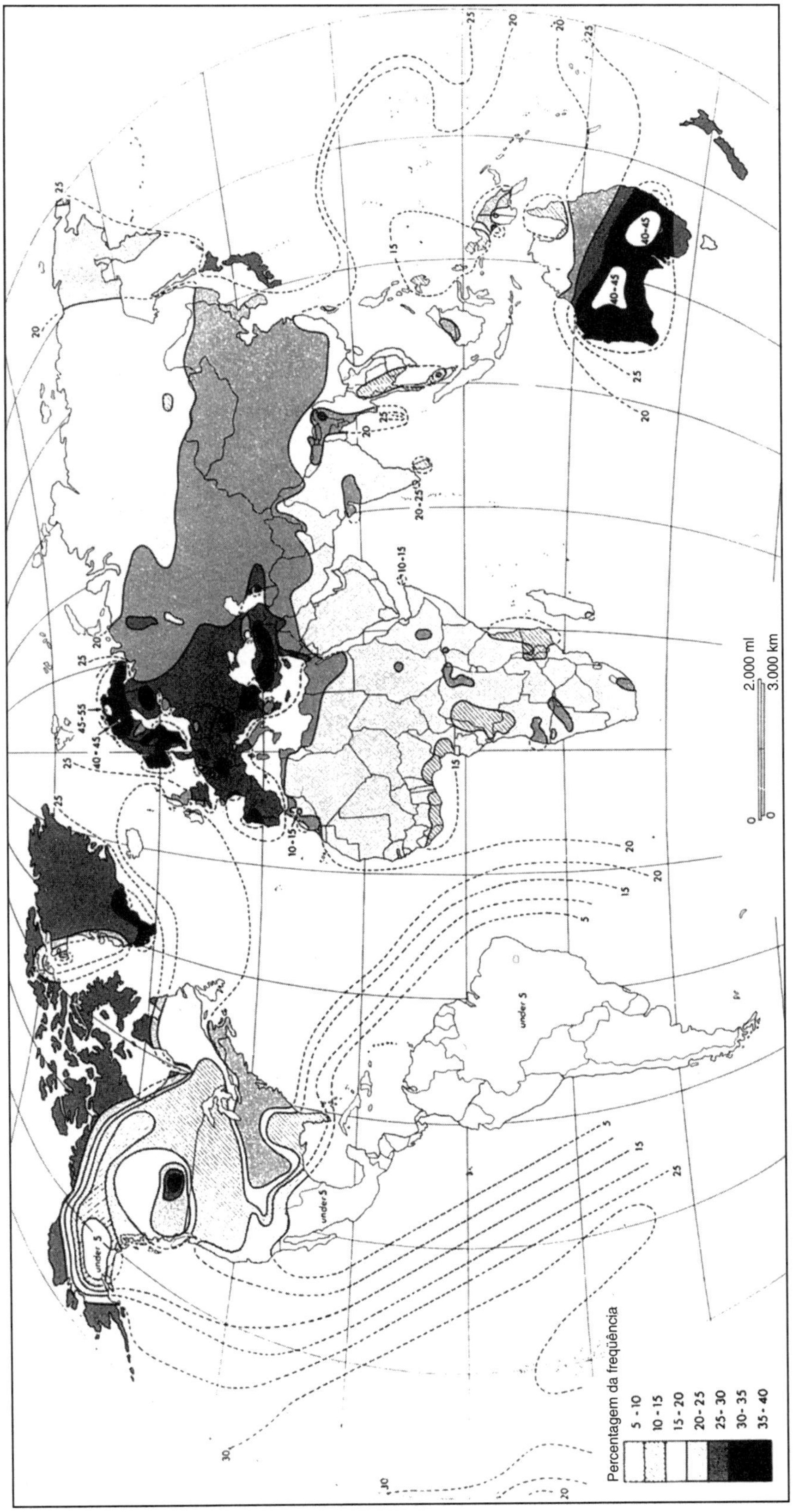

Fig. 12.27 a. Distribuição da freqüência do alelo A nas populações aborígines do mundo. (De Mourant e cols. 1976 [94])

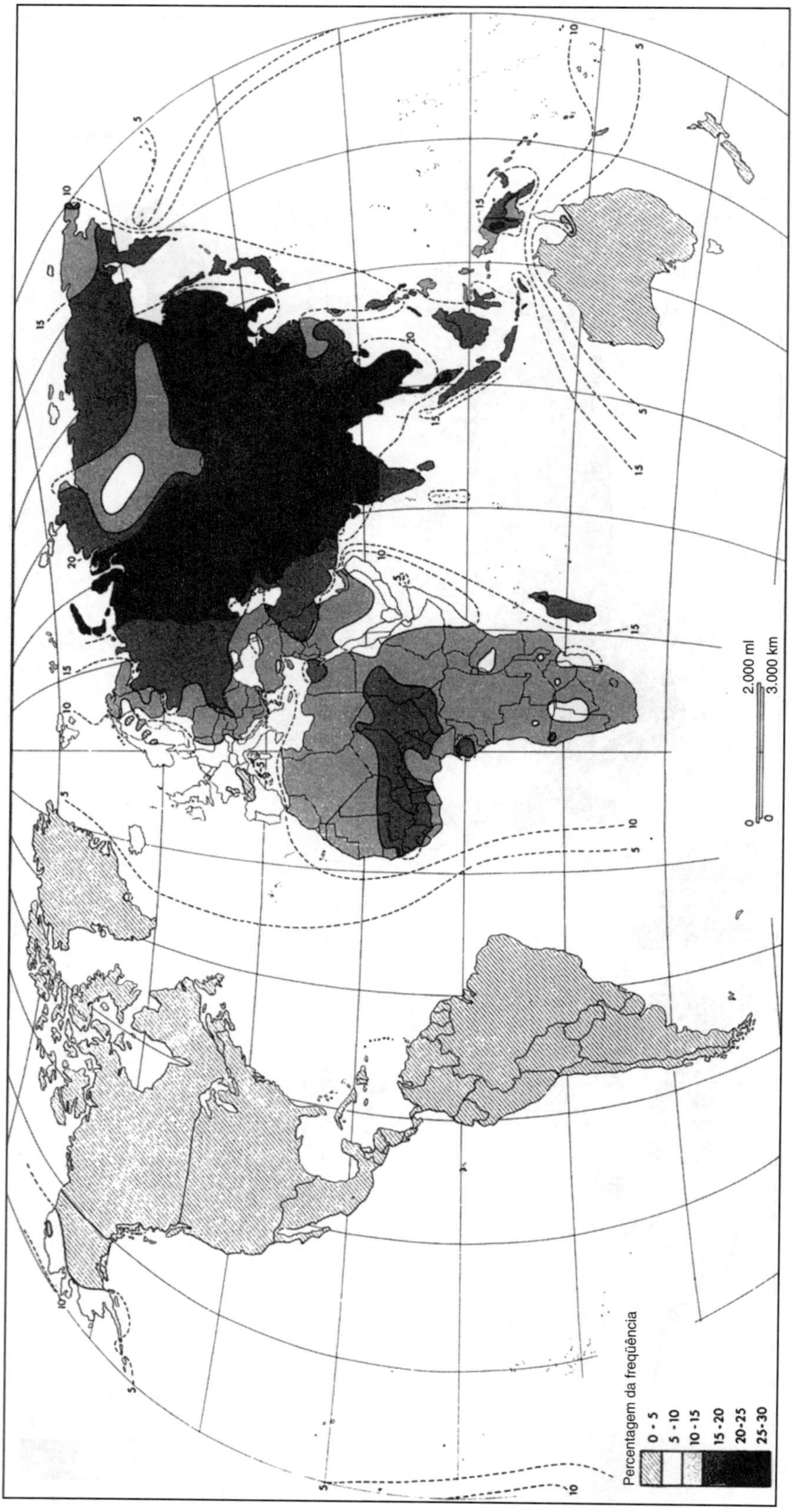

Fig. 12.27 b. Distribuição da freqüência do alelo B nas populações aborígines do mundo. (De Mourant e cols. 1976 [94])

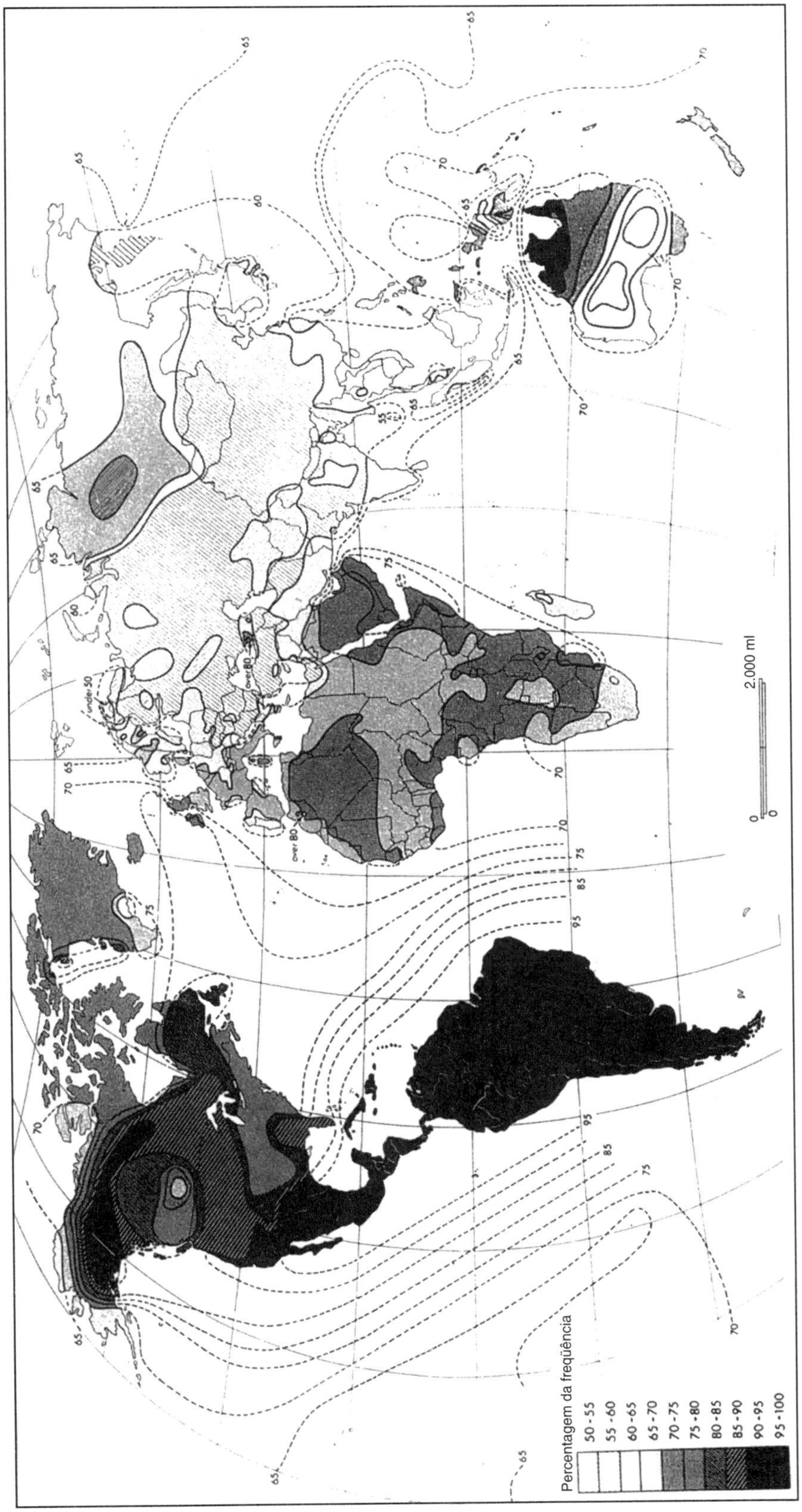

Fig. 12.27 c. Distribuição da freqüência do alelo O nas populações aborígines do mundo. (De Mourant e cols. 1976 [94])

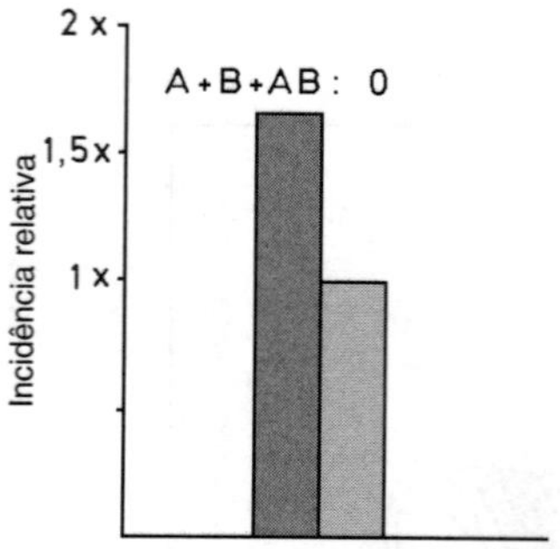

Fig. 12.28 Incidência relativa da sífilis terciária em relação aos grupos sangüíneos ABO. (De Vogel e Helmbold 1972 [135])

índias das Américas Central e do Sul seja devida à seleção pela sífilis e por infecções relacionadas ao treponema *se* estas infecções realmente vieram da América, *se* foram disseminadas em tempos antigos, *se* realmente influenciaram a sobrevivência das crianças ou a fertilidade de suas mães e *se* nenhum outro agente seletivo for responsável.

Cólera e Grupo Sangüíneo O [48]. Uma clara associação do tipo ABO e uma infecção endêmica letal surgiu de estudos recentes em grande escala que lidam com cólera em Bangladesh. Enquanto os pacientes com diarréia devido ao rotavírus, *Shigella*, *E. coli* toxicogênica ou cólera não-toxicogênica tinham freqüências do grupo sangüíneo O semelhantes aos controles (cerca de 30%), pacientes infectados com vibrião colérico toxicogênico tinham uma freqüência de grupo sangüíneo O de 57%. Esta diferença foi altamente significante sob o aspecto estatístico. Entre os membros da família infectada com a cepa de cólera toxicogênica houve, estatisticamente, uma significativa tendência para a freqüência do grupo O aumentar com o aumento da gravidade da diarréia. As epidemias de diarréia grave foram descritas no passado nesta área e eram mais provavelmente causadas pelo cólera. A baixa freqüência do grupo O nesta região pode ter sido induzida por uma alta suscetibilidade ao cólera com a morte resultante dos indivíduos que carregam o grupo sangüíneo O. O mecanismo para a interação permanece obscuro.

Peste e Grupo Sangüíneo O. Será que a peste estava relacionada com a distribuição do grupo O na Europa? Com distinção para a sífilis e para o cólera, não há dados de grupos sangüíneos disponíveis. A doença é bastante rara hoje em dia; ela ocorre principalmente nas áreas inacessíveis aos pesquisadores. Portanto, evidências indiretas precisam ser examinadas.

Na Seção 12.2.1.5 sobre seleção dependente da freqüência é mencionado que os parasitas podem adaptar-se a seus hospedeiros produzindo antígenos de superfície comuns àqueles do hospedeiro, enganando, portanto, a resposta imune do hospedeiro. Evidências sobre isto foram coletadas para vertebrados e seus parasitas [21, 27, 28]. É sabido desde o final da década de 1950 que os seres humanos compartilham antígenos semelhantes à ABH com um grande número de bactérias, especialmente aquelas do grupo da *E. coli*. Mesmo os isoanticorpos "normais" anti-A e anti-B eram considerados anticorpos imunes contra infecções ubíquas com germes intestinais. Era, portanto, de interesse investigar se a *Pasteurella pestis* possuía antígenos semelhantes à ABH [105, 106]. O antígeno H, que é muito mais abundante no grupo humano O do que em outros grupos sangüíneos, foi de fato detectado. Este achado sugere uma resposta imune pobre contra *P. pestis* nos indivíduos do grupo O e concorda com a consideração de que os indivíduos O podem ter tido uma desvantagem seletiva devido a uma alta taxa de morte da peste. Não há necessidade de dizer que este achado não prova a hipótese.

Um Antígeno do Grupo Sangüíneo Comum do Microorganismo Prejudica a Reação Imune do Hospedeiro? E. coli *e Diarréias Infecciosas*. A próxima etapa no teste da hipótese seria examinar se o coletivismo de um antígeno do grupo sangüíneo impede a resposta imune do hospedeiro humano. Como observado, tal estudo não pode ser realizado com a peste, já que nenhum paciente com peste está disponível para exame. Entretanto, esta abordagem tornou-se possível para outro grupo de doenças causadas por bactérias cuja habilidade de sintetizar antígenos ABH é bastante conhecida — o grupo da *E. coli*. Nas décadas de 1950 e início de 1960, a Europa central foi varrida por uma sucessão de ondas de diarréia infectiva do lactente. Os microorganismos causadores foram identificados como *E. coli*, que, através do exame sorológico do perfil de seus antígenos, poderiam ser subdivididas em várias subcepas. O resultado, ao contrário do de épocas anteriores, era raramente fatal devido à terapia com antibióticos, plasma e infusões líquidas.

No início da década de 1960, o pediatra austríaco Kircher [71, 72] observou um curso mais grave de diarréia no lactente em pacientes do grupo A do que naqueles de outros grupos sangüíneos. Este tópico foi reestudado desenvolvendo-se dados abrangentes que foram coletados durante muitos anos e comparados com controles adequados [138]. A heterogeneidade definitiva foi encontrada. Em alguns anos, pacientes A eram freqüentemente afetados e em outros era comum indivíduos portadores do grupo O (Fig. 12.29). A partir das histórias de casos, foram elaborados vários critérios clínicos para a gravidade da doença, por exemplo, as infusões dadas aos lactentes mais gravemente afligidos (Quadro 12.19). Nos anos com alta incidência para o grupo A houve um curso mais grave da doença. Nos anos nos quais o grupo O teve maior incidência, lactentes deste grupo sangüíneo eram de certa forma mais gravemente afetados. Esta tendência foi principalmente anunciada na parte dos dados onde cepas específicas de *E. coli* foram identificadas.

Os estudos sobre várias cepas de *E. coli* identificadas sorologicamente durante esses anos sugeriram que as diferenças observadas eram provavelmente relacionadas às variações correspondentes nas cepas de *E. coli*.

As associações de grupo sangüíneo com a diarréia do lactente foram demonstradas em outras séries [110, 121], e os títulos de anticorpo contra *E. coli* 086 foram encontrados maior em

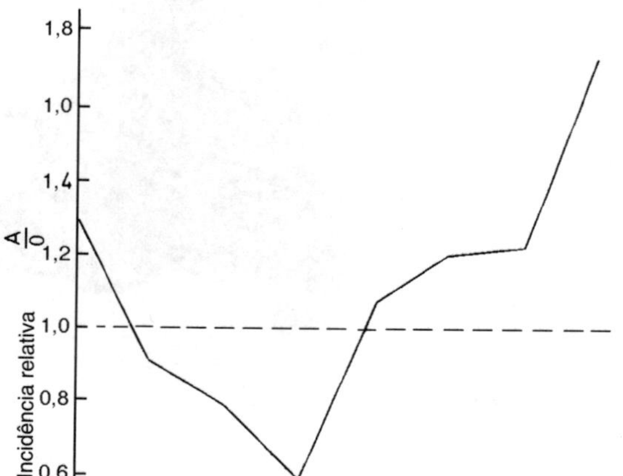

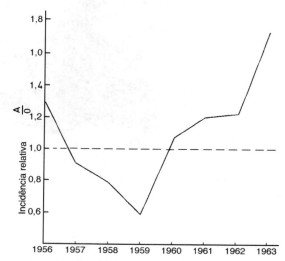

Fig. 12.29 Incidência relativa do grupo sangüíneo A em comparação com o O entre 1.200 crianças com diarréia do lactente em Heidelberg, Alemanha 1956-1963. (De Vogel e Helmbold 1972 [135])

Quadro 12.19 Evolução da diarréia infantil devida a *E. coli* em 396 pacientes (de Vogel e cols. 1964 [138])

Variável comparada	1956 e 1960-1963		1957-1959	
	A	O	A	O
Pacientes com infusões de plasma (%)	56,6	39,4	41,9	52,3
Perda do peso corporal (g)	161,0	137,1	154,0	158,6
Freqüência média das fezes	6,10	5,42	5,95	6,0
Temperatura corporal mais elevada (°C)	38,40	38,18	38,51	38,60
Tempo no hospital (dias)	26,54	26,13	23,67	28,10
Ganho de peso corporal (g)	577,8	549,0	506,3	585,6

pessoas dos grupos A, B e AB do que no O, o que indica que estes indivíduos tiveram infecções mais sérias [34] (Fig. 12.30). A cepa de *E. coli* envolvida é conhecida por ter o antígeno B e também o A. Em vista da especificidade destas associações, não é surpreendente que alguns estudos associativos da diarréia de *E. coli* e dos tipos sangüíneos ABO também tivessem resultados negativos [129].

Estes resultados tornam possível que o mecanismo proposto — coletivismo do antígeno entre parasita e hospedeiro — pode de fato levar a uma infecção mais grave se o hospedeiro for humano e o antígeno for parte do sistema ABH. Por analogia, o antígeno H do bacilo da peste poderia ter levado à doença mais grave entre os indivíduos portadores do grupo O. Portanto, a seleção contra este alelo ocorreria.

Uma das associações do grupo sangüíneo ABO descoberta no início na década de 1950 e reconfirmada nos anos seguintes foi entre o grupo O e a úlcera péptica (Seção 6.2.2.1). Todavia, o mecanismo genético patológico eludiu todas as tentativas de entendimento. Muito mais recentemente, entretanto, foi descoberto que um microorganismo, *Helicobacter pylori*, está envolvido na patogênese da úlcera gástrica e duodenal; isto sugeriu que este microorganismo é responsável pela associação do grupo sangüíneo. Esta hipótese foi confirmada [15]. A bactéria se liga aos receptores Lewis na superfície das células da mucosa; estes receptores estão diminuídos nos grupos sangüíneos A e B comparados com o grupo O.

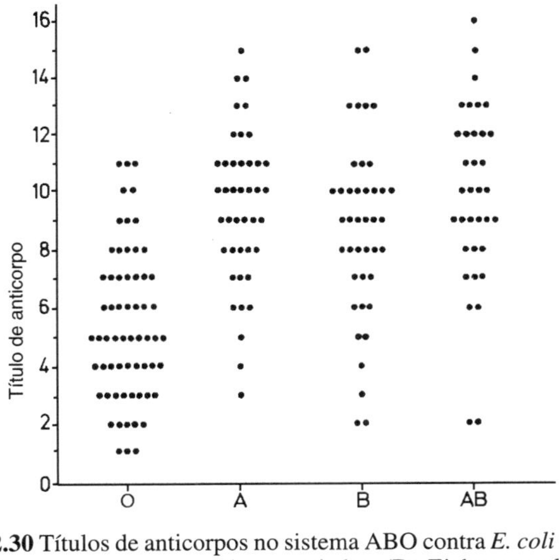

Fig. 12.30 Títulos de anticorpos no sistema ABO contra *E. coli* 086 em indivíduos com grupos sangüíneos variados. (De Eichner e cols. 1963 [34])

Grupos Sangüíneos ABO e Varíola. A questão de uma possível associação entre grupo sangüíneo e varíola é ainda mais controversa do que as associações discutidas anteriormente, porém é aqui citada devido à justificativa experimental ser utilizada como modelo para as pesquisas futuras sobre interações entre um vírus e um hospedeiro humano.

Após a elaboração da hipótese de que distribuição humana ABO está relacionada com grandes epidemias e de que os coletivismos do antígeno são a variável decisiva, o vírus da vacínia foi examinado para a atividade ABH. Por razões técnicas, estas investigações não foram realizadas com a varíola, mas sim com um vírus intimamente relacionado com a vacínia. Foi encontrada uma forte atividade de A [105, 137]. Isso sugeriu um mecanismo imunológico óbvio para a associação da doença. Durante a viremia com a varíola, um vírus que possui um antígeno A é parcialmente inativado pelos anticorpos anti-A presentes somente naqueles do grupo B ou O mas não nos indivíduos do grupo A e AB que não possuem o anti-A. Portanto, um curso mais grave da varíola é esperado em pacientes com grupos A e AB. Como a varíola afeta crianças e é em geral fatal, tal diferença de grupo sangüíneo teria um grande impacto sobre a seleção.

O resultado sobre o antígeno semelhante a A no vírus foi contestado [54]. O antígeno A foi considerado derivado não do vírus mas do meio no qual o vírus se desenvolveu. À época destes estudos, a possibilidade de que os vírus pudessem capturar materiais do hospedeiro em seus próprios capsídeos ainda era desconhecida. Evidências para tal mecanismo foram hoje em dia afastadas para explicar as diferentes reações clínicas às infecções com os vírus da hepatite B. Este vírus parece capturar proteínas séricas — especialmente γ-globulinas — e transferi-las para o novo hospedeiro, cuja reação imune pode depender pelo menos em parte da semelhança destes componentes com suas próprias proteínas geneticamente determinadas.

Estudos de Associação em Pacientes com Varíola Produzem Resultados Contraditórios. A previsão de que indivíduos dos grupos A e AB seriam mais freqüentemente e gravemente afligidos pela varíola foi repetidamente testada com resultados conflitantes. Um estudo de 986 casos novos e antigos de varíola demonstrou que a incidência relativa era muito maior em pessoas dos grupos A ou AB do que naqueles do grupo B ou O [34]. A mesma tendência foi aparente quando foram consideradas a gravidade dos sintomas clínicos e a mortalidade [134] (Fig. 12.31). Além disso, indivíduos que sobreviveram anteriormente a epidemias de varíola demonstraram um pequeno excesso dos grupos B e O — uma indicação das altas taxas de morte de A e AB. Entre os sobreviventes, a formação de cicatrizes graves foi, novamente, mais freqüente nos grupos A e AB. Este estudo foi realizado em vilas da Índia durante a epidemia de varíola; os irmãos de probandas afetadas que permaneceram saudáveis apesar de exposição semelhante à infecção foram utilizados como controles. Quase nenhum dos indivíduos, afetados ou saudáveis, jamais tinha sido vacinado. Esta pesquisa desenvolve diferenças máximas na distribuição do grupo sangüíneo entre pacientes e controles enquanto reduz possivelmente os erros devido à estratificação da população tanto quanto possível.

Nenhum estudo com tal propósito jamais foi realizado novamente. Entretanto, dois estudos sobre populações hospitalares nas cidades na Índia [31, 124] e um estudo do Brasil com uma variedade mais branda de varíola [74] fracassaram em confirmar esta associação. Existe uma provável explicação para tais discrepâncias: o estudo sobre varíola nas vilas da Índia [134] foi realizado principalmente em crianças. Nenhuma informação sobre a distribuição etária dos pacientes foi publicada para os dois estudos hospitalares indianos, porém informações circunstanciais sugerem que a maioria dos pacientes pode ter sido adulta. Como observado (Seção 12.2.1.6), a vantagem seletiva de heterozigotos HbS está presente apenas em crianças pequenas; os adultos que sobrevivem são altamente imunizados, independentemente de seus ti-

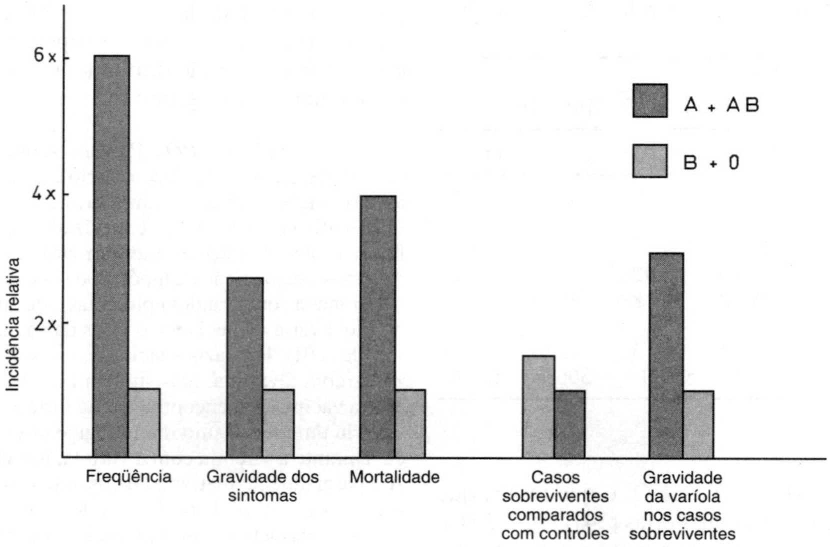

Fig. 12.31 Incidência relativa de varíola em pacientes do grupo sangüíneo A + AB e B + O. Da esquerda para a direita: incidência (437 casos novos *versus* 428 irmãos controles não-afetados); 300 casos com sintomas graves *versus* 137 com brandos; 225 pacientes que morreram de varíola *versus* 212 sobreviventes; distribuição do grupo sangüíneo entre 428 pacientes sobreviventes em comparação com 324 controles; cicatrizes graves da varíola *versus* leves entre 548 sobreviventes. (De Vogel e Helmbold 1972 [135])

pos HbS. O mesmo caso poderia ter sido facilmente verdadeiro na varíola: até a época de sua erradicação sistemática, esta infecção foi quase endêmica em grandes partes da Índia. Altos títulos de anticorpos de hemaglutinação inibidores da varíola foram, de fato, encontrados em muitos indivíduos que viveram nestas áreas mas não tinham história de aflição clinicamente discernível com varíola e nunca tinham sido vacinados [19]. Entretanto, as evidências permanecem contraditórias, com pouca chance de estabelecer a situação para o exame direto, já que a varíola foi erradicada.

Grupo Sangüíneo A e Varíola na População Mundial. Como observado, a varíola era freqüente em muitas populações até o início da década de 1970, e estatísticas populacionais abrangentes estão disponíveis. Se a varíola foi um importante agente seletivo contra o alelo A, uma correlação negativa entre a freqüência A e a freqüência de varíola ou de mortalidade deve ser esperada. Esta correlação negativa foi encontrada para o subcontinente da Índia [10] e para a África [130], quando a freqüência do tipo A em várias subpopulações foi comparada com a ocorrência de varíola (Quadro 12.20).

As correlações estão na direção esperada se a seleção pela varíola for na verdade importante, mas certamente elas não provam isso.

Distribuição de Genes do Grupo Sangüíneo ABO na População Mundial e Seleção por Doenças Infecciosas. Que aspectos da distribuição mundial de alelos ABO seriam explicados através destes mecanismos seletivos e quais aqueles que fogem à explicação? As seguintes conclusões altamente especulativas podem ser feitas:

a) A freqüência de O extremamente alta na América Central e do Sul poderia ser devida à vantagem de O na presença de sífilis.
b) A alta freqüência de O em populações marginais da Europa poderia ser causada por uma fraca seleção contra os indivíduos que carregam O através da peste e do cólera.
c) As freqüências de A relativamente baixas na Ásia central e do sul poderiam ser devidas à seleção pela varíola. Nas mesmas áreas, o gene O é também menos freqüente, sendo este espaço preenchido pelo alelo B. Esta vantagem do grupo B poderia ser devida à longa seleção contra o tipo A pela varíola bem como contra o tipo O pela peste e pelo cólera.

Em vista da forte e permanente seleção contra o gene A é justificável questionarmos por que este grupo sangüíneo ainda está presente nestas populações. Será concebível que exista outra vantagem seletiva de A ainda desconhecida?

Um aspecto da distribuição mundial de ABO não pode ser explicado satisfatoriamente. Por que o alelo B é tão freqüente na Ásia central e do sul e tão raro na maioria das outras áreas? A seleção permanente contra tipos A e O pode ser parte da história. A interação do hospedeiro humano com germes intestinais — e possivelmente alimentos contendo antígenos semelhantes a ABH — é um dos fatores desconhecidos principais na seleção ABH [99].

Estes estudos foram realizados em uma época em que pouco se conhecia sobre a função fisiológica das especificidades ABO — ou aquelas de outros grupos sangüíneos como os sistemas Lewis e P e a capacidade geneticamente determinada de secreção de substâncias ABH. Quando as principais etapas da resposta imune foram elucidadas (Seção 7.4), os componentes proteicos necessários para o reconhecimento da célula e a interação des-

Quadro 12.20 Correlação negativa entre incidência de varíola e freqüência do grupo sangüíneo A

	Número de grupos populacionais	Número de indivíduos incluídos nos cálculos	Correlação de Spearman-Rank
Índia e Paquistão (mortalidade)	18	87.153	$\varrho = -0{,}634$, $p < 0{,}01$
África (morbidade)	27	195.313	$\varrho = -0{,}499$, $p < 0{,}01$

tas — muito longe das necessidades da resposta imune — tornaram-se conhecidos com bastante detalhe; porém as glicoproteínas e glicolipídios da superfície celular foram amplamente despercebidos. Nesse ínterim, isto mudou, e seu papel no reconhecimento da célula e principalmente na defesa do hospedeiro está sendo reconhecido [11, 143]. Por exemplo, o grupo P e as substâncias ABH demonstraram atuar como receptores para a fixação de *E.coli* à superfície celular. Tal receptor de ligação é necessário, por exemplo, para infecções urogenitais [81, 86, 87]. Estas substâncias pertencem a um grupo de compostos muito maior, as lecitinas [115], que foram primeiramente detectadas em vegetais, mas estão presentes em muitos outros seres vivos. Elas desempenham importante papel não apenas no processo de infecção, mas também na diferenciação celular, na formação orgânica, na migração de linfócitos e na metástase de processos malignos. As pesquisas sobre as associações ABO-doença começaram no final das décadas de 1950 e 1960 com muito mais entusiasmo, porém foram interrompidas no final da década de 1970 e após. Uma razão pode ter sido um certo desapontamento, já que pareceu impossível formular hipóteses específicas para os mecanismos envolvidos. Hoje em dia os estudos sobre lecitinas estão abrindo um novo campo para estudos estatísticos guiados por hipóteses explanatórias. É bastante possível, por exemplo, que semelhanças nos antígenos da superfície entre hospedeiros e germes infecciosos, como discutido anteriormente para as diarréias causadas por *E. coli*, possam modificar as interações germe-hospedeiro, levando a diferenças específicas de grupo sangüíneo na suscetibilidade a muitas infecções. Em vista da ocorrência disseminada de lecitina nos vegetais, também pode ser possível encontrar conexões com polimorfismos humanos de antígenos ABO específicos e/ou outros da superfície celular e certos aspectos da nutrição — um novo e promissor campo da ecogenética (Seção 7.5.2).

As experiências com HbβE na Tailândia (Seção 12.2.1.7) sugerem que tais clines de freqüência em populações são difíceis de interpretar. Elas podem refletir a história da população e a difusão gênica, mas também podem indicar clines nas intensidades da seleção.

Lições dos Estudos sobre a Seleção do Grupo Sangüíneo ABO para Pesquisa em Seleção Natural nas Populações Humanas. A despeito de suas deficiências, os estudos sobre seleção e grupo sangüíneo ABO foram descritos extensamente para o seu significado possível:

a) É uma supersimplificação tratar a seleção como uma constante ao longo de períodos de tempo na mesma população. Para o principal fator seletivo de variantes da hemoglobina, *Plasmodium falciparum*, esta supersimplificação pode ser verdadeira para muitos séculos ou até milênios, já que a malária permaneceu endêmica enquanto as condições ecológicas para o mosquito vetor não mudassem. Muitas outras infecções, por outro lado, vêm e vão como epidemias. Aqui, a seleção pode mudar, mesmo em curtos períodos de tempo. Às vezes podem ocorrer eventos cataclísmicos que certamente serão lembrados na história, como as epidemias de peste da Idade Média. Em outros casos, algumas infecções podem não ser lembradas, como as diarréias infantis. A variedade de agentes seletivos e sua mudança conforme o tempo são elementos quase totalmente difundidos.
b) Em tal situação, a variabilidade genética por si só pode ser uma vantagem para as espécies. Se uma epidemia mata quase todos os indivíduos que carregam apenas uma variante genética, muitos daqueles que possuem outras variantes sobrevivem e são, portanto, menos suscetíveis. A próxima epidemia pode "varrer" esta variante, mas favorece a primeira. Isto pode levar a uma situação dinâmica na qual as freqüências gênicas oscilam conforme o tempo, dependendo de agentes seletivos prevalentes. Dados sobre a determinação do grupo sangüíneo a partir de ossos desde os séculos XV até o XVII foram interpretados como evidência para tais oscilações [69]. Em vista das dificuldades de mensurações precisas do grupo sangüíneo ABO em ossos antigos e múmias, devido a reações cruzadas de bactérias, estes resultados precisam ser considerados com cautela. Se a variabilidade genética é por si só uma vantagem, não existe nenhum único genótipo ideal.
c) O fato de uma situação polimórfica instável transferir vantagem para a sobrevivência das espécies não leva em consideração a manutenção de tal situação. Considerando os pequenos tamanhos da população em grupos isolados da história humana antiga, esperaríamos que muito mais populações tivessem se tornado monomórficas no curso do tempo. Para se manter um polimorfismo, é necessário um elemento estabilizador. Foi sugerido que este elemento estabilizador pode ter sido a seleção dependente da freqüência (Seção 12.6.15).

Suscetibilidades Genéticas e Doenças Infecciosas. As seções anteriores discutiram exemplos de seleção genética face à doença infecciosa. Trabalhos futuros neste campo virão mais provavelmente ser bem-sucedidos quando relacionados com doenças que causam a seleção máxima. Doenças endêmicas, devido ao fato de atuarem em todas as épocas, são agentes mais efetivos do que as doenças epidêmicas, que atuam episodicamente. As doenças que afetam uma grande porção da população são mais efetivas como agentes seletivos do que aquelas limitadas a seguimentos restritos da população. As doenças que matam crianças são agentes seletivos mais efetivos do que aquelas compatíveis com a sobrevivência ou aquelas que afetam principalmente adultos, particularmente depois do período reprodutor.

A Seleção Natural por Agentes Infecciosos É Provável para o Polimorfismo de MHC. Com exceção dos grupos sangüíneos ABO, as associações com doenças infecciosas também foram exigidas por uma quantidade de outros polimorfismos genéticos. Os melhores candidatos *a priori* para tais associações poderiam ser os polimorfismos do complexo principal de histocompatibilidade (MHC), e especialmente os genes HLA. Hoje em dia a informação sobre as associações dos tipos HLA com as principais doenças infecciosas é escassa. A maioria dos cientistas interessados neste sistema genético está trabalhando em países onde as principais epidemias foram erradicadas ou perderam muito da sua importância para a saúde pública. Todavia, os estudos sobre HLA e doenças demonstraram que o MHC é um componente principal na variabilidade genética da resposta imune nos seres humanos (Seção 5.2.5). Portanto, as associações com doenças epidêmicas e uma forte influência da seleção natural sobre as freqüências gênicas pode ser seguramente prevista. Na verdade, foram sugeridas associações HLA com a lepra [29, 140], a tifóide e a malária [108], bem como a responsividade imune a antígenos estreptocócicos e tetânicos [114] (Quadro 12.21).

A malária foi um agente seletivo importante em muitos países tropicais e subtropicais. Portanto, é surpreendente como foi tão pouco estudada a questão de certos alelos HLA ou haplótipos

Quadro 12.21 Associações de alelos HLA com resposta a imunizações e doenças

	Genes MHC
Imunizações	
Tétano	B5 (baixa resposta)
Vacínia	Cw3
Influenza	Bw16
Hepatite B	B8, DR3
Doenças	
Meningite meningocócica	B27
Lepra	A1, B40
Lepra, tuberculóide	DR2
Sarampo	Aw32
Tuberculose	B5, DR5

comuns nestas populações poderem conferir proteção contra esta infecção. Um estudo de caso-controle bem projetado sobre várias centenas de crianças no Gâmbia [58] mostrou que tanto um alelo da classe I, Bw53, quanto um haplótipo da classe II, DRB1$^+$1302-DQB1$^+$0,501, conseguiram proteção relativa contra a malária falcípara. Ambos estavam significativamente diminuídos em crianças de até 10 anos de idade quando aquelas que sofriam de malária grave foram comparadas com casos brandos, e quando pacientes com um grupo geral foram comparados com adultos da mesma área. Ambos os tipos HLA são excepcionalmente comuns naquela população. *É provável que a seleção ABO seja lembrada no futuro como um fator menor comparado à seleção devido a componentes do locus MHC.*

A Suscetibilidade Genética a Doenças Atópicas Leva a uma Resistência Aumentada contra a Infestação de Helmintos [49]? Um dos principais riscos à saúde das crianças nos países tropicais é a infestação quase ubíqua com vermes intestinais, principalmente tênia, áscaris e ancilóstomo. Estes últimos podem causar graves anemias, que, juntamente com outras infecções, contribuem para a morte prematura. Os sinais clínicos característicos da infestação por vermes são um nível aumentado de granulócitos eosinofílicos e de IgE no sangue. Tais achados são também observados em doenças atópicas como asma, febre do feno e dermatite atópica. Há boas evidências de que as doenças atópicas possuam uma base genética multifatorial e que um gene ou genes que influenciam os níveis de IgE estejam envolvidos (Seção 6.1.2.7). Doenças atópicas são comuns nas populações atuais, muito embora algumas manifestações de tais doenças possam debilitar significativamente a saúde. Portanto, é concebível que genótipos associados com manifestações atópicas tivessem uma vantagem seletiva antigamente. Foram realizados estudos para avaliar se genótipos atópicos na Papua Nova Guiné [49] possuem uma vantagem seletiva em relação à infestação helmíntica. Foram testadas 500 vilas para respostas imediatas de hipersensibilidade contra muitos alergenos. Baseados nestes testes, 10% dos habitantes destes vilarejos foram identificados como atópicos. Além disso, foi feito um diagnóstico clínico de asma com base em evidências clínicas e testes da função pulmonar em todos os pacientes internados em um hospital local; a asma foi diagnosticada em 24 pacientes. Amostras das fezes colhidas destes pacientes e de 50 habitantes das vilas que não tinham asma, diagnosticados como atópicos, e 139 controles não-atópicos foram encaminhados para contagem de ovos de ancilóstomos. O resultado é visto na Fig. 12.32. Foram encontradas contagens médias de ovos menores nos pacientes asmáticos, altas nos indivíduos atópicos não-asmáticos e maiores entre os controles. Tendenciosidades possíveis, como distribuição diferente de indivíduos atópicos e não-atópicos entre os diferentes vilarejos, foram cuidadosamente excluídas. O estudo confirma a hipótese proposta pelos autores: os concomitantes da atopia,

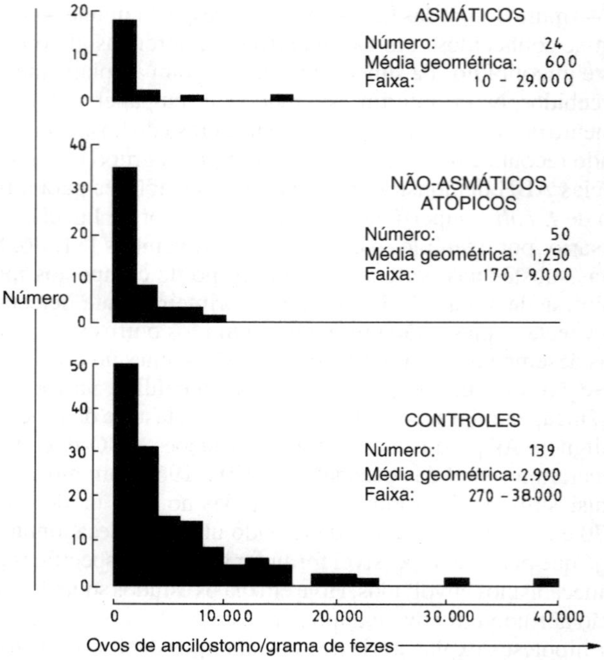

Fig. 12.32 Distribuição das quantidades de ovos de ancilóstomo/g de fezes em três amostras de uma população fortemente infestada na Papua Nova Guiné. Observe as enormes diferenças na taxa de infestação entre asmáticos, não-asmáticos atópicos e controles. (De Grove e Forbes 1975 [49])

como elevação da IgE, aparentemente conferem proteção relativa contra a infestação por ancilóstomo. Existem também algumas evidências limitadas para um efeito protetor relativo de níveis de IgE mitigando a gravidade da infestação de vermes [107].

Interação Entre o Hospedeiro Humano e Agentes Infecciosos. Os exemplos anteriores referem-se a vantagens e desvantagens seletivas dos seres humanos que possuem certos genótipos após a exposição a agentes infecciosos como helmintos intestinais, parasitas da malária, bactérias do tipo *E. coli* causando diarréia, vírus da varíola e outros. Dissemos no início que a seleção natural devida a doenças infecciosas desempenhou um papel principal em todos os períodos da evolução humana, exceto nas últimas décadas. Entre os poucos modelos teóricos em que as conseqüências de certas considerações com relação aos modos de seleção foram examinados, existe um no qual o hospedeiro humano e o agente infeccioso foram considerados juntos. As conseqüências tornaram-se complexas, frustando generalizações indiscriminadas. A Seção 7.4 descreve a determinação genética da resposta humana imune em um resumo aproximado. Comparamos agora essas "estratégias de defesa" do hospedeiro humano com "estratégias de ataque" utilizadas por vários agentes infecciosos. Algumas destas estratégias tornaram-se surpreendentemente semelhantes, fazendo uso amplamente dos mesmos princípios genéticos [133]:

1. Mutações das células germinativas levando a polimorfismos genéticos, com pequenas diferenças na interação com agentes infecciosos, são bastante conhecidas nos seres humanos. Os polimorfismos ABO e MHC são exemplos óbvios, mas existem muitos outros. Muitas bactérias utilizam as mutações em direção à resistência aos antibióticos para lidar com a

antibioticoterapia. Mutantes resistentes estão quase sempre presentes nas populações bacterianas, mas se tornam comuns sob a influência dos antibióticos. Outros exemplos existem em abundância.

2. Mutações somáticas levando a diferentes clones de células dentro do mesmo indivíduo constituem um dos mecanismos pelos quais a variabilidade das imunoglobulinas é melhorada; sua taxa de mutação é excepcionalmente alta. Uma taxa de mutação intraclonal elevada por uma certa falta de precisão na formação de réplicas de DNA do genoma de RNA é observada, por exemplo, no vírus HIV levando a AIDS. Ele derrota e diminui a resposta imune do hospedeiro.
3. Integração de genomas estranhos ou produtos gênicos a fim de ajudar no mimetismo contra a defesa do hospedeiro. Este mecanismo, que é usado por exemplo pelo *Schistosoma* e por certos vírus, pode ser comparado em seu efeito protetor com a simbiose entre seres humanos e certas bactérias benignas, por exemplo, no cólon, na vagina e em outros órgãos, e a formação de anticorpos "normais", como as isoaglutininas anti-ABO.
4. A multiplicação de certos genes para permitir rearranjos para criar uma grande variedade de células de defesa através de um mecanismo de ativação é um princípio comum na formação de imunoglobulinas e receptores da célula T. Um mecanismo semelhante, mudança do antígeno, existe no *Trypanosoma* (doença do sono nos seres humanos e na doença de Nagana no gado [30]). Estes germes se protegem dos ataques do sistema de defesa do hospedeiro alterando continuamente seus antígenos de superfície. Isto é possível por meio de centenas e possivelmente milhares de genes paras suas glicoproteínas da superfície, cuja expressão é controlada por um mecanismo de ativação e varia no espaço e no tempo.

Apenas poucos exemplos de interação entre hospedeiro humano e agente infeccioso foram analisados, mas existem muitos outros. Tais mecanismos têm estado ativos mesmo no século XX e em países industrializados, como mostra, por exemplo a demonstração de fatores genéticos em estudos de gêmeos sobre a tuberculose e outras infecções crônicas (Seção 6.3). Outro estudo [123] comparou crianças adotadas com seus pais biológicos e adotivos na Dinamarca: houve semelhanças na freqüência de morte no início da idade adulta — geralmente por infecções — não somente nos pais adotivos (devido a fatores ambientais comuns óbvios), mas também entre os adotados e seus pais biológicos dos quais foram separados por muitas décadas.

A mudança nas condições de vida que experimentamos hoje em dia é provavelmente a maior alteração pela qual a espécie humana jamais passou. Elas podem ser comparadas apenas com a "Revolução Neolítica" alguns milhares de anos atrás. Esta revolução demográfica leva — entre outras mudanças — ao desencadeamento de isolados (ver a seguir) — com fortes efeitos genéticos. Sua influência no padrão das doenças infecciosas será provavelmente muito mais extensa. Algumas infecções, como a varíola, foram completamente eliminadas; outras provavelmente seguirão este destino. Isto pode levar a um relaxamento da seleção contra pequenas fraquezas do sistema imune. A epidemia quase mundial de AIDS — causada pelo vírus HIV e provavelmente existindo em uma área limitada da África, há muito tempo nos ensinou que agentes infecciosos possuem uma capacidade quase ilimitada de adaptação a condições ecológicas mutantes. Outras infecções virão, com capacidades imprevisíveis de adaptação às condições mutantes de vida e aos comportamentos do hospedeiro humano. Modelos teóricos, dos quais este capítulo apresenta uma pequena amostra, são úteis no entendimento de algumas situações mais simples, como a vantagem dos heterozigotos da anemia falciforme na presença de malária falcípara. Entretanto, as mudanças genéticas com que agora estamos nos deparando são complexas e imprevisíveis. Podemos seguramente prever que a composição do grupo de genes humanos irá mudar, porém nem a extensão e nem a direção destas mudanças podem ser vislumbradas. A observação cuidadosa dos fatos, a inclusão de um ponto de vista genético nos estudos da epidemiologia das doenças infecciosas, a avaliação dos mecanismos biológicos através da observação e do experimento e a aplicação de modelos matemáticos apropriados se fazem necessários.

Conclusões

Existe muita variabilidade individual nas freqüências gênicas entre as populações humanas. Esta variabilidade foi estudada em níveis fenotípicos-bioquímicos e do gene-DNA. Além da mutação, a seleção natural é importante para modelar a composição genética das populações. Modelos matemáticos simples foram descritos para o estudo das conseqüências genéticas dos vários tipos de seleção nas populações. Uma importante força seletiva que modelou a composição genética das populações humanas, ao menos durante os últimos mil anos, foi a exposição a vários microorganismos infecciosos. Exemplos incluem adaptação genética dos genes da hemoglobina — e de outros genes das hemácias — a malária e associações dos grupos sangüíneos ABO e tipos HLA com várias doenças infecciosas.

Bibliografia

1. Allison AC (1954) Protection afforded by sickle-cell trait against subtertin malarial infection. BMJ 1 : 290
2. Allison AC (1954) The distribution of the sickle-cell trait in East Africa and elsewhere, and its apparent relationship to the incidence of subtertian malaria. Trans R Soc Trop Med Hyg 48 : 312
3. Allison AC (1954) Notes on sickle-cell polymorphism. Ann Hum Genet 19 : 39-51
4. Allison AC (1955) Aspects of polymorphism in man. Cold Spring Harbor Symp Quant Biol 20 : 239
5. Allison AC (1956) The sickle and hemoglobin C-genes in some African populations. Ann Hum Genet 21 : 67-89
6. Allison AC (1964) Polymorphism and natural selection in human populations. Cold Spring Harbor Symp Quant Biol 24 : 137-149
7. Antonarakis SE, Orkin SH, Kazazian HH et al (1982) Evidence for multiple origins of the β^E-globin gene in Southeast Asia. Proc Natl Acad Sci USA 79 : 6608-6611

7a. Antonarakis SE, Boehm CD, Serjeant GR, Theisen CE, Dover GJ, Kazazian HH (1984) Origin of the β^s-globin gene in blacks: the contribution of recurrent mutation or gene conversion or both. Proc Natl Acad Sci USA 81 : 853-856

8. Beet EA (1946) Sickle-cell disease in the Balovale district of North Rhodesia. East Afr Med J 23 : 75
9. Beet EA (1947) Siclcle-cell disease in Northern Rhodesia. East Afr Med J 24 : 212-222
10. Bernhard W (1966) Über die Beziehung zwischen ABO-Blutgruppen und Pockensterblichkeit in Indien und Pakistan. Homo 17 : 111
11. Blackwell CC (1989) The role of ABO blood groups and secretor status in host defences. FEMS Microbiol Immunol 47 : 341-350
12. Bloch J (1901) Der Ursprung der Syphilis. Fischer, Jena.
13. Blumberg BS, Hesser JE (1971) Loci differently affected by selection in two American black populations. Proc Natl Acad Sci USA 68 : 2554
14. Boat TF, Welsh MJ, Beaudet AL (1989) Cystic fibrosis. In: Scriver CL, Beaudet AL, Sly S, Valle D (eds) Metabolic basis of inherited disease. McGraw-Hill, New York, pp 2649-2680
15. Borén T, Falk P, Roth KA et al (1993) Attachment of helicobacter pylori to human gastric epithelium mediated by blood group antigens. Science 262 : 1892-1895

16. Botstein D, White RL, Skolnick M, Davis RW (1980) Construction of a genetic linkage map in man using restriction fragment length polymorphisms. Am J Hum Genet 32 : 314-331
17. Brues AM (1954) Selection and polymorphism in the ABO blood groups. Am J Phys Anthropol 12 : 559-598
18. Cavalli-Sforza LL, Bodmer WF (1971) The genetics of human populations. Freeman, San Francisco
19. Chakravartti MR, Vogel F (1971) Haemaglutination-inhibiting variola antibodies in blood serum of former smallpox-patients, their healthy siblings and unvaccinated controls in other areas. Humangenetik 11 : 336-338
20. Charnov E (1977) An elementary treatment of kin selection. J Theor Biol 66 : 541-550
21. Clarke B (1975) Frequency-dependent and density-dependent natural selection. In: Salzano F (ed) The role of natural selection in human evolution. North-Holland, Amsterdam; American Elsevier, New York, pp 187-200
22. Clarke LA (1974) Rh haemolytic disease. Original papers commentaries. Medical and Technical Publishing, Newcastle
23. Cooper DN, Schmidtke J (1984) DNA restriction fragment length polymorphism and heterozygosity in the human genome. Hum Genet 66 : 1-16
24. Cooper DN, Smith BA, Cooke HJ, Niemann S, Schmidtke J (1985) An estimate of unique DNA sequence heterozygosity in the human genome. Hum Genet 69 : 201-205
25. Crabb AR (1947) The hybrid-corn makers. New Brunswick
26. Crow JF, Kimura M (1970) An introduction to population genetics theory. Harper and Row, New York
27. Damian RT (1964) Molecular mimicry: antigen sharing by parasite and host and its consequences. Am Nat 98 : 129-150
28. De Vay JE, Charudattan R, Winnalajeewa DLS et al (1972) Common antigenic determinants as possible regulators of host-pathogen compatibility. Am Nat 948 : 185-193
29. De Vries RRP, Fat RFMLA, Nijenhuis LE, van Rood JJ (1976) HLA-linked genetic control of host response to mycobacterium leprae. Lancet 2 : 1328-1330
30. Donelson JE, Turner MJ (1988) Wie Trypanosomen das Immunsystem täuschen. In: Van Burnet M, Nossel GJ, Porter RR et al (eds) Immunsystem, 2nd edn. Spektrum der Wissenschaft, Heidelberg, pp 174-183
31. Downie HW, Meiklejohn G, Vincent LS, Rao AR, Sundara Babu BV, Kempe CH (1966) Smallpox frequency and severity in relation to A, B and O blood groups. Bull WHO 33 : 623
32. East EM, Jones DF (1919) Inbreeding and outbreeding. Lippincott, London
33. Edwards A, Civitello A, Hammond HA, Caskey CT (1991) DNA typing and genetic mapping with trimeric and tetrameric tandem repeats. Am J Hum Genet 49 : 746-756
34. Eichner ER, Finn R, Krevans JR (1963) Relationship between serum antibody levels and the ABO blood group polymorphism. Nature 198 : 164
35. Emery AEH (1984) An introduction to recombinant DNA. Wiley, Chichester
36. Ewens WJ (1980) Mathematical population genetics. Springer, Berlin Heidelberg, New York
37. Falconer DS (1981) Introduction to quantitative genetics, 2nd edn. Oliver and Boyd, Edinburgh
38. Firschein IL (1961) Population dynamics of the sickle cell trait in the Black Caribs of British Honduras. Am J Hum Genet 13 : 233
39. Fisher RA (1930) The genetical theory of natural selection. Oxford University Press, Oxford
40. Flatz G (1967) Haemoglobin E: distribution and population dynamics. Hum Genet 3 : 189-234
41. Flatz G, Pik C, Sundharayati B (1964) Malaria and haemoglobin E in Thailand. Lancet 2 : 385
42. Flatz G, Oelbe M, Herrmann H (1983) Ethnic distribution of phenylketonuria in the North German population. Hum Genet 65 : 396-399
43. Flint J, Hill AVS, Bowden DK et al (1986) High frequencies of α-thalassemia are the result of natural selection by malaria. Nature 321: 744-750
44. Flint J, Harding RM, Clegg JB, Boyce AJ (1993) Why are some genetic disorders common? Distinguishing selection from other processes by molecular analysis of globin gene variants. Hum Genet 91 : 91-117
45. Friedman MJ (1978) Erythrocytic mechanism of sickle cell resistance to malaria. Proc Natl Acad Sci USA 75 : 1994-1997
46. Friedman MJ, Trager W (1981) The biochemistry of resistance to malaria. Sci Am 244 : 154-164
47. Garrod AE (1902) The incidence of alcaptonuria: a study in chemical individuality. Lancet 2 : 1616-1620
48. Glass RI, Holmgren J, Haley CE, Khan MR, Svennerholm A-M, Stoll BJ, Hossain KMB, Black RE, Yunus M, Barua D (1985) Predisposition for cholera of individuals with O blood group. Am J Epidemiol 121: 791-796
49. Grove DI, Forbes IJ (1975) Increased resistance to helminth infestation in an atopic population. Med J Aust 1 : 336-338
50. Haldane JBS (1942) Selection against heterozygotes in man. Ann Eugen 11 : 333
51. Haldane JBS (1949) The rate of mutations of human genes. Hereditas 35 Suppl:267
52. Hamilton WD (1964) The genetical evolution of social behavior. I. J Theor Biol 7 : 1-16
53. Harris H, Hopkinson DA (1972) Average heterozygosity per locus in man: an estimate based on the incidence of enzyme polymorphisms. Ann Hum Genet 36 : 9-20
54. Harris R, Harrison GA, Rondle CJM (1963) Vaccinia virus and human blood group A substance. Acta Genet 13 : 44
55. Hartl DL, Clark AG (1989) Principles of population genetics, 2 nd edn. Sinauer, Sunderland
56. Hiernaux J (1952) La génétique de la sicklémie et l'interet anthropologique de sa fréquence en Afrique noir. Ann Mus Congo Belge [Sci Homme Anthropol] 2 : 42
57. Hill AVS, Wainscoat JS (1986) The evolution of the a- and b-globin gene clusters in human populations. Hum Genet 74 : 16-23
58. Hill AVS, Allsopp CEM, Kwiatkowski D et al (1991) Common West African HLA antigenes are associated with protection from severe malaria. Nature 352 : 595-600
59. Hirsch A (1881) Handbuch der historisch-geographischen Pathologie, part 1: Infektionskrankheiten, 2 nd edn. Enke, Stuttgart
60. Horai S, Gojobori T, Matsunaga E (1984) Mitochondrial DNA polymorphism in Japanese. Hum Genet 68 : 324-332
61. Hundrieser T, Sanguansermsri T, Papp T, Laig M, Flatz G (1988) β-globin gene linked DNA haplotypes and frameworks in three south-east Asian populations. Hum Genet 80 : 90-94
62. Ifediba TC, Stern A, Ibrahim A, Rieder RF (1985) Plasmodium falciparum in vitro: diminished growth in hemoglobin H disease erythrocytes. Blood 65 : 452-455
63. Jacquard A (1974) The genetic structure of populations. Springer, Berlin Heidelberg New York
64. Jeffreys AJ, Wilson V, Thein SL (1985) Hypervariable "minisatellite" regions in human DNA. Nature 314 : 67-73
65. Kaiser P (1984) Pericentric inversions. Problems and significance for clinical genetics. Hum Genet 68 : 1-47
66. Kan YW, Dozy AM (1978) Polymorphism of DNA sequence adjacent to the human b globin structural gene. Its relation to the sickle mutation. Proc Natl Acad Sci USA 75 : 5631-5635
67. Kay AC, Kuhl W, Prchal J, Beutler E (1992) The origin of glucose-6-phosphate-dehydrogenase (G6PD) polymorphisms in African-Americans. Am J Hum Genet 50 : 394-398
68. Kazazazian HH, Waber PG, Boehm CD et al (1984) Hemoglobin E in Europeans: further evidence for multiple origins of the β^E globin gene. Am J Hum Genet 36 : 212-217
69. Kellermann G (1972) Further studies on the ABO typing of ancient bones. Hum Genet 14 : 232-236
70. Kidson C, Lamont G, Saul A, Nurse GT (1981) Ovalocytic erythrocytes from Melanesians are resistant to invasion by malaria parasites in culture. Proc Natl Acad Sci USA 78 : 5829-5832
71. Kircher W (1961) Untersuchungen über den Zusammenhang von Dyspepsieverlauf und ABO-Blutgruppenzugehörigkeit. Monatsschr Kinderheilkd 109 : 369
72. Kircher W (1964) Weitere Untersuchungen über den Zusammenhang zwischen Verlauf und Häufigkeit der Säuglingsenteritis und ABO-Blutgruppenzugehörigkeit. Monatsschr Kinderheilkd 112 : 415
73. Klose J, Willers I, Singh S, Goedde HW (1983) Two-dimensional electrophoresis of soluble and structure-bound proteins from cultured human fibroblasts and hair root cells: qualitative and quantitative variation. Hum Genet 63 : 262-267
74. Krieger H, Vicente AT (1969) Smallpox and the ABO system in Southern Brazil. Hum Hered 19 : 654
75. Lambotte-Legrand 1951, p. 404
76. Landsteiner K (1900) Zur Kenntnis der antifermentativen, lytischen und agglutinierenden Wirkungen des Blutserums und der Lymphe. Zentralbl Bakteriol 27 : 357-362
77. Li CC (1955) Population genetics. University of Chicago Press, Chicago
78. Li CC (1963) The way the load works. Am J Hum Genet 15 : 316-321
79. Li CC (1976) First course in population genetics. Boxwood, Pacific Grove

80. Lichter-Konecki U, Schlotter M, Yaylak C etal (1989) DNA haplotype analysis at the phenylalanine hydroxylase locus in the Turkish population. Hum Genet 81 : 373-376
81. Linstedt R, Larson G, Falk P et al (1991) The receptor repertoire defines the host range for attaching Escherichia coli strains that recognize globo-A. Infect Immun 59 : 1086-1092
81a. Lisker R, Motulsky AG (1967) Computer simulation of evolutionary trends in an X linked trait, application to glucose-6-phosphate dehydrogenase deficiency in man Acta Genet (Basel) 17 : 465-474
82. Livingstone FB (1971) Malaria and human polymorphisms. Annu Rev Genet 5 : 33-64
83. Livingstone FB (1973) Data on the abnormal hemoglobins and glucose-6-phosphate dehydrogenase deficiency in human populations, 1967-1973. University of Michigan, Ann Arbor
84. Livingstone FB (1983) The malaria hypothesis. In: Bowman JE (ed) Distribution and evolution of hemoglobin and globin loci. Elsevier, New York, pp 15-44
85. Livingstone FB (1985) Frequencies of hemoglobin variants. Thalassemia, the glucose-6-phosphate dehydrogenase deficiency, G6PD variants, and ovalocytosis in human populations. Oxford University Press, Oxford
86. Lomberg H, Eden GS (1989) Influence of P blood group phenotype on susceptibility to urinary tract infection. FEMS, Microbiol Immunol 47 : 363-370
87. Lomberg H, Cedergren B, Leffler H et al (1986) Influence of blood groups on the availability of receptors for attachment of uropathogenic Escherichia coli. Infect Immun 51 : 919-926
88. Luzzatto L (1979) Genetics of red cells and susceptibility to malaria. Blood 54 : 961
89. Luzzatto L, Usanga EA, Reddy S (1969) Glucose-6-phosphate dehydrogenase deficient red cells resistance to infection by malarial parasites. Science 164 : 839
90. Luzzatto L, Sodeinde O, Martini G (1983) Genetic variation in the host and adaptive phenomena in Plasmodium falciparum infection. In: Evered D, Whelan J (eds) Malaria and the red cell. Pitman, London, pp 159-173
91. Motulsky AG (1960) Metabolic polymorphism and the role of infectious disease in human evolution. Hum Biol 32 : 28-62
92. Motulsky AG (1964) Hereditary red cell traits and malaria. Am J Trop Med Hyg 13 (1/2):2147-158
93. Motulsky AG (1975) Glucose-6-phosphate dehydrogenase and abnormal hemoglobin polymorphisms — evidence regarding malarial selection. In: Salzano F (ed) The role of natural selection in human evolution. North-Holland, Amsterdam, pp 271-291
94. Mourant AE, Kopec AC, Domaniewska-Sobczak K (1976) The distribution of the human blood groups and other polymorphisms. Oxford University Press, London
95. Murray JC, Mills KA, Demopulos CM, Hornung S, Motulsky AG (1984) Linkage disequilibrium and evolutionary relationships of DNA variants (RFLPs) at the serum albumin locus. Proc Natl Acad Sci USA 81: 3486-3490
96. Nakamura Y, Leppert M, O'Connell P et al (1987) Variable number of tandem repeat (VNTR) markers for human gene mapping. Science 235 : 1616-1622
97. Nakatsuji T, Kutlar A, Kutlar F, Huisman THJ (1986) Haplotypes among Vietnamese hemoglobin E homozygotes including one with a g-globin gene triplication. Am J Hum Genet 38 : 981-983
98a. National Research Council (1996) DNA forensic science: an update. National Academy of Sciences, Washington
98. Neel JV (1991)The population genetics of two inherited blood dyscrasias in man. Cold Spring Harbor Symp Quant Biol 15 : 141
99. Otten CM (1967) On pestilence, diet, natural selection, and the distribution of microbial and human blood group antigens and antibodies. Curr Anthropol 8 : 209
100. Pasvol G (1982) The interaction of malaria parasites with red blood cells. Br Med Bull 38 : 133-140
101. Pasvol G, Weatherall DJ, Wilson RJM (1977) Effects of foetal haemoglobin on susceptibility of red cells to plasmodium falciparum. Nature 270 : 171-173
102. Pasvol G, Weatherall DJ, Wilson JM (1978) Cellular mechanism for the protective effect of haemoglobin S against falciparum malaria. Nature 274 : 701-703
103. Pasvol G, Wainscoat JS, Weatherall DJ (1982) Erythrocytes deficient in glycophorin resist invasion by the malarial parasite plasmodium falciparum. Nature 297 : 64-66
104. Penrose LS, Smith SM, Sprott DA (1956) On the stability of allelic systems, with special reference to haemoglobins A, S, and C. Ann Hum Genet 21 : 90-93
105. Pettenkofer JH, Bickerich R (1960) Über Antigen-Gemeinschaften zwischen den menschlichen Blutgruppen und gemeingefährlichen Krankheiten. Zentralbl Bakteriol [Orig A] 179
106. Pettenkofer HJ, Stöss B, Helmbold W, Vogel F (1962) Alleged causes of the present-day world distribution of the human ABO blood groups. Nature 193 : 444
107. Phills JA, Harrold J, Whiteman GV, Perelmutter L (1972) Pulmonary infiltrates, asthma and eosinophilia due to Ascaris suum infestation in man. N Engl J Med 286 : 965-970
108. Piazza A et al (1973) In: Dausset J, Colombani J (eds) Histocompatibility testing 1972. Munksgaard, Copenhagen, pp 73-84
109. Race RR, Sanger R (1975) Blood groups in man, 6 th edn. Blackwell, Oxford
110. Robinson MG, Tolchin D, Halpern C (1971) Enteric bacterial agents and the ABO blood groups. Am J Hum Genet 23 : 135
111. Romeo G, Devoto M (1990) Population analysis of the major mutation in cystic fibrosis. Hum Genet 85 : 391-445
112. Roth E Jr, Raventos-Suarez C, Gilbert H, Stump D, Tanowitz H, Rowin KS, Nagel RL (1984) Oxidative stress and falciparum malaria: a critical review of the evidence. In: Eaton JW, Brewer GJ (eds) Malaria and the red cell. Liss, New York, pp 35-43
112a. Ruwende C, Khoo SC, Snow RW, Yates SNR, Kwiatkowski D, Gupta S, Warn P, Allsopp CEM, Gilbert SC, Peschu N, Newbold CI, Greenwood BM, Marsh K, Hill AVS (1995) Natural selection of hemi- and heterozygotes for G6PD deficiency in Africa by resistance to severe malaria. Nature 376 : 246-249
113. Santos FR, Pena SDJ, Epplen JT (1993) Genetic and population study of a Y-linked tetranucleotide repeat DNA polymorphism with a simple non-isotopic technique. Hum Genet 90 : 655-656
114. Sasazuki T, Kohno Y, Iwamoto I, Tanimura M, Naito S (1978) Association between an HLA haplotype and low responsiveness to tetanus toxoid in man. Nature 272 : 359-361
115. Sharon N, Lis H (1989) Lectins as cell recognition molecules. Science 246 : 227-234
116. Shull GH (1908) Composition of a field of maize. Rep Am Breeders Assoc 4 : 296-301
117. Shull GH (1911) Experiments with maize. Bot Gaz 52 : 480
118. Smith SM (1954) Notes on sickle-cell polymorphism. Ann Hum Genet 19 : 51
119. Smithies O (1955) Grouped variations in the occurence of new protein components in normal human serum. Nature 175 : 307-308
120. Smithies O (1955) Zone electrophoresis in starch gels: group variations in the serum proteins of normal human adults. Biochem J 61 : 629-641
121. Socha W, Bilinska M, Kaczera Z, Pajdak E, Stankiewicz D (1969) Escherichia coli and ABO blood groups. Folia Biol (Krakow) 17(4)
122. Solomon E, Bodmer WF (1979) Evolution of sickle variant gene. Lancet 1 : 923
123. Sorensen TIA, Nielsen GG, Andersen PK, Teasdale TW (1988) Genetic and environmental influences on premature death in adult adoptees. N Engl J Med 318 : 727-733
124. Sukamaran PK, Master HR, Undesia JV, Balakrishnan B, Sanghvi LD (1966) ABO blood groups in active cases of smallpox. Indian J Med Sci 20 : 119
125. Süssmilch (1786) Die göttliche Ordnung, part 2, 9 th edn. Berlin
126. Tanis RJ, Neel JV, Dovey H, Morrow M (1973) The genetic structure of a tribal population, the Yamomama Indians. IX. Gene frequencies for 17 serum protein and erythrocyte enzyme systems in the Yamomama and five neighboring tribes; nine new variants. Am J Hum Genet 25 : 655-676
127. Thalhammer O (1975) Frequency of inborn errors of metabolism, especially PKU, in some representative newborn screening centers around the world. A collaborative study. Hum Genet 30 : 273-286
128. Tsui L-C (1990) Editorial. Hum Genet 85 : 391-392
129. Van Loon FP, Clemens JD, Sack DA et al (1991) ABO blood groups and the risk of diarrhea due to enterotoxigenic Escherichia coli. J Infect Dis 163 : 1243-1246
130. Vogel F (1970) Anthropological implications of the relationship between ABO blood groups and infections. Proceedings of the 8th International Congress of Anthropologic and Ethnologic Sciences, Tokyo 1968, vol 1, p 365
131. Vogel F (ed) (1974) Erbgefüge. Springer, Berlin Heidelberg New York (Handbuch der allgemeinen Pathologie, vol 9)
132. Vogel F (1979) Genetics of retinoblastoma. Hum Genet 52 : 1-54
133. Vogel F (1992) Break-up of isolates. In: Roberts DF, Fujiki N, Toruzuka K (eds) Isolation, migration and health. Cambridge University Press, Cambridge, pp 41-55
134. Vogel F, Chakravartti MR (1966) ABO blood groups and smallpox in a rural population of West Bengal and Bihar (India). Hum Genet 3 : 166-180

135. Vogel F, Helmbold W (1972) Blutgruppen — Populationsgenetik und Statistik. In: Becker PE (ed) Humangenetik, ein kurzes Handbuch, vol 1/4. Thieme, Stuttgart, pp 129-557
136. Vogel F, Kopun M (1977) Higher frequencies of transitions among point mutations. J Mol Evol 9 : 159-180
137. Vogel F, Pettenkofer HJ, Helmbold W (1960) Über die Populationsgenetik der ABO-Blutgruppen. II. Genhäufigkeit und epidemische Erkrankungen. Acta Genet 10 : 267-294
138. Vogel F, Dehnert J, Helmbold W (1964) Über Beziehungen zwischen ABO-Blutgruppen und der Säuglingsdyspepsie. Hum Genet 1 : 31-57
139. Wade Cohen PT, Omenn GS, Motulsky AG, Chen S-H, Giblett ER (1973) Restricted variation in the glycolytic enzymes of human brain and erythrocytes. Nature 241 : 229
140. Wallace DC (1989) Report of the Committee on Human Mitochondrial DNA. Cytogenet Cell Genet 51 : 612-621
141. Walton KE, Steyer D, Gruenstein EI (1979) Genetic polymorphism in normal human fibroblasts as analyzed by two-dimensional polyacrylamide gel electrophoresis. J Biol Chem 254 : 7951-7960
142. Weber JL, May PE (1989) Abundant class of human DNA polymorphisms which can be typed using the polymerase chain reaction. Am J Genet 44 : 388-396
143. Weir DM (1989) Carbohydrates as recognition molecules in infection and immunity. FEMS Microbiol Immunol 47 : 331-340
144. Weiss KM (1994) Genetic variation and human disease. Principles and evolutionary approaches. Cambridge University Press, Cambridge
144a. Wilson AF, Elston RC, Tran LD, Siervogel RM (1991) Use of the robust sub-pair method to screen for single-locus, multiple-locus, and pleiotropic effects: application to traits related to hypertension. Am J Hum Get 48 : 862-872
145. Woolf B (1955) On estimating the relation between blood group and disease. Ann Hum Genet 19 : 251-253
146. Zuckerkandl E (1965) The evolution of hemoglobin. Sci Am 212(5):110-118
147. Zuckerkandl E (1976) Evolutionary processes and evolutionary noise at the molecular level. II. A selectionist model for random fixations in proteins. J Mol Evol 7 : 269-311

13 Genética de Populações: Consangüinidade, Deriva Genética

Humanity is just a work in progress.

Tennessee Williams, Camino Real, Block 12

13.1 Desvios da Reprodução Aleatória

As considerações nos capítulos anteriores pressupunham uma reprodução aleatória, e as proporções de Hardy-Weinberg são tidas como ainda verdadeiras. Entretanto, tais suposições são uma abstração. Nas populações modernas com reprodução aberta, os casamentos podem se aproximar da aleatoriedade para algumas características genéticas, como grupos sangüíneos e tipos de enzimas, mas certamente não são aleatórias para algumas características e algumas condições hereditárias, como surdez congênita. Devido à sua necessidade de escolas especiais e treinamento profissional, os indivíduos surdos formam grupos sociais com intensos contatos intragrupo, mas ficam parcialmente isolados do mundo externo. Naturalmente, o chamado "casamento preferencial" ocorre freqüentemente entre surdos. Se ambos os cônjuges tiverem o mesmo tipo de gene recessivo para surdez, todos os seus filhos serão surdos. Os casamentos preferenciais são menos conspícuos mas muito mais comuns com relação a aspectos psicológicos ou sociais de vida, como condição social, poder aquisitivo, gama de interesses, educação ou inteligência (Fig. 13.1). As populações humanas, muito ao contrário da reprodução aleatória, compreendem um sistema complexo e sempre variado de subgrupos mais ou menos isolados. Estes subgrupos podem ser chamados de "isolados" se forem bem delimitados e a reprodução for mais ou menos confinada aos membros do grupo. Eles são chamados de "demes" quando representam apenas grupos dentro dos quais a probabilidade de reprodução é aumentada em comparação a reproduções com pessoas de fora [39]. Não há uma demarcação nítida entre isolados e demes.

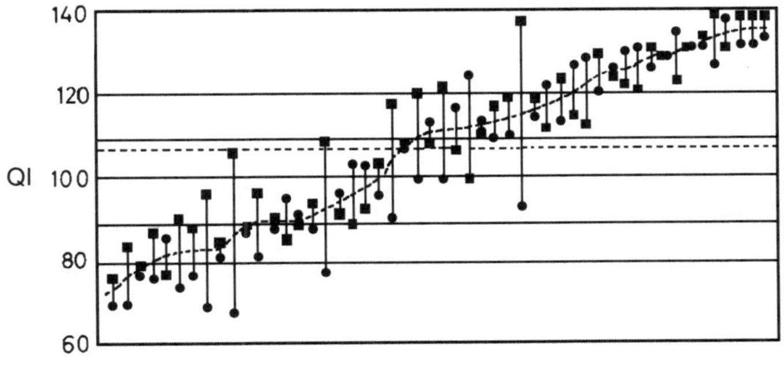

Fig. 13.1 Casamento preferencial quanto a quociente intelectual (QI) em uma amostra de casais nos EUA. ■, marido; ●, esposa; *linha pontilhada*, média dos casais. (De Outhit (1933); Schwidetzky *Das Menschenbild der Biologie* (1959))

Um tipo de casamento preferencial é aquele entre parentes. Como os parentes compartilham alguns de seus genes por um ancestral comum, os casamentos consangüíneos influenciam a incidência de algumas doenças hereditárias. A comparação da prole de consangüíneos com os de não-consangüíneos revela a manifestação de genes recessivos como uma freqüência aumentada de doenças específicas e fornece evidências quanto ao papel de genes recessivos na morbidade e mortalidade de doenças nas quais tais genes podem ter um papel subsidiário. Estes estudos também fornecem dados para se avaliar o conceito de carga genética (veja a Seção 12.3.2).

Um outro aspecto é a tendência generalizada para preferir casamentos dentro do mesmo subgrupo, que a longo prazo leva a diferenças genéticas entre tais subgrupos. As medidas de "distância populacional" foram desenvolvidas para se avaliar tais diferenças. A estrutura populacional e a composição genética da população também são influenciadas pela migração de indivíduos entre as subpopulações. A migração contrabalança os efeitos do isolamento. Atualmente é de importância crescente.

13.1.1 Casamentos Consangüíneos

13.1.1.1 Coeficiente de Endogamia [39]

Todos os Seres Humanos São Parentes. Os parentes são definidos como pessoas que têm uma certa parte de seus genes em comum por descendência. Se esta definição for usada literalmente, todos os seres humanos são parentes. Temos ancestrais comuns. Os genitores podem ter sido até mesmo um único casal (veja a Seção 14.2.1). Por que então nossos genes são diferentes? Pelo simples motivo de que nosso ascendente comum data de milhares de gerações. Durante este longo período, muitas mutações causaram a variabilidade genética. Obviamente seria operacionalmente sem sentido tratar toda a humanidade como parentes, pois nenhuma conclusão poderia ser tirada daí, embora formalmente correta. Pelo contrário, um importante ponto de interesse que nos motiva a medir a consangüinidade está relacionado a estas mutações intervenientes e ao efeito da consangüinidade em suas manifestações fenotípicas. Entretanto, ao medir a consangüinidade devemos sempre ter em mente que ela é simplesmente um assunto de conveniência prática, em relação a quantas gerações anteriores.

Graus de Parentesco Normalmente Considerados. As linhas de descendência são freqüentemente estudadas apenas por três gerações. Esta convenção foi inicialmente estabelecida por motivos de conveniência. Os católicos precisam de uma dispensa especial para o casamento entre primos ou parentes mais próximos, e os registros das igrejas para estas dispensas são uma fonte fácil de informação sobre a freqüência de casamentos consangüíneos nas populações católicas. Esta restrição significa que os genitores, avós e bisavós, mas não ancestrais mais remotos, são levados em conta. Os parentes mais remotos considerados ao se descrever o grau de consangüinidade entre dois indivíduos são, portanto, os primos em segundo grau. Os tipos de casamentos consangüíneos geralmente encontrados dentro desta faixa de parentesco são mostrados na Fig. 13.2.

A convenção em limitar a avaliação da consangüinidade a parentescos mais próximos também é teoricamente razoável. Além desta faixa, o coeficiente de endogamia de um indivíduo aumenta apenas muito lentamente com o número de casamentos consangüíneos adicionais em seus ancestrais.

Símbolo	Descrição	Coeficiente de endogamia
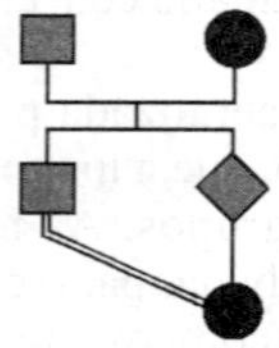	Reprodução tio-sobrinha	1/8
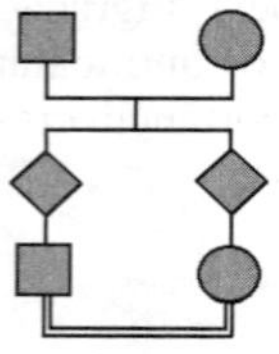	Primos em primeiro grau	1/16
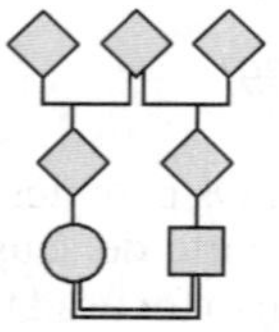	Primos em primeiro grau duplo	1/32
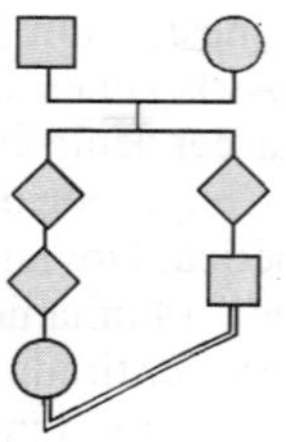	Primos em 2º grau (1 1/2 C)	1/32
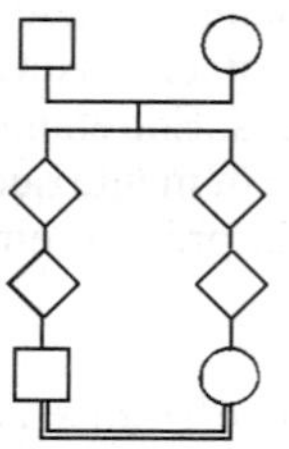	Primos em 3º grau (2 C)	1/64

Fig. 13.2 Os tipos mais importantes de casamentos consangüíneos.

Duas Medidas Úteis: Coeficiente de Parentesco e Coeficiente de Endogamia [48, 52]. Dentro de uma população, podem ocorrer vários tipos de casamentos consangüíneos: entre primos em primeiro ou segundo grau, entre tio e sobrinha, ocasionalmente entre irmãos e irmãs ou pais e filhas. Logicamente é possível descrever as freqüências de todas estas reproduções, e tais dados podem oferecer aspectos interessantes do ponto de vista sociológico. Entretanto, apenas um aspecto interessa ao geneticista: qual o grau de parentesco dos pais de uma criança, qual o grau de seus genes em comum? Seja a intenção comparar indivíduos pelo seu grau de endogamia, ou descrever grupos da população pelo grau médio de endogamia de seus membros, precisamos de uma medida para esta proporção. Se possível, um único número simplificaria nossa tarefa do mesmo modo que a noção de "freqüência gênica" simplifica a descrição de uma população em termos de genótipos. Foram propostas várias medidas para o grau de endogamia. A escolha entre elas é amplamente arbitrária. O "coeficiente de endogamia" (Wrigth, 1922 [79]) provou ser o mais útil. Isto é proximamente relacionado ao "coeficiente de parentesco" (Malécot, 1948 [52]). Estes coeficientes são definidos do seguinte modo:

a) O coeficiente de parentesco, Φ_{AB}, entre duas pessoas, A e B, é a probabilidade de que um gene tomado aleatoriamente de A seja idêntico, por descendência, a um gene tomado aleatoriamente do mesmo locus de B.
b) O coeficiente de endogamia, F, de um indivíduo é igual ao coeficiente de parentesco, Φ, de seu pai e de sua mãe.

A diferença entre os dois coeficientes é que um coeficiente de parentesco se aplica a duas pessoas que possam ter ancestrais em comum. Um coeficiente de endogamia se aplica a uma pessoa e mede o grau de parentesco entre seus genitores, e, portanto, a semelhança entre os dois genes recebidos de seus genitores em cada locus. De fato, *o coeficiente de endogamia é igual à probabilidade de que os dois genes que uma pessoa tem em um determinado locus sejam iguais por descendência.*

Coeficiente de Endogamia e Lei de Hardy-Weinberg. Consideremos um par de genes autossômicos A, a (freqüências gênicas p, q). Em uma população com reprodução aleatória, os três genótipos ocorrem nas proporções $p^2 : 2pq : q^2$. Se o genótipo contiver N pares de tal gene com as frequências gênicas p_i, q_i (i = 1, 2,..., N), o grau de heterozigose é:

$$2\sum_{i=1}^{N} \frac{p_i q_i}{N}$$

e o grau de homozigose:

$$\sum_{i=1}^{N} \frac{p_i^2 + q_i^2}{N}$$

sendo a soma das duas 1. Este grau de heterozigose indica a proporção de genes autossômicos com dois alelos, para os quais uma pessoa é, em média, heterozigota. Para um único gene ele indica a probabilidade de uma pessoa ser heterozigota.

Em uma reprodução consangüínea (Fig. 13.2) é considerado um par de alelos alternativos A e a. Um ovócito pode conter o gene a. Se a reprodução for aleatória, a probabilidade de este ovócito ser fertilizado por um espermatozóide com a é p, e por um espermatozóide com A é q. Se os genitores forem parentes, eles têm uma certa proporção de genes em comum por descendência. Assim, p está aumentado para $(p + Fq)$ e q está reduzido para $(q - Fq)$, e correspondentemente para os ovócitos contendo o alelo A. Aqui o valor que corresponde a F na primeira delineação é chamado de F'. Se o modo de herança for autossômico, os dois genitores apresentam a mesma distribuição dos genes A e a. Portanto, teremos que $pq\,(1 - F) = qp\,(1 - F')$, e logo $F = F'$.

Podemos demonstrar que F é igual ao coeficiente de endogamia, como definido acima. Isto significa que os genótipos de crianças tendo um coeficiente de endogamia F não ocorre nas proporções de Hardy-Weinberg, mas sim nas proporções:

$$\begin{array}{ccccc} AA & : & Aa & : & aa \\ (p^2 + Fpq) & : & 2(1 - F)pq & : & (q^2 + Fpq) \end{array}$$

O grau de heterozigose da criança é diminuído em média por um fator F. Dizendo de outra maneira, F é a probabilidade de que dois cromossomos homólogos portem dois genes que são derivados do mesmo gene ancestral em um locus gênico escolhido aleatoriamente (Fig. 13.3).

Cálculo do Coeficiente F de Endogamia. O cálculo real de Φ ou de F não é necessário para as situações de ocorrência mais prática em genética humana, pois os coeficientes para os graus de consangüinidade que ocorrem em populações humanas são conhecidos, como mostrado na Fig. 13.2. Um heredograma ocasional pode necessitar cálculos individuais. Isto é muito diferente da situação em cruzamentos animais, onde podemos encontrar parentescos muito complicados entre um casal. Para sua avaliação, Wright propôs o método de *path coefficients* [46, 80]. Os heredogramas dos dois membros do casal são desenhados, e são marcados todos os ancestrais em comum. Então, um dos ancestrais comuns menos remotos é selecionado, e o casal é conectado por todas as vias possíveis, que:

a) Levem a este ancestral comum
b) Consistam em "etapas" (sendo uma etapa definida como a conexão entre uma pessoa e um de seus genitores)
c) Não levem mais de uma vez a uma pessoa

Os outros ancestrais comuns são tratados do mesmo modo. O número de etapas em cada via é contado. Para um ancestral, podem existir x vias com $m_1 \ldots m_x$ etapas, dando para t ancestrais comuns $\left(\sum_{i=1}^{t} x_i\right) = r$ vias.

Então:

$$F = \tfrac{1}{2}(2^{-m_1} + 2^{-m_2} + \ldots + 2^{-m_r}) = \tfrac{1}{2}\sum_{i=1}^{r} 2^{-m_i} \qquad (13.1)$$

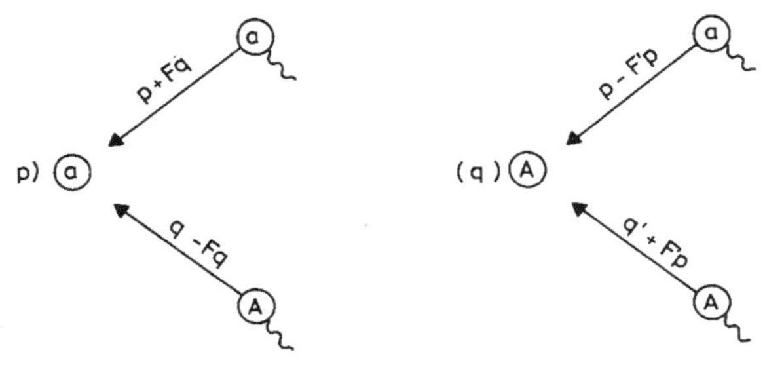

Fig. 13.3 Um ovócito pode conter o alelo a. Com uma reprodução aleatória, as probabilidades de este ovócito ser fertilizado por um espermatozóide com o alelo a = p, com o alelo A = q. Em um casamento consangüíneo, estas probabilidades são $(p + Fq)$ ou $(q - Fq)$. *Esquerda,* fertilização de um ovócito com alelo *a; direita,* fertilização do ovócito com alelo A. (De Ludwig 1944 [48])

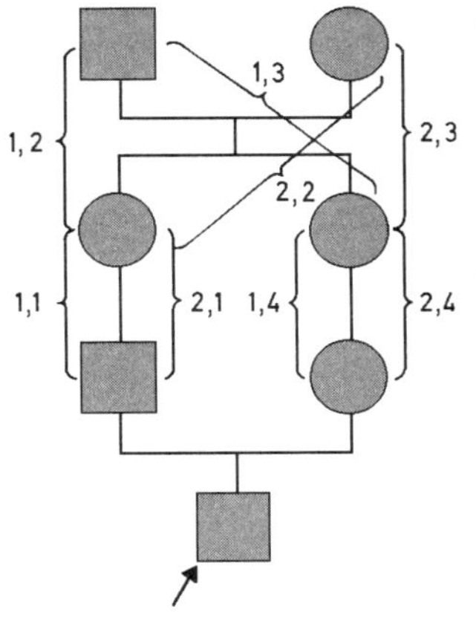

Fig. 13.4 Casamento entre primos em primeiro grau. Cálculo de F pelo método de *path coefficients*. Quatro etapas (1,1-1,4) conectam o pai do probando e sua mãe via o avô comum dos genitores. Quatro outras etapas (2,1-2,4) conectam o pai e a mãe via a avó comum. F = 1/16.

(Se alguns dos ancestrais comuns vierem de casamentos consangüíneos, os termos devem ser corrigidos considerando seus coeficientes de endogamia.)

A seguinte consideração simples pode ajudar a compreender esta fórmula. Um filho compartilha com cada um de seus genitores ½ de seus genes, com um dos avós, ¼, com um dos bisavós ⅛, etc. Em uma via com a etapas da mãe para um ancestral, ela tem uma fração de $(½)^a = 2^{-a}$ genes em comum com este ancestral. Em uma via de b etapas do pai para seu ancestral ele compartilha 2^{-b} genes com este ancestral. Isto significa que o pai e a mãe têm $2^{-a} \times 2^{-b} = 2^{-m}$ genes ($m = a + b$) em comum. Este número dividido por 2 dá a probabilidade de que um gene aleatório da mãe seja idêntico por descendência a um gene aleatório do pai. (Para uma derivação mais rigorosa e outros métodos de cálculo, veja Li (1955) [46], Jacquard (1974) [39], e Kempthorne (1957) [41], que dão um útil método de matriz.)

Exemplos. A Fig. 13.4 mostra um casamento de primos em primeiro grau. A via pelo avô comum do casal tem quatro etapas, e o mesmo é verdadeiro para a via pela avó comum. Inserindo na Eq. (13.1) temos:

$$F = ½\,(2^{-4} + 2^{-4}) = ½\,(1/16 + 1/16) = 1/16$$

A Fig. 13.5 mostra um caso de incesto pai-filha. Só há uma via e ela consiste em uma etapa:

$$F = ½\,2^{-1} = ½ \times ½ = ¼$$

O terceiro exemplo é de incesto irmão-irmã (Fig. 13.6):

$$F = ½\,(2^{-2} + 2^{-2}) = ½\,(¼ + ¼) = ¼$$

Como mencionado acima, para humanos uma convenção útil limita estes cálculos às três gerações anteriores. A convenção é quantitativa-

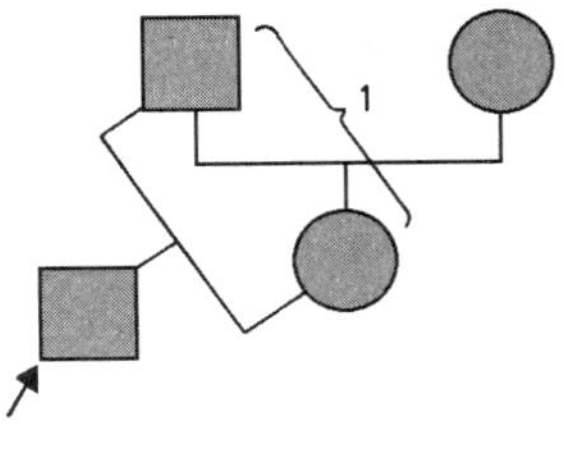

Fig. 13.5 Incesto pai-filha. Só há uma via.

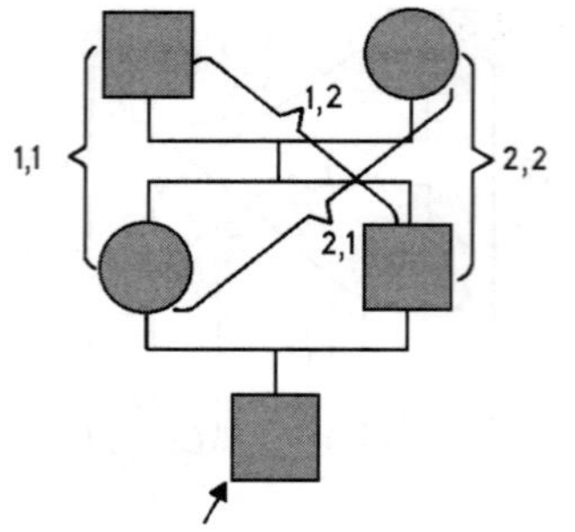

Fig. 13.6 Incesto irmão-irmã. Existem duas vias com duas etapas cada.

mente adequada. Por exemplo, se um ancestral comum é encontrado há cinco gerações passadas, a via correspondente tem dez etapas; portanto, ela contribui para F com apenas $\frac{1}{2} \times 2^{-10} = 1/2.048$.

Coeficiente de Endogamia de uma População. Freqüentemente estamos interessados em um índice que permita medir a consangüinidade média em uma população, considerando todos os tipos de casamentos consangüíneos juntos. Se o cálculo for confinado às três últimas gerações, o coeficiente K resultante da "consangüinidade aparente" é dado por:

$$K = \Sigma F_i M_i$$

A soma cobre os vários tipos de casamentos consangüíneos, com F_i e M_i sendo o coeficiente de endogamia e a freqüência relativa do i^o tipo de casamento consangüíneo. K é freqüentemente tido como sendo simplesmente a média de F, ou como F da população. Comparando-se as diferentes populações para este parâmetro, devemos ter em mente que a convenção de incluir três gerações ancestrais em geral não tem sido seguida. Além disso, quase todos os estudos populacionais calculam o coeficiente de parentesco (de acordo com a definição acima) de todos os casais, e não os coeficientes de endogamia de todos os indivíduos. Este coeficiente de parentesco dá uma estimativa não tendenciosa do coeficiente médio de endogamia dos indivíduos apenas se a endogamia não influenciar a reprodução.

13.1.1.2 Endogamia e Doenças Hereditárias

Freqüência de Crianças com Doenças Recessivas e Multifatoriais em Casamentos Consangüíneos Comparada com Casamentos Não-consangüíneos. Digamos que o alelo que no estado homozigoto leva a uma doença recessiva tenha uma freqüência q. A freqüência fenotípica na população com reprodução aleatória é então q^2; na população de indivíduos com o coeficiente de endogamia F é de $q^2 + Fpq$. Com a diminuição de q, a proporção Fpq/q^2 aumenta: *Quanto menor a freqüência gênica (e genotípica), maior é a freqüência de casamentos consangüíneos entre os genitores do homozigoto afetado.* Em outras palavras, a chance de um alelo raro idêntico possuído por um parceiro reprodutivo também o ser por seu cônjuge é muito pequena, a menos que o cônjuge seja parente e tenha obtido o alelo raro de um ancestral compartilhado por ambos os membros do casal. Isto não significa, entretanto, que uma doença autossômica recessiva observada em um filho de um casamento consangüíneo necessariamente tenha dois alelos idênticos de um único ancestral comum. A probabilidade deste evento aumenta com a diminuição da freqüência gênica (Fig. 13.7).

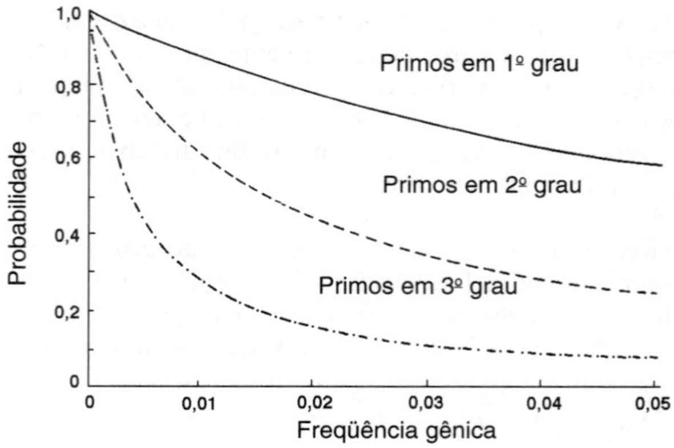

Fig. 13.7 Probabilidades de homozigotos para um gene autossômico recessivo por terem herdado duas cópias idênticas deste gene do mesmo ancestral comum, dependendo do grau de consangüinidade dos genitores, e freqüência do gene mutado na população. À medida que a freqüência gênica aumenta, a probabilidade de transmissão pelo mesmo ancestral diminui, particularmente com casamentos entre primos em segundo e terceiro graus.

Isto continua verdade não só para doenças recessivas, mas também para características multifatoriais (Seção 6.1). Entre os indivíduos com coeficiente de endogamia F, a variância de uma propensão normalmente distribuída com herdabilidade $h^2 = 1$ é

$$V_F = V_0(1 + F)$$

Sendo V_0 a variança em uma população não-endogâmica. Entretanto, com o aumento da variança o número relativo de indivíduos além do limiar também aumenta. Os filhos de casamentos consangüíneos têm portanto um risco um pouco maior de serem afetados por uma característica de limiar multifatorial que os filhos de genitores não-aparentados (veja Fig. 6.1.2).

Para genes recessivos o argumento pode ser teoricamente revertido. Se forem encontrados mais casamentos consangüíneos que o esperado com base na incidência populacional de uma condição recessiva, não um mas vários genes recessivos com freqüências gênicas correspondentemente mais baixas podem estar envolvidos, ou seja, pode existir heterogeneidade genética. Na suposição de que estes genes tenham freqüências iguais, até seu número foi estimado. Na prática, este enfoque é quase sempre fútil, pelos seguintes motivos:

a) Devido à diminuição da endogamia entre as populações modernas, o número de homozigotos para doenças recessivas declinou acentuadamente (veja em seguida).
b) A diminuição de endogamia ocorreu principalmente nas grandes cidades e em áreas densamente habitadas. Muitas das doenças recessivas vêm de áreas rurais remotas, onde os casamentos consangüíneos em geral são mais freqüentes.
c) Portanto, uma alta proporção de casamentos consangüíneos em relação a não-consangüíneos pode ser encontrada simplesmente devido à heterogeneidade populacional, mesmo se houver apenas um gene recessivo.

A surdo-mudez, por exemplo, geralmente é uma condição autossômica recessiva, e o número de genes recessivos foi ocasionalmente estimado pelas altas taxas de consangüinidade em suas famílias (veja [74]). Entretanto, os surdo-mudos vão para a escola juntos; eles e os membros normais de suas famílias compartilham muitas atividades sociais. O grupo social composto de surdos e seus familiares tem muitas das propriedades de um isolado social. Isto contribui para um grau imprevisível de alta proporção de casamentos consangüíneos.

Coeficiente F de Endogamia em Vários Grupos Populacionais. O Quadro 13.1 mostra as freqüências de casamentos consangüíneos em várias populações, listando os casamentos entre primos em primeiro grau (1-C) e os valores *F* calculados com base nos dados disponíveis. (Para Israel são dadas apenas as freqüências de casamentos entre primos em primeiro grau, tio-sobrinha, e tia-sobrinho, com o resultado de que o coeficiente de endogamia pode ser subestimado.) Os dados no Quadro 13.2 foram coletados pelo método genealógico, ou seja, foram avaliados os heredogramas de casamentos consangüíneos. Dependendo do método de avaliação, *F* pode ser mais ou menos subestimado porque:

a) Os dados de países católicos são geralmente baseados na dispensa de registros de casamentos consangüíneos. Entretanto, provavelmente nem todos os católicos que planejam casar com um parente próximo pedem dispensa, e especialmente nas cidades os padres podem não conhecer tão bem os casais para saber que eles são parentes.
b) Em alguns estudos, os pequisadores confiaram nas declarações das famílias, que em muitos casos ocultam a consangüinidade.

Por exemplo, na ilha japonesa de Hosojima os sete membros do conselho da ilha sabiam que 19 dos 45 casamentos eram entre parentes. Uma avaliação do Koseki, um registro populacional japonês, aumentou este número para 25, que depois foi para 29 pela análise cuidadosa dos heredogramas.

Em quase todos os países da Europa e nos EUA, os coeficientes de endogamia são muito baixos. Altos coeficientes em geral são encontrados em algumas comunidades pequenas e em isolados religiosos, geográficos e étnicos. Na América do Sul, que foi bem examinada, o coeficiente médio de endogamia parece ser cerca de duas a três vezes maior que o da Europa [26, 27]. Altos valores de *F* também foram encontrados no Japão. Os mais altos valores são descritos para partes do sudeste da Índia, especialmente o estado de Andhra Pradesh, entre as tribos Nubic no Egito, e entre os Fulbe na Guiné.

Declínio em Consangüinidade em Países Industrializados. Nos países industrializados do oeste tem sido observado um declínio nos casamentos consangüíneos desde o início deste século. A tendência começou nas áreas altamente industrializadas e grandes cidades, e hoje está se espalhando para as províncias rurais mais remotas. A França foi cuidadosamente examinada. As Figs. 13.8 e 13.9 mostram as freqüências de casamentos aparentemente consangüíneos em 1926-1930 e em 1956-1958 [39]. No primeiro período, o coeficiente médio de endogamia (mais exatamen-

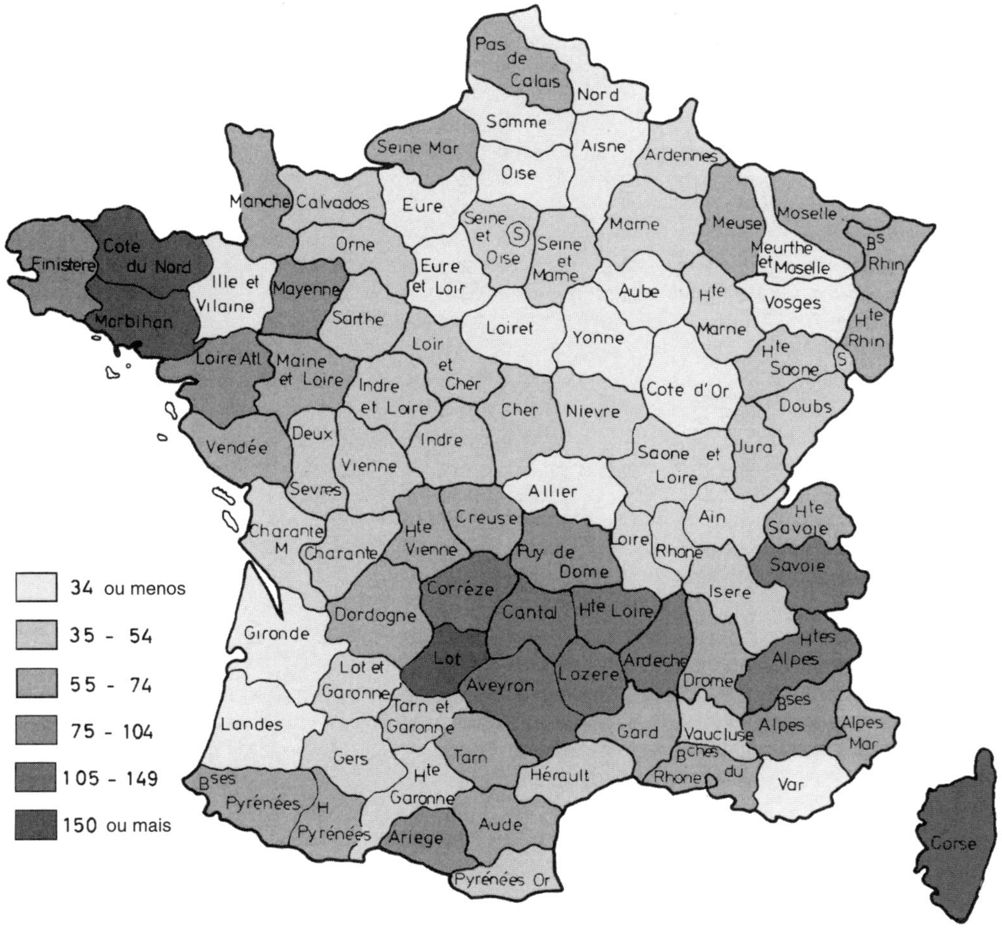

Fig. 13.8 Coeficientes de aparente consangüinidade na França entre 1926-1930. Os *números* $\times 10^{-5}$ referem-se a *F*. (De Jacquard 1974 [39])

Quadro 13.1 Freqüências de casamentos consangüíneos e coeficientes de endogamia $F(\times 10^{-5})$ em vários países (de von Fumetti, 1976 [77] exceto os indicados)

País/região/diocese	Método de averiguação[a]	Época	População (N)	% de Casamentos de primos em 1.º grau	% Casamentos consangüíneos (todos tipos juntos)	F $(\times 10^5)$	Época	População	% Casamentos de primos em 1.º grau	% Casamentos consangüíneos	F $(\times 10^5)$
Europa											
Bélgica	DA	1918-1959	2.404.027	0,49	1,47	50	1955-1959	300.592	0,22	0,97	29
Diocese Tcheca de Brno	DA	1930-1966	230.988	?	0,93	28	1960-1966	?	?	0,20	8
Alemanha											
Bavária, Württemberg	DA + CR	1848-1922	16.182	0,50	1,18	44	-	-	-	-	-
5 Locais perto de Tübingen	CR + MR	1920	453	4,91	20,00	472	-	-	-	-	-
Arquidiocese de Colonha	DA	1898-1943	192.980	0,37	0,93	35	-	-	-	-	-
Diocese de Münster, Osnabrück	DA	-	-	-	-	-	1946-1951	119.899	0,18	0,59	19
França	DA	1926-1958	6.061.000	0,52	1,36	49	1956-1958	530.000	0,22	0,67	23
Irlanda	DA	-	-	-	-	-	1959-1968	190.547	0,13	0,53	16
Itália	DA	1911-1960	13.687.897	1,33	3,00	118	1956-1960	1.646.612	0,77	1,90	70
Arquidiocese austríaca de Viena	DA	1901/1902 1914/1914 1929/1930	117.294	0,67	1,28	60	-	-	-	-	-
4 vilas montanhosas da Suíça	A + CR	1920	538	2,79	32,71	509	-	-	-	-	-
Espanha											
Total	DA	1930	17.000	2,00	5,34	203	-	-	-	-	-
Diocese da cidade de Rodrigo	DA	1940-1964	11.394	2,18	9,41	254	1960-1964	2.069	2,10	10,63	275
	MR	-	-	-	-	-	1967-1981	893.941	0,23	0,66	21,6
América do Norte											
Canadá											
Católicos	DA	-	-	-	-	-	1959	51.729	0,37	1,51	45
População de língua francesa	DA	1885-1995 1915-1925 1945-1965	149.992	1,03	4,17	180	1955-1965	50.128	0,37	2,10	90
Católicos dos EUA	DA	-	-	-	-	-	±1958	133.228	0,08	0,11	8
Mórmons											
Total	FB	1930-1950	132.524	0,04	?	?	-	-	-	-	-
9 Paróquias rurais	FB	-	-	-	-	-	1950	625	1,44	9,92	189
América Central e do Sul											
Argentina, 12 dioceses[b]	DA	-	-	-	-	-	1956/1957	51.391	0,75	1,12	58
Brasil											
72 dioceses	DA	-	-	-	-	-	1956/1957	212.090	2,63	4,82	225
95 dioceses	DA	-	-	-	-	-	1965/1967	198.088	2,14	4,00	176
Bolívia, 5 dioceses	DA	-	-	-	-	-	1956/1957	4.130	0,32	0,63	28
Chile											
8 dioceses	DA	-	-	-	-	-	1956/1957	28.596	0,80	1,31	74
Chile e província de Valparaíso	DA	1917-1966	195.721	0,60	0,98	50	1957-1966	51.828	0,41	0,68	35
Costa Rica (1 diocese)	DA	-	-	-	-	-	1954	3.833	0,94	3,39	114
Equador (3 dioceses)	DA	-	-	-	-	-	1956/1957	3.954	2,17	6,27	229
El Salvador (2 dioceses)	DA	-	-	-	-	-	1956/1957	2.494	1,04	4,85	142
Honduras (3 dioceses)	DA	-	-	-	-	-	1956/1957	3.759	0,56	3,43	110
Colômbia (13 dioceses)	DA	-	-	-	-	-	1956/1957	34.470	1,25	2,95	119
Cuba (3 dioceses)	DA	-	-	-	-	-	1956/1957	2.277	0,53	0,83	54
México (10 dioceses)	DA	-	-	-	-	-	1956/1957	28.292	0,17	1,27	31
Panamá (1 diocese)	DA	-	-	-	-	-	1956/1957	350	0	0	-
Peru (3 dioceses)	DA	-	-	-	-	-	1956/1957	565	2,12	4,07	279
Uruguai (3 dioceses)	DA	-	-	-	-	-	1956/1957	8.822	0,85	1,43	65
Venezuela (4 dioceses)	DA	-	-	-	-	-	1996/1957	2.931	1,60	4,46	191

Ásia											
Japão											
Total	I + FB	-	-	-	-	-	±1950	213.148	5,39	8,16	400
Ilha de Hirado[b]	I + FB	1880-1964	10.403	5,58	14,72	461	1960-1964	853	1,76	10,79	200
Índia											
Bombaim[c]	I	-	-	-	-	-	±1955	3.520	9,29	11,39	612
Sudeste da Índia	I	-	-	-	-	-	>1950	26.042	24,58	39,37	2.835
Turquia, muçulmanos [31]	I	-	-	-	-	-	1987	2.604	15,3	35,2	-
Kuwait, mulheres [2]	I	-	-	-	-	-	1983	5.007	30,2	54,3	2.190
Paquistão [73]											
Lahore	I	-	-	-	-	-	1980-1983	681	51	61	2.690
Mianyammn	I	-	-	-	-	-	1980-1983	70	73	73	2.360
Murudke	I	-	-	-	-	-	1980-1983	114	81	83	2.400
Sheikynpura	I	-	-	-	-	-	1980-1983	480	80	86	2.710
Gujrat	I	-	-	-	-	-	1980-1983	425	80	83	2.570
Iheluin	I	-	-	-	-	-	1980-1983	778	51	56	2.620
Rawalpindi	I	-	-	-	-	-	1980-1983	781	55	59	2.860
Israel											
Total	I	-	-	-	-	-	1955-1957	11.424	5,22	9,68	387
Árabes [38]	I	-	-	-	-	-	1988-1989	610	27	38,70	3.360
África											
Egito, populações núbicas	I	-	-	-	-	-	1967/1968	1.782	45,29	75,76	3.335
Guiné, Fulbe	I	-	-	-	-	-	±1960	1.280	15,21	29,91	819

[a]DA, Arquivos de dispensários; A, ancestrais; I, entrevista; MR, registros de casamentos; FB, livros de família; CR, registros de igreja.
[b]Os dados para Hirado são relativos à época do casamento para os que pelo menos um dos cônjuges ainda estava vivo na época do exame.
[c]O coeficiente de endogamia foi calculado apenas para casamento tio-sobrinha e tia-sobrinho; portanto, pode ser tão baixo quanto 1/4 a 1/3.

te, o coeficiente de aparente consangüinidade; veja anteriormente) foi de $86{,}1 \times 10^{-5}$; e no último período diminui para 23×10^{-5}. O declínio geralmente é explicado pela alta mobilidade da população na sociedade industrializada, e a maior amplidão de escolha entre as pessoas do outro sexo. Esta explicação é corroborada pelos estudos nos quais se observou que as distâncias entre os locais de nascimento dos cônjuges aumentavam com o tempo. Este fenômeno é geralmente chamado de "quebra" de isolados. Mais recentemente, a tendência para uma taxa menor de consangüinidade aumentou com o declínio do número de filhos por casamento, o que reduz o número de primos elegíveis.

Esta e outras considerações levantam a questão do grau em que os casamentos consangüíneos representam uma amostra de outro modo não-tendenciosa de todos os casamentos. A questão torna-se importante quando os casamentos consangüíneos são usados para estimar a "carga genética" (Seção 13.3.2) devida a genes que são letais ou detrimentais no estado homozigoto.

Influências Sociais e Psicossociais na Freqüência de Casamentos Consangüíneos. Algumas tendenciosidades são óbvias ao examinar as Figs. 13.8 e 13.9. A qualidade dos cuidados obstétricos e pediátricos geralmente é melhor nas áreas desenvolvidas da França com baixas taxas de consangüinidade. Mesmo dentro destas províncias, as taxas são menores nas cidades que nas vilas. A migração seletiva de pessoas mais saudáveis das áreas rurais para as urbanas pode ainda adicionar uma tendência espúria para uma maior mortalidade infantil e perinatal nos casamentos consangüíneos.

Entretanto, a tendenciosidade pode ser muito mais sutil. Em um estudo alemão, por exemplo, as pessoas que se casaram com parentes próximos foram demonstradas como diferindo psicologicamente da população média [81]. Por exemplo, os homens que viviam em casamentos consangüíneos tinham muito mais dificuldades em estabelecer contatos interpessoais que outros homens, e portanto escolhiam como cônjuge um parente em vez de não parente. Por outro lado, condições sociopsicológicas totalmente diferentes podem existir para casamentos consangüíneos. Nas populações do sudeste da Índia com taxas de consangüinidade muito altas, um casamento entre uma filha e o irmão de sua mãe é o tipo socialmente mais preferido.

Tanto na Índia quanto no Japão, até bem recentemente os casamentos eram comumente arranjados pelas famílias dos cônjuges. Os motivos econômicos e a vantagem de conhecer bem o cônjuge eram os fatores mais proeminentes em tais arranjos. Fatores de personalidade, como os descritos no estudo alemão acima, parecem ter importância menor. Por este e outros motivos é razoável concluir que no Japão os casamentos consangüíneos são uma amostra menos tendenciosa de todos os casamentos que nos países europeus. Ainda assim, podem existir algumas tendenciosidades. Em um estudo de consangüinidade na ilha japonesa de Hirado [67-69], por exemplo, havia uma tendência maior para que os irmãos mais velhos se casassem com uma prima. Além disso, eram os irmãos mais velhos que herdavam as terras da família, e assim tendiam a ficar no povoado, enquanto muitos irmãos mais novos emigravam para outras áreas. Os casamentos consangüíneos ainda são comuns em alguns grupos populacionais do sudeste da Índia, bem como em muitas populações muçulmanos (Quadro 13.1). Nestas populações foram encontradas diferenças socioeconômicas e outras entre consangüíneos e outros casais. Um bom estudo do sudeste da Índia mostrou que as mulheres em uniões fortemente consangüíneas se casam e começam a ter filhos mais cedo. Portanto, elas tendem

Quadro 13.2 Resultados de vários estudos sobre o efeito de endogamia sobre a morte durante a lactância, infância e adulto jovem entre japoneses (de Schull e Neel, 1972 [67]) (Concepções perdidas antes do 7.° mês de gestação não estão incluídas)

Pesquisador e local	*A*	*B*	*A/B*	Tamanho da amostra endogâmica	Averiguação
Watanabe					
Prefeitura de Fukushima	0,0881	0,5157	5,8	4.594	Pelas crianças que sobrevivem até o 2.° grau
Tanaka e Kishimoto					
Shizuoka	0,1253	0,7191	5,7	2.205	Pelas crianças que sobrevivem até a escola básica
Schull e cols.					
Prefeitura de Nagasaki (Kuroshima)	0,0927	1,4074	15,2	223	Registros da igreja católica e Koseki, seguidos por (média) 15 anos, mortes antes dos 20 anos
Schull e Neel					
Prefeitura de Hiroshima	0,0875	0,5317	6,1	1.697	Registro de gravidez no 5.° mês seguido (média) até 8 anos
Prefeitura de Nagasaki	0,0986	0,1060	1,1	2.608	
Schull e Neel					
Kure	0,0929	0,0405	0,4	564	Registro de gravidez no 5.° mês, seguido (média) até 15 anos
Yanase					
Prefeitura de Fukuoka					
Hs	0,0962	1,2535	13,0	277	Levantamento doméstico, mortes antes dos 6 anos
Hi	0,1292	0,3308	2,6	304	
Ta-Ko	0,0916	0,9884	10,8	301	
Fujiki e cols.					
Prefeitura de Yamaguchi					
Mis	0,1222	0,3287	2,7	497	Registros de Koseki mais entrevistas domésticas, seguida (média) até metade da infância
Nuw	0,1985	−0,8107	−4,1	234	
Kur	0,1936	−0,9608	−5,0	79	
Nagano					
Prefeitura de Fukuoka (Fukuoka City)	0,0873	0,6765	7,8	5.953	Através de registros de escola elementar e 1.° grau, seguidos até 12 anos
Schull e cols.					
Prefeitura de Nagasaki (Hirado)	0,1157	0,7703	6,7	6.626	Levantamento doméstico, mortes não acidentais na maioria até 20 anos
Freire-Maia e cols.					
Imigrantes japoneses de Bauru, estado de São Paulo, Brasil	0,1378	0,6995	5,1	105	Levantamento doméstico, pessoas acompanhadas até 21 anos
Média	0,1036	0,6700	6,7	—	—

Para uma definição de A e de B, veja Seção 13.1.2.1.

a ter mais filhos [7]. Tais tendenciosidades devem ser consideradas quando se avalia a influência da consangüinidade parental sobre a condição de saúde de sua prole.

Influência do Declínio de Consangüinidade na Incidência de Doenças Recessivas. Suponhamos uma população com um coeficiente médio de endogamia F no qual tenha se estabelecido um equilíbrio entre a taxa de mutação μ e o coeficiente de seleção s em uma freqüência gênica q. Assim, o grau de endogamia é reduzido em um curto período de tempo, digamos, uma geração, de F_1 para F_2. Conseqüentemente, o número de homozigotos cai de $q^2 + F_1pq$ para $q^2 + F_2pq$. Esta mudança perturba o equilíbrio genético, e a seleção agora é insuficiente para eliminar o número de genes produzidos por novas mutações, pois existem menos homozigotos. Por exemplo, F_1 para populações européias variava entre cerca de 0,003 e 0,005. Suponhamos uma taxa de mutação de 10^{-5} e um coeficiente de seleção (s) de 0,5 contra os homozigotos. A freqüência de equilíbrio é $\hat{q} = 2{,}6 - 3{,}2 \times 10^{-3}$. Neste caso, o término da endogamia leva a uma queda da freqüência de homozigotos, como mostrado na Fig. 13.10. Além disso, são necessárias 175 – 185 gerações (cerca de 4.500 anos) para que o gene atinja metade do caminho para a nova freqüência de equilíbrio.

O declínio da endogamia é uma das razões pelas quais as sociedades "modernas" estão usufruindo, e assim continuarão por muito tempo, de uma incidência incomumente baixa de distúrbios recessivos. O outro motivo correlato é que, devido a processos estocásticos em populações pequenas (Seção 13.3), os genes para doenças recessivas atingiram freqüências incomuns em vários grupos populacionais. Com o aumento de casamentos entre estes grupos, as freqüências gênicas irão aumentar, e as populações com altas freqüências gênicas, e portanto altas freqüências de homozigotos, irão desaparecer.

Os médicos e geneticistas impressionados com alguns efeitos negativos da consangüinidade sobre a saúde podem tentar dissuadir os candidatos a casamentos consangüíneos. Eles podem até iniciar medidas de saúde pública com este fim. Entretanto, os casamentos consangüíneos são um componente impor-

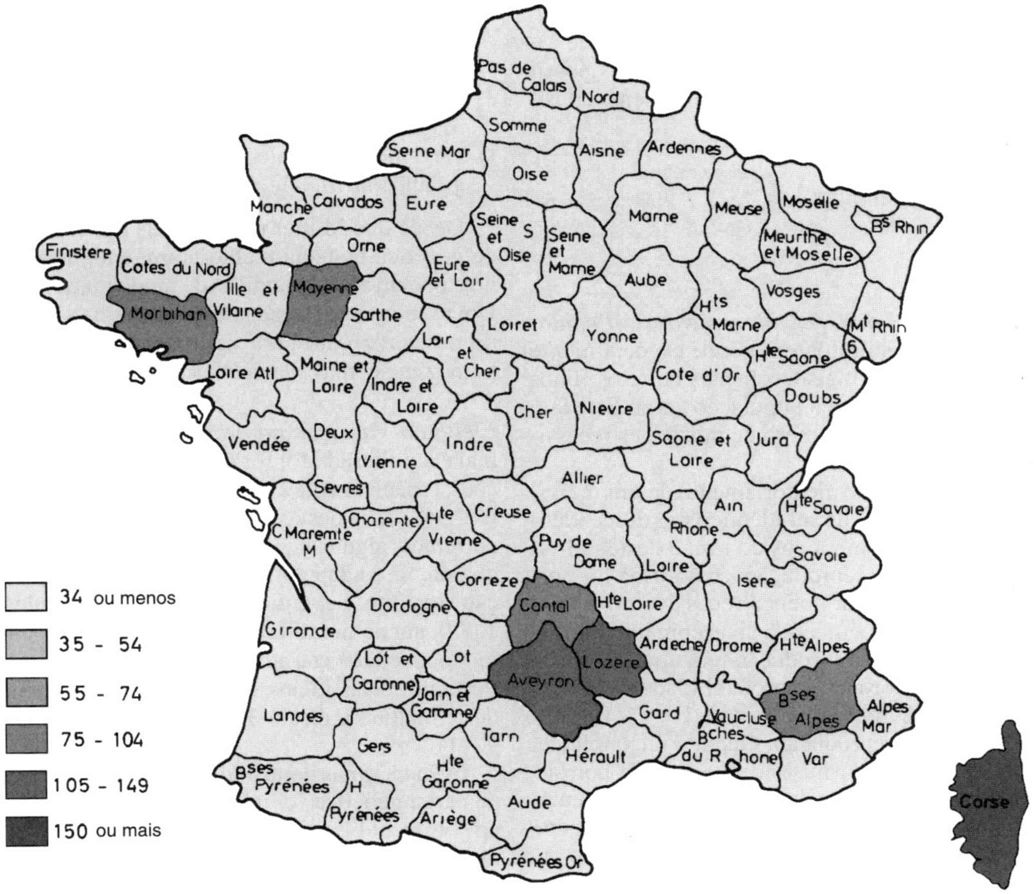

Fig. 13.9 Coeficiente de consangüinidade aparente na França 1956-1958. Os *números* $\times 10^{-5}$ referem-se a F. (De Jacquard 1974 [39])

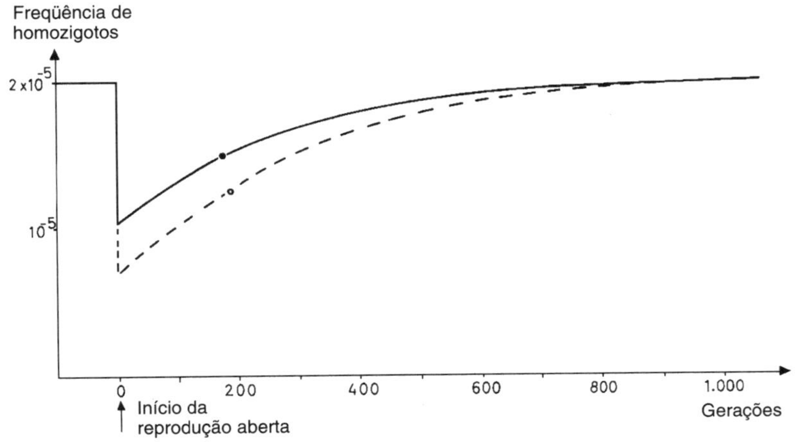

Fig. 13.10 Diminuição da freqüência de homozigotos recessivos em uma população com endogamia de longa duração por término total de endogamia e aumento bem gradual para o valor antigo como resultado de um excesso de mutantes recém-produzidos em comparação às eliminadas seletivamente. Taxa de mutação $\mu = 10^{-5}$; coeficientes de seleção para homozigotos recessivos $s = 0{,}5$; coeficientes de endogamia $F = 0{,}003$ (—) e $F = 0{,}005$ (---). Nos pontos ● e ○, respectivamente, a freqüência gênica q atinge a metade da nova freqüência de equilíbrio. Os valores da freqüência gênica c foram calculados resolvendo a equação:

$$q^2 + Fq\,(1 - q) = \mu/s$$

para q, e então gradativamente para cada nova geração pela fórmula recorrente:

$$q' = (q^* - sq^{*2}) / (1 - sq^{*2})$$

onde $q^* = q + \mu p$

tante da estrutura social destas populações, por exemplo, no sudeste da Índia. As tentativas em romper longas tradições de casamentos não devem ser iniciadas a menos que todas as possíveis conseqüências sociais tenham sido cuidadosamente consideradas.

13.1.2 Conceito de Carga Genética

13.1.2.1 Teoria

Estimativa do Número Geral de Genes Recessivos na População Humana [73]. Os homozigotos em geral, especialmente aqueles para doenças raras, são mais freqüentes entre os filhos de casamentos consangüíneos que na população geral. Este fato pode ser usado para se estimar o número de tais genes recessivos em cada indivíduo da população.

Por exemplo, um gene tomado aleatoriamente de um indivíduo tem uma probabilidade de ½ de ser idêntico por descendência a um dos dois genes no mesmo locus do irmão deste indivíduo. Se um dos irmãos em uma reprodução irmão-irmã for portador de um gene que leva a uma doença recessiva no estado homozigoto, o outro irmão também terá o gene com uma probabilidade de ½, e cada filho desta reprodução terá um risco de ¼ de ser afetado pela doença. Portanto, a probabilidade de que tal reprodução gere pelo menos um filho afetado é $1 - (3/4)^s$, sendo s o número de filhos por reprodução. Quando é examinada uma série de reproduções irmão-irmã não selecionada por outros motivos com relação a incidência de doenças recessivas entre sua prole, o número médio de indivíduos portadores de tal gene recessivo na população geral pode ser calculado. O mesmo argumento é verdade, por exemplo, para as reproduções pai-filha. Estas reproduções são proibidas por lei e costumes, e são raras. Além disso, ninguém admitiria pessoas envolvidas em tais reproduções como sendo uma amostra populacional não-tendenciosa.

Background Intuitivo: Nossa Carga de Mutações. H. J. Muller, o famoso geneticista, preocupou-se desde sua juventude com a idéia de que a espécie humana poderia estar em risco de se deteriorar biologicamente, que o sistema evolutivo poderia sofrer um colapso mais cedo ou mais tarde, e que nossa espécie poderia finalmente submergir em um oceano de sofrimento por doenças, defeitos mentais, abortos e outras catástrofes.

Vimos no começo do livro (Seção 1.8) que esta preocupação foi compartilhada por muitos cientistas no começo do século vinte, e foi de fato o motivo subjacente ao trabalho de F. Galton e do movimento eugênico.

Os argumentos de Muller foram bem expostos em sua publicação *Our Load of Mutations,* em 1950. Suas teses mais importantes podem ser formuladas do seguinte modo:

a) Uma grande parte de todos os zigotos humanos é morta ou impedida de se reproduzir por mutações.
b) A taxa geral de mutação por indivíduo, ou seja, o número total de novas mutações contidas em ambas as células germinativas que formam este indivíduo, é de uma mutação por duas a dez células germinativas.
c) Todas as pessoas são heterozigotas para vários genes que o matariam se em homozigose. Estes genes geralmente são deletérios mesmo no estado heterozigoto.
d) A seleção natural foi atenuada; portanto, o número de genes deletérios na população humana está aumentando perigosamente. Eles podem atingir um limiar crítico acima do qual todo o sistema genético pode se deteriorar, levando ao desaparecimento da espécie humana.
e) O risco se torna mais agudo pelo aumento da exposição à radiação ionizante.
f) Devemos tentar bloquear este desenvolvimento perigoso regulando artificialmente a reprodução humana.

Desde que Muller propôs estas teses, nossos conhecimentos de genética humana melhoraram, e algumas de suas perguntas hoje podem ser respondidas de modo razoavelmente preciso [76]. Um aspecto é destacado aqui: a assertiva de que cada ser humano é heterozigoto para vários genes que iriam matá-lo se em homozigose, mas são deletérios mesmo no estado heterozigoto.

Efeito da Variação na Adaptabilidade. Um conceito mais formal e equilibrado foi formulado por Haldane em várias publicações, especialmente a intitulada *The Effect of Variation on Fitness* [33, 34]. Uma destas conclusões foi que, devido a mutações recorrentes, alguns genótipos sempre têm uma adaptabilidade reduzida. Se a adaptabilidade é 0, este genótipo não atinge a geração seguinte. Se, entretanto, a adaptabilidade é reduzida em 1/1.000, um dentre mil destes genótipos é eliminado. De qualquer modo, a redução na adaptabilidade depende da taxa de mutação. Portanto, estas idéias são em princípio apenas generalizações deste método indireto de estimativa da taxa de mutação (Seção 9.3.1).

Com base nas contribuições de Muller e Haldane, o conceito de carga genética foi usado para testar as populações humanas em outra publicação famosa, *An Estimate of the Mutational Damage in Man from Data on Consanguineous Marriages*, de Morton e cols. (1956) [54].

Definição da Carga Genética. Morton e cols. [54] diferenciaram o dano total devido a mutações desvantajosas presentes no genoma humano e o dano expresso. Ambos são descritos como equivalentes letais. Um equivalente letal é um grupo de mutações que, distribuído entre vários indivíduos, causa uma média de uma morte por motivos genéticos. Tais mutações podem, por exemplo, ser uma letal que cause a morte em todos os casos, ou duas mutações, cada uma levando à morte em 50% dos casos. O dano total por gameta foi definido como o número médio de equivalentes letais no zigoto quando este é formado por duplicação de todos os cromossomos do gameta. O dano expresso por gameta é o número médio de equivalentes letais deste gameta que seriam manifestos se combinados no zigoto com outro gameta, de acordo com o sistema reprodutivo atualmente prevalente na população.

O dano genético total pode ser calculado do seguinte modo. Consideremos um locus gênico. A probabilidade de um determinado zigoto sobreviver aos efeitos deletérios de mutações neste locus é dada por:

$$1 - qFs \qquad - q^2(1-F)\,s \qquad - 2q(1-q)(1-F)\,sh \qquad (13.2)$$

$1 - qFs$	$- q^2(1-F)\,s$	$- 2q(1-q)(1-F)\,sh$
Probabilidade de morte devida a homozigose por consangüinidade	Probabilidade de morte devida a homozigose não por consangüinidade	Probabilidade de morte em um heterozigoto

Aqui, s é a probabilidade de morte de um zigoto homozigoto para a mutação; h é a medida da dominância desta mutação ($h = 0$ se o gene for totalmente recessivo, $h = 1$ se o gene levar à morte no heterozigoto tão freqüentemente quanto no homozigoto); F é o coeficiente de endogamia.

Outra suposição é que as causas genéticas e ambientais de morte atuem independentemente. Com esta condição, a proporção de sobreviventes pode ser expressa do seguinte modo:

$$S = \prod_{i,j}(1 - x_i)[1 - q_jFs_j - q_j^2(1 - F)s_j - 2q_j(1 - q_j)(1 - F)s_jh_j] \quad (13.3)$$

Aqui, x_i é a probabilidade de uma determinada causa ambiental. O produto compreende todos os x_i e todos os q_j, as freqüências gênicas de mutações deletérias. Tanto o número destas mutações quanto o número de fatores ambientais x_i podem ser admitidos como grandes. As probabilidades isoladas, entretanto, são pequenas. Portanto, esta expressão é aproximada pelo seguinte:

$$S = 1 - \Sigma x - \Sigma Fqs - (1 - F)\Sigma q^2s - 2(1 - F)\Sigma q(1 - q)sh$$

Isto, por sua vez, pode ser aproximado por:

$$S = e^{-(A + BF)} \text{ ou } - \log_e S = A + BF \quad (13.4)$$

onde

$$A = \Sigma x + \Sigma q^2 s + 2\Sigma q(1 - q)sh$$

$$B = \Sigma qs - \Sigma q^2s - 2\Sigma q(1 - q)sh$$

A soma inclui todos os fatores ambientais e todos os loci com alelos mutantes.

Em uma população de reprodução aleatória ($F = 0$) o dano genético expresso, juntamente com o dano ambiental, é representado por A. B, por outro lado, é uma medida do dano genético oculto que só poderia se manifestar com a homozigose completa ($F = 1$). O dano genético total é expresso por Σqs, que é a soma de B e o componente genético de A, e portanto fica entre B e $B + A$.

A e B podem ser calculados usando o coeficiente de regressão de $\log_e S$ (S = fração de sobreviventes) em F. Considerando o baixo grau de endogamia normalmente encontrado nas populações humanas e a baixa taxa de morte entre a prole de casais não aparentados, a seguinte fórmula simplificada dá uma aproximação satisfatória:

$$S = 1 - A - BF \quad (13.5)$$

O cálculo real pode seguir do seguinte modo:

$$S_1 = 1 - A,\; S_2 = 1 - A - FB,\; S_1 - S_2 = FB;$$

$$A = 1 - S_1;\; B = \frac{S_1 - S_2}{F},$$

S_1 = número de sobreviventes em casamentos não-consangüíneos, e S_2 = número de sobreviventes em casamentos consangüíneos.

O número de equivalentes letais é derivado da diferença entre os casamentos consangüíneos e não-consangüíneos no número de natimortos e falecidos antes da idade reprodutiva.

Um Exemplo. Os pesquisadores usaram dados da França para um cálculo preliminar [25]. Para natimortos e mortos durante a infância e juventude (antes da reprodução) juntos, foi calculado um valor de B entre 1,5 e 2,5; $A + B$ não era muito maior. A proporção B/A, que tinha um papel importante nas últimas discussões, variou entre 15,06 e 24,41. Isto significaria que o gameta médio tem um número de genes deletérios que, se distribuído em um único indivíduo e tornado homozigoto, mataria 1,5 a 2,5 indivíduos antes da idade reprodutiva. O dano genético total é de 1,5 a 2,5 equivalentes letais por gameta; 3 a 5 equivalentes letais por zigoto. Este cálculo não inclui os abortos e mortes em idade posterior (por exemplo, durante o período reprodutivo). Este enfoque, portanto, subestima o dano real. Cada ser humano parece ser heterozigoto para vários genes que seriam deletérios no estado homozigoto.

Os autores cuidadosamente admitem que as diferenças entre os casamentos consangüíneos e não-consangüíneos podem em parte ser não-biológicas. Apenas o resultado dos casamentos consangüíneos foi determinado por entrevista direta. As diferenças socioeconômicas entre as populações rurais e urbanas podem acrescentar uma outra tendenciosidade para uma maior mortalidade entre filhos de casamentos consangüíneos. Como veremos abaixo, esta cautela foi bem justificada.

Estimativa do Dano Genético Expresso. Como ponto seguinte, os autores concluíram que os mesmos genes podem ter uma certa desvantagem, mesmo no estado heterozigoto, ou seja, que sua "dominância" h é maior que 0. De acordo com a Eq. 13.5, a probabilidade total de um determinado mutante ser eliminado sob uma estrutura natural de reprodução é de aproximadamente $z \times s$, onde $z = F + q + h$ (símbolos como acima). O número de equivalentes letais expressos por gameta pode ser demonstrado como sendo igual ao número total de equivalentes letais multiplicado pela média harmônica dos valores de z para os mutantes em particular. Os dados de seres humanos não estavam disponíveis para se determinar h, e os dados de *Drosophila* foram, portanto, usados, os quais deram valores de h para 16 letais autossômicos com uma média de cerca de 0,04. Considerando o fato de que mais mutantes deletérios podem ser mais raros em populações naturais, e supondo que a maioria dos efeitos adversos é produzida nos heterozigotos (devido à sua maior freqüência), a média harmônica de z para todos os genes deletérios foi estimada como sendo de 0,02. Sendo 1,5 a 2,5 o número total de equivalentes letais por gameta, isto corresponde a 3 a 5% de letalidade expressa por gameta, ou 6 a 10% por zigoto.

Estimativa da Taxa Geral de Mutações Detrimentais. Como notado, Haldane [32] postulou em 1935 um equilíbrio genético entre a seleção e mutação. Durante um tempo suficientemente longo, o número de mutações novas seria igual ao número de alelos detrimentais por geração que são perdidos devido a letalidade. Portanto, a taxa de mutação também foi tida como de aproximadamente 0,03 a 0,05 por gameta por geração. Os autores imaginaram que de metade a dois terços do dano genético real não poderia ser descoberto pela análise de natimortos e mortalidade infantil. Por exemplo, a morte embrionária precoce podia não ser detectada. Levando isto em conta, foi calculada [54] uma taxa total de mutação de 0,06 a 0,15 por gameta, um valor equivalente à estimativa de Muller em sua publicação *Our Load of Mutations* [56]. O leitor deve ter em mente, entretanto, que este dado se baseia em duas suposições:

1. Que a incidência mais alta de natimortos e mortes neonatais na prole de casamentos consangüíneos que na de não-consangüíneos, como estudada em sua publicação e levando a uma alta taxa B/A, é um verdadeiro efeito da consangüinidade.
2. Os genes letais e detrimentais reduzem a adaptabilidade também dos heterozigotos.

A maior parte das críticas das conclusões da teoria de carga genética é centrada nestas duas suposições.

Impacto do Conceito de Carga Genética na Genética de Populações Humanas. O quadro geral apresentado por este conceito é um tanto nebuloso. Todos somos heterozigotos para vários genes que levam a morte geneticamente determinada não só no estado homozigoto, mas também no heterozigoto. Há um influxo constante de mutações novas a uma alta taxa e com efeitos deletérios. Devido aos efeitos adversos destas mutações, virtualmente todos são menos saudáveis e têm mais defeitos do que se estivessem livres destas mutações.

Este conceito teve um forte impacto no pensamento teórico e no planejamento das pesquisas de genética de populações humanas. Este efeito pode ter sido devido em parte ao seu apelo intrínseco, pois as pesquisas ao longo destas linhas prometiam uma visão geral sobre os problemas cruciais para o futuro de nossa espécie. A reputação científica da equipe que propôs este conceito pode ter contribuído fortemente para seu sucesso: Muller, laureado com o Nobel, devido à sua grande preocupação com o futuro de nossa espécie, deixou suas moscas das frutas para ajudar a salvar a humanidade; Crow, geneticista de populações de grande reputação, garantiu a solidez do enfoque; e Morton, o jovem talentoso cuja imaginação abriu o caminho para um brilhante futuro científico.

Discussões e Controvérsias sobre o Conceito de Carga. O conceito de carga genética foi extensamente discutido pelos geneticistas de populações [47]. Por um lado, avaliou-se que as investigações sobre o resultado das reproduções consangüíneas em comparação com as não-consangüíneas podiam contribuir para o problema de se as mutações detrimentais ("carga mutacional") ou os polimorfismos balanceados devidos a vantagem dos heterozigotos ("carga segregacional") contribuem mais para a carga genética da espécie humana [15-17]. Por outro lado, mostrou-se que o conceito de carga genética pode em alguns casos levar a conseqüências absurdas [47]. Muitos geneticistas parecem compartilhar o sentimento de que a definição das vantagens genéticas e desvantagens no modelo matemático básico é muito estática, e que o conceito deve, portanto, ser aplicado com grande cautela. (Para uma variante um tanto mais realista do conceito veja [18])

13.1.2.2 Aplicações Práticas da Teoria

Foram feitas muitas tentativas para estimar a carga genética real nas populações humanas. Os estudos mais antigos foram baseados na teoria de carga genética e podem ser considerados como aplicações práticas desta teoria. Alguns dos estudos mais recentes, entretanto, são baseados em evidências médicas mais diretas. Estas são discutidas na Seção 13.1.2.4.

Tentativas de Avaliar a Carga Genética por Estudos de Consangüinidade. O efeito da consangüinidade parental na freqüência de natimortos e na mortalidade infantil foi examinado em muitos estudos. Os conjuntos de dados mais lúcidos, e por muitos motivos mais confiáveis, são do Japão [58, 59, 65, 66].

O Quadro 13.2 nos dá uma visão geral destes estudos até 1972. Os tamanhos das amostras controle não-endogâmicas não são dados. Elas em geral são maiores que as amostras endogâmicas. A proporção *B/A* mostra variações entre + 15,2 e −5. Um valor negativo significa que a mortalidade infantil era ainda menor nas reproduções consangüíneas que nas não-consangüíneas. Formalmente, tal resultado estabeleceria uma "carga genética negativa", que biologicamente não faz sentido.

A maioria dos estudos de consangüinidade sobre carga genética produziu valores *B/A* entre 5,7 e 7,8. Uma simples média não ponderada dá uma proporção *B/A* de 6,7. Este resultado é provavelmente exagerado por uma situação socioeconômica mais baixa dos casais consangüíneos. Embora no Japão os casamentos consangüíneos sejam socialmente muito mais aceitos, e também mais freqüentes que em outros países, especialmente os cristãos, as tendenciosidades socioeconômicas estão presentes e variam em direção [67].

Este efeito foi encontrado como sendo ainda mais forte nos estudos feitos no sul da América, na França, nos EUA, na Índia e na África (Quadro 13.3). Para uma fácil comparação, o cálculo das proporções *B/A* foi restrito aqui a casamentos entre primos em primeiro grau. Logo, os dados não são estritamente comparáveis aos dados japoneses do Quadro 13.2. Entretanto, a variabilidade parece ser ainda maior que entre as várias séries japonesas. Isto não é surpreendente, pois nos países europeus e nos EUA os casamentos consangüíneos tornaram-se muito raros (Quadro 13.1). Em países com uma forte tradição cristã há uma pressão social contra tais uniões, e os casais consangüíneos diferem em aspectos sociais e mesmo psicológicos da população média, como explicado acima.

Um modo de eliminar pelo menos uma parte destas tendenciosidades é usar os filhos de irmãos e irmãs de casamentos consangüíneos como controles. Um estudo neste sentido feito nas montanhas Vosges da França [29] comparou 189 casamentos consangüíneos com 646 casamentos controle. A diferença na taxa de morte perinatal foi pequena e insignificante para casamentos

Quadro 13.3 Efeitos da mortalidade sobre os estudos de endogamia (Fraser e Mayo, 1974 [26])

Referência	População estudada		*B/A* de casamentos entre primos em primeiro grau comparados com casais não aparentados
	Classificação racial	Local	
Neel (1963)[a]	Negros	Brasil	6,9
Neel (1963)[a]	Negros	Brasil	7,6
Freire-Maia (1963)	Negros	Brasil	9
Freire-Maia e Azevedo (1971)	Negros	Brasil	3
Neel (1963)	Africanos	Tanganica	−1,0
Neel (1963)	Brancos	Brasil	−0,0
Neel (1963)	Brancos	Brasil	−0,6
Freire-Maia (1963)	Brancos	Brasil	1,0
Freire-Maia e Azevedo (1971)	Brancos	Brasil	3
Freire-Maia e cols. (1963)	Mista	Brasil	16,5
Neel (1963)	Brancos	U.S.A.	7,2
Neel (1963)	Brancos	Chicago, U.S.A.	6,6
Neel (1963)	Brancos	Morbihan, França[c]	20,2
Neel (1963)	Brancos	Loir-et-Cher, França[c]	13,1
Neel (1963)	Brancos	N. Sweden	−3,0
Kumar e cols. (1967)		Kerala	20
Roberts (1969)[b]	Indianos	Kerala	14,8

[a]Neel (1963) resume o trabalho de muitos autores.
[b]Roberts modificou os resultados de Kumar e cols. (1967) [43a] considerando a consangüinidade que não a de primos em 1.º grau.
[c]Estes estudos foram usados em Morton e cols. 1956 [54].

Quadro 13.4 Os efeitos da endogamia na região de Vosges, na França, 1968 (de Jacquard 1974 [39])

	Casamentos entre primos em 1.º grau		Casamentos entre primos em 2.º grau		Todos os casais	
	Casais consangüíneos	Casais-controle	Casais consangüíneos	Casais-controle	Casais consangüíneos	Casais-controle
Número médio de filhos por família	4,2	5,1	4,8	4,8	4,5	4,8
Casais estéreis (%)	—	—	—	—	6,9	4,6
Mortes perinatais (%)	11,1	9,0	8,0	7,9	8,9	8,5

entre primos em primeiro grau. Ela foi desprezível para os graus mais remotos de consangüinidade (Quadro 13.4). A diferença no número de casais estéreis é significativa entre casamentos consangüíneos e não-consangüíneos. Este resultado pode, mas não necessariamente, apontar uma taxa de mortalidade intra-uterina mais alta. Além disso, devemos sempre ter em mente que o termo *A* na proporção *B/A* contém não só o componente genético de mortalidade em uma população de reprodução aleatória, mas todos os componentes ambientais. (Além das tendenciosidades, a proporção *B/A* também é sensível aos detalhes de avaliação estatística [26].)

Os dados dos Quadros 13.2 e 13.3 são bem desapontadores. Considerando a amplitude das proporções *B/A*, não podemos nem mesmo concluir com confiança que a endogamia como tal aumente o risco de natimortos e a mortalidade infantil, embora esta conclusão seja plausível. Entretanto, uma conclusão é óbvia. As proporções muito altas *B/A* detectadas nos dados estudados por Morton e cols. [54] não foram encontradas em muitos outros estudos (veja a nota de rodapé c, Quadro 13.3). Elas foram mais provavelmente causadas por tendenciosidades de avaliação ou por diferenças socioeconômicas entre casamentos consangüíneos e não-consangüíneos.

Doenças Recessivas e Malformações Congênitas na Prole de Casamentos Consangüíneos. A discussão acima é muito abstrata. Se os filhos de casamentos consangüíneos são mais freqüentemente natimortos ou tendem a morrer durante a lactância ou infância, surge imediatamente uma pergunta: Por que eles morrem? Eles sofrem de doenças recessivas conhecidas ou de condições multifatoriais com limiar, tal como as malformações?

Aqui os melhores conjuntos de dados vêm novamente do Japão [65]. O Quadro 13.5 mostra a incidência de grandes malformações em três cidades diferentes. Há uma diferença significativa entre as reproduções consangüíneas e as não-consangüíneas. Na mesma grande coorte de neonatos japoneses, a freqüência geral de morte juntamente com importantes defeitos congênitos foi de 4,3% nas crianças controle e 6,2% na prole de primos em primeiro grau. A maior parte das anomalias congênitas nos dados japoneses era de malformações, às vezes de natureza complexa, para as quais um modo recessivo de herança nunca tinha sido estabelecido. O número aproximado de doenças identificáveis com modo de herança autossômico recessivo confirmado não pode ser estabelecido mesmo a partir do levantamento mais detalhado [66]. Isto significa que a grande quantidade de trabalho investido nos estudos de efeitos da consangüinidade não forneceu informações que nos possibilitem associar pelo menos parte dos efeitos da endogamia a um grupo de genes claramente definido, os que levam a doenças de herança recessiva no estado homozigoto.

Isto não significa, logicamente, que todos os filhos com doenças autossômicas recessivas que nascem de casamentos consangüíneos herdaram seus dois genes mutantes de um ancestral comum. Um paciente com fibrose cística com genitores consangüíneos, por exemplo, tinha duas mutações diferentes do gene CFTR [75]. A proporção de homozigose devida a consangüinidade dos genitores diminui com o aumento da freqüência do gene. Os dados da consangüinidade parental foram sistematicamente registrados desde 1967 na Noruega, que tem uma baixa taxa de consangüinidade. A taxa de natimortos nos casamentos de primos em primeiro grau tinha aumentado para 23,6/1.000, em comparação a 13,4/1.000 nos controles. As mortes neonatais aumentaram de 14,9 para 34,9/1.000, e havia 4,6% de malformações detectadas imediatamente após o nascimento, comparadas com 2,2% entre os controles. O peso médio de nascimento dos filhos de casamentos consangüíneos também estava reduzido [51]. Entretanto, a proporção de fenótipos definidamente autossômicos recessivos não pôde ser determinada.

Outros Parâmetros Mostrando um Efeito de Endogamia: Habilidades Cognitivas. Ao longo de vários estudos, foram examinados parâmetros adicionais para os efeitos de consangüinidade, tais como medidas antropométricas, características dentárias, pressão sangüínea, coordenação, acuidade visual e auditiva, inteligência e desempenho escolar [28, 59, 66, 67]. No total, e desprezando algumas inconsistências entre os vários conjuntos de dados, havia geralmente uma ligeira diminuição de desempenho com a endogamia. Isto era especialmente interessante, e apenas parcialmente causado por diferenças socioeconômicas, no caso da inteligência e desempenho escolar. Após o controle de fatores socioeconômicos por técnicas estatísticas apropriadas, restou uma diminuição de cerca de 6 pontos no valor de QI por 10% de F (= 1,6 vez o coeficiente de endogamia nas reproduções de primos em primeiro grau) na parte verbal e de desempenho de um teste padrão de inteligência (Weschler Intelligence Scale for Children; para comparação: um filho de casamento de primos em primeiro grau tem $F = 1/16 = 6{,}25\%$). O desempenho escolar foi comparavelmente mais baixo [66].

A conclusão de que a endogamia reduz o desempenho cognitivo médio foi corroborada por um estudo de 3.203 crianças escolares árabes em Israel. Nesta população árabe, a taxa de casamentos de primos em primeiro grau é de cerca de 34%. Cerca de 4% são casamentos entre primos em primeiro grau duplo. As condições socioeconômicas foram cuidadosamente consideradas. Elas eram praticamente idênticas no grupo endogâmico e nos controles não-endogâmicos. O desempenho médio em três testes diferentes de inteligência foi significativamente mais baixo nos filhos de primos em primeiro grau, e especialmente de re-

Quadro 13.5 Distribuição de filhos com graves anomalias congênitas (SCA) por cidade de origem e grau de consangüinidade (de Schull 1958 [65])

Cidade	Casamentos de primos em 1.º grau	Casamentos de primos (1 ½ C)	Casamento de primos (2 C)	Casais não-aparentados	Total
Hiroshima					
N.º de filhos	936	313	384	26.012	27.645
N.º com SCA	17	2	4	293	316
Porcentagem	0,0182	0,0064	0,014	0,0113	0,0114
Kure					
N.º de filhos	318	113	140	7.544	8.115
N.º com SCA	4	2	1	58	565
Porcentagem	0,0126	0,0177	0,0071	0,0077	0,0080
Nagasaki					
N.º de filhos	1.592	412	637	30.240	32.881
N.º com SCA	27	4	8	300	339
Porcentagem	0,0170	0,0097	0,0126	0,0099	0,0103
Total					
N.º de filhos	2.846	838	1.161	63.796	68.641
N.º com SCA	48	8	13	651	720
Porcentagem	0,0169	0,0095	0,0112	0,0102	0,0105

Análise[a]

	χ^2	df	P
Cidades	7,269	2	0,02 $< p <$ 0,05
Casamentos consangüíneos × casamentos normais	11,775	3	0,001 $< p <$ 0,01
Interação	2,535	6	0,75 $< p <$ 0,90

[a]Foi usado o método de Roy e Kastenbaum (1956); veja Schull (1958) [65]. Há uma diferença significativa entre casamentos consangüíneos e casamentos normais com relação à freqüência de grandes malformações.

produções de primos em primeiro grau duplos do que no grupo controle. O desempenho escolar médio em quatro aspectos importantes mostrou a mesma diferença [4].

Estimativa Geral da Perda de Zigotos Devida a Consangüinidade Parental. Os dados de consangüinidade sobre a inteligência ou medidas antropométricas são interessantes sob muitos pontos de vista. Entretanto, eles não contribuem para nossos conhecimentos sobre a influência da consangüinidade parental na mortalidade dos zigotos antes da idade reprodutiva. Este é o único parâmetro importante para o problema de "equivalentes letais". Os Quadros 13.2 e 13.3 apresentam dados confinados aos conceptos que morreram por volta do nascimento e durante o início da infância. Os dados não incluem a perda dos conceptos devido a abortos e os que sobreviveram desde cerca de 8 anos até a vida adulta. O último período pode ser seguramente desprezado, pois a mortalidade neste grupo é geralmente muito baixa na sociedade moderna. Apenas poucos dados estão disponíveis quanto aos abortos espontâneos. Schull e Neel (1972) [67] fizeram uma estimativa, mostrada na Fig. 13.11.

13.1.2.3 Avaliação Crítica

Interpretação Teórica. Tomados literalmente, todos estes dados podem ser interpretados em termos de equivalentes letais, como proposto por Morton e cols. [54], e seu número poderia ser estimado. Entretanto, o fato da variabilidade dos valores *B/A* entre os vários estudos (Quadros 13.2, 13.3) deve ser motivo de ceticismo. O modelo genético subjacente à análise destes dados supõe que os efeitos dos genes letais são independentes uns dos outros. Tal suposição é certamente uma simplificação que logo leva a dificuldades conceituais, as quais podem ser superadas pela adoção de outros modelos genéticos tais como supor um determinado limiar para o número tolerável de genes homozigotos compatíveis com a sobrevivência. Entretanto, mesmo este ajuste não remove a principal dificuldade em interpretar tais dados: a falta de especificidade das diferenças fenotípicas entre a prole de casamentos consangüíneos e não-consangüíneos.

Evidência Médica. Vejamos a freqüência de natimortos e mortes neonatais, os parâmetros mais freqüentemente usados. Ambos são conhecidos por informações médicas como sendo causados às vezes por fatores genéticos. Na maioria dos casos, entretanto, nenhum fator hereditário pode ser implicado. A placenta pode se descolar prematuramente, ou a criança pode ser estrangulada pelo cordão umbilical, ou sua posição seja tal que o parto não pode ocorrer apropriadamente, ou o parto pode demorar tanto que a criança fique sufocada, e assim em diante. A morte na lactância ou na infância pode ser devida a infecção, má nutrição ou a muitos outros motivos. Em algumas fatalidades, um componente genético é geralmente plausível, em outras é duvidoso, e em outras ainda é muito improvável. Além disso, a supervisão da gestação, melhores técnicas obstétricas — por exemplo as freqüentes cesarianas — e melhores cuidados médicos para o neonato têm tido sucesso em reduzir a morte perinatal para 1 a 3% ou menos em todos os países desenvolvidos. Esta freqüência é menor que 10% da mortalidade perinatal por volta de 1900. Po-

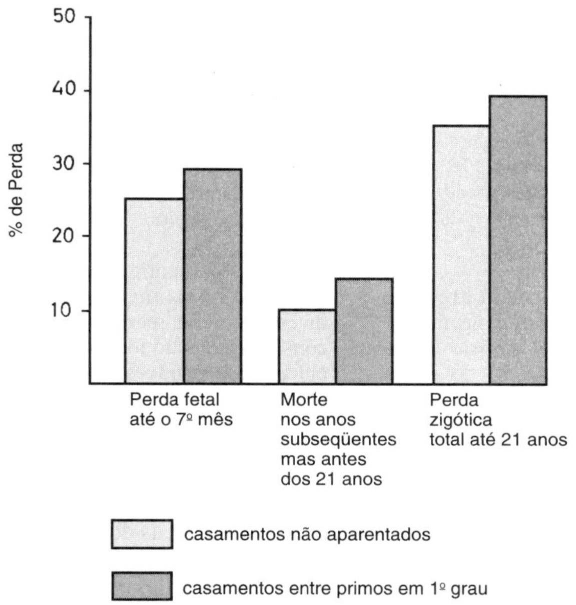

Fig. 13.11 Perda de zigotos em relação à consangüinidade parental por aborto e morte precoce (8.º mês de gestação até os 21 anos). (De Schull e Neel 1972 [67])

demos dizer que muitas crianças sofrem uma mutação gênica que seria letal sob condições de vida mais primitivas. Entretanto, tais crianças não parecem sofrer nenhum efeito ruim após o período perinatal crítico.

Um exemplo que tem sido estudado relativamente bem é a estenose pilórica, mais freqüente nos meninos. O risco de recorrência é de cerca de 2 a 6% para parentes em primeiro grau de probandos masculinos, e de 10 a 20% para parentes em primeiro grau de probandos femininos. Todos os dados indicam uma herança multifatorial em combinação com um efeito de limiar (Seção 6.1). Um certo aumento com a consangüinidade parental deve, portanto, ser esperado. Os pacientes têm um músculo pilórico hipertrófico que impede o estômago de esvaziar seu conteúdo no duodeno, e antigamente tais pacientes em geral morriam na infância. Hoje em dia os cirurgiões cortam o músculo pilórico, o que permite o esvaziamento gástrico normal. Esta operação simples remove todos os efeitos, e as crianças crescem tornando-se adultos normais. Foi sugerido que eles têm músculos bem desenvolvidos e conseguem um sucesso acima da média no atletismo (C. O. Carter, comunicação pessoal).

Se os efeitos de muitos outros equivalentes letais causadores de morte precoce se assemelharem a este exemplo, então "e daí"? Vivamos felizes com nossos equivalentes letais. Outras causas de morte precoce, entretanto, podem não ser tão triviais. Por exemplo, os estudos no Japão sugerem que um motivo para o aumento da taxa de morte dos filhos de casamentos consangüíneos é uma alta suscetibilidade a infecções [66]. O leitor é convidado a consultar textos de obstetrícia e pediatria quanto a causas de natimortos e mortes neonatais. Algumas são genéticas, e muitas podem hoje ser definidas exatamente. Outras condições genéticas certamente serão descobertas por futuras pesquisas em genética médica. Os estudos de consangüinidade em larga escala têm contribuído pouco para a identificação das causas genéticas de mortes neonatais.

13.1.2.4 Enfoques Mais Diretos para Cálculo do Número de Genes Recessivos Deletérios por Indivíduo

Enfoques mais diretos têm sido usados nos últimos anos para o cálculo do número médio de genes recessivos deletérios por indivíduo. Estes estudos eram limitados a genes que levam a fenótipos anormais no homozigoto. Isto significa que principalmente esta parte da "carga genética" total era considerada, a qual é relativamente bem definida do ponto de vista genético e médico. Um enfoque é o estudo de crianças de reproduções incestuosas entre parentes próximos. Aqui foram observados os coeficientes de endogamia mais altos de todos os seres humanos ($F = 1/4$ nas reproduções pai e filha e irmão-irmã). Assim, se os seres humanos são de fato heterozigotos para genes deletérios recessivos, uma alta proporção de homozigotos e portanto de crianças gravemente prejudicadas deve ser detectada entre a prole de tais casamentos.

Estudos em Filhos de Reproduções Incestuosas [1, 10, 70]. Foram publicados quatro estudos em filhos de casamentos entre parentes em primeiro grau (Quadro 13.6). Todas as investigações mostram que uma alta proporção de filhos de tais casamentos é gravemente afetada. Tomado como tal, este resultado sugeriria que o número de genes recessivos portados em heterozigose pelos indivíduos envolvidos nestes casamentos é de fato muito alto. Além disso, as doenças com um modo de herança conhecidamente autossômico recessivo, tal como a doença de Sanfilippo, uma mucopolissacaridose (Seção 7.2.2.3), a homocistinúria (Seção 7.2), a fibrose cística e a surdo-mudez foram vistas entre estas crianças.

Se todas as crianças gravemente afetadas nestas séries forem consideradas homozigotas para genes recessivos, o número de tais genes pode ser calculado [63]. Na quarta série do Quadro 13.6, 85 das 190 crianças sobreviventes (44%) são afetadas por uma doença que poderia ser causada pela homozigose de um gene recessivo. Se um homem é heterozigoto para um gene recessivo (Aa), sua filha (ou irmã) tem uma chance de $1/2$ de ser heterozigota também, e há um risco de $1/2 \times 1/4 = 1/8$ de que a criança seja homozigota para a anomalia. Se o homem for heterozigoto para *n* genes recessivos, seus filhos de uma reprodução pai-filha ou irmão-irmã têm uma chance de $(7/8)^n$ de não serem homozigotos, e portanto não afetados. Isto abre a possibilidade de calcular *n*, o número de genes recessivos para o qual um indivíduo é heterozigoto. Nos dados do Quadro 13.6, $(7/8)^n = 1 - 0{,}44 = 0{,}56$; $(7/8)^4 = 0{,}586$; $(7/8)^5 = 0{,}513$. Portanto, o número de genes recessivos por indivíduo estaria entre 4 e 5, bem de acordo com a estimativa de Muller.

A maioria das crianças deficientes, entretanto, sofre de anomalias menos características, como a "idiotia não complicada". Além disso, o estudo abrangendo os melhores dados [40] mostrou claramente que muitos dos adultos envolvidos nestas reproduções incestuosas eram mentalmente subnormais. Portanto, é extremamente difícil distinguir a contribuição dos defeitos autossômicos recessivos que foram revelados pela consangüinidade próxima, de um lado, e a contribuição dos genótipos parentais e condições ambientais adversas, de outro. Quantas crianças devem ter sofrido, por exemplo, pela síndrome do alcoolismo fetal? É razoável supor também que a homozigose contribui para uma porção significativa destes defeitos. Esta conclusão significaria que, na população de genitores, muitos indivíduos podem ser heterozigotos para tais genes.

Quadro 13.6 Filhos de reproduções entre parentes de primeiro grau (pai-filha e irmão-irmã)

Autores	País	N.º de filhos	N.º de gravemente defeituosos	Comentários
Adams e Neel (1967) [1]	U.S.A.	18	6	Em uma série controle do mesmo tamanho que foi ajustada por idade, raça, peso, estatura e condição social, só foi encontrado um filho defeituoso
Carter (1967) [10]	U.K	13	8	
Seemanova (1971) [70]	C.S.S.R.	161 (138 sobreviventes)	60 dos 138 sobreviventes (40 com grave retardo mental)	Em uma série controle de 95 filhos de mães envolvidas em reproduções incestuosas com maridos não consangüíneos, só foram encontrados cinco defeitos graves; nenhum filho tinha grave retardo mental
Baird e McGillivray (1982) [3]	Canadá	21	9	

Consangüinidade em Genitores de Crianças Gravemente Retardadas. Se a heterozigose para genes que levam a um severo retardo mental for relativamente comum, os homozigotos para tais genes devem ser relativamente freqüentes entre os indivíduos com grave retardo mental, e devemos esperar um aumento na consangüinidade parental deste grupo. Além disso, os irmãos de tais pacientes devem se enquadrar claramente em dois grupos, normais e com grave retardo mental. Esta previsão é confirmada pelos estudos de Israel [14]. Um estudo de 904 famílias com retardados mentais detectou 18% de indivíduos tidos como homozigotos entre os gravemente retardados com genitores não-consangüíneos e sem irmãos afetados, e aproximadamente 75% entre os gravemente retardados com irmãos afetados ou genitores primos em primeiro grau. A maioria destes probandos não tinha doenças metabólicas. Um outro estudo [55] de 703 probandos e seus familiares no Havaí observou um certo aumento na consangüinidade parental, especialmente em um grupo chamado "biológico" e compreendendo principalmente pacientes gravemente retardados. Isto novamente sugere uma certa proporção de casos com herança recessiva simples.

Enfoque Alternativo para Cálculo do Número Médio de Genes Recessivos Deletérios em Humanos. Com o crescente uso de programas de triagem para doenças metabólicas herdadas, hoje é factível calcular a proporção de heterozigotos para tais doenças ($2pq$) diretamente da freqüência de homozigotos $(q)^2$. Harris (1975) [36] baseou tal estimativa de dados a partir de um bom programa de triagem em Massachusetts [45]. Dos dados do Quadro 13.7, pode-se concluir que uma média de 11% da população de genitores é de heterozigotos para uma das 14 condições triadas na população.

É tentador ampliar esta consideração. Suponhamos que existam genes para outras 100 doenças recessivas na mesma população e que cada um deles tenha uma freqüência de homozigotos de 1:1.000.000 (freqüência gênica $q = 1/1.000$; freqüência de heterozigotos $2pq \approx 1/500$). Não considerando os heterozigotos múltiplos, isto adicionaria outros 20% ao número de heterozigotos, dando uma freqüência geral de 11% + 20% = 31% de heterozigose para qualquer um dos 114 (14 + 100) genes recessivos na população geral. Como existem mais de 1.600 doenças recessivas e a freqüência de algumas delas é maior que 1 em 1 milhão, o dado de 31% é uma estimativa mínima de heterozigose. Como notado, parece haver um número de genes recessivos que levam a um grave retardo mental não especificado. Todos estes genes juntos podem até mesmo ser relativamente comuns. No momento não é possível nenhuma estimativa quantitativa da freqüência exata de tais genes.

Quadro 13.7 Incidência de alguns distúrbios metabólicos entre neonatos em Massachusetts (Levy 1973 [45])

Distúrbio	Total triado	N.º detectado	Incidência	Freqüência estimada de heterozigotos (por 1.000)
Fenilcetonúria	1.012.017	66	1: 15.000	16
Cistinúria	350.176	23	1: 15.000	16
Doença de Hartnup	350.176	22	1: 16.000	16
Histidinemia	350.176	20	1: 17.500	15
Acidemia argininosuccinúrica	350.176	5	1: 70.000	8
Galactosemia	588.827	5	1:118.000	6
Cistationinemia	350.176	3	1:117.000	6
Doença da urina em xarope de bordo	872.660	5	1:175.000	5
Homocistinúria	480.271	3	1:160.000	5
Hiperglicinemia (não-cetótica)	350.176	2	1:175.000	5
Acidemia propiônica (hiperglicinemia cetótica)	350.176	1	<1:350.000	3
Hiperlisinemia	350.176	1	<1:350.000	3
Raquitismo dependente de vitamina D (com hiperaminoacidúria)	350.176	1	<1:350.000	3
Síndrome de Fanconi	350.176	1	<1:350.000	3
				110 = 11%

Efeitos da Consangüinidade sobre o Nível de Análise Genética. As análises em genética de populações serão tanto mais satisfatórias quanto mais os objetos de análise estiverem próximos da ação gênica. Um dos motivos para os resultados satisfatórios da análise de seleção natural nas variantes de hemoglobina é que estas variantes foram estudadas no nível de gene e ação gênica (Seção 7.3). Isto permitiu um exame incisivo do mecanismo de seleção.

O possível dano genético por mutações letais ou detrimentais, revelado pela prole de consangüíneos comparados a casamentos não-consangüíneos foi até agora estudado principalmente no nível biométrico-fenotípico: a variabilidade genética parece estar presente, mas modos simples de herança ou genes específicos não foram identificados. Os dados conseqüentemente foram coletados, e os possíveis efeitos da consangüinidade foram revelados. As interpretações, entretanto, em termos de mecanismo genético, são extremamente difíceis, e, para muitos aspectos, controversas. Para superar estas dificuldades foram aplicadas técnicas estatísticas elaboradas, mas principalmente com o resultado de que a variabilidade socioeconômica obscurecia a maioria dos efeitos biológicos, tornando as conclusões específicas quanto aos mecanismos genéticos perigosas ou mesmo impossíveis. Como discutido mais adiante (Caps. 15 e 16), essencialmente o mesmo é verdade para muitos aspectos da genética do comportamento humano. A análise ao nível fenotípico-biométrico leva a resultados ambíguos.

Resultados mais satisfatórios podem ser esperados de estudos sobre a freqüência de heterozigose para doenças recessivas bem definidas, como os defeitos metabólicos incluídos nos programas de triagem populacional. Estas doenças foram estudadas nos níveis de produtos bioquímicos e de DNA, e freqüentemente no nível de atividade enzimática. Portanto, o cálculo da heterozigose média por indivíduo pode levar a resultados claros.

Nos estudos das reproduções incestuosas, muitos dos fenótipos observados não são bem definidos, mas é razoável supor que para alguns também pode ser aplicado um modo de herança monogênica única. Os estudos do resultado de reproduções consangüíneas mostram, novamente, que um enfoque global com fenótipos bem definidos leva a resultados menos satisfatórios que uma análise de características, ou doenças, bem definidas.

A despeito destas dificuldades, é possível fazer várias perguntas específicas nos estudos de consangüinidade.

Efeito da Endogamia de Longa Duração. Qual o efeito de uma endogamia de longa duração, como nas populações do sudeste da Índia, onde as uniões tio-sobrinha com $F = 1/8$ são socialmente preferidas, para a freqüência de genes recessivos na população? Em que grau estes genes estão sendo continuamente eliminados? Qualquer gene deletério escondido pode ser exposto por endogamia apenas se os ancestrais dos indivíduos que fazem casamentos consangüíneos se reproduziram aleatoriamente por muitas gerações. Uma história de muitas gerações de endogamia teria "limpado" o reservatório gênico das mutações deletérias há muito tempo. Supondo uma taxa geral de mutação constante, a seleção geral contra genes deletérios poderia se adaptar a esta taxa de mutação, mas as freqüências gênicas em equilíbrio entre a mutação e a seleção seriam muito menores que na população com uma longa história de reproduções aleatórias. Assim, a comparação da prole de reproduções consangüíneas e não-consangüíneas em uma população com uma história de endogamia deveria levar a um valor B/A menor que em uma população com uma história de reproduções mais ou menos aleatórias.

Esta expectativa foi recentemente confirmada em estudos sobre o desenvolvimento fetal, incidência de malformações e perdas reprodutivas (abortos, natimortos, morte durante os primeiros anos de vida) entre a prole de mais de 20.000 mulheres no sudeste da Índia [61, 62]. Na amostra examinada para estudo de perda reprodutiva, quase 47% das mulheres nas áreas rurais e 29% nas cidades se casaram com um parente próximo, em pelo menos 80% dos casos com um tio materno ($F = 1/8$). Entre mais de 70.000 gestações havia uma acentuada diferença entre as mulheres que viviam nas áreas rurais e urbanas, tendo as mulheres rurais sofrido incidência muito mais alta de perdas fetais e mortes fetais durante o primeiro ano de vida. Entretanto, havia apenas uma diferença marginal entre as mulheres com casamentos consangüíneos e não-consangüíneos tanto nas subamostras rurais como nas urbanas, e nenhum aumento consistente com o grau de consangüinidade. Mais de 14.000 gestações foram acompanhadas no estudo sobre o desenvolvimento fetal e malformações, o que foi realizado através de um projeto prospectivo na mesma amostra de mães. Não foi observado nenhum aumento de incidência de malformações congênitas nos filhos de genitores consangüíneos em comparação com os controles. Não havia efeito de consangüinidade, idade gestacional, peso ao nascimento ou tamanho do corpo.

Todos os dados parecem confirmar a expectativa de que a alta endogamia de longo prazo deplete o reservatório gênico de genes deletérios. Entretanto, mesmo esta conclusão não pode ser generalizada. Um outro estudo, a partir de uma população diferente do sudeste da Índia [23], encontrou um coeficiente de endogamia extremamente alto ($F = 0{,}0414$), mas as doenças genéticas entre as crianças, especialmente aquelas com modo de herança autossômico recessivo, estavam claramente aumentadas no grupo endogâmico. A endogamia também é muito alta em muitas populações muçulmanas, onde os casamentos entre primos em primeiro grau são muito freqüentes. Também foi repetidamente observado um aumento de resultados indesejados de gestação [31, 38, 71]. Assim, em vista das dificuldades discutidas acima em separar os efeitos biológicos dos socioeconômicos, a conclusão de que a intensa endogamia de longa duração depleta o genoma de genes que são prejudiciais aos homozigotos deve ser vista com cautela, embora seja plausível.

Esta noção explica por que, em teoria, uma comparação entre duas populações, uma tendo uma longa história de endogamia e outra uma história de casamentos quase aleatórios, seria interessante. Entretanto, as duas populações deveriam viver sob condições similares e deveriam ter uma base antropológica similar. Existem, por exemplo, outras populações do sudeste da Índia nas quais a endogamia tem sido tão mais baixa que elas poderiam servir como controles adequados. Novamente, entretanto, o problema em tal projeto de pesquisa seria uma seleção adequada de características fenotípicas definidas por genes. Os aspectos da consangüinidade para a consulta genética são discutidos no Cap. 18.

13.2 Diferenciação entre Subgrupos de Uma População

13.2.1 Distância Genética

Estrutura Reprodutiva Real das Populações Humanas. A suposição comum de que nas populações humanas prevalece a reprodução aleatória é uma abstração. Mesmo além do círculo de parentes imediatos, a escolha dos parceiros não é absolutamente aleatória. Ela depende da distância dos locais de nascimento, limitações devidas a linguagen, raça, classe social, religião e outros fatores. No momento, esta não-aleatoriedade tende em muitas sociedades a diminuir fortemente. Ao longo da história, entretanto, as reproduções não-aleatórias foram muito mais freqüentes que hoje. A escolha dos parceiros era especialmente restrita durante os milhares de gerações na pré-história, durante a qual nossos ancestrais viveram em pequenos grupos de caçadores. Os estudos das populações atuais que ainda vivem em condições comparáveis são especialmente bem adequados para dar uma impressão da estrutura populacional daquela época.

Os grupos populacionais que vivem em relativo isolamento uns dos outros gradualmente se tornam geneticamente diferentes, seja sob a influência de diferentes pressões de seleção, seja devido a adaptações diferentes ao mesmo agente seletivo, ou simplesmente devido a flutuações aleatórias das freqüências gênicas (Seção 13.3). A meta final da genética de populações é a análise causal de tais diferenças populacionais. Na maioria dos casos, entretanto, isto é impossível. Na ausência de evidências mais específicas geralmente é útil começar com a suposição de que as semelhanças genéticas entre as populações são causadas por descendência comum. Portanto, quanto mais semelhantes são duas populações, mais próxima é a sua correlação genética. Isto significa que sua separação deve ter ocorrido há relativamente pouco tempo se forem semelhantes, e há um tempo maior se forem menos semelhantes. Assim, tiramos conclusões da composição genética atual dos grupos populacionais pela sua história. Este conceito é em princípio o método subjacente a qualquer classificação de seres humanos em subtipos tais como raças.

A Seção 12.2.1.7 apresenta um exemplo bem estudado deste tipo: a dispersão de HbE no grupo de língua austro-asiática do sudeste da Ásia. Aqui a mutação para o alelo HbβE tornou-se freqüente sob a influência de uma vantagem seletiva devida a malária. Ela "migrou" com subpopulações deste grupo em várias regiões, e uma alta freqüência de HbβE hoje é um indicador não só de seleção continuada devida a malária, mas também de descendência de um determinado grupo populacional. Assim, o gene HbβE é um indicador da história populacional.

História da População ou Seleção? Ao mesmo tempo, o exemplo do sudeste da Ásia mostra como a distribuição de tal característica genética pode se tornar ambígua. O gene de HbβE geralmente é mais raro nas populações das grandes planícies dos rios do sudeste da Ásia que nas montanhas mais malarígenas. Esta distribuição diferencial, entretanto, não tem nada a ver com a separação na história remota, sendo uma simples conseqüência de uma pressão de seleção menos intensa devida a malária em tempos relativamente recentes.

As similaridades genéticas entre populações são ambíguas. Elas podem, mas não necessariamente, refletir uma história comum. Elas podem resultar de um desenvolvimento paralelo sob a influência de pressões seletivas similares. O exemplo do sudeste da Ásia usou apenas um único gene como indicador da similaridade entre as populações. Poderíamos dizer que quanto maior o número de genes diferentes incluídos em tais considerações, menor a probabilidade de que todos eles fossem sujeitos a pressões seletivas similares. Portanto, a similaridade entre populações em muitos genes diferentes é um argumento a favor de sua correlação por descendência comum. Os trabalhos de pesquisa que descrevem as populações em termos de suas similaridades e diferenças gerais em geral tentaram incluir tantas características herdadas quanto possível, e usaram métodos de estatística multivariada. Entretanto, as conclusões de tais estudos devem sempre ser consideradas com a reserva de que nada se sabe sobre as pressões de seleção envolvidas. Um argumento muito forte em favor de uma origem comum das duas populações, ou pelo menos em favor de um fluxo gênico substancial entre elas em alguma época de sua história, é a ocorrência em ambas de mutações idênticas, especialmente se estas mutações não pertencem aos tipos mais comuns, como as transições G $\rightarrow$ A, e se forem encontradas dentro de haplótipos idênticos de DNA.

Métodos para a Determinação de Distâncias Genéticas. Várias revisões excelentes sobre os métodos de avaliação das distâncias genéticas entre populações estão disponíveis [11, 39, 78]. Para características de distribuição contínua, como as medidas antropométricas, é usada a distância generalizada D^2 de Mahalanobis; uma versão simplificada é o indicador $C_H{}^2$ de Penrose. Para características de distribuição alternativa, como os polimorfismos genéticos com modos simples de herança, o arco e corda de Cavalli-Sforza e Edwards [12] (1964) tornou-se popular.

13.2.2 Fluxo Gênico

Além da seleção (já discutida) e das flutuações aleatórias das freqüências gênicas (a serem examinadas mais adiante), a composição de uma população também é influenciada pelo fluxo gênico. O termo "migração" é geralmente usado para indicar o fluxo gênico de uma população para outra.

Efeito da Migração nas Freqüências Gênicas [46]. O efeito da migração nas freqüências gênicas é examinado aqui usando um modelo um tanto simplificado. Uma grande população pode ser subdividida em muitos subgrupos, com uma freqüência gênica média $\overline{q}$; cada subgrupo troca uma fração m de seus genes com uma amostra aleatória da população total a cada geração; q é a freqüência gênica na primeira geração no subgrupo a ser considerado. A freqüência gênica neste subgrupo na geração seguinte é:

$$q' = (1 - m)\, q + m\overline{q} = \overline{q} - m\,(q - \overline{q})$$

$$\Delta q = q' - q = -m\,(q - \overline{q})$$

onde Δq é proporcional ao desvio da freqüência gênica q do subgrupo da média geral ($\overline{q}$), bem como de m. A longo prazo, e na ausência de outros fatores tais como seleção diferencial entre subgrupos, as diferenças mudam, e todos os subgrupos terão uma freqüência gênica comum $\overline{q}$.

Este modelo não é realista, pois os imigrantes em geral vêm principalmente de subgrupos vizinhos. Se os vizinhos tendem a se desviar da média populacional no mesmo sentido que o subgrupo "receptor", a velocidade de desnivelamento entre os subgrupos é reduzida. Para os cálculos é mais realista interpretar $\overline{q}$ não como uma média populacional geral, mas como a média de imigrantes.

Migração e Seleção. Se os subgrupos da população estiverem sujeitos a forças diferentes de seleção, o processo de desnivelamento pode ser contrabalançado. Três situações diferentes podem ser distintas (para um tratamento matemático destes problemas, veja Li [46] e, em um nível formal mais sofisticado, Jacquard [39]):

1. Se a taxa de migração e de intensidade de seleção forem da mesma ordem de grandeza, as freqüências gênicas de subgrupos podem permanecer muito diferentes umas das outras.
2. Se a intensidade de seleção for muito maior que a taxa de imigração, a freqüência gênica do subgrupo é determinada amplamente por seleção, com apenas um efeito fraco e diluente devido a migração.
3. Por outro lado, se a proporção de imigrantes for muito maior que a intensidade de seleção, os efeitos da migração superarão os da seleção.

De qualquer modo, poderá ocorrer um equilíbrio genético estável entre a seleção, de um lado, e a migração, de outro. Esta situação é um tanto semelhante à do equilíbrio entre seleção e mutação (Seção 9.1.3).

Medida da Adição de Genes a um Subgrupo Populacional. A proporção de genes que uma população recebe da outra por fluxo gênico é em geral investigada.

Façamos com que q_a seja a freqüência de um gene na população ancestral "pura" e q_n a do mesmo gene na população híbrida atual para a qual foi suposta uma mistura de genes exógenos. A freqüência deste gene na população "doadora" é q_c. A fração m de genes na população atual híbrida que se originou na população doadora pode ser calculada do seguinte modo:

$$q_n = mq_c + (1 - m)q_a$$

e portanto:

$$m = \frac{q_n - q_a}{q_c - q_a}$$

A variança (amostra grande) de m pode ser calculada do seguinte modo:

$$V_m = \frac{1}{(q_c - q_a)^2} [V_{qn} + m^2 V_{qc} + (1 - m)^2 V_{qa}]$$

Justificativa para a Medida da Adição de Genes a um Subgrupo Populacional. Nos últimos anos o problema de quantos genes dos brancos (e outros grupos) estão presentes nas populações afro-americanas recebeu muita atenção. Embora em princípio seja simples chegar a uma resposta, depende de várias condições que são difíceis de se atingir [64]:

a) A composição étnica exata das populações ancestrais e as freqüências gênicas dos genes usados para estas estimativas devem ser conhecidas.
b) Não deve haver mudança sistemática na freqüência gênica entre as gerações antiga e a moderna dentro de ambas as populações para o gene ou genes a serem incluídos em tal estudo. Tais mudanças sistemáticas podem ser causadas por seleção natural. Nos afro-americanos, por exemplo, o gene da anemia falciforme é relativamente comum. Este gene atingiu sua freqüência atual na África, a despeito da seleção contra os homozigotos por seleção positiva devida a malária falcípara (Cap. 12), que não ocorre nos EUA. Portanto, o gene da anemia falciforme deve ter sido submetido a uma seleção negativa devida a segregação de homozigotos com anemia falciforme nos EUA. Uma estimativa baseada neste gene aumentaria a mistura branca.

Entretanto, este argumento pode ser revertido: Se uma estimativa da mistura for baseada em um, ou, idealmente, muitos genes que satisfaçam as condições prévias, a diferença entre esta estimativa de mistura e a estimativa do gene sob seleção pode ser usada para indicar seleção e medir a intensidade de seleção.

Estimativa da Adição de Genes de Brancos aos Afro-americanos. Os afro-americanos são descendentes de escravos importados da África (Nigéria, Senegal, Gâmbia, Costa do Marfim, Libéria). As freqüências gênicas da maioria dos marcadores genéticos mostram uma variação definida nestas populações ancestrais. O mesmo é verdadeiro para a população americana branca, que se originou da imigração de vários grupos europeus. Além disso, estes genes que entraram no reservatório gênico dos afro-americanos podem não ser uma amostra não-tendenciosa e aleatória dos genes de todos os brancos norte-americanos. É possível que alguns segmentos da população branca fossem mais participantes desta reprodução cruzada que outros. A cuidadosa avaliação das tendenciosidades possíveis pode ajudar a estimar a ordem correta de magnitude da mistura [64].

Os cálculos da mistura baseados nos sistemas de grupos sangüíneos e fatores séricos tidos como sob pequena ou nenhuma influência diferencial por seleção (grupos sangüíneos Rhesus, Duffy, Gm) variam entre $m = 0{,}04$ e $m = 0{,}30$ para várias subpopulações afro-americanas. As estimativas de áreas rurais do sudeste dão valores menores que as de cidades do nordeste, que geralmente variam acima de 0,2.

Pode-se usar um exemplo para mostrar o método de cálculo. O alelo Fy^a do sistema sangüíneo Duffy tem uma freqüência gênica $q_c = 0{,}43$ nos brancos americanos. Na população do oeste da África, sua freqüência atual q_a é menor que 0,03. Na maioria dos subgrupos Fy^a está totalmente ausente. Pode-se supor que sua freqüência era muito baixa na época em que foram levados os escravos. Entre a população afro-americana atual de Oakland, Califórnia ($n = 3.146$) o gene Fy^a foi encontrado com uma freqüência de $q_n = 0{,}0941 \pm 0{,}0038$. O valor correspondente na população branca ($n = 5.046$) foi $q_c = 0{,}4286 \pm 0{,}0058$; q_a (freqüência gênica na população africana) pode-se admitir como sendo 0,0. A fórmula dada acima leva à seguinte estimativa de mistura:

$$m = \frac{q_n}{q_c} = \frac{0{,}0941}{0{,}4286} = 0{,}2195$$

Se q_a for considerado como 0,02, esta estimativa seria de 0,181. Portanto a mistura de genes de brancos avaliada pelos grupos sangüíneos Duffy corresponde a 18 a 22% da mistura gênica de afro-americanos em Oakland. Uma estimativa da mistura para a mesma população de grupos sangüíneos ABO leva a um resultado similar ($m = 0{,}20$).

Evidências de Seleção. Como notado, as estimativas de mistura para m calculado para genes que tenham sido submetidos a seleção na África podem ser usadas para examinar se, e em que direção, ocorreu uma mudança do padrão de seleção em seu novo hábitat. Vários estudos de afro-americanos indicaram consistentemente estimativas mais altas para os três marcadores: o gene da anemia falciforme (Hbβ S); o alelo para a variante africana de G6PD (Gd^{A-}), e o alelo de haptoglobina Hp^1. Como discutido na Seção 12.2, Hbβ S e Gd^{A-} na África estão sujeitos a seleção pela malária falcípara. A haptoglobina é uma proteína de transporte de hemoglobina. Os valores da mistura eram consistentemente maiores que os derivados dos grupos sangüíneos Duffy e ABO. Eles variavam desde cerca de 0,49 (Gd^{A-} em Seattle no noroeste) até cerca de 0,17 (Gd^{A-} em Memphis no sul). Estes resultados apontam para uma seleção contra estes genes nos EUA, um país sem malária. Como faltam os dados necessários, a amplitude exata desta seleção não pode ser determinada. Foi destacado que, devido a muitas tendenciosidades em tais estudos, devem ser usados outros enfoques para confirmar os fatores seletivos para genes que não se ajustem a estimativas de migração por este método.

13.3 Flutuação Aleatória de Freqüências Gênicas

13.3.1 Deriva Genética

Modelos Determinístico e Estocástico. Todas as discussões acima são baseadas em proporções de segregação mendeliana e na lei de Hardy-Weinberg. Parâmetros como taxas de mutação, valores seletivos e coeficientes de endogamia são tratados como constantes que têm certas correlações umas com as outras. Os modelos eram determinísticos. Na vida real, entretanto, estes parâmetros são variáveis estatísticas sujeitas a flutuações aleatórias. Os processos examinados em genética de populações, como mudanças nas freqüências gênicas ou genotípicas sob a influência destes parâmetros, não são estritamente determinísticos. Eles são processos estocásticos ou aleatórios.

Para populações infinitamente grandes, as flutuações aleatórias tornam-se desprezíveis, e a operação de processos estocásticos não tem efeito nos resultados dos modelos determinísticos. O uso de modelos determinísticos é justificado se alguém estiver interessado em aprender como, em princípio, um determinado parâmetro muda a constituição genética de uma população.

Um exemplo, a dinâmica dos alelos Hbβ S e Hbβ C na África ocidental (Seção 12.2.1.7; Fig. 12.26), explicitamente considera flutuações das freqüências gênicas sob pressão de seleção em uma população finita, mas, mesmo se compararmos as freqüências populacionais observadas de um sistema de grupos sanguíneos com suas expectativas estatísticas de Hardy-Weinberg, implicitamente consideraremos também as flutuações aleatórias. Mesmo se todos os indivíduos disponíveis pudessem ser tipificados quanto a grupo sangüíneo, ainda assim haveria desvios aleatórios.

Durante a maior parte da evolução humana, o tamanho da população foi relativamente pequeno, e a espécie humana foi fragmentada em vários pequenos grupos reprodutivos. Tais isolados permaneceram freqüentes até épocas recentes, e alguns continuam a existir hoje em dia. Algumas das conseqüências teóricas disto precisam ser consideradas.

Modelo da Ilha. Vejamos um exemplo extremo. Em cada uma das 160 ilhas solitárias no Pacífico se estabelece um casal. Todas as 320 pessoas têm o grupo sanguíneo MN. Cada casal tem um filho e uma filha que, por reprodução incestuosa, tornam-se os ancestrais de cada população de ilha. Nenhum genótipo MN tem vantagem ou desvantagem seletiva. Após várias centenas de anos examinamos os grupos sangüíneos MN das populações das ilhas. O que encontramos?

A população fundadora era geneticamente idêntica com relação a esta característica. Nossa primeira suposição era de que o mesmo era verdadeiro para sua prole, pois não havia seleção e, suponhamos, nenhuma mutação nova. Em um exame mais minucioso, entretanto, esta suposição foi provada como errada. Como em todos os casos, ambos os genitores eram MN, seus filhos são esperados nas seguintes proporções:

¼ MM + ½ MN + ¼ NN

Isto leva às seguintes probabilidades para os genótipos de pares de irmãos que são os ancestrais das populações de ilhas:

MM × MM = ¼ × ¼ = 1/16
MN × MN = ½ × ½ = ¼
NN × NN = ¼ × ¼ = 1/16
MM × MN = 2 × ¼ × ½ = ¼
MM × NN = 2 × ¼ × ¼ = ⅛
NN × MN = 2 × ¼ × ½ = ¼

Ocorre que na primeira geração uma média de dez ilhas contém apenas pessoas MM, e outras dez têm apenas pessoas NN. Em 40 ilhas ambos os filhos são MN. As outras 100 ilhas contêm dois genótipos cada: 40 MM e MN, 40 MN e NN, e 20 MM e NN.

As freqüências genotípicas das gerações subseqüentes obviamente dependem desta distribuição. Esta conseqüência é mais óbvia para as dez ilhas com o par MM × MM e para as dez ilhas com o par NN × NN. Suas populações devem ser puramente MM e NN, respectivamente. O outro alelo foi perdido por acaso, sem nenhuma desvantagem seletiva. Podemos chamar estes processos de fixação aleatória e extinção aleatória, respectivamente.

M e N são alelos comuns. Entretanto, um dos poucos indivíduos a fundar tal população de ilha pode ser heterozigoto para o alelo mais raro. Este alelo tem uma boa chance de se tornar freqüente nas gerações subseqüentes, a menos que seja eliminado pela extinção aleatória (veja em seguida). Tais "efeitos do fundador" são comuns nas populações humanas. Por exemplo, a condição dominante porfiria variegada (176 200) é comum nos que falam africano do sul da África e foi associada a um dos primeiros imigrantes, um dos fundadores deste grupo populacional.

Um Caso Mais Geral. Voltando ao nosso exemplo da ilha, a extinção aleatória e, correspondentemente, a fixação aleatória de um alelo pode ocorrer não apenas na primeira geração, como descrito antes, mas também nas gerações subseqüentes. Sua probabilidade aumenta com a diminuição do tamanho, N, da população reprodutiva. (Aqui a letra maiúscula N é usada, e n é usado para a população total incluindo os adultos e os inférteis. Além disso, a extinção aleatória e a fixação são apenas casos extremos. Em casos menos extremos, ambos os alelos são mantidos, mas suas freqüências flutuam aleatoriamente.)

Esta flutuação é freqüentemente chamada de "deriva genética". Abaixo, a deriva genética é examinada de um modo um tanto mais formal [46].

Suponhamos uma população reprodutiva com N indivíduos diplóides. Esta população pode ser vista como o resultado de uma amostra aleatória de $2N$ gametas da geração anterior. Nesta geração, digamos que q seja a freqüência gênica do alelo a, e $p = 1 - q$ a do alelo A. O número de genes a na geração atual de N indivíduos segue uma distribuição binomial: $(p + q)^{2N}$. Isto significa que os $2N + 1$ possíveis valores da freqüência q de a nesta geração são:

$$0, 1/2N, 2/2N, 3/2N, \ldots, i/2N, \ldots, 2N - 1/2N \qquad (13.6)$$

e a probabilidade de q atingir um certo valor $q_j = j/2N$ é:

$$\left(\frac{2N}{j}\right) p^{2N-j} q^{j} = \left(\frac{2N}{2Nq_j}\right) p^{2Npj} q^{2Nqj} \qquad (13.7)$$

Agora, seja $\delta q = q_i - q$ a chance de desvio de q de uma geração para a outra. (Em contrapartida, Δq indica o desvio sistemático causado, por exemplo, por seleção natural.) Pela distribuição acima temos que:

$$\sigma^2_{\delta q} = \frac{q(1-q)}{2N} \qquad (13.8)$$

Assim, esta variança, que descreve a magnitude da flutuação em q de uma geração para a seguinte, está inversamente relacionada a N, o tamanho da população. Por exemplo:

$N = 50$; $q = 0{,}5$

Obtemos:

$$\sigma_{\delta q} = \sqrt{\frac{0{,}5 \times 0{,}5}{2 \times 50}} = 0{,}05$$

As probabilidades com as quais os vários valores de q ocorrem são dadas no Quadro 13.8.

Esta distribuição pode ainda ser vista sob um outro ângulo. Suponhamos um grande número de loci, todos com uma freqüência gênica de $q = 0{,}5$ na geração parental. Alguns deles adquirem uma freqüência mais alta e outros uma freqüência mais baixa na geração seguinte, de acordo com a distribuição mostrada no Quadro 13.8.

Diminuição da Variabilidade [46]. O exemplo da ilha, dado antes, mostra que um determinado alelo pode desaparecer por acaso de uma população. Neste caso, seu alelo é fixado. Como visto na Eq. 13.7 e no Quadro 13.8, este processo tem uma certa probabilidade, embora pequena, em uma população finita. Uma vez ocorrida a fixação, entretanto, ela não pode ser revertida. A

Quadro 13.8 Distribuição da probabilidade da freqüência gênica q em $N = 50$ filhos se $q = 0{,}5$ na geração parental (Li 1955 [46])

$q =$	<0,35	0,35 −0,40	0,40 −0,45	0,45 −0,50	0,50 −0,55	0,55 −0,60	0,60 −0,65	>0,65	Total
Probabilidade	0,002	0,021	0,136	0,314	0,341	0,136	0,021	0,002	1.000

probabilidade de fixação (q tornar-se 0 ou 1) tende para 1 com o aumento do número de gerações. A longo prazo, portanto, um grupo populacional mais cedo ou mais tarde se tornará completamente homozigoto mesmo na ausência de seleção, caso nenhuma mutação nem migração perturbe o processo. Este fenômeno é chamado de "diminuição da variabilidade".

Seja K a taxa de fixação ou extinção de alelos por geração, sendo $K/2$ a taxa ou de fixação ou de extinção. Pode ser mostrado [53] que $K = 1/(2N)$. Logo, em uma geração $1/(4N)$ de todos estes alelos serão extintos, e $1/(4N)$ serão fixados.

Voltaremos a esta discussão mais adiante de modo ampliado, no contexto da evolução molecular (Seção 7.2.3).

13.3.2 Deriva Genética em Cooperação com Mutação e Seleção

Mutação. Imaginemos uma grande população composta de um grande número de subpopulações de tamanho pequeno ou moderado. A distribuição das freqüências gênicas q nestas subpopulações depende do tamanho da população reprodutiva (N), da taxa de mutação μ (A → a), e da taxa de mutação reversa ν (a → A). Se a taxa de mutação for constante e idêntica em ambos os sentidos (A → a; a → A), são possíveis as distribuições da Fig. 13.12, dependendo de N. A média de q é idêntica em todos os casos (em nosso exemplo $q = 0{,}5$). A variança, entretanto, aumenta com a diminuição de N. Com um N menor, as classes marginais próximas a $q = 0$ e $q = 1$ predominam, indicando uma alta taxa de extinção aleatória e fixação aleatória. Com um N grande, por outro lado, a distribuição se agrupa perto da média.

Destino de uma Nova Mutação. A seção anterior considerou as mutações que ocorrem a uma taxa constante, recorrente. Qual o destino de uma única mutação nova em uma população? A mutação está presente em um espermatozóide ou em um ovócito. O zigoto formado por estas duas células germinativas é heterozigoto. Cada filho do primeiro portador tem uma chance de ½ de portar esta mutação. Se este portador tiver dois filhos, há um risco de $(½)^2 = ¼$ de que a mutação seja perdida por acaso após uma geração. Por outro lado, a chance de que o número de alelos novos seja dois na geração seguinte também é ¼. Fisher (1930) [25] calculou o risco de extinção de tal alelo novo supondo que o número de filhos na prole siga uma distribuição de Poisson com uma média de 2 (Fig. 13.13). Se a mutação for neutra, ou seja, se não tiver nem uma vantagem seletiva nem uma desvantagem, o risco de desaparecimento da população cedo ou tarde será muito alto. Isto ainda será verdadeiro mesmo se a mutação tiver uma pequena vantagem seletiva. Tal risco se mantém, entretanto, apenas para uma população infinitamente grande. As flutuações aleatórias em uma pequena população podem ainda levar à fixação desta mutação.

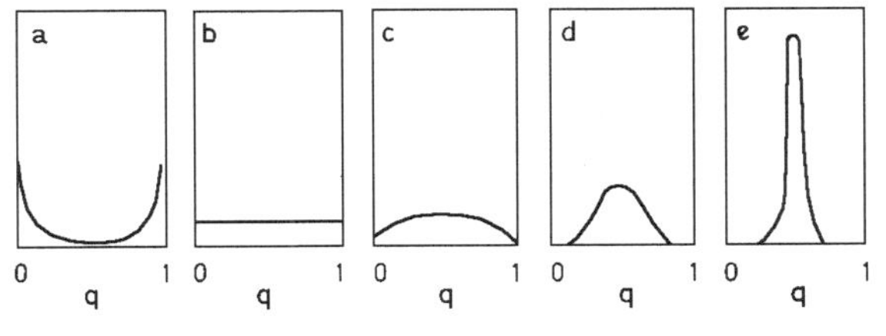

Fig. 13.12 a-e. Distribuição da freqüência gênica q em populações pequenas em relação ao tamanho N da população reprodutiva. As taxas de mutação μ e de mutação reversa ν são admitidas como sendo idênticas. **a.** $N\mu$ muito pequena. **b.** $4N\mu = 4N\nu = 1$. **c.** $4N\mu = 4N\nu = 1{,}5$. **d.** $4N\mu = 4N\nu = 10$. **e.** $4N\mu = 4N\nu = 20$. Com uma população de tamanho pequeno (**a**) muitas populações são homozigotas para um dos dois alelos ($q = 0$ ou $q = 1$); com um tamanho muito grande de população (**e**) q se agrupa ao redor de 0,5. (De Li, 1955 [46])

Seleção. A cooperação entre a deriva genética e a seleção pode ser mais complicada, pois existem muitos modos diferentes de seleção (Seção 12.2.1). Na Fig. 13.14, admite-se que os homozigotos AA tenham a adaptabilidade 1, os heterozigotos Aa, $1 - s$, e os homozigotos aa, $1 - 2s$. Em uma população infinitamente grande e na ausência de mutações, a freqüência gênica q se aproxima de 0. Para um grande número de pequenas populações q torna-se 0. Em alguns casos, entretanto, ele assume um valor maior, e em alguns casos, as fixações ocorrem em $q = 1$, em um sentido oposto ao da pressão de seleção.

Uma distribuição bem diferente de q entre subpopulações é encontrada se os heterozigotos tiverem uma vantagem seletiva (Fig. 13.15). Se a desvantagem dos dois homozigotos for idêntica, os valores de q se agrupam ao redor de $q = 0{,}5$, mas a fixação ou extinção ainda tem uma pequena probabilidade de ocorrer, novamente, dependendo do tamanho N da população reprodutiva. O Quadro 13.9 contrasta os padrões de dispersão de novos genes por deriva e seleção.

Mutação e Seleção Juntas. Vejamos agora a distribuição de freqüências gênicas em subpopulações de um gene completamente recessivo com uma taxa de mutação μ, uma desvantagem seletiva s dos homozigotos aa, e, novamente, uma população reprodutiva de tamanho N. Suponhamos também que q é pequeno, de modo que as mutações reversas a → A possam ser desprezadas. A distribuição de q para o caso extremo $s = 1$ (seleção completa contra os homozigotos aa) e para valores diferentes de N é dada na Fig. 13.16. A taxa de mutação é tomada como $\mu = 10^{-5}$, de acordo com a ordem de magnitude das taxas de mutação humanas para algumas hereditárias visíveis (Seção 9.3). Mesmo com um tamanho moderado de população de $N = 10^{-4}$, a maioria das subpopulações não conterá o gene recessivo. Em algumas populações, entretanto, o gene é muito mais freqüente que na população geral. Os homozigotos afetados mostram diferenças de freqüência muito maiores, pois seu número corresponde ao quadrado da freqüência gênica.

Em princípio, o mesmo se aplica a mutações dominantes, ou seja, o heterozigoto Aa tem uma desvantagem seletiva. Entretanto, devido a esta seleção contra os heterozigotos, torna-se

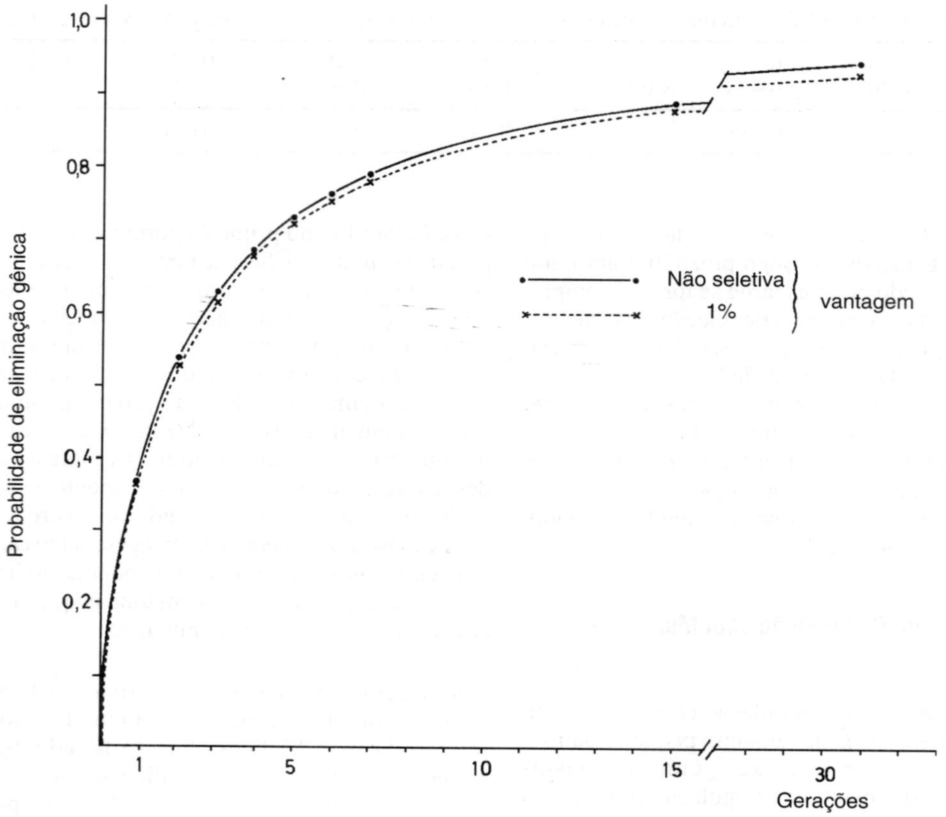

Fig. 13.13 Aumento de probabilidade de que uma mutação nova desapareça da população. Com 1% de vantagem seletiva, esta probabilidade é quase idêntica àquela na presença nem de vantagem nem de desvantagem seletiva. O tamanho da prole é tido como seguindo a distribuição de Poisson com uma média de 2. (De Fisher 1930 [25])

menos provável um aumento de freqüência gênica por acaso a despeito de uma pressão de seleção negativa. Os distúrbios dominantes, portanto, tornam-se menos freqüentes deste modo apenas se causarem muito pouca desvantagem seletiva. Com este modo de herança, o aumento de pessoas com fenótipos aberrantes corresponde apenas à freqüência gênica, e não à freqüência de homozigotos.

Doenças Hereditárias Raras em Isolados Humanos. Estas considerações explicam por que as doenças hereditárias, especialmente as recessivas, ocasionalmente se tornaram freqüentes em populações pequenas que viveram em isolamento relativo por um longo tempo. Ou o alelo foi introduzido por um fundador (efeito do fundador) ou foi produzido por uma mutação nova. A determinação de qual foi o caso geralmente é impossível em situa-

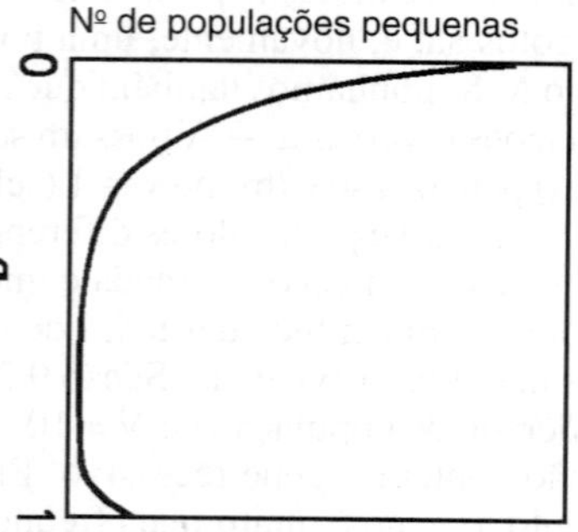

Fig. 13.14 Distribuição da freqüência gênica q para o gene a em uma população pequena com $4Ns = 5$ (s, desvantagem seletiva dos heterozigotos Aa; $2s$, desvantagem seletiva dos homozigotos aa). Na maioria das populações, o gene a não está presente, em algumas ele atinge uma freqüência moderada ou alta, e em algumas ele até substitui o outro alelo. Veja o texto para outros detalhes. (De Li 1955 [46])

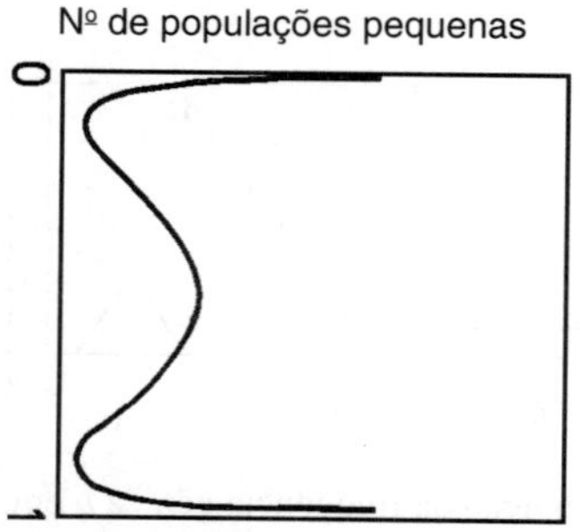

Fig. 13.15 Distribuição da freqüência gênica q para o gene a em populações pequenas com $4Ns = 10$ e desvantagem seletiva s de ambos os homozigotos comparada à dos heterozigotos. A distribuição mostra três máximas: em muitas populações a freqüência gênica se agrupa ao redor de 0,5; entretanto, existem outras populações nas quais tanto o alelo a quanto o alelo A estão totalmente ausentes. (De Li 1955 [46])

Quadro 13.9 Padrões de dispersão de novos genes por deriva e seleção (Luzzatto 1979 [50])

Deriva	Seleção
A dispersão depende mais da migração de pessoas que do ambiente.	A dispersão depende mais do ambiente que da migração de pessoas.
O aumento da freqüência gênica pode ser muito rápido se a população for pequena.	Aumento da freqüência gênica é essencialmente independente do tamanho da população.
A dispersão do gene pode ser vantajosa ou neutra.	Dispersão do gene só ocorre se for vantajosa em um determinado ambiente.
O gene mutante é idêntico "por descendência" onde se dispersou.	Genes mutantes diferentes no mesmo locus ou em loci diferentes que dão fenótipos similares podem ser selecionados (convergência evolutiva).

ções concretas. De qualquer modo, tal gene teve a chance de se tornar freqüente, mesmo a despeito da seleção contra ele.

Este é um motivo pelo qual os isolados fornecem muitas informações em casos raros de doenças. Além disso, os casamentos consangüíneos tornaram-se menos freqüentes na maioria das populações modernas não-isoladas. A incidência de homozigotos para doenças raras é, portanto, reduzida abaixo do valor de equilíbrio (Seção 12.3.1). Em populações relativamente isoladas, e em muitos casos rurais, os modos tradicionais de escolha de um marido ou esposa e o antigo nível de endogamia tendem a ser mantidos. Conseqüentemente não haverá um declínio geral nas freqüências de homozigotos, e a freqüência média de homozigotos recessivos tende a ser maior nos isolados que na população geral. Este fato, juntamente com a distribuição desigual de freqüências gênicas, torna os isolados bem adequados para a descoberta de condições recessivas desconhecidas. Um outro fator possível pode ser a migração seletiva. Por um tempo relativamente longo os indivíduos geralmente mais adaptados e mais ativos migraram de isolados para cidades e centros industriais. Foi sugerido, por outro lado, que os heterozigotos para algumas

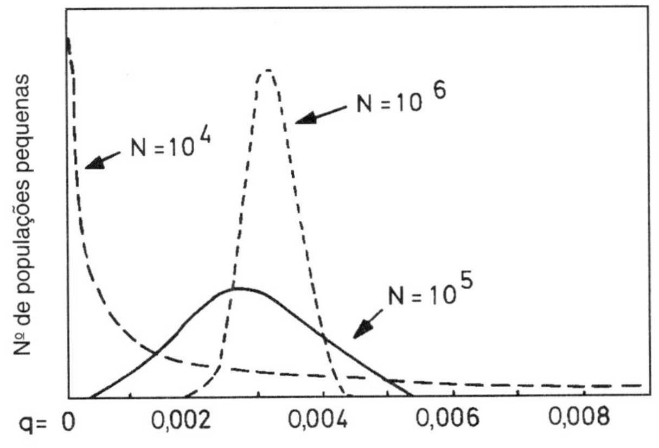

Fig. 13.16 Distribuição das freqüências gênicas q para o gene a em relação ao tamanho N da população reprodutiva com seleção $s = 1$ contra os homozigotos e uma taxa de mutação $\mu = 10^{-5}$. A distribuição de freqüências gênicas q depende criticamente do tamanho N da população reprodutiva. (De Li 1955 [46])

anomalias recessivas graves podem em alguns casos sofrer sintomas menores (Seção 7.2.2.8) e podem ser sub-representados neste grupo de migração.

A investigação de isolados trouxe uma certa unilateralidade aos nossos conhecimentos das doenças hereditárias.

O método pode ser comparado ao microscópio: ele nos permite examinar partes especiais de uma estrutura com precisão, enquanto outras partes escapam totalmente da observação. Só há uma diferença: podemos orientar o microscópio para as áreas nas quais estamos interessados, mas nos estudos de isolados o acaso direciona o microscópio.

Exemplo: Mal de Meleda. O mal de Meleda é uma condição autossômica recessiva classificada no grupo das hiperqueratoses palmoplantares. Entretanto, ao contrário do tipo mais comum dominante (Unna-Thost), as mudanças queratóticas não são confinadas a palmas e solas, mas podem afetar também outras partes das mãos e pés. A anomalia foi descoberta há cerca de 150 anos na pequena ilha de Mljet (Meleda) da costa da Croácia. A população tem apenas alguns milhares de pessoas. Em 1930, não menos que 14 dos 93 casamentos foram entre primos em primeiro grau [9]. Na década de 60, muitas pessoas que possuíam a anomalia ainda estavam vivas. A Fig. 13.17 apresenta um heredograma típico. Devido à alta freqüência de heterozigotos e ao grande número de casamentos consangüíneos, os casamentos entre homozigotos afetados e heterozigotos não são raros, e o fenômeno de "pseudodominância" (Seção 4.1.3) pode ser observado.

Outros Exemplos. Existem muitos outros exemplos de doenças recessivas que foram descobertas ou descritas em detalhe em isolados [24].

Uma das primeiras foi a epilepsia mioclônica clássica descrita por Lundborg [49] (254 800) já em 1913 na província sueca de Blekinge. Outros exemplos incluem o tipo juvenil de idiotia amaurótica (204 200), descrita por Sjögren [72] em um isolado sueco, a ataxia de Friedreich (229 300) e um tipo especial de nanismo investigado por Hanhart em vales isolados dos Alpes suíços [35]; síndrome de Werner (277 700; Seção 10.4.5) na Sardenha [13]; síndrome de Ellis-van Creveld (displasia condroectodérmica; 225 500) nos Amish, um grupo religioso que vive na Pennsylvania [53a]; tirosinemia (276 700) entre os franco-canadenses [5]; a polineuropatia sensorimotora (218 000) [21], doença de Tay-Sachs [20], e uma forma de raquitismo dependente de vitamina D (264 700) [19]. As variantes cromossômicas estruturais podem se tornar comuns do mesmo modo, como mostrado, pela alta incidência de um polimorfismo invertido do cromossomo Y entre os Muslims de Gujarat no sul da África [6]. Isto é importante para compreender a evolução cromossômica (Seção 14.2.1). As doenças que são relativamente comuns podem apresentar agrupamentos adicionais devidos à deriva genética e a efeitos do fundador em grupos populacionais isolados. Os exemplos incluem a alta freqüência de fibrose cística em uma pequena área de Brittany na França (1:377 nascimentos; cerca de seis a oito vezes mais comum que nas populações do noroeste da Europa) [8] e a mesma doença (incidência de 1:569) nos Amish de Ohio [42].

Quando é possível a análise de haplótipos e a análise molecular, os mutantes associados a um evento mutacional podem ser identificados. Em isolados, a predominância de um mutante específico e um haplótipo são similares. Os exemplos incluem os mutantes de fenilalanina hidroxilase nos judeus yemenitas e nos franco-canadenses [43], e uma mutação de Tay-Sachs (272 800) nos franco-canadenses, que foi identificada como uma deleção não observada na população de judeus ashkenazi, entre os quais a doença de Tay-Sachs é comum [20].

Há um problema especial pela alta incidência de três doenças de armazenamento de lipídios devida a defeitos de diferentes hidrolases lisossômicas (enzimas catabólicas) entre os judeus ashkenazi do leste da Europa [30, 57]. As condições são: a forma infantil da doença de Tay-Sachs (gangliosidose G_{M2}; 272 800), doença de Niemann-Pick (lipidose de esfingomielina; 257 200), e a forma adulta (tipo I) de doença de Gaucher (doença de glicosilceramida; 230 800). Um estudo de muta-

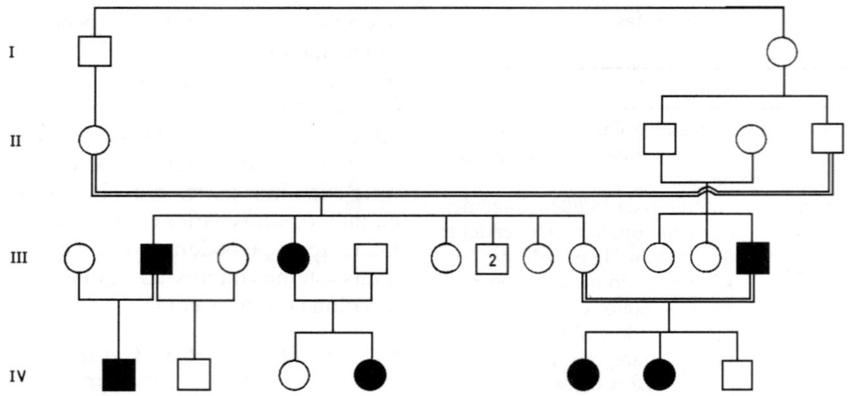

Fig. 13.17 Heredograma da ilha Mljet com casamentos consangüíneos e casos com Mal de Meleda. Esta doença recessiva atingiu uma alta incidência na população desta ilha mas é quase inteiramente desconhecida em outras partes. (Cortesia do Dr. U.W. Schnyder)

ções diferentes do gene Gaucher em Israel revelou uma distribuição bem diferente em pacientes judeus e não-judeus, e uma prevalência do mutante $N_{370}S$ (uma transição A → G) em 70% nos judeus comparada com 23% na subamostra de não-judeus [37]. Algumas condições na história desta população parecem favorecer a hipótese de deriva genética. Durante longos períodos da sua história, esta população viveu como uma minoria religiosa em relativo isolamento, alguns dizem que a população ancestral dos atuais judeus ashkenazi era muito pequena, contendo não mais que alguns milhares de pessoas (veja Motulsky [55a]). Entretanto, esta evidência não é totalmente certa (Neel, em [30]). A população foi subdividida em muitos isolados, às vezes amplamente dispersos. O tamanho da população era muito grande para que a deriva fosse efetiva, pelo menos em alguns períodos, e havia alguma diluição do reservatório gênico por mistura. Mesmo que todos estes argumentos pudessem ser explicados, restaria o fato de que não menos de *três* genes patogênica e bioquimicamente similares se espalharam na mesma população. Em nossa opinião, isto provavelmente será explicado por alguma vantagem seletiva provavelmente muito específica dos heterozigotos sob as condições especiais de vida desta população no passado. A tuberculose foi sugerida como um agente seletivo, mas a proporção da população de judeus ashkenazi que parece ser resistente a tuberculose é muito maior que os 4% que são portadores da doença de Tay-Sachs. Neel objeta ainda que outras populações urbanas também foram infectadas por tuberculose, e que estes genes, entretanto, não se tornaram comuns. O problema da cooperação entre seleção e deriva é retomado na Seção 14.2.3. Várias outras doenças também se tornaram comuns entre os judeus ashkenazi, refletindo a história única e a demografia desta população [55a] (Quadro 13.10).

"Flora Rara em Solo Raro": Doenças Hereditárias na Finlândia [60]. Com o crescimento da população mundial durante os séculos recentes, algumas populações que começaram como relativamente pequenas e isolados marginais desenvolveram-se em nações com vários milhões de pessoas. Quando, devido a condições geográficas e políticas favoráveis, este crescimento populacional ocorreu com pouca perturbação devido à migração e mistura por outras populações, a amostra aleatória de genes recessivos presentes por acaso nos fundadores está representada na população atual. Tal nação apresenta uma coleção única de doenças recessivas. Os genes que são relativamente comuns em outras partes estão faltando, e outros genes encontrados são desconhecidos em outras áreas. Como a migração populacional e o fluxo gênico em tempos históricos foram intensos, especialmente em populações de origem européia, para as quais estão disponíveis muitas informações, os exemplos de crescimento não-perturbado de uma população relativamente isolada são raros. O melhor é o da população da Finlândia que fala finlandês (a Finlândia também tem uma minoria que fala sueco). Várias características favoráveis são: uma estrutura populacional não perturbada, "tradicional", e um nível avançado de medicina que permite um diagnóstico confiável de doenças raras, bem como excelentes registros religiosos que servem como um registro confiável da população por cerca de dez gerações passadas.

História da População da Finlândia. A maioria dos ancestrais da população finlandesa atual imigrou durante muitos séculos do primeiro milênio da região báltica. Eles eram, como os da Estônia, descendentes de uma população básica comum, os finlandeses bálticos, que também eram membros de um grupo lingüístico especial. É possível que sua imigração tenha chegado ao fim muito antes de épocas históricas, ou seja, 1.000 A.D. Eles se estabeleceram no sudeste do país. O pequeno número de cemitérios e outros vestígios indica que o número de fundadores provavelmente era muito pequeno. Nos séculos seguintes, eles se dispersaram lentamente para o norte e leste. A população total é estimada em 400.000 durante o século dezessete. Ela atingiu 1.600.000 em 1850, e 4,6 milhões em 1970. Até épocas recentes, a população era amplamente rural. Isto mudou agora, pois com a industrialização muitas famílias se mudaram para cidades grandes. Entretanto, ainda há uma pequena migração entre as áreas rurais.

A lenta imigração de um número limitado de fundadores e o crescimento relativamente independente de subpopulações com pequeno fluxo gênico entre eles fornece as melhores condições para se estudar os efeitos dos fundadores e as subseqüentes mudanças nas freqüências gênicas dentro destas subpopulações por deriva genética.

Os casamentos entre primos em primeiro grau eram proibidos por lei antes de 1872, mas uma consangüinidade múltipla mais remota entre os cônjuges era, e ainda é, muito comum. Devemos esperar encontrar o seguinte:

a) Uma incidência relativamente alta em algumas subpopulações de distúrbios recessivos, que de outro modo são raros ou desconhecidos, juntamente com freqüências mais baixas devidas a migrações relativamente recentes em subpopulações finlandesas adjacentes.
b) Freqüências muito baixas destes distúrbios nas grandes cidades, que são pontos de diluição do reservatório gênico finlandês.
c) Incidência muito baixa, ou ausência, de algumas doenças recessivas conhecidas em outras populações não-finlandesas.

Isto é exatamente o que foi encontrado.

Doenças Recessivas na Finlândia. O Quadro 13.11 mostra várias doenças recessivas que são encontradas com relativa freqüên-

Quadro 13.10 Algumas doenças em judeus ashkenazi (Modificado de Motulsky 1995 [55a])

N.º da doença (Mc Kusick)	Defeito bioquímico	Estrutura gênica conhecida	Modo de herança	Locus cromossômico	Freqüência geral de heterozigotos nos ashkenazi	Freqüência da mutação mais comum em ashkenazi	Adaptabilidade biológica dos homozigotos mais comuns
Doença de Tay Sachs (272 800)	Deficiência de hexosaminidase A	Sim	AR	15q23-q24	3%-4%	80% (d)	Letal
Doença de Gaucher (230 800)	Deficiência de glicocerebrosidase	Sim	AR	1q21	4%-6%	93,3% (d) (em estudos de triagem populacional) ± 70% (d) (entre pacientes clinicamente afetados). Veja texto.	Pelo menos ½ dos homozigotos para a mutação comum tem doença clínica branda ou ausente.
Doença de Canavan (271 900)	Deficiência de aspartoacilase	Sim	AR	17pter-p13	1,7%-2%	83% (d)	Quase letal
Doença de Niemann-Pick (258 200)	Deficiência de esfingomielinase	Sim	AR	11p15.4	1%-2%	3 mutações igualmente freqüentes (d)	Letal
Mucolipidose IV (257 200)	?	Não	AR	?	~ 1%*	?	Letal, mas podem existir variantes mais brandas
Síndrome de Bloom (210 900)	?	Sim	AR	15q26.1	~ 1%	97%(i)	Muito baixa
Distonia torsional idiopática (128 100)	?	Não	AD	9q34	0,1%-0,3%	>90% (i)	Normal? (heterozigotos)
Disautonomia familiar (223 900)	?	Não	AR	9q31-q33	3%	75% (i)	Moderadamente prejudicada
PTA (deficiência de fator XI) (264 900)	Deficiência de PTA (fator de coagulação)	Sim	AR	4q35	8,1%	2 mutações igualmente freqüentes (d)	Quase normal
Pentosúria (260 800)	Deficiência de xilitol desidrogenase	Não	AR	?	2,5%-3%	?	Normal

AR, autossômica recessiva; (d), estimativa direta; *, estimativa incerta; AD, autossômica dominante; (i), estimativa indireta.

Quadro 13.11 Doenças recessivas na Finlândia (Norio e cols. 1973 [60]; de uma lista atualizada com algumas doenças adicionais. Veja De la Chapelle 1993 [22]).

Doenças recessivas raras que são relativamente comuns na Finlândia	Doenças recessivas que são tão comuns na Finlândia quanto em outras partes	Doenças recessivas que são relativamente comuns em outras partes mas raras na Finlândia
Síndrome nefrótica congênita (tipo finlandês)	Intolerância a frutose	Galactosemia
Aspartil glicosaminúria (AGU; 208 400)	Tirosinemia	Glicogenose hepática
Lipofuscinose ceróide infantil precoce	Mucopolissacaridose I (Hurler)	Cistinose
Demência progressiva com osteodisplasia policística lipomembranosa	Mucolipidose II (doença da célula I)	Doença da urina em xarope de bordo
Síndrome de distrofia retiniana pigmentosa-disacusia	Síndromes adrenogenitais (por exemplo, deficiência de 21-hidroxilase)	Fenilcetonúria
Córnea plana congênita	Doença do rim policístico (forma perinatal)	Homocistinúria
Doença ocular de Åland	Surdez infantil profunda	Fibrose cística do pâncreas
Intolerância proteica lisinúrica	Xeroderma pigmentoso	Doença de Tay-Sachs
Nanismo de Mulbrey		Doença de Gaucher
Hipoplasia de cartilagem-pêlos		
Nanismo diastrófico		
Diarréia de cloreto congênita		
Má absorção seletiva de vitamina B_{12}		

cia na Finlândia, mas apenas raramente ou ausentes fora deste país. Outros distúrbios citados no Quadro 13.11 foram observados tanto na Finlândia quanto em outros países. O Quadro 13.11 também mostra distúrbios que ocorrem mais comumente em outras populações mas são raros ou inexistentes na Finlândia. Não pode haver dúvida de que a Finlândia apresenta um número de distúrbios muito raros em outras partes ou mesmo desconhecidos, embora algumas doenças prevalentes em outras partes não existam lá. Dentre estas últimas está a fenilcetonúria que, em um programa bem-feito de triagem neonatal, foi procurada cuidadosamente (Seção 12.1.3, Quadro 12.4).

As tentativas em localizar a origem de distúrbios especificamente "finlandeses" levaram a resultados interessantes. Elas foram centradas em áreas geográficas limitadas, com alguma dispersão ao redor destas áreas, e tidas como virtualmente ausentes na população nativa das grandes cidades. A Fig. 13.18 mostra os locais de nascimento dos ancestrais (avós e bisavós) de pacientes com três das doenças recessivas citadas no Quadro 13.10. Como notado, as anomalias dominantes também podem apresentar efeitos de fundador e deriva, desde que não haja forte seleção contra estes genes. Um exemplo finlandês é a amiloidose com distrofia córnea treliçada e neuropatia craniana (veja também Seção 7.6). A distrofia córnea treliçada se manifesta entre os 20 a 35 anos, mas só afeta a acuidade visual lentamente e em grau moderado. Os sintomas de amiloidose tornam-se visíveis apenas em fase mais tardia da vida. Portanto, a doença não impede muito a reprodução. A Fig. 13.19 indica o local de nascimento dos genitores afetados de 207 pacientes com esta condição.

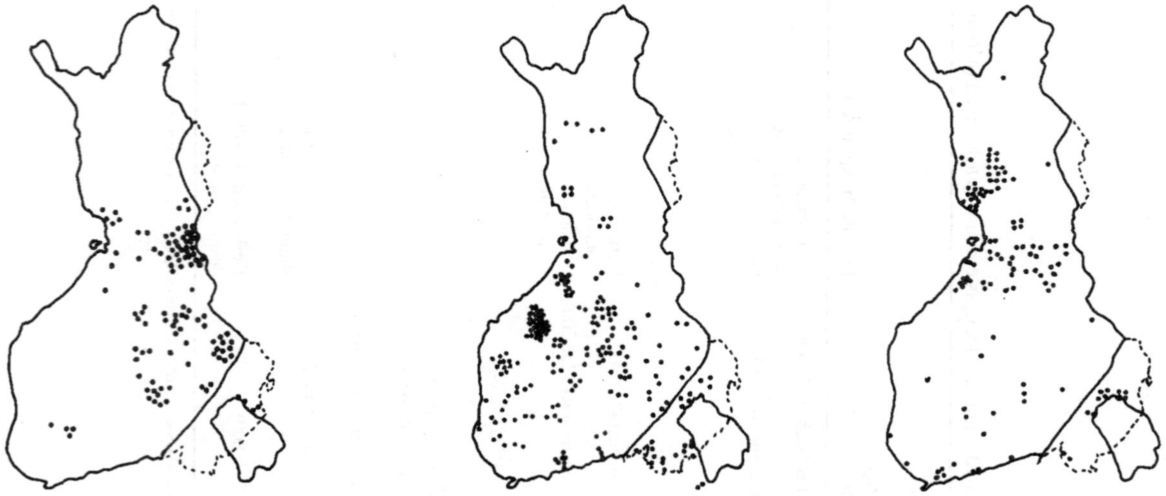

Fig. 13.18 Origem dos pacientes com três doenças recessivas na Finlândia. *À esquerda*, diarréia clorada congênita; os bisavós de 11 proles evidentes e 3 prováveis. *Ao meio*, a síndrome nefrótica congênita do tipo finlandês; 60 avós de 57 proles. *À direita*, córnea plana congênita recessiva; avós de 32 proles. *Áreas pontilhadas*, fronteiras antes da Segunda Guerra. (De Norio e cols., 1973 [60])

Conclusões da Experiência na Finlândia para as Pesquisas de Genética de Populações de Doenças Raras. Uma história populacional de uma estrutura reprodutiva tal como a encontrada na Finlândia ainda existe em muitas populações do Velho Mundo. Entretanto, a maioria delas não tem outras condições que sejam tão convenientes como na Finlândia: os relatos exatos sobre as histórias familiares, as excelentes facilidades médicas, e, finalmente, pesquisadores dedicados a explorar estas possibilidades. A maioria de outras populações que não têm recursos médicos e pessoal de pesquisa tem sido submetida a reprodução aberta por mistura populacional. Portanto, as oportunidades para se descobrir novas condições recessivas são desfavoráveis. No Cap. 7 foi observado que nem todos os defeitos que levam a doenças hereditárias em humanos são conhecidos, e muitos outros poderiam ser descobertos em países que ainda têm uma estrutura populacional tradicional. As considerações desta seção mostraram por que isto ocorre, e o exemplo da Finlândia demonstra que esta não é uma especulação meramente teórica.

Conclusões

As freqüências genotípicas em muitas populações humanas resultam de reprodução aleatória. Os números encontrados são os esperados pela lei de Hardy-Weinberg. Desvios importantes das reproduções aleatórias são casamentos entre parentes próximos (consangüinidade). Embora a consangüinidade tenha diminuído em muitas populações européias e norte-americanas, ela permanece muito alta em alguns outros grupos populacionais. Para a prole de tais casamentos há uma probabilidade aumentada de homozigose, que pode levar a uma maior incidência de doenças autossômicas recessivas. O conceito de "carga genética" tenta quantificar estes efeitos e usá-los para avaliar o número de mutantes deletérios nas populações humanas. Além de mudanças nas freqüências gênicas devidas a mutação e seleção, as flutuações aleatórias são observadas especialmente em pequenos grupos populacionais isolados. Os "efeitos de fundador" em tais grupos levaram, por exemplo, a freqüências incomumente altas de doenças genéticas de outro modo muito raras. As características encontradas entre os franco-canadenses, judeus ashkenazi e populações finlandesas fornecem exemplos.

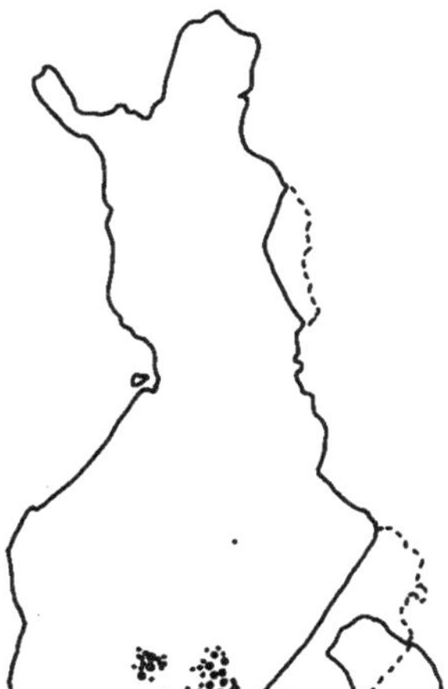

Fig. 13.19 Um gene dominante na Finlândia: amiloidose familiar com distrofia treliçada da córnea e neuropatia craniana, 207 pacientes são indicados por local de nascimento dos genitores afetados. *Ponto grande*, dez genitores; *ponto pequeno*, um genitor. (Norio e cols., 1973 [60])

Bibliografia

1. Adams MS, Neel JV (1967) Children of incest. Pediatrics 40 : 55-62
2. Al-Awadi SA, Moussa MA, Naguib KK et al (1985) Consanguinity among the Kuwaiti population. Clin Genet 27 : 483-486
3. Baird PA, McGillivray B (1982) Children of incest. J Pediatr 101 : 854-857
4. Bashi J (1977) Effects of inbreeding on cognitive performance. Nature 266 : 440-442
5. Bergeron P, Laberge C, Grenier A (1974) Hereditary tyrosinemia in the province of Quebec: prevalence at birth and geographic distribution. Clin Genet 5 : 157-162
6. Bernstein R, Wadee A, Rosendorff F et al (1986) Inverted Y chromosome polymorphism in the Gujerati Muslim Indian population of South Africa. Hum Genet 74 : 223-229
7. Bittles AH, Mason WM, Greene J, Appaji Rao N (1991) Reproductive behavior and health in consanguineous marriages. Science 252 : 789-794
8. Bois E, Feingold J, Demenais F, Runavot Y, Jehanne M, Toidic L (1978) Cluster of cystic fibrosis cases in a limited area of Brittany (France). Clin Genet 14 : 73-76
9. Bosnjakovic S (1938) Vererbungsverhältnisse bei der sogenannten Krankheit von Mljet. Acta Derm Venereol (Stockh) 19 : 88
10. Carter CO (1967) Risk of offspring of incest. Lancet 1 : 436
11. Cavalli-Sforza LL, Bodmer WF (1971) The genetics of human populations. Freeman, San Francisco
12. Cavalli-Sforza LL, Edwards AWF (1967) Phylogenetic analysis: models and estimation procedures. Evolution 21 : 550-570
13. Cerimele D, Cottoni F, Scappaticci S, Rabbiosi G, Sann E, Zei G, Fraccaro M (1982) High prevalence of Werner's syndrome in Sardinia. Description of six patients and estimate of the gene frequency. Hum Genet 62 : 25-30
14. Costeff H, Cohen BE, Weller L, Rahman D (1977) Consanguinity analysis in Israeli mental retardates. Am J Hum Genet 29 : 339-349
15. Crow JF (1958) Some possibilities for measuring selection intensities in man. Hum Biol 30 : 1-13
16. Crow JF (1963) The concept of genetic load: a reply. Am J Hum Genet 15 : 310-315
17. Crow JF (1970) Genetic loads and the cost of natural selection. In: Kojima K (ed) Mathematical topics in population genetics. Springer, Berlin Heidelberg New York, pp 128-177
18. Crow JF, Denniston C (1981) The mutation component of genetic damage. Science 212 : 888-893
19. De Braekeleer M (1991) Hereditary disorders in Saguenav-Lac-St. Jean (Quebec, Canada). Hum Hered 41 : 141-146
20. De Brakeleer M, Hechtman P, Andermann E, Kaplan F (1992) The French Canadian Tay-Sachs disease deletion mutation: identification of probable founders. Hum Genet 89 : 83-87
21. De Braekeleer M, Dallaire A, Mathieu J (1993) Genetic epidemiology of sensorimotor polyneuropathy with or without agenesis of the corpus callosum in northeastern Quebec. Hum Genet 91 : 223-227
22. De la Chapelle A (1993) Disease gene mapping in isolated human populations: the example of Finland. J Med Genet 30 : 857-865
23. Devi ARR, Appaji Rao N, Bittles AH (1987) Inbreeding and the incidence of childhood genetic disorders in Karnataka, South India. J Med Genet 24 : 362-365
24. Diamond JM, Rotter JI (1987) Observing the founder effect in human evolution. Nature 329 : 105-106
25. Fisher RA (1930) The distribution of gene ratios for rare mutations. Proc R Soc Edinb 50 : 205-220
26. Fraser GR, Mayo O (1974) Genetic load in man (Review). Hum Genet 23 : 83-110
27. Freire-Maia N, Azevedô JBC (1971) The inbreeding load in Brazilian White and Negro populations as estimated with sib and cousin controls. Am J Hum Genet 23 : 1-7
28. Freire-Maia N, Chautard-Freire-Maia EA, de Aguiar-Wolter IP et al (1983) Inbreeding studies in Brasilian schoolchildren. Am J Med Genet 16 : 331-355
29. Georges A, Jacquard A (1968) Effets de la consanguinité sur la mortalité infantile. Résultats d'une observation dans le département des Vosges. Population 23 : 1055-1064

30. Goodman RM, Motulsky AG (eds) (1979) Genetic diseases among Ashkenazi Jews. Raven, New York
31. Guez K, Dedeoglu N, Lueleci G (1989) The frequency and medical effects of consanguineous marriages in Antalya, Turkey. Hereditas 111 : 79-83
32. Haldane JBS (l935) The rate of spontaneous mutation of a human gene. J Genet 31 : 317-326
33. Haldane JBS (1937) The effect of variation on fitness. Am Nat 71 : 337-338
34. Haldane JBS (1957) The cost of natural selection. J Genet 55 : 511-524
35. Hanhart E (1955) Zur mendelistischen Auswertung einer 33 Jahre langen Erforschung von Isolaten. Novant 'Anni dell Leggi Mendeliane. Orrizante Medico, Roma, pp 397-415
36. Harris H (1980) The principles of human biochemical genetics, 4th edn. North-Holland, Amsterdam
37. Horowitz M, Tzuri G, Eyal N et al (1993) Prevalence of nine mutations among Jewish and non-Jewish Gaucher disease patients. Am J Hum Genet 53 : 921-930
38. Jaber L, Merlob P, Bu X-D et al (1992) Marked parental consanguinity as a cause for increased major malformations in an Israeli Arab community. Am J Med Genet 44 : 1-6
39. Jacquard A (1974) The genetic structure of populations. Springer, Berlin Heidelberg New York
40. Kay AC, Kuhl W, Prchal J, Beutler E (1992) The origin of glucose-6-phosphate-dehydrogenase (G6PD) polymorphisms in African-Americans. Am J Hum Genet 50 : 394-398
41. Kempthorne O (1957) An introduction to genetic statistics. Wiley, New York
42. Klinger KW (1983) Gystic fibrasis in the Ohio Amish: gene frequency and founder effect. Hum Genet 65 : 94-98
43. Konecki DS, Lichter-Konecki U (1991) The phenylketonuria locus: current knowledge about alleles and mutations of the phenylalanine hydroxylase gene in various populations. Hum Genet 87 : 377-388
43a. Kumar S, Pau RA, Swaminathan MS (1967) Consanguineous marriages and the genetic load due to lethal genes in Kerala. Ann Hum Genet 31 : 141-145
44. Kumar-Singh R, Farrar GJ, Mansberg F et al (1993) Exclusion of the involvement of all known retinitis pigmentosa loci in the disease present in a family of Irish origin provides evidence for a sixth autosomal dominant locus (RP8). Hum Mol Genet 2 : 875-878
45. Levy HL (1973) Genetic screening. Adv Hum Genet 4 : 1-104
46. Li CC (1955) Population genetics. University of Chicago Press, Chicago
47. Li CC (1963) The way the load works. Am J Hum Genet 15 : 316-321
48. Ludwig W (1944) Über Inzucht und Verwandtschaft. Z Menschl Vererbungs Konstitutionslehre 28 : 278-312
49. Lundborg H (1913) Medizinisch-biologische Familienforschungen innerhalb eines 2232-köpfigen Bauerngeschlechtes in Schweden (Provinz Blekinge), 2 vols. Fischer, Jena
50. Luzzatto L (1979) Genetics of red cells and susceptibility to malaria. Blood 54 : 961
51. Magnus P, Berg K, Bjerkdal T (1985) Association of parental consanguinity with decreased birth weight and increased rate of early death and congenital malformation. Clin Genet 28 : 335-342
52. Malécot G (1948) Les mathématiques de l'hérédité. Masson, Paris
53. Mayr E (1982) The growth of biological thought. Harvard University Press, Cambridge
53a. McKusick VA, Egeland JA, Eldridge R, Krusen DR (1964) Dwarfism in the Amish. I. The Ellis-van Creveld syndrome. Bull Johns Hopkins Hosp 115 : 306
54. Morton NE, Crow JF, Muller HJ (1956) An estimate of the mutational damage in man from data on consanguineous marriages. Proc Natl Acad Sci USA 42: 855-863
55. Morton NE, Matsuura J, Bart R, Lew R (1978) Genetic epidemiology of an institutionalized cohort of mental retardates. Clin Genet 13 : 449-461
55a. Motulsky AG (1995) Jewish diseases and origins. News and views. Nature [Genet] 9 : 99-101
56. Muller HJ (1950) Our load of mutation. Am J Hum Genet 2: 111-176
57. Neel JV (1979) History and the Tay-Sachs allele. In: Goodman RM, Motulsky AG (eds) Genetic diseases among Ashkenazi Jews. Raven, New York, pp 285-299
58. Neel JV, Schull WJ (1962) The effect of inbreeding on mortality and morbidity in two Japanese cities. Proc Natl Acad Sci USA 48 : 573
59. Neel JV, Schull WJ, Kimura T, Yanijawa Y, Yamamoto M, Nakajima A (1970) The effect of parental consanguinity and inbreeding in Hirado, Japan. III. Vision and hearing. Hum Hered 20 : 129-155
60. Norio R, Nevalinna HR, Perheentupa J (1973) Hereditary diseases in Finland: rare flora in rare soil. Ann Clin Res 5 : 109-141
61. Rao PSS, Inboraj SG (1979) Trends in human reproductive wastage in relation to long-term practice of inbreeding. Ann Hum Genet 42 : 401-413
62. Rao PSS, Inboraj SG (1980) Inbreeding effects on fetal growth and development. J Med Genet 17 : 27-33
63. Reed SC (1954) A test for heterozygous deleterious recessives. J Hered 45 : 17-18
64. Reed TE (1969) Caucasian genes in American negroes. Science 165 : 762-768
65. Schull WJ (1958) Empirical risks in consanguineous marriages: sex ratio, malformation, and viability. Am J Hum Genet l0 : 294-343
66. Schull WJ, Neel JV (1965) The effect of inbreeding on Japanese children. Harper and Row, New York
67. Schull WJ, Neel JV (1972) The effect of parental consanguinity and inbreeding in Hirado, Japan. V. Summary and interpretation. Am J Hum Genet 24 : 425-453
68. Schull WJ, Nagano H, Yamamoto M, Komatsu I (1970) The effect of parental consanguinity and inbreeding in Hirado, Japan. I. Stillbirth and prereproductive mortality. Am J Hum Genet 22 : 239-262
69. Schull WJ, Furusho T, Yamamoto M et al (1970) The effects of parental consanguinity and inbreeding in Hirado, Japan. IV. Fertility and reproductive compensation. Hum Genet 9 : 294-315
70. Seemanová E (1971) A study of children of incestuous matings. Hum Hered 21 : 108-128
71. Shami SA, Schmitt LH, Bittler AH (1989) Consanguinity related prenatal and postnatal mortality of the populations of seven Pakistani Punjab cities. J Med Genet 26 : 267-271
72. Sjögren T (1931) Die juvenile amaurotische Idiotie. Hereditas 14 : 197-425
73. Slatis HM (1954) A method of estimating the frequency of abnormal autosomal recessive genes in man. Am J Hum Genet 6 : 412-418
74. Stevenson AC, Cheeseman EA (1955) Hereditary deaf mutism with particular reference to Northern Ireland. Ann Hum Genet 20 : 177-231
75. Ten Kate LP, Scheffer H, Cornel MC, van Lockeren Campagne JG (1991) Consanguinity sans reproche. Hum Genet 86 : 295-296
76. Vogel F (1979) "Our load of mutation": reappraisal of an old problem. Proc R Soc Lond [Biol] 205 : 77-90
77. Von Fumetti C (976) Inzuchtkoeffizienten und Häufigkeiten konsanguiner Ehen. Thesis, University of Heidelberg
78. Weiner JS, Huizinga J (eds) (1972) The assessment of population affinities in man. Clarendon, Oxford
79. Wright S (1922) Coefficients of inbreeding and relationship. Am Nat 56 : 330-338
80. Wright S (1931) Evolution in Mendelian populations. Genetics 16 : 97-l59
81. Zerbin-Rüdin E (1960) Vorläufiger Bericht über den Gesundheitszustand von Kindern aus nahen Blutsverwandtenehen. Z Menschl Vererbungs Konstitutionslehre 35 : 233-302

14 Evolução Humana

Time present and time past
Are both perhaps present in time future,
And time future contained in time past.

T.S. Eliot, Four Quartets, "Burnt Norton" I

14.1 Evidência Paleoantropológica

A Genética de Populações Ajuda a Compreender a Evolução. Os conceitos desenvolvidos na genética de populações e os exemplos da genética humana ajudam a compreender a evolução humana e as diferenças genéticas resultantes entre humanos e outros mamíferos, especialmente nossos parentes próximos, os grandes macacos. Estes conceitos também melhoram nossa compreensão da variabilidade genética dentro e entre as populações humanas atuais. Discutiremos as evidências em três partes: na breve seção introdutória mostraremos as evidências paleoantropológicas da evolução humana. Este levantamento leva a uma discussão mais elaborada dos mecanismos genéticos da evolução humana. Finalmente, discutiremos a variabilidade genética entre vários grupos populacionais humanos atuais à luz da evidência genética.

Evidências da Paleoantropologia [52, 64]. A evolução dos primatas superiores, incluindo os *Homo,* hoje é bem conhecida em seu aspecto geral. Conhecemos as características anatômicas mais importantes das principais formas ancestrais e de certo modo sua distribuição geográfica, e podemos reconstruir seu modo de vida. Existem muitas diferenças de opinião entre os paleoantropólogos quanto aos detalhes da evolução humana e a posição de amostras individuais e populações dentro deste contexto, mas a maioria dos especialistas concorda até recentemente com as seguintes conclusões: *Homo*, bem como os grandes monos, são descendentes de uma população ancestral comum, os Dryopithecinae que viveram na África há cerca de 15-20 milhões de anos. Por um longo período a partir de então, temos poucas informações disponíveis. De qualquer modo, o ramo do qual tanto os grandes monos quanto os *Homo* se desenvolveram foi separado da população ancestral dos macacos do Velho Mundo. Entre 5 e 10 milhões de anos atrás, as ramificações dos grandes monos — orangotango, gorila, e duas espécies de chimpanzés — se separaram da que se desenvolveu em humanos. Há um pouco mais de 2 milhões de anos este ramo produziu uma variedade de formas mais ou menos similares, cujas características os colocam entre os macacos e os humanos modernos. Com a exceção de nossa própria espécie, *Homo sapiens*, todas estas últimas foram extintas. O rico desenvolvimento de nossa espécie parece ter sido promovido por algumas condições geográficas, climáticas, e ecológicas no leste e sudeste da África. O Grande Vale Rift começou a se abrir há 20 milhões de anos, criando uma grande variedade de paisagens e regiões climáticas nas quais muitas espécies diferentes puderam se desenvolver, um processo que considero facilitado por uma mudança climática — uma diminuição nas temperaturas gerais médias. Nesta área desenvolveu-se um grande número de espécies de hominóides (Fig. 14.1), mas a exata relação entre elas ainda é assunto de controvérsia entre os antropólogos. As variedades bem conhecidas incluem os australopitecínios: *Australopithecus afarensis*, *A. africanus*, *A. robustus*. Além disso, uma variedade com cérebros maiores foi encontrada, a qual usava alguns instrumentos primitivos de pedra: *Homo habilis*. A Fig. 14.1 mostra a escala de tempo destes desenvolvimentos. Admite-se que os vestígios mais antigos do *Homo habilis* têm de 2 a 2,5 milhões de anos. O bipedalismo, ou seja, andar sobre duas pernas, parece ter sido a primeira etapa evolutiva para a humanidade. Muito mais tarde isto foi seguido de um aumento no volume cerebral e por algumas outras mudanças. As forças seletivas subjacentes a este desenvolvimento de um cérebro de maior tamanho e mais inteligência foram complexas; os primeiros antropólogos destacaram a fabri-

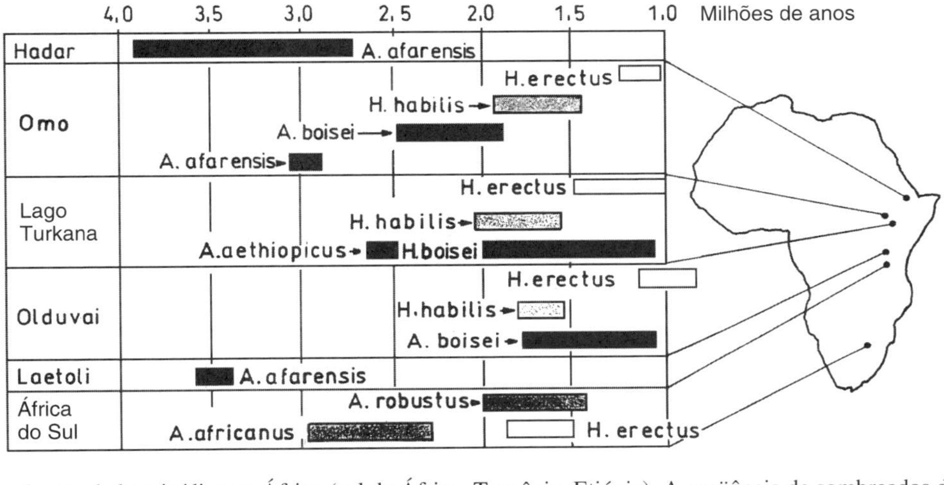

Fig. 14.1 As primeiras descobertas de hominídios na África (sul da África, Tanzânia, Etiópia). A seqüência de sombreados de preto até branco indica o desenvolvimento de formas similares a macacos até os primeiros humanos. (Leakey e Lewin 1992 [64])

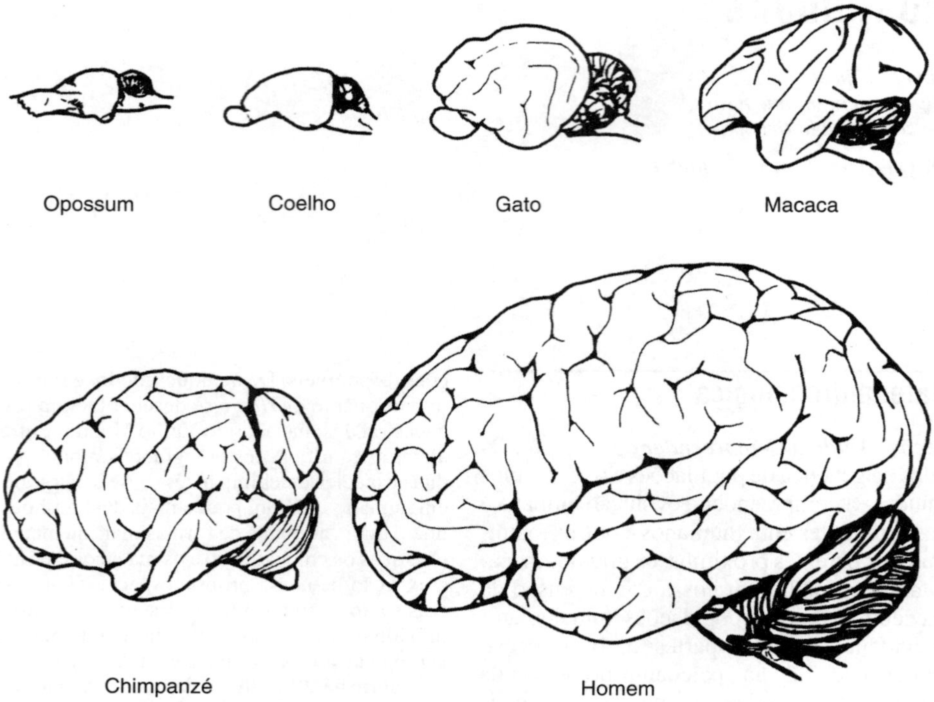

Fig. 14.2 O cérebro de várias espécies de mamíferos. Note o desenvolvimento de diferenças no tamanho e estrutura do córtex cerebral.

cação de instrumentos, porém, mais recentemente, a ênfase tem sido mais sobre as habilidades sociais dentro dos grupos [36-38]. Há cerca de 1,5-2 milhões de anos surgiram os primeiros representantes do *Homo erectus*, uma espécie que há cerca de 1 milhão de anos se expandiu além dos limites da África. Espécimes desta época foram encontrados tanto em países da Ásia, como Indonésia e China, e na Europa. Sua inteligência superior permitiu que eles vivessem nos climas mais frios do norte. Aqui eles também podem ter escapado do constante desafio dos parasitas tropicais [25]. Uma espécie posterior, encontrada principalmente na Europa durante as eras glaciais, é conhecida como Neandertal. Eles desapareceram por volta de 40.000 anos atrás, e foram substituídos por nossa própria espécie, *Homo sapiens*. A maioria dos especialistas concorda que o *Homo sapiens* teve apenas uma origem: a África. A Fig. 14.2 compara o tamanho do cérebro dos humanos ao de outros mamíferos, e a Fig. 14.3 compara o tamanho do cérebro do homem ao de seus correlatos evolutivos.

A evolução biológica foi suplementada mais e mais pela evolução cultural até que as condições culturais se tornassem hoje a principal força motriz das mudanças biológicas em nossa espécie que devem ser esperadas no futuro. O Quadro 14.1 contrasta a evolução biológica e a cultural em humanos. O Quadro 14.2 fornece uma visão geral da evolução humana.

14.2 Mecanismos Genéticos de Evolução da Espécie Humana

Os mecanismos genéticos envolvidos no desenvolvimento da espécie humana podem ser estudados principalmente comparando os humanos de hoje em dia com seus correlatos filogenéticos mais próximos, os grandes monos. Nossa meta é dupla:

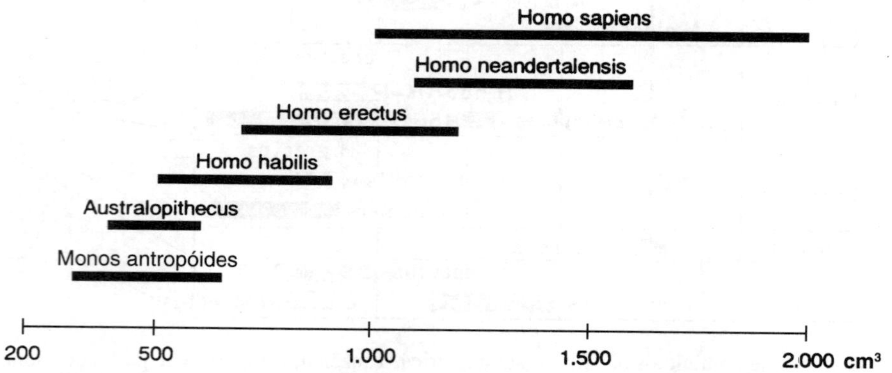

Fig. 14.3 Variabilidade interindividual estimada e capacidade craniana em populações de estágios diferentes da filogenia humana. (Adaptado de Heberer, em [3])

Quadro 14.1 Comparação da evolução cultural e biológica (Omenn e Motulsky 1972 [86])

	Evolução biológica	Evolução cultural
Mediada por	Genes	Idéias
Taxa de mudança	Lenta	Rápida e exponencial
Agentes de mudança	Variação aleatória (mutações) e seleção	Geralmente proposital; variação direcional e seleção
Natureza da variante nova	Raramente benéfica	Geralmente benéfica
Transmissão	Genitores para prole	Ampla disseminação por muitos meios
Natureza da transmissão	Relativamente simples	Pode ser altamente complexa
Distribuição na natureza	Todas as formas de vida	Mais importante em humanos
Interação	Biologia humana interage com cultura humana	Cultura humana requer evolução biológica para atingir o cérebro humano
Complexidade atingida por	Formação rara de genes novos por multiplicação cromossômica	Formação freqüente e crescimento cumulativo de novas idéias e tecnologias

Note que o destino evolutivo de todas as espécies foi dependente de interação da constituição genética e ambiente além de seu controle. Apenas os humanos tiveram os meios para controlar seu ambiente e, até certo ponto, sua constituição genética.

1. Estabelecer o grau de correlação entre espécies e construir uma árvore filogenética que mostre a ordem na qual estas espécies se desenvolveram a partir de populações ancestrais.
2. Estudar os mecanismos genéticos da evolução e da especiação.

A construção de árvores filogenéticas requer evidências de fragmentos esqueléticos de supostos ancestrais, bem como a evidência da anatomia comparada e da genética comparativa. Para as análises dos mecanismos da evolução, estes restos de esqueleto não têm valor, e devemos confiar principalmente em comparar as diferenças genéticas entre as espécies atuais. (Para exame de DNA antigo, veja a Seção 14.2.4.) Aqui, a variabilidade intra-específica pode ajudar a melhorar nossa compreensão das diferenças interespecíficas.

As evidências disponíveis são discutidas abaixo em quatro níveis:

Quadro 14.2 Evolução dos humanos (Modificado de Omenn e Motulsky 1972 [86])

Volume cerebral médio (cc)	Escala de tempo		Uso de instrumentos	Estilo de vida	Artes e linguagem
	Anos atrás	Gerações atrás			
400-550	1,7 milhão	85.000	Simples pedras & ossos	Caça & colheita	
900	600.000	30.000	Instrumentos de pedras mais refinados	Semelhante	
1.300	50.000	2.500	Machados de pedra	Ainda caçadores	Pinturas em cavernas Linguagens primitivas
	30.000	1.500			
	10.000	500	Instrumentos de metal	Agricultura	Linguagem hieroglífica, escrita icônica
	8.000	400			
	6.000	300	Instrumentos mais complexos & veículos de transporte	Cidades & agricultura	Linguagem alfabética
	3.500	175			
	300	15	Maquinaria complexa	Centros industrializados	Pintura
	30	1	Uso de energia nuclear	Idade atômica	Rádio, TV
	30		Computadores	Idade pós-industrial	Ciberespaço

Eventos Evolutivos

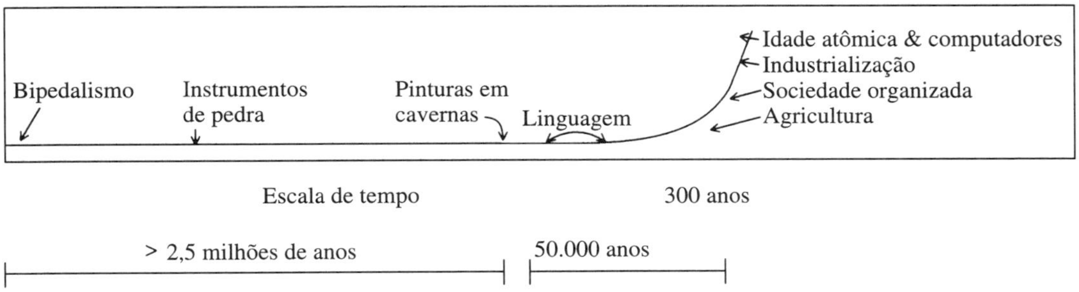

1. Cromossomos
2. DNA
3. Seqüências de aminoácidos de proteínas específicas
4. Comportamento.

14.2.1 Evolução Cromossômica e Especiação

Número Cromossômico dos Humanos e Primatas Não-humanos Proximamente Relacionados [26]. As espécies seguintes são descritas especificamente: chimpanzé (*Pan troglodytes*), chimpanzé pigmeu (*Pan paniscus*), gorila (*Gorilla gorilla*), e orangotango (*Pongo pygmaeus*); seus cromossomos são então comparados com os do gibão (*Hylobates*). O número cromossômico em todas as quatro espécies foi logo estabelecido como 48; a principal diferença entre *Homo* e ambas as espécies de chimpanzés é um quarto par de cromossomos acrocêntricos do grupo D (Fig. 14.4). Nas outras duas espécies, gorila e orangotango, são encontrados mais cromossomos acrocêntricos. Há uma forte seme-

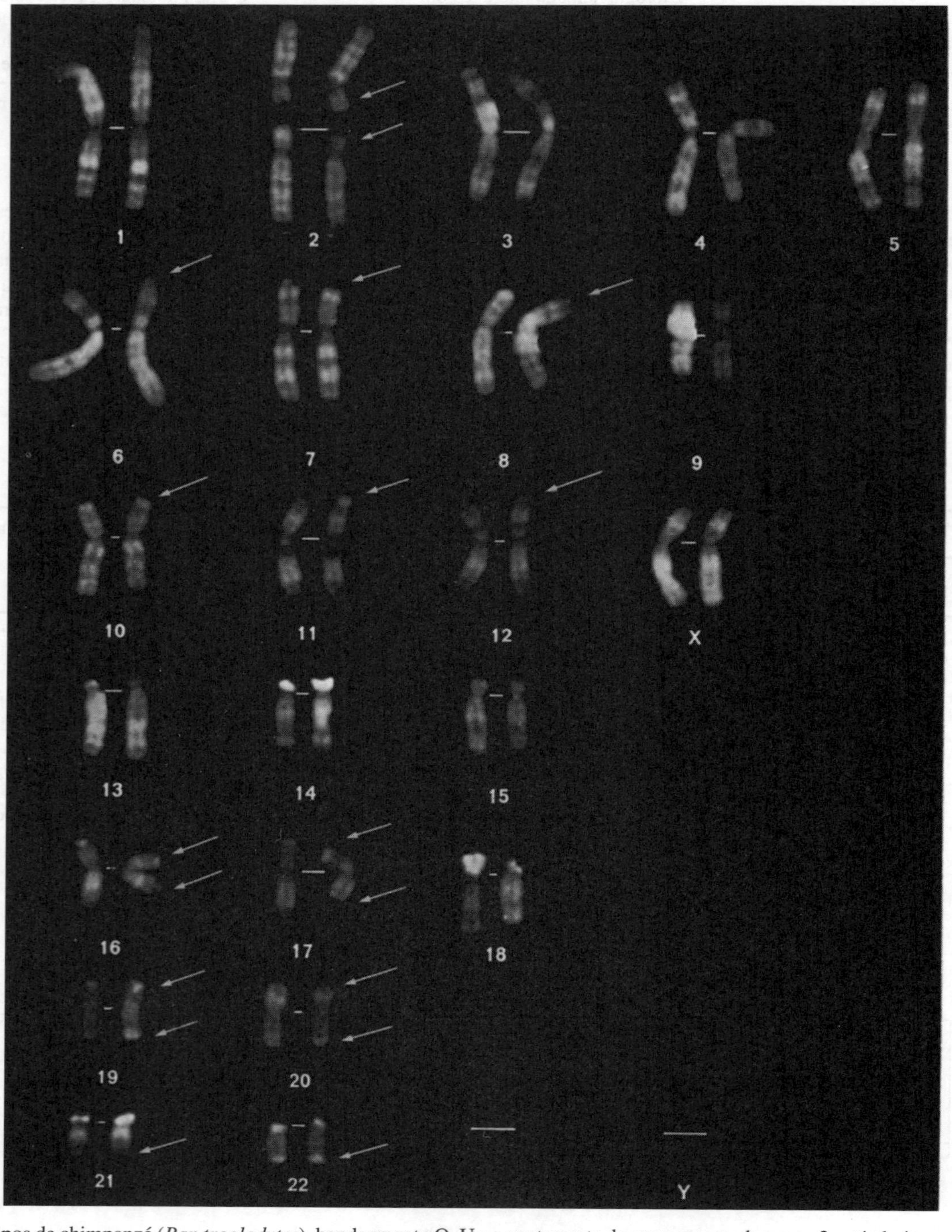

Fig. 14.4 Cariótipos de chimpanzé (*Pan troglodytes*), bandeamento Q. Uma contraparte do cromossomo humano 2 está obviamente faltando. Em vez disso, estão presentes dois pares adicionais de cromossomos acrocêntricos. *Setas,* bandas Q terminais não presentes em humanos (ou orangotangos). Os números correspondem a números de cromossomos humanos. (Cortesia do Dr. B. Dutrillaux, Paris)

lhança geral entre os cromossomos de *Homo* e *Pan* que confirma a evidência das pesquisas morfológica e bioquímica (Seção 14.2.3) de que *Pan* é nosso parente mais próximo vivo.

Comparação da Estrutura Cromossômica com Métodos de Bandeamento. A comparação dos cariótipos entre duas espécies deve ajudar a reconstrução do número e do tipo de rearranjos cromossômicos que ocorreram desde que estas espécies se separaram na evolução. Esta reconstrução tornou-se possível quando foram introduzidos os métodos de bandeamento, em 1970 (Cap. 2). As inversões pericêntricas foram logo estabelecidas como os mecanismos responsáveis pela maioria das diferenças entre as espécies humana e dos monos. A diferença no número cromossômico pode ser explicada juntando-se dois cromossomos acrocêntricos diferentes com o tamanho dos do grupo D para formar um grande cromossomo submetacêntrico, o humano número 2. Tal junção de cromossomos diferentes é bem conhecida na população humana atual: o mecanismo prevalente é a fusão cêntrica, que implica a perda dos braços curtos de um cromossomo. Portanto, não é surpreendente que a fusão cêntrica fosse considerada o mecanismo para as diferenças destas espécies. Entretanto, uma análise mais detalhada dos padrões de bandeamento mostrou que o material do braço curto de fato está presente. O humano n.º 2 foi produzido por uma fusão telomérica [26].

Tal cromossomo fusionado tem dois centrômeros. Isto poderia levar a complicações mitóticas conhecidas em cromossomos dicêntricos produzidos por intercâmbios, como as quebras cromossômicas induzidas por radiação (Cap. 11). Tais problemas são evitados por apenas um dos centrômeros executando sua função mitótica normal. Esta supressão de um centrômero também é observada hoje em dia nas anomalias cromossômicas.

A meta de uma análise detalhada de todos os rearranjos discerníveis pelos quais a espécie difere das outras e dos humanos, usando todas as técnicas de bandeamento disponíveis, foi amplamente obtida por Dutrillaux em 1975 [26].

Exemplo. Os homólogos do humano n.º 2 são vistos na Fig. 14.5. *Pongo* e *Gorilla* diferem por uma inversão em 2q, *Gorilla* e *Pan* por outra inversão em 2p. Uma fusão telomérica deve ter ocorrido entre *Pan* e *Homo*. Em algumas preparações, o humano n.º 2 mostra uma constrição secundária no ponto de fusão (2 qh). Muito raramente é observada uma endorreduplicação dos segmentos correspondentes ao antigo cromossomo 2q, indicando alguma independência entre os parceiros de fusão. Com base nestes resultados pode ser reconstruída a evolução do n.º 2.

Comparação dos Cariótipos Gerais das Cinco Espécies. As diferenças das espécies podem ser usadas para reconstruir a evolução de cromossomos únicos, do mesmo modo que foi mostrado acima para o n.º 2. Além da fusão telomérica e inversões pericêntricas, várias inversões paracêntricas foram observadas. Como esperado, as duas espécies de chimpanzés mostram o mais alto grau de similaridade. Elas são separadas por apenas uma inversão paracêntrica duvidosa. *Homo* está mais proximamente relacionado aos chimpanzés. Existem seis inversões pericêntricas entre estas espécies. Por outro lado, os chimpanzés e gorilas são separados por seis inversões pericêntricas e duas paracêntricas. O parente mais remoto de *Homo* é *Pongo*. Isto era esperado pela evidência morfológica.

Tem havido algumas inconsistências quanto às inversões cromossômicas. *Pan troglodytes* e *Gorilla* têm três inversões em comum (5, 12, 17), sugerindo um ancestral comum não compar-

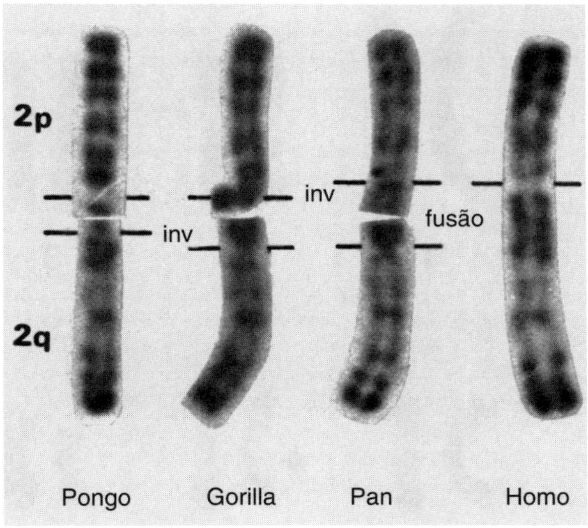

Fig. 14.5 Desenvolvimento filogenético do cromossomo humano 2 por algumas inversões e uma fusão telomérica. Bandeamento G. *Pongo* e *Gorilla* diferem por uma inversão (*inv*) em 2q; *Gorilla* e *Pan* diferem por uma inversão em 2p. *Homo* difere de todas as outras três espécies por uma fusão telomérica de dois cromossomos. (Cortesia do Dr. B. Dutrillaux, Paris)

tilhado por *Homo*, enquanto *Pan* e *Homo* têm duas inversões em comum que não são encontradas em *Gorilla*. Isto mostra que as correlações filogenéticas podem não ser tão simples como sugerido por nossos modelos de árvores filogenéticas [26].

Presença e Ausência de Alguns Segmentos. Além dos rearranjos descritos anteriormente, algumas destas espécies de primatas apresentam alguns segmentos cromossômicos que estão faltando em outros:

a) Bandas Q terminais: Após a coloração com quinacrina, são observadas pequenas bandas Q nas pontas de muitos cromossomos em *Pan* e *Gorilla*. Na maioria dos casos elas estão situadas nos mesmos braços dos cromossomos em ambas as espécies. Elas estão ausentes tanto em *Pongo* quanto em *Homo*. Existem duas possibilidades: ou elas apareceram como mutação nova em um ancestral primitivo de *Pan* e *Gorilla*, ou existiam em um ancestral primitivo e desapareceram durante a evolução de *Pongo* e *Homo*. Ambos os eventos são difíceis de compreender com base em conceitos clássicos: duplicação e deleção de segmentos cromossômicos únicos são eventos isolados e aleatórios.
b) As regiões heterocromáticas são vistas no braço curto de alguns cromossomos acrocêntricos. Seu número diminui na seguinte ordem: *Pongo* → *Gorilla* → *Homo* → *Pan*. Tal material heterocromático é supostamente formado de tempos em tempos como uma nova mutação na proximidade imediata dos centrômeros de cromossomos acrocêntricos, e é então distribuída por rearranjo cromossômico aleatório para outras partes cromossômicas. A constrição secundária do cromossomo 9 de *Homo* (Seção 2.1.2) pode ser tal material. O n.º 9 dos humanos e de *Pan* também compreendem um bloqueio heterocromático próximo do centrômero.
c) Também existem variações na ocorrência das bandas T. A síntese repetida *de novo* de parte do material de bandas T nas

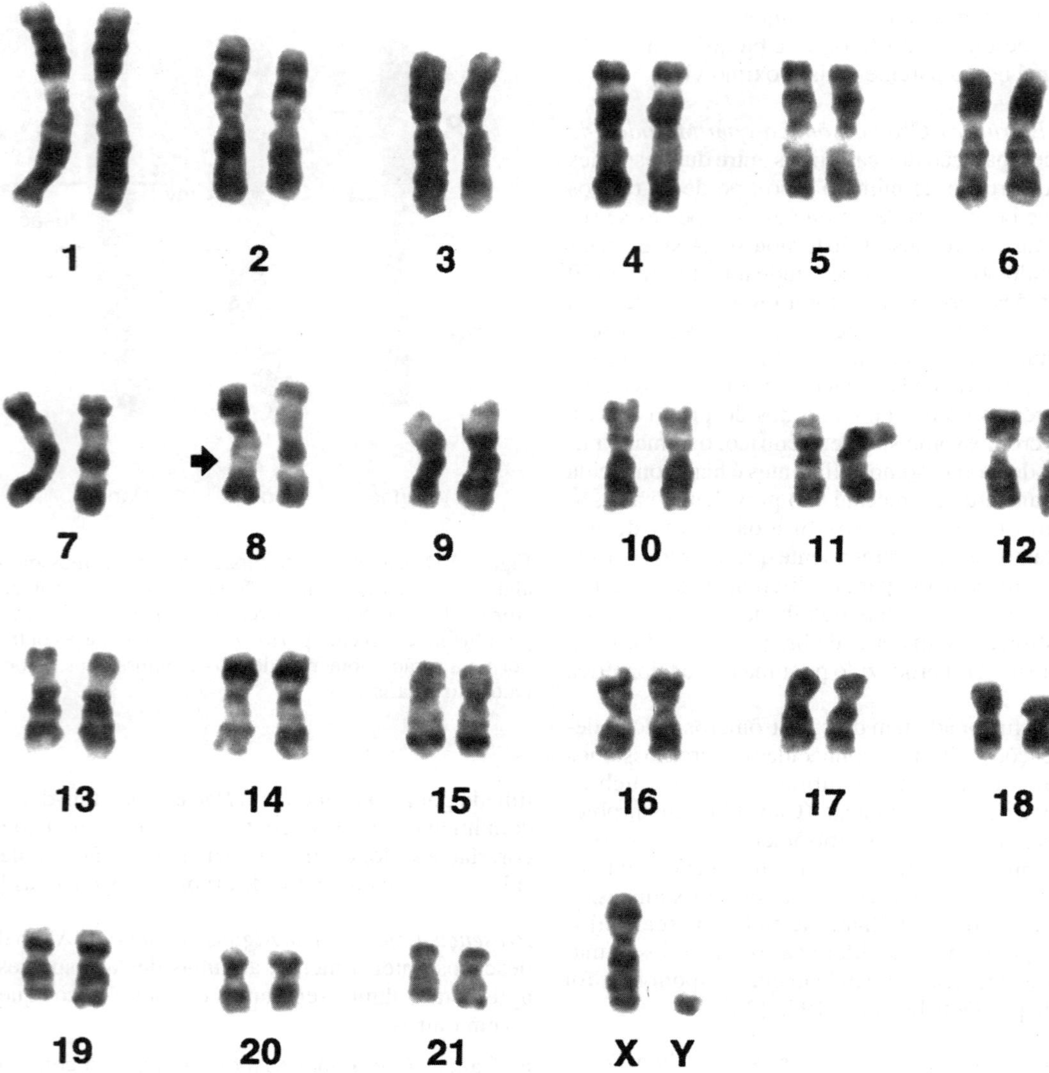

Fig. 14.6 Cromossomos de gibão com bandeamento G. Só há uma única diferença (→) entre as espécies de gibão.

Fig. 14.7 a. Uma biblioteca plasmidial de DNA do cromossomo 1 humano em citometria de fluxo foi hibridizada a cromossomos metafásicos de *Hylobatis lar*. e detectada por FITC (*fluorescência amarela*). Os cromossomos coloridos de gibão foram dispostos aos pares abaixo da metáfase. O cromossomo 19 está totalmente corado, os cromossomos 5, 9 e 7 apenas parcialmente. (Cortesia de A. Jauch; veja Jauch e col. 1992 [51]) **b.** Fluorescência multicor em hibridização *in situ* com bibliotecas de DNA específicas de cromossomos humanos e cromossomos metafásicos de *Hylobatis syndactylus*. As imagens foram produzidas por uma câmara CCD e pseudocoloridas. *Vermelho*, seqüências de sonda derivadas de cromossomo humano 5; *verde*, cromossomo 16; *violeta*, cromossomo 17; *amarelo*, cromossomo 22. O cromossomo 8 de gibão revela sinais com sondas para os cromossomos 5, 16, 17 e 22. O cromossomo 6 de gibão é totalmente marcado pela biblioteca dos cromossomos humanos 5 e 16. O cromossomo 18 de gibão revela sinais com a biblioteca de cromossomo humano 5, e os cromossomos 13 e 16 de gibão são parcialmente coloridos com biblioteca de cromossomo humano 17. Nos cromossomos 6 e 16 os padrões de hibridização das bibliotecas respectivas mostram dois sítios de hibridização, sugerindo uma inversão pericêntrica. (Cortesia de T. Ried) **c.** A hibridização de um clone de cosmídio específico de um cromossomo X para uma sub-região do gene humano de distrofina, hibridizado a cromossomos de uma fêmea de *Gorilla gorilla* (*fluorescência vermelha*). Em humanos a sonda está mapeada em Xp21 (*ponta de seta*). A coibridização com os produtos de Alu-PCR gera um bandeamento R (*fluorescência verde*). O bandeamento permite a localização da sonda com relação a bandas citogenéticas (de Ried e col. 1993). **d.** FISH com biblioteca de DNA específica para o cromossomo humano 13 com cromossomos metafásicos do gato *Felix catus* (*FCA*). Apenas um sinal colorido é detectável, e marca a região distal no cromossomo A1 de gato. (Cortesia de J. Wienberg) **e.** *Esquerda*, FISH com sonda de DNA de cromossomo humano 17 em metáfase parcial de camundongo após bandeamento com actinomicina D/DAPI. *Direita*, um segmento sintênico colorido de cromossomo 11 na banda B-E (*seta*). (Scherthan e col. 1994 [93]) **f.** FISH com clone de YAC específico de telômero humano (cromossomo 7q) e metáfase de cromossomos de *Pan troglodytes*. A posição telomérica de mapa é mantida no cromossomo homólogo de chimpanzé. (Cortesia de T. Cremer e H. Riethman)

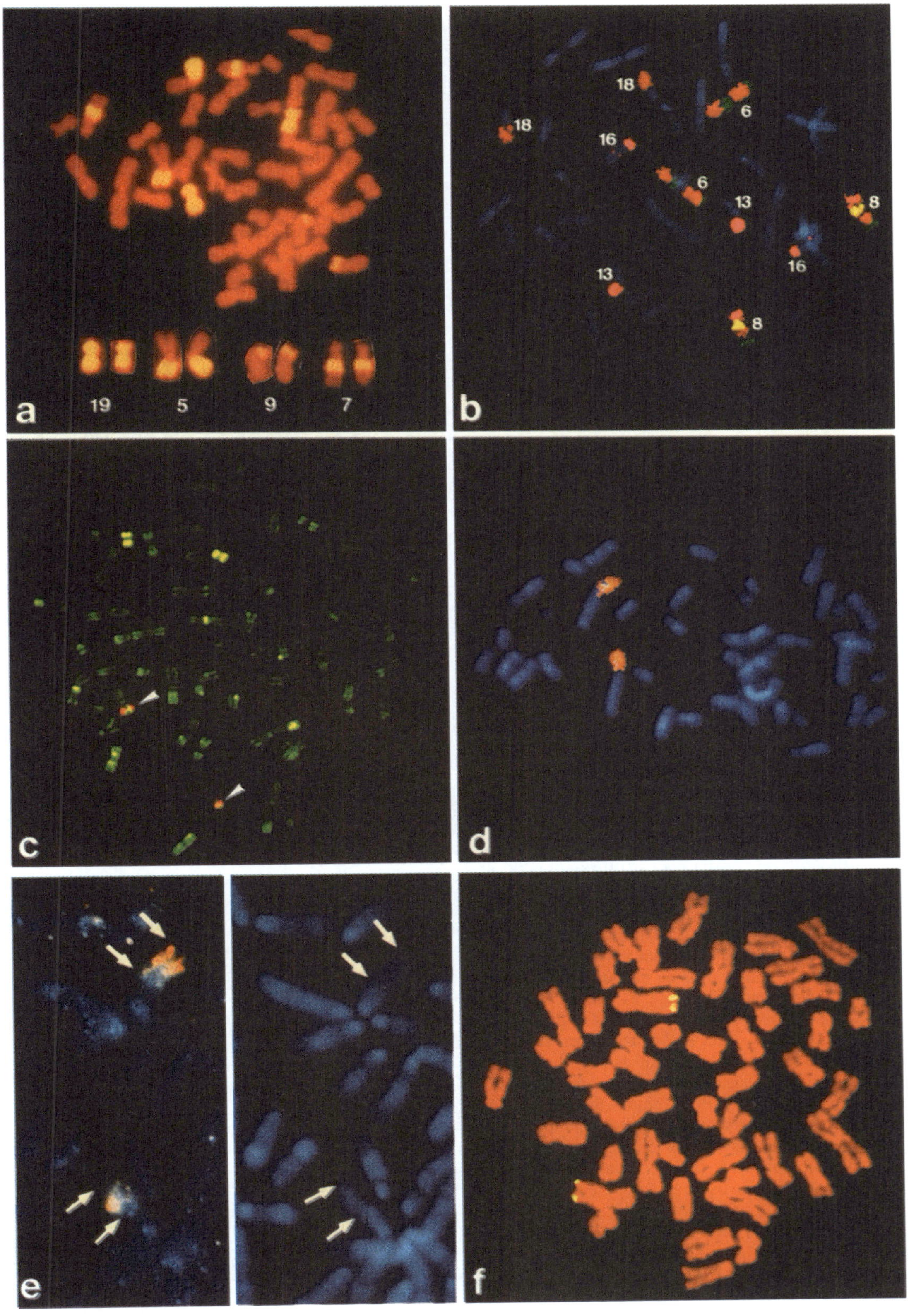

Fig. 14.7 a-f

pontas do cromossomo e, em alguns casos, a distribuição secundária para outras partes do cromossomo por rearranjos é uma explicação possível.

d) *Gorilla* e *Homo* mostram bandas Q adicionais próximas aos centrômeros dos cromossomos 3 e 4. Apenas *Gorilla* mostra uma banda similar no cromossomo 9, *Homo* no n.º 13, e *Pan* apenas no n.º 3. Elas estão totalmente ausentes em *Pongo* e no gibão.

Todas as três observações, bandas terminais Q e T, regiões heterocromáticas e bandas Q justacentroméricas mostram que as diferenças cariotípicas entre as cinco espécies intimamente relacionadas não consistem apenas em rearranjos de material genético que podem ser explicados usando princípios clássicos. Um mecanismo adicional parece ser a síntese *de novo,* bem como a perda de material cromossômico. Os estudos no nível do DNA ajudaram a compreender um pouco melhor a natureza de tal material recém-sintetizado.

Métodos de hibridização *in situ* não-radioativa (Seção 3.1.3.3) estão hoje sendo usados para estudar a evolução cromossômica em mais detalhes e para resolver problemas que não podem ser trabalhados pelas técnicas clássicas de citogenética. Por exemplo, a composição dos cromossomos de gibão (Hylobates) e sua correlação com os dos grandes monos e humanos parecia criar problemas técnicos insuperáveis, mas eles foram resolvidos pela hibridização CISS [51, 107] (Figs. 14.6, 14.7). No cariótipo de gibão os cromossomos humanos 22 aparecem subdivididos em 51 blocos, que se recombinaram para formar os 21 autossomos das três espécies de gibão (que têm cariótipos idênticos exceto por um cromossomo). Por exemplo, partes do cromossomo humano 1 podem ser encontradas em 5q, 7q, 9p, e 19 de gibão. Os cromossomos X e Y, entretanto, são idênticos nos humanos, nas espécies dos grandes monos e no gibão (Figs. 14.6, 14.7).

Um outro macaco do Velho Mundo, por outro lado, *Macaca fuscata*, foi demonstrado, pelo mesmo método, como tendo um conjunto cromossômico muito mais similar ao *Homo* que o gibão, embora os ancestrais de *Macaca* e *Homo* provavelmente tenham se separado muito mais cedo [107]. Isto pode ser devido ao fato de que os macaca, como em outra espécie similar como os babuínos, vivem em grandes grupos terrestres, enquanto os gibão são monógamos, e os pares formam unidades separadas. Este último modo de vida pode ter favorecido reproduções entre parentes próximos e a fixação de anomalias estruturais nas populações (Fig. 14.8).

Foi estabelecida uma árvore filogenética hipotética dos primatas dos prosímios ao homem pelo estudo de cariótipos de mais de 60 espécies de primatas usando quase todas as técnicas de bandeamento disponíveis [27]. Todo o material eucromático, ou seja, as bandas R e Q não variáveis (Seção 2.1.2.1) parece ser idêntico em todas as espécies de *macacos* e *humanos*. As variações quantitativas e qualitativas envolvem todas a heterocromatina. Os tipos de rearranjos cromossômicos reconstruídos de diferenças entre espécies na estrutura cromossômica variam de um subgrupo para o seguinte. Por exemplo, as translocações robertsonianas (fusões cêntricas) prevalecem entre os Lemuridae; as quebras cromossômicas são freqüentes entre os cercopitecóides mas não são encontradas em outros; e as inversões pericêntricas são comuns na evolução do *Homo sapiens*, incluindo os Pongidae.

Rearranjos Cromossômicos na Evolução e na População Atual. Existe uma diferença importante entre os pontos de quebra e os rearranjos cromossômicos na evolução e na população atual. Os rearranjos cromossômicos mais freqüentes atualmente observados são as fusões cêntricas, ou seja, uma conexão estável entre cromossomos acrocêntricos com a perda de material do braço curto (Seção 2.2.2). Surpreendentemente, nem mesmo uma destas fusões cêntricas foi fixada durante a evolução das cinco espécies de pongidae, incluindo o *Homo sapiens*. Uma explicação possível é a de desvantagem seletiva devida à formação de aneuploidias, por exemplo, zigotos com trissomia para o braço longo do 21 q, que produziria síndrome de Down (Seção 2.2.2), ou as que levam a abortos. Até quanto se sabe, entretanto, nem todas as fusões cêntricas levam a uma desvantagem seletiva. (Para uma discussão mais detalhada veja a Seção 2.2.2.2.)

Será que a alta freqüência de fusões cêntricas e a perda do zigoto resultante seria uma adaptação genética relativamente recente às condições especiais de criar filhos nos humanos?

Vantagem Seletiva de Alta Taxa de Abortos Espontâneos em Humanos [50]? Cerca de 5 a 7% de todas as concepções reconhecidas em humanos são cromossomicamente anormais (Seção 2.2.4). A maioria delas é letal. Elas levam a abortos ou, em casos excepcionais, ao nascimento de uma criança gravemente malformada que não teria chance de sobreviver nas condições de vida primitivas. Nas crianças que sobrevivem, principalmente aquelas com aneuploidias do cromossomo X, a fertilidade é consideravelmente reduzida (Seção 2.2.3.2). A perda de zigotos adicionais antes da implantação passa despercebida na maioria dos casos. À primeira vista esta perda devida a anomalias cromossômicas parece indicar um prejuízo considerável para a adaptabilidade reprodutiva de nossa espécie. Em um exame mais detalhado, entretanto, o problema adquire um outro aspecto e levou à seguinte hipótese: como a prole humana requer uma grande quantidade de cuidados dos genitores por um longo período de tempo, deve haver um intervalo ótimo entre os nativivos para maximizar a probabilidade de que uma grande parte da prole sobreviva até a reprodução. Qualquer mecanismo que reduza o número de nativivos do máximo para o ótimo, e o intervalo de nascimentos do mais curto para o melhor, sem colocar a vida da mãe em risco, pode ter sido uma vantagem seletiva. Os abortos bem no início, devidos a anomalias cromossômicas, podem ter atendido a estas exigências nas condições primitivas de vida de nossos ancestrais, pois as mães eram expostas a riscos de nascimento menos freqüentemente. Além disso, isto ampliou o período médio de amamentação por criança, e pode portanto ter protegido as crianças dos prejuízos da má nutrição e infecções intestinais. O número geral de neonatos e crianças por mãe é claramente reduzido por uma alta freqüência de abortos espontâneos.

A maior incidência de fusões cêntricas pode também ser causada pela seleção. Este mecanismo pode estar relacionado a alguma função da região nucleolar, pois as áreas cromossômicas envolvidas na fusão cêntrica estão concentradas na região nucleolar. Esta hipótese iria prever que as fusões cêntricas são mais raras em outros primatas superiores que nos humanos. Como poucos primatas não-humanos foram examinados até agora, não há disponibilidade de dados sobre fusão cêntrica ou anomalias cromossômicas em geral. As trissomias, por outro lado, a fonte mais potente de perda reprodutiva devida a anomalias cromossômicas, ocorre em primatas não-humanos, como mostrado pela ocorrência da trissomia do 21 em chimpanzés [72]. Estas poucas observações não permitem nenhuma conclusão quanto a incidência. Considerando o número relativamente pequeno de chimpanzés sob vigilância, a trissomia do 21 pode não ser mais rara nos chimpanzés que nos humanos. Os rearranjos estruturais tais como inversões, que ocorreram freqüentemente durante a evolução dos primatas, também são comuns nas populações humanas de hoje [15].

Homologias de Cromossomos e Segmentos Cromossômicos entre Humanos e Outras Espécies Mais Remotamente Relacionadas. As homologias na estrutura cromossômica e a ordem dos genes podem ser encontradas não só entre os primatas, inclusive o *Homo sapiens*, como também entre as espécies mais remotamente correlacionadas. O camundongo, o modelo de mamífero mais comumente usado para muitos problemas genéticos, foi bem estudado quanto a este aspecto, e os mapas de ligação de humanos e camundongos são relativamente bem conhe-

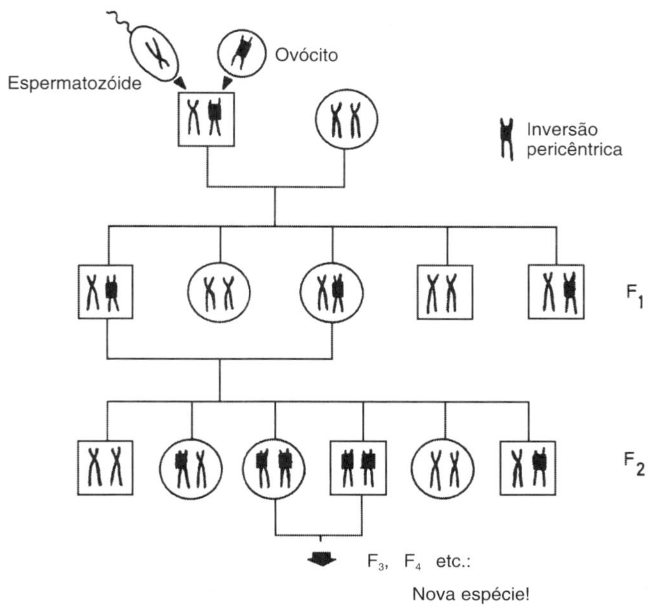

Fig. 14.8 Possível estabelecimento de uma nova espécie por endogamia próxima. É formada uma inversão pericêntrica na célula germinativa de um indivíduo, originando um portador heterozigoto na geração seguinte. Este portador pode ter vários filhos heterozigotos, que podem se reproduzir uns com os outros e produzir uma prole homozigota.

cidos. Em 1992, 665 loci de genes homólogos foram localizados nos cromossomos em ambas as espécies. Muitos deles são conhecidos como associados a doenças hereditárias humanas. Por volta de 1989, pelo menos 50 blocos conservados com dois ou mais loci já eram conhecidos [73, 95]. A localização de genes para algumas doenças no camundongo pode oferecer pistas sobre a localização de genes humanos homólogos (veja também [20, 83]). Muitas das homologias de grupamentos gênicos são tão fortes que sugerem que os vários grupos de ligação foram mantidos juntos em espécies diferentes por seleção natural. Esta conclusão implica em um significado funcional de seqüência e ordenamento do material genético além do nível de genes isolados. O cromossomo X foi conservado quase que totalmente durante a evolução de mamíferos [84]. Muitos loci homólogos ligados ao X foram encontrados nos cromossomos X do camundongo e do homem [22, 45]. Ohno [84] propôs que isto é causado por fenômenos tais como a inativação do X e a compensação de dosagem gênica.

O chamado esquema de Oxford, uma representação gráfica das correlações, permite uma fácil comparação dos dois genomas (Fig. 14.9) [73]. Os segmentos homólogos também foram encontrados entre humanos e outros mamíferos mais distantemente correlacionados [93].

Como Pode um Rearranjo Cromossômico Fixar-se em uma População? Como mostrado na Seção 13.2.2, a grande maioria de todas as novas mutações em uma população desaparece. Tal perda se aplica não só a mutações seletivamente neutras como também às com uma pequena vantagem seletiva. Muitos rearranjos cromossômicos, como inversões pericêntricas, têm uma desvantagem seletiva devida a dificuldades meióticas. Kimura mostrou [54] que a taxa de fixação de uma mutação quase neutra depende apenas de sua taxa de mutação. As taxas de mutação de inversões pericêntricas são desconhecidas. Na ausência deste conhecimento e de informações confiáveis sobre a extensão da desvantagem seletiva, que pode variar de um rearranjo para outro, não podemos fazer previsões sobre a probabilidade da fixação.

Entretanto, devemos ter em mente uma característica especial da seleção contra inversões. Tal seleção trabalha apenas contra heterozigotos. Os homozigotos para inversões têm uma fertilidade normal, independente do local da inversão, pois o pareamento de cromossomos homólogos na meiose é normal. Conhecemos uma situação genética na qual o estado "perigoso" de heterozigose é rapidamente superado, mesmo em duas gerações? Tal situação pode ocorrer quando um irmão e uma irmã herdam o mesmo rearranjo de um genitor e produzem uma prole homozigota em uma reprodução irmão-irmã. Dentro deste grupo homozigoto a fertilidade novamente seria normal, enquanto as reproduções na população em geral produziriam apenas uma prole heterozigota com fertilidade reduzida. Este mecanismo criaria portanto uma barreira reprodutiva efetiva, dando as melhores condições para o estabelecimento gradual de novas espécies (Fig. 14.8).

Os primatas atuais, que em geral vivem em pequenos grupos e condições similares, podem também ter obtido de nossos ancestrais pré-humanos, facilitando assim as condições para reproduções entre irmão-irmã, ou reproduções entre outros parentes próximos. Se o "tabu do incesto" que evita as reproduções mãe-filho e irmão-irmã já fosse observado nestes grupos ancestrais, uma ou poucas gerações mais de heterozigotos poderiam ter ocorrido antes que fossem produzidos os dois homozigotos que formaram o casal ancestral. Além disso, a homozigose de uma inversão pericêntrica foi observada na população humana atual em um filho de uma reprodução pai-filha [6]. As novas espécies de primatas foram fundadas por um casal? Mais especificamente: todos os seres humanos têm em comum um casal ancestral? O mito de Adão e Eva como o casal ancestral da humanidade pode até mesmo ter uma base científica.

Um estudo comparativo de 1.511 espécies, representando 225 gêneros de vertebrados, mostrou uma forte correlação entre a velocidade da evolução cromossômica e a especiação, sendo ambos os processos muito rápidos, por exemplo, nos primatas [11]. Os autores sugeriram que a subdivisão da população em pequenos demes provavelmente foi o fator decisivo. Esta conclusão está de pleno acordo com a hipótese discutida acima.

Desenvolvimento de Bandas Cromossômicas [48]. Os cromossomos humanos, como os de outros mamíferos, são organizados em bandas (Seção 2.1.2.3). As bandas G claras contêm muitos "genes de manutenção" e curtas repetições intercalares tais como as seqüências Alu, enquanto as bandas G escuras têm muitos genes para funções especializadas em células diferenciadas. Este padrão foi mantido na evolução por cerca de 100 milhões de anos. Além dos mamíferos, são encontradas, por exemplo, nos peixes e répteis. Esta história filogenética sugere uma função importante, tal como diferenças no uso de códons e estabilidade da cromatina.

Um grupo de DNA repetitivo foi chamado de DNA satélite. Isto foi muito estudado do ponto de vista filogenético (veja a seguir).

Estudos Diretos do DNA em Humanos e Animais Fósseis. O DNA "sobrevive" e é mantido em uma forma analisável, embora às vezes alterada física e quimicamente, com vestígios antigos de animais extintos, bem como plantas, e também em vestígios humanos tais como múmias ou mesmo ossos. A reação em cadeia da polimerase (PCR; Seção 3.1.3.5) torna possível amplificar e examinar até mesmo quantidades diminutas de DNA. Ela está sendo aplicada a vestígios humanos na esperança de se obter informação direta sobre a constituição genética dos primei-

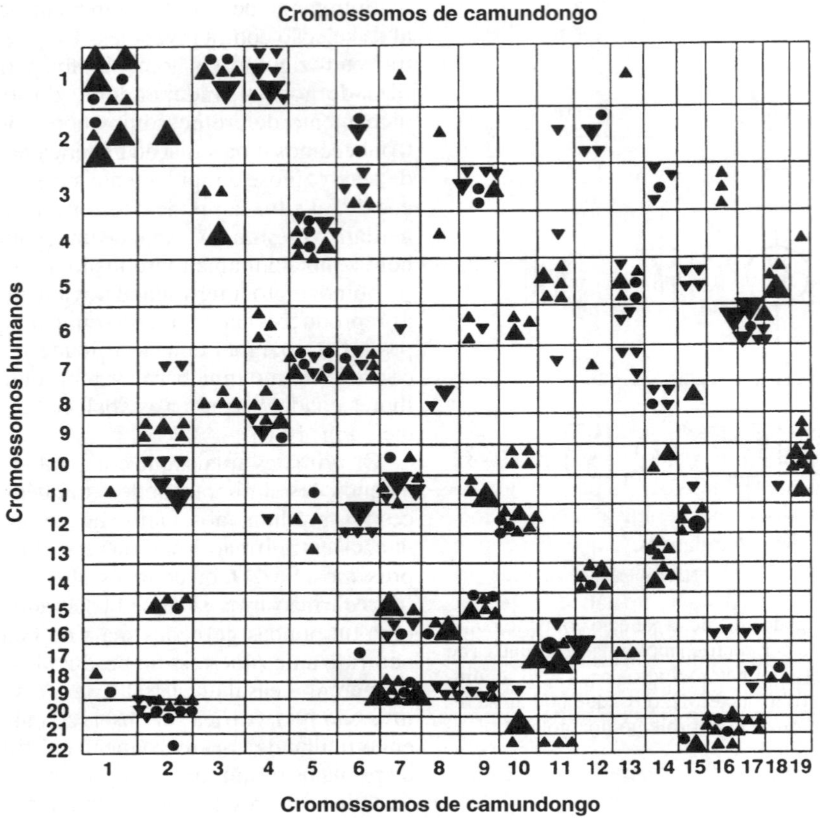

Fig. 14.9 O "esquema de Oxford" mostrando a sintenia entre cromossomos humanos e de camundongo. *Tamanho horizontal de cada retângulo*, comprimento proporcional de um cromossomo de camundongo; *tamanho vertical*, tamanho proporcional do cromossomo humano citado. *Triângulos e círculos* referem-se aos locais cromossômicos de 665 pares de loci homólogos em camundongos e humanos; *triângulos apontando para baixo* dependendo de se o locus gênico está no braço longo ou braço curto do cromossomo humano; *círculos*, a localização no braço é desconhecida. *Triângulos grandes*, referem-se a 10 loci; *triângulos de tamanho médio*, a 5 loci; *triângulos pequenos, círculos,* a um locus. Para cada cromossomo humano pelo menos três loci conhecidos também são sintênicos no camundongo. (Conforme Searle e col., 1989 [95]; de McKusick 1995 [73])

ros humanos. Por exemplo, segmentos curtos de DNA mitocondrial humano foram amplificados [87-88]. Isto está abrindo um campo de cooperação direta entre os biólogos moleculares e os paleoantropólogos [13].

14.2.2 Comparação de DNA Satélite em Primatas Superiores

DNA Satélite Humano. O estabelecimento de uma inversão pericêntrica em uma população não requer necessariamente a reprodução entre dois heterozigotos para uma inversão pericêntrica. Um lento aumento na freqüência de tal inversão em uma população limitada por acaso ou por deriva (Seção 13.3.2), mesmo face a uma pequena desvantagem seletiva, seria uma outra possibilidade. Entretanto, tal explicação encontraria mais dificuldades em explicar outro fenômeno recentemente descoberto: diferenças de DNA satélite entre as espécies.

O DNA satélite humano é descrito na Seção 3.1.1.1, onde é explicado que o termo satélite refere-se a observações da centrifugação do DNA em um gradiente de densidade de cloreto de césio, que além do principal pico de DNA apresenta picos menores característicos para cada espécie. O DNA satélite consiste em seqüências relativamente curtas de DNA altamente repetitivo. Sua função biológica é desconhecida, mas pode influenciar o crossing over durante a meiose. Nos humanos, quatro frações de DNA satélite, SAT I-IV, foram distinguidas isoladas e caracterizadas. Elas constituem cerca de 4% do DNA humano, ou de um sexto a um quinto de todo o DNA altamente repetitivo. Estas quatro frações de satélite foram transcritas para produzir cRNAs radioativamente complementares, que foram hibridizados *in situ* a cromossomos metafásicos de humanos e grandes monos para avaliar sua origem evolutiva. Os *Homo* compartilham SAT I, III, e IV, mas não II, com *Pan*. Todas as quatro frações, entretanto, são compartilhadas com *Gorilla*, e pelo menos I, II, e III com *Pongo* [44].

Hoje parece que "as seqüências fundamentais de todos os quatro satélites estavam presentes no ancestral comum da espécie, ... mas possivelmente em apenas uma ou algumas cópias por cromossomo. A amplificação subseqüente destas seqüências pode ter ocorrido após a especiação, e, embora a maioria da amplificação tenha ocorrido em sítios homólogos em espécies diferentes, existem diferenças suficientes para dar mais evidências da natureza independente deste evento ou eventos de amplificação" (Fig. 14.10) [44]. Tais amplificações de seqüências curtas de DNA repetitivo também foram descobertas como causas de algumas doenças hereditárias (Seção 9.4.2).

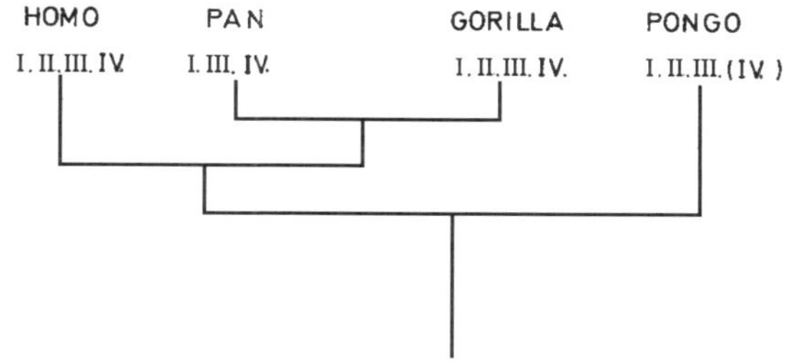

Fig. 14.10 Filogenia de *Hominoidea* mostrando a distribuição contemporânea de seqüências homólogas das quatro espécies humanas de DNA satélite I-IV. (Para explicação veja o texto.)

Comparação com Evolução Cromossômica (*Seção 14.1.2*). As diferenças entre os cariótipos de *Homo* e dos grandes monos são encontradas na heterocromatina. Elas envolvem parcialmente as regiões centroméricas. As regiões teloméricas adicionais mostram diferenças entre espécies nas bandas Q e T que não contêm nenhuma das frações satélite identificadas até agora, mas provavelmente devem existir ainda frações satélite não identificadas. Como dito acima, as bandas cromossômicas eucromáticas, que, imagina-se contêm a maioria dos genes estruturais (Cap. 3), parecem ser idênticas nos primatas examinados até agora (Seção 14.2.1). A variação é encontrada no DNA satélite e em frações de heterocromatina.

Em experimentos com hibridização não-radioativa (CISS) [51] algumas regiões dos cromossomos de macacos permaneceram não marcadas como com DNA humano. Elas incluem a heterocromatina telomérica em *Pan* e *Gorilla*, cromatina de Y em *Gorilla* e *Pongo*, e uma banda heterocromática intersticial no cromossomo 14 de *Pan*. Não é impossível que estas diferenças, à primeira vista inconspícuas, entre os cromossomos de *Homo* e dos grandes macacos possam estar associadas de algum modo à evolução de características humanas específicas. É necessária a reavaliação destes problemas por uma variedade de técnicas modernas (Cap. 3) que permitam uma análise incisiva.

As frações de DNA satélite espécie-específicas são notadamente conhecidas nos primatas superiores e também em outras espécies. Seu significado para a evolução e a função dos genes permanece obscura.

14.2.3 Evolução de Proteínas [109]

Seqüências de Proteínas [23, 41]. Uma das grandes conquistas da bioquímica foi a determinação das seqüências de aminoácidos dentro das proteínas. Quando as primeiras seqüências se tornaram conhecidas no final da década de 50 e começo da de 60, as homologias das seqüências entre proteínas homólogas de espécies diferentes logo se tornaram aparentes. Analogamente, dentro da mesma espécie foram encontradas as homologias entre proteínas diferentes mas funcionalmente correlatas. As seqüências eram geralmente idênticas em algumas posições e mostraram diferenças em outras. Nesta época já era conhecido, pelo estudo de algumas variantes de hemoglobina humana, que as mutações de ponto em geral levam à substituição de um único aminoácido em uma cadeia polipeptídica. Quando o código genético foi decifrado, tais substituições foram demonstradas como sendo causadas pela substituição de apenas uma base no filamento de DNA transcrito. A determinação das correlações biológicas entre as espécies foi então feita pela comparação do número de diferenças nas seqüências de aminoácidos de suas proteínas homólogas. As árvores filogenéticas foram então construídas, permitindo a comparação com as derivadas de evidências paleontológicas clássicas e morfológicas. Os métodos para a construção de árvores são discutidos criticamente em outra parte [30].

Árvore Filogenética para Genes de Hemoglobina [113]. A Fig. 14.11 mostra uma árvore filogenética para um número de espécies de vertebrados, inclusive a humana, chimpanzé e gorila usando as seqüências de aminoácidos de mioglobina e os genes de Hb α e Hb β. A escala de tempo é derivada de evidências paleontológicas. Esta árvore mostra que há apenas uma substituição de base para estes genes entre o homem e o chimpanzé, e três entre humanos e gorilas.

Evidências mais detalhadas vieram da análise comparativa de seqüências de DNA das seqüências não-codificantes dentro do grupo de genes da Hb β [43]. Elas confirmaram a seqüência de correlações; *Homo* – *Pan* – Gorila – Orangotango – Rhesus. *Pan* mostrou menos diferenças de *Homo* que de *Gorilla*. Ocasionalmente, entretanto, foram notadas exceções, o gene de envolucrina que codifica uma proteína epidérmica, por exemplo, é muito mais similar entre *Pan* e *Gorilla* que entre *Pan* e *Homo* [24].

Árvores similares podem ser construídas para outras proteínas e, combinando as evidências, para todas as proteínas juntas. Elas podem ser ampliadas para além dos vertebrados, incluindo animais primitivos e — para as proteínas ubíquas tais como as histonas ou citocromo c — até mesmo plantas, fungos e microrganismos.

Taxas de Evolução para Proteínas Diferentes. O número de mutações necessárias para um determinado número de etapas da especiação pode ser comparado para proteínas diferentes. Algumas proteínas evoluíram a uma taxa maior que outras (Quadro 14.3). As histonas, por exemplo, são incrivelmente estáveis, enquanto os fibrinopeptídios evoluíram a uma taxa mais rápida. Lembrando que apenas uma pequena fração de todas as mutações são fixadas durante a evolução, em média cerca de 1 em 3,5 milhões [55], podemos descartar as taxas diferenciais de mutação como uma explicação possível. As restrições impostas pela seqüência de aminoácidos para a função da proteína parecem ser importantes. Os fibrinopeptídios, por exemplo, são liberados no processo de formação de fibrina pelo fibrinogênio. Sua função não é muito específica (cobertura da superfície de fibrina, evitando assim a formação prematura da rede de fibrina). Isto pode explicar a alta taxa de evolução. É compreensível, por outro lado, que as histonas são muito restritas em sua conformação. Elas ocorrem na cromatina em relação espacial íntima com o DNA, a qual pode ser prejudicada por até mesmo pequenas alterações moleculares.

Duplicações Gênicas. Como notado na Seção 7.3, a molécula de hemoglobina A consiste em duas cadeias α e duas β. A HbF tem cadeias γ e a HbA_2 tem cadeias δ em vez de cadeias β. Todos os quatro tipos de cadeias têm muitos aminoácidos homólogos em comum. A explicação mais óbvia é que todos estes genes, juntamente com o gene para a cadeia de mioglobina, são derivados de uma cadeia de hemoglobina ancestral. Gradativamente, a diferenciação funcional exigiu a duplicação destes genes, de modo que uma cópia poderia manter o funcionamento original enquanto a duplicada estaria livre de ter uma nova função. A Fig. 14.12

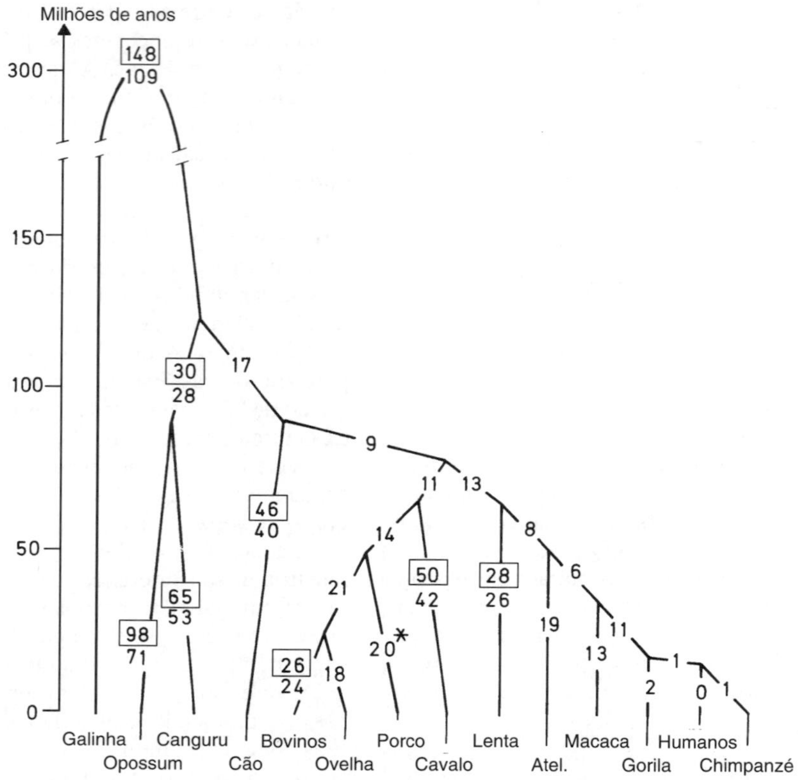

Fig. 14.11 Árvore filogenética baseada nos genes de mioglobina e de Hb α e β. *Ordenada*, época aproximada de separação entre os filos, com base em evidências paleontológicas; *numerais*, o número de substituições de nucleotídios entre as espécies; *numerais em boxes*, substituições corrigidas para mutações em várias etapas. A seqüência de mioglobina de porco estava incompleta quando da construção da árvore, e o número de substituições está, portanto, um pouco subestimado. (Goodman e Tashian 1976 [41])

Quadro 14.3 Taxas de aceitação de mutações na evolução (Dayhoff 1972 [23])

Proteínas	PAMs[a] por 100 milhões de anos
Fibrinopeptídios	90
Hormônio de crescimento	37
Ribonuclease pancreática	33
Imunoglobulinas	32
Região C de cadeia $\varkappa$	39
Regiões V de cadeia $\varkappa$	33
Regiões C de cadeia γ	31
Região C de cadeia λ	27
Lactalbumina	25
Cadeia de hemoglobina	14
Mioglobina	13
Inibidor de tripsina secretora pancreática	11
Lisozima animal	10
Gastrina	8
Melanotropina β	7
Proteína encefalogênica de membrana mielínica	7
Tripsinogênio	5
Insulina	4
Citocromo c	3
Gliceraldéido 3-PO_4 desidrogenase	2
Histona IV	0,06

[a] 1 PAM = 1 ponto aceito de mutação/10 aminoácidos em 100 milhões de anos. Um ponto aceito de mutação em uma proteína é o que leva à substituição de um aminoácido por outro.

mostra as etapas de duplicação para os genes de hemoglobina, juntamente com o nível evolucionário no qual ocorreram e a escala de tempo aproximado. Tais genes com uma origem comum e, muito freqüentemente, funções relacionadas constituem uma "família de genes" (Seção 3.1.3.10). A maior família de genes conhecida até agora é a das imunoglobulinas e moléculas de superfície celular para contatos celulares (Seção 7.4).

As duplicações do material genético, seja de genes individuais ou de pequenas partes cromossômicas, ou mesmo do genoma inteiro (poliploidização), foram de grande importância na evolução dos mamíferos [85]. Foram freqüentes as pequenas duplicações e deleções.

A evolução das famílias de multigenes foi estudada por Maeda e Smithies [71] usando o sistema humano de haptoglobinas como principal exemplo. A haptoglobina é uma proteína de ligação à hemoglobina do sangue. Foi um dos primeiros exemplos humanos no qual foi estudado o crossing desigual (Seção 5.2.8). As análises tanto em nível de proteínas como em nível de DNA levaram à conclusão de que eventos de recombinação, por exemplo, crossing over desigual ou conversão gênica, "em geral produzem mudanças muito mais drásticas que simples mutações de ponto. Novos alelos e novos genes estão constantemente sendo formados por eventos recombinatórios entre genes existentes". Assim, as árvores evolutivas como as mostradas acima apresentam um quadro simplificado dos eventos reais durante a evolução. Elas devem ser interpretadas com cautela. Isto também se aplica a conclusões quanto a origem única ou múltipla de mutações baseadas em haplótipos de DNA nos quais são observadas observadas (veja Cap. 12).

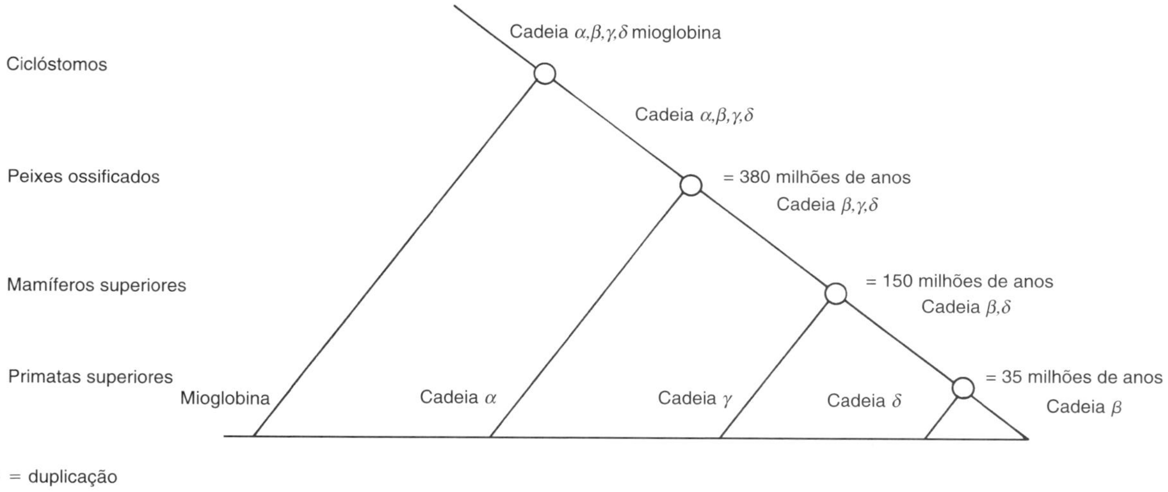

Fig. 14.12 Etapas da duplicação dos genes de hemoglobina e estágio evolutivo no qual ocorreram. As duplicações adicionais levaram a cadeias de hemoglobina do início do desenvolvimento, as cadeias ς e ε. Além disso, existem nos humanos duas cadeias γ e duas cadeias α (veja Seção 7.3). A informação sobre a época exata da duplicação gênica para estas duas cadeias não está disponível.

Evolução de Genes para Domínios de Proteínas. Acima consideramos apenas as mudanças nas seqüências de aminoácidos. Entretanto, as proteínas têm uma configuração tridimensional característica, que geralmente é formada por uma sucessão de dois ou mais "domínios", isto é, seqüências nas quais existem muitos contatos, embora substancialmente poucos contatos sejam encontrados *entre* domínios de uma proteína. As comparações entre domínios de proteínas diferentes mostraram similaridades de conformação mais amplas que o antecipado pelas seqüências de aminoácidos. Os domínios das proteínas podem ser muito similares em conformação na ausência de similaridade na seqüência de aminoácidos. No curso da evolução, as mutações foram aceitas apenas quando a substituição de aminoácidos não perturbou a conformação [94]. Como sugerido pelos cálculos em modelos, apenas cerca de 200 a 500 destes domínios podem ter sido as unidades básicas das quais foram encontradas as muitas proteínas diferentes que ocorrem na natureza. Como discutido na Seção 3.1.3, os genes de organismos superiores consistem em vários éxons (seqüências de DNA transcritas) separados por íntrons (seqüências não-transcritas). Um único éxon pode conter as seqüências de DNA para a determinação de tal domínio proteico.

O gene de fator VIII envolvido na coagulação do sangue, por exemplo (Seção 3.1.3.7) pode ser correlacionado aos domínios A, B, e C. O domínio A consiste em 330 aminoácidos, o domínio B em 980, e o domínio C 150. Estes domínios são dispostos na ordem A_1-A_2-B-A_3-C_1-C_2. O domínio A mostra uma inesperada mas significativa homologia com a ceruloplasmina, uma proteína sérica de ligação de cobre que também consiste em três domínios A, mas não tem os domínios B e C. Para mencionar apenas um outro exemplo, os genes de MHC que pertencem a uma família de genes amplamente dispersa (Seções 5.2.5; 7.4) podem ter sido montados há 400 milhões de anos por pelo menos três componentes estruturais [59].

Mutações Vantajosas ou Neutras? Por que alguns aminoácidos na seqüência são substituídos por outros durante o longo tempo? Existem duas possibilidades: ou melhoram as condições funcionais da molécula, o que dá uma vantagem seletiva, ou são substituídas, embora sejam seletivamente neutras ou mesmo levemente deletérias, por deriva genética ou fixação aleatória (Seção 13.3). Esta última possibilidade foi destacada por Kimura [55-57]. Na introdução a sua monografia [55] Kimura escreveu:

"A teoria da neutralidade diz que a grande maioria das mudanças evolucionárias em nível molecular, como revelado pelos estudos comparativos de proteína e seqüências de DNA, é causada não por seleção darwiniana, mas por deriva aleatória ou mutantes seletivamente neutros ou quase neutros. A teoria não nega o papel da seleção natural em determinar o curso da evolução adaptativa, mas supõe que apenas uma pequena fração das mudanças do DNA na evolução são adaptativas na natureza, enquanto a grande maioria das substituições moleculares fenotipicamente silenciosas não exerce influência significativa na sobrevivência e reprodução ...

A teoria da neutralidade diz também que a maioria da variabilidade intra-específica no nível molecular, tal como é manifesta pelos polimorfismos de proteínas, é essencialmente neutra, de modo que a maioria dos alelos polimórficos é mantida na espécie por ingresso mutacional e extinção aleatória ... ela encara os polimorfismos de DNA e proteínas como uma fase transitória da evolução molecular e rejeita a noção de que a maioria de tais polimorfismos é adaptativa e mantida na espécie por alguma forma de seleção equilibrada".

Por outro lado, Kimura diferencia claramente entre seleção positiva (adaptativa), que ele julga ser muito rara em *nível molecular*, e a seleção negativa, pela qual as mutações desvantajosas estão sendo eliminadas em grande número. Ele até estima que apenas 10% de todas as mutações novas são neutras (ou mesmo levemente deletérias), enquanto cerca de 90% são deletérias e não têm chance de serem fixadas.

Esta hipótese "neutra", se aplicável a uma quantidade significativa de mudança genética com o tempo, teria conseqüências importantes para nossa compreensão das diferenças genéticas entre e também dentro das espécies que devem ter-se originado durante a evolução. Portanto, não é surpreendente que tenha levado a discussões acaloradas entre os geneticistas de população. Estas discussões envolvem má compreensão, muitas das quais foram esclarecidas quando Kimura resumiu sua opinião [55].

Para compreender sua hipótese, dois desenvolvimentos científicos devem ser lembrados:

1. Na década de 60 uma enorme quantidade de variabilidade genética tornou-se aparente aos níveis de proteína e portanto de DNA. Os métodos para a determinação das seqüências de aminoácidos mostraram diferenças entre proteínas homólogas em espécies diferentes bem como entre proteínas correlatas na mesma espécie. Além disso, a análise do código genético abriu novas fontes de variação para análise. Entre outros aspectos, a enorme quantidade de DNA disponível na célula eucariótica (Seção 3.1.1.1) levantou a questão de sua função. A grande quantidade de DNA e sua considerável variabilidade induziu alguns cientistas à questão de se a seleção natural, como apresentada na teoria neodarwinista, explicava estes achados ou se no nível molecular os processos aleatórios eram mais importantes. Se a seleção fosse o fator crítico, como mantido pela teoria sintética convencional da evolução, o número de sítios do DNA sujeitos a seleção seria enorme.
2. Ao mesmo tempo, Kimura desenvolveu modelos matemáticos de difusão que fornecem respostas para perguntas tais como: "Qual a probabilidade de que um único mutante que aparece em uma população de tamanho finito realmente se espalhe para toda a população?" (ou seja, a probabilidade de fixação gênica, Seção 13.3).

Em um trabalho clássico, ele formulou o problema e sua solução do seguinte modo:

Considere uma população de tamanho N. ... Se procurarmos a uma distância suficiente no futuro, a população de genes em um locus particular será toda descendente de um único alelo na geração atual. ... Este é o resultado do processo inexorável da deriva genética aleatória[1]. Se, na geração atual, existe um alelo A_1 na freqüência p, a probabilidade é ... p que o alelo com sorte, do qual toda a população de genes descendeu, seja A_1 e não algum outro alelo.

Agora, se a mutação ocorre a uma taxa μ por gene por geração, então o número de mutantes novos neste locus na geração atual é $2N\mu$.[2] Além disso, a probabilidade de que um determinado gene eventualmente seja fixado na população é ½ N. Portanto, a probabilidade de surgimento de um gene mutante nesta geração e de que realmente seja incorporado à população é

$$2\,N\mu \times \frac{1}{2N} = \mu$$

A taxa de substituição gênica neutra é idêntica à taxa de mutação, independentemente do tamanho da população.

[1]Esta afirmativa segue as regras de fixação aleatória; Seção 13.3.
[2]Onde N = tamanho da população.

Kimura [55] depois alterou um pouco sua proposição por notar que um mutante que é seletivamente desvantajoso em uma população grande pode ser neutro em uma pequena, de modo que a taxa de substituição seria de fato mais rápida em populações pequenas.

Em seus modelos de cálculo, Kimura tratou a mutação aleatória como um processo dependente de tempo [55]. Ele acreditou que a fixação aleatória das mutações, dependendo apenas da taxa de mutação, preveria um acúmulo das diferenças genéticas em uma escala linear de tempo, independente da espécie, do tempo de geração e de outros parâmetros. Ela seria limitada apenas pelas restrições impostas pelas necessidades funcionais dos genes e seus produtos, as proteínas: a "seleção negativa" eliminou as substituições de base e de aminoácidos *não* compatíveis com o funcionamento normal. As diferenças na velocidade da evolução entre proteínas diferentes (Quadro 14.3) podem ser explicadas por esta seleção negativa, em concordância com a teoria convencional. Apenas as seqüências diferentes *mantidas* no curso da evolução não poderiam, em sua opinião, ser explicadas pelas diferenças correspondentes na seleção *positiva*.

O valor da "hipótese neutra" para uma explicação dos aspectos da evolução pode ser testado examinando se suas previsões são verificadas ou refutadas pelos dados reais. Tais previsões foram feitas em dois níveis: seqüências de aminoácidos e substituições nas proteínas; seqüências de bases e substituições no DNA.

Como observado acima, uma previsão é a dependência do tempo linear da taxa de substituição de aminoácidos, o *relógio evolutivo*. Seu estabelecimento exigiu a medida do tempo no qual dois ramos se separaram em uma árvore filogenética, usando uma escala independente de tempo baseada em evidências paleontológicas. As discussões na literatura sobre esta previsão têm em geral lidado com esta evidência. Por exemplo, algumas espécies de peixe têm vivido em oceanos profundos desde tempos imemoriáveis, e as condições ecológicas devem ter sido muito similares, senão idênticas, mas a "evolução de proteínas", no entanto, se fez em um estado regular. As cadeias α e β das hemoglobinas em mamíferos não-humanos divergiram desde sua separação na mesma velocidade que as de humanos e peixes. Por outro lado, os exames mais detalhados de algumas partes da "árvore filogenética" revelam desvios: a evolução das proteínas dos primatas, por exemplo, foi mais lenta que a prevista pelo "relógio". Isto foi confirmado pelos estudos do DNA [8, 43, 66].

Argumentos Contra a Aplicabilidade da Hipótese Neutra. Grande parte da discussão sobre a hipótese neutra envolve argumentos da teoria da genética de populações. É suficiente dizer que, dependendo das suposições específicas sobre os parâmetros dos modelos genéticos usados, são possíveis outras conclusões além das de Kimura (por exemplo, veja [29]). Idealmente, a teoria e as proposições derivadas dela devem ser testadas pela evidência empírica.

Os seguintes pontos são inquestionáveis:

1. Muitas formas de mutação levam a defeitos genéticos. Elas têm uma forte desvantagem seletiva e são logo eliminadas da população.
2. Outras mutações estão sujeitas a modos especiais de seleção que mantêm polimorfismos genéticos, seja por heterose (Seção 12.2.1.3), seja por seleção dependente de freqüência (Seção 12.2.1.5).
3. Muitos aminoácidos encontrados em proteínas não teriam vantagem seletiva mensurável sob as condições atuais de vida em comparação com os aminoácidos que eles substituíram durante a evolução, provavelmente há milhões de anos atrás.

Algumas substituições de aminoácidos mudam as propriedades biológicas das proteínas, tais como a conformação da proteína, menos que outras. Elas têm uma chance maior de ser seletivamente neutras e de serem fixadas por processos aleatórios.

É concebível que uma proporção indeterminada de mutações teve uma leve vantagem seletiva na época da fixação. Algumas evidências recentes apontam para tais influências:

1. Uma vez estabelecida a função de um determinado gene, a seleção tende a preservar principalmente suas características funcionais ou mesmo adaptar a molécula um pouco melhor à sua função. A substituição de um aminoácido por outro com conformação e propriedades bioquímicas similares tende, portanto, a ser mantida [14, 21]. Há de fato uma forte correlação entre a similaridade bioquímica de aminoácidos e a probabilidade de substituição.
2. Uma vez formado o mutante, por exemplo, por duplicação, a seleção deverá adaptá-lo à sua nova função. A freqüência de substituição de aminoácidos supostamente aumenta. Isto foi visto nos genes de hemoglobina, que apresentam aumento de

substituição de aminoácidos após exibir duplicação [42]. Isto tem sido discutido principalmente pelo questionamento da evidência paleontológica na qual isto se baseou e pelo método de construção da árvore [55].

3. A hipótese da neutralidade postula que muitos — senão a maioria — dos polimorfismos atuais na população humana não são mantidos por seleção, mas por alelos neutros a caminho da fixação por deriva.

À primeira vista a distribuição de variantes eletroforéticas raras e comuns parece contradizer este postulado (veja Seção 12.1). A distribuição observada é fortemente bimodal. Há um grupo com freqüências gênicas relativamente altas (intermediário), que são consideradas como mantidas pela vantagem do heterozigoto ou seleção dependente de freqüência ou por um grupo com baixas freqüências gênicas que pode compreender genes mantidos sem vantagem ou desvantagem seletiva por deriva genética. A hipótese neutra preveria uma freqüência relativamente alta de variantes diferentes raras e muito comuns (freqüência gênica ≥ 0,9), e uma freqüência mais baixa de variantes com freqüências gênicas intermediárias. Isto é aparentemente uma variança com a distribuição real encontrada. Entretanto, é muito difícil distinguir se tal distribuição foi causada principalmente por deriva genética de alelos neutros, por uma mistura de vários modos de seleção, ou por ambos.

4. A hipótese também pode ser discutida no nível do DNA. Por exemplo, as substituições de bases que não levam à substituição de aminoácidos, especialmente as que afetam a terceira base de um códon, foram vistas como sendo mais comuns que as que causam tais substituições; e as seqüências de DNA fora das regiões transcritas demonstraram-se especialmente variáveis. Isto também se aplica à variação *dentro* da espécie humana. Existem muitos polimorfismos de DNA de vários tipos (Seção 12.1). Uma heterozigose média/códon pode ser de até dez vezes tão alta nas seqüências não-codificantes de DNA do genoma humano, incluindo também íntrons, quanto nas seqüências codificantes [19]. Além disso, a taxa de substituição de bases em pseudogenes funcionalmente inertes, por exemplo, um pseudogene de Hb α de camundongo (Seção 7.3), parece ser mais alta que em suas contrapartes ativas. Por outro lado, uma comparação do mRNA das cadeias de hemoglobina β entre humanos, camundongos e coelho *falhou* em mostrar a aleatoriedade esperada pela hipótese neutra. Ao contrário, o padrão de substituição de bases era decididamente não-aleatório [33].

Como mostrado por este e por outros argumentos, grande parte das evidências adicionais a favor ou contra a "hipótese neutra" é ambígua. Até que estas questões sejam resolvidas, podem ser tentadas algumas deduções plausíveis.

"Suficiência Genética" [113a, 114, 115]. Suponhamos que as condições ambientais mudem de tal modo que a adaptação funcional de um determinado polipeptídio torne-se menos eficiente. Então, se ocorrer uma mutação que atenda à nova demanda de modo mais eficiente, seus portadores terão uma vantagem seletiva. A nova mutação não necessariamente melhora o polipeptídio até seu estado ótimo concebível. Há apenas alguma melhora. Além disso, várias mutações diferentes podem causar tal melhora. A natureza tem várias opções pelas quais uma determinada demanda pode ser atendida, nem sempre de modo ótimo, mas geralmente em um grau adequado. A substituição que é selecionada depende da disponibilidade de mutantes na população na época em que surge a demanda. A disponibilidade, por sua vez, depende da taxa de mutação (em adição à deriva genética). De fato há uma evidência de que as transições de bases são mais freqüentes entre as mutações que foram fixadas durante a evolução do que as transversões. As transições, especialmente aquelas em dinucleotídios CpG, são mais freqüentes entre mutações novas (Cap. 9) [18, 104]. Há, portanto, um elemento de aleatoriedade dentro dos limites impostos pelas demandas funcionais e seleção.

Um exemplo familiar aos geneticistas humanos pode ajudar a demonstrar o significado de "suficiência genética". Quando a malária tornou-se muito difundida nas populações de países tropicais, uma maior resistência contra esta doença tornou-se útil para a população. As adaptações genéticas logo ocorreram em todas as populações expostas. O modo exato de adaptação, entretanto, diferiu (Seção 12.2.1.6). Na África, as HbS e HbC foram selecionadas, enquanto na população austroasiática foi a HbE, e em várias populações diferentes talassemias e várias deficiências de G6PD tornaram-se freqüentes. O valor adaptativo destas mutações foi idêntico. A HbE, por exemplo, ofereceu proteção contra malária a um preço muito mais baixo que a maioria das talassemias β, pois os homozigotos para HbE tinham uma forma muito mais branda de anemia que os homozigotos para talassemia β (Seção 12.2). Entretanto, ambas as adaptações foram suficientes, pois a população sobreviveu. Obviamente as adaptações dependeram do tipo de mutação que estava presente e puderam, portanto, ser favorecidas pela seleção.

Este conceito de "suficiência evolucionária" foi proposto pelo biólogo especialista em bioquímica Zuckerkandl. Entretanto, é muito semelhante a posição do geneticista de populações Ewens [29], de que várias combinações não necessariamente "ótimas" de genes podem atender a uma demanda especial do ambiente. As idéias de Kimura [55] não estão muito distantes deste conceito. A principal diferença parece ser que que autores como Ewens e Zuckerkandl atribuem maior importância que Kimura à *seleção positiva*, ou seja, seleção em favor de substituições levemente vantajosas *em adição a processos aleatórios*. Parece haver um acordo, entretanto, que em um ambiente constante a maioria das seleções é do tipo negativo, ou seja, tende a *preservar* uma certa função eliminando mutantes deletérios.

Limitações dos Atuais Conhecimentos de Seleção Natural e Substituições Neutras na Evolução de Proteínas. A maioria dos pesquisadores concorda que a seleção natural foi possível por substituição de alguns aminoácidos em proteínas e em alguns dos polimorfismos genéticos proteicos encontrados na população humana. Por outro lado, uma parte da variação observada entre espécies e dentro da população humana é provavelmente causada por deriva aleatória. Aqui as vantagens seletivas ou desvantagens podem ser trivialmente pequenas ou mesmo totalmente ausentes. Entretanto, as evidências atuais são insuficientes para decidir que proporção da variabilidade genética é causada por seleção e que proporção por processos aleatórios. Neste contexto, a quantidade de polimorfismo genético na população humana deve ser lembrada: o genoma humano pode compreender cerca de 50.000 a 100.000 genes estruturais [58] que codificam proteínas. Entre as proteínas conhecidas até 30% podem ser polimórficas.

A maioria dos polimorfismos expressos que afetam proteínas e enzimas foi detectada no sangue. Como explicado em outra parte (Seção 12.1.2), a quantidade de polimorfismos expressos em outros tecidos menos acessíveis pode ser mais baixa, mas existem provavelmente centenas ou mesmo milhares de loci polimórficos, apenas uma pequena fração da qual já é conhecida. Além disso, embora a função fisiológica de muitas enzimas polimórficas seja totalmente desconhecida, as deduções quanto à seleção natural estarão muito mais provavelmente corretas se fundadas no conhecimento sobre a função fisiológica do polimorfismo em estudo.

Na maioria das proteínas, uma função característica depende crucialmente de algumas posições de aminoácidos. As restrições funcionais podem ser de um tipo tão geral que podem ser atendidas por muitos aminoácidos diferentes. Por exemplo, a manutenção da conformação tridimensional. Aqui a deriva genética pode mudar as bases livremente, e isto pode levar a polimorfismos ao nível proteico. Estes polimorfismos podem até causar pequenas diferenças funcionais que não influenciam, ou influenciam apenas trivialmente, a adaptabilidade (Seção 12.1.2) de seus portadores. Quando as condições ecológicas mudam, elas podem fornecer um reservatório para rápida adaptação. Por outro lado, o fato de que as influências seletivas ainda são desconhecidas para a maioria dos polimorfismos não significa que a seleção estivesse ausente. Ao contrário, é difícil detectar a seleção, especialmente em populações humanas, onde a civilização moderna mudou consideravelmente as condições de vida dentro de alguns séculos, tendo eliminado agentes seletivos potencialmente importantes, tais como doenças infecciosas e, em grandes partes da população mundial, má nutrição. A descoberta de mecanismos seletivos requer hipóteses específicas, funcionalmente fundamentadas. Isto não significa que todas as diferenças funcionais encontradas em variantes polimórficas devam em alguma época ter influenciado a adaptabilidade. Mas seria difícil sem tal suposição explicar por que as variantes raras de enzimas polimórficas geralmente mostram atividades menores (Seção 12.1). O fato inquestionável de que as influências seletivas ainda são desconhecidas para a maioria dos polimorfismos humanos expressos não significa que a seleção tenha estado ausente. Ao contrário, ele testemunha a nossa inabilidade em propor e testar hipóteses bem fundadas sobre os mecanismos seletivos. A hipótese neutra, quando aplicada ao estudo dos polimorfismos humanos, pode até mesmo ter um efeito contraproducente se desestimular a procura de fontes de seleção natural.

Relógio Evolutivo e Mutação. O relógio evolutivo pode ser explicado se as mutações forem dependentes do tempo independentemente da espécie, e se forem fixadas aleatoriamente. Como discutido na Seção 9.3, as taxas de mutação nos humanos às vezes são maiores nas células germinativas do homem que da mulher, pois algumas taxas de mutação aumentam com a idade do pai, e muitas mutações parecem estar relacionadas à replicação do DNA. O fato de que os tempos de geração são muito diferentes em vários animais torna altamente improvável que a mutação seja simplesmente dependente de tempo.

Para uma aproximação mais realista da taxa de mutação seria desejável construir um calendário baseado em nossos conhecimentos sobre os mecanismos de mutação [18], por exemplo, tempo de geração, idade reprodutiva média, número de ciclos de replicação do DNA/geração, e posição do sítio mutado dentro da seqüência de bases, bem como muitos outros. Além disso, devem ser considerados os processos de reparo [103]. Se uma regulação tipo relógio da substituição de bases fosse de fato demonstrada (que em nossa opinião é dúbia) certamente ela não poderia ser usada como argumento em favor da fixação aleatória das mutações. De acordo com a regra de Kimura (veja antes), a taxa de fixação depende apenas da taxa de mutação, que não pode ser suposta como dependente apenas do tempo em todas as espécies.

Uma saída possível para estas dificuldades pode ser supor que as mutações que fossem levemente desvantajosas em grandes populações são efetivamente neutras nas pequenas, e portanto têm maior probabilidade de serem fixadas. As espécies com grande tamanho de corpo (como elefantes) têm um tempo de geração mais longo em média (e provavelmente também um número menor de ciclos de replicação do DNA/unidade de *tempo*) mas um tamanho de população menor do que as espécies com tamanho corpóreo menor (tais como camundongos). Também se pode argumentar que a taxa de mutação/unidade de tempo *não* depende só dos vários mecanismos moleculares, como o número de ciclos de replicação/unidade de tempo, mas se adaptaram a uma taxa ótima por seleção natural. Mas por que, se a maioria das mutações é neutra?

Em conclusão, ao propor a "teoria neutra" Kimura certamente causou um impacto ao destacar que a evolução no nível molecular tem alguns aspectos não revelados quando estudada no nível de fenótipos. Existem poucas dúvidas de que os processos aleatórios (ou quase) no nível molecular são muito mais importantes do que a maioria dos biólogos tinha pensado, especialmente nas seqüências de DNA não transcritas. Em geral observa-se que o poder explicatório de novos conceitos teóricos é exagerado por seus criadores. Como disse Popper, entretanto, a ciência só pode progredir por meio de hipóteses progressistas, e então submetendo-as a testes rigorosos. Por outro lado, pode haver outras restrições funcionais que levam a compartimentalização (os chamados de "isocoros") tanto do DNA codificantes quanto não-codificante que introduzem uma fonte inesperada de seleção natural [5].

Problemas Especiais Criados pela Alta Variabilidade dos Polimorfismos de DNA. Muitos polimorfismos de DNA fora das regiões codificantes mostram um grau incomumente alto de variação interindividual, e em geral são incomumente instáveis na transmissão entre pais e filhos. Isto é apenas uma negligência dos mecanismos de replicação que não foi eliminada durante a evolução porque não tinha influência na sobrevivência e reprodução, ou tem uma função biológica especial, e portanto uma vantagem seletiva?

Evolução pela Rearrumação de Éxons. A descoberta da estrutura éxon-íntron dos genes (Cap. 3 e Seção 7.3) abriu um novo caminho para nossa compreensão da evolução das proteínas: os éxons podem ser separados uns dos outros e recompostos em uma nova ordem, ou alguns éxons de apenas um gene podem ser transcritos em uma espécie enquanto todo o conjunto é usado em outra. Como notado antes na discussão do processamento alternativo (Seção 7.2.2.4), tais diferenças no uso dos genes foram observadas até mesmo entre tecidos diferentes das mesmas pessoas. Isto parece ser um mecanismo de diferenciação.

Alguns conjuntos de éxons são usados para construir proteínas diferentes. Por exemplo, os receptores das lipoproteínas de baixa densidade têm homologia com oito éxons que codificam um precursor do fator de crescimento epidérmico. Este e outros trabalhos sugerem que as proteínas funcionais são mosaicos de estruturas mais simples que são rearrumadas (veja [40]). A complexidade das proteínas parece ser derivada de uma montagem combinatória de um número relativamente reduzido de genes menores que especificam a estrutura dos éxons.

Comparação dos Dados de Proteínas com os Dados da Evolução Cromossômica e DNA Satélite. Os dados sobre a evolução das proteínas mostram poucas diferenças entre *Homo* e os outros primatas superiores, chimpanzé e gorila. Para fins práticos, estas proteínas podem ser vistas como idênticas. Na molécula de hemoglobina, por exemplo, estas diferenças entre espécies são funcionalmente menos importantes que as variantes raras nas populações humanas, que são totalmente compatíveis com a vida mas podem levar a uma anemia hemolítica branda. Esta evolução extremamente lenta pode ser explicada se o funcionamento destas proteínas permanecer amplamente idêntico. Entretanto, mesmo examinando os cariótipos, encontramos apenas alguns rearranjos cromossômicos, principalmente inversões pericêntricas. Rearranjos similares não são tão raros na população humana atual e não influenciam o fenótipo. Eles podem explicar as barreiras reprodutivas que já foram uma condição importante para a especiação, mas não explicam os mecanismos genéticos que criaram o fenótipo humano específico. Pouco se sabe sobre as funções das bandas adicionais R e T e sobre as diferenças entre espécies nas várias frações do DNA. Entretanto, a heterocromatina centromérica apresenta muita variabilidade dentro das atuais populações humanas. Um efeito destes heteromorfismos nos fenótipos humanos, tais como comportamento, já foi citado, mas não tem aceitação geral [28].

Ficamos assim com a conclusão de que os genes importantes para a evolução humana durante a fase de desenvolvimento do cérebro humano são totalmente desconhecidos. Como a maioria do DNA humano não codifica proteínas e pode ser ou "lixo" ou de grande importância para regular a atividade gênica, especialmente durante o desenvolvimento embrionário, devem ter ocorrido mudanças relevantes dentro deste DNA não-estrutural [115]. Tais alterações podem ter ocorrido dentro de partes não-transcritas das seções do DNA que separam os genes estruturais postulados como tendo função regulatória. É concebível que as seqüências de DNA não importantes na função gênica estrutural possam de algum modo ser necessárias para o desenvolvimento, e assim que as alterações dentro destas espécies de DNA sejam especialmente eficientes em causar melhorias no funcionamento do cérebro. Este conceito, entretanto, é muito especulativo e geral. A formulação de hipóteses mais específicas requer que se saiba mais quanto à determinação genética do desenvolvimento embrionário e quanto aos genes que afetam a variação intra-específica no comportamento humano (Cap. 15). Mesmo não considerando nenhum efeito fenotípico e levando em conta apenas os fenômenos genéticos analisados, como os rearranjos cromossômicos, a adição ou redução de material cromossômico, DNA satélite e as seqüências de aminoácidos das proteínas, muitos aspectos ainda são pouco compreendidos. Por exemplo, como os rearranjos cromossômicos foram fixados na população? Os mecanismos são idênticos aos aplicados para as substituições de aminoácidos? Que eventos isolados formaram o DNA satélite e outras frações de DNA repetitivo? Tais eventos têm significado específico para a especiação ou para a regulação dos funcionamentos gênicos?

14.2.4 Polimorfismos de DNA e Evolução

Como discutido na Seção 14.2.3, a neutralidade das substituições de bases é mais plausível para polimorfismos situados fora das seqüências codificantes de DNA que para as que levam a mudanças nas proteínas. As comparações, portanto, foram feitas com base no DNA nuclear e mitocondrial, entre humanos e macacos superiores e entre as populações humanas.

Uma Árvore Filogenética do DNA Mitocondrial. O DNA mitocondrial (mtDNA) é particularmente bem adequado aos estudos evolutivos. O genoma mitocondrial é totalmente conhecido (Seção 3.4); com um pouco mais que 16.000 pares de bases, ele é relativamente curto. É transmitido pela mãe para todas as crianças independentemente do sexo, o que simplifica muito a análise genética da população. Além disso, as mudanças no mtDNA são fixadas em uma população mais rapidamente que no DNA nuclear, provavelmente como uma conseqüência da transmissão materna simples, e não de uma maior taxa de mutação. O grupo de Wilson publicou uma série de trabalhos comparando seqüências de mtDNA entre humanos de populações diferentes (veja por exemplo [108, 110]). Examinando 370 sítios de restrição cobrindo uma variação em 1.550 pares de bases, quase 10% do genoma mitocondrial, em 241 pessoas de várias origens étnicas, eles descreveram 182 tipos de DNA mitocondrial. A partir destes tipos foi construída uma árvore filogenética (Fig. 14.13). Estes estudos foram depois suplementados pela análise de seqüências de DNA da re-

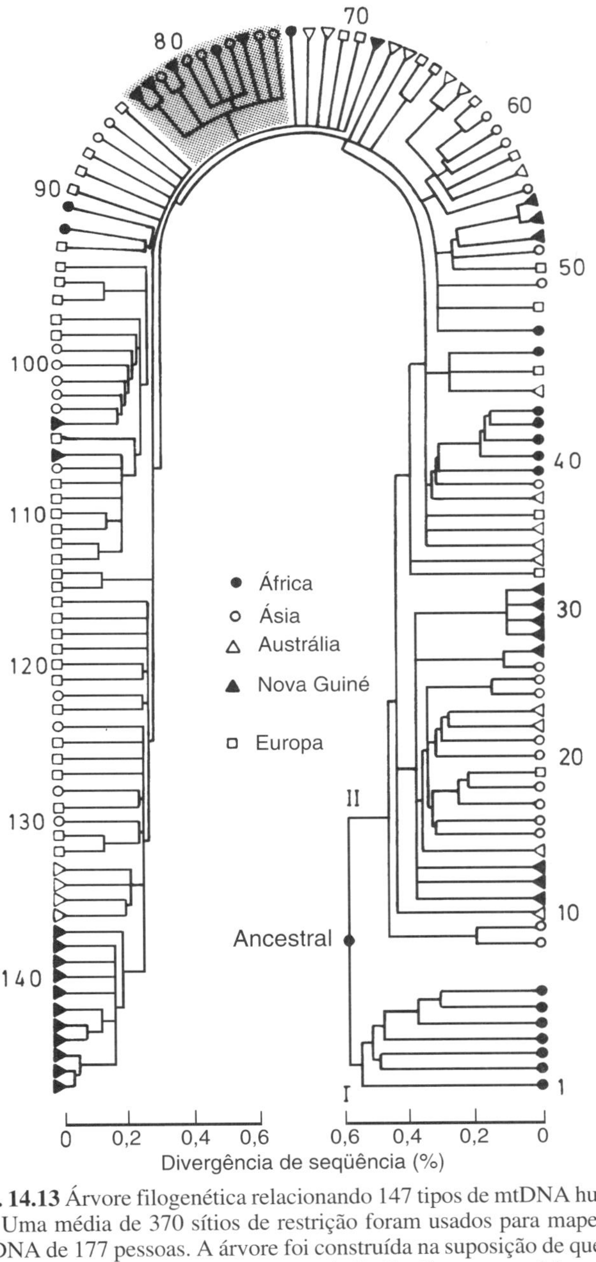

Fig. 14.13 Árvore filogenética relacionando 147 tipos de mtDNA humano. Uma média de 370 sítios de restrição foram usados para mapear o mtDNA de 177 pessoas. A árvore foi construída na suposição de que ela começa com um tipo de mtDNA (= um indivíduo?), e que o mínimo possível de nucleotídios seja necessário para se obter a diversidade atual. *Segmentos sombreados*, região controladora. (Wilson e col. 1987 [110])

gião controladora (sombreada na Fig. 14.13) e depois comparada com a de chimpanzés [102]. As principais conclusões destes estudos foram:

1. A variação dos tipos de mtDNA é muito maior entre africanos que no resto da humanidade. Existem dois ramos de mtDNA em africanos, apenas um dos quais é compartilhado com o restante da espécie humana.
2. O "relógio evolutivo" trabalhou de modo mais ou menos regular na evolução do mtDNA, mas muito mais rápido que na evolução dos genes nucleares.
3. Todas as linhagens de mtDNA encontradas em vários grupos populacionais hoje em dia podem ser ligadas a uma mulher que viveu na África há cerca de 200.000 anos.
4. Todas as populações humanas que vivem hoje podem ser correlacionadas a uma (ou poucas) de humanos próximos que emigraram da África. Sua história "migratória" pode ser reconstruída grosseiramente por comparação de grupos populacionais dentro do ramo não-africano.

Esta atraente hipótese foi posta em dúvida principalmente no campo estatístico [39, 60]. A construção da "árvore evolutiva", por exemplo, tem sido criticada porque os métodos de que depende criam problemas estatísticos difíceis [38]. Além disso, a "falta de raízes" da árvore, ou seja, o fato de que ela se restringe a uma origem única, é de fato uma condição para sua construção, e portanto não pode ser representada como uma conclusão [60]. Além disso, um grande número de árvores diferentes pode ser construído por mudanças apropriadas de suposições e técnicas plausíveis [39]. As árvores em geral são feitas usando o princípio da parcimônia, ou seja, são baseadas no número mínimo de etapas mutacionais necessárias. Entretanto, logicamente existem muitas outras possibilidades, incluindo as que indicam uma origem não-africana. Além disso, mesmo supondo uma origem comum africana, a época na qual supõe-se tenha vivido esta mulher de cujo mtDNA todos os outros se originaram (200.000 anos atrás) é provavelmente muito próxima do presente, se forem feitas suposições realísticas do tamanho da população e do seu aumento. Portanto, a bonita visão romântica da "Eva mitocondrial" vivendo há 100.000 gerações na África é provavelmente incorreta. (Aqui podemos mencionar apenas alguns aspectos da crítica. Para uma avaliação mais completa veja a análise descrita por Gee [39].)

Por outro lado, duas conclusões são apropriadamente corretas:

1. A variabilidade do mtDNA parece ser maior nos africanos e em seus descendentes que em outros grupos raciais. Juntamente com o registro fóssil [7], isto tende a apoiar a hipótese de que os atuais grupos raciais mongol e europeu possam ter-se originado pela imigração de um grupo africano limitado em épocas relativamente recentes. Este conceito é posto em dúvida por alguns outros paleoantropólogos que preferem uma origem multifocal do *Homo sapiens* [101]. Se a hipótese estiver correta, entretanto, o que achamos provável, ela levanta a questão de o que aconteceu com as populações muito mais antigas do *Homo erectus* encontradas na Ásia e Europa, uma pergunta que não pode ser respondida no momento.
2. Também é plausível que todo o mtDNA humano possa em última análise vir de uma mulher. Entretanto, ela muito provavelmente viveu há consideravelmente mais que 200.000 anos atrás [60]. Além disso, a história do genoma mitocondrial não difere muito da história de nossos cromossomos, como explicado na Seção 14.2.1. Temos bons motivos para acreditar que cada um de nossos cromossomos (ou segmentos cromossômicos) pode ser correlacionado a um ancestral (neste caso, também poderia ser um "pai"). Por exemplo, a fusão telomérica que originou o cromossomo 2, que todos os humanos têm em comum, pode muito bem ser devida a um evento mutacional em uma pessoa. Isto também é plausível para inversões pericêntricas nas quais os humanos diferem dos chimpanzés. Quanto a substituições únicas de bases que levam a diferenças na freqüência de aminoácidos das proteínas entre as espécies, muitas também podem ser correlacionadas a eventos mutacionais ancestrais únicos, enquanto outras, especialmente as que envolvem mutações com probabilidades relativamente altas, tais como transições em dinucleotídios CpG (Seção 9.4), podem muito bem ter sido fixadas duas ou mais vezes.

A análise da evolução do mtDNA mostra como o conhecimento científico geralmente cresce. Primeiro, há um conceito teórico que parece ser apoiado por um conjunto elegante de dados. Assim, tanto o resultado quanto as conclusões convencem muitos cientistas. Se o tópico for suficientemetne interessante, especialmente se for achado um *slogan* atraente que o torne popular, tal como a "Eva africana", a hipótese pode obter grande popularidade e ser amplamente aceita, mas de um modo em geral contrário às intenções de seus criadores. Este curso de eventos induz outros cientistas a criticá-la, resultando em muitos questionamentos quanto à sua validade. Entretanto, algum progresso é obtido. Isto demonstra a necessidade de uma avaliação crítica das hipóteses para se determinar o grau de verdade que elas de fato contêm. No caso atual, por exemplo, aprendemos a maior variação no mtDNA entre os africanos que em outros grupos raciais, um achado que ainda requer explicação. Mais importante, entretanto, é o ganho na avaliação crítica de tais hipóteses em geral. Isto pode levar a uma melhor avaliação de outros resultados em campos relacionados, por exemplo, à construção de árvores filogenéticas em geral [65]. Tais avaliações críticas não retiram os méritos dos que propuseram as hipóteses, nem dos que tentam testá-las de um modo novo.

É uma atitude comum, e geralmente recomendável, entre os cientistas ao ouvir algo realmente novo dizer: "Aqui devemos ser muito cautelosos." Mas apenas esta cautela não leva a nenhum progresso. Os estudos do grupo de Wilson sobre o mtDNA, a despeito de todas as suas fraquezas, melhoraram nossa compreensão sobre a evolução humana.

14.2.5 Comportamento

O Homem Fabricante de Instrumentos. Face ao nosso conhecimento deficiente dos determinantes genéticos do comportamento humano, parece prematuro especular quanto à natureza das mudanças genéticas que levaram às últimas etapas no desenvolvimento de nossa espécie. É possível, entretanto, desenvolver hipóteses sobre a natureza das pressões seletivas sob as quais estas mudanças ocorreram, pois as condições de vida de nossos parentes iniciais que viveram na África podem ser reconstruídas [54, 64, 95]. Como mencionado, havia um número de espécies correlatas tais como *Australopithecus afarensis, A. africanus, A. robustus,* e *Homo habilis* (a primeira espécie de *Homo erectus* foi datada um pouco depois). As condições ecológicas variadas do Great Rift Valley, com suas altas montanhas e vales profundos, rios e lagos, juntamente com a variação de paisagens, após um clima mais frio ter levado a uma redução nas florestas tropicais, foram propícias para a radiação e especiação dentro das populações de primatas altamente desenvolvidos. As condições alimentícias se tornaram mais difíceis que na floresta tropical. Sem dúvida, os vários grupos (espécies?) se adaptaram a estas condições de vários modos. O *A. robustus*, por exemplo, se alimentava principalmente de material vegetal, como mostrado por seus dentes. O *Homo habilis* acrescentou mais carne à sua dieta. Isto teve a vantagem de um maior conteúdo energético, mas exigiu áreas maiores, e a distribuição do trabalho entre os sexos: isto levou ao uso e depois à produção de instrumentos de pedra. Isto também exigiu uma organização social mais sofisticada.

É difícil reconstruir as condições de vida e organização social, pois temos que nos basear apenas em evidências indiretas (nenhum de nós estava presente). Além de uma cuidadosa avaliação dos achados paleoantropológicos e arqueológicos, as observações de outros primatas, especialmente dos grandes macacos, e os grupos de caça de hoje em dia, devem ser usados. Esta reconstrução inevitavelmente contém um elemento de subjetividade. Os preconceitos dos cientistas podem interferir. As feministas, por exemplo, tendem a ver os papéis dos machos como mais similares aos das fêmeas, e criticar a descrição seguinte como muito orientada para os machos. Estamos, entretanto, impressionados com uma variedade de diferenças de comportamento macho/fêmea em muitas espécies animais, inclusive primatas não-humanos, que parecem ser de origem biológica. As diferenças homem/mulher no comportamento humano às vezes também pode ter uma base biológica.

Estrutura Social dos Primeiros Grupos Pré-humanos e Humanos. O contexto no qual se formam todas as atividades destes primeiros pré-humanos que deve ser considerado é a estrutura do grupo social. Caçar com instrumentos primitivos requer a cooperação de um certo número de indivíduos. Tal cooperação deve ser cuidadosamente planejada e requer a troca de informações a uma certa distância. Enquanto os homens estavam caçando, as mulheres deveriam manter os filhos a salvo de animais predadores, colher frutas na área, e provavelmente capturar pequenos animais. Todas estas atividades requerem um tamanho de grupo entre 20 e 50 indivíduos.

O funcionamento de tal grupo pode ser melhorado por duas condições. A primeira é a liderança. É facilmente concebível que a caça tenha sido planejada por um homem que convenceu os outros membros do grupo a seguir sua orientação. A segunda condição é a linguagem. A tarefa de um grupo de caça seria muito mais facilitada se seus membros fossem capazes de se informar e se orientarem uns aos outros por sinais acústicos.

Estas considerações simples dão uma idéia das pressões de seleção que favorecem a evolução das duas características mais proeminentes que distinguem os homens dos outros animais: a inteligência que os possibilita desenvolver conceitos abstratos e planejar o futuro e, muito associada a isto, a linguagem.

O valor seletivo de um genótipo depende da taxa reprodutiva dos indivíduos com este genótipo em relação aos outros. É, entretanto, facilmente imaginável que os homens dominantes em tal grupo — os que planejaram a caçada e influenciavam as decisões sobre para onde o grupo deveria ir para achar condições favoráveis de vida — também tiveram o acesso mais fácil a mulheres e seriam pais de mais filhos que os outros. Dadas as condições especiais deste modo de vida, estes homens, ao mesmo tempo, também seriam os mais inteligentes e, mais especialmente, os que melhor dominavam a linguagem. Em um grupo muito primitivo de índios atuais da América do Sul, os Xavantes, por exemplo, um homem dominante de fato é o pai de muitas crianças [86]. A mesma tendência de que o líder seja pai de mais filhos que os não-líder foi encontrada em outra tribo, os Ianomamis [80].

Precursores da Linguagem e da Tradição Cultural nos Macacos. Em um esforço para compreender melhor a evolução da estrutura social e tradições culturais, como a produção de instrumentos e a linguagem, foram feitos muitos estudos em primatas superiores, inclusive chimpanzés, gorilas, babuínos, e macacos rhesus. As estruturas sociais dos grupos de primatas mostram grandes diferenças, desde as espécies de babuínos que vivem em grupos de centenas até o orangotango macho que vive sozinho em seu território e se reproduz com fêmeas que habitam um território superposto. O grupo pode ser aberto ou fechado. Um macho pode ser dominante, ou podem estar presentes mais subgrupos consistindo de um macho e um número variado de fêmeas, ou pode até mesmo haver promiscuidade sexual. Os grupos tendem a ser maiores na savana aberta e no semideserto do que nas florestas tropicais, mas mesmo esta regra tem exceções. Estas observações não permitem conclusões diretas quanto à estrutura dos primeiros grupos humanos. Pelo menos três tipos de observações podem, entretanto, levar a uma extrapolação:

1. A maioria dos grupos mostra uma estratificação social. Alguns animais têm uma posição dominante na hierarquia, outros têm uma posição inferior. Tal estratificação é encontrada, sob uma ou outra forma, nas populações primitivas humanas de hoje em dia, e pode muito bem ter sido uma característica dos grupos pré-humanos.
2. Os macacos mostram uma transmissão cultural de comportamento. Novos comportamentos, tais como se banhar no mar ou molhar uma batata na água do mar para melhorar seu sabor com o sal, foram inventados por um único indivíduo e eventualmente adotados pelo grupo. A aceitação do comportamento depende de condições que nos parecem muito humanas. Um novo comportamento tem uma chance maior de ser aceito pelo grupo se o inventor tiver um *status* maior do que se for inferior. Os membros mais jovens adotam novos comportamentos muito mais facilmente que os mais velhos.
3. Embora até agora nenhum primata tenha aprendido a vocalizar sons semelhantes à linguagem humana, alguns chimpanzés podem ser treinados para transmitir informações detalhadas fazendo sinais com as mãos, usando uma linguagem simbólica similar à usada pelos surdos ou usando mesas computadorizadas com símbolos.

Os chimpanzés são capazes de criar meios de produção de instrumentos a partir de partes que lhes sejam dadas separadamente, compreender e usar conceitos tais como forma *versus* cor, e se reconhecerem em um espelho, bem como produzir imagens de si próprios combinando partes de um quebra-cabeça. Quando suficientemente estimulados pelo projeto experimental, os macacos apresentam capacidades intelectuais surpreendentes. A questão de por que eles aparentemente não usam mais destas capacidades em sua vida diária no estado selvagem tem intrigado muitos pesquisadores. Provavelmente eles usam tais capacidades não para desenvolver técnicas ou resolver desafios, mas para ter sucesso dentro da estrutura social de seu grupo, melhorando assim sua chance de reprodução [52, 103]. A obtenção da liderança nas sociedades humanas primitivas é comparável. As habilidades desenvolvidas sob pressão de seleção da vida social em um grupo de primatas provavelmente serviram como pré-adaptação para o desenvolvimento cultural humano.

Características de Comportamento dos Humanos em Comum com Outras Espécies. A discussão acima considerou as características comportamentais que são diferentes entre humanos e outras espécies. Na maioria das características, entretanto, os humanos e outros animais são similares. Por exemplo, nós nos assustamos, bem como os outros animais, se nossa vida é ameaçada; ficamos excitados sexualmente se forem oferecidos os estímulos apropriados; e um agressor pode nos enfurecer tanto que nós reagimos agressivamente.

A questão de se a agressão é uma característica humana inata tem levado a muitas discussões. De acordo com Lorenz (1966) [69], "há uma necessidade interna de atacar ... se um ataque real não for possível por algum tempo, esta necessidade de lutar se acumula até que o indivíduo procure ativamente a oportunidade de se envolver em uma luta". Muitos outros cientistas, entretanto, acreditam que a luta se deriva principalmente da situação, mas eles não negam que o *status* do animal também é importante. Na Seção 15.1.2, veremos que a facilidade com a qual o comportamento agressivo é elicitado no camundongo varia entre as linhagens endocruzadas, e que esta variação está correlacionada à quantidade do neurotransmissor epinefrina.

De acordo com Lorenz, os humanos, ao contrário de outros animais envolvidos em lutas intra-específicas, tende a continuar até que o inimigo seja destruído. A inibição em matar outros membros da espécie é vencida principalmente pelo desenvolvimento de armas, especialmente as que agem a distâncias maiores, de modo que o contato olho a olho é evitado. De acordo com este conceito, em uma sociedade que não permite a extravasão da agressão, o potencial agressivo se acumula, e a sociedade pode até mesmo ser destruída em uma explosão final.

Muitos sociólogos, e muito biólogos, sentem que esta visão é uma supersimplificação da situação. Para evitar a agressão intra-específica, parece importante procurar meios diferentes de educação além de fornecer válvulas de escape tais como atletismo, como proposto por Lorenz. O estudo do comportamento agressivo em animais e possivelmente em primatas não-humanos pode ajudar a compreender um pouco melhor os possíveis aspectos biológicos da situação humana.

Algumas outras reações também parecem ser inatas nos humanos. Por exemplo, mesmo crianças que nasceram cegas e surdas sorriem quando sentem alguém lhes fazendo carinho. O hábito de acusar o reconhecimento de outra pessoa levantando as sobrancelhas tem sido observado em todas as culturas humanas e pode muito bem ser um padrão inato de comportamento.

A troca intensificada de idéias e conceitos entre a genética do comportamento humano e a etologia pode ajudar no futuro a compreender melhor a determinação genética do comportamento humano. Esta, e observações e especulações similares, obtiveram popularidade nos EUA como "sociobiologia", e na Europa como "etologia humana".

Sociobiologia Humana [70]. A sociobiologia é o estudo biológico e evolutivo de todas as formas de comportamento social. O termo foi criado por Wilson em 1975 [111] em sua descrição dos conhecimentos existentes nesta área. Entretanto, o campo não era inteiramente novo. A etologia e a ecologia do comportamento são áreas de estudo que investigam o comportamento social em animais. Os pesquisadores e teóricos em sociobiologia são caracterizados por invocar princípios genéticos e evolutivos para compreender e prever tal comportamento. O teorema central da sociobiologia diz que cada indivíduo deverá se comportar de modo a maximizar sua habilidade biológica [1, 111]. Por exemplo, a teoria darwiniana de seleção natural tinha dificuldades em explicar como o comportamento altruísta podia sobreviver na evolução, pois ele diminuía a adaptabilidade do "altruísta". Tal comportamento altruísta, entretanto, pode ser explicado se o princípio de "*kin selection*" for invocado (Seção 12.2.1.5). Sob tal seleção o altruísmo pode evoluir se a vantagem da sobrevivência do grupo ou da prole (*kinship*) superar os efeitos negativos da seleção que age nos indivíduos. Como Haldane definiu sucintamente há muitos anos (citado em [96]), ele estava preparado para sacrificar sua vida por dois irmãos e oito primos, pois ele compartilhava metade de seus genes com seus irmãos e um oitavo de seus genes com os primos! Em geral, entretanto, a *kin selection* é um agente seletivo fraco comparado com a seleção individual, e só pode ser invocado sob algumas condições extremas [97].

Os sociobiólogos comparam o comportamento de centenas de espécies à luz dos princípios evolutivos e esperam elucidar alguns aspectos novos do comportamento que antes não podiam ser totalmente compreendidos. Usando tais métodos, a sociobiologia forneceu novas explicações para alguns padrões de comportamento geneticamente fixados em muitos animais. Os conhecimentos iniciais foram obtidos sem tentativas em compreender os mecanismos neurobiológicos subjacentes envolvidos em tais comportamentos. Embora isto tenha mudado [70], os genes em particular envolvidos no comportamento social ainda permanecem altamente hipotéticos. Entretanto, a existência de padrões genéticos de comportamento herdado, como os que determinam a navegação das aves migratórias, não pode ser contestada.

As possíveis implicações da teoria sociobiológica para o comportamento humano elicitou um interesse considerável. Ampliando seu raciocínio para a espécie humana, os sociobiólogos estão tentando interpretar as emoções humanas, a sexualidade humana, a agressão e o *status* social por princípios evolutivos [98, 111]. Foi sugerido que existe um biograma humano, um padrão de potenciais e restrições inerente à espécie. Os genes determinam limites dentro dos quais as culturas podem se desenvolver. As expressões faciais que representam várias emoções se mostram muito similares em todas as culturas humanas. A sexualidade é considerada o instrumento de seleção natural para garantir a formação de casais. A poliginia (reprodução de um macho com muitas fêmeas) é considerada uma base física por conferir uma vantagem natural à espécie. As formas de poliginia, poligamia, amantes, casamentos múltiplos, etc., podem variar em culturas diferentes. Wilson [112] postulou uma base física para as tendências mitopoéticas, e portanto se limita ao "esclarecimento científico" como base para a coesão social. Os sociobiólogos sentem que muitas outras constantes humanas reconhecidas são determinadas fisicamente e não socialmente. Elas incluem a dominância do homem, a divisão sexual do trabalho, os cuidados maternos prolongados, e a prolongada socialização do jovem.

Alguns etólogos tornaram-se especialmente interessados nas leis biológicas que influenciam o desenvolvimento individual durante a lactância, infância e juventude. Aqui, o fenômeno do "*imprinting*", descoberto por Lorenz no pato selvagem em 1935 [68] e depois estudado em muitas outras espécies animais, influenciou o pensamento sobre a aprendizagem cognitiva e emocional. Os patos neonatos invariavelmente seguiam o animal inicialmente visto ao sair do ovo, mesmo que ele fosse um ser humano; mais freqüentemente a mãe. Nos animais existem muitos outros padrões de comportamento que podem ser aprendidos apenas em uma fase específica do desenvolvimento do indivíduo, quando então devem ser aprendidos. É uma questão controversa se o *imprinting* ocorre em humanos, mas existem poucas dúvidas de que a interação humana é necessária, por exemplo, para aprender a falar e para a aprendizagem social e emocional [46].

Wilson admite que a pré-programação do cérebro humano é muito menos específica que em outras espécies [112], e portanto permite muito mais plasticidade do comportamento humano. Entretanto, ele interpreta a evidência de pouca variação entre as culturas humanas como indicativa de que características tais como o tabu do incesto, uso de ornamentos no corpo e regras sociais elaboradas são determinadas biologicamente.

Os sociobiólogos acreditam que seu campo é uma antítese do ambientalismo das ciências sociais, tal como a antropologia social e a sociologia, que em geral admite que a vida cultural e social humana é totalmente determinada pela cultura e restrita apenas pelos impulsos biológicos mais rudimentares. *A crítica mais substantiva da sociobiologia é a falta de evidências diretas para a atuação de fatores genéticos que influenciem a maioria dos comportamentos humanos ditos como estando sob controle genético.* A despeito desta atual falta de evidências diretas, parece altamente provável que alguns aspectos do comportamento humano tenham sido geneticamente programados por seleção natural. *É improvável que a espécie humana seja totalmente autônoma em seu comportamento, e que os determinantes genéticos do sistema nervoso e sua influência sobre o comportamento social sejam totalmente superados por fatores culturais* (Cap. 15). A espécie humana e seu cérebro são parte de um contínuo evolutivo. A independência completa de restrições biológicas de características mediadas pelo sistema nervoso central é, portanto, improvável.

A sociobiologia tem sido condenada veementemente pelos cientistas e outros que negam que a biologia humana coloque qualquer restrição relevante nos processos sociais [98]. Estes críticos vêem a sociobiologia como outra manifestação do darwinismo social usado por membros privilegiados das classes governantes para justificar a situação atual das sociedades ocidentais "biologando" a razão de ser de comportamentos fundamentalmente injustos e machistas. Os críticos da sociobiologia estão bem conscientes do mau uso de teorias pseudogenéticas anteriores que foram usadas para justificar a discriminação e a injustiça social (Cap. 1).

Estes assuntos não serão resolvidos com outras polêmicas nem pelo tipo de evidências provavelmente produzidas pela atual escola de sociobiólogos. São necessários experimentos geneticamente orientados em famílias que tentem dissecar os padrões de comportamento humano em seus subcomponentes biológicos e sua interação com o ambiente, para determinar a extensão da programação biológica do comportamento social na espécie humana.

A maioria das conclusões e conceitos da sociobiologia é derivada de comparações entre humanos e outras espécies, ou é baseada em *similaridades* comportamentais entre várias populações humanas, a despeito de diferenças em padrões culturais. Em contraste a isto, a análise genética clássica usa *diferenças* entre membros individuais da mesma população como instrumentos analíticos para elucidar mecanismos básicos. Esta diferença em enfoque entre a etologia e a genética deve ser tida em mente em todas as discussões sobre a determinação genética e a evolução dos padrões de comportamento. Deste modo, a má compreensão nas discussões entre etologistas e geneticistas pode ser evitada.

Similaridades e Diferenças entre Humanos e Animais: O Problema da Emergência. As seções anteriores comparam os humanos com outros mamíferos tais como chimpanzés, gorilas, e até mesmo camundongos. Em termos de estrutura cromossômica, DNA e seqüências de aminoácidos, observamos que as similaridades gerais são enormes, particularmente com os grandes macacos. Até mesmo em alguns aspectos do comportamento existem semelhanças marcantes entre humanos e animais. A diferença decisiva entre nossa espécie e todas as outras é a superioridade de nosso cérebro para o pensamento abstrato. Mas quando comparamos o cérebro humano com os cérebros dos animais, também encontramos similaridades. As diferenças não são de natureza qualitativa, e não há um componente inteiramente novo. Existem diferenças quantitativas. O neocórtex humano é muito maior em relação a outras partes do cérebro. Os chimpanzés, se motivados, são capazes de se desempenhar espantosamente bem. Eles parecem capazes de pensamento simbólico e de comunicação, bem como de desenvolver conceitos teóricos simples. Entretanto eles não podem aprender a falar. Esta limitação é causada por diferenças nas áreas respectivas, e em menor grau por diferenças nos órgãos da fala, tais como boca e laringe [52].

Mas estas mudanças quantitativas não explicam as diferenças qualitativas entre os humanos e mesmo os animais superiores. Por que apenas os humanos criam cultura? Por que os seres humanos podem refletir sobre si próprios, seu passado, presente, e futuro, e o mundo ao redor deles? Por que eles pesquisam a ciência, e por que vemos traços de arte até mesmo nos primeiros períodos da história humana? Apenas os humanos sabem que irão morrer. Esta consciência tem sido um dos motivos para a criação de ritos de enterrar ou cremar os mortos e na crença de uma vida após a morte.

Aqui, pode ser útil uma noção que certamente não explica a evolução humana, mas mostra alguns paralelos com outros fenômenos naturais. Este é o conceito de emergência [9, 10]. Com a crescente complexidade emergem novas propriedades em um sistema que não pode ser previsto pelas propriedades de suas partes. Idealmente a ciência deve tentar compreender um sistema em seu nível apropriado. Seria errado fazer uma análise científica apenas nos níveis mais elementares com o argumento de que um sistema complexo não é nada além de suas partes componentes. Isto seria um reducionismo impróprio. Entretanto, uma tentativa de conectar vários achados uns com os outros faz sentido, e em geral é necessário para uma compreensão do fenômeno em estudo. A acusação de reducionismo impróprio não pode ser feita contra tal enfoque. As reações químicas, por exempo, podem ser explicadas em princípio por propriedades dos átomos, reveladas por estudos de física usando a mecânica quântica, mas estes fatores não fazem com que os químicos abandonem os conceitos e métodos da química. Os organismos vivos não são "mais que" um conglomerado de átomos e compostos químicos. Ainda assim, a biologia tem seus próprios conceitos e métodos que requerem mais que enfoques físico-químicos. Um estudo dos mecanismos biológicos e genéticos é melhor feito primeiro no nível molecular (físico-químico), seguido de uma variedade de métodos que tentam compreender a interação de genes e produtos uns com os outros e com o ambiente. Uma compreensão total do desenvolvimento embrionário, regulação gênica, morfogênese e atividade do sistema nervoso central, em última análise requer mais que meras descrições de processos moleculares.

A propriedade dos seres humanos mais difícil de se explicar é a emergência da consciência. A relação entre mente e corpo (o "problema mente-corpo") há muito é discutida pelos filósofos. Em nossa opinião, a mente é um sistema complexo de processos neuronais dentro do cérebro. Tal formulação, entretanto, não significa que a mente "não é nada mais que" um conjunto de processos neuronais. Ela é uma propriedade emergente destes processos que estão ordenados de modo específico para produzir as várias propriedades da mente, inclusive a consciência.

A diferença entre os humanos e os animais pode ser compreendida pelo mesmo princípio: os elementos estruturais e funcionais do corpo humano, dos genes aos processos metabólicos, e mesmo os princípios organizacionais do cérebro, são muito similares aos encontrados em outros animais. Durante a evolução, entretanto, o sistema nervoso central tornou-se progressivamente complexo, e esta complexidade levou à emergência de novas propriedades. O refinamento dos processos mentais e emocionais que evoluiu em resposta aos desafios diários, como a obtenção de alimento e abrigo, alimentar os filhos e se proteger dos riscos e predadores naturais, levou a um ponto de evolução no qual tais habilidades vieram a ser usadas para outros fins, como a arte, religião, e, muito depois, a ciência. Mesmo tais atividades unicamente humanas inicialmente serviram a fins práticos, como um melhor sucesso na caça por meio de feitiçaria ou conseguir ajuda dos deuses para superar riscos da vida cotidiana. Os humanos depois se preocuparam com a condição humana em si:

um resultado emergente do aumento de complexidade de seu sistema nervoso central. Seria impróprio explicar fenômenos religiosos como "nada além de" resultados de condições psicológicas ou econômicas. Entretanto, tais condições contribuem para uma melhor compreensão da religião. Do mesmo modo que parece haver uma capacidade inata para idiomas, pensamos também que o cérebro humano pode ter tendências mitopoéticas inerentes que sob condições externas apropriadas levam ao desenvolvimento da religião.

O problema mais desafiador é a semelhança marcante entre nossos parentes evolutivos mais próximos, os chimpanzés, e os humanos. Embora existam diferenças morfológicas significativas em características externas, existem muito poucas diferenças nas seqüências de DNA e proteínas entre estas duas espécies. Um importante problema enfrentado pelos geneticistas humanos é explicar a diferença qualitativa marcante entre o comportamento dos humanos e o dos chimpanzés. Os humanos desenvolveram a linguagem falada e toda a superestrutura da cultura humana, juntamente com a habilidade em considerar o passado e o futuro. É considerado improvável que esta grande diferença no sistema nervoso central seja baseada em genes humanos inteiramente novos. É mais provável que mecanismos ainda não descobertos no cérebro humano levaram a algum tipo de uso melhorado das estruturas neurais existentes, que são muito similares nas duas espécies, com o resultado de que a obtenção da cultura humana e a consciência se tornaram possíveis. Uma mudança relativamente pequena no cérebro pode ter levado ao surgimento do que pode ser considerado como um salto qualitativo no uso humano da atividade nervosa central. Assim, uma pequena diferença no nível biológico supostamente levou a uma grande diferença em como estas espécies muito proximamente relacionadas usam seu sistema nervoso central. Mais importante, uma cultura inteiramente nova e qualitativamente diferente evoluiu nos humanos, que é única, e não é encontrada em nenhuma outra espécie neste planeta.

Concluindo, os elementos da "condição humana" podem ser encontrados em uma ou outra forma nos animais, bem como, primariamente mas não exclusivamente, em nossos parentes mais próximos, os grandes macacos. A partir de mudanças quantitativas de tais elementos emergiu uma qualidade nova especificamente humana. É improvável que apenas os enfoques moleculares elucidem a qualidade única que nos torna humanos. As técnicas moleculares são eminentemente adequadas para resolver muitos problemas atuais, e provavelmente para a compreensão do sistema nervoso. Entretanto, sentimos que será necessário mais que a biologia molecular, possivelmente até mesmo um paradigma científico inteiramente novo, para se compreender as "conquistas" do sistema nervoso central humano.

14.2.6 Pesquisa das Atuais Populações "Primitivas"

A maioria dos enfoques ao estudo da evolução humana é baseada em evidências indiretas. As conclusões são derivadas de achados esqueléticos, de cromossomos, proteínas, DNA, ou de observações comparativas de espécies diferentes. Existe um enfoque um pouco mais direto. A despeito do "progresso" mundial da civilização moderna, algumas populações humanas ainda estão vivendo como caçadores e colhedores, ou seja, em condições que diferem pouco das de nossos ancestrais remotos durante a evolução humana. Na época atual tais populações têm sido cada vez mais estudadas por geneticistas humanos e antropólogos para obter informações sobre as forças ambientais que moldaram nossa constituição genética.

Problemas para os quais as Populações Primitivas Podem Fornecer Evidências. Existem várias perguntas para as quais o estudo de populações primitivas pode sugerir respostas [79]:

a) Tamanho dos grupos populacionais e isolamento: Como explicado na Seção 13.3, o tamanho e isolamento reprodutivo de populações são dois fatores importantes subjacentes a flutuações aleatórias das freqüências gênicas, formação de subgrupos tais como raças, e finalmente especiação. Por outro lado, estes parâmetros são especialmente sujeitos a diferenças em condições ambientais.
b) Controle da população: Existem evidências de que o tamanho geral das populações humanas foi mais ou menos constante durante longos períodos, e que existia um equilíbrio entre o tamanho da população e as condições ecológicas, especialmente fornecimento de alimentos. A civilização moderna perturbou muito este equilíbrio, tornando a atual "explosão populacional" uma das mais perigosas ameaças ao futuro da espécie humana. Embora o estudo das populações primitivas não possa fornecer indícios significantes para a sobrevivência da civilização moderna, ele é útil para se observar como as populações primitivas lidavam para ajustar o tamanho da população a suas condições ecológicas.
c) Seleção natural devida a fertilidade diferencial: Como explicado na Seção 12.2.1, a seleção natural implica em que vários genes dentro do reservatório gênico de uma população têm chances diferentes de passar para o reservatório gênico da geração seguinte. Estas chances dependem da mortalidade e/ou fertilidade de seus portadores. A mortalidade diferencial não pode ser prontamente estudada nas populações primitivas, e as observações da fertilidade diferencial são, portanto, de especial interesse.
d) Padrões de doenças: A evidência histórica mostrou conclusivamente que durante os séculos recentes as doenças, especialmente as causadas por agentes infecciosos, tiveram um papel importante na mortalidade durante a lactância e a infância. Portanto, algumas doenças infecciosas supostamente tiveram um papel importante na seleção natural. Isto levanta a dúvida de se, e até que ponto, a seleção genética pela resistência a doenças infecciosas se aplica também aos primitivos caçadores e colhedores.
e) Relaxamento da seleção: A seleção natural indubitavelmente foi relaxada para muitas características que eram prejudiciais nas condições primitivas. Existem diferenças genéticas entre as populações primitivas e as civilizadas de hoje que surgiram num relaxamento da seleção?

Populações nas quais Estes Problemas Foram Estudados. As investigações nos índios da América do Sul que vivem nas selvas do Brasil e da Venezuela, os Xavantes, Ianomamis e Makiritare, foram bem informativas. Na época destes estudos, nas décadas de 60 e início de 70, as tribos estavam entre as menos aculturadas da América do Sul. Ainda assim, elas diferiam em muitas maneiras do modo de vida de caça e coleta prevalente durante grande parte da evolução humana. Infelizmente, os verdadeiros caçadores e colhedores restantes ou foram muito perturbados pelos estilos modernos de vida ou são em número tão reduzido e retirados em áreas inacessíveis, que o estudo apropriado de um número suficiente de indivíduos parece impossível. Entretanto, as tribos estudadas estão muito mais próximas a caça e coleta que dos humanos civilizados em seu modo geral de vida e estrutura reprodutiva. Eles vivem em vilas primitivas que servem como base para suas expedições de caça e coleta. Elas geralmente são abandonadas após alguns anos. A agricultura primitiva (mandioca, abóbora, batatas, bananas e milho) corresponde a uma parcela menor de alimentos entre os Xavantes, e uma muito maior entre os Ianomamis [12].

Alguns dos resultados mais importantes destes estudos são discutidos a seguir.

Tamanho dos Grupos Populacionais e Isolamento. A vila é a unidade mais importante; o tamanho da população de uma vila varia entre cerca de 40-50 e cerca de 150-200 [12]. Se a população ficar muito grande, as regras sociais passam a correr um risco maior, e parte da comunidade, consistindo em várias famílias, pode se separar. Este tamanho pequeno da população, juntamente com a tendência inerente ao isolamento, obviamente favorece a criação de muitas subpopulações com reservatórios gênicos diferentes e portanto uma rápida evolução.

Controle Populacional. A taxa de nascimento humano máxima é muito maior que a necessária para a manutenção de um tamanho populacional constante. Nas populações humanas civilizadas dos últimos séculos, a regra tem sido uma alta mortalidade na infância e juventude e durante a idade reprodutiva. As causas mais importantes de morte são as doenças infecciosas, má nutrição e morte de mulheres relacionada a gestação e parto.

Entre os índios primitivos estas causas de morte eram menos importantes; o número de filhos por mulher é limitado, e uma taxa efetiva de nativivos de aproximadamente um filho a cada 4 ou 5 anos é mantida por uma variedade de medidas, tais como tabus de intercurso, lactação prolongada (as crianças em geral são desmamadas por volta dos 3 anos), aborto e infanticídio.

O infanticídio é praticado especialmente quando uma criança é muito defeituosa, ou quando vários nascimentos se seguem muito proximamente [79]. Os neonatos femininos são mortos muito mais freqüentemente que os masculinos. A saúde dos filhos sobreviventes parece ser excelente e permanece boa até cerca dos 40 anos. A taxa de morte da população abaixo dos 40 anos de idade parece ser mais baixa que a atual em populações civilizadas de países em desenvolvimento tais como Índia, ou supostamente das populações européias de 200 ou mais anos atrás. Por outro lado, os indivíduos com mais de 40 anos raramente são observados. Suas causas de morte não são evidentes. A morte por guerras, lutas intratribais de homens, ou por pneumonia são fatores plausíveis. Entre os grupos com idade mais jovem, entretanto, estas tribos mantêm um padrão de saúde perdido por nossos ancestrais não muito distantes como um tributo aos contínuos assentamentos e agricultura, e recuperado, e parcialmente suplantado, apenas recentemente como resultado da higiene e da medicina modernas.

Seleção Natural Devida a Fertilidade Diferencial. Como explicado na Seção 14.1, o aspecto mais importante da evolução humana foi a melhora das capacidades mentais inatas. As mudanças no tamanho do cérebro supostamente foram acompanhadas por alteração na sua estrutura e função. Tal melhora nas atividades mentais requer uma vantagem reprodutiva em favor dos indivíduos portadores de genes para tais habilidades. Embora nossos conhecimentos sobre a base genética de tal variabilidade comportamental seja limitada (Cap. 15), é razoável supor que genes de tais capacidades são encontrados entre pessoas que têm posições de liderança na hierarquia social de sua vila, pois elas são capazes de planejar caçadas, fornecer alimentos e lidar com controvérsias entre os membros da comunidade.

De fato, os líderes da vila tinham várias esposas e desproporcionalmente mais filhos [80]. O efeito de sua poligamia é o mais marcante, pois as meninas neonatas são muito mais ameaçadas por infanticídio que os meninos, criando nos Ianomamis uma proporção sexual de 128 ♂/100 ♀ para o grupo etário de 0 a 14. Juntamente com a poligamia dos líderes isto só pode significar que alguns homens são totalmente impedidos de se reproduzir.

Em um grupo Xavante, 16 dos 37 homens casados eram polígamos; 65 dos 89 filhos que sobreviveram vieram destes casamentos polígamos. O líder tinha se casado não menos que cinco vezes, mais que qualquer outro membro do grupo. Estas cinco uniões resultaram em 23 filhos sobreviventes, aproximadamente um quarto de todos os filhos do grupo [81].

Se a alta reprodução dos machos socialmente mais graduados fosse uma característica geral das populações humanas primitivas, e se a habilidade mental que leva a uma posição social alta tiver pelo menos em parte uma base genética, existirá um mecanismo plausível para uma evolução relativamente rápida desta característica humana específica.

Equilíbrio por Doença [79, 82]. A população até os 40 anos em geral tinha uma excelente saúde. Ao mesmo tempo, os níveis de gamaglobulina sérica eram cerca de o dobro dos das populações civilizadas. Assim, os neonatos deverão ter um alto nível de anticorpos adquiridos transplacentariamente. Para citar Neel:

> Durante os primeiros meses de suas vidas, estas crianças estão em contato íntimo com seu ambiente, fato hoje em que em dia causaria horror a uma mãe ou médico moderno. Elas amamentam nos mesmos seios em que os jovens mamíferos de estimação também foram amamentados; e essas crianças logo estão engatinhando no solo contaminado por fezes e mastigando uma variedade inacreditável de objetos. Nossa tese é de que o alto nível de anticorpos de origem materna, a exposição precoce a patógenos, o período prolongado de lactação e a condição nutricional, geralmente excelente da criança, possibilitam que ela passe por uma transição relativamente suave de imunidade passiva para ativa a muitos agentes patogênicos aos quais está exposta.
>
> Por outro lado, uma epidemia externa pode ter conseqüências catastróficas, não tanto porque os indivíduos não podem superá-la mas porque a vida na vila chegou a um ponto em que quase todos estão doentes, como foi observado quando uma epidemia de sarampo foi introduzida em uma comunidade Ianomami.

Para mencionar apenas um exemplo da história: durante o século após a descoberta européia da América (1492) a população indígena do México foi reduzida de cerca de 20 milhões para cerca de 1,6 milhão [25], supostamente por doenças infecciosas recém-introduzidas, tais como varíola.

Estas Observações em Algumas Tribos Indígenas Podem Ser Generalizadas? As numerosas populações mais ou menos "primitivas" que são os principais objetivos das pesquisas etnológicas apresentam uma gama enorme de variação na maior parte dos aspectos da vida social e cultural. Infelizmente, os estudos sobre genetica médica e mesmo sobre a demografia mais simples de tais populações são muito escassos. O motivo provavelmente pode ser encontrado na sociologia da ciência: a maioria dos etnólogos e antropólogos sociais envolvidos em trabalhos de campo com tais populações em geral são treinados em lingüística, sociologia, e outras ciências sociais e não são orientados para biologia e medicina.

Em vista das poucas informações, podemos questionar que algumas destas características biológicas citadas acima são específicas para as populações examinadas, e que as extrapolações para nossos ancestrais primitivos não são garantidas. As pesquisas interdisciplinares nas poucas populações primitivas restantes do mundo são muito necessárias para se determinar que aspectos de sua biologia são únicos a determinadas culturas e ambientes naturais, e quais podem ser generalizadas. Tal pesquisa interdisciplinar é mais urgente, pois as populações primitivas hoje estão desaparecendo rapidamente como uma conseqüência da melhoria dos transportes e de uma crescente abertura de áreas remotas. Os estudos sobre os índios da América do Sul citados acima são paradigmáticos deste enfoque interdisciplinar.

Relaxamento da Seleção. Seria esperado que as comparações entre populações primitivas e civilizadas dêem algumas evidências quanto a perda ou redução de características adaptativas nestas últimas em comparação às primeiras. De fato, foram sugeridas algumas mudanças com base em evidências dispersas. Por exemplo, os defeitos de visão a cores parecem ser mais comuns em populações com uma longa história de agricultura que nas populações de caça e coleta. Para a acuidade visual e auditiva e algumas outras características, foram propostas diferenças similares [89], mas a evidência real para visão a cores, que entendemos bem no nível molecular (Seção 15.2.1.5) não é muito impressionante. Estudos cuidadosamente programados são urgentemente necessários.

14.3 Genética das Diferenças de Grupos Dentro da Espécie Humana

14.3.1 Raças

Classificação das Raças. Todos os seres humanos atualmente vivos pertencem a uma espécie: todas as reproduções entre humanos de populações bem diferentes foram demonstradas como tendo prole fértil. É impossível dizer com certeza se algum dos tipos ancestrais humanos, tais como o homem de Neandertal, eram membros da espécie *Homo sapiens*.

A espécie *Homo sapiens* é dividida em populações comumente chamadas de raças. *Uma raça é uma população grande de indivíduos que têm uma proporção significativa de seus genes em comum e pode ser distinta de outras raças por seu reservatório gênico comum.* Em épocas antigas, os membros de uma raça em geral viviam juntos sob condições socioculturais similares. A conotação de "raça" como um grupo populacional amplo se mescla sem limites nítidos em pequenas unidades tais como "demes". A classificação e a história das raças é um dos principais campos de pesquisa da antropologia clássica nos séculos dezenove e especialmente início do vinte. As classificações eram baseadas na impressão visual e nas distribuições estatísticas de características mensuráveis. Com o desenvolvimento da genética humana nas décadas recentes tais categorizações foram suplementadas por evidências baseadas em freqüências de polimorfismos genéticos. As classificações por vários autores diferem um pouco em detalhes [49]; subdivisões nas três principais raças, negróides, mongolóides e caucasóides são aceitas por praticamente todos os observadores. Dois grupos menores, os Khoisanids ou Capóides (aborígines que falam San, do sudeste da África) e os australóides (aborígines australianos e Negritos) em geral são acrescentados.

Diferenças Genéticas entre Raças. A definição de raça usada aqui é a genética, e seria desejável basear a classificação racial em características geneticamente bem definidas que foram estudadas em nível gênico. Vários grupos de tais características podem ser distintos.

Muitos genes são comuns a todos os seres humanos, possivelmente com pequenas diferenças em freqüências gênicas. Por exemplo, todos têm os genes que determinam as enzimas necessárias para os vários processos metabólicos básicos. Indivíduos excepcionais com mutações raras que afetam estes genes sofrem de erros hereditários do metabolismo. Muitos destes genes são mais ou menos idênticos nos humanos e outros seres vivos.

Outras características geneticamente determinadas são a herança comum de todos ou quase todos os membros de uma única raça, e faltam nas outras raças. O número de tais características parece ser um tanto pequeno. Geneticamente elas não estão bem definidas. Um exemplo é a pálpebra dos mongóis.

Um outro grupo de características genéticas ocorre, com algumas exceções, em apenas uma das três raças principais, mas está ausente nas outras duas. Este grupo compreende um número bem definido de polimorfismos genéticos (Quadro 14.4). Um exemplo é o tipo sangüíneo Diego [61-63]. Ele foi descoberto em 1953 na Venezuela em quatro gerações de uma família e estava ausente na maioria dos brancos. As pesquisas de populações de índios americanos mostram freqüências fenotípicas do tipo Di^a entre 0,025 e 0,48. Populações de brancos e negros não apresentam este alelo. As de origem mongol, como os japoneses e chineses, por outro lado, geralmente o apresentam, embora em freqüência média mais baixa que os índios da América do Sul. Este achado é consistente com a assertiva da antropologia clássica de que os índios americanos são parte da principal raça mongol.

Uma outra classe de características genéticas é mais freqüente em algumas populações que em outras. Ela compreende características genéticas e alelos que são observados em todas as raças humanas, mas com freqüências diferentes. Os exemplos são alelos da maioria dos polimorfismos genéticos e genes que determinam características de variação contínua, como estatura, proporções do corpo e funções fisiológicas. Os polimorfismos genéticos são cada vez mais usados para a caracterização genética de populações diferentes [77]. Tornou-se possível traçar as afinidades antropológicas e o possível papel da seleção em determinar algumas freqüências gênicas. Os resultados gerais mostram claramente superposições em freqüências gênicas entre as populações e ilustram as dificuldades de classificações raciais fixas. Embora as diferenças, por exemplo, entre uma população sueca e uma coreana sejam bem nítidas usando todos os marcadores, estas diferenças não foram encontradas entre populações vizinhas. As diferenças entre os membros dentro de cada grupo racial em geral excedem aquelas entre as principais raças (mongóis, negros, e brancos). Heteromorfismos cromossômicos microscopicamente visíveis (Seção 2.1.2.3) também apresentam diferenças raciais [90].

Como Evoluíram as Diferenças Genéticas entre as Raças? O principal fator na evolução dos fenótipos, e na formação de raças específicas, *parece ser a seleção natural na adaptação a condições ambientais diferentes.* Para que a seleção seja efetiva em produzir diferenças genéticas, tais como as que existem entre as raças principais, é necessário um considerável isolamento reprodutivo entre as populações. Há algum período na história antiga no qual a espécie humana tenha sido subdividida em três populações mais ou menos isoladas?

Quadro 14.4 Diferenças genéticas entre os principais grupos raciais em alguns polimorfismos genéticos expressos (dados de Morton e col. 1967 [77])

Sistema	Gene	Faixa aproximada de freqüências gênicas:		
		Negróides	Mongolóides	Caucasóides
Grupos sangüíneos				
Diego	DI*A	~0	~0-0,5	0
Duffy	Fy	~0,98-1,00	~0	~0
Kell (Sutter)	JsA*	~0,02-0,20	~0	~0
Proteínas séricas e isoenzimas sangüíneas				
Ceruloplasmina	CP*A	~0,04-0,10		~0,01
Componente	GC*CHIP	~0	Índios Cippewa ~0,10	0
grupo-específico	GC*AB	~0	Australianos, Nova Guiné ~0,02-0,2	0
IGHG (Gm)	Haplótipos IGHG	*1,5,13,14,17;1,5,14,17; 1,5,6,17;1,5,14,17*	1,17,21;1,2,17,21; *1,13,17;1,3,5,13,14*	1,17,21;1,2,17,21; *3,5,13,14*
Peptidase A	PEP*E2	~0,07-0,1	~0,003-0,04	0
PGM2	PGM2 (Atkinson)		0	0

Haplótipos em numerais itálicos são específicos destes grupos raciais.

Durante o período glacial mais recente, cerca de 100.000 anos atrás, a maioria da superfície de nosso planeta era coberta de gelo (Fig. 14.14). As montanhas do Himalaia e Altai juntas a suas áreas glaciais separaram o continente eurasiano em três áreas, criando condições para a evolução separada de brancos no oeste, mongóis no leste, e negros no sul. Embora as áreas habitacionais atuais das três principais raças não correspondam às áreas nas quais evoluíram, as migrações podem explicar as discrepâncias [105].

Diferenças Genéticas que Podem Ser Explicadas por Mecanismos Seletivos Específicos: Pigmentação da Pele e Luz Ultravioleta. A diferença mais conspícua entre as principais raças é a diferença na pigmentação da pele. A maior parte dos primatas não humanos hoje em dia tem pigmentação intensa escura, e é razoável supor que nas populações humanas ancestrais a pigmentação escura também era proeminente, particularmente porque os primeiros humanos mais provavelmente viviam na África. Por que então os mongóis e os brancos têm pigmentação clara?

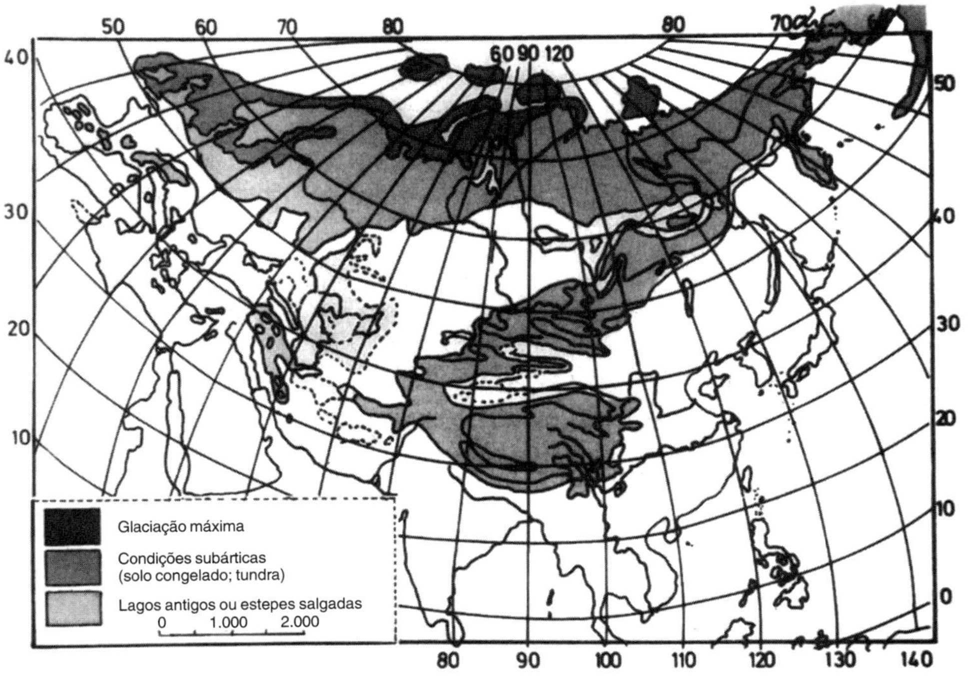

Fig. 14.14 O continente eurasiano há cerca de 100.000 anos. Três hábitats estão quase que totalmente separados uns dos outros pelas montanhas do Himalaia e Altai, juntamente com suas áreas glaciais. (von Eickstedt 1934 [104])

De acordo com uma hipótese plausível, houve uma adaptação à baixa irradiação ultravioleta (UV) nos hábitats destas duas raças. A luz UV é necessária para a conversão de pró-vitamina D em vitamina D na pele humana. A vitamina D é necessária para a calcificação dos ossos, e sua deficiência leva ao raquitismo. Uma das características mais perigosas do raquitismo é a deformação pélvica, que impede o nascimento normal, e, sob condições primitivas de vida, em geral levava à morte da mãe e da criança. Este efeito obviamente teve uma forte pressão de seleção. A Fig. 14.15 mostra o grau de pigmentação da pele e a intensidade da irradiação por luz UV nas várias áreas do mundo [106].

A hipótese significa que a radiação UV pode penetrar mais facilmente na pele de pigmentação clara, e portanto que doses idênticas de UV levam a mais formação de vitamina D na pele clara. Os experimentos com amostras de pele de porcos foram bem informativos. Estes animais tinham pigmentação escura no meio de seus corpos, enquanto as regiões craniana e caudal tinham pouca ou nenhuma pigmentação. A formação de vitamina D após irradiação UV *in vitro* é maior na pele não- pigmentada que na pigmentada dos mesmos animais [4] (Fig. 14.16). Duas populações humanas são aparentes exceções à correlação geográfica com a pigmentação da pele: os esquimós e os pigmeus africanos. Ambos, especialmente os últimos, têm pigmentação escura a despeito do fato de que a irradiação UV nas regiões árticas e no solo das florestas tropicais seja escassa. Os esquimós parecem obter abundante vitamina D dos peixes e focas, os pigmeus possivelmente de larvas de insetos que formam parte de sua nutrição [32].

Freqüência do Alelo Fy^- em Negros. O alelo Fy^- do sistema sangüíneo Duffy é freqüente entre os negros mas é muito raro, ou não ocorre, nos mongóis e brancos. Os negros com este alelo têm uma total resistência ao agente infeccioso da malária terçã, o *Plasmodium vivax* [74]. A malária terçã raramente é fatal, se o for, e uma vantagem seletiva não é portanto imediatamente óbvia. Entretanto, sob condições primitivas de vida e em uma população exposta a múltiplos agentes infecciosos e parasitas, a infecção de malária pode ser de fato um grave risco para a saúde.

A descoberta de que o grupo sangüíneo Duffy está envolvido na atividade do receptor para *P. vivax* é de grande importância paradigmática, porque ilustra o significado biológico de um polimorfismo de hemácias, previamente descoberto, cuja função era desconhecida, como é o caso da maioria dos polimorfismos. Como praticamente os africanos são Duffy negativos, este exemplo também demonstra como um alelo que é geralmente observado em freqüências polimórficas se espalha por toda a população devido à sua vantagem seletiva.

Uma hipótese alternativa foi recentemente elaborada [67]. Sugeriu-se que as altas freqüências preexistentes do alelo Duffy-negativo impedem que a malária vivax se torne endêmica na África ocidental.

Restrição e Persistência de Lactose [34, 35]. A lactose é o único carboidrato nutricionalmente importante no leite (Fig. 14.17). Para ser absorvida pelo intestino delgado, a lactose tem primeiro que ser hidrolisada por uma enzima específica, a lactase, situada na borda em escova das células do epitélio intestinal. O leite de quase todos os mamíferos contém lactose. A atividade da lactase é alta durante o período neonatal e de lactância em todas as espécies de mamíferos e em todas as populações humanas, mas declina na época do desmame. Depois, a atividade da lactase é mantida em níveis baixos, geralmente menos de 10% da atividade do neonato.

Considerava-se até poucos anos atrás que os humanos representavam uma exceção: eles "normalmente" pareciam manter sua atividade de lactase até a idade adulta. Tais pessoas com persistência de lactase podem tolerar grandes quantidades de lactose. Após uma sobrecarga de lactose elas apresentam uma considerável elevação da concentração sangüínea de glicose e galactose, os açúcares que constituem a lactose.

Restrição e Má Absorção de Lactose [35]. Nas pessoas com baixa atividade de lactase, há pouco ou nenhum aumento de glicose sangüínea após a ingestão de leite. Muitos desenvolvem sintomas clínicos de intolerância após consumir 25-50 g de lactose (1 litro de leite de vaca contém até 50 g de lactose). Estes sintomas são uma diarréia aquosa e ácida, cólicas abdominais e flatulência. Quantidades menores de leite e laticínios dos quais alguma lactose tenha sido removida por fermenta-

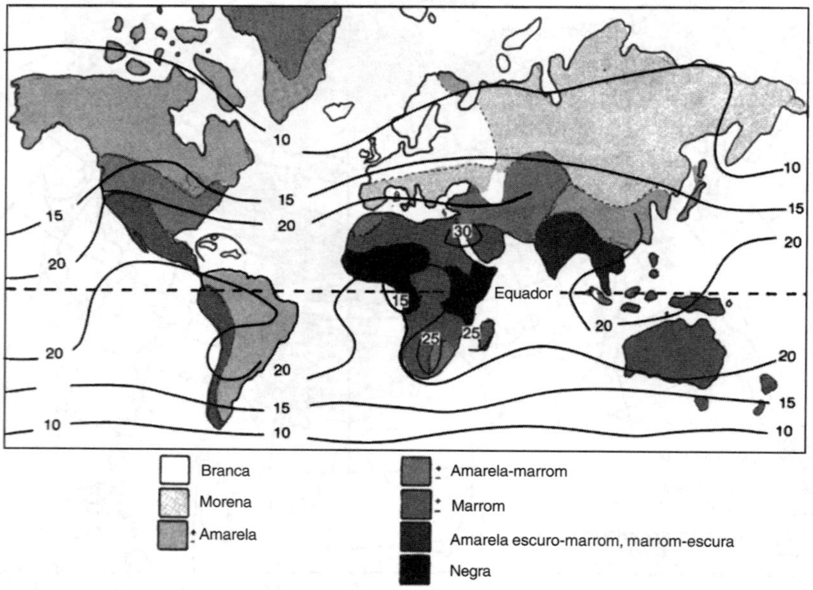

Fig. 14.15 Intensidade de luz ultravioleta e pigmentação média da pele em várias áreas e populações indígenas do mundo. *Números*, intensidades médias de irradiação solar global em um plano horizontal na superfície de nosso planeta (mW cm^{-2} avaliado em 24 h, por todo ano). (Adaptado de Walter 1970 [106]; Mourant 1976 [76])

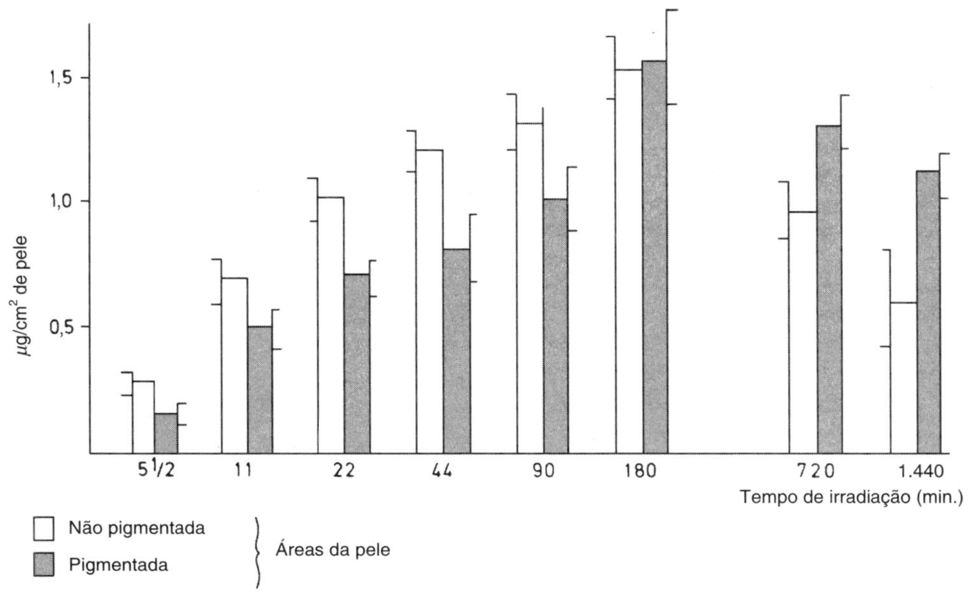

Fig. 14.16 Formação de vitamina D ($\mu g/cm^2$ de pele, *ordenada*) em amostras de pele de porcos após a irradiação com luz UV (S 300; 50 cm de distância); *abcissa*, tempo de irradiação. Após irradiação de até 90 min, a formação de vitamina D é menor na pele pigmentada que na não pigmentada. A síntese na pele pigmentada é muito retardada e maior que na pele não pigmentada apenas após 180 min. *Colchetes*, desvios-padrão das médias. (De Bekemeier 1969 [4])

ção, tais como iogurte ou coalhada, são toleradas sem efeitos indesejáveis. Os estudos comparativos da tolerância de lactose entre os negros americanos e os brancos mostraram que a intolerância à lactose devida à má absorção é muito mais freqüente em negros [2]. Desde esta época, os estudos de muitas populações tornaram-se disponíveis [35] (Fig. 14.18). O método mais confiável para se determinar se a lactase intestinal está presente é a dosagem enzimática em biópsias intestinais. Tal método não é adequado para estudos populacionais ou familiares. Portanto, os testes-padrão de tolerância à lactose foram feitos para medir a elevação de glicose sangüínea ou de H_2 no ar exalado após ingestão de uma dose oral padrão de lactose. Os estudos familiares mostraram que a restrição de lactase (um termo melhor que intolerância à lactose) é herdada como uma característica autossômica recessiva [92]. O gene de lactase, cujos alelos aparentemente causam os fenótipos de L. persistência e L. restrição, foram localizados no cromossomo 2. Os alelos foram chamados de LAC^+P e LAC^+ R (223 100). O alelo para persistência (LAC^+P) é dominante em relação ao alelo de restrição (LAC^+R), mas nem todos os homozigotos para LAC^+ R sofrem os sinais clínicos de má absorção de lactose. O nível da ingestão diária de leite que leva a tais sintomas depende de muitos fatores, entre outros, dos hábitos dietéticos. Pode haver múltiplos alelos causadores da variante LAC*C: na Finlândia a mudança de alta atividade enzimática para baixa ocorre na segunda década de vida [92], enquanto em outras populações ocorre tão cedo quanto três anos.

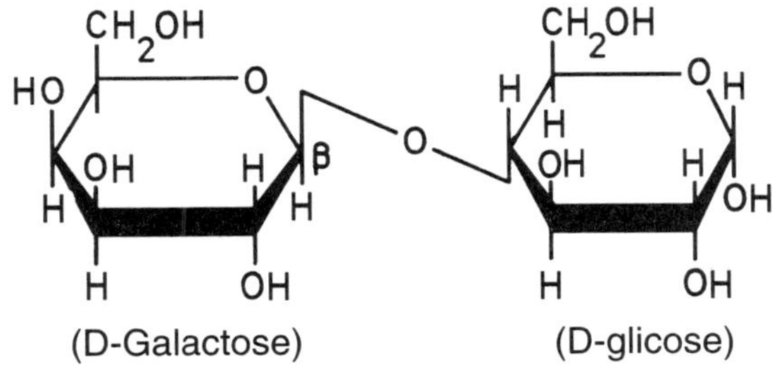

Fig. 14.17 O dissacarídio lactose.

Quando a restrição de lactase que leva à má absorção de lactase foi primeiro descoberta, alguns observadores acreditaram que ela era causada por uma falta de indução da enzima devida à baixa ingestão de lactose. Entretanto, esta hipótese foi eliminada experimentalmente. Entretanto, nem todos os pacientes que sofrem de má absorção de lactose são homozigotos para o gene LAC*R. Algumas doenças intestinais podem ter o mesmo efeito [35]. No momento não sabemos se a lactase formada pelos que absorvem mal difere em sua estrutura proteica da formada pelos que absorvem bem. A mudança de alta atividade de lactase para baixa na época do desmame nos que absorvem mal é um tanto similar à da mudança na produção de cadeias γ para β, e assim de HbF para HbA na síntese de hemoglobina. A persistência de atividade da lactase é uma característica similar à da persistência de hemoglobina fetal (Seção 7.3).

A persistência da atividade de lactase em crianças maiores e adultos, ou a tolerância de lactose, é muito rara ou ausente entre a maioria das populações mongóis, incluindo índios americanos e esquimós. Uma incidência igualmente baixa de tolerância à lactose é observada na maioria das populações árabes e judaicas, e nas populações da África tropical, aborígines australianos, e melanésios. Uma prevalência consistentemente alta de atividade de lactase (mais de 75%) é encontrada apenas entre pessoas da Europa setentrional e central, e em seus descendentes em outros continentes. Além disso, foram relatadas altas freqüências de tolerância à lactose em alguns grupos de pastores nômades na África. Foram observadas freqüências intermediárias (30 a 90%) na Espanha, Itália, e Grécia. O sudeste da Ásia apresenta uma alta variabilidade. Aqui a característica pode ter sido introduzida por migração. A população afro-americana mostra valores um pouco mais altos que os negros africanos.

O que É Normal? O que É Anormal? Concluindo, a maioria das populações humanas apresenta uma diminuição na atividade de lactase após o desmame. Este é o padrão comum em duas das três principais raças. Uma alta prevalência de atividade persistente é

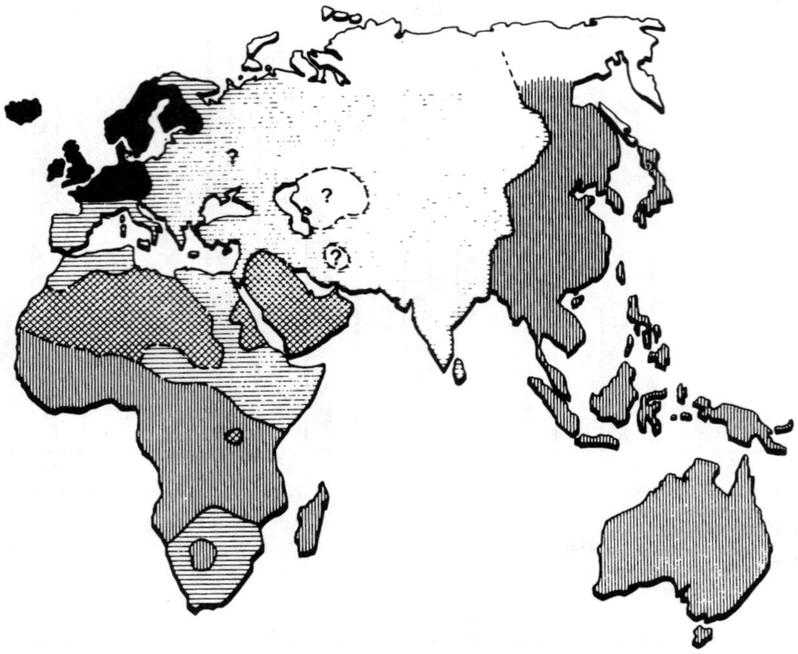

Fig. 14.18 Freqüência de má absorção restricional de lactose *versus* persistência de lactase nas populações do mundo. Tracejado vertical, populações não ingerindo leite com freqüências de restrição de lactase de > 90%; tracejado horizontal, populações que ingerem leite com distribuição variável de fenótipos de lactase (freqüência de restrição de lactase de 30 a 90%); xadrez, predominância de gene de resistência à lactase em nômades afro-árabes; áreas pretas, predominância do gene de persistência de lactase na Europa central e noroeste. Interrogações indicam a escassez de dados em grupos nômades da Ásia e leste da Europa. (Flatz [35])

encontrada apenas em brancos, e mesmo aqui não em todas as populações. Portanto, a perda desta atividade única após o desmame juntamente com sua conseqüência, a má absorção de lactose, é a condição "normal" em humanos, como é em outros mamíferos.

É um fenômeno cultural interessante que os cientistas considerem a persistência de atividade de lactase como sendo normal, pois esta característica era mais comum em populações de origem do nordeste da Europa, onde este trabalho foi feito. Esta tendenciosidade conceitual teve conseqüências econômicas. Em um esforço para melhorar a ingestão de proteínas por crianças em países africanos e asiáticos, o leite em pó foi distribuído em grandes quantidades sob a hipótese não razoável de que o que é bom para as crianças européias deve ser bom para as crianças dos países em desenvolvimento. Estes programas teriam que ser reconsiderados à luz de nossos conhecimentos das distribuições populacionais. Entretanto, quantidades moderadas de leite e laticínios são toleradas. Os programas com leites e laticínios adequados devem portanto ser úteis.

Seleção Natural. A predominância de má absorção de lactose em adultos da maioria das populações junto com sua ocorrência regular em outros mamíferos sugere que o gene responsável pela persistência da atividade de lactase ocorreu por mutação em algum ponto da evolução humana e que uma vantagem seletiva causou as altas freqüências em algumas populações. Qual a natureza desta vantagem? Foram propostas duas hipóteses principais:

1. Uma hipótese cultural histórica.
2. Uma hipótese que defende a melhor absorção de cálcio pela lactose.

De acordo com a hipótese cultural, a domesticação dos animais leiteiros no período neolítico (há cerca de 9.000 anos) resultou em uma vantagem seletiva dos indivíduos que podiam satisfazer uma proporção maior de suas necessidades nutricionais, principalmente proteínas, pelo consumo de leite. Nas tribos criadoras de gado discutidas acima esta hipótese poderia ser aplicada. Sua validade geral, entretanto, não é certa. Por exemplo, não há paralelo entre o hábito de ingerir leite e a prevalência de absorção de lactose. Grandes populações na África e na Ásia são consumidoras de leite, mas têm uma incidência muito baixa de absorção de lactose. Entretanto, sempre existem alguns indivíduos que absorvem; logo o gene está presente e pode ter sido favorecido pela seleção. A freqüência mais alta do gene na Europa é encontrada no sudeste da Escandinávia (0,7 a 0,75), onde os criadores de animais leiteiros foram introduzidos mais recentemente devido às condições desfavoráveis no período pós-glacial. Além disso, na época em que a refrigeração artificial do leite ou a produção de leite em pó ainda não tinha sido inventada, o leite coalhava em pouco tempo, e os que absorviam mal provavelmente descobriram que este tipo de leite causa menos sintomas digestivos. Uma vantagem específica do leite sob as condições ambientais da Europa setentrional é uma alternativa que merece ser considerada.

Além da vantagem seletiva da pele levemente pigmentada, a deficiência em vitamina D nas áreas do nordeste devido à irradiação UV diminuída e à grave desvantagem seletiva do raquitismo pela deformação pélvica das mulheres em idade reprodutiva também já foram mencionadas. Foi sugerido que a lactose pode substituir a vitamina D melhorando a captação de cálcio. O raquitismo tardio e a osteomalácia ocorrem em uma idade na qual a má absorção de lactose já se desenvolveu. O problema crucial desta hipótese é o mecanismo de um possível efeito protetor da alta absorção de lactose contra o raquitismo. Há um aumento específico de absorção de cálcio com a hidrólise da lactose? Os experimentos animais podem dar apenas resultados ambíguos, pois os animais adultos absorvem mal a lactose. Entretanto, os estudos em seres humanos mostraram que a absorção de cálcio é de fato aumentada pela absorção de lactose [16].

Independentemente do destino final da hipótese de cálcio, o problema é o tipo de hipótese heurística necessária em genética de populações humanas. A hipótese é específica, fornece um mecanismo pelo qual a seleção pode trabalhar e sugere experimentos pelos quais ela pode ser testada.

Existem evidências preliminares para uma associação de restrição de lactase e osteoporose nas mulheres mais idosas. Outras associações de doenças também foram citadas com a persistência de lactase, como a maior incidência de doença coronariana, hiperlipidemia e cataratas senis. Entretanto, faltam provas definitivas [35]. A variação genética do locus de lactase também é um excelente exemplo de ecogenética (Seção 7.5.2).

Vitamina D e Grupos GC do Soro. Um polimorfismo genético de uma fração imunologicamente definida da proteína sérica humana β_2 é conhecida desde 1959 [47]. São conhecidos muitos alelos, mas a maioria das populações é polimórfica para apenas dois deles, GC^1 e GC^2. Os aborígines australianos têm um terceiro alelo, GC^{Abo}, e os índios Chippewa têm um quarto, GC^{Chip}. Quando os primeiros dados de freqüências gênicas se tornaram disponíveis, viu-se que o alelo GC^2 tinha freqüências baixas nas áreas de alta aridez. Este achado foi explicado quando a função das proteínas GC foi descoberta, pois elas são proteínas transportadoras de vitamina D [21].

Um levantamento subseqüente sugeriu uma relação entre a luz do sol e os polimorfismos GC. Nos hábitats aborígines mundiais foram encontradas altas freqüências de GC^2 na maioria das populações que haviam vivido por um longo tempo nas áreas com baixa intensidade de luz do sol [76].

Esta distribuição geográfica sugere uma vantagem seletiva devida a um transporte mais eficiente de vitamina D, especialmente se o fornecimento é limitado, e portanto uma incidência menor de raquitismo nos indivíduos heterozigotos ou homozigotos para o alelo GC^2. O mecanismo exato ainda não foi elucidado.

Possíveis Mecanismos Seletivos para Outras Características Raciais. Além dos exemplos mencionados acima e os da seção sobre genética de populações, pouco se sabe sobre as vantagens ou desvantagens seletivas de características raciais. É razoável supor que a menor estatura dos esquimós e sua relativamente espessa gordura subcutânea tenha vantagens em um clima frio, e o tórax largo e profundo dos índios da América do Sul que vivem nos altos dos Andes esteja relacionado a adaptação respiratória para viver em grandes altitudes.

Os membros de diferentes grupos raciais mostram diferenças em suscetibilidade a doenças comuns sob as condições de vida dos EUA, noroeste da Europa e outros países afluentes. Os afro-americanos, por exemplo, são mais suscetíveis a pressão sangüínea alta que os brancos. Foi sugerido que os genes que facilitam a absorção de sódio podem estar presentes com freqüências mais altas entre as populações tais como afro-americanos, cujos ancestrais foram expostos a condições seletivas de climas quentes com intensa transpiração. A presença de tais genes sob as condições modernas de alta ingestão de sódio levaria à alta freqüência de hipertensão conhecida neste grupo populacional. Alguns grupos de índios asiáticos, por exemplo, em Trinidad, foram conhecidos como tendo freqüências mais altas de diabetes mellitus que outros grupos populacionais. A melhor compreensão de tais diferenças raciais indubitavelmente virá tão logo as pesquisas médicas com íntimo conhecimento da fisiopatologia da doença e a bioquímica se interessem por tais estudos.

Hipóteses como o conceito de "genótipo econômico" [78] e a rápida mobilidade de lipídios se ligaram para explicar a diabetes e a aterosclerose. Acredita-se que em condições de inanição o genótipo diabético permite uma mobilização mais eficiente de carboidratos, enquanto os genes que favorecem a aterosclerose têm sido explicados como permitindo uma mobilização mais rápida de gordura. Esta hipótese é apoiada pela evidência tanto em humanos quanto em outros animais. Por exemplo, a diabetes tipo II (bem como a obesidade) é muito conhecida (e está aumentando com a ocidentalização) entre os índios Pima e habitantes das ilhas do Pacífico. Camundongos heterozigotos para um gene de diabetes-obesidade sobrevivem ao jejum muito melhor que camundongos normais [17, 91].

Tais mecanismos seletivos que agiram no passado quando a inanição era comum por muitas gerações, também têm sido sugeridos para explicar a alta freqüência de aterosclerose (Seções 6.4.2.2; 7.6.4) na época atual. Com um maior conhecimento da genética e da fisiopatologia será possível sugerir, e testar, hipóteses mais específicas.

14.3.2 Futuro das Raças Humanas: Entrecruzamento Racial

As Raças Irão Desaparecer? Uma condição importante para a formação das raças foi o isolamento. Em seus antigos hábitats na Ásia, África, e Europa este isolamento ainda existe muito. Nas áreas mais recentemente habitadas, tais como as Américas do Norte e do Sul grandes "caldeirões de mistura" foram formados, compreendendo elementos de todos os três grupos raciais. A despeito dos costumes sociais, que mantêm os entrecruzamentos em um nível baixo, existem poucas dúvidas de que a mistura de raças irá aumentar, levando mais cedo ou mais tarde a uma população híbrida.

Por quanto tempo as principais raças serão consideradas como separadas depende dos desenvolvimentos políticos, e não pode ser previsto. É possível que as diferenças específicas das raças desapareçam a longo prazo por entrecruzamento.

Reproduções Inter-raciais no Hawaí [75]. Quais as conseqüências genéticas da mistura racial? Em uma época na qual os biólogos não pensavam em termos de variabilidades dentro de populações mas sim de variabilidade humana em termos de "tipos" raciais, a mistura racial era freqüentemente vista como disruptiva e levando a fenótipos desarmônicos. Era aceito que por longa seleção algumas combinações de genes foram "coadaptadas". Se tal coadaptação fosse rompida por mistura racial, resultariam fenótipos desarmônicos. Foi uma surpresa que as populações híbridas, tais como as entre os Nama (hotentotes) e os brancos do sudeste da África fossem totalmente viáveis e com saúde normal [31]. Além desta afirmativa, entretanto, os vários estudos antigos não podiam responder à pergunta dos possíveis efeitos genéticos nas reproduções inter-raciais. Uma outra consideração previa efeitos benéficos das misturas raciais. Como o "vigor híbrido" tinha sido demonstrado em formas inferiores de vida, foi sugerido que os híbridos raciais podem ser particularmente saudáveis.

Algumas respostas vieram de um estudo cuidadosamente planejado no Havaí [75]. A população do Havaí é composta principalmente de havaianos (polinésios), brancos, chineses, e japoneses, com menores adições de coreanos, filipinos, porto-riquenhos e outros. As estatísticas populacionais e instituições médicas são confiáveis, e as condições ambientais sob as quais os vários grupos raciais vivem diferem pouco e se superpõem muito. O casamento entre grupos raciais é muito comum. A tendência para o entrecruzamento é relativamente recente, de modo que podem ser observados os resultados na geração seguinte à hibridização inicial.

Escopo do Estudo e Dados. O escopo do estudo foi definido do seguinte modo:

a) Quais são os efeitos genéticos dos entrecruzamentos nos humanos sobre a primeira geração de híbridos?
b) As populações humanas representam combinações genéticas coadaptadas que foram rompidas após a primeira geração de entrecruzamento?

A principal parte dos dados consistia em 172.448 certidões de nascimento e 6.879 atestados de natimortos para todos os nascimentos registrados entre 1948 e 1958. Estes dados incluíam a filiação racial dos genitores. Esta filiação não significa que os genitores eram membros de "raças puras". Ela continha misturas variadas de outros grupos raciais que foram estimados usando-se dados de polimorfismos genéticos. A população de genitores era de 62,7% de havaianos e mongóis; o restante era principalmente de brancos. Informações adicionais vieram de registros sobre a estatura e peso materno em uma clínica.

A análise foi baseada em uma regressão gradativa considerando os fatores ambientais tais como diferenças socioeconômicas e cuidados médicos. Tal análise pode examinar a questão de como as diferenças entre algumas categorias podem ser explicadas por variáveis concomitantes, e o quanto do que é atribuído às reproduções inter-raciais pode ser examinado.

Resultados e Interpretação. O principal resultado deste estudo pode ser resumido rapidamente. *Não havia efeitos prejudiciais óbvios da reprodução inter-racial nas mortes fetais iniciais ou avançadas ou nas mortes pós-natais.* O peso ao nascimento e o peso e a estatura materna não estavam significativamente relacionados à hibridação materna. Um efeito materno sobre as complicações ao nascimento poderia ser esperado quando as mães eram japonesas ou chinesas e os pais eram brancos, porque as mulheres japonesas e chinesas são menores, mas tal efeito não foi encontrado. Como notado na Seção 6.3.3, a taxa de gêmeos dizigóticos é muito menor nos mongóis que nos brancos, e é provavelmente causada por uma diferença na freqüência de poliovulação, ou seja, por um fator materno. Esta conclusão foi corroborada pelo estudo de cruzamentos inter-raciais. A taxa de gêmeos dizigóticos depende apenas da raça da mãe, independentemente da raça do pai e da hibridez dos filhos. As mães que eram híbridas entre brancos e raças do Pacífico tinham uma freqüência baixa de gêmeos dizigóticos, muito parecida com a das mães provenientes do Pacífico. Se a predisposição genética para a poliovulação fosse uma característica limiar determinada por ação gênica aditiva, seria esperado que estas mulheres apresentassem uma freqüência intermediária de DZ. Este resultado sugere a participação de genes recessivos na poliovulação. Os dados sobre malformação congênita não foram tão confiáveis quanto os dados de mortalidade. Tomados como tal, não havia diferença na incidência geral de grandes malformações entre grupos raciais, mas as freqüências de algumas categorias de malformações variavam entre estes grupos. A espinha bífida, por exemplo, era mais freqüente nos japoneses do Havaí que nos japoneses da ilha principal, mas ainda era significativamente menos freqüente que nos brancos. Fatores tanto genéticos quanto ambientais devem ser importantes. A ocorrência de pé torto grave parece ser mais alta nos havaianos e baixa nos grupos do Pacífico. A incidência de malformações congênitas não foi influenciada pelos entrecruzamentos.

Houve uma pequena e insignificante vantagem geral das crianças híbridas que pode ser devida ao risco mais baixo de genes recessivos detrimentais ficarem em homozigose.

Dúvidas não Respondidas pelo Estudo do Havaí. As duas dúvidas criadas pelo estudo do Havaí podem ser assim respondidas:

1. Os efeitos genéticos dos entrecruzamentos em humanos sobre os híbridos da primeira geração não levam a nenhum efeito prejudicial, manifesto por morte perinatal e infantil, ou grandes malformações congênitas avaliadas pelas estatísticas vitais.
2. Não há evidências de combinações genéticas coadaptadas que fossem rompidas após a primeira geração de entrecruzamento, quando os neonatos são avaliados indiretamente pelo escrutínio dos certificados de nascimento e de morte.

Estas conclusões, entretanto, não respondem a todas as possíveis perguntas. Com base em evidências inadequadas a literatura antropológica antiga indicava combinações desarmônicas entre mandíbulas e dentes, uma afirmativa que foi gravemente criticada. Os cruzamentos raciais em coelhos entre raças de tamanhos extremos não mostraram tais desarmonias [99]. Alguns dos autores antigos atribuíram especificamente dificuldades emocionais de híbridos entre raças a tais combinações gênicas desarmônicas. Tais especulações foram geralmente baseadas em uma compreensão biologicamente incorreta de raça, onde as raças foram consideradas como tipos específicos e não como grupos populacionais com freqüências gênicas variáveis. O papel do ambiente foi em geral desprezado.

Não havia evidências para sugerir que a mistura racial tinha conseqüências genéticas deletérias. Menos homozigose com conseqüências benéficas para a incidência de muitas doenças recessivas é certa. Não podemos dizer com certeza se o vigor híbrido e a melhor saúde física e mental são resultados. Uma avaliação científica dos possíveis efeitos genéticos dos cruzamentos raciais necessitaria estudos adicionais da saúde física e mental dos híbridos em comparação a suas populações ancestrais sob condições ambientais cuidadosamente controladas.

Conclusões

A espécie humana evoluiu de populações de primatas não-humanos, mais provavelmente na África. A etapa mais importante neste processo foi o desenvolvimento de um cérebro complexo. Entre os animais atuais nossos parentes mais próximos são os grandes macacos, especialmente os chimpanzés, como visto pelas semelhanças na estrutura do DNA e cromossomos. A visão "clássica" representa a seleção natural como a força motriz principal da evolução, mas a "hipótese neutra" (Kimura) destaca o significado de processos aleatórios. É provável que tanto a seleção quanto a deriva aleatória tenham interagido para moldar a constituição genética das populações atuais. A espécie humana é dividida em subpopulações, geralmente chamadas raças, mas a variação genética dentro das raças tende a ser maior que entre as raças. A reprodução inter-racial, que agora é observada em uma taxa crescente, pode ser vantajosa para a saúde das futuras gerações.

Bibliografia

1. Barash DP (1977) Sociobiology and behavior. Elsevier, New York
2. Bayless TM, Rosenzweig NS (1966) A racial difference in incidence of lactase deficiency. A survey of milk intolerance and lactase deficiency in healthy adult males. JAMA 197 : 968-972
3. Becker PE (ed) (1964-1976) Humangenetik, ein kurzes Handbuch in fünf Bänden. Thieme, Stuttgart
4. Bekemeier H (1969) Evolution der Hautfarbe und kutane Vitamin D-Photosynthese. Dtsch Med Wochenschr 94 : 185-189
5. Bernardi G, Bernardi G (1986) Compositional constraints and genome evolution. J Mol Evol 24 : 1-11

6. Betz A, Turleau L, de Grouchy J (1974) Hétérozygotie et homozygotie pour une inversion péricentrique du 3 humains. Ann Genet 17 : 77
7. Bräuer G (1984) Präsapiens-Hypothese oder Afroeuropäische Sapiens-Hypothese? Z Morphol Anthropol 75 : 1-25
8. Britten RJ (1986) Rates of DNA sequence evolution differ between taxonomic groups. Science 231 : 1393-1398
9. Bunge M (1980) The mind-body problem. Pergamon, Oxford
10. Bunge M, Ardila R (1987) Philosophy of psychology. Springer, Berlin Heidelberg New York
11. Bush GL, Case SM, Wilson AC, Patton JL (1977) Rapid speciation and chromosomal evolution in mammals. Proc Natl Acad Sci USA 74 : 3942-3946
12. Chagnon NA 1968. Yanomamö, the fierce people. Holt, Rinehart and Winston, New York
13. Cherfas J (1991) Ancient DNA: still busy after death. Science 253 : 1354-1356
14. Clarke B (1970) Selective constraints on amino-acid substitutions during the evolution of proteins. Nature 228 : 159-160
15. Clemente IC, Ponsà M, Garcia M, Egozcue J (1990) Evolution of the simiiformes and the phylogeny of human chromosomes. Hum Genet 84 : 493-506
16. Cochet B, Jung A, Griessen M, Bartholdi P, Schaller P, Donath A (1983) Effects of lactose on intestinal calcium absorption in normal and lactase-deficient subjects. Gastroenterology 84 : 935-940
17. Coleman DL (1979) Obesity genes: beneficial effects in heterozygous mice. Science 203 : 663-664
18. Cooper DN, Krawczak M (1993) Human gene mutation. Bios Scientific, Oxford
19. Cooper DN, Schmidtke J (1984) DNA restriction fragment length polymorphism and heterozygosity in the human genome. Hum Genet 66 : 1-16
20. Copeland NG, Jenkins NA, Gilbert DJ et al (1993) A genetic linkage map of the mouse: current applications and future prospects. Science 262 : 57-65
21. Daiger EI, Schonfield MS, Cavalli-Sforza LL (1975) Group-specific component (Gc) proteins bind vitamin D and 25-hydroxyvitamin D. Proc Natl Acad Sci USA 72 : 2076-2080
22. Dalton DP, Edwards JH, Evans EP, Lyon MF, Parkinson SP, Peters J, Searle AG (1981) chromosome maps of man and mouse. Clin Genet 20 : 407-415
23. Dayhoff MO (1972) Atlas of protein sequence and structure, vol 5 + Suppl. 3 (1978). National Biomedical Research Foundation, Washington
24. Djian P, Green H (1989) Vectorial expansion of the involucrin gene and the relatedness of the hominoids. Proc Natl Acad Sci USA 86 : 8447-8451
25. Dobson A (1993) People and disease. In: Jones S, Martin R, Pilbeam D (eds) Human evolution. Cambridge University Press, Cambridge, pp 411-420
26. Dutrillaux B (1975) Sur la nature et l'origine des chromosomes humains. L'expansion Scientifique, Paris
27. Dutrillaux B (1979) Chromosomal evolution in primates. Tentative phylogeny from Microcebus Murinus (Prosimian) to man. Hum Genet 48 : 251-314
28. Erdtmann B (1982) Aspects of evaluation, significance and evolution of human C-band heteromorphism. Hum Genet 61 : 281-294
29. Ewens WJ (1980) Mathematical population genetics. Springer, Berlin Heidelberg, New York
30. Felsenstein J (1988) Phylogenies from molecular sequences: inference and reliability. Annu Rev Genet 22 : 521-565
31. Fischer E (1913) Die Rehobother Bastards und Das Bastardierungsproblem beim Menschen. Fischer, Jena
32. Fischer E (1961) Über das Fehlen von Rachitis bei Twiden (Bambuti) im Kongourwald. Z Morphol Anthropol 51 : 119-136
arison of several methods and three beta hemoglobin messenger RNA's. J Mol Evol 16 : 153-209
33. Fitch WM (1980) Estimating the total number of nucleotide substitutions since the common ancestor of a pair of homologous genes: comparison of several methods and three beta hemoglobin messenger RNA's. J Mol Evol 16 : 153-209
34. Flatz G (1987) Genetics of lactose digestion in humans. Adv Hum Genet 16 : 1-77
35. Flatz G (1992) Lactase deficiency: biological and medical aspects of the adult human lactase polymorphism. In: King RA, Rotter JI, Motulsky AG (eds) The genetic basis of common disease. Oxford University Press, New York, pp 305-325
36. Foley R (ed) (1984) Hominid evolution and community ecology. Academic, London
37. Foley R (1987) Another unique species: patterns in human evolutionary ecology. Longman, Harlow
38. Foley R, Lee P (1989) Finite social space, evolutionary pathways and reconstructing hominid behaviour. Science 243 : 901-906
39. Gee H (1992) Statistical cloud over African Eve. Nature 355 : 583
40. Gilbert W (1985) Genes-in-pieces revisited. Science 228 : 823-824
41. Goodman M, Tashian RE (eds) (1976) Molecular anthropology. Plenum, New York
42. Goodman M, Moore GW, Matsuda G (1975) Darwinian evolution in the genealogy of haemoglobin. Nature 253 : 603-608
43. Goodman M, Koop BF, Tagle DA, Slighton JL (1989) Molecular phylogeny of the family of apes and humans. Genome 31 : 316-335
44. Gosden JR, Mitchell AR, Seuanez HN, Gosden CM (1977) The distribution of sequences complementary to human satellite DNAs I, II and IV in the chromosomes of chimpanzee (Pan troglodytes), Gorilla (Gorilla gorilla) and Orang Utan (Pongo pygmaeus). Chromosoma 63 : 253-271
45. Happle R, Phillips RJS, Roessner A, Junemann G (1983) Homologous genes for X-linked achondroplasia punctata in man and mouse. Hum Genet 63 : 24-27
46. Hassenstein B (1973) Verhaltensbiologie des Kindes. Piper, Munich
47. Hirschfeld J (1959) Immuno-electrophoretic demonstration of qualitative differences in human sera and their relation to the haptoglobins. Acta Pathol Microbiol Scand 47 : 160-168
48. Holmquist GP (1989) Evolution of chromosome bands: molecular ecology of noncoding DNA. J Mol Evol 28 : 469-486
49. Howells WW (1993) The dispersion of modern humans. In: Jones S, Martin, R Pilbearn D (eds) Human evolution. Cambridge University Press, Cambridge, pp 389-401
50. Jacobs PA (1975) The load due to chromosome abnormalities in man. In: Salzano F (ed) The role of natural selection in human evolution. North-Holland, Amsterdam, pp 337-352
51. Jauch A, Wienberg J, Stanyon R, Arnold N, Tofanelli S, Ischida T, Cremer T (1992) Reconstruction of genomic rearrangements in great apes and gibbons by chromosome painting. Proc Natl Acad Sci USA 89 : 8611-8615
52. Jones S, Martins R, Pilbeam D, Bunney S (eds) (1992) The Cambridge encyclopedia of human evolution. Cambridge University Press, Cambridge
53. Leakey R, Lewin R (1992) Origins reconsidered. Little, Brown, London
54. Kimura M (1968) Evolutionary rate ar the molecular level. Nature 217 : 624-626
55. Kimura M (1983) The neutral theory of molecular evolution. Cambridge University Press, Cambridge
56. Kimura M (1982) The neutral theory as a basis for understanding the mechanism of evolution and variation at the molecular level. In: Kimura M (ed) Molecular evolution, protein polymorphism and the neutral theory. Japanese Scientific Society, Tokyo/Springer, Berlin Heidelberg New York, pp 3-56
57. Kimura M, Takahata T (eds) (1991) New aspects of the genetics of molecular evolution. Japanese Scientific Society, Tokyo/Springer, Berlin Heidelberg New York
58. King JL, Jukes TH (1969) Non-Darwinian evolution. Science 164 : 788-798
59. Klein J, O'Huigin C (1993) Composite origin of major histocompatibility complex genes. Curr Opin Genet Dev 4 : 923-930
60. Krüger J, Vogel F (1989) The problem of our common mitochondrial mother. Hum Genet 82 : 308-312
61. Layrisse M (1958) Anthropological considerations of the Diego (Di^a) antigen. Am J Phys Anthropol 16 : 173-186
62. Layrisse M, Arends T (1957) The Diego system – steps in the investigation of a new blood group system. Further studies. Blood 12 : 115-122
63. Layrisse M, Arends T, Dominguez Sisco R (1955) Nuevo gropo sanguineo encontrado en descendientes de Indios. Acta Med Venez 3 : 132-138
64. Leakey R, Lewin R (1992) Origins reconsidered. Little, Brown, London
65. Lewin R (1990) Molecular clocks run out of time. New Sci: 38-41
66. Li W-H, Tanimura M (1987) The molecular clock runs more slowly in man than in apes and monkeys. Nature 326 : 93-96
67. Livingstone FB (1984) The Duffy blood groups, vivax malaria, and malaria selection in human populations: a review. Hum Biol 56 : 413-425
68. Lorenz K (1935) Der Kumpan in der Umwelt des Vogels. J Ornithol 83 : 137-213, 289-413

69. Lorenz K (1966) On aggression. Methuen, London
70. Lumbsden CJ, Wilson EO (1981) Genes, mind, and culture. The coevolutionary process. Harvard University Press, Cambridge
71. Maeda N, Smithies O (1986) The evolution of multigene families: haptoglobin genes. Annu Rev Genet 20 : 81-108
72. McClure H, Belden KH, Pieper WA (1969) Autosomal trisomy in a chimpanzee. Resemblance to Down's syndrome. Science 165 : 1010-1011
73. McKusick VA (1995) Mendelian inheritance in man, 11th edn. Johns Hopkins University Press, Baltimore
74. Miller LH, Mason SJ, Clyde OF, McGinniss MH (1976) The resistance factor to Plasmodium vivax in blacks. N Engl J Med 295 : 302
75. Morton NE, Chung CS, Mi MP (1967) Genetics of interracial crosses in Hawaii. Monogr Hum Genet 3
76. Mourant AE, Tills D, Domaniewska-Sobczak K (1976) Sunshine and the geographical distribution of the alleles of the Gc system of plasma proteins. Hum Genet 33 : 307-314
77. Mourant AE, Kopec AC, Domaniewska-Sobczak K (1978) Blood groups and diseases. Oxford University Press, London
78. Neel JV (1962) Diabetes mellitus: a "thrifty" genotype rendered detrimental by "progress"? Am J Hum Genet 14 : 353-362
79. Neel JV (1970) Lessons from a "primitive" people. Science 170 : 815-822
80. Neel JV (1980) On being headman. Perspect Biol Med 23 : 277-294
81. Neel JV, Salzano FM, Junqueira PC, Keiter F, Maybury-Lewis D (1964) Studies on the Xavante Indians of the Brazilian Mato Grosso. Am J Hum Genet 16 : 52-140
82. Neel JV, Centerwall WR, Chagnon NA, Casey HL (1970) Notes on the effect of measles and measles vaccine in a virgin-soil population of South American Indians. Am J Epidemiol 91 : 418-429
83. O'Brien SJ, Womack JE, Lyons LA et al (1993) Anchored reference loci for comparative genome mapping in mammals. Nature [Genet] 3 : 103-112
84. Ohno S (1967) Sex chromosomes and sex-linked genes. Springer, Berlin Heidelberg New York
85. Ohno S (1970) Evolution by gene duplication. Springer, Berlin Heidelberg New York
86. Omenn GS, Motulsky AG (1972) Biochemical genetics and the evolution of human behavior. In: Ehrmann L, Omenn GS, Caspari E (eds) Genetics, environment and behavior. Academic, New York, pp 129-179
87. Pääbo S (1989) Ancient DNA: extraction, characterization, molecular cloning, and enzyme amplification. Proc Natl Acad Sci USA 86 : 1939-1943
88. Pääbo S, Higuchi R, Wilson AC (1989) Ancient DNA and polymerase chain reactions. J Biol Chem 264 : 9709-9712
89. Post RH (1971) Possible cases of relaxed selection in civilized populations. Hum Genet 13 : 253-284
90. Rodnell 1992, p. 481
91. Rotter JI, Vadheim CM, Rimoin DL (1992) Diabetes mellitus. In: King RA, Rotter JD, Motulsky AG (eds) The genetic basis of common diseases. Oxford University Press, New York, pp 413-481
92. Sahi T (1974) The inheritance of selective adult-type lactose malabsorption. Scand J Gastroenterolog 9 Suppl 30 : 1-73
93. Scherthan H, Cremer T, Arnason U et al (1994) Comparative chromosome painting discloses homologous segments in distantly related mammals. Nature [Genet] 6 : 342-347
94. Schulz GE (1981) Protein-Differenzierung: Entwicklung neuartiger Proteine im Laufe der Evolution. Angew Chem 93 : 143-151
95. Searle AG, Peters J, Lyon MF et al (1989) Chromosome maps of man and mouse. Ann Hum Genet 53 : 89-140
96. Smith JM (1975) The theory of evolution, 3rd edn. Penguin, London, p 180
97. Smith M (1976) Commentary: group selection. Q Rev Biol 51 : 277-283
98. Sociobiology Study Group of Science for the People (1976) Sociobiology: another biological determinism. Bioscience 26 : 182-190
99. Stengel H (1958) Gibt es eine "getrennte Vererbung von Zahn und Kiefer" bei der Kreuzung extrem großer Kaninchenrassen? Ein experimenteller Beitrag zum sogenannten "Disharmonieproblem". Z Tierzucht Zuchtungsbiol 72 : 255-286
100. Stringer C (1990) The emergence of modern humans. Sci Am (December):68-74
101. Thorne AG, Wolpoff MH (1992) The multiregional evolution of humans. Sci Am 266 : 28-33
102. Vigilant L, Stoneking M, Harpendig H et al (1991) African populations and the evolution of human mitochondrial DNA. Science 253 : 1503-1507
103. Vogel C (1983) Personelle Identität und kognitiv-intellektuelle Leistungsfähigkeit im sozialen Feld nicht-menschlicher Primaten. Veröff Joachim Jungius Ges Wiss Hamburg 50 : 23-39
104. Vogel F, Kopun M, Rathenberg R (1976) Mutation and molecular evolution. In: Goodman M, Tashian RE (eds) Molecular anthropology. Plenum, New York, pp 13-33
105. Von Eickstedt E (1934) Rassenkunde und Rassengeschichte der Menschheit. Enke, Stuttgart
106. Walter H (1970) Grundriß der Anthropologie. BLV, Munich
107. Wienberg J, Stanyon R, Jauch A, Cremer T (1992) Homologies in human and Macaca fuscata chromosomes revealed by in situ suppression hybridization with human chromosome specific DNA libraries. Chromosoma 101 : 265-270
108. Wilson AC, Cann RL (1992) The recent African genesis of humans. Sci Am 266 : 22-27
109. Wilson AC, Carlson SS, White TJ (1977) Biochemical evolution. Annu Rev Biochem 46 : 573-639
110. Wilson AC, Stoneking M, Cann RL et al (1987) Mitochondrial clans and the age of our common mother. In: Vogel F, Sperling K (eds) Human genetics. Springer, Berlin Heidelberg New York, pp 158-164
111. Wilson EO (1975) Sociobiology: the new synthesis. Belknap Press of Harvard University, Cambridge
112. Wilson EO (1978) On human nature. Harvard University Press, Boston
113. Zuckerkandl E (1965) The evolution of hemoglobin. Sci Am 212(5): 110-118
113a. Zuckerkandl E (1976) Evolutionary processes and evolutionary noise at the molecular level. J Mol Evol 7 : 167-183
114. Zuckerkandl E (1976) Evolutionary processes and evolutionary noise at the molecular level. II. A selectionist model for random fixations in proteins. J Mol Evol 7 : 269-311
115. Zuckerkandl E (1978) Molecular evolution as a pathway to man. Z Morphol Anthropol 69 : 117-142

15 Genética do Comportamento: Estratégias de Pesquisa e Exemplos

My father gave my stature tall
And rule of life decorous;
Mother my nature genial
And joy in making stories;
Full well my grandsire loved the fair,
A tendency that lingers;
My grandam gold and gems so rare,
An itch still in the fingers.
If no part from this complex all
Can now be separated,
What can you name original
That is in me created?

J.W. v. Goethe, Zahme Xenien (Tradução: H. e O. Bosanquet, Zoar, Oxford, 1920)

Escopo e Dificuldades Conceituais da Genética do Comportamento Humano. Um levantamento dos aspectos genéticos da evolução mostra uma grande similaridade entre os seres humanos e os primatas superiores não-humanos em termos de cromossomos, DNA, proteínas e muitas características geneticamente determinadas. A espécie humana difere substancialmente em apenas duas características: linguagem e pensamento abstrato. Nenhuma outra espécie pode examinar o passado nem pesquisar o futuro! A análise das diferenças essenciais entre os humanos e outras espécies deve, portanto, ser dirigida para o cérebro, a origem dos pensamentos e da linguagem. Estas características possibilitaram que nossa espécie suplementasse a evolução biológica com uma "evolução cultural", com todas as suas conseqüências para construir a civilização humana e alterar os estilos de vida (Quadro 14.1). A singularidade do cérebro humano que permitiu estes desenvolvimentos é parte de nossa herança genética. Alguns experimentos têm tentado submeter primatas não-humanos a práticas de criar filhos semelhantes às dos humanos, e mesmo em um contexto no qual desenvolviam-se juntos com crianças. Em cada um destes experimentos, os animais — chimpanzés, os nossos parentes mais próximos — não desenvolveram linguagem falada. Embora as funções cognitivas dos chimpanzés tenham sido vistas como sendo mais avançadas do que se pensava, mesmo estes animais nunca atingiam o nível conceitual que as crianças maiores têm.

Por outro lado, o desenvolvimento de comportamento tipicamente humano em crianças requer a interação com outros humanos e com o ambiente em geral, incluindo estímulos sensoriais e oportunidades para comportamento motor. As privações sensoriais e motoras, especialmente se ocorrerem em períodos críticos na infância, levam a deficiências que podem ser detectáveis até mesmo por mudanças na histologia das células nervosas e suas interconexões. A genética humana está envolvida principalmente com a análise dos mecanismos genéticos que levam a diferenças fenotípicas entre os membros de nossa espécie. O fato de as características comportamentais só poderem se desenvolver com uma interação íntima e contínua com o ambiente torna a análise genética conceitualmente muito difícil. Os dedos, por exemplo, são formados durante um breve período do desenvolvimento embrionário. A característica de braquidactilia, ou dedos curtos, persiste até a idade adulta, independentemente de mudanças ambientais. O modo dominante usual de herança desta condição pode facilmente ser seguido por muitas gerações (Seção 4.1.2). As deficiências enzimáticas mais graves também levam a um fenótipo anormal sob todas as condições, mas a manipulação específica do ambiente pode ajudar a aliviar os sintomas. Estamos aprendendo como muitas características genéticas simples requerem alguns fatores ambientais para sua expressão fenotípica, tal como na farmacogenética (veja a Seção 7.5.1). A maioria das características comportamentais, por outro lado, com a exceção do retardo mental grave, precisa ser considerada no contexto de um determinado ambiente. A partir do nascimento, o indivíduo não é apenas moldado e modificado pelo ambiente, ele manipula ativamente o ambiente e cria uma interação complexa de muitos componentes. A análise da variabilidade genética no comportamento entre os indivíduos é difícil, pois o aspecto genético é apenas uma das muitas partes deste complexo sistema.

Dificuldades Práticas e Possível Resolução. Além desses problemas conceituais, existem também obstáculos práticos que impedem o progresso científico no campo. Os estudos da variabilidade genética geralmente requerem o exame de grupos de tamanhos razoáveis de indivíduos. Tais exames são factíveis se o tecido a ser estudado puder ser facilmente obtido, tal como sangue ou mesmo uma biópsia de pele. Esta é a razão principal pela qual a variabilidade genética das enzimas eritrocitárias (Seção 7.2.2.2) e as variantes de hemoglobina são tão bem compreendidas (Seção 7.3). As investigações do funcionamento do cérebro humano, por outro lado, devem usar métodos mais indiretos, pois o cérebro humano raramente está disponível, exceto por autópsia. Esta limitação pode em parte ser superada hoje em dia, pois todos os genes, inclusive os envolvidos em características comportamentais e doenças, mesmo as específicas do cérebro, podem ser estudadas no DNA colhido de qualquer tecido. Por exemplo, o DNA de genes expressos no cérebro pode ser obtido dos leucócitos e é amplamente usado para diagnosticar e estudar distúrbios cerebrais, como a doença de Huntington (Seção 3.1.3.8). Este enfoque é um método poderoso para melhorar nossos conhecimentos rudimentares sobre os genes envolvidos na variação comportamental.

Importância do Campo. Sentimos que a genética do comportamento humano promete ser o ramo mais interessante e importante da genética humana, com conseqüências possivelmente bem amplas. A elucidação da variabilidade genética possibilitará melhor compreensão dos vários comportamentos humanos e emoções. Provavelmente não é uma mera coincidência que os trabalhos em genética humana tivessem começado com um problema de genética do comportamento — o trabalho de F. Galton sobre a freqüência de alto desempenho entre parentes de um homem de destaque (Seção 1.3).

A partir daí o eixo das pesquisas se desviou da genética do comportamento, pois outros campos tornaram-se mais acessíveis aos métodos de pesquisa genética e conceitos. Entretanto, algumas pesquisas em genética do comportamento humano sempre têm sido feitas. Este trabalho foi geralmente influenciado por conceitos de genética quantitativa desenvolvidos tendo em mente problemas bem diferentes, como criação de animais (Seção 6.1). O desenvolvimento do método dos gêmeos parece especialmente bem adequado para análise da interação genótipo-ambiente e também estimulou tal pesquisa (Seção 6.3). Entretanto, preconceitos conscientes ou subconscientes em geral distorcem os resultados destes estudos.

Paradigmas de Mendel e Galton na Genética do Comportamento. Acreditamos que os conceitos e métodos em genética humana atingiram uma fase na qual podem ser aplicados mais freqüentemente a problemas de genética do comportamento. As pesquisas que serão mais frutíferas e menos controversas provavelmente são as orientadas pelo paradigma de Mendel — o conceito de gene e suas subseqüentes extensões ao nível de biologia molecular. A maioria das pesquisas em genética do comportamento humano, por outro lado, tem sido orientada pelo paradigma de Galton, usando métodos biométricos na análise quantitativa de correlações entre fenótipos comportamentais. Este enfoque também foi gradualmente ampliado por métodos variados e atingiu um grau considerável de sofisticação. Entretanto, as polêmicas apaixonadas que geralmente acompanham o assunto da genética da inteligência sugerem que o paradigma de Galton pode ter atingido os limites de seu poder explicativo. Tais enfoques biométricos nunca podem dar uma explicação sobre os *mecanismos genéticos*. Por motivos práticos, os projetos experimentais claros necessários para se obterem respostas inequívocas a estes problemas pelo enfoque galtoniano simplesmente não podem ser executados em humanos.

Prevemos que o progresso em nossa compreensão sobre a variabilidade genética subjacente às diferenças interindividuais em comportamento irão depender de nossa habilidade em aplicar conceitos e métodos do paradigma central da genética, ou seja, análise da ação gênica, para pesquisar estes problemas. Isto não significa, entretanto, que os métodos de genética quantitativa hoje usados em genética do comportamento humano logo ficarão obsoletos; eles manterão uma função importante na análise de dados. O progresso decisivo, entretanto, provavelmente virá da análise mendeliana de parâmetros biológicos da ação gênica no sistema nervoso central.

15.1 Modelos Animais

Muito embora o "salto" da capacidade mental de nossos parentes evolutivos mais próximos pareça enorme, muitos princípios básicos da ação do cérebro e do sistema nervoso são idênticos em espécies diferentes, embora o grau de complexidade seja maior nos humanos. Uma estratégia de pesquisa freqüente em genética (Seção 7.1) estuda sistemas mais simples até gradualmente desenvolver conceitos e métodos que por fim fornecerão os meios para abordar situações mais complexas. Esta estratégia hoje está sendo perseguida nas pesquisas sobre o sistema nervoso, especialmente em relação ao comportamento (veja também [7]). Não é nossa intenção levantar modernas pesquisas sobre o cérebro, embora alguns animais, inclusive a lesma do mar *Aplysia* [240] e o nematelminto *Caenorhabditis elegans* [240], se tenham mostrado excelentes modelos para o estudo de mecanismos neuronais. Vamos nos restringir a alguns exemplos que, por analogia ou por contraste, podem ajudar a elucidar a situação em humanos.

15.1.1 Pesquisa em Insetos

Dialetos na Linguagem das Abelhas [57, 62]. Os insetos, especialmente as espécies formadoras de colônias, podem apresentar seqüências complexas e significativas de movimentos. As abelhas, após terem encontrado alimento em uma área próxima com flores adequadas, informam as outras operárias de sua colméia sobre seu achado por meio de uma dança circular. Entretanto, se a área de interesse está mais distante, fazem um outro tipo de dança que indica a direção onde o alimento pode ser encontrado. Estes padrões de comportamento são determinados geneticamente, mas não nos dão indícios quanto aos mecanismos genéticos. Os experimentos mostraram que foi possível melhorar sua capacidade de orientação espacial por aprendizagem, e que a habilidade de aprendizagem em si é uma característica genética na qual os estoques genéticos podem diferir [118, 119]. (A aplicação dos termos linguagem e dialeto aos padrões de dança das abelhas é semanticamente imprópria, pois tais padrões de comportamento são bem diferentes da linguagem e do dialeto humanos. Sua neurofisiologia é, portanto, provavelmente diferente. Usamos estes termos, seguindo von Frisch [57], na ausência de um termo descritivo simples para este comportamento.)

Experimentos detalhados sobre os mecanismos genéticos de características comportamentais geneticamente determinados foram feitos em outro inseto mais familiar ao geneticista: as drosófilas.

"Disseção Genética do Comportamento" em Drosófilas [10]. São conhecidos muitos mutantes. Muitos são caracterizados por critérios morfológicos e de cor. Sturtevant mostrou já em 1915 [229] que o fenótipo da mutação ligada ao X olho branco influencia a escolha do parceiro reprodutivo. Outras mutações influenciam especificamente o comportamento de fazer a corte e se acasalar ou a atividade motora. Um mutante não voa a despeito das asas anatomicamente normais, e outros não têm o ritmo noite-dia. A Fig. 15.1 mostra o número de moscas que eclodiram de pupas com mais de 4 dias. As moscas normais geralmente eclodem ao amanhecer, quando o ar está úmido e frio, e a mosca tem tempo para abrir as asas e endurecer sua quitina quando ainda há pouco risco de ressecamento ou perigo por predadores. Este comportamento, bem como outras características da mosca, é controlado por um "relógio interno" independente de influências ambientais. Por exemplo, este relógio funciona mesmo na total escuridão. Um determinado mutante, entretanto, perdeu este relógio interno, e as moscas eclodem em todas as horas do dia. O máximo matinal desaparece totalmente. A análise genética mostra que esta mutação é ligada ao X.

Usando uma técnica genética engenhosa, foram produzidas moscas que eram mosaicos para duas características externamente visíveis ligadas ao X (olhos brancos e quitina amarela) associadas à mutação de eclosão arrítmica. Isto permitiu a comparação de fenótipos comportamentais de um grande número de mosaicos com distribuições diferentes dos dois tipos de células. Tal análise é possível neste inseto por uma propriedade conveniente do desenvolvimento embrionário: há pouca migração e mistura de células. As células mantêm suas posições relativas dentro do corpo. Usando esta técnica, o relógio interno foi visto como intimamente associado à cabeça do inseto. Entre as moscas com um mosaico na cabeça algumas mostravam o ritmo normal e outras o anormal. Algumas moscas, entretanto, mostravam um ritmo único, sugerindo que cada lado do cérebro produz seu ritmo independentemente, e que a mosca responde a cada um deles.

Identificando células isoladas dentro do sistema nervoso da mosca pelo uso de marcadores bioquímicos, foi possível localizar pequenos grupos de neurônios como sendo a origem de alguns comportamentos.

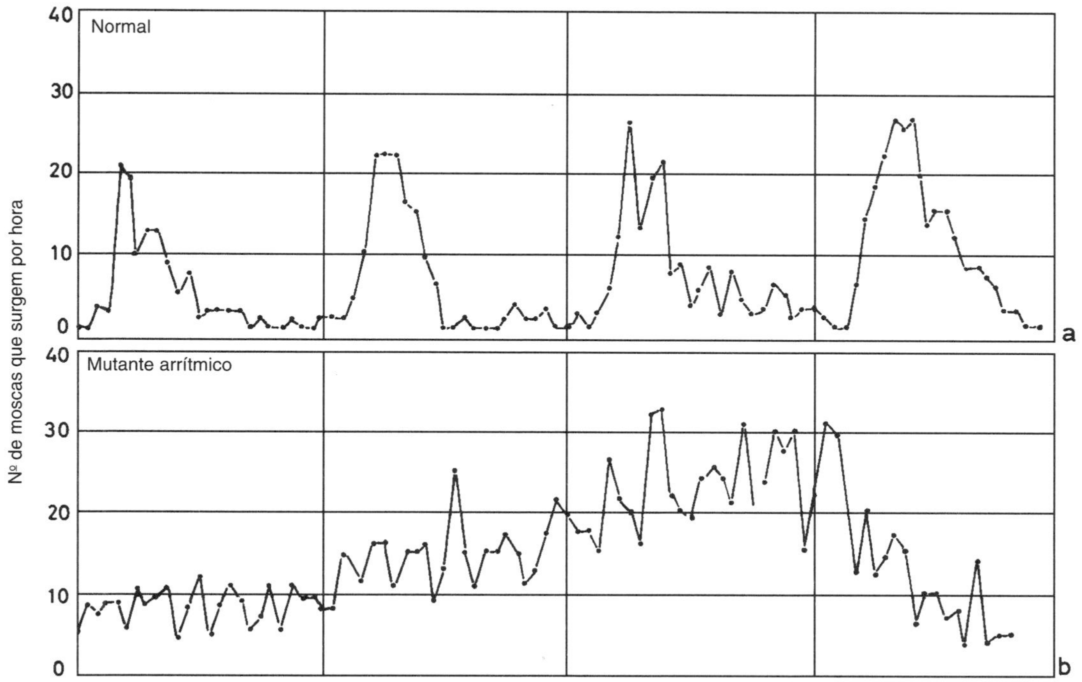

Fig. 15.1 a, b. Número de moscas que eclodem das pupas depois de 4 dias. *Ordenada*, número de moscas eclodindo; *abscissa*, a hora do dia. **a.** O tipo selvagem normal geralmente eclode de manhã cedo. **b.** Um mutante no qual o ritmo normal dia-noite foi perdido; as moscas eclodem em quantidades idênticas durante todo o dia. (Adaptado de Benzer 1972 [10])

A maioria dos padrões de comportamento nas drosófilas estudadas deste modo é geneticamente predeterminado em todos os detalhes [83]. Embora simplificando a análise genética, este alto grau de determinação genética dificulta a comparação com humanos, pois nossa característica comportamental mais importante é a habilidade em aprender com as experiências. Entretanto, uma habilidade limitada em aprender também foi demonstrada nas drosófilas. Esta propriedade pode abrir novos caminhos para a análise genética da capacidade de aprendizagem.

Mutantes de Camundongo Afetando o Desenvolvimento Embrionário do Cérebro. Padrões fenotípicos desviantes em camundongos mutantes foram estudados para elucidar mecanismos de desenvolvimento embrionário normal no sistema nervoso central. Um exemplo é a mutação *reeler*, que leva a graves dificuldades em manter o equilíbrio do corpo. O cérebro *reeler* desenvolve-se normalmente, exceto na formação do córtex cerebral e do hipocampo, que mostram desorganização do alinhamento celular e de conexões sinápticas intracorticais. Estas regiões são as únicas partes do cérebro de camundongos nas quais as células destinadas a estabelecer contatos sinápticos umas com as outras tornam-se inicialmente transpostas. Esta e outras evidências apontam para uma falha em um mecanismo específico de reconhecimento que normalmente permite o alinhamento celular no cérebro em desenvolvimento. Outros mutantes de camundongo forneceram material para uma análise contínua do desenvolvimento do cérebro no camundongo. O uso de tais experimentos da natureza para uma análise do funcionamento biológico normal está se tornando um útil instrumento de investigação. É provável que mecanismos similares se apliquem ao desenvolvimento cerebral do homem.

O que Podemos Aprender dos Experimentos de Drosófila para uma Análise Genética do Comportamento Humano? Estes experimentos com insetos, embora interessantes, nos ajudam pouco a avaliar o papel dos fatores genéticos na variabilidade do comportamento humano. Seu projeto é baseado principalmente em peculiaridades das drosófilas não compartilhadas com os humanos. Por exemplo, mosaicos humanos nunca podem ser construídos conforme nossa vontade, e nem marcados por mutações adequadas que alterem o fenótipo. O desenvolvimento embrionário é muito complicado para que este enfoque seja factível. Mais importante, as variações no comportamento humano nunca são fixadas tão taxativamente quanto nos insetos. Sob este ponto de vista, as questões levantadas pelos experimentos com drosófilas são menos genéticas que embriológicas e, em parte, neuroanatômicas e neurofisiológicas. Estes estudos podem ser comparados, por exemplo, com experimentos em gatos, nos quais algumas partes do cérebro ou dos nervos periféricos são destruídos, e as conseqüências funcionais são estudadas para se descobrir como estas partes cooperam no funcionamento normal. O estudo dos sintomas neurológicos feito pelos neurologistas para chegar à localização de uma determinada lesão é a contraparte humana deste trabalho com drosófilas. Os mutantes de drosófila usados nestes experimentos foram produzidos artificialmente por mutágenos químicos. Embora também possam ocorrer espontaneamente, sua adaptabilidade geralmente é baixa. Por exemplo, o mutante com perda do relógio interno eclode durante todo o dia. Portanto, a maioria dos animais logo resseca ou é devorada pelos predadores. Estes mutantes são análogos a doenças hereditárias raras cujo mecanismo é desconhecido, e esclarecem menos quanto aos genes que influenciam a variabilidade comportamental dentro da faixa "normal". Entretanto, os mutantes deletérios, mesmo os que afetam o funcionamento de alguns grupos de células nervosas, são conhecidos em humanos. Estão sendo usados vários métodos para análise de ações gênicas desviantes, e este enfoque de pesquisa tem pouco a aprender dos trabalhos com as drosófilas.

Pode ser aprendida uma lição mais geral. Como outras variações fenotípicas, a variabilidade comportamental provavelmente é pelo menos em parte determinada pelos genes. Para estudar os possíveis mecanismos genéticos que afetam a variabilidade comportamental, devemos analisar as vias nas quais as diferenças gênicas influenciam o comportamento. Em contraste com as drosófilas, uma correlação direta entre gene e fenótipo não pode ser esperada, sendo necessário um enfoque mais indireto. Temos alguma chance de encontrar tais genes? Este tópico é tratado na Seção 15.2.3.4. Primeiro, perguntamos se os experimentos com mamíferos podem nos dar indícios adicionais. O animal que foi mais extensamente examinado é o camundongo.

15.1.2 Experimentos de Genética do Comportamento no Camundongo

Três enfoques principais têm sido usados no camundongo:

1. Mutantes conhecidos foram examinados para características comportamentais especiais [79]. Como nos mutantes de drosófila descritos acima, os mutantes de camundongo têm baixa adaptabilidade e são, portanto, raros nas populações naturais. Eles têm pouca ou nenhuma variabilidade genética de ocorrência natural de comportamento e podem ser comparados a doenças hereditárias graves nos humanos.
2. Várias linhagens endocruzadas foram comparadas quanto a características comportamentais, tais como preferências de temperatura, reação geotática medida pelo comportamento em subir inclinações de ângulos diferentes, comportamento explorativo, atividade motora geral, habilidade em encontrar um caminho em um labirinto e emocionalidade medida pela freqüência de defecação. As linhagens endocruzadas freqüentemente mostram diferenças entre linhagens em tais características comportamentais. Estas características podem então ser analisadas geneticamente por cruzamentos entre linhagens.
3. A seleção artificial pode ser usada em populações com reprodução aleatória para demonstrar a variabilidade genética para características de variação quantitativa. Como previsto (Seção 12.2.1.5), as populações geralmente respondem à seleção mudando da média para a direção desejada pelo experimentador, e por uma diminuição da variança da característica sob seleção. Após um número variável de gerações, a média atinge um platô. A variança restante neste ponto é exclusivamente ambiental, e a resposta continuada à seleção só seria possível se uma nova variabilidade genética fosse criada por mutação.
4. Tais estudos hoje estão sendo suplementados pelo exame de camundongos nos quais alguns genes, por exemplo, os necessários ao metabolismo do neurotransmissor monoamino oxidase, foram inativados (camundongos *knock-out*, Seção 8.3.1).

Estes enfoques mostram que há uma variabilidade genética para características comportamentais medidas. Entretanto, permanecemos ignorantes quanto aos genes envolvidos. Conclusões mais específicas podem ser possíveis se os animais com desempenhos diferentes nos "testes" forem estudados usando variáveis fisiológicas que possivelmente possam estar envolvidas. Os métodos de seleção podem ser especialmente úteis aqui. Se a seleção para uma característica comportamental resulta em diferenças em outros comportamentos ou em características anatômicas, fisiológicas, ou bioquímicas, tais diferenças podem sugerir uma hipótese de trabalho para uma relação causal [132].

Um Exemplo de uma Anomalia Monogênica: O Camundongo Obeso. Deduções para a Obesidade Humana. Os camundongos homozigotos para o gene de obesidade ob/ob, se criados em condições-padrão, comem intensamente, tornam-se obesos, e são relativamente inativos. O aumento de ingestão de alimentos por estes animais parece ser causado pela falta de um mecanismo de saciedade.

Recentemente, o mecanismo genético subjacente à obesidade em camundongos portadores desta mutação foi descoberto [277]. As células adiposas do corpo normalmente produzem uma substância conhecida como leptina, que é o produto do gene ob. A leptina liga-se a receptores cerebrais (bem como a receptores solúveis) com a resultante supressão do apetite. As mutações do gene ob no estado homozigoto (ob/ob) levam a uma leptina biologicamente inativa, não inibindo o apetite, causando assim o fenótipo camundongo obeso. A administração de leptina corrige a obesidade. As mutações homozigotas do *receptor* de leptina (fenótipo ob/ob) [119a] também causam obesidade no camundongo.

Qual a relevância destes estudos para a obesidade humana? As observações em gêmeos idênticos e não-idênticos, estudos de adoção e agregação familiar da obesidade apontam para fatores genéticos. Entretanto, não foi encontrado um modo simples de herança [18]. Além disso, os hábitos alimentares da família também têm um papel importante. Como em outras características humanas complexas, a maioria dos casos de obesidade humana provavelmente é causada por uma combinação de vários fatores genéticos (incluindo o gene db e o gene ob, que é 85% homólogo à sua contraparte humana), interagindo com ingestão excessiva de alimentos. Casos ocasionais de obesidade grave e mórbida podem ser monogênicos, e uma proporção significativa de casos pode ser muito de origem ambiental, causada pela ingestão excessiva de alimentos. Uma análise genética da obesidade humana de famílias não selecionadas sem nenhum indício de mecanismo, portanto, começa com um conjunto de variantes de obesidade. A análise biométrica de tais dados heterogêneos leva à descoberta da herdabilidade da obesidade humana, mas não explica as causas em famílias individuais.

Diferenças Genéticas na Captação de Álcool. Um outro comportamento extensivamente estudado em camundongos e ratos é a tendência para preferir o álcool e o grau de suscetibilidade à atividade narcótica desta substância. Até agora não foi identificado nenhum gene isolado, mas após as pesquisas pioneiras de Williams e cols. (1949) [271] os experimentos de comparação entre linhagens endocruzadas e seleção mostraram que grande parte da variabilidade subjacente à preferência ao álcool é de origem genética (Fig. 15.2).

Também foram encontradas diferenças entre linhagens quanto aos efeitos do álcool. O tempo de sono após a injeção intraperitoneal de uma dose anestésica de álcool também mostra diferenças entre linhagens. Mais interessantes ainda são os efeitos do álcool na atividade locomotora espontânea. A atividade do camundongo C57 Bl foi significativamente reduzida; a dos camundongos BALB/c não se alterou, e a atividade da linhagem C3H foi aumentada após a exposição ao álcool [133].

Portanto, as diferenças entre linhagens em resposta do cérebro ao álcool não são meramente quantitativas, mas o efeito da droga pode ir em ambas as direções. Os dados quanto ao consumo de álcool e ao alcoolismo (Seção 15.2.3.5) [184] mostram achados análogos em humanos.

As diferenças quantitativas nos parâmetros testados, por exemplo, tempo de sono, podem ser devidas ou a uma taxa diferente no metabolismo do álcool ou a uma diferença na suscetibilidade do cérebro. Os níveis de álcool no tecido do cérebro e no sangue em vários momentos após a injeção e as taxas de eliminação foram vistas como sendo praticamente idênticas entre as linhagens, mostrando a maior diferença no tempo de sono, C57Bl e BALB/c. Portanto, a diferença deve estar na suscetibilidade do cérebro ao álcool. Aqui, novamente, são interessantes os dados similares em humanos [182]. Não há nenhum dado disponível quanto aos mecanismos bioquímicos desta diferença de linhagem. Entretanto, a preferência ao álcool também depende do metabolismo hepático, e aqui as diferenças entre linhagens quanto a álcool desidrogenase e aldeído desidrogenase foram detectadas [211]. A baixa preferência na linhagem DBA é considerada como devida a um maior acúmulo de aldeído, pois a aldeído desidrogenase é menos ativa [61].

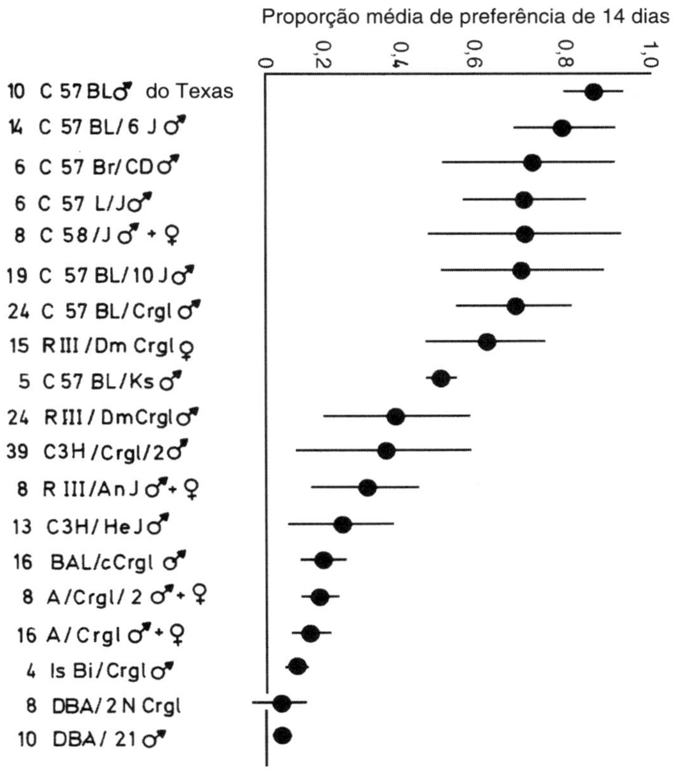

Fig. 15.2 Diferenças na preferência ao álcool em muitas linhagens endocruzadas de camundongos. *Proporção de preferência,* álcool/água; ●, média; *linhas verticais,* ± 1 DP. (De Rogers e cols. 1963 [67])

Para extrapolar estes resultados para os problemas humanos de alcoolismo, devem ser investigadas as correlações da preferência ao álcool com outras características comportamentais. O alcoolismo em humanos é mais provavelmente o resultado de uma interação complexa de diferenças genéticas postuladas que afetam o fígado, cérebro ou outros tecidos e os padrões de comportamento influenciados pelo ambiente social. Os aspectos deste problema são discutidos na Seção 15.2.3.5.

Habilidade de Aprendizagem. Uma das mais importantes habilidades dos humanos é a de aprender com a experiência. A psicologia da aprendizagem é uma especialidade bem desenvolvida da psicologia moderna. Três exemplos mostram as tentativas de análise do problema da interação da variabilidade genética e da ambiental.

1. *Modo Simples de Herança para Aprendizagem Condicionada de Evitação.* Um aspecto especial da habilidade de aprendizagem é a aprendizagem de evitação. Os animais são colocados em uma gaiola com um piso ao qual possa ser aplicada uma corrente elétrica. Este choque elétrico causa uma leve dor que pode ser evitada pulando para outro compartimento da gaiola. Quando o animal aprendeu esta reação, a corrente é anunciada por uma luz, e o animal aprende rapidamente a pular para o outro compartimento tão logo veja a luz piscar. Conta-se o número de piscadas necessário para aprender esta reação condicionada de evitação.

   O exame de várias linhagens endocruzadas de camundongo mostra diferenças definidas de linhagem, e amplos experimentos de cruzamento usando as linhagens com as reações mais extremas são interpretados para mostrar que esta diferença é causada por um modo simples, monogênico, de herança. A troca dos neonatos das duas linhagens imediatamente após o nascimento não muda a habilidade de aprendizagem específica de uma linhagem. Este padrão de comportamento não pode ser alterado nem mesmo pela implantação de ovócitos fertilizados no útero de animais da outra linhagem. Ambos os resultados — o modo simples de herança e a falha do ambiente materno inicial em mudar o padrão de comportamento específico de linhagem — mostram que a diferença de linhagem em aprendizagem de evitação deve ser geneticamente determinada [28]. Para um correlato morfológico, veja abaixo.

   Este achado não significa, entretanto, que nenhuma influência ambiental possa modificar a habilidade de aprendizagem geneticamente determinada. Tais modificações são possíveis, e foram analisadas nos estudos de aprendizagem no labirinto.

2. *Hereditariedade e Ambiente na Aprendizagem no Labirinto.* Para chegar a uma fonte de alimento os ratos têm que passar por um labirinto. De acordo com a velocidade com que eles atingem esta meta, e contando o número de erros cometidos, podem ser diferenciados os ratos "inteligentes" e os "burros". Em uma população geneticamente heterogênea, os cruzamentos seletivos levam após várias gerações a duas populações que quase não se superpõem. Este resultado aponta para uma variabilidade genética apreciável de habilidade de aprendizagem no labirinto na população básica.

   Uma das muitas modificações deste experimento mostrou-se de importância especial para formular a hipótese da habilidade de aprendizagem em humanos [41]. Após o estabelecimento das colônias inteligente e burra, foram formados três grupos com os jovens dos dois estoques. Um grupo foi criado do modo usual. O segundo grupo foi criado desde o nascimento com oportunidades restritas de experiências exploratórias e cognitivas. O terceiro grupo foi criado em um meio especialmente enriquecido: sua gaiola foi ilustrada com motivos modernos, e as gaiolas continham rampas, espelhos, bolas e túneis. A Fig. 15.3 mostra os resultados. A diferença na corrida dentro do labirinto entre os dois estoques só foi notada nos grupos que vieram do ambiente "normal" ou usual. Todos os ratos de ambas as linhagens mostraram um alto número de erros, e todos os ratos de ambas as linhagens em condições ambientais "enriquecidas" tiveram desempenho quase igualmente bom.

   Seria, logicamente, prematuro concluir que em humanos um ambiente adequado poderia excluir todas as diferenças herdadas na habilidade de aprendizagem. Além disso, a aprendizagem no labirinto em animais difere da habilidade de aprendizagem nos humanos, como muitos experimentos mostraram.

   Entretanto, os experimentos mostram que a privação em idade jovem no rato cria uma desvantagem de desempenho posterior. Por outro lado, um ambiente rico em oportunidades para experiências variadas pode melhorar a habilidade de aprendizagem. Esta conclusão corrobora hipóteses similares derivadas de experiências com humanos [197].

3. O *Comportamento Psicossexual Também Deve Ser Aprendido.* Dois estoques endocruzados de cobaias foram comparados quanto à seqüência de atividades envolvidas no comportamento sexual. Ambos os estoques endocruzados apresentaram uma atividade sexual mais baixa que o estoque heterozigoto. Havia diferenças definidas entre os estoques. Um es-

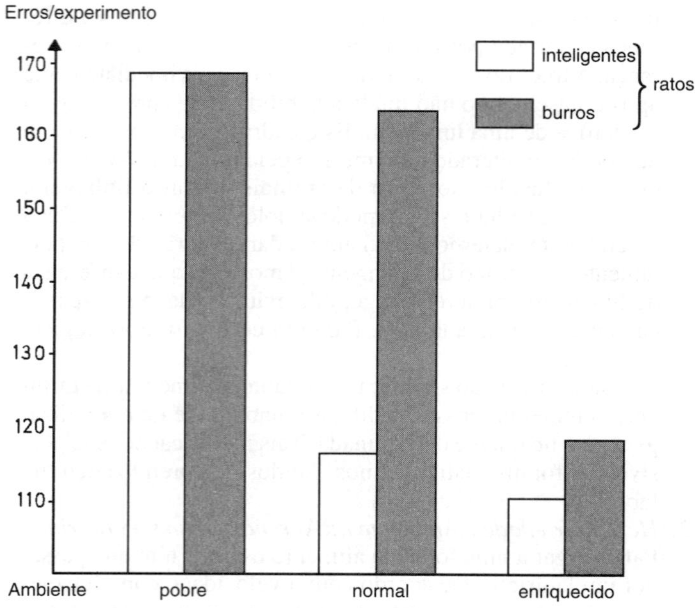

Fig. 15.3 Resultado do experimento do labirinto com ratos inteligentes e burros, em ambientes restritivos, normais e enriquecidos. Há uma diferença definida no desempenho entre os grupos de ratos no ambiente normal; a diferença desaparece quase totalmente nas condições de restrição e enriquecido. (Dados de Cooper e Zubek 1958 [41])

toque, por exemplo, apresentou mais comportamento de cortejar, enquanto o outro estoque passava ao comportamento de cópula com poucas preliminares. Para examinar a influência da aprendizagem no comportamento sexual, os machos que tinham sido mantidos isolados desde os 25 dias de idade foram comparados com outros que cresceram com um grupo de fêmeas. Aos 77 dias de idade os animais de teste foram colocados juntos com uma fêmea no calor. Em um dos estoques, apenas 6% dos machos isolados atingiram a ejaculação, comparados com 84% dos controles. Resultados similares foram obtidos com o outro estoque. Este experimento mostra a importância do ambiente para o desenvolvimento do comportamento sexual adulto normal. O componente genético, por outro lado, é óbvio pela diferença de linhagens [247, 248].

Tentativas para Elucidar os Mecanismos Biológicos das Diferenças de Comportamento. Os experimentos animais podem ser instrumentos para elucidar os mecanismos biológicos das diferenças interindividuais no comportamento [36, 200].

Uma diferença na aprendizagem de evitação dupla no camundongo, transmitida por um modo mendeliano simples de herança, foi notada acima. As linhagens de camundongo usadas nestes experimentos foram submetidas a estudo morfológico de seus cérebros, com ênfase particular nas áreas do hipocampo, pois trabalhos anteriores haviam sugerido uma relação destas áreas com alguns aspectos da aprendizagem. A extensão do campo terminal das fibras musgosas, refletindo o número de sinapses do circuito dentoipocampal nas partes basais da camada celular da pirâmide hipocampal, foi vista como estando fortemente correlacionada a uma aquisição pobre de evitação dupla. Os animais com fibras musgosas distendidas, e portanto muitas sinapses, mostraram um desempenho pior que aqueles nos quais este campo especial era menos desenvolvido. Foi sugerida uma forte relação causal por dois experimentos adicionais: a mesma correlação foi mostrada por ratos seletivamente cruzados quanto a desempenho diferencial de evitação, e camundongos geneticamente heterogêneos testados individualmente quanto a desempenho de evitação e subseqüentemente mortos para estudos cerebrais [206, 207].

Estes estudos verificaram convincentemente a associação entre um aspecto da estrutura cerebral e o comportamento. Mas por que a correlação é negativa? Seria de se esperar o oposto: quanto mais sinapses existissem, melhor a habilidade em aprender. Em um exame mais minucioso, entretanto, este resultado faz muito mais sentido. É necessário delinear mais precisamente o que de fato significa "aprendizagem" em termos de mecanismos cerebrais. Em um experimento os camundongos tinham que achar a saída (uma plataforma coberta por água) de um labirinto cheio de água. Aqui, também, a linhagem de camundongos com mais sinapses levou mais tempo. Este experimento permitiu a observação de "estratégias" diferentes das duas linhagens: os animais com menos sinapses de fibras musgosas eram mais ativos. Eles usaram uma estratégia de ensaio e erro em vez de desenvolver um conceito quase inteligente. Isto levou a um resultado bem diferente em outro experimento: o tempo necessário para aprender uma tarefa que necessite da discriminação em um labirinto seco, quando a escolha correta foi indicada por um estímulo adicional. Por um certo tempo foi inserida uma parede no labirinto para lhes dar "tempo de pensar". Aqui o problema podia não ser resolvido por ensaio e erro, e aqui o resultado foi o oposto: um bom desempenho estava associado a numerosas terminações de fibras musgosas.

Para compreender estes resultados aparentemente contraditórios, as tarefas de aprendizagem devem ser estudadas em maior detalhe. Na aprendizagem de evitação o animal deve deixar um compartimento. Seu comportamento instintivo seria ficar imóvel em um canto. Para correr ele deve superar esta tendência. No labirinto com água seu impulso instintivo é escapar. Quanto mais ativamente ele seguir este impulso, mais cedo será bem-sucedido. No labirinto seco, entretanto, há uma chance de formar um conceito quase lógico antes de começar a agir. Neste e noutros experimentos, os geneticistas buscam as explicações teóricas. Os resultados podem ser explicados, por exemplo, por "perseverança", de um lado, *versus* "desenvolvimento de conceitos", do outro [208, 250]. Os tipos de conceitos a serem formados foram estudados em um outro experimento: aqui os camundongos tinham que encontrar seu caminho em um labirinto radial. Encontrou-se uma correlação entre densidade de fibras musgosas com "memória funcional espacial" mas não com "memória referencial não-espacial" [44, 208].

As extrapolações de experimentos animais para humanos, especialmente no campo da neurobiologia e do comportamento, devem ser feitas com cautela. Entretanto, tais experimentos podem ajudar a elucidar aspectos da aprendizagem em humanos.

Foram feitas outras tentativas para relacionar as variáveis bioquímicas com o comportamento. Foram descobertas diferenças, por exemplo, no sistema endócrino de ratos "emocionais" e "não-emocionais". Os machos emocionais tinham supra-renais e tireóides maiores. O funcionamento endócrino em humanos é uma das mais poderosas influências sobre o cérebro.

As tentativas em relacionar características comportamentais à bioquímica do funcionamento cerebral são de grande interesse. Aqui os neurotransmissores recentemente receberam muito interesse. Os neurotransmissores são compostos que transmitem impulsos de um neurônio para o outro através de *sinapses* (Seção 15.2.3.6). Sua variação nas condições com comportamento humano normal e psicótico tem atraído muita atenção nestes últimos anos. Os estudos iniciais mostraram que os níveis de colinesterase eram maiores em algumas áreas do cérebro de ratos "inteligentes" que nos "burros" [114]. Em experimentos mais recentes [36, 37], duas sublinhagens correlatas de um estoque de camundongos endocruzados, BALB/cJ e BALB/cN, diferiam em seu comportamento de luta. Os machos da sublinhagem BALB/cJ atacavam imediatamente outros machos que fossem postos na gaiola, enquanto os machos BALB/cN continuavam pacíficos.

Esta diferença de comportamento não era causada por uma atividade maior geral da primeira sublinhagem, pois as sublinhagens não diferiam em sua atividade motora geral, mas era específica para "luta". Os experimentos de criação cruzada mostraram que este tipo de agressividade não era causado por influência ambiental materna. Várias enzimas envolvidas no metabolismo de um grupo importante de neurotransmissores, as catecolaminas (Seção 15.2.3.6), foram estudadas nas supra-renais e no cérebro destes animais. Os níveis de três enzimas, tirosina hidroxilase, dopamina-β-hidroxilase, e feniletanolamina *N*-metiltransferase eram duas vezes maiores nas supra-renais de BALB/cJ, a sublinhagem combativa (Quadro 15.1). A diferença no cérebro era na mesma direção, mas era menor e não significativa.

Os experimentos de cruzamento entre duas sublinhagens foram interpretados como mostrando uma diferença em um único par de genes. Não lutar era dominante em relação a lutar. Os níveis enzimáticos de todas as três enzimas se segregavam com o comportamento. Os dados indicam uma menor degradação destas enzimas como a causa mais provável para sua atividade enzimática elevada.

Não só os neurotransmissores podem promover um comportamento agressivo, mas os hormônios também. Por exemplo, a exposição a uma dose única de testosterona no quarto dia de vida induziu um comportamento agressivo nas fêmeas de camundongo BALB/cBy mas não nas C57BL/6By. Portanto, o efeito parecia depender do genótipo [133]. Outro fator ambiental que acentua a agressão macho contra macho em camundongos geneticamente predispostos é o isolamento dos animais por cerca de 14 dias [87].

As diferenças de comportamento entre as linhagens de camundongo endocruzadas, como a duração da catalepsia, também foram detectadas após a administração de haloperidol, um composto que se liga a receptores do neurotransmissor dopamina. As diferenças esperadas na ligação de drogas foram de fato demonstradas. Elas sugerem diferenças genéticas na regulação do número de receptores de dopamina no tronco ganglionar [209].

Possível Significado de Experimentos com Camundongos e Outros Mamíferos para a Análise Genética do Comportamento em Humanos. Os experimentos animais, especialmente com mamíferos, são adequados para formular hipóteses que possam ser examinadas em humanos. Por outro lado, as hipóteses sugeridas por algumas observações em humanos podem ser colocadas em um teste mais restritivo em experimentos animais. Os exemplos acima indicam dois enfoques diferentes ao problema da determinação genética do comportamento.

1. As comparações entre linhagens endocruzadas e experimentos de seleção foram primariamente destinadas a demonstrar que existe variabilidade genética. Os experimentos em geral permitem a quantificação da extensão da variabilidade genética. Este enfoque freqüentemente também permite a análise da interação da genética com a variabilidade ambiental.
2. Entretanto, este tipo de análise logo se tornou insatisfatório, pois as respostas não são específicas. Para se ter uma compreensão dos mecanismos das variações comportamentais geneticamente determinadas, devem ser investigadas características morfológicas, fisiológicas (em geral neurofisiológicas) ou bioquímicas. Um estado satisfatório desta análise é atingido quando tal variação pode ser correlacionada a mutações gênicas únicas. Entretanto, em geral está envolvida mais de uma única mutação gênica. Entretanto, pode ser possível localizar o gene ou genes específicos por técnicas de ligação (veja Cap. 5). Este conhecimento permite contornar os trabalhosos estudos em fenótipos com uma variedade de enfoques diferentes, elucidando primeiro a estrutura do DNA do gene ou genes envolvidos. Esta informação em geral fornece fortes indícios quanto ao funcionamento. Ela permite uma seleção mais lógica do tipo de enfoque fenotípico necessário para compreender os mecanismos da variação comportamental.

15.2 Genética do Comportamento em Humanos

Comportamento Normal e Anormal. O comportamento normal é amplamente estudado pelos psicólogos, e o comportamento anormal na maioria por psiquiatras, embora as pesquisas das causas biológicas das principais psicoses em geral sejam feitas por neurocientistas. A definição da gama de comportamento normal é difícil e depende fortemente de uma definição social de "normal". Entretanto, os estudos transculturais dos últimos anos indicaram claramente que as principais psicoses, tais como a esquizofrenia, ocorrem em todas as sociedades, e não são produzidas por rotulação artificial, como dito por alguns psiquiatras sociais.

Os resultados das análises genéticas de muitas características mostraram que o funcionamento normal é geralmente causado por defeitos genéticos simples, incluindo mutações em genes únicos. A variabilidade dentro da faixa normal raramente tem sido relacionada a diferenças em séries alélicas únicas, e supostamente deve sua origem a contribuições de vários genes que interagem com fatores ambientais. Por analogia, um comportamento muito anormal é mais provavelmente causado por defeitos em genes isolados, enquanto o comportamento normal tem uma determinação genética e ambiental mais complexa. Como conseqüência, elucidar a genética de um comportamento anormal é uma tarefa mais simples que compreender a genética do comportamento na faixa normal.

Quadro 15.1 Níveis de enzimas biossintéticas envolvidas no metabolismo de catecolaminas nas supra-renais de sublinhagens BALB/c (de Ciaranello e cols. 1974 [37])

Sublinhagem	Fenótipo comportamental	*n*	Tirosina hidroxilase	Dopamina β-hidroxilase	Feniletanolamina-*N*-metiltransferase
BALB/cJ	Lutador (F)	9	8,87 ± 1,19	30,23 ± 2,38	0,371 ± 0,014
BALB/cN	Não-lutador (NF)	9	4,51 ± 0,46	17,33 ± 1,18	0,193 ± 0,011
F_1 (F × NF)		12	6,05 ± 0,40	23,82 ± 1,47	0,276 ± 0,016

A atividade de cada enzima é expressa em nanomoles de produto formado por hora por par supra-renal. Em cada caso, as diferenças entre alto e baixo nos genitores e entre a F_1 e qualquer um dos genitores foram estatisticamente significativas.

Nosso tratamento dos enfoques da genética do comportamento humano é semelhante a nossa análise da ação gênica (Caps. 7 e 8). Os estudos fenomenológicos mais descritivos são cobertos primeiro, com alguns toques de uma análise mais causal em um nível genético mais profundo.

Observação e Medida do Comportamento Humano. O comportamento humano pode ser observado por outras pessoas ou relatado após introspecção, ou podem ser aplicados ambos os métodos. O observador externo pode notar, por exemplo, a rapidez com que uma pessoa se move, se ela prefere ser motoramente ativa ou passiva, e se ela gosta de se envolver em contatos sociais. Em uma escala maior, podemos estar interessados em como uma pessoa passa pelos estágios da vida — como são vividas a infância, adolescência, e a fase adulta jovem, como e por que são escolhidas as ocupações, e se uma pessoa leva uma vida razoavelmente feliz e bem-sucedida. Em todos estes aspectos podemos comparar uma pessoa com as outras. Além disso, para simplificar a tarefa de medir e comparar, podemos querer padronizar nossos procedimentos de observação. Por exemplo, algumas habilidades ou interesses podem ser examinados e comparados o mais detalhadamente possível dentro de um tempo razoável por sistemas de teste construídos especificamente. Tais *testes psicológicos* devem ter uma alta *confiabilidade*, isto é, a aplicação repetida do mesmo teste, ou de teste análogo, ao mesmo indivíduo deve levar a resultados similares. A confiabilidade de um teste pode ser avaliada de modo relativamente fácil. Sua validade, isto é, se ele mede algo relevante para a vida real, é muito mais difícil de se determinar. Os testes de inteligência, por exemplo, devem ser capazes de prever o desempenho de uma pessoa em uma situação na qual, de acordo com as convenções de nossa sociedade, seja necessária a inteligência. Por exemplo, sucesso no colégio ou universidade ou desempenho em uma ocupação.

Os psicólogos interessados na elaboração de testes têm sido primariamente bem-sucedidos em medir as habilidades sensorimotoras e o conjunto de habilidades que chamamos de "inteligência". Os chamados testes de inteligência têm sido aplicados em grande escala, e estes estudos, especialmente quando interpretados em termos genéticos, levantaram uma considerável discussão.

Entretanto, tais observações e medidas são apenas um aspecto do assunto. Os dados obtidos por introspecção podem ser também importantes. Queremos saber como uma pessoa se sente. Ela se sente relaxada ou excitada, estimulada ou deprimida, em resumo: Qual é o seu ânimo? A pessoa sente necessidade em ter uma participação ativa na vida ou deixar que as coisas aconteçam? Que atitudes uma pessoa tem com as outras, em relação a família, colegas, vida ocupacional, atividades culturais? Todas estas questões se juntam sob o rótulo "personalidade".

Estritamente falando, o psicólogo tem um conhecimento interior de apenas uma pessoa, ele mesmo. Entretanto, os seres humanos se comunicam uns com os outros, por meios não-verbais, tais como expressões fisionômicas, movimentos de seus corpos, especialmente suas mãos, e, acima de tudo, pelo instrumento natural único de nossa espécie, a linguagem. O pesquisador também usa estes meios de comunicação para obter informação mais indireta sobre os sentimentos e pensamentos de outras pessoas. O método mais simples é a entrevista. Esta entrevista pode ser estruturada se o pesquisador estiver preparado para avançar em vários tópicos a serem explorados. Outros métodos mais refinados são *questionários de personalidade* com tópicos sobre sentimentos, atitudes, e opiniões. A maioria dos questionários é construída de modo a que o probando tenha várias escolhas. O número de opções em uma ou mais direções nos vários tópicos é então comparado com as de populações-padrão. Os questionários amplamente usados incluem o Minnesota Multiphasic Personality Inventory (MMPI) e o teste 16 Personality Factors (16PF).

Todos os aspectos acima sobre o comportamento humano mostram variações interindividuais que podem ser examinadas por enfoques genéticos.

15.2.1 Investigações com Métodos Fenomenológicos Clássicos

15.2.1.1 Reavaliação dos Métodos Clássicos (Veja também Cap. 6)

Investigações Familiais. O método mais direto, e menos sofisticado, para se avaliar a contribuição genética para a variabilidade de uma determinada característica é comparar a freqüência desta característica entre indivíduos biologicamente aparentados. Se uma característica alternativa sim ou não for geneticamente determinada, ela em geral se manifesta mais freqüentemente entre parentes. Com o aumento do parentesco a freqüência sobe. Tais características individuais alternativas incluem várias doenças contrastadas com a saúde geral, e o retardo mental grave contrastado com a inteligência normal. Se a característica é definida em uma escala gradativa ou quantitativa, geralmente espera-se que a semelhança entre os parentes aumente com o parentesco biológico.

Uma meta da pesquisa biométrica é estabelecer a probabilidade entre os parentes de probandos em desenvolver as mesmas condições. O cálculo de tais *riscos empíricos* é explicado na Seção 4.3.6.

Em características quantitativas as similaridades entre os parentes são geralmente expressas e medidas como coeficientes de correlação. Tais análises são estritamente empíricas e não requerem conceitos genéticos. As dificuldades conceituais começam se tentarmos interpretar os dados de risco empírico ou as correlações entre os parentes em termos de variabilidade genética. Alguns coeficientes de correlação podem teoricamente ser obtidos de suposições quanto ao grau de parentesco entre duas pessoas e o grau de dominância destes genes. A expectativa teórica pode então ser comparada à empiricamente observada, e desta comparação, a "herdabilidade", ou seja, a proporção da variabilidade com que os genes contribuem pode ser estimada. A herdabilidade e os métodos de cálculo, e as suposições normalmente inerentes a tais cálculos, são descritos no Cap. 6.

Os cálculos de herdabilidade podem teoricamente também ser feitos para características variáveis alternativas, como doenças. Estes cálculos requerem informação sobre a ocorrência da característica em teste nos parentes e na população em geral. Aqui também precisam ser feitas várias suposições quanto ao significado biológico de tais cálculos. Pior ainda, algumas destas suposições podem em geral ser testadas com a maioria dos dados empíricos. O problema é discutido no Cap. 6.

Uma objeção a tais cálculos de herdabilidade imediatamente vem à mente. Na maioria dos casos os parentes não só compartilham alguns de seus genes, mas também vivem em condições ambientais similares. As estimativas de herdabilidade, entretanto, supõem que os componentes da variança genética e ambiental são independentes uns dos outros. As tentativas de correção desta tendenciosidade pela introdução de estimativas de parâmetros ambientais tidos como relevantes para a característica em questão têm valor duvidoso. O enfoque clássico para superar esta dificuldade é a comparação de gêmeos monozigóticos e dizigóticos.

Método dos Gêmeos (veja Seção 6.3 [15]). Os gêmeos monozigóticos (MZ) são geneticamente idênticos. As diferenças encontradas entre eles devem, portanto, ser não-genéticas. Os gêmeos dizigóticos (DZ) não são mais semelhantes geneticamente que os irmãos comuns. Como os gêmeos MZ, entretanto, eles em geral são criados juntos. Portanto, a influência de fatores ambientais pode ser tida como essencialmente semelhante em cada gêmeo. Logo, se os gêmeos MZ são mais semelhantes que os DZ em uma característica quantitativa variável, ou se são mais freqüentemente concordantes em uma característica variável alternativa, são supostos os componentes genéticos da variabilidade desta característica. Esta suposição está sujeita a várias qualificações que surgem da observação de que os gêmeos, especialmente os MZ, são em muitos aspectos não uma amostra aleatória da população. Estes problemas são explicados em detalhe na Seção 6.3.4. No planejamento de uma pesquisa em genética do comportamento, deve ser lembrado que a situação especial de gêmeos, especialmente na infância ou na juventude, leva a alguns desvios do desenvolvimento médio. De modo mais geral, as diferenças ambientais às quais os gêmeos, e em um grau um pouco maior outros irmãos também, são expostos dificilmente podem ser vistas como representativas de tais diferenças na população em geral. Geralmente tais diferenças são muito menores nos parentes.

Gêmeos Monozigóticos Criados Separados; Estudos em Crianças Adotadas e em Orfanatos [127, 159]. Para superar estas dificuldades, dois enfoques foram especialmente escolhidos para problemas em genética do comportamento: primeiro, a comparação de gêmeos MZ que foram separados na lactância ou início da infância e criados separadamente. Este esquema teoricamente evita, de modo muito elegante, qualquer tendenciosidade devida a ambiente comum e interação de gêmeos. Segundo, em uma comparação de crianças adotadas (ou de crianças que vivem em lares adotivos) com seus genitores *biológicos*, fatores ambientais comuns que em geral atuam nos genitores e seus filhos não se aplicam mais, e a relação genitor-filho é reduzida a seus componentes biológicos. As influências de um ambiente comum são excluídas.

Infelizmente, as coisas são um pouco diferentes na realidade. A colocação de gêmeos MZ separados ou de crianças adotadas nunca ocorre ao acaso. A colocação seletiva com base na situação socioeconômica e características de comportamento é comumente feita por agências sociais. Os casais que adotam filhos são uma amostra tendenciosa de todos os casais. Os lares de adoção podem oferecer condições de vida aberrantes. O projeto de pesquisa ideal de um ambiente aleatório não pode ser executado em humanos.

15.2.1.2 Retardo Mental e Deficiência

Definição. Existem muitas definições de retardo mental e deficiência. Uma definição útil que não depende de testes ou resultados escolares é a dada pelo British Wood Report (1929). Um indivíduo mentalmente deficiente foi definido como "aquele que por motivo de desenvolvimento mental incompleto é incapaz de adaptação social independente." A habilidade mental é geralmente medida por testes de inteligência, que também são usados para classificar pessoas mentalmente retardadas em três categorias: leve, médio e grave. O "quociente de inteligência" (QI) elaborado por Binet e Simon (1907) e depois modificado, foi proposto primariamente como um auxílio aos professores em Paris para alocar seus estudantes nos níveis corretos da escolaridade [175]. As crianças eram classificadas em anos e meses de idade mental. Comparando as idades mental e cronológica, era imediatamente perceptível se uma criança estava avançada ou retardada. Por exemplo, se uma criança tivesse 12 anos de idade e seu desempenho fosse equivalente a média de todos os de 9 anos, o QI era $9/12 = 75$. Para pessoas acima dos 14 a 16 anos estas formulações eram insignificantes. Portanto, seu QI era definido por comparação a uma amostra padronizada de seus colegas de mesma idade. Esta formulação é uma aproximação grosseira, pois a capacidade mental de uma pessoa subnormal é qualitativamente diferente da de uma pessoa normal.

Incidência de Subnormalidade Mental. Os dados de incidência de subnormalidade mental variam muito, dependendo da definição. Se um QI de 69 ou uma idade mental de 7 a 10 for tomada como o limite inferior da normalidade, as incidências anteriores se aglomeram ao redor de 2 a 3% da população. Estudos mais recentes dão valores mais baixos [186]. A grande maioria das pessoas mentalmente subnormais pode ser classificada no grupo leve. Apenas 0,25% da população geral é classificada como gravemente retardada ($QI < 50$). Entre os casos graves há uma maioria de meninos.

A freqüência de retardo mental detectável aumenta após os 6 a 7 anos por causa da ida às escolas, onde o retardo mental é mais provavelmente reconhecido devido a dificuldades de aprendizagem. A freqüência populacional diminui novamente após a idade escolar, pois muitas pessoas incapazes de ter sucesso na escola conseguem uma adaptação social satisfatória. Estes dados destacam a importância do ingresso na escola para a definição do retardo mental.

Dois Grupos Biológicos. As pessoas mentalmente subnormais podem ser divididas em duas classes, para as quais os termos "patológico" e "subcultural" se tornaram mais populares [123]. O grupo patológico compreende uma mistura de casos com várias causas genéticas e não-genéticas. Antes acreditava-se que muitos casos incluídos nesta categoria tinham causa ambiental, pois os genitores eram geralmente normais. Sabemos hoje que isto não é totalmente verdade. Embora este grupo compreenda casos exógenos, por exemplo, os devido a danos cerebrais ou doenças infecciosas, tais como meningite e encefalite, muitos casos são devidos a causas genéticas. A síndrome de Down há muito tempo é o diagnóstico isolado mais freqüente neste grupo patológico (Seção 2.2.2). A maioria dos erros hereditários do metabolismo causadores de deficiência mental também estão incluídos nesta classe, que também compreende algumas condições autossômicas dominantes e, especialmente, recessivas ligadas ao X. Os estudos de filhos de casamentos consangüíneos fornecem indícios de que mais condições monogênicas autossômicas recessivas podem estar escondidas entre os casos atualmente diagnosticados como retardo mental inespecífico.

Retardo Mental Ligado ao X (XLMR). O grupo gravemente afetado contém muito mais homens que mulheres. Além disso, os irmãos de tais homens são mais freqüentemente afetados que suas irmãs. Luxenburger postulou já em 1931 o envolvimento de genes ligados ao X [130]. Mais tarde, entretanto, alguns autores explicaram esta diferença de sexo como tendenciosidades de averiguação [50]. O assunto foi esclarecido quando várias condições ligadas ao X foram discutidas [168]. Um estudo populacional na Columbia Britânica, Canadá, avaliou a prevalência de todos os tipos de retardo mental ligado ao X juntos como de até 1,8 por 1.000 homens [245]. Os estudos em populações de retardados mentais confirmam esta ordem de magnitude. O retardo mental ligado ao X pode ser tão comum na população masculina quanto a síndrome de Down. No momento são conhecidos cerca de 80 tipos. Eles foram subdivididos em subtipos sindrômicos e não-sindrômicos (International Workshops on X-Linked Mental Retardation). Os cientistas tentaram criar uma certa ordem, principalmente fundando um comitê de nomenclatura ao qual todos os novos tipos descobertos fossem submetidos para ajudar na classificação e denominação [149].

O tipo isolado mais bem conhecido e comum é a síndrome de Martin-Bell (aproximadamente 40% dos casos com XLMR). Entre os homens com esta síndrome é encontrada uma anomalia específica do cromossomo X: em aproximadamente 2 a 35% de seus cromossomos X é visto um "sítio frágil" perto da ponta do braço longo (Xq 28) nas culturas de linfócitos. O mesmo "X marcador" também pode ser encontrado em muitas mulheres portadoras. Ele "realmente pode ser visto em ... mulheres portadoras com menos de 25 anos, mas demonstrá-lo em mulheres com mais idade é difícil, a menos que sejam intelectualmente prejudicadas" [245]. Mesmo entre portadoras mais jovens, as mar(X) positivas são muito mais comuns entre as retardadas mentais que entre as normais.

Muitos pacientes masculinos apresentam características físicas, incluindo testículos grandes, orelhas grandes e testa e queixo proeminentes (Fig. 15.4, Quadro 15.2). Ao nascimento alguns têm uma cabeça grande e peso de nascimento um pouco aumentado. Nas crianças, o diagnóstico é mais difícil, mas geneticistas clínicos experientes descreveram uma face pequena, longa, e centralmente inchada, fendas palpebrais estreitas, orelhas proeminentes e displásicas, pele aveludada e mãos e pés gordos. Estas características são sutis e podem não ser percebidas. Portanto muitos pacientes não são diagnosticados durante a infância. O QI pode ser tão baixo quanto 30, mas na maioria dos casos a faixa é de 50-60. A fala foi relatada como "repetitiva" e a gagueira parece ser comum. As crianças tendem a ser hiperativas. Mais tarde, é comum um comportamento autista, e os pacientes têm

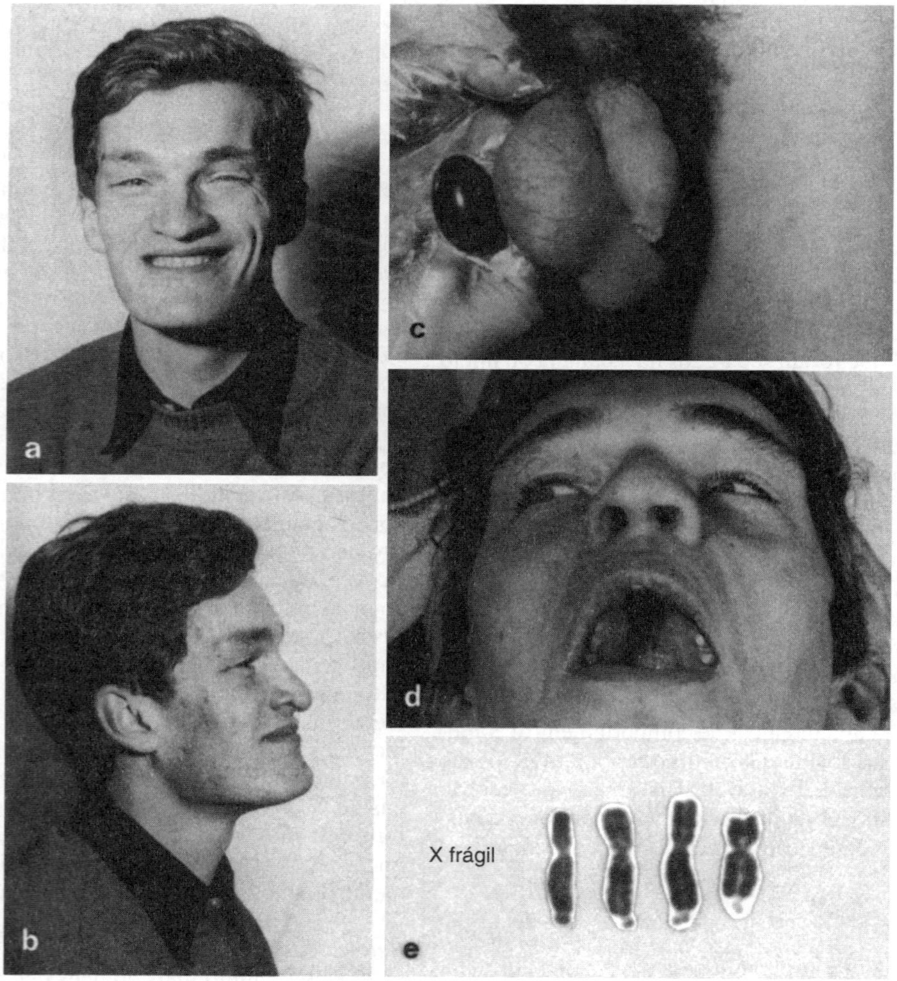

Fig. 15.4 a-e. Paciente com retardo mental ligado ao X (síndrome de Martin-Bell): macroorquidismo, face típica, e palato ogival. **c.** O tamanho do testículo é comparado a um modelo indicando o tamanho médio. O X marcador foi demonstrado em 35% das células. Entretanto, os achados clínicos nem sempre são característicos como neste caso. **e.** Cromossomo X marcador. (De Tariverdian e Weck 1982 [236])

Quadro 15.2 Características clínicas do retardo mental Fra X (síndrome de Martin-Bell; modificado de Turner e Jacobs 1984 [245])

Inteligência	Faixa de QI de 30-65, às vezes normal limítrofe ou mesmo normal. Hiperatividade ocasional ou autismo na infância; geralmente amigáveis, tímidos, não-agressivos quando adolescentes; fala anormal
Crescimento	Peso de nascimento normal; em geral mais pesados e altos que irmãos normais; circunferência da cabeça acima do 50º percentil, às vezes acima do 97º
Face	Testa e queixo proeminentes, face longa e orelhas grandes
Testículos	Podem ter 3-4 cm^3 na infância (normal 2 cm^3); meninos após a puberdade 30-60 cm^3 (normal < 25 cm^3)
Características ocasionais	Epilepsia; aumento de reflexos nas extremidades inferiores; ginecomastia, estrias, pele fina; espessamento da bolsa escrotal

dificuldades de ajuste social [195]. Entre os probandos diagnosticados como crianças autistas, os indivíduos Fra X não são especialmente comuns. Entretanto, há uma grande variabilidade dentro e especialmente entre famílias em termos tanto de sinais clínicos quanto da freqüência na qual Fra X pode ser detectado. Em um número crescente de heredogramas, o gene mutante deve ter sido transmitido por um homem clínica e citogeneticamente não afetado, e a análise [212] de segregação revelou uma penetrância de aproximadamente 80% de retardo mental nos homens hemizigotos. Em muitos casos, as características físicas não são tão nítidas quanto as do paciente mostrado na Fig. 15.4. A variabilidade fenotípica entre as mulheres heterozigotas é ainda maior. De acordo com um estudo [212], o "prejuízo mental" entre tais mulheres foi visto em cerca de 30%. Tem havido alguma discussão sobre a condição mental das 70% sem prejuízo mental. Em um estudo [171], a maioria das pessoas tinha QI abaixo da média. Outro estudo confirmou algum prejuízo intelectual nas portadoras clinicamente não afetadas, especialmente deficiência nas habilidades não-verbais [126]. As portadoras demonstraram um "amplo espectro de déficits cognitivos ... variando de leve a bem óbvio", [73] bem como disfunções de interação social e da regulação afetiva. Em quatro homens com Fra X, as imagens de ressonância magnética do cérebro revelaram um tamanho aumentado do quarto ventrículo e anomalias do cerebelo [195].

A genética da anomalia levanta várias questões intrigantes: cerca de 20% dos transmissores masculinos não apresentam sinais de retardo mental. Suas filhas são fenotipicamente normais, mas os filhos destas filhas em geral são afetados. Este "paradoxo de Sherman", denominado em homenagem ao primeiro autor de uma importante publicação [157], foi resolvido elucidando a base molecular desta doença (Seção 9.4.2; Fig. 9.5). O evento mutacional básico é uma amplificação de uma repetição $(CGG)_n$ (ou CCG_n se for considerado o filamento complementar de DNA) no sítio frágil, em cromossomos X normais, onde n é cerca de 25. Em homens hemizigotos clinicamente não afetados, o número de repetições é moderadamente aumentado. Esta "pré-mutação" leva a posteriores amplificações nas células germinativas de suas filhas (clinicamente não afetadas). Seus filhos e filhas em geral têm muito mais repetições e são clinicamente afetados.

Este tipo de mutação também foi encontrado em algumas outras doenças, tais como a doença de Huntington, distrofia miotônica, e doença de Kennedy (Seção 9.4.2). A síndrome do Fra X também cria um problema em termos de genética de populações: por que ela é tão comum a despeito das fortes desvantagens seletivas, já que os homens afetados quase nunca têm filhos? Dois fatores parecem funcionar: a taxa de mutação parece ser ligeiramente alta, e as portadoras não afetadas podem ser especialmente férteis (Seção 9.1) [126, 263].

A proporção de mitoses mostrando um cromossomo X frágil pode ser destacada pela privação de ácido fólico na cultura de células. Isto levou à especulação sobre possíveis mecanismos patogênicos, mas um estudo sobre as vias de ácido fólico nas células Fra X não mostrou um defeito [268]. As tentativas terapêuticas com ácido fólico foram relatadas como não tendo sucesso [231].

Os sítios frágeis herdáveis foram observados em outros cromossomos. A maioria deles também é sensível ao ácido fólico. A heterozigose de tais sítios parece ser mais comum nos retardados mentais que na população em geral de neonatos [232]. Mais recentemente, um outro tipo fenotipicamente similar de retardo mental ligado ao X foi descoberto e chamado de FRAXE (em distinção ao FRAXA, o tipo descrito acima) [113]. Aqui, o sítio frágil também está situado em Xq 27-Xq 28, mas é distal ao encontrado em FRAXA. Aqui, uma repetição GCC causa a anomalia. Nas pessoas normais podem estar presentes de 6 a 25 repetições, enquanto nas pessoas afetadas cerca de 200 cópias são observadas. O mosaicismo parece ser comum. O retardo mental pode ser menos grave que nos pacientes FRAXA.

Além da síndrome de Martin-Bell (Fra X), existem muitos outros tipos de retardo mental ligados ao X. Os genes para um número crescente, de aproximadamente 80 tipos diferentes, foram localizados no cromossomo X.

Distúrbio de Comportamento Ligado ao X. Um grande heredograma de 14 homens supostamente afetados com inteligência levemente subnormal (QI ~ 85) e um modo ligado ao X de herança foi observado na Holanda [21, 22]. Não existem características físicas de relevo. Este tipo pertence portanto ao grupo "não-sindrômico". Além da inteligência reduzida, os homens afetados foram relatados como apresentando períodos de grande agressividade, como uso de facas, perseguir de carro um professor, tentar estuprar uma irmã, e incêndio premeditado. Estes surtos tendem a ocorrer como explosões de raiva a provocações comuns. O gene foi localizado no locus para uma enzima neurotransmissora, a monoamina oxidase tipo A em Xp 11. A monoamina oxidase é uma das enzimas envolvidas no metabolismo de catecolaminas. Um acentuado distúrbio do metabolismo de monoamina foi demonstrado por estudos bioquímicos da urina. Uma mutação de sentido trocado foi demonstrada neste gene. Entretanto, este relato foi criticado devido a um diagnóstico psiquiátrico insuficiente [79a]. Esta observação é reminiscente da relação entre alguns aspectos do metabolismo de catecolaminas e a agressividade em camundongos. De fato, camundongos transgênicos adultos nos quais a integração transgênica causou a deleção do gene de monoamina oxidase A exibiam uma síndrome comportamental distinta, incluindo aumento de agressão e comportamento de luta em machos [30a]. Estes resultados em camundongos sugerem que os comportamentos de luta em humanos deficientes em monoamina oxidase A podem de fato estar relacionados a este defeito bioquímico.

Síndrome de Rett [75, 198]. Ao contrário de outras síndromes, a síndrome de Rett é observada exclusivamente em meninas. Sua incidência é estimada em 1:15.000 a 1:20.000. As crianças nas-

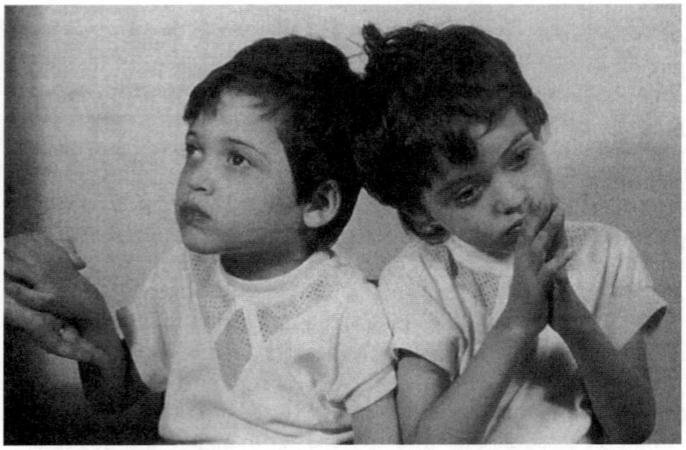

Fig. 15.5 Gêmeos monozigóticos com síndrome de Rett aos 9 anos de idade. (Cortesia do Dr. G. Tariverdian; veja também [237])

cem normais, mas os primeiros sinais de deterioração neurológica aparecem antes dos 2 anos de idade. Um lento processo neurodegenerativo leva a um grave retardo mental, movimentos de mão estereotipados e contínuos, apraxia e comportamento autista (Fig. 15.5). Quase todos os casos são esporádicos. Suspeitou-se de um modo de herança dominante ligado ao X com letalidade dos homens hemizigotos [39] (Seção 4.1.4), mas que não pode ser comprovado, pois as meninas afetadas não se reproduzem. Entretanto, tanto a concordância de gêmeos MZ (Fig. 15.5) [235, 236] quanto alguns relatos de membros familiares afetados que podiam ser devidos a mosaicismo de células germinativas sugerem fortemente uma origem genética. Até agora o mecanismo genético não foi elucidado [26].

Retardo Mental Brando ou Intenso. Um padrão bem diferente dos tipos severos de deficiência mental é observado no grupo brando ou subcultural. Em geral existem muito menos casos de origem exógena, embora as causas ambientais às vezes existam. Poucas anomalias neurológicas ou outros sinais clínicos são notados. Em lugar disso é observada a recorrência familiar. Embora os pacientes com retardo mental grave em geral tenham genitores normais e apenas ocasionalmente irmãos afetados, a proporção de parentes afetados entre aqueles com retardo mental *brando* é alta (Fig. 15.6).

Dados de Risco Empírico [276]. O retardo mental grave é um exemplo típico de uma categoria etiológica mista. A análise genética no nível fenotípico mendeliano tornou-se possível para um número crescente de casos dentro desta classe, e muitas mutações foram detectadas em loci de genes individuais. Outros casos foram mostrados como sendo causados por anomalias cromossômicas. Para o restante não classificado, o risco empírico de recorrência tem sido calculado mas deve ser usado com cautela. A consulta genética requer uma cuidadosa análise do caso em estudo e deve incluir uma consideração quanto ao dano cerebral exógeno. Permanece um cerne relativamente grande não classificado, onde a informação genética é difícil.

O cálculo do risco empírico é mais útil para o retardo mental brando, especialmente quando a minoria de casos com causas exógenas conhecidas pode ser excluída. O Quadro 15.3 mostra os riscos empíricos derivados do famoso Colchester Survey de Penrose [174]. Há uma diferença notável na ocorrência familiar de retardo mental entre os probandos gravemente e brandamente afetados, e este último grupo mostra uma agregação familiar maior. Outros estudos geralmente fornecem dados similares [85, 186, 273]. A comparação de dados de vários autores é difícil, pois os critérios diagnósticos variam. Os dados de agregação familiar e a ausência clara de segregação dos normais e mentalmente retardados em muitas famílias estudadas são compatíveis com a herança multifatorial. Se uma escala como QI for usada com resultados de testes de variação contínua, não existe limiar. Entretanto, pode ser útil estabelecer limiares artificiais para delinear a proporção da população que é incapaz de se beneficiar de escolas comuns.

Estudos de Gêmeos. Um modo de examinar a herdabilidade de uma característica é comparar gêmeos MZ e DZ. A Fig. 15.7 descreve três estudos de gêmeos. Considerando que a discordância em dois pares de gêmeos MZ na série de Smith pode estar correlacionada a causas exógenas, a concordância de subnormalidade mental para a qual não se pode encontrar causas exógenas (dano cerebral precoce ou infecção) se aproxima de 100%, portanto a herdabilidade parece ser de 100%.

Um exame mais minucioso dos dados lança algumas dúvidas sobre esta interpretação. Em primeiro lugar, os gêmeos incluídos nestes estudos vivem com suas famílias. Mesmo que os genitores não sejam subnormais, eles estavam na maioria dos casos na faixa mais baixa de distribuição da inteligência. Pode-se supor que uma certa privação dos estímulos necessários ao de-

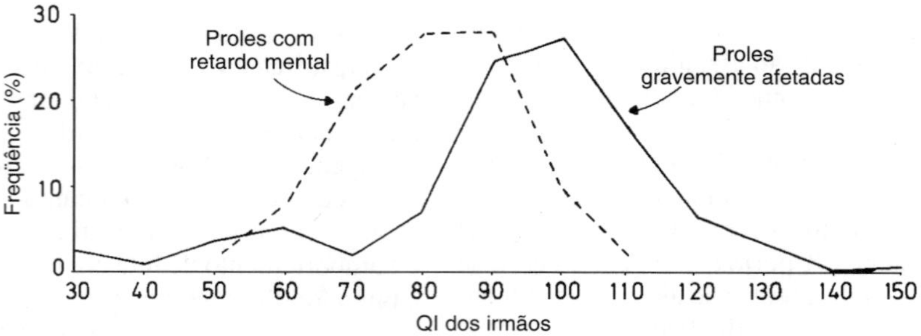

Fig. 15.6 Distribuição de QI na prole com probandos brandamente afetados (retardo mental de alto grau) e gravemente afetados (retardo mental de baixo grau). As proles com retardo mental de alto grau mostram uma distribuição quase normal, que é desviada para valores de QI levemente reduzidos, sugerindo uma base multifatorial. A prole de probandos gravemente retardados mostra uma distribuição bimodal. Há uma minoria de irmãos mentalmente retardados, mas a distribuição de QI da maioria das proles é igual à da população média (a média é próxima de QI = 100). Estes dados apontam causas discretas, genéticas ou não-genéticas, para o grave retardo mental. (De Fraser Roberts 1952)

Quadro 15.3 Prevalência de retardo mental entre genitores e irmãos de probandos com retardo mental (de Penrose 1962 [175])

Grau de retardo mental do probando	*n*	Acima da média	Limítrofe e levemente retardados	Severamente retardados	Total de retardados
		Genitores			
Limítrofe ou levemente retardado (627 probandos)	1.254	0,32%	27,59%	0,24%	27,83%
Gravemente retardado (653 probandos)	1.306	0,53%	15,00%	0,08%	15,08%
Todos os graus	2.560	0,43%	21,17%	0,16%	21,33%
		Irmãos			
Limítrofe ou levemente retardado	2.321	1,21%	19,52%	2,50%	22,02%
Gravemente retardado	2.549	1,57%	12,24%	4,28%	16,52%
Todos os graus	4.870	1,40%	15,71%	3,43%	19,14%

senvolvimento intelectual normal certamente é responsável por parte do retardo mental nestes gêmeos MZ. Esta suposição é corroborada por outra observação interessante nas famílias da série de gêmeos de Juda: um quarto dos pais de gêmeos retardados e mais de um terço das mães foram registrados como retardados. O significado da mãe para o desenvolvimento mental da criança, especialmente nos primeiros 3 anos de vida, é hoje um achado inquestionável na psicologia desenvolvimental. Logo, os dados sugerem uma influência materna em adição a genes ligados ao X.

Juda [103, 104] coletou dados de gêmeos entrando em contato com famílias de todas as crianças em escolas especiais para crianças retardadas no sudeste da Alemanha. Entre 18.183 estudantes ela levantou 488 crianças gêmeas, ou seja, um gêmeo para cada 37,3 alunos. A freqüência de nascimento de gêmeos na Alemanha nesta época era de cerca de 1 nascimento para cada

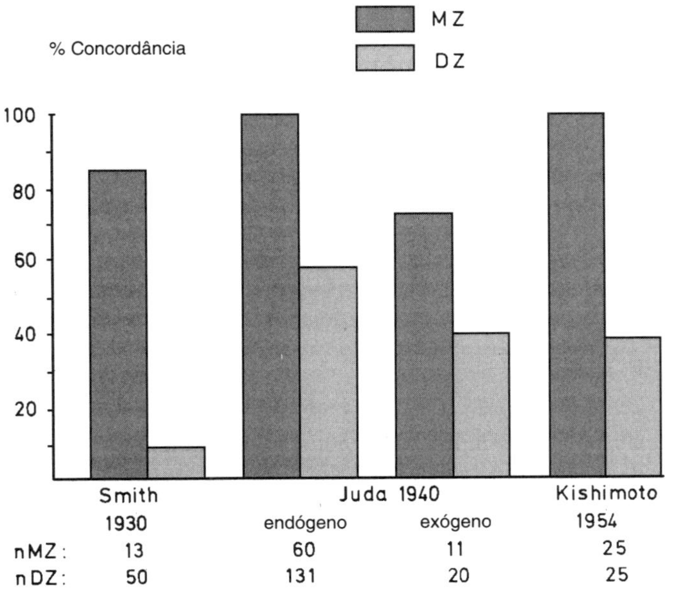

Fig. 15.7 Concordância em gêmeos MZ e DZ nos estudos sobre retardo mental brando (alto grau). (De Zerbin-Rüdin 1967 [276])

84 partos, isto é, 1 gêmeo para cada 42 mães. Devido à mortalidade infantil mais alta de crianças gêmeas, a probabilidade de encontrar um gêmeo foi calculada como sendo de 1 gêmeo por 60 crianças da população. Portanto, os gêmeos estavam excessivamente representados nestes dados. Este resultado concorda com a experiência geral de que o desenvolvimento de gêmeos é mais lento [92, 94], e a subnormalidade mental é mais freqüente que na população geral. A influência desta tendenciosidade na taxa de concordância não pode ser prevista. Em qualquer caso, estas considerações mostram que a interpretação dos dados de risco e concordâncias em gêmeos, bem como as estimativas de herdabilidade obtidas de tais dados, podem ser ambíguas por dois motivos: as influências genéticas e ambientais estão correlacionadas, e o desenvolvimento de gêmeos difere do de unitários. Como repetidamente mencionado, o modelo genético de herança multifatorial fornece apenas uma descrição preliminar da situação genética (Seção 6.1). Uma análise mais incisiva será também possível no futuro para este grupo brando, subcultural, uma vez que sejam identificados os fatores genéticos e ambientais.

15.2.1.3 Inteligência e Desempenho nas Faixas Normal e Superior

Obtenção Superior. A discussão acima concentrou-se na extremidade inferior da variação, ou seja, nos que, devido à baixa dotação intelectual, têm dificuldades em se adaptar às demandas da sociedade. Galton foi o primeiro a relatar pessoas cujo intelecto é tido como superior pelos padrões de sua sociedade em seu trabalho clássico "Hereditary Talent and Character" (1865) [64] e na monografia subseqüente, *Hereditary Genius* (1869). Este estabeleceu o paradigma galtoniano da genética humana. Ele mostrou que os homens tidos como "eminentes" na sociedade britânica tinham muitas vezes mais parentes próximos no grupo eminente do que seriam esperados se a distribuição do alto desenvolvimento fosse aleatória.

Desde esta época foram feitas repetidas tentativas em documentar a herança da genialidade ou de talentos especiais. Por exemplo, os heredogramas de artistas famosos e cientistas, tais como Bach, Darwin, Galton, e Bernouilli foram relatados como evidência do talento hereditário, e foi publicada uma boa estatística [105]. Estes relatos confundiam hereditariedade e ambiente, e não foram feitas citações específicas quanto ao papel dos fatores genéticos.

Variabilidade na Faixa Normal: Natureza da Inteligência. Foram feitos muitos estudos para determinar as contribuições relativas da hereditariedade e do ambiente dentro da faixa normal. O sucesso na vida e a contribuição para a sociedade humana dependem claramente de uma variedade de fatores que mais ou menos podem ser classificados como inteligência e personalidade. As diferenças individuais em inteligência há muito são o principal campo de pesquisa em psicologia. Mais recentemente, entretanto, estes estudos foram fortemente criticados. Para compreender esta controvérsia um pouco melhor, devemos considerar a história dos testes de inteligência e alguns conceitos modernos de inteligência [197].

Inteligência e Testes de Inteligência. A subnormalidade mental e o eminente desempenho foram definidos usando critérios sociais: subnormalidade como tornando o indivíduo incapaz de adaptação social independente e eminência como sendo reconhecida por um grupo de colegas profissionais contemporâneos como uma das figuras líder em um campo [105]. O "quociente de inteligência", ou idade mental, originalmente foi introduzido como um instrumento de avaliação escolar e para classificar os graus de subnormalidade mental. Assim, o QI representa um critério para delimitar a faixa normal da subnormalidade branda de um modo mais claramente definido mas um tanto mais arbitrário que a adaptação social independente. De fato, Binet introduziu estas medidas com o intuito de tais classificações. Diz-se que o próprio Binet não ficou satisfeito com a direção que as pesquisas de QI tomaram [240]. A ênfase mudou para classificar pessoas normais de acordo com seu valor de QI. Um evento importante que precipitou este desenvolvimento foi a Primeira Guerra Mundial, que deu aos psicólogos americanos a oportunidade de testarem um grande número de recrutas.

Tais testes extensos necessitavam de uma seleção de tarefas e questões que forçavam os testados a dar respostas registráveis como corretas ou erradas. Como os testados não se comunicavam diretamente com os testadores, os motivos das respostas erradas não podiam ser analisados. As diferenças qualitativas tinham que ser ignoradas. Os valores eram o mais importante [240].

O interesse em medidas quantitativas continuou após a Primeira Guerra, e os testes ficaram mais sofisticados. Os testes modernos de inteligência compreendem itens que examinam a habilidade em lidar com palavras e conceitos verbais, abstrações, tarefas matemáticas, visualização espacial e memória. Tais testes foram demonstrados como sendo úteis na prática. A despeito de muitas críticas sobre seu significado, operacionalmente eles dão previsões mais ou menos confiáveis sobre o desempenho no colégio e na universidade.

O sucesso em várias ocupações profissionais, como arquitetura, engenharia, ciências e medicina requer um QI acima da média, enquanto outras ocupações têm uma demanda intelectual menor de seus praticantes. A falha em atingir um resultado de QI necessário ao sucesso nas profissões tem um valor de previsão no estabelecimento de que tais pessoas provavelmente não serão bem-sucedidas em escolas profissionais e universidades preparatórias para estas profissões. Entretanto, a habilidade cognitiva avaliada pelos testes de QI certamente não é o único critério para o sucesso profissional.

O antigo trabalho teórico centrou-se principalmente no problema de se a inteligência é uma habilidade básica que influencia todas as tarefas isoladas, sejam quais forem as diferenças, ou se as tarefas diferentes demandam habilidades diferentes. Um método para examinar tais problemas é a análise fatorial. As correlações entre resultados isolados foram examinadas quanto a aglomerados de correlação que foram tidos como indicando tais habilidades básicas. Os resultados foram coerentes em mostrar correlações relativamente altas entre itens isolados, indicando um fator comum de "inteligência geral" (g) que influencia todos os resultados de testes (Spearman). Há uma certa concordância em que além deste fator g são necessárias habilidades específicas para desempenhar tarefas verbais e matemáticas e percepção espacial.

Dificuldades dos Testes de Inteligência entre Psicólogos. A despeito de seu inquestionável sucesso em prever as conquistas escolares, o método para medir a inteligência e o conceito de QI tem uma crescente dificuldade entre os psicólogos. Acredita-se, por exemplo, que o teste avalie a habilidade em "resolver quebra-cabeças", ou seja, resolver problemas que não têm interesse em si mas requerem algumas habilidades formais específicas. Estas habilidades são destacadas nos sistemas escolares [155]. Elas também são necessárias em muitos campos profissionais, por exemplo, na engenharia. As habilidades mais altas em resolver quebra-cabeças são necessárias para a solução de problemas de física e algumas ciências sociais e biológicas. Kuhn [115] até descreveu a maior parte da ciência ("ciência normal") como consistindo em resolver quebra-cabeças (veja "Introdução").

Muitos outros problemas da vida cotidiana, entretanto, requerem "desempenho inteligente em situações naturais", que podem ser definidos como "respondendo apropriadamente em termos de metas individuais de curto e longo prazos, em vista dos fatos atuais da situação que são percebidos" [197]. Tais habilidades são menos avaliadas pelos testes atuais de QI. Os nativos africanos que nunca tiveram contato com a cultura ocidental reagiriam inapropriadamente a muitos itens do teste [67].

Novos Enfoques para Melhor Compreensão da Inteligência Humana [197]. Existem vários enfoques para explicar como o comportamento inteligente se desenvolve e como surgem as diferenças individuais. Por exemplo, quais são os processos cognitivos básicos que nos possibilitam lidar com nosso ambiente de modo inteligente? Qual a importância de processos básicos como a memória a curto e longo prazos, ou fenômenos complexos como a linguagem? Podemos aprender sobre estes processos construindo programas de computação para resolver problemas? Podemos obter informações mais relevantes observando o comportamento individual em ambientes naturais [34]? Muitos pesquisadores hoje enfatizam as interações de fatores internos e externos no desenvolvimento do indivíduo. Aqui, as observações de Piaget sobre a aquisição gradual das crianças de conceitos lógicos estão influenciando muitos psicólogos. Estas tentativas não desafiam o valor prático dos testes de inteligência para prever o sucesso educacional. Eles desafiam sua relevância em comparar os grupos.

Estudos de Gêmeos e Famílias para Avaliar a Contribuição Genética à Variabilidade Normal da Inteligência. Quando os métodos para medir a inteligência tornaram-se disponíveis, os pioneiros neste campo tentaram determinar se e em que grau a variabilidade normal era influenciada pela hereditariedade ou pelo ambiente. O *Zeitgeist* antes e depois da Primeira Guerra foi muito influenciado pelo movimento eugênico (Seção 1.8). Galton influenciou muitos cientistas quanto à idéia de que a inteligência podia ser medida, e que a comparação estatística entre parentes próximos podia ajudar a resolver o antigo problema de como a natureza e o ambiente cooperavam para criar a inteligência. Siemens [215, 216] mostrou em 1924 que os gêmeos MZ podem ser facilmente diferenciados dos gêmeos DZ (Seção 6.3). O método dos gêmeos foi prontamente adotado e tornou-se o mais aceito instrumento para este tipo de pesquisa.

Sucesso no Colégio. Os materiais de pesquisa mais prontamente disponíveis eram os resultados escolares. Do ponto de vista dos testes de inteligência eles são bons indicadores, pois geralmente mostram uma correlação mais ou menos alta com os resultados de teste de QI. Além disso, os resultados escolares podem ter validade ainda maior, pois os professores observam seus estudantes por um longo tempo [107]. Muitos estudos mostram semelhanças entre os resultados escolares dos estudantes e seus pais e irmãos, e são geralmente coerentes com um modelo de herança multifatorial. Entretanto, os dados também podem ser explicados de modo diferente. Os genitores bem-sucedidos no colégio ajudam mais os seus filhos, seja diretamente ajudando em seu dever de casa e oferecendo recompensas por seu sucesso no colégio, ou indiretamente dando mais oportunidades para exercer habilidades cognitivas.

Os estudos de gêmeos podem ajudar a distinguir as influências ambientais das genéticas, mas sofrem as dificuldades discutidas na Seção 6.3. A Fig. 15.8 mostra as diferenças nos graus escolares em 60 MZ e 41 pares de gêmeos DZ da Alemanha [58]. As diferenças em MZ são apenas a metade das dos gêmeos DZ. Estes resultados parecem indicar um apreciável componente genético no desempenho escolar. Entretanto, mesmo neste nível relativamente baixo de sofisticação, outros resultados levantam dúvidas sobre esta explicação. Um estudo da Finlândia, por exemplo, encontrou uma diferença substancial no desempenho escolar entre gêmeos DZ e MZ apenas entre homens, não entre mulheres [107]. Os professores tratam as meninas de modo diferente dos meninos?

Dados como notas escolares não são suficientemente críticos. Na época em que estes estudos foram feitos, os gêmeos em geral eram mantidos juntos na mesma sala. Enganar o professor quanto à sua identidade é um truque popular entre os gêmeos MZ. Devemos acreditar que suas notas eram atribuídas independentemente? São necessários métodos mais objetivos.

Testes de Inteligência em Famílias e em Gêmeos. Os estudos genéticos com testes de inteligência foram feitos em grande escala. Bouchard e McGue (1981) [14] coletaram 111 investigações compreendendo 526 amostras de indivíduos com graus diferentes de parentesco, entre eles 47 séries com comparações genitor-filho, 71 comparações entre irmãos, 41 séries com gêmeos DZ, e 37 séries com gêmeos MZ. Estes resultados não são discutidos em detalhes aqui, pois análises críticas dos últimos anos descobriram erros de relato, e muitos dos dados eram tendenciosos, principalmente a favor de um alto componente genético da variabilidade descrita [110, 238].

As correlações mais baixas foram obtidas em pessoas não aparentadas, e a mais alta em gêmeos idênticos. A ordem de grandeza (da menor para a maior) destes dados foi a seguinte: pessoas não aparentadas < genitores-filhos adotados < pais-filhos = irmãos < gêmeos DZ < gêmeos MZ. Este resultado é, logicamente, compatível com a hipótese de que a variabilidade medida pelos testes de QI tem um forte componente genético. A questão é se outras hipóteses podem ser convincentemente excluídas. Antes de discutir vários tipos de evidência devemos examinar a distribuição real das diferenças geralmente encontradas em tais estudos entre gêmeos MZ e DZ. A Fig. 15.9 mostra as diferenças reunidas em pontos de QI de três estudos. Os pares de gêmeos que não apresentam diferença certamente são mais freqüentes entre pares MZ que entre DZ. Entretanto, o número de pares MZ que são bem diferentes não é desprezível. Este achado mostra que os fatores genéticos não podem ser exclusivamente responsáveis pela variabilidade encontrada na população.

Estimativas de Herdabilidade. O conceito de herdabilidade foi introduzido na Seção 6.1 usando outra característica quantitativa mensurável, a estatura, como um exemplo. Aqui foram feitas as seguintes observações:

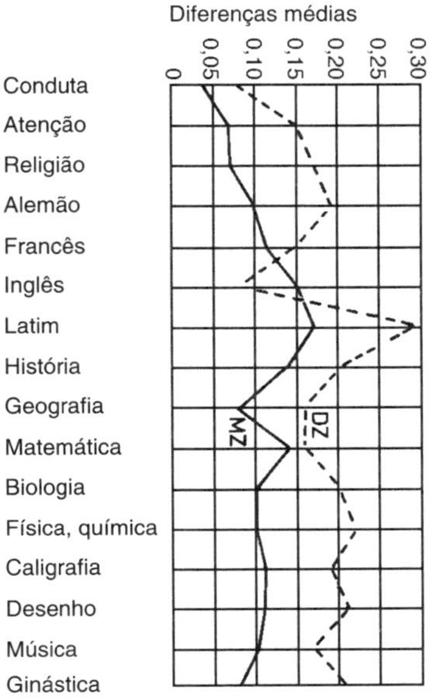

Fig. 15.8 Diferenças médias nos graus escolares entre 60 MZ (32 ♂, 28 ♀) e 41 DZ (20 ♂, 21 ♀) da Alemanha. (De Frischeisen-Köhler 1930 [60])

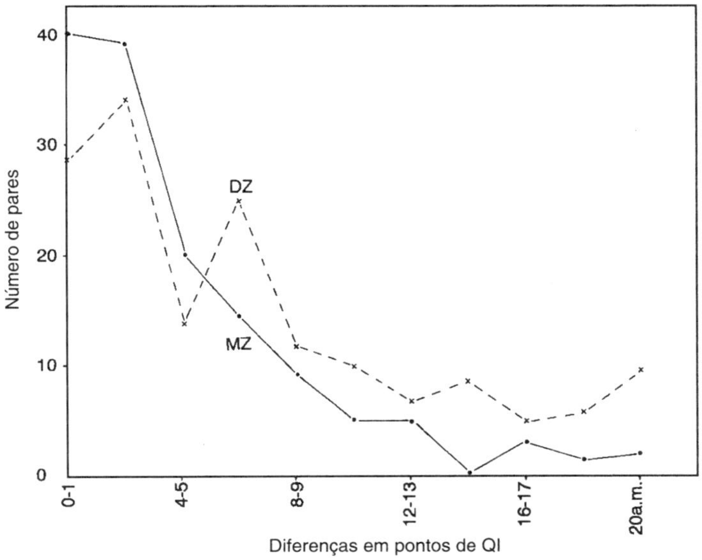

Fig. 15.9 Distribuição de diferenças em pontos de QI entre gêmeos MZ e DZ de três séries. Note que alguns pares MZ mostram diferenças muito grandes. (De Stocks 1930 [224])

a) Em algumas suposições, as correlações teóricas entre parentes podem ser obtidas das leis de Mendel e da lei de Hardy-Weinberg. A herdabilidade pode ser analisada comparando estas correlações teóricas com as observadas empiricamente. Assim, o conceito de herdabilidade tem uma base na genética mendeliana.
b) A avaliação da herdabilidade é uma análise genética no nível fenotípico-estatístico. Os genes que determinam a característica mensurável não podem ser identificados, e não é possível fazer nenhuma dedução específica quanto a seu número, modo de herança, ou modo de ação.
c) Uma avaliação quantitativa exata da herdabilidade requer várias suposições que raramente são testadas usando dados humanos, como reprodução aleatória com relação a característica examinada e a ausência de correlação ou interação de influências genéticas e ambientais. Os métodos podem ser refinados considerando o casamento preferencial ou incluindo fatores ambientais, por exemplo, nos cálculos. A inclusão de tais fatores, entretanto, cria novos problemas. O Apêndice 5 lida com o problema da análise de herdabilidade a partir de dados de gêmeos.
d) Teoricamente é possível uma estimativa não tendenciosa da herdabilidade a partir dos dados de gêmeos. Foram propostos três meios diferentes de análise: (i) comparar gêmeos MZ e DZ (*h2/1*), o que pode superestimar ou subestimar a herdabilidade, dependendo de algumas suposições, (ii) comparar gêmeos MZ com pares-controle colhidos da amostra de gêmeos e ajustados por idade e sexo (*h2/2*), o que superestima a herdabilidade, pois a correlação de influências ambientais nos gêmeos MZ é desprezada; e (iii) calcular *h2/3* do coeficiente de correlação intraclasse. Este último método na maioria dos casos é o menos adequado. Ele pode hiperestimar ou subestimar a herdabilidade, dependendo das suposições quanto a influências ambientais comuns nos gêmeos MZ e DZ, tendenciosidades devidas a distribuição etária na amostra de gêmeos, diferenças em condições socioeconômicas de gêmeos MZ e DZ e outras. Este método menos adequado tem sido quase que exclusivamente o único usado para estimar a herdabilidade nos estudos de gêmeos.
e) Um outro possível defeito no método dos gêmeos é que ele trata os gêmeos como uma amostra não tendenciosa da população da qual devem ser tiradas conclusões. Entretanto, as gestações de gêmeos bem como a situação dos gêmeos durante a infância e a juventude criam condições especiais que podem levar a resultados tendenciosos. Com estas limitações, que conclusões podem ser tiradas dos dados existentes?

Estudo de Gêmeos em Grupos Suecos. Husén (1960) [93] examinou todos os gêmeos suecos masculinos nascidos entre 1928 e 1933 que foram convocados para o serviço militar entre 1948 e 1952. Havia 215 pares MZ e 416 pares DZ. Várias tarefas comuns nos testes-padrão de inteligência foram testadas (tais como achar sinônimos, distinguir conceitos e complementar matrizes; semelhante ao teste de Raven). Para toda a série, os coeficientes de correlação intraclasse para os testes usados foram 0,90 nos MZ e 0,70 nos pares DZ. Os valores de confiabilidade teste-reteste foram de 0,92-0,93. Isto significa que a diferença entre os gêmeos MZ é maior que a entre dois exames sucessivos dos mesmos indivíduos. A publicação de Husén não fornece estimativas de herdabilidade, as quais fornecemos (Quadro 15.4). À primeira vista os valores parecem muito altos. Entretanto, as correlações entre gêmeos DZ também são relativamente altas. Este achado resulta em uma discrepância maior entre h_1^2, por um lado, e h_2^2 e h_3^2, por outro, como definido na Seção 6.3 e Apêndice 5. O Quadro 15.4 também contém estimativas recalculadas de herdabilidade baseadas em dados de séries de gêmeos criados separadamente. As diferenças entre as várias estimativas de herdabilidade são de fato incríveis, mesmo considerando o pequeno tamanho das amostras nestas séries. Isto indica que as suposições estatísticas (Apêndice 5) nas quais se baseiam estas estimativas podem influenciar fortemente o resultado. Isto em geral é negligenciado quando tais estudos são discutidos. Muitas correlações de irmãos do mesmo sexo que foram relatadas na literatura são muito menores. Uma outra série de gêmeos suecos de Husén [94] tinha 268 pares MZ e 360 pares DZ de idade escolar, e este usou uma série de testes de desempenho escolar. O estudo encontrou correlações entre MZ e DZ da mesma ordem de magnitude que as do estudo conscrito.

O Desempenho de Gêmeos em Testes de QI É Mais Baixo que o de Não-gêmeos. Ambos os estudos suecos mostraram ainda um outro resultado interessante. Os valores médios do teste de gêmeos eram significativamente inferiores aos valores de não-gêmeos. Entre os conscritos esta diferença chegava a cerca de um quarto de um desvio padrão. Nos estudantes que tinham entre 12 e 13 anos de idade, a diferença tendia a ser ainda maior. Na Seção 15.2.1.2, notamos que os gêmeos estavam com uma freqüência inesperadamente mais alta entre as crianças em escolas especiais para crianças atrasadas. Esta freqüência mais alta é explicada por um nível médio mais baixo de QI. Isto é causado em parte por influências biológicas, especialmente a "síndrome de transfusão" intra-uterina de gêmeos MZ (Seção 6.3.4) pois ela também pode ser encontrada quando o cogêmeo já morreu [151]. Entretanto, na série de Husén, os gêmeos DZ em média ainda têm um desempenho pior que os gêmeos MZ, contrariamente ao esperado se o motivo fosse de origem predominantemente biológica. Uma possível alternativa socioeconômica é que a incidência de nascimentos de DZ mas não de MZ aumenta com a idade da mãe e com a paridade. É provável que não apenas mães um pouco mais velhas mas também mães com maior fecundidade tenham uma probabilidade maior de gerar gêmeos DZ (Seção 6.3.3). É bem conhecido que na época em que nasceram os gêmeos de Husén as mulheres de camadas socioeconômicas mais altas tinham menos filhos que as de camadas inferiores. Estas últimas aparentemente tinham menos controle de natalidade e se apoiavam mais em sua "fecundidade natural", tendo, portanto, uma probabilidade maior de ter gêmeos DZ. Como resultado, os gêmeos DZ tendiam a vir mais de grupos socioeconômicos mais baixos que os gêmeos MZ e a população de não-gêmeos. Qualquer que seja o motivo, os indivíduos das camadas sociais inferiores tendem a ter um desempenho mais baixo nos testes de QI e cognitivos.

Existe uma possível explicação ambiental para as correlações de gêmeos? Os gêmeos DZ, sendo da mesma idade, normalmente passam mais tempo juntos e tendem a ser expostos a influências ambientais mais parecidas que irmãos com idades diferentes. Portanto, se eles são mais parecidos nos resultados de testes, estas influências ambientais devem ter importância. Entretanto, sabemos por vários estudos [265] que os gêmeos MZ tendem a ter maior relacionamento que os gêmeos DZ: "em geral eles gostam das mesmas coisas, se ajudam, não competem entre si e são semelhantes em muitos aspectos". Se os gêmeos MZ de fato se comportam tão diferentemente dos DZ, e se as diferenças de comportamento entre gêmeos DZ e os irmãos geneticamente equivalentes de idades desiguais levam a diferenças marcantes em suas correlações de valores de teste, as diferenças menores nos valores de MZ comparadas a gêmeos DZ não estariam também relacionadas à sua situação peculiar? Esta pergunta pode ser respondida encontrando um esquema experimental que separe a influência genética do efeito especial da situação de gêmeos.

Quadro 15.4 Cálculos de herdabilidade e correlações intraclasse em gêmeos MZ e DZ criados juntos e criados separadamente

Referência	Variável de teste psicológico (p)	Nº de pares (n)		SD de indivíduos $2n$ (σ)	Correlação intrapar (r_P)	Variança intrapar (V_P^w)	Herdabilidade h_1^2	h_2^2	h_3^2	$\hat{r}_E^{(1)}$	$\hat{r}_E^{(2)}$
Husén (1960) [99]	QI (veja texto)	MZT	215	30,48	0,894	98,11	—	0,675	0,382	—	—
		DZT	416	31,90	0,703	302,32	—	±0,039	±0,057	—	—
Newman e cols. (1937) [159]	Binet, idade mental	MZS	19	23,55	0,637	201,1	0,637	0,679	0,182	0,785	0,662
		MZT	50	29,5	0,922	67,9[a]	±0,136	±0,099	±0,097	±0,100	±0,171
		DZT	50	35,4	0,831	211,8[a]					
	Binet, QI	MZS	19	13,00	0,670	55,84	0,670	0,697	0,540	0,727	0,518
		MZT	50	17,3	0,910	26,9[a]	±0,126	±0,093	±0,174	±0,128	±0,244
		DZT	50	15,7	0,640	88,7[a]					
	Valor de Otis	MZT	50	20,7	0,947	22,7[a]	—	0,750	0,294	—	—
		DZT	50	21,3	0,800	90,7[a]	—	±0,077	±0,106	—	—
	QI, Otis	MZS	19	13,58	0,727	50,42	0,727	0,789	0,602	0,714	0,603
		MZT	50	16,0	0,922	20,00[a]	±0,108	±0,065	±0,179	±0,137	±0,201
		DZT	50	15,8	0,621	94,6[a]					
	Stanford, idade educ.	MZS	19	23,47	0,502	274,1	0,502	0,657	0,144	0,910	0,847
		MZT	50	30,5	0,955	41,9[a]	±0,172	±0,106	±0,067	±0,040	±0,077
		DZT	50	32,3	0,883	122,1[a]					
Shields (1962) [213]	Dominoes, teste de intel.	MZS	37	9,02	0,758	19,68	0,758	—	—	−0,095	0,065
		MZT	34	8,33	0,735	18,40	±0,070	—	—	±0,454	±0,352
	Mill Hill, escala vocab.	MZS	38	5,75	0,741	8,566	0,741	—	—	0,004	0,522
		MZT	36	3,98	0,742	4,097	±0,073	—	—	±0,403	±0,176

MZS = Gêmeos monozigóticos separados;
MZT = Gêmeos monozigóticos } criados juntos
DZT = Gêmeos dizigóticos } criados juntos

$h_1^2 = r_{P,\,\mathrm{MZS}}$ (estimativa não tendenciosa de h^2 se $r_{E,\,\mathrm{MZS}} = 0$).

$h_2^2 = 1 - V_P^w(\mathrm{MZT})/V_P^w(\mathrm{DZT})$, SE (h_2^2) calculado pela Eq. A 5.14[b].

$h_3^2 = 2(r_{P,\mathrm{MZT}} - r_{P,\mathrm{DZT}})$, SE (h_3^2) calculado pela Eq. A 5.16[b].

$\hat{r}_E^{(1)} = (r_{\mathrm{MZT}} - r_{\mathrm{MZS}})/(1 - r_{\mathrm{MZS}})$(estimativa de $r_{E,\mathrm{MZT}}$ se $r_{E,\,\mathrm{MZS}} = 0$; veja Eq. 5.2[b].

$$\mathrm{S.\,E.}\left(\hat{r}_E^{(1)}\right) = \frac{1 - r_{P,\mathrm{MZT}}}{1 - r_{P,\mathrm{MZS}}}\sqrt{\frac{\left(1 + r_{P,\mathrm{MZT}}\right)^2}{n_{\mathrm{MZT}}} + \frac{\left(1 + r_{P,\mathrm{MZS}}\right)^2}{n_{\mathrm{MZS}}}}$$ (de Newman e cols. (1937) [159]).

$\hat{r}_E^{(2)} = 1 - V_P^W(\mathrm{MZT})/V_P^W(\mathrm{MZS})$ (estimativa de $r_{E,\,\mathrm{MZT}}$ se $r_{E,\,\mathrm{MZS}} = 0$; veja Eq. 5.9[b].

SE $\left(\hat{r}_E^{(2)}\right)$ calculado pela Eq. 5.14[b].

[a] Recalculado pela fórmula $V_P^w = \sigma^2(1 - r_p)$.
[b] Veja Ap. 5.

Gêmeos MZ Criados Separados. Na teoria, os probandos ideais para tais estudos são os gêmeos MZ que foram separados imediatamente após o nascimento e criados em ambientes diferentes. As primeiras observações foram publicadas em 1922 por Popenoe [180], e em 1925 por Muller [147]. A despeito de seus ambientes diferentes, um par de gêmeas, Jessie e Bessie, eram muito semelhantes em inteligência, ambas atingindo valores acima da média. Seus sentimentos e temperamento, entretanto, diferiam, e isto poderia ser explicado possivelmente por suas respectivas biografias.

Obviamente é muito difícil encontrar tais pares de gêmeos, mas quatro séries de casos estavam disponíveis, nas quais a tentativa em avaliar séries de gêmeos não tendenciosas foi bem-sucedida: Newman e cols. (1937) [159] nos EUA, Shields (1962) [213] no Reino Unido, Juel-Nielsen (1965) [106] na Dinamarca, e Bouchard e cols. (1990) [16] nos Estados Unidos. A literatura mais antiga em geral cita uma série adicional, a de Burt. Hoje existem evidências de que estes dados foram fabricados pelo autor.

Newman e cols. compararam 19 pares MZ que em geral tinham sido separados durante a lactância, mas nunca depois dos 6 anos, com 50 pares MZ e 50 DZ criados juntos. As idades na época do exame eram entre 11 e 59 anos. Cada par teve um cuidadoso exame biológico e psicológico. O Quadro 15.4 compara as estimativas de herdabilidade com as de outros estudos, que foram recalculados de seus originais. As herdabilidades em cada uma das séries são altas, embora não tão altas quanto aquelas para os MZ criados juntos. Quais os motivos das diferenças? É possível que estejam correlacionadas a fatores ambientais?

No estudo de Newman, as diferenças entre as condições nas quais os gêmeos tinham sido criados foram avaliadas por cinco observadores e classificadas por escalas separadas de valores com um máximo de 50 pontos cada para vantagens educacionais, socioeconômicas, e físicas (p. ex., altura). O gêmeo que ficou na escola por mais tempo e em geral teve um índice educacional melhor também tendia a ter melhores valores no teste. A correlação entre educação e valores de QI (0,79) era significativa. Uma correlação mais baixa (0,51) foi encontrada com o ambiente social, e uma mais baixa ainda (0,3) com a condição de saúde.

Um relato de caso ilustra as possíveis diferenças ambientais. Alice e Olive nasceram em Londres e foram separadas aos 18 meses de idade. Os pais adotivos de Alice viveram em Londres. Olive foi adotada por parentes que viviam em uma pequena cidade do Canadá. A separação durou até os 18 anos. O exame foi feito 1 ano depois. Os pais adotivos de Alice foram classificados como de classe média inferior. Eles tinham 4 filhas que eram bem mais velhas que Alice. Ela foi ao colégio até os 14 anos, teve um curso de treinamento comercial de 18 meses, e começou a trabalhar em escritórios. Seus pais não foram capazes de lhe dar muitos cuidados. Devido à Primeira Guerra Mundial, a qualidade de sua educação escolar foi muito pobre. Olive, por outro lado, cresceu como única filha em uma família bem melhor que a de Alice. Ela foi mimada por seus pais. Ela se formou na escola, teve um curso comercial de 2 anos equivalente a um segundo grau e trabalhou como funcionária de escritório, como sua irmã. Havia uma diferença significativa de QI, Alice com um valor de 84,9, enquanto Olive tinha 96,9. A irmã que teve as menores oportunidades educacionais tinha um valor obviamente inferior. Alice e Olive eram muito semelhantes em temperamento, embora Olive fosse mais ativa e dominadora. Em um capítulo separado deste livro, Newman e cols. explicam parte da diferença de QI pelo fato de o teste ter sido destinado a estudantes americanos, e portanto "não era justo para uma menina inglesa".

O segundo estudo (Shields 1962 [213]) usou apenas dois testes breves, um verbal e um de seção não-verbal de sinônimos (conjunto A) da escala de vocabulário Mill Hill, e o teste (não-verbal) Dominoes. O cálculo de herdabilidade (Apêndice 5) foi prejudicado pela falta de pares DZ de controle. Os outros dados foram recalculados.

Os 12 pares observados por Juel-Nielsen (1965) [106] tinham entre 22 e 77 anos de idade na época da investigação. Suas idades na separação variavam entre 1 dia e 5 ¾ anos. Eles foram testados extensivamente usando a escala de inteligência Wechsler-Bellevue (W-B) e matrizes progressivas de Raven. Em ambos os testes foi encontrada uma semelhança marcante entre os valores do teste obtidos pelos pares de gêmeos. Os coeficientes de correlação entre os valores de cogêmeos para os valores W-B foram os seguintes: QI total 0,62; QI verbal 0,78; QI de desempenho 0,49; valores brutos de Raven 0,79. Como explicado no Apêndice 5, estes coeficientes de correlação intraclasse são estimativas herdáveis e, mais especificamente, estimativas de *h2/3*. Os testes de inteligência foram repetidos em nove pares. O tempo entre os dois exames variou, sendo a média de 12 meses e um mínimo de 6 meses. A correlação entre o primeiro e o segundo valor, ou seja, a confiabilidade do teste-reteste, foi menor que a diferença entre os cogêmeos. Isto significa que o estudo revelou diferenças no teste de inteligência entre gêmeos de pares MZ.

Devido a um infeliz encurtamento das informações sobre os controles DZ — tais controles são escassos no estudo de Shields e ausentes no estudo de Juel-Nielsen —, a herdabilidade foi estimada principalmente pelos coeficientes de correlação intraclasse (*h*2/3). Como explicado no Apêndice 5, isto pode introduzir uma tendenciosidade em favor de uma estimativa de h^2 espuriamente alta se a amostra de MZ compreender pares de idades diferentes e se a característica a ser testada for dependente de idade. Na teoria, os testes de inteligência são padronizados quanto a idade, e os valores do teste devem ser independentes da idade. Na prática, entretanto, isto não é bem verdade. Além disso, as diferenças de idade em cada amostra de gêmeos MZ criados separados foram incomumente altas.

Cada um destes estudos fez testes de inteligência apenas como uma parte de uma avaliação mais abrangente do desenvolvimento da personalidade em relação a diferenças ambientais. Em geral, foram destacadas pelos autores as similaridades mais marcantes, a despeito destas diferenças. As diferenças observadas poderiam muito bem ser causadas por diferenças correspondentes nas oportunidades educacionais e influências ambientais em geral.

Um estudo recente (embora ainda incompletamente publicado) examinou 56 pares de MZ e 30 de DZ que haviam sido separados cedo na vida (Bouchard e cols. 1990 [16]). Na época do primeiro exame, a média de idade dos pares MZ era de 41 anos (faixa de 19 a 68). Além das entrevistas e de uma avaliação médica, os gêmeos foram examinados usando vários métodos psicológicos, incluindo testes de inteligência e questionários de personalidade. Até agora a impressão geral é de uma surpreendente semelhança. No QI, por exemplo, foi relatado um coeficiente de correlação de 0,7, coerente com a correlação encontrada em gêmeos criados juntos. As semelhanças em outros valores, como os que medem o processamento de informações e os aspectos de personalidade, foram vistas como sendo da mesma ordem de magnitude que nos gêmeos MZ criados juntos. Logo, os resultados deste estudo cuidadoso e abrangente estão de acordo com os de investigações anteriores.

Resultados Gerais dos Estudos em Pares MZ Criados Separados. Os gêmeos MZ criados separadamente mostram um grau acentuado de semelhança no desempenho intelectual, não só durante a infância e a juventude, mas também na vida madura. Ela é maior que a normalmente observada entre irmãos e mesmo entre gêmeos DZ criados juntos. As diferenças de classe social durante a infância, oportunidades educacionais e experiências posteriores influenciam as habilidades intelectuais em um certo grau, e em alguns casos levam a diferenças consideráveis. No total, entretanto, a impressão de semelhança permanece.

Em vista de algumas críticas recentes sobre o estudo de gêmeos para avaliar as habilidades intelectuais, devemos lembrar que os autores de cada uma das pesquisas acima estavam bastante cientes das limitações de seus estudos. Além disso, em suas publicações não vemos nenhuma preocupação com a medida da herdabilidade ou com a estimativa numérica das contribuições relativas da hereditariedade e do ambiente na variança dos resultados dos testes. Os dados do Quadro 15.4 são nossos, não deles. O estudo de Bouchard e cols. [16] examinou as correlações entre os valores de gêmeos MZ criados separadamente e dos criados juntos.

Um outro trabalho [178] estudou 223 pares de gêmeos do mesmo sexo na Suécia com uma média de idade de 64 anos, e novamente 3 anos depois (34 MZ e 78 DZ criados separadamente, 48 MZ e 63 DZ criados juntos). O estudo foi feito entre 1986 e 1991. As habilidades cognitivas foram avaliadas em grande detalhe. As herdabilidades eram de aproximadamente 0,8, e não havia diferenças entre gêmeos criados separadamente e juntos. Comparando este resultado com as estimativas de outros estudos de gêmeos, os autores concluíram que a semelhança nas habilidades cognitivas tendem a aumentar com a idade. Esta conclusão, entretanto, deve ser vista com muita cautela. A população sueca desfruta de condições de vida pacíficas, estáveis, e confortáveis por muitas décadas. Sob estas condições, grandes diferenças nas condições de vida podem ter sido raras mesmo para gêmeos criados separadamente.

Em nossa opinião, *os resultados destes estudos apóiam a opinião de que as atuais populações brancas, e sob as condições ambientais da sociedade ocidental no século vinte, a variabilidade genética é responsável por uma parte apreciável da variança nos testes usuais de desempenho quanto a inteligência. Fazemos estas citações cientes de uma variedade de críticas* (veja também [55, 238]). Elas incluem:

a) O processo de amostragem pelo qual os pares de gêmeos destes estudos [16, 159, 178, 213] foram avaliados podem ter criado uma tendenciosidade em favor da semelhança entre os gêmeos e pode, por outro lado, tê-los induzido a exagerar o grau de separação nas informações dadas aos pesquisadores.
b) Alguns dos pares de gêmeos incluídos nestes estudos foram separados tão tarde na vida que as influências comuns durante a lactância podem ter ajudado a moldar suas atitudes.
c) Os lares em que eles cresceram em geral foram mais semelhantes que lares aleatórios.
d) Alguns dos gêmeos podem ter se encontrado durante a infância, no colégio, por exemplo, de modo que os mecanismos conhecidos de identificação mútua podem ocasionalmente ter ocorrido.

Em vista destas críticas, alguns observadores ainda negam qualquer herdabilidade do QI [110]. Quando se consideram apenas estudos isolados deste tipo, tal ceticismo pode ser garantido. Estamos impressionados, entretanto, com muitas linhas diferentes de evidências sugerindo que alguns determinantes de QI podem ter uma base genética. Está bem claro que as evidências disponíveis não permitem a medida exata do grau no qual, nestas populações, as habilidades intelectuais são determinadas por influências genéticas em oposição a não-genéticas. Um argumento contra a generalização de tais resultados dos estudos de gêmeos é sempre que os gêmeos não representam uma amostra aleatória da população geral. Portanto, são necessários outros enfoques.

Estudos em Crianças Adotadas e em Orfanatos. A alternativa óbvia para evitar o problema de uma correlação entre os fatores genéticos e ambientais é conduzir os estudos em crianças adotadas e órfãos. Para as crianças que vivem em orfanatos, as influências ambientais são supostamente aleatórias, deixando apenas a variabilidade genética dos genitores. Nas crianças adotadas e que vivem com pais adotivos, a influência genética dos genitores biológicos pode ser comparada com a influência ambiental dos pais adotivos [127].

As evidências dos estudos em crianças adotadas e órfãos com pais adotivos foram revistas por Loehlin em 1980 [127]. Os primeiros estudos foram feitos nas décadas de 20 e 30. Quando os dados foram reunidos, mostraram correlações substancialmente inferiores de QI entre as crianças adotadas e seus pais adotivos em relação as entre filhos biológicos e os mesmos genitores. Estes estudos foram criticados por vários motivos, e novos estudos foram feitos na década de 70. Três pesquisas feitas nos Estados Unidos incluíam mais de 500 famílias adotivas, com quase 800 adotados e cerca de 550 filhos biológicos. Todas as três produziram substancialmente o mesmo resultado: as correlações entre filhos adotados e genitores adotivos eram menores que as entre estes genitores e seus filhos biológicos (Quadro 15.5). Em geral, as correlações eram um pouco menores que nos estudos anteriores. Isto foi explicado por uma faixa mais restrita de valores de QI nas famílias adotivas.

Um estudo comparou os filhos adotados com suas mães biológicas, das quais eles foram separados quando neonatos. A correlação foi surpreendentemente alta (0,32), indicando uma substancial contribuição genética.

Os estudos em crianças adotadas e órfãos estão sujeitos a várias tendenciosidades inevitáveis. Por outro lado, a adoção definitivamente não é feita aleatoriamente. As agências de adoção têm uma tendência compreensível para colocar as crianças em lares "adequados". Portanto, espera-se uma correlação entre crianças adotadas e pais adotivos. Por outro lado, algumas destas crianças passam os primeiros anos de suas vidas com suas mães biológicas, reduzindo as influências ambientais dos genitores adotivos. Além disso, os casais que desejam adotar crianças não são uma amostra não-tendenciosa de todos os pais na população. Seu QI médio não só é mais alto, como também a variança é menor [55]. Isto pode levar a uma correlação menor como um artifício estatístico [65, 127].

No total, a evidência limitada derivada de todos os estudos de adoção pode ser resumida do seguinte modo. *Fatores tanto genéticos quanto ambientais influenciam o desenvolvimento intelectual da criança. Devido a inevitáveis tendenciosidades nas séries examinadas, entretanto, a contribuição relativa destas influências não pode ser estimada.*

Em vista do substancial gasto de tempo e dinheiro em tais estudos, esta conclusão é certamente desapontadora. Os atuais conhecimentos podem muito bem ter levado a uma previsão antecipada de tal conclusão. Embora estas investigações não respondam perguntas mais específicas, elas são valiosas em dar uma informação possivelmente útil sobre os aspectos sociais e psicológicos da adoção.

Foram feitas duas tentativas diferentes nos últimos anos para superar alguns dos problemas metodológicos e elucidar o problema da natureza-ambiente nas pesquisas de QI através da aplicação de técnicas estatísticas sofisticadas e inclusão de parentes de muitos graus e com diferentes gradações de semelhança do ambiente nos modelos. A escola de Birmingham usou a análise da variança [102], e a escola do Havaí aplicou os princípios da *path analysis* [141, 142]. Ambas as tentativas foram severamente criticadas [238] devido às muitas suposições que tinham que ser feitas por cada grupo de pesquisadores.

Algumas Influências Ambientais na Inteligência. Um outro enfoque bem diferente examinou a influência no desempenho no teste de QI da posição dos irmãos em suas respectivas famílias [274]. Havia uma correla-

Quadro 15.5 Correlações genitor-prole e irmão-irmão em QI em três recentes estudos de adoção (de Loehlin 1980 [127])

Estudo	Filhos adotivos		Filhos biológicos		Mães biológicas e seus filhos adotados por outros genitores	Irmãos em famílias adotivas	
	Pais	Mães	Pais	Mães		Biológico-adotivo	Biológico-biológico
Minesota I [202]	0,15	0,23	0,39	0,35		0,39[a], 0,30[b]	0,42
Minesota II [202]	0,16	0,09	0,40	0,41		−0,03	0,35
Texas [127]	0,17	0,19	0,42	0,23	0,32	0,22[a], 0,29[b]	0,35

[a] Adotado-adotado, [b] Correlação entre "irmãos" adotados e biológicos.

ção negativa entre a inteligência (medida por um teste padrão de qualificação) e a posição na ordem de nascimento entre os que tinham cerca de 17 anos. Os nascidos por último tinham valores mais baixos no teste. Este resultado não era devido ao efeito de variáveis tais como situação socioeconômica. Obviamente este resultado não pode ser devido a influência genética. Um outro apoio para as influências ambientais no QI é o aumento substancial nos valores nas décadas recentes [225]. Além das melhores condições educacionais e estimulação ambiental, a melhor nutrição e menos subnutrição, especialmente durante a infância, devem ser consideradas como uma causa possível. Como notado na Seção 6.3.10, a altura média aumentou no mesmo período, e a média de idade da menarca declinou, supostamente devido a uma melhor nutrição.

O que Mostram as Evidências Disponíveis Quanto a Variabilidade Genética da Inteligência na Faixa Normal? A resposta é curta: muito pouco. Ampliando as evidências para as tendenciosidades de amostragem, avaliação estatística, relatos e interpretação de resultados ambíguos, e com algumas suposições não muito improváveis quanto a influências ambientais de genitores biológicos e adotivos, ou o modo pelo qual os gêmeos MZ se influenciam, avaliou-se que a variabilidade genética não influencia em nada o desempenho do QI [116], ou seja, a herdabilidade é zero ou muito baixa [238].

A conclusão não significa que a herdabilidade zero é a resposta mais provável. A interpretação dos mesmos dados com suposições diferentes sobre as tendenciosidades levou outros autores à conclusão de que a herdabilidade do desempenho de QI é tão alta quanto 0,8 [100, 101]. A maioria dos cientistas, quando indagados sobre um palpite, provavelmente ficariam com valores intermediários, mais porque eles não gostam de pontos de vista extremos do que devido a uma forte convicção em favor de qualquer evidência positiva.

Se os mesmos dados levam a interpretações tão diametralmente opostas, a evidência real deve ser "leve". Como a discussão anterior mostrou, os projetos experimentais definidos em humanos na maioria dos casos são inatingíveis. As influências genéticas e ambientais nas famílias são correlatas. As tentativas em separar os dois fatores examinando crianças adotadas sofrem de não aleatoriedade de adoção. O gêmeos MZ que vivem juntos se influenciam de um modo imprevisível, que se altera com as condições culturais. Os gêmeos MZ criados separados em geral são educados em lares com ambientes semelhantes. Os gêmeos MZ tendem a mostrar diferenças no desenvolvimento devidas a peculiaridades de gestação de gêmeos.

Todos os enfoques para medida da habilidade intelectual e determinação das contribuições genética e ambiental para sua variança nos deixam insatisfeitos. Por quê?

Como geneticistas, estamos interessados na análise ao nível do gene individual. A ausência de tais dados destaca o contraste entre os dois paradigmas da genética humana: o paradigma biométrico de F. Galton (1865, Seção 1.3) e o conceito de gene de G. Mendel (1865, Seção 1.4). Estes dois paradigmas são discutidos na Seção 6.1. A análise genética da inteligência há muito é vista por muitos pesquisadores como o campo no qual o paradigma de Galton registra suas mais impressionantes vitórias, enquanto a análise nas linhas sugeridas por Mendel parece estar condenada ao fracasso. A discussão dos últimos anos, que começou com as críticas ao trabalho de Jensen sobre diferenças entre grupos e educabilidade [100], expôs a fraqueza do paradigma biométrico tão impiedosamente que dificilmente podemos imaginar como ele pode sobreviver. Por outro lado, as pesquisas sobre a variabilidade genética em outros campos mais acessíveis da genética humana, bem como na genética de populações de outras espécies, revelaram uma incrível quantidade de variabilidade genética nas populações (Seção 12.1). Por exemplo, não menos que um terço das enzimas sangüíneas examinadas até agora mostra polimorfismos genéticos, e as variantes normais geralmente mostram leves diferenças funcionais dentro da faixa normal [78]. Os estudos da base genética das doenças comuns, bem como o recente progresso na farmacogenética e na ecogenética, estão revelando cada vez mais influências de tal variabilidade genética normal na condição de saúde das pessoas sob condições ambientais variadas. Nossa opinião é que a variabilidade genética dos fatores biológicos que influenciam a inteligência e outros aspectos do comportamento humano provavelmente é bem ampla. Entretanto, sua expressão fenotípica pode ser mais complexa que em características somáticas. A ambigüidade dos resultados de teste em revelar tal variabilidade genética pode, pelo menos em parte, ser causada pela insuficiência dos métodos de teste, e não pela fraqueza das influências genéticas sobre a inteligência. O enfoque mendeliano pode substituir os esforços atuais? Este problema será visto em outra seção.

Conflito de Paradigma Também na Psicologia. O enfoque fenomenológico e biométrico associado a Galton tem sido inquestionável entre os psicólogos interessados no problema da variabilidade genética do comportamento humano em geral e da inteligência em particular. Ao contrário, suas fraquezas foram explicadas durante décadas e foram feitas repetidas tentativas para identificar determinantes específicos da inteligência [71]. Tais tentativas permaneceram apenas parcialmente bem-sucedidas (veja, por exemplo, as tentativas para relacionar a inteligência à velocidade de captação de informações) [120, 201a], e são necessários muito mais trabalhos direcionados para tais componentes que usam uma variedade de enfoques.

Pesquisa sobre QI e Política. Os simpatizantes de um paradigma freqüentemente formam um grupo que também compartilha algumas convicções que não estão imediatamente conectadas ao conteúdo científico deste paradigma. Às vezes eles até tentam se separar socialmente dos membros de grupos competitivos. Em uma experiência mais geral de psicologia social, não é muito surpreendente que tais tendências levem a uma identificação com seu grupo como os "bons sujeitos" e a condenação dos de outro grupo como os "maus sujeitos", reacionários, politicamente autoritários, anti-sociais, e até perniciosos. Esta atitude leva a proposições de reprimir alguns tipos de pesquisa, e em um nível um pouco menos "acadêmico", a ameaçar fisicamente alguns pesquisadores ou mesmo destruir seus materiais de pesquisa.

Embora concordemos cientificamente com a maioria das críticas ao enfoque biométrico, queremos destacar que nos opomos totalmente a tais políticas. O trabalho na análise teórica e empírica que tem sido feito nos últimos anos no contexto do paradigma biométrico [101] tem sido útil. Ele explorou as possibilidades inerentes deste enfoque e, inadvertidamente, expôs suas limitações.

15.2.1.4 Habilidades Cognitivas Especiais e Personalidade

Habilidades Cognitivas Especiais. A maioria dos debates quanto à inteligência está centrada ao redor do resultado geral dos testes de inteligência, o QI. Entretanto, os testes mais modernos consistem em vários subtestes. Os resultados destes subtestes estão correlacionados positivamente nos mesmos indivíduos. Entretanto, esta correlação está longe de ser completa. Os subtestes medem habilidades parcialmente independentes. Por exemplo, o teste Wechsler consiste em subtestes verbais e de desempenho. Uma habilidade especial que mostra uma correlação relativamente baixa com outros valores é a de visualizar as relações espaciais entre objetos (Seção 15.2.2). Não é surpreendente que os estudos de gêmeos e de famílias também sejam feitos usando tais subtestes [45]. No entanto, até agora não surgiram diferenças consistentes em herdabilidade entre tais subtestes. A esperança de que este enfoque revele habilidades mais básicas que não estão sujeitas aos problemas de interação hereditariedade-ambiente ainda não foi concretizada.

Inteligência Não É Tudo. Quase na mesma época em que o teste de QI se tornou popular, foi óbvio que, para as conquistas na escola e na universidade, e mais ainda no campo profissional, são necessárias outras qualidades além da habilidade intelectual. Terman e cols. [239, 240] (veja [166]) fizeram um estudo longitudinal de pessoas selecionadas em idade escolar e especialmente dotadas. Muitas delas eram incomumente bem-sucedidas profissionalmente, mas algumas não. No grupo não bem-sucedido a instabilidade pessoal era muito mais freqüente que no grupo bem-sucedido.

Dados dos Gêmeos Quanto a Temperamento, Funções Sensoriais e Motoras e Personalidade. Existe uma abundante literatura disponível sobre estudos de gêmeos quanto a temperamento, funções sensoriais e motoras e personalidade. A maioria dos métodos que os psicólogos geralmente usam também foram aplicados aos gêmeos na procura de variabilidade genética nestes parâmetros. Quase todos estes estudos tiveram o mesmo resultado: os gêmeos MZ são mais semelhantes que os DZ [13, 62, 131, 249]. Foram feitas várias tentativas para classificar a variabilidade observada, sendo a mais conhecida delas a de Cattell e sua escola [31-33], e a de Eysenck [52-54], usando o método de análise fatorial. Da correlação entre grupos de um grande número de resultados isolados de testes, tais como perguntas em um questionário de personalidade, Cattell isolou vários fatores que foram interpretados como dimensões básicas da personalidade. Eysenck [52], também com base em questionários de personalidade, distinguiu três dimensões principais da personalidade: extroversão, neurose e psicose. Tais estudos foram úteis para uma conceituação em psicologia, e os estudos de Eysenck ajudaram a enfocar a atenção na relação entre o comportamento e o funcionamento do cérebro. Entretanto, até agora não surgiu nenhuma conclusão específica quanto aos mecanismos genéticos.

Estudo Longitudinal de Gêmeos. O quadro mais completo do efeito dos diferentes ambientes sobre pessoas geneticamente idênticas é o estudo prospectivo das histórias de vida dos MZ comparadas às dos gêmeos DZ. Obviamente, os pesquisadores que planejam tais estudos devem começar bem cedo em suas carreiras e devem se ocupar com este projeto repetidamente durante toda a sua vida. Poucos pesquisadores estão preparados para fazer isso. Entretanto, um estudo de gêmeos foi feito por mais de 40 anos pelo mesmo pesquisador, e desde sua morte foi continuado por outros [71, 72]. (Termos técnicos usados aqui para descrever características de personalidade, tais como responsividade mental, são aqueles que nos foram indicados pela equipe de psicólogos envolvidos nestes estudos continuados; F. E. Weinert, comunicação pessoal.)

Gottschaldt e colaboradores organizaram dois campos de férias para gêmeos na ilha de Norderney, Alemanha, em 1936 e 1937. Nestes campos eles examinaram 136 pares de gêmeos de 4 a 18 anos por várias semanas. O programa consistia em um grande número de observações sistemáticas e testes que incluíam não só testes de inteligência, mas também de habilidade sensorial e motora e comportamento em situações mais complexas, como procura de objetos escondidos. Os pesquisadores tiveram um grande cuidado em evitar a típica "situação de teste" e criar um clima socialmente relaxado entre gêmeos e examinadores. Foi mantido um diário para cada participante. Este enfoque se aproxima da observação controlada recentemente sugerida pelo etnólogo Charlesworth [34] para pesquisas de inteligência. Ele também possibilitou que os pesquisadores registrem valores para qualidades como impulsos, capacidade mental de resposta e sentimentos (Fig. 15.10).

Os dados obtidos pela comparação da habilidade em aprender com a experiência eram interessantes. Os pares de figuras coloridas que ocorreram nas mudanças de ordem tinham que ser conectadas com um lápis. Após 50, o experimento era interrompido e o número de pares conectados era contado. O experimento foi feito duas vezes por dia por 5 semanas. Ele produziu curvas típicas de aprendizagem, com um aumento inicial e um platô que foi atingido após ocasiões diferentes. Este aumento de velocidade de desempenho diferiu caracteristicamente entre gêmeos MZ e DZ (Fig. 15.11). Os resultados do teste confirmaram em todos os casos a maior semelhança dos MZ em comparação com os DZ.

Os pesquisadores usaram muitos testes construídos por eles mesmos, tornando assim difícil uma comparação de seus dados com outros estudos. Seu enfoque, entretanto, nos dá um quadro muito mais compreensível, embora não tão quantificado, do desenvolvimento de MZ *versus* DZ. Infelizmente, tais resultados não permitem desassociar os efeitos de condições ambientais específicas dos efeitos genéticos.

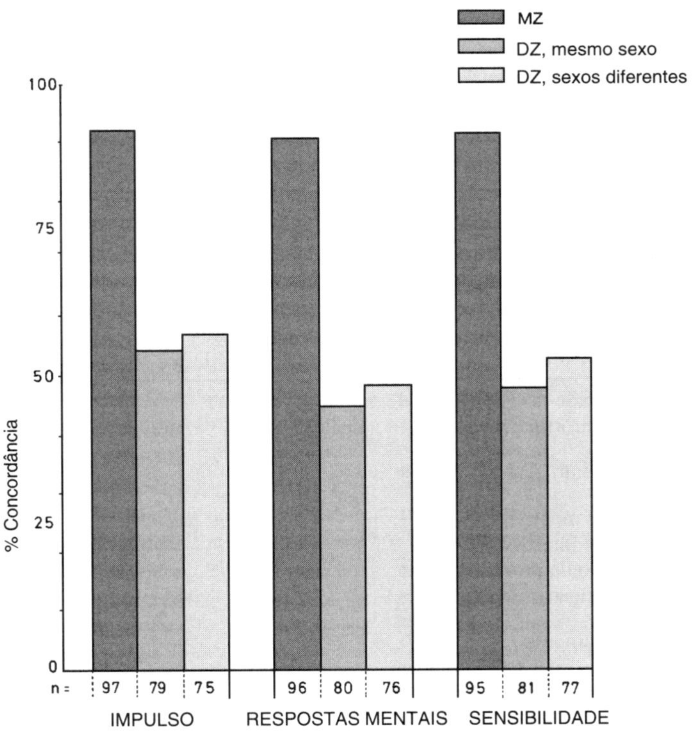

Fig. 15.10 A concordância e discordância nas taxas de atividade, respostas mentais, e *feeling tone* em pares de MZ juvenis, pares DZ do mesmo sexo e pares DZ de sexos diferentes; observações em campos de férias. (De Geyer e Gottschaldt 1939; veja [71])

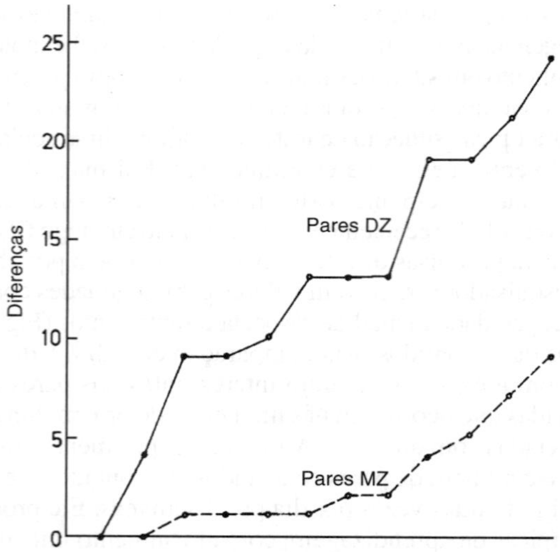

Fig. 15.11 Diferença (em minutos) entre pares de gêmeos MZ e DZ em velocidade de aprendizagem (atingindo um certo nível de aprendizagem em um experimento de 50 min). Cada ponto representa um par de gêmeos; veja o texto para maiores detalhes. (De Wilde, citado em Gottschaldt 1939 [71])

Entretanto, alguns destes gêmeos puderam ser reexaminados três vezes: na década de 30, início da de 50, e final da de 60. Uma quarta etapa de exame está agora em andamento. Durante o curso do estudo, a Segunda Guerra Mundial levou a grandes mudanças de estilo de vida, e o estudo contínuo forneceu uma excelente oportunidade para examinar o comportamento dos gêmeos MZ sob tais condições.

O Quadro 15.6 mostra uma visão geral dos resultados dos três exames. Dois grupos de habilidades geralmente consideradas importantes como base da inteligência formal, ou seja, a capacidade de captação de informações e o pensamento abstrato, permaneceram concordantes até a meia-idade. Alguns pares ficaram mais diferentes, outros mais semelhantes. Uma certa concordância até os 20 é encontrada no temperamento. As diferenças claras tornaram-se aparentes na meia-idade, e elas plausivelmente podem estar correlacionadas a histórias de vida e experiências de vida. Para as outras características, controle volicional e nível de aspirações, atitudes mentais e gama de interesses, as grandes concordâncias que foram vistas na infância tendiam a enfraquecer aos 20 e a desaparecer quando atingiam a meia-idade [72].

Quadro 15.6 Resultados de um estudo longitudinal de 20 pares de gêmeos MZ (de Gottschaldt 1968 [72])

Média de idade	1937 11,7 anos	Início década de 50 23,3 anos (20,3-31)	1968 41,5 anos (34,9-46)
Capacidade de captação de informações	+ +	+ +	+ +
Pensamento abstrato	+ +	+ +	+ +
Atitudes mentais (faixa de interesse; avaliação da própria situação)	+ +	(+)	–
Temperamento	+ +	+	–
Responsividade mental	+ +	+	–
Controle	+ +	+	–
Volição	+ +	–	–

+ +, Forte concordância; +, fraca concordância; (+), concordância duvidosa; — , sem concordância.

O exame dos gêmeos MZ na idade adulta revelou diferenças marcantes. Elas eram visíveis não nas habilidades normalmente descritas como "inteligência", mas nas atitudes mentais, controle volicional e temperamento. Estas discordâncias foram parcialmente confirmadas em outro estudo longitudinal de gêmeos na Alemanha, feito mais ou menos na mesma época e em gêmeos que eram um pouco mais velhos quando a guerra terminou, em 1945 [266]. Este estudo distinguiu três classes de gêmeos MZ com base em suas experiências de vida: (a) Uma classe de gêmeos especialmente dotados e bem-sucedidos que eram relativamente discordantes quanto a personalidade e experiências de vida. Aparentemente tais indivíduos tinham uma ampla gama de escolhas entre estilos de vida diferentes. (b) O grupo maior, com inteligência e desempenho médios, permaneceu relativamente concordante quanto a personalidade e experiências de vida até a meia-idade, e em alguns casos até quando idosos. Suas escolhas de vida eram mais restritas por convenção. (c) Uma classe de gêmeos com sucesso abaixo da média ficou mais discordante quanto a personalidade e experiências de vida. Nesta classe, o curso de suas vidas parecia ser determinado muito acidentalmente.

Alguém pode questionar que estes dois estudos dão um quadro exagerado das possíveis diferenças no desenvolvimento psicológico de gêmeos MZ, e logo da plasticidade das características de personalidade face às diferentes influências ambientais. A Segunda Guerra e o período seguinte trouxeram mudanças no estilo de vida destas populações em estudo, incluindo o deslocamento dos lares e ocupações, interrupção da educação e perda de parentes próximos. Se e como a vida normal podia ser reestabelecida era em geral uma questão de sorte. Muito provavelmente, as concordâncias mais altas entre os gêmeos teriam sido mantidas se as condições de vida fossem mais normais. Os estudos mais novos mencionados acima sobre gêmeos MZ adultos criados separadamente [16] que cresceram em condições relativamente regulares e confortáveis dos Estados Unidos contemporâneo parecem mostrar muito mais semelhanças em vários níveis psicológicos, mesmo na meia-idade. Por exemplo, pequenas atitudes idiossincráticas, como tosse voluntária freqüente, postura do corpo, velocidade dos movimentos e outros gestos eram muito parecidos. Mais recentemente, um estudo longitudinal do desenvolvimento somático e psicológico dos gêmeos começou em Louisville, Estados Unidos. Aqui os gêmeos estão sendo examinados em intervalos de tempo relativamente curtos do nascimento em diante [272]. Durante os primeiros 2 anos de suas vidas os gêmeos MZ, mas em um grau surpreendentemente alto também os DZ, foram vistos como altamente concordantes tanto para desenvolvimento mental quanto para surtos e intervalos no desenvolvimento.

Possíveis Conseqüências para a Política Educacional. O pensamento educacional é tradicionalmente centrado em torno das crianças de idade escolar e pessoas jovens. Entretanto, as pesquisas de gêmeos mostraram diferenças crescentes em atitudes mentais, controle volicional e estado mental entre gêmeos MZ na vida madura. Estes achados sugerem que existem grandes potenciais para o desenvolvimento mental e emocional que nossa sociedade não usa suficientemente. Não seria uma boa idéia gastar mais dinheiro e engenhosidade em oportunidades educacionais para os adultos? Isto os ajudaria a obter mais realização e felicidade? A sociedade como um todo não poderia superar alguns de seus futuros problemas mais eficientemente com tais enfoques? As tendências recentes na educação de adultos, que começou nos EUA a ocupar o panorama educacional face à diminuição do envolvimento de pessoas jovens devido a queda de natalidade serão observadas com grande interesse.

15.2.1.5 Comportamento e Genética da Sensação Humana

Genética de Diferenças Sensoriais ("Olfatogenética") [9]. Um aspecto interessante da individualidade humana é o das diferenças no odor. Foi dito que os cães policiais são incapazes de diferenciar odores de gêmeos idênticos. Supostamente, o cheiro característico de uma pessoa está sob o controle de genes que determinam a secreção de substâncias químicas pela pele. Estas substâncias determinam o cheiro característico de cada pessoa. Os cheiros também são indubitavelmente influenciados pela dieta e por bactérias na pele. Entretanto, parece provável que a flora microbiana da pele dependa amplamente da constituição bioquímica geneticamente determinada dos vários compostos secretados no suor. Foi demonstrado em camundongos que a habilidade em cheirar diferenças em odor depende do locus *H2*, o análogo do complexo HLA de humanos [9]. Nestes engenhosos experimentos, os camundongos que eram geneticamente idênticos, exceto por diferenças no locus *H2*, foram capazes de detectar diferenças de cheiro entre eles. Estes estudos também mostraram que os camundongos preferem se reproduzir com parceiros que difiram no locus *H2*, o que é uma estratégia evolutiva interessante para promover a diversidade genética. Parece que o locus *H2* (e possivelmente o locus de HLA humano) é um determinante genético importante que dá um cheiro característico a cada indivíduo. A via do genótipo até o fenótipo é desconhecida. Seriam de interesse os estudos de HLA em vários tipos de anosmias humanas pouco delineadas (não associadas a doenças do sistema nervoso), como a anosmia para o ácido isobutírico (207 000) e a anosmia ao cianeto (304 300). Também foi dito que a suposta presença ou ausência do odor dos metabólitos urinários de asparagina é causada pelo fato de algumas pessoas serem incapazes de cheirar um metabólito urinário que está sempre presente após a ingestão de aspargo [124]. Acreditava-se antes que houvesse um polimorfismo na excreção urinária de um metabólito (108 400). Os estudos moleculares do sistema olfativo do rato estão começando a elucidar a base molecular da olfação [25]. A Fig. 15.12 mostra o neuroepitélio olfativo de um mamífero. Os neurônios sensoriais têm receptores que se ligam a várias substâncias "olfativas" e mandam impulsos específicos para o cérebro. A Fig. 15.12 B mostra uma parte desta via. Os receptores são codificados por um grande número, provavelmente centenas, de genes de receptores pertencentes a uma grande família de genes. Em qualquer neurônio sensorial, apenas alguns (aproximadamente 25) destes genes são expressos. O epitélio olfativo de uma pessoa compreende um grande número de tais neurônios com especificidades diferentes, causadas por diferenças em suas seqüências de aminoácidos. A disposição deste sistema lembra o da resposta imune (Seção 7.4). Em ambos os casos, é necessária uma reação específica a uma grande variedade de impactos diferentes do mundo externo. O problema é resolvido de modo semelhante: pela multiplicação e diversificação de genes. O sistema olfativo é um dos inúmeros exemplos nos quais um mecanismo genético foi elucidado não pela análise de variantes genéticas, mas pelo acesso direto a células funcionais específicas.

Percepção Visual. O olho humano está entre os órgãos mais bem estudados. São conhecidas muitas doenças hereditárias envolvendo ou apenas o olho ou o olho no contexto de um padrão pleiotrópico mais complexo. Isto reflete o complexo desenvolvimento embrionário do olho, que é determinado por muitos genes e portanto origina muitas possibilidades diferentes de distúrbios. A invenção do oftalmoscópio por Helmholtz, na metade do século dezenove, possibilitou um detalhado estudo do interior do olho. Alguns oftalmologistas, como Waardenburg e Franceschetti, foram os pioneiros em descrever e classificar as doenças hereditárias oculares. A descoberta dos defeitos de visão a cores e seu modo de herança ligado ao X estão entre as primeiras conquistas dos geneticistas humanos. As doenças oculares hereditárias, entretanto, não são discutidas aqui. Vamos nos restringir aos aspectos genéticos e moleculares dos receptores primários à luz, os cones e bastonetes na retina, e seus defeitos.

Genética da Visão a Cores (veja também [143, 152, 153]). Os cones e bastonetes têm funções diferentes na percepção da luz. Os bastonetes funcionam principalmente em pouca luz, quando a intensidade é baixa, e são encontrados principalmente na periferia da retina. Os cones, por outro lado, estão concentrados mais no centro. Existem três tipos de cones: os sensíveis a ondas curtas, a ondas médias, e a ondas longas, geralmente chamados de cones para azul, verde e vermelho, respectivamente. Eles têm espectros superpostos, cada um com um pico de absorção máxima (Fig. 15.13). Cada tipo de cone é único por sua conversão da luz de um determinado comprimento de onda em uma sensação de cor subjetiva no cérebro. O gene para o pigmento azul é autossômico, estando no cromossomo 7q31. Os genes para vermelho e verde estão situados como um complexo gênico próximo da ponta do braço longo do cromossomo X (q28).

Os genes para pigmentos de visão a cores e a rodopsina estão evolutivamente relacionados. Um gene ancestral, precursor, codificava vários receptores acoplados de proteína G, incluindo receptores olfatórios, β-adrenérgicos, de serotonina e de acetilcolina muscarínica. Logo no início da evolução, este gene ancestral se desenvolveu no gene de bastonetes para pigmentos, especificando a rodopsina (veja a seguir) e um único gene para cones de pigmentos (Fig. 15.14). Há cerca de 500 milhões de anos, o gene para azul e um único gene sensível a ondas médias, indiferenciado (verde/vermelho), divergiram. A visão neste estágio era dicromata. Há cerca de 30 milhões de anos os genes para pigmentos vermelho e verde se diferenciaram por duplicação e permitiram a visão tricromática, que é compartilhada pelos humanos e macacos do Velho Mundo. Estes eventos evolutivos se refletem nas semelhanças de vários genes de pigmentos visuais. Os genes dos pigmentos verde e azul compartilham 44% de seus aminoácidos, enquanto os genes dos pigmentos verde e vermelho são quase idênticos (98% de homologia).

Todo homem tem um único gene para vermelho, mas há um polimorfismo numérico para os genes de verde, e existem as pessoas com um, dois, três ou mais genes para verde [46a]. O gene para vermelho está situado antecedendo (em 5′) o(s) gene(s)

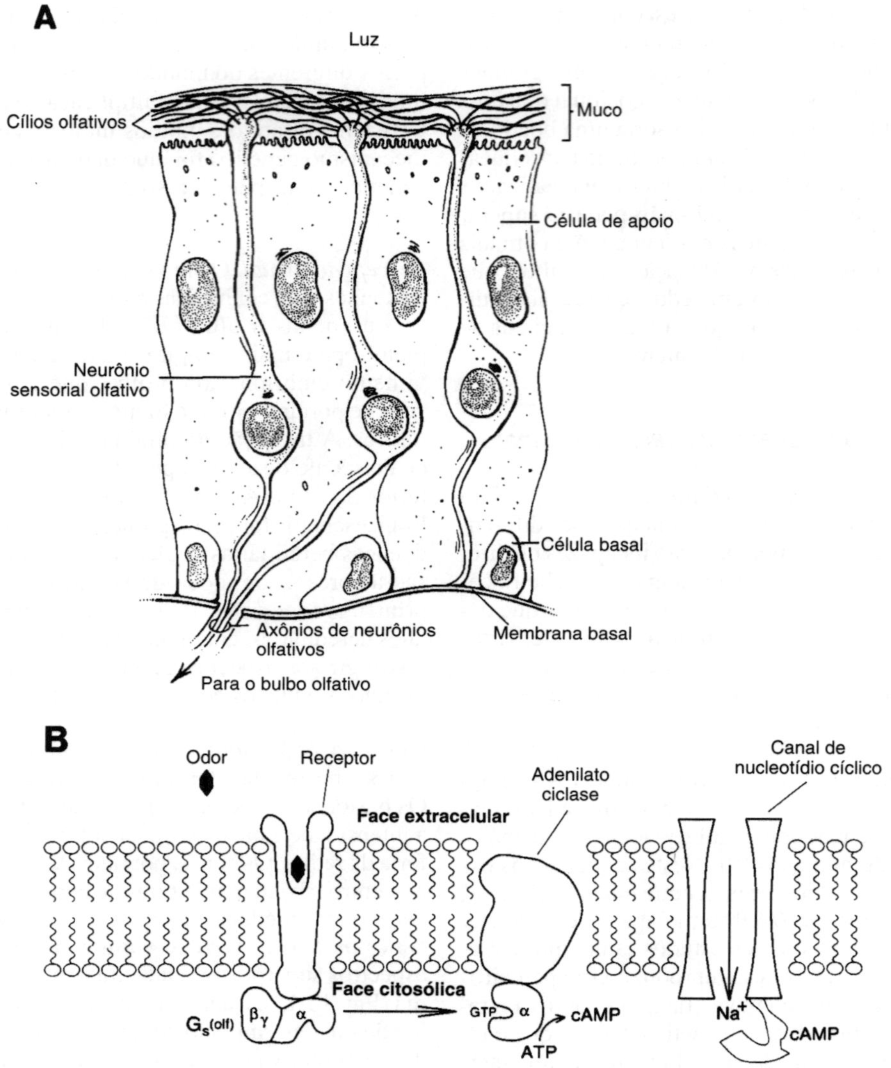

Fig. 15.12 a, b. O neuroepitélio olfativo e a via para transdução do sinal olfativo. **a.** Neuroepitélio olfativo. Os eventos iniciais na percepção do odor ocorrem na cavidade nasal, em um neuroepitélio especializado que é aqui mostrado. Os odores são tidos como interagindo com receptores específicos nos cílios de neurônios olfativos sensoriais. Os sinais gerados por estes eventos iniciais de ligação são propagados pelos axônios neuronais olfativos até o bulbo olfativo. **b.** Uma via de transdução do sinal olfativo. Neste esquema, a ligação de uma molécula de odor a um receptor transmembranar específico de odor leva à interação do receptor com uma proteína ligadora de GTP $G_s(olf)$. Esta interação, por sua vez, leva à liberação da subunidade α acoplada a GTP da proteína G, que então estimula a adenil ciclase para produzir níveis elevados de cAMP. O aumento em cAMP abre canais de cátion de nucleotídio, causando uma alteração no potencial de membrana. (De Buck e Axel 1991 [25])

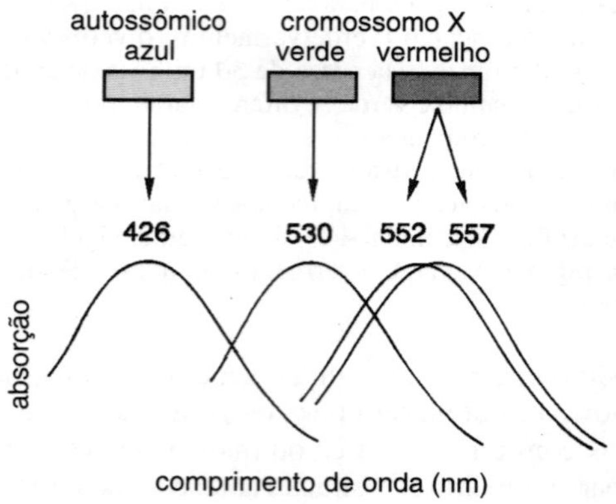

Fig. 15.13 Espectro de absorção de pigmentos visuais com máximo de 426 nm de azul, 530 para verde, e 552 e 557 nm para os dois tipos de pigmento vermelho (polimorfismo Ala/Ser). Note a superposição entre a faixa de espectro de absorção dos diferentes pigmentos. O pigmento azul é especificado pelo gene autossômico (7q31), enquanto os pigmentos verde e vermelho são especificados por um gene ligado ao X (Xq28). (De Passarge 1995 [170])

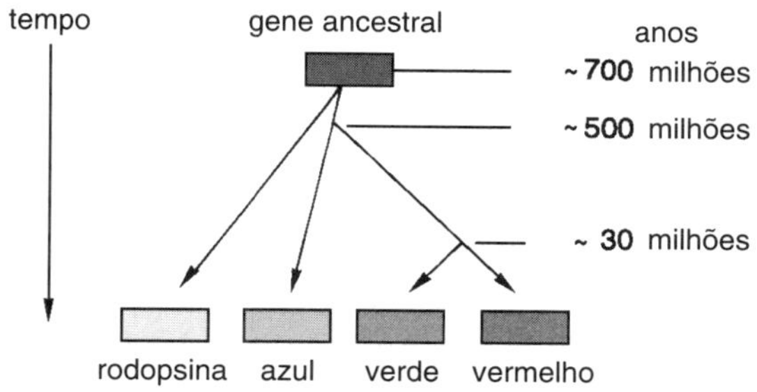

Fig. 15.14 Evolução dos pigmentos visuais. A rodopsina e os pigmentos azul-verde-vermelho compartilham um ancestral comum. A diferenciação dos pigmentos vermelho e verde ocorreu há cerca de 30 milhões de anos após a divisão entre os macacos no Novo Mundo e os do Velho Mundo. Os humanos e os macacos superiores têm seqüências de pigmento vermelho e verde virtualmente idênticas. (De Passarge 1995 [170])

para verde. Se existirem vários genes para verde, parece que apenas o mais proximal (5′) se expressa na retina [272a]. A forte homologia entre os genes para os pigmentos vermelho e verde os torna propensos a uma recombinação indevida, causando ou deleções do gene para verde ou levando à produção de genes de fusão verde-vermelho ou vermelho-verde (Fig. 15.15). Os defeitos comuns de visão a cores na grande maioria dos casos são, portanto, causados por tais rearranjos de recombinação. São muito raras as mutações de ponto para defeitos de visão a cores [272b].

Existem duas classes principais de anomalias de visão a cores: defeitos graves dicromáticos e defeitos tricromáticos brandos. Na visão a cores dicromática, os cones para percepção da cor vermelha (protanopia) ou para percepção da cor verde (deuteranopia) estão funcionalmente ausentes, e a visão a cores é mediada por dois e não três tipos de cones. Nos defeitos tricromáticos, todos os três pigmentos (azul, verde e vermelho) estão ativos, mas há uma leve mudança na absorção máxima do pigmento visual vermelho (protanomalia) ou do pigmento verde (deuteranomalia). A percepção de cor é mais gravemente comprometida nos protanopos dicromatas e deuteranopos que não podem discriminar as cores vermelha e verde. As pessoas deuteranômalas e protanômalas exibem anomalias mais sutis, com discriminação mais enfraquecida, e não ausente. A discriminação de cor pelas pessoas com defeitos é pouco adequada na vida prática, mesmo entre os dicromatas que são classificados como muito anormais nos sistemas de teste de visão a cores (veja [143]).

Os defeitos de visão a cores geralmente são detectados por testes com pranchas, exigindo a discriminação de cores de números ou formas (pranchas de Ishihara ou da American Optical, Hardy Rand Ritter). A classificação definitiva dos vários tipos de defeitos de visão a cores requer uma anomaloscopia quantitativa baseada em ajuste padronizado de cores.

A base genética da deuteranopia dicromática reside na ausência do(s) gene(s) para pigmento verde, devido a deleção, enquanto as fusões verde-vermelho estão associadas a deuteranomalia. Entretanto, os genes de fusão verde-vermelho situados em uma posição mais distal não são expressos, e portanto *não* estão associados a anomalias deutan. Entre os seis éxons dos genes para pigmentos vermelho e verde, o éxon 5 é o mais importante para o ajuste espectral e para a diferenciação do vermelho do verde,

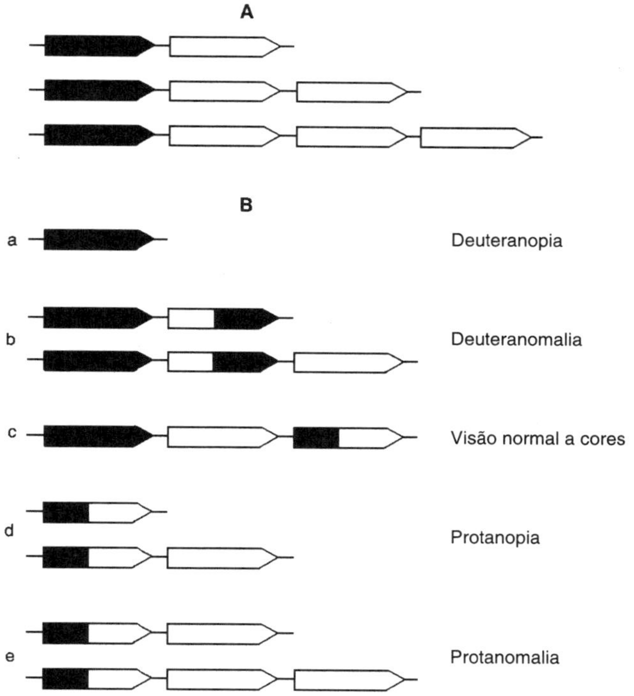

Fig. 15.15 A Disposição normal dos genes de pigmento para visão de vermelho e verde. Note um único gene de pigmento vermelho e um, dois, três (ou mesmo mais) genes para pigmento verde. , vermelho; , verde. **B.** Disposições gênicas típicas de pigmento entre homens com tipos diferentes de defeitos de visão a cores vermelho-verde. Estes defeitos são causados por crossing desigual entre os genes de pigmento altamente homólogos, produzindo deleções ou genes de fusão (verde-vermelho ou vermelho-verde). , Gene híbrido verde-vermelho; , gene híbrido vermelho-verde. **a.** Pessoas com um só gene para pigmento vermelho não têm pigmento verde e são portanto dicromatas (tendo "azul" e "vermelho" em vez de cones para "azul", "vermelho" e "verde"). Seu defeito mais grave de visão a cores é conhecido como deuteranopia. **b.** As pessoas com gene de fusão verde-vermelho têm um tipo mais brando de defeito de visão a cores conhecido como deuteranomalia. Eles são tricromatas com um máximo de absorção levemente mudado de pigmento verde. **c.** O gene de fusão verde-vermelho não se expressa quando situado em uma parte mais distal na disposição com a resultante visão normal a cores. **d, e.** Pessoas com gene de fusão vermelho-verde ou têm protanopia dicromática mais grave (*d*) ou protanomalia tricromática branda com leve mudança de absorção máxima do gene de pigmento vermelho (*e*). O polimorfismo Ser/Ala do gene de pigmento vermelho (posição 180) determina amplamente se o defeito de visão a cores se expressa como protanopia ou protanomalia. (Veja Deeb e cols. [44 a] e o texto)

pois duas das três unidades que contribuem para a diferença espectral entre os genes para vermelho e verde estão situadas neste éxon. Os pigmentos de fusão vermelho-verde são característicos tanto da protanopia quanto na protanomalia. Um gene de fusão verde-vermelho sem genes adicionais de verde se manifesta como protanopia [44a]. Um polimorfismo de serina/alanina na posição 180 da parte vermelha do gene de fusão determina amplamente a expressão fenotípica da protanopia (se houver uma serina na posição 180) ou da protanomalia (se houver uma alanina neste sítio).

As anomalias do gene de pigmento azul se manifestam como os chamados defeitos tritan, e são causadas por substituições de aminoácidos no pigmento azul determinado pelo gene. Elas são muito mais raras que as anomalias de visão a cores vermelho/verde (no máximo, 1:500).

A deuteranomalia é o defeito mais comum nas populações brancas (4 a 5% dos homens), enquanto a freqüência de outros defeitos (protanopia, protanomalia, deuteranopia) é de cerca de 1% cada; 8% dos homens têm defeito de visão a cores. A freqüência total dos vários defeitos de visão a cores vermelho-verde em populações não-européias é significativamente menor (ao redor de 3 a 5%), correspondendo a uma freqüência mais baixa de deuteranomalia. A ocorrência comum de defeitos de visão a cores parece ser amplamente devida a crossing desigual (Seção 5.2.8) neste complexo multigênico altamente homólogo. A alta freqüência de deuteranomalia entre brancos não é explicada, e o papel da seleção permanece indefinido (veja Seção 14.2.6).

Um polimorfismo serina/alanina do gene de pigmento vermelho é do maior interesse para a variação normal da visão a cores, pois os homens com visão a cores normal que têm a variante serina do gene de pigmento para vermelho percebem o vermelho como mais escuro que os que têm alanina neste sítio [272c]. Uma serina na posição 180 foi encontrada entre 62% dos brancos, 84% dos japoneses e 80% dos afro-americanos. Este polimorfismo ligado ao X foi suspeito durante alguns anos, pois foram observadas pequenas diferenças em ajuste de cor há algum tempo [267]. Os estudos espectroscópicos de pigmentos vermelhos com serina ou alanina na posição 180 mostraram uma diferença de 4 a 5 nm [135a], coerente com os achados fenotípicos detectáveis *in vivo* pelo ajuste de cor anomaloscópico (Fig. 15.16). Este achado demonstra claramente o papel de um simples polimorfismo em explicar a variação na percepção sensorial e pode ser considerado um modelo de tais processos. Cada mundo externo dos indivíduos é provavelmente percebido de modo diferente, dependendo de seus genes!

As mulheres heterozigotas com vários defeitos de visão vermelho-verde (cerca de 15% entre os brancos) em geral têm visão normal a cores, mas com freqüência podem ser detectadas pequenas anomalias por testes especiais. Uma inativação modificada do cromossomo X causando defeitos de visão é mais comum em uma de um par de gêmeas MZ [102a]. Em tais casos, os cromossomos X portadores do alelo normal para visão a cores parecem estar completamente inativos. (Veja Seção 2.2.3 para estrutura em mosaico dos cones da retina em heterozigotas.)

As heterozigotas com um defeito protan em um dos cromossomos X e um defeito deutan no outro geralmente têm visão normal a cores, pois a função normal dos cones para visão de verde e vermelho é preservada pelos alelos normais para visão a cores. Entretanto, as heterozigotas compostas para deuteranopia e deuteranomalia (em posição *trans*) manifestam-se fenotipicamente com uma deuteranomalia menos grave, como esperado no nível molecular. Achados análogos são observados para heterozigotos compostos para protanomalia/protanopia.

A monocromia de cones para azul é um defeito raro com ausência completa tanto da função de cones para vermelho quanto para verde [154]. Uma área regulatória crítica está situada 3,4 kb antecedente ao início da transcrição do gene para pigmento vermelho [269]. Esta região controladora de locus é análoga à sua contraparte no locus de hemoglobina, e normalmente regula a expressão dos genes para os pigmentos vermelho e verde [221]. Sua deleção em alguns casos de monocromia de cones para azul abole o funcionamento tanto para o pigmento vermelho quanto para o verde [154]. Outros casos são provocados por mutações de sentido trocado ou sem sentido em um *único* gene para pigmento vermelho, ou em um *único* gene de fusão vermelho-verde que torna não-funcionais seus produtos gênicos. Em tais casos, uma mutação de ponto em um arranjo gênico anormal já existente inativa o funcionamento dos pigmentos vermelho e verde. Pode ocorrer uma distrofia retiniana progressiva na monocromia de cones para azul. Isto provavelmente é devido a mecanismos desconhecidos análogos à degeneração de cones que ocorre com as mutações de rodopsina na retinite pigmentosa autossômica dominante (veja adiante). Em contraste, os vários defeitos comuns de visão a cores não estão associados a nenhuma anomalia oftalmológica.

Os Bastonetes: Doenças Hereditárias Devidas a Rodopsina Geneticamente Anormal. A rodopsina é a proteína fotorreceptora dos bastonetes. É a proteína mais abundante nas membranas dos segmentos externos dos bastonetes.

O receptor consiste em sete hélices que estão situadas na membrana celular, estabelecendo uma conexão entre seu exterior e interior (Fig. 15.17) e um local de ligação para 11-*cis* retinal. Com a fotoexcitação, a rodopsina muda de conformação. Isto leva à ativação de uma proteína

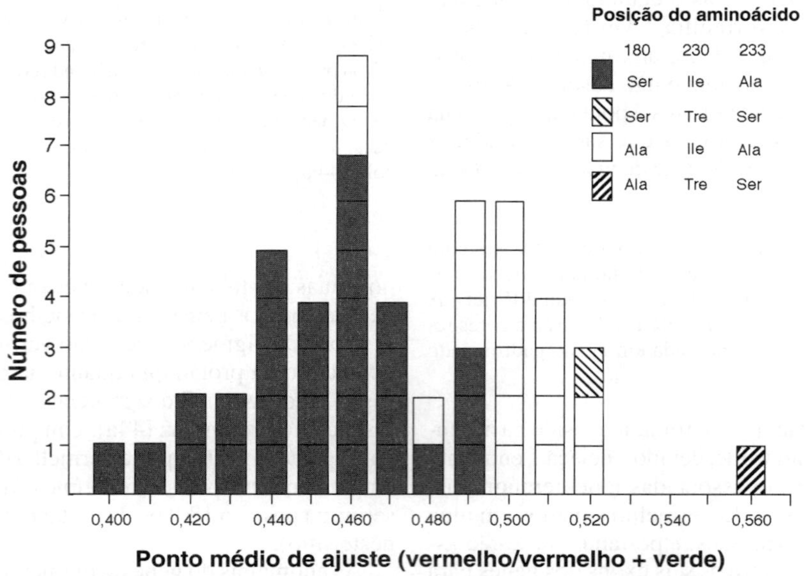

Fig. 15.16 Efeitos do polimorfismo de serina/alanina (posição 180) do fotorreceptor "vermelho" (50 homens com visão a cores normal). Note a bimodalidade dos pontos médios de ajuste de cor entre os portadores de serina *versus* alanina. (De Windericks e cols. 1992; [272 c])

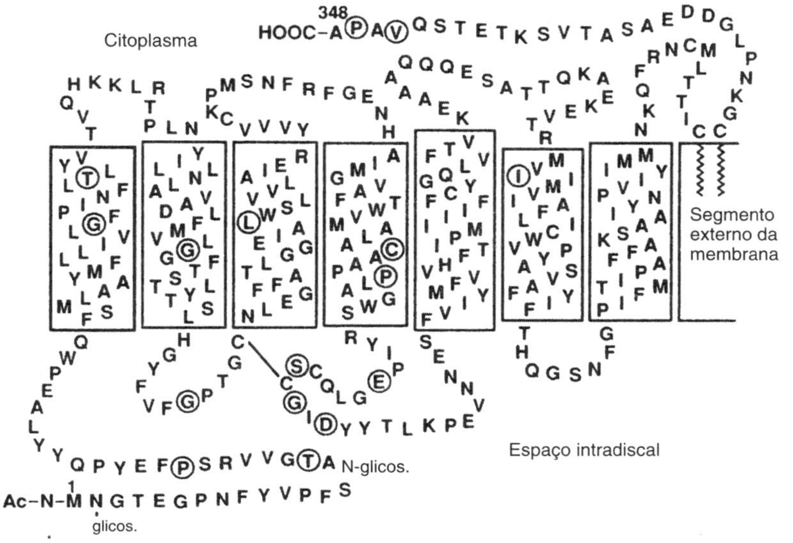

Fig. 15.17 Modelo esquemático de opsina humana. *Aminoácidos circulados*, alterados por mutação em pacientes com retinite pigmentosa autossômica dominante. (De Sokoloff e cols. 1992 [220])

G, transducina, que então ativa a cGMP fosfodiesterase, levando a uma redução de cGMP, fechamento dos canais de cátion na membrana plasmática e início do sinal neural. A rodopsina fosforilada e fotoativada é então ligada pela arrestina. Esta ligação conclui a atividade do receptor no processo de transdução do sinal. A seqüência de aminoácidos da rodopsina é conhecida, e o gene já foi isolado [152]. Partes diferentes da região de superfície da rodopsina são importantes para interação com a transducina, a enzima rodopsina cinase, a arrestina e a 11-*cis* retinal.

Após o gene e a proteína terem sido identificados, uma doença genética ocular em geral é causada por mutações na rodopsina: a retinite pigmentosa autossômica dominante (180 380) (veja a seguir a descrição da doença). O gene de rodopsina (RHO) foi localizado em 3q21-q24. Desde que as primeiras mutações de ponto foram mostradas como causando a retinite pigmentosa de herança dominante [47, 135], um grande número de outros mutantes foi descrito afetando várias partes da molécula de rodopsina [48]. Várias dúzias de mutações foram identificadas. Como em outros genes, as transições (especialmente as que ocorrem em dinucleotídios CpG) são mais comuns do que seria esperado se as mutações de ponto ocorressem aleatoriamente (veja a Seção 9.3). O estudo dos haplótipos de DNA ao redor de mutações idênticas de rodopsina na retinite pigmentosa mostra padrões únicos, indicando eventos mutacionais independentes [48]. A Fig. 15.18 mostra um heredograma.

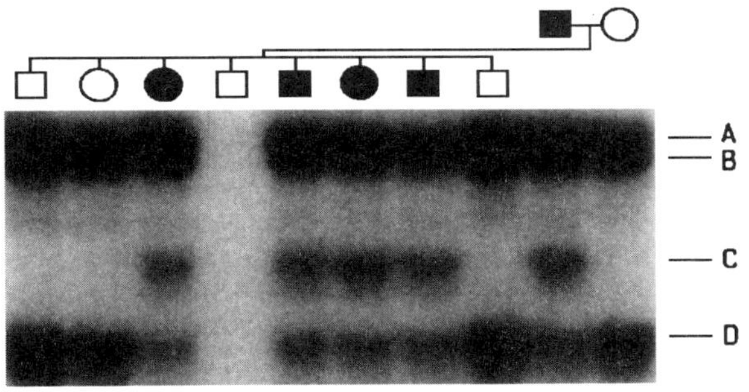

Fig. 15.18 Análise SSCP da família nº 6.976 (Pro-171 → Leu). A análise da seqüência revelou que a banda variante (*C*) vista nas pessoas afetadas nesta família é devida a uma substituição C → T no códon 171. Não havia DNA disponível do irmão do meio, não afetado. (De Dryja e cols. 1991 [48])

Nesse ínterim, mutações em outros genes foram demonstradas como também causando retinite pigmentosa autossômica dominante. Podem existir pelo menos cinco de tais genes adicionais, incluindo o gene de periferina/RDS em 6p (170 710) e loci gênicos em 7p, 7q, 8, e pelo menos mais um locus [116]. Entretanto, em cerca de metade dos heredogramas com a forma autossômica dominante desta doença o gene afetado ainda não foi demonstrado.

Heterogeneidade Genética. O termo comum retinite pigmentosa é usado para um grupo de distrofias retinianas progressivas, com a característica comum de cegueira noturna, defeitos de campo visual periférico, depósito retiniano de pigmentos, um eletrorretinograma característico, e em seu estágio final a cegueira.

A doença pode apresentar herança autossômica dominante, ligada ao X, ou autossômica recessiva. Com uma prevalência populacional de 1:4.000, a retinite pigmentosa é uma das causas mais comuns de cegueira entre as pessoas de meia-idade em países industrialmente desenvolvidos. De acordo com um estudo feito nos EUA [17], cerca de 84% dos casos exibiam herança autossômica recessiva, 10% autossômica dominante, e 6% recessiva ligada ao X. Como pelo menos dois genes para o tipo ligado ao X foram localizados, podemos esperar que as mutações específicas que levam a estas variedades da doença sejam conhecidas no futuro.

Por que Ocorre Retinite Pigmentosa Autossômica Dominante? Uma vez identificada uma mutação dentro do gene para uma proteína funcional, o mecanismo patogênico da doença resultante em geral pode ser explicado. É difícil, entretanto, explicar por que os bastonetes degeneram durante a vida na retinite pigmentosa. Entre 18 mutantes [48], 3 estão situados no sítio citoplasmático da proteína [230] (Fig. 15.17), 7 em domínios transmembranares e 8 no sítio intradiscal. Muitas destas substituições de aminoácidos (nem todas) deverão alterar a estrutura terciária. Mas, por que tais anomalias levam à degeneração de fotorreceptores? Uma hipótese é que tais moléculas alteradas de rodopsina são menos facilmente transportadas de seus sítios de síntese — o segmento interno do bastonete — para o epitélio pigmentar, que é o sítio normal de sua degradação. Em vez disso, elas são retidas no segmento interno, onde não podem ser catabolizadas. Com o tempo isto pode levar a um processo de "entupimento" que mata os bastonetes [48]. Mais recentemente foram demonstrados genes destas famílias de receptores que são transcritos em neurônios receptores olfativos. Mensageiros secundários são formados pela estimulação de odores apropriados (veja [153]).

Paladar: O Papel da Gustaducina. Algumas substâncias que estimulam as células receptoras gustativas são organizadas em grupos de 40 a 60 para formar botões gustativos nas papilas da língua. Existem mecanismos moleculares diferentes para o sabor de doce, ácido, amargo e salgado. Uma proteína G gustativa específica, recentemente descoberta, mostra semelhanças de seqüência com as transducinas envolvidas na sensibilidade à luz mediada por rodopsina [134]. Os estudos moleculares dos receptores sensoriais estão revelando que a configuração heptaelicoidal da rodopsina e dos receptores dos cones da retina é compartilhada com receptores olfativos e alguns neurotransmissores, indicando uma origem evolutiva comum muito antiga [270].

Como visto para os polimorfismos de visão a cores, os humanos percebem seus ambientes de modos diferentes, dependendo de sua constituição genética. A sensibilidade à feniltiocarbamida é uma característica genética. Algumas pessoas são insensíveis. A visão a cores depende da constituição genética específica, algumas pessoas vêem as cores de modo diferente ou não as vêem. Existe a surdez a tons, e algumas pessoas são incapazes, por motivos genéticos, de reconhecer tons diferentes, e assim têm pouca habilidade musical [109]. A contraparte, a alta habilidade musical, parece se concentrar em famílias. O processamento das informações no cérebro varia. A dislexia é uma característica genética, e supostamente representa uma habilidade defeituosa em processar as palavras pelo sistema nervoso central [167].

Estes exemplos são supostamente apenas a ponta do *iceberg*, e sem dúvida existem muitas outras diferenças polimórficas na percepção sensorial (gosto, cheiro, visão, audição). Cada pessoa, portanto, provavelmente percebe seu ambiente de um modo um pouco diferente. Cada um provavelmente tem seu mundo externo diferente. Nossas reações a esta percepção única podem assim ser diferentes, podendo resultar em uma versatilidade de comportamento. A acentuada semelhança até mesmo de comportamentos triviais observada em gêmeos idênticos criados separados [130] pode ser uma conseqüência parcial de perceberem o ambiente de modo idêntico.

15.2.1.6 Comportamento Desviante Social e "Anormal"

"Criminalidade". (Estamos bem cientes do fato de que a "criminalidade", ou seja, a condenação por uma corte de um desvio comportamental visto como um "crime", depende fortemente do sistema de valores de uma sociedade.) Desde que Lange (1929) [117] publicou sua monografia *Crime como Destino*, vários estudos compararam os gêmeos MZ e DZ quanto à concordância de comportamento "criminoso" [62]. As informações relevantes estão coletadas na Fig. 15.19. As conclusões mais importantes podem ser resumidas do seguinte modo:

a) A concordância é maior entre os MZ que entre os gêmeos DZ em todas as séries, sendo em muitas séries consideravelmente mais altas.
b) A concordância absoluta entre gêmeos MZ varia entre as séries. Há uma tendência para concordância mais alta em pesquisas antigas.

O principal motivo para as diferenças de taxas de concordância é a gama de agressões criminais cobertas por estas investigações. Por exemplo, a série original de Lange foi selecionada quanto a graves e repetidas condenações, enquanto as séries mais recentes, por exemplo as da Dinamarca, tendem a se referir a todos os tipos de "criminalidade", incluindo agressões ocasionais e menores.

Vistos como apresentados, estes resultados sugerem que a tendência em ser um agressor condenado depende fortemente da constituição genética da pessoa, com efeitos particularmente marcantes para a "criminalidade" grave e repetida. Esta conclusão, se verificada, pode elicitar uma de duas respostas pela sociedade: isolar os agressores da lei como desviantes biológicos ou considerá-los como doentes e tentar uma terapia do tipo medicamentosa. Entretanto, devemos ter cautela em aceitar estas concordâncias de MZ como comprovantes da influência genética antes de excluir a interação social dos membros destes pares de gêmeos como uma interpretação alternativa. Por outro lado, tal interação social pode ser o único fator importante? Isto também parece improvável. Novamente ficamos com a ambigüidade dos resultados dos dados de gêmeos.

Os estudos dos adotados têm algum interesse [43, 95, 205]. Um estudo examinou adotados que tinham pelo menos 18 anos de idade (o mais velho tinha 47) e que foram adotados após a condenação da mãe por delito, prostituição, furto e outras agressões. Não havia informações suficientes sobre os pais. Com três exceções foram adotados por pessoas não aparentadas. Um grupo-controle de adotados foi ajustado quanto a sexo, raça e idade na época da adoção. Os resultados mais importantes foram apresentados no Quadro 15.7. Havia um risco significativamente maior de prisões e registros hospitalares psiquiátricos entre o grupo de probandos do que entre os controles. As entrevistas psiquiátricas estruturadas, embora mostrando que não havia nenhuma diferença entre os probandos e os grupos-controle, levaram ao diagnóstico de "personalidade anti-social" em 6 dos 42 casos do grupo de probandos, mas em apenas um caso duvidoso dos 42 controles. Por outro lado, histórias detalhadas de casos evidenciaram uma influência de fatores ambientais na manifestação do comportamento anti-social. Cinco dos seis probandos anti-sociais passaram mais de 12 meses em orfanatos e lares adotivos temporários antes da adoção e foram dados em adoção quando já tinham mais de 1 ano de idade. A maioria dos outros probandos tinha sido colocada antes. A condição socioeconômica dos lares adotivos não estava correlacionada ao resultado. Entretanto, dentre os seis lares nos quais foram colocados os probandos anti-sociais, dois eram lares desfeitos. No grupo-controle influências ambientais adversas, como adoção tardia, também foram encontradas em alguns casos, mas aqui não resultaram em comportamento anormal. Por outro lado, em cinco dos seis casos diagnosticados como personalidade anti-social, o pai alegado também tinha registros de agressões.

Este estudo apontou claramente fatores genéticos e ambientais distintos. O resultado indica influências genéticas. Entretanto,

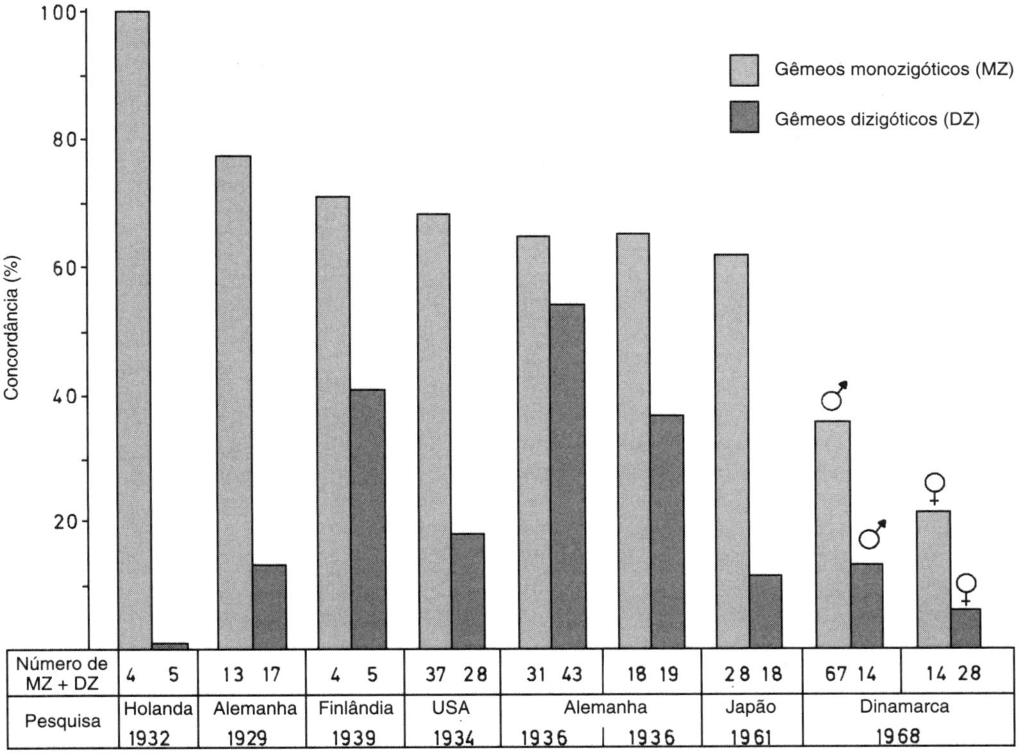

Fig. 15.19 Taxas de concordância de gêmeos MZ e DZ para "criminalidade", definida por condenação de uma corte, em estudos de várias populações. (De Fuller e Thompson 1978 [63], e algumas adições)

o desenvolvimento de uma personalidade manifestamente desviante também requeria condições ambientais desfavoráveis. Até mesmo o primeiro ano de vida parecia ser importante, de acordo com outros resultados de psicologia infantil. Por outro lado, a maioria das crianças superou condições ambientais desfavoráveis sem efeitos prejudiciais reconhecíveis. Apenas um grupo supostamente predisposto geneticamente reagiu desenvolvendo uma personalidade desviante. É confortante que a maioria dos adotados tenha se desenvolvido normalmente.

Quadro 15.7 "Criminalidade" em filhos adotados, registro de acompanhamento (de Crowe 1974 [43])

	Probandos[a]	Controles	
	$n = 37$	$n = 37$	
Registros de prisões			
Prisão de adulto	7	2	
Condenação de adulto	7	1	$p = 0{,}03$[b]
	$n = 42$	$n = 42$	
Encarceramento			
Juvenil[c]	3	0	
Adulto	4	0	
Ambos	6	0	$p = 0{,}01$
	$n = 42$	$n = 42$	
Registro psiquiátrico hospitalar			
Nº hospitalizados	7	1	
Só pacientes externos	1	1	
Nº total visto	8	2	$p = 0{,}04$
Nº tanto com registro psiq. quanto de prisão	6	0	$p = 0{,}01$

[a] Mães condenadas por delito grave, prostituição, furto e outras agressões.
[b] Probabilidades de Fisher "exact one-tailed".
[c] Um jovem foi avaliado por registros hospitalares e foi mandado logo após para uma escola de treinamento.

Em outro estudo [95], os registros psiquiátricos de parentes biológicos de psicopatas adotados revelaram uma incidência maior de psicopatia que entre parentes adotivos e controles. (A psicopatia foi estabelecida de acordo com a definição americana, que é mais restritiva que a européia, compreendendo principalmente comportamento anti-social.) Um terceiro estudo [205] mostrou que os parentes biológicos de adotados "criminosos" tinham uma taxa maior de "criminalidade" que os parentes adotivos e parentes biológicos ou adotivos dos adotados-controle. Entretanto, a "criminalidade" em um adotado estava correlacionada independentemente à "criminalidade" tanto nos pais biológicos quanto nos adotivos. Portanto, este estudo evidenciou tanto influências genéticas quanto ambientais.

Como notado, a inteligência subnormal e a agressividade podem estar associadas a uma mutação de sentido trocado em um gene de monoamina oxidase (MAO) [22]. Esta observação sugere um gene definido e especificamente localizado associado ao comportamento "criminal". São necessários outros estudos para confirmar estes dados, com referência especial a uma definição melhor e mais detalhada da natureza e da gama de manifestações comportamentais nas pessoas afetadas.

Homossexualidade. Kallmann [108] examinou a concordância de comportamento homossexual em 95 pares de gêmeos masculinos, 44 MZ e 51 DZ. Ele classificou o grau de homossexualidade usando uma escala de seis graus de acordo com Kinsey. Os graus de 1 a 4 indicam baixo grau, de 5 a 6 um alto grau de comportamento homossexual. Os probandos foram selecionados de registros da corte. Logo eles foram selecionados por conflitos com a lei. A concordância entre gêmeos MZ foi relatada como sendo muito alta. Não havia um só par no qual o outro gêmeo fosse totalmente livre de tendências homossexuais. Dos 51 pares DZ, por outro lado, 38 eram totalmente discordantes, a despeito do fato de um comportamento homossexual de baixo grau (graus 1 a 4) ser mais ou menos comum na população americana (Kinsey).

Um argumento óbvio contra a interpretação genética da alta concordância em MZ é a possibilidade de um gêmeo seduzir o outro para atividades homossexuais. Entretanto, parece não ser assim: todos os gêmeos negaram enfaticamente qualquer relação sexual com seu cogêmeo. Ocasionalmente ocorreu que um gêmeo apresentou seu cogêmeo a outro parceiro sexual. Como regra, entretanto, o comportamento homossexual é relatado como tendo se desenvolvido independentemente. A concordância entre gêmeos MZ foi muito mais específica que a indicada pelos dados de concordância. A maioria dos pares tinha papéis similarmente ativos ou passivos nas relações homossexuais. A concordância também foi observada em um par MZ criado separado [49]. Outros autores subseqüentemente descreveram pares MZ discordantes, e a literatura hoje nos dá a impressão de que a concordância para a homossexualidade em gêmeos MZ é mais alta que nos gêmeos DZ, mas de modo algum completa. Os dados reunidos de estudos recentes em homens homossexuais (p. ex. [5, 176]) dão uma taxa de concordância de 57% para gêmeos MZ, 24% para DZ e 13% para irmãos [122]. As homossexuais, não consideradas nos primeiros estudos, mostraram uma concordância de 50% nas MZ e 13% nas gêmeas DZ (veja também [6]). Como em outros campos da genética do comportamento humano, é difícil a interpretação de tais dados de gêmeos [29].

A segregação dos estudos de ligação pode ajudar a elucidar fatores biológicos que predispõem à homossexualidade. Um estudo de 114 famílias encontrou uma tendência para orientação do mesmo sexo em irmãos e tios maternos e primos, mas não em parentes paternos. Um estudo de ligação com marcadores de DNA ligados ao X usando o método de pares de irmãos (Seção 5.1.3) indicou uma ligação significativa com marcadores em Xq28 [77]. Este resultado foi confirmado em séries adicionais.

Neuroses. Não faremos aqui uma revisão dos muitos estudos de famílias com gêmeos e adotados nos quais foram investigados aspectos de comportamento neurótico e outros anormais [76, 96, 98, 169, 203, 218]. São de interesse especial os estudos paralelos intensos em gêmeos MZ com métodos psicológicos e psicoanalíticos, em casos nos quais um ou ambos os gêmeos mostraram comportamento neurótico [60]. A concordância em sintomas neuróticos geralmente é maior entre os gêmeos MZ que entre os DZ. Dentro destes limites, entretanto, o desenvolvimento do comportamento anormal, especialmente os sintomas específicos de uma neurose, depende da situação familiar, que pode ser bem diferente mesmo para MZ. Aqui, novamente, a observação de gêmeos MZ durante décadas demonstrou-se especialmente instrutiva [145, 146].

Distúrbios Alimentares: Anorexia Nervosa e Bulimia [80]. Na afluente sociedade ocidental dois distúrbios alimentares tornaram-se comuns nas últimas décadas: a anorexia nervosa e a bulimia. Ambos são observados principalmente em meninas adolescentes e mulheres jovens, mas também ocorrem em mulheres com mais idade e, raramente, em homens. As pacientes com anorexia nervosa comem muito pouco. Isto leva a uma magreza extrema e pode com o tempo causar inanição e morte. A bulimia é a tendência em comer sem controle. Em geral o ganho de peso seguinte é evitado pela indução de vômito ou uso de laxativos. Temos poucos dados disponíveis sobre gêmeos [88, 112, 204], os quais mostram uma concordância maior em MZ que em DZ. Os estudos familiares de anorexia nervosa mostram uma agregação familiar [89, 227]. Por outro lado, o aumento da prevalência na sociedade ocidental sugere um importante componente ambiental, provavelmente relacionado a ideais de beleza, dificuldades em aceitar o papel sexual feminino e outras influências psicológicas [186]. Às vezes os sintomas tanto de anorexia quanto de bulimia ocorrem no mesmo paciente. Os pacientes anoréxicos em geral sofrem de depressão, neurose obsessiva, e ocasionalmente vício de drogas e esquizofrenia. Os resultados dos estudos epidemiológicos e genéticos mostram diferenças individuais que podem levar a doenças em combinação com determinadas condições ambientais. Outros estudos com relação a hábitos alimentares normais e variação de peso corpóreo podem ser úteis [80], pois mesmo os pares de gêmeos MZ criados separados são um tanto concordantes quanto ao peso corpóreo [228].

Síndrome de Gilles de la Tourette. Esta síndrome foi originalmente descrita em 1885 [66], mas teve mais atenção em anos recentes. Os principais sintomas são movimentos musculares rápidos e involuntários ("tiques") e elocução imprópria. Estes sintomas aparecem na infância e em geral continuam durante a vida da pessoa, embora também possam desaparecer na idade adulta. Alguns pacientes, especialmente mulheres, desenvolvem distúrbios obsessivo-compulsivos. A concordância em gêmeos MZ é alta (aprox. 80% quando são consideradas todas as manifestações da síndrome) [181], e os estudos familiares revelam um acúmulo impressionante de casos secundários nestas famílias [40, 173]. Os dados são compatíveis com a presença de um gene principal dominante, com penetrância incompleta e expressividade variável. O espectro de manifestações parece incluir o distúrbio obsessivo-compulsivo [40]. Entretanto, parecem existir muitos casos não-hereditários (fenocópias). Apenas uma minoria de famílias de probandos com distúrbio obsessivo-compulsivo também contém pacientes com síndrome de Tourette [173]. Amplos estudos de ligação até agora falharam em localizar o gene [172]. Embora os casos típicos possam ser facilmente diagnosticados, a delineação da síndrome e o diagnóstico de casos atípicos são controversos.

15.2.2 Aberrações Cromossômicas e Anomalias Psicológicas

Os estudos discutidos na Seção 15.2.1 foram feitos usando métodos clássicos de comparação entre gêmeos e outros parentes. Tais investigações podem separar as influências genéticas das ambientais apenas com dificuldade, e nunca sem ambigüidades, mesmo em gêmeos criados separados ou adotados. A análise genética permanece no nível fenotípico-biométrico. Nenhuma ação gênica individual foi identificada, e os mecanismos biológicos que causam variação comportamental permanecem inexplorados. Este enfoque foi comparado com a tentativa de compreender o modo pelo qual um relógio funciona aplicando estatística aos movimentos de seus ponteiros [56]. Para compreender o mecanismo do relógio temos que abri-lo e examinar seu funcionamento. Como isto pode ser feito?

Anomalias Cromossômicas Humanas e Comportamento: Possibilidades e Limitações. Os pacientes com aberrações cromossômicas geralmente mostram, juntamente com muitos outros achados (Seção 2.2.2), anomalias comportamentais, que podem ser brandas ou graves e podem afetar todos os portadores de uma aberração ou apenas alguns deles. Para nossa análise eles oferecem uma oportunidade única de relacionar uma anomalia comportamental a uma causa genética avaliada independentemente, inquestionável e claramente definida. Infelizmente, entretanto, as oportunidades de uma análise mais incisiva estão esgotadas no estado atual de nossos conhecimentos. As anomalias cromossômicas influenciam o desenvolvimento embrionário de vários e indefinidos modos. Com a melhoria dos conhecimentos sobre o genoma, localização dos genes e suas interações e regulação durante o desenvolvimento embrionário, a ação gênica será analisada de modo gradativo (Seção 8.4.3) [51]. Mesmo no estado atual de nossos conhecimentos, entretanto, muito trabalho pode ser feito em níveis intermediários de análise. Por exemplo, podem ser examinadas a influência da morfologia do cérebro, anomalias endócrinas e influências sociais e psicológicas mais indiretas.

15.2.2.1 Anomalias Autossômicas

Síndrome de Down. A maioria das anomalias autossômicas não balanceadas leva a malformações múltiplas e graves (Seção 2.2.2) que também afetam o cérebro, causando grave deficiência mental. A síndrome de Down é a mais comum destas anomalias observadas após o nascimento. A faixa de QI nos pacientes Down está entre 20 e 60. A média é 40-50. Muitas destas pessoas podem ser educadas para ler e escrever, e algumas podem aprender a fazer um ajuste social marginal. A grande maioria é incapaz de autonomia social.

As deficiências do desenvolvimento psicomotor são proeminentes durante os primeiros anos de vida. As crianças aprendem a caminhar apenas aos 3 anos de idade, e são desajeitadas [30]. Um treinamento motor precoce melhora as habilidades em outros campos, por exemplo, a linguagem. As habilidades intelectuais em geral são as de uma criança de 4 anos, e falta o pensamento abstrato. A maioria dos pacientes aprende as habilidades sociais básicas, tais como se vestir, comer sem ajuda, e usar o banheiro. Socialmente são amigáveis e carinhosos [175], mas podem ocorrer momentos temperamentais especialmente em meninos durante a puberdade. Na interação social há uma falta de sensibilidade das necessidades emocionais dos outros e de manter a distância necessária no espaço pessoal. O comportamento dos homens jovens em relação a mulheres pode assim ser interpretado erradamente como sendo de intenção sexual. Como regra, as meninas com síndrome de Down têm menos problemas. Os pacientes com a família desenvolvem-se melhor que os institucionalizados no começo da infância.

Um paciente adulto, filho de professores, escreveu uma autobiografia [91], que é interessante por sua revelação do mundo interior de tais crianças. Algumas situações são descritas vividamente e mesmo com algum senso de humor, mas estão ausentes as mínimas tentativas de abstração. O pai, em seus dois papéis sociais, como pai e professor, não é claramente identificado como a mesma pessoa.

As habilidades intelectuais tendem a diminuir já na terceira década de vida, e isto em geral é acompanhado de uma perda gradual das habilidades sociais e deterioração do temperamento [128]. Estes achados são os sinais da doença de Alzheimer, que se desenvolve prematuramente na síndrome de Down na terceira ou quarta década de vida e parece idêntica em seus achados patológicos (depósitos amilóides) à clássica doença de Alzheimer [129].

Problemas Sociais. Os pacientes com síndrome de Down hoje estão sobrevivendo mais que antes, quando as infecções não podiam ser controladas. Muitos atingem a vida adulta e podem ser educados para obter um certo grau de auto-suficiência dentro de ambientes protegidos. Quando têm a chance de escolher um parceiro do outro sexo, eles podem até desenvolver um relacionamento estável e satisfatório, em geral dentro de uma estrutura institucional.

15.2.2.2 Anomalias do Cromossomo X

As anomalias numéricas e estruturais dos cromossomos X e Y em geral levam a perturbações muito mais brandas no desenvolvimento embrionário que as anomalias autossômicas (Seção 2.2.3). Muitas anomalias somáticas encontradas nestas síndromes estão relacionadas a desenvolvimento sexual anormal. Os distúrbios psicológicos são menos graves e podem às vezes ser específicos.

Síndrome de Klinefelter. O cariótipo padrão da síndrome de Klinefelter é XXY. Ocorrem outros cariótipos bem como mosaicos (Seção 2.2.3.1). Os pacientes adultos em geral são alguns centímetros mais altos que seus irmãos normais; especialmente suas pernas são mais longas em relação à estatura geral. Esta anomalia de crescimento pode ser observada desde a infância. Na puberdade, o desenvolvimento sexual subnormal torna-se óbvio: os testículos são pequenos, e, devido à aspermia, os pacientes são inférteis. No entanto, eles são capazes de intercurso sexual. Muitos de seus sintomas psicológicos podem ser explicados pela produção diminuída de andrógenos, normalmente necessários para a expressão do desenvolvimento psicológico especificamente masculino.

Em média os pacientes têm uma inteligência um pouco reduzida, com dificuldades especiais em aprender a ler e escrever. Sua vitalidade e habilidade para estabelecer contatos sociais em geral são reduzidas. O Quadro 15.8 apresenta dados sobre o QI de pacientes com síndrome de Klinefelter comparados a outras anomalias dos cromossomos X e Y. A média é deslocada para abaixo do normal. Os dados de probando não selecionados variam entre 88 e 96. Entretanto, os valores de QI bem acima da média não são raros. Por outro lado, a síndrome de Klinefelter tem sido encontrada mais freqüentemente em séries de subnormalidade mental leve. Os relatos da literatura não são unânimes em apoiar um defeito específico, bem definido, das habilidades mentais [278].

Os problemas escolares são mais freqüentes que o esperado devido à habilidade intelectual, e parecem ser causados por problemas de comportamento. Os pacientes adultos em geral têm trabalhos não especializados. Já foi relatado sucesso em carreiras profissionais mais altas, mas isto parece não ser muito comum.

Os relatos psiquiátricos da personalidade dos pacientes Klinefelter mostram uma variedade de desvios do normal [278]. Seu comportamento foi descrito como passivo-agressivo, ausente, contido e dependente da mãe, mas também têm sido caracterizados como quietos e obedientes à lei e que não atraem a atenção. A libido é geralmente reduzida, e pode estar totalmente ausente, mas em alguns pacientes é normal. Alguns pacientes não

Quadro 15.8 QI em pacientes com números anormais de cromossomos sexuais (Moor 1967, Pena 1974; de Lenz 1983 [121])

QI	XXY	XXXY	XXXXY	XYY	XXYY	XXX	XXXX XXXXX
– 19	–	1	4	–	–	1	–
20– 39	–	1	16	–	4	4	1
40– 59	5	5	6	1	12	16	7
60– 79	32	5	3	10	8	14	5
80– 99	23	–	–	8	2	1	2
100– 119	12	–	–	1	1	–	1
120–	–	–	–	–	–	–	–
Total	72	12	29	20	27	36	16

têm ereções nem ejaculações; outros têm intercurso, mas apenas raramente. Se a atividade sexual estiver presente, ela em geral declina cedo, por volta dos 40 anos. Por outro lado, um pequeno número de pacientes vive em casamentos estáveis.

Muitos pacientes, entretanto, têm dificuldades em se ajustar às exigências normais da vida. Freqüentemente se encontram em posições periféricas. Assim, não é surpreendente que sejam mais freqüentemente encontrados ofendendo a lei que a população geral [160, 243]. O Quadro 15.9 mostra suas freqüências em duas séries de agressores da lei [273]. Os padrões e atividades criminais não são específicos. Entretanto, os crimes de colarinho branco são quase totalmente inexistentes, provavelmente devido à inteligência média reduzida. Em um estudo recente de dados limitados mas não tendenciosos, os pacientes Klinefelter eram mais freqüentes entre os agressores da lei que os homens XY do mesmo nível de inteligência e de educação [273].

Variantes de Klinefelter. As variantes da síndrome de Klinefelter com mais que dois cromossomos X, ou com mais de um Y, são discutidas na Seção 2.2.3.2. Muitos dos pacientes descritos na literatura foram avaliados em instituições para retardados mentais. O Quadro 15.8 apresenta os dados de QI. A gravidade da deficiência mental aumenta com o número de cromossomos X. Os dados de estudos psiquiátricos em pacientes com mosaicismo de Klinefelter são raros.

Terapia e Prevenção. O hormônio masculino leva a um aumento da virilização e melhoria da libido. Esta terapia tem sido recomendada para início aos 10 a 11 anos de idade [164]. Parte do efeito psicológico favorável pode ser devido a virilização, mas é possível um efeito direto adicional no funcionamento do cérebro. Os sintomas que podem ser descritos como "climatéricos", tais como temperamento, nervosismo e psicoastenia parecem desaparecer. Entretanto, em alguns casos, a terapia hormonal parece acentuar a inquietação e a tendência à agressividade.

Quadro 15.9 Prevalência de síndrome de Klinefelter XXY entre internos em instituições para criminosos, penitenciárias juvenis etc.

Autor	Tipo de instituição	Prevalência de XXY
Tsuboi [243]	Duas instituições para psicopatas criminosos (Dinamarca)	5/480 ≈ 1%
Murken [150]	Quatro instituições para criminosos e psicopatas agressivos (Alemanha)	7/728 ≈ 1%

Note que a freqüência é sete a dez vezes maior que na população geral (veja Quadro 9.1).

Quando a personalidade se desenvolveu durante muitos anos sob condições internas anormais, as injeções adicionais de hormônio não podem normalizar os padrões comportamentais e sociais psicológicos estabelecidos. A psicoterapia é útil em muitos casos. Os psiquiatras e psicoterapeutas devem estar cientes dos vários sintomas psicológicos da síndrome de Klinefelter que foram descritos e pedir um estudo cromossômico para excluir a condição. Em alguns estudos longitudinais, a condição XXY foi imediatamente diagnosticada após o nascimento, ou mesmo pré-natalmente, e as crianças foram acompanhadas por repetidos exames até mais ou menos os 20 anos de idade [156, 164, 191, 193, 199]. Estes estudos forneceram um quadro claro do desenvolvimento psicológico destes meninos e suas dificuldades especiais. Muitos deles precisam de ajuda especialmente em tarefas que envolvem a capacidade de linguagem. Os problemas comportamentais e educacionais como persistência, temperamento e ocasionalmente tendência para agressividade não são suficientemente explicados pelas dificuldades intelectuais. A intervenção a tempo com ajuda educacional apropriada é necessária para evitar efeitos psicológicos secundários produzidos pela interação de deficiências biologicamente induzidas com o ambiente "normal" de reação. A habilidade em lidar com dificuldades dentro da família é menor que em meninos cromossomicamente normais.

Síndrome de Turner. Os resultados clínicos e cromossômicos são descritos na Seção 2.2.3.2. O tipo padrão apresenta o cariótipo 45,X. Entretanto, são observadas muitas variações estruturais e mosaicos.

As primeiras investigações relataram uma redução significativa do QI médio [278]. Embora estudos subseqüentes tenham falhado em confirmar isto [156], uma leve redução geral do QI parece estar presente na síndrome de Turner. Isto provavelmente é causado por um defeito específico. Estas pacientes em geral são bem-sucedidas na escola [278]. Um estudo de 126 pacientes observou que 2 atingiram um grau universitário, 10 foram aprovadas em colégio europeu comparável ao segundo grau americano, 93 foram para uma escola básica, 21 delas tinham dificuldades e 21 foram para uma escola para deficientes mentais (veja também [161]).

Defeito de Inteligência na Síndrome de Turner. Shaffer [210] observou 20 pacientes com síndrome de Turner (idades de 5,8 a 30,9 anos, média de 15,9) e encontrou uma discrepância entre o QI de desempenho e o verbal no Wechsler Intelligence Scales for Adults and Children, respectivamente. As habilidades verbais estavam na faixa normal, embora o desempenho estivesse prejudicado. Em nível um tanto anedótico, Shaffer destacou a similaridade destes resultados com os em geral encontrados nos casos com alguns tipos de dano cerebral orgânico:

"Havia várias informações sugerindo que as deficiências no teste... tinham suas contrapartes no comportamento cotidiano. Quase sem exceção, as pessoas relataram que tiveram grandes dificuldades em compreender matemática, especialmente álgebra. Uma menina tinha um senso de direção muito pobre e freqüentemente se perdia. Outra fazia um ritual elaborado ao arrumar os utensílios de cozinha, pois qualquer desvio neste procedimento a deixava muito confusa."

Este defeito cognitivo específico foi confirmado e caracterizado mais precisamente [138, 139, 210, 278]. Os itens nos quais as pacientes tinham pontuação especialmente baixa eram relacionados a organização. A discalculia também pode estar presente, mas em geral não é muito grave. A cegueira forma-espaço também leva a dificuldades com a discriminação direcional direita-esquerda. As pacientes se saíam mal, por exemplo, em um teste com mapa que necessitava orientação quanto à direita e à esquerda [1]. Money [138] sugeriu um defeito funcional do lobo parietal, talvez envolvendo o hemisfério não-dominante mais que o dominante. Este defeito foi confirmado por estudos neuropatológicos [196]. Outras anomalias alegadas do desenvolvimento psicológico, como infantilismo e dificuldades de ajuste social, podem ser efeitos secundários causados por superproteção. Os genitores e professores tendem a se comunicar com estas pacientes com base em seu tamanho, e não sua idade. Aqui o contato com grupos pode ser útil [161]. Entre as pacientes mais inteligentes, foi descrita uma atividade compensatória, especialmente nos esportes e na escola. Parece haver pouco ou nenhum comportamento anti-social, em contraste aos pacientes XXY e XYY. O impulso sexual é geralmente subdesenvolvido. Entretanto, algumas pacientes se casaram. Em geral, elas parecem sofrer mais por sua pequena estatura que por seu subdesenvolvimento sexual. O tratamento com estrógenos geralmente leva a um melhor desenvolvimento das características sexuais secundárias, menstruação, e em alguns casos a respostas sexuais melhoradas, mas isto não afeta a cegueira de espaço-forma.

Síndrome do Triplo X. Esta síndrome é descrita na Seção 2.2.3.1. Muitas mulheres com o cariótipo XXX desenvolvem-se normalmente e têm filhos. De 119 pacientes descritas na literatura, 12 tiveram convulsões epiléticas. Em um lar para pacientes epiléticos, 2 de 209 pacientes tinham o cariótipo XXX [86]. Sua inteligência tendia a estar abaixo da média (Quadro 15.8) [156]. Eles são mais freqüentemente encontrados em instituições para retardados mentais que o normal na população geral. Os sintomas somáticos raramente levam ao exame médico, e muitos dos pacientes descritos foram avaliados por triagens populacionais de instituições mentais. Não se pode determinar definitivamente o quanto o cariótipo XXX aumenta a propensão a psicoses, mas alguns autores avaliam a taxa de psicoses tipo esquizofrenia como sendo aumentadas três vezes [185]. Nos últimos anos foram feitos estudos cromossômicos em neonatos em muitos países, mostrando uma freqüência de cerca de 1:1.000 nascimentos femininos. Estudos prospectivos limitados estão sendo feitos [192]. A epilepsia parece ser mais freqüente em mulheres XXX que na população geral. O mesmo pode ser verdadeiro para homens XXY.

15.2.2.3 Síndrome XYY

Sintomas Somáticos. Para uma descrição da síndrome XYY, veja a Seção 2.2.3. A estatura média destes pacientes é apreciavelmente mais alta que a da população da qual vieram. Muitos mostram um desenvolvimento sexual normal e são férteis. A distribuição de QI é desviada para uma faixa mais baixa. Alguns pacientes apresentam uma inteligência média, mas o QI médio é de 80-88 (Quadro 15.8). Outros estudos relataram valores mais altos [156].

Maior Prevalência entre "Criminosos". A síndrome XYY tornou-se muito conhecida desde que Jacobs e cols. (1965) [99] fizeram um levantamento de pacientes que eram mentalmente subnormais e estavam sob vigilância em uma instituição especial devido a "propensão perigosa, violenta, ou criminal". Entre 196 probandos, 12 tinham um cariótipo anormal; sete com XYY e um com XXYY. Esta freqüência era muito mais alta que o esperado. Entretanto, os autores disseram que não podiam determinar se estes homens tinham sido institucionalizados principalmente devido a subnormalidade mental, comportamento agressivo, ou uma combinação destes fatores. Seus resultados logo foram confirmados em vários estudos de instituições para homens mentalmente subnormais com problemas de comportamento, especialmente entre internos muito altos. Com base em tais evidências, concluiu-se que seu comportamento anti-social era causado pelo cromossomo Y adicional, e eram geneticamente predispostos a criminalidade. A explicação parecia simples. Homens normais são mais agressivos que mulheres normais. Homens normais têm apenas um cromossomo Y, e as mulheres nenhum. Logo, se alguém tem dois cromossomos Y, ele deve ser duas vezes mais agressivo que os homens normais. Esta agressividade pode cair fora da faixa de aceitação social, e ele pode cometer atos de violência. Alguns chamaram de "supermacho".

Assim nasceu o "cromossomo da criminalidade". As discussões começaram em "se a sociedade está correta em restringir a liberdade dos XYY antes que eles violem a lei. O indivíduo XYY é uma ameaça perpétua, pois a qualquer momento pode se ver em uma situação na qual é incapaz de controlar seu comportamento". Ao mesmo tempo, durante o julgamento de um homem em Paris que tinha matado uma prostituta idosa, o advogado de defesa alegou que seu cliente não era legalmente responsável por seu ato, pois tinha um cromossomo Y extra. Ele teve uma sentença reduzida, supostamente devido à sua anomalia. Casos assemelhados vieram logo em seguida.

Gradualmente, entretanto, foram feitas algumas perguntas pertinentes: acima de tudo, qual a freqüência do cariótipo XYY na população geral de não-presidiários? Os estudos sobre a incidência entre neonatos masculinos mostraram uma freqüência de cerca de 1:1.000, ou mesmo mais alta, análoga à da síndrome de Klinefelter (Seção 9.2). Mesmo na ausência de estudos confiáveis de prevalência entre a população masculina adulta é justo concluir que a prevalência difere pouco da incidência ao nascimento, ou seja, não há mortalidade preferencial. Isto, entretanto, só podia significar que a grande maioria de homens XYY não entrava em conflito com a lei.

Outra dúvida era se a natureza de seus crimes revelava um determinado padrão e, mais especificamente, se havia prevalência de atos de violência e, como foi sugerido, agressão sexual. Não foi o caso: o padrão era bem similar ao de outros grupos de fora da lei com o mesmo grau de prejuízo intelectual e, mais especificamente, ao do encontrado em pacientes com síndrome de Klinefelter, que também foram detectados mais freqüentemente entre agressores da lei que na população em geral [150, 243]. As agressões contra a propriedade eram as mais freqüentes. Os crimes chamados de colarinho branco estavam ausentes, supostamente devido à média de inteligência mais baixa dos probandos. Estes resultados são bem diferentes do quadro romântico do supermacho selvagem. Esta imagem foi completamente alterada quando se perguntou como os homens XYY se comportavam quando institucionalizados. Eles são mais agressivos que os outros homens detidos nas mesmas instituições? De fato, em média eles eram mais cordatos e tinham melhor relacionamento com o pessoal de supervisão [226]. Muitos outros estudos psicológicos e psiquiátricos foram feitos. Embora variando em detalhes, seu quadro geral raramente difere do de internos cromossomicamente normais das mesmas instituições, tendo a mesma faixa de inteligência.

Todos estes resultados sugeriram explicações alternativas para a freqüência inquestionavelmente mais alta de probandos XYY em instituições penais, especialmente as específicas para criminosos que sofram de subnormalidade mental, psicopatia e problemas de comportamento.

Disfunção Intelectual ou Simplesmente Estatura? Foram feitos muitos estudos em condenados e agressores da lei presos. Seu QI médio geralmente é baixo. Pessoas intelectualmente subnormais são mais envolvidas em atividades criminais ou correm maior risco de serem presas. Se forem presas, são menos capazes de contratar bons advogados e têm menor chance de escapar da prisão. A taxa supostamente mais alta de crimes dos homens XYY é apenas um resultado de inteligência média reduzida?

O apoio a isto veio dos estudos que mostraram que os agressores XYY vinham, em geral, mas menos freqüentemente que outros criminosos, de famílias desfeitas e de condição socioeconômica mais baixa [125, 160]. Parece até possível que sua alta estatura influenciava a taxa de detenção. Um homem grande e forte pode causar ao juiz ou ao júri a sensação de que é melhor colocá-lo na cadeia que deixá-lo livre.

Estudos de Amostras Não Tendenciosas. Para estabelecer a gama de variação da manifestação fenotípica, determinar a variável interveniente entre o cariótipo anormal e o comportamento criminal, e explorar a influência das diferenças socioeconômicas e educacionais, são necessários estudos de amostras não tendenciosas de casos.

a) Pelos estudos em neonatos (Seção 9.2.1) temos dados disponíveis de um número razoável de meninos XYY. A vigilância cuidadosa a longo prazo de seu desenvolvimento deve dar as informações mais confiáveis. Informações interessantes destes estudos estão hoje disponíveis [156, 192] (veja adiante).
b) Em teoria, uma população não selecionada e suficientemente grande de homens adultos deve ajudar a responder nossas perguntas sobre o exame de cromossomos e as características comportamentais. Considerando a incidência ao nascimento (1:1.100), tal estudo iria requerer um tamanho de amostra extremamente grande. Entretanto, como os homens XYY são destacados por sua estatura, a maioria deles seria encontrada na faixa superior de estatura, reduzindo assim o esforço de triagem.

Tal estudo foi feito na Dinamarca [273]. A população da qual a amostra foi obtida consistia em homens dinamarqueses nascidos entre 1 de janeiro de 1944 e 31 de dezembro de 1947 de mulheres que residiam em Copenhagen. Estes homens tinham pelo menos 26 anos de idade quando o estudo começou. Os registros militares deram informações sobre a estatura de 28.884 homens que estavam disponíveis para estudo.

Um ponto limítrofe de 184 cm foi usado para estabelecer o grupo de altura entre os quais foi conduzida a procura de anomalias de cromossomos sexuais. A amostra resultante consistia em 4.591 homens. Após a preparação do público pela mídia, estes homens foram contactados, e quando possível foi obtido um esfregaço bucal para determinação da cromatina de X e de Y, bem como sangue para cariotipagem. Os pesquisadores tiveram sucesso em obter a cooperação de quase 91%.

Dados limitados, porém confiáveis, sobre as características comportamentais relevantes estavam disponíveis para todo o grupo de estudo. As condenações por agressões criminais foram documentadas nos registros policiais. Os registros militares deram os testes de habilidade cognitiva, o chamado teste BPP, que cobria um número limitado de dimensões cognitivas. Entretanto, o nível educacional foi usado como indicador adicional das conquistas intelectuais. Na Dinamarca, os exames escolares são aplicados ao final do 9º, 10º e 13º anos. O indicador foi construído simplesmente a partir do número de exames pelos quais um homem já passou, variando de nenhum a três.

Resultados do Estudo. Nesta população de homens altos foram identificados 12 XYY e 16 XXY. Uma pesquisa nos registros penais mostrou que 5 dos 12 XYY (41,7%), 3 dos XXY (18,8%), e 9,3% de todos os homens XY foram condenados por uma ou mais agressões criminais (Quadro 15.10). A diferença entre XYY e XY era significativa. A diferença entre XXY e XY não. Ambos os grupos com cariótipos anormais (XYY e XXY) mostraram uma marcante redução nos índices de conquistas intelectuais, índice educacional e BPP, a despeito do fato de a condição socioeconômica de seus genitores ser idêntica à da amostra-controle.

Foram examinadas três hipóteses de variáveis intervenientes entre cariótipo anormal e criminalidade: É a sua agressividade que faz com que estes homens entrem em conflito com a lei, sua reduzida inteligência, ou simplesmente sua grande estatura? Uma

Quadro 15.10 Taxas de criminalidade e valores médios de variáveis básicas de XY, XYY, e XXY (de Witkin e cols. 1976 [273])

Grupo	Criminalidade		Teste de seleção para o exército		Índice educacional[a]		SES parental[b]	
	Porcentagem (%)	*n*	Média ± DP	*n*	Média ± DP	*n*	Média ± DP	*n*
XY	9,3	4.096	43,7 ± 11,4	3.759	1,55 ± 1,18	4.084	3,7 ± 1,7	4.058
XYY	41,7**	12	29,7 ± 8,2***	12	0,58 ± 0,86**	12	3,2 ± 1,5	12
XXY	18,8	16	28,4 ± 14,1***	16	0,81 ± 0,88*	16	4,2 ± 1,8	16

O nível de significância é da comparação com o grupo-controle (XY) usando o teste *two-tailed*. Para a taxa de criminalidade foi usado um teste binomial exato; para todas as outras variáveis foi usado um teste *t*.

* $p < 0{,}05$; ** $p < 0{,}01$; *** $p < 0{,}001$.

[a] Refere-se ao desenvolvimento educacional pelo tipo de escola freqüentada com sucesso (máximo: 3).

[b] Condição socioeconômica.

resposta preliminar foi dada pela natureza dos crimes dos cinco XYY condenados. Apenas um deles cometeu um ato de agressão contra outras pessoas. As outras agressões incluíam roubo, incêndio, vigarice e lenocínio. Com uma exceção (prisão por menos de 1 ano), todas as penalidades eram brandas, indicando pequenos crimes. Um único ato de agressão foi uma ocorrência isolada em uma longa carreira criminal do único homem que podia ser visto como um criminoso "típico". A gama de delitos dos três homens era semelhante à da população-controle. Assim, tanto nos XXY quanto nos XYY, a natureza dos crimes cometidos era semelhante à da população-controle.

Juntamente com outros resultados discutidos, estes dados, a despeito do pequeno tamanho da amostra de homens XYY, permite a conclusão de que a hipótese de agressão está mais provavelmente errada. A maior propensão dos probandos em infringir a lei é causada por sua inteligência mais baixa?

Os dados mostram que, primeiro, os homens normais XY sem registro de crime tinham um valor médio de inteligência (não confundir com QI) de 44,5, enquanto os que tinham cometido um ou mais destes crimes tinham valores de 35,5. O índice educacional mostrou uma tendência análoga para a criminalidade (1,62 para não criminosos, e 0,74 para criminosos). A taxa de criminalidade dos homens XYY e XXY pode ser atribuída totalmente a sua disfunção intelectual? Para examinar esta questão suas taxas criminais foram comparadas com as do grupo-controle após controlar estatisticamente as variáveis ambientais, como funcionamento intelectual, condição socioeconômica dos genitores e estatura. A análise consistiu em três estágios. O primeiro estabeleceu a probabilidade de que um homem XY com um determinado conjunto de valores de variáveis ambientais seja um criminoso. A segunda etapa estabeleceu para cada homem XYY ou XXY a probabilidade de ele ser um criminoso se fosse um homem XY com o mesmo ambiente. Na terceira etapa, a freqüência observada de criminosos no grupo de probandos foi comparada com a freqüência prevista na segunda etapa. Esta análise deu os seguintes resultados:

a) Variáveis ambientais, ou seja, inteligência mais baixa e condição socioeconômica dos genitores, respondem por algumas das diferenças na criminalidade entre os grupos XYY e XY. Entretanto, uma alta taxa de crime entre os XYY ainda permanece mesmo após serem feitos os ajustes ($p < 0,05$).
b) Os homens XXY não são significativamente diferentes em criminalidade do grupo-controle XY após o controle das variáveis ambientais.

Portanto, no estado XYY, o funcionamento intelectual parece ser uma variável mediadora importante entre o cariótipo anormal e a propensão acima da média para o comportamento criminal. Entretanto, este comportamento não é totalmente explicado deste modo. Ou os índices usados (teste BPP e índice educacional) dão apenas uma resposta incompleta ao defeito cognitivo, ou um fator adicional de "personalidade" está envolvido. Consideramos esta última hipótese mais provável. O exame psicológico de probandos XYY não selecionados ajudará a responder esta pergunta.

A hipótese de agressão agora pode ser rejeitada com confiança. A hipótese de que a estatura aumenta o risco de homens XYY serem condenados também não pode ser confirmada. Os probandos XYY sem registro criminal tendiam até a ser um pouco mais altos que aqueles com tal registro.

Esta investigação aliada a muitos outros estudos levou às seguintes conclusões:

a) Existem algumas dúvidas de que os homens com a constituição cromossômica XYY corram um risco relativo maior que os homens normais XY de apresentar comportamento anti-social e entrar em conflito com a lei.
b) Parte deste risco pode ser correlacionada com a sua função intelectual prejudicada.
c) Entretanto, muitos deles parecem ser afligidos por perturbações de personalidade adicionais, mais específicas, que podem levar a dificuldades em se ajustar ao ambiente social. A condenação por atos criminosos provavelmente é apenas a "ponta do *iceberg*". As dificuldades sociais que não levam a conflitos com a lei podem ser muito mais generalizadas.

A conclusão de que os homens XYY são psicologicamente diferentes é confirmada por um estudo duplo-cego em sete homens XYY jovens escolhidos aleatoriamente em comparação a 28 homens XY da mesma população francesa [165]. Foi possível distinguir os homens XYY dos controles XY com base nos resultados psicológicos. O exame de 14 homens XYY (incluindo alguns outros casos em adição aos escolhidos aleatoriamente) por vários testes psicológicos (Rorschach, Teste de Apercepção Temática, entrevistas) descobriu um aumento de impulsividade após estimulação emocional, respostas predominantes a uma gratificação imediata e falta de controle emocional. Em alguns dos probandos esta propensão foi verificada por um rígido autocontrole. Os mecanismos de defesa contra a ansiedade eram pobres, e o conceito de *self* era fraco, facilmente fragmentado e em geral infantil. Tais características de personalidade podem de fato constituir um risco aumentado de comportamento anti-social. Em contraste a muitos outros estudos, inclusive o estudo dinamarquês descrito acima, o QI médio nesta série não foi subnormal.

Os estudos do EEG em oito homens XYY (do estudo dinamarquês descrito acima) revelaram que diminuindo a freqüência α em repouso (acordado) o EEG parecia ser um achado constante neste grupo. A freqüência α *máxima* nestas pessoas era *mais baixa* que a freqüência *mínima* nos controles XY [264]. Este resultado, juntamente com outros, levaram a hipótese (em geral admitida) de que "fatores neurais" contribuem para dificuldades de comportamento em alguns homens XYY [90].

Conseqüências Sociais e Terapêuticas. As evidências mostram que as conseqüências legais de se evitar crimes por homens XYY, como proposto na hipótese da agressão, não têm nenhuma base. E mais, os problemas continuam. Se a condição XYY for descoberta em um estudo de neonatos, os pais devem ser informados? Podem tais informações ter o efeito de uma profecia, fazendo com que os pais tratem seu filho de modo diferente, e isto poderia acentuar sua tendência para um comportamento desviante? Em nossa opinião, todas as informações devem ser dadas. Entretanto, são necessários grandes cuidados ao se transmitir os fatos para os genitores de uma forma que cause o menor constrangimento possível e, acima de tudo, nenhum dano. Os genitores devem compreender que seu filho poderá possivelmente necessitar um pouco mais de atenção durante sua educação que um menino XY, mas havendo um ambiente estável e a mesma quantidade de proteção dos genitores que os outros meninos recebem, o resultado mais provável será um ajuste social. Não é conhecida nenhuma terapia somática efetiva. Os níveis de andrógenos sangüíneos têm valores médios normais, com uma variança um pouco mais alta que o normal.

Os problemas comportamentais com pessoas XYY (bem como com outras pessoas com cariótipos desviantes de cromossomos sexuais) provavelmente podem ser aliviados se estas condições forem diagnosticadas ao nascimento e se as crianças (bem como seus genitores) receberem cuidados especiais, como mostrado pelos estudos continuados em uma série de crianças dinamarquesas [161-163] e outras séries de crianças dos Estados Unidos e Reino Unido [199]. As crianças mostram uma acentuada melhora com os cuidados apropriados, por exemplo, treinando suas habilidades motoras, não apenas em psicomotricidade, mas também no desenvolvimeno intelectual [189, 190]. Em um número crescente de países, foram fundados grupos de apoio para ajudar nestes problemas.

Inevitavelmente, com o amplo uso de diagnósticos pré-natais, os cariótipos XYY bem como XXY e XXX são descobertos pela amniocentese. Os pais em geral devem ser totalmente informados dos achados e das implicações da anomalia explorada. A opção do aborto como possibilidade precisa ser cuidadosamente discutida; a informação (*counseling*) genética deve ser não-diretiva, e a decisão deve ser deixada para os genitores. Por outro lado, a atitude e a sensibilidade do consultor genético quanto ao impacto destas informações provavelmente diferem, dependendo das interpretações individuais dos fatos citados acima. Uma postura totalmente objetiva e neutra é portanto difícil e geralmente não é atingível. Alguns genitores no estado atual de conhecimentos não hesitariam em continuar com a gestação, enquanto outros prefeririam o aborto.

O que Pode Ser Aprendido da História do XYY sobre a Atitude dos Cientistas Face a um Problema de Grande Interesse Público? A incidência surpreendentemente alta de homens XYY entre os presidiários coincide com a crescente preocupação pública sobre o aumento da violência. Nesta situação alguns cientistas reagem quase que precipitadamente como representantes da opinião pública, principalmente a mídia. Foram feitas conclusões prematuras e generalizações com base em resultados que obviamente vieram de dados tendenciosos. O principal motivo de tal interpretação errada pode ter sido que os citogeneticistas que inicialmente trabalharam no problema do XYY foram influenciados por sua experiência em citogenética clínica de uma correlação um tanto direta entre a causa — uma anomalia do cariótipo — e o efeito — um determinado fenótipo. Estes pesquisadores não foram sensibilizados para uma consideração cuidadosa da interação de influências diferentes que moldam o desenvolvimento psicológico e o destino de um ser humano, geralmente estudadas por cientistas do comportamento, como psicólogos, antropólogos sociais e sociólogos. Isto caiu nas mãos da mídia, que preferiu interpretações simplistas a explicações complexas.

A discussão sobre a inteligência (Seção 15.2.1.3) tornou bem claro que não consideramos a análise biométrica das complexas relações fenotípicas como sendo o enfoque apropriado para análise de *mecanismos* genéticos. Entretanto, uma vez que o mecanismo genético seja estabelecido por outros métodos mais incisivos, a sofisticação combinada das ciências sociais, epidemiologia, e estatística é necessária para avaliar o impacto fenotípico deste mecanismo genético.

Anomalias Cromossômicas e Comportamento: Algumas Conclusões Gerais. As anomalias cromossômicas, especialmente as que envolvem os cromossomos X e Y, fornecem um modelo para mostrar como a variabilidade genética e o ambiente podem interagir na produção de um fenótipo psicológico e indicar as variáveis intervenientes que devem ser consideradas: anomalias na fisiologia cerebral ou bioquímica e anomalias no sistema endócrino. O exemplo das anomalias de cromossomos sexuais também indicou uma estratégia de pesquisa: primeiro identificar um genótipo variante, depois explorar sua influência sobre o fenótipo, considerando concomitantemente as diferenças intra e interindividuais no ambiente. Esta estratégia é o oposto do enfoque usual, que começa com o fenótipo. Entretanto, tal estratégia sempre levou ao sucesso na análise genética de doenças monogênicas (clonagem posicional, Seção 3.1.3.9) e de doenças complexas (associação a marcadores genéticos, como grupos sangüíneos, tipos de HLA e variantes de DNA; identificação de genes contribuintes por estudos de ligação). Este problema é visto mais adiante na discussão das doenças mentais. Os distúrbios no desenvolvimento embrionário e na fisiologia causados por anomalias cromossômicas são pouco compreendidos. Ficaríamos felizes se esta estratégia fosse factível não só para anomalias cromossômicas, mas também para a variabilidade em loci isolados com mecanismos fisiológicos conhecidos.

Morfologia Cerebral nas Anomalias Cromossômicas. (Veja também a Fig. 15.20.) Como as anomalias cromossômicas geralmente levam a um desempenho intelectual reduzido e aumento de dificuldades comportamentais, e como os resultados do EEG nestes distúrbios sugerem anomalias no desenvolvimento cerebral e maturação, seria de esperar que as investigações morfológicas forneçam indícios quanto aos mecanismos pelos quais tais anomalias prejudicam o funcionamento do cérebro. A literatura, entretanto, é escassa, embora números crescentes de fetos afetados diagnosticados pelo pré-natal estejam disponíveis [74] após o aborto. Em uma série de 274 fetos e crianças com as trissomias do 13, 18, e 21 e algumas outras anomalias, foram detectadas grandes alterações neuropatológicas em apenas dois terços dos casos. Os achados mais comuns foram a holoprosencefalia/arrinencefalia, principalmente na trissomia do 13, mas também em um caso de trissomia do 18; defeitos do corpo caloso, encontrados principalmente na trissomia do 18 mas às vezes também nas trissomias do 13 e do 21; e neurônios que não tinham atingido seu local normal durante o desenvolvimento embrionário (heterotipia e microdisplasias), principalmente na trissomia do 21 mas também em casos de outras síndromes cromossômicas. Deve ser notado que tais anomalias podem ocorrer em freqüências menores nos fetos e crianças sem anomalias cromossômicas. Por exemplo, em cerca de um terço dos casos com holoprosencefalia *não é* encontrada nenhuma anomalia cromossômica. Além disso, as heterotopias de células nervosas cerebelares são freqüentemente encontradas em neonatos cromossomicamente normais, na maioria prematuros, e desaparecem com o aumento de idade. Também foram descritos distúrbios de

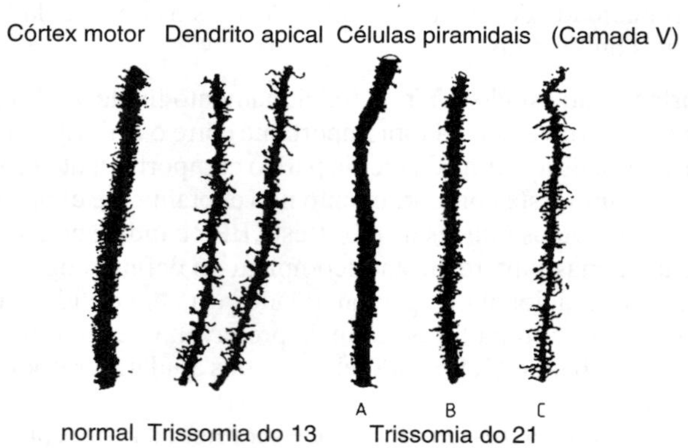

Fig. 15.20 Dendritos neuronais corados com Golgi entre normais e nas trissomias do 13 e do 21. Na trissomia do 13 as espinhas são mais finas, incomumente longas, às vezes dilatadas, e em número reduzido. Na trissomia do 21 são encontrados três tipos de anomalias estruturais: redução das espinhas (*A*), espinhas incomumente pequenas (*B*), e espinhas muito longas e finas (*C*). (Martin-Padilla; de Propping 1989 [186])

migração neuronal em muitas outras anomalias [8]. Existem alguns relatos dispersos sobre a patologia cerebral das anomalias de cromossomos sexuais. Por exemplo, a displasia cortical, distúrbios de migração celular e retardo de maturação celular na 45,X e anomalias semelhantes [20], ou convoluções corticais anormais do córtex cerebral frontal [4] em paciente XYY. O significado destes achados permanece duvidoso até que a freqüência de tais anomalias em indivíduos que *não* apresentam anomalias cromossômicas seja firmemente determinada. Em nossa opinião, a aplicação de métodos neuropatológicos a fetos e neonatos com anomalias cromossômicas, tendo sempre em mente a variabilidade na faixa normal, pode abrir novos enfoques ao estudo dos mecanismos biológicos que afetam a variação genético-comportamental. Com base em outras evidências, como o resultado dos estudos de afasia, a anomalia descrita anteriormente nos casos de Turner 45,X foi hipoteticamente localizada na região parieto-occipital do córtex cerebral.

Um Substrato Morfológico Comum em Vários Tipos de Retardo Mental? Tem-se dito que as análises micromorfológicas em vários tipos de deficiência mental compartilham um substrato morfológico comum, uma anomalia nos dendritos dos neurônios corticais [186]. Normalmente estes neurônios apresentam sinais de desenvolvimento intenso durante os últimos 3 meses de vida fetal: são formados vários que estabelecem contato com outros neurônios. Em muitos tipos de deficiências mentais seu número está diminuído, e eles geralmente se mostram alterados (Fig. 15.20).

15.2.3 Novos Enfoques Sugeridos à Genética do Comportamento Humano

A maioria do material abordado nesta seção está relacionado a possíveis aplicações dos conceitos de genética aos fenômenos comportamentais. Estes conceitos genéticos estão elaborados nos capítulos anteriores, especialmente os Caps. 4 a 6 (genética formal) e Caps. 7 e 8 (ação gênica). Até agora seu poder explicativo não foi usado totalmente para problemas de genética do comportamento. Assim, defendemos *uma maior atenção aos conceitos e métodos. Percebemos perfeitamente que a aplicação de tais conceitos não será tão direta* em explicar a determinação genética do comportamento humano, desenvolvimento e variabilidade, quanto, por exemplo, as mutações estruturais dos loci de hemoglobina em explicar as várias hemoglobinopatias.

Vimos na introdução deste livro que o enfoque genético dos fenômenos biológicos é "reducionista": a análise genética é vista como bem-sucedida quando uma diferença herdada pode ser associada a uma diferença específica na estrutura de um gene. Em muitos casos, por exemplo, quando queremos compreender uma deficiência enzimática, este enfoque leva a resultados satisfatórios. Suas limitações tornam-se aparentes quando tentamos analisar a variabilidade genética no desenvolvimento embrionário e seus desvios que levam a malformações congênitas. Aqui um sistema complexo de mecanismos de feedback regula a atividade de genes em vários grupos de células e em fases diferentes do desenvolvimento. O desenvolvimento do comportamento humano é mais complexo, pois ele nunca termina, e continua durante toda a vida. Os mecanismos de feedback envolvidos parecem ser mais complexos que os que operam durante o desenvolvimento somático embrionário. É possível que para algumas funções mentais novos princípios de ação gênica tenham surgido durante a evolução. Nossos atuais conceitos genéticos, que se demonstraram tão bem-sucedidos em outros campos, podem ter apenas um sucesso limitado na análise da genética do comportamento. Começaremos com estes conceitos.

Somos estimulados por uma análise de Bunge e Ardila [27]. Com relação à psicologia, eles escreveram: "A síntese correta e muito necessária resulta de todos os ramos da psicologia com base na neurociência, juntamente com a biologia do desenvolvimento e a biologia evolutiva, em linha com a ciência social. Esta é a síntese correta, pois o comportamento e a intelectualidade são processos biológicos". Embora os processos psicológicos sejam totalmente determinados por mecanismos neurobiológicos, os processos psicológicos que envolvem uma crescente complexidade do sistema interativo levarão ao surgimento de novas propriedades que não podem ser derivadas da análise em separado de seus componentes. Quanto aos procedimentos de pesquisa necessários, os autores distinguiram dois enfoques: "*top-down*" e "*bottom-up*". O enfoque "*top-down*" começa com fenômenos complexos e tenta analisá-los até seus componentes unitários. O enfoque "*bottom-up*" tenta uma integração dos elementos em unidades mais complexas. A analogia com as estratégias de pesquisa moderna em genética humana é marcante.

O enfoque defendido aqui é principalmente, mas não exlusivamente, o *bottom-up*. Esta estratégia, que foi bem-sucedida em outros campos, representa o modo ótimo para se determinar os limites dos princípios genéticos [250]. Além disso, podem surgir novos conceitos que nos ajudam a superar as restrições atuais. Por exemplo, o defeito de percepção espacial na síndrome de Turner pode ter um substrato morfológico definido (veja anteriormente).

15.2.3.1 Variabilidade Genética que Pode Influenciar o Comportamento Humano

Existem poucos dados concretos nestas áreas. Descrevemos os enfoques possíveis em algum detalhe porque achamos que este campo deve ser melhor explorado (Fig. 15.21).

Metabolismo Geral. Em um grande distúrbio do metabolismo a consciência torna-se prejudicada e os processos mentais são bloqueados. Os exemplos não-genéticos incluem a insuficiência hepática que leva ao coma e insuficiência renal que causa uremia, com seus efeitos sobre o cérebro. Os mecanismos de ambas as condições são óbvios, pelo menos no geral. Devido à falha em metabolizar adequadamente, ou excretar, alguns compostos, sua concentração aumenta, eles perturbam os processos metabólicos normais no cérebro, e se o distúrbio for suficientemente grave, abolem o funcionamento mental.

O funcionamento cerebral pode ser alterado pela intoxicação não só quando é produzido um agente tóxico por processos metabólicos dentro do corpo, mas também quando é captado de fora. A alteração da consciência e da sensação que se segue à ingestão de alimentos tóxicos de ocorrência natural foi observada bem cedo no desenvolvimento da espécie humana, como testemunhado pelo fato de alguns destes efeitos serem conhecidos em quase todas as populações primitivas. Na sociedade moderna, o vício de drogas é um dos mais ameaçadores problemas sociais. A medicina moderna, por outro lado, aprendeu a usar a ação de drogas que afetam o sistema nervoso por uma grande variedade de meios, desde a anestesia geral até os agentes psicofarmacológicos que ajudam a manipular o estado psíquico dos pacientes com doenças mentais. Antes que as drogas entrem no cérebro e alterem suas funções, elas devem ser metabolizadas, com mudanças na composição química e modificação de sua ação. Estas mudanças metabólicas são mediadas principalmente por várias enzimas. As enzimas, por seu lado, podem mostrar uma variabilidade genética que influencia a atividade, a especificidade

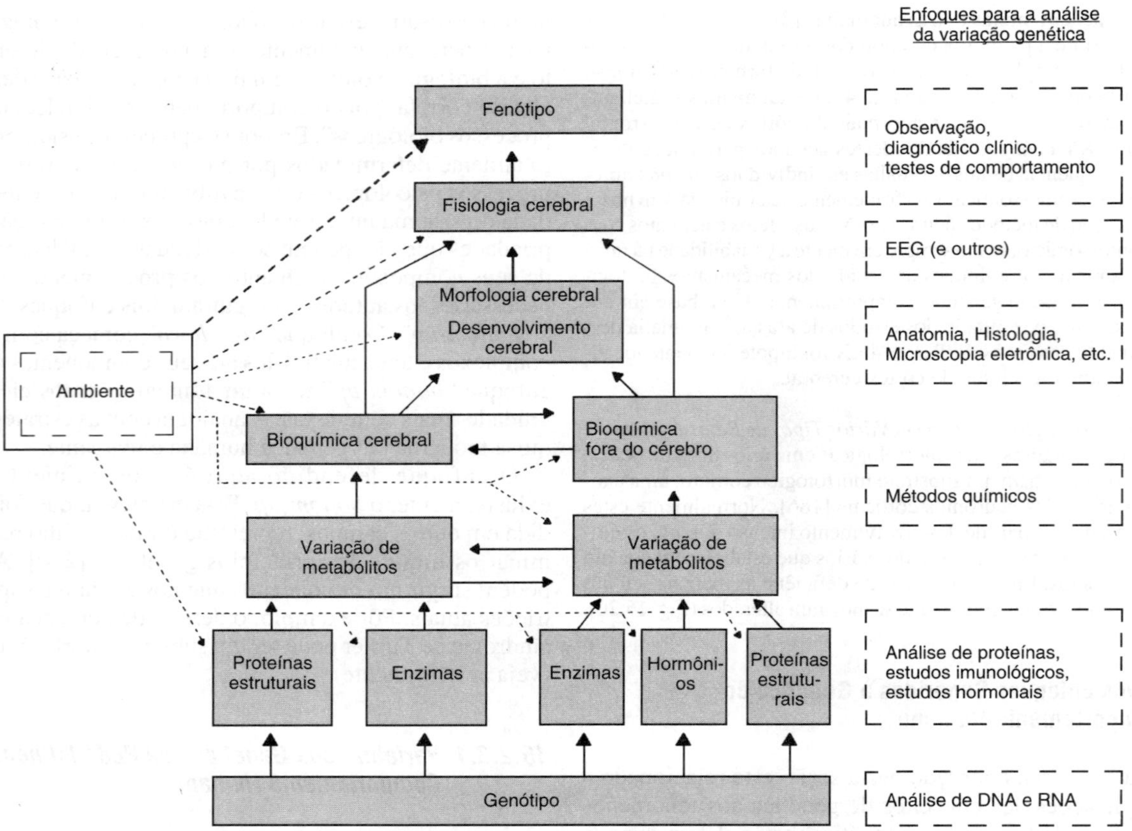

Fig. 15.21 Níveis nos quais se pode investigar a variabilidade genética do funcionamento cerebral. ▭ Nível no qual pode ocorrer a variabilidade genética; ⬚ método de investigação.

de substrato e outras características (Seção 7.2). As diferenças resultantes tanto na ação de drogas quanto nos efeitos colaterais, bem como a variação genética de receptores de drogas, são objeto da farmacogenética (Seção 7.5.1). Em princípio, a variabilidade genética pode ser encontrada entre as enzimas que metabolizam compostos de nossa alimentação normal, necessárias para determinados processos metabólicos. Em alguns casos, a alteração genética da molécula de enzima pode ser tão profunda que sua atividade é totalmente ou quase totalmente abolida. Os exemplos envolvendo o desenvolvimento e funcionamento apropriado do cérebro incluem os defeitos da fenilalanina hidroxilase na fenilcetonúria, que levam a concentrações cerebrais aumentadas de fenilalanina e de outros metabólitos tóxicos anormais, e os estados crônicos de intoxicação de amônia que se seguem a defeitos enzimáticos no ciclo da uréia. Muitos erros inatos do metabolismo estão associados a retardo mental por mecanismos análogos.

Variabilidade de Hormônios. Muitos dos processos genéticos regulatórios no organismo humano são mediados por *hormônios* (Cap. 8). Conhecemos muitos defeitos genéticos qualitativos e quantitativos do funcionamento hormonal. A maioria deles também afeta o bem-estar humano e o comportamento. Os exemplos óbvios incluem defeitos do funcionamento da tireóide que levam ao hipotireoidismo com severo retardo mental em crianças e falta de alerta entre adultos. Os hormônios sexuais, como testosterona e estrogênio, também têm um profundo efeito no desenvolvimento embrionário e adolescente, e no estado mental e comportamento do adulto. Na procura de mecanismos genéticos que possam influenciar o comportamento humano e possam portanto ser triados quanto a variabilidade genética, as glândulas endócrinas representam importantes candidatos (Fig. 15.22).

Variabilidade Genética Dentro do Cérebro. As diferenças genéticas na produção quantitativa de hormônios e na estrutura das moléculas de hormônio são apenas duas fontes possíveis de variabilidade genética no funcionamento hormonal. Outra fonte é seu efeito nos órgãos-alvo. Aqui os *receptores hormonais* são mediadores importantes. Alguns dos defeitos genéticos que são hoje descritos como doenças de receptores (Seção 7.6.4) têm implicações para o funcionamento cerebral. Foi sugerido que a variabilidade genética nos receptores hormonais dentro do cérebro afetam o seu funcionamento, e assim produzem variabilidade genética no comportamento.

Para encontrar outros mecanismos possíveis, devemos levantar todos os níveis nos quais a estrutura e a função cerebral podem ser examinadas, desde a anatomia e histologia até a eletrofisiologia e os processos bioquímicos básicos envolvidos na excitação e inibição das células nervosas. Há uma grande quantidade de informação disponível em todos estes campos, mas pouco tem sido feito para triar esta informação quanto a uma possível variabilidade genética. Em parte isto pode ter motivos técnicos. A avaliação da variabilidade genética normalmente requer o exame de uma grande série de pessoas. Isto agora está se tornando cada vez mais possível pelo estudo do DNA em leucócitos para genes que são expressos apenas no cérebro. Deve ficar bem cla-

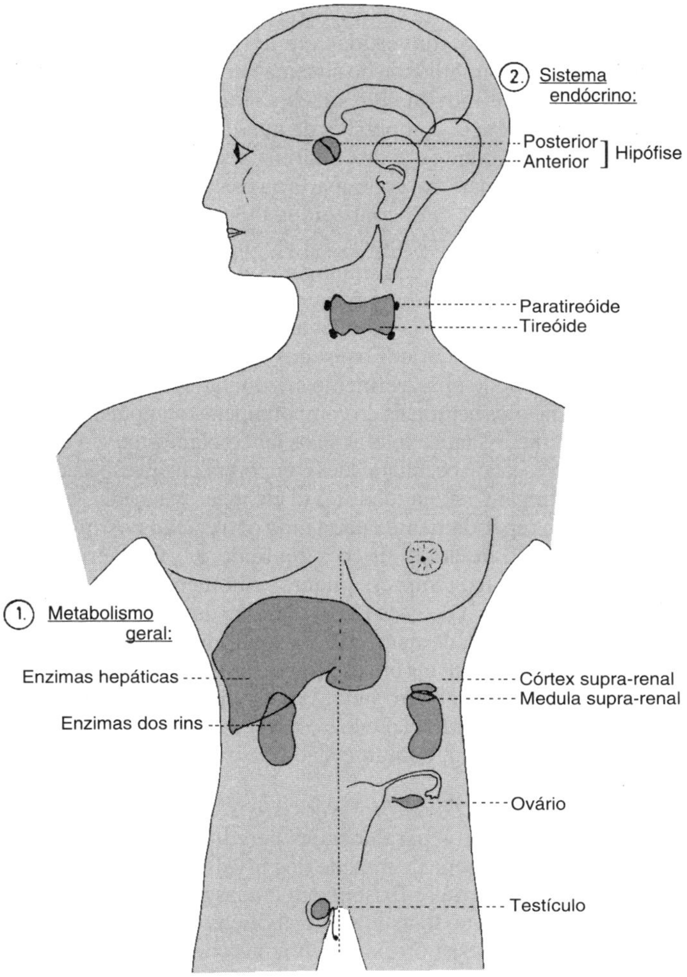

Fig. 15.22 Variabilidade genética fora do cérebro que pode influenciar o comportamento humano. Em geral, as influências metabólicas das enzimas do fígado e rins são especialmente importantes. Outras influências podem vir de glândulas endócrinas, como hipófise anterior ou posterior, supra-renais, gônadas, tireóide e paratireóide.

ro, entretanto, que mesmo a compreensão completa dos genes e dos polimorfismos genéticos que afetam o cérebro provavelmente não explicará o comportamento humano, pois o comportamento é muito mais complexo do que, por exemplo, o funcionamento das hemácias. Precisamos, portanto, procurar estratégias alternativas.

Acredita-se que a análise dos genes possa fornecer atalhos para tais estudos e que os genes, mesmo os que são ativos exclusivamente no cérebro, também podem ser estudados em outros tecidos, por exemplo, células sangüíneas. Isto certamente é verdade, e a investigação destes genes, dos seus modos de ação e de sua interação na produção de determinados fenótipos é a meta final de tais estudos. Entretanto, para saber que genes podem ser estudados com as melhores chances de sucesso é necessário avaliar o problema em vários níveis. A estratégia "*bottom-up*" — identificação de um gene por estudos de ligação e clonagem posicional — e a análise de suas funções em níveis diferentes é apenas um enfoque possível. Entretanto, isto requer que após uma procura genômica ou procura de genes candidatos plausíveis os genes responsáveis sejam bem-sucedidamente mapeados e clonados. O sucesso convincente deste enfoque em características complexas — doenças e também características normais nas quais a análise genética falhou em indicar um modo monogênico de herança — até agora tem sido raro, de modo que seria prematuro confiar exclusivamente nesta estratégia. Níveis alternativos de estudo de fenótipos "intermediários", ou seja, devem ser consideradas características fenotípicas em vias metabólicas, entre genótipo e fenótipo.

Além dos estudos de ligação, foi proposta a investigação de associações a marcadores genéticos como uma técnica alternativa. A justificativa de tais estudos é que os marcadores genéticos, tais como os polimorfismos de DNA (Seção 12.1.2), podem ocorrer em desequilíbrio de ligação (Seção 5.2.4) com os genes, vários alelos dos quais podem levar a diferenças de fenótipos psicológicos. Tal desequilíbrio de ligação pode ter dois motivos: ou o tempo que passou para separar, por recombinação, os genes suspeitos dos polimorfismos de DNA bem próximos pode não ter sido suficiente para que o desequilíbrio tenha desaparecido, ou o próprio alelo marcador influencia o fenótipo a ser estudado. Este enfoque foi perseguido principalmente nas tentativas de estudar várias doenças psiquiátricas, mas hoje está sendo usado na procura de genes envolvidos na determinação genética de características de variação quantitativa, como habilidades cognitivas medidas pelo QI [177].

a) A primeira possibilidade é procurar uma variabilidade genética em um parâmetro fisiológico que possa ser medida diretamente por técnicas não-invasivas. Aqui a análise genética do eletroencefalograma normal oferece as melhores oportunidades [252, 255]. Uma desvantagem óbvia deste enfoque é que a relação entre a ação gênica e o fenótipo fisiológico é menos direta, e portanto mais sujeita a distorção por variáveis intervenientes do que quando se examina, por exemplo, uma enzima.
b) A variabilidade genética em sua relação com o comportamento pode ser examinada nos cérebros de animais experimentais. Este enfoque se baseia na homologia bem conhecida em muitos processos fisiológicos entre humanos e outros mamíferos que têm sua base em sua origem filogenética comum. Os animais são amplamente usados como sistemas-modelo para análise genética em situações onde é impossível a experimentação em humanos por motivos éticos. Para a genética do comportamento, a vantagem mais óbvia é o acesso direto ao cérebro e a oportunidade de introduzir genes de interesse (transgênicos; camundongos *knock out*); as desvantagens óbvias são a provável existência de diferenças entre as espécies e o papel único do cérebro humano. Este enfoque pode, portanto, nos fornecer modelos para analisar o papel de alguns genes nos processos comportamentais e estudar os mecanismos pelos quais a variação na fisiologia do cérebro levou a diferenças comportamentais. Estes modelos podem nos dar indícios de onde tais diferenças podem também ser encontradas em humanos. Em seguida, basear-nos-emos muito nos resultados da experimentação animal.

As populações de animais experimentais são em geral derivadas de linhagens endocruzadas e diferem radicalmente das populações humanas na estrutura reprodutiva. Os animais de uma linhagem endocruzada são geneticamente idênticos. Eles podem ser comparados aos gêmeos MZ humanos. Os resultados obtidos em uma linhagem endocruzada podem ser comparados com os de outras linhagens endocruzadas e com populações "selvagens" naturais.

Estes enfoques são recomendados na suposição de que os aspectos importantes da variabilidade genética do funcionamento cerebral que levam a diferenças comportamentais entre seres humanos podem ser analisados com os princípios bem estabelecidos da genética, ou seja, o conceito de gene, enzimas e receptores determinados por genes, regulação da ação gênica e ampla variabilidade genética no nível da proteína. Isto não nega que a compreensão final do complexo comportamento inteligente provavelmente possa requerer princípios adicionais do processamento de informações e organização.

15.2.3.2 Variabilidade Genética Fora do Cérebro que Pode Influenciar o Comportamento Humano

Defeitos Enzimáticos Levando à Deficiência Mental (Fig. 15.22). Muitos dos defeitos enzimáticos conhecidos em humanos levam, além de seus outros efeitos fenotípicos amplamente diferentes, à deficiência mental (Quadro 15.11). Para nossa compreensão do funcionamento cerebral normal, entretanto, estas observações contribuíram muito pouco até agora. É plausível, por exemplo, que as células nervosas não possam funcionar apropriadamente se estiverem entupidas de macromoléculas insuficientemente degradadas, como as encontradas nas mucopolissacaridoses [157] ou nas mucolipidoses. Para a compreensão do funcionamento normal, entretanto, isto não é muito revelador. Em geral, o desenvolvimento e o funcionamento cerebral parecem ser especialmente sensíveis a mudanças no ambiente bioquímico. Muitos erros inatos diferentes tendem a aumentar ou diminuir uma variedade de substâncias bioquímicas que em geral causam retardo mental.

Em outros casos, a cooperação ordenada e bem controlada dos neurônios é prejudicada. Intensas descargas de grandes grupos de neurônios se manifestam como ataques epiléticos. Tais convulsões são observadas em muitas doenças hereditárias [12]. As perturbações metabólicas também podem contribuir para a suscetibilidade a doenças mentais incluídas na categoria diagnóstica de "esquizofrenia". Os exemplos incluem o tipo adulto de leucodistrofia metacromática, vários tipos de porfiria, e mesmo a doença de Huntington [185]. Este tópico é retomado novamente no Cap. 16.

Comportamento de Automutilação na Síndrome de Lesch-Nyhan: Ácido Úrico. A síndrome de Lesch-Nyhan é descrita na Seção 7.2.2.6 como sendo causada por um defeito da enzima hipoxantina-guanina fosforribosiltransferase (HPRT) com a falha para reciclar a hipoxantina na síntese de guanina. Em lugar disso, altas quantidades são convertidas em ácido úrico e excretadas. Além da hiperexcitabilidade do sistema nervoso central, isto leva a hiper-reflexia e movimentos quase contínuos. O paciente sofre de uma tendência compulsiva de autodestruição. A despeito da dor, eles mordem os dedos e lábios e se mutilam. Esta tendência destrutiva não tem contraparte na psicologia humana "normal" ou "anormal". São conhecidos outros tipos de neuroses compulsivas. Alguns pacientes, por exemplo, sentem-se compelidos a lavar suas mãos continuamente. As psicoses esquizofrênicas parecem ocorrer mais freqüentemente entre parentes de pacientes com neurose compulsiva que na população geral. A análise de danos específicos causados por este defeito enzimático no cérebro pode possivelmente ser um tanto instrutiva quanto aos mecanismos neuronais do comportamento compulsivo. Além disso, seria interessante explorar se os heterozigotos para o defeito de HPRT apresentam peculiaridades comportamentais, especialmente quando atingem a meia-idade ou idade mais avançada.

Tem sido repetidamente citada uma correlação positiva entre o nível elevado de ácido úrico sangüíneo e o QI, geralmente baseada em uma lista impressionante de homens de destaque na história que sofriam de gota [219]. Se o ácido úrico acentua um pouco a excitabilidade neuronal, esta estimulação inespecífica pode conceitualmente ter um efeito positivo sobre a inteligência e o desempenho. Por outro lado, um estudo em gêmeos falhou em mostrar uma correlação entre o nível de ácido úrico e a inteligência (P. Propping, comunicação pessoal).

Heterozigotos para Distúrbios Recessivos. A atividade enzimática nos heterozigotos para doenças hereditárias do metabolismo geralmente é apenas a metade dos níveis normais. Portanto, não nos surpreenderia se fossem detectadas anomalias fenotípicas, pelo menos quando as vias metabólicas específicas fossem colocadas em estresse ou possivelmente com idade avançada. Entretanto, os estudos sistemáticos em tais heterozigotos, especialmente quanto à sua condição mental e ao desempenho, são muito raros (veja também a Seção 7.2.2.8) [254]. Os melhores estudos foram feitos na fenilcetonúria. A despeito das deficiências dos métodos epidemiológicos usados em alguns destes estudos, algumas conclusões são interessantes: (a) Em média, os heterozigotos para PKU mostram uma pequena redução de alguns pontos no QI comparados aos controles. A parte verbal do teste parece estar mais reduzida que a parte de desempenho. (b) Alguns estudos sugerem um risco um pouco mais alto de distúrbios psicóticos, tendo as psicoses um início mais tardio e um curso benigno, envolvendo sintomas depressivos. (c) Alguns heterozigotos mostraram níveis aumentados de irritabilidade cortical evidenciada pelo EEG. (d) Estas ligeiras anomalias podem ser causadas, pelo menos em parte, por um nível aumentado de fenilalanina e tirosina intracelular, pois estes aminoácidos são encontrados aumentados nos linfócitos (mais facilmente acessíveis).

Outras doenças autossômicas recessivas para as quais foram descritos pequenos desvios fenotípicos já foram descritas, incluindo várias lipidoses, como a forma infantil tardia de leucodistrofia metacromática (250 100), leucodistrofia de célula globóide (Krabbe) (245 200) e alguns heterozigotos para a doença de Sandhoff (268 800), doença de Niemann-Pick (257 200) e doença de Wolman (278 000). Aqui os pequenos déficits foram encontrados principalmente no QI de desempenho, especialmente nos subtestes de percepção espacial. Além disso, a pontuação nos questionários de personalidade para distúrbios psicossomáticos,

Quadro 15.11 Tipos de doenças metabólicas hereditárias selecionadas levando a retardo mental

Tipo de defeito	Doença metabólica (exemplos)
Metabolismo de aminoácidos	Fenilcetonúria Doença da urina em xarope de bordo Hiperamonemias
Metabolismo de carboidratos	Galactosemia
Distúrbios endócrinos	Tipos de cretinismo com bócio
Distúrbios de ligação a cofatores (vitaminas)	Dependência de piridoxina
Doenças lisossômicas	Mucopolissacaridoses

depressão, e labilidade emocional estava aumentada. Novamente o acúmulo de metabólitos anormais podia ser o fator causal, pois algum acúmulo de mucolipídios é encontrado não só nos homozigotos como também nos heterozigotos para alguns distúrbios de estocagem de lipídios [45a].

Dois estudos sobre a microcefalia autossômica recessiva (251 200) em partes diferentes do mundo, Canadá e a antiga União Soviética, encontraram que cerca de um terço dos heterozigotos normocefálicos era mentalmente subnormal. De acordo com Quazi e Reed [191], que fizeram o estudo no Canadá, tais heterozigotos podem constituir uma proporção apreciável de todas as pessoas que sofrem de subnormalidade mental de "origem desconhecida". De acordo com estes autores, os homozigotos ocorrem com uma freqüência de cerca de 1:40.000; a freqüência de heterozigotos é de cerca de 1:100 (Seção 4.2.1). Se um terço deles é de mentalmente subnormais, isto significaria que cerca de um terço de 1% "de toda a população é mentalmente retardada, pois são portadores de um gene para microcefalia. A prevalência do retardo mental nos Estados Unidos e no Reino Unido, usando um QI de 69 como limiar, foi estimada como sendo de cerca de três por cento" [175]. Assim, cerca de uma em cada nove pessoas mentalmente retardadas da população geral poderia ser heterozigota para o gene de microcefalia. Obviamente esta estimativa só pode ser vista como uma aproximação grosseira. Em outras populações, a microcefalia recessiva parece ser muito mais rara, e, além disso, pode haver heterogeneidade genética. Em princípio, entretanto, este argumento é plausível. Ele pode até mesmo ser generalizado: quando um terço de tais heterozigotos é de mentalmente defeituosos, os outros dois terços provavelmente têm um QI na faixa normal inferior. Além disso, cerca de 1 em cada 50 pessoas em nossa população é heterozigota para a PKU (supondo uma freqüência de homozigotos de ± 1:10.000), e os heterozigotos para outras doenças recessivas para as quais foram descritas leves reduções de QI também ocorrem. Devemos lembrar que muitos tipos de retardo mental autossômico ou recessivo ligado ao X até agora só foram caracterizados incompletamente. Se forem adicionados os tipos mais freqüentes de retardo mental ligado ao X, poder-se-á dizer que uma proporção significativa da variabilidade genética "normal" do QI na faixa inferior é causada pela heterozigose para doenças autossômicas ou recessivas ligadas ao X. São necessários estudos mais definitivos.

15.2.3.3 Ação Hormonal

Como Atuam os Hormônios? Como explicado no Cap. 8, os hormônios geralmente atuam em células específicas que têm receptores aos quais os hormônios se ligam. Isto dispara a síntese de proteínas específicas dentro destas células. Aqui o AMP cíclico atua como um mediador, como um "segundo mensageiro". Hoje são conhecidas algumas "doenças de receptores". Os exemplos mais bem analisados são a hipercolesterolemia familiar (Seção 7.6) e a feminização testicular (Seção 8.5). Nesta última condição, uma deficiência de receptores androgênicos causa um fenótipo feminino em pessoas que têm um cariótipo XY com testículos.

Os receptores hormonais também estão presentes em células do SNC. Seu desenvolvimento e função podem ser influenciados pelo menos em três níveis: por processos metabólicos induzidos por hormônios em outros tecidos que influenciam indiretamente o funcionamento cerebral, por um suprimento hormonal quantitativa ou qualitativamente anormal, e por diferenças individuais em receptores. Por exemplo, o efeito da tiroxina nas atividades mental e neural, que é tão impressionante quando os pacientes com hipotireoidismo respondem a uma terapia tireoidiana, provavelmente é indireto, pois a tiroxina acentua a taxa metabólica basal em todos os tecidos, exceto o cérebro.

Os hormônios sexuais, por outro lado, parecem ter uma influência direta no desenvolvimento do cérebro [140]. Esta influência começa já na idade embrionária, como mostrado por experimentos principalmente com ratos [186]. Dentro de um período determinado, preciso, a zona pré-óptica no hipotálamo é *imprintada*. As fêmeas de rato que foram tratadas com testosterona alguns dias antes do nascimento e cerca de 10 dias depois se comportaram como machos durante a idade adulta.

No cérebro humano, um determinado grupo de células na zona pré-óptica é cerca de 2,5 vezes maior — e contém mais células — no cérebro do homem que no da mulher [234]. Existem também algumas diferenças de estrutura de dendritos e no corpo caloso. A influência da testosterona é demonstrada pelo raro defeito enzimático da deficiência de 5 α-redutase (264 600). Esta enzima determina a conversão da testosterona em diidrotestosterona. Seu defeito leva ao pseudo-hermafroditismo. Em geral as crianças são vistas como meninas ao nascimento, e assim são criadas. Durante a puberdade, entretanto, o aumento de produção de testosterona leva a uma virilização, e elas mudam sua identidade sexual, desenvolvendo-se física e psicologicamente em homens normais sexualmente funcionais. A condição hormonal, portanto, supera o efeito sociocultural da educação como menina [97].

Hormônios esteróides administrados terapeuticamente podem ter um efeito similar. Por exemplo, algumas complicações da gravidez foram tratadas com progestinas, que geralmente contêm um componente androgênico. Estas progestinas influenciam o desenvolvimento do cérebro embrionário, como testemunhado por observações em meninas expostas a progestinas sintéticas.

Virilização em Meninas Expostas Pré-natalmente a Compostos Masculinizantes [140]. Meninas masculinizadas gostam de se unir a meninos em esportes ao ar livre. Sua determinação em competições por posições em grupos durante a infância é suficientemente forte para permitir uma competição bem-sucedida com os meninos. Elas gostam de se vestir como meninos e não de brincar com bonecas. Em geral as meninas masculinizadas atingem o estágio de namoro mais tarde que suas colegas. O romance e o casamento têm um lugar secundário em relação a posições e carreira. Entretanto, não há tendência ao lesbianismo.

Embora tal comportamento possa se desenvolver em resposta a influências ambientais, tem sido relatado que a virilização pode ser desencadeada pela ação hormonal durante o desenvolvimento embrionário. As progestinas são esteróides relacionados, em estrutura química, a andrógenos que podem substituir a progesterona em sua função de preservação da gravidez. Quando inicialmente introduzidas na terapia, seu efeito masculinizante era desconhecido. Na década de 50, algumas mães deram origem a filhas de outro modo normais, mas com masculinização do clitóris. Tais crianças cresceram como meninas. O efeito masculizante terminou ao nascimento.

Um outro grupo de meninas masculinizadas é o das que têm síndromes adrenogenitais devidas principalmente ao defeito autossômico recessivo de 21-hidroxilase, uma das enzimas necessárias para a síntese de cortisol (Seção 7.2). A condição é tratada com a substituição do cortisol, que pela redução da produção de ACTH pela hipófise reprime a síntese de precursores de cortisol com efeito similar a andrógenos. A exposição é portanto limitada ao período pré-natal, como encontrado nas filhas de mães tratadas com progestina.

A virilização estava presente em nove dentre dez meninas com a síndrome induzida por progestina, em 11 dentre 15 meninas com a síndrome adrenogenital, mas em nenhuma ou apenas algumas pacientes com Turner e feminização testicular. As atitudes de todas estas meninas quanto a seus futuros papéis como mulheres casadas e mães foram alteradas [140].

A interpretação destes resultados foi corroborada nos experimentos com fêmeas de macacos Rhesus artificialmente androgenizadas durante o desenvolvimento embrionário e que durante a infância mostraram um comportamento que se assemelhava a seus companheiros *masculinos* de mesma idade [140]. Estes dados favorecem a opinião de que padrões cerebrais específicos do sexo influenciam as atitudes das crianças e adolescentes em aceitar seus papéis sexuais.

Estudos repetidos mostram que os meninos são mais agressivos que as meninas, e sua agressividade está correlacionada aos níveis de testosterona sangüínea [35]. Isto levou à hipótese de que os meninos cujas mães foram tratadas com progestinas durante a gravidez teriam tendências mais agressivas que seus irmãos não tratados. Oito destes meninos e 17 meninas foram indagados como reagiriam em algumas situações provocativas. Os meninos (mas não as meninas) mostraram uma agressividade muito maior que seus irmãos não tratados. Assim, não só o nível atual de testosterona mas também o grau de *imprinting* androgênico de seus cérebros parecem influenciar sua agressividade [194].

Feminização Testicular. A síndrome de feminização testicular (313 700) é causada pela insensibilidade androgênica. Se o cérebro também não tiver receptores funcionais de andrógenos, seriam esperadas nestas pessoas atitudes "tipicamente femininas" em relação ao casamento e maternidade. Tais tendências foram, de fato, encontradas na maioria dos dez pacientes examinados [140]. Entretanto, a interpretação é mais ambígua que dos dados nas meninas masculinizadas pré-natalmente. Os pacientes com feminização testicular são meninas quase perfeitas externamente, e crescem como tal. Portanto, sua identificação com o papel feminino também pode ser explicada de modo psicológico direto.

O problema da influência androgênica no cérebro feminino foi repetidamente reexaminado tanto em animais quanto em humanos, nem sempre com os mesmos resultados [186]. Entretanto, é nossa impressão pela literatura que a exposição pré-natal a andrógenos influencia de algum modo o desenvolvimento do cérebro.

Homossexualidade e Hormônios. Os estudos familiares e de gêmeos discutidos na Seção 15.2.1.6 sugerem um componente genético no comportamento homossexual masculino. Foi sugerido que a distorção do esquema de liberação sexual dos homossexuais masculinos pode ser causada por um efeito androgênico anormalmente baixo. Este problema foi repetidamente investigado dosando-se a excreção urinária ou os níveis séricos de hormônios esteróides [140]. Afirmou-se que proporções diferentes de vários metabólitos selecionados de hormônios sexuais são detectáveis na urina. Entretanto, os estudos foram pouco controlados quanto a idade, intensidade de atividade sexual ou condição geral de saúde. Além disso, o grau de variação dos metabólitos na urina dos controles é considerável e se superpõe muito ao dos homossexuais.

Mesmo os homens que estão aguardando terapia com estrogênio e cirurgia de correção sexual tinham níveis normais de andrógenos [46].

Estes resultados mostram que não há uma relação simples entre a produção de andrógenos e a homossexualidade. Entretanto, eles não excluem a possibilidade de pequenas diferenças nos receptores de andrógenos e sua relação com a homossexualidade. Uma influência possível de um gene ligado ao X na homossexualidade masculina é de interesse nesta conexão [77]. Entretanto, o gene para receptor de andrógeno ligado ao X foi excluído como um gene candidato para explicar estes achados. Evidências independentes de diferenças sexo-específicas no funcionamento cerebral vieram de estudos com um método não-invasivo que nos possibilita avaliar o estado funcional do sistema nervoso central — o eletroencefalograma (EEG).

15.2.3.4 Fisiologia Cerebral: Genética do EEG

As investigações da variabilidade genética no funcionamento cerebral em humanos enfrentam dificuldades técnicas. Portanto, são necessários enfoques indiretos. Vários foram mencionados: exame direto da fisiologia cerebral, investigação da variabilidade genética fora do cérebro que possa estar relacionada ao funcionamento cerebral e experimentação em animais. Para estudos da fisiologia cerebral humana, tem-se usado principalmente o EEG [252, 255].

EEG Humano. As características mais importantes do EEG humano são descritas na Seção 6.1, onde são discutidos os critérios para um modo de herança autossômico dominante em uma característica contínua, usando o EEG de baixa voltagem como um exemplo. O EEG em repouso desenvolve-se durante a infância e a juventude a partir de formas irregulares com ondas relativamente lentas até o padrão final, que é atingido mais tarde por volta dos 19 anos. Este padrão adulto é dominado por ondas α (freqüências de 8-13/s) com uma mistura variável de ondas β ($\geq$ 14/s) e ondas ϑ (4-7/s); ondas α são geralmente mais proeminentes na região occipital do cérebro. Sob condições normais, e em indivíduos saudáveis, há pouca variação entre as derivações do mesmo indivíduo colhidas em momentos diferentes. Por outro lado, as variações entre indivíduos são consideráveis.

Estudos de Gêmeos. O EEG registra uma característica altamente complexa que varia em muitas dimensões, por exemplo, distribuição de freqüências e amplitudes em uma derivação, variações entre derivações de diversas partes da superfície da cabeça, e forma das ondas. Para obter uma impressão geral do papel dos fatores genéticos nesta variabilidade, foi razoável começar comparando gêmeos MZ e DZ. Como o EEG mostra um desenvolvimento característico da infância até a vida adulta, com velocidades variáveis entre pessoas, os gêmeos em suas primeira e segunda décadas de vida, juntamente com alguns adultos jovens, foram os probandos mais apropriados. Na ausência de fatores perturbadores, como grande fadiga, doenças cerebrais, como epilepsia e tumores cerebrais, e graves anomalias metabólicas, o padrão de ondas cerebrais em condições normais (relaxado, com os olhos fechados) é determinado quase que totalmente pela genética. Esta conclusão também se aplica à velocidade de maturação do cérebro, como evidenciado pelos padrões de EEG [251].

Pode-se dizer que esta concordância foi causada pelo ambiente comum dos gêmeos. Os estudos de EEG feitos em pares MZ criados separados mostraram o mesmo grau de concordância de EEG [106, 222]. Esta forte semelhança é mantida até a idade mais avançada.

O padrão de EEG adulto é idêntico mesmo em pares de gêmeos com histórias emocionais diferentes, por exemplo, quando um sofre uma grave neurose. As doenças cerebrais orgânicas, por outro lado, como derrame e epilepsia, podem causar diferenças definidas e permanentes mesmo entre gêmeos MZ [241].

Crianças tidas pelos psicólogos como "imaturas" ou apresentando anomalias de comportamento em geral têm padrões irregulares de EEG. Tais dados sugerem a hipótese de que o padrão de maturação do EEG está relacionado a diferenças na maturação psicológica na faixa normal, medida pelos testes de desenvolvimento e desempenho [261]. A freqüência do EEG mede, portanto, parte da variabilidade genética que influencia as diferenças individuais no desenvolvimento psicológico normal. Esta relação precisa ser estudada em mais detalhes.

Estudos de Famílias. Os resultados dos métodos dos gêmeos estimularam as tentativas para encontrar uma evidência mais definida dos mecanismos genéticos. Caso seja esperada uma herança monogênica, devem ser escolhidas para estudo características com distribuição alternativa. O mais evidente é o chamado EEG de baixa voltagem com pouca ou nenhuma atividade α occipital. O modo de herança é autossômico dominante (Seção 6.1; Fig. 6.9), com pouca superposição entre as duas classes fenotípicas [3]. Um gene para este tipo de EEG foi localizado em 20q [223], mas há heterogeneidade genética. No mesmo segmento de 20q, um gene para uma subunidade de acetilcolina nicotínica — o receptor já foi mapeado — é um bom candidato para uma variante de EEG [222a].

Um outro tipo hereditário de EEG é dominado por ondas α monomórficas. O ritmo médio de α tem um máximo nas partes occipitais do córtex cerebral e é mais irregular e misturado com outras ondas nas áreas frontoprecentrais. No tipo de onda α monomórfica geralmente são vistas ondas α bem regulares de grande amplitude em todo o córtex cerebral. Os estudos de famílias e gêmeos não deixam dúvida de que este tipo é hereditário. Os dados familiares sugerem uma dominância simples [252]. Entretanto, a delineação a partir do EEG médio é mais difícil que com o EEG de baixa voltagem.

De certo modo, este tipo de EEG pode ser visto como o "contratipo" do EEG de baixa voltagem. Enquanto o EEG de baixa voltagem tem um ritmo α fraco, este ritmo parece ser especialmente forte no EEG α monomórfico.

Algumas outras características com modos dominantes simples de herança também foram identificadas, por exemplo, uma variante na qual as ondas α occipitais são substituídas por ondas de 16-19/s que apresentam as características gerais de ondas α, como o bloqueio após a abertura dos olhos e outros estímulos. Em outras famílias, as variantes genéticas do componente rápido, as ondas β, foram descobertas. Diferentemente das ondas α, as ondas β na maioria dos casos estão concentradas acima das partes frontal e pré-central do cérebro. Em algumas famílias estas ondas β formam grupos fusiformes característicos. Dois tipos autossômicos dominantes foram diferenciados [252].

Diferença Sexual nos Padrões de EEG. A maioria dos EEGs com ondas β mostra uma agregação familiar definida, mas os dados não se ajustam a uma herança monogênica simples. Eles são mais facilmente explicados pela herança multifatorial combinada a efeitos de limiar (Seção 6.1.2).

Além disso, a prevalência de EEGs com ondas β (principalmente difusas) aumenta com a idade, e há uma definida diferença sexual. Em todos os grupos etários, com a exceção de crianças, a prevalência de EEGs com ondas β é maior em mulheres que em homens [59].

Como o EEG É Produzido no Cérebro? A variação hereditária nos padrões de EEG sugere diferenças no funcionamento fisiológico do cérebro humano. Para compreender a natureza destas diferenças e sua possível influência no comportamento é necessário conhecer como é produzido o EEG [2]. As ondas do EEG, especialmente as ondas α, são formadas pela interação de processos neurofisiológicos em não menos que três ou quatro níveis (Fig. 15.23). A "bateria" do EEG está situada no córtex cerebral. Aqui, grupos de neurônios dão descargas em ordem rítmica. Entretanto, sua atividade é coordenada por um "marcapasso" (mais precisamente, um grupo de marcapassos inter-relacionados) no tálamo. O tálamo, por sua vez, é influenciado em sua atividade pelo *input* de estruturas cerebrais em níveis inferiores. O sistema de ativação reticular ascendente (ARAS) está situado na formação reticular, principalmente na ponte e na medula oblonga. O ARAS tem uma função líder, por exemplo, no sono e nos sonhos. No estado de vigília, ele mantém um nível de "despertar tônico", que é influenciado pelo *input* específico de vias centrípetas envolvendo, por exemplo, a estimulação sensorial. Um alto nível de despertar causa uma dessincronização do EEG. Outras influências no EEG vêm do sistema límbico, uma unidade funcional que compreende o hipocampo, amígdala, corpos mamilares e estruturas conectantes. O sistema límbico está envolvido nas emoções, na atividade e na motivação. Estudos neurofisiológicos também deram alguns indícios quanto à função fisiológica da atividade α [2]: o ritmo α parece modular e amplificar seletivamente os estímulos aferentes.

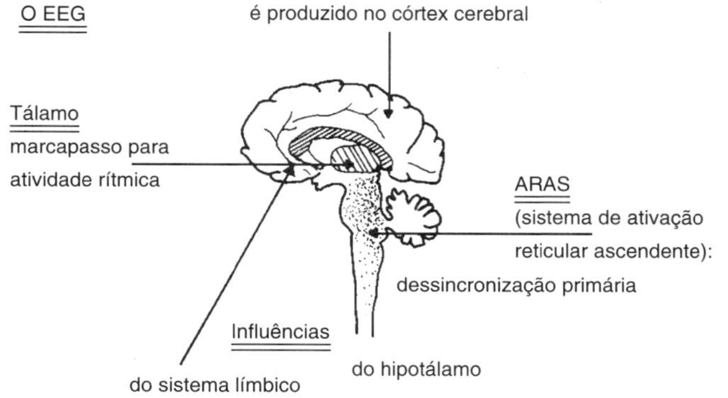

Fig. 15.23 Esquema simplificado do cérebro humano mostrando as estruturas envolvidas na produção do EEG.

Influências das Variações Herdadas de EEG na Personalidade. A personalidade e o desempenho de um indivíduo dependem do modo pelo qual o cérebro funciona espontaneamente, reage a estímulos recebidos e lida com as informações. As diferenças individuais em tais parâmetros neurofisiológicos resultam em diferenças psicológicas. Que influências na "personalidade" e no desempenho intelectual podem ser esperadas em pessoas portadoras de variantes genéticas de EEG descritas acima, considerando os resultados neurofisiológicos destacados no parágrafo anterior? Pode esperar que os probandos com ondas α monomórficas sejam "fortes moduladores e amplificadores", enquanto os probandos com um EEG de baixa voltagem podem ser moduladores e amplificadores fracos. As ondas β, especialmente as de variante difusa (que parecem ser de herança multifatorial), em geral são tidas como resultantes de um nível alto de despertar tônico no ARAS. Portanto, os distúrbios na função moduladora da atividade α são esperados em probandos com esta variante de EEG.

De fato, os resultados dos estudos comparativos em 298 probandos com muitas variantes de EEG eram bem compatíveis com estas expectativas hipotéticas [257, 259-261]:

a) O padrão monomórfico de onda α tende a ser em média estênico, estável e confiável. Os probandos mais provavelmente apresentam sinais de grande atividade espontânea e determinação; precisão de trabalho, especialmente sob condições de estresse, e memória de curto prazo especialmente boas. Por outro lado, o processamento de informações não é muito rápido.

b) A categoria de baixa voltagem mostra pouca atividade espontânea; os probandos tendem a ser orientados pelo grupo e extrovertidos. A orientação espacial é especialmente boa. A diferença esperada no processamento de informações entre os grupos (a) e (b) foi mostrada diretamente pelo estudo dos potenciais médios de EEG evocados [262].

c) O grupo com ondas β difusas mostra uma alta taxa de erros a despeito de uma baixa velocidade de trabalho nos testes que medem concentração e precisão. A resistência ao estresse parece ser baixa. A perturbação do mecanismo α por um alto despertar tônico leva a um distúrbio de desempenho no teste de inteligência, especialmente em tarefas que medem a habilidade para orientação espacial.

Uma visão muito simplificada da relação proposta entre a variação de EEG e personalidade é mostrada no Quadro 15.12, que também cita algumas variantes adicionais de EEG. Por exemplo, os probandos com variantes α occipitais rápidas (16-19 c/s) parecem se destacar no pensamento abstrato e nas habilidades motoras. Eles provavelmente são capazes de processar rapidamente as informações. A literatura sobre EEG tem relatos de uma possível correlação positiva entre a freqüência α e o desempenho intelectual (veja [257]).

Uma outra variante de EEG muito rara não mostrada no Quadro 15.12 difere de tipos superficialmente semelhantes em várias características. Por exemplo, as ondas de 4-5 cps são bloqueadas pela abertura dos olhos e são imediatamente substituídas por ondas α após pequenos distúrbios. A base genética não está bem clara. Dois pares MZ discordantes e um pequeno número de famílias com mais de um membro afetado indicam fatores genéticos, mas a maioria dos probandos são os únicos afetados em famílias de outro modo normais. Muitos probandos com esta variante de EEG mostram distúrbios emocionais e anomalias no sistema nervoso autônomo. Entre os pacientes psiquiátricos, a variante é muito mais comum que na população geral [148]. Uma anomalia no sistema límbico pode explicar estes resultados.

Quadro 15.12 Variantes hereditárias de EEG, suas bases genéticas, e suas conseqüências psicológicas [257]

Tipo de EEG e modo de herança	Variação genética do EEG	Conseqüências funcionais	Conseqüências psicológicas[a]
Ondas α monomórficas (provavelmente autossômica dominante)	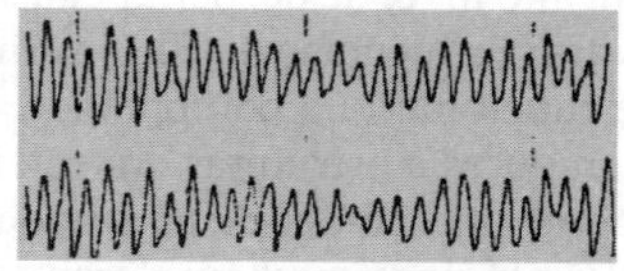	Forte seleção e amplificação	Estênico (decidido), estável, resistente ao estresse
Variantes α rápidas (16-19/s) (autossômica dominante)	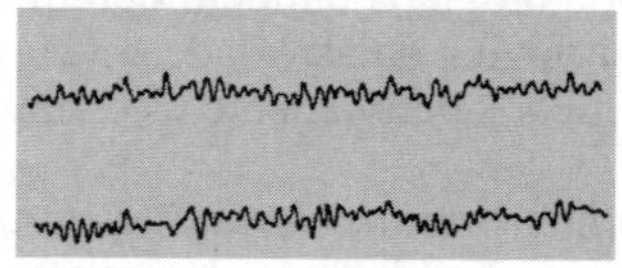	Processamento rápido de informações	Alta inteligência e alta habilidade motora
EEG de baixa voltagem (autossômica dominante)	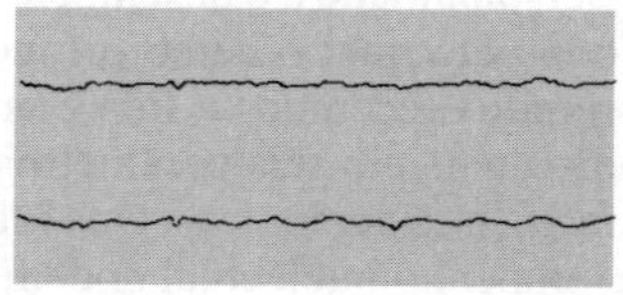	Amplificação fraca	Relaxado, pouca atividade, conformista
Voltagem baixa limítrofe (grupo misto)	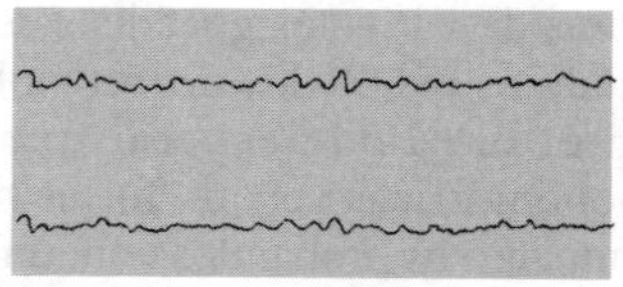	Amplificação fraca; perturbado	(Grupo misto)
Grupos β frontoprecentral	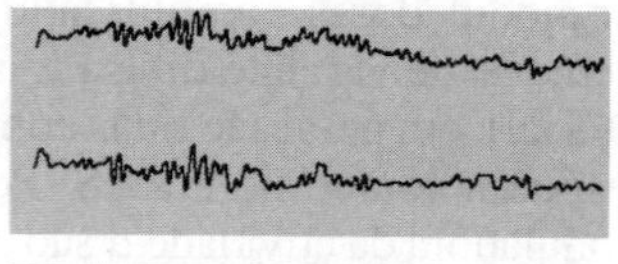	?	(Inconspícuo; não perturbado)
Ondas β difusas (poligênica)	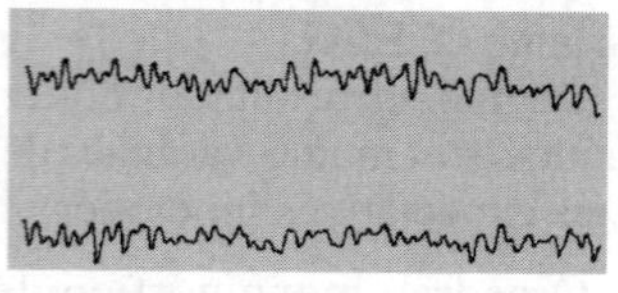	Processamento perturbado de informações devido a excitação tônica	Tenso, orientação espacial perturbada, suscetível ao estresse
EEG normal (poligênica)	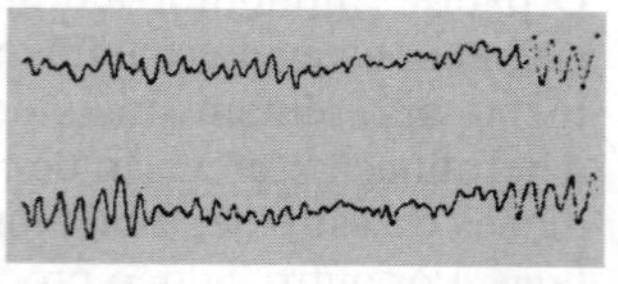		

[a] As características psicológicas para as muitas variantes de EEG estão muito simplificadas.

Associação entre Ondas α e Habilidade Espacial. O desempenho médio das mulheres é mais pobre que o dos homens nos itens do teste que exigem orientação visual no espaço (Seção 15.2.2.2). Ela foi demonstrada como sendo especialmente pobre em pacientes com síndrome de Turner. Como as partes parietooccipitais do córtex estão envolvidas na percepção visual, é possível uma relação da atividade occipital α com o desempenho em testes para percepção espacial. Alguns estudos sugerem uma diminuição na habilidade espacial com diminuição da atividade α e aumento da atividade β, como esperado pela diferença sexual em ambas as medidas. Entretanto, a evidência é ambígua. Se o raciocínio acima estiver correto, podemos esperar uma atividade α baixa e uma β difusa alta. Um estudo em 62 mulheres dinamarquesas com síndrome de Turner (idades de 6 a 47 anos) encontrou exatamente isto quando as probandas foram comparadas a uma amostra-controle ajustada por idade de mulheres não-Turner [244]. As probandas também mostraram mais ondas lentas nas faixas ϑ e δ como sinais de leve distúrbio funcional, mas não havia anomalias focais.

Potenciais Médios Evocados de EEG. O cérebro reage a um estímulo produzindo uma onda característica. Esta reação, entretanto, é tão pequena que é geralmente perdida no "ruído" produzido pelo EEG em repouso. Este problema pode ser superado repetindo o estímulo (ex., flashes de luz e som) muitas vezes e adicionando as reações. Deste modo o ruído de fundo será eliminado e permanecerá o *potencial evocado determinado* (AEP). Sua forma característica foi encontrada como sendo concordante em gêmeos MZ [23]. Algumas de suas propriedades foram consideradas como correlacionadas a medidas de inteligência [84], características de personalidade e suscetibilidade a doenças mentais [24]. Entretanto, existem muitas controvérsias quanto aos detalhes dos métodos, artifícios, base epidemiológica das amostras examinadas e resultados. Um estudo bem-feito não confirmou a correlação com a inteligência [262a].

É necessário que seja feito um trabalho considerável em grande número de pessoas para validar as correlações psicológicas e cognitivas dos padrões de EEG.

15.2.3.5 Aspectos Genéticos do Alcoolismo

O alcoolismo é definido como uma dependência do álcool que leva a um desajuste social. O alcoolismo depende fortemente do ambiente. Em uma sociedade na qual as bebidas contendo álcool não estão disponíveis, ninguém pode se tornar alcoólatra. Mesmo nos países ocidentais, onde as oportunidades são abundantes e a pressão social tende a favorecer o consumo de álcool, as pessoas que se tornam dependentes do álcool em geral sofrem de distúrbios de personalidade para os quais não se encontram explicações psicológicas ou sociais. Existem diferenças individuais na suscetibilidade ao álcool, e pode ser estudada a possível base genética para tais diferenças [187].

Modelos Animais. Os experimentos com camundongos e ratos sugerem que a variabilidade genética influencia a suscetibilidade ao alcoolismo (Seção 15.1.2). Diferenças definidas na preferência ao álcool foram encontradas entre linhagens endocruzadas. Estas diferenças foram mostradas como associadas não apenas a diferenças no metabolismo do álcool, mas também com diferenças qualitativas e quantitativas na resposta do cérebro também ao álcool. Estes resultados sugerem que as diferenças genéticas entre humanos devem também ser procuradas em dois níveis, no metabolismo do álcool e na influência na fisiologia cerebral.

Estudos com Métodos Clássicos: Estudos Familiais, de Gêmeos e de Adoção. Vários estudos em famílias de probandos alcoólatras já foram feitos. Há alguns anos, Cotton [42] revisou não menos que 27 estudos publicados em inglês, nos quais foram comparadas as famílias de 6.251 alcoólatras e 4.083 não-alcoólatras. A despeito do fato de estes estudos não serem do mesmo calibre, pois os controles nem sempre foram investigados, são possíveis algumas conclusões gerais: um terço de todos os alcoólatras tem pelo menos um genitor afetado, e na maioria destes casos (25%; gama de variação dos estudos: 2,5 a 50%) o pai era um alcoólatra. Muitos estudos observaram que parentes de mulheres alcoólatras eram afetados mais freqüentemente que os de homens afetados. Isto pode indicar que as mulheres tornam-se afetadas mais freqüentemente por motivos endógenos, enquanto entre os homens a causa imediata do alcoolismo está mais freqüentemente relacionada a fatores ambientais não-familiares. Entre os membros familiares de pacientes com esquizofrenia e distúrbios afetivos, o alcoolismo foi muito mais raro que em famílias de alcoólatras. Uma suscetibilidade aumentada ao alcoolismo é, portanto, não uma característica geral de pacientes com grandes distúrbios psiquiátricos. Não foi descoberto nenhum tipo de personalidade especial dentre os alcoólatras.

Åmark, na Suécia, estudou os parentes de 645 probandos alcoólatras. Além de alcoolismo, ele também encontrou um aumento de risco de "psicopatia", "psicoses psicogênicas" e criminalidade, mas não de retardo mental, epilepsia ou psicoses endógenas. Nesta relação, deve ser lembrado que nos países escandinavos o consumo de álcool na vida diária é combatido mais fortemente pela sociedade que em países como a Itália ou a França, onde as bebidas alcoólicas são parte da vida cotidiana.

Logicamente, a agregação de alcoólatras em determinadas famílias e o resultado dos estudos de gêmeos não fornecem em si uma evidência definitiva de suscetibilidade genética. Portanto, as investigações familiares foram suplementadas pelos estudos de gêmeos e de adoção. O Quadro 15.13 resume os dados de seis estudos de gêmeos sobre o abuso do álcool ou alcoolismo [187]. As populações das quais foram tiradas estas amostras, bem como os métodos de investigação, até certo ponto diferiam entre estes estudos, mas o resultado geral foi que havia maior concordância em hábito de beber e sinais de vício entre gêmeos MZ que entre os DZ.

Vários estudos de adoção foram feitos [253] na Dinamarca.

O Quadro 15.14 compara 55 dinamarqueses adotados (faixa etária de 20-40), dentre os quais pelo menos um genitor biológico tinha sido hospitalizado por alcoolismo com 78 controles [68, 69]. Os dados vieram de uma amostra de 5.483 casos de adoção originalmente estabelecidos para o estudo de esquizofrenia. Não foi encontrada nenhuma diferença entre as famílias adotivas dos probandos e os controles quanto a hábitos de bebida ou meio socioeconômico. Havia uma forte diferença entre os dois grupos quanto ao alcoolismo. Surgiu também uma diferença na freqüência de divórcios, enquanto outros tipos de psicopatologia eram semelhantes. Os dois grupos diferiam apenas quanto ao alcoolismo, definido como problemas sociais e de trabalho, perda de controle, alucinações de ausência e tratamento psiquiátrico. Bebedores problemáticos e intensos sem estes sintomas foram encontrados entre os controles mais ou menos com a mesma freqüência. Este estudo foi suplementado por um no qual os 20 filhos de alcoólatras que foram adotados por outras famílias foram comparados a 30 de seus irmãos biológicos que não tinham sido adotados e cresceram nos lares de seus genitores biológicos [68]. Como esperado, as condições socioeconômicas médias nestes lares eram mais pobres que as de famílias de genitores adotivos. O resultado do estudo, entretanto, foi inesperado: entre os irmãos não-adotados, a proporção de alcoólatras era mais ou menos a mesma que no grupo adotado. Se o ambiente tivesse um papel importante em causar alcoolismo, seria de se esperar muito mais alcoólatras no grupo não-adotado. Portanto, estes

Quadro 15.13 Estudo de gêmeos sobre abuso do álcool ou alcoolismo (Propping 1992 [187]), com adições

Referência	Nº de pares	Característica estudada	Taxas de concordância (%)		
			MZ	DZ	h^2
Partanen e cols.	172 homens MZ e 557 DZ	Quantidade ingerida			0,36
		Densidade da bebida			0,39
		Falta de controle			0,14
Loehlin	850 pares do mesmo sexo	"Teve enxaqueca"			0,54
		"Usou álcool excessivamente"			0,36
		"Bebe antes do café da manhã"			0,62
		"Nunca nenhuma bebida"			0,36
Kaij	48 homens MZ e 126 DZ	Cinco graus de abuso do álcool	55,6-71,4	20,0-32,3	
Hrubec e Omenn	15.924 homens	Alcoolismo, incluindo psicose alcoólica	26,3	11,9	
Gurling e cols.	28 MZ, 28 DZ, homens e mulheres	Dependência do álcool	21	25	
Kaprio e cols.	879 homens MZ, 1.940 DZ	Freqüência de beber cerveja	40,8	21,5	0,39
		Freqüência em beber destilados	32,3	13,2	0,38
		Densidade da bebida	43,6	23,8	0,40
		Quantidade da bebida	37,4	19,3	0,36
Pickens e cols.	81 MZ, 88 DZ, homens e mulheres	Abuso e dependência do álcool	♂ 76,0	60,9	0,35
			♀ 35,5	25,0	0,24

h^2, Herdabilidade.

dados sugerem que em uma sociedade na qual as bebidas alcoólicas são universalmente disponíveis os fatores genéticos determinam amplamente se uma pessoa se tornará um alcoólatra.

Um estudo similar comparou as filhas de alcoólatras que as deram para adoção com suas irmãs que tinham ficado com seus genitores alcoólatras. A despeito de uma grande diferença no ambiente familiar, o alcoolismo era mais ou menos igualmente freqüente nos dois grupos, e mais comum que na população de mulheres [70]. Os resultados de vários outros estudos de adoção estão resumidos em [187].

Quadro 15.14 Comparação entre problemas com bebida e padrões em dois grupos adotivos (porcentagens; de Goodwin 1976 [68], Goodwin e cols. 1973 [69])

	Probandos[a] ($n = 55$)	Controles ($n = 78$)
Alucinações*	6	0
Perda de controle**	35	17
Amnésia	53	41
Tremor	24	22
Beber pela manhã**	29	11
Delirium tremens	6	1
Rum	2	0
Reprovação social	6	8
Problemas conjugais	18	9
Problemas de trabalho	7	3
Preso dirigindo bêbado	7	4
Problemas com polícia, outros	15	8
Tratado por beber, qualquer*	9	1
Hospitalizado por beber	7	0
Padrão de beber		
Bebedor moderado	51	45
Bebedor intenso	22	36
Bebedor problemático	9	14
Alcoólatra**	18	5

* $p < 0,02$; ** $p < 0,05$.

[a] Homens adultos adotados: Pelo menos um genitor hospitalizado por alcoolismo.

Sintomas Psiquiátricos que Precedem o Alcoolismo. Os sinais e sintomas psicológicos e psiquiátricos que precedem o alcoolismo podem ser usados para planejar medidas preventivas, especialmente em filhos de alcoólatras. As crianças hiperativas parecem correr um risco maior. As três dimensões psicológicas de procura de novidades, evitar danos e dependência de recompensa aos 10 a 11 anos foram encontradas como estando correlacionadas ao abuso de álcool quando adulto jovem. Além disso, o alcoolismo está geralmente combinado com a depressão, mas sua ocorrência não está aumentada nos parentes de probandos depressivos, não-alcoólatras. Cloninger [38] tentou diferenciar vários tipos de personalidade em crianças em termos de risco de alcoolismo.

O problema não é simples. Do mesmo modo que existem motivos diferentes (ou combinações de motivos) para que uma pessoa se torne um viciado em álcool, os fatores predisponentes também podem diferir. Alguns deles podem ser identificados.

Variabilidade Genética do Metabolismo do Álcool. Se há uma variabilidade genética na suscetibilidade ao alcoolismo, qual é o seu mecanismo? A resposta pode ser procurada em dois níveis: metabolismo [1a] do álcool e ação do álcool no cérebro.

Os estudos de gêmeos mostraram uma forte influência genética no metabolismo do álcool [183]. A Fig. 15.24 mostra as etapas mais importantes da oxidação do etanol. As duas enzimas mais importantes são a álcool desidrogenase (ADH) e a aldeído

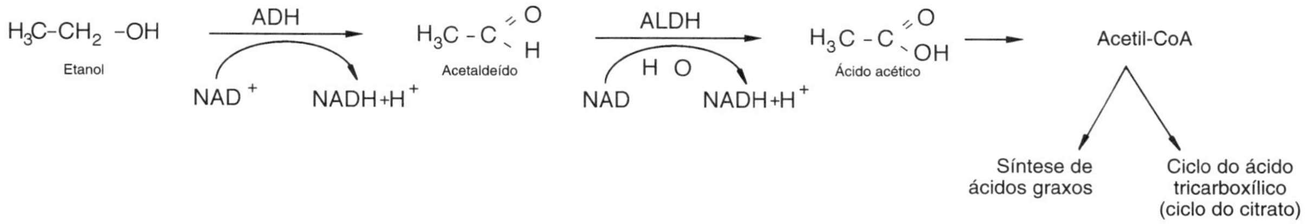

Fig. 15.24 Degradação do álcool em duas etapas sucessivas, a primeira controlada pela álcool desidrogenase (*ADH*), a segunda pela aldeído desidrogenase (*ALDH*).

desidrogenase (ALDH). Ambas estão situadas no fígado. A ADH é determinada por três loci autossômicos (ADH_1, ADH_2, ADH_3). Os genes ADH_1 e ADH_3 são ativos principalmente durante a vida fetal. Nos adultos, o ADH_2 é responsável pela maioria da atividade no fígado e nos rins. Em 5 a 20% das pessoas européias, e em 90% dos japoneses, foi descoberta uma variante atípica. Como em pH fisiológico a enzima atípica mostra muito mais atividade que a mais comum, foi sugerido que a oxidação do álcool ocorre mais rapidamente em portadores da enzima atípica. Além disso, é sabido que muitos japoneses apresentam rubor facial após a ingestão de quantidades relativamente pequenas de álcool. Além do rubor há aumento da pulsação, e a pessoa não se sente bem. Um efeito similar também pode ser produzido em portadores da variante mais comum de ADH quando ingerem a droga disulfiram (Antabuse) com álcool. Como esta droga é conhecida por aumentar o nível de acetaldeído inibindo a ALDH (Fig. 15.24), os níveis elevados de acetaldeído são tidos como causa do rubor.

A enzima aldeído desidrogenase também apresenta um polimorfismo genético na população japonesa, estando as freqüências alélicas ao redor de 50%, enquanto nos de descendência européia esta variante enzimática é rara. A variante japonesa está associada à diminuição de ALDH e parece contribuir para o freqüente fenômeno de rubor. A combinação da produção mais rápida de aldeído com a diminuída degradação deste composto supostamente contribui para o rubor.

Será que esta diferença genética no metabolismo do álcool tem algo a ver com a suscetibilidade ao alcoolismo? Como mencionado acima, o rubor causa não só um aumento na pulsação, mas também está associado a desconforto. Este desconforto pode impedir que os portadores da variante ALDH bebam muito, e assim os protege de se tornarem alcoólatras. Esta variante de fato tem-se mostrado como muito menos comum entre os japoneses alcoólatras que na população geral [275]. Além disso, os estudos em homens japoneses normais, não-alcoólatras, mostraram que os que ficam ruborizados tendem a beber menos álcool que os que não ficam [233]. O gene ALDH parece ser um gene antialcoolismo!

A variante de ALDH com atividade diminuída também é comum entre os chineses. Como nos pacientes japoneses, esta variante é encontrada muito mais raramente nos alcoólatras chineses que na população normal de Taiwan. Além disso, a variante atípica de ADH também está reduzida entre estes alcoólatras [241].

Reação do Cérebro ao Álcool Avaliada pelo EEG. Foram encontrados indícios da determinação genética ao alcoolismo quando foi examinada a reação do cérebro ao álcool usando o EEG [182]. Uma amostra de gêmeos produziu medidas características de EEG, como amplitudes e distribuições de freqüências, com altas herdabilidades. Os EEGs de gêmeos MZ tinham uma tendência a se tornar semelhantes após o álcool. Ainda mais interessantes foram as diferenças em reação quando foi considerado o EEG em repouso. As pessoas com um ritmo α proeminente e estáveis quando em repouso mostraram relativamente poucas mudanças após a ingestão de álcool (Fig. 15.25). Por outro lado, as pessoas cujo EEG em repouso mostraram ondas α menos desenvolvidas tinham uma resposta mais forte à ingestão de álcool: suas ondas α eram muito mais proeminentes e estáveis após o álcool que no EEG em repouso (Fig. 15.26). Estas reações eram altamente concordantes em gêmeos MZ, mas em alguns casos discordantes nos DZ.

Alguns outros gêmeos mostraram reações qualitativas desviantes, por exemplo, ondas β. As pessoas com EEG de bai-

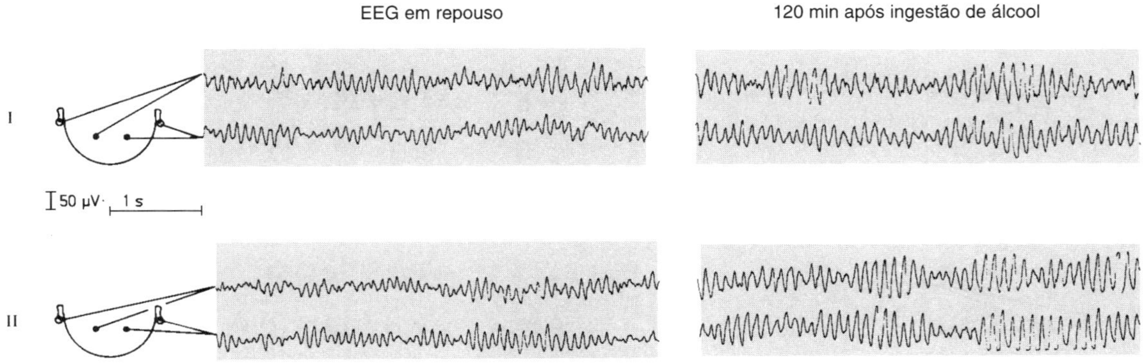

Fig. 15.25 Um par MZ masculino adulto com ritmo α occipital bem desenvolvido. A carga com 1,2 g/kg de etanol levou a um aumento relativamente pequeno de atividade α 120 minutos após a ingestão de etanol. (De Propping 1977 [182])

xa voltagem, uma variante com modo de herança monogênica dominante (Seção 6.1), não reagiam ao álcool com aumento de produção de ondas α. Assim, existem fortes diferenças geneticamente determinadas entre pessoas na reação de seus cérebros ao álcool. Estas diferenças não foram causadas por uma variabilidade correspondente no metabolismo do álcool. Não havia relação entre o nível de álcool sangüíneo e a reatividade de EEG. Ainda mais importante, a modificação induzida pelo álcool do padrão de EEG persistiu por um tempo relativamente longo após a maioria do álcool ter sido metabolizada. A resposta do próprio cérebro parece estar sujeita a uma diferença geneticamente determinada.

Podem Nossos Conhecimentos dos Mecanismos Neurofisiológicos do EEG Explicar a Reação Diferencial ao Álcool? Os mecanismos de produção de EEG, que são explicados na Seção 15.2.3.4, podem ajudar a compreender o funcionamento do cérebro quando alterado pelo álcool. O marcapasso no tálamo é influenciado apenas levemente em pessoas com um ritmo α bem desenvolvido. Sua função sincronizadora é melhorada, por outro lado, em pessoas nas quais o ritmo α espontâneo normal mostra uma tendência à dessincronização. Esta tendência pode ser causada por um forte *input* dessincronizante do sistema reticular. Há alguma evidência que possa juntar estas duas peças de informação, sugerindo uma hipótese específica para um componente genético do alcoolismo?

Foi notado que alguns alcoólatras tendem a ter um ritmo α pobre [182]. Mais especificamente, seu ritmo α é em geral descrito como sendo semelhante ao mostrado em gêmeos que apresentam uma forte reação ao álcool (Fig. 15.26). Não está bem claro, entretanto, se este padrão de EEG é uma das causas do alcoolismo ou uma conseqüência da ação do álcool no cérebro, seja diretamente ou via dano hepático. Por outro lado, as técnicas de meditação, como a meditação transcendental, aumentam a atividade α. O resultado subjetivo da meditação é o relaxamento e a paz. O mesmo resultado às vezes pode ser obtido por tentativas diretas em acentuar a atividade α por biofeedback. Podemos conectar o EEG a um aparelho que emite um som enquanto estiverem sendo produzidas ondas α. Pede-se ao probando que tente manter este som o quanto for possível. Deste modo a atividade α pode ser acentuada por um tempo limitado. Em geral os probandos descrevem sua sensação como relaxada, quase que de felicidade. Sua condição parece lembrar a obtida pela meditação [11].

Estes resultados sugerem uma hipótese neurofisiológica e genética para alguns casos de alcoolismo. A suscetibilidade ao alcoolismo é alta em pessoas que normalmente sofrem de um nível relativamente alto de atividade tônica ou uma resistência fraca do marcapasso talâmico. Este nível alto é atenuado pelo álcool, e a pessoa sente-se melhor. Isto reforça positivamente o consumo de álcool e pode resultar em alcoolismo. Esta hipótese foi confirmada pelos estudos de EEG em membros familiares não alcoólatras de viciados [179, 188]. Alguns deles mostraram padrões de EEG análogos. Portanto, o EEG não pode ser o efeito do abuso crônico do álcool. Em um estudo, entretanto, a redução de atividade média α só foi encontrada nas mulheres alcoólatras, e não nos homens. Ao mesmo tempo, estas mulheres foram vistas, por evidências psiquiátricas independentes, tornando-se alcoólatras mais freqüentemente, independente de circunstâncias externas, enquanto a maioria dos homens tinha se tornado alcoólatra como resultado de pressões sociais e outros fatores externos [188].

Este exemplo mostra como a suscetibilidade genética pode levar a efeitos fenotípicos diferentes, dependendo do meio sociocultural. Na sociedade ocidental, com sua forte ênfase nos drinques sociais, a pessoa geneticamente suscetível corre risco de se tornar um alcoólatra. Em um templo budista, a mesma pessoa provavelmente seria especialmente dedicada à meditação.

O efeito atenuante da excitação no sistema reticular não é o único efeito do álcool no cérebro. Os estudos de gêmeos sugerem uma variabilidade genética também para outros aspectos do funcionamento cerebral. O exemplo acima foi descrito em detalhe, pois é um dos primeiros casos nos quais os dados neurofisiológicos e conceitos foram usados para desenvolver uma hipótese genética. A neurofisiologia é um campo altamente desenvolvido da ciência, no qual os conceitos genéticos e métodos estão começando a ser introduzidos. Os geneticistas humanos só raramente tentaram incluir conceitos de neurofisiologia em suas idéias. O principal motivo desta barreira é a compartimentalização da ciência, de tal modo que até recentemente a fisiologia em geral e a neurofisiologia em particular foram menos influenciadas pela genética que a maioria dos outros campos da biologia. O motivo pode ser que a fisiologia é menos reducionista, e lida mais com a interpretação de sistemas integrados e processos de feedback que outras áreas da biologia [137]. Os estudos sobre as bases moleculares das variantes de EEG e epilepsias hoje estão cobrindo este espaço. Existem muito poucos estudos sobre os aspectos genéticos de abuso de substâncias não-alcoólicas [74a].

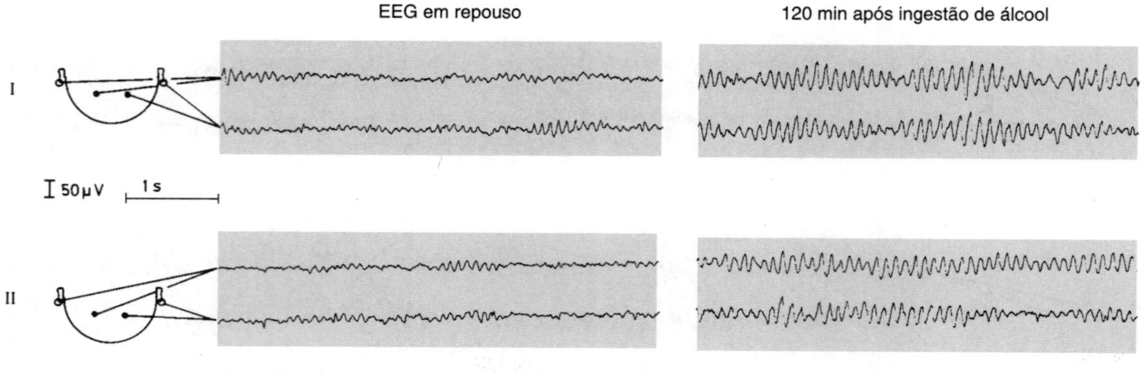

Fig. 15.26 Um par de gêmeos MZ masculino adulto com ondas α relativamente pouco expressas no EEG em repouso; 120 min após a ingestão de 1,2 g/kg de etanol, o ritmo α é marcantemente aumentado. (De Propping 1977 [186])

15.2.3.6 Fisiologia do Cérebro: Variabilidade Afetando os Neurotransmissores

É Necessária Análise no Nível Bioquímico: A Sinapse. A análise genética no nível do EEG, embora conceitualmente mais satisfatória que a análise de fenótipos comportamentais, a longo prazo terá um sucesso limitado. A resolução em nível de DNA e de enzimas e proteínas terá que ser obtida. Onde encontraremos variabilidade genética de enzimas e proteínas que possa influenciar o funcionamento do cérebro?

Os principais componentes funcionais do sistema nervoso são os neurônios. Eles são células com um núcleo, uma longa ramificação, chamada de neurito ou axônio, que funciona como o órgão efetor do neurônio, e vários dendritos ramificados que estabelecem contatos com outras células nervosas, através das chamadas sinapses. Um neurônio pode ter muitos milhares de sinapses. Uma redução neste número foi observada em muitos tipos etiologicamente diferentes de retardo mental (Fig. 15.20). A Fig. 15.27 mostra as principais organelas de uma sinapse. O terminal pré-sináptico e a membrana pós-sináptica estão separados por uma fenda sináptica estreita. Quando o impulso nervoso atinge o terminal pré-sináptico, a transmissão através da sinapse é efetuada por meios químicos. As substâncias transmissoras específicas são reunidas em alguns milhares de moléculas nas vesículas dos terminais pré-sinápticos. O impulso que chega faz com que uma ou algumas vesículas liberem os transmissores na fenda sináptica. Assim, o transmissor pode agir em sítios receptores específicos da membrana pós-sináptica. Esta reação faz com que os íons de Na^+ se difundam através da membrana e causem uma mudança de potencial elétrico. Existem dois tipos de sinapses: excitatória e inibidora. Quando um neurônio recebe um número suficiente de impulsos das sinapses excitatórias, o axônio "dispara", isto é, libera, um impulso. Uma sinapse inibidora, por outro lado, pode causar uma hiperpolarização inibidora da membrana pós-sináptica, o que impede a despolarização de atingir um nível crítico acima do qual o neurônio dispara. Deste modo, um impulso excitatório pode ser transmitido a um número crescente de células nervosas excitatórias. Esta "reação em cadeia" é impedida de evoluir em uma "explosão" pela interação de células nervosas inibidoras.

Esta cadeia de eventos sugere um certo número de possibilidades para a variabilidade genética. Por exemplo, as enzimas de síntese ou degradação de moléculas neurotransmissoras podem ter atividades diferentes, a membrana pode ter diferenças estruturais que influenciam sua permeabilidade a neurotransmissores ou moléculas enzimáticas, pode haver diferenças em receptores, ou processos reguladores externos podem influenciar o funcionamento das sinapses em vários níveis. Alguns resultados em doenças mentais de fato sugerem anomalias no funcionamento neurotransmissor.

Tipos Químicos de Neurotransmissores. Vários compostos são usados no cérebro como neurotransmissores. As sinapses são especializadas para um tipo. Os exemplos mais bem conhecidos são a norepinefrina (sinapses adrenérgicas) e a acetilcolina (sinapses colinérgicas). O motivo pelo qual sua análise foi bem-sucedida é técnico: ambas podem ser estudadas em células do sistema nervoso periférico. Por exemplo, os neurônios do sistema nervoso simpático são adrenérgicos, os do sistema nervoso parassimpático são colinérgicos. No cérebro, entretanto, estes dois tipos de sinapses constituem apenas uma minoria de todos os neurônios. Uma variedade de aminoácidos (histamina, ácido glutâmico, ácido aspártico, glicina, e possivelmente outros) atuam como neurotransmissores. Não só a síntese mas também a inativação é importante para sua atividade. Os principais grupos de neurotransmissores são:

- Norepinefrina
- Acetilcolina
- Dopamina
- Ácido gama-aminobutírico (GABA)
- Glicina
- Ácido L-glutâmico
- Ácido L-aspártico
- Histamina
- Serotonina

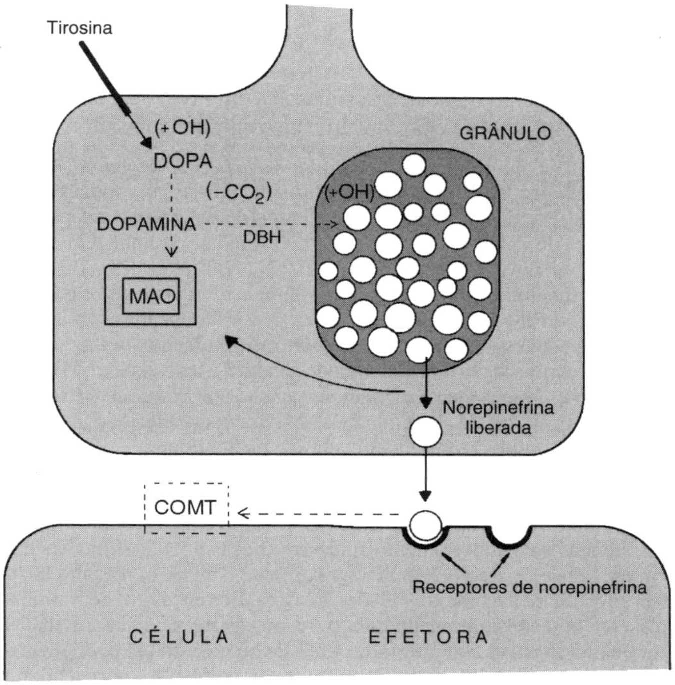

Fig. 15.27 Representação esquemática de uma sinapse adrenérgica com suas organelas mais importantes. A norepinefrina é produzida a partir de tirosina, estocada em grânulos, liberada na fenda sináptica, e ligada a receptores da célula efetora na membrana pós-sináptica (veja texto para maiores explicações). *MAO,* monoamina oxidase; *COMT*, catecolamina-*O*-metiltransferase; *DBH*, dopamina β-hidroxilase.

Duas classes de substâncias atraíram recentemente muita atenção, pois parecem estar alteradas tanto em distúrbios afetivos quanto em psicoses esquizofrênicas: as catecolaminas norepinefrina e epinefrina e seus precursores, especialmente dopamina, e as indolaminas, especialmente 5-hidroxitriptamina (serotonina). Aqui nos limitaremos principalmente a um grupo, as catecolaminas.

Catecolaminas. A epinefrina e a norepinefrina são formadas a partir da tirosina. O funcionamento de uma sinapse adrenérgica é mostrado na Fig. 15.27. Este exemplo demonstra algumas das possibilidades de variabilidade genética e, ao mesmo tempo, de enfoques experimentais da análise desta variabilidade. No atual contexto só podemos dar um quadro simplificado. A norepinefrina, quando não usada como um neurotransmissor, ou após ter tido esta função, deve ser inativada. Duas enzimas foram examinadas aqui: catecolamina-*O*-metiltransferase (COMT) e monoamina oxidase (MAO). A concentração de norepinefrina pode ser aumentada ou diminuída, ou as sinapses podem ser depletadas deste neurotransmissor, seja alterando a síntese ou degradação desta substância.

A análise genética da variabilidade nesta e em outras enzimas é difícil, pois o cérebro humano não está diretamente acessível à nossa análise. Existem três modos de superar esta dificuldade:

1. Experimentos com animais.
2. Exame destas enzimas e outros tecidos mais acessíveis.
3. Estudo dos genes para enzimas e receptores envolvidos no funcionamento de neurotransmissores em nível de gene-DNA. A longo prazo este é provavelmente o enfoque mais promissor.

Experimentos Animais de Variabilidade Genética do Metabolismo de Catecolaminas [36, 37]. As enzimas tirosina hidroxilase, dopamina β-hidroxilase, e feniletanolamina-*N*-metiltransferase foram demonstradas tendo cerca do dobro da atividade nas supra-renais da linhagem de camundongos BALB/c que na BALB/cN. Nas proles F_1, F_2 e de retrocruzamento, genes isolados controlam estas atividades enzimáticas, sugerindo que ou os genes estruturais para estas enzimas estão muito ligados ou estão sob um controle regulatório genético comum.

Outra manifestação da variabilidade genética é o nível de cAMP, que atua como um mensageiro secundário para vários hormônios e neurotransmissores [270]. O conteúdo de cAMP foi visto diferindo nos cérebros de quatro linhagens endocruzadas de camundongos.

Estes experimentos sugerem uma regulação complexa da quantidade de norepinefrina nas sinapses adrenérgicas do cérebro. Devemos lembrar que as diferenças resultantes na atividade estão correlacionadas a diferenças no comportamento agressivo (Seção 15.1.2). Em vista das complexidades, parece ser uma tarefa difícil examinar as mesmas enzimas em humanos e tirar conclusões sobre as diferenças em neurotransmissores no cérebro humano com base em medidas de sua atividade. Entretanto, existem algumas indicações de que o enfoque pode levar à detecção de variabilidade genética que pode ajudar a compreender a genética do comportamento normal e desviante.

Drogas Psicotrópicas [186]. A pesquisa sobre doenças mentais foi encorajada pela observação de que os sintomas de distúrbios afetivos e mentais podem ser influenciados por agentes psicofarmacológicos. Estas drogas foram demonstradas influenciando o funcionamento de transmissão sináptica, especialmente o funcionamento da norepinefrina. Foi observado, por exemplo, que alguns pacientes com depressão respondiam melhor aos inibidores de MAO e outros a antidepressivos tricíclicos, como a imipramina. Além disso, os parentes que sofriam de depressões responderam positivamente à mesma droga que o probando. Esta tendência familiar em responder a uma classe de drogas e não a outra sugere fatores genéticos. Cada droga afeta o funcionamento da norepinefrina nas sinapses adrenérgicas. Os inibidores de MAO reduzem a degradação de epinefrina, acentuando assim a quantidade disponível na sinapse. Os antidepressivos tricíclicos, como a imipramina, reduzem a reabsorção de norepinefrina no neurônio do qual ela foi liberada, aumentando assim a quantidade disponível de norepinefrina para a neurotransmissão. As diferenças interfamiliares na eficiência terapêutica destas drogas podem conceitualmente indicar anomalias genéticas diferentes nas sinapses destas famílias. Tais conclusões específicas, entretanto, são dificultadas pela observação de que existem diferenças genéticas entre humanos no metabolismo destas drogas, e logo em seu estado de equilíbrio a nível sangüíneo. As diferenças entre as famílias podem, portanto, ser causadas por diferenças genéticas no metabolismo de drogas e não nos órgãos-alvo. Tais diferenças metabólicas foram demonstradas para o antidepressivo tricíclico nortriptilina, que difere muito pouco da imipramina [186].

Ao interpretar as possíveis diferenças genéticas nas reações psicofarmacológicas devem ser considerados tanto o metabolismo da droga quanto o órgão-alvo, principalmente o cérebro. São necessários experimentos nos quais a biossíntese e o nível sangüíneo sejam mantidos constantes, de modo que os efeitos no nível do cérebro possam ser estudados. Tais investigações em humanos são necessárias não só para obter uma compreensão mais aprofundada da base genética das doenças afetivas e outras mentais, como para programar uma terapia racional de drogas.

Possível Variabilidade Genética no Nível dos Receptores: Isorreceptores. A ação dos neurotransmissores depende, além de sua disponibilidade em quantidades suficientes, de sua ligação a receptores específicos na membrana pós-sináptica da célula efetora. A análise de receptores tornou-se um campo importante da pesquisa de genética molecular em medicina, pois sua variação genética mostrou-se causadora de doenças genéticas. [Veja, por exemplo, o papel da deficiência de receptores de andrógenos na feminização testicular (Seção 8.5) e de receptores de LDL na hipercolesterolemia (Seção 7.6.4).] A variação genética de receptores para neurotransmissores está hoje sendo intensamente estudada. Os genes para tais receptores foram localizados e em parte analisados no genoma humano. O estudo de sua variação genética é, portanto, possível em nível de DNA. Existem indicações de que a variação genética na faixa "normal" pode existir em genes de receptores como já encontrado para genes determinantes de enzimas e outras proteínas (Seção 12.1.2). Do mesmo modo que nos referimos a "isoenzimas", o conceito de "isorreceptores" [81] pode se tornar familiar no futuro. O receptor de dopamina pode ser um exemplo.

Existem cinco genes para receptores de dopamina (D_1-D_5), localizados em diferentes cromossomos humanos. Sua estrutura é comparada na Fig. 15.28. Eles são parte de uma superfamília de domínios transmembranares receptores heptaélicos que estão acoplados a seu sistema intracelular de transdução por uma proteína G. Os receptores de dopamina foram identificados em várias partes do cérebro e reagem com antagonistas parcialmente diferentes [220] (Quadro 15.15). A variação interindividual da estrutura do receptor é provável na faixa normal, e está se abrindo um novo campo para os estudos de ligação e associação. Os estudos de associação de uma variante do gene de receptor de dopamina D_2 a várias condições psiquiátricas, inclusive o alcoolismo, falharam em produzir até agora resultados consistentes.

Outras famílias de receptores incluem a acetilcolina, GABA, glicina, e adrenorreceptores [82, 220]. Um número crescente já foi clonado e está disponível para maiores estudos.

Conclusões

Embora a determinação genética do comportamento humano possa ser o campo mais interessante da genética humana, ele é também o mais controverso. Seu estudo é dificultado por fatores técnicos. Foram usados os seguintes enfoques: (a) Estudos em modelos animais, principalmente camundongos, mas também insetos e animais mais primitivos; (b) estudos usando fenótipos psicológicos mensuráveis, como a inteligência na faixa normal e também na subnormal; (c) exame de pessoas mostrando defeitos genéticos específicos, tais como anomalias cromossômicas; (d) estudos de mecanismos genéticos que influenciam a variabilidade de funções sensoriais tais como visão, audição, e paladar; (e) exame da influência de características neurobiológicas geneticamente determinadas no comportamento, tais como EEG ou neurotransmissores; (f) investigações de fenótipos anormais e limítrofes, tais como alcoolismo, homossexualidade, e comportamento social desviante. As análises em humanos feitas em nível quantitativo fenotípico falharam em separar a hereditariedade (natureza) do ambiente (meio). Os estudos humanos em ge-

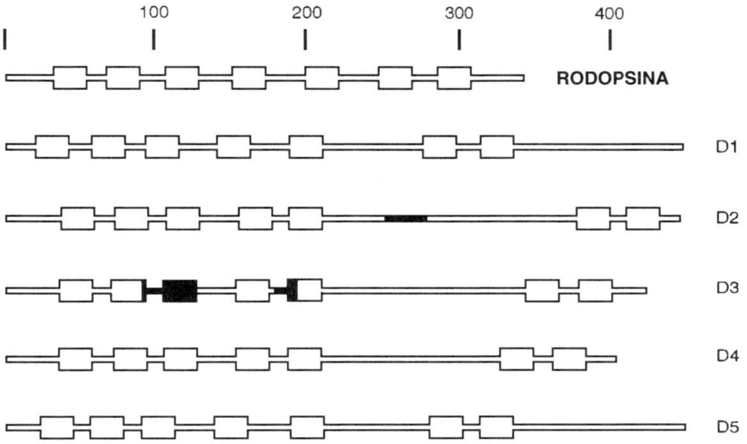

Fig. 15.28 A família de genes de receptores de dopamina em comparação com rodopsina. A escala indica o comprimento da seqüência de aminoácidos. *Áreas escuras*, éxons alternativos. (De Sokoloff e cols. 1992 [220]; modificado)

Quadro 15.15 Subtipos de receptor de dopamina (Sokoloff e cols. 1992 [220])

	D_1	D_2	D_3	D_4	D_5
Localização cromossômica	5q31-34	11q22-23	3q13,3	11p	4p
Mais alta densidade cerebral	Neoestriado	Neoestriado	Paleoestriado, (ilhas de Calleja; n. accumbans)	Medula; córtex frontal	Neoestriado; hipocampo
Afinidade por dopamina	Micromolar	Micromolar	Nanomolar	Submicromolar	Submicromolar

ral usam o método dos gêmeos. A compreensão definitiva da variação do comportamento humano na saúde e na doença irá exigir a análise de genes específicos que afetem mecanismos neurobiológicos.

Bibliografia

1. Alexander D, Walker AT, Money J (1964) Studies in direction sense: I. Turner's syndrome. Arch Gen Psychiatr 10 : 337-339
1a. Agarwal DP, Goedde HW (1984) Alkcoholmetabolisierende Enzyme: Alkoholunverträglichkeit und Alkoholkrankheit. In: Zang KD (ed) Klinische Genetik des Alkoholismus. Kohlhammer, Suttgart, pp 65-89
2. Andersen P, Andersson SA (1968) Physiological basis of the alpha rhythm. Appleton-Century Crofts, New York
3. Anokhin A, Steinlein O, Fischer C eat al (1992) A genetic study of the human low-voltage electroencephalogram. Hum Genet 90 : 99-112
4. Austin GE, Sparkes RS (1980) Abnormal cerebral cortical convolutions in an XYY fetus. Hum Genet 56 : 173-175
5. Bailey JM, Pillard RC (1991) A genetic study of male sexual orientation. Arch Gen Psychiatr 48 : 1089-1096
6. Bailey JM, Pillard RC, Neale MC, Agyei Y (1993) Heritable factors influencing sexual orientation in woman. Arch Gen Psychiatr 50 : 217-223
7. Baringa M (1994) From fruit flies, rats, mice: evidence of genetic influence. Science 264 : 1690-1693
8. Barth PG (1987) Diseases of neuronal migration. Can J Neurol Sci 14 : 1-16
9. Beauchamp GK, Yamazaki K, Boyse EA (1985) The chemosensory recognition of genetic individuality. Sci Am 253 : 86-92
10. Benzer S (1973) Genetic dissection of behavior. Sci Am 222 : 24-37
11. Birbaumer N (1975) Physiologische Psychologie. Springer, Berlin Heidelberg New York
12. Blandfort M, Tsuboi T, Vogel F (1987) Genetic counseling in the epilepsies. I. Genetic risks. Hum Genet 76 : 303-331
13. Bouchard TJ (1994) Genes, environment, and personality. Science 264 : 1700-1701
14. Bouchard TJ, McGue M (1981) Familial studies of intelligence: a review. Science 212 : 1055-1059
15. Bouchard TJ, Propping P (eds) (1993) Twins as a tool in behavioral genetics. Wiley, Chichester
16. Bouchard TJ, Lykken DT, McGue M et al (1990) Sources of human psychological differences: the Minnesota study of twins reared apart. Science 250 : 223-228
17. Boughman JA, Coneally PM, Nance WE (1980) Population genetic studies of retinitis pigmentosa. Am J Hum Genet 32 : 223-235
18. Bray GA (1992) Obesity. In: King RA, Rotter JI, Motulsky AG (eds) The genetic basis of common diseases. Oxford University Press, New York, pp 507-528
19. Bruck I, Phillipart M, Givaldi D, Antoniuk S (1991) Difference in early development of presumed monozygotic twins with Rett syndrome. Am J Med Genet 39 : 415-417
20. Brun A, Gustavson K-H (1982) Letter to the editor. Hum Genet 60 : 298
21. Brunner HG, Nelen MR, van Zandvoort P et al (1993) X-linked borderline mental retardation with prominent behaviorial disturbances: phenotype, genetic localization, and evidence for disturbed monoamine metabolism. Am J Hum Genet 52 : 1032-1039
22. Brunner HG, Nelen MR, Breakefield XO et al (1993) Abnormal behavior associated with a point mutation in the structural gene for monoamine oxidase A. Science 262 : 578-580
23. Buchsbaum MS (1974) Average evoked response and stimulus intensity in identical and fraternal twins. Physiol Psychol 2 (3A):365-370
24. Buchsbaum MS (1975) Average evoked response augmenting/reducing in schizophrenia and affective disorders. In: Freedman DX (ed) The biology of the major psychoses: a comparative analysis. Raven, New York, pp 129-142
25. Buck L, Axel R (1991) A novel multigene family may encode odorant receptors: a molecular basis for odor recognition. Cell 65 : 175-187
26. Bühler EM, Malik NJ, Alkan M (1990) Another model for the inheritance of Rett syndrome. Am J Med Genet 36 : 126-131
27. Bunge M, Ardila R (1987) Philosopy of psychology. Springer, Berlin Heidelberg New York
28. Buselmaier W, Vierling T, Balzereit W, Schwegler H (1981) Genetic analysis of avoidance learning by means of different psychological test systems with inbred mice as model organisms. Psychol Res 43 : 317-333
29. Byne W (1994) The biological evidence challenged. Sci Am 5 : 50-55
30. Carr J (1970) Mental and motor development in young mongol children. J Ment Def Res 14 : 205-220

30a. Cases O, Seif I, Grimsby J, Gaspar P, Chen K, Pournin S, Muller U, Aguet M, Babinet C, Shih JC, DeMaeyer E (1995) Aggressive behavior and altered amounts of brain serotonin and norepinephrine in mice lacking MAOA. Science 268 : 1763-1766
31. Cattell RB (1955) The inheritance of personality. Am J Hum Genet 7 : 122
32. Cattell RB (1964) Personality and social psychology. Knapp, San Diego
33. Catell RB (1965) Methodological and conceptional advances in evaluating heredity and environmental influences and their interaction. In: Vandenberg SG (ed) Methods and goals in human behavior genetics. Academic, New York, p 95
34. Charlesworth WR (1976) Human intelligence as adaptation: an ethological approach. In: Resnick LB (ed) The nature of intelligence. Erlbaum, Hillsdale, pp 147-168
35. Christiansen K, Knussmann R (1987) Androgen levels and components of aggressive behavior in man. Horm Behav 21 : 170-180
36. Ciaranello RD, Hoffman HF, Shire JGCh, Axelrod J (1974) Genetic regulation of the catecholamine biosynthetic enzymes. J Biol Chem 249: 4528-4536
37. Ciaranello RD, Lipsky A, Axelrod J (1974) Association between fighting behavior and catecholamine biosynthetic enzyme activity in two inbred mouse sublines. Proc Natl Acad Sci USA 71 : 3006-3008
38. Cloninger CR (1987) Neurogenetic adaptive mechanisms in alcoholism. Science 236 : 410-416
39. Comings DE (1986) The genetics of Rett syndrome: the consequences of a disorder where every case is a new mutation. Am J Med Genet 24 : 383-388
39a. Zhang Y, Proenca R, Maffei M et al. (1994) Positional cloning of the mouse obese gene and its human homologue. Nature 372 : 425-43283-388
40. Comings DE, Comings BG, Devor EJ, Cloninger CR (1984) Detection of a major gene for Gilles de la Tourette syndrome. Am J Hum Genet 36: 586-600
41. Cooper RM, Zubek JP (1958) Effects of enriched and restricted early environments on the learning ability of light and dull rats. Can J Psychol 12 : 159-164
42. Cotton NS (1979) The familial incidence of alcoholism. J Stud Alcohol 40 : 89
43. Crowe RR (1974) An adoption study of antisocial personality. Arch Gen Psychiatry 31 : 785-791
44. Crusio WE, Schwegler H, Brust I (1993) Covariations between hippocampal mossy fibres and working and reference memory in spatial and non-spatial radial maze tasks in mice. Eur J Neurosci 5 : 1413-1420
44a. Deeb SS, Lindsey DT, Hibiya Y, Sanocki E, Winderickx J, Teller DY, Motulsky AG (1992) Genotype-phenotype relationships in human red/green color vision defects: Molecular and psychophysical studies. Am J Hum Genet 51 : 687-700
45. DeVries JC, Vandenberg SG, McClearn GE (1976) Genetics of specific cognitive abilities. Annu Rev Genet 10 : 179-207
45a Diebold K, Häfner H, Vogel F, Schatt E (1968) Die myoklonischen Varianten der familiären amaurotischen Idiotie. Hum Genet 5 : 119-164
46. Dörner G (1976) Hormones and brain differentiation. Elsevier, Amsterdam
46a. Drummond-Borg M, Deeb S, Motulsky AG (1989) Molecular patterns of X chromosome-linked color vision genes among 134 men of European ancestry. Proc Natl Acad Sci USA 86 : 983-987
47. Dryja TP, McGee TL, Reichel E et al (1990) A point mutation of the rhodopsin gene in one form of retinitis pigmentosa. Nature 343 : 364-366
48. Dryja TP, Hahn LB, Cowley GS et al (1991) Mutation spectrum of the rhodopsin gene among patients with autosomal dominant retinitis pigmentosa. Proc Natl Acad Sci USA 88 : 9370-9374
49. Eckert ED, Bouchard TJ, Bohlen J, Heston LL (1986) Homosexuality in monozygotic twins reared apart. Br J Psychiatry 148 : 421-425
50. Egeland JA, Gerhard DS, Pauls DL et al (1987) Bipolar affective disorders linked to DNA markers on chromosome 11. Nature 325 : 783-787
51. Epstein CI (1986) The consequences of chromosome imbalance: principles, mechanisms and models. Cambridge University Press, New York
52. Eysenck HJ (1952) The scientific study of personality. Routledge and Kegan Paul, London
53. Eysenck HJ (1980) Intelligenz-Struktur und Messung. Springer, Berlin Heidelberg New York
54. Eysenck HJ (ed) (1982) A model for intelligence. Springer, Berlin Heidelberg New York
55. Farber SL (1981) Identical twins reared apart. Basic Books, New York
56. Feldman MW, Lewontin RC (1975) The heritability hang-up. Science 190 : 1163-1168
57. Fischer M (1972) Umweltfaktoren bei der Schizophrenie. Intrapaarvergleiche bei eineiigen Zwillingen. Nervenarzt 43 : 230-238
58. Fischer M, Harvald B, Hauge M (1969) A Danish twin study of schizophrenia. Br J Psychiatry 115 : 981-990
59. Friedl W (1977) Untersuchungen des Ruhe-EEG normaler weiblicher und männlicher junger Erwachsener mit Hilfe der elektronischen EEG-Analyse. MD dissertation, University of Heidelberg
60. Frischeisen-Köhler I (1930) Untersuchungen an Schulzeugnissen von Zwillingen. Z Angew Psychol 37 : 385
61. Fuller JL, Collins RL (1972) Ethanol consumption and preference in mice: a genetic analysis. In: Nature and nurture in alcoholism. Ann NY Acad Sci 197 : 42-48
62. Fuller JL, Thompson WRT (1960) Behavior genetics. Wiley, New York
63. Fuller JL, Thompson WR (1978) Foundations of behavior genetics. Mosby, St Louis
64. Galton F (1865) Hereditary talent and character. Macmillan Mag 12 : 157
65. German J (1974) Chromosomes and cancer. Wiley, New York
66. Gilles de la Tourette G (1885) Étude sur une affection nerveuse characterisée par l'incoordination motrice accompagnée de l'echolalie et de coprolalie. Arch Neurol 9 : 158-200
67. Goodnow JJ (1976) The nature of intelligent behavior: question raised by cross-cultural studies. In: Resnick LB (ed) The nature of intelligence. Erlbaum, Hillsdale, pp 169-188
68. Goodwin D (1976) Is alcoholism hereditary? Oxford University Press, New York
69. Goodwin DW, Schulsinger F, Hermansen L, Gruze SB, Winokur G (1973) Alcohol problems in adoptees raised apart from alcoholic biological parents. Arch Gen Psychiatry 28 : 238-243
70. Goodwin DW, Schulsinger F, Knop J, Mednick S, Gruze SB (1977) Psychopathology in adopted and nonadopted daughters of alcoholics. Arch Gen Psychiatr 34 : 1005
71. Gottschaldt K (1939) Erbpsychologie der Elementarfunktionen der Begabung. In: Just G (ed) Handbuch der Erbbiologie des Menschen, vol V/1. Springer, Berlin Heidelberg New York, pp 445-537
72. Gottschaldt K (1968) Zwillingsuntersuchungen vom zweiten bis zum sechsten Lebensjahrzehnt. In: Herz und Atmungorgane im Alter. Psychologie und Soziologie in der Gerontologie. Steinkopf, Darmstadt (Veröffentlichungen der Deutschen Gesellschaft für Gerontologie, vol 1)
73. Grigsby JP, Kemper MB, Hagerman RJ, Myers CS (1990) Neuropsychological dysfunction among affected heterozygous fragile X females. Am J Med Genet 35 : 28-35
74. Gulotta F, Rehder H, Gropp A (1981) Descriptive neuropathology of chromosomal disorders in man. Hum Genet 57 : 337-344
74a. Gynther LM, Carey G, Gottesman I, Vogler GP (1995) A twin study of non-alcohol substance abuse. Psychiatr Res 56 : 213-220
75. Hagberg B, Aicardi J, Dias K et al (1993) A progressive syndrome of autism, dementia, ataxia, and loss of purposeful hand use in girls: Rett's syndrome. Report of 35 cases. Ann Neurol 14 : 471-479
76. Hallgren B (1960) Nocturnal enuresis in twins. Acta Psychiatr Scand 35: 73-90
77. Hamer DH, Hu S, Magnuson VL et al (1993) A linkage between DNA markers on the X chromosome and male sexual orientation. Science 261: 321-327
78. Harris H, Hopkinson DA (1972) Average heterozygosity per locus in man: an estimate based on the incidence of enzyme polymorphisms. Ann Hum Genet 36 : 9-20
79. Hawkins JD (1970) Single gene substitutions and behavior. In: contributions to behavior genetic analysis. The mouse as a prototype. Appleton-Century-Crofts, New York, pp 139-159
79a. Hebebrand J, Klug B (1995) Specification of the phenotype required for men with monoamine oxidase type A deficiency. Hum Genet 96 : 372-373
80. Hebebrand J, Remschmidt H (1995) Anorexia nervosa viewed as the extreme left end of the normal distribution of the body mass index: genetic implications. Hum Genet 1 : 1-11
81. Hebebrand J, Friedl W, Propping P (1988) The concept of isoreceptors: application to the nicotinic acetylcholine receptor and the gamma-aminobutyric acid A/benzodiazepine receptor complex. J Neural Transm 71 : 1-9
82. Hebebrand J, Reichelt R, Körner J (1990) Receptor heterogeneity at the molecular level: implications for neuropsychiatric research. Psychiatr Genet 1 : 19-34
83. Heisenberg M, Wolf R (1984) Vision in drosophila: genetics of microbehavior. Springer, Berlin Heidelberg New York
84. Hendrickson AE (1982) The psychophysiology of intelligence. Part I, II. In: Eysenck HJ (ed) A model for intelligence. Springer, Berlin Heidelberg New York, pp 151-230
85. Herbst DS, Baird PA (1982) Sib risk for nonspecific mental retardation in British Columbia. Am J Med Genet 13 : 197-208

86. Hiroshi T, Akio A, Shingi T, Eiji i (1968) Sex chromosomes of Japanese epileptics. Lancet I:478
87. Hoffmann H-J, Schneider R, Crusio WE (1993) Genetic analysis of isolotion-induced aggression. II. Postnatal environmental influences in AB mice. Behavior Genet 23 : 391-394
88. Holland AJ, Hall A, Murray R et al. (1984) Anorexia nervosa: a study of 34 twin pairs and one set of triplets. Br J Psychiatry 145 : 414-419
89. Holland AJ, Sicotte N, Treasure J (1988) Anorexia nervosa: evidence for a genetic basis. J Psychosomat Res 32 : 561-571
90. Hook EB (1979) Extra sex chromosomes and human behavior: the nature of the evidence regarding XYY, XXY, XXYY and XXX genotypes. In: Vallet HL, Porter IH (eds) Genetic mechanisms of sexual development. Academic, New York, pp 437-461
90a. Hu S, Pattatucci AML, Patterson C, Li L, Fulker DW, Cherny SS, Kruglyak L, Hamer DH (1995) Linkage between sexual orientation and chromosome Xq28 in males but not in females. Nature [Genet] 11 : 268-256
91. Hunt N (1966) The world of Nigel Hunt — diary of a mongoloid youth. Darwen Finlay-Son, London
92. Husén T (1953) Twillingstudier. Almquist and Wiksell, Stockholm
93. Husén T (1959) Psychological twin research. Almquist and Wiksell, Stockholm
94. Husén T (1960) Abilities of twins. Scand J Psychol 1 : 125-135
95. Hutchings B, Mednick S (1975) Registered criminality in the adoptive and biological parents of registered male criminal adoptees. In: Fieve RR, Rosenthal D, Brill H (eds) Genetic research in psychiatry. Johns Hopkins University Press, Baltimore, pp 105-116
96. Ihda S (1961) A study of neurosis by twin method. Psychiatr Neurol Jpn 63 : 681-892
97. Imperato-McGinley J, Peterson RE, Gautier T, Sturla E (1979) Androgens and evolution of male-gender identity among male pseudohermaphrodites with $_5$-reductase deficiency. N Engl J Med 300 : 1233-1237
98. Inoue E (1965) Similar and dissimilar manifestations of obsessive-compulsive neurosis in monozygotic twins. Am J Psychiatry 121 : 1171-1175
99. Jacobs PA, Brunton M, Melville MM, Brittain RP, McClermont WF (1965) Agressive behavior, mental subnormality and the XYY male. Nature 208 : 1351-1352
100. Jensen AR (1969) How much can we boost IQ and scholastic achievement? Harvard Educ Rev 39 : 1-123
101. Jensen AR (1973) Educability and group differences. Methuen, London
102. Jinks JL, Fulker DW (1970) Comparison of the biometrical genetical MAVA, and classical approaches to the analysis of human behavior. Psychol Bull 73 : 311-349
102a. Jorgensen AL, Philip J, Raskind WH, Matsushita M, Christensen B, Dreyer V, Motulsky AG (1992) Different patterns of X-inactivation in monozygotic twins discordant for red-green color vision deficiency. Am J Hum Genet 51 : 291-298
103. Juda A (1940) Neue psychiatrisch-genealogische Untersuchungen an Hilfsschulzwillingen und ihren Familien. II. Die Kollateralen. Z Ges Neurol Psychiatr 168 : 448-491
104. Juda A (1940) Neue psychiatrisch-genealogische Untersuchungen an Hilfsschulzwillingen und ihren Familien. III. Aszendenz und Deszendenz. Z Ges Neurol Psychiat 168 : 804-826
105. Juda A (1953) Höchstbegabung, ihre Erbverhältnisse sowie ihre Beziehungen zu psychischen Anomalien. Urban and Schwarzenberg, Munich
106. Juel-Nielsen N (1965) Individual and environment. A psychiatric-psychological investigation of monozygotic twins reared apart. Acta Psychiatr Scand [Suppl] 183
107. Just G (1970) Erbpsychologie der Schulbegabung. In: Just G (ed) Handbuch der Erbbiologie des Menschen, vol V/1. Springer, Berlin Heidelberg New York, pp 538-591
108. Kallmann FJ (1953) Heredity in health and mental disorder. Norton, New York
109. Kalmus H, Fry DB (1980) On tune deafness (dysmelodia): frequency, development, genetics and musical background. Ann Hum Genet 43 : 369-382
110. Kamin LJ (1974) The science and politics of I.Q. Erlbaum, Potomac
111. Kandel ER, Schwartz JH (1981) Principles of neural science. Elsevier, New York
112. Kendler KS, McLean C, Neale M et al. (1991) The genetic epidemiology of bulimia nervosa. Am J Psychiatry 148 : 1627-1637
113. Knight SJL, Flannery AV, Hirst M et al. (1993) Trinucleotide repeat amplification and hypermethylation of a CpG island in FRAXE mental retardation. Cell 74 : 127-134
114. Krech D, Rosenzweig MR, Bennet EL, Kräckel BA (1954) Enzyme concentrations in the brain and adjustive behavioral patterns. Science 120: 994-996
115. Kuhn TS (1962) The structure of scientific revolutions. University of Chicago Press, Chicago
116. Kumar-Singh R, Farrar GJ, Mansberg F et al. (1993) Exclusion of the involvement of all known retinitis pigmentosa loci in the disease present in a family of Irish origin provides evidence for a sixth autosomal dominant locus (RP8). Hum Mol Genet 2 : 875-878
117. Lange J (1929) Verbrechen als Schicksal. Thieme, Leipzig
118. Lauer J, Lindauer M (1971) Genetisch fixierte Lerndispositionen bei der Honigbiene. Inf Org 1, Akademie der Wissenschaft und Literatur. Mainz
119. Lauer J, Lindauer M (1973) Die Beteiligung von Lernprozessen bei der Orientierung. Fortschr Zool 21 : 349-370
119a. Lee G-H, Proenca R, Montez JM, Carroll KM, Darvishzadeh JG, Lee JI, Friedman JM (1996) Abnormal splicing of the leptin receptor in diabetic (db) mice. Nature 379 : 632-635
120. Lehrl S, Fischer B (1990) A basic information psychological parameter (BIP) for the reconstruction of concepts of intelligence. Eur J Personal 4 : 259-286
121. Lenz W (1983) Medizinische Genetik, 6th edn. Thieme, Stuttgart
122. Le Vay S, Hamer DH (1994) Evidence for a biological influence in male homosexuality. Sci Amer May:44-49
123. Lewis EO (1933) Types of mental deficiency and their social significance. J Ment Sci 79 : 298
124. Lison M, Blondheim SH, Melmed RN (1980) A polymorphism of the ability to smell urinary metabolites of asparagus. BMJ 281 : 1676-1678
125. Little AJ (1974) Psychological characteristics and patterns of crime among males with an XYY sex chromosome complement in a maximum security hospital. BA Sp Hon Thesis (Quoted from Borgaonkar and Shah), Sheffield University
126. Loesch DZ, Hay DA (1988) Clinical features and reproductive patterns in fragile X female heterozygotes. J Med Genet 25: 407-414
127. Loehlin JC (1980) Recent adoption studies of IQ. Hum Genet 55: 297-302
128. Louis-Krutina C (1988) Untersuchungen zur Persönlichkeitsstruktur des Patientien mit Down-Syndrom. Eine vergleichende Literaturübersicht. Med Diss Homburg/Saar
129. Ludlow CL, Cooper JA (eds) (1983) Genetic aspects of speech and language disorders. Academic, New York
130. Luxenburger H (1932) Endogener Schwachsinn und geschlechtsgebundener Erbgang. Z Neurol Psychiatry 40 : 320-332
131. Manosevitz M, Lindzey G (1969) Thiessen DD. Behavioral genetics: methods and research. Appleton-Century-Crofts, New York
132. McClearn GE (1972) Genetics as a tool in alcohol research. In: Nature and nurture in alcoholism. Ann N Y Acad Sci 197 : 26-31
133. McClearn GE, Rodgers DA (1972) Differences in alcohol preference among inbred strains of mice. Q J Stud Alcohol 20 : 691-695
134. McLaughin SK, McKinnon PJ, Margolskee RF (1992) Gustducin is a taste-cell-specific G protein closely related to the transducins. Nature 357: 563-569
135. McWilliam P, Jarrar GJ, Kenna p et al. (1989) Autosomal dominant retinitis pigmentosa: localization of an ADRP gene to the long arm of chromosome 3. Genomics 5 : 619-622
135a. Merbs SL, Nathans J (1992): Absorption spectra of human cone pigments. Nature 356 : 433
136. Michard-Varnhée C (1988) Aggressive behavior induced in female mice by an early single injection of testosterone is genotype dependent. Behavior Genet 18 : 1-12
137. Mohr H (1977) The structure and significance of science. Springer, Berlin New York Heidelberg
138. Money J (1968) Cognitive deficits in Turner's syndrome. In: Vandenberg S (ed) Progress in human behavior genetics. Johns Hopkins Press, Baltimore, pp 27-30
139. Money J, Alexander D (1966) Turner's syndrome: Further demonstration of the presence of specific congnitional deficiencies. J Med Genet 3 : 47
140. Money J, Ehrhardt AA (1972) Man and woman, boy and girl. John Hopkins University Press, Baltimore
141. Morton NE (1982) Outline of genetic epidemiology. Karger, Basel
142. Morton NE, Chung CS (eds) (1978) Genetic epidemiology. Academic, New York
143. Motulsky AG, Deeb SS (1994) Color vision and its genetic defects. In: Scriver CR, Beaudet AL, Sly WS, Valle D (eds) The metabolic and molecular bases of inherited disease, 7th edn. McGraw Hill, New York
144. Motulsky AG, Vogel F, Buselmaier W, Reichert W, Kellermann G, Berg P (eds) (1978) Human genetic variation in response to medical and environmmental agents: pharmacogenetics and ecogenetics. Human Genet [Suppl 1]
145. Muhs A, Schepank H (1991) Aspekte des Verlaufs und der geschlechtsspezifischen Prävalenz psychogener Erkrankungen bei Kindern und Erwachsenen unter dem Einfluss von Erb- und Umweltfaktoren. Z Psychosomat Med 37 : 194-206

146. Muhs A, Schepank H, Manz R (1990) 20 Jahres-Follow-up-Studie eines Sarnples von 50 neurotisch-psychosomatisch kranken Zwillingspaaren. Z Psychosomat Med 36 : 1-20
147. Muller HJ (1925) Mental traits and heredity. J Hered 16 : 433-448
148. Müller-Küppers M, Vogel F (1965) Über die Persönlichkeitsstruktur von Trägern einer seltenen erblichen EEG-Variante. Jahrb Psycholog Psychother Med Anthropol 12 : 75-101
149. Mulley JG, Kerr BJ Stevenson R, Lubs H (1992) Nomenclature guidelines for X-linked mental retardation. Am J Med Genet 43 : 383-391
150. Murken JD (1973) The XYY-syndrome and Klinefelter's syndrome. Topics human genetics. Thieme, Stuttgart
151. Myrianthopoulos NC, Nichols PL, Broman SH (1976) Intellectual development of twins — comparison with singletons. Acta Genet Med Gemellol (Roma) 25 : 376-380
152. Nathans J, Hogness D (1984) Isolation and nucleotide sequence of the gene encoding human rhodopsin. Proc Natl Acad Sci USA 81 : 4851-4855
153. Nathans J, Merbs SL, Sung C-H et al. (1992) Molecular genetics of human vision pigments. Annu Rev Genet 26 : 403-424
154. Nathans J, Maumenee IH, Zrenner E et al (1993) Genetic heterogeneity among blue-cone monochromats. Am J Hum Genet 53 : 987-1000
155. Neisser U (1976) Academic and artificial intelligence. In: Resnick LB (ed) The nature of intelligence. Erlbaum, Hillsdale, pp 135-144
156. Netley CT (1986) Summary overview of behavioral development in individuals with neonatally identified X and Y aneuploidy. Birth Defects 22 : 293-306
157. Neufeld EF (1974) The biochemical basis for mucopolysaccharidoses and mucolipidoses. Prog Med Genet 10 : 81-101
158. Newcombe HB, McGregor F (1964) Learning ability and physical wellbeing in offspring from rat populations irradiated over many generations. Genetics 50 : 1065-1081
159. Newman HH, Freeman FN, Holzinger KJ (1937) Twins: a study of heredity and environment, 4 th edn. (1968) University of Chicago Press, Chicago
160. Nielsen J (1970) Criminality among patients with Klinefelter's syndrome. Br J Psychiatry 117 : 365-369
161. Nielsen J, Stradiot M (1987) Transcultural study of Turner's syndrome. Clin Genet 32 : 260-270
162. Nielsen J, Sillesen I, Sørensen AM, Sørensen AM, Sørensen K (1979) Follow-up until age 4 to 8 of 25 unselected children with sex chromosome abnormalities, compared with sibs and controls. Birth defects: original article series, vol XY, pp 15-73
163. Nielsen J, Sørensen AM, Sørensen K (1981) Mental development of unselected children with sex chromosome abnormalities. Hum Genet 59: 324-332
164. Nielsen J, Pelsen B, Sorensen K (1988) Follow-up of 30 Klinefelter males treated with testosterone. Clin Genet 33 : 262-269
165. Noel B, Duport JP, Revil D, Dussuyer I, Quack B (1974) The XYY syndrome: reality or myth? Clin Genet 5 : 387-394
166. Oden MH (1968) The fulfillment of promise: 40-year follow-up of the Terman gifted group. Psychol Monogr 77 : 3-93
167. Omenn GS, Weber BA (1978) Dyslexia: search for phenotypic and genetic heterogeneity. Am J Med Genet 1 : 333-354
168. Opitz JM, Sutherland GR (eds) (1984) Conference report: international workshop on the fragile X and X-linked mental retardation. Am J Med Genet 17 : 5-385
169. Parker N (1964) Twins: A psychiatric study of a neurotic group. Med J Aust 51 : 735-742
170. Passarge E (1995) Color atlas of genetics. Thieme, Stuttgart
171. Paul J, Froster-lskenius U, Moje W, Schwinger E (1984) Heterozygous female carriers of the marker-X-chromosome: IQ estimation and replication status of fra (X) (q). Hum Genet 66 : 344-346
172. Pauls DL (1993) Behavioural disorders: Lessons in linkage. Nature Genet 3 : 4-5
173. Pauls DL, Raymond CL, Stevenson JM, Lackman JF (1991) A family study of Gilles de la Tourette syndrome. Am J Hum Genet 48 : 154-163
174. Penrose LS (1938) (Colchester survey) A clinical and genetic study of 1280 cases of mental defect. Spec Rep Ser Med Res Counc (London) 229 His Maj Stat Off London
175. Penrose LS (1962) The biology of mental defect, 3rd edn. Grune and Stratton, New York
176. Pillard RC, Weinrich JD (1986) Evidence of familial nature of male sexual orientation. Arch Gen Psychiatry 43 : 808-812
177. Plomin R, McClearn GE, Smith DL et al. (1994) DNA markers associated with high versus low IQ: the IQ quantitative trait loci (QTL) project. Behav Genet 24 : 107-118
178. Plomin R, Pedersen NL, Lichtenstein P, McClearn GE (1994) Variability and stability in cognitive abilities are largely genetic later in life. Behav Genet 24 : 207-215
179. Pollock VE, Volavka J, Goodwin DW, Mednik SA, Gabrielli WF, Knop J, Schulsinger F (1983) The EEG after alcohol administration in men at risk for alcoholism. Arch Gen Psychiatry 40 : 857-861
180. Popenoe P (1922) Twins reared apart. J Hered 5 : 142-144
181. Price RA, Kidd KK, Cohen DJ et al. (1985) A twin study of Tourette syndrome. Arch Gen Psychiatry 42 : 815-820
182. Propping P (1977) Genetic control of ethanol action on the central nervous system. Hum Genet 35 : 309-334
183. Propping P (1978) Alcohol and alcoholism. In: Motulsky AG et al (eds) Human genetic variation in response to medical and environmental agents: Pharmacogenetics and ecogenetics. Hum Genet [Suppl] 1 : 91-99
184. Propping P (1980) Genetic aspects of alcohol action on the electroencephalogram (EEG). In: Biological research in alcoholism. Begleiter H, Kissin (eds) Plenum, New York, pp 589-602
185. Propping P (1983) Genetic disorders presenting as "schizophrenia." Karl Bonhoeffer's early view of the psychoses in the light of medical genetics. Hum Genet 65 : 1-10
186. Propping P (1989) Psychiatrische Genetik. Springer, Berlin Heidelberg New York
187. Propping P (1992) Alcoholism. In: King RA, Rotter JI, Motulsky AG (eds) The genetic basis of common disease. Oxford University Press, New York, pp 837-865
188. Propping P, Krüger J, Mark N [1981] Genetic disposition to alcoholism. An EEG study in alcoholics and their relatives. Hum Genet 59 : 51-59
189. Puck MH (1981) Some considerations bearing on the doctrine of self-fulfilling prophecy in sex chromosome aneuploidy. Am J Med Genet 9 : 129-137
190. Puck MH, Bender BG, Borelli JB, Salbenblatt JA, Robinson A (1983) Parents' adaptation to early diagnosis of sex chromosome anomalies. Am J Med Genet 16 : 71-79
191. Quazi RH, Reed TE (1975) A possible major contribution to mental retardation in the general population by the gene for microcephaly. Clin Genet 7: 85-90
192. Ratcliffe SG, Paul N (eds) (1986) Prospective studies on children with sex chromosome aneuploidy. Liss, New York (Birth defects original article series 22 [3])
193. Ratcliffe SG, Murray L, Teague P (1986) Edinburgh study of growth and development of children with sex chromosome abnormalities III. Birth Defects 22 : 73-118
194. Reinisch JM (1981) Prenatal exposure to synthetic progestins increases potential for aggression in humans. Science 211 : 1171-1173
195. Reiss AL, Freund L (1990) Fragile X syndrome. Biol Psychiatry 27 : 223-240
196. Reske-Nielsen E, Christensen A-L, Nielsen J (1982) A neuropathological and neuropsychological study on Turner's syndrome. Cortex 18 : 181-190
197. Resnick LB (ed) (1976) The nature of intelligence. Erlbaum, Hillsdale
198. Rett A (1966) Über ein eigenartiges hirnatrophisches Syndrom bei Hyperammonämien im Kindesalter. Wien Med Wochenschr 116 : 723-738
199. Robinson A, Bender BG, Borelli JB et al. (1986) Sex chromosomal aneuploidy: prospective and longitudinal studies. Birth Defects 22 : 23-71
200. Rodgers DA (1970) Mechanism-specific behavior: An experimental alternative. In: Contributions to behavior-genetic analysis. The mouse as a prototype. Appleton-Century-Croft, New York, pp 207-218
201. Rogers DA, McClearn GE, Bennett EL, Herbst M (1963) Alcohol preference as a function of its caloric utility in mice. J Comp Phys Psychol 56 : 666-672
201a. Ruchalla E, Schalt E, Vogel F (1985) Relations between mental performance and reaction time: new aspects of an old problem. Intelligence 9 : 189-205
202. Scarr S, Weinberg RA (1976) IQ test performance of black children adopted by white families. Am Psychol 31 : 726-739
203. Schepank H (1974) Erb- und Umwelsfaktoren bei Neurosen. Springer, Berlin Heidelberg New York
204. Schepank H (1983) Anorexia nervosa in twins: is the etiology psychotic or psychogenic? In: Krakowski AJ, Kimball CP (eds) Psychosomatic medicine. Plenum, New York, pp 161-169
205. Schulsinger F (1972) Psychopathy, heredity, and environment. Int J Ment Health 1 : 190-206
206. Schwegler H, Lipp H-P (1983) Hereditary covariations of neuronal circuity and behavior: Correlations between the proportions of hippocampal synaptic fields in the regio inferior and two-way avoidance in mice and rats. Behav Brain Res 7 : 1-38
207. Schwegler H, Lipp H-P, Van der Loos H, Buselmaier W (1981) Individual hippocampal mossy fiber distribution in mice correlates with two-way avoidance performance. Science 214 : 817-819
208. Schwegler H, Crusio WE, Brust I (1990) Hippocampal mossy fibers and radial-maze learning in the mouse: a correlation with spatial working memory but not with non-spatial reference memory. Neuroscience 34 : 293-298

209. Severson JA, Randall PK, Finch CE (1981) Genotypic influences on striatal dopaminergic regulation in mice. Brain Res 210 : 201-215
210. Shaffer JW (1962) A specific cognitive deficit observed in gonadal aplasia (Turner's syndrome). J Clin Psychol 18 : 403-406
211. Sheppard JR, Albersheim B, McClearn GE (1970) Aldehyde dehydrogenase and ethanol preference in mice. J Biol Chem 245 : 2876-2882
212. Sherman SL, Morton NE, Jacobs PA, Turner G (1984) The marker (X) syndrome: A cytogenetic and genetic analysis. Ann Hum Genet 48 : 21-37
213. Shields J (1962) Monozygotic twins brought up apart and brought up together. Oxford University Press, London
214. Sidman RL, Greene MG (1970) Nervous new mutant mouse with cerebellar disease. In: Les mutants pathologiques chez l'animal. CNRS, Paris, pp 69-79
215. Siemens HW (1924) Die Zwillingspathologie. Springer, Berlin
216. Siemens HW (1924) Die Leistungsfähigkeit der zwillingspathologischen Arbeitsmethode. Z Induktive Abstammungs Vererbungslehre 33 : 348
217. Simpson GG (1951) Zeitmaβe und Ablaufformen der Evolution. Musterschmidt, Göttingen
218. Slater E (1964) Genetic factors in neurosis. Br J Psychol 55 : 265-269
219. Sofaer JA, Emery AE (1981) Genes for super-intelligence? J Med Genet 18 : 410-413
220. Sokoloff P, Lannfelt L, Martres MP et al. (1992) The D_3 dopamine receptor gene as a candidate gene for genetic linkage studies. In: Mendlewicz J, Hippius H (eds) Genetic research in psychiatry. Springer, Berlin Heidelberg New York, pp 135-149
221. Stamatoyannopoulos G (1991) Human hemoglobin switching. Science 252 : 383
222. Stassen HH, Lykken DT, Propping P, Bomben G (1988) Genetic determination of the human EEG. Survey of recent results on twins reared together and apart. Hum Genet 80 : 165-176
222a. Steinlein O, Anokhin A, Mao Y-P et al (1992) Localization of a gene for the human low-voltage EEG on 20 q and genetic heterogeneity. Genomics 12 : 69-73
223. Steinlein O, Smigrodzki R, Lindstrom J, Anand R, Köhler M, Tocharoentanophol C, Vogel F (1994) Refinement of the localization of the gene for neutonal nicotinic acetylcholine receptor a4 subunit (CHRNA4) to human chromosome 20 q13.2-q13.3. Genomics 22 : 493-495
224. Stocks P (1930) A biometric investigation of twins and their brothers and sisters. Ann Eugen 4 : 49-108
225. Storfer MD (1990) Intelligence and giftedness: the contribution of heredity and early environment. Jossey-Bass, San Francisco
226. Street DRK, Watson RA (1969) Patients with chromosome abnormalities in Rampton Hospital. In: West DJ (ed) Criminological implications of chromosome abnormalities. Cropwood Round Table Conference, Institute of Criminology, University of Cambridge, pp 61-67
227. Strober M, Lampert C, Morrell W et al. (1990) A controlled family study of anorexia nervosa: evidence of familial aggregation and lack of shared transmission with affective disorders. Int J Eating Dis 9 : 239-253
228. Stunkard AJ, Harris JR, Pedersen NL, McClearn GE (1990) The body-mass index of twins who have been reared apart. N Engl J Med 322 : 1483-1487
229. Sturtevant AH (1915) Experiments of sex recognition and the problem of sexual selection in Drosophila. J Anim Behav 5 : 351-366
230. Sung C-H, Schneider B, Agarwal N et al. (1991) Functional heterogeneity of mutant rhodopsins responsible for autosomal dominant retinitis pigmentosa. Proc Natl Acad Sci USA 88 : 8840-8844
231. Sutherland GR (1983) The fragile X chromosome. Int Rev Cytol 81:107-143
232. Sutherland GR, Hecht F (1985) Fragile sites on human chromosomes. Oxford University Press, Oxford
233. Suwaki H, Ohara H (1985) Alcohol-induced facial flushing and drinking behavior in Japanese men. J Stud Alcohol 46 : 196-198
234. Swaab DF, Fliers E (1985) A sexually dimorphic nucleus in the human brain. Science 228 : 1112-1115
235. Tariverdian G (1990) Follow-up of monozygotic twins concordant for the Rett syndrome. Brain Dev 12 : 125-127
236. Tariverdian G, Weck B (1982) Nonspecific X-linked mental retardation. A review. Hum Genet 62 : 95-109
237. Tariverdian G, Kantner G, Vogel F (1987) A monozygotic twin pair with Rett syndrome. Hum Genet 75 : 88-90
238. Taylor HF (1980) The IQ game. A methodological inquiry into the heredity-environment controversy. Harvester, Brighton
239. Terman LM, Merrill MA (1937) Measuring of intelligence. Houghton Mifflin, Boston
240. Terman LM, Oden MH (1959) Genetic studies of genius, vol V, The gifted group at midlife. Stanford University Press, Stanford
241. Thomasson HR, Edenberg HJ, Crabb DW et al. (1991) Alcohol and aldehyde dehydrogenase genotypes and alcoholism in Chinese men. Am J Hum Genet 48 : 677-681
242. Thorne AG, Wolpoff MH (1992) The multiregional evolution of humans. Sci Am 266 : 28-33
243. Tsuboi T (1970) Crimino-biologic study of patients with the XYY syndrome and Klinefelter's syndrome. Hum Genet 10 : 68-84
244. Tsuboi T, Nielsen J, Nagayama I (1988) Turner's syndrome: a qualitative and quantitative analysis of EEG background activity. Hum Genet 78 : 206-215
245. Turner G, Jacobs PA (1984) Mental retardation and the fragile X. Adv Hum Genet 13
246. Tyler LE (1976) The intelligence we test. An evolving concept. In: Resnick LB (ed) The nature of intelligence. Erlbaum, Hillsdale, pp 13-26
247. Valenstein ES, Riss W, Young WC (1954) Sex drive in genetically heterogeneous and highly inbred stains of male guinea pigs. J Comp Physiol Psychol 47 : 162-165
248. Valenstein ES, Riss W, Young WC (1955) Experimental and genetic factors in the organization of sexual behavior in male guinea pigs. J Comp Physiol Psychol 48 : 397-403
249. Vandenberg SG (1968) Progress in human behavior genetics. Johns Hopkins University Press, Baltimore
250. Vernon PA (ed) (1993) Biological approaches to the study of human intelligence. Norwood, Ablex
251. Vogel F (1958) Über die Erblichkeit des normalen Elektroencephalogramms. Thieme, Stuttgart
252. Vogel F (1970) The genetic basis of the normal human electroencephalogram (EEG). Hum Genet 10 : 91-114
253. Vogel F (1981) Humangenetische Aspekte der Sucht. Dtsch Med Wochenschr 106 : 711-714
254. Vogel F (1984) Relevant deviations in heterozygotes of autosomal-recessive diseases. Clin Genet 25 : 381-415
255. Vogel F (1986) Grundlagen und Bedeutung genetisch bedingter Variabilität des normalen menschlichen EEG. Z EEG EMG 17 : 173-188
256. Vogel F (1988) Genetic determination and experience. In: Scheibe E (ed) The role of experience in science. De Gruyter, Berlin, pp 82-104
257. Vogel F, Schalt E (1979) The electroencephalogram (EEG) as a research tool in human behavior genetics: Psychological examinations in healthy males with various inherited EEG variants. III. Interpretation of the results. Hum Genet 47 : 81-111
258. Vogel F, Sperling K (eds) (1987) Human genetics. Human Neurobiology. Springer, Berlin Heidelberg New York
259. Vogel F, Schalt E, Krüger J (1979) The electroencephalogram (EEG) as a research tool in human behavior genetics: Psychological examinations in healthy males with various inherited EEG variants. II. Results. Hum Genet 47 : 47-80
260. Vogel F, Schalt E, Krüger J, Propping P (1979) The electroencephalogram (EEG) as a research tool in human behavior genetics: psychological examinations in healthy males with various inherited EEG variants. I. Rationale of the study; material; methods; heritability of test parameters. Hum Genet 47 : 1-45
261. Vogel F, Schalt E, Krüger J, Klarich G (1982) Relationship between behavioral maturation measured by the "Baum" test and EEG frequency. A pilot study on monozygotic and dizygotic twins. Hum Genet 62 : 60-65
262. Vogel F, Krüger J, Höpp HP, Schalt E, Schnobel R (1986) Visually and auditory evoked EEG potentials in carriers of four hereditary EEG variants. Hum Neurobiol 5 : 49-58
262a. Vogel F, Krüger J, Schalt E et al. (1987) No consistent relationship between oscillations and latencies of visual and auditory EEG potentials and measures of mental performance. Hum Neurobiol 6 : 173-182
263. Vogel F, Crusio WE, Kovac C et al. (1990) Selective advantage of fra (X) heterozygotes. Hum Genet 86 : 25-32
264. Volavka Jan, Mednick SA, Rasmussen L, Sergeant J (1977) EEG spectra in XYY and XXY men. Electroencephalogr Clin Neurophysiol 43 : 798-801
265. von Bracken H (1969) Humangenetische Psychologie. In: Becker PE (ed) Humangenetik, ein kurzes Handbuch, vol I/2. Thieme, Stuttgart, pp 409-562
266. von Verschuer O (1954) Wirksame Faktoren im Leben des Menschen. Steiner, Wiesbaden
267. Waaler GHM (1967) Heredity of two types of colour normal vision. Nature 251 : 406
268. Wang JCC, Erbe RW (1984) Folate metabolism in cells from fragile X syndrome patients and carriers. Am J Med Genet 17 : 303-310
269. Wang Y, Macke JP, Merbs SL et al. (1992) A locus control region adjacent to the human red and green visual pigments genes. Neuron 9 : 429-440
270. Watson JD, Gilman M, Witkowski J, Zoller M (1992) Recombinant DNA, 2nd edn. Freeman, New York
271. Williams RJ, Berry LJ, Beerstecher E (1949) Biochemical individuality. III. Genetotrophic factors in the etiology of alcoholism. Arch Biochem 23 : 275-290
272. Wilson RS (1972) Twins: early mental development. Science 175 : 914-917

272a. Winderickx J, Battisti L, Motulsky AG, Deeb SS (1992) Selective expression of human X chromosome-linked green opsin genes. Proc Natl Acad Sci USA 89 : 9710-9714
272b. Winderickx J, Sanocki E, Lindsey D, Teller DY, Motulsky AG, Deeb SS (1992) Defective colour vision associated with missense mutation in the human green visual pigment gene. Nature Genet 1 : 251-266
272c. Winderickx J, Lindsey DT, Sanocki E, Teller DY, Motulsky AG, Deeb SS (1992) A Ser/Ala polymorphism in the red photopigment underlies variation in colour matching among colour-normal individuals. Nature 356 : 431-433
273. Witkin HA, Mednick SA, Schulsinger F, Bakkestrøm E, Christiansen KO, Goodenough DR, Hirschhorn K, Lindsteen C, Owen DR, Philip J, Rubin DB, Stocking M (1976) Criminality in XYY and XXY men. Science 193: 547-555
274. Zajonc RB (1976) Family configuration and intelligence. Science 192 : 227-236
275. Zang KD (ed) (1984) Klinische Genetik des Alkoholismus. Kohlhammer, Stuttgart
276. Zerbin-Rüdin E (1967) Idiopathischer Schwachsinn. In: Becker PE (ed) Humangenetik, ein kurzes Handbuch, vol V/2. Thieme, Stuttgart, pp 158-205
277. Zhang Y, Proenca R, Maffei M et al. (1994) Positional cloning of the mouse obese gene and its human homologue. Nature 372 : 425-432
278. Züblin W (1969) Chromosomale Aberrationen und Psyche. Karger, Basel

16 Genética do Comportamento: Distúrbios Afetivos e Esquizofrenia

Though this be madness, yet there is method in't

W. Shakespeare, Hamlet

16.1 Distúrbios Afetivos

Investigações Genéticas nos Distúrbios Afetivos e Esquizofrenia. Os estudos de genética destas condições têm uma longa história. Após muitos relatos de casos na área pré-mendeliana, o trabalho clássico de Rüdin surgiu em 1916 [45]. Ele deve sua sofisticação estatística à colaboração com Weinberg, da dupla Hardy-Weinberg, e tornou-se um modelo paradigmático para o enfoque fenotípico-biométrico de tais distúrbios. Após este paradigma, foram feitos muitos estudos familiares e de gêmeos. Estes estudos estabeleceram claramente que a variabilidade genética tem um papel importante na causa de doenças afetivas e da esquizofrenia (Fig. 16.1, 16.2). Além disso, este trabalho contribuiu muito para aumentar a sofisticação da metodologia estatística para estabelecer riscos empíricos necessários à informação genética [28]. Estes resultados empíricos, entretanto, desagradaram um número crescente de pesquisadores, e há uma longa lista de tentativas, na maioria fúteis, de levar a análise genética para um nível mais próximo da ação gênica e descobrir a base biológica destes distúrbios.

Os distúrbios afetivos incluem a doença maníaco-depressiva ou bipolar e a depressão unipolar. Um outro grande grupo de psicoses comuns é geralmente classificado como esquizofrenia. Os distúrbios afetivos são caracterizados principalmente por anomalias cíclicas de humor, depressão ou mania, enquanto na esquizofrenia as anomalias dos padrões de pensamento e a perda de contato com a realidade são os principais sintomas.

Estudo dos Distúrbios Afetivos em Famílias e em Gêmeos [14, 40, 51, 61]. Os estudos mais antigos geralmente viam o grupo dos distúrbios afetivos como uma entidade única. Os estudos de gêmeos e famílias começaram com séries não selecionadas de pacientes ou com gêmeos afetados para estabelecer dados de riscos empíricos para os vários graus de parentesco familiar (Seção 4.3.6). A Fig. 16.1 apresenta as séries de gêmeos relatadas. A concordância em gêmeos MZ é obviamente muito maior que nos gêmeos DZ, sugerindo, se for aceita a interpretação direta, uma contribuição genética. É particularmente importante que a taxa de concordância de 12 pares MZ criados separados foi de 67%, e portanto da mesma ordem de magnitude que os gêmeos MZ criados juntos [61]. A concordância entre gêmeos MZ está longe de ser completa. Este achado confirma a importância de fatores ambientais. Infelizmente, as taxas de concordância na Fig. 16.1 foram calculadas sem a correção de idade. É portanto possível que alguns pares discordantes cedo ou tarde se tornem concordantes.

A Fig. 16.1 não contém dados do melhor estudo de gêmeos [4]: isto exige uma discussão mais detalhada. Ele foi baseado em um registro completo de gêmeos dinamarqueses. Havia 55 pares MZ e 52 DZ nos quais pelo menos um dos membros tinha sido diagnosticado com um distúrbio afetivo. Além de uma classificação diagnóstica "restritiva", o autor também usou uma "ampla". O Quadro 16.1 apresenta os resultados. Além disso, a concordância nas gêmeas MZ unipolares foi maior que nos gêmeos masculinos MZ unipolares. Tal diferença sexual não foi encontrada nos gêmeos bipolares. Em apenas alguns pares um dos membros mostrou-se unipolar e o outro com doença bipolar. A grande maioria era também concordante quanto ao tipo de doença. A doença bipolar é, portanto, quase que totalmente determinada pela genética quando são incluídas manifestações um tanto atípicas e menos severas. Nas doenças unipolares, por outro lado, a influência ambiental pode ser mais forte. Se a influência patogênica ambiental fosse pelos genitores afetados, esperaríamos uma proporção maior de filhos afetados de um genitor afetado que de um genitor não afetado de um par MZ discordante. Isto, entretanto, não foi encontrado [3]. Assim, este fator não parece ser importante. A mesma estratégia foi aplicada na esquizofrenia, com o mesmo resultado (veja adiante).

Na depressão não-psicótica (neurótica, reativa) a taxa de concordância nos gêmeos MZ é mais baixa que nos tipos "psicóticos" discutidos acima, mas ainda mais alta nos MZ que nos gêmeos DZ [50]. A diferenciação deste tipo de depressão dos tipos psicóticos pode ser diagnosticamente difícil.

Tipos Bipolar e Unipolar: Dados de Risco Empíricos. Nem os dados de gêmeos nem os antigos estudos familiares separaram os pacientes bipolares, ou seja, aqueles com fases maníacas e depressivas, dos casos unipolares, ou seja, aqueles que sofrem apenas depressão. Leonhard [31] sugeriu que estes dois distúrbios são geneticamente distintos. Os estudos subseqüentes confirmaram consistentemente que os pacientes bipolares tinham mais parentes bipolares que os pacientes unipolares. Entretanto, a prevalência de depressão unipolar é muito maior entre os parentes de pacientes bipolares que na população geral. Estas conclusões foram confirmadas por um estudo comparativo de pais biológicos e adotivos de pacientes bipolares [35]. O grau de psicopatologia, especialmente distúrbios afetivos, nos genitores biológicos destes adotados, foi visto como análogo ao dos genitores de pacientes bipolares não adotados, enquanto a taxa de distúrbio psiquiátrico nos genitores adotivos de pacientes maníaco-depressivos era análoga à dos genitores adotivos de controles não afetados.

Em outro estudo [59] que incluía um espectro mais amplo de diagnósticos, os parentes biológicos também apresentaram freqüências um pouco maiores de anomalias afetivas. Sua taxa de suicídios também estava aumentada.

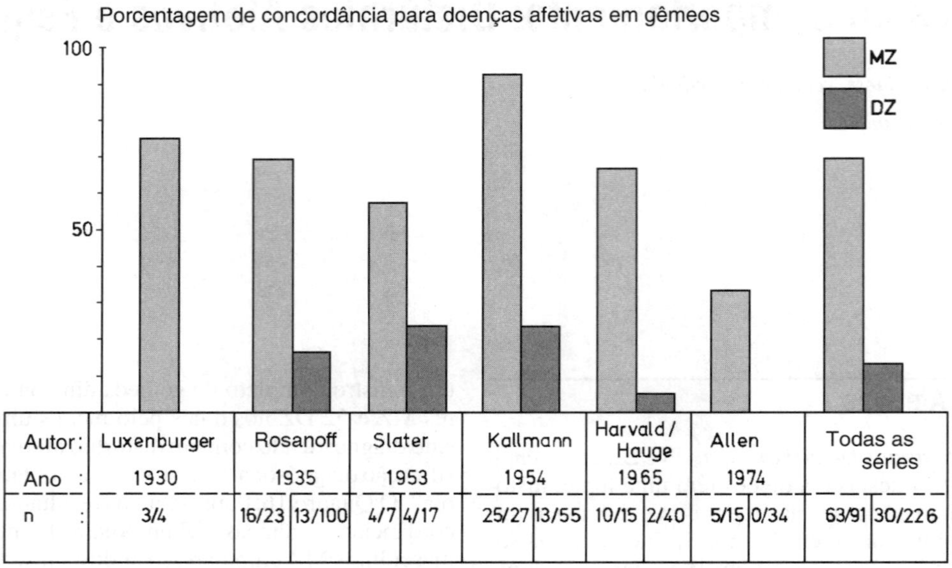

Fig. 16.1 Concordância e discordância para doenças afetivas em gêmeos MZ e DZ. *n*, número de pares concordantes/número total de pares de gêmeos.

Um estudo de adoção de distúrbios depressivos, principalmente do tipo unipolar, produziu um resultado bem diferente [56]. O número de doenças psiquiátricas registradas em pais *adotivos* era cerca de cinco vezes o dos controles (pais adotivos de controles psiquiatricamente normais, cuidadosamente ajustados). Por outro lado, foi encontrado um aumento de três vezes em doenças psiquiátricas apenas em mães biológicas de pacientes femininos. Estes dados sugerem uma contribuição maior de fatores familiares, exógenos, na doença afetiva unipolar. Além disso, alguns outros distúrbios psiquiátricos, como um tipo de personalidade caracterizado por mudanças incomuns de temperamento, depressões de brandas a moderadas, alcoolismo e psicose não-recorrente aguda, são mais freqüentes entre parentes de pacientes com distúrbios afetivos. Um outro aspecto interessante é uma diferença sexual. Os parentes femininos em primeiro grau de probandos bipolares são afetados 1,5 a 2 vezes mais fre-

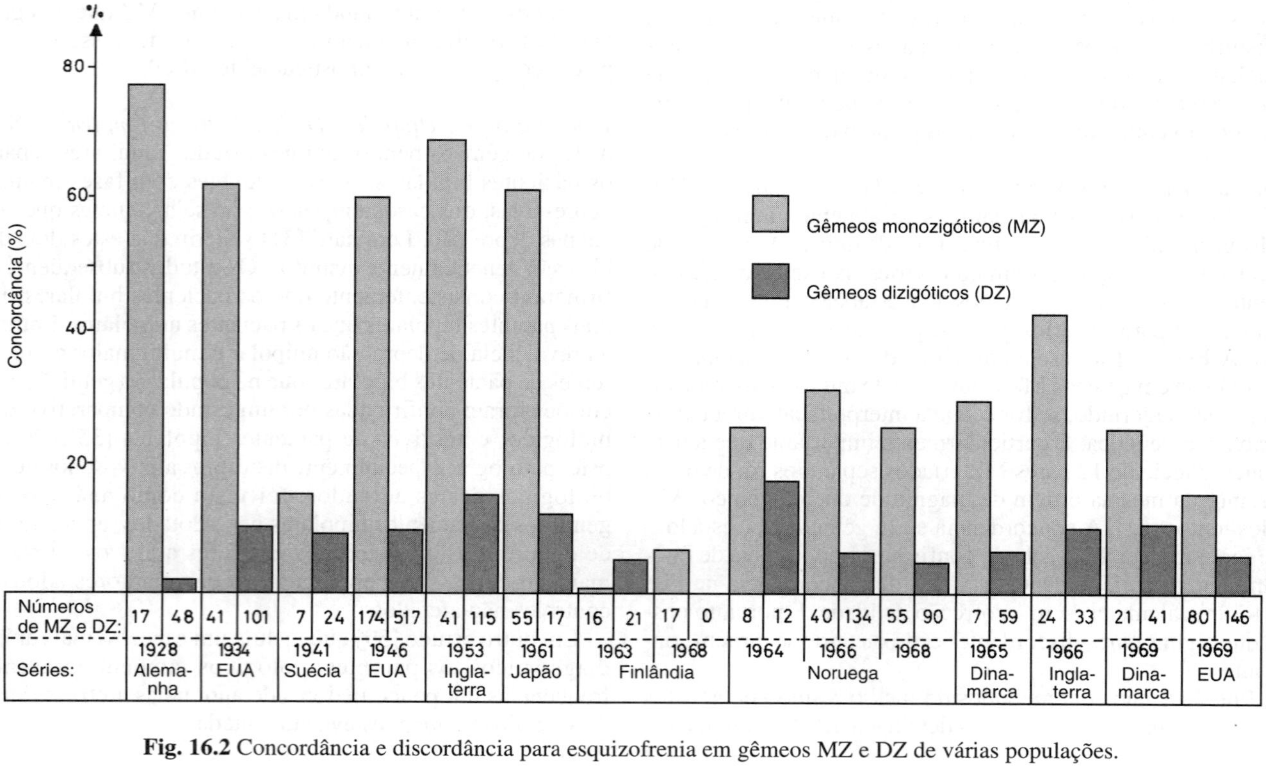

Fig. 16.2 Concordância e discordância para esquizofrenia em gêmeos MZ e DZ de várias populações.

Quadro 16.1 Dados de gêmeos sobre concordância em distúrbios afetivos (%; de Bertelsen e cols. 1977 [4])

	Classificação diagnóstica restrita	Classificação diagnóstica ampla
Gêmeos MZ (n = 55)		
Bipolar	79	97
Unipolar	54	77
Gêmeos DZ (n = 52)		
Bipolar	24	38
Unipolar	19	35

qüentemente que os parentes masculinos de primeiro grau. Não foi mostrada nenhuma diferença sexual consistente entre parentes de primeiro grau de probandos unipolares. O Quadro 6.2 mostra os dados mais importantes de riscos empíricos.

Modos Simples de Herança: Problemas com Estudos de Ligação. Do modo como são apresentados, estes dados de riscos empíricos não são compatíveis com um modo simples de herança. Entretanto, algumas observações um tanto consistentes sugerem a participação de genes importantes em pelo menos alguns casos. Alguns heredogramas indicam um modo autossômico dominante de herança. Outros heredogramas sugerem uma herança dominante ligada ao X. Tais casos parecem ser caracterizados por um início relativamente precoce e uma boa resposta ao tratamento com lítio [60]. Tanto psicoses graves quanto brandas, questionáveis, bipolares e unipolares foram estudadas em tais famílias. A delineação de um modo de herança dominante ligado ao X de um autossômico dominante é difícil (veja Seção 4.1.4), especialmente no caso de um tipo autossômico dominante clinicamente indistinguível.

Um argumento em favor da herança ligada ao X seria a ligação com marcadores ligados ao X. A hipótese de um modo dominante ligado ao X de herança foi sugerida pelo fato de a depressão unipolar ser mais comum nas mulheres [60]. Alguns heredogramas sugerem, mas não exatamente provam, uma herança ligada ao X. A demonstração definitiva de ligação com características ligadas ao X (visão a cores, deficiência de G6PD etc.) ou polimorfismos de DNA ligados ao X confirmaria a ligação ao X. Tais resultados positivos de ligação foram repetidamente relatados, mas não foram replicados em estudos em outros heredogramas. A explicação mais plausível parece ser de que um gene mutante ligado ao X causa distúrbio afetivo bipolar em alguns heredogramas mas não em todos, ou seja, que há uma heterogeneidade genética. Além disso, a heterogeneidade genética também pode existir dentro do grupo de tipos ligados ao X. O exemplo de tipos numerosos de retardo mental ligados ao X mostra que mecanismos genéticos diferentes podem levar a anomalias fenotipicamente semelhantes. Mais recentemente, entretanto, uma avaliação crítica de heredogramas com distúrbios afetivos, supostamente apontando para uma herança ligada ao X, levou à conclusão de que este modo de herança é improvável na maioria dos heredogramas [22].

Estas dificuldades trazem à tona uma discussão mais geral dos estudos de ligação em doenças psiquiátricas e outras doenças complexas. Como explicado em maior detalhe no Cap. 5, uma estratégia importante para identificar os componentes genéticos de doenças complexas é a detecção e localização dos genes por ligação a marcadores genéticos. Esta estratégia é baseada na hipótese plausível de que em alguns casos um gene pode causar tanto da variação na propensão à doença, que um estudo de ligação com tal "gene principal" produziria um resultado positivo. São necessárias duas condições:

1. Um único locus gênico deve contribuir tanto para a variação que leva à doença, que um estudo de ligação com um tama-

Quadro 16.2 Dados de riscos empíricos para distúrbios afetivos (seis séries; doença unipolar e bipolar em parentes; de Gershon e cols. 1976 [14])

a) Influência da idade de início do probando

Tipo de doença	Idade de início	N.º de parentes de primeiro grau	Afetados (%)
Bipolar	< 40	561	19,9
	> 40	276	11,2
Unipolar	< 40	886	16,7
	> 40	933	9,5

b) Influência do sexo do probando (corrigido por idade[a])

Sexo do probando	Irmãos				Filhos			
	n		Afetados (%)		n		Afetados (%)	
	♂	♀	♂	♀	♂	♀	♂	♀
Probandos bipolares								
♂	146,9	135,1	12,3	15,5	115,9	122,2	8,6	21,3
♀	136,9	137,3	11,0	19,7	179,0	167,8	13,4	16,7
Probandos unipolares								
♂	296,6	307,0	16,2	12,1	305,5	335,8	10,5	11,0
♀	743,9	789,1	7,8	13,6	717,4	755,2	7,8	15,2

[a]Correção por idade pode levar a decimais no número de parentes em risco.

nho de amostra realista poderia apresentar um resultado positivo.

2. O locus gênico implicado deve estar situado tão perto do marcador genético que a ligação pode ser demonstrada usando os métodos estatísticos usuais.

Dois enfoques em princípio estão disponíveis: (a) o método usando um logaritmo das diferenças (*lod score*), e (b) o método de irmãos afetados (ou parentes próximos; Seção 5.1). O método *lod* dá resultados ótimos quando há um modo claro monogênico, preferivelmente dominante, de herança, e quando a afecção de um indivíduo nas famílias pode ser inferida de fenótipos ou inequivocamente identificada de outro modo. Ele poderá levar a resultados errados se a suposição de um modo monogênico de herança requerer hipóteses adicionais, tais como penetrância incompleta. Há um risco de que sejam incorretas as suposições relativas à atribuição de alguns indivíduos a determinados genótipos. Nestas condições pode haver até uma manipulação inconsciente dos dados, de modo que os *lod scores* sejam maximizados em favor da ligação. Este risco não existe no método de irmãos afetados (ou parentes afetados) porque aqui é condiderado apenas o perfil marcador de duas pessoas afetadas, não sendo necessária uma suposição quanto ao modo de herança. Entretanto, este método sofre um outro problema: é necessária uma amostra muito maior de pares de irmãos, e estes, ou de parentes, normalmente são originários de muitas famílias diferentes. Portanto, um acúmulo de evidências de ligação só é possível se o mesmo gene principal estiver envolvido em uma parte substancial destas famílias. Se os pares de irmãos forem uma mistura de casos nos quais estiverem envolvidos genes principais diferentes e incluírem casos nos quais a doença é causada por uma infeliz combinação de vários pequenos desvios genéticos, o método do par de irmãos pode não produzir resultados positivos.

Estas considerações sugerem a seguinte estratégia alternativa: selecionar grandes famílias com muitos membros afetados. Aqui temos a melhor chance de identificar um gene principal. A localização e análise de tal gene e seu mecanismo de ação após a clonagem posicional (Seção 3.1.3.9) pode ser bem-sucedida. Entretanto, um resultado positivo de ligação não pode ser generalizado para todos os outros casos e famílias com esta doença. Mas, uma vez sugeridos os mecanismos fisiopatológicos envolvidos pela natureza do gene detectado, pode ser iniciada a procura por genes funcionalmente correlatos que possam estar implicados em outros casos. Grandes famílias com muitos membros apresentando doenças psiquiátricas são bastante raras. As famílias com dois ou alguns membros afetados são muito mais comuns. Aqui uma certa homogeneidade pode ser obtida se as famílias forem selecionadas de uma população que tenha sido isolada por um longo tempo, de modo que os efeitos do fundador ou deriva genética, ou ambos, possam ter levado a um aumento nas freqüências de alguns genes (Veja Cap. 14).

Uma das mais ambiciosas tentativas de localizar um gene principal para distúrbio afetivo bipolar foi feita em uma grande família com muitos membros afetados entre os Amish, um isolado religioso na Pensilvânia. Os dados eram compatíveis com a suposição de um modo autossômico dominante de herança com 63% de penetrância. Um estudo de ligação usando *lod scores* parece dar nítidas evidências de ligação com dois marcadores no braço curto do cromossomo 11 — o gene de insulina e o gene para o oncogene HRAS1 [8]. Esta localização pareceu plausível, pois o gene estrutural para tirosina hidroxilase está situado na mesma área. Esta é a enzima limitadora de velocidade para a síntese de catecolaminas, que pode estar envolvida nos distúrbios afetivos. Infelizmente, entretanto, esta ligação não foi confirmada por estudos posteriores em famílias de outras populações, e nem mesmo em um reestudo com a adição de mais casos na mesma família [25]. A falta de confirmação dentro da mesma família indica uma grande fraqueza do método de *lod score*, pois a mudança na determinação da condição da doença de alguns pacientes no heredograma pode alterar substancialmente os *lod scores* e fazer com que resultados positivos não sejam mais compatíveis com a ligação.

Distúrbio Esquizoafetivo [40, 55]. A psiquiatria moderna começou com Kraepelin, que postulou dois grupos principais de doenças mentais: distúrbios afetivos e esquizofrenia. A maioria dos pacientes pode ser classificada em um destes dois grupos, e os estudos familiares confirmam esta subdivisão. Os casos secundários nas famílias de probandos esquizofrênicos tendem a ter esquizofrenia; aqueles nas famílias de pacientes com distúrbios afetivos são afetados principalmente por distúrbios afetivos. Entretanto, existem exceções. Entre os parentes de primeiro grau de pacientes com distúrbios afetivos, a esquizofrenia é um pouco mais comum que na população geral [37, 43], e entre parentes de probandos com esquizofrenia a proporção de pacientes com "grande depressão" está diminuída [32]. Além disso, os pacientes sofrem de uma "psicose esquizoafetiva", isto é, eles apresentam sinais clínicos de ambos os grupos de doenças. Entre seus parentes ambas as doenças estão aumentadas, somado isto a distúrbios esquizoafetivos [40, 51]. São ocasionalmente observados pares de gêmeos MZ em que um membro foi diagnosticado como esquizofrênico e o outro como tendo distúrbio afetivo. Portanto, pode haver genes que criam uma vulnerabilidade inespecífica, a qual leva a uma destas doenças, dependendo de condições adicionais. Além disso, em algumas famílias vemos co-segregação de alguns genes que aumentam a propensão para distúrbios afetivos, e outros para esquizofrenia.

Não há nenhuma evidência para ligação com marcadores ligados ao X em famílias nas quais são encontradas apenas *psicoses unipolares*. Além disso, neste grupo as mulheres são mais afetadas que os homens, a idade de início em geral é mais tardia, e em um grande subgrupo as depressões ocorrem em fases de instabilidade hormonal, como gravidez, após o parto, e especialmente durante a menopausa. Concluindo, os dados familiares sobre distúrbios afetivos, além de confirmarem a hipótese de uma forte contribuição genética, sugerem heterogeneidade genética e mecanismos biológicos diferentes.

16.2 Esquizofrenia

Diagnóstico e Epidemiologia [16, 20, 40]. A maioria dos psiquiatras concordaria com o diagnóstico de um caso "clássico" de esquizofrenia, mas há uma grande discordância quanto a casos menos típicos. Esta discordância tem sido superada, pelo menos em parte, pela adoção de critérios estritos para o diagnóstico clínico, em geral os da International Classification of Diseases (ICD), ou a terceira edição do Diagnosis and Statistical Manual of Mental Disorders (DSM III). A maioria dos dados discutidos neste capítulo não foi coletada usando nenhum destes sistemas. As diferenças nos critérios diagnósticos podem, portanto, existir entre autores diferentes.

As psicoses classificadas como esquizofrenia foram observadas em todas as populações estudadas. A prevalência durante a vida parece ser surpreendentemente semelhante (aprox. 1%). Isto faz com que a afirmativa de que a esquizofrenia é uma doença nova originada no século dezoito [16] não seja muito provável, a despeito da falta de evidências históricas convincentes antes desta data. Embora os problemas genéticos criados por esta doença tenham sido estudados repetidamente, não surgiram resultados claros.

Estudos Familiais e de Gêmeos na Esquizofrenia [17, 18, 21, 40, 44, 61]. A Fig. 16.2 resume os estudos de gêmeos sobre a esquizofrenia. Embora em geral apresentando uma concordância maior em MZ que em DZ, estes dados indicam um grau considerável de heterogeneidade estatística para a concordância em pares MZ. Estudos mais recentes geralmente mostram concordâncias mais baixas que os mais antigos. Em parte esta discrepância é causada pelo modo de avaliação. Os estudos mais antigos foram baseados em amostragem "representativa limitada" [11, 30, 48]: os probandos eram uma série não selecionada de pacientes, e os autores avaliaram se estes probandos tinham gêmeos, e se eles eram afetados ou não afetados. As séries mais recentes, por outro lado, são baseadas em amostragem "representativa ilimitada": todos os pares de gêmeos na população são primeiro avaliados, e depois são selecionados todos os pares nos quais pelo menos um gêmeo é esquizofrênico. Em contraste com a amostragem "representativa limitada", este método também inclui os probandos que são menos gravemente afetados, e portanto têm pouca ou nenhuma chance de serem incluídos em uma série baseada amplamente nas admissões hospitalares. As taxas mais baixas de concordância não são portanto surpreendentes. As taxas de concordância mais baixas para gêmeos MZ com sintomas clínicos mais brandos foram repetidamente relatadas em outros estudos [57].

Em alguns estudos, a análise de pares de gêmeos MZ revelou diferenças na personalidade pré-mórbida durante a infância e a juventude [48, 49]. O Quadro 16.3 mostra alguns dos fatores ambientais estudados em uma série finlandesa de gêmeos. As diferenças em saúde e nas atitudes dos genitores e irmãos, especialmente o co-gêmeo, combinadas ao estresse externo, levaram a uma psicose grave em alguns casos, enquanto outros são mais brandamente afetados ou mesmo saudáveis, a despeito de sua constituição genética idêntica. O Quadro 16.3 inclui os eventos biográficos mais importantes que são considerados pelos autores orientados psicodinamicamente como responsáveis pelo início da esquizofrenia. O efeito destes eventos foi convincentemente mostrado pelas descrições das histórias de vida, como as quádruplas famosas Genain, monozigóticas que foram observadas por muitas décadas. Todas as quatro irmãs tinham esquizofrenia, mas o curso da doença era dependente das interações sociais, tanto com os genitores quanto entre elas mesmas, bem como com outros eventos de suas vidas [36, 42].

Quadro 16.3 Fatores ambientais em 16 gêmeos MZ discordantes para esquizofrenia (de Tienari 1963 [48])

	Gêmeos com esquizofrenia	Gêmeos não-psicóticos
Primogênito	10	6
Peso menor ao nascimento	8	6
Parto mais difícil	5	2
Maior durante infância	7	9
Dominante durante infância	1	14
Mais ativo durante infância	6	8
"Tagarela" durante infância	4	12
Mais ajustado durante infância	8	—
Mais sensível durante infância	5	—
Mais tímido durante infância	8	4
Melhor no colégio	3	10
Começou a trabalhar mais cedo	1	6
Deixou o lar dos pais mais cedo	—	6
Casou mais cedo	1	10
Solteiro (gêmeo casado)	7	—
Condição social mais baixa	6	—
Mais retraído	7	—
Mais doente durante infância	3	2
Mais forte durante infância	7	9

Um argumento contra uma interpretação genética da concordância em gêmeos MZ criados juntos é baseado em sua íntima interação social, que reforçaria os sintomas esquizofrênicos no segundo gêmeo se um fosse afetado (Seção 6.3.4). Entretanto, existem relatos de pelo menos 12 pares de gêmeos criados separadamente nos quais pelo menos um gêmeo tornou-se esquizofrênico. Em sete pares, o outro gêmeo também era esquizofrênico [18], um dado de acordo com o relatado para gêmeos MZ criados juntos (Fig. 16.2). Um outro argumento é que um genitor esquizofrênico criaria condições deficientes para o desenvolvimento mental do filho, e assim aumentaria o risco da criança de também se tornar esquizofrênica. Esta questão pode ser respondida pelo estudo comparativo de filhos de gêmeos MZ discordantes. Se a presença ou ausência de um genitor esquizofrênico fosse um fator significativo, os filhos de gêmeos clinicamente saudáveis seriam menos freqüentemente afetados pela esquizofrenia que os filhos de gêmeos com esquizofrenia. Tal estudo na Dinamarca falhou em mostrar esta diferença [10], apoiando assim a interpretação genética.

A análise dos padrões de interação entre os genitores e os gêmeos mostrou que os genitores em geral não *atuam* espontaneamente de um modo mais parecido com os MZ do que com os gêmeos DZ, mas suas *reações* aos MZ são mais parecidas, pois estes gêmeos *agem* similarmente [26]. Portanto, a concordância mais alta entre os MZ que entre os DZ não pode ser explicada plausivelmente pela pressuposição de que os genitores tratam os MZ de uma forma mais parecida com a forma com que tratam os DZ.

Dados de Riscos Empíricos. Os dados de riscos empíricos para a esquizofrenia sugerem as seguintes conclusões (Quadro 16.4):

a) Parentes em primeiro grau de esquizofrênicos têm um risco 20 vezes aumentado de desenvolver a doença, comparados com a população geral. O risco real absoluto é de cerca de 6 a 15%.
b) O risco é mais alto nos parentes de probandos com sintomas catatônicos e hebefrênicos que em relação aos probandos com esquizofrenia paranóide ou a chamada esquizofrenia simples.
c) Dentro das famílias há uma correlação de subtipos clínicos. Os parentes de catatônicos têm um risco mais alto de se tornarem catatônicos que os parentes do tipo paranóide. Entretanto, o risco dos parentes de catatônicos e hebefrênicos se tornarem paranóicos também está aumentado, comparado à média da população, e vice-versa.
d) O risco para os irmãos de probandos afetados é mais baixo (cerca de 10%) quando ambos os genitores do probando não

Quadro 16.4 Dados de riscos empíricos de esquizofrenia em parentes de pacientes afetados (de Propping 1989 [40])

	N.º de estudos	Risco durante a vida	
		média %	faixa
Genitores	14	5,6	(5-10)
Irmãos (todos)	13	10,1	(8-14)
Genitores não afetados	9	9,6	
Um genitor afetado	5	16,7	
Ambos genitores afetados	5	39,2	
Filhos	7	12,8	(9-16)
Meios-irmãos	5	4,2	
Sobrinho/sobrinha	6	3,0	(1-4)
Netos	5	3,7	(2-8)
Primos em 1.º grau	3	2,4	(2-6)
População (prevalência durante a vida)		~1,0%	

são afetados. É mais alto com um (risco real: 17%) e ainda mais alto com dois genitores afetados (risco real, 40%).

e) Entre os parentes de esquizofrênicos geralmente são observados tipos de personalidade que, embora não realmente anormais, se desviam do normal e são em geral classificados como esquizóides [6].

Estes dados devem ser usados com cuidado na consulta genética. Por exemplo, quanto mais alto o número de parentes afetados no heredograma, maior o risco de que futuros filhos sejam afetados. Hanson e Gottesman [21] fizeram um quadro no qual o risco é diferenciado de acordo com o número de parentes do consulente afetados e não afetados, especialmente irmãos. Estes dados são baseados em um modelo biométrico, e embora um tanto teóricos, ainda podem ser úteis. (Para uma discussão mais completa veja [40].)

A agregação familiar de um distúrbio psiquiátrico não significa necessariamente que estejam envolvidos fatores genéticos. Ambientes familiares patogênicos podem levar a um resultado similar, e psiquiatras sociais estão procurando ativamente tais fatores familiais. Embora os resultados dos estudos de gêmeos forneçam evidências mais críticas em favor da suscetibilidade genética, a utilidade dos dados de gêmeos, especialmente em genética do comportamento, também pode ser disputada (veja Cap. 6.3.4). O melhor modo de separar a contribuição relativa da genética e os efeitos ambientais é comparar os filhos adotados com seus genitores biológicos e adotados.

Estudos de Adoção na Esquizofrenia. O primeiro estudo de adoção na esquizofrenia foi publicado por Heston em 1966 [23]. Ele examinou adultos que foram adotados no início da vida, e cujas mães sofriam de esquizofrenia. Os probandos foram separados de suas mães biológicas, não tiveram contato com elas, e não viviam com parentes maternos.

Cinco dos 47 da prole neste estudo foram afetados pela esquizofrenia. Esta incidência é semelhante à que ocorre entre filhos que viveram com seus pais esquizofrênicos. Por outro lado, nenhum dos 50 indivíduos em um grupo-controle ajustado de pessoas adotadas com genitores não-esquizofrênicos tornou-se esquizofrênico. Metade dos filhos de mulheres esquizofrênicas que não foram afetados por esquizofrenia manifesta mostraram um excesso significativo de desajuste psicossocial. A outra metade era de adultos notavelmente bem-sucedidos.

Foram feitos estudos mais elaborados por uma equipe de pesquisadores americanos e dinamarqueses na Dinamarca, onde há disponibilidade de registros de boa qualidade sobre adoção bem como sobre esquizofrenia. Demonstrou-se que a incidência de esquizofrenia em parentes biológicos de esquizofrênicos adotados era cerca de três vezes mais alta que em seus parentes adotivos; que os genitores adotivos de probandos equizofrênicos não tinham esquizofrenia mais freqüentemente que os adotivos de filhos não-esquizofrênicos (eles mostraram mais freqüentemente outros tipos de anomalias psicológicas); e que os filhos de genitores esquizofrênicos tinham o mesmo risco de esquizofrenia, independentemente de eles serem criados por seus genitores ou adotados no início da vida. As influências intra-uterinas ou perinatais de mães biológicas de pacientes esquizofrênicos foram excluídas examinando-se adotados que eram meios-irmãos paternos de esquizofrênicos, e portanto mostraram apenas uma hereditariedade comum com o pai. Neste grupo, a esquizofrenia era também mais freqüente que entre os controles (adotados sem meios-irmãos esquizofrênicos de outros parentes).

Hipóteses Biológicas na Esquizofrenia. As pesquisas biológicas na esquizofrenia têm sido lentas, a despeito de todos os esforços que foram feitos durante décadas. As interpretações são difíceis porque não há medida somática qualitativa ou quantitativa pela qual possa ser diagnosticada a esquizofrenia. O diagnóstico depende das evidências clínicas que podem ser interpretadas diferentemente por diferentes psiquiatras, e podem variar entre países. As dificuldades diagnósticas são destacadas pelo fato de alguns estudos considerarem necessário usar um grupo de vários psiquiatras de modo a obter um diagnóstico.

Todos os dados de gêmeos, famílias e estudos de adoção sobre esquizofrenia podem ser mais facilmente explicados pelo modelo de herança multifatorial em combinação a um efeito de limiar. Alguns pesquisadores usando dados familiares tentaram estabelecer e testar modelos teóricos mais sofisticados, por exemplo, introduzindo dois limiares, ou supondo, além disso, genes principais [16]. Tentativas análogas foram feitas para distúrbios afetivos [51]. Até agora não foram obtidos resultados convincentes. Como destacado ao longo deste volume, os modelos multifatoriais permitem apenas uma descrição geral e preliminar dos achados genéticos (Cap. 6). Por exemplo, eles não excluem a possibilidade de que em algumas famílias genes principais possam contribuir para a disposição genética, pois a heterogeneidade genética entre famílias é provável. Neste nível preliminar da análise genética, a situação é descrita pela *hipótese de diátese-estresse* [6, 17]: situações de estresse que são superadas pela maioria das pessoas e podem levar a sintomas "neuróticos" em outros, podem disparar uma psicose esquizofrênica em pessoas geneticamente predispostas. Esta explicação, entretanto, não é bem satisfatória. A dúvida é: que alterações psicológicas geneticamente determinadas acentuam o risco de um indivíduo se tornar esquizofrênico?

Novamente, como nos distúrbios afetivos, as hipóteses atuais são centradas em torno de anomalias do metabolismo de neurotransmissores [16]. Existem algumas evidências, por exemplo, de que este grupo de doenças pode ser causado pela hiperatividade de dopamina. Por exemplo, substâncias que levam a uma liberação de dopamina, como a anfetamina, podem disparar uma fase psicótica. Os neurolépticos, por outro lado, conhecidos como atenuantes dos sintomas esquizofrênicos, bloqueiam os receptores de dopamina. Já foram discutidos muitos mecanismos que podem levar a tal hiperatividade de dopamina. Por exemplo, pode haver anomalias genéticas de receptores de dopamina. A metionina pode levar a reações psicóticas agudas em esquizofrênicos crônicos. Por outro lado, a droga psicomimética mescalina é um derivado metilado da dopamina, um precursor norepinefrínico. É possível que alguns esquizofrênicos tenham uma capacidade anormalmente alta de metilação de dopamina, e que a metionina, sendo uma fonte geral de grupos metila, acentue este efeito. Outros candidatos a uma possível psicotoxina endógena são derivados metilados de serotonina (5-hidroxitriptamina). Por exemplo, a captação cerebral de triptofano precursor de serotonina poderia estar reduzida. Isto também seria compatível com o efeito da metionina, pois a metionina bloqueia competitivamente a captação de triptofano. Uma outra possibilidade é um desequilíbrio entre um sistema hiperativo de dopamina cerebral e um sistema subativo de serotonina. Isto seria análogo à situação da doença de Parkinson, onde há um desequilíbrio entre uma acetilcolina hiperativa e um sistema de dopamina subativo (veja a lista de neurotransmissores, Seção 15.2.3.6). Tem-se afirmado que a combinação da carga de triptofano com um inibidor de MAO, para evitar a degradação de serotonina, leva a uma melhora comportamental em alguns esquizofrênicos.

Estes exemplos mostram a direção na qual os conceitos e a experimentação estão atualmente se movendo. Entretanto, hipóteses bem diferentes estão ainda sendo discutidas, por exemplo, as que envolvem propriedades de membrana e processos imunes anormais. É possível que em muitos casos não apenas uma grande anomalia bioquímica, mas um conjunto de algumas ou várias pequenas anomalias, juntamente com o estresse externo, possam levar à ultrapassagem do limiar até a psicose. Em outros casos, uma grande anomalia pode ser decisiva. A história das teorias somáticas na esquizofrenia não é encorajadora. Em tal situação pode ser útil perguntar: O que é esquizofrenia? Ela realmente existe como uma doença?

"Esquizofrenia" à Luz da Genética Humana [40a]. Notamos anteriormente que o diagnóstico da esquizofrenia pode ser difícil e que em geral depende de critérios um tanto arbitrários. Na Seção 6.4.2 a contribuição da genética humana à teoria da doença é discutida em termos mais gerais. O conceito de uma doença determinada por uma única causa principal surgiu nas últimas décadas do século dezenove, quando a bacteriologia médica era a ciência biomédica líder. Este conceito mostrou seu poder explicativo quando os organismos causadores da tuberculose e da sífilis foram descobertos. O sucesso de terapias específicas com agentes quimioterápicos ou antibióticos teria sido impossível sem este conceito de doença.

O diagnóstico da demência precoce por Kraepelin (depois chamada de esquizofrenia por E. Bleuler) foi concebido à luz de tais modelos de doença, combinando um conjunto de sinais clínicos com a deterioração gradual observada nos estudos longitudinais dos pacientes. Este conceito diagnóstico admitia uma causa principal comum. Os geneticistas humanos são intuitivamente simpáticos a tal idéia porque seu conceito ideal de doença é o criado pelos "erros inatos do metabolismo" de Garrod [13], ou, ainda mais especificamente, pelas hemoglobinopatias, onde uma mutação específica determina uma anomalia de proteína, levando a *uma* doença característica (Seção 7.3.2). Psiquiatras de renome, como K. Jaspers e E. Bleuler, perceberam logo que uma aplicação tão direta deste modelo a este grupo de doenças poderia levar a conclusões erradas. Durante as décadas seguintes, entretanto, o conceito de Kraepelin sobre a doença demonstrou-se bem viável, sobrevivendo até mesmo à descoberta de que muitos casos não apresentavam deterioração, e que grande parte da deterioração observada (*não* toda ela) tinha sido um artifício causado pela longa hospitalização [7]. A sobrevivência deste conceito diagnóstico foi obtida, pelo menos em parte, por uma estratégia interessante: sempre que os sintomas característicos de esquizofrenia foram observados em associação a achados que sugeriam uma doença orgânica, o diagnóstico de esquizofrenia foi negado. Freqüentemente ele era substituído por diagnósticos como "reação esquizofrênica". Quando todos os pacientes com sintomas esquizofrênicos que apresentaram sinais de uma doença orgânica específica foram excluídos, restou um grupo de doença para a qual não se podia encontrar os fatores causais específicos.

Sintomas similares aos da esquizofrenia foram descritos mais freqüentemente do que seria esperado por mero acaso em um grande número de doenças cerebrais orgânicas [39]. Além disso, existem muitos relatos de atrofia cerebral em esquizofrênicos crônicos. É verdade que em muitos destes casos nenhuma disposição genética para uma "verdadeira" esquizofrenia pôde ser demonstrada pelos estudos familiais, e a história natural da condição foi a de uma doença subjacente, e não de esquizofrenia. Por outro lado, é difícil escapar da conclusão de que "se o diagnóstico orgânico não fosse atingido independentemente da sintomatologia psiquiátrica, a maioria dos casos teria sido considerada indubitavelmente esquizofrênica". Além disso, mais anomalias de EEG foram encontradas na esquizofrenia esporádica que na familial [29], sugerindo um subgrupo "orgânico", não-hereditário.

Há também um número bem definido de condições genéticas nas quais as psicoses semelhantes à esquizofrenia parecem ser mais comuns do que seria esperado por acaso (Quadro 16.5). Tais psicoses também foram descritas em várias outras condições nas quais é possível um risco aumentado, mas as evidências são tão escassas que não se pode tirar conclusões. Os exemplos incluem: cariótipos 45,X e XYY, tipos adultos de várias lipidoses, hiperplasia adrenal congênita, homocistinúria, doença de Wilson e várias outras [39]. Algumas destas condições, quando consideradas à luz da hipótese patogenética discutida com base em outras evidências, sugerem mecanismos biológicos plausíveis, por exemplo, os que levam a um suprimento reduzido de ácido fólico ou influenciam o metabolismo e funcionamento de aminoácidos sulfatados, como a metionina. Tais pacientes podem ter uma capacidade anormalmente alta de metilação de dopamina. A metionina, sendo uma fonte geral de grupos metila, pode acentuar este efeito.

A maioria dos pacientes com diagnóstico de esquizofrenia não pode ser classificada como tendo uma doença orgânica nitidamente genética ou não-genética. Entretanto, em muitos casos foram descritos pequenos desvios funcionais e morfológicos, como uma redução anatômica ou uma disfunção do córtex pré-frontal (avaliada, por exemplo, por tomografia computadorizada, tomografia de emissão de pósitrons, medidas *in vivo* do fluxo sangüíneo cerebral [58]), redução de MAO e outras enzimas, ritmo instável juntamente com alguma redução de atividade α no EEG, ou leves desvios nos potenciais de EEG evocados visualmente ou acusticamente. Aqui os estudos de pares MZ discordantes para esquizofrenia nos deram resultados interessantes [15]. Por exemplo, o hipocampo é geralmente menor no gêmeo afetado (avaliado pela imagem de ressonância magnética) [47]. Entretanto, nenhum destes desvios pode ser encontrado em todos os esquizofrênicos, e há sempre a questão de estarem relacionados à causa da doença. Uma complicação adicional é introduzida pelo fato de a maioria dos pacientes observados pela primeira vez ter sido tratada com drogas psicotrópicas, que podem ter mudado muitos dos parâmetros de possível interesse.

Estes pequenos desvios, entretanto, sugerem ainda uma outra questão: algumas das condições citadas no Quadro 16.5 têm um modo de herança autossômico recessivo; em uma condição dominante, como a porfiria, os sinais clínicos são vistos apenas sob condições especiais de estresse. Não seria possível que os heterozigotos, para leucodistrofia metacromática ou homocistinúria, por exemplo, tenham uma propensão maior a se tornarem esquizofrênicos, especialmente se esta "fraqueza" genética se combinar a outras propensões, ou se forem adicionados fatores somáticos ou de estresse psicológico? Um possível ligeiro aumento do risco de psicoses nos heterozigotos para PKU já foi mencionado (Seção 7.2.2.8). O modelo genético de herança multifatorial serve apenas para descrever observações em um nível preliminar: ele cria dúvidas em vez de respondê-las. Na esquizofrenia, as respostas seriam mais fáceis se o conceito monocausal de doença sugerido por Kraepelin e seus sucessores fosse substituído por um conceito multicausal. O cé-

Quadro 16.5 Distúrbios genéticos nos quais um risco aumentado de desenvolver psicose similar a esquizofrenia é provável (modificado de Propping 1983 [39]; para mais dados veja [40])

Condição	Achados relatados
XXY (Klinefelter)	A taxa de psicoses semelhantes à esquizofrenia está provavelmente aumentada em um fator de 3.
XXX	A taxa de psicoses semelhantes à esquizofrenia está provavelmente aumentada em um fator de 3.
$18q^-$ ou r(18)	Retardo mental moderado, desenvolvimento lento, episódios psicóticos (semelhantes à esquizofrenia ou ao tipo maníaco-depressivo) na infância ou na vida adulta.
Doença de Huntington	Psicoses semelhantes à esquizofrenia nas fases iniciais da doença.
Porfiria intermitente aguda	Vários sintomas psiquiátricos incluindo "esquizofrenia" são ocasionalmente relatados.
Porfiria variegada	Um relato de caso de psicose semelhante à esquizofrenia; carga de serina produziu sintomas psicóticos.
Leucodistrofia metacromática, tipo adulto	Numerosos relatos de psicoses apresentadas como "esquizofrenia"; foram detectados casos ao acaso ou por triagem sistemática em psicóticos.
Xantomatose cerebrotendinosa	4 de 35 pacientes homozigotos mostraram sinais definidos de uma psicose semelhante à esquizofrenia.
Calcificação familial de gânglio basal	Psicose semelhante à esquizofrenia concordante em um par de gêmeos idênticos, e ocorrência familial.

rebro humano é um sistema complexo, no qual interage um grande número de subsistemas estruturais ou bioquímicos. Sua reação aos fatores de estresse exógenos e endógenos depende da variação individual, geneticamente determinada dentro destes subsistemas, da história de vida do indivíduo e do tipo e localização do estresse. Muitas combinações de fatores extrínsecos e intrínsecos de estresse podem levar ao mesmo resultado final ou a resultado semelhante. Aparentemente, o cérebro só tem um número limitado de modos de reagir a tal estresse, e a reação depende dos subsistemas específicos para os quais o estresse é dirigido e de suas suscetibilidades intrínsecas.

Isto nos leva à questão das *causas* da patogenia. Que *mecanismos* do cérebro estão alterados na esquizofrenia e como os sinais clínicos e sintomas são produzidos por estas alterações? Os modelos foram discutidos, alguns deles muito elaborados (veja também as várias discussões em [19]), mas até agora nenhuma teoria coerente teve o apoio de vários especialistas. Entretanto, existem algumas evidências de que a via comum final, na qual todos os fatores etiológicos se juntam, pode ter algo a ver com a disfunção da atenção ou "filtragem errada de informações" (Erlenmeyer-Kimling; veja também [33]). Uma vez iniciado um funcionamento anormal, haverá uma tendência inerente de autoperpetuação. A evolução deu ao cérebro humano a habilidade de "aprender". Isto significa que os padrões de funcionamento mudam a estrutura das conexões entre os neurônios de tal modo que a repetição desta função torna-se mais fácil. Sob condições normais esta habilidade tem vantagens seletivas. Ela ajuda as pessoas a lidar com as demandas de uma ampla variedade de ambientes. Entretanto, como em muitas outras adaptações biológicas, ela pode se tornar desastrosa sob condições especiais, ou seja, quando o padrão funcional oferecido para a "aprendizagem" é contraprodutivo.

Um mecanismo análogo está bem estabelecido para outra doença cerebral (ou grupo de doenças cerebrais): epilepsia. Cada convulsão epilética pode ser vista como propiciando uma seguinte. Aparentemente, a convulsão epilética é outro dos vários modos que o cérebro tem de reagir a muitos estímulos diferentes. Muitos dos princípios discutidos em alguma profundidade nesta seção sobre esquizofrenia também podem ser deduzidos usando-se a etiologia e a patogenia da epilepsia como exemplo [1].

Estratégias de Pesquisa para Posterior Elucidação da Base Genética da Esquizofrenia [40a]. Como explicado acima, o conceito de doença da "esquizofrenia" é fenomenológico. Diferentemente da tuberculose ou da fenilcetonúria, ela não implica uma causa principal única. Isto não necessariamente diminui seu valor diagnóstico como base para a terapia. Como discutido em maiores detalhes na Seção 6.4, não há um "sistema natural de doenças". Unidades de doença e categorias diagnósticas em última análise são feitas para servir a finalidades práticas: para ajudar o médico em suas tentativas de auxiliar seus pacientes [54]. Além disso, a análise de agregação familiar, além de seu valor na consulta genética, dá indícios para uma melhor compreensão das causas. Para melhor elucidação, são sugeridas as seguintes estratégias:

1. Os estudos em "famílias múltiplas" (famílias com vários membros afetados) oferecem a melhor chance de se descobrir genes importantes, e portanto anomalias bioquímicas principais.
2. Os estudos prospectivos a longo prazo sobre crianças de alto risco (ex. crianças com genitores esquizofrênicos) prometem valiosas informações. Tais estudos agora estão sendo feitos por vários grupos [9, 12, 24, 34].
3. A variabilidade genética na faixa normal de parâmetros tida como de possível importância deve ser estudada.
4. Em algumas famílias, uma infeliz combinação de leve variação quantitativa nas variáveis bioquímicas e estruturais pode ter causado a doença aproximadamente do mesmo modo que o estrabismo (Seção 6.1.2.7).

Os estudos podem ser feitos em dois níveis: no nível do produto gênico — bioquímico e do gene — e no nível do DNA (Cap. 6). Os estudos em nível bioquímico incluem os neurotransmissores, suas enzimas e receptores. No momento, entretanto, muito mais está sendo esperado dos estudos no nível do gene-DNA, a despeito do fato de tais estudos terem falhado em produzir resultados convincentes. Em uma doença como a esquizofrenia, o método direto de *lod score* para detectar ligação tem dificuldades porque os fenótipos não permitem a avaliação inequívoca dos genótipos. O método do par de irmãos [38, 41], por outro lado, é mais útil. Os elaborados estudos de ligação podem ser prejudicados se a doença se mostrar em algumas famílias co-segregando com uma anomalia cromossômica visível, por exemplo, uma translocação. Tal translocação não balanceada foi encontrada em um tio e seu sobrinho em 5q11-5q13.3; ambos sofriam de esquizofrenia [2]. Os estudos de ligação em uma grande família da Islândia pareciam confirmar a ligação de um gene principal na mesma área do cromossomo 5 com esquizofrenia [46], mas esta ligação foi logo excluída em um grande heredograma da Suécia [27]. Este resultado pode ser interpretado de dois modos: ou o resultado positivo de ligação foi acidental, ou reflete uma heterogeneidade genética. Na Islândia, um gene principal pode causar esquizofrenia sendo diferente do da Suécia e de outras áreas, onde os estudos de ligação tiveram resultados negativos. Estes resultados mostram as dificuldades de tais análises. Eles podem ser superados apenas pela cooperação internacional e cuidadosas estratégias de planejamento.

Os resultados de tal colaboração internacional foram publicados recentemente. A análise foi feita em três etapas: na primeira etapa, o genoma foi pesquisado sistematicámente usando o mapa de ligação Généthon [36a], que consiste em 413 marcadores polimórficos de microssatélites

(Seção 12.1.2), os quais cobrem 84% do genoma humano. Estes marcadores foram usados para triar grandes heredogramas da Islândia, um isolado geográfico. Vinte e seis loci foram sugestivos de ligação. Em uma segunda etapa, 10 destes loci foram acompanhados em famílias da Áustria, Canadá, Alemanha, Itália, Escócia, Suécia, Taiwan e Estados Unidos. A potencial ligação nos cromossomos 6p, 9, e 20 foi novamente observada. Uma terceira amostra independente, da China, usou o mapeamento fino da região 6p e mostrou evidências de ligação ou de desequilíbrio de ligação por estudos de associação (veja Seção 6.2). Estes e outros estudos deram evidências de um gene de esquizofrenia situado na área 6p, distal do complexo MHC (p = 0,00004). (Veja Seção 5.2.5). Ao mesmo tempo, este estudo mostrou que este não é o único locus gênico mutado na esquizofrenia. A comparação dos resultados de ligação de grandes heredogramas em vários países forneceu evidências de heterogeneidade de locus, ou seja, loci diferentes contribuindo para a propensão à doença. Alguns genes principais (Seção 6.1.2.3) podem estar envolvidos (transmissão oligogênica).

Tais estudos são embaraçosos; eles requerem muito tempo e esforços de muitos cientistas. Entretanto, a recompensa vale a pena. Uma vez que o gene seja definitivamente localizado, ele poderá ser identificado (veja Cap. 3) e elucidada sua função na saúde e na doença.

Avaliação Crítica das Tentativas em Correlàcionar a Variabilidade Comportamental às Diferenças Bioquímicas no Funcionamento do Cérebro. A despeito de hipóteses sugestivas, as tentativas em explicar o comportamento anormal ou normal em termos de um mecanismo bioquímico geneticamente determinado do funcionamento cerebral desviante até agora têm falhado. Mas este enfoque merece ser seguido.

Devemos ter em mente, entretanto, que a norepinefrina, a dopamina, e a serotonina são apenas parte de todos os neurotransmissores. Poucas pesquisas genéticas, se alguma, foram feitas sobre outros neurotransmissores citados na Seção 15.2.3.6. Entretanto, os neurotransmissores e seus receptores podem ser apenas um aspecto do funcionamento cerebral no qual podem ser esperadas diferenças individuais. Até agora, outras variáveis potenciais, como diferenças individuais no crescimento do cérebro, número de células nervosas, número de conexões entre as células nervosas e mielinização não foram estudadas no grau necessário. Além disso, foi mostrado que mesmo o desenvolvimento de conexões sinápticas entre as células nervosas pode se fazer apropriadamente apenas quando as células nervosas estão funcionando. Por exemplo, o número de dendritos apicais na região óptica do cérebro de camundongo é reduzido se os animais forem criados no escuro [52]. O ritmo α occipital do EEG humano é em média menos desenvolvido em adultos que nasceram cegos [5]. Como notado acima, a variabilidade interindividual do EEG, especialmente o desenvolvimento do ritmo α, é determinada exclusivamente pela genética [53], sob condições normais. Entretanto, as estruturas cerebrais que produzem o EEG do córtex óptico podem se desenvolver adequadamente apenas se receberem um *input* sensorial adequado. O programa genético do desenvolvimento cerebral só pode ser na interação com o ambiente.

Comparando nossa compreensão sobre a variabilidade genética no funcionamento do cérebro influente no comportamento humano com nossos conhecimentos da dotação genética das hemácias, que logicamente é muito mais simples (Seções 7.2, 7.3), percebemos como nossas informações são fragmentadas em relação ao comportamento. Enquanto no gene da hemoglobina podemos seguir a influência de uma alteração bem definida na seqüência de DNA passo a passo até o fenótipo alterado, na genética do comportamento ficamos com medidas e comparações de fenótipos que estão muito distantes da ação gênica. Demos apenas os primeiros passos na análise de variáveis intervenientes. Os mecanismos são mais complicados? O desenvolvimento no indivíduo é menos estritamente programado e menos autônomo? Irá a interação com o ambiente tornar-se mais essencial para o funcionamento do cérebro e até mesmo para sua estrutura? Tais achados não seriam surpreendentes, pois o cérebro humano é o último e mais complexo produto da evolução. Os poucos resultados disponíveis apóiam esta visão.

No começo do Cap. 15 notamos que o campo da genética do comportamento humano é conceitualmente a área mais importante da genética *humana*. Ao mesmo tempo, entretanto, nossos conhecimentos neste campo ainda são insatisfatórios e fragmentados, e nossa estrutura teórica é menos elaborada. Em tal situação, as hipóteses científicas têm poucos fundamentos objetivos. Os cientistas são seres humanos com preconceitos e emoções. Eles são influenciados por suas tendenciosidades pessoais mais fortes que em campos com uma estrutura teórica mais elaborada e uma base empírica mais sólida. Na genética do comportamento um problema específico levantou as maiores controvérsias: as ditas diferenças intelectuais geneticamente determinadas entre grupos étnicos (Cap. 17).

Conclusões

Existem dois grupos principais de doenças mentais: os distúrbios afetivos, como depressão e mania, e o grupo da esquizofrenia. Os estudos usando métodos clássicos de genética humana, como a determinação de riscos de doenças entre parentes próximos, taxas de concordância entre gêmeos monozigóticos e dizigóticos e comparação de adotados com seus genitores biológicos e adotivos levaram à conclusão de que a variabilidade genética tem uma forte influência na suscetibilidade à doença. Os mecanismos permanecem desconhecidos. Os estudos de ligação usando marcadores de DNA foram feitos para identificar genes isolados que possam estar envolvidos na causa de doenças. Até agora, entretanto, estes estudos não produziram resultados geralmente aceitos e reprodutíveis.

Bibliografia

1. Anderson VE, Hauser WA, Penry JK, Sing CF (eds) (1982) Genetic basis of the epilepsies. Raven, New York
2. Bassett AS (1989) Chromosome 5 and schizophrenia: implications for genetic linkage studies, current and future. Schizophr Bull 15 : 393-402
3. Bertelsen A (1985) Controversies and consistencies in psychiatric genetics. Acta Psychiatr Scand 71Suppl 319 : 61-75
4. Bertelsen A, Harvald B, Hauge M (1977) A Danish twin study of manic-depressive disorders. Br J Psychiatry 130 : 330-351
5. Birbaumer N (1975) Physiologische Psychologie. Springer, Berlin Heidelberg New York
6. Bleuler M (1972) Die schizophrenen Geistesstörungen. Thieme, Stuttgart
7. Bodmer WF, Cavalli-Sforza LL (1976) Genetics, evolution and man. Freeman, San Francisco
8. Egeland JA, Gerhard DS, Pauls DL et al (1987) Bipolar affective disorders linked to DNA markers on chromosome 11. Nature 325 : 783-787
9. Erlenmeyer-Kimling L, Bernblatt B, Fluss J (1979) High-risk research in schizophrenia. Psychiatr Ann 9 : 38-51
10. Fischer M (1971) Psychoses in the offspring of schizophrenic monozygotic twins and their normal co-twins. Br J Psychiatry 118 : 43-52
11. Fischer M, Harvald B, Hauge M (1969) A Danish twin study of schizophrenia. Br J Psychiatry 115 : 981-990
12. Garmezy N (1974) Children at risk: the search for the antecedents of schizophrenia. II. Ongoing research programs, issues and intervention. NIMH Schizophr Bull 9 : 55-125

13. Garrod AE (1923) Inborn errors of metabolism. Frowde, London (Reprinted 1963 by Oxford University Press, London)
14. Gershon ES, Bunny WE, Leckman JF, van Eerdewegh M, de Bauche BA (1976) The inheritance of affective disorders: a review of data and of hypotheses. Behav Genet 6 : 227-261
15. Goldberg TE, Ragland JD, Fuller Torrey E et al (1990) Neuropsychological assessment of monozygotic twins discordant for schizophrenia. Arch Genet Psychiatry 47 : 1066-1072
16. Gottesman I (1991) Schizophrenia genesis. The origins of madness. Freeman, New York
17. Gottesman I, Shields J (1972) Schizophrenia and genetics. Academic, New York
18. Gottesman I, Shields J (1982) Schizophrenia, the epigenetic puzzle. Cambridge University Press, Cambridge
19. Gray JA, Feldon J, Rawlins JN et al (1991) The neuropsychology of schizophrenia. Behav Brain Sci 14 : 1-84
20. Häfner H (1992) Epidemiology of schizophrenia. In: Ferrero EP, Haynal AE, Sartorius N, Libbey J (eds) Schizophrenia and affective psychoses. Nosology in contemporary psychiatry. Libbey, Rome, pp 221-236
21. Hanson DR, Gottesman (1992) Schizophrenia. In: King RA, Rotter JI, Motulsky AG (eds) The genetic basis of common diseases. Oxford University Press, New York
22. Hebebrand J, Henninghausen K (1992) A critical analysis of data presented in eight studies favoring X-linkage of bipolar illness with special emphasis on forward genetic aspects. Hum Genet 90 : 289-293
23. Heston LL (1966) Psychiatric disorders in foster home reared children of schizophrenic mothers. Br J Psychiatry 112 : 819-825
24. Itil TM, Hsu W, Saletu B, Mednik S (1974) Computer EEG and auditory evoked potential investigations in children at high risk for schizophrenia. Am J Psychiatry 131 : 892-900
25. Kelsoe JR, Ginns EL, Egeland JA et al (1989) Re-evaluation of the linkage relationship between chromosome 11p loci and the gene for bipolar affective disorders in the Old Order Amish. Nature 342 : 238-243
26. Kendler KS (1983) Overview: a current perspective on twin studies of schizophrenia. Am J Psychiatry 140 : 1413-1425
27. Kennedy JL, Giuffra LA, Moises HW et al (1988) Evidence against linkage of schizophrenia to markers on chromosome 5 in a northern Swedish pedigree. Nature 336 : 167-170
28. Koller S (1940) Methodik der menschlichen Erbforschung. II. Die Erbstatistik in der Familie. In: Just G, Bauer KH, Hanhart E, Lange J (eds) Methodik, Genetik der Gesamtperson. Springer, Berlin, pp 261-284 (Handbuch der Erbbiologie des Menschen, vol 2)
29. Kendler KS, Hays P (1982) Familial and sporadic schizophrenia: a symptomatic, prognostic, and EEG comparison. Am J Psychiatry 139 : 1557-1562
30. Kringlen E (1967) Heredity and environment in the functional psychoses. Heinemann, London
31. Leonhard K (1957) Aufteilung der endogenen Psychosen. Akademie, Berlin
32. Maier W, Lichterman D, Minges D et al (1993) Continuity and discontinuity of affective disorders and schizophrenia: results of a controlled family study. Arch Gen Psychiatry 50 : 871-883
33. Matthyse S, Spring BJ, Sugorman J (eds) (1978) Attention and information processing in schizophrenia. J Psychiatr Res 14 :1-331
34. Mednik SA, Mura E, Schulsinger F, Mednik B (1973) Perinatal conditions and infant development in children with schizophrenic parents. Soc Biol 20 : 111-112
35. Mendlewicz J, Rainer JD (1977) Adoption study supporting genetic transmissions in manic-depressive illness. Nature 268 : 327-329
36. Mirsky AF, Quinn OW (1988) The Genain quadruplets. Schizophr Bull 14 : 595-612
36a. Moises HW, Yang L, Kristbjarnarson H et al. (1995) An international two-stage genome-wide search for schizophrenia susceptibility genes. Nature [Genet] 11 : 321-324
37. Odegard O (1972) The multifactorial theory of inheritance in predisposition to schizophrenia. In: Kaplan AJ (ed) Genetic factors in schizophrenia. Thomas, Springfield, pp 256-275
38. Ott J (1990) Cutting a Gordian knot in the linkage analysis of complex human traits. Am J Hum Genet 46 : 219-221
39. Propping P (1983) Genetic disorders presenting as "schizophrenia." Karl Bonhoeffer's early view of the psychoses in the light of medical genetics. Hum Genet 65 : 1-10
40. Propping P (1989) Psychiatrische Genetik. Springer, Berlin Heidelberg New York
40a. Propping P, Nothen MM (1995) Schizophrenia: genetic tools for unraveling the nature of a complex disorder. Proc Natl Acad Sci USA 92 : 7607-7608
41. Risch N (1890) Linkage strategies for genetically complex traits. II. The power of affected relative pairs. Am J Hum Genet 46 : 229-241
42. Rosenthal D (ed) (1963) The Genain quadruplets. Basic, New York
43. Rosenthal D (1970) Genetic theory and abnormal behavior. McGraw-Hill, New York
44. Rosenthal D, Kety SS (1968) The transmission of schizophrenia. Pergamon, Oxford
45. Rüdin E (1916) Studien über Vererbung und Entstehung geistiger Störungen. Springer, Berlin
46. Sherrington H, Brynjolfsson J, Petursson H et al (1988) Localization of a susceptibility locus for schizophrenia on chromosome 5. Nature 336 : 164-170
47. Suddath RL, Christison GW, Fuller Torrey E et al (1990) Anatomical abnormalities in the brains of monozygotic twins discordant for schizophrenia. N Engl J Med 322 : 789-794
48. Tienari P (1963) Psychiatric illnesses in identical twins. Acta Psychiatr Scand Suppl 171
49. Tienari P (1971) Schizophrenia and monozygotic twins. Psychiatr Fenn : 97-104
50. Torgersen S (1986) Genetic factors in moderately severe and mild affective disorders. Arch Gen Psychiatry 43 : 222-226
51. Tsuang MT, Faraone SV (1990) The genetics of mood disorders. Johns Hopkins University Press, Baltimore
52. Valverde F (1967) Apical dendritic spines of the visual cortex and light deprivation in the mouse. Exp Brain Res 3 : 337-352
53. Vogel F (1970) The genetic basis of the normal human electroencephalogram (EEG). Hum Genet 10 : 91-114
54. Vogel F (1990) Humangenetik und Konzepte der Krankheit. Springer, Berlin Heidelberg New York, pp 335-353 (Sitzungsberichte der Heidelberger Akademie der Wissenschaften, Math.-Naturwiss. Klasse, 6. Abhandlung)
55. Vogel F (1992) Für und wider die Einheitspsychose aus genetischer Sicht. In: Mundt C, Sass H (eds) Für und wider die Einheitspsychose.Thieme, Stuttgart, pp 110-119
56. Von Knorring AL, Cloninger R, Behman M, Sigvardsson S (1983) An adoption study of depressive disorders and substance abuse. Arch Gen Psychiatry40 : 943-950
57. Wahl OF (1976) Monozygotic twins discordant for schizophrenia: a review. Psychol Bull 83 : 91-106
58. Weinberg DR (1988) Schizophrenia and the frontal lobe. Trends Neurosci 11 : 367-370
59. Wender PH, Kety SS, Rosenthal D et al (1986) Psychiatric disorders in the biological and adoptive families of adopted individuals with affective disorders. Arch Gen Psychiatry 43 : 923-929
60. Winokur G, Tanna VL (1969) Possible role of X-linked dominant factor in manic-depressive disease. Dis Nerv Syst 30 : 89-94
61. Zerbin-Rüdin E (1967} Endogene Psychosen. In: Becker PE (ed) Humangenetik, ein kurzes Handbuch, vol 5/2, Thieme, Stuttgart, pp 446-573

17 Genética do Comportamento: Diferenças entre Populações

The significant problems we face
cannot be solved at the same level
of thinking we were at when we created them.

Albert Einstein

Diferenças em QI e Desenvolvimento entre Grupos Étnicos

Diferenças de Grupos em Características Comportamentais? A população humana é subdividida em subpopulações. Estas são chamadas de raças se tiverem uma certa quantidade de seus genes em comum, nos quais diferem de outras subpopulações. O termo "grupo étnico" em geral é usado quando os aspectos históricos e culturais são incluídos nos critérios de classificação. Os grupos geneticamente relacionados também tendem a ter tradições culturais e sistemas sociais comuns, e os conceitos de "raça" e "grupo étnico", portanto, se superpõem fortemente (Cap. 14). As composições genéticas das raças diferem porque se desenvolveram em isolamento reprodutivo, o que deve ter produzido flutuações aleatórias das freqüências gênicas e especialmente a fixação aleatória dos alelos. Além disso, pode ter havido condições seletivas diferentes. Hoje em dia, a migração com seu fluxo gênico acompanhante tende a diminuir as diferenças entre grupos. Como é visto no Cap. 14, as suscetibilidades genéticas a doenças, como o diabetes, e a habilidade em digerir alguns alimentos, como a lactose, mostram distribuições diferentes nos vários grupos raciais. É portanto concebível que os vários ambientes nos quais os grupos humanos viveram no passado tiveram demandas diferentes em seu comportamento, selecionando combinações diferentes de genes que influenciam o comportamento. A flutuação aleatória pode às vezes também ter afetado tais genes, pois os grupos humanos, na evolução inicial e por muitas gerações, consistiram em pequenos números de indivíduos, fornecendo oportunidades freqüentes de deriva genética. A existência de algumas diferenças genéticas entre grupos quanto ao comportamento não seria, portanto, supreendente.

Além destes aspectos muito genéricos, entretanto, as previsões mais específicas são arriscadas. Não sabemos quase nada sobre genes humanos que influenciem o comportamento na faixa normal; sabemos muito pouco sobre as habilidades especiais que os grupos humanos precisam para lidar com microambientes diferentes aos quais estiveram expostos no passado; temos ainda menos conhecimentos sobre as condições de vida cotidiana de nossos remotos ancestrais. As pessoas que viviam em áreas frias com longos invernos precisavam de uma melhor habilidade de planejar com antecipação seus suprimentos de alimentos? Os caçadores e agricultores nas florestas tropicais precisavam estar mais alertas e versáteis em conviver com perigos súbitos? As pessoas que viviam em savanas abertas e semidesertos estavam acostumadas a grupos sociais maiores, enquanto a floresta tropical favorecia grupos menores, como parece ser verdadeiro sobre os primatas subumanos? Simplesmente não sabemos. Os etnólogos observaram diferenças enormes, e em alguns casos, extremas, nos padrões de comportamento na mesma raça e entre grupos que viviam sob condições aparentemente muito semelhantes. Estas diferenças podem, por sua vez, influenciar a composição genética de tais populações, especialmente os genes que afetam características comportamentais. Assim, as inferências a partir de populações primitivas dos dias de hoje quanto a padrões de comportamento de nossos ancestrais que supostamente viveram sob condições similares são um tanto arriscadas. Entretanto, tais inferências geralmente são feitas, mas elas dependem significativamente de se a população primitiva selecionada para estudo é pacífica ou agressiva, sexualmente contida ou desinibida, cooperativa ou egoísta. Estas diferenças indicam fortemente que uma interpretação genética simplista não pode ser aplicada.

Para comparar características comportamentais que podem mostrar variabilidade genética entre as raças ou grupos étnicos de populações "civilizadas" dos dias de hoje, as comparações devem ser confinadas a grupos que vivem sob condições idênticas, tais como padrões familiares, educação, chances de entrar em várias carreiras ocupacionais, e outras funções deste tipo. Em situações conceitualmente mais simples, por exemplo, em cruzamentos animais, não sonharíamos em tirar conclusões de cruzamentos seletivos de animais de estoque a menos que tivéssemos mantido o ambiente cuidadosamente constante. Entre os humanos, por outro lado, raramente, ou nunca, existem condições comparáveis. Esta dificuldade torna todos os julgamentos ambíguos.

Foram documentadas duas diferenças principais entre grupos: a inteligência média mais alta e as conquistas intelectuais dos judeus ashkenazi comparados com as populações de gentios europeus e norte-americanos entre os quais eles vivem, e a média de QI dos afro-americanos mais baixa que a dos brancos e grupos de populações orientais dos Estados Unidos. A diferença judeus-gentios pode ter contribuído — mas certamente não foi o único motivo — para os movimentos anti-semitas em muitos países europeus que levaram ao genocídio da maioria das populações judaicas do centro e do leste da Europa pelo regime nazista. A diferença negros-brancos hoje dá argumentos pseudocientíficos aos racistas para discriminação contra os afro-americanos.

Inteligência e Desenvolvimento dos Judeus Ashkenazi [12; 13; 13a]. Os judeus ashkenazi da Europa viveram por muitos séculos sob condições de grave discriminação. Eles foram confinados a quarteirões restritos dentro de cidades, chamados guetos. Não podiam possuir propriedades e foram proibidos de exercerem muitas profissões. A situação mudou no século dezenove e início do vinte, quando os direitos civis foram conquistados nos países do oeste europeu. A discriminação social de vários graus continuou além deste tempo. Entretanto, muitas carreiras profissionais se abriram, e o resultado foi que logo os judeus foram freqüentemente encontrados em muitas profissões que exigiam grandes habilidades intelectuais.

Em 1907, por exemplo, cerca de 1% da população alemã era judia, mas 6% dos médicos e 15% dos advogados eram judeus [9]. Entre os professores universitários, a proporção de judeus (incluindo os batizados, uma exigência incomum para tal posição) em 1900-1910 era: 14,2% na advocacia; 12% nas artes e ciências, e 16,8% na medicina. Durante o inverno de 1924/1925, os judeus eram cerca de seis vezes mais freqüentes entre os estudantes universitários que a população em geral. Dados comparáveis e mais recentes estão disponíveis nos Estados Unidos. Por exemplo, 27% dos americanos que receberam o prêmio Nobel de 1901 a 1965 eram de origem judaica, embora os judeus constituíssem apenas cerca de 3% da população americana [5].

A maioria dos observadores concorda em que Marx, Freud, e Einstein estão entre os que influenciaram profundamente a civilização durante o último século. Todos os três eram originários de judeus ashkenazi.

Comparando os resultados de testes feitos entre grupos étnicos nos Estados Unidos e Canadá, a média dos judeus (quase todos de origem ashkenazi) é 5 a 10 pontos mais alta que a dos brancos não-judeus, especialmente nas partes verbais dos testes de QI [11].

Quais os motivos deste desempenho incomumente alto de um grupo étnico relativamente pequeno? Aqui, as explicações culturais indubitavelmente contribuem para a maioria ou mesmo para todas as diferenças. Socioeconomicamente, o grupo viveu por séculos sob condições nas quais apenas o desempenho intelectual poderia assegurar a sobrevivência. Uma grande ênfase na habilidade intelectual foi característica do clima cultural. As grandes aspirações, estímulo ao desempenho superior e um ambiente intelectualmente rico favorecem o desenvolvimento intelectual. Nas últimas décadas, o número relativamente menor de crianças nas famílias judaicas pode fornecer uma explicação adicional do porquê de se ter observado alto desempenho de crianças de famílias pequenas, especialmente os primogênitos [21]. O desafio de ser o "*marginal outsider*" ao maior desempenho na maioria das sociedades também pode ter contribuído para os resultados.

Por outro lado, as explicações genéticas não podem ser totalmente descartadas. A seleção em favor da capacidade intelectual dentro das comunidades judaicas favoreceu os "estudiosos", ou seja, os especialmente capazes de interpretar textos tradicionais tais como o Talmud. Estes estudiosos foram mantidos por suas comunidades e tiveram a oportunidade de se casar com as moças mais ricas. Como viviam em condições econômicas mais favoráveis que a maioria dos judeus que eram economicamente pobres na Polônia e na Rússia, a mortalidade de seus filhos deve ter sido mais baixa que a da população judaica em geral.

De fato, os dados da Polônia da metade do século dezoito sugerem que as famílias judaicas mais pobres tinham de 1,2 a 2,4 filhos *sobreviventes* por família, enquanto os judeus mais proeminentes tinham de 4 a 9 filhos que atingiam a vida adulta. Outro fator genético possível é a sobrevivência seletiva sob condições de perseguição durante os séculos. Possivelmente os adultos jovens mais espertos e ágeis tinham maior capacidade de escapar de mortes violentas, e portanto transmitir seus genes aos descendentes. O efeito de tal mortalidade "dependente de QI" pode ser significativo [12, 13].

Na ausência de conhecimentos específicos dos mecanismos genéticos que podem estar subjacentes a diferenças individuais em desempenho intelectual *não temos meios de decidir se os fatores genéticos contribuíram para a excelência intelectual dos judeus.* Não existem meios para resolver este problema, e não há modo de abordar a questão inequivocamente no presente estado de conhecimento da genética do comportamento humano.

Diferenças de QI Médio entre Grupos Étnicos nos Estados Unidos, Especialmente entre Grupos Étnicos Afro-americanos e Brancos. Dificuldades semelhantes se aplicam a um problema que causou um grau incomum de controvérsia pública: a diversidade de QI médio entre grupos étnicos nos Estados Unidos, especialmente afro-americanos e brancos [15, 18]. O leitor que acompanhou nossas considerações sobre a genética do comportamento humano, especialmente a discussão do conceito de herdabilidade e sua aplicação ao desempenho do teste de QI, agora deve ser capaz de dar suas próprias respostas. Existem dificuldades enormes em estabelecer um projeto experimental não-testável para avaliar a causa de uma variável, como QI, que é determinada por uma interação complexa de uma disposição genética com muitas influências diferentes do ambiente físico e sociocultural. O problema é ainda mais complexo que o das diferenças de QI nos judeus, pois as condições ambientais nas quais os afro-americanos têm vivido são muito mais diferentes que aquelas entre os brancos judeus e não-judeus.

Entretanto, o problema atraiu muita atenção. Assim, descrevemos resumidamente os fatos mais essenciais e alguns argumentos a favor e outros contra as interpretações genéticas [7, 8, 11, 15].

Como os testes de inteligência foram inicialmente feitos no exército dos Estados Unidos durante a Primeira Guerra Mundial, os afro-americanos mostraram consistentemente valores médios de QI mais baixos que os americanos brancos. A Fig. 17.1 mostra um resultado típico. Alguns achados parecem inquestionáveis:

a) Existe uma diferença média de cerca de 15 pontos de QI na maioria das comparações entre afro-americanos e brancos.
b) As distribuições de afro-americanos e brancos se superpõem fortemente. As diferenças entre os indivíduos de cada grupo podem ser maiores que as diferenças intergrupos nos valores médios. Alguns afro-americanos atingem níveis mais altos de desempenho. A população afro-americana como um todo compreende toda a gama de talentos humanos [7].
c) Há uma variabilidade considerável de meios e distribuições entre subgrupos dentro das populações branca e afro-americana, dependendo de as amostras virem do sul ou do norte, de áreas urbanas ou rurais, de crianças ou adultos etc. [11].

Explicação: Genética ou Socioeconômica? Foram oferecidos dois grupos de explicações para esta diferença: genética e socioeconômica. O quadro seguinte mostra alguns dos argumentos opostos uns aos outros.

Estes argumentos mostram o quão pouco mesmo uma argumentação muito sofisticada, baseada em estudos biométricos, pode ajudar a obter evidências decisivas quando não se sabe nada sobre os mecanismos biológicos envolvidos. Em vista de nosso atual estado de conhecimentos dos mecanismos biológicos subjacentes às diferenças na inteligência dentro da faixa normal, parecem fúteis as tentativas de elucidar os possíveis motivos genéticos para as diferenças de grupos no desempenho intelectual — especialmente a diferença de QI entre os afro-americanos e brancos.

Todas as Pesquisas Feitas Neste Campo São Científica e Socialmente Inúteis? Não consideramos que os trabalhos feitos até agora neste campo sejam cientificamente inúteis. Os estudos de

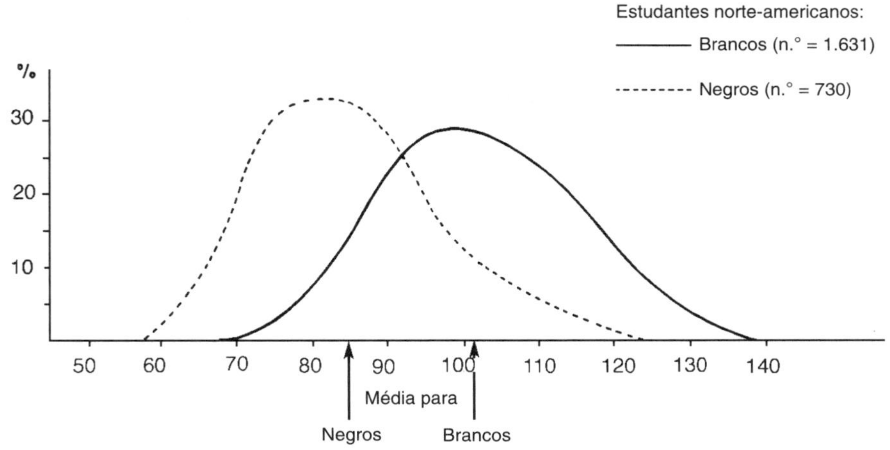

Fig. 17.1 Distribuição do QI em uma série de estudantes brancos (—) e afro-americanos (----). Em outras séries foram observados afro-americanos cujos resultados de testes foram iguais aos dos melhores brancos. (Dados de Roland e Swan 1965; veja Walter H, Grundriβ der Anthropologie, BLV, Munich, 1970)

Explicação genética	Explicação não-genética
O QI tem uma alta herdabilidade na população branca [7, 8]	As estimativas de herdabilidade intrapopulacionais são de valor científico altamente duvidoso [20] (veja Seções 6.1; 6.3; Apêndice 5). Os dados em geral são baseados em evidências politicamente tendenciosas e alguns dados são fraudulentos [1, 3, 4, 10]
É possível uma cautelosa extrapolação da herdabilidade das diferenças intragrupo para aquela entre grupos [8]	A extrapolação da herdabilidade das diferenças intragrupo para as intergrupo requer muitas suposições não-testáveis e é sem base científica (veja Seção 6.3.10 quanto à estatura)
As diferenças socioculturais podem explicar apenas uma minoria das diferenças: a) Outros grupos igualmente discriminados, como nativos americanos, não mostraram diferença de QI de ordem semelhante b) As diferenças são especialmente pronunciadas nos chamados testes livres de cultura c) As diferenças em testes-padrão de inteligência são menos pronunciadas em desempenho que nos testes verbais	As diferenças socioculturais e educacionais entre brancos e negros são suficientes para explicar as diferenças existentes Os testes livres de cultura não são realmente livres de cultura. O desempenho depende de: a) Treinamento intelectual. b) Interesse ativo em resolver quebra-cabeças que não estão relacionados aos problemas cotidianos.
As diferenças de QI não são eliminadas quando são aplicados os testes que usam a linguagem especial dos afro-americanos.	Os testes de QI são baseados na linguagem da população de classe média branca. Os testes que usam a linguagem de afro-americanos mostram melhores resultados.
Contrariamente ao seu pobre desempenho no teste (e seu correspondente pouco sucesso escolar), as crianças afro-americanas em geral apresentam um marcante grau de inteligência prática em situações do dia-a-dia. Este contraste pode ser explicado por dois níveis diferentes de desempenho intelectual: nível 1, sua habilidade em processar informações de um modo simples e direto, que é suficiente para a maioria das finalidades do cotidiano, e o nível 2, a habilidade em processar e rearranjar informações de um modo mais complexo que é necessário para o pensamento abstrato. A deficiência da maioria dos afro-americanos está relacionada ao nível 2, e não ao 1 [8].	A diferença entre a inteligência prática e a teórica nos afro-americanos pode ser explicada sociopsicologicamente: a) Os afro-americanos consideram o pensamento abstrato como menos interessante. b) Os afro-americanos interpretam o colégio e seus valores como uma imposição externa, da qual eles não tomam parte ativa. c) As crianças afro-americanas não são motivadas e apoiadas por seus pais na procura por conquistas intelectuais.
Apenas uma pequena parte das diferenças do teste é eliminada quando os testes são dados por instrutores afro-americanos.	Os testes de QI na maioria dos casos são dados por instrutores brancos, com uma motivação diminuída por parte das crianças afro-americanas.
Mesmo se o QI médio das crianças afro-americanas puder ser melhorado por adoção (veja a coluna oposta) em lares favoráveis de brancos, ficará uma diferença de QI entre estas crianças na escala seguinte (de alta para baixa): crianças brancas de pais biológicos/crianças brancas adotadas/crianças afro-americanas com maior proporção de genes de brancos/afro-americanos adotados com menor proporção de genes de brancos [16].	Crianças afro-americanas que foram adotadas por genitores brancos apresentam valores de QI que estão acima da média da população branca. Isto mostra a poderosa influência do ambiente, que é favorável em famílias que adotam crianças [16]. A diferença de QI entre crianças afro-americanas adotadas com maior proporção de genes de brancos e as que têm menos proporção pode ser totalmente explicada por diferenças ambientais específicas [16].

Explicação genética	Explicação não-genética
O exército norte-americano recusou uma proporção muito maior de alistados afro-americanos do que de brancos devido ao baixo desempenho nos testes de inteligência. Os pais afro-americanos de crianças alemãs (veja ao lado) foram selecionados por QI mais alto.	Não há diferença de QI entre as crianças alemãs cujos pais eram soldados afro-americanos e controles alemães apropriados [11].
As diferenças na mistura de brancos entre as crianças examinadas [15, 17] são tão pequenas que a correlação esperada de QI só pode ser demonstrada em uma amostra muito maior. A correlação entre a cor da pele e genes marcadores afro-americanos foi tão pequena neste estudo que a falta de correlação entre QI e a mistura branca é difícil de interpretar.	Não há correlação entre QI e a mistura de brancos nas crianças afro-americanas [15, 17].
Os que não consideram as bases genéticas para as diferenças de QI entre afro-americanos e brancos estão tão preocupados com sua ideologia liberal que perderam a habilidade em pensar claramente e encarar os fatos.	Os que consideram os motivos genéticos para as diferenças de QI entre afro-americanos e brancos são reacionários racistas que consciente ou inconscientemente querem discriminar as minorias étnicas e manter os privilégios de sua própria classe ou grupo étnico. Além disso, são cientistas medíocres.

herdabilidade ajudaram a expor as graves limitações inerentes a este conceito, especialmente em suas aplicações a populações humanas. Além disso, uma vez que possa ser estabelecida uma variabilidade genética bem definida nos níveis fisiológico e bioquímico, muitos dos métodos e considerações terão aplicações úteis. As experiências com anomalias cromossômicas numéricas, por exemplo, o cariótipo XYY, já mostraram em que extensão os estudos biológicos podem ser aperfeiçoados pela sofisticação estatística, biométrica e epidemiológica.

Além disso, muitos resultados são interessantes por si, mesmo que a finalidade principal — colher evidências para a explicação causal das diferenças entre grupos — não possa ser atingida. É útil, por exemplo, conhecer o quanto o QI e o desempenho escolar de filhos adotados podem ser melhorados sob condições favoráveis de adoção. O conceito de dois níveis de processamento de informações, mesmo que basicamente incorreto em termos biológicos, pode ajudar a desenvolver estratégias de ensino mais bem adaptadas a necessidades diferentes de várias crianças que as dos nossos atuais sistemas educacionais. Deste e de outros modos, algumas destas tentativas que parecem fúteis quando consideradas do ponto de vista de uma análise genética podem ganhar um novo significado.

Se as Diferenças entre Grupos Genéticos de Fato Existem, Elas Sugeririam Alguma Conseqüência na Política Social? Imaginemos, apenas para discussão, que uma parte da diferença de QI entre os afro-americanos e brancos seja de fato determinada geneticamente. Que conclusões deveríamos tirar da política social?

Todas as considerações sobre este problema devem começar com o princípio de que o indivíduo e não o grupo étnico deve ser o alvo da política social para criar condições nas quais cada indivíduo tenha uma boa chance de desenvolver suas habilidades e se ajustar à sociedade de modo a assegurar o mais alto grau possível de satisfação pessoal — de um modo que, ao mesmo tempo, atenda melhor às necessidades da sociedade como um todo. Um meio de se atingir esta meta é oferecer oportunidades adequadas de educação. Esta condição inclui métodos de ensino que têm um efeito ótimo nas habilidades e motivações individuais de aprendizagem, sem levar em conta se — e em que grau — as diferenças de habilidade são geneticamente determinadas. Todas as experiências da genética moderna nos ensinam que o fenótipo é o resultado da interação do genótipo com o ambiente e que genótipos específicos precisam de condições ambientais apropriadas, e na maioria dos casos também específicas, para um ótimo desenvolvimento. É tarefa da genética do comportamento definir estas condições e alertar quanto ao desenvolvimento de estratégias educacionais individualmente orientadas que melhor se ajustem às forças e fraquezas geneticamente determinadas da criança. Um exemplo disso são os enfoques educacionais atuais para a dislexia, que freqüentemente é geneticamente determinada [2, 6, 14].

Se os programas de educação compensatória para crianças que apresentam algumas dificuldades devem ser parte de tais estratégias ainda não podemos responder totalmente. Isto exigirá futuras experiências. Estas decisões nada têm a ver com a questão de se — e em que grau — a variabilidade genética influencia estas deficiências, sem mencionar a questão de se o indivíduo pertence a uma minoria cuja média populacional difere da da maioria. Devemos forçar uma criança judia com leve subnormalidade mental através de todos os níveis de educação mais elevada só porque tal estudante pertence a uma subpopulação com um nível médio mais alto de desenvolvimento? Isto obviamente é um absurdo. Logicamente, também seria um absurdo negar uma educação compensatória a uma criança afro-americana que poderia aumentar sua chance de sucesso na vida porque a criança pertence a uma minoria na qual uma alta proporção de crianças precisa de medidas compensatórias. Entretanto, as sensibilidades raciais em geral são aguçadas quando se sugere uma educação compensatória.

Percebemos que a ênfase em oportunidades educacionais ótimas e a consideração das habilidades individuais sem levar em conta a identificação étnica, embora baseada em princípios sólidos, pode causar muitos problemas práticos no momento. Que métodos de ensino um professor deve usar em uma classe multirracial ou multiétnica com uma grande faixa de habilidades? O professor deve dar mais atenção ao grupo com menos habilidades? Aos da média? Não temos respostas prontas. É desejável a representação igual de todas as minorias étnicas se algumas delas se destacam em determinadas áreas? Devem existir padrões diferentes para representação das minorias em vários grupos ocupacionais? Em nossa opinião, a sociedade ideal daria a cada indivíduo, independente de raça ou origem étnica, oportunidades para o máximo desenvolvimento de suas habilidades. É concebível que tal esquema possa levar a uma representação maior ou menor de alguns grupos raciais ou étnicos, sejam os motivos genéticos ou culturais.

A Seção 6.1.1.5 descreve o aumento de estatura durante o último século. A estatura tem uma alta herdabilidade sob a maioria das condições ambientais. A despeito da alta herdabilidade, uma melhor nutrição trouxe um significativo aumento na média populacional. O QI médio também aumentou nas populações de países industrializados durante o último século [19]. Isto também ocorreu muito rapidamente para ser explicado por mudanças genéticas, e portanto deve ter sido causado pelo ambiente. Esta observação é estimulante.

Não significa, entretanto, que qualquer mudança ambiental tenha efeitos. As alterações ambientais devem ser apropriadas. Os programas compensatórios podem falhar não por causa da alta herdabilidade das características que eles pretendem influenciar, mas devido à sua inadequação em compensar o que está faltando. O geneticista não tem nenhum motivo para desestimular nenhum destes programas. Ele deve incentivar muito todas as tentativas de sociólogos e cientistas do comportamento para explorar as condições específicas que fazem com que algumas pessoas não tenham um desempenho tão bom quanto outras e tentar mudar estas condições.

Casamentos Inter-raciais. O casamento é uma questão não de grupos étnicos, mas sim de pessoas. Os membros individuais de dois grupos étnicos diferentes podem ser muito mais semelhantes geneticamente, ou seja, eles podem ter muito mais genes em comum que dois indivíduos aleatórios de um único grupo étnico. Esta conclusão também se aplica a genes que podem influenciar a variabilidade comportamental. Interpretamos todas as evidências de mistura racial para indicar que não foi observado nenhum efeito biológico prejudicial de casamentos inter-raciais (Seção 14.3.2). Na sociedade moderna os cônjuges são selecionados individualmente, e os casamentos não são arranjados pelas famílias. Logo há um forte casamento preferencial quanto a fenótipos comportamentais, como inteligência (Seção 13.1; Fig. 13.1). Tais casamentos preferenciais irão continuar, independente dos casamentos entre grupos raciais se tornarem mais freqüentes ou não.

Ao contrário das antigas nações da Europa, a sociedade dos Estados Unidos consiste em uma grande maioria étnica e várias minorias étnicas fortes. O fato da existência de tais grupos minoritários cria tensões e conflitos. Podíamos sugerir que estes conflitos seriam resolvidos mais facilmente se as minorias fossem absorvidas pela maioria. Também poderia ser fortemente defendido que a riqueza da herança cultural de um país possa ser mais bem preservada se os grupos minoritários mantiverem suas respectivas identidades biológicas e culturais. Tal vantagem pode valer o sacrifício de viver com tensões e conflitos.

Conclusões

Os estudos de famílias, de gêmeos e de adoção sugerem o papel de fatores genéticos indefinidos juntamente com determinantes ambientais em afetar o desempenho cognitivo medido pelos testes de QI. Os valores de herdabilidade variam muito entre 20% e 80%.

Foram observadas diferenças entre subgrupos de populações humanas quanto à distribuição de tais características. As populações asiáticas-americanas e de judeus ashkenazi, por exemplo, em geral apresentam QI médio mais alto que os outros brancos, enquanto um QI médio mais baixo é observado entre os afro-americanos. A questão de se estas diferenças são causadas, pelo menos em parte, por fatores genéticos ou são inteiramente de origem ambiental leva a discussões altamente emocionais tanto entre cientistas quanto entre o público em geral. A demonstração de que uma característica quantitativa dentro de uma população é herdável não significa que as diferenças entre as populações para esta característica sejam de origem genética. Compara-se uma grande variedade de outros argumentos quanto a uma possível origem genética de tais diferenças populacionais. As evidências atuais não permitem conclusões finais quanto ao papel de fatores genéticos para explicar as diferenças populacionais.

Bibliografia

1. Feldman MW, Lewontin RC (1975) The heritability hangup. Science 190 : 1163-1168
2. Finucci JM, Childs B (1983) Dyslexia: family studies. In: Ludlow CL, Cooper JA (eds) Genetic aspects of speech and language disorders. Academic, New York, pp 157-167
3. Goldberger A (1976) Jensen on Burks. Educ Psychol 12 : 64-78
4. Goldberger AS (1977) Models and methods in the IQ debate. I. University of Wisconsin (Social Systems Research Institute workshop series 7710)
5. Gulotta F, Rehder H, Gropp A (1981) Descriptive neuropathology of chromosomal disorders in man. Hum Genet 57 : 337-344
6. Herschel M (1978) Dyslexia revisited. Hum Genet 40 : 115-134
7. Jensen AR (1969) How much can we boost IQ and scholastic achievement? Harvard Educ Rev 39 : 1-123
8. Jensen AR (1973) Educability and group differences. Methuen, London
9. Lehrl S, Fischer B (1990) A basic information psychological parameter (BIP) for the reconstruction of concepts of intelligence. Eur J Personal 4 : 259-286
10. Lewontin RC (1975) Genetic aspects of intelligence. Annu Rev Genet 9 : 387-405
11. Loehlin JC, Lindzey G, Spuhler JN (1975) Race differences in intelligence. Freeman, San Francisco
12. Motulsky AG (1979) Possible selective effects of urbanization on Ashkenazi Jewish populations. In: Goodman RM, Motulsky AG (eds) Genetic diseases among Ashkenazi Jews. Raven, New York, pp 201-212
13. Motulsky AG (1980) Ashkenazi Jewish gene pools: admixture. In: Eriksson AW et al. (ed) Population structure and genetic disorders studies on isolates. Academic Press, London, pp 353-365 (Sigrid Juselius symposium 7)

13a. Motulsky AG (1995) Jewish diseases and origins. News and Views. Nature [Genet.] 9 : 99-101

14. Propping P (1989) Psychiatrische Genetik. Springer, Berlin Heidelberg New York
15. Scarr S (1981) Race, social class, and individual differences in IQ. Erlbaum, Hillsdale
16. Scarr S, Weinberg RA (1976) IQ test performance of black children adopted by white families. Am Psychol 31 : 726-739
17. Scarr S, Pakstis AJ, Katz SH, Barker UB (1977) Absence of a relationship between degree of white ancestry and intellectual skills within a black population. Hum Genet 39 : 69-86
18. Shuey AM (1966) The testing of negro intelligence, 2 nd edn. Social Science, New York
19. Storfer MD (1990) Intelligence and giftedness: the contribution of heredity and early environment. Jossey-Bass, San Francisco
20. Taylor HF (1980) The IQ game. A methodological inquiry into the heredity-environment controversy. Harvester, Brighton
21. Zajonc RB (1976) Family configuration and intelligence. Science 192 : 227-236

18 Consulta Genética e Diagnóstico Pré-natal. Projeto do Genoma Humano

An ounce of prevention is worth a pound of cure.

Antigo provérbio inglês

O crescente conhecimento da genética humana levou a aplicações práticas em ritmo acelerado, especialmente na consulta (*counseling*) e triagem genéticas. Estes enfoques são promovidos para evitar sofrimentos desnecessários para as famílias dos dias de hoje. Entretanto, a ampliação das consultas e triagens genéticas também influenciam a composição genética das gerações futuras. Mais recentemente, a biologia molecular vem fornecendo um aumento de técnicas eficientes para o diagnóstico e para a terapia genética que serão descritos neste capítulo. O geneticista humano precisa considerar se estas influências são benéficas ou não. Qual será o impacto de todos estes novos desenvolvimentos na espécie humana? Estes problemas serão considerados no Cap. 19.

18.1 Consulta Genética [5a, 18, 19, 22, 52]

A consulta genética está se tornando uma área importante da genética humana aplicada, e um crescente número de pacientes solicitam informações ou são encaminhados por seus médicos para consulta sobre diagnóstico, impacto e riscos de recorrência de doenças genéticas. À medida que a mídia e a literatura médica disseminam mais novidades sobre genética, o interesse público e médico nas doenças genéticas cresce ainda mais. O que é consulta genética? A consulta (*counseling*) genética refere-se a totalidade de atividades que (a) estabelecem o diagnóstico, (b) avaliam o risco de recorrência, (c) comunicam ao paciente e seus familiares a chance de recorrência, (d) fornecem informações e esclarecimentos quanto aos vários problemas causados pela doença e sua história natural, incluindo os potenciais danos médicos, econômicos, psicológicos e sociais, e (e) dão informações quanto às opções reprodutivas a serem tomadas, incluindo o diagnóstico pré-natal, e encaminhamento dos pacientes a especialistas apropriados.

A gama de problemas vistos durante a consulta genética cobre uma ampla área. Existem algumas variações porque os especialistas locais diferem quanto a determinadas doenças, mas muitas condições são geralmente encontradas. Em geral apenas 30 a 50% dos pacientes e familiares apresentam doenças genéticas clássicas, como doenças monogênicas ou anomalias cromossômicas. Muitas consultas lidam com defeitos de nascimento, retardo mental, atrasos de desenvolvimento, crianças com aspecto dismórfico, baixa estatura e problemas similares, que podem ou não ter uma causa genética.

A consulta genética é geralmente dada por médicos especialistas, e muitos médicos em todo o mundo estão se especializando em genética médica. A nova profissão de "consultor genético" também surgiu nos Estados Unidos. Os consultores genéticos são treinados em programas de pós-graduação universitária de 2 anos. Eles geralmente trabalham com médicos em clínicas de genética médica e lidam com a coleta de informações, consulta e acompanhamento. Sua participação nas atividades do serviço de genética permite que a equipe médica seja usada mais eficientemente. Sua contraparte em países europeus em geral é de assistentes sociais.

A consulta genética é uma tarefa de orientação médica e não de "eugenia". A maioria dos observadores considera impróprio aconselhar os casais quanto a decisões reprodutivas que são baseadas em considerações eugênicas, embora o resultado de uma decisão de ter um filho com uma doença genética que mais tarde durante a vida terá filhos possa piorar a carga genética por acrescentar genes prejudiciais que de outro modo seriam eliminados. Os casais que pedem conselhos são estimulados a tomarem decisões reprodutivas que sejam mais apropriadas para eles, independentemente dos possíveis efeitos deletérios sobre o reservatório gênico da população. Esta prática coloca a consulta genética rigidamente dentro da estrutura da prática médica, onde o indivíduo e sua família, e não a população geral, é o foco da consulta e do tratamento. Felizmente, a ação escolhida pela maioria dos casais (limitação da reprodução quando há um risco alto) coincide com um impacto favorável sobre o reservatório gênico humano (veja Seção 12.3).

Diagnóstico. O diagnóstico preciso de uma doença genética usando todas as modalidades da medicina moderna é essencial. O diagnóstico preciso é enfatizado porque fenótipos similares podem às vezes ter modos diferentes de herança ou podem não ser nem herdados. A história familiar em geral é importante porque um padrão nítido de herança, tal como nas características autossômicas dominantes, geralmente serve de base para a consulta quando um diagnóstico definitivo pode não estar claro. Os registros médicos anteriores e os hospitalares em geral são úteis para se fazer um diagnóstico preciso. Como muitas doenças genéticas estão associadas a características faciais, a inspeção ou fotografias dos membros da família podem ser úteis. Os exames cromossômicos são freqüentemente necessários no diagnóstico de defeitos complexos de nascimento (veja Seção 2.2.2). Como muitas doenças genéticas são raras, mesmo geneticistas médicos treinados e especialistas em um determinado campo da medicina podem ter dificuldades em chegar a um diagnóstico preciso. Eles não podem dominar igualmente os conhecimentos sobre todas as doenças genéticas em todas as áreas da medicina, mas precisam estar cientes dos trabalhos recentes e dos sistemas computadorizados (Apêndice 3) para estabelecer o diagnóstico apropriado. O *Catalogue of Mendelian Traits in Man,* de McKusick [38] e sua versão computadorizada OMIM são úteis, mas em geral precisam ser suplementadas com outras publicações, especialmente para doenças não-mendelianas (veja Quadro A 3.1). Uma boa biblioteca e o conhecimento de como consultar a literatura atual em genética clínica é essencial. Devido à rápida expansão dos conhecimentos, o uso dos periódicos, em oposição aos livros-texto e monografias, é mais importante na genética clínica que na maioria dos campos da medicina. Isto é facilitado hoje por pesquisas computadorizadas.

Os genitores cujos filhos são natimortos ou morrem no período neonatal em geral solicitam uma consulta genética quanto aos riscos de recorrência. Em geral, pouca ou nenhuma informação está disponível quanto à anomalia específica do natimorto, pois não foi feito nenhum estudo diagnóstico ou patológico. Tem-se recomendado que no mínimo sejam feitas autópsia, fotografias, radiografias e culturas de bactérias em todos os casos de natimortos ou de morte neonatal para permitir um diagnóstico, pois isto é necessário para a consulta genética [19]. Os estudos cromossômicos e a histopatologia em geral não fornecem informações diagnósticas se os achados da autópsia forem normais. Entretanto, tais estudos em geral são indicados se forem encontradas múltiplas anomalias na autópsia.

Um diagnóstico definitivo em geral não pode ser feito mesmo por especialistas experientes devido à grande complexidade do desenvolvimento e sua possível perturbação por fatores genéticos, epigenéticos e ambientais freqüentemente desconhecidos. Ocorrem menos incertezas diagnósticas com doenças monogênicas que com vários defeitos de nascimento. Entretanto, mesmo nesta área o crescimento do catálogo de McKusick durante os anos (de 866 loci definidos em 1971 para 4.967 em 1996) atesta a rápida expansão dos conhecimentos neste campo.

Para se manter em dia com o explosivo avanço dos conhecimentos, vários grupos de pesquisadores armazenaram nos computadores, informações sobre os achados clínicos em doenças genéticas e defeitos de nascimento e forneceram programas que permitem o diagnóstico usando esta informação. Com o crescente número de possíveis doenças hereditárias e síndromes, nenhum médico geneticista pode fazer este trabalho satisfatoriamente sem a ajuda destes bancos de dados, que foram desenvolvidos em sistemas bastante sofisticados (Apêndice 3). Entretanto, o uso apropriado requer conhecimento, experiência e uma mente crítica.

Riscos de Recorrência. Os riscos genéticos nas doenças mendelianas são claramente definidos e dependem do modo específico de herança (Quadro 18.1). Os riscos reais para o paciente, particularmente na herança autossômica dominante, dependem da penetrância e expressividade variáveis e da idade tardia de muitos distúrbios. Os pacientes estão mais interessados no risco de recorrência dos sintomas clínicos que apenas nos riscos genéticos formais. Nas doenças com penetrância reduzida, o risco real de recorrência é menor que o risco formal de transmissão genética. Por exemplo, o risco para a prole de uma doença autossômica dominante com 70% de penetrância é de 35% e não de 50% ($0,5 \times 0,7 = 0,35$). O risco diminui com as doenças de manifestação tardia, à medida que uma pessoa permanece não afetada além da idade na qual a doença primeiro se manifesta. O catálogo de McKusick está disponível em versão computadorizada *on-line* (OMIM) e é atualizado freqüentemente. As informações mais recentes podem, portanto, ser prontamente obtidas com o acesso apropriado ao computador (veja Apêndice 3). Além disso, introduzindo-se palavras-chave mais abrangentes hoje são possíveis pesquisas cruzadas que também acessam resumos de artigos.

Diagnóstico Molecular. À medida que mais genes estão sendo clonados e que a natureza molecular das mutações que causam doenças torna-se conhecida, o diagnóstico *direto* por DNA das doenças genéticas torna-se cada vez mais possível. Ao contrário do diagnóstico indireto por marcadores ligados no DNA, um estudo da família não é necessário. Entretanto, a natureza exata da mutação a ser detectada geralmente precisa ser conhecida (Quadro 18.2). Isto cria problemas se muitas mutações diferentes estiverem implicadas, como em geral ocorre. Entretanto, estão sendo desenvolvidos sistemas de teste que detectam várias mutações em um locus. É sempre uma boa prática isolar e guardar o DNA de pacientes com doenças genéticas para estudos apropriados futuros. A informação resultante pode ser de grande ajuda para o aconselhamento futuro de membros da família. O Quadro 18.6 mostra alguns distúrbios autossômicos dominantes nos quais os genes foram mapeados ou clonados.

Em muitos casos podemos usar o diagnóstico indireto do DNA por *gene tracking* (que requer vários membros da família). Se o gene tiver sido isolado, mas a mutação permanecer desconhecida, um polimorfismo intragênico de DNA (RFLP, VNTR, repetições CA) pode ser usado para seguir o gene mutante pela co-segregação do marcador sem conhecer a natureza exata da mutação (Quadro 18.2). A possibilidade de heterogeneidade genética não-alélica, entretanto, deve ser tida em mente, pois isto leva a um diagnóstico errado.

Quando nem o gene nem suas mutações foram definidas, o polimorfismo ligado de DNA ainda pode ser útil. Entretanto,

Quadro 18.1 Riscos de raros distúrbios mendelianos em famílias de pacientes afetados

Modo de herança	Parentes em 1.º grau em risco	Risco	Outros parentes em risco	Risco
Autossômico dominante	Irmãos, genitores, filhos (ambos os sexos)	50%	Tios, tias, sobrinhos, sobrinhas, primos em primeiro grau	25% 12,5%
Autossômico recessivo	Irmãos (ambos os sexos) Filhos	25% Desprezível[a]	Tios, tias, sobrinhos, sobrinhas, primos	Desprezível
Recessivo ligado ao X	Irmãos, irmãs como portadoras	50%[b]	Tio materno, tia materna como portadora	50%[b]

[a] Riscos para filhos de pacientes afetados por doenças autossômicas recessivas comuns dependem da freqüência do heterozigoto.

[b] Os riscos de doenças recessivas ligadas ao X só se aplicam se a doença for familiar, e não se a condição materna de portadora for causada por mutação nova. Os riscos são desprezíveis quando a doença em um paciente afetado é causada por uma mutação nova. Exceto na distrofia muscular Duchenne, a proporção de novas mutações pode ser muito menor que os 33% esperados em doenças letais ligadas ao X (Seção 9.3.4). Além disso, algumas mutações novas aparentes são de fato produtos de mosaicismo de célula germinativa em suas mães, com um risco aumentado para seus irmãos.

Quadro 18.2 Teste de DNA para doenças monogênicas (mendelianas)

	Análise mutacional direta	Análise de ligação indireta
Princípio	Procura de um defeito molecular conhecido	Procura de um marcador de DNA proximamente ligado que se co-segregue com o gene da doença.
Fonte da amostra	Sangue (leucócitos), outros tecidos, amostras de arquivo	Sangue (leucócitos), outros tecidos, amostras de arquivo.
Estudos familiares	Não necessária, apenas a pessoa em risco é testada	Essencial: tanto os membros familiares afetados quanto os não afetados devem ser incluídos.
Defeito mutacional	O defeito específico do DNA a ser detectado deve ser conhecido para permitir o diagnóstico molecular apropriado[a]	O defeito no DNA pode ser desconhecido.
Papel da heterogeneidade alélica	A mutação específica no DNA deve ser conhecida[a]	Nenhum efeito; todas as mutações alélicas em um único locus da doença são detectáveis.
Papel da heterogeneidade não-alélica	Deve ser conhecida a mutação específica no DNA	Pode levar a um não-diagnóstico se um defeito não ligado causar a mesma doença fenotípica.
Papel da recombinação	Sem efeito	Diagnóstico errado se o marcador de DNA e o gene da doença estiverem separados por crossing-over. Muito improvável com uma forte ligação.

[a] Diferentes mutações sem sentido podem ser detectáveis por teste truncado.

como nos polimorfismos intragênicos de DNA, a "fase" exata do marcador de DNA em relação ao gene da doença deve ser conhecida (*cis* versus *trans*). Em geral, um número suficiente de membros familiares não está disponível, e portanto é impossível obter a informação necessária. Os problemas da heterogeneidade genética e possível recombinação entre o marcador ligado de DNA e o gene da doença fazem com que este enfoque tenha menos de 100% de precisão.

Os exemplos das distrofias Duchenne e Becker ilustram estes princípios. Cerca de dois terços de todas as mutações Duchenne e Becker são causadas por deleções do gene de distrofina ligado ao X. O diagnóstico direto de DNA para estas deleções é relativamente simples (por exemplo, por hibridização *in situ*) (Fig. 3.11) [54] e pode ser usado para diagnóstico pré-natal e detecção de portadores. Se uma deleção não puder ser detectada, a procura de uma ou outra das muitas mutações de ponto de sentido trocado que podem causar a doença nem sempre é prática. Entretanto, pode-se tentar o diagnóstico indireto usando marcadores de DNA do gene de distrofina juntamente com um estudo familiar. Como o gene é muito grande, os crossings intragênicos são relativamente freqüentes (cerca de 5%). Este problema pode ser superado usando marcadores flanqueadores em ambos os lados do gene da doença (Apêndice 6; Fig. A 6.4). Em vista destas complexidades, as dosagens dos níveis de creatina fosfocinase que estão elevados nas portadoras de distrofia muscular Duchenne (mas nem tanto nas portadoras de distrofia muscular Becker) podem ajudar mais na detecção das portadoras.

As consultas genéticas relativas a condições multifatoriais tais como defeitos de nascimento, doenças comuns da meia-idade, e psicoses principais, não têm a precisão possível nas consultas envolvendo genes mendelianos, pois o número de genes e suas contribuições relativas geralmente são desconhecidos. Precisam ser usados riscos empíricos, com base na freqüência ou na recorrência da doença em muitas famílias afetadas. Estes riscos de recorrência em geral são menores que os das doenças mendelianas e variam entre 3% e 5% para muitos defeitos comuns de nascimento, como defeitos de tubo neural e fendas labial e palatina. Os riscos para os parentes em primeiro grau (irmãos, genitores, filhos), para as doenças mais comuns da meia-idade, como hipertensão, esquizofrenia e distúrbios afetivos são de cerca de 10 a 15%. A procura cuidadosa de uma variedade monogênica rara de uma doença que parece ser multifatorial sempre deve ser tida em mente. Por exemplo, raros pacientes com gota podem ter uma doença ligada ao X devida a deficiência de hipoxantina-guanina fosforribosiltransferase (308 000), ou sua gota pode ser causada pela deficiência autossômica dominante de fosforribosilpirofosfato sintetase (138 940). Entre os pacientes masculinos com doença cardíaca coronariana com menos de 60 anos, cerca de 5% têm hipercolesterolemia familiar, uma característica autossômica dominante (144 400; veja Seção 7.6.4).

Anomalias cromossômicas transmitidas, como translocações, não se segregam mendelianamente, e a consulta deve ser baseada em dados de risco empírico.

Citar porcentagens de riscos absolutos de recorrência é mais significativo para uma família que riscos relativos baseados na probabilidade relativa da doença comparada à população geral. Um aumento de 100 vezes para uma condição que ocorre na população com uma freqüência de 1 : 100.000 leva a um risco real de apenas 1 : 1.000, risco de recorrência desprezível. Para condições mendelianas, os riscos de recorrência são fixos, independente da ocorrência anterior ou não de filhos afetados. A probabilidade não tem memória! Nas doenças multifatoriais, como doença cardíaca congênita ou fendas labial e palatina, se dois ou mais parentes em primeiro grau são afetados em uma determinada família, mais genes produtores da doença estão operando nesta família, e o risco para a futura prole torna-se mais alto que os usuais 3 a 5% [19]. Entretanto, a diferenciação de uma variedade autossômica recessiva da condição com um risco de recorrência de 25% às vezes pode ser difícil. As discussões detalhadas dos enfoques da consulta genética e dos dados de risco para muitos tipos diferentes de doenças podem ser encontradas nos livros recentes [19, 22].

Comunicação. O significado dos riscos genéticos deve ser veiculado em termos compreensíveis para os pacientes. A probabilidade de que 3 a 4% de todos os filhos de genitores normais desenvolvam vários defeitos de nascimento, doenças genéticas ou retardo mental deve ser comunicada pesando-se os riscos adicionais. Pode haver problema em se transmitir a extensão da incerteza. Por exemplo, com um caso esporádico de um defeito de nascimento não diagnosticável, o risco pode ser de zero se a doença não for genética, de 2 a 3% se houver uma etiologia multifatorial, e de 25% se for causado por uma característica autossômica recessiva. Um risco empírico baseado na probabilidade das várias possibilidades em geral é dado como um risco empírico. Tal risco neste exemplo pode ser de 5%, na suposição de que as variedades recessivas monogênicas deste defeito de nascimento tendam a ser raras. Entretanto, muitos consulentes preferem ser informados sobre toda a amplitude da incerteza, e não ter um único dado de risco [5]. Os prejuízos da doença devem ser explicados claramente. Condições muito graves, mas invariavelmente fatais no início da vida, trazem uma carga menos severa para a família do que as associadas a doença incapacitante crônica. Devem ser discutidas várias opções reprodutivas e alternativas. Como os problemas em discussão podem ser complexos e se demonstrarem emocionalmente difíceis para o paciente, pode haver a necessidade de várias sessões de consultas. De qualquer modo, o consultor deve fornecer um sumário escrito em linguagem leiga.

Consangüinidade. Primos em primeiro grau e parentes mais remotos que pretendem se casar ocasionalmente pedem conselhos sobre os riscos de terem filhos com doenças hereditárias. Os casamentos entre primos em primeiro grau são ilegais em 30 estados dos Estados Unidos. A consangüinidade positivamente aumenta os riscos de doenças causadas pela homozigose de genes recessivos (Cap. 13), mas os riscos absolutos são relativamente baixos. E estimou-se que a taxa de várias doenças, de defeitos de nascimento e de retardo mental entre a prole de casamentos entre primos de primeiro grau é no máximo o dobro da taxa enfrentada por qualquer casal. Assim, a chance de que um filho de tal casamento seja normal está em torno de 93 a 95%. Estes riscos são ainda mais baixos para uma consangüinidade mais remota, e são difíceis de diferenciar da taxa populacional geral para tais distúrbios. Não existem riscos adicionais para a prole de uma pessoa normal casada com uma não aparentada quando um deles tiver genitores consangüíneos. Por outro lado, os riscos são consideráveis para filhos de reproduções incestuosas envolvendo parentes em primeiro grau, tais como irmão-irmã e pai-filha. Há um risco de quase 50% de que a criança seja afetada por uma grave anomalia, ocorra morte da criança, ou retardo mental (Seção 13.1.2.4). É portanto aconselhável que os filhos de reproduções incestuosas que são dados para adoção sejam observados por cerca de 6 meses antes que a adoção seja concluída. Nesta época muitos defeitos potenciais e doenças recessivas já se tornaram evidentes.

É característico que em geral os defeitos da prole de reproduções consangüíneas se apresentem como malformações congênitas inespecíficas, morte durante a infância, e retardo mental, ao contrário das doenças autossômicas recessivas bem definidas. Entretanto, raramente são feitas pesquisas detalhadas relativas aos muitos erros inatos do metabolismo recessivos diferentes, e é provável que uma proporção significativa de mortes infantis envolva erros inatos não reconhecidos.

É possível que nas sociedades nas quais a endogamia seja praticada por muitas gerações (como em partes do sudeste da Índia) os riscos para a prole de casamentos consangüíneos sejam às vezes mais baixos, pois a seleção contra combinações gênicas homozigotas terá removido muitos destes genes ao longo das gerações (Seção 13.1.2.4).

Detecção de Heterozigotos. É particularmente importante detectar heterozigotos nas irmãs de meninos afetados por doenças recessivas ligadas ao X, como hemofilia (306 700) e distrofia muscular tipo Duchenne (310 200). Independentemente da constituição genética de seu cônjuge, há um risco de 50% de que os filhos de mulheres heterozigotas sejam afetados por estas doenças. Em contraste, as doenças autossômicas recessivas tornam-se evidentes apenas quando *ambos* os genitores são heterozigotos. Um irmão heterozigoto de um paciente afetado teria que se casar com uma heterozigota para que a doença possa ocorrer. A chance de uma pessoa não aparentada que se casa com um portador de uma doença autossômica recessiva ter a mesma mutação em geral é muito baixa.

Testes laboratoriais especializados podem ser úteis para a detecção de portadores (testes como a dosagem de creatina fosfocinase para a distrofia muscular tipo Duchenne, e uma dosagem combinada de globulina anti-hemofílica e atividade antigênica para a hemofilia A; 306 700). Entretanto, estes estão sendo cada vez mais substituídos por vários testes de DNA.

Os testes bioquímicos e funcionais devem ser cuidadosamente padronizados em pessoas normais e heterozigotos obrigatórios antes de aplicá-los para identificação individual de portadores. A detecção de heterozigotos é precisa e simples nas hemoglobinopatias. Um número cada vez maior de estados heterozigotos para várias deficiências enzimáticas autossômicas, como a deficiência de hexosaminidase da doença de Tay-Sachs (230 700) pode ser reconhecido por dosagens enzimáticas e também por testes de DNA [31].

Se houver uma superposição nos resultados laboratoriais de testes tais como de atividade enzimática entre normais com baixo valor e heterozigotos com um alto valor, o significado de um resultado laboratorial idêntico em várias pessoas pode diferir dependendo da probabilidade *a priori* de a pessoa testada ser portadora. Os testes que são excelentes para a detecção em irmãs de homens afetados por doenças ligadas ao X podem dar muitos falso-positivos em estudos de triagem de famílias ampliadas, ou particularmente na população em geral, onde é pequena a probabilidade de a pessoa testada ser portadora [21, 45]. Por exemplo, 5% da população feminina normal seriam identificados como portadores de hemofilia usando os mesmos padrões que identificam irmãs de meninos hemofílicos como heterozigotas, com uma alta probabilidade. O princípio do significado amplamente variável do mesmo resultado de teste laboratorial é discutido em detalhe para os testes enzimáticos usados na detecção de porfiria (Seção 7.2.2.8).

Em algumas destas situações, técnicas estatísticas adicionais ocasionalmente são úteis para refinamento de um prognóstico genético. Por exemplo, o irmão de uma mulher é afetado por uma condição recessiva ligada ao X; um tio materno também é afetado. Ela tem, portanto, um risco de 50% de ser heterozigota. Suponha que ela já tem dois filhos não afetados e que um teste para a detecção da heterozigose não está disponível. A informação de que seus dois filhos são normais reduz sua chance de ser portadora. Alternativamente, tal mulher pode ter um resultado negativo para um teste que detecte 90% dos heterozigotos. Neste caso, o risco de ela ser portadora é muito baixo. O Apêndice 6 e o livro de Murphy e Chase [47] lidam com os fundamentos estatísticos para se calcular os riscos exatos de recorrência de tais situações.

A crescente disponibilidade de marcadores de DNA está tornando mais efetivo o diagnóstico de portadoras de doenças ligadas ao X. Isto já foi discutido há pouco. Em qualquer problema diagnóstico específico, o enfoque mais simples e direto deve ser selecionado. Cada vez mais tem-se escolhido o diagnóstico direto de DNA. Entretanto, o uso de testes bioquímicos em geral é necessário e complementa a bateria diagnóstica. A informação de marcadores de DNA pode ser combinada a testes bioquímicos e informações de heredograma para um diagnóstico mais preciso (veja Apêndice 6 para um exemplo com cálculos detalhados). A síndrome do X frágil com retardo mental é um outro exemplo no qual o diagnóstico de DNA tornou-se muito útil (Quadro 18.2). Como o número de repetições da trinca CGG responsável pela síndrome pode ser avaliado, o diagnóstico de DNA pode distinguir entre os homens afetados que têm uma grande expansão de trincas e os homens transmissores normais que são portadores de uma pré-mutação caracterizada apenas por uma expansão menor das trincas CGG (veja Seção 9.4.2). As filhas portadoras não-afetadas de tais homens transmissores terão uma expansão moderada de trincas CGG, enquanto as irmãs portadoras de homens afetados terão uma expansão maior, causando retardo mental em cerca de um terço deste tipo de heterozigotas. Há uma boa correlação entre o número de repetições CGG e o grau de retardo mental.

Opções e Alternativas Reprodutivas. Se um casal decide que os riscos de uma futura reprodução são muito altos, devem ser discutidas várias opções além da contracepção. A adoção está se tornando mais difícil devido à pouca disponibilidade de crianças. A esterilização do marido ou da mulher pode ser considerada, mas deve ser destacado que isto geralmente é um procedimento irreversível. A esterilização é, portanto, indesejável para evitar condições autossômicas recessivas, pois um novo casamento com uma pessoa não-portadora após um possível divórcio ou morte do cônjuge, poderia eliminar quase totalmente os riscos genéticos. A inseminação artificial por um outro doador que não o marido pode ser aceitável para raros casais, de modo a evitar uma doença autossômica recessiva ou autossômica dominante transmitida pelo marido.

Detecção de Doenças Genéticas em Parentes. A consulta genética ideal em algumas doenças deve incluir o teste dos parentes em risco (Quadro 18.3). Para algumas condições, a detecção da doença latente em parentes pode ser salvadora se seguida de uma terapia adequada. Um irmão de um paciente com doença de Wilson tem uma chance de 25% de ser afetado, mas pode ser muito jovem para apresentar os sintomas. Os irmãos de pacientes com polipose hereditária (175 100) [62] têm uma chance de 50% de serem afetados, e portanto o risco de transformação maligna em um dos muitos pólipos desta condição. Em geral, devem ser feitas intensas tentativas em examinar os parentes quando uma condição genética causa graves doenças evitáveis ou tratáveis. É também o caso de detecção precoce em doenças como rim policístico (173 900) [12, 23], permitindo que os afetados tomem melhores decisões reprodutivas, escolha de estilo de vida e ocupações apropriadas, e melhor preparo para um transplante renal ou diálise. As possíveis portadoras de doenças graves ligadas ao X (como hemofilia e distrofia muscular Duchenne) e de condições cromossômicas (como síndrome de Down associada a translocação) devem ser pesquisadas nas famílias para possibilitar um diagnóstico pré-natal de prole afetada (veja em seguida).

Consulta Genética Diretiva Versus Não-diretiva. Após terem sido dadas as informações genéticas que incluem a estimativa do risco de recorrência (veja em seguida), os genitores precisam decidir se vão ou não ter um filho. Muitos médicos têm inclinações paternalísticas e estão acostumados a dar conselhos diretivos específicos a favor ou contra gestações futuras. Na prática da

Quadro 18.3 Doenças genéticas *adultas* tratáveis e evitáveis com herança autossômica dominante para as quais é necessária a pesquisa em membros familiares de pacientes afetados.

Distúrbio	Método de diagnóstico	Tratamento	Vantagens do diagnóstico precoce e tratamento
Hemocromatose (autossômica recessiva)	Saturação de transferrina, níveis de ferritina, biópsia hepática mais confiável	Venissecção	Evita doença hepática, cardíaca e pancreática
Esferocitose hereditária	Teste de fragilidade osmótica incubada	Esplenectomia	Evita anemia e cálculos biliares; protege contra rompimento do baço
Polipose hereditária	Colonoscopia, diagnóstico de DNA	Colectomia	Evita câncer de cólon
Síndrome de Gardner	Colonoscopia, cistos benignos, lipomas, fibromas ao exame físico, diagnóstico de DNA	Colectomia	Evita câncer de cólon
Hiperparatireoidismo familiar	Cálcio sérico, fósforo, hormônio paratireoidiano	Cirurgia	Evita dano renal e outras complicações de hipercalcemia
Adenomatose endócrina múltipla	Cálcio sérico, fósforo, açúcar sangüíneo, gastrointestinal, raios X do crânio, diagnóstico de DNA	Cirurgia	Evita complicações de hiperparatireoidismo, hipoglicemia, úlcera péptica
Carcinoma tireoidiano medular	Calcitonina, medida de pressão sangüínea, diagnóstico de DNA	Cirurgia	Evita carcinoma tireoidiano e complicações da hipertensão
Hipercolesterolemia familiar	Colesterol sérico, receptor de LDL	Dieta, drogas	Evita doença cardíaca coronariana prematura
Hipertermia maligna	Creatina fosfocinase sérica	Evitar anestesia geral	Evita fatalidades durante a anestesia geral
Porfiria intermitente aguda	Porfobilinogênio desaminase nas hemácias, diagnóstico de DNA	Evitar drogas precipitantes	Evita sintomas abdominais e neurológicos

Observe que o diagnóstico de DNA em parentes de pacientes com câncer de mama familiar e câncer familiar do cólon não-polipose é cada vez mais possível (Veja Seção 10.4.3). A prevenção dos que são positivos no teste permitirá um monitoramento mais freqüente dos primeiros sinais da doença.

genética médica, entretanto, desenvolveu-se uma forte tradição de não-diretividade. Parte desta não-diretividade pode ter razões sociológicas. Quando a consulta genética começou nos Estados Unidos há uns 40 anos, ela em geral era feita por geneticistas não-médicos, que não tinham a tradição médica profissional de dispensar informações diretivas. Entretanto, a não-diretividade da consulta genética se ajusta bem à tendência atual de aumentar a autonomia do paciente. Como cada família é única e as reações aos riscos variam, a não-diretividade estimula a tomada de decisões maduras. Entretanto, a consulta absolutamente neutra raramente é possível ou mesmo desejável. A pessoa ou família que solicita as informações quer e precisa muito mais que um profissional computadorizado, que só apresenta fatos. O consultor pode inconscientemente destacar os aspectos mais positivos ou os mais ameaçadores de uma determinada doença. Estes sentimentos tendem a afetar o processo de consulta diretamente ou indiretamente, em geral por meios não-verbais. O copo pode estar metade cheio ou metade vazio, e o aspecto positivo ou negativo de tais fatos pode ser mais vigorosamente destacado. Nem todos os casais necessariamente têm uma base educacional e a maturidade social e emocional para tomar decisões totalmente informadas. Uma avaliação apressada da família nestas questões pode, entretanto, levar a uma atitude paternalista em dar conselhos maior do que é desejável. Entretanto, muitos casais esperam que o médico geneticista, que tem o conhecimento e a experiência necessários, os ajude a tomar suas decisões. "O que o Sr. faria se estivesse no nosso lugar?" é uma pergunta freqüente dos consulentes, independentemente de sua formação. Entretanto, como a situação econômica do casal, a crença religiosa e o ambiente cultural podem diferir substancialmente da do consultor, a escolha deste para as circunstâncias do casal pode não ser necessariamente a apropriada. As decisões reprodutivas diferem entre os casais mesmo quando os fatos genéticos e o peso da doença são idênticos. Além disso, as tradições culturais variam em diferentes países.

À medida que os testes de previsão para doenças de manifestação tardia tornam-se cada vez mais possíveis, a consulta não-diretiva não se aplica mais quando uma doença pode ser evitada ou tratada pelas medidas apropriadas. Os conselhos reprodutivos quanto à transmissão genética raramente são procurados sob tais circunstâncias. Ao contrário, devem ser dadas recomendações médicas relevantes (inclusive todas as opções) de como evitar e tratar a doença. Embora a maioria dos médicos geneticistas e consultores considerem a consulta não-diretiva a política apropriada quanto a decisões reprodutivas, a orientação médica específica (consulta diretiva) é a conduta recomendada sob estas circunstâncias, e é a esperada pelos pacientes.

Avaliação da Consulta Genética e Aspectos Psicossociais [17, 34]. A consulta genética é um campo relativamente novo, e sua prática ainda não foi padronizada. A maioria dos profissionais envolvidos na consulta genética concorda em que os consulentes devam ter uma compreensão suficiente do significado médico e do impacto social da doença para permitir que eles tomem as decisões reprodutivas apropriadas. Alguns observadores têm avaliado o sucesso da consulta genética pelo comportamento reprodutivo subseqüente. Se mais casais com alto risco (> 10%) forem desestimulados a se reproduzir que os casais com baixo risco, a consulta genética é considerada como bem-sucedida. Este resultado de fato tem sido notado em vários estudos [9]. Tal meta restrita é considerada um objetivo inadequado da consulta genética. Seria melhor saber se foi atingida melhor compreensão e compartilhamento da doença e de seus riscos de recorrência, e se todas as necessidades de informação e apoio psicológico e social foram atendidas.

Vários estudos de consulta genética concordam em que muitos pacientes após a consulta ficam confusos quanto aos riscos de recorrência, e não compreendem totalmente a natureza da doença. Foi feito um grande estudo por um grupo de sociólogos no final da década de 70 em 47 clínicas de consulta genética nos Estados Unidos, envolvendo 205 consultores e mais de 1.000 mulheres consulentes [60]. Muitas condições diferentes foram incluídas, e tanto os consultores quanto as consulentes foram interrogados quanto a suas experiências e avaliação do processo de consulta. Os resultados mostraram que os consultores tendiam a destacar os riscos de recorrência durante as seções de consulta, enquanto as consulentes em geral estavam interessadas na causa, prognóstico e tratamento da doença, área que, de acordo com as consulentes, raramente era tão discutida quanto o desejado. Embora tanto os consultores quanto as consulentes estivessem mais interessados nos aspectos médicos e genéticos da consulta, as consulentes ocasionalmente tinham preocupações psicossociais que não eram abordadas pelos profissionais.

Este estudo concluiu que 54% das consulentes que receberam um risco e 40% das que receberam um diagnóstico eram incapazes de repetir estes dados pouco depois da consulta. Esta falha de aprendizagem ocorria independentemente de se os médicos, PhDs, ou consultores genéticos haviam dado a consulta e não estava relacionada à experiência do consultor. Os consultores com muitos anos de experiência obtinham resultados melhores que os mais recentemente graduados. Vários outros estudos relataram resultados que eram substancialmente melhores, mas de modo algum perfeitos [17]. Geralmente, mas nem sempre, a educação estava correlacionada a um nível melhor de compreensão.

Os serviços de consulta genética têm sido mais extensamente usados por famílias com boa base educacional que os grupos populacionais menos favorecidos. Os casais que são motivados a aprender sobre a doença e seus riscos de recorrência têm mais probabilidade de serem afetados em suas decisões reprodutivas pelas informações dadas que os que foram encaminhados e que nem sempre estão certos quanto a finalidade da consulta genética. Assim, os pacientes que procuraram por motivação própria também tendem a ter uma compreensão melhor das informações da consulta genética.

Um outro estudo avaliou a percepção das informações da consulta [36, 37]. A percepção das taxas de recorrência em geral não era usada pelos consulentes no sentido probabilístico representado pelos dados fornecidos. As porcentagens de risco eram mais freqüentemente percebidas como binárias, ou seja, mesmo com riscos mais baixos, acreditava-se que a doença ocorreria ou não, com todos os temores da recorrência. Os genitores ficavam assolados por múltiplas incertezas, do tipo qual o modo de fazer escolhas reprodutivas, como os outros reagiriam à sua decisão, o que significaria ter um filho afetado, e se seriam capazes de desempenhar seu papel de genitores. Tais percepções pareciam mais importantes para a tomada de decisões do que os fatos do diagnóstico, prognóstico e risco. Estes dados mostram que em geral há uma discrepância entre a condição mental do consultor cientificamente orientado e os pensamentos dos consulentes, que acham difícil lidar com informações probabilísticas. Preencher esta lacuna é um grande desafio.

A consulta genética, como é atualmente praticada na maioria dos países, dá menos ênfase específica aos aspectos emocionais que as atividades de "consulta" em outras áreas, como o aconselhamento psicológico e marital. Alguns observadores recomendaram que seja dada mais atenção aos aspectos psicodinâmicos das doenças genéticas [8, 14, 33]. É nossa experiência, entretanto, que a consulta genética psicologicamente orientada, na qual se gasta um tempo significativo sobre psicodinâmica, raramente é necessária. Se houver problemas psicológicos profundos, o encaminhamento a um psiquiatra ou a psicoterapeuta é a atitude mais apropriada. Entretanto, um enfoque compreensível e de empatia aos familiares, com o conhecimento dos muitos aspectos sociais e psicológicos da doença e apoio nestes aspectos, precisa ser estimulado. A consulta genética é mais que um simples diagnóstico, avaliação de riscos e veiculação "fria" das informações.

Existem imperfeições no processo de consulta genética do modo como é atualmente praticado. Entretanto, a maioria dos consulentes instruídos que recebem informações definidas sobre os assuntos que os perturbam geralmente parecem satisfeitos, e a maioria daqueles com riscos baixos ficam aliviados em descobrir que seus riscos reais são muito mais baixos do que o que temiam.

A interação de pacientes e profissionais em qualquer contato tem muitas variáveis, e o estudo científico deste processo é difícil. Entretanto, a consulta genética, como um campo novo, demanda mais pesquisas sobre o processo, seus efeitos psicossociais e suas conseqüências, de modo a se obterem resultados ótimos. Os estudos controlados, comparando pacientes que receberam consulta com outros com doença semelhante que não receberam seriam interessantes.

18.2 Diagnóstico Pré-natal [5a, 15, 26, 46, 55]

O campo do diagnóstico pré-natal cresceu rapidamente e alterou a prática da consulta genética. As informações específicas quanto à possibilidade de diagnóstico pré-natal hoje em geral são dadas em situações de consulta genética. O diagnóstico pré-natal substitui as informações sobre a probabilidade de recorrência, um resultado muito mais aceitável para a maioria das pessoas.

O diagnóstico pré-natal inclui uma variedade de técnicas, dentre as quais a amniocentese, a punção de vilosidades coriônicas e a ultra-sonografia são as mais freqüentemente usadas:

- Amniocentese ou punção de vilosidades coriônicas
  - Distúrbios cromossômicos
  - Sexo fetal
  - Erros hereditários do metabolismo
  - Todos os distúrbios detectáveis por métodos de DNA
  - Defeitos de tubo neural aberto (só amniocentese)
- Ultra-sonografia
  - Defeitos de tubo neural
  - Malformações estruturais
- Fetoscopia e biópsia
  - Epidermólise bolhosa e algumas doenças de pele
  - Biópsia hepática
- Triagem pelo sangue materno
  - α-fetoproteína (defeitos de tubo neural e síndrome de Down)
  - β-HCG e estriol (síndrome de Down)
  - Análise de células fetais (em estudo)

Amniocentese (Fig. 18.1 a). É feita no começo do segundo trimestre de gestação (15-17 semanas de gestação) por punção transabdominal. O procedimento é seguro nas mãos de obstetras treinados, mas não é 100% seguro. Há um pequeno risco de perda fetal (± 0,5-1%). Infecções e hematomas são muito mais raros, e outras complicações obstétricas são ainda mais raras. O procedimento é feito na base de paciente externa, em conjunto com a ultra-sonografia, um procedimento que diminui a taxa de falhas e a freqüência de sangue na amostra e hemorragia feto-materna. Um estudo cromossômico requer cultura das células amnióticas aspiradas, de origem fetal, e os resultados são obtidos 2-3 semanas depois.

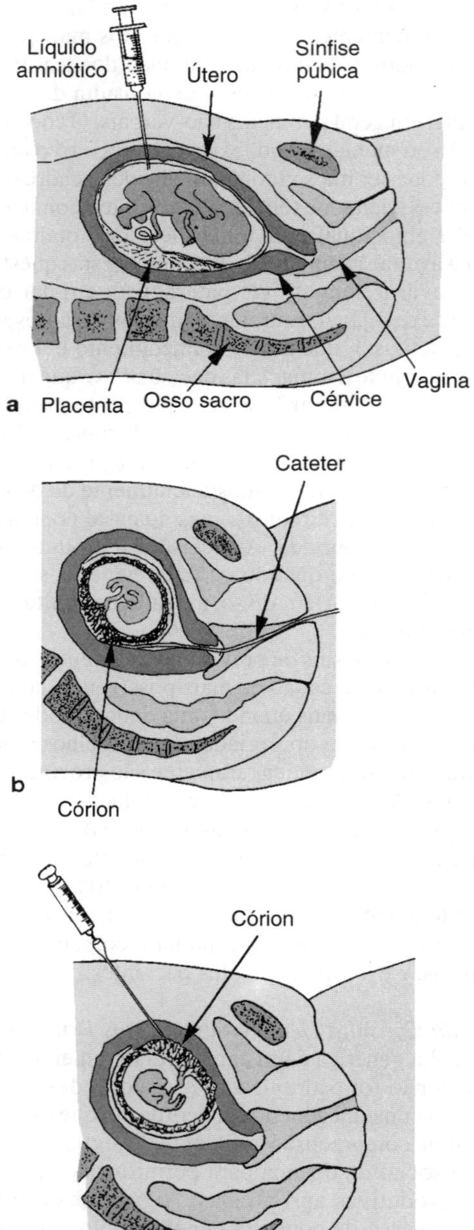

Fig. 18.1 a. Amniocentese. Punção da cavidade amniótica através da parede abdominal. **b.** Punção de vilosidade coriônica. O útero é penetrado pela vagina e parte vaginal uterina. **c.** Coleta de vilosidades coriônicas por via abdominal.

Além de anomalias cromossômicas, muitas deficiências enzimáticas e outros defeitos bioquímicos podem ser detectados nas células amnióticas por dosagens apropriadas ou, cada vez mais, por diagnóstico de DNA (Quadro 18.4). Como as deficiências enzimáticas individuais são raras e os problemas técnicos de dosagem são consideráveis, os laboratórios especializados são os ideais para fazer os testes apropriados. Tendo em vista a raridade da maioria dos erros hereditários do metabolismo, as análises enzimáticas e de DNA no diagnóstico pré-natal (ao contrário da pesquisa de anomalias cromossômicas em mães com mais idade) nunca são feitas rotineiramente, mas apenas em indicações específicas de gestações de alto risco (um filho já afetado).

Amostra de Vilosidades Coriônicas [6, 29, 42, 59, 63]. Este procedimento pode ser feito por punção de vilosidades coriônicas pelo enfoque cervical (Fig. 18.1 b) ou abdominal (Fig. 18.1 c), que hoje é geralmente preferido, pois o risco de infecção é menor. A punção de vilosidades coriônicas deve ser feita com orientação do ultra-som. O tecido coriônico do trofoblasto fetal pode ser usado para testes citogenéticos, bioquímicos ou de DNA. O procedimento pode ser feito entre a 8.ª e 10.ª semana de gestação, e portanto tem vantagens psicológicas quando comparado à amniocentese, que é feita durante a 15-17 semanas de gestação. Os resultados citogenéticos ficam disponíveis em alguns dias. O risco de aborto após a punção de vilosidades coriônicas é um pouco mais alto que após a amniocentese (2-3% contra 0,5-1%), mesmo em mãos experientes. Na maioria dos centros, a amniocentese é o procedimento de rotina, enquanto a amostra de vilosidades coriônicas é reservada para casos de alto risco e estudos moleculares.

Ultra-sonografia. O amplo uso de exames não-invasivos com ultra-som permite um diagnóstico pré-natal de uma variedade de anomalias. A ultra-sonografia mudou rapidamente nos últimos anos, levando a maior precisão diagnóstica. As doenças que podem ser detectadas pré-natalmente por ultra-som compreendem as seguintes [22]:

- Indicações obstétricas
  - Determinação exata da fase gestacional
  - Gravidez múltipla
  - Localização placentária
- Distúrbios do SNC
  - Anencefalia
  - Hidrocefalia
  - Encefalocele
  - Meningomielocele
  - Espinha bífida
  - Holoprosencefalia
  - Microcefalia
- Abdominal/Gastrointestinal
  - Gastrosquise
  - Onfalocele
  - Atresia duodenal
  - Atresia esofagiana
- Vários tumores fetais
- Defeitos esqueléticos
  - Graves displasias ósseas
  - Tipos congênitos de osteogênese imperfeita
  - Defeitos nos membros
- Torácicas
  - Hérnia diafragmática
  - Cistos intratorácicos
  - Hipoplasia pulmonar
  - Parede torácica pequena (várias síndromes esqueléticas)
- Renais/genitourinárias
  - Agenesia renal
  - Rim policístico (infantil)
  - Grave uropatia obstrutiva

Embora os estudos atuais indiquem que o ultra-som é inofensivo para o feto em desenvolvimento, a aplicação indiscriminada do procedimento em todas as gestações é um tanto preocupante na ausência de prova absoluta de sua inocuidade. Em alguns países, entretanto, os repetidos exames ultra-sonográficos tornaram-se parte da rotina do acompanhamento da gestação, e muitos casos de malformações previamente insuspeitas foram diagnosticados. Várias organizações de renome (National Institutes of Health, USA; World Health Organization) sugerem cautela e recomendam o uso da ultra-sonografia apenas quando existam indicações maternas ou fetais definidas. O crescente aperfeiçoamento técnico da ultra-sonografia complementa outras formas de diagnóstico pré-natal, particularmente na detecção de defeitos de tubo neural.

Fetoscopia [39, 41, 56]. A fetoscopia com pequenos instrumentos de fibra óptica permite a entrada na cavidade amniótica, e geralmente é feita entre a 18.ª e 22.ª semanas de gestação. Mesmo em mãos experientes, este procedimento tem uma taxa de aborto de 5-10%. A inspeção do feto para detectar defeitos tem limitações devido à restrição do campo visual. As amostras de sangue fetal são possíveis com visão direta, e qualquer condição genética que se manifeste no sangue fetal pode ser diagnosticada. Podem ser feitas biópsias de pele fetal, e mesmo biópsias de fígado fetal foram feitas para diagnosticar doenças que só se expressam no fígado. Entretanto, a crescente disponibilidade de diagnósticos de DNA e a alta taxa de perda fetal têm restringido muito o uso desta técnica. Algumas doenças hereditárias de pele são diagnosticadas pré-natalmente por anomalias ultra-estruturais tornadas visíveis por métodos apropriados em biópsias de pele de fetos em risco [4, 23].

Amostra de Sangue Materno [11, 20, 39]. A amostragem de sangue materno por venopunção quanto a elevações de α-fetoproteína (AFP) como um procedimento de triagem para detectar defeitos de tubo neural e algumas outras anomalias tem sido feita em muitos centros. As anomalias que aumentam ou diminuem os níveis de AFP amniótica compreendem:

- Aumento de AFP
  - Defeitos de tubo neural
  - Morte intra-uterina espontânea
  - Onfalocele
  - Gastrosquise
  - Nefrose (tipo Finnish)
  - Teratoma sacrococcígeo
  - Exotrofia da bexiga
  - Alguns defeitos de pele
  - Síndrome de Meckel
- AFP diminuída
  - Síndrome de Down

A incidência diminuída de defeitos de tubo neural em muitos países e sua crescente detecção por ultra-sonografia levou a recomendações definidas quanto à adoção universal de tal difícil triagem. A dosagem de AFP também pode ser útil para detectar a síndrome de Down, pois os fetos com trissomia do 21 têm níveis mais baixos de AFP que os fetos normais, isto é, a média para casos de síndrome de Down se aproxima de 0,7 da média para crianças normais. Outros marcadores bioquímicos úteis são o estriol não conjugado e a gonadotrofina coriônica. A triagem de múltiplos marcadores para a síndrome de Down (2.º trimestre) usando estes três marcadores e ainda a idade materna leva a uma taxa de detecção de cerca de 60-70%, com uma taxa de falso-positivo de aproximadamente 5% [40]. Demonstrou-se que se a amniocentese

Quadro 18.4 Diagnóstico pré-natal de erros hereditários do metabolismo (herança autossômica recessiva a menos que especificada; de Harper 1993 [22])

Distúrbio	Deficiência enzimática usual	Comentários
Acidemia propiônica	Propionil-CoA carboxilase	Também diretamente detectável no líquido amniótico.
Acidúria argininossuccínica	Argininosuccinase	Ácido argininosuccínico também elevado no líquido amniótico.
Acidúria glutárica	Glutaril-CoA desidrogenase	
Acidúria metilmalônica	Metilmalonil-CoA mutase	Ácido metilmalônico detectável no líquido amniótico; pode ser tratável no útero; heterogênea.
Adrenoleucodistrofia[a]	Defeito de ácido graxo de cadeia longa	Ligado ao X; só análise de DNA.
Cistinose	Desconhecida	Acúmulo intracelular de cistina marcada com ^{35}S.
Citrulinemia	Argininosuccinato sintetase	
Deficiência de adenosina desaminase (imunodeficiência combinada)	Adenosina desaminase	
Deficiência de fosfatase ácida (lisossomal)	Fosfatase ácida	Precisa confirmação.
Deficiência de glicose-6-fosfato desidrogenase[a]	G6PD	Em geral branda; muitas variantes enzimáticas; ligado ao X.
Doença da célula I (mucolipidose II)	Defeito de membrana lisossômica?	Aumento de várias enzimas lisossômicas.
Doença da hemoglobina S[a]	Substituição de cadeia β	Gravidade variável; análise de DNA ou sangue fetal.
Doença da urina em xarope de bordo	α-Cetoácido descarboxilase	
Doença de Fabry[a]	α-Galactosidase	Ligado ao X; expressividade variável nas mulheres.
Doença de Farber	Ceramidase	
Doença de Gaucher[a]	Glicocerebrosidase	Heterogênea.
Doença de Krabbe	β-Galactosidase	
Doença de Menkes[a]	Deficiência do metabolismo do cobre	Ligada ao X; captação anormal de cobre.
Doença de Niemann-Pick[a]	Esfingomielinase	Heterogênea.
Doença de Refsum	Oxidase do ácido fitânico	Possível; na verdade não confirmada.
Doença de Sandhoff[a]	β-*N*-Acetilexosaminidase (A e B)	
Doença de Tay-Sachs[a]	β-*N*-Acetilexosaminidase A	Detecção de portadores e triagem de populações de alto risco são possíveis.
Doença de Wolman	Lipase ácida	Heterogênea.
Fenilcetonúria (clássica)[a]	Fenilalanina hidroxilase	Tratável; apenas análise do DNA.
Fenilcetonúria (tipo diidropteridina redutase)[a]	Diidropteridina redutase	Grave e difícil de tratar.
Fibrose cística[a]	Proteína CFTR	Detecção de mutação ou marcadores de DNA ligados.
Fucosidose	α-L-Fucosidase	
Galactosemia (clássica)[a]	Galactose 1-fosfato uridil transferase	Tratamento disponível.
Galactosemia (deficiência de galactocinase)	Galactocinase	Relativamente benigna e tratável.
Gangliosidose generalizada	β-Galactosidase	
Glicogenose tipo I[a] (doença de von Gierke)	Glicose 6-fosfatase	
Glicogenose tipo II[a] (doença de Pompe)	α-1,4-Glicosidase	Heterogênea.
Glicogenose tipo III	Amilo-1,6-glicosidase	
Glicogenose tipo IV (doença de Andersen)	Enzima ramificadora	
Hemofilia A[a]	Fator VIII (C)	DNA ou sangue fetal; ligada ao X.
Hemofilia B[a]	Fator IX	DNA ou sangue fetal; ligada ao X.
Hiperamonemia; ligada ao X[a]	Ornitina transcarbamilase	DNA; ligada ao X; expressividade variável nas mulheres.
Hipercolesterolemia familiar[a]	Receptores de lipoproteína de baixa densidade	
Hipofosfatasia[a]	Fosfatase alcalina	Apenas o tipo infantil grave é detectável.
Homocistinúria	Cistationina sintetase	Heterogênea.
Leucodistrofia metacromática[a]	Arilsulfatase A	
Manosidose[a]	α-Manosidase	
Mucopolissacaridose I[a] (síndrome de Hurler)	α-L-Iduronidase	MPS IS (síndrome de Scheie) tem o mesmo defeito enzimático; os níveis de MPS no líquido amniótico são úteis nos tipos I, II, e III.
Mucopolissacaridose II[a] (síndrome de Hunter)	Iduronato sulfatase	Ligada ao X; é possível o diagnóstico enzimático no líquido amniótico e também nas células.
Mucopolissacaridose III A (síndrome de Sanfilippo A)	Heparan sulfato sulfatase	
Mucopolissacaridose III B (síndrome de Sanfilippo B)	α-*N*-Acetilexosaminidase	Possível detecção dos portadores no soro.

Quadro 18.4 Diagnóstico pré-natal de erros hereditários do metabolismo (herança autossômica recessiva a menos que especificada; de Harper 1993 [22]) (*Continuação*)

Distúrbio	Deficiência enzimática usual	Comentários
Mucopolissacaridose IV (síndrome de Morquio)	Condroitina sulfato sulfatase	Heterogênea; outras formas também detectáveis.
Mucopolissacaridose VI (síndrome de Maroteaux-Lamy)	Arilsulfatase B	
Porfiria, aguda intermitente[a]	Porfobilinogênio desaminase	Autossômica recessiva; tratável.
Porfiria, congênita eritropoiética[a]	Uroporfirinogênio cossintetase	
Síndrome adrenogenital[a]	21-Hidroxilase	Análise de líquido amniótico; também indiretamente pela ligação com HLA; tratável.
Síndrome de Lesch-Nyhan[a]	Hipoxantina-guanina fosforribosiltransferase	Recessiva ligada ao X; existe uma deficiência parcial branda.
Talassemia β[a]	Síntese defeituosa de cadeia β	DNA ou sangue fetal.
Xeroderma pigmentoso[a]	Enzimas de reparo do DNA	Heterogênea.

A menos que indicado de outro modo, o diagnóstico é feito pela cultura de células do líquido amniótico ou a partir de vilosidades coriônicas; a análise molecular é especificamente notada apenas se outros métodos não forem possíveis, mas provavelmente é factível para todos os distúrbios nos quais o gene já foi isolado.
[a]Distúrbio no qual o gene já foi isolado; o diagnóstico molecular pré-natal provavelmente é factível.

para estudos cromossômicos fosse oferecida a todas as mulheres cujos níveis sangüíneos de AFP estivessem no nível especificado ou abaixo (0,5 do nível médio), seria encontrado um adicional de 20 a 40% de casos de síndrome de Down em relação aos detectados com os métodos atuais que usam amniocentese em idades maternas especificadas. Entretanto, para cada caso de trissomia do 21 assim detectada teriam que ser feitas de 150 a 200 amniocenteses adicionais em fetos normais.

Outros métodos, como a detecção de células fetais na circulação materna, estão sendo pesquisados. A aplicação bem-sucedida de tal técnica seria útil na triagem em sangue materno de células fetais com anomalias cromossômicas e bioquímicas. Entretanto, embora existam algumas células fetais na circulação materna, muitas dificuldades técnicas precisam ser superadas até que este procedimento possa ser aplicado rotineiramente.

Indicações para Diagnóstico Pré-natal. Com as novas modalidades de diagnóstico pré-natal, existem mais indicações, e um número crescente de condições fetais podem ser diagnosticadas. A punção de vilosidades coriônicas é usada para as mesmas indicações que a amniocentese e tem a vantagem de estar disponível significativamente mais cedo durante a gestação.

1. *Idade Materna.* A amniocentese é mais freqüentemente feita para exluir a síndrome de Down e outras anomalias cromossômicas nas mulheres com idade "avançada". Na maioria dos países esta idade é arbitrariamente estabelecida aos 35 anos, quando risco para um nascimento com síndrome de Down é de cerca de 1/400, subindo para 1/100 aos 40 anos, e 1/40 aos 44 anos (Quadro 9.4). A incidência de síndrome de Down e outras anomalias cromossômicas é significativamente mais alta na amniocentese que ao nascimento, pois muitas aneuploidias são espontaneamente abortadas antes do nascimento (Cap. 9).
2. *Aneuploidia Prévia.* Uma criança anterior com síndrome de Down ou outra trissomia autossômica aumenta levemente o risco de recorrência. O risco de síndrome de Down é de cerca de 1/250 para aquelas com menos de 35 anos de idade, e para aqueles com mais de 35 anos é provavelmente cerca do dobro.
3. R*earranjos Cromossômicos Parentais* [13]. A condição de portador para translocações ou inversões pericêntricas dá um risco aumentado de fetos anormais não balanceados (síndrome de Down por translocação; Seção 2.2.2). Os riscos não correspondem aos esperados de segregação cromossômica, mas são baseados em dados empíricos, supostamente devido à seleção contra gametas não balanceados. O risco para trissomia do 21 por translocação é de cerca de 15% quando a mãe é portadora, e de apenas 3% se o pai for portador (t14q21 e t21q22q). Nas translocações recíprocas, os riscos de futura prole afetada são significativamente aumentados (± 20%) se a avaliação ocorrer via uma prole viva afetada, em oposição à avaliação por abortos recorrentes (5% de risco; para detalhes veja Seção 2.2.2.2). As duplicações/deleções mais extensamente desbalanceadas (3-6 bandas cromossômicas em um total de 200) estão associadas a riscos mais baixos de recorrência (9-16%) que as duplicações/deleções que afetam somente 1-2 bandas (34%). Supostamente defeitos maiores em geral não são viáveis e são abortados espontaneamente antes da amniocentese.
4. *Riscos Para Distúrbios Ligados ao X.* Quando o diagnóstico pré-natal tornou-se disponível, mas o diagnóstico específico de doenças ligadas ao X ainda não era possível, o diagnóstico do sexo masculino foi oferecido. Os filhos de mães portadoras tinham um risco de doença de 50%. Felizmente, entretanto, o diagnóstico de tais doenças ao nível do DNA tornou-se possível nos últimos anos, e o diagnóstico do sexo tornou-se cada vez menos comum para este tipo de indicação. Infelizmente ele é praticado em algumas sociedades onde os homens são mais valorizados por motivos sociológicos, de modo que os fetos femininos podem ser abortados.
5. *Síndrome do X Frágil.* O diagnóstico pré-natal desta síndrome comum (veja Seção 15.2.1.2) pode ser obtido por diagnóstico de DNA da trinca CGG expandida (Quadro 18.5).
6. *Hemoglobinopatias* [41]. O diagnóstico das várias talassemias e da anemia falciforme geralmente é feito por diagnóstico direto de DNA e raramente pelo enfoque de marcador ligado.
7. *Erros Hereditários do Metabolismo.* Precisa ser feita uma dosagem enzimática ou o diagnóstico de DNA das células fetais. A lista de tais condições é longa (Quadro 18.4). O diagnóstico ao nível de gene-DNA é possível em muitas condições, inclusive da fenilcetonúria.
8. *Várias Outras Doenças Genéticas Permitem o Diagnóstico Direto ou Indireto de DNA.* Uma lista de tais doenças é dada no Quadro 18.6. Algumas destas doenças são discutidas no Cap. 5. Esta lista crescerá rapidamente nos próximos anos.

Quadro 18.5 Retardo mental por X frágil (de Harper 1993 [22])

	Características clínicas	Risco para crianças	Resultados citogenéticos	Análise de DNA
Casos-índice (homem ou mulher)	Retardo mental e face atípica	Raramente se reproduz	Sítio frágil presente, freqüente	Grande expansão do DNA
Homem normal transmissor	Normal	Todas as filhas portadoras; filhos normais	Sítio frágil normalmente não visto	Pequena expansão (pré-mutação)
Filhas portadoras de homens normais transmissores	Normal	Cerca de 75% dos filhos afetados e 1/3 das filhas afetadas têm retardo	Sítio frágil ausente ou ocasional	Expansão pequena a moderada (heterozigota)
Irmã portadora de homem afetado	Variável; 1/3 retardado	Todos os filhos afetados e metade das filhas afetadas retardadas	Sítio frágil em geral presente	Expansão de moderada a grande (heterozigota)

Quadro 18.6 Alguns distúrbios autossômicos dominantes nos quais o gene foi mapeado ou clonado (modificado de Harper 1993 [22])

Doença	Localização cromossômica	Mutação ou produtos gênicos
Polipose adenomatosa do cólon	5q21-q22	Gene APC
Amiloidose I, neuropática, tipos português, japonês, sueco e outros	18q11.2-q12.1	Transtiretina
Cardiomiopatia, hipertrófica familiar (um locus)	14q11-q12	Miosina cardíaca alfa e/ou lesão de cadeia pesada β
Neuropatia I de Charcot-Marie-Tooth	17p13.1-p11.1	Proteína mielínica periférica
Fibrose cística	7q31-q32	Regulador transmembranar de fibrose cística (CFTR)
Neoplasia endócrina, múltipla, tipo 2	10p11.2-q11.2	Oncogene *Ret*
Doença de Huntington	4pter-p16	Repetição de trinca CAG
Síndrome de Marfan	15q	Fibrilina
Distrofia miotônica	19q13	Cinase proteica de miotonina (repetição de trinca CTG instável)
Neurofibromatose I (doença de von Reckinghausen)	17q11	Neurofibromatose (relacionada à proteína ativadora GTPase)
Neurofibromatose 2 (neuroma acústico bilateral)	22q11	Gene supressor tumoral específico
Retinite pigmentosa, autossômica dominante (algumas famílias)	3q21-q24	Rodopsina (RHO)
Doença de von Hippel-Lindau	3q26-p25	Gene supressor tumoral
Síndrome de Waardenburg, tipo I	2q37	Gene PAX3 de desenvolvimento

9. *Defeitos de Tubo Neural.* A amniocentese (*não* biópsia coriônica) para AFP de líquido amniótico geralmente é feita em mulheres de alto risco, como aquelas com filhos anteriores afetados, ou após um nível sangüíneo materno alto de AFP. O ultra-som é muito útil e deve sempre ser feito nestas circunstâncias. Outros marcadores no líquido amniótico (por exemplo, aumentos de nível de acetilcolinesterase) podem dar indícios da presença de defeitos de tubo neural e outras anomalias (veja em seguida).

O diagnóstico pré-natal é amplamente usado nos países industrializados de hoje em dia. Uma extensa informação pública através de revistas femininas na Dinamarca levou à mais alta taxa de aceitação, com 80% das mulheres elegíveis sendo estudadas. A disponibilidade do diagnóstico pré-natal geralmente estimula os genitores a iniciar uma gestação sob circunstâncias nas quais o medo de um filho afetado antes teria impedido a reprodução. Embora o aborto por indicações fetais seja aceito em muitos países, uma proporção significativa da população nos Estados Unidos e em outros países tem fortes sentimentos religiosos ou outros motivos contra o término de uma gestação. Alguns antiaborcionistas estão particularmente preocupados quanto a julgamento de valores para a continuidade da vida fetal, como é feito nos distúrbios genéticos. Eles acham que estas práticas são o começo de um patamar que ao final levará à rejeição de defeitos relativamente secundários na procura da criança "perfeita" e a um ressurgimento de esquemas eugênicos e racistas. Também têm sido manifestos temores de que a sociedade estaria menos inclinada a pagar grandes somas para cuidar de crianças com doenças genéticas quando o aborto poderia ter evitado o nascimento de crianças incapacitadas. Entretanto, como muitos dos defeitos não podem ser diagnosticados *in utero* no momento, tais tendências não emergiram. Além disso, o fato de a sociedade nos últimos anos ter dado mais apoio financeiro e social aos prejudicados é um argumento contra a validade destes temores [46].

18.3 Triagem Genética [40, 44, 46a, 49]

Com uma melhor compreensão das várias doenças genéticas, desenvolveram-se aplicações à saúde pública. Acredita-se que todos os membros de uma população em risco devam ser triados quanto a um determinado defeito, se forem possíveis medidas preventivas e tratamento. Do mesmo modo, a triagem de alguns estados de portador foi recomendada para permitir uma consulta genética ou diagnóstico intra-uterino antes que nasça uma pessoa doente. Estes programas são diferentes da consulta genética retrospectiva usual, onde os pacientes e familiares pedem informações aos consultores genéticos porque alguém na família tem uma doença genética.

Triagem de Fenilcetonúria: Prevenção de Retardo Mental [35, 49]. A fenilcetonúria (261 600) é um dos mais comuns erros hereditários do metabolismo nas populações de origem européia, com uma freqüência de cerca de 1/10.000 nascimentos. A condição é autossômica recessiva e é causada por uma mutação que afeta a enzima fenilalanina hidroxilase, a qual não metaboliza a fenilalanina. O resultante acúmulo de metabólitos prejudica o cérebro em desenvolvimento e leva a um profundo retardo mental. Se diagnosticada logo após o nascimento, uma dieta apropriada que restringe a fenilalanina pode evitar o retardo mental. Antes do tratamento dietético ser amplamente institucionalizado, cerca de 1% dos internos em instituições para retardados mentais tinham fenilcetonúria. A doença pode ser diagnosticada por testes simples e baratos no sangue obtido pela punção do calcanhar das crianças antes de deixarem o hospital (Seção 7.2.2.7). A maioria dos países desenvolvidos introduziu a triagem de fenilcetonúria como um teste rotineiro para todos os neonatos. Um teste de triagem positivo não significa necessariamente que a criança tenha fenilcetonúria, pois existem variantes de hiperfenilalaninemia que podem não causar retardo mental. O acompanhamento por uma equipe experiente de bioquímicos e pediatras é necessário para assegurar que o tratamento é administrado apenas se necessário, pois a dieta com restrição de fenilalanina pode ser prejudicial.

Além disso, a fenilcetonúria clássica deve ser diferenciada, por testes apropriados, dos defeitos que causam a hiperfenilalaninemia maligna, como a deficiência de diidropteridina redutase e erros na síntese de biopterina [58]. Os pacientes afetados com estes defeitos não são clinicamente influenciados pelas dietas com restrição de fenilalanina.

O sucesso do programa de PKU criou novos problemas, pois as mulheres com PKU que tiveram um tratamento efetivo durante a infância e não estão mais em dietas agora estão engravidando. Os níveis de fenilalanina destas mulheres grávidas são altos, de modo que o feto em desenvolvimento (que é um heterozigoto obrigatório para PKU) é prejudicado pelos níveis altos de fenilalanina na mãe. Invariavelmente têm sido encontrados abortos múltiplos, microcefalia com retardo mental, defeitos cardíacos e retardo de crescimento intra-uterino. A reintrodução de uma dieta com restrição de fenilalanina antes do início da gravidez deve evitar estas anomalias. Em vista das dificuldades logísticas em identificar todas as mães que tiveram PKU e a ocorrência de gestações não planejadas, é difícil avaliar todas as mulheres que precisam renovar a dieta de restrição de fenilalanina.

A triagem de neonatos quanto a hipotireoidismo congênito tornou-se bem estabelecida e é baseada na dosagem de tiroxina no sangue (T_4) seguida da dosagem de hormônio estimulante de tireóide (TSH), se os níveis de T_4 estiverem elevados. O tratamento com hormônio tireoidiano é altamente efetivo, evitando retardo mental e outros sinais e sintomas de hipotireoidismo. A freqüência de hipotireoidismo congênito é de cerca de 1 para 4.000, duas a três vezes mais comum que a fenilcetonúria. A etiologia do hipotireoidismo congênito em geral não é mendeliana, e freqüentemente não é genética. Atualmente a fenilcetonúria e o hipotireoidismo congênito devem ser indicados como testáveis rotineiramente em todos os neonatos.

O teste de anemia falciforme é requisitado na maioria dos estados nos Estados Unidos em *todos* os neonatos, pois logisticamente tem sido difícil identificar crianças afro-americanas para testar. A lógica é a prevenção de infecções letais pela profilaxia com antibióticos.

Vários outros erros do metabolismo potencialmente ou parcialmente tratáveis podem ser testados no sangue de neonatos. Estas condições, como doença da urina em xarope de bordo (248 600) hemocistinúria (236 200) e galactosemia, são muito mais raras que a fenilcetonúria (261 600). Não há nenhuma conduta *geral* quanto a testar estas condições. É particularmente importante que antes de testar os neonatos quanto a tais condições os genitores forneçam um consentimento totalmente informado para testar doenças que respondem pouco ou parcialmente ao tratamento [2].

Do mesmo modo, não há concordância quanto a se a triagem de neonatos deva ser feita para doenças tais como fibrose cística e distrofia muscular Duchenne, pois não há uma evidência clara de que o conhecimento do diagnóstico possa alterar o curso clínico. Entretanto, tal informação pode ser útil, de modo que os genitores possam saber de sua condição de portadores quanto a fins reprodutivos [22]. São necessários mais estudos-piloto para avaliar o impacto psicológico, genético e médico de tais programas.

Os cálculos de custo-benefício às vezes foram feitos para justificar o custo de programas de triagem quanto a erros hereditários do metabolismo. Tais cálculos fazem contraste entre os custos financeiros de cuidados de crianças doentes e os gastos dos programas de triagem. Os aspectos humanitários não podem ser prontamente quantificados, e por necessidade devem ser negligenciados nas análises de custo-benefício. Até mesmo as considerações econômicas em geral são tratadas simplisticamente em tais análises. Por exemplo, o desaparecimento de todos os casos de fenilcetonúria reduziria o número de pacientes nos hospitais para retardados mentais em 1%. É muito improvável que tal mudança tenha senão um efeito muito pequeno nas verbas de tais instituições. O custo total de todo o pessoal, como profissionais que são pagos por outros fundos mas gastam a maior parte de seu tempo em programas de triagem, em geral não é levado em conta [28, 50]. Portanto, não é considerado sábio basear o início de programas de triagem apenas em uma análise de custo-benefício.

Triagem de Mães em Risco de Anomalias Cromossômicas. A existência de um efeito de idade materna para muitos defeitos cromossômicos torna desejável procurar anomalias como a trissomia do 21 em mães com mais idade. Atualmente é oferecido um diagnóstico pré-natal às mulheres com mais de 35 anos, pois os riscos de trissomia do 21 sobem muito com o aumento da idade materna (Seção 9.2.2). Devido ao pequeno tamanho da família, como é o encontrado nos Estados Unidos e na maior parte das populações européias, a maioria dos casos de trissomia do 21 nasce de mulheres mais jovens [25], e o impacto populacional do diagnóstico pré-natal para a prevenção da síndrome de Down seria menor que o ideal. Juntamente com o uso de vários indicadores do sangue materno (triagem tripla de α-fetoproteína, gonadotrofina coriônica humana e estriol), um número maior de anomalias cromossômicas, particularmente a síndrome de Down, pode ser identificado. Com estas técnicas e o aborto seletivo, devemos esperar uma redução significativa da síndrome de Down. A promessa de identificar anomalias cromossômicas no feto pela amostragem do sangue materno pode possibilitar a identificação da maioria ou talvez de todos os defeitos cromossômicos durante a gravidez. Sob tais condições, as anomalias devidas a alterações cromossômicas numéricas ou estruturais seriam totalmente evitáveis.

Triagem de Características Autossômicas Recessivas. Algumas características heterozigotas são comuns em algumas populações. A triagem destas populações quanto ao estado de portador identificaria os casamentos portador × portador, que têm uma chance de 25% de crianças afetadas.

Após a triagem, os portadores devem ser informados quanto aos riscos genéticos e médicos da doença, bem como quanto a várias alternativas reprodutivas. Elas incluiriam: (a) evitar se casar com outro portador, (b) evitar ter filhos se casado com pessoa heterozigota, (c) diagnósico pré-natal e aborto de um feto afetado se casado com outra pessoa heterozigota. A reprodução de heterozigotos com pessoas que não são portadoras não tem conseqüências médicas ou genéticas prejudiciais. Não é difícil ver que as opções de evitar um cônjuge que tenha uma característica genética idêntica ou evitar ter filhos não são muito populares.

Os programas de triagem têm obtido maior sucesso em populações relativamente bem informadas quanto a características em que há disponibilidade de diagnóstico intra-uterino da doença. O estado de portador para a doença de Tay-Sachs (272 800) ocorre com uma freqüência de cerca de 4% entre as populações de judeus ashkenazi. A deficiência de hexosaminidase característica do defeito pode ser prontamente detectada no soro, e os heterozigotos podem ser identificados. Os fetos com doença de Tay-Sachs podem ser identificados pela dosagem enzimática nas células fetais aspiradas pela amniocentese, e reproduzidos em cultura de tecidos. Os programas de triagem de Tay-Sachs têm sido feitos em muitas áreas metropolitanas nos Estados Unidos, e muitos fetos com doença de Tay-Sachs foram identificados e abortados [30, 31]. Nas famílias com casos anteriores de doença de Tay-Sachs o programa tem sido salvador, permitindo que os casais tenham filhos saudáveis, como garantido pelo diagnóstico intra-uterino. Sem a amniocentese tais casais praticariam a contracepção. Estes programas requerem um nível relativamente alto de publicidade para atrair ao teste os que correm riscos. Mesmo com uma freqüência relativamente alta de heterozigotos de 4%, somente uma em 2.000 crianças judias ashkenazi são afetadas (0,04 × 0,04 × 0,25), e como resultado de casamentos nos quais ambos os genitores são de ascendência ashkenazi. Os obstetras em geral não estão cientes da doença e podem não testar os pacientes judeus quanto à característica. Uma comunidade se recusou a iniciar a triagem baseada em que a freqüência da doença não justificava as potenciais perturbações emocionais nos identificados como portadores. Em geral, entretanto, com a educação adequada, a resposta do público aos programas tem sido boa.

A triagem de *portadores* da anemia falciforme não tem sido tão bem-sucedida [16, 43, 49]. Isto deve ser diferenciado do programa de *neonatos,* que é destinado a detectar crianças com anemia falciforme. As populações negras nas quais o traço falcêmico é comum em geral não estão tão bem educadas, e a finalidade de um programa de triagem geneticamente orientado nem sempre tem sido esclarecida para os que serão triados. Particularmente, a distinção entre o traço falcêmico inócuo e a anemia falciforme em geral não tem sido apropriadamente explicada. Os portadores ocasionais do traço falcêmico têm sido discriminados em ocupações, seguros de vida, e mesmo na escolha marital. Estas conseqüências ilustram a importância de uma ampla educação pública antes de serem iniciados os programas de triagem.

Enquanto o traço falcêmico sempre pode ser facilmente detectado, o diagnóstico pré-natal da anemia falciforme também está disponível pelo estudo direto do DNA [32]. Entretanto, a doença é menos grave que a doença de Tay-Sachs ou a β-talassemia major (veja a seguir). Há uma considerável variabilidade na expressão clínica, e alguns pacientes não ficam tão doentes. O diagnóstico intra-uterino para a anemia falciforme é, portanto, menos requisitado que para as doenças genéticas mais graves.

A triagem de β-talassemia para identificar casais para diagnóstico pré-natal tem sido bem-sucedida em várias áreas do Mediterrâneo, como Chipre, a área de Ferrara da Itália, Sardenha, e Grécia, onde a freqüência da condição caiu intensamente desde a década de 70, quando foi iniciado o diagnóstico fetal (em sangue obtido durante a fetoscopia) e o aborto seletivo (Fig. 18.2). Os resultados nos países mediterrâneos demonstram que a triagem e o programa de diagnóstico pré-natal são possíveis e podem ter um grande impacto na saúde pública.

Triagem para Defeitos de Tubo Neural. Os defeitos de tubo neural têm uma etiologia multifatorial. Os fatores genéticos parecem ser aplicados, mas sua natureza específica é desconhecida. Sua freqüência varia de 1/200 no sudeste da Inglaterra até 1/1.000-1/1.500 na Alemanha e nos Estados Unidos. As taxas têm declinado nos últimos anos. A triagem populacional para estes defeitos pode ser feita pelas determinações da AFP no soro materno com 16-18 semanas de gestação, em geral em conjunto com as dosagens de acetilcolinesterase (AChE) (veja anteriormente). A maioria das mães com um feto com defeito de tubo neural aberto tem níveis elevados de AFP. Tais níveis elevados, entretanto, podem ser causados por muitas outras doenças fetais e gestações múltiplas, morte intra-uterina ou subestimação da idade gestacional. Há uma superposição entre pessoas normais e afetadas [58]. Os programas detectam de 80 a 90% dos defeitos de tubo neural aberto, e ainda mais se for incluída a AChE. Um teste sangüíneo de AFP é repetido se os níveis estiverem elevados e é feito um ultra-som para excluir os gêmeos, confirmar a idade gestacional e achar indicações de defeitos de tubo neural. Se for confirmado um nível sangüíneo elevado de AFP, é feita uma amniocentese para detectar uma elevação de AFP no líquido amniótico. Tais programas de triagem são complexos e um pouco controversos, pois a maioria das mulheres com níveis eleva-

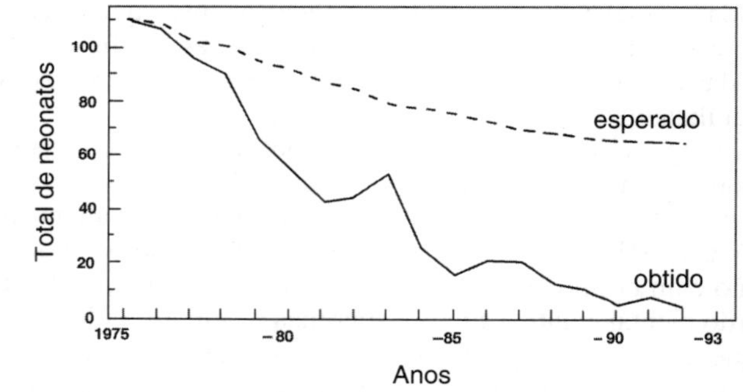

Fig. 18.2 Queda na taxa de nascimento de crianças com β-talassemia homozigota na Sardenha. *Ordenada,* número de neonatos esperados e observados com talassemia major. A triagem de portadores começou em 1975. (De Cao e cols. 1989 [7])

dos de AFP não tem um feto afetado. Quanto mais baixa a freqüência de defeitos de tubo neural em uma determinada população, maior a proporção de resultados falso-positivos sem defeitos de tubo neural. Entretanto, os que dirigem tais programas acham que a triagem de AFP materna é valiosa em populações nas quais a freqüência de defeitos de tubo neural não é mais rara que 1/1.000, e se um laboratório qualificado e pessoal treinado estiverem disponíveis para permitir a extensa consulta e estudos de ultra-som que são necessários [3]. Foi estimado que 1.500 fetos com defeitos de tubo neural são abortados por ano nos Estados Unidos como resultado de tais programas.

Triagem Futura Extensa de Todos os Neonatos para Muitos Polimorfismos? Até agora os programas de triagem foram introduzidos apenas para determinadas doenças hereditárias. Entretanto, como notado na discussão sobre as bases genéticas das doenças comuns (Cap. 6) nos polimorfismos genéticos em relação a doenças (Cap. 6), e na farmacogenética e ecogenética (Seção 7.5), alguns genes "normais", cujos produtos podem ser reconhecidos, podem influenciar a suscetibilidade a doenças comuns, interagindo às vezes com condições ambientais específicas. Isto levanta a questão de se seria útil no futuro triar cada neonato para muitos destes polimorfismos de modo a permitir um prognósico individual quanto a riscos de doenças. As medidas preventivas, tais como evitar certos alimentos, fumo, álcool, outras drogas e exposição ocupacional a condições ambientais específicas, como poeira ou substâncias químicas, podem ser recomendadas, dependendo de resultados específicos. Portanto, pode ser possível reduzir os riscos de certas doenças às quais alguns genótipos são mais suscetíveis.

Tal triagem teria um significativo impacto social. Como a sociedade reagiria ao conhecimento de que alguns dos futuros membros teriam uma boa chance de atingir uma idade avançada em um estado de saúde razoavelmente bom, enquanto outros necessitariam proteção durante toda a vida contra certas influências ambientais ubíquas, e ainda outros poderiam ter uma expectativa relativamente restrita de vida mesmo nas melhores condições? Quem na sociedade deveria ter acesso a tal informação? Como a confidencialidade a esta informação poderia ser garantida nos computadores? A solidariedade dentro das comunidades humanas seria capaz de lidar com este tipo de inadequação genética, ou haveria conflito entre grupos com genótipos diferentes? Como o conhecimento detalhado das propensões de uma pessoa influenciaria a felicidade dela e sua realização? Devido a todas estas incertezas, há uma concordância atual em não testar no período neonatal genes para doenças de manifestação tardia ou para várias suscetibilidades genéticas, a menos que estejam disponíveis medidas efetivas de prevenção ou tratamento [2].

Estes são apenas alguns dos problemas éticos levantados pelo desenvolvimento da genética humana, e especificamente pelas perspectivas da triagem genética. A espécie humana parece ainda não estar psicologicamente preparada para tais desenvolvimentos.

18.4 Projeto do Genoma Humano

Projeto Científico de Larga Escala. O Projeto do Genoma Humano é o primeiro projeto científico de larga escala na biologia [51]. Comparado a vários programas de grande porte, coordenados na engenharia, física e ciências espaciais, a pesquisa biológica tem sido em geral uma espécie de "indústria caseira" feita por grupos pequenos ou de pesquisadores isolados. O Projeto do Genoma Humano pretende a total elucidação do mapa genético, físico e de ácido nucleico do genoma humano, bem como de vários organismos modelo (*E. coli*, leveduras, nematelmintos, *Drosophila*, e camundongos). Esta meta envolve a coordenação do trabalho de muitos pesquisadores em diferentes locais em vários países. A verba dos Estados Unidos para o projeto nos anos iniciais de 91 a 93 era de US$135 milhões, US$166 milhões, e US$171 milhões por ano, respectivamente. Outros países, incluindo os membros da Europa e Japão, também estão gastando quantias relativamente grandes para este fim. O projeto pretende concluir seus esforços após 15 anos [10].

O projeto foi proposto e planejado em uma época em que os desenvolvimentos na biologia molecular e a "nova genética" podiam ser aplicados para elucidar a estrutura detalhada do material genético. Muitos cientistas inicialmente estavam céticos quanto à necessidade de tal esforço. Argumentava-se que uma vez que 95% do DNA podem ser um vestígio evolutivo ou "lixo" (*junk*), o seqüenciamento da maioria do genoma não forneceria dados biologicamente significativos. A atenção ao cDNA ou genes expressos levaria a dados biológicos mais interessantes a um custo muito menor. O trabalho genômico é freqüentemente tido como repetitivo, tedioso e ditatorial, e não motivado por pesquisadores que testam hipóteses e fazem perguntas inteligentes e resolvíveis. As perguntas mais excitantes, como quantos genes são ativados e desligados durante o desenvolvimento e como os genes funcionam no sistema nervoso não seriam elucidadas pelo enfoque adotado pelo projeto do genoma. Alguns críticos questionam que pela sua própria existência a iniciativa promove uma "genetização", sugerindo que características complexas, doenças e o comportamento são de origem fundamentalmente genética e não causados por fatores ambientais, tendo a genética um papel secundário [27].

Vantagens. Os proponentes dizem que o trabalho coordenado seria menos dispendioso que os esforços individuais de muitos pesquisadores, como foi necessário para a clonagem do gene da fibrose cística. Eles destacam que as informações fornecidas pelo Projeto do Genoma dariam uma base definitiva e a infra-estrutura para todas as pesquisas biológicas e biomédicas no futuro [51]. Da mesma forma que é preciso conhecer a anatomia macroscópica e microscópica para entender o organismo humano na saúde e na doença, o conhecimento total do mapa genético e a seqüência do DNA hoje é necessário para explorar, elucidar, compreender e finalmente manipular o material genético.

O Projeto do Genoma também é destinado a melhorar a infra-estrutura das pesquisas de genética humana pelos esforços na física, engenharia e aspectos de computação das pesquisas de DNA, pois foi dada muita ênfase aos enfoques genéticos e de biologia molecular. Em uma base mais prática, os conhecimentos do Projeto do Genoma provavelmente contribuirão para muitas aplicações de diagnóstico e tratamento não só das doenças genéticas bem definidas, mas também de muitas doenças comuns com determinantes genéticos. O conhecimento obtido pelo Projeto do Genoma provavelmente ajuda a indústria relativamente nova da biotecnologia descobrindo novos genes que levarão à produção de agentes diagnósticos e terapêuticos. Tal argumento econômico é bem recebido pelos legisladores que controlam fundos para trabalhos de pesquisa.

A Primeira Iniciativa. É notável que a iniciativa para o Projeto do Genoma Humano originalmente não veio de geneticistas humanos ou médicos, mas dos gestores da política do Department of Energy (antes a Atomic Energy Commission), que estavam procurando um uso para suas instalações de grande escala e experiência em biologia física. Mais tarde, o National Institutes of Health se envolveu, em grande parte pelos esforços de biólogos moleculares, particularmente James Watson, o codescobridor da estrutura da dupla hélice do DNA [61] que se tornou o primeiro diretor do United States Genome Project.

O Projeto do Genoma Humano deve muito ao relato de um comitê do National Research Council publicado em 1988 [48]. Este grupo uniu tanto proponentes quanto céticos que recomendaram que fosse envidado grande esforço em um mapeamento genético e físico. A demora no seqüenciamento das fases do projeto foi recomendada até que métodos mais eficientes estivessem disponíveis. Estas recomendações em geral foram seguidas. Os novos métodos moleculares (tais como PCR) desenvolvidos fora do Projeto do Genoma ajudaram imensamente o projeto.

Métodos. Uma parte substancial dos fundos do Projeto do Genoma Humano nos Estados Unidos está sendo gasta nos aspectos físicos do mapeamento. No mapeamento físico, uma seqüência de DNA é localizada em um trecho físico específico do cromossomo por métodos já descritos em outras partes deste livro, como o bandeamento cromossômico (Seção 2.1.2.3), os vários métodos para a hibridização *in situ* dos cromossomos (Seção 3.1.3.3) e a construção de contíguos (*contigs*) (Seção 5.1.3). O bandeamento cromossômico é um mapa físico pelo qual uma determinada característica genética é localizada em uma banda cromossômica definida. A hibridização *in situ* documenta a localização de uma sonda para um determinado gene em um local específico de um cromossomo, e geralmente é feita por autoradiografia com sondas radioativas (Seção 3.1.3.3). Mais recentemente, a hibridização in situ com fluorescência permitiu a detecção de segmentos de genes humanos usando corantes fluorescentes para visualização dos locais cromossômicos (Seção 3.1.3.3). Os mapas físicos em grande escala são construídos pelo processo de construção de contíguos. Um contíguo é um conjunto organizado de clones de DNA que como um grupo cobre uma região que é muito longa para ser clonada em um único pedaço. O vetor mais útil para portar grandes trechos de DNA é o cromossomo artificial de levedura (YAC), que permite a clonagem de grandes trechos de segmentos lineares de DNA (de até 1.000 kb) em leveduras (*S. cerevisia*) [6 a]. Esta metodologia permitiu o término de mapas completos baseados em YACs do cromossomo humano 21, do cromossomo Y, e, mais recentemente, de *todos* os cromossomos humanos por um grupo de franceses. Infelizmente, existem tanto espaços quanto rearranjos de YACs em tais mapas, o que os torna um tanto imprecisos, necessitando portanto maiores estudos. Um outro desenvolvimento útil ao mapeamento físico são os marcos do DNA designados de sítios de seqüências marcadas (*sequence-tagged sites*, STS) [51]. Uma STS é uma sequência única de DNA que pode ser amplificada pelas técnicas de PCR. Elas podem ser armazenadas eletronicamente e estão prontamente disponíveis aos cientistas em todo o mundo.

Ficou claro que a compreensão da regulação da expressão gênica não podia ser resolvida por análise de cDNA, pois os genes reguladores podem existir antecedentes ou posteriores aos genes estruturais, bem como em seqüências de íntrons, justificando assim o seqüenciamento de todo o genoma. O seqüenciamento dos genes em organismos modelo (*E. coli*, nematelmintos, leveduras) revelou a existência de um número muito maior de genes do que se suspeitava. Uma grande parte das matrizes de leitura abertas do DNA genômico de organismos modelo parece refletir a presença de genes anteriormente desconhecidos. O seqüenciamento em vários organismos modelo já identificou homologias e motivos idênticos em várias espécies, inclusive humanos. Este enfoque está se tornando cada vez mais útil para a identificação de genes críticos envolvidos na regulação e transporte [51]. Embora nem todas as críticas tenham silenciado, o projeto do Genoma Humano tornou-se amplamente aceito pela comunidade de pesquisa biomédica e está se desenvolvendo. O desenvolvimento de uma tecnologia de seqüenciamento mais rápida, entretanto, ainda não ocorreu. As contribuições por parte da engenharia física e da comunidade científica computacional em geral até agora têm sido modestas.

Organizações de Pesquisa. Várias organizações se desenvolveram ao redor do Projeto do Genoma Humano. O Centro para Estudos de Polimorfismos Humanos (CEPH), em Paris, que já existia, foi particularmente útil para coordenar a troca de amostras de DNA de grandes famílias entre os pesquisadores em todo o mundo quanto aos estudos de ligação com marcadores genéticos. A existência e a operação de tal repositório tem sido um fator importante em acelerar a construção de mapas genéticos. Uma organização internacional (HUGO — Human Genome Organization) foi estabelecida para coordenar os projetos de genoma em diferentes países, pois a maioria das nações do mundo estabeleceram seus próprios projetos de genoma humano.

Projeto de Diversidade Humana. Uma pequena ramificação da iniciativa do genoma humano foi o Projeto da Diversidade Humana. Populações padrão grandes, como a japonesa, a alemã, a russa etc., estão prontamente disponíveis para estudos, de modo que os dados de distribuição gênica se tornarão disponíveis. Entretanto, existem muitas populações pequenas (como os pigmeus, algumas tribos dos EUA) por todo o mundo que podem desaparecer em um futuro não muito distante. A tarefa do Projeto da Diversidade Humana é coletar um número suficiente de amostras de membros de cada uma destas populações, em um esforço concentrado de estudo dos marcadores de DNA, para permitir a caracterização destes grupos e avaliar suas origens e afinidades com outras populações. A despeito do objetivo nada excepcional de tais estudos, as acusações de imperialismo científico, exploração e racismo têm surgido por parte de alguns críticos que não foram apropriadamente informados quanto aos objetivos científicos de tais estudos.

Ocasionalmente tem sido levantada a questão de se o genoma de um único indivíduo será escolhido como o tipo humano padrão. Devido à acentuada variação entre os humanos, o mapa gênico final será logicamente uma composição da seqüência de DNA de muitas pessoas diferentes. Podemos esperar que a tecnologia de seqüenciamento se tornará tão avançada no primeiro quarto do século vinte e um que toda a seqüência de DNA de uma pessoa ($\pm$ 3 a 3,5 $\times$ 10^9 pares de bases do genoma haplóide; Seção 3.1.1.1) poderá ser rapidamente obtida para estocagem em um disquete de computador. Serão necessários progressos técnicos consideráveis para se atingir tal objetivo.

Aspectos Éticos, Legais, e Sociais. Muitos desenvolvimentos científicos e tecnológicos, como os da Revolução Industrial, tiveram um impacto importante nas sociedades humanas, mas seus efeitos surgiram muito depois que várias inovações foram planejadas e introduzidas. Muitas conseqüências sociais, éticas, e legais provavelmente surgirão à medida que o papel dos genes na saúde e na doença se tornar mais bem compreendido. Uma proporção significativa das verbas do Projeto do Genoma dos EUA (cerca de 5%) foi dedicada a explorar o impacto social das novas compreensões da genética humana. Esta é a primeira vez na história da ciência e tecnologia que uma parte considerável da verba de um grande projeto científico foi devotada ao estudo de seus impactos sociais e éticos, enquanto o trabalho científico ainda está sendo feito. Muitos problemas que estão sendo discutidos nesta conexão não são inteiramente novos, pois os desenvolvimentos científicos na genética médica durante as últimas décadas já levantaram uma variedade de aspectos. Bioeticistas, sociólogos e teólogos ponderaram estes aspectos em comissões governamentais ou quase governamentais e fizeram recomendações quanto a políticas públicas (veja [2]). Têm sido feitos muitos simpósios para considerar estes assuntos.

A avaliação do risco genético de pacientes individuais e suas famílias será cada vez mais feita por uma variedade de testes de DNA e outros. Em geral, os testes genéticos para fins de diagnóstico diferencial, como na detecção do câncer, não levantam problemas éticos. Quais são então alguns destes problemas? A possibilidade do mau uso dos conhecimentos genéticos para discriminação ocupacional tem sido levantada (veja [57]). O risco genético mais alto de uma pessoa desenvolver uma doença de manifestação tardia deve ser permitido como critério de seleção de emprego ou de contratação? E se a doença for uma condição psiquiátrica? A maioria de tais cenários nesse momento permanece teórica, pois os sistemas de teste para fazer tais previsões raramente estão disponíveis. A maioria dos observadores acredita que a capacidade de satisfazer as responsabilidades de um emprego *hoje* e não no *futuro* deve ser o único critério de colocação ocupacional. Os problemas de suscetibilidade genética para desenvolver uma doença por exposição criam uma questão difícil na medicina ocupacional [57]. Tem sido muito dicutido se as pessoas com uma suscetibilidade genética para desenvolver uma doença por determinados agentes químicos devam ser mantidas longe da substância agressora. Ninguém aconselharia um adolescente hemofílico a se tornar um açougueiro! Mas quem seria reponsável por tomar tais decisões? Alguns deixariam que a pessoa decida, mesmo se for possível um dano. Outros deixariam que a sociedade seja o árbitro, particularmente se puder ocorrer dano a outros. Por exemplo, não deixaríamos pessoas com graves defeitos de visão a cores serem empregados na indústria de transportes, onde a discriminação de cores é essencial.

Ao contrário da maioria dos países europeus, os problemas de seguro de saúde nos Estados Unidos têm sido uma questão espinhosa. As seguradoras gostariam de usar o conhecimento de uma doença genética prévia ou sua possível ocorrência futura para excluir uma cobertura. O seguro de vida cria problemas um tanto diferentes. Uma conduta útil aqui seria permitir que qualquer um, independente de seu risco genético, obtivesse um seguro de vida de, digamos, US$75.000. Quando benefícios mais altos estão envolvidos, as seguradoras seriam permitidas a usar qualquer informação (inclusive a história genética ou mesmo testes) para estimar a longevidade potencial de um candidato. Não permitir o uso de tal informação previsora poderia levar a uma "seleção adversa", pois aqueles em risco tenderiam a fazer apólices de seguro de altos valores. As seguradoras já usam informação preditiva quando testam a pressão sangüínea alta, a qual dá uma previsão de maior probabilidade de doença cardíaca e derrames. A detecção da hipertensão leva a uma taxação maior dos prêmios de seguro ou à total rejeição do candidato, e hoje em dia é geralmente aceita como um indicador probabilístico de expectativa mais curta de vida.

Além dos problemas ocupacionais e de seguro, existem muitos aspectos psicológicos, existenciais e sociais que surgem com a avaliação dos riscos genéticos [2]. Há uma concordância geral de que os testes genéticos que diagnosticam condições médicas tratáveis e evitáveis sejam amplamente oferecidos, seguidos do tratamento dos que dele necessitaram (inclusive crianças, se as intervenções médicas apropriadas precisarem ser feitas no início da vida). Testes específicos e sensíveis são necessários, antes que se recomende uma ampla triagem populacional. Em geral, particularmente com doenças comuns de herança complexa, os testes são probabilísticos e não definitivos. As pressões comerciais em geral estimulam o uso de testes antes que eles tenham sido suficientemente avaliados em estudos piloto. Os cientistas acadêmicos, que sugerem cautela, podem ser acusados de "arrastar os pés" às custas da saúde dos que estão em risco. As agências governamentais e organizações profissionais precisam cooperar para criar critérios sobre quando um teste deva ser liberado ao público e qual será o controle de qualidade feito [2].

Nossos conhecimentos em rápida expansão geralmente permitem o diagnóstico de uma doença genética (ou a suscetibilidade genética) antes que estejam disponíveis as medidas terapêuticas ou preventivas. Sob tais condições algumas pessoas desejam saber sua situação para organizar suas vidas, enquanto outras preferem ignorar. A decisão quanto a se submeter aos testes deve ser deixada inteiramente para a pessoa. Muitos observadores acham que os genitores *não* têm o direito de mandar fazer testes preditivos de seus filhos menores de idade que estão em risco de uma condição ou doença *não-tratável ou não-evitável.* Deveria haver uma ampla educação dos médicos para evitar "imperativos tecnológicos".

O simples fato de que um teste está disponível não significa necessariamente que ele tenha que ser usado. *Um teste "genético" é diferente dos testes usuais de laboratório, que são geralmente pedidos sem discutir com o paciente.* As mulheres grávidas raramente percebem todas as implicações quando alguns testes, como a triagem de AFP, são feitos no sangue materno para detectar a síndrome de Down e defeitos de tubo neural em seus fetos. Novos métodos devem ser desenvolvidos para informar sobre tais testes e particularmente sobre as conseqüências se os resultados forem positivos.

Nos testes populacionais de características heterozigotas (como talassemia), a triagem de mulheres grávidas (seguida de testes no marido se os resultados dela forem positivos) em geral é logisticamente mais simples que a triagem pré-marital em grande escala de adultos jovens. Quando o teste não é feito antes da gestação, o diagnóstico pré-natal (e possivelmente o aborto seletivo) é a única alternativa a ter um filho afetado, se ambos os genitores forem heterozigotos portadores. Os programas de triagem pré-marital permitem outras opções reprodutivas que não necessitam o término da gestação, como evitar o casamento com outro portador, inseminação artificial com um doador, contracepção, e até mesmo esterilização. Entretanto, em muitos países a confiança no diagnóstico pré-natal tem tido grande aceitação para doenças como talassemia major e doença de Tay-Sachs, e é mais prático e menos embaraçoso que a triagem antes da gestação.

A maioria dos problemas em discussão é resolvível. É provável, entretanto, que o impacto social da genética assuma grandes dimensões quando tivermos um maior conhecimento sobre a base genética da personalidade, comportamento, e cognição sobre a saúde e a doença. Embora os mecanismos monogênicos sejam apenas raramente encontrados, há uma evidência suficiente, a partir dos estudos do desenvolvimento, familiares, de adoção, e de gêmeos (veja Caps. 15, 16) de que os genes afetam uma ampla variedade de características comportamentais humanas e de doenças psiquiátricas. Um considerável trabalho científico na genética do comportamento precisa ser feito para identificar os genes subjacentes e elaborar suas interações com vários fatores desenvolvimentais e ambientais. Como pode acontecer um importante e grave mau uso com a aplicação prematura de tal conhecimento, *deve ser dada particular atenção ao monitoramento das aplicações da genética do comportamento.*

Um problema comum a todas as áreas é o da privacidade e confiabilidade dos dados genéticos. A moderna tecnologia dos computadores tornou extremamente difícil manter qualquer dado médico ou público confidencial. A expansão da informação e os avanços na tecnologia da informação irão necessitar um estabelecimento de modos melhores de lidar com a confidencialidade da informação genética.

Conclusões

O conhecimento científico da genética humana pode ser usado para consulta genética de famílias nas quais um risco aumentado de anomalias hereditárias e doenças seja suspeitado nos futuros filhos. A consulta genética refere-se à totalidade de atividades que (a) estabelecem o diagnóstico de tais doenças, (b) avaliam o risco de recorrência, (c) comunicam ao cliente e familiares a chance de recorrência e (d) fornecem informações quanto aos muitos problemas criados pela doença, inclusive a história natural e variabilidade da doença. Os métodos formais aplicados na avaliação dos riscos incluem o uso de proporções genéticas, considerações estatísticas e fatores de risco obtidos empiricamente, se o modo de herança for desconhecido. As técnicas laboratoriais envolvem o diagnóstico pré-natal por ultra-sonografia, amniocentese, punção de vilosidades coriônicas e a aplicação diagnóstica de técnicas da biologia molecular. Nas populações com alto risco de determinadas doenças, a triagem de tais doenças em geral tem sido bem-sucedida. A consulta genética não está envolvida apenas com questões científicas. Ela deve ser feita de modo simpático e lidar com os muitos aspectos psicológicos do processo. A consulta genética é uma parte importante dos bons cuidados médicos.

Bibliografia

1. Alter BP (1985) Antenatal diagnosis of thalassemia. a review. Ann N Y Acad Sci 445 : 393-407
2. Andrews LB, Fullarton JE, Holtzman NA, Motulsky AG (eds) (1994) Assessing genetic risks: implications for health and social policy. National Academy, Washington
3. Anonymous (1985) Maternal serum alpha-fetoprotein screening for neural tube defects. Results of a consensus meeting. Prenat Diagn 5 : 77-83
4. Anton-Lamprecht I (1981) Prenatal diagnosis of genetic disorders of the skin by means of electron microscopy. Hum Genet 59 : 392-405

5a. Becker R, Fuhrmann W, Holzgreve W, Sperling K (1995) Pränatale Diagnostik und Therapie. Wissenschaftliche Verlagsanstalt, Stuttgart

5. Bloch EV, DiSalvo M, Hall BD, Epstein CJ (1979) Alternative ways of presenting empiric risks. Birth Defects 15(5C)
6. Brambati B, Simoni G, Danesino C, Oldrini A, Ferrazzi E, Romitti L, Terzoli G, Rossella F, Ferrari M, Fraccaro M (1985) First trimester fetal diagnosis of genetic disorders: clinical evaluation of 250 cases. J Med Genet 22 : 92-99

6a. Burke TD, Carle GF, Olsen MV (1987) Cloning of large segments of exogenous DNA into yeast by means of artificial chromosome vectors. Science 236 : 806-812

7. Cao A, Rosatelli C, Galanello R et al (1989) The prevention of thalassemia in Sardinia. Clin Genet 36 : 277-285
8. Capron AM, Lappe M, Murray RF, Powledge TM, Twiss SB, Bergsma D (eds) (1979) Genetic counselling: facts, values, and norms. Birth Defects 15(2)
9. Carter CO, Fraser Roberts JA, Evans KA, Buck AR (1971) Genetic clinic: a follow-up. Lancet 1 : 281
10. Collins F, Galas D (1993) A new five-year plan for the US human genome project. Science 262 : 43-46
11. Crandall BF, Robertson RD, Lebherz TB, King W, Schroth PC (1983) Maternal serum a-fetoprotein screening for the detection of neural tube defects. West J Med 138 : 531-534
12. Dalgaard OZ (1957) Bilateral polycystic disease of the kidneys. A follow-up of two-hundred and eighty-four patients and their families. Acta Med Scand Suppl 328
13. Davis JR, Rogers BB, Hageman RM, Thies CA, Veomett IC (1985) Balanced reciprocal translocations: risk factors for aneuploid segregant viability. Clin Genet 27 : 1-19
14. Epstein CJ, Curry CJR, Packman S, Sherman S, Hall BD (eds) (1979) Risk, communication, and decision making in genetic counseling. Birth Defects 15(5C)
15. Epstein CJ, Cox DR, Schonberg SA, Hogge WA (1983) Recent developments in the prenatal diagnosis of genetic diseases and birth defects. Annu Rev Genet 17 : 49-83
16. Erbe RW (1975) Screening for the hemoglobinopathies. In: Milunsky A (ed) The prevention of genetic disease and mental retardation. Saunders, Philadelphia, pp 204-220
17. Evers-Kiebooms G, van den Berghe H (1979) Impact of genetic counseling: a review of published follow-up studies. Clin Genet 15 : 465-474
18. Fletcher JC, Berg K, Tranøy KE (1985) Ethical aspects of medical genetics. A proposal for guidelines in genetic counseling, prenatal diagnosis and screening. Clin Genet 27 : 199-205
19. Fuhrmann W, Vogel F (1983) Genetic counseling, 3 rd edn. Springer, Berlin Heidelberg New York (Heidelberg science library 10)
20. Fuhrmann W, Weitzel HK (1985) Maternal serum alpha-fetoprotein screening for neural tube defects. Report of a combined study in Germany and short overview on screening populations with low birth prevalence of neural tube defects. Hum Genet 69 : 47-61
21. Galen RS, Gambino SR (1975) Beyond normality: the predictive value and efficiency of medical diagnoses. Wiley, New York
22. Harper PS (1993) Practical genetic counseling, 4th edn. Wright, Bristol
23. Hausser I, Anton-Lamprecht I (1990) Prenatal diagnosis of genodermatoses by ultrastructural diagnostic markers in extra-embryonic tissues. Defective hemidesmosomes in amnion epithelium of fetuses affected with apidermolysis bullosa Herlitz type (an alternative prenatal diagnosis in certain cases). Hum Genet 85 : 367-375
24. Hellerman JG, Cone RC, Potts JT, Rich A, Mulligan RC, Kronenberg HM (1984) Secretion of human parathyroid hormone from rat pituitary cells infected with a recombinant retrovirus encoding preproparathyroid hormone. Proc Natl Acad Sci USA 81 : 5340-5344
25. Holmes LB (1978) Genetic counseling for the older pregnant woman: new data and questions. N Engl J Med 298 : 1419-1421
26. Holtzman NA, Leonard CO, Farfel MR (1981) Issues in antenatal and neonatal screening and surveillance for hereditary and congenital disorders. Annu Rev Public Health 2 : 219-251
27. Hubbard and Wald (1993) Exploding the gene myth. Beacon, Boston
28. Inman RP (1978) On the benefits and costs of genetic screening. Am J Hum Genet 30 : 219-223
29. Jackson LG (1985) First-trimester diagnosis of fetal genetic disorders. Hosp Pract 20 : 39-48
30. Kaback MM (ed) (1977) Tay-Sachs disease: screening and prevention. Liss, New York
31. Kaback MM, Zeiger RS, Reynolds LW, Sonneborn M (1974) Approaches to the control and prevention of TaySachs disease. Prog Med Genet 10 : 103-134
32. Kazazian HH Jr, Boehm CD, Dowling CE (1985) Prenatal diagnosis of hemoglobinopathies by DNA analysis. Ann N Y Acad Sci 445 : 337-368
33. Kessler S (1980) The psychological paradigm shift in genetic counseling. Soc Biol 27 : 167-185
34. Leonard C, Chase G, Childs B (1972) Genetic counseling: a consumer's view. N Engl J Med 287 : 433

35. Levy HL (1974) Genetic screening. Adv Hum Genet 4 : 1
36. Lippman-Hand A, Fraser FC (1979) Genetic counseling — the postcounseling period. I. Parents' perceptions of uncertainty. Am J Med Genet 4 : 51-71
37. Lippman-Hand A, Fraser FC (1979) Genetic counseling — the postcounseling period. II. Making reproductive choices. Am J Med Genet 4 : 73-87
38. McKusick VA (1995) Mendelian inheritance in man, 11th edn. Johns Hopkins University Press, Baltimore
39. Mibashan RS, Rodeck CH (1984) Haemophilia and other genetic defects of haemostasis. In: Rodeck CH, Nicolaides KH (eds) Prenatal diagnosis. Wiley, Chichester
40. Milunsky A (1975) The prevention of genetic disease and mental retardation. Saunders, Philadelphia
41. Modell B (1984) Haemoglobinopathies — diagnosis by fetal blood sampling. In Rodeck CH, Nicolaides KH (eds) Prenatal diagnosis. Wiley, Chichester
42. Modell B (1985) Chorionic villus sampling. Evaluation, safety and efficacy. Lancet 1 : 737-740
43. Motulsky AG (1973) Screening for sickle-cell hemoglobinophathy and thalassemia. Isr J Med Sci 9 : 1341-1349
44. Motulsky AG (1975) Problems of screening for genetic disease. In: Went L, Vermeij-Keers C, van der Linden AGJM (eds) Early diagnosis and prevention of genetic disease. University of Leiden Press, Leiden, pp 132-140
45. Motulsky AG (1975) Family detection of genetic disease. In: Went L, Vermeij-Keers C, van der Linden AGJM (eds) Early diagnosis and prevention of genetic disease. University of Leiden Press, Leiden, pp 101-110
46. Motulsky AG, Murray J (1983) Will prenatal diagnosis with selective abortion affect society's attitude toward the handicapped? In: Berg K, Tranoy KE (eds) Research ethics. Liss, New York, pp 277-291
46a. Motulsky AG (1994) Predictive genetic diagnosis
47. Murphy EA, Chase GA (1975) Principles of genetic counseling. Year Book Medical Publishers, Chicago
48. National Research Council (1988) Mapping and sequencing the human genome. National Academy, Washington
49. National Research Council Committee for the Study of Inborn Errors of Metabolism (1975) Genetic screening: programs, principles, and research. National Academy of Sciences, Washington
50. Nelson WB, Swint JM, Caskey CT (1978) An economic evaluation of a genetic screening program for Tay-Sachs disease. Am J Hum Genet 30 : 160-166
51. Olson MV (1993) The human genome project. Proc Natl Acad Sci USA 90 : 4338-4344
52. President's Commission for the Study of Ethical Problems in Medicine and Biomedical and Behavioral Research (1983) Screening and counseling for genetic conditions. The ethical, social, and legal implications of genetic screening, counseling, and education program. US Government Printing Office, Washington
53. Reeders ST et al (1986) Two genetic markers closely linked to adult polycystic kidney disease on chromosome 16. BMJ 292 : 851-853
54. Ried T, Mahler V, Vogt P et al (1990) Direct carrier detection by in situ suppression hybridization with cosmid clones of the Duchenne/Becker muscular dystrophy locus. Hum Genet 85 : 581-586
55. Robinson A (1985) Prenatal diagnosis by amniocentesis. Annu Rev Med 36 : 13-16
56. Rodeck CH (1984) Obstetric techniques in prenatal diagnosis. In: Rodeck CH, Nicolaides KH (eds) Prenatal diagnosis. Wiley, Chichester
57. Rüdiger HW, Vogel F (1992) Die Bedeutung der genetischen Disposition für Risiken in der Arbeitswelt. Dtsch Arztebl 89 : 1010-1018
58. Scriver CR, Clow CL (1980) Phenylketonuria and other phenylalanine hydroxylase mutants in man. Annu Rev Genet 14 : 179-202
59. Simoni G, Brambati B, Danesino C, Terzoli GL, Romitti L, Rossella F, Fraccaro M (1984) Diagnostic application of first trimester trophoblast sampling — 100 pregnancies. Hum Genet 66: 252-259
60. Sorenson JR, Swazey JP, Scotch NA (eds) (1981) Reproductive pasts reproductive futures. Genetic counselling and its effectiveness. Birth Defects 17(4)
61. Ton CCT, Hirvonen H, Miwa H et al (1991) Positional cloning and characterization of a paired box- and homeobox-containing gene from the aniridia region. Cell: 1059-1074
62. Veal AM (1965) Intestinal polyposis. Cambridge University Press, London (Eugenics laboratory memoirs 40)
63. Ward RHT (1984) First trimester chorionic villus sampling. In: Rodeck CH, Nicolaides KH (eds) Prenatal diagnosis. Wiley, Chichester

19 Manipulações Genéticas e o Futuro Biológico da Espécie Humana

He who knows where to halt is not in danger.
De uma tela japonesa de Nukina Kioku (1778-1863)

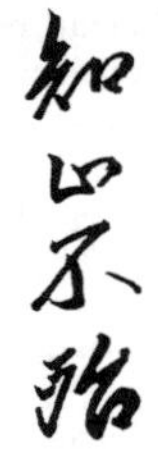

19.1 Manipulação Genética

Os seres humanos vêm manipulando os genes de plantas e animais por meio de domesticação há várias centenas de anos. O desenvolvimento da agricultura é portanto uma forma em si de engenharia genética. O cruzamento de tipos diferentes de cães é outro exemplo de manipulação de genes que afetam o comportamento [17].

Estamos constantemente, e cada vez mais, manipulando a constituição genética da espécie humana indiretamente, alterando o ambiente humano e tratando doenças que têm determinantes genéticos. Tanto a terapia quanto as medidas de saúde pública afetam o reservatório gênico humano preservando genes prejudiciais que na ausência destas medidas teriam sido eliminados. Por exemplo, é muito provável que os genes envolvidos na predisposição a várias infecções aumentem de freqüência devido ao amplo uso de antibióticos durante as últimas duas gerações. Antes tais genes desapareciam com a morte dos pacientes afetados. Um outro exemplo: uma vez que os cônjuges tendem a se assemelhar em inteligência devido a um casamento preferencial, a distribuição dos genes que afetam a ingeligência (veja Seção 15.2.1.3 para evidências da existência de tais genes) tende a concentrar uma grande parcela de genes de alta inteligência na prole de casais bem dotados.

Entretanto, logo que o tópico de manipulação genética é levantado, o público em geral imagina algo diferente, como a criação de seres humanos em laboratório por especificações genéticas e cenários bizarros semelhantes. Tais especulações têm sido ocasionalmente ditas desde a fundação da genética moderna. Entretanto, elas encontraram uma base quase genética apenas a partir de o modelo de DNA de Watson-Crick ter inaugurado uma nova era nas pesquisas genéticas.

No início da década de 60, vários simpósios foram importantes como protótipos destas discussões. O mais notável foi o simpósio *Man and His Future,* em 1963, no qual vários cientistas proeminentes discutiram as perspectivas da manipulação genética sem restrições. O desenvolvimento rápido da biologia molecular nos últimos anos novamente levou a muitas discussões quanto à engenharia genética. Há um grande interesse entre o público sobre os "cientistas loucos" e sua "adulteração" do reservatório de genes humanos para modificar características humanas. Como os determinantes genéticos de características humanas complexas como personalidade, inteligência e estatura permanecem pouco compreendidos e são afetados por muitos genes, tais características não podem ser manipuladas em um futuro próximo.

Pode ser útil subdividir os métodos propostos de manipulação genética em dois grupos: (a) as etapas mais conservadoras que fazem uso de princípios biológicos bem estabelecidos e métodos que requerem apenas algumas melhorias técnicas, e (b) os enfoques mais revolucionários que requerem grandes avanços na biologia molecular.

Enfoque "Conservativo": Escolha Germinativa e Inseminação Artificial [33]. H. J. Muller foi o principal promotor da escolha germinativa. Ele repetidamente estimulou os futuros pais a não confiarem apenas em suas próprias células germinativas, mas a escolher livremente as células germinativas de muitas pessoas, selecionando os futuros fenótipos de seus filhos pelo conhecimento da personalidade e conquistas das pessoas de onde seriam colhidas as células germinativas. De acordo com Muller,

> "[Uma] escolha não é real a menos que seja múltipla, feita com o máximo de informações quanto às possibilidades, e impedida no mínimo possível por restrições irracionais... Além disso..., a decisão final quanto à seleção a ser feita deve ser uma prerrogativa do casal envolvido. Estas condições só podem ser preenchidas após terem sido estabelecidos bancos suficientes de material germinativo, representando os que provaram ser os mais destacados quanto a características valiosas de pensamento, sentimentos e físico ... Devem ser mantidos registros catalogados, dando os resultados de diversos testes físicos e mentais, e observações de todos os doadores, juntamente com fatos relevantes sobre suas vidas e sobre seus parentes ... O material germinativo usado deve preferentemente ser preservado por pelo menos vinte anos ... [obviamente porque o desempenho de um doador só pode ser finalmente avaliado após este tempo]. Tal decisão por um casal assumiria a característica de um ato eminentemente moral, um serviço social em si recompensador ..."

Do ponto de vista técnico, esta proposição já pode ser feita hoje. A estocagem de espermatozóides humanos é possível. De fato, a inseminação artificial com espermatozóides estocados está sendo usada em larga escala na criação de gado. Em humanos, a inseminação artificial, embora feita na maioria dos casos com sêmen fresco obtido de doadores saudáveis, é feita de modo mais ou menos extenso em mulheres que não podem conceber devido à esterilidade de seus maridos. A investigação genética do doador em geral não é feita por médicos envolvidos na inseminação artificial. Entretanto, com a crescente atenção dada à genética humana e médica, as orientações para a triagem genética de doadores para inseminação artificial têm sido publicadas e estão sendo implementadas em alguns centros. Tal triagem genética é baseada amplamente em um questionário minucioso sobre a história familiar. Os testes cromossômicos em geral não são feitos, e os testes dos heterozigotos são reservados para características de alta freqüência em alguns grupos étnicos (ex., triagem de Tay-Sachs em judeus ashkenazi; teste de anemia falciforme em afro-americanos). Embora existam alguns problemas na definição dos critérios de rejeição para uma história familiar de doenças claramente monogênicas, é mais difícil estabelecer tais critérios para as doenças multifatoriais e poligênicas mais comuns.

Os bancos de espermatozóides foram estabelecidos em algumas áreas metropolitanas dos Estados Unidos, particularmente para depósito de espermatozóides de homens que fizeram vasectomia e querem garantir a possibilidade de ter um filho se mudarem de idéia. Tais bancos de espermatozóides também são úteis para permitir uma futura prole de homens com doenças neoplásicas que irão se submeter a tratamento com altas doses de agentes citostáticos ou irradiação, e ficarão estéreis ou geneticamente prejudicados após tais tratamentos. Um banco de espermatozóides na Califórnia solicitou amostras de espermatozóides de grandes destaques em ciências naturais (como ganhadores de prêmios Nobel e distinções similares) para inseminação artificial de mulheres voluntárias auto-selecionadas, e nasceram várias crianças. Com base na herdabilidade da inteligência (veja Seção 15.2.1.3), espera-se que os filhos dos doadores tenham um aumento de possibilidade de distinção intelectual, uma premissa razoável. Logicamente, é muito improvável que tais crianças tenham exatamente os mesmos determinantes genéticos e ambientais que fizeram de seu pai uma pessoa excepcionalmente criativa. Este banco de espermatozóides merecidamente teve uma considerável publicidade desfavorável na mídia. Um banco comercial de espermatozóides nos Estados Unidos veiculou para os médicos uma lista de bases étnicas e sociais e características profissionais de doadores potenciais disponíveis para seleção por casais. A amostra desejada de espermatozóides é então enviada ao médico do casal infértil para a inseminação.

Também é possível a inovulação artificial. São colhidos ovócitos de ovários humanos durante a laparoscopia e fertilizados *in vitro*. Grandes esforços nos últimos anos levaram a uma bem-sucedida fertilização *in vitro* de ovócitos humanos [36], e nasceram muitas crianças. Vários ovócitos são coletados por laparoscopia, após a estimulação medicinal e hormonal do ovário, e são fertilizados com os espermatozóides do marido *in vitro*. Após terem ocorrido várias multiplicações celulares, vários blastocistos são colocados no útero na esperança de que pelo menos um se implante e se desenvolva até a maturidade. Outros zigotos são congelados para possível uso no futuro. Um grande número de clínicas em diferentes partes do mundo oferece hoje esta técnica a casais nos quais a mulher é infértil.

Esta técnica abre a possibilidade de fertilização *in vitro* com espermatozóides e ovócitos de qualquer fonte humana. Algumas gestações sob tal esquema têm sido feitas por mães "de aluguel" e não por mães biológicas. Tem havido uma preocupação sobre tais práticas e seu possível abuso, bem como sobre a condição legal de zigotos congelados, seu uso, e seu descarte. Alguns observadores criticaram a prática de implantar vários blastocistos em um útero, uma prática destinada a garantir uma taxa razoavelmente alta de sucesso, pois no momento cada zigoto tem um risco alto de morte inicial. Esta prática levou a uma incidência relativamente alta de nascimentos múltiplos, com riscos adicionais para as crianças (Seção 6.3). A reprodução humana hoje pode ser manipulada de muitas maneiras em vários níveis. É difícil prever como isto irá influenciar as atitudes das gerações futuras.

As Tentativas de Criar Seres Humanos em Larga Escala por Tais Métodos São Inevitáveis? Era inteção de Muller não só evitar doenças hereditárias raras por inseminação artificial ocasional, mas também melhorar a qualidade humana por reprodução seletiva em larga escala. Tais tentativas serão inevitáveis no futuro? E elas serão bem-sucedidas?

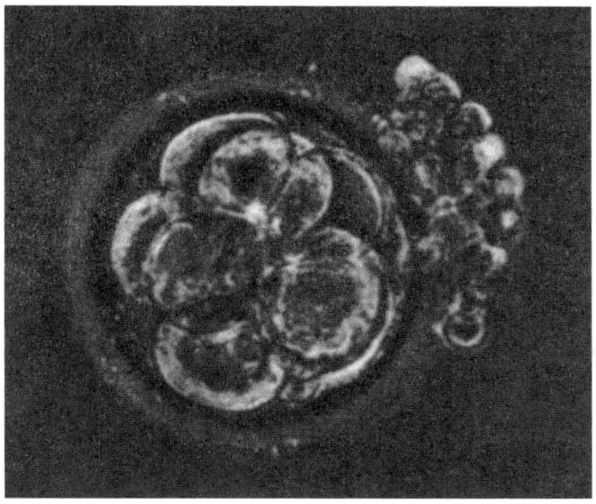

Fig. 19.1 Ovócito humano após a fertilização *in vitro* e cultivo em meio F 10 de Ham. (De Edwards e Fowler, 1970 [13])

Não podemos imaginar que a reprodução seletiva algum dia será popular em uma sociedade democrática aberta. Ela provavelmente continuará restrita a uma pequena minoria da população. Foi sugerido que uma ditadura possa fazer reproduções de físicos nucleares, por exemplo, usando os espermatozóides de ganhadores do prêmio Nobel neste campo. É provável que muitas crianças produzidas deste modo tenham um desempenho acima da média nas ciências, e alguns possam mesmo se destacar caso tenham um ambiente apropriado. Mas o risco de tal esquema ser tentado é relativamente pequeno. Mesmo as ditaduras em geral têm preocupações mais imediatas. Elas não investiriam seus recursos, necessariamente limitados, em um programa cujos resultados só seriam obtidos em pelo menos 20 a 30 anos.

Biologia Molecular e Especulações sobre Manipulação Genética. As especulações quanto a possíveis métodos futuros de engenharia genética são baseadas nos seguintes resultados de biologia molecular:

a) A atividade mutagênica de algumas substâncias químicas (Cap. 11) pode ser usada para induzir mutações específicas em loci gênicos bem definidos.
b) O DNA pode ser incorporado por meios extra-sexuais (transformação ou transdução), não apenas em microrganismos, onde este fenômeno foi descoberto, mas em eucariontes também, inclusive seres humanos.
c) Genes defeituosos podem ser substituídos por uma variedade de técnicas.
d) Genes sintetizados artificialmente podem ser incluídos no genoma humano.

Indução de Mutações Específicas. Na maioria das mutações gênicas, uma base da seqüência do DNA é substituída por outra base. Tal substituição de nucleotídios pode levar a uma substituição de aminoácidos em uma proteína específica, que então se torna funcionalmente inadequada. Alguns mutágenos químicos, por outro lado, atacam seletivamente bases específicas e induzem mutações de ponto. Há apenas alguns anos qualquer tentativa em atacar sítios únicos específicos por um mutágeno parecia destinada ao fracasso pelo tamanho do problema. Existem muitos sítios idênticos no genoma humano. Mais recentemente, entretanto, os métodos de mutagênese direcionada tornaram-se disponíveis [47]. Assim, o problema de mutagênese localizada é hoje em princípio acessível, mesmo que os problemas práticos ainda sejam formidáveis.

Transferência Gênica e Expressão em Eucariontes. São conhecidos dois métodos principais para introdução de material genético exógeno em um microrganismo. Na transformação, o DNA puro pode, sob condições insuficientemente definidas, entrar em uma célula microbiana e ser integrado ao material genético. Na transdução um bacteriófago incorpora uma partícula do genoma bacteriano. Quando o vírus é liberado do hospedeiro e infecta uma outra bactéria, o material bacteriano levado pelo vírus é transferido para o novo hospedeiro, onde se torna geneticamente ativo. Os experimentos de transformação tiveram um papel importante na história da genética, por exemplo, estabelecendo que o DNA é o material geneticamente ativo (Avery e cols. 1944; veja [47]).

Em eucariontes, a transformação e a transdução do DNA, e também a expressão de genes transferidos, têm sido repetidamente relatadas. Os primeiros exemplos foram em plantas e células animais cultivadas. A expressão gênica procariótica em células eucarióticas tem sido obtida em um número crescente de casos, com o DNA procariótico vindo na maioria dos casos de vírus, mas às vezes de bactérias. Um famoso exemplo foi a transferência do óperon de galactose de *E. coli* para fibroblastos humanos, em 1971 [27]. Nos humanos a galactose é metabolizada pela mesma via que na *E. coli*, e os mutantes deficientes para as três enzimas envolvidas já são conhecidos. O mais comum é a galactosemia (230 400), um defeito de P-gal-uridiltransferase. A incubação de tais células *in vitro* com fagos λ portadores do óperon Gal de *E. coli* levou à produção de transferase nestas células.

A replicação deste resultado nos anos seguintes demonstrou-se difícil, e o progresso foi lento. Entretanto, a subseqüente introdução de novas técnicas de DNA (Cap. 3) trouxeram um progresso mais rápido, e a aplicação prática da transferência de genes para terapia de células somáticas agora parece estar ao nosso alcance.

Quatro métodos estão disponíveis para a transferência de genes clonados em tais células: (a) viral (vírus DNA, RNA, ou retrovírus, por exemplo; adenovírus), (b) mediada quimicamente, por exemplo, com fosfato de cálcio; (c) fusão de lipossomos carregados com DNA, "ghosts" de hemácias, ou protoplastos de células; e (d) físicos (microinjeção ou eletroporação). As técnicas de fusão atualmente estão em desenvolvimento. A microinjeção de DNA tem sido usada para muitos experimentos na biologia do desenvolvimento de outros vertebrados [42], mas a quantidade de material a ser injetado normalmente é muito grande, e é difícil de controlar. Os vetores retrovirais foram usados nas primeiras tentativas terapêuticas em humanos. Até 100% das células-alvo podem ser infectadas, e o DNA pode se integrar como cópia única em um só sítio (embora aleatoriamente). Além disso, a estrutura da seqüência de DNA inserido é conhecida. A Fig. 19.2 mostra o princípio deste sistema, e a Fig. 19.3 mostra o enfoque experimental no camundongo. Um protocolo no qual o gene normal não só seria inserido aleatoriamente mas substituiria o gene mutante por recombinação seria preferível. Existem algumas idéias concretas sobre este problema [43]. Alguns experimentos de transferência em animais têm sido bem-sucedidos. Um gene funcional para resistência à neomicina foi

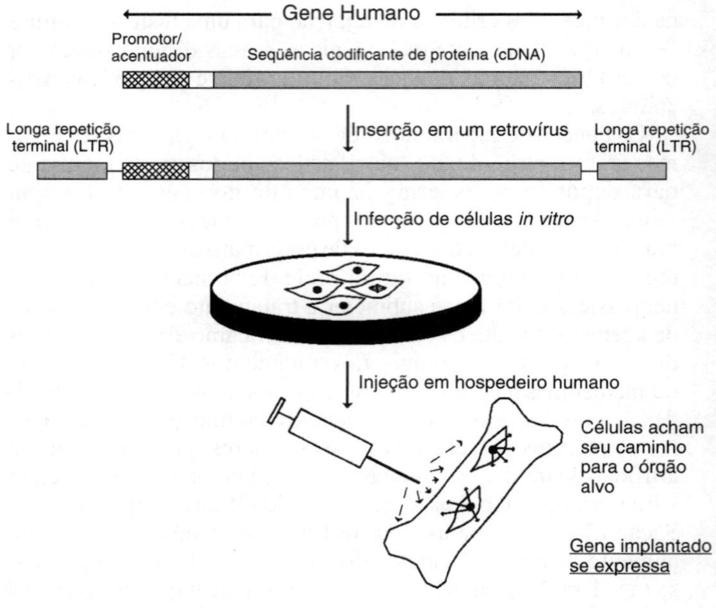

Fig. 19.2 Princípio da terapia gênica usando um vetor retroviral. As células são primeiro infectadas *in vitro* e são depois injetadas no hospedeiro humano.

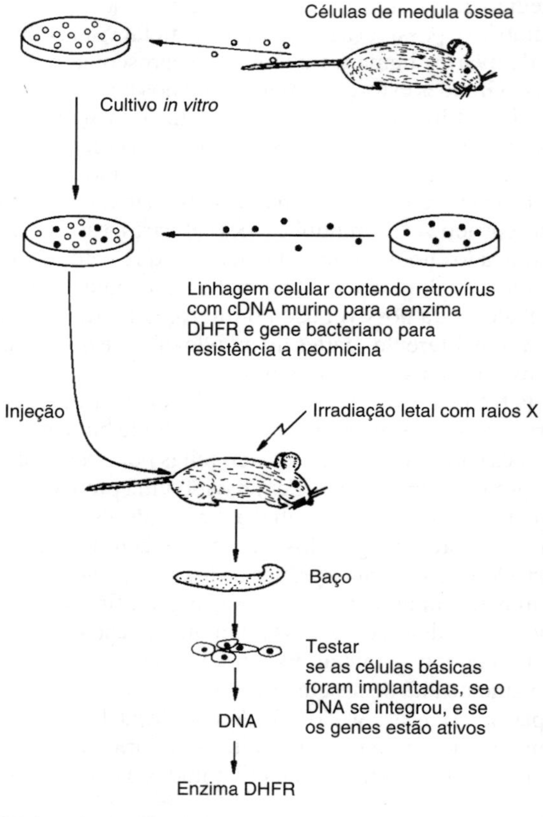

Fig. 19.3 Princípio da transferência gênica por um retrovírus com cDNA inserido para genes murinos em um animal receptor, após sua própria medula óssea ter sido destruída por raios X. *DHFR*, diidrofolato redutase. (De French-Anderson [15])

introduzido nas células hematopoiéticas de camundongos adultos [48], e o gene humano para a enzima hipoxantina-guanina fosforribosiltransferase (HPRT; veja a Seção 7.2.2.6) foi transferido e expresso em uma linhagem celular deficiente de HPRT [29].

Segurança. Antes que seja feita qualquer tentativa em humanos, estritas exigências quanto à segurança precisam ser atendidas. Os oncogenes humanos (Seção 10.4.2) são em parte estruturalmente homólogos aos retrovírus. Devem existir salvaguardas contra a produção de malignidades por infecção com tais vírus que possam ter sido modificados, por exemplo, por recombinação. São também imagináveis riscos com outros sistemas de inclusão. Os experimentos em vários níveis, medula óssea *in vitro*, camundongos e macacos *in vivo*, ajudarão a eliminar tais riscos tanto quanto possível. Nas doenças muitos graves e até agora intratáveis, as exigências quanto à segurança do paciente são menos rígidas que as com doenças mais brandas, ou em doenças nas quais outras terapias estão disponíveis. A situação difere, portanto, muito pouco da encontrada em outros campos mais tradicionais da terapia médica [15].

19.2 Terapia Gênica Humana
[2, 3, 10, 16, 18a, 34a]

O avanço dos conhecimentos da genética molecular levou ao desenvolvimento de técnicas que permitem transferir genes para células de mamíferos. Como tais enfoques teoricamente permitem a correção de defeitos genéticos, uma grande quantidade de trabalho experimental está sendo feito, e um número crescente de estudos humanos vem sendo feito. Ao final de 1995, mais de 100 protocolos diferentes de terapia gênica humana estavam em ativos estudos, e mais de 400 pacientes tinham sido "tratados" [34a]. Como a maioria destes estudos investiga a exeqüibilidade e a segurança deste enfoque, poucos resultados definitivos de tratamentos de sucesso em humanos têm sido relatados. Embora o público tenha sido responsável por esperanças exageradas, o campo tem uma sólida base científica e oferece mais promessas para o futuro.

Terapia Gênica Somática. Dois tipos de terapia gênica devem ser cuidadosamente distintos: terapia gênica somática e terapia gênica germinativa. A terapia gênica somática refere-se à transferência de genes para células somáticas, com a tentativa de curar ou melhorar parcialmente um funcionamento defeituoso causado por um gene mutacionalmente alterado. A terapia gênica é um enfoque sofisticado ao tratamento médico que tem semelhanças com o transplante de órgãos. Em vez de dar ao paciente um órgão saudável, um pequeno segmento de DNA normal é o agente terapêutico. Como com todas as terapias novas, são necessárias rigorosas salvaguardas para proteger os pacientes contra os possíveis efeitos deletérios da terapia gênica (veja anteriormente). O objetivo da terapia gênica não difere conceitualmente do de outras terapias médicas, e portanto não apresenta problemas éticos [32]. A terapia gênica é direcionada para tecidos somáticos e afeta apenas o paciente que está sendo tratado. Como o DNA das células germinativas não é afetado, os pacientes bem-sucedidamente tratados devido a doenças genéticas, embora saudáveis, continuarão a transmitir genes mutantes à sua prole em proporções mendelianas. Toda a terapia gênica *humana* atual envolve a manipulação de genes somáticos.

Terapia Gênica Germinativa [49]. O objetivo da terapia gênica germinativa, em contraste, é modificar genes mutantes na linhagem germinativa por modificação do DNA dos espermatozóides ou ovócitos de seus precursores antes da fertilização ou no início do desenvolvimento embrionário. Se bem-sucedida, os tecidos somáticos do organismo tratado também serão normalizados. A terapia da linhagem germinativa com substituição das células mutadas por genes normais impediria a transmissão de doenças genéticas para as gerações futuras, reduzindo assim a freqüência da doença. Embora a modificação da linhagem germinativa tenha sido bem-sucedida em animais, a maioria dos observadores considera a manipulação da linhagem germinativa como inapropriada em humanos, pois o procedimento não é seguro com os métodos atuais. Mesmo que a segurança possa ser assegurada, entretanto, a terapia de linhagem germinativa é amplamente condenada sob o ponto de vista ético. Há uma preocupação de que a técnica possa ser usada para melhorias, como alterar a estatura ou a cor da pele, influenciar a inteligência etc., em lugar do tratamento de doenças genéticas. A introdução da manipulação da linhagem germinativa seria uma etapa revolucionária para a espécie humana porque ela altera os genes diretamente e permanentemente, afetando assim as gerações futuras e a evolução humana. Precisamos saber muito mais sobre a genética humana antes que tal etapa seja efetuada. Mais importante, antes mesmo de considerar as manipulações da linhagem germinativa, a sociedade humana deve determinar como e por quem deverão ser tomadas as decisões quanto à terapia gênica germinativa.

As indicações médicas para a terapia da linhagem germinativa são raras. Elas incluem casais que desejam ter um filho normal quando ambos são afetados por uma mesma doença recessiva e *toda* a sua prole seria similarmente afetada. Nas condições recessivas, mais freqüentemente ambos os genitores são heterozigotos, e apenas 25% de sua prole herda a doença homozigota. Tais casais podem ter filhos normais por diagnóstico pré-natal seguido de aborto seletivo se o feto for anormal. Para os que não aceitam o aborto, o diagnóstico pré-implantação dos zigotos seguido da fertilização *in vitro* de vários ovócitos é cada vez mais possível. O DNA relevante pode ser obtido de algumas células embrionárias e testado quanto ao gene mutante por técnicas de PCR. Um zigoto homozigoticamente afetado em tais circunstâncias não seria reimplantado no útero. Embora já bem-sucedido, o procedimento é muito mais complexo que o diagnóstico pré-natal, e é improvável que esteja amplamente disponível.

Algumas doenças que afetam o cérebro não podem ser tratadas por terapia gênica somática após o nascimento porque o Sistema Nervoso Central já foi danificado. Elas incluem a síndrome de Lesch-Nyhan, doença de Tay-Sachs e leucodistrofia metacromática. A terapia da linhagem germinativa para prevenção de tais distúrbios tem sido proposta como um possível enfoque futuro, que na opinião de renomados observadores não deve ser categoricamente rejeitada [49].

Enfoques à Terapia Gênica. [6, 34, 34a] A terapia gênica bem-sucedida requer a transferência segura de um gene para a célula-alvo correta, incorporação do DNA no núcleo da célula, e expressão do produto gênico por um tempo suficientemente longo para ser efetiva. O procedimento deve ser seguro para o receptor. Em algumas doenças, a extensão da expressão gênica necessitaria ser regulada pela co-transferência dos sinais reguladores normais do gene. Esta exigência não é necessária para muitas doenças, como a hemofilia e deficiências enzimáticas, onde o aumento de produção de um produto gênico ausente, mesmo em pequenas quantidades, é suficiente para tratar a doença bem-sucedidamente [6] (Seção 7.2.2.9).

As candidatas iniciais e óbvias para a terapia gênica são as doenças monogênicas com função ausente ou defeituosa de um produto gênico, como as várias deficiências enzimáticas. Antes de aplicar a terapia gênica a doenças humanas, são necessários extensos experimentos animais *in vitro* e *in vivo*. Muitos protocolos de transferência gênica removem células do corpo, efetuam a manipulação e retornam as células modificadas ao organismo no qual ela e suas descendentes celulares deverão funcionar (estratégias *ex vivo*). Os métodos que transferem o DNA apropriadamente tratado diretamente para o corpo (estratégias *in vivo*) são logisticamente mais simples e estão sendo cada vez mais aplicados. Estes enfoques requerem apenas um só tratamento, se um gene normal puder ser inserido em uma célula básica, seguido do funcionamento normal das células descendentes.

Vetores. [1-3, 34] Os vírus que levam o DNA para as células têm sido repetidamente usados como vetores para transferência gênica. Os retrovírus têm sido mais freqüentemente empregados. Eles só transduzem as células em multiplicação, mas se integram estavelmente ao genoma da célula hospedeira. Estes vírus são "desarmados" removendo-se os genes estruturais tipo selvagem, que são substituídos pelo gene terapêutico. Tais produtos retrovirais modificados não são infecciosos. Como eles fornecem um título relativamente baixo de partículas virais, são candidatos pobres para transferências gênicas diretas ou *in vivo*. A integração viral em cromossomos é aleatória, e teoricamente pode produzir malignidades por mutagênese insercional de genes supressores tumorais ou oncogenes.

Os adenovírus [20] podem ser mais úteis para a terapia gênica *in vivo*, pois eles infectam um grande número de células pós-mitóticas que não se dividem. Seu efeito, entretanto, é transitório, e requer várias administrações do vetor. O endereçamento dos adenovírus às células bronquiais e hepáticas parece factível. Outros tipos de vírus, como os adeno-associados, herpes simples e vírus vacínia também estão em estudo.

Uma variedade de sistemas não-virais também foi proposta para endereçamento gênico. Eles incluem os lipossomos, conjugados DNA-proteína e vírus conjugados DNA-proteína ausente. O endereçamento efetivo dos genes para as células permanece um grande problema com todas as técnicas, e os métodos que não usam vírus seriam ideais para evitar problemas potenciais de toxidez viral. Um método ótimo seria um baseado em recombinação homóloga sítio-específica, onde a região do DNA mutante seria substituída pela seqüência normal de DNA.

Embora a terapia gênica somática não traga problemas éticos especiais, seu surgimento foi considerado tão novo e diferente que um comitê especial, o Recombinant DNA Committee, foi estabelecido nos Estados Unidos no final da década de 80. A aprovação deste comitê é necessária para todas as terapias gênicas humanas sob o patrocínio do governo, como pelo National Institutes of Health. Na prática, quase todos os estudos de terapia gênica surgiram antes deste comitê, que examinou as propostas de segurança para os pacientes e o ambiente, pois freqüentemente são usados vírus potencialmente prejudiciais. Os conhecimentos subjacentes são avaliados para garantir que os dados significativos sejam obtidos. Os problemas de consentimento informado e estrita adesão aos princípios da experimentação humana ética são cuidadosamente considerados. Comitês análogos estão ativos ou estão sendo estabelecidos em outros países. Com o número crescente de protocolos de terapia gênica humana, apenas as propostas que levantam novos problemas científicos, éticos, ou de segurança estão agora sendo considerados por este comitê nos Estados Unidos. A Food and Drug Administration, entretanto, exige que todas as propostas de terapia gênica lhes sejam apresentadas antes para permissão de uso de genes e vetores gênicos.

Indicações para Terapia Gênica: Doenças Monogênicas. Muitas doenças genéticas com defeitos genéticos conhecidos são candidatas à terapia gênica. A genética molecular das hemoglobinopatias foi entendida antes de outras doenças. A terapia gênica para estas doenças foi portanto considerada há algum tempo, mas ainda não foi capaz de ser feita devido à necessidade de a síntese de hemoglobina ser rigidamente regulada. Entretanto, as hemoglobinopatias, que afetam muitos milhares de pacientes em todo o mundo, permanecem alvos importantes para terapia gênica no futuro.

A muito rara deficiência de adenosina desaminase (ADA), uma característica autossômica recessiva (Seção 7.2.2.6), foi primeiro selecionada para tentativas humanas (setembro de 1990) [7a]. A deficiência de ADA está associada a um grave defeito imune que leva à morte infantil por infecções insuperáveis. Inicialmente, os linfócitos T com genes corrigidos foram administrados periodicamente. Depois, quando a terapia enzimática para esta condição tornou-se disponível, a enzima ADA em polietileno glicol (PEG) foi administrada a estas crianças, que permaneceram sem infecções e estão se desenvolvendo normalmente. Ao interpretar o papel da terapia gênica é difícil separar a importância da enzima ADA exógena da das células geneticamente modificadas [7a]. As células básicas tratadas com genes foram administradas a dois outros neonatos com deficiência de ADA que também necessitam de terapia enzimática simultânea [2].

Cinco pacientes com hipercolesterolemia familiar homozigota (veja Seção 7.6.4) foram tratados com terapia gênica *ex vivo*. Uma grande parte (20 a 35%) do fígado foi removida cirurgicamente, os genes de receptores normais de lipoproteínas de baixa densidade (LDL) foram transferidos para suspensões de células hepáticas e reinfundidos no fígado do paciente via veia porta. Os resultados não foram significativos [18a].

Muitas tentativas foram feitas na fibrose cística [14, 21, 41] (Seção 3.1.3.9). O gene normal de canal de membrana que é defeituoso nesta doença é transferido para as vias respiratórias (brônquios) por instalação indireta usando adenovírus como vetor. Se este tipo de terapia ainda não muito bem-sucedido se tornar factível, serão necessários tratamentos periódicos.

Com base em experimentos animais e *in vitro* favoráveis, a terapia enzimática será logo iniciada para a doença de Gaucher, anemia de Fanconi e deficiência de α_1-antitripsina (Seção 6.2.4). O Quadro 19.1 cita outras condições que são alvos atuais para a terapia gênica somática.

Indicações para Terapia Gênica: Outras Doenças. O uso da terapia gênica foi ampliado para incluir uma variedade de outras doenças. De fato a maioria das tentativas humanas (cerca de 60% nos Estados Unidos) atualmente não são feitas em doenças genéticas, mas em vários tipos de câncer [2, 10]. Como na terapia gênica para doenças genéticas, a experimentação humana de terapia gênica do câncer está em seus primeiros estágios e nenhum resultado bem-sucedido foi relatado. A justificativa para a supressão de células tumorais pela terapia gênica é de amplo alcance. Algumas estratégias tentam bloquear a expressão oncogênica por técnicas anti-sentido, enquanto outras inserem

Quadro 19.1 Doenças recessivas humanas candidatas a terapia de reposição (Beaudet e cols. 1995 [6])

Distúrbio	Tratamento alternativo	Freqüência da doença	Requisitos para especificidade tissular
Deficiências de adenosina desaminase e nucleosídio fosforilase	Transplante, reposição enzimática: razoável a bom	Muito rara	Medula óssea
Doença de Gaucher	Terapia enzimática: bom	1 em 3.000 (judeus ashkenazi)	Fígado
Fibrose cística	Apoio: razoável/pobre	1 em 2.500 (brancos)	Pulmão
Hipercolesterolemia familiar	Transplantes de fígado e coração: drogas heróicas: bom		
Homozigotos		1 em 1.000.000	Fígado
Heterozigotos		1 em 500	Fígado
Hemofilia A e B[a]	Substituição: excelente	1 em 10.000 homens	Algum órgão?
Hemoglobinopatias	Transfusão: razoável a pobre Transplantes: bom	1 em 600 em grupos étnicos	Medula óssea eritróide
Deficiência de adesão leucocitária	Transplante: razoável a pobre	Muito rara	Medula óssea
Distúrbios do ciclo da uréia	Dieta, drogas: pobre a bom	1 em 30.000 (todos os tipos)	Fígado
Fenilcetonúria	Dieta: bom	1 em 12.000	Fígado
Deficiência de α_1-antitripsina	Terapia enzimática: razoável	1 em 3.500	Fígado
Doença de armazenamento de glicogênio Ia	Dieta, droga: razoável	1 em 100.000	Fígado
Distrofia muscular Duchenne[a]	Pobre	1 em 3.000 homens	Músculo
Doenças de armazenamento lisossômico	Pobre	1 em 1.500 de todos os tipos	Cérebro, para muitas
Síndrome de Lesch-Nyhan[a]	Pobre	Rara	Cérebro

[a] Ligada ao X

um gene supressor tumoral (p53) nas células cancerosas com funcionamento defeituoso de p53, uma anomalia comum nos cânceres humanos (Cap. 10). Um outro enfoque introduz genes que codificam citocinas, como as várias interleucinas, em células imunes para acentuar o funcionamento imune de supressão tumoral. Um método experimental amplamente usado coloca o gene de timidina cinase do vírus de herpes simples em células cancerosas, o que torna tais células sensíveis à droga anti-herpes ganciclovir. Uma outra técnica protege as células básicas dos efeitos tóxicos da quimioterapia introduzindo genes para resistência múltipla a drogas. Outros métodos bloqueiam os mecanismos pelos quais novas células tumorais escapam da destruição imunológica ou inserem genes tóxicos para destruir as células tumorais. Muitos problemas têm que ser superados antes que qualquer destes enfoques possam ser usados bem-sucedidamente na prática médica cotidiana.

As técnicas de terapia gênica também estão sendo investigadas para aplicação na terapia da AIDS [12]. Os métodos envolvem a interferência na replicação do HIV, indução de respostas imunes e uso de ribozimas como tipos de RNA com seqüências anti-sentido. A terapia gênica também está sendo estudada para o tratamento de doenças vasculares periféricas pela transferência de genes angiogênicos em artérias ocluídas para estimular a circulação colateral de vasos sangüíneos. Outros enfoques usam genes modificados de fator de crescimento para liberar citocinas anti-arterioscleróticas para evitar a restenose seguinte a angioplastia de artérias coronarianas ocluídas. Outras aplicações, como para doenças neurológicas [16] e artrite reumatóide também estão a caminho. A avaliação crítica da situação da terapia gênica em 1995 foi feita pelo National Institutes of Health, nos Estados Unidos [34a]. Embora as promessas da terapia gênica sejam muito grandes, as atuais inadequações de vetores e as dificuldades de expressão gênica têm limitado as aplicações práticas da terapia gênica.

Impacto. Estes desenvolvimentos indicam como os conceitos científicos básicos inicialmente destinados ao tratamento de doenças genéticas relativamente raras hoje penetraram na maioria dos campos da medicina. Embora a terapia gênica tenha atraído considerável atenção e contenha grandes expectativas, muitos trabalhos experimentais adicionais em laboratórios e clínicos, como o desenvolvimento de vetores melhores, e uma expressão gênica melhorada serão necessários antes que os benefícios sejam percebidos. As indústrias de biotecnologia e farmacêutica estão começando a investir grandes recursos neste campo [11]. A indústria dedica uma atenção particular a doenças comuns, como os cânceres e outras que têm um grande mercado e prometem altos lucros. Isto ilustra o modo pelo qual o mercado direciona as pesquisas médicas. Se bem-sucedidas, entretanto, muitos pacientes afetados por doenças comuns provavelmente serão beneficiados.

Isto levanta um problema mais geral da medicina moderna. À primeira vista, a terapia gênica somática parece um conceito promissor com significado potencial para um amplo campo de aplicações. Entretanto, muitas das doenças que podem ser tratadas deste modo são monogênicas, e a maioria é rara. Por outro lado, centenas de tais doenças são conhecidas, e com o progresso da genética molecular humana novas estão sendo constantemente descobertas. Além disso, mesmo nas doenças comuns de grande impacto social, raros subtipos estão cada vez mais sendo delineados, e seus mecanismos moleculares são analisados (veja Seção 6.4). Isto está tornando o diagnóstico médico muito mais difícil do que era. A terapia gênica somática, juntamente com outros enfoques terapêuticos (Seção 7.2.2.9), cada vez mais oferecerá chances terapêuticas que dependem de diagnósticos específicos. Neste caso, bancos de dados e sistemas especializados fornecerão ajuda (ver Apêndice 3). Entretanto, tais enfoques sofisticados, e portanto caros, só são possíveis em sociedades ricas como as da Europa ocidental, dos Estados Unidos e do Japão. E mesmo nestas é duvidoso o quanto de seu produto social será gasto para o tratamento de doenças raras. Os problemas de saúde das populações no resto do mundo, como na América do Sul, sudeste e leste da Ásia, e especialmente África, são bem diferentes e muito mais urgentes. As infecções de HIV que estão se tornando amplamente disseminadas, a malária que está voltando devido à resistência a drogas do *Plasmodium*, e a deterioração das condições sociais abrem o caminho para outras infecções, possivelmente novas. Face a tais problemas, por quanto tempo seremos capazes de desenvolver nossa medicina altamente sofisticada, da qual a terapia gênica somática provavelmente será uma parte?

Reação Pública às Novas Conquistas e Perspectivas da Biologia Molecular. As conquistas e, especialmente, as perspectivas da biologia molecular levantaram fortes reações no público geral, especialmente entre os líderes de opinião (teólogos, filósofos, jornalistas). Os biólogos e geneticistas médicos freqüentemente têm se chocado com ataques furiosos. Geralmente eles sentem que suas boas intenções infelizmente são mal interpretadas, e que foi criada uma imagem do cientista ambicioso e inescrupuloso que quer logo começar a manipular as populações humanas para propósitos sinistros, a menos que sejam detidos pelo público alerta. Nesta ligação, entretanto, não devemos esquecer que os cientistas estavam entre os primeiros a "soar o alarme" quando surgiram as possibilidades de recombinação experimental do DNA pelas endonucleases de restrição. Mais ainda, estes alertas eram indevidamente alarmantes, e poderiam ter sido evitados se os protagonistas tivessem agido de modo mais circunspecto.

Os pesquisadores de ciências básicas que estavam envolvidos nas primeiras pesquisas com DNA recombinante ficaram preocupados com os riscos hipotéticos dos novos desenvolvimentos científicos que permitiram a introdução aleatória de genes, juntando genes de organismos de espécies diferentes e usando organismos ubíquos como a *E. coli* para a transferência gênica. Eles convocaram uma conferência para discutir os riscos potenciais da dispersão de infecções incontroláveis e câncer usando estes novos métodos [7]. Nenhum microbiologista ou epidemiologista experiente em doenças infecciosas humanas ou em câncer humano foi consultado ou convidado para uma conferência amplamente divulgada. O público ficou muito alarmado, e leis foram rapidamente feitas nos Estados Unidos para regular o trabalho com as novas técnicas. Logo ficou claro, entretanto, que os riscos previstos eram muito hipotéticos. Os organismos usados foram tão enfraquecidos que o tipo de infecção epidêmica temida nunca seria estabelecido. Logo também foi percebido que as transferências interespecíficas de DNA ocorriam na natureza há milênios. Usando os novos dados experimentais laboratoriais e a experiência de um século da microbiologia clínica e epidemiologia, muitos observadores informados e instruídos viram os primeiros temores como excessivos. A confusão inicial quanto às "pesquisas do DNA recombinante" é um excelente exemplo da falta de comunicação entre os biólogos moleculares que sabem pouco sobre as realidades do câncer e das doenças infecciosas e a relevante comunidade científica médica e biológica. Entretanto, alguns eminentes cientistas continuam a se preocupar sobre os possíveis riscos das transferências interespecíficas de DNA.

Mais Especulações sobre Manipulação Gênica. Partindo de vários resultados e perspectivas, alguns biólogos especularam sobre metas mais ambiciosas de manipulação gênica: em sua opinião, os seres humanos com novas capacidades devem ser criados. Se, por exemplo, a substituição da pele da cabeça ou das costas por um tecido contendo clorofila desse ao indivíduo a capacidade de fotossíntese, isto poderia ser uma solução parcial para o problema de pouca alimentação em um mundo cada vez mais superpopuloso.

A clonagem de sapos foi obtida pela introdução do núcleo de uma célula intestinal de sapo em um ovócito sem núcleo de sapo. As informações genéticas do núcleo foram capazes, sob condições apropriadas, de especificar o desenvolvimento normal de um sapo. Alguns cientistas e o público ficaram fascinados com a possibilidade de clonar um ser humano por princípios análogos. Os trabalhos de pesquisa com este fim, entretanto, tanto quanto saibamos, não estão sendo feitos, e são fortemente desestimulados pela comunidade científica. Um escritor científico, em 1978, disse em um livro que a clonagem de um ser humano já havia sido feita [40]. Não foi dada nenhuma prova, e a mídia ficou cheia de histórias sobre as implicações. Criou-se a fantasia de que a clonagem de seres humanos tornaria possível duplicar seres humanos de projeção e criativos tais como Einstein ou Mozart. Entretanto, é óbvio que o material genético de um Einstein sozinho não garantiria outro Einstein. Outros sugeriram que os ditadores poderiam clonar grupos de cientistas militares ou soldados brutais a serviço do estado. Se isto um dia fosse possível, é improvável que um país tentasse tal feito. Como os clones levariam uma geração para atingir seu potencial total, os políticos e homens do estado mais provavelmente procurariam algum meio mais rápido de garantir o sucesso político e militar.

Outros cenários mostram a criação de seres subumanos após a fusão de células com cromossomos de humanos e primatas subumanos, e a subseqüente inserção do núcleo híbrido em um ovócito enucleado. Tais humanóides foram imaginados para desempenhar tarefas brutas e repetitivas, de pouco interesse para os humanos normais. Novamente, embora os cientistas estejam longe de serem capazes de criar tais esquemas, estes cenários foram fortemente condenados.

Em linhas mais "convencionais" Lederberg [23] propôs a manipulação do sistema nervoso central por uma substância química ainda inexistente ou por fatores de crescimento, para melhorar a eficiência do cérebro humano. Tais esquemas logicamente não mudariam o material genético, um processo que foi chamado de "eufenia", em contraste à eugenia.

As lucubrações deste tipo e discussões de cenários "distantes" [19] são úteis ao reconhecimento de novas possibilidades de pesquisa. Talvez mais importante, eles nos alertam quanto a abusos potenciais da ciência. É ruim e perigoso para a compreensão pública da ciência que a mídia sempre deixe a impressão de que estes novos esquemas reprodutivos tenham sido seriamente planejados ou estejam sendo feitos pelos cientistas [22].

A Necessidade de um Diálogo sobre Questões Éticas. Muitos resultados da biologia molecular já estão sendo aplicados em vários ramos da genética médica, desde o diagnóstico citogenético até o aconselhamento genético. Algumas das metas mais pretensiosas de alguns visionários já foram mencionadas acima, e sua lista poderia ser aumentada. Ela incluiria a criação de seres humanos de acordo com especificações genéticas e aumento do tempo de vida. Em comparação com nossos conhecimentos atuais da biologia molecular de organismos superiores, e nossa ignorância da genética da maioria das variações normais em humanos, muitas destas propostas são um tanto análogas à idéia de que um menino que ganhou seu primeiro conjunto eletrônico no Natal pudesse melhorar os computadores de última geração. Poderíamos também dizer que mesmo que as condições técnicas para efetuar algumas destas fantasias fossem possíveis, sua aplicação prática provavelmente seria impossível por motivos sociológicos.

Entretanto, a possibilidade de mau uso em uma escala muito menor não pode ser totalmente desprezada. Ficaríamos bastante aliviados com o fato de que estes problemas estão sendo amplamente discutidos, mesmo que grande parte da discussão seja desinformada em relação aos fatos técnicos e conceitos. Como cientistas devemos ter um diálogo público sempre que for percebido que ele é significativo, e devemos tentar aumentar seu padrão de sofisticação científica e ética. Podemos aprender com as perguntas que são feitas e ficar mais críticos quanto a nossas metas. É necessário um contínuo diálogo público sobre os aspectos éticos. Ambos os autores deste livro estão repetidamente envolvidos em tais diálogos [4, 32, 37].

19.3 Futuro Biológico da Humanidade

A Evolução Humana Não Terminou [46]. A evolução da espécie humana não está confinada ao passado. Os mecanismos que criam mudanças nas freqüências gênicas de uma geração para a seguinte ainda estão funcionando. O conhecimento destes mecanismos deve ajudar a prever tendências futuras na composição genética das populações humanas. Para compreender tais previsões e fazer uso apropriado delas, devemos ter em mente as limitações que são inerentes a todas estas tentativas.

a) Podemos extrapolar apenas a partir das tendências que já são visíveis no momento; a história da humanidade, entretanto, sempre tem sido moldada por eventos imprevistos. Isto também é verdade para a história biológica de nossa espécie, que hoje está entrelaçada à história cultural, social e política, bem como ao futuro desenvolvimento da biologia humana e da medicina, com o potencial de influenciar ativamente a evolução futura da espécie humana.
b) Está bem documentado que os sinais visíveis dos desenvolvimentos científicos revolucionários do futuro, que serão facilmente reconhecidos no retrospecto, em geral não são claros para os cientistas contemporâneos. Seria hipotético que os atuais autores citassem uma exceção. Os futuros colegas podem citar este livro como um exemplo do quanto importantes tendências foram desprezadas.
c) Todas as previsões feitas aqui supõem que a civilização moderna continuará a existir e que as preocupações da sociedade moderna com relação a saúde e medicina mantenham sua posição proeminente. Neste contexto supomos que a medicina preventiva continuará a aumentar em importância.

Se admitirmos que as atitudes com relação a estes problemas sejam progressivamente racionais, haverá pouca dúvida de que os conceitos da genética humana e médica terão aplicações crescentes. Podemos dizer que esta suposição é irrealmente otimista, pois pressupõe que as sociedades humanas aprenderão a proteger da destruição suas estruturas sociais e tecnológicas. Não é impossível que uma grande proporção da espécie humana mais cedo ou mais tarde seja condenada à destruição por um holocausto atômico. Também estamos bastante cientes de que muitas das preocupações expressas aqui têm uma prioridade muito menor nos países em desenvolvimento, onde os problemas de superpopulação, subnutrição e doenças infecciosas são muito mais imediatos, necessitando soluções [46a].

As extrapolações seguintes são, portanto, sujeitas a condições de sobrevivência humana e continuidade do progresso social.

Principais Forças Determinantes da Evolução. Os principais mecanismos que determinam a evolução são discutidos nos Caps. 12 e 13. Seu efeito no desenvolvimento das populações humanas de hoje em dia é abordado no Cap. 14. O que pode ser previsto para o futuro?

Deriva Genética. As flutuações aleatórias das freqüências gênicas podem levar a diferenças genéticas apreciáveis entre as subpopulações, desde que estas populações sejam isoladas umas das outras, mantendo assim bem baixo o fluxo gênico entre elas. Este efeito torna-se mais forte com um tamanho pequeno de uma população reprodutiva e leva até mesmo a uma variabilidade diminuída, devido à perda aleatória de alelos em uma proporção previsível de loci (Caps. 12, 13, 14).

Nas populações humanas atuais estamos observando uma forte tendência geral para a quebra dos isolados e o aumento de casamentos entre populações diferentes. Não há motivo para supor que esta tendência irá se reverter em futuro próximo e que se formem novos isolados de tamanho pequeno. Assim, as flutuações aleatórias, em contraste a sua inquestionável importância para a evolução humana no passado, serão menos significativas no futuro. Se esta tendência persistir na estrutura reprodutiva humana, não se desenvolverá uma nova espécie humana, pois a especiação requer um isolamento reprodutivo de um subgrupo populacional (Seção 14.2). A criação de uma nova espécie análoga à humana às vezes é discutida pelos escritores de ficção científica. A variabilidade genética atualmente existente, acoplada à reprodução seletiva dos humanos, pode não levar a tal espécie nova. Teriam que ser criadas novas combinações genéticas por técnicas atualmente inexistentes e reforçada a reprodução seletiva. Estas possibilidades são portanto extremamente remotas. Quanto a futuras mudanças de freqüências gênicas dentro da espécie, permanecem dois fatores que causam alterações sistemáticas nas freqüências gênicas e genotípicas: mutação e seleção.

Mutação. Nossos atuais conhecimentos quanto a mutações espontâneas e induzidas são discutidos nos Caps. 9 e 11, e o problema de uma carga genética devida a mutações é revisto na Seção 13.1.2. Podemos seguramente supor que praticamente todas as anomalias cromossômicas e muitas mutações gênicas são desfavoráveis tanto para o indivíduo quanto para a população. A maioria das anomalias cromossômicas mata o zigoto durante o desenvolvimento embrionário. Uma minoria sobrevive até o nascimento ou vive um pouco mais, mas os pacientes afetados sofrem graves malformações. As mutações gênicas em geral levam a doenças hereditárias com modos simples de herança ou a defeitos nos sistemas genéticos multifatoriais. Entretanto, uma grande proporção de mutações de ponto leva a mudanças nas seqüências de aminoácidos das proteínas que não causam deficiências funcionais aparentes, como indicado por muitas variantes de hemoglobina (Seção 7.3). Quando considerada em termos de *todas* as mutações, a proporção das que são vantajosas constitui apenas uma minoria.

A evidência combinada justifica a conclusão de que uma taxa de mutação geral aumentada seria desfavorável. A extensão do impacto de várias mutações sobre a saúde é discutida no Cap. 11 e sugere diferenças surpreendentes, dependendo de mecanismos mutacionais e manifestações fenotípicas.

Tendências das Taxas de Mutações Espontâneas: Mutações Cromossômicas. As taxas de mutações cromossômicas numéricas aumentam com a idade materna. Portanto, as mudanças na idade materna levam a uma alteração correspondente na incidência geral de tais mutações cromossômicas. Em muitas populações modernas há uma tendência de diminuição do número de filhos por família, e uma concentração de nascimento de filhos dentro de grupos etários com risco mais baixo: mulheres na faixa de 20 e poucos anos. Calculou-se que nos países ocidentais e no Japão esta tendência deve reduzir o número de crianças com síndrome de Down em cerca de 25 a 40% [26, 39, 45]. Esta tendência continuará? Alguns dados mais recentes mostram que a tendência de muitas mulheres modernas em adiar a reprodução para uma idade posterior pode facilmente levar a uma reversão desta tendência [9].

Por outro lado, o diagnóstico pré-natal (Seção 18.1) é mais eficiente para o reconhecimento precoce das anomalias cromossômicas. Muitos países oferecem esta possibilidade diagnóstica a todas as mulheres com mais de 35 anos. Se todas as mulheres grávidas com mais de 35 anos adotarem este procedimento, poderíamos esperar uma redução significativa na síndrome de Down, dependendo da distribuição etária das mães [30].

Mutações Gênicas. A taxa de mutação de muitos genes aumenta com a idade do pai (Seção 9.3.3). Portanto, qualquer tendência na distribuição etária dos pais influencia, por conseguinte, a taxa de mutação [31]. O efeito da idade paterna nas taxas de mutação dominantes e ligadas ao X é menor que o efeito da idade materna na incidência de anomalias cromossômicas numéricas. O impacto médico total do efeito da idade paterna provavelmente é baixo, e o risco absoluto real de um pai mais idoso ter um filho afetado por uma mutação dominante é bem pequeno, embora o risco relativo comparado com o risco entre os pais mais jovens seja substancial (o triplo para pais com cerca de 40 anos) (Veja Seção 9.3.3).

Radiação Ionizante e Mutágenos Químicos. É mostrado na Seção 11.1.5 que qualquer aumento concebível na exposição a radiações provavelmente aumenta a taxa de mutação em uma pequena porcentagem. Em vista da flutuação da taxa de mutações "espontâneas", devida, por exemplo, a mudança das distribuições etárias dos genitores, qualquer aumento devido a radiação é reconhecível apenas com técnicas epidemiológicas refinadas. Mas, o efeito existe. Portanto, uma das principais metas da medicina preventiva no futuro será manter a irradiação o mais baixa possível. No momento, a principal fonte de exposição à radiação é a medicina diagnóstica. Aqui, a melhoria na tecnologia pode ter um impacto substancial. Quanto à irradiação ambiental geral e ocupacional, só podemos esperar que a tecnologia de produção das demandas energéticas a longo prazo por outras fontes que não a energia nuclear sejam melhoradas no futuro, de modo que a energia nuclear possa ser desestimulada a longo prazo.

Pouco se sabe quanto à exposição de nossa população a agentes químicos mutágenos (Seção 11.2) para fazer qualquer previsão. Entretanto, provavelmente teremos que conviver com um certo número de mutações quimicamente induzidas, pois a sociedade humana provavelmente não estará preparada para antecipar as vantagens imediatas de algumas substâncias químicas em troca de se evitar a longo prazo os pequenos e indefinidos danos genéticos. Atualmente, em geral reações excessivas a possíveis riscos de saúde de substâncias químicas podem, esperamos, ser substituídas por respostas mais apropriadas, desde que tenhamos aprendido mais sobre mutagênese química e carcinogênese.

Concluindo, um determinado — e presumivelmente pequeno — aumento da taxa geral de mutação terá que ser enfrentado. Este aumento levará a um aumento correspondente de anomalias cromossômicas numéricas e estruturais e a doenças hereditárias dominantes ou ligadas ao X (Seção 11.2). Não podemos prever se este aumento será superado por uma diminuição devida a uma mudança da distribuição da idade parental. Como o câncer em geral é causado por mutações somáticas (possivelmente às vezes induzido por agentes ambientais [Caps. 10, 11]), são possíveis aumentos de doenças neoplásicas. A diminuição na freqüência de câncer gástrico por causas desconhecidas e o declínio antecipado de câncer de pulmão com níveis mais baixos do fumo de cigarros indicam que as tendências benéficas gerais podem compensar algumas tendências desfavoráveis.

Seleção: Doenças Dominantes e Ligadas ao X. É uma crença geral de que a seleção natural relaxou devido à medicina moderna. Esta afirmativa, entretanto, é apenas uma verdade parcial. Nenhuma terapia conseguiu, por exemplo, evitar os abortos causados por anomalias cromossômicas. Os pacientes com síndrome de Down ou de Klinefelter ainda não se reproduzem. A seleção natural não mudou quanto a estas condições.

A seleção foi relaxada para algumas características patológicas com modos de herança autossômico dominante ou recessivo ligado ao X. Estas são doenças genéticas que foram mantidas até agora pelo equilíbrio genético entre mutação e seleção. Um exemplo é a hemofilia A, para a qual a terapia de substituição com fator VIII hoje permite que os pacientes levem uma vida quase normal. A expectativa de vida e a chance de ter filhos foram muito aumentadas. Para tais condições, um aumento apreciável de incidência em apenas algumas gerações pode ser quantitativamente previsto quando a atual freqüência, os coeficientes de seleção antes e após o relaxamento da seleção, e o modo de herança forem conhecidos. Para o retinoblastoma [44], tais cálculos são apresentados na Seção 12.2.1.2 (Fig. 12.10).

Existem muitas outras condições dominantes e ligadas ao X, entretanto, para as quais não há disponibilidade de terapia satisfatória, e a seleção natural ainda atua com toda a força. Os exemplos incluem neurofibromatose, esclerose tuberosa e distrofia muscular tipo Duchenne.

O futuro indubitavelmente trará progressos terapêuticos também para estas doenças, que levarão a um relaxamento da seleção. Por outro lado, todo o grupo de doenças dominantes constitui um "alvo" fácil para a consulta genética, e as condições ligadas ao X em geral podem ser evitadas pelo diagnóstico pré-natal. Portanto, temos razões para esperar que uma proporção crescente de pacientes afetados por tais distúrbios voluntariamente evitem transmitir tais genes para as gerações seguintes. Sob tais circunstâncias, a seleção artificial substituirá a seleção natural e manterá a incidência populacional de uma determinada doença próxima da taxa de mutação.

A Fig. 19.4 ilustra esta tendência de modo mais simples: um homem na geração dos avós que era cego devido a catarata congênita teve sete filhos vivos, quatro dos quais eram afetados e cegos. Todos os quatro se casaram com pessoas que eram cegas por outros motivos, demonstrando casamento preferencial. É notável, entretanto, que três destes casais voluntariamente, e sem consulta genética, não quiseram ter filhos. O quarto casal teve um filho, que procurou uma consulta genética até mesmo antes do casamento. A mutação que havia se multiplicado não menos que quatro vezes, em uma época em que as medidas anticoncepcionais ainda não eram de uso geral, havia aparentemente desaparecido em mais duas gerações pela decisão voluntária de seus portadores. Todos os médicos geneticistas com experiência em consultas genéticas conhecem tais exemplos.

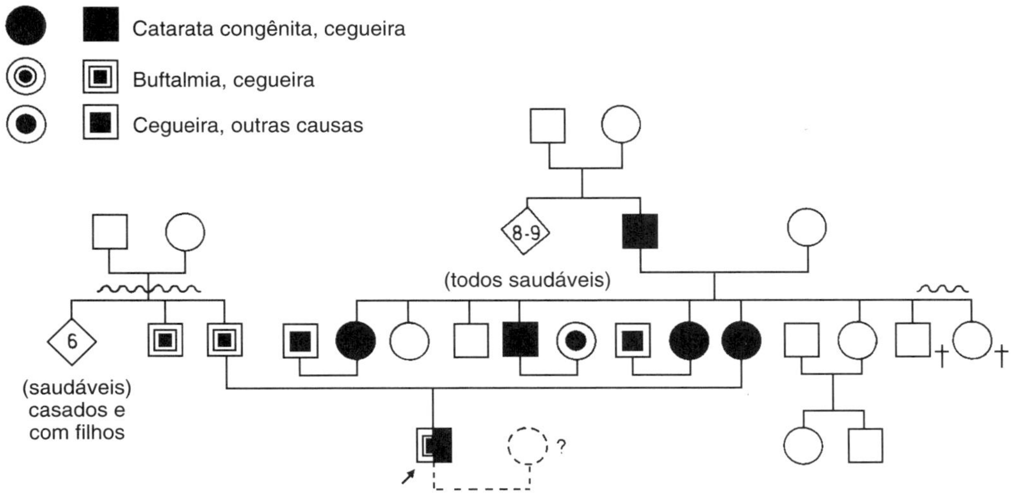

Fig. 19.4 Heredograma de catarata congênita, demonstrando casamento preferencial quanto a cegueira por causas diferentes e restrição voluntária de reprodução nestes casamentos. O avô da família era cego devido a catarata congênita, entretanto teve nove filhos, quatro também cegos. Todos se casaram com pessoas cegas (casamento preferencial). Apenas um destes casais teve um só filho, que sendo cego, pediu uma consulta genética. (Observação de F.V.)

Seleção Natural: Doenças Recessivas. O sucesso mais marcante na terapia de doenças genéticas foi obtido nos defeitos enzimáticos recessivos (Seção 7.2.2.7). O tratamento permite que as pessoas afetadas por alguma destas doenças cresçam saudavelmente e sejam capazes de ter filhos. Além disso, pode ser previsto que se uma terapia gênica for bem-sucedida em futuro próximo, ela o será para alguns defeitos enzimáticos. Entretanto, a reprodução de homozigotos anormais leva a apenas um aumento muito lento da freqüência gênica (Seção 12.2.1.2), o que causa poucas preocupações.

Mas, ainda assim, um aumento nos genes de doenças recessivas deve ser antecipado por outro motivo: no momento, a maioria das populações não está em equilíbrio para genes recessivos. Uma quebra de isolados e uma grande diminuição do número de casamentos consangüíneos criou uma situação na qual o número geral de homozigotos está muito abaixo do valor esperado de equilíbrio. Na ausência de outros fatores, como mudanças nas vantagens seletivas conhecidas dos heterozigotos, esta tendência levaria a um lento aumento de homozigotos nas centenas de gerações futuras (Seção 12.3.1.2). Como 100 gerações correspondem a cerca de 2.500 a 3.000 anos, tal aumento não deve nos preocupar agora. As condições de vida provavelmente mudam de modo totalmente imprevisível em tal período de tempo.

Concluindo, aceitamos um aumento muito lento na incidência de doenças recessivas acima de sua atual freqüência nas populações com reprodução aleatória dos países industrializados da Europa e dos Estados Unidos. Entretanto, esta previsão não leva em conta a seleção artificial por consulta genética, diagnóstico pré-natal e possivelmente programas de triagem para heterozigotos. Se o diagnóstico pré-natal se tornar um procedimento rotineiro, as doenças recessivas mais freqüentes, por exemplo, as β talassemias no Mediterrâneo e populações do sudeste da Ásia, e a fibrose cística entre os brancos do noroeste da Europa e dos Estados Unidos provavelmente serão incluídas. Os defeitos mais raros improvavelmente serão triados.

Considerando em conjunto todas as evidências de anomalias geneticamente bem definidas, como anomalias cromossômicas, doenças dominantes ligadas ao X e autossômicas recessivas, juntas, podemos prever com certa segurança que a civilização moderna *não* causará um grande aumento na incidência destas anomalias. Se há um pequeno e muito gradual aumento, se a incidência geral ficará mais ou menos na taxa atual, ou se ocorrerá uma diminuição dependerá muito dos vários desenvolvimentos em nossa sociedade. Podemos esperar sucesso em manter a exposição das populações a agentes mutagênicos dentro de limites razoáveis, como explicado acima? O quão eficientemente a seleção artificial, por meio da consulta genética e do diagnóstico pré-natal, reduzirá os danos genéticos? E, para mencionar um outro ponto cada vez mais importante, por quanto tempo a sociedade pagará pelo relativo "luxo" de desenvolver esquemas para evitar e tratar doenças raras? No momento não podemos fazer nenhuma previsão.

Perdas Graduais de Funções que Agora Estão Sendo Mantidas por Sistemas Genéticos Multifatoriais. Além dos defeitos genéticos discutidos acima, existe também uma variabilidade genética dentro da população para sistemas funcionais que dependem de um intercâmbio complexo, porém ordenado, de vários genes durante o desenvolvimento embrionário. Os exemplos incluem o coração, olhos e sistema imune. Durante a evolução estes sistemas se desenvolveram sob uma constante e intensa pressão seletiva. Tão logo a pressão de seleção diminui, acumulam-se mutações que levam a pequenos desequilíbrios funcionais, e com períodos evolutivos muito longos estes sistemas lenta mas inevitavelmente se deterioram. Entre os animais, os exemplos mais bem conhecidos são encontrados em espécies que viveram por muitas gerações em absoluta escuridão de cavernas ou em grandes profundidades oceânicas, onde um sistema visual intacto não traz vantagem seletiva. Tipicamente, a variabilidade dos olhos inicialmente aumenta, e os indivíduos com pequenos defeitos tornam-se mais freqüentes. Mais tarde, a maioria dos animais tem defeitos oculares mais ou menos graves, e finalmente resulta uma espécie sem olhos. Em uma sociedade civilizada, os pequenos defeitos do sistema visual não trazem nenhuma desvantagem seletiva. Esta tendência já levou a um considerável aumento na variabilidade da acuidade visual. Condições como miopia, hipermetropia e astigmatismo provavelmente são mais freqüentes que em populações primitivas que viveram até épocas mais recentes sob condições de seleção mais forte (Seção 14.2.5). Este processo continuará? Alguns podem achar que estas tendências são toleráveis, mais pessoas teriam simplesmente que usar óculos. Seu "defeito" cria emprego para outras profissões, como oftalmologistas, optometristas e óticos, sustentando a indústria de fabricação de óculos.

Uma lenta deterioração do sistema imune seria mais perigosa. Como explicado na Seção 12.2.1.6, a mortalidade durante a lactância e infância era alta até épocas recentes, sendo as infecções os principais fatores contribuintes. Sob a influência de forte seleção evoluiu um sistema complexo de reconhecimento e eliminação de agentes infecciosos (Seção 7.4). Conhecemos muitos defeitos genéticos que prejudicam a eficiência deste sistema. Antes tais defeitos geralmente levavam à morte da pessoa por uma infecção. Hoje, com a terapia de antibióticos, muitos destes pacientes sobrevivem e têm filhos. Para os defeitos extremos podemos esperar por terapias como os transplantes de medula óssea, que repõem células imunes funcionais. Entretanto, as mutações podem alterar moléculas proteicas de um modo mais sutil, prejudicando apenas um pouco seu funcionamento. Os estudos sobre a molécula de hemoglobina mostraram que tais mutações são provavelmente mais freqüentes. O relaxamento da seleção natural contra tais variantes levará a uma lenta deterioração de todo o sistema? Nossos descendentes gradualmente serão mais suscetíveis a infecções de todos os tipos que precisam ser compensadas por uma combinação mais elaborada de antibióticos e terapia imune? Talvez, ainda mais importante, esta deterioração do sistema de defesa imune aumentaria a freqüência de vários tipos de câncer, pois os clones potenciais de células malignas não se proliferariam pela chamada vigilância imunológica? Mais ainda, recentes experiências, principalmente com a infecção de HIV, mas também com outras infecções "novas", indicam que a pressão sobre a espécie humana irá continuar.

Também é possível que o relaxamento da seleção contra certas características multifatoriais leve à sua maior freqüência. As tendências do passado, por exemplo, faziam uma pressão relativamente grande sobre fenda labial e palatina. Hoje, devido à efetiva terapia cirúrgica, tais crianças sobrevivem mais e têm filhos. A freqüência desta característica nas gerações seguintes tende, portanto, a aumentar. A extensão exata de tal aumento é difícil de prever. Considerações semelhantes se aplicam a defeitos cardíacos congênitos.

Aumento do Número de Subnormais Intelectualmente? Como notado acima, o planejamento cuidadoso da reprodução é um dos principais fatores a serem considerados nas previsões das tendências. Este fator, entretanto, pode ter conseqüências favoráveis bem como desfavoráveis. Há um subgrupo da população humana que tem uma habilidade reduzida para planejar seu próprio futuro, aqueles com leve subnormalidade mental. De fato sua reprodução média excede a média da população. Embora os fatores ambientais que podem ajudar a causar tal subnormalidade mental sejam bem conhecidos, existem evidências que sugerem que a variabilidade genética é importante especialmente para o grupo de retardo leve (Seção 15.2.1.2). Portanto, uma reprodução continuamente maior de pessoas levemente retardadas pode aumentar sua freqüência populacional. Esta conclusão foi questionada por Penrose [35] com o argumento de que nas famílias com pessoas levemente subnormais uma certa proporção de mais gravemente prejudicados irá se segregar, os quais não podem ter nenhum filho. Este efeito compensador pode ajudar a manter a freqüência gênica baixa, mesmo face a uma reprodução maior dos subnormais casados. Estudos coerentes de Reed e Reed (1965) [38] parecem apoiar este argumento: o número de membros retardados solteiros e sem filhos de fato é maior nas famílias de mentalmente subnormais. Não podemos estar certos, entretanto, se esta compensação será suficiente no futuro. Depende muito de condições sociais imprevisíveis: mulheres mentalmente subnormais podem ser ensinadas a tomar regularmente pílulas anticoncepcionais, e podem mesmo fazer isto mais confiavelmente que mulheres com inteligência média ou superior.

É possível que os genes para a subnormalidade mental aumentem. Embora o número de pessoas mentalmente subnormais possa ser maior, a habilidade média do resto da população não será afetada. Há um forte casamento preferencial em relação à inteligência em geral, e especialmente quanto à subnormalidade mental. Esta tendência pode criar problemas sociais, pois as sociedades modernas têm um aumento de demanda de habilidades técnicas, dando cada vez menos empregos para pessoas com leve retardo.

Um Rumo Seletivo Favorável: Abandono de Adaptações Genéticas com Efeitos de Outro Modo Desfavoráveis. Nossa discussão enfocou principalmente tendências seletivas desfavoráveis, sendo a única tendência benéfica a seleção artificial pela consulta genética. Uma outra tendência desfavorável, discutida abaixo, provavelmente levará a uma melhora genética muito mais rápida que a maioria das tendências desfavoráveis que levam a deterioração genética.

Algumas anomalias e doenças dos eritrócitos, mais notadamente variantes de hemoglobina, atingem uma incidência maior nos países tropicais, a despeito do fato de os homozigotos sofrerem graves doenças sangüíneas como anemia falciforme ou talassemia (Seção 7.3). Entretanto, os heterozigotos têm uma vantagem seletiva quanto à malária, que permanece endêmica em muitas destas áreas (Seção 12.2.1.6). A menos que a malária reapareça no futuro, a seleção contra os homozigotos afetados irá reduzir as freqüências gênicas.

Aqui a natureza desenvolveu um compromisso: a vantagem da maior resistência contra a malária veio como o preço de muitos casos de doenças hereditárias. Logo que a malária for erradicada, isto não será mais necessário, e o gene prejudicial irá gradualmente desaparecer (Seção 12.2.1.6).

Um mecanismo análogo pode existir para os grupos sangüíneos ABO (Seção 12.2.1.8). É possível que este polimorfismo genético tenha surgido como uma adaptação a múltiplos e variados agentes infecciosos e que a seleção tenha sido dependente da freqüência. O preço foi pago com a perda zigótica devida à incompatibilidade sorológica mãe-filho. Se a seleção devida a infecções desaparecer, e apenas a seleção por incompatibilidade continuar, uma eliminação lenta e gradual dos alelos mais raros, A e B, e fixação do mais freqüente, O, ocorrerá. "Compromissos" similares são prováveis para outros sistemas também.

A Espécie Humana no Futuro. Estas considerações levam ao seguinte quadro da composição genética futura da espécie humana: sua composição genética geral será semelhante à atual. Uma tendência para a diminuição das diferenças raciais e étnicas provavelmente continuará. Os defeitos genéticos podem ser um pouco mais ou menos freqüentes que no momento, mas estarão sob controle efetivo pela consulta genética e diagnóstico

Quadro 19.2 Tendências favoráveis e desfavoráveis (sem manipulação genética) afetando a composição genética de futuras populações humanas

Tendências desfavoráveis	Significado provável
Taxa de mutação aumenta devido a radiação ionizante	Não muito significante
Taxa de mutação aumenta devido a mutágenos químicos	Desconhecido
Reprodução maior de pacientes com doenças herdadas	Provavelmente não muito significante
Aumento de doenças recessivas (novo equilíbrio)	Insignificante para as próximas gerações
Deterioração das funções normais devido a "relaxamento de seleção"	Pode ser significativa a longo prazo
Tendências favoráveis	
Eliminação de adaptações genéticas com outros efeitos desfavoráveis (infecções ou má nutrição)	Possivelmente significativa
Diminuição das taxas de mutação para anomalias cromossômicas e mutações de ponto devidas à diminuição da idade dos genitores	Significativa
Reprodução voluntariamente diminuída em famílias com doenças genéticas	Desconhecido; se tornará mais importante no futuro
Consulta genética incluindo diagnóstico pré-natal	Importante, mesmo após curto tempo

pré-natal. Os casos vivos com anomalias cromossômicas autossômicas podem se tornar raridades. As doenças causadas por fatores poligênicos provavelmente aumentarão devido a tratamentos médicos e cirúrgicos e a outros fatores culturais que levam ao relaxamento da seleção. Infelizmente, a extensão deste aumento não pode ser avaliada com precisão devido à nossa falta de conhecimentos quanto às contribuições genéticas específicas para estas doenças. O Quadro 19.2 compara as tendências favoráveis e desfavoráveis.

Entretanto, estas previsões só se manterão se as condições socioeconômicas gerais permanecerem estáveis, se seu estado atual passar dos países desenvolvidos para as populações dos países em desenvolvimento e se o progresso das ciências médicas for cada vez mais capaz de lidar com os desafios de saúde [46a]. Dois desenvolvimentos principais podem levar a conseqüências ruins:

1) Em todo o mundo estamos hoje observando grandes mudanças em agentes infecciosos de quase todos os tipos. Eles estão se adaptando geneticamente aos antibióticos e a outros agentes quimioterápicos. O retorno das infecções de malária a áreas tropicais antes livres de malária, e as pneumonias intratáveis causadas por germes hospitalares resistentes são apenas dois exemplos. É possível que uma alta taxa de mortalidade devida a algumas doenças infecciosas logo voltem com toda a força, exigindo novas adaptações intelectuais e genéticas pelo hospedeiro humano. Não podemos estar certos de que a inventividade humana irá, a longo prazo, vencer a luta contra as infecções.
2) É possível que as condições socioeconômicas mudem. As condições de vida de uma "era de ouro" que as populações dos países desenvolvidos estão vivendo no momento podem se deteriorar devido a mudanças políticas, econômicas, e principalmente ecológicas, e a medicina possa abolir metas altamente sofisticadas, como o diagnóstico, prevenção e tratamento na genética médica, e se concentrar na mera sobrevivência. Logo, o cenário proposto para o futuro no capítulo anterior pode ser muito otimista. A melhoria das condições de vida e, com elas, o contínuo progresso nas ciências biomédicas não são de modo algum auto-evidentes.

Conclusões

As modificações do material genético por manipulação direta do DNA estão sendo freqüentemente discutidas. Os enfoques mais conservadores incluem a "escolha germinativa", ou seja, o uso de células germinativas para a fertilização artificial e reprodução. Entre os enfoques moleculares, a terapia gênica de células somáticas tem despertado mais interesse e está sendo investigada em estudos experimentais humanos para muitas doenças. A terapia gênica somática é uma extensão da terapia médica convencional, usando DNA com genes específicos como material terapêutico. Além das rigorosas salvaguardas necessárias quando se introduz qualquer terapia nova, e a atenção especial dada à segurança dos vetores virais que levam DNA, a terapia gênica somática não cria novos problemas éticos. Por outro lado, a terapia gênica germinativa, que visa modificar as células germinativas (ou embriões muito iniciais) permanece um procedimento experimental de animais e não é segura ainda para aplicação humana. Suas indicações potenciais na prevenção e tratamento de doenças humanas são restritas e criam problemas éticos de alteração direta do reservatório gênico das gerações futuras. Há um medo de que o procedimento possa ser abusivamente usado para acentuar características normais na prole, tais como QI, altura e características similares. Ela está proibida por lei em alguns países.

Nossos conhecimentos de genética humana permitem previsões cautelosas sobre a saúde genética das gerações futuras. A extrapolação das tendências atuais sugere que as taxas de mutação que levam a anomalias e doenças podem diminuir um pouco, devido a uma idade mais jovem de reprodução, devido a uma prole menor nas famílias. Quanto a mudanças na seleção natural devidas a defeitos hereditários e fraquezas, podem ocorrer tendências positivas bem como negativas. Não podemos prever o que prevalecerá. Entretanto, não vemos indicações para uma marcante deterioração da qualidade genética das gerações futuras.

Bibliografia

1. Anderson WF (1992) Human gene therapy. Science 256 : 808
2. Anderson WF (1994) Gene therapy for cancer. Hum Gene Ther 5 : 1-2
3. Anderson WF (1994) End of the year potpourri — 1994. Hum Gene Ther 5 : 1431-1432
4. Andrews LB, Fullarton JE, Holtzman NA, Motulsky AG (eds) (1994) Assessing genetic risks: implications for health and social policy. National Academy, Washington
5. Anonymous (1995) Gene therapy: when, and for what? Lancet 345 : 739-740
6. Beaudet AL et al (1995) Somatic gene therapy. In: Scriver et al (eds) Genetics, biochemistry and molecular basis of variant phenotypes. The metabolic and molecular basis of inherited disease, vol 1. McGraw-Hill, New York, pp 106-107
7. Berg P, Baltimore D, Boyer HW, Cohen SN, Davis RW, Hogness DS, Nathans D, Roblin RO, Watson JD, Weissman S, Zinder ND (1974) Potential biohazards of recombinant DNA molecules. Science 185 : 303

7a. Blaese RM et al (1995) T lymphocyte-directed gene therapy for ADA-SCID: initial trial results after 4 years. Science 270 : 475-485
8. Brown MS, Goldstein JL, Havel RJ, Stenberg D (1994) Gene therapy for cholesterol. Nature [Genet] 7 : 349-350
9. Cornel MC, Breed ASPM, Beekhuis JR et al (1993) Down syndrome: effects of demographic factors and prenatal diagnosis on the future livebirth prevalence. Hum Genet 92 : 163-168
10. Culver KW, Blaese BM (1994) Gene therapy for cancer. Trends Genet 10 : 174-176
11. Dodet B (1993) Commercial prospects for gene therapy — a company survey. Trends Biotechnol 11 : l82-189
12. Dropulic B, Jeang K-T (1994) Gene therapy for human immunodeficiency virus infection: genetic antiviral strategies and targets for intervention. Hum Gene Ther 5 : 927-939
13. Edwards RG, Fowler RE (1970) The genetics of preimplantation human development. Mod Trends Hum Genet 1 : 181-213
14. Engelhardt JF, Yang Y, Stratford-Perricoudet LD et al (1993) Direct gene transfer of human CFTR into human bronchial epithelia of xenografs with E1-deleted adenoviruses. Nature [Genet] 4 : 27-33
15. French-Anderson W (1994) Prospects for human gene therapy. Science 226 : 401-409
16. Friedman T (1994) Gene therapy for neurological disorders. Trends Genet 10 : 210-214
17. Fuller JL, Thompson WR (1978) Foundations of behavior genetics. Mosby, St Louis
18. Grossman M, Raper SE, Kozarsky K et al (1994) Successful ex vivo gene therapy directed to liver in a patient with familial hypercholesterolemia. Nature [Genet] 6 : 335-341
18a. Grossman M (1995) A pilot study of ex vivo gene therapy for homozygous familial hypercholesterolaemia. Nature Med 1 : 1148-1154
19. Haldane JBS (1963) Biological possibilities for the human species in the next ten thousand years. In: Wolstenholme G (ed) Man and his future. Churchill, London, pp 337-361
20. Knowles MR et al (1995) A controlled study of adenoviral-mediated gene transfer in the nasal epithelium of patients with cystic fibrosis. N Engl J Med 333 : 823-831
21. Kohn DB et al (1995) Engraftment of gene-modified umbilical cord blood cells in neonates with adenosine deaminase deficiency. Nature Med 1 : 1017-1023
22. Lawless EW (1977) Technology and social shock. Rutgers University Press, New Brunswick
23. Lederberg J (1963) Biological future of man. In: Wolstenholme G (ed) Man and his future. Churchill, London, pp 263-273
24. LeMeur M, Gerlinger P, Benoist C, Mathis D (1985) Correcting an immunoresponse deficiency by creating $E_a$gene transgenic mice. Nature 316 : 38-42
25. Lever AML, Goodfellow P (eds) (1995) Gene therapy. Br Med Bull 51 : 1-242
26. Matsunaga E (1965) Measures affecting population trends and possible genetic consequences. United Nations World Populations Conference, Belgrad
27. Merrill CR, Geier MR, Petricciani JC (1971) Bacterial virus gene expression in human cells. Nature 233 : 398-400
28. Miller AD (1992) Human gene therapy comes of age. Nature 357 : 455-460
29. Miller AD, Eckner RJ, Jolly JD, Friedmann I, Verma IM (1984) Expression of a retrovirus encoding human HPRT in mice. Science 223 : 630-632
30. Modell B, Kuliev A (1989) Impact of public health on human genetics. Clin Genet 36 : 286-298
31. Modell B, Kuliev A (1990) Changing paternal age distribution and the human mutation rate in Europe. Hum Genet 86 : 198-202
32. Motulsky AG (1983) Impact of genetic manipulation on society and medicine. Science 219 : 135-140
33. Muller HJ (1963) Genetic progress by voluntarily conducted germinal choice. In: Wolstenholme G (ed) Man and his future. Churchill, London, pp 247-262
34. Mulligan RD (1993) The basic science of gene therapy. Science 260 : 926
34a. Orkin SH, Motulsky AG (cochairpersons) (1995) Report and recommendations of the panel to assess the NIH investment in research on gene therapy. National Institutes of Health, Bethesda
34b. Passarge E (1995) Color atlas of genetics. Thieme, Stuttgart
35. Penrose LS (1962) The biology of mental defect, 3rd edn. Grune and Stratton, New York
36. Plachot M, Mandelbaum J (1984) La fécondation in vitro: 5 ans, bientôt l'age de raison. Ann Genet 27 : 133
37. President's Commission for the Study of Ethical Problems in Medicine and Biomedical and Behavioral Research (1983) Screening and counseling for genetic conditions. The ethical, social, and legal implications of genetic screening, counseling, and education program. US Government Printing Office, Washington
38. Reed EW, Reed SC (1965) Mental retardation: a family study. Saunders, Philadelphia
39. Richards BW (1967) Mongolism: the effect of trend in age at child birth and chromosomal type. J Ment Subnormality 13 : 3
40. Rorvik DM (1978) In his image: the cloning of a man. Lippincott, Philadelphia
41. Rosenfeld MA, Yoshimira K, Trapnell BC et al (1992) In vivo transfer of the human cystic fibrosis transmembrane conductance regulator gene to the airway epithelium. Cell 68 : 143-155
42. Trendelenburg MF (1983) Progress in visualization of eukaryotic gene transcription. Hum Genet 63 : 197-2l5
43. Vega MA (1991) Prospects for homologous recombination in human gene therapy. Hum Genet 87 : 245-253
44. Vogel F (1957) Die eugenische Beratung beim Retinoblastom (Glioma retinae). Acta Genet 7 : 565-572
45. Vogel F (1967) Wie stark ist die theoretische Häufigkeit von Trisomie-Syndromen durch Verschiebungen im Altersaufbau der Mütter zurückgegangen? Zool Beitr 13 : 451-462
46. Vogel F (1973) Der Fortschritt als Gefahr und Chance für die genetische Beschaffenheit des Menschen. Klin Wochenschr 51 : 575-585
46a. Vogel F (1995) Gedanken über die Zukunft der Menschheit aus dem Blickwinkel der Humangenetik. Med Gen 7 : 23-29
47. Watson JD, Gilman M, Witkowski J, Zoller M (1992) Recombinant DNA, 2nd edn. W. H. Freeman, New York
48. Williams DA, Lemischka IR, Nathan DG, Mulligan RC (1984) Introduction of new genetic material into pluripotent haemotapretic stem cells of the mouse. Nature 310 : 476-480
49. Wivel NA, Walters L (1993) Germ line modification and disease prevention: some medical and ethical perspectives. Science 262 : 533-538

Apêndice 1

Métodos para Avaliação de Freqüências Gênicas

No contexto do atual trabalho, apenas os princípios de avaliação das freqüências gênicas são demonstrados (Seção 4.2). Para detalhes, veja Race e Sanger [68], Mourant e cols. [60], e outros. Começaremos com o exemplo mais simples.

Um Par de Genes: Três Genótipos Podem Ser Identificados pelo Fenótipo. Aqui, cada alelo (*M* ou *N*) pode ser identificado, e a freqüência gênica pode ser estabelecida por contagem direta. Os tipos sangüíneos *MN* podem ser usados como exemplos:

$$\hat{p} = \frac{2\overline{M} + \overline{MN}}{2(\overline{M} + \overline{MN} + \overline{N})} = \frac{\overline{M} + \frac{1}{2}\overline{MN}}{\overline{M} + \overline{MN} + \overline{N}}; \quad \hat{q} = 1 - \hat{p} \qquad \text{(A 1. 1)}$$

O cálculo da variância *V* também é direto:

$$V = \frac{\hat{p}\hat{q}}{2(\overline{M} + \overline{MN} + \overline{N})} \qquad \text{(A 1. 2)}$$

As freqüências gênicas $\hat{p}$ e $\hat{q}$ podem ser usadas para testar se as freqüências fenotípicas concordam com suas expectativas de acordo com a lei de Hardy-Weinberg. Usando a fórmula seguinte, pode-se poupar o cálculo explícito destas expectativas:

$$\chi^2 = \frac{(\overline{M} + \overline{MN} + \overline{N})(\overline{MN}^2 - 4 \times \overline{M} \times \overline{N})^2}{(2\overline{M} + \overline{MN})^2(\overline{MN} + 2\overline{N})^2}$$

Em princípio, o mesmo método de contagem pode ser usado quando existem mais de dois alelos, e quando todos os genótipos podem ser distinguidos fenotipicamente, tal como nos polimorfismos.

Um Par de Genes; Apenas Dois Genótipos Podem Ser Identificados pelos Fenótipos. O problema torna-se um pouco mais complicado se um dos dois alelos é dominante, ou seja, se o heterozigoto é fenotipicamente idêntico a um dos dois homozigotos. Neste caso, o homozigoto para o gene recessivo dá a informação necessária para os cálculos das freqüências gênicas. A freqüência de homozigotos é q^2. O fator sangüíneo Diego (Seção 14.3.1) pode servir como exemplo. Existem duas classes nas populações de nativos americanos e mongolóides: aqueles com uma reação de aglutinação positiva com soro anti-Di^a e aqueles sem esta reação. Os estudos familiares mostraram que o tipo negativo é recessivo.

$$q \text{ (Freqüência do gene } Di^a) = \sqrt{\frac{\mathrm{Di(a-)}}{Di(a+) + Di(a-)}}$$

$$\textit{Variância} = \frac{1 - q^2}{4[Di(a+) + Di(a-)]}$$

Não há grau de liberdade para se testar quanto ao equilíbrio de Hardy-Weinberg.

Se um soro anti-Di^b estiver disponível, os heterozigotos podem ser identificados, e a freqüência gênica pode ser calculada pelo método de contagem dos genes, como mostrado aqui para o grupo sangüíneo MN.

Mais de Dois Alelos: Nem Todos os Genótipos Podem Ser Distintos no Fenótipo. Um caso especial, o grupo sangüíneo ABO, é discutido na Seção 4.2.2.

Princípio da Estimativa de Máxima Probabilidade (Maximum Likelihood). Enfrentamos um problema geral de um parâmetro que não é conhecido *a priori* mas que deve ser estimado usando dados empíricos. De acordo com R. A. Fisher, uma estimativa deve preencher as seguintes condições:

a) Ela deve ser consistente. Isto significa que a estimativa converge estocasticamente no parâmetro com o maior número de observações.
b) A estimativa deve ser suficiente. Deve ser impossível extrair conhecimentos adicionais sobre o parâmetro calculando outras estatísticas a partir dos dados.
c) A estimativa deve ser eficiente. Ela deve extrair a quantidade máxima possível de informações dos dados. A variança deve ser a menor possível.

A melhor solução para o problema estimado é geralmente o princípio de probabilidade máxima estabelecido por Fisher. Os detalhes deste princípio podem ser encontrados em manuais clássicos de estatística. É suficiente dizer que os métodos recomendados aqui dão estimativas de probabilidade máxima.

Cálculo de Freqüências Gênicas de ABO pelo Método de Bernstein.

Bernstein, em suas investigações sobre a base genética do sistema ABO (Seção 4.2), obteve um método para se estimar as freqüências gênicas de ABO. Ele depois refinou este método estimando primeiro as frequências p', q', r', e depois corrigindo-as para calcular as freqüências gênicas definitivas *p* para a freqüência genética de A, *q* para a freqüência gênica de B, e *r* para a freqüência gênica de O:

$$p' = 1 - \sqrt{(\overline{B} + \overline{O})/n} \qquad p = p'(1 + D/2)$$

$$q' = 1 - \sqrt{(\overline{A} + \overline{O})/n} \qquad q = q'(1 + D/2)$$

$$r' = \sqrt{\overline{O}/n} \qquad r = (r' + D/2)(1 + D/2)$$

D é a diferença entre 1 e a soma $p' + q' + r'$. Demonstrou-se que as estimativas que usam este método melhorado de Bernstein são praticamente idênticas à estimativa de probabilidade máxima.

Exemplo: Estimativa das Freqüências Gênicas pela Contagem de Genes. Race e Sanger [66] deram as seguintes freqüências fenotípicas para pessoas de Londres, Oxford, e Cambridge:

$\overline{M}$	$\overline{MN}$	$\overline{N}$	Soma total
363	634	282	1.279

As freqüências gênicas *p* do alelo *M*, e *q* do alelo *N* são, portanto, de acordo com a Eq. A 1.1:

$$p = \frac{363 + \frac{1}{2} \times 634}{1.279} = 0,5317$$

$$q = \frac{282 + \frac{1}{2} \times 634}{1.279} = 0,4683$$

Segue-se que: $p^2 = 0,2827$; $2pq = 0,4980$; $q^2 = 0,2193$.

Para calcular os números esperados de pessoas com os três genótipos (*E*), estes dados devem ser multiplicados pelo número total de pessoas, 1.279:

$$E(\overline{M}) = 361{,}6$$
$$E(\overline{MN}) = 636{,}9$$
$$E(\overline{N}) = 280{,}5$$

Estas expectativas são agora comparadas aos números observados de pessoas:

$$X_1^2 = 1.279 \times \frac{[634^2 - (4 \times 363 \times 282)]^2}{[(2 \times 363) + 634]^2[634 + (2 \times 282)]^2} = 0{,}027;$$

$P \gg 0{,}05$

Não existe diferença estatisticamente significativa entre as freqüências gênicas esperadas e observadas.

Exemplo: Estimativa das Freqüências Gênicas ABO. Em 21.104 pessoas de Berlim, observou-se a seguinte distribuição de grupos sangüíneos:

$\overline{A} = 9.123$
$\overline{B} = 2.987$
$\overline{O} = 7.725$
$\overline{AB} = 1.269$

Pelo método melhorado de Bernstein, isto leva aos seguintes resultados. (Para detalhes veja a Seção 4.2.2)

$p = 0{,}287685 \pm 0{,}002411$
$q = 0{,}106555 \pm 0{,}001545$
$r = 0{,}605760 \pm 0{,}002601$

Demonstrou-se que o método de probabilidade máxima leva ao mesmo resultado [38].

Os desvios padrões citados acima são as raízes quadradas das variâncias.

As freqüências genotípicas esperadas agora podem ser calculadas destas freqüências gênicas do mesmo modo que o mostrado anteriormente para os tipos sangüíneos MN, e comparadas com as freqüências observadas por um teste convencional de χ^2.

Problemas ainda mais complicados são encontrados para os grupos sangüíneos Rh e em geral para todos os sistemas nos quais combinações diferentes de antígenos são herdadas juntas. Aqui, foram desenvolvidos programas de computador (para o sistema Rh veja [16]). Vários autores têm publicado orientações para cálculo de freqüências gênicas e de haplótipos para o sistema HLA [50, 59, 100].

O processamento em computador não pode compensar, entretanto, uma amostragem inadequada. Todos os métodos discutidos acima são baseados na suposição de que a amostragem das pessoas é independente, ou seja, a seleção de qualquer pessoa não aumenta nem diminui a chance de qualquer outra pessoa na população ser selecionada. Esta regra é violada quando, por exemplo, os parentes são recrutados para a amostra. As amostras contendo parentes não são necessariamente inúteis para o cálculo de freqüências gênicas, mas tais inclusões devem ser anotadas, juntamente com o grau de parentesco, e métodos estatísticos especiais devem ser usados para análise [90].

Apêndice 2

Teste e Estimativa de Proporções de Segregação; Correção das Tendenciosidades de Avaliação em Doenças Raras; Modelos Multifatoriais e Mistos; Problemas Estatísticos Correlatos.

Como explicado na Seção 4.3, nas famílias em que se segregam alelos raros, como nas que têm doenças hereditárias com herança monogênica, a avaliação é geralmente por uma prole onde há pelo menos um irmão afetado. Isto introduz uma tendenciosidade de avaliação, pois as proles nas quais por acaso não aparece nenhuma pessoa afetada escapam da observação dos pesquisadores. Esta tendenciosidade deve ser corrigida quando proporções observadas são comparadas com as esperadas pelas leis mendelianas ou quando são estimadas as proporções de segregação. Hoje estão disponíveis programas computadorizados, usados na maioria dos casos. Entretanto, os cientistas que usam este enfoque devem compreender os princípios destes métodos.

Como discutido na Seção 4.3, existem dois modos principais de avaliação: seleção unitária ($k = 0$), e a seleção completa ou truncada ($k = 1$). Com a seleção unitária, cada família é avaliada por um único probando. O exemplo mais comum é o de uma família avaliada quanto a uma doença que começa com uma série de pacientes hospitalizados. Com a seleção completa, cada paciente é avaliado independentemente do probando. Na prática, isto ocorre apenas quando é feito um determinado esforço para avaliar cada paciente com uma determinada doença em uma população definida. Os programas de computador feitos para estimar as proporções de segregação oferecem uma terceira opção: mais de um paciente em uma família, mas nem todos eles, são avaliados independentemente como probandos (seleção de probando incompleta múltipla). Por outro lado, um paciente pode ser avaliado não uma vez, mas duas ou mesmo várias vezes. Teoricamente, isto pode ser incluído em uma estimativa refinada das proporções de segregação. Entretanto, todos estes refinamentos requerem que a probabilidade de avaliação seja a mesma para cada pessoa, e que avaliações repetidas sejam independentes umas das outras. Obviamente ambas as condições quase nunca são preenchidas. Portanto, é suficiente fazer as estimativas por seleção unitária ($k = 0$) ou por seleção truncada ($k = 1$), dependendo do método de avaliação, ou fazer ambos os cálculos, supondo que a proporção real fique em algum ponto entre estas duas [85]. Na maioria dos casos, a estimativa supostamente refinada (seleção incompleta múltipla) não é mais precisa que tal interpolação.

As edições anteriores deste livro recomendavam que o método de Finney, desenvolvido por Kaelin, e a análise genética de um conjunto amplo — e avaliado de forma razoável e completa — de dados sobre surdo-mudez na Irlanda do Norte [87] fossem realizados passo a passo para demonstrar como tal análise pode ser feita de modo relativamente simples e como os resultados devem ser avaliados criticamente. Tais problemas perderam um pouco o interesse nos últimos anos; portanto, esta análise não é repetida aqui. Em lugar disso mostramos no Quadro A 2.1 os programas de computação disponíveis para a análise de segregação. Alguns destes programas são feitos para núcleos familiares, ou seja, famílias que consistem em genitores e alguns filhos, enquanto outros, como o SAGE, incluem famílias ampliadas.

O cientista que coleta tal material familiar para análise genética deve seguir certas regras:

1. A amostra a ser obtida e os graus de parentesco com os probandos a serem incluídos na amostra devem ser antecipadamente definidos.
2. O diagnóstico deve ser confirmado o mais cuidadosamente possível, não só nos probandos, mas também em seus membros familiares, sempre que possível por exame pessoal. Como regra, tais estudos são usados para refinar os critérios clínicos, tais como idade de manifestação, curso da doença, e em geral sinais clínicos adicionais.
3. Os probandos devem ser indicados, e o método de sua avaliação deve ser anotado o mais cuidadosamente possível.
4. O esquema deve ser planejado antes de seu início, em cooperação com o estatístico responsável.
5. Os resultados devem ser avaliados criticamente. Nem todos os resultados mostrados por um computador são biologicamente significativos.

Problemas de Avaliação Mais Complexa, por Exemplo, em Algumas Anomalias Cromossômicas. São observadas as famílias que têm mais de um filho. Além disso, podem existir vários tipos de probando. Por exemplo, as famílias com translocações recíprocas podem ser avaliadas por um portador de translocação não balanceada, na maioria dos casos uma criança com malformações múltiplas; ou o probando pode ser portador de uma translocação balanceada; este pode ser avaliado no curso de uma triagem cromossômica feita, por exemplo, em populações adultas normais, em populações de neonatos, em retardados mentais, em quaisquer pessoas portadoras de algumas malformações, ou no estudo de abortos espontaneos. Se avaliadas por meio de abortos, as famílias em geral são examinadas apenas se tiverem ocorrido dois abortos. Além disso, existem diferenças dependendo da análise ser baseada em relatos de casos isolados em famílias, ou em famílias coletadas dentro da estrutura de um estudo colaborativo. Tais estudos colaborativos são preferíveis, pois há menos risco de uma combinação de "casos interessantes". Schäfer [73], em seu estudo sobre a segregação de translocações, discute estes problemas e dá sugestões para corrigir as tendenciosidades mais importantes.

Uma vez obtida uma coleção de casos, deve ser determinado o tipo de avaliação. A maioria dos casos de translocações publicados em geral são avaliados via uma criança com uma translo-

Quadro A 2.1 Alguns programas de computação para análise de dados familiares

Nome	Características especiais do programa	Endereço para contato	Bibliografia
Mendel/Fisher	Mapeamento, correção de averiguação, adaptação de modelos multifatoriais; características quantitativas; problemas de paternidade.	K. Lange, Dept. of Biostatistics Univ. of Michigan, Ann Arbor MI. 48109, USA	Lange e cols. (1988) [48]
PAP	Heredogramas; todos os modelos de segregação; cálculo de risco.	S. J. Hasstedt, Dept. of Medical Physics and Computing, University of Utah, Salt Lake City UT 84943, USA	Hasstedt (1982) [37]
Segran	Núcleos familiares; o programa permite testes de casos esporádicos.	N. E. Morton, CRC Research Group in Genetic Epidemiology, Dept. of Community Medicine, University of Southampton, South	Morton e cols. (1983) [58]
POINTER	Núcleos familiares; heredogramas grandes devem ser subdivididos; testes para modelos mistos.	Academic Block, Southampton General Hospital, Southampton S 09 4 X, UK	Lalouel and Morton (1981) [46]
SAGE (2.1)	Modelos gerais de segregação para características quantitativas e discretas; distribuição de idade variável de início; associações a características marcadoras; correlação familiar; análise de ligação de dois pontos e análise de pares de irmãos; localização de uma característica em um mapa de marcadores (o programa está sendo continuamente melhorado).	C. Elston, Dept. of Epidemiology and Biostatistics Case Western Reserve University 2500 Metro Health Drive, Cleveland, OH 44109, USA	S.A.G.E. Handbook (Endereços de Cleveland)

cação não balanceada. À primeira vista, a correção estatística de acordo com o modelo de seleção unitária ($k = 0$) entre os irmãos deste probando parece apropriada. Pode-se questionar que a avaliação e/ou a publicação da família também depende da condição clínica dos outros parentes. É, portanto, prudente repetir o cálculo com um modelo de seleção truncada. A verdadeira proporção de segregação deve estar mais próxima do resultado da seleção unitária. Entretanto, isto só é verdade se a análise for baseada em famílias avaliadas via uma pessoa clinicamente afetada. No futuro, mais e mais estudos familiares serão baseados em probandos de coleções completas de todos os neonatos malformados em toda a população, como no caso dos estudos

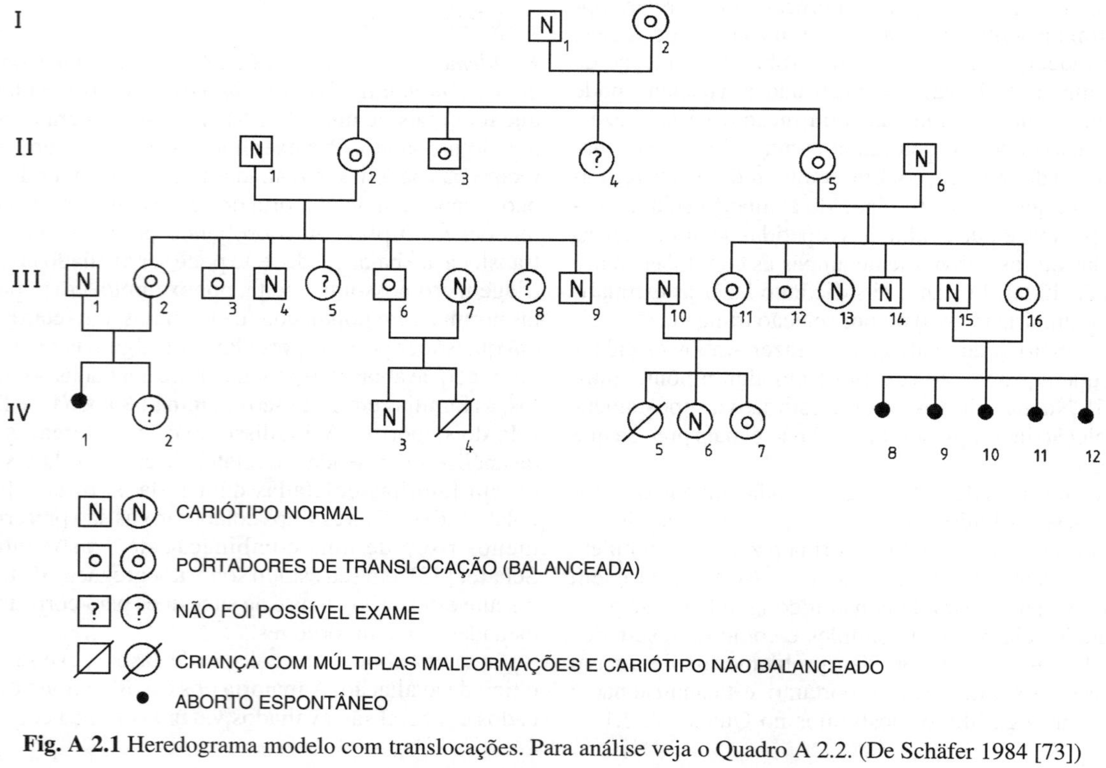

Fig. A 2.1 Heredograma modelo com translocações. Para análise veja o Quadro A 2.2. (De Schäfer 1984 [73])

Quadro A 2.2 Dados para o cálculo de risco da família na Fig. A 2.1

Prole em risco	N.º de crianças (excluindo probandos e pessoas não classificadas)	Probandos	Casos não balanceados	Portadores balanceados	Abortos	Normais
II, 2-5	2	1	0	2	0	0
III, 2-9	5	0	0	3	0	2
III, 11-16	5	1	0	3	0	2
IV, 1,2	1	0	0	0	1	0
IV, 3,4	2	0	1	0	0	1
IV, 5,7	3	0	1	1	0	1
IV, 8-12	3	2	0	0	3	0

que já estão sendo feitos na Hungria, por exemplo [17, 18]. Em tais casos, a correção de acordo com o modelo de seleção truncada seria adequado.

Como regra, entretanto, os heredogramas consistem em mais de uma prole. Nestes casos, ocorrem probandos adicionais secundários ou mesmo terciários. Todas as pessoas cuja presença induz o pesquisador a ampliar seus estudos para uma outra geração ou para irmãos devem ser tidas como probandos. Isto é explicado com relação a um heredograma modelo (Fig. A 2.1; Quadro A 2.2; [73]).

A família foi descoberta através de III 16, uma portadora. Ela não teria sido cariotipada se não tivesse tido múltiplos abortos. Como a indicação para cariotipagem normalmente é adotada quando ocorrerem pelo menos dois abortos, os dois abortos são considerados como "probandos" entre seus filhos, e são eliminados do cálculo de risco para aborto (note que os abortos podem ser "probandos"). III 16 é uma "probanda secundária". Além disso, se sua mãe (II 5) tivesse um cariótipo normal, III 16 seria vista como tendo uma translocação *de novo*, e a prole à qual II 5 pertence não teria sido examinada. Portanto, II 5 é outra probanda secundária, e deve ser eliminada dos cálculos de risco em sua prole. II 4 não foi cariotipada. Como ela não tem filhos, não sabemos se ela é portadora. Portanto, ela também deve ser excluída do cálculo de risco. II 11, por outro lado, é portadora, sendo irmã da probanda III 16, e deveria ser examinada de qualquer modo, independentemente de seus filhos. Portanto, ela *não* é contada como probanda. Ela deve ser *incluída* no cálculo de risco para filhos de portadores de translocação. Tem três filhas que seriam examinadas de qualquer modo, independentemente de seus fenótipos. Portanto, não é necessária nenhuma correção. Todos podem ser incluídos no cálculo de risco.

A etapa seguinte da análise deve ser feita cuidadosamente: Se a geração II tivesse sido examinada por qualquer motivo, então II 5 seria a única probanda desta geração, e todos os outros irmãos podem ser usados para o cálculo de risco (exceto, logicamente, II 4). Além disso, os irmãos III 2 - III 9; IV 1 e 2; e IV 3 e 4 seriam avaliados por um genitor afetado, e portanto nenhuma correção é necessária. Entretanto, se, por exemplo, os irmãos IV 3 e 4 fossem examinados apenas porque III 11 diz ao pesquisador que sua prima também teve um filho malformado (e se esta prole não tivesse sido examinada por outro motivo), o filho não balanceado IV 4 é um probando (terciário), e deve ser eliminado da estimativa de risco. Este exemplo mostra o quanto é importante o relato explícito no processo de avaliação. A análise seguinte supõe que a prole do lado esquerdo da Fig. A 2.1 foi de fato avaliada através de um genitor afetado. O resultado pode ser visto no Quadro A 2.2. Podem ser obtidas as seguintes estimativas de risco:

a) Para pacientes com translocações não balanceadas: 2/21
b) Para abortos: 4/21
c) Para portadores balanceados: 9/21
d) Para prole normal: 6/21

Para estas estimativas, os casos unitários de todas as proles foram simplesmente reunidos (= pré-acumulação). Este procedimento pode ser criticado com a justificativa de que proles maiores têm muito peso em relação a proles menores. É possível também fazer estimativas de risco para todas as proles separadamente e depois reuni-las (= pós-acumulação). Entretanto, a maioria dos estudos na literatura sobre translocações foi feita com pré-acumulação. Este procedimento parece justificado especialmente se a prole vem de heredogramas grandes, pois pode-se seguramente supor que dentro de tal heredograma os riscos reais são idênticos em todas as proles. Por outro lado, é necessário fazer tais cálculos de risco separadamente para famílias nas quais pelo menos um paciente com uma translocação não balanceada é observado como probando, os avaliados através de abortos, e os por portadores balanceados, pois apenas alguns daqueles com translocação não balanceada podem levar a uma prole não balanceada. Muitos zigotos não balanceados não podem sobreviver ao estágio inicial de zigoto. Basicamente, as mesmas regras para cálculo de risco devem ser aplicadas a heredogramas grandes com doenças autossômicas dominantes ou ligadas ao X. Programas de computação também estão disponíveis para inclusão de famílias ampliadas em tais estimativas (Quadro A 2.1), mas a avaliação crítica em cada heredograma permanece tarefa do pesquisador.

Herança Multifatorial e Genes Principais. O estudo das proporções de segregação é relativamente direto quando a análise avançou para o nível fenotípico qualitativo (Seção 6.1.1), ou seja, quando um modo mendeliano simples de herança com fenótipos claramente distintos pode ser antecipado. Para muitas características humanas, entretanto, tal análise não é possível. Elas devem ser estudadas no nível fenotípico-biométrico (Seção 6.1.1). Características de distribuição normal, como altura ou QI, e características fisiológicas e bioquímicas, como níveis séricos de colesterol, estão nesta categoria, mas também quase todas as doenças comuns. Alguns enfoques para a análise de tais características são descritas no Cap. 6. O conceito de herdabilidade é explicado e são sugeridas estratégias para uma dissecção gradativa de características incluídas no modelo de herança multifatorial com e sem limiar. Entre estas estratégias discutimos a procura de subclasses fenotípicas, componentes fisiológicos e associações com polimorfismos genéticos.

Mais recentemente, vários autores propuseram métodos estatísticos para testes mais rigorosos de modelos multifatorial × monogênico e para efeitos de identificação de genes principais na presença de um fundo multifatorial [13, 20, 55, 57]. Em princípio, estes métodos consistem em duas etapas. Na primeira, são feitas algumas suposições quanto ao modo de herança de uma determinada condição e as conseqüências destas suposições são calculadas para a freqüência (de características distribuídas alternativamente) ou distribuição (características de distribuição contínua) entre alguns grupos de parentes. Isto cria um "modelo" hipotético de um determinado modo de herança. Então o "grau de ajuste" (*goodness of fit*) de um conjunto de dados empíricos é testado por um método estatístico em relação às expectativas obtidas de um determinado modelo. Portanto, este enfoque para a análise não difere em princípio do descrito nas Seções 4.3.3 e 4.3.4 para testar se os dados de uma família se ajustam às expectativas de uma herança mendeliana simples. Em geral são construídos vários modelos alternativos e comparados com os dados reais.

Os modelos não podem ser construídos sem simplificar as suposições. Isto é inevitável e não causa muito dano desde que todas as suposições sejam claramente estabelecidas. Entretanto, o fato de um conjunto de dados se ajustar às expectativas baseadas em um determinado modelo não prova que este modelo descreve adequadamente a situação real. Outros modelos plausíveis devem ser excluídos. Muito freqüentemente tal exclusão simplesmente não é possível para os modelos normalmente encontrados em genética humana, por exemplo, herança multifatorial *versus* herança autossômica dominante com penetrância incompleta. Os geneticistas que geralmente trabalham com modelos mendelianos simples são "prejudicados"; existem algumas poucas situações que convincentemente mimetizam um modo monogênico de herança sem suposições adicionais. Como regra, eles estão em solo seguro, mas não nos modelos multifatoriais.

Quando estudamos uma característica com distribuição alternativa na população, como uma doença, e os dados obviamente não se ajustam à suposição de herança monogênica, duas alternativas principais são geralmente consideradas: um modo monogênico de herança com penetrância incompleta ou uma herança multifatorial em combinação com um limiar. Com a segunda alternativa, em geral são considerados três modelos. No caso mais simples, vários genes contribuem aditivamente para a tendência à doença; entretanto, em alguns casos, um locus gênico pode contribuir muito mais que outros para a variabilidade genética. As tentativas para definir tais modelos de "gene principal" e distingui-los do modelo simples aditivo/poligênico foram feitas, e os programas de computação para tais testes estão disponíveis (Quadro A 2.1). Um "modelo misto" é freqüentemente usado, e nele, além dos genes principais e de um componente poligênico aditivo, também são considerados fatores ambientais.

As expectativas de tais modelos podem então ser comparadas com um conjunto de dados coletados empiricamente, usando técnicas estatísticas padrões, como o método do χ^2.

Na prática, entretanto, a separação convincente de vários modelos apenas raramente é obtida, pois em geral há uma substancial superposição entre as expectativas nos vários modelos. Isto é verdade particularmente se a característica em estudo for razoavelmente comum. Assim, um modelo aditivo simples com um limiar e uma herança dominante com penetrância incompleta podem dar resultados similares.

A Fig. A 2.2 mostra apenas um exemplo — as expectativas computadas para a freqüência de crianças afetadas se um genitor é afetado e o outro não o é. Estas expectativas são computadas para o modelo multifatorial (genes aditivos múltiplos e um limiar) e para o modelo monogênico, dialélico, com penetrância incompleta [45]. As expectativas dos dois modelos se superpõem especialmente se a penetrância no modelo monogênico dialélico for baixa e se a condição estudada for muito comum.

Despontaram dois critérios que ajudam a distinguir os modelos multifatorial do dialélico: na herança multifatorial, e se a característica não for muito comum, os gêmeos MZ são concordantes muito mais freqüentemente que os gêmeos DZ, enquanto esta diferença é menor no caso dialélico. Assim, se a concordância for mais de quatro vezes maior nos MZ que nos DZ, é mais provável a herança multifatorial [41]. O outro critério vem de uma

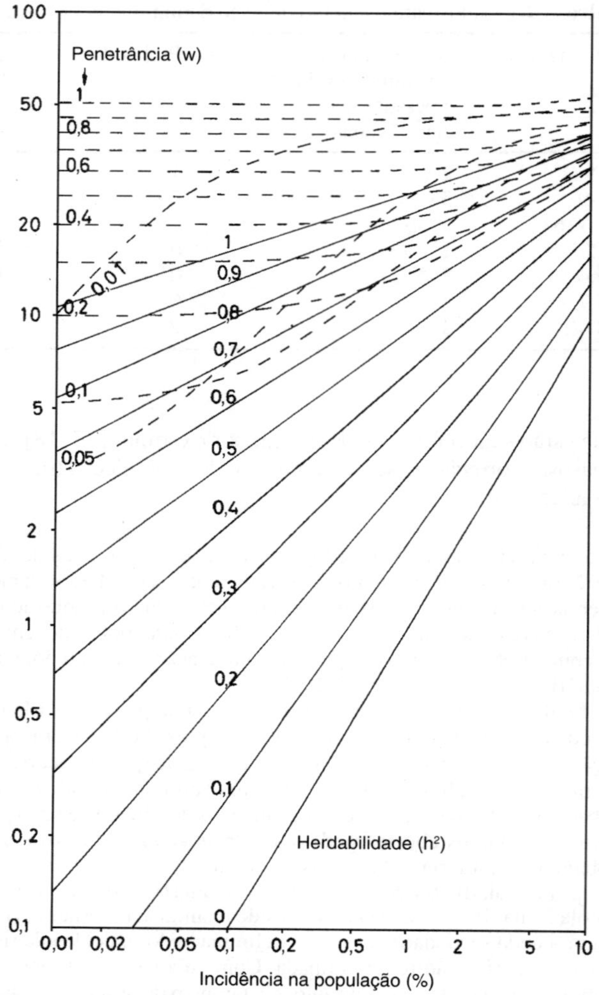

Fig. A 2.2 Freqüência de uma característica entre irmãos de probandos com genitores do tipo afetado × não afetado no modelo dialélico (- - -) e modelo multifatorial (—) [45].

comparação do número de filhos afetados em termos de se um ou ambos os genitores não são afetados. Nos modelos multifatoriais, a frequência de filhos afetados quando ambos os genitores são saudáveis é menor que na herança monogênica com baixa penetrância.

Os cálculos envolvendo o modelo multifatorial incluem uma estimativa de herdabilidade. O conceito de herdabilidade é discutido no Cap. 6 e suas limitações são estabelecidas. Em princípio, a herdabilidade pode ser estimada de modo significativo apenas para características de variação quantitativa. Como se supõe uma propensão de variação quantitativa no modelo multifatorial, as estimativas de herdabilidade têm uma base lógica em tais condições. Tais estimativas podem ser baseadas em uma comparação entre os gêmeos MZ e DZ, ou em uma comparação de qualquer grupo de parentes de probandos *versus* a população em geral. A computação das estimativas de herdabilidade nos estudos de gêmeos para características de variação contínua são discutidas no Apêndice 5, onde estão disponíveis quadros para comparação de parentes em primeiro grau com a população geral [84], mas em nossa opinião eles fornecem poucas informações úteis. Teoricamente, a expectativa de uma pessoa com qualquer grau de parentesco ser afetada pode ser calculada quando as estimativas de herdabilidade estão disponíveis quer a partir de gêmeos, quer de outros dados. Tais expectativas às vezes são consideradas úteis na consulta genética, onde podem substituir os riscos empíricos. Entretanto, como as estimativas de herdabilidade dependem de suposições amplamente não-testáveis (Seção 6.1), tais riscos calculados de recorrência devem ser usados com grande cautela na prática.

Os métodos para cálculo de tais modelos não são discutidos aqui em detalhes. O leitor interessado pode encontrar informações úteis em [45].

Os critérios de heredogramas ampliados podem em princípio ser usados. Por exemplo, na herança dialélica com penetrância reduzida, ou na herança multifatorial com envolvimento de um gene principal, esperamos que o gene que contribui para a propensão à doença venha exclusivamente, ou pelo menos principalmente, de um lado do heredograma, enquanto na causa verdadeiramente poligênica são esperadas contribuições mais ou menos iguais de famílias paternas e maternas. Este argumento foi proposto por Slater (1966) [83] há muitos anos, mas tanto quanto saibamos não foi mais desenvolvido.

Concluindo, quando da aplicação destes métodos devemos ser particularmente críticos quanto aos resultados. Especialmente a demonstração de "efeitos de um gene principal" dentro de uma mistura de fenótipos (geralmente variáveis) nos probandos e — mais ainda — em seus parentes pode facilmente levar a conclusões que são não apenas prematuras como enganadoras. Isto foi convincentemente demonstrado em um estudo de McGuffin e Huckle [51], que aplicaram uma complexa análise de segregação a um estudo familiar sobre o comparecimento a uma escola médica de parentes de estudantes de medicina. Eles encontraram uma excelente concordância com o modelo mais geral de transmissão, mas a hipótese de um gene recessivo principal não pode ser totalmente refutada. Os autores fizeram este estudo logicamente para demonstrar as inevitáveis falhas deste tipo de raciocínio. Em nossa opinião, um modo muito melhor para distinguir a base genética de doenças complexas é analisar a fisiopatologia — em íntima associação com a genética formal e molecular, bem como por estudos de ligação — em tantos níveis quanto possíveis. Isto é mostrado no Cap. 6 para doenças coronarianas e para diabetes.

A Escolha de Um Programa Adequado para a Análise Genética. O número e a variedade de programas para à análise genética de conjuntos de dados está aumentando rapidamente, e está se tornando mais difícil selecionar e obter acesso aos programas mais adequados à análise de determinados dados. Algumas regras gerais de acesso a tais programas são dadas no Apêndice 3, mas algumas orientações adicionais podem ser úteis para a estimativa de parâmetros tais como as proporções de segregação ou a comparação de modelos genéticos.

1. Antes de decidir a favor de um programa, deve ser considerada a sua base científica. A compreensão do programa a ser usado ajuda a avaliar criticamente se ele de fato fornece respostas para as dúvidas que se apresentam.
2. Alguns programas permitem a comparação de várias hipóteses genéticas: por exemplo, um modo dominante de herança *versus* um modelo poligênico com limiar. A análise detalhada depende do programa usado. Por exemplo, os dados são primeiro comparados com o modelo misto (herança poligênica junto com um gene principal) e seus parâmetros são estimados. São então fixados parâmetros individuais, e o modelo reduzido é novamente computado. Por exemplo, a fixação de um componente poligênico cria um modelo monogênico. Em seguida, são feitos os cálculos para vários modelos de herança. A alternativa para absolutamente nenhuma influência genética também deve ser considerada. Tendo em mãos o resultado destas computações, determinamos qual dos modelos mais se ajusta aos dados. Isto é obtido comparando pareadamente os resultados dos vários modelos que foram testados pelo cálculo de sua proporção de probabilidade, ou seja, que hipótese genética é a mais provável, pela estatística de máxima probabilidade. É importante destacar, entretanto, que o modelo mais provável não é necessariamente a representação biológica correta da situação real. Pode se tratar de um modelo ainda não testado, ou os resultados podem ter sido obtidos por acaso.

Além destes cálculos de modelo, algumas perguntas simples devem ser feitas: por exemplo, qual a proporção de concordância entre os gêmeos MZ e DZ? Os afetados são parentes mais remotos a serem encontrados principalmente em um ramo do heredograma ou em ambos? Finalmente, e mais importante, deve ser obtida uma distinção melhor entre os modelos genéticos se os parâmetros bioquímicos e fisiológicos que, por exemplo, intervêm ou intermediam os fenótipos (como níveis de colesterol sangüíneo na doença coronariana) são considerados?

Alguns Outros Problemas Estatísticos que Podem Surgir na Análise Genética: Casos Esporádicos e Ordem de Nascimento. Voltemos agora à estimativa das proporções de segregação nas doenças monogênicas. Em geral esta proporção se apresenta menor que a esperada pelas leis mendelianas. A mistura de casos esporádicos (fenocópias ou mutações dominantes novas) em geral é a explicação mais óbvia. Neste caso o número de irmãos com apenas um afetado está aumentado acima do esperado (E), que, de acordo com a distribuição binomial, é:

$$E = \sum_{s=2}^{\infty} E_s = \sum_{s=2}^{\infty} n_s \cdot \frac{spq^{s-1}}{1-q^s}$$

(seleção completa) (A 2.1)

$$E = \sum_{s=2}^{\infty} E_s = \sum_{s=2}^{\infty} n_s \cdot q^{s-1}$$

(seleção unitária) (A 2.2)

onde n_s é o número de irmãos com tamanhos s. Esta expectativa pode ser calculada se houver disponibilidade da proporção p de segregação. Isto é dado, por exemplo, pelo programa SEGRAN. O problema surgiu na prática principalmente nas doenças recessivas ligadas ao X, nas quais o único filho afetado, de uma mãe saudável em uma família não afetada pode ser devido a uma mutação nova nas células germinativas dela (veja Cap. 9). Aqui o pesquisador deve tomar cuidado pois a proporção de casos esporádicos só é calculada em famílias nas quais não são observados pacientes adicionais afetados fora do núcleo familiar. Nas famílias nas quais o mutante já foi demonstrado segregando, é extremamente improvável que um único filho afetado seja causado por uma mutação nova nas células germinativas de sua mãe.

Um outro problema que ocorre ocasionalmente é a seqüência de irmãos afetados e não afetados dentro das proles. A segregação mendeliana implica que esta seqüência seja aleatória. Esta aleatoriedade pode ser testada pela teoria do transcorrer [24], se necessário. Às vezes a probabilidade de ser afetado por uma certa doença aumenta com a ordem de nascimento. Foram propostos métodos úteis [34] para testar tais efeitos da ordem de nascimento.

Apêndice 3

Bancos de Dados e Sistemas de Especialistas

Bancos de Dados Úteis e Sistemas de Especialistas para Diagnósticos em Genética Médica e para Comparação de Seqüências de DNA e de Proteínas para Diagnóstico. Com os avanços na clínica médica e o refinamento dos critérios de diagnóstico, o número de doenças hereditárias distintas e síndromes bem definidas aumentou tanto que nenhum geneticista médico pode se lembrar de todas as possibilidades diagnósticas quando surge um paciente ou uma família com um quadro clínico incomum. O modo tradicional para se sair desta dificuldade é consultar as referências bibliográficas. A primeira parte da bibliografia deste livro fornece muitos exemplos. Os livros mais recentes e importantes são mencionados no Quadro A 3.1. As anomalias cromossômicas podem ser vistas nos compêndios de Schinzel [154] e de Borgaonkar [22]. Outras monografias sobre várias doenças foram mencionadas nos diversos capítulos deste livro.

Freqüentemente estes livros e os vários periódicos disponíveis não são suficientes. O uso apenas de dados publicados pode levar à perda de muitas informações importantes que não foram publicadas ou ainda não surgiram impressas. Aqui os modernos bancos de dados são úteis. Os algoritmos refinados e figuras adicionais mostrados em alguns destes programas tornaram estes auxílios computadorizados em reais sistemas especializados. O Quadro A 3.2 mostra uma visão geral. O sistema POSSUM inclui dados do London Dysmorphology Data Base e do GENDIAG, França. Informações mais recentes sobre os vários sistemas estão disponíveis com seus criadores.

Dados das Seqüências de DNA e de Proteínas. Embora os dados citados acima sobre sinais clínicos e sintomas das doenças hereditárias e defeitos de nascimento sejam de interesse principal-

Quadro A 3.1 Alguns livros e revisões úteis para diagnóstico de doenças hereditárias e síndromes de malformação

Categoria de anomalias	Título	Autores
Bibliografias gerais sobre genética médica	Heranças mendelianas em humanos	McKusick [55]
Doenças comuns	Bases genéticas de doenças comuns	King e cols. [44]
Referências para muitas doenças hereditárias	Fundamentos e prática da genética médica	Emery e Rimoin [22]
Consulta genética e diagnóstico pré-natal	Anomalias cromossômicas e consulta genética	Gardner e cols. [28]
	Consulta genética prática	Harper [35]
	Distúrbios genéticos e o feto	Milunsky [53]
	Diagnóstico pré-natal de anomalias congênitas	Romeo [70]
	Malformações congênitas, diagnóstico pré-natal, etc.	Seeds e cols. [77]
	Catálogo de condições diagnosticadas pré-natalmente	Weaver [97]
	Introdução ao cálculo de risco na consulta genética	Young [101]
Defeitos de nascimento	Enciclopédia dos defeitos de nascimento	Buyse [12]
	Síndromes da cabeça e pescoço	Gorlin e cols. [30]
	Smith — Padrões reconhecíveis de malformações humanas	Jones [40]
	Patologia do embrião humano e do feto	Kalousek e cols. [41]
	Anomalias congênitas múltiplas	Winter e cols. [98]
	O feto malformado e o natimorto	Winter e cols. [99]
Doenças metabólicas	A base metabólica e molecular de doenças hereditárias	Scriver e cols. [76]
	Erros inatos do metabolismo	Fernandes e cols. [25]
Doenças neurológicas e musculares	Genética e neurologia	Bundey [11]
	Epilepsia em crianças	Aicardi [1]
	Epilepsias, riscos genéticos	Blandfort e cols. [8]
	Estratégias genéticas na pesquisa da epilepsia	Anderson e cols. [2]
	Doenças neuromusculares	Swash e cols. [88]
	Distrofia muscular Duchenne	Emery [21]
	Doença de Huntington	Harper [35]
Doenças da pele	Diagnóstico pré-natal de doenças cutâneas hereditárias	Gedde-Dahl e cols. [29]
	Neurofibromatose	Riccardi [69]
Doenças oculares	Goldberg — Doenças genéticas e metabólicas do olho	Renie [68]
Tecido conjuntivo e órgãos internos	Tecido conjuntivo e seus distúrbios hereditários	Royce e cols. [71]
	O rim nas doenças genéticas	Barakat e cols. [6]
	A genética dos distúrbios das vias renais	Crawfurd [15]

Quadro A 3.2 Bancos de dados e sistemas de especialistas para diagnóstico em genética médica

Nome	Breve descrição	Disponível em
POSSUM: Pictures of Standard Syndromes and Undiagnosed Malformations	Baseado em fenótipos clínicos, cita as possíveis síndromes para qualquer combinação de sinais clínicos, suplementadas com fotos; freqüentemente atualizadas para identificação. OSSUM: Especializada em anomalias esqueléticas	C. P. Export Pty. Ltd., 613 St. Hilda Road Melbourne 3004, Victoria, Australia
OMIM: Online Mendelian Inheritance in Man	Online para informações atualizadas, de McKusick: *Mendelian Inheritance in Man*	Johns Hopkins University, School of Medicine, and William H. Welch Medical Library, 1830 East Monument St., Baltimore MD 21205-2100, USA
GDB: Genome Data Base	Dados online sobre o genoma humano	
LDD: London Dysmorphology LND: London Neurogenetics Database	Baseado em fenótipos clínicos; numerosas descrições de síndromes dismorfológicas; muitas referências; disponível CD com fotos; LND com ênfase em doenças neurológicas	Dr. R. M. Winter, Dr. M. Baraitser, Oxford University Press, Electronic Publishing Walton St., Oxford OX2 6DB, UK
Micro BDIS: Birth Defects Information Service	Defeitos de nascimento; cerca de 1.000 características; dados estocados hierarquicamente	Dr. Mary Lou Buyse, Center for Birth Defects Information Service, Inc., Dover Medical Building, Box 1776, Dover MA 02030, USA
TERIS: Teratogen Information System	Informações sobre dados de teratógenos	Dr. Janine E. Polifka, TERIS MJ-10, Dept. of Pediatrics, University of Washington, Seattle WA 98195, USA

mente para o médico geneticista e para alguns grupos de médicos, os dados sobre as seqüências de DNA e de proteínas são importantes para muito mais grupos de cientistas que trabalham em muitos campos da biologia molecular, pesquisas sobre evolução, e em várias áreas da medicina teórica, tais como bioquímica, microbiologia, farmacologia e muitas outras. Portanto, o número e a variedade dos sistemas disponíveis é muito grande. Devido à falta de espaço apresentaremos apenas uma seleção relativamente pequena (Quadro A 3.3).

Uma visão geral dos bancos de dados existentes é dada por Kamel [730]; um quadro nesta publicação cita não menos que 102 bancos de dados. Um "banco dos bancos de dados" foi estabelecido no Los Alamos National Laboratory; as informações sobre os bancos de dados estão disponíveis gratuitamente por via postal ou pelo correio eletrônico (Quadro A 3.3). De acordo com Kamel [730], os bancos de dados disponíveis podem ser agrupados em três classes: os sistemas disponíveis comercialmente, os apoiados por agências internacionais ou nacionais, e os de domínio público. Eles oferecem seqüências (DNA, aminoácidos, sondas e outros), seqüências genômicas e vetores, citações bibliográficas, enzimas, estrutura e função macromolecular, propriedades de substâncias bioquímicas, alguns organismos e linhagens e outros. Os serviços são melhorados e suplementados continuamente. Todos estes bancos de dados e adicionais estão disponíveis na World Wide Web.

Algumas Sugestões Gerais para o Uso de Bancos de Dados e Sistemas de Especialistas. Os sistemas de informação para genética humana estão crescendo rapidamente e mudando continuamente, tornando-se mais e mais sofisticados. Estes desenvolvimentos aumentam a disponibilidade de dados e métodos e fornecem informações mais avançadas. Por um lado, a obtenção destas informações está se tornando cada vez mais simples quando são usados os sistemas da Internet e World Wide Web. Por outro lado, o uso adequado destes sistemas tem que ser aprendido, sendo necessários alguns exercícios. Importantes revisões foram fornecidas por Bishop [7] e Fischer e cols. [26]. As instituições interessadas primariamente no diagnóstico precisam de um sistema para armazenamento e consulta de dados de pacientes. Tais sistemas foram desenvolvidos: por exemplo, MEGADATS. Os programas para

Quadro A 3.3 Breve revisão de bancos de dados para biologia molecular e genética humana (Veja [7, 26, 42])

Nome	Breve descrição	Contato
Listing of Molecular Biology Databases (LIMB)	Pretende ser o "banco de dados dos bancos de dados"; fornece informações de até 54 itens de cada um dos bancos de dados listados, incluindo tamanho, tipo de dados, consultas telefônicas, serviços disponíveis a.s.o.	Theoretical Biology and Biophysics Group, Respondent: C. Burks, T-10, MS K710, Los Alamos Natl. Lab., Los Alamos NM 87545, USA
European Molecular Biology Laboratory (EMBL)	Dados sobre seqüências de nucleotídeos	ftp. embl-heidelberg. de
EMBOPRO	Seqüências de proteínas automaticamente geradas por EMBL	German EMB net mode, GENIUSnet, Abteilung Molekulare Biophysik, DKFZ, Im Neuenheimer Feld 280, 69120 Heidelberg, Germany e-mail: genome@dkfz-heidelberg.de
GenBank	Seqüências de nucleotídeos relatadas	
PTG	Traduções de todas as regiões codificantes de proteínas do Gen-Bank	

cálculo de riscos genéticos, como em situações genéticas complexas e com o uso de vários marcadores de ligação no DNA, podem ser geralmente úteis e, às vezes, essenciais. Geralmente o desenho de heredogramas com ajuda de computação [26] pode ser útil.

Os quadros contendo as informações apropriadas podem ser encontrados, além deste capítulo, nos Apêndices 6 e 7. Dados mais atuais estão disponíveis nas redes internacionais de computação, especialmente na Internet. Além de programas, os bancos de dados possuem seqüências de DNA e de proteínas, localização de genes humanos, e disponibilidade de sondas de DNA no Genome Data Bank (GDB; veja Quadro A 3.2). Muitos programas de computação podem ser obtidos em servidores, ou seja, programas de domínio público que podem ser obtidos por um PC, de graça. Estão disponíveis dados para estudos em biologia molecular, por exemplo, no Integrated Genomic Database, que integra informações de vários bancos de dados. O acesso a estas fontes em geral requer uma senha e alguma identificação do usuário. Como regra, o acesso mais fácil é pelos centros de computação de universidades e instituições similares. Seu pessoal em geral pode ajudar quanto a problemas técnicos de acesso e uso de tais instalações.

Apêndice 4

Diagnóstico de Zigosidade

Diagnóstico de Zigosidade Usando Marcadores Genéticos. Os gêmeos MZ, sendo geneticamente idênticos, não apresentam diferenças de sexo ou de qualquer marcador genético. Os gêmeos DZ, entretanto, não são mais semelhantes que irmãos normais. Cerca de metade deles são de sexo diferente, e muitos diferem em polimorfismos genéticos. O estudo de polimorfismos permite, portanto, a determinação da zigosidade. Se um par de gêmeos difere em apenas um marcador, podemos estar certos de que ele é dizigótico (desde que excluídos os erros de laboratório). Entretanto, os gêmeos dizigóticos podem ser idênticos em todos os marcadores estudados simplesmente por acaso. Esta fonte de erro deve ser excluída por cálculos estatísticos. Os marcadores genéticos clássicos, tais como grupos sangüíneos e séricos, foram usados antes; os detalhes estatísticos de sua aplicação ao diagnóstico da zigosidade foram desenvolvidos em detalhe. (Veja Apêndice 5 na primeira ou segunda edição deste livro, que ainda pode ser útil para pesquisadores para quem as técnicas de DNA não estão disponíveis.) O método era confiável mas dispendioso e demorado. Hoje em dia, os marcadores de DNA são em geral usados, especialmente os microssatélites (Seção 12.1.2). Entretanto, a aparente simplicidade deste método não deve nos levar à negligência; não devem ser desprezadas regras bem estabelecidas de raciocínio estatístico. Aqui, o princípio matemático estabelecido por Bayes já em 1793 é um instrumento útil.

Princípio de Bayes das Probabilidades Condicionais. Considere um par de gêmeos para o qual a probabilidade de monozigose ou dizigose deve ser determinada. Mais exatamente, nossa pergunta é: que proporção de todos os pares de gêmeos com a mesma combinação de marcadores genéticos é esperada como sendo dizigótica? Ou, para dizer de outro modo: o quão freqüentemente o par de gêmeos seria mal classificado, se fosse suposta a monozigose em todos os casos? A fórmula geral de Bayes é:

$$P(A_1/B) = \frac{P(A_1) \times P(B/A_1)}{P(A_2) \times P(B/A_2) + P(A_1) \times P(B/A_1)} \quad \text{(A 4.1)},$$

onde A_1 e B são eventos diferentes, e A_2 indica o evento "não-A_1".

Em nosso caso $P(A_1/B)$ é a probabilidade de monozigose entre gêmeos com tipos sangüíneos idênticos. Então, $1-P(A_1/B)$ é a probabilidade do par de gêmeos ser dizigótico ou a probabilidade de erro quando o par de gêmeos é classificado como monozigótico. $P(A_1)$ é a probabilidade *a priori* para gêmeos MZ entre todos os gêmeos na população. É de cerca de 30% nas populações de origem européia. $P(A_2)$ é a probabilidade *a priori* de que um par de gêmeos seja dizigótica. $P(A_2) = 1 - P(A_1) = 0{,}7$. A Eq. A 4.1 pode ser simplificada do seguinte modo:

$$P(A_1/B) = \frac{1}{1 + (Q \times L)} \quad \text{(A 4.2)}$$

Aqui Q é a proporção DZ/MZ na população (se 30% de todos os pares de gêmeos forem MZ, então $Q = 2{,}33$). L é a proporção de probabilidade das probabilidades condicionais de gêmeos DZ e MZ serem idênticos em uma determinada combinação das marcadores genéticos. Seu valor pode ser calculado pela multiplicação de L_i dos vários sistemas de marcadores usados:

$$L = L_1 \times L_2 \times \ldots \times L_n \quad \text{(A 4.3)}$$

Um Exemplo. Os Quadros A 4.1 e A 4.2 apresentam um exemplo. Na lista de marcadores genéticos vemos que alguns não são informativos, os genitores e filhos são geneticamente idênticos [IGHG (Gm), IGHG (Km), HP, AK]. Para a maioria dos outros marcadores, o tipo reprodutivo e, portanto, as proporções de segregação esperadas entre os filhos, são óbvias. Por exemplo, no sistema GC o pai é homozigoto 2-2 e a mãe é heterozigota 2-1. Portanto, a proporção de segregação esperada entre os filhos é de 1:1, e se o gêmeo 1 tem o tipo 2-1 e os gêmeos são dizigóticos, a probabilidade do gêmeo 2 ser 2-1 também é de 0,50. Para os tipos AB0, a situação não é tão óbvia, pois o pai (fenótipo A_2) pode ter os genótipos A_2A_2 ou A_20. Se ele for A_2A_2, ambos os gêmeos devem ter o fenótipo A_2, mesmo que sejam dizigóticos. Se ele for A_20, a probabilidade de o segundo gêmeo ser A_2 também é de 0,50. Às vezes o genótipo do genitor pode ser estabelecido, por exemplo, por um outro filho que apresente tipo 0. De

Quadro A 4.1 Exemplo de um diagnóstico de zigosidade

	Pai	Mãe	Ambos os gêmeos
Sexo	♂	♀	♂
Grupos sangüíneos	A_2	0	A_2
	MS/Ms	MS/Ms	MS/MS
	Kk	kk	Kk
	Fy(a + b +)	Fy(a − b +)	Fy(a − b +)
	R_1 r	R_2 r	rr
Proteínas do soro	G1m(−1)	G1m(−1,−2)	Glm(−1,−2)
	Km(−1)	Km(−1)	Km(−1)
	HP 2−2	HP 2−2	HP 2−2
	GC 2−2	GC 2−1	GC 2−1
Isoenzimas	ACP B	ACP AB	ACP AB
	PGM1 2−1	PGM1 2−1	PGM1 1−1
	AK1 1−1	AK1 1−1	AK1 1−1

Quadro A 4.2 Cálculos para os dados do Quadro A 4.1

	P_{DZ}	P_{MZ}
Probabilidade *a priori*	0,70	0,30
Probabilidades condicionais[a]		
Sexo	0,50	1,00
AB0	0,50-1,00	1,00
MNSS	0,25	1,00
Kell (K)	0,50	1,00
Duffy (Fy)	0,50	1,00
Rhesus (Rh)	0,25	1,00
GC	0,50	1,00
ACP	0,50	1,00
PGM1	0,25	1,00

[a]Probabilidade condicional de o segundo gêmeo ser fenotipicamente idêntico ao primeiro para um determinado fenótipo do primeiro gêmeo.

$$L = \frac{0,7}{0,3} \times 0,5 \times 0,25 \times 0,5 \times 0,5 \times 0,25 \times 0,5 \times 0,5 \times 0,25 = 0,0011$$

Sexo *a priori* MNSs K Fy Rh GC ACP PGM_1
$P(A_1/B) = 0,9989$

outro modo, os grupos sangüíneos podem ser vistos como não informativos e omitidos. Para os outros sistemas, o cálculo é feito do modo a seguir (Eq. A 4.3).

Assim, a probabilidade de o par de gêmeos ser dizigótico, a despeito de sua concordância em todos os sistemas de marcadores informativos, é extremamente baixa (0,9989). Para fins práticos podemos supor a monozigose. A inclusão de genes marcadores adicionais aumenta a probabilidade de um par de gêmeos ser monozigótico.

Os Genótipos dos Genitores Podem Não Ser Conhecidos. No exemplo citado, os marcadores genéticos eram conhecidos não só no par de gêmeos, mas também nos genitores. Em muitos casos, entretanto, os genitores não estão disponíveis para exame. Sob tais circunstâncias, as freqüências gênicas conhecidas dos sistemas marcadores na população podem ser usados para cálculo. As regras foram estabelecidas por Maynard Smith e Penrose (1955) [86]. A probabilidade condicional P_i DZ de o gêmeo 2 ter o mesmo fenótipo que o gêmeo 1 se este gêmeo tiver o fenótipo *i* é calculada pelas freqüências dos tipos reprodutivos na população (Quadro A 4.3) e pelo número relativo de filhos com genótipos diferentes esperados destes casamentos. Os quadros podem ser usados não só para os polimorfismos clássicos para os quais foram propostos, mas também para polimorfismos de DNA. A maioria dos pesquisadores que planejam estudar gêmeos prefere os polimorfismos de DNA simplesmente porque demandam menos tempo e gastos. Além disso, as técnicas de PCR não necessitam de amostras de sangue, pois o DNA pode ser estudado em células de esfregaço bucal. Entretanto, devido a possíveis erros técnicos e, especialmente, o risco de classificar erradamente os gêmeos DZ como MZ por terem padrões idênticos deve ser cuidadosamente considerado. A fórmula para *P* (conc/DZ) para um sistema de marcadores codominantes com *n* alelos e freqüências alélicas p_i pode ser obtido de modo direto estabelecendo um quadro de reproduções aleatórias (Quadro A 4.3. Veja também os Quadros 4.4 e 4.5) e calculando as freqüências para dois filhos concordantes para cada tipo de reprodução parental. A soma de todos os tipos reprodutivos e algumas transformações algébricas produz:

Quadro A 4.3 Quadro de reproduções aleatórias para um sistema de dois alelos (Maynard Smith e Penrose 1955 [86])

Reprodução	Freqüência	Filhos		
		AA	Aa	aa
AA × AA	p^4	p^4	–	–
AA × Aa	$4p^3q$	$2p^3q$	$2p^3q$	–
AA × aa	$2p^2q^2$	–	$2p^2q^2$	–
Aa × Aa	$4p^2q^2$	p^2q^2	$2p^2q^2$	p^2q^2
Aa × aa	$4pq^3$	–	$2pq^3$	$2pq^3$
aa × aa	q^4	–	–	q^4
Total	1	p^2	$2pq$	q^2

$$P(\text{conc/DZ}) = \left(1 + 2\sum_{i=1}^{n} p_i^2 + 2\left(\sum_{i=1}^{n} p_i^2\right)^2 - \sum_{i=1}^{n} p_i^4\right)/4$$

Uma fórmula equivalente (que precisa de um esforço maior de computação) foi obtida por Selvin. Sistemas mais complexos de marcadores não têm necessariamente probabilidades menores de classificação errada. Depende da existência de alelos com altas freqüências. *P* (conc/DZ) tem o valor mínimo quando $p_i = 1/n$. Para um determinado grupo de marcadores, a expressão deve ser calculada para cada um e multiplicada para se obter a probabilidade de classificação errada para este sistema especial. Abaixo apresentamos um exemplo.

Foi obtido um conjunto de marcadores VNTR (Quadro 4.6). (Agradecemos ao Prof. J.-J. Cassiman, Leuven, por nos ter gentilmente cedido este quadro.) Todos os seis têm muitos alelos e preenchem todas as condições para sistemas úteis; por exemplo, as bandas podem ser facilmente identificadas por eletroforese em gel de poliacrilamida, e a taxa de mutação é baixa. Além disso, eles foram muito usados para a identificação de pessoas e em casos de disputa de paternidade na medicina forense [18 a]. Outros marcadores também podem ser usados, sendo a única condição a de que os gêmeos MZ apresentem 100% de padrões

Quadro A 4.4 Freqüências irmão-irmão para um sistema de dois alelos (Maynard Smith e Penrose 1955 [86])

Irmão	Genotípicas				Irmão	Fenotípicas		
	AA	Aa	aa	Total		$\bar{A}$	$\bar{a}$	Total
AA	$\frac{1}{4}p^2(1+p)^2$	$\frac{1}{2}p^2q(1+p)$	$\frac{1}{4}p^2q^2$	p^2	$\bar{A}$	$p(1+q)-\frac{1}{4}pq^2(3+q)$	$\frac{1}{4}pq^2(3+q)$	$p(1+q)$
Aa	$\frac{1}{2}p^2q(1+p)$	$pq(1+pq)$	$\frac{1}{2}pq^2(1+q)$	$2pq$	$\bar{a}$	$\frac{1}{4}pq^2(3+q)$	$\frac{1}{2}q^2(1+q)^2$	q^2
aa	$\frac{1}{4}p^2q^2$	$\frac{1}{2}pq^2(1+q)$	$\frac{1}{4}q^2(1+q)^2$	q^2				
Total	p^2	$2pq$	q^2	1	Total	$p(1+q)$	q^2	1

Quadro A 4.5 Chances relativas a favor de pares de gêmeos DZ em um sistema de dois alelos (Maynard Smith e Penrose 1955 [86])

Genotípica		Fenotípica	
Par MZ	Chance relativa a favor de gêmeos DZ	Par MZ	Chance relativa a favor de gêmeos DZ
AA	$\frac{1}{4}(1 + p)^2$	$\overline{A}$	$1-\frac{1}{4}q^2(3 + q)/(1 + q)$
Aa	$\frac{1}{2}(1 + pq)$		
aa	$\frac{1}{4}(1 + q)^2$	$\overline{a}$	$\frac{1}{4}(1 + q)^2$

idênticos e que a probabilidade de classificar erradamente os gêmeos DZ como MZ seja muito baixa. Para o sistema de marcadores apresentado no Quadro A 4.6 juntamente com o sexo, a probabilidade de erro de classificação é de $2{,}9 \times 10^{-3}$, que é suficientemente baixa para muitas finalidades. A determinação do nível de probabilidade de erro estatístico depende das conseqüências do erro de classificação. Se, por exemplo, um par de gêmeos é testado quanto a monozigose porque um deles desenvolveu uma doença genética, podem ser preferidos mais marcadores ou, logicamente, a informação de marcador dos genitores (veja também Fig. A 4.1).

Por outro lado, se os gêmeos são idênticos para estes marcadores e para o sexo, sua probabilidade de ser monozigóticos é de pelo menos 98,97%. Este valor pode ser obtido aproximadamente pelo cálculo da probabilidade de MZ para gêmeos que são monozigóticos e portam o alelo mais freqüente para cada marcador usado. Quando usadas em outros grupos populacionais, as freqüências alélicas destes marcadores devem ser verificadas.

Métodos de Antropologia Clássica. Um método razoavelmente confiável para se distinguir gêmeos MZ de DZ já estavam disponíveis muito antes da maioria dos polimorfismos ser conhecida. Isto foi estabelecido por Siemens em 1924 [81, 82] e é baseado na comparação de gêmeos em um grande número de características físicas visíveis e medidas antropológicas. As seguintes características têm-se demonstrado úteis: cor, forma e densidade dos cabelos; forma e proporções da face; estrutura detalhada das regiões faciais, como olhos, incluindo sobrancelhas, cor e estrutura da íris; detalhes das regiões da boca e nariz; bochecha, orelhas, forma das mãos e pés; dermatóglifos; cor e estrutura da pele, incluindo sardas. Várias medidas antropométricas do corpo, da cabeça e da face também são úteis. A literatura antropológica fornece uma lista de características informativas. O pesquisador experiente baseia seu diagnóstico menos na comparação de características isoladas que no conjunto. A comparação de métodos antropológicos e sorológicos não apresenta divergência entre os dois enfoques [74].

Isto não significa, entretanto, que o diagnóstico de zigosidade baseado em características físicas seja sempre fácil. Devido a diferenças das condições de vida, os gêmeos MZ às vezes podem parecer tão diferentes que o leigo não os reconheceria nem mesmo como irmãos, e apenas um trabalhoso exame antropológico os identifica como monozigóticos. Por outro lado, os gêmeos DZ, como outros irmãos, podem ocasionalmente parecer muito semelhantes. As Figs. A 4.2-A 4.4 mostram o grau de semelhança encontrado nos MZ, em comparação com gêmeos DZ (muito semelhantes) (Fig. A 4.5).

Como Devemos Agir na Prática? Pela discussão acima, parece que um bom estudo de sistemas de marcadores, de DNA ou clássicos, seria o método mais apropriado e também suficiente para um diagnóstico confiável da zigosidade. Esta conclusão, entretanto, precisa uma certa qualificação. Por outro lado, os métodos laboratoriais não são imunes a erros. Um erro em um só marcador em apenas um dos dois gêmeos levará a uma classificação errada de um par MZ como sendo dizigótico. O pesquisador deve, portanto, confiar em seus olhos. Sempre que possível ele deve adicionar (e documentar) uma comparação fisionômica do par de gêmeos e insistir na repetição dos exames laboratoriais sempre que um par de gêmeos é visto como monozigótico, a despeito da discordância em um sistema de marcadores. Às vezes, especialmente se não houver disponibilidade de um laboratório de DNA bem equipado, a ajuda de um antropólogo físico experiente pode ser útil. Como regra geral, os gêmeos cujo aspecto físico leva a identificação confusa por parte de professores e outros são quase sempre do tipo MZ. O diagnóstico antropológico requer experiência e julgamento, sendo, portanto, mais subjetivo. O diagnóstico de DNA, por outro lado, é objetivo, mas os erros de laboratório são possíveis.

O exame dos gêmeos idealmente também inclui um registro da placentação e das membranas embrionárias: gêmeos DZ têm duas placentas, dois âmnios, e dois córions, enquanto os MZ podem

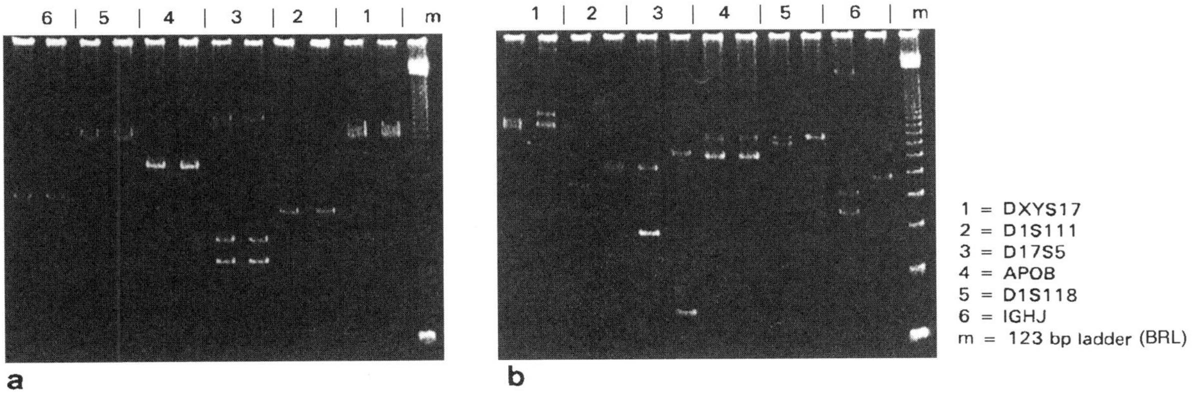

Fig. A 4.1 a, b. Diagnóstico de zigosidade com seus marcadores de VNTR (veja também o texto). **a** par MZ, **b** par DZ. Algumas colunas mostram uma terceira banda devido a heterodúplices. (Cortesia do Prof. Cassiman e do Dr. Decorte, Leuven.)

Quadro A 4.6 Freqüências alélicas e seus limites de confiança de 95% para os VNTRs D1S118, APOB, D17S5, D1S111, IGHJ e DXYS17 em uma população de origem belga (Cortesia do Prof. Cassiman)

D1S118 (n = 446)			APOB (n = 307)			D17S5 (n = 460)		
Alelo	Freqüência	Limite de confiança	Alelo	Freqüência	Limite de confiança	Alelo	Freqüência	Limite de confiança
11	0,004	0,001–0,017	29	0,003	0,001–0,020	01	0,054	0,036–0,080
12	0,037	0,023–0,060	31	0,094	0,065–0,135	02	0,151	0,120–0,189
13	0,013	0,006–0,030	33	0,064	0,040–0,099	03	0,171	0,138–0,210
14	0,188	0,153–0,229	35	0,237	0,192–0,291	04	0,274	0,232–0,318
15	0,535	0,485–0,581	36	0,003	0,001–0,020	05	0,039	0,024–0,062
16	0,058	0,039–0,085	37	0,370	0,315–0,428	06	0,035	0,021–0,057
17	0,098	0,072–0,130	39	0,044	0,025–0,075	07	0,015	0,007–0,032
18	0,004	0,001–0,017	41	0,015	0,006–0,037	08	0,030	0,018–0,052
19	0,053	0,035–0,079	43	0,005	0,001–0,022	09	0,080	0,058–0,111
20	0,007	0,002–0,020	45	0,008	0,002–0,027	10	0,074	0,052–0,103
21	0,001	0,000–0,011	47	0,046	0,027–0,077	11	0,022	0,011–0,041
22	0,001	0,000–0,011	49	0,086	0,059–0,125	12	0,048	0,031–0,073
31	0,001	0,000–0,011	51	0,020	0,009–0,044	13	0,005	0,002–0,018
			53	0,005	0,001–0,022	16	0,002	0,000–0,013

D1S111 (n = 463)			IGHJ (n = 447)			DXYS17 (n = 420)		
Alelo	Freqüência	Limite de confiança	Alelo	Freqüência	Limite de confiança	Alelo	Freqüência	Limite de confiança
09	0,015	0,007–0,033	07	0,007	0,002–0,021	H2	0,001	0,000–0,013
10	0,022	0,011–0,041	08	0,173	0,139–0,214	H1	0,054	0,035–0,082
11	0,008	0,003–0,022	09	0,021	0,011–0,041	G5	0,001	0,000–0,013
12	0,111	0,084–0,148	10	0,383	0,335–0,430	G3	0,013	0,005–0,031
13	0,005	0,002–0,019	11	0,002	0,000–0,014	G2	0,008	0,003–0,024
14	0,006	0,002–0,020	12	0,242	0,202–0,286	G1	0,219	0,179–0,265
15	0,339	0,293–0,386	14	0,001	0,000–0,012	F	0,180	0,143–0,223
16	0,014	0,006–0,031	16	0,151	0,119–0,189	E2	0,147	0,114–0,187
17	0,028	0,016–0,050	17	0,011	0,005–0,027	E1	0,096	0,070–0,132
18	0,290	0,247–0,336	19	0,001	0,000–0,012	E3	0,008	0,003–0,024
19	0,063	0,043–0,091	20	0,001	0,000–0,012	E4	0,001	0,000–0,013
20	0,019	0,010–0,038	22	0,002	0,000–0,014	D2	0,006	0,002–0,021
21	0,043	0,027–0,068	23	0,003	0,001–0,015	D1	0,002	0,000–0,015
22	0,025	0,013–0,045	24	0,001	0,000–0,012	C	0,024	0,012–0,045
23	0,002	0,000–0,014	30	0,001	0,000–0,012	B2	0,001	0,000–0,013
24	0,003	0,001–0,015				B	0,010	0,003–0,026
25	0,003	0,001–0,015				A1	0,217	0,177–0,262
26	0,002	0,000–0,014				A2	0,010	0,003–0,026
27	0,002	0,000–0,014				A3	0,002	0,000–0,015

n, Número de pessoas

ter um córion ou mesmo um âmnio e uma placenta. Como discutido na Seção 6.3.3, a presença de apenas um córion pode ser prejudicial para o desenvolvimento intra-uterino de gêmeos MZ. Na prática, entretanto, a informação confiável raramente está disponível, e os gêmeos DZ podem ter uma única placenta fundida que se assemelha a dos gêmeos MZ. A tentativa de incluir tais dados no diagnóstico de zigosidade é, portanto, em geral fútil e pode levar a enganos.

Quadro A 4.7 Quadro de reproduções aleatórias para um sistema de n alelos com a probabilidade de gêmeos idênticos

Tipo reprodutivo	Freqüência	Filhos	Probabilidade de gêmeos idênticos
AiAi × AiAi	p_i^4	AiAi	1
AiAi × AjAj ($1 \leq i < j \leq n$)	$2p_i^2p_j^2$	AiAj	1
AiAi × AjA$_k$ ($1 \leq j < k \leq n$)	$4p_i^2p_jp_k$	$\frac{1}{2}$AiAj + $\frac{1}{2}$A$_i$A$_k$	$\frac{1}{2}$
AiAj × AiAj ($1 \leq i < j \leq n$)	$4p_i^2 4p_j^2$	$\frac{1}{4}$AiAi + $\frac{1}{2}$AiAj + $\frac{1}{4}$AjAj	$\frac{3}{8}$
AiAj × A$_k$A$_e$ ($1 \leq i < j \leq n$, $1 \leq k < e \leq n$, (i, j) ≠ (k, e))	$4p_ip_jp_kp_e$	$\frac{1}{4}$AiA$_k$ + $\frac{1}{4}$AiA$_e$ + $\frac{1}{4}$AjA$_k$ + $\frac{1}{4}$AjA$_e$	$\frac{1}{4}$

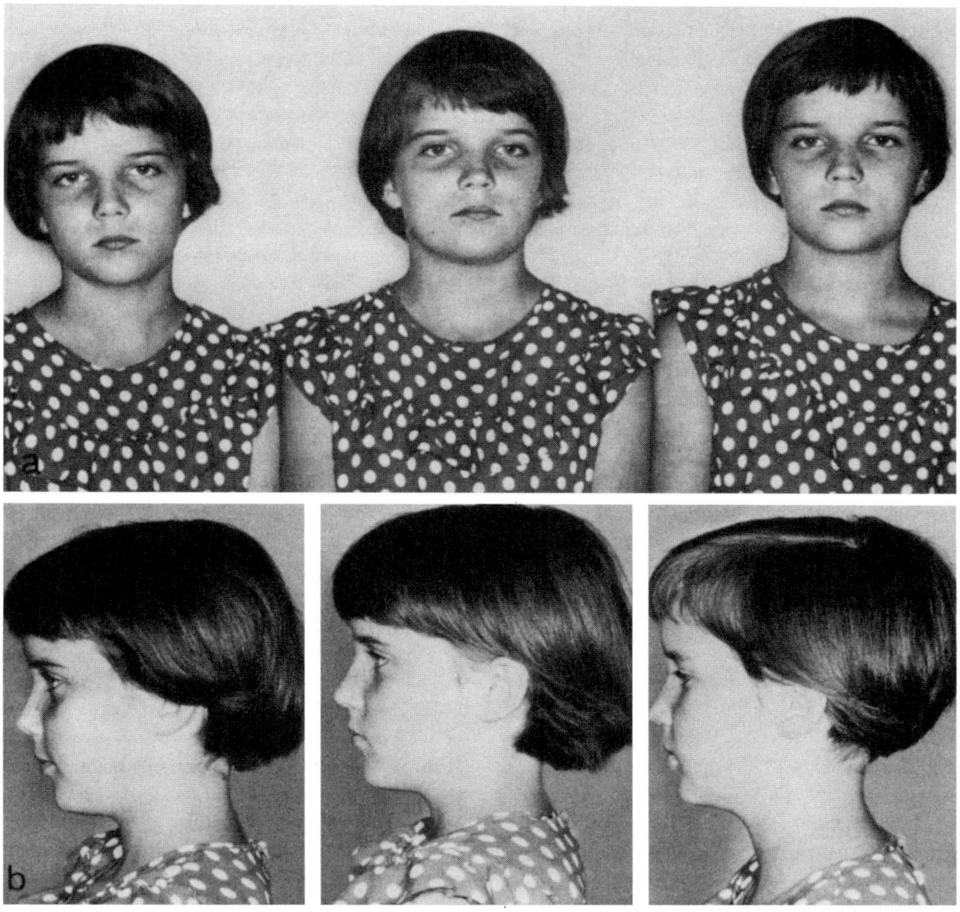

Fig. A 4.2 a, b. Trincas MZ aos 10 anos.

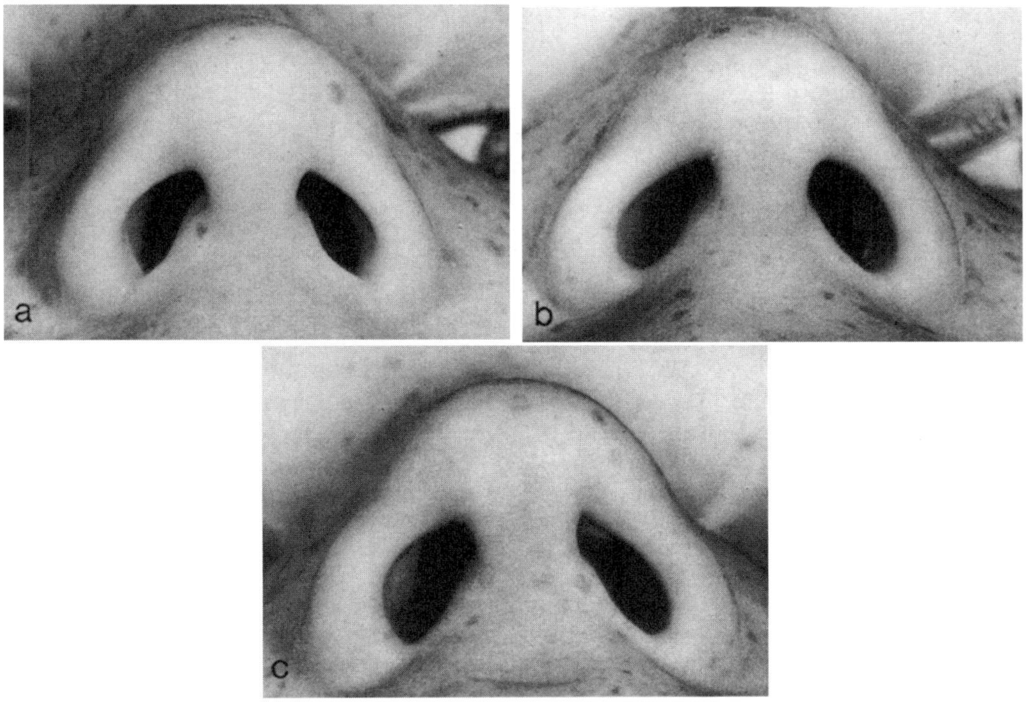

Fig. A 4.3 Detalhes fisionômicos das trincas mostradas na Fig. A 4.1.

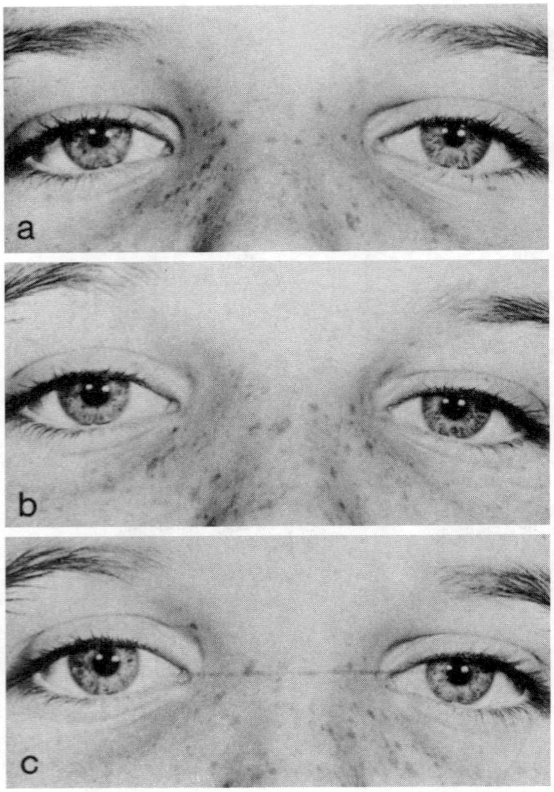

Fig. A 4.4 Detalhes fisionômicos das trincas mostradas na Fig. A 4.1.

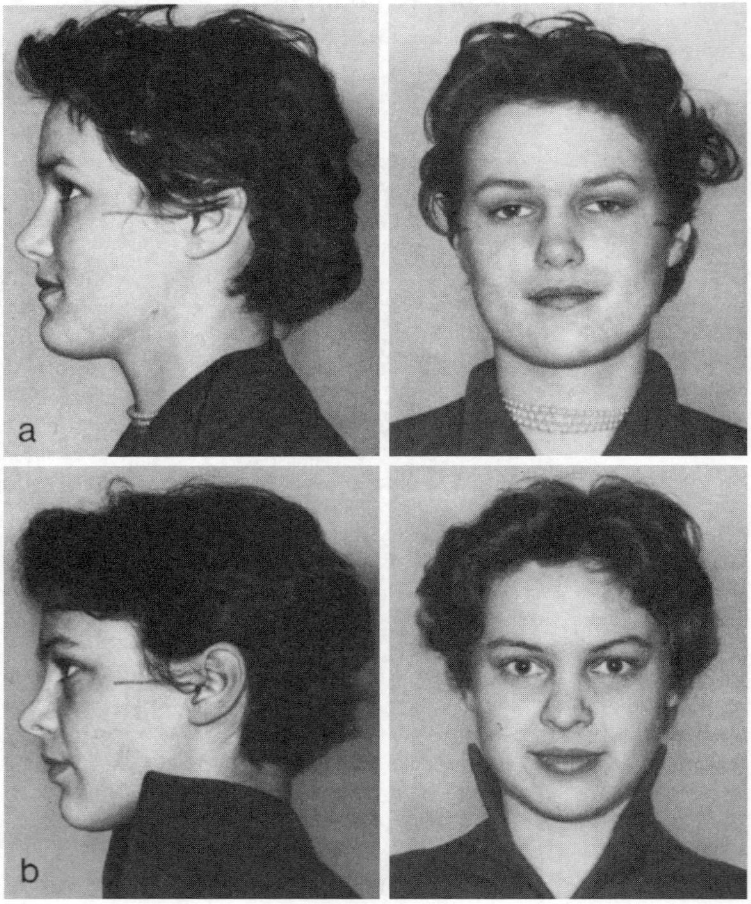

Fig. A 4.5 a, b. Gêmeas DZ aos 19 anos. Note a grande semelhança.

Apêndice 6

Consulta Genética

Um Problema na Avaliação dos Riscos Genéticos. Como foi visto na Seção 18.1, a estimativa do risco genético é baseada ou nas proporções de segregação nas doenças mendelianas, ou em dados de riscos empíricos quando o modo de herança é complexo. O uso de tais dados para avaliar o risco específico para um determinado probando ou família é direto se não existirem informações adicionais disponíveis. Por exemplo, todos os futuros filhos de um membro afetado da grande família Farabee com braquidactilia (Seção 4.1.2, Fig. 4.2) têm um risco de 50% de braquidactilia. Entretanto, existem muitas situações nas quais devem ser incluídas informações adicionais na estimativa de risco.

Exemplo: Retinoblastoma Herdado e Esporádico. Como notado no Cap. 10, o retinoblastoma, um tumor maligno ocular de crianças, pode ocorrer ou como uma doença dominante com cerca de 90% de penetrância, ou como uma condição não-hereditária devida a mutação somática. Neste último caso, ambos os genitores, e todos os membros da família não são afetados, e o risco genético para crianças não é maior que a incidência na população geral, cerca de 1: 15.000 a 1: 25.000. Além disso, uma mutação somática sempre leva a um retinoblastoma unilateral. Entretanto, cerca de 10% dos casos unilaterais esporádicos são causados por mutação nas células germinativas de um genitor (que ocasionalmente também é mosaico nas células germinativas). Os genitores e outros membros familiares não são, portanto, afetados. Entretanto, o risco de qualquer filho da pessoa afetada por retinoblastoma unilateral esporádico ter o tumor é hoje de cerca de 45% (90% de penetrância com uma proporção de segregação de 50%). Considere a seguinte situação: um probando esporádico unilateral pergunta sobre os riscos genéticos para seus filhos. Como uma primeira etapa devemos estudar os cromossomos com métodos citogenéticos e moleculares, por exemplo, FISH (Seção 3.1.3), pois o cliente pode ter uma pequena deleção em 13q14. Se tal deleção não for encontrada e nenhuma outra informação estiver disponível, o risco de ter filhos com retinoblastoma é 0,9 × 0% (para a proporção não-hereditária) + 0,1 × 45% (para as mutações em células germinativas) = 4,5%. A situação torna-se mais complicada, entretanto, se o probando já tem uma ou mais crianças saudáveis. Se a doença foi causada por uma mutação dominante, cada um destes filhos teve um risco de 45% de ser afetado. O fato de que eles não foram afetados aumenta, portanto, o risco de ter a forma não-herdada da doença e diminui o risco para os futuros filhos. Como isto pode ser calculado?

Probabilidade de Ser um Caso Hereditário [89]. Como visto, a probabilidade *a priori* de nosso probando ser um caso hereditário é $P(H) = 0,1$. Se ele for tal caso, a probabilidade condicional de que seu primeiro filho não seja afetado (evento U), ou seja, a probabilidade de que não seja afetado a despeito do fato de o probando portar o gene, é $P(U/H) = 0,55$. Por outro lado, a probabilidade *a priori* de que o probando seja um caso não-hereditário é $P(\text{não } H) = 0,9$. Neste caso, a probabilidade condicional de que seu filho não seja afetado seria $P(U/\text{não } H) = 1$, pois (quase) não há risco. A partir destas considerações podemos obter a fórmula para a sua probabilidade *a posteriori* de ser um caso hereditário:

$$P(H/U) = \frac{P(H) \times P(U/H)}{P(H) \times P(U/H) + P(\text{não } H) \times P(U/\text{não } H)} \tag{A6.1}$$

A inserção dos dados de nosso exemplo leva a:

$$P(H/U) = \frac{0,1 \times 0,55}{0,1 \times 0,55 + 0,9 \times 1} = \frac{0,055}{0,955} = 0,058$$

Assim, um filho não afetado reduz a probabilidade de o probando ser um caso hereditário de 0,1 para 0,058. O risco de seu próximo filho ser afetado é agora:

$R_2 = 0,058 \times 0,45 = 0,0261$

ou uma redução de 4% para 2,6%. Com dois filhos não-afetados, a probabilidade condicional $P(U/H)$ torna-se $0,55^2 = 0,3025$. Inserindo na Eq. A 6.1 nos leva a $P(H/U) = 0,0325$, $R_2 = 0,015$. Para n filhos, $P(U/H)$ torna-se $0,55^n$. O princípio pode ser facilmente compreendido considerando-se a Fig. A 6.1.

Um Sistema de Notação Conveniente e Uma Forma de Representação Gráfica. Murphy [61] sugeriu um sistema claro e conveniente de notação que torna o cálculo descrito acima mais evidente, especialmente para os que têm dificuldades em conceitos matemáticos abstratos. É feito um quadro que visualiza o cálculo gradativo. O Quadro A 6.1 mostra o cálculo acima para o retinoblastoma. A partir da probabilidade *a posteriori* de nosso cliente ser um caso hereditário (0,058), pode ser calculada a probabilidade de que o primeiro filho seja afetado, como mostrado no parágrafo anterior: 0,058 × 0,45 = 0,0261 ou 2 a 3%.

O princípio do cálculo também pode ser mostrado graficamente (Fig. A 6.1). Neste quadrado as *áreas brancas* representam o grupo não-hereditário, e as *cinza-claro* são os casos hereditários. Uma vez que o primeiro filho tenha sobrevivido ao período de risco (os primeiros anos de vida), os genitores de filhos afetados, ou seja, 45% dos casos hereditários (Fig. A 6.1, *área preta*), são eliminados do grupo de retinoblastoma unilateral esporádico como um todo. Estes 45% foram claramente estabelecidos como hereditários, com a conseqüência correspondente de

$$DQ_B = \frac{2}{n-1} \sum_{i=1}^{n} (\bar{p}_{i.} - \bar{p}_{..})^2 \qquad \text{(A 5.7)}$$

com

$\bar{p}_{i.} = (p_{i1} + p_{i2})/2$ = valor fenotípico médio para o *i*negésimo par

$\bar{p}_{..} = \frac{1}{n} \sum_{i=1}^{n} \bar{p}_{i}$ = média total de todas as medidas na amostra de gêmeos

Para o cálculo real, pode ser usada a seguinte fórmula em lugar da Eq. A 5.7:

$$DQ_B = \frac{1}{2(n-1)} \left[\sum_{i=1}^{n} y_i^2 - \frac{1}{n} \left(\sum_{i=1}^{n} y_i \right)^2 \right] \qquad \text{(A 5.7')}$$

com $y_i = p_{i1} + p_{i2}$ $(1 = 1, 2, \ldots, n)$.

O componente da variância V_P^W pode ser decomposto do seguinte modo:

$$V_P^W = V_G (1 - r_{G,\,\text{gêmeos}}) + V_E (1 - r_{E,\,\text{gêmeos}}) + V_M \qquad \text{(A 5.8)}$$

Esta equação pode ser aplicada aos pares MZ, pares DZ, ou pares controle não relacionados da população geral (CP).

$$V_P^W(\text{MZ}) = V_E (1 - r_{E,\text{MZ}}) + V_M \qquad \text{(A 5.9)}$$

$$V_P^W(\text{DZ}) = V_G (1 - r_{G,\text{DZ}}) + V_E (1 - r_{E,\text{DZ}}) + V_M \qquad \text{(A 5.10)}$$

$$V_P^W(\text{CP}) = V_G + V_E + V_P = V_M \qquad \text{(A 5.11)}$$

Para outras análises são sugeridas duas etapas. Primeira, devemos examinar se h^2 se desvia significativamente de 0; então h^2 deve ser avaliado.

Teste da Hipótese Nula ($h^2 = 0$). Sob a suposição de que $r_{E,\text{MZ}} = r_{E,\text{DZ}}$, segue-se segundo as Eqs. A 5.2 e A 5.3 que a hipótese $h^2 = 0$ é equivalente à hipótese:

$$r_{P,\text{MZ}} = r_{P,\text{DZ}}$$

Para testar esta última hipótese é usado o fato de que esta hipótese

$$z = 1/2 \log_e \frac{1 + \hat{r}_{P,\text{MZ}}}{1 - \hat{r}_{P,\text{MZ}}} - 1/2 \log_e \frac{1 + \hat{r}_{P,\text{DZ}}}{1 - \hat{r}_{P,\text{DZ}}}$$

tem aproximadamente uma distribuição normal com média 0 e variância

$$\frac{1}{n_{\text{MZ}} - 3/2} + \frac{1}{n_{\text{DZ}} - 3/2}$$

Aqui, $\hat{r}_{P,\,MZ}$ e $\hat{r}_{P,\,DZ}$ são estimativas para $r_{P,\,MZ}$ e $r_{P,\,DZ}$ de n_{MZ} pares MZ e n_{DZ} pares DZ.

Estimativas para h^2 (e h'^2):

$$h_1^2 = \frac{V_P^W(\text{DZ}) - V_P^W(\text{MZ})}{V_P^W(\text{DZ}) - V_M} \qquad \text{(A 5.12)}$$

$$h_2^2 = \frac{V_P^W(\text{CP}) - V_P^W(\text{MZ})}{V_P^W(\text{CP}) - V_M} \qquad \text{(A 5.13)}$$

Para avaliar h^2 (ou h'^2), as variâncias intrapar são substituídas por suas estimativas da análise da variância. Não existe uma fórmula exata para o erro padrão destas duas estimativas de h^2. Se V_M for desprezado em comparação a V_P^W, a fórmula seguinte fica aproximadamente:

$$\text{E.P.}^2 = 2F^2 \frac{n_2^2(n_1 - 1)(n_1 + n_2 - 4)}{n_1^2(n_2 - 3)^2(n_2 - 5)} \qquad \text{(A 5.14)}$$

onde F significa o valor observado da proporção V_P^W (MZ)/V_P^W (DZ) ou V_P^W((MZ)/V_P^W (CP), e n_1, n_2 são os números de pares dos quais as variâncias no numerador e denominador foram estimadas. Além de erros de amostragem, as estimativas pelas Eqs. A 5.12 e A 5.13 são tendenciosas, como é agora explicado em detalhe:

Equação A 5.12: Se as correlações ambientais entre MZ e DZ forem tomadas como sendo idênticas: $r_{E,\text{MZ}} = r_{E,\text{DZ}}$, e então segue-se pelas Eqs. A 5.9 e A 5.10:

$$h_1^2 = \frac{V_G(1 - r_{G,\text{DZ}})}{V_G(1 - r_{G,\text{DZ}}) + V_E(1 - r_{E,\text{DZ}})}$$

$$= h'^2 \frac{1 - r_{G,\text{DZ}}}{1 - r_{G,\text{DZ}} + (1 - h'^2)(r_{G,\text{DZ}} - r_{E,\text{DZ}})}$$

Logo $h_1^2 \gtreqless h'^2$, se $r_{E,\text{DZ}} \gtreqless r_{G,\text{DZ}}$.

Portanto h_1^2, superestima h^2, se $r_{E,\text{DZ}} > r_{G,\text{DZ}}$, porque sempre $h^2 \leqq h'^2$. Para outros casos não é possível nenhuma predição da tendenciosidade de h_1 em avaliar h^2.

Equação A 5.13: Segue-se das Eqs. A 5.9 e A 5.11 que:

$$h_2^2 = \frac{V_G + V_E r_{E,\text{MZ}}}{V_G + V_E} = h'^2 + (1 - h'^2) r_{E,\text{MZ}} \geqq h'^2 \geqq h^2$$

(Aqui $r_{E,\text{MZ}} \geq 0$ é admitido). Isto significa que h_2^2 em geral superestima h^2.

Estas duas estimativas de h^2 usam exclusivamente variâncias intrapar. Freqüentemente h^2 também é avaliada pelos *coeficientes de correlação intrapar*, que foram calculados usando a variância de toda a amostra de pares MZ ou DZ, ou seja, também a variância entre pares de gêmeos. Pela Eq. A 5.4 podemos obter a seguinte fórmula de avaliação:

$$h_3^2 = 2\,(r_{P,\text{MZ}} - r_{P,\text{DZ}}) \qquad \text{(A 5.15)}$$

Isto supõe que $r_{G,\text{DZ}} = ½$, o que só é verdadeiro se a reprodução for aleatória e não houver nem dominância nem epistasia. Em termos práticos, a condição no máximo é apenas uma aproximação. Além disso, não sabemos se $r_{G,\text{DZ}} > ½$, ou $r_{G,\text{DZ}} < ½$. Portanto, esta tendenciosidade em estimar h^2 pela Eq. A 5.15 não pode ser prevista.

É possível uma correção se $r_{G,\text{DZ}} > ½$ devido a casamento preferencial, e não houver dominância nem epistasia. O erro padrão da estimativa h_3^2 pode ser calculado apenas aproximadamente:

$$\text{E.P.}^2(h_3^2) \approx 4 \left[\frac{(1 - r_{P,\text{MZ}}^2)^2}{n_{\text{MZ}}} + \frac{(1 - r_{P,\text{DZ}}^2)^2}{n_{\text{DZ}}} \right] \qquad \text{(A 5.16)}$$

Comentários sobre Estes Métodos de Avaliação de Herdabilidade. As considerações feitas mostram que é impossível uma estimativa não tendenciosa de h^2 pelos dados de gêmeos, mesmo que componentes como covariância entre herdabilidade e ambiente (Cov_{GE}) e o termo de interação V_I sejam desprezados, e que a suposição muito improvável da identidade seja feita entre as correlações ambientais $r_{E,\text{MZ}}$ e $r_{E,\text{DZ}}$, ou seja, as influências ambientais comuns que afetam os pares MZ e DZ. Mesmo com estas suposições muito simplistas ainda permanecem erros sistemáticos que só podem ser parcialmente controlados.

Um modo empírico de superar esta dificuldade parcialmente é calcular estimativas alternativas dos mesmos dados para determinar o quanto elas coincidem. As três estimativas de alternativa propostas acima podem ser caracterizadas do seguinte modo: h_1^2 é calculado pela comparação clássica dos gêmeos MZ e DZ. A tendenciosidade desta estimativa inclui a correlação genotípica entre irmãos, $r_{G,\,DZ}$. Este valor é ½ com uma reprodução aleatória. Com relação a muitas características para as quais são usadas estimativas de herdabilidade, por exemplo, quociente intelectual ou estatura, o casamento é, entretanto, conhecidamente preferencial. A direção e o grau de tendenciosidade dependem da diferença das correlações genotípicas e ambientais entre os irmãos, que em geral é desconhecida. Portanto, as estimativas de herdabilidade baseadas em pessoas controle (h_2^2) podem ser uma segunda escolha útil, embora a dependência das correlações ambientais $r_{E,\,MZ}$ e $r_{E,\,DZ}$ signifique que h^2 é sistematicamente superestimada.

A comparação adicional de pares controle foi proposta por Vogel e Wendt em 1956 [92], mas aparentemente nunca mais foi usada. Um procedimento similar foi sugerido por Kamin (1974) [43]. Pares controles de amostras de gêmeos podem ser facilmente ajustados quanto a idade e sexo, eliminando assim os componentes da variância contidos na maioria das amostras de gêmeos, mas sem significância para o problema a ser examinado.

Esta variância incômoda é o principal argumento contra o uso da estimativa por coeficientes de correlação intraclasse (h_3^2), que contém estes componentes adicionais da variância, a menos que as amostras de gêmeos sejam muito homogêneas, por exemplo, um só coorte de conscritos do exército. O problema é tratado na Seção 15.2.1.3.

Herdabilidade de QI Como um Exemplo. A amostra de gêmeos consiste em 50 pares de gêmeos masculinos alemães adultos (25 MZ e 25 DZ) com idades entre 23 e 30 anos. Os gêmeos estavam alistados no exército, e a amostra não era tendenciosa quanto a situação socioeconômica, educação e teste de inteligência. Nesta amostra, foi aplicado o Intelligence Structure Test (IST; Amthauer) [93]. Aqui só o valor total de inteligência, corrigido quanto a idade, foi considerado. Este valor é proporcional ao QI. Foi usado o seguinte procedimento para estabelecer pares controle com diferenças etárias intrapar o menor possível. Todos os pares de gêmeos, independentemente da zigosidade, foram dispostos em ordem ascendente de idade. Nesta disposição, o primeiro e segundo pares, o terceiro e quarto pares, e assim em diante foram combinados como quádruplos que foram transformados em dois novos pares, cada um trocando um co-gêmeo entre os pares originais. Os co-gêmeos a serem trocados foram escolhidos aleatoriamente. Os valores de pares de gêmeos observados quanto ao total de inteligência (p_{i1}, p_{i2}) e as quantidades Σy_i, Σy_i^2, e $\Sigma(p_{i1} - p_{i2})^2$ obtidas deles (para dados veja o texto seguinte) são dadas no Quadro A 5.1 para os pares de gêmeos, e no Quadro A 5.2 para os pares controle.

Quadro A 5.1 Valores totais de inteligência observados em pares de gêmeos

Pares MZ N.º de pares				Pares DZ N.º de pares			
(*i*)	p_{i1}	p_{i2}	$\|p_{i1}-p_{i2}\|$	(*i*)	p_{i1}	p_{i2}	$\|p_{i1}-p_{i2}\|$
1	107	105	2	1	86	98	12
2	88	80	8	2	112	100	12
3	89	102	13	3	89	84	5
4	96	110	14	4	125	128	3
5	84	84	0	5	105	99	6
6	100	89	11	6	90	84	6
7	87	78	9	7	103	98	5
8	79	87	8	8	91	102	11
9	96	97	1	9	94	84	10
10	111	113	2	10	97	107	10
11	114	114	0	11	112	109	3
12	106	111	5	12	106	110	4
13	114	113	1	13	90	85	5
14	120	117	3	14	98	100	2
15	110	107	3	15	116	104	12
16	87	87	0	16	78	79	1
17	92	93	1	17	104	115	11
18	103	101	2	18	95	113	18
19	107	99	8	19	113	115	2
20	83	84	1	20	84	83	1
21	99	105	6	21	110	109	1
22	86	95	9	22	98	93	5
23	107	101	6	23	77	85	8
24	122	117	5	24	76	86	10
25	118	115	3	25	117	117	0
				26	117	110	7
$\sum y_i$			5.009				5.180
$\sum y_i^2$			1.017.589				1.048.268
$\sum(p_{i1} - p_{i2})^2$			1.005				1.628

Destes quadros, calculamos:

a) *Para pares MZ* De acordo com a Eq.

$$\hat{V}_P^W = 1.005/50 = 20{,}100 \quad (A\ 5.6)$$

$$DQ_B = (1.017.589 - 5.009^2/25)/48 = 291{,}370 \quad (A\ 5.7)$$

$$\hat{V}_P^B = (291{,}370 - 20{,}100)/2 = 135{,}635 \quad (A\ 5.5)$$

$$\hat{r}_{P,MZ} = \frac{135{,}635}{135{,}635 + 20{,}100} = 0{,}871$$

Limites de confiança (99%) para ½ $\log_e \frac{1 + r_{P,\,MZ}}{1 - r_{P,\,MZ}}$:

$$½ \log_e \frac{1 + 0{,}871}{1 - 0{,}871} \pm 2{,}58 \frac{1}{\sqrt{25 - 1{,}5}} = 0{,}805 \text{ e } 1{,}869$$

que corresponde a

$$\frac{e^{2 \times 0{,}805} - 1}{e^{2 \times 0{,}805} + 1} = 0{,}667, \quad \frac{e^{2 \times 1{,}869} - 1}{e^{2 \times 1{,}869} + 1} = 0{,}954$$

como limite de confiança para $r_{P,\,MZ}$.

b) *Para pares DZ*:

$$\hat{V}_P^W = 1.682/52 = 31{,}308$$

$$DQ_B = (1.048.268 - 5.180^2/26)/50 = 325{,}052$$

$$\hat{V}_P^B = (325{,}052 - 31{,}308)/2 = 146{,}872$$

$$\hat{r}_{P,DZ} = \frac{146{,}872}{146{,}872 + 31{,}308} = 0{,}824$$

Limites de confiança (99%) para ½ $\log_e \frac{1 + r_{P,\,DZ}}{1 - r_{P,\,DZ}}$:

$$½ \log_e \frac{1 + 0{,}824}{1 - 0{,}824} \pm 2{,}58 \times \frac{1}{\sqrt{26 - 1{,}5}} = 0{,}648 \text{ e } 1{,}690$$

com os correspondentes limites de confiança

0,570 e 0,934

para $r_{P,\,DZ}$.

c) *Para os pares controles:*

$$\hat{V}_P^W = 16.659/100 = 166{,}590$$

$$DQ_B = (2.024.211 - 10.023^2/50))/98 = 153{,}066$$

$$\hat{V}_P^B = (153{,}066 - 166{,}590)/2 = -6{,}762$$

$$\hat{r}_{P,CP} = \frac{-6{,}762}{166{,}590 - 6{,}762} = -0{,}042$$

Os limites de confiança acima para $r_{P,\,MZ}$ e $r_{P,\,DZ}$ mostram que o coeficiente de correlação intrapar do QI se desvia significati-

Quadro A 5.2 Valores totais de inteligência observados nos pares controles (veja texto para escolha dos pares controles)

N.º de pares				N.º de pares			
(*i*)	p_{i1}	p_{i2}	$\lvert p_{i1} - p_{i2}\rvert$	(*i*)	p_{i1}	p_{i2}	$\lvert p_{i1} - p_{i2}\rvert$
1	89	88	1	26	113	78	35
2	102	80	22	27	94	89	5
3	106	114	8	28	84	84	0
4	114	110	4	29	90	100	10
5	96	114	18	30	112	84	28
6	97	113	16	31	110	109	1
7	125	86	39	32	112	107	5
8	128	95	33	33	103	76	27
9	77	83	6	34	101	86	15
10	85	84	1	35	99	117	18
11	78	101	23	36	120	105	15
12	107	79	28	37	96	87	9
13	104	93	11	38	110	87	23
14	92	115	23	39	122	105	17
15	84	99	15	40	117	99	18
16	107	83	24	41	117	113	4
17	103	110	7	42	111	117	6
18	98	109	11	43	98	86	12
19	91	97	6	44	93	98	5
20	102	107	5	45	84	106	22
21	98	115	17	46	84	111	27
22	118	100	18	47	107	104	3
23	95	100	5	48	116	105	11
24	113	89	24	49	90	110	20
25	87	115	28	50	117	85	32
$\sum y_i$							10.023
$\sum y_i^2$							2.024.211
$\sum (p_{i1} - p_{i2})^2$							16.659

vamente de 0 ($P < 0{,}01$) em ambos os tipos de gêmeos. Isto significa que os gêmeos, independentemente de sua zigozidade, são mais similares em QI que duas pessoas não aparentadas. Este resultado, embora esperado se o QI tiver uma base genética, ainda não exclui a possibilidade de uma explicação puramente não-genética, pois os gêmeos também compartilham seu ambiente. Para examinar esta possibilidade, testamos a hipótese $r_{P,\mathrm{MZ}} = r_{P,\mathrm{DZ}}$ (hipótese nula).

$$z = \tfrac{1}{2} \log_e \frac{1 + \hat{r}_{P,\mathrm{MZ}}}{1 - \hat{r}_{P,\mathrm{MZ}}} - \tfrac{1}{2} \log_e \frac{1 + \hat{r}_{P,\mathrm{DZ}}}{1 - \hat{r}_{P,\mathrm{DZ}}} = 0{,}168$$

$$\mathrm{var}\, z = \frac{1}{25 - 1{,}5} + \frac{1}{26 - 1{,}5} = 0{,}0834$$

$$z/\sqrt{\mathrm{var}\, z} = 0{,}582$$

Sob a hipótese nula, é maior que 10% a probabilidade de um valor z tão extremo quanto o valor encontrado ou mais extremo que isto. Isto significa que, pela comparação dos coeficientes de correlação intrapar em nossas duas séries de gêmeos, não podemos rejeitar a hipótese $h^2 = 0$, ou seja, que não há contribuição genética para a variação de QI na população. Conseqüentemente, a estimativa para h^2 de acordo com a Eq. A 5.15:

$$h_3^2 = 2\,(\hat{r}_{P,\mathrm{MZ}} - \hat{r}_{P,\mathrm{DZ}}) = 2 \times (0{,}871 - 0{,}824) = 0{,}094,$$

também não pode ser vista como sendo significativamente diferente de 0. Isto é confirmado considerando-se o erro padrão de h_3^2: seu valor aproximado, calculado pela Eq. A 5.16, é 0,159. É possível que a diferença nas correlações intrapar de QI nos pares de gêmeos MZ e DZ esteja tendenciosa, sendo a variância de QI entre os pares, por algum motivo desconhecido, menor nos gêmeos DZ que nos gêmeos MZ. Neste caso, devem ser usadas apenas as duas estimativas de h^2 baseadas nas variâncias intrapar. Entretanto, mesmo se não houver tal tendenciosidade, como é óbvio em nossos dados, o cálculo destas outras estimativas de h^2 (Eqs. A 5.12 e A 5.13) é fortemente recomendado. Em nosso caso:

$$h_1^2 = \frac{V_P^W(\mathrm{DZ}) - V_P^W(\mathrm{MZ})}{V_P^W(\mathrm{DZ})} = \frac{31{,}308 - 20{,}100}{31{,}308} = 0{,}358$$

$$h_2^2 = \frac{V_P^W(\mathrm{CP}) - V_P^W(\mathrm{MZ})}{V_P^W(\mathrm{CP})} = \frac{166{,}590 - 20{,}100}{166{,}590} = 0{,}879$$

(O subtraendo V_M nos denominadores representando a variância entre medidas repetidas de QI é omitido; aqui a confiabilidade de IST deve ser inserida.)

Os erros padrões destas estimativas podem ser calculados pela Eq. A 5.14:

$$\mathrm{EP}\ (h_1^2) = 0{,}301, \quad \mathrm{EP}\ (h_2^2) = 0{,}045$$

dando (aproximadamente) 95% de intervalos de confiança

$$-\ 0{,}23 \text{ para } 0{,}95 \text{ para } h_1^2$$

e

$$0{,}79 \text{ a } 0{,}97 \text{ para } h_2^2$$

Os dois intervalos se superpõem parcialmente, mas o subintervalo comum a ambos é distante de h_3^2 mais que o dobro do erro padrão da última estimativa, sendo então as três estimativas para h^2 incompatíveis. Por outro lado, h_2^2 supostamente superestima h^2, a suposição inerente a esta estimativa — de que as diferenças ambientais intrapar são idênticas para gêmeos e pares controle não aparentados — é incorreta. Logo, as diferenças entre as três estimativas podem ser explicadas por esta tendenciosidade, combinada a erros de amostragem que, devido ao pequeno tamanho de nossa série de gêmeos, são grandes. De qualquer modo estes resultados são dificilmente compatíveis com os altos valores de herdabilidade relatados para QI por alguns autores [39]. Este exemplo ilustra os problemas em se estimar a herdabilidade por meio de dados de gêmeos humanos e deve servir para a cautela em se aceitar tais dados como conclusões científicas.

Para os interessados no uso de modelos genético-quantitativos mais refinados para o estudo de características quantitativas em gêmeos, a introdução de Eaves [19] é recomendada. Ela também discute o enorme tamanho da amostra necessário para tal análise.

Apêndice 5

Estimativas de Herdabilidade para Dados de Gêmeos

O conceito de herdabilidade é discutido na Seção 6.1, e são apresentados métodos para se estimar a herdabilidade em características com limiar. O critério é a proporção entre a incidência nos parentes próximos do afetado e a incidência na população geral. Em uma característica de distribuição contínua, como estatura, a herdabilidade é calculada comparando genitores e filhos.

Os dados de gêmeos podem ser usados como um modo alternativo para se obter estimativas de herdabilidade. Na Seção 6.1, a herdabilidade é definida como

$$h^2 = \frac{V_A}{V_P}$$

ou seja, a proporção da variância genética aditiva (V_A) em relação à variância fenotípica total (V_P). Foi notado que em genética humana h^2 é sempre referida como a "herdabilidade no sentido estrito", e contrastada com $H^2 = V_G/V_P$ (herdabilidade no sentido amplo; também chamada de grau de determinação genética), onde V_G é a variância genética total incluindo a dominância, a epistasia e a variância de interação.

Neste apêndice, a estimativa de herdabilidade, h^2, é restrita aos dados de gêmeos. Não é possível estimar V_D, a variância da dominância, apenas pelos dados de gêmeos. Além disso, V_D em geral é desprezível, comparada com V_A [54]. Assim, o erro em supor que a variância genética total (V_G) é idêntica à variância aditiva (V_A) provavelmente é pequeno. Faremos então a suposição de que $V_G = V_A$, e portanto:

$$h^2 = \frac{V_G}{V_P} \qquad \text{(A 5.1')}$$

Como mostrado na Seção 6.1:

$$V_P = V_A + V_D + V_E + V_I + V_M + \mathrm{Cov}_{GE}$$

Aqui, V_E = variância ambiental, V_I = variância devida a interação de hereditariedade e ambiente, e V_M = variância entre medidas repetidas da mesma característica, representando ou valores verdadeiramente diferentes — tais como pressão sangüínea em dias diferentes — ou, no caso de uma característica constante, a medida de erros. Cov_{GE} é a covariância entre os componentes genético e ambiental do valor fenotípico. As estimativas de herdabilidade dos dados de gêmeos requerem que V_I e Cov_{GE} sejam 0. Esta suposição não é realista na maioria dos casos, especialmente na genética do comportamento, mas a estimativa destes parâmetros, se eles se desviam de 0, causa dificuldades práticas quase insuperáveis. A medida da variância, V_M deve, entretanto, ser considerada, mas em geral não o é em muitos estudos de gêmeos. A equação A 5.1 torna-se:

$$h^2 = \frac{V_G}{V_G + V_E + V_M} \qquad \text{(A 5.1')}$$

Pode ser apropriado omitir a medida da variância:

$$h'^2 = \frac{V_G}{V_G + V_E}$$

Se $\mathrm{Cov}_{GE} = 0$, existe a seguinte relação entre o coeficiente de correlação $r_{P_1P_2}$ dos valores fenotípicos P_1, P_2 de dois parentes, o coeficiente de correlação de seus valores genotípicos G_1, G_2, e os coeficientes de correlação de seus valores ambientais E_1, E_2:

$$r_{P_1P_2} = r_{G_1G_2} h^2 + r_{E_1E_2} E^2$$

com

$$E^2 = \frac{V_E}{V_P}$$

Em analogia à herdabilidade, E^2 pode ser chamado de "ambientabilidade". Os coeficientes de correlação podem ser definidos como correlações intrapar se os dois parentes forem gêmeos:

$$r_{P,\mathrm{MZ}} = h^2 + r_{E,\mathrm{MZ}} E^2 \text{ para gêmeos MZ} \qquad \text{(A 5.2)}$$

$$r_{P,\mathrm{DZ}} = r_{G,\mathrm{DZ}} h^2 + r_{E,\mathrm{DZ}} E^2 \text{ para gêmeos DZ} \qquad \text{(A 5.3)}$$

Aqui usamos a correlação genotípica teórica $r_{G,\mathrm{MZ}}$ que é 1 para gêmeos MZ, (Seção 6.1).

Se a correlação ambiental entre os gêmeos de um par MZ é tida como idêntica à correlação ambiental entre os gêmeos de um par DZ, segue-se que:

$$h^2 = \frac{r_{P,\mathrm{MZ}} - r_{P,\mathrm{DZ}}}{1 - r_{G,\mathrm{DZ}}} \qquad \text{(A 5.4)}$$

Esta expressão é conhecida como índice H (Holzinger). O coeficiente de correlação fenotípica intrapar é dado por:

$$r_{P,\text{gêmeos}} = \frac{V_P^B}{V_P^B + V_P^W}$$

onde V_P^B = variância fenotípica entre pares e V_P^W = variância fenotípica intrapares.

Os componentes da variância V_P^B e V_P^W podem ser estimados dos valores fenotípicos p_{i1}, p_{i2} ($i = 1, 2, \ldots, n$) observados em n pares de gêmeos:

$$V_P^W = DQ_W,$$

$$V_P^B = (DQ_B - DQ_W)/2 \qquad \text{(A 5.5)}$$

Aqui DQ_W e DQ_B são as médias quadradas intrapar e entre pares:

$$DQ_W = \frac{1}{2n} \sum_{i=1}^{n} (p_{i1} - p_{i2})^2 \qquad \text{(A 5.6)}$$

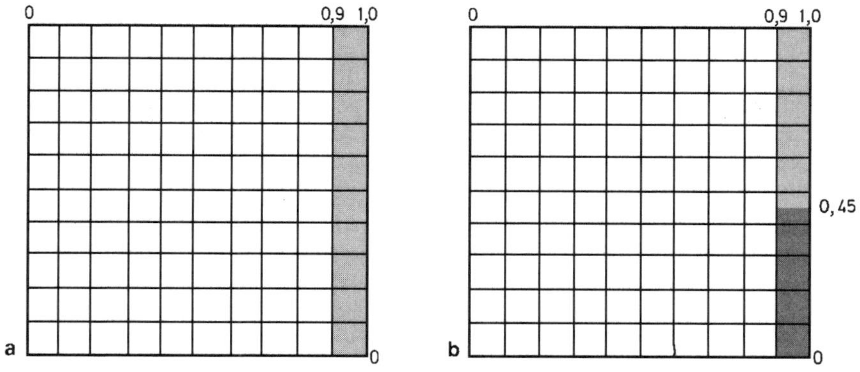

Fig. A 6.1 a, b. Representação gráfica do cálculo de risco para filhos de genitores com retinoblastoma unilateral. **a.** *Áreas cinza-claro,* os genitores com retinoblastoma hereditário (± 10% de todos os casos esporádicos unilaterais). **b.** Após o primeiro filho ter nascido, 45% destes genitores (= 4,5% de *todos* os genitores) são demonstrados como portadores da forma hereditária. Apenas 5,5/95,5% ou 5,8% do restante (= primeiro filho normal) serão portadores de genes para a forma hereditária.

Quadro A 6.1 Cálculo de probabilidade para risco de recorrência de retinoblastoma; caso esporádico, unilateral (veja texto)

	Cliente é caso hereditário	Cliente não é caso hereditário
a) A probabilidade *a priori* (a chance de o cliente pertencer a um dos grupos)	0,1	0,9
b) Probabilidade condicional (de o primeiro filho não ser afetado, em vista do grupo ao qual o genitor pertence)	0,55	1,0
c) Probabilidade combinada (a chance de que ocorram a e b)	0,1 × 0,55 = 0,055	0,9 × 1,0 = 0,9
d) Probabilidade *a posteriori* (o cliente tem um filho normal e é/não é um caso hereditário)	$\frac{0,055}{0,055 + 0,9} = 0,058$	$\frac{0,9}{0,055 + 0,9} = 0,942$

um risco de 45% para os filhos subseqüentes. O risco para clientes com filhos saudáveis deve agora ser calculado com base na área total, *excluída a parte escura.* Os casos hereditários agora não são mais representados por 10/100 quadrados, mas apenas por 5,5/95,5 = 5,8%.

Se o cliente for comprovadamente um caso hereditário, a análise molecular da mutação nas células sangüíneas deve ser feita. O diagnóstico pré-natal pelo estudo de marcadores genéticos (= enfoque indireto), e, em uma fração aumentada de famílias, também pelo estudo direto da mutação (= enfoque direto), é possível.

Exemplo: Doença de Huntington. Um homem saudável com 35 anos de idade procura a consulta genética. Seu pai e sua avó são afetados pela doença de Huntington, e ele está preocupado com o risco para si próprio e seus futuros filhos. A doença de Huntington é autossômica dominante com penetrância completa. A idade de início, entretanto, varia entre cerca de 20 e 70 anos (Seção 4.1.2; Fig. 4.4). Se o probando apresenta sinais da doença, o problema seria simples: cada um de seus filhos tem um risco de 50%. Se ele ainda não atingiu a idade de manifestação, o problema também é simples: ele tem um risco de 50%, e o risco de seus filhos é 50% de 50%, ou seja 25%. De fato, entretanto, ele já passou por parte do período de manifestação sem ser afetado. Isto aumenta sua chance de ser homozigoto para o alelo normal e de permanecer não afetado. Como esta situação influencia o risco para seus filhos? Aos 35 anos, cerca de 30% de todos os heterozigotos mostram sinais clínicos da doença. Isto leva ao cálculo no Quadro A 6.2. Aqui vemos que o risco dos filhos é reduzido de 0,25 para 0,206.

Quadro A 6.2 Cálculo do risco de recorrência para doença de Huntington: caso hipotético de uma prole com 35 anos de um paciente com HD (veja texto)

	Cliente heterozigoto	Cliente homozigoto normal
Probabilidade *a priori*	0,5	0,5
Probabilidade condicional de não ter sintomas clínicos	0,7	1,0
Probabilidade conjunta	0,5 × 0,7 = 0,35	0,5
Probabilidade *a posteriori*	$\frac{0,35}{0,5 + 0,35} = 0,412$	$\frac{0,5}{0,05 + 0,35} = 0,588$
Risco para o filho: 0,412 × 0,5 = 0,206		

Tais cálculos podem ser feitos em muitas outras situações específicas envolvendo doenças autossômicas dominantes e recessivas (para uma discussão detalhada, veja [27]).

Como as mutações que levam à doença de Huntington podem ser identificadas por análise direta do DNA (Seção 3.1.3.8), tais cálculos em geral são desnecessários. Muitos clientes, entretanto, não querem saber se são ou não portadores de uma mutação que eventualmente levará à doença de Huntington. Tais clientes podem estar interessados em dados de risco que podem ser menores que 50%.

Heterozigotos para Doenças Recessivas Ligadas ao X. Este tipo de cálculo tem sua mais importante aplicação prática na consulta de mulheres que correm risco de ser heterozigotas para uma característica recessiva ligada ao cromossomo X, e portanto de ter filhos homens afetados. Considere o heredograma na Fig. A 6.2a. Estamos absolutamente certos de que Alma é heterozigota. Sua filha Bárbara também tem uma probabilidade *a priori* de 50% de ser heterozigota. Isto significa um risco de 0,5 × 0,5 = 0,25 para qualquer filho manifestar a característica. Se não houver mais informações, os valores acima devem formar a base de qualquer consulta.

A situação é diferente no heredograma da Fig. A 6.2b. Neste caso, Bárbara já tem um filho normal. A probabilidade condicional de ter um filho normal embora seja heterozigota é de 0,5. O cálculo é apresentado no Quadro A 6.3.

O cálculo é feito de modo similar se o heredograma for mais complicado, por exemplo, se Bárbara tiver uma filha e esta filha quiser saber o risco para seus filhos etc. Neste caso, a probabilidade *a posteriori* de Bárbara ser heterozigota é usada para calcular a probabilidade *a priori* para sua filha. Para vários exemplos específicos, veja [27].

Uma situação basicamente *nova* ocorre quando o portador da doença de interesse é um caso esporádico (Fig. A 6.2c). Neste caso, ele pode ser um mutante novo, quando sua mãe for homozigota normal, e não haverá aumento de risco para os filhos de suas irmãs; ou a mãe é heterozigota, e então suas irmãs também têm uma probabilidade *a priori* de 0,5 de ser heterozigotas. Como notado na Seção 9.3, a proporção de mutantes novos entre os portadores de uma condição (rara) recessiva ligada ao X é:

$$m = \frac{(1 - f)\,\mu}{2\,\mu + \nu}$$

(f = fertilidade relativa de portadores da característica em relação à população em geral; μ = taxa de mutação nas células germinativas femininas; ν = taxa de mutação nas células germinativas masculinas). Quando as taxas de mutação são iguais nos dois sexos, e quando $f = 0$, a fórmula é reduzida para $m = 1/3$. Isto significa que a mãe tem uma probabilidade *a priori* de dois terços de ser heterozigota. Isto leva ao cálculo de risco para o filho de Bárbara, como apresentado no Quadro A 6.4.

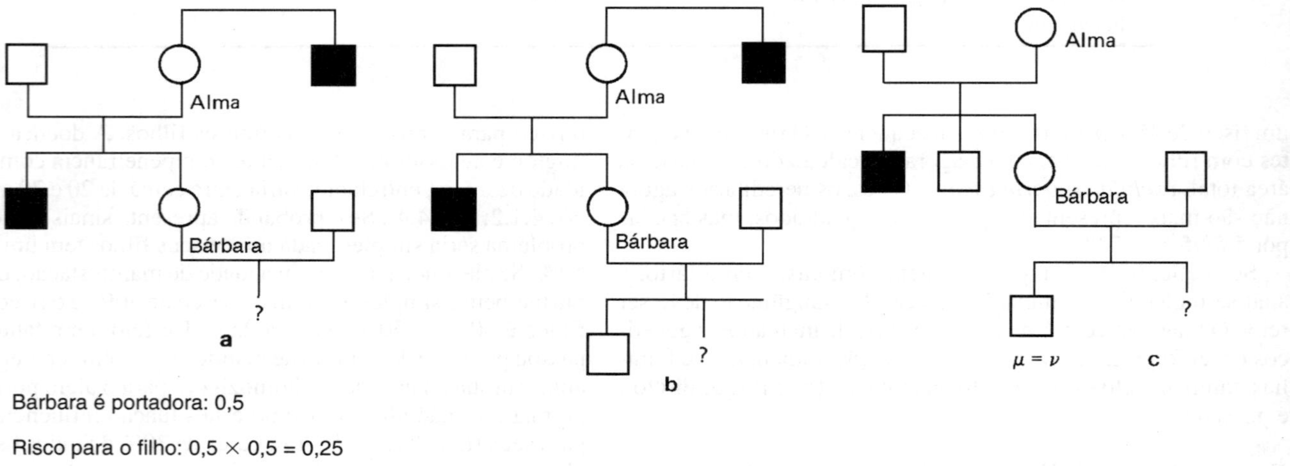

Fig. A 6.2 a-c. Herança ligada ao X. Heredogramas hipotéticos. **a.** Risco para o filho de Bárbara: 0,5 × 0,5 = 0,25. **b.** Risco para o filho de Bárbara: 0,333 × 0,5 = 0,167 (veja Quadro A 6.3). **c.** Risco para o filho de Bárbara: ⅕ × ½ = ⅒.

Quadro A 6.3 Cálculo do risco de recorrência de doença ligada ao X: caso hipotético (veja Fig. A6.2b e texto)

	Bárbara é portadora	Bárbara não é portadora
Probabilidade *a priori*	0,5	0,5
Probabilidade condicional	0,5	1,0
Probabilidade conjunta	0,5 × 0,5 = 0,25	0,5 × 1,0 = 0,5
Probabilidade *a posteriori*	$\frac{0,25}{0,5 + 0,25} = 0,333$	$\frac{0,05}{0,5 + 0,25} = 0,667$

Risco para o filho: 0,333 × 0,5 = 0,167

Quadro A 6.4 Cálculo do risco de recorrência para caso esporádico de doença (letal) recessiva ligada ao X (veja Fig. A6.2c)

	Bárbara é portadora	Bárbara não é portadora
Probabilidade *a priori*	$\frac{2}{3} \times \frac{1}{2} = \frac{1}{3}$	$\frac{2}{3}$
Probabilidade condicional	$\frac{1}{2}$	1
Probabilidade conjunta	$\frac{1}{3} \times \frac{1}{2} = \frac{1}{6}$	$\frac{2}{3}$
Probabilidade *a posteriori*	$\frac{\frac{1}{6}}{\frac{1}{6} + \frac{2}{3}} = \frac{1}{5}$	$\frac{\frac{2}{3}}{\frac{1}{6} + \frac{2}{3}} = \frac{4}{5}$
Risco para o filho:	$\frac{1}{5} \times \frac{1}{2} = \frac{1}{10}$	

Este cálculo simples só se mantém quando as duas condições acima ($\mu = \nu; f = 0$) são atendidas e quando há equilíbrio genético entre mutação e seleção. Isto é aproximadamente verdadeiro na distrofia muscular Duchenne, a doença recessiva ligada ao X mais comum em muitos centros. Para outras mutações, como a hemofilia A e a deficiência de HPRT, as taxas de mutação parecem ser mais altas nas células germinativas masculinas que nas femininas (Seção 9.3.4). Aqui a fração *m* deve ser calculada com base na evidência empírica, sendo $\nu = 3\mu$ uma aproximação útil, pois a taxa de mutação masculina é de cerca de 3 × mais alta que a das mulheres. Quando nenhum dado específico está disponível, supor uma probabilidade *a priori* de 1 para Alma e ½ para Bárbara (Fig. 6.4) pode ser uma boa escolha (isto superestima um pouco o risco). O consultor genético deve ter em mente — e deve explicar ao cliente — que cerca de 3 a 5% das mães com casos esporádicos são mosaicos gonadais, que podem ter um segundo filho afetado. Tais mosaicos foram observados principalmente na distrofia Duchenne, mas também na hemofilia.

O exemplo seguinte é um pouco mais complicado (para outros exemplos veja [27, 61, 36]). A Fig. A 6.3 mostra o heredograma. Bárbara tem um irmão afetado e um normal, mas ela também tem uma irmã, Bettina, que é mãe de dois filhos normais. Bettina é ou homozigota normal (½ se Alma for heterozigota), quando então são esperados filhos normais, ou é heterozigota, caso em que a probabilidade condicional de ter dois filhos normais é ¼. Este aspecto ($\frac{1}{2} + \frac{1}{4} \times \frac{1}{2} = \frac{5}{8}$) é incluído no cálculo da probabilidade condicional para Alma, na qual sua probabilidade condicional de ter um filho não afetado se ela for heterozigota também é considerada. A avaliação é apresentada no Quadro A 6.5 (novamente para $\mu = \nu; f = 0$).

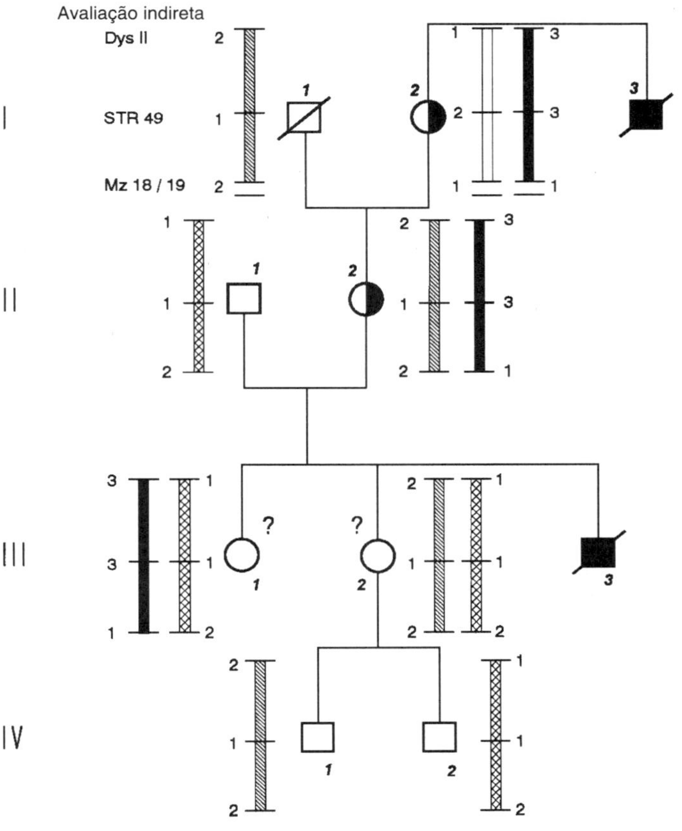

Fig. A 6.4 Análise de ligação em uma família com DMD sem homem afetado vivo para avaliação do risco de portador das mulheres III-1 e III-2. Foram usados os seguintes marcadores polimórficos detectáveis por PCR: Dys II (situado na ponta 5′do gene de distrofina); Str 49 (situado no íntron do éxon 49), e Mz 18/19 (situado na região 3′não traduzida). A mulher II,1 é uma portadora, pois teve um filho afetado III,3. A única combinação de marcadores que ela tinha em comum com sua mãe I,2 é 3,3,1; esta deve ter sido a combinação de marcadores do cromossomo X portador da mutação de seu irmão afetado I,3. A filha III,1 é mais provavelmente uma portadora, pois ela não tem a combinação de marcadores 3,3,1. Sua irmã III,2, por outro lado, não tem a combinação 3,3,1. Obviamente, ela herdou de sua mãe o cromossomo X com a combinação 2,1,2, e de seu pai o cromossomo 1,1,2. Portanto, não é surpreendente que seus dois filhos não sejam afetados. (Este argumento ignora a possibilidade improvável de duplo *crossing over*.) (Veja o texto.) (Cortesia do Dr. M. Cremer)

Estes vários cálculos dão o risco do estado portador, com base apenas nas informações do heredograma. Na prática, as informações adicionais baseadas em estudos bioquímicos e estudos de DNA em geral podem ser incluídas para refinar a estimativa de risco. Na distrofia muscular Duchenne (DMD), por exemplo, a mutação do irmão afetado pode em geral ser identificada como uma deleção se este irmão estiver disponível para estudo ou se a mãe puder ser examinada. Se não houver deleção, o método indireto de diagnóstico de DNA usando vários polimorfismos pode ser aplicado. O gene de distrofina é muito grande (Seção 3.1.3), portanto são necessários vários marcadores para evitar uma classificação errada devida a *crossing over* intragênico. Segue um exemplo prático:

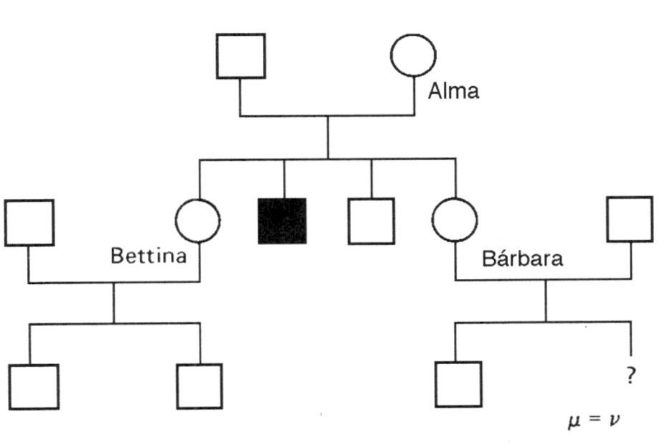

Fig. A 6.3 Cálculo de risco em herança ligada ao X. Risco para o filho de Bárbara: $\frac{5}{47} \times \frac{1}{2} = \frac{5}{94}$ (veja Quadro A 6.5).

Quadro A6.5 Cálculo do risco de recorrência de herança recessiva ligada ao X: caso hipotético (veja Fig. A6.3) (Para detalhes veja o texto)

	Alma é portadora	Alma não é portadora
Probabilidade *a priori*	$\frac{2}{3}$	$\frac{1}{3}$
Probabilidade condicional	$\frac{1}{2} \times \frac{5}{8} = \frac{5}{16}$	1
Probabilidade conjunta	$\frac{2}{3} \times \frac{5}{16} = \frac{5}{24}$	$\frac{1}{3} \times 1 = \frac{8}{24}$
Probabilidade *a posteriori*	$\frac{5}{13}$	$\frac{8}{13}$
	Bárbara é portadora	**Bárbara não é portadora**
Probabilidade *a priori*	$\frac{5}{13} \times \frac{1}{2} = \frac{5}{26}$	$\frac{21}{26}$
Probabilidade condicional	$\frac{1}{2}$	1
Probabilidade conjunta	$\frac{5}{26} \times \frac{1}{2} = \frac{5}{52}$	$\frac{21}{26} \times 1 = \frac{42}{52}$
Probabilidade *a posteriori*	$\frac{5}{47}$	$\frac{42}{47}$
Risco para o filho de Bárbara:	$\frac{5}{47} \times \frac{1}{2} = \frac{5}{94}$	

O exemplo demonstra como a informação sobre o risco de ser portador de dois clientes, derivado apenas de informações do heredograma, pode ser drasticamente alterada pelo uso adicional de informações de DNA marcador (Fig. A 6.4). As pessoas III,1 e III,2 têm um irmão falecido com DMD e querem saber seu risco de ter o gene mutante. Como sua avó materna I,2 também tem um irmão com DMD, ela e sua filha II,2 podem ser consideradas portadoras obrigatórias da mutação. Assim, a probabilidade *a priori* de ser portadora é de 50% para ambas as irmãs III,1 e III,2. Para III,1 este é o risco final do heredograma de ser uma portadora. Para III,2, considerando seus dois irmãos normais, há uma diminuição de sua probabilidade *a priori* de ser portadora de 20%, como mostrado no cálculo do Quadro A 6.6.

Quando examinamos o padrão genotípico dos membros da família para três marcadores de DNA, Dys II, STR 49, e Mz18/19, observamos que os loci do primeiro e último destes marcadores estão situados nas pontas proximal e distal, respectivamente, do gene DMD, enquanto o locus do segundo fica entre eles. O haplótipo 2-1-2 de II,2 deve ter sido

Quadro A6.6 Cálculo do risco de recorrência na herança recessiva ligada ao X para uma filha de portadora de DMD com dois filhos normais (sem informação de marcador de DNA) (veja Fig. A6.4)

	III,2 é portadora	III,2 não é portadora
Probabilidade *a priori*	$\frac{1}{2}$	$\frac{1}{2}$
Probabilidade condicional de dois filhos normais:	$\frac{1}{4}$	1
Probabilidade conjunta	$\frac{1}{2} \times \frac{1}{4} = \frac{1}{8}$	$\frac{1}{2} \times 1 = \frac{1}{2}$
Probabilidade *a posteriori*	$(\frac{1}{8})/(\frac{1}{8} + \frac{1}{2}) = \frac{1}{5}$	$(\frac{1}{2})/(\frac{1}{8}) + (\frac{1}{2}) = \frac{4}{5}$

transmitido por seu pai falecido (I,1), pois sua mãe I,2 não tem este haplótipo. Como I,2 e sua filha (II,2) têm um irmão e um fiho, respectivamente, com DMD, o haplótipo 3-3-1 que é compartilhado pela mãe e filha tem a mutação DMD. Apenas uma das filhas (III,1) de II,2 herda o haplótipo com a mutação DMD (3-3-1), a outra filha III,2 não, a menos que um *crossing over* duplo tenha transferido a mutação para o cromossomo homólogo, um evento que tem uma probabilidade muito baixa. O estado não portador de III,2 é adicionalmente confirmado pelos tipos Dys II de seus filhos saudáveis. Como os dois filhos mostram tipos diferentes, ela só pode ser portadora se tiver ocorrido outro *crossing over* (único) na formação de seus gametas, além do *crossing* duplo na gametogênese de sua mãe.

Estas considerações são corroboradas pela computação da probabilidade de portadora para as duas irmãs usando o programa de computação LINKAGE: dependendo da posição real da mutação DMD em relação aos loci marcadores (que não é conhecida), obtém-se um valor entre 99,8% e 99,9% para a probabilidade de que III,1 seja portadora, enquanto o valor correspondente para III,2 varia entre 0 e 0,008%. Para esta computação, as proporções de recombinação entre os loci marcadores foram tomadas como sendo de 6% (entre Dys II e Str 49) e 4% (entre Str 49 e Mz 18/19).

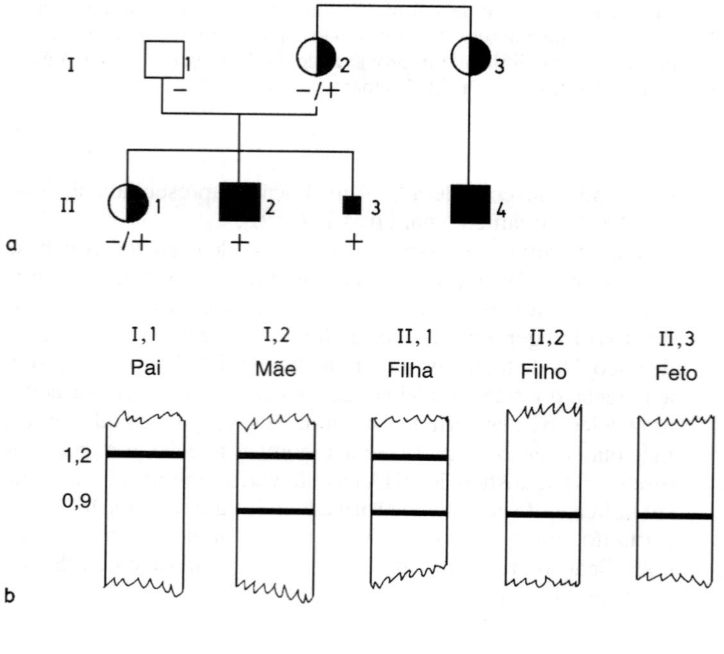

Fig. A 6.5 a, b. Princípio da identificação de heterozigotos e diagnóstico pré-natal na hemofilia A. A mãe (I,2) é duplamente heterozigota para o alelo de hemofilia e para o marcador RFLP +. O pai (I,1) é saudável e tem o marcador −. Como o filho afetado II,2 herdou o alelo de hemofilia bem como o marcador + de sua mãe, o marcador + deve estar no mesmo cromossomo que o alelo da hemofilia (= acoplamento, Seção 5.1). Como a filha II,1 é heterozigota para −/+, ela deve ter herdado o cromossomo contendo + e o gene de hemofilia de sua mãe. Ela deve ser heterozigota para hemofilia. O feto II,3 é +; ele deve ter herdado o mesmo cromossomo, e é afetado pela hemofilia.

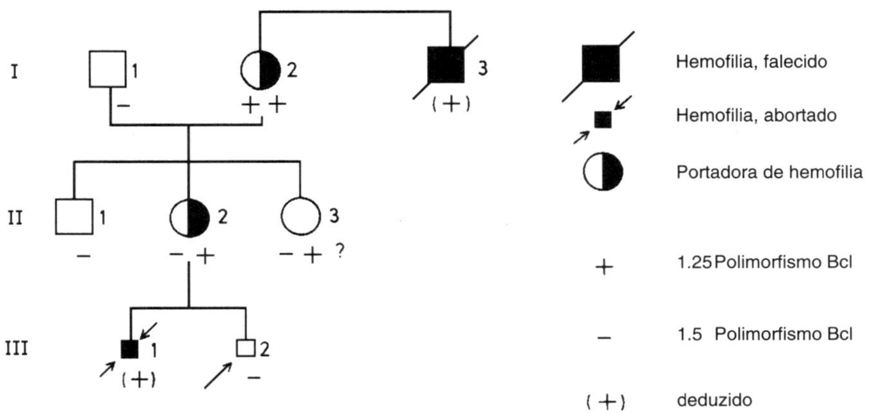

Fig. A 6.6 Heredograma de hemofilia A. Note que a hemofilia A pode ser excluída em um feto (III-2) pelo diagnóstico pré-natal usando uma sonda de fator VIII e a enzima de restrição *Bgl*, sem na verdade testar os fenótipos de DNA dos dois hemofílicos (III-1 e I-3). A presença da variante de DNA no feto (III-2) idêntica à do avô materno normal (I-1) indica que o feto era normal. Note que o estado de portadora da irmã da mãe (II,3) não pode ser determinado usando a variante de DNA. (De Din e cols. 1985)

Assim, a inclusão da informação de DNA marcador muda a incerteza anterior da condição de portadora para ambas as clientes para uma certeza quase completa, em sentidos opostos.

Considerações semelhantes se aplicam ao diagnóstico de portadoras de hemofilia A e B pela identificação de mutantes no nível do DNA, sempre que possível, ou pelo diagnóstico indireto usando marcadores de DNA (Figs. A 6.5, A 6.6). Nas hemofilias, apenas uma pequena proporção de mutantes foi identificada como deleções. A maioria é de substituições de pares de bases. Isto torna o diagnóstico mais difícil (Seção 9.4).

Até recentemente, os estudos bioquímicos de mulheres em risco de serem portadoras em geral eram feitos usando, por exemplo, a enzima muscular creatina fosfocinase na DMD e a determinação imunológica do fator VIII na hemofilia A. A introdução dos métodos de DNA hoje tornou estes métodos totalmente supérfluos. Como mostrado por este exemplo, o cálculo do risco pode ser complicado. Os laboratórios envolvidos na consulta a tais famílias estão cientes do uso de um sistema computadorizado. Tais sistemas estão disponíveis.

Riscos de Recorrência para Filhos de Portadores Não Afetados na Herança Autossômica Dominante. Ocasionalmente uma pessoa clinicamente não afetada que tem parentes afetados por uma doença autossômica dominante, de penetrância diminuída, procura a consulta quanto ao risco da doença para sua prole. Independentemente da penetrância exata, foi mostrado que o risco clínico para o filho de uma pessoa com 50% de risco genético nunca é maior que 9%. O motivo disto é que é improvável o genitor não afetado portar o gene em doenças com alta penetrância. Contrariamente, em doenças com baixa penetrância, embora o genitor seja portador do gene, a chance de um filho ser clinicamente afetado é pequena.

Apêndice 7

Cálculos de Ligação: Programas e Exemplos

O Cap. 5 descreve métodos para exame de heredogramas quanto a ligação. O uso de valores *lod* é descrito como o método de escolha, e a derivação deste método das probabilidades do heredograma é apresentada para uma herança monogênica.

Um estudo de ligação entre uma característica que mostra herança monogênica e um marcador genético (que já foi localizado) consiste em três etapas:

1. Deve ser estabelecida a ligação. Como discutido na Seção 5.1.2, tornou-se convencional aceitar a ligação como confirmada se o valor *lod* combinado exceder +3, ou seja, se as chances a favor da ligação forem de 1.000:1 (o logaritmo de 1.000). O critério estrito, proposto por Morton [54], foi adotado porque a probabilidade *a priori* de ligação autossômica entre dois loci escolhidos aleatoriamente é muito baixa, e o risco de erro é, portanto, alto, especialmente quando são testados vários marcadores. Se o valor *lod* for menor que − 2, a ligação é tida como excluída.
2. Quando é estabelecida a ligação, a fração de recombinação Θ mais provável deve ser estimada. Há uma diferença sexual: na maioria das áreas do genoma humano, Θ é maior nas meioses femininas que nas masculinas, e portanto deve ser calculada separadamente para os dois sexos.
3. Freqüentemente, um estudo de ligação é feito simultaneamente em vários heredogramas. Fenótipos idênticos cada vez mais se mostram causados por mutações em loci diferentes, ou seja, há heterogeneidade genética. Assim, alguns heredogramas mostram ligação, enquanto outros, não. Por outro lado, sempre encontramos algum grau de variação entre os heredogramas no número de meioses que mostram ou não recombinação, mesmo que não exista nenhuma ligação. O pesquisador que está ávido por encontrar ligação não deve ser seduzido por selecio-

Quadro A 7.1 Programas de computação para análise de ligação

Nome	Características especiais do programa	Endereço para contato	Bibliografia
LINKAGE (inclui LIPED)	Ligação multiponto e de dois pontos; versões especiais para dados familiares CEPH; cálculo de risco.	J. Ott, Rockefeller Univ. New York NY, USA	Ott (1991) [63]
HOMOG	Testa heterogeneidade dos dados de ligação		
SLINK	Programa de simulação (junto com LINKAGE)		Ott (1983) [62]
FASTMAP	Técnicas rápidas para construção de mapa multiponto a partir de análises de dois pontos	D. Curtis Academic Dept. of Psychiatry, St. Mary's Hospital, Praed St., London W 2 7NY, UK	Curtis and Gurling (1993) [16]
MAP	Ligação múltipla pareada para ordenação de locus; possível interferência; controle de qualidade para malpareamento.	V. Andrews, CRC Research Group in Genetic Epidemiology, Dept. of Community Medicine, University of Southampton, South Academic Block, Southampton General Hospital, Southampton S 09 4X, UK	Morton and Andrews (1989) [56]
FASTLINK	Versão mais rápida de LINKAGE devida a melhora de algoritmos.	A. Schafter, Dept. of Computer Science, Rice University, Houston TX 7725, USA	Cottingham e cols. [14]
MENDEL	Mesma gama de funções que LINKAGE	K. Lange, Dept. of Biostatistics, U. of Michigan, Ann Arbor, Mich	Lange e cols. (1988) [48]
LINKSYS	Banco de dados de uso fácil e geração de conjuntos de dados para LINKAGE e LIPED	J. Atwood, Genetics and Biometry Dept. UCL Wolfsson House 4, Stephenson Way, London NW1 2HE, UK	Atwood and Bryant (1988) [4]
Mapmaker	Construção de mapas multiponto em famílias tipo CEPH	Mapmaker Distribution, Landerlab, Whitehead Institute, for Biomedical Research, Nine Cambridge Center, Cambridge MA 02142, USA	Lander e cols. (1987) [47]
CRI-MAP	Construção de mapas multiponto.	Dr. Phil Green, Dept. Molecular Biotechnology, Univ. of Washington, Seattle WA 98195, USA	Green e cols. (1989) [31]

Os programas para detecção de ligação e mapeamento também são encontrados em alguns programas do Quadro A 2.1, por exemplo SAGE. O programa SAGE também permite a análise de ligação pelo método de par de irmãos (ou parentes próximos). Outros programas para análise de par de irmãos incluem KIN e PEDSCORE.

nar apenas estes heredogramas que mostram um valor *lod* positivo. A soma de tais valores *lod* pode produzir uma evidência espúria de ligação. Foram desenvolvidos métodos estatísticos especiais para distinguir a verdadeira heterogeneidade com ligação em alguns heredogramas com evidência espúria de ligação [62].

Estão disponíveis programas de computação para os estudos de ligação, incluindo testes de heterogeneidade (Quadro A7.1). Apenas um exemplo é apresentado abaixo, no qual a ligação do gene para uma doença humana com um marcador "clássico" (o polimorfismo sérico GC) foi mostrada em um grande heredograma.

Dentinogênese Imperfeita e os Grupos Séricos GC. A Fig. A7.1 mostra um grande heredograma no qual uma condição autossômica dominante, a dentinogênese imperfeita (125 490), segrega com os tipos proteicos GC. Existem três alelos, GC_1S, GC_1F, e GC_2. A avaliação total do heredograma permitiria o cálculo dos genótipos prováveis de pessoas que não poderiam ser tipados quanto ao marcador (I, 1 e 2; II, 1 e 2) com base nas freqüências gênicas. Assim, todo o heredograma pode ser avaliado usando-se o programa LIPED (Quadro A 7.1).

O Quadro A 7.2 dá os valores *lod* de Θ_M (proporção de recombinação nos homens) e Θ_F (proporção de recombinação nas mulheres). O valor máximo de *lod* (7,9238) é encontrado em $\Theta_M = 0,05$ para homens e $\Theta_F = 0,25$ para mulheres. O Quadro A 7.3 apresenta um cálculo mais detalhado para a área "crítica" do Quadro A 7.2. As melhores estimativas são $\Theta_M = 0,05$ e $\Theta_F = 0,24$; valor *lod* $z = 7,9277$.

A ligação foi confirmada por estudos subseqüentes. O gene DGI_1 para dentinogênese imperfeita foi localizado em 4q 13-4q 21. O locus GC está situado em 4q 12 [52].

Este exemplo mostra o caso mais simples possível: o estudo de um heredograma grande. Em muitos casos, vários heredogramas pequenos estão disponíveis. Aqui, o problema de heterogeneidade de ligação geralmente surge: o mesmo fenótipo, ou semelhantes, são causados por mutações em loci gênicos diferentes. Esta heterogeneidade de ligação pode ser estudada por métodos estatísticos especiais ([62]).

Cálculos de ligação de dois pontos em geral são a primeira etapa da análise quando é abordada a questão do mapeamento do locus de uma doença. Um método mais poderoso é usar um mapa fixo de vários marcadores para calcular a probabilidade da localização do suposto locus da doença em vários pontos ao longo do mapa conhecido (= análise de ligação multiponto). A questão da ordem dos loci e a estimativa simultânea de várias taxas de recombinação requer uma análise de ligação multivariada complexa [63, 64]. As estratégias gradativas têm sido usadas para construir um mapa genético cuidadoso atualmente com 1.266 intervalos, e uma distância média de 2,9 cM. Surgem muitos problemas na análise de ligação multiponto, tais como qual o modelo de interferência a ser usado, que restrições técnicas existem, e se deve ser avaliada a distância de mapa específica do sexo. Uma discussão detalhada é dada por Ott [63, 64]. A Fig. A 7.2 dá uma revisão recente [52] dos loci de doenças no genoma humano.

Quadro A 7.2 Do heredograma com dentinogênese imperfeita e tipos sangüíneos GC

Θ_M	Θ_F									
	0,05	0,10	0,15	0,20	0,25	0,30	0,35	0,40	0,45	0,50
0,05	5,7385	7,0780	7,6460	7,8825	7,9238	7,8286	7,6263	7,3316	6,9506	6,4831
0,10	5,4992	6,8370	7,4048	7,6418	7,6841	7,5906	7,3908	7,0997	6,7240	6,2639
0,15	4,9709	6,3028	6,8690	7,1058	7,1488	7,0569	6,8596	6,5723	6,2019	5,7492
0,20	4,3034	5,6209	6,1826	6,4177	6,4605	6,3697	6,1747	5,8911	5,5262	5,0811
0,25	3,5484	4,8381	5,3897	5,6203	5,6613	5,5704	5,3772	5,0971	4,7376	4,3001
0,30	2,7353	3,9794	4,5123	4,7332	4,7690	4,6761	4,4831	4,2057	3,8512	3,4214
0,35	1,8921	3,0723	3,5733	3,7754	3,7997	3,6999	3,5039	3,2269	2,8764	2,4540
0,40	1,0653	2,1707	2,6243	2,7935	2,7940	2,6774	2,4705	2,1884	1,8390	1,4252
0,45	0,3170	1,3584	1,7647	1,8954	1,8641	1,7217	1,4957	1,2033	0,8581	0,4764
0,50	0,2835	0,7003	1,0796	1,1946	1,1545	1,0094	0,7890	0,5196	0,2383	0,0000

Quadro A 7.3 Parte do Quadro A 7.2, com subdivisões menores

Θ_M	Θ_F									
	0,20	0,21	0,22	0,23	0,24	0,25	0,26	0,27	0,28	0,29	0,30
0,01	7,1367	7,1579	7,1721	7,1797	7,1813	7,1771	7,1676	7,1529	7,1334	7,1092	7,0807
0,02	7,5746	7,5958	7,6100	7,6177	7,6193	7,6152	7,6057	7,5911	7,5716	7,5475	7,5190
0,03	7,7649	7,7862	7,8005	7,8082	7,8098	7,8058	7,7963	7,7818	7,7624	7,7384	7,7100
0,04	7,8524	7,8737	7,8880	7,8957	7,8974	7,8934	7,8840	7,8695	7,8502	7,8263	7,7979
0,05	7,8825	7,9038	7,9182	7,9260	7,9277	7,9238	7,9144	7,9000	7,8807	7,8569	7,8286
0,06	7,8757	7,8970	7,9114	7,9193	7,9211	7,9171	7,9079	7,8935	7,8743	7,8505	7,8223
0,07	7,8427	7,8642	7,8786	7,8865	7,8883	7,8844	7,8752	7,8609	7,8418	7,8181	7,7900
0,08	7,7902	7,8117	7,8261	7,8341	7,8360	7,8321	7,8230	7,8087	7,7897	7,7660	7,7380

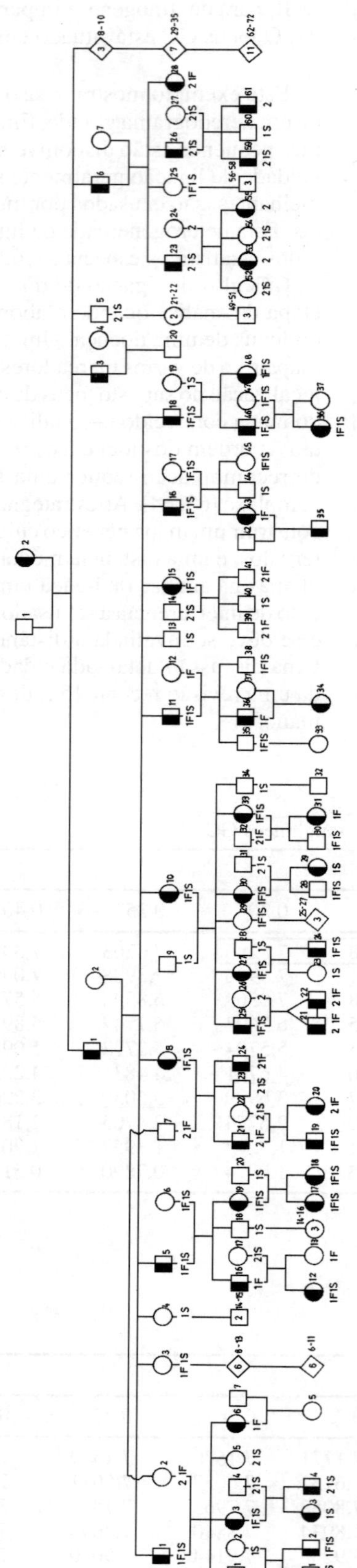

Fig. A 7.1 Heredograma no qual se segregam o gene autossômico dominante para dentinogênese imperfeita e os genes para os tipos sangüíneos GC [559]. Para explicação e análise de ligação veja o texto.

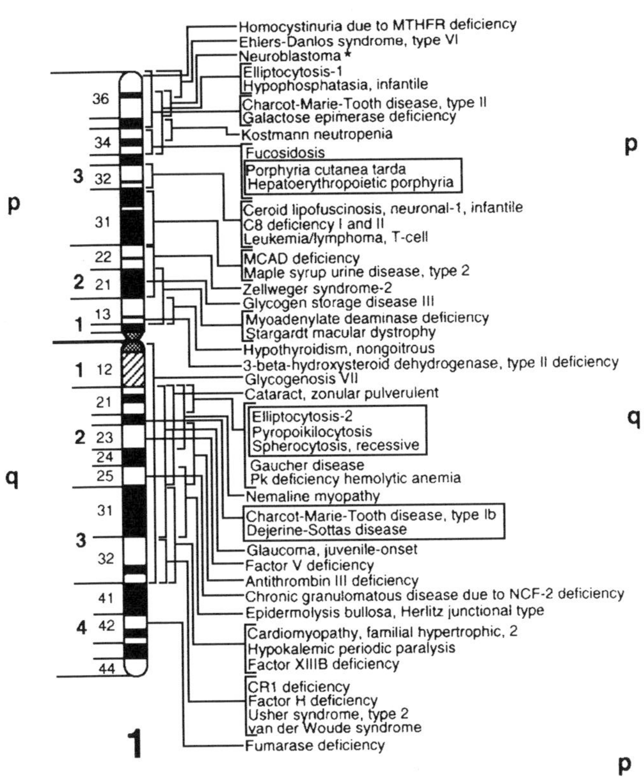

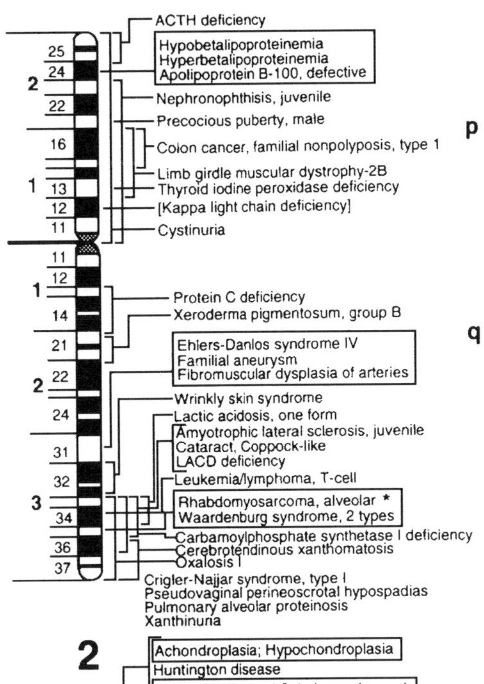

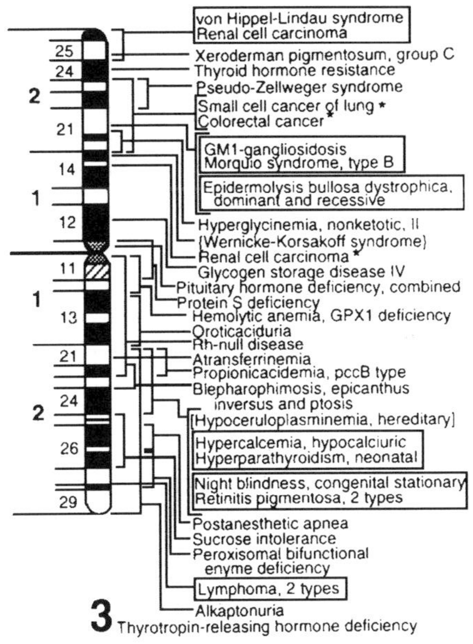

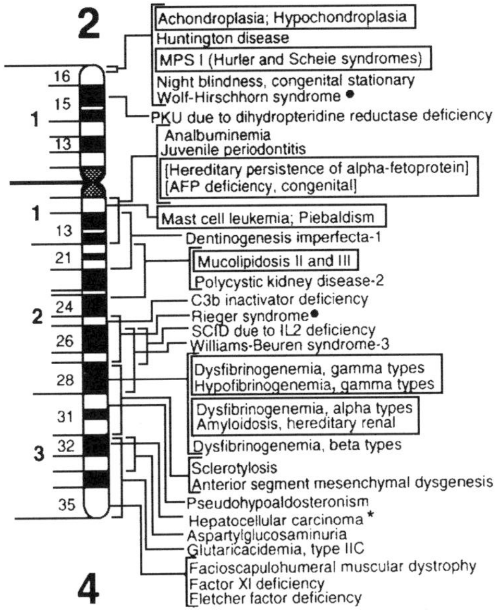

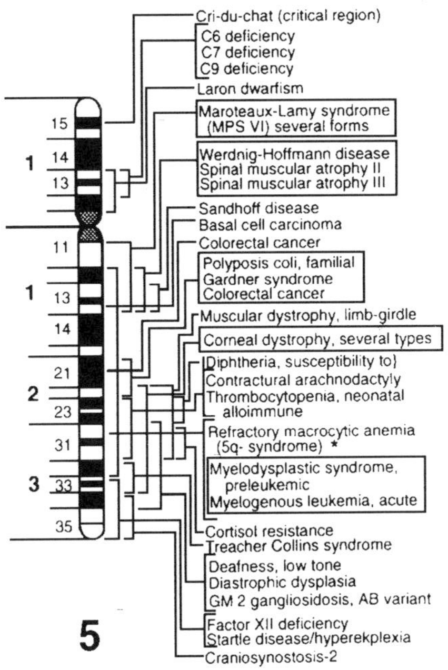

A ANATOMIA MÓRBIDA DO GENOMA HUMANO

- □ Distúrbios alélicos
- [ ] "Não-doenças"
- * Neoplasias com alteração cromossômica específica e/ou relação com oncogene e/ou perda de heterozigose em tumor (exemplos selecionados)
- ● Síndrome de malformação com alteração cromossômica restrita
- { } Suscetibilidade/resistência específica de base monogênica

Nota: Foram omitidos alguns distúrbios dos cromossomos 1, 11, 17, 19 e X

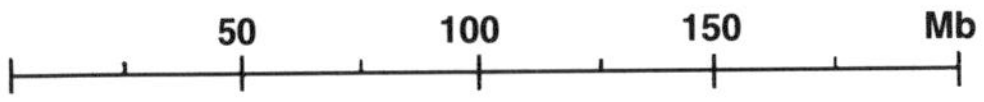

ESCALA
(em megabases)

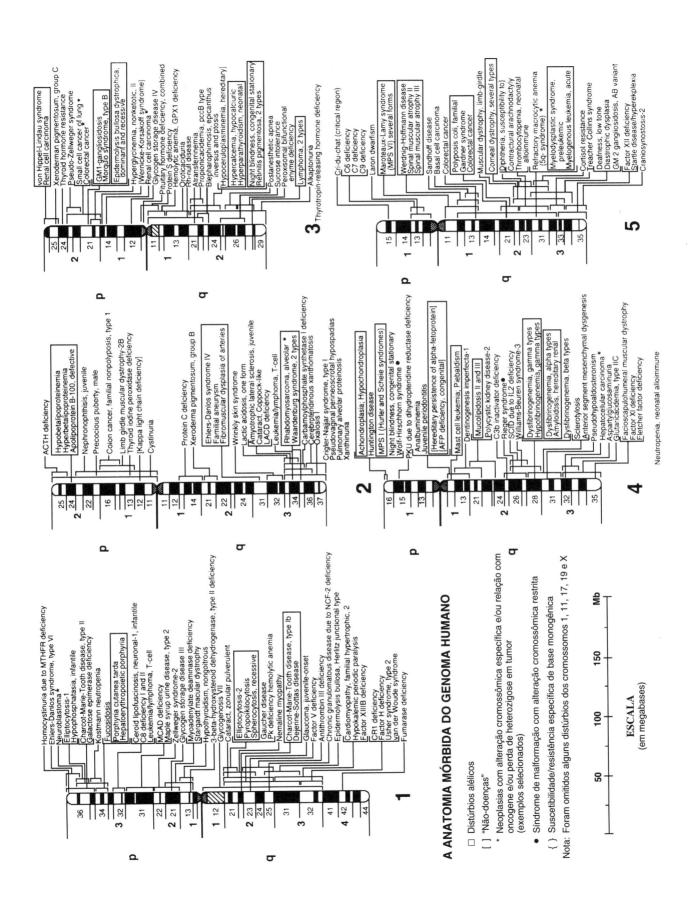

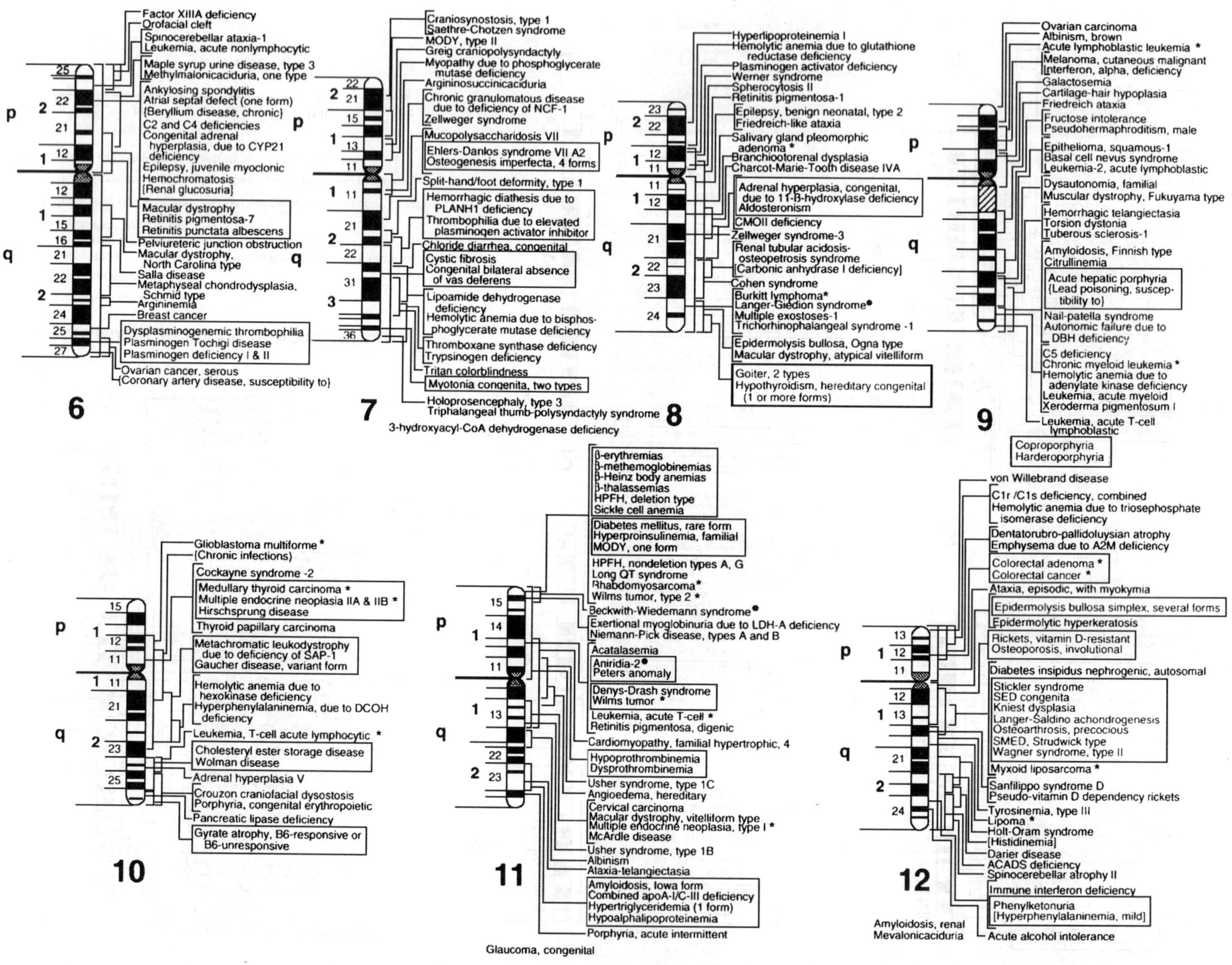
6
Factor XIIIA deficiency
Orofacial cleft
Spinocerebellar ataxia-1
Leukemia, acute nonlymphocytic
Maple syrup urine disease, type 3
Methylmalonicaciduria, one type
Ankylosing spondylitis
Atrial septal defect (one form)
{Beryllium disease, chronic}
C2 and C4 deficiencies
Congenital adrenal hyperplasia, due to CYP21 deficiency
Epilepsy, juvenile myoclonic
Hemochromatosis
[Renal glucosuria]
Macular dystrophy
Retinitis pigmentosa-7
Retinitis punctata albescens
Pelviureteric junction obstruction
Macular dystrophy, North Carolina type
Salla disease
Metaphyseal chondrodysplasia, Schmid type
Argininemia
Breast cancer
Dysplasminogenemic thrombophilia
Plasminogen Tochigi disease
Plasminogen deficiency I & II
Ovarian cancer, serous
{Coronary artery disease, susceptibility to}
7
Craniosynostosis, type 1
Saethre-Chotzen syndrome
MODY, type II
Greig craniopolysyndactyly
Myopathy due to phosphoglycerate mutase deficiency
Argininosuccinicaciduria
Chronic granulomatous disease due to deficiency of NCF-1
Zellweger syndrome
Mucopolysaccharidosis VII
Ehlers-Danlos syndrome VII A2
Osteogenesis imperfecta, 4 forms
Split-hand/foot deformity, type 1
Hemorrhagic diathesis due to PLANH1 deficiency
Thrombophilia due to elevated plasminogen activator inhibitor
Chloride diarrhea, congenital
Cystic fibrosis
Congenital bilateral absence of vas deferens
Lipoamide dehydrogenase deficiency
Hemolytic anemia due to bisphosphoglycerate mutase deficiency
Thromboxane synthase deficiency
Trypsinogen deficiency
Tritan colorblindness
Myotonia congenita, two types
Holoprosencephaly, type 3
Triphalangeal thumb-polysyndactyly syndrome
3-hydroxyacyl-CoA dehydrogenase deficiency
8
Hyperlipoproteinemia I
Hemolytic anemia due to glutathione reductase deficiency
Plasminogen activator deficiency
Werner syndrome
Spherocytosis II
Retinitis pigmentosa-1
Epilepsy, benign neonatal, type 2
Friedreich-like ataxia
Salivary gland pleomorphic adenoma *
Branchiootorenal dysplasia
Charcot-Marie-Tooth disease IVA
Adrenal hyperplasia, congenital, due to 11-β-hydroxylase deficiency
Aldosteronism
CMOII deficiency
Zellweger syndrome-3
Renal tubular acidosis-osteopetrosis syndrome
[Carbonic anhydrase I deficiency]
Cohen syndrome
Burkitt lymphoma*
Langer-Giedion syndrome●
Multiple exostoses-1
Trichorhinophalangeal syndrome -1
Epidermolysis bullosa, Ogna type
Macular dystrophy, atypical vitelliform
Goiter, 2 types
Hypothyroidism, hereditary congenital (1 or more forms)
9
Ovarian carcinoma
Albinism, brown
Acute lymphoblastic leukemia *
Melanoma, cutaneous malignant
Interferon, alpha, deficiency
Galactosemia
Cartilage-hair hypoplasia
Friedreich ataxia
Fructose intolerance
Pseudohermaphroditism, male
Epithelioma, squamous-1
Basal cell nevus syndrome
Leukemia-2, acute lymphoblastic
Dysautonomia, familial
Muscular dystrophy, Fukuyama type
Hemorrhagic telangiectasia
Torsion dystonia
Tuberous sclerosis-1
Amyloidosis, Finnish type
Citrullinemia
Acute hepatic porphyria
{Lead poisoning, susceptibility to}
Nail-patella syndrome
Autonomic failure due to DBH deficiency
C5 deficiency
Chronic myeloid leukemia *
Hemolytic anemia due to adenylate kinase deficiency
Leukemia, acute myeloid
Xeroderma pigmentosum I
Leukemia, acute T-cell lymphoblastic
Coproporphyria
Harderoporphyria
10
Glioblastoma multiforme*
{Chronic infections}
Cockayne syndrome -2
Medullary thyroid carcinoma *
Multiple endocrine neoplasia IIA & IIB *
Hirschsprung disease
Thyroid papillary carcinoma
Metachromatic leukodystrophy due to deficiency of SAP-1
Gaucher disease, variant form
Hemolytic anemia due to hexokinase deficiency
Hyperphenylalaninemia, due to DCOH deficiency
Leukemia, T-cell acute lymphocytic *
Cholesteryl ester storage disease
Wolman disease
Adrenal hyperplasia V
Crouzon craniofacial dysostosis
Porphyria, congenital erythropoietic
Pancreatic lipase deficiency
Gyrate atrophy, B6-responsive or B6-unresponsive
11
β-erythremias
β-methemoglobinemias
β-Heinz body anemias
β-thalassemias
HPFH, deletion type
Sickle cell anemia
Diabetes mellitus, rare form
Hyperproinsulinemia, familial
MODY, one form
HPFH, nondeletion types A, G
Long QT syndrome
Rhabdomyosarcoma*
Wilms tumor, type 2 *
Beckwith-Wiedemann syndrome●
Exertional myoglobinuria due to LDH-A deficiency
Niemann-Pick disease, types A and B
Acatalasemia
Aniridia-2●
Peters anomaly
Denys-Drash syndrome
Wilms tumor *
Leukemia, acute T-cell *
Retinitis pigmentosa, digenic
Cardiomyopathy, familial hypertrophic, 4
Hypoprothrombinemia
Dysprothrombinemia
Usher syndrome, type 1C
Angioedema, hereditary
Cervical carcinoma
Macular dystrophy, vitelliform type
Multiple endocrine neoplasia, type I *
McArdle disease
Usher syndrome, type 1B
Albinism
Ataxia-telangiectasia
Amyloidosis, Iowa form
Combined apoA-I/C-III deficiency
Hypertriglyceridemia (1 form)
Hypoalphalipoproteinemia
Porphyria, acute intermittent
Glaucoma, congenital
12
von Willebrand disease
C1r /C1s deficiency, combined
Hemolytic anemia due to triosephosphate isomerase deficiency
Dentatorubro-pallidoluysian atrophy
Emphysema due to A2M deficiency
Colorectal adenoma *
Colorectal cancer *
Ataxia, episodic, with myokymia
Epidermolysis bullosa simplex, several forms
Epidermolytic hyperkeratosis
Rickets, vitamin D-resistant
Osteoporosis, involutional
Diabetes insipidus nephrogenic, autosomal
Stickler syndrome
SED congenita
Kniest dysplasia
Langer-Saldino achondrogenesis
Osteoarthrosis, precocious
SMED, Strudwick type
Wagner syndrome, type II
Myxoid liposarcoma *
Sanfilippo syndrome D
Pseudo-vitamin D dependency rickets
Tyrosinemia, type III
Lipoma *
Holt-Oram syndrome
[Histidinemia]
Darier disease
ACADS deficiency
Spinocerebellar atrophy II
Immune interferon deficiency
Phenylketonuria
[Hyperphenylalaninemia, mild]
Acute alcohol intolerance
Amyloidosis, renal
Mevalonicaciduria

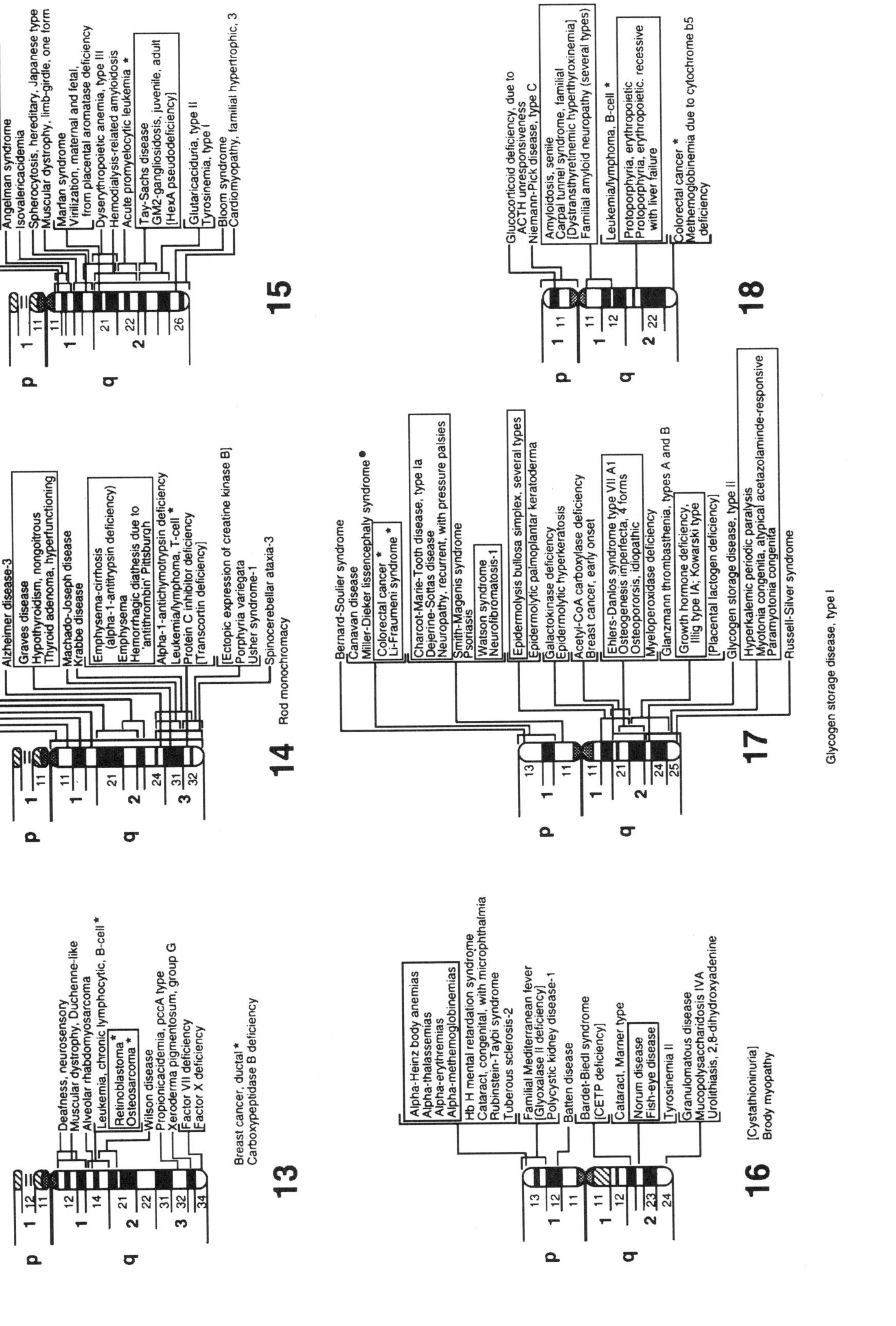
13
p 1 12 11
q 1 12 14 2 21 22 3 31 32 34
Deafness, neurosensory
Muscular dystrophy, Duchenne-like
Alveolar rhabdomyosarcoma
Leukemia, chronic lymphocytic, B-cell *
Retinoblastoma *
Osteosarcoma *
Wilson disease
Propionicacidemia, pccA type
Xeroderma pigmentosum, group G
Factor VII deficiency
Factor X deficiency
Breast cancer, ductal *
Carboxypeptidase B deficiency
14
p 1 11
q 1 11 2 21 24 3 31 32
Dystonia, DOPA-responsive
Spastic paraplegia-3
Leukemia/lymphoma, T-cell *
Cardiomyopathy, hypertrophic, 1
Nucleoside phosphorylase deficiency
Glycogen storage disease VI (Hers disease)
Elliptocytosis (β-spectrin defect)
Spherocytosis I
Alzheimer disease-3
Graves disease
Hypothyroidism, nongoitrous
Thyroid adenoma, hyperfunctioning
Machado-Joseph disease
Krabbe disease
Emphysema-cirrhosis
(alpha-1-antitrypsin deficiency)
Emphysema
Hemorrhagic diathesis due to
'antithrombin' Pittsburgh
Alpha-1-antichymotrypsin deficiency
Leukemia/lymphoma, T-cell *
Protein C inhibitor deficiency
[Transcortin deficiency]
[Ectopic expression of creatine kinase B]
Porphyria variegata
Usher syndrome-1
Spinocerebellar ataxia-3
Rod monochromacy
15
p 1 11
q 1 11 21 2 22 26
Prader-Willi syndrome
Albinism, oculocutaneous, type II
Albinism, ocular, autosomal
Angelman syndrome
Isovalericacidemia
Spherocytosis, hereditary, Japanese type
Muscular dystrophy, limb-girdle, one form
Marfan syndrome
Virilization, maternal and fetal,
from placental aromatase deficiency
Dyserythropoietic anemia, type III
Hemodialysis-related amyloidosis
Acute promyelocytic leukemia *
Tay-Sachs disease
GM2-gangliosidosis, juvenile, adult
[HexA pseudodeficiency]
Glutaricaciduria, type II
Tyrosinemia, type I
Bloom syndrome
Cardiomyopathy, familial hypertrophic, 3
16
p 13 1 12 11
q 1 11 12 2 23 24
Alpha-Heinz body anemias
Alpha-thalassemias
Alpha-erythremias
Alpha-methemoglobinemias
Hb H mental retardation syndrome
Cataract, congenital, with microphthalmia
Rubinstein-Taybi syndrome
Tuberous sclerosis-2
Familial Mediterranean fever
[Glyoxalase II deficiency]
Polycystic kidney disease-1
Batten disease
Bardet-Biedl syndrome
[CETP deficiency]
Cataract, Marner type
Norum disease
Fish-eye disease
Tyrosinemia II
Granulomatous disease
Mucopolysaccharidosis IVA
Urolithiasis, 2,8-dihydroxyadenine
[Cystathioninuria]
Brody myopathy
17
p 13 1 11
q 1 11 21 2 24 25
Bernard-Soulier syndrome
Canavan disease
Miller-Dieker lissencephaly syndrome •
Colorectal cancer *
Li-Fraumeni syndrome *
Charcot-Marie-Tooth disease, type Ia
Dejerine-Sottas disease
Neuropathy, recurrent, with pressure palsies
Smith-Magenis syndrome
Psoriasis
Watson syndrome
Neurofibromatosis-1
Epidermolysis bullosa simplex, several types
Epidermolytic palmoplantar keratoderma
Galactokinase deficiency
Epidermolytic hyperkeratosis
Acetyl-CoA carboxylase deficiency
Breast cancer, early onset
Ehlers-Danlos syndrome type VII A1
Osteogenesis imperfecta, 4 forms
Osteoporosis, idiopathic
Myeloperoxidase deficiency
Glanzmann thrombasthenia, types A and B
Growth hormone deficiency,
Illig type IA; Kowarski type
[Placental lactogen deficiency]
Glycogen storage disease, type II
Hyperkalemic periodic paralysis
Myotonia congenita, atypical acetazolamide-responsive
Paramyotonia congenita
Russell-Silver syndrome
Glycogen storage disease, type I
18
p 1 11
q 1 11 12 2 22
Glucocorticoid deficiency, due to
ACTH unresponsiveness
Niemann-Pick disease, type C
Amyloidosis, senile
Carpal tunnel syndrome, familial
[Dystransthyretinemic hyperthyroxinemia]
Familial amyloid neuropathy (several types)
Leukemia/lymphoma, B-cell *
Protoporphyria, erythropoietic
Protoporphyria, erythropoietic, recessive
with liver failure
Colorectal cancer *
Methemoglobinemia due to cytochrome b5
deficiency

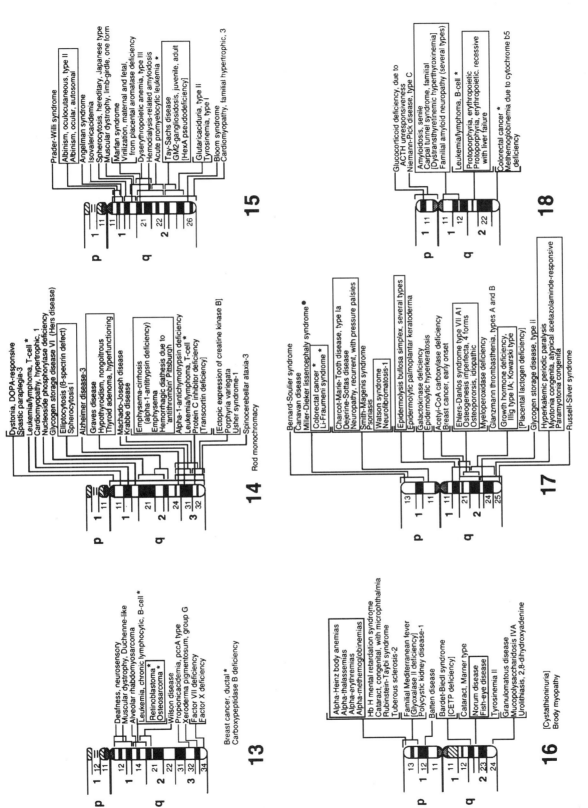

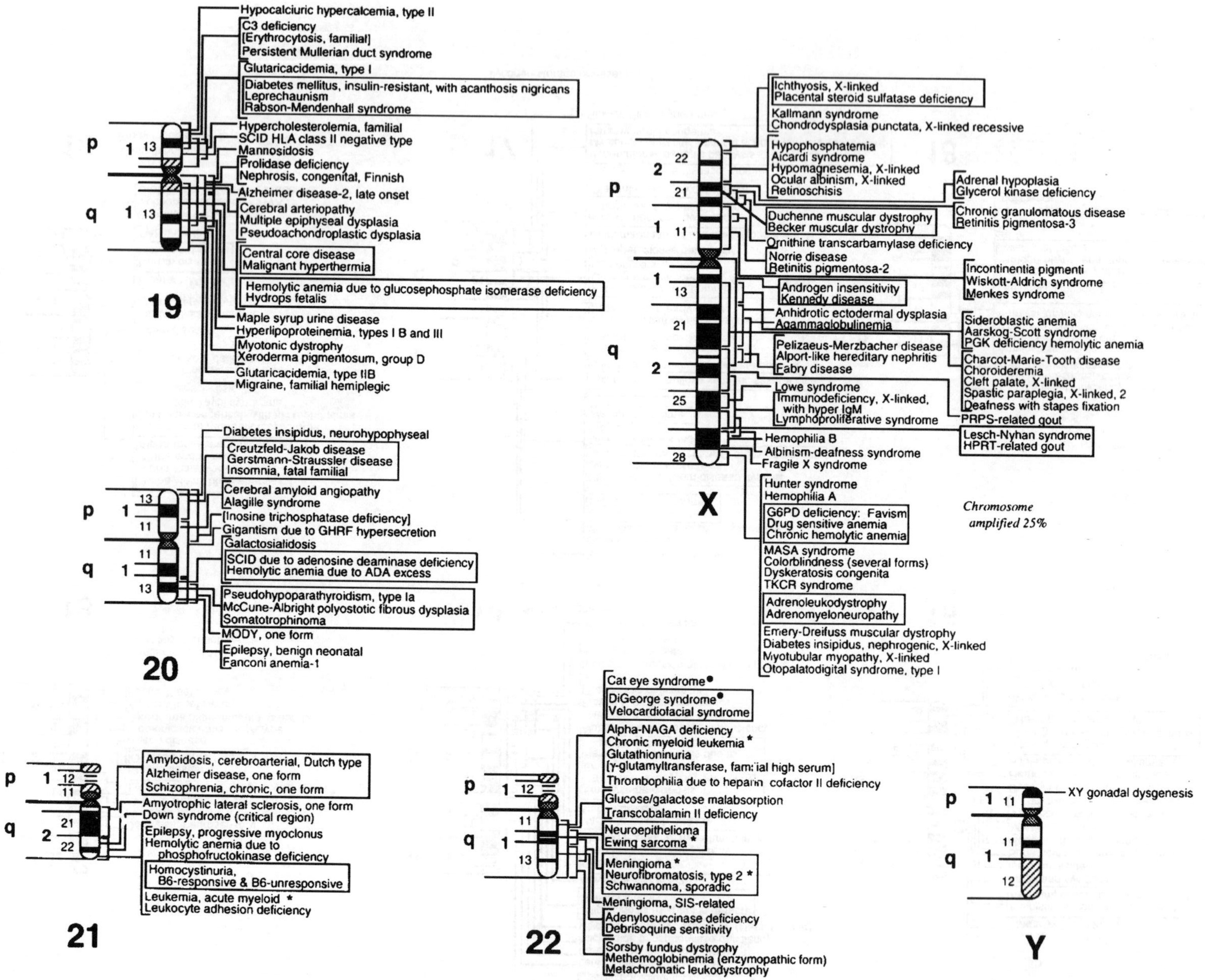

Fig. A 7.2 A anatomia mórbida do genoma humano. Os distúrbios com localizações confirmadas ou provisórias foram incluídos. Devido ao grande número de distúrbios situados em regiões específicas do cromossomo X, apenas alguns selecionados foram representados aqui. De McKusick 1995 [52].

Apêndice 8

Nomenclatura Padrão para Genes Humanos

O crescente número de genes humanos identificados tornou necessário que fossem estabelecidas regras para sua nomenclatura. Um comitê internacional em 1979 determinou as seguintes regras [79, 80]:

1. Os loci gênicos são designados com letras maiúsculas ou por uma combinação de letras maiúsculas e numerais arábicos. Três caracteres é ótimo, e é recomendado que não sejam mais de quatro caracteres; estes caracteres são em itálico. Exemplos: *G6PD* (glicose 6-fosfato desidrogenase), *CBP* (cegueira a cores protan). O caractere inicial deve sempre ser uma letra. Todos os caracteres em um símbolo gênico devem ser escritos na mesma linha; não devem ser usados expoentes ou subescritos. Não são admissíveis numerais romanos ou letras gregas; as letras gregas são transformadas em suas equivalentes latinas.
2. Quando produtos gênicos com funções similares são codificados por genes diferentes, os loci correspondentes são designados por numerais arábicos imediatamente após o símbolo gênico. Exemplos: *ADH1*, *ADH2*, *ADH3* (três loci de desidrogenase alcoólica). Pode ser usado um caractere final ao símbolo gênico para indicar uma característica específica do gene. Exemplo: *PKL,* onde L refere-se à forma hepática de piruvato cinase.
3. As designações de alelos são escritas na mesma linha que os símbolos gênicos. Elas são separadas dos caracteres do locus por um asterisco que serve para combinar os símbolos de gene e alelos. Exemplos: *HLAA**2, *HLAA**3 para alelos do locus HLAA; *HBB**6*V* identifica a substituição de GLU por VAL na 6.ª posição da cadeia β de hemoglobina. O símbolo do alelo deve ser sempre limitado a quatro caracteres, com um ótimo de três.
4. Nos genótipos, uma linha horizontal ou barra separa os alelos e indica o local cromossômico. Por exemplo, uma pessoa heterozigota no locus ADA e homozigota no locus AMY 1 é designada como a seguir:

   $$\frac{ADA*1}{ADA*2};\ \frac{AMY*A}{AMY*A},\ \text{ou}\ ADA{*}1/ADA{*}2;\ AMY1{*}A/AMY1{*}A.$$

   Se o locus for ligado ao X, as mulheres são representadas como mostrado acima para genes autossômicos; os homens são identificados do seguinte modo: *G6PD*B/Y.*
5. Ligação e fase: os loci não situados no mesmo cromossomo são separados por ponto e vírgula, como mostrado aqui (4). Os loci situados no mesmo cromossomo, quando a fase é conhecida, são ligados por uma linha horizontal, mas separados por um espaço. Os loci no mesmo cromossomo, mas quando a fase é desconhecida, são separados por uma vírgula. Se a ordem dos genes no cromossomo for conhecida, eles são listados em ordem da ponta do braço curto até a ponta do braço longo, e separados por um espaço. Maiores informações sobre detalhes são encontradas nos relatos do comitê.

Foi fundado um Comitê Internacional de Padronização da Nomenclatura. Quando novos genes humanos são descobertos e é proposto um símbolo, este comitê deve ser contactado. O endereço é A. J. Cuticchia, Johns Hopkins Hospital Medical School, Baltimore, MD, EUA.

Está sendo preparada uma nomenclatura para mutações. Por favor contacte E. Beutler, The Scripps Research Inst., Dept. of Molecular and Experimental Medicine, 10666 North Torrey Pines Rd., La Jolla, CA 92037. Telefone (001619) 554-8049; fax (001619) 554-6927.

Bibliografia

1. Aicardi J (1986) Epilepsy in children. Raven, New York
2. Anderson VE, Hauser WA, Leppik IE et al (1991) Genetic strategies in epilepsy research. Elsevier, Amsterdam
3. Anokhin A, Steinlein O, Fischer C et al (1992) A genetic study of the human low-voltage electroencephalogram. Hum Genet 90 : 99–112
4. Atwood J, Bryant S (1988) A computer program to make linkage analysis with LIPED and LINKAGE easier to perform and less prone to imput errors. Ann Hum Genet 52 : 259
5. Ball SP, Cook PJL, Mars H, Buckton KE (1982) Linkage between dentinogenesis imperfacta and GC. Ann Hum Genet 46 : 35–40
6. Barakat AY, DerKaloustian VM, Mufarrij AA, Birbari A (1986) The kidney in genetic disease. Churchill Livingstone, Edinburgh
7. Bishop MJ (1994) Guide to human genome computing. Academic, London
8. Blandfort M, Tsuboi T, Vogel F (1987) Genetic counseling in the epilepsies. I. Genetic risks. Hum Genet 76 : 303–331
9. Borgaonkar DS (1989) Chromosomal variation in man. A catalogue of chromosomal variants and anomalies, 5th edn. Liss, New York
10. Boyd WC (1955) Simple maximum likelihood method for calculating Rh gene frequencies in Pacific populations. Am J Phys Anthropol 13 : 447–453
11. Bundey S (1992) Genetics and neurology, 2nd edn. Churchill Livingstone, Edinburgh
12. Buyse ML (ed) (1990) Birth defects encyclopedia. Center for Birth Defects Information Service, Dover

13. Cantor RM, Rotter JI (1992) Analysis of genetic data: methods and interpretation. In: King A, Rotter JI, Motulsky AG (eds) The genetic basis of common diseases. Oxford University Press, New York, pp 49–70
14. Cottingham RW, Idury RM, Schaeffer (1993) Faster sequential linkage computations. Am J Hum Genet 51:A33
15. Crawfurd dÁM (1988) The genetics of renal tract disorders. Oxford University Press, London
16. Curtis D, Gurling H (1993) A procedure for combining two-point lod scores into a summary multipoint map. Hum Hered. 43 : 173–185
17. Czeizel A (1978) The Hungarian congenital malformation monitoring system. Acta Paediatr Acad Sci Hung 19 : 225–238
18. Czeizel A, Kiss P, Oszotovics M et al (1978) Nationwide investigations of multiple malformations. Acta Paediatr Acad Sci Hung 19 : 275–280
18 a. Decorte R, Cassiman J-J (1993) Forensic medicine and the polymerase chain reaction technique. J Med Genet 30: 625–633
19. Eaves LJ (1982) The utility of twins. In: Anderson VE et al (eds) Genetic basis of the epilepsies. Raven, New York, pp 249–276
20. Elston RC (1981) Segregation analysis. Adv Hum Genet 11 : 63–120
21. Emery AEH (1993) Duchenne muscular dystrophy, 2 nd edn. Oxford University Press, Oxford
22. Emery AEH, Rimoin DL (1990) Principles and practice of medical genetics, 2 nd edn. Churchill Livingstone, Edinburgh
23. Falconer DS (1981) Introduction to quantitative genetics, 2 nd edn. Oliver and Boyd, Edinburgh
24. Feller W (1970/1971) An introduction to probability theory and its applications, 2 nd edn. Wiley, New York
25. Fernandes J, Saudubray JM, Tada K (eds) (1990) Inborn metabolic diseases. Springer, Berlin Heidelberg New York
26. Fischer C, Schweigert C, Spreckelsen, Vogel F (1996) Programs, databases and expert systems for human geneticists – a survey. Hum Genet 97 : 129–137
27. Fuhrmann W, Vogel F (1983) Genetic counseling, 3 rd edn. Springer, Berlin Heidelberg New York (Heidelberg science library 10)
28. Gardner RJM, Sutherland GR (1989) Chromosomal abnormalities and genetic counseling. Oxford University Press, Oxford
29. Gedde-Dahl T, Wuepper KD (eds) (1987) Prenatal diagnosis of heritable skin disease. Curr Probl Dermatol 16
30. Gorlin RJ, Cohen M, Levin LS (1990) Syndromes of the head and neck, 3 rd edn. Oxford University Press, Oxford
31. Green P, Falls K, Crooks S (1989) Documentation for CRI-MAP, Version 2.1 Collaborative Research,
32. Gyapay G, Morisette J, Vignal A et al (1994) The 1993–94 Génèthon human genetics linkage map. Nature [Genet] 7 : 246–249
33. Haataja L, Schleutker J, Laine A-P et al (1994) The genetic locus for free sialic acid storage disease maps to the long arm of chromosome 6. Am J Hum Genet 54 : 1042–1049
34. Haldane JBS, Smith CAB (1947) A simple exact test for birth order effect. Ann Eugen 14 : 116–122
35. Harper PS (ed) (1991) Huntington's disease. Saunders, London
36. Harper PS (1993) Practical genetic counseling, 4 th edn. Wright, Bristol
37. Hasstedt SJ (1982) A mixed-model likelihood approximation on large pedigrees. Comput Biomed Res 15 : 295–307
38. Helmbold W, Prokop O (1958) Die Bestimmung der ABo-Genfrequenzen mittels der maximum-likelihood-Methode und anderer Verfahren anhand forensischer Blutgruppenbestimmungen in Berlin. Blut 4 : 190–201
39. Jensen AR (1973) Educability and group differences. Methuen, London
40. Jones KL (1988) Smith's recognizable patterns of human malformation, 4 th edn. Saunders, Philadelphia
41. Kalousek DK, Fitch N, Paradice B (1990) Pathology of the human embryo and previable fetus. An atlas. Springer, Berlin Heidelberg New York
42. Kamel NN (1992) A profile for molecular biology data bases and information resources. CABIOS 8 : 311–321
43. Kamin LJ (1974) The science and politics of I.Q. Erlbaum, Potomac
44. King RA, Rotter JI, Motulsky AG (eds) (1992) The genetic basis of common diseases. Oxford University Press, New York
45. Krüger J (1973) Zur Unterscheidung zwischen multifaktoriellem Erbgang mit Schwellenwerteffekt und einfachem diallelem Erbgang. Hum Genet 17 : 181–252
46. Lalouel JM, Morton NE (1981) Complex segregation analysis with pointers. Hum Hered 31 : 312–321
47. Lander ES, Green P, Abrahamson I et al (1987) MAPMAKER: an interactive computer package for construction of primary genetic linkage maps of experimental populations. Genomics 1 : 182–189
48. Lange K, Weeks D, Boehnke M (1988) Program for pedigree analysis: MENDEL, FISHER and dGENE. Genet Epidemiol 5 : 471–472
49. Lathrop GM, Lalouel JM, Julier C, Ott J (1984) Strategies for multilocus linkage analysis in humans. Proc Natl Acad Sci USA 81 : 3443–3446
49 a. Leppert M, Anderson VE, Quattlebaum T et al (1989) Benign familial neonatal convulsions linked to genetic markers on chromosome 20. Nature 337: 647–648
50. Matthiuz PL, Ihde D, Piazza A, Ceppelini R, Bodmer WF (1970) New approaches to the population genetics and segregation analysis of the HL-A system. In: Terasaki P (ed) Histocompatibility testing. Munksgaard, Copenhagen, pp 193–205
51. McGuffin P, Huckle P (1990) Simulation of mendelism revisited: the recessive gene for attending medical school. Am J Hum Genet 46 : 994–999
52. McKusick VA (1995) Mendelian inheritance in man, 11 th edn. Johns Hopkins University Press, Baltimore
53. Milunsky A (1992) Genetic disorders and the fetus, 3 rd edn. Plenum, New York
54. Morton NE (1955) Sequential tests for the detection of linkage. Am J Hum Genet 7 : 277–318
55. Morton NE (1982) Outline of genetic epidemiology. S Karger, Basel
56. Morton NE, Andrews V (1989) MAP, an expert system for multiple pairwise linkage analysis. Ann Hum Genet 53 : 263–269
57. Morton NE, Chung CS (eds) (1978) Genetic epidemiology. Academic, New York
58. Morton NE, Rao DL, Lalouel JM (1983) Methods in genetic epidemiology. Karger, Basel
59. Morton NE, Simpson SP, Lew R, Yee S (1983) Estimation of haplotype frequencies. Tissue Antigens 22 : 257–262
60. Mourant AE, Kopec AC, Domaniewska-Sobczak K (1978) Blood groups and diseases. Oxford University Press, London
61. Murphy EA, Chase GA (1975) Principles of genetic counseling. Year Book Medical Publishers, Chicago
62. Ott J (1983) Linkage analysis and family classification under heterogeneity. Ann Hum Genet 47 : 311–320

63. Ott J (1991) Analysis of human genetics linkage. Johns Hopkins University Press, Baltimore
64. Ott J (1992) Strategies for characterizing highly polymorphic markers in human gene mapping. Am J Hum Genet 51 : 283–290
65. Pauli RM, Motulsky AG (1981) Risk counselling in autosomal dominant disorders with undetermined penetrance. J Med Genet 18 : 340–343
66. Race RR, Sanger R (1975) Blood groups in man, 6th edn. Blackwell, Oxford
67. Reed EW, Reed SC (1965) Mental retardation: a family study. Saunders, Philadelphia
68. Renie WA (ed) (1986) Goldberg's genetic and metabolic eye disease. Lea and Febiger, Philadelphia
69. Riccardi VW (1992) Neurofibromatosis, 2nd edn. Johns Hopkins University Press, Baltimore
70. Romeo R (1987) Prenatal diagnosis of congenital anomalies. Appleton and Lange, East Norwalk
71. Royce PM, Steinmann B (eds) (1993) Connective tissue and its heritable disorders. Wiley-Liss, New York
72. Schaefer EJ (1984) Clinical, biochemical, genetic features in familial disorders of high density lipoprotein deficiency. Arteriosclerosis 4 : 303–322
73. Schäfer MSD (1983) Segregation and Pathologie autosomaler familiärer Translokationen beim Menschen. PhD thesis, University of Kaiserslautern
74. Schiff F, von Verschuer O (1933) Serologische Untersuchungen an Zwillingen. II. Mitt Z Morphol Anthropol 32 : 244–249
75. Schinzel A (1984) Catalogue of unbalanced chromosome aberrations in man. De Gruyter, Berlin
76. Scriver CR, Beaudet AL, Sly WS, Valle D (eds) (1989) The metabolic basis of inherited disease, 6th edn. McGraw-Hill, New York
77. Seeds JW, Azizkhan RG (1990) Congenital malformations. Antenatal diagnosis. Perinatal management and counselling. Aspen, Rockville
78. Selvin S (1977) Genetic systems for diagnosis of twin zygosity. Acta Genet Med Gemellol (Roma) 26 : 81–82
79. Shows TB, Alper CA, Bootsma D et al (1979) International system for human gene nomenclature, ISGN (1979) Cytogenet Cell Genet 25 : 96–116
80. Shows TB, McAlpine PJ et al (1987) Guidelines for human gene nomenclature: an international system for human gene nomenclature (ISGN, HGM 9). Cytogenet Cell Genet 46 : 11–28
81. Siemens HW (1924) Die Zwillingspathologie. Springer, Berlin
82. Siemens HW (1924) Die Leistungsfähigkeit der zwillingspathologischen Arbeitsmethode. Z Induktive Abstammungs Vererbungslehre 33 : 348
83. Slater E (1966) Expectation of abnormality on paternal and maternal sides: a computational model. J Med Genet 3 : 159–161
84. Smith C (1971) Recurrence risks for multifactorial inheritance. Am J Hum Genet 23 : 578–588
85. Smith CAB (1959) A note on the effect of ascertainment on segregation ratios. Ann Hum Genet 23 : 311–323
86. Smith SM, Penrose LS (1955) Monozygotic and dizygotic twin diagnosis. Ann Hum Genet 19 : 273–289
87. Stevenson AC, Cheeseman EA (1955/56) Hereditary deaf mutism with particular reference to Northern Ireland. Ann Hum Genet 20 : 177–231
88. Swash M, Schwartz MS (1988) Neuromuscular disease, 2nd edn. Springer, Berlin Heidelberg New York
89. Vogel F (1957) Die eugenische Beratung beim Retinoblastom (Glioma retinae). Acta Genet 7 : 565–572
90. Vogel F (ed) (1974) Erbgefüge. Springer, Berlin Heidelberg New York (Handbuch der allgemeinen Pathologie, vol 9)
91. Vogel F, Fujiya Y (1969) The incidence of some inherited EEG variants in normal Japanese and German males. Hum Genet 7 : 38–42
92. Vogel F, Wendt GG (1956) Zwillingsuntersuchung über die Erblichkeit einiger anthropologischer Maße und Konstitutionsindices. Z Menschl Vererbungs Konstitutionslehre 33 : 425–446
93. Vogel F, Schalt E, Krüger J, Propping P (1979) The electroencephalogram (EEG) as a research tool in human behavior genetics: psychological examinations in healthy males with various inherited EEG variants. I. Rationale of the study; material; methods; heritability of test parameters. Hum Genet 47 : 1–45
94. Wallace DC (1989) Report of the Committee on Human Mitochondrial DNA. Cytogenet Cell Genet 51 : 612–621
95. Wallace DC (1989) Programs, databases and expert systems for human geneticists – a survey. Hum Genet 97 : 129–137
96. Wallace DC (1994) Mitochondrial DNA sequence variation in human evolution and disease. Proc Natl Acad Sci USA
97. Weaver DD (1992) Catalog of prenatally diagnosed conditions, 2nd edn. Johns Hopkins University Press, Baltimore
97a. Weeks DE, Lange K (1988) The affected-pedigree member method of linkage analysis. Am J Hum Genet 47: A 204
97b. Weitkamp LR, Lewis RA (1989) Pedscore analysis of identical by descent (IBD) marker allele distribution in affected family members. Cytogenet Cell Genet 51: 1105–1106
98. Winter RM, Baraitser M (1991) Multiple congenital anomalies. A diagnostic compendium. Chapman and Hall, London
99. Winter RM, Knowles SAS, Bieber FR, Baraitser M (1988) The malformed fetus and stillbirth. A diagnostic approach. Wiley, Chichester
100. Yasuda N, Tsuji K (1975) A counting method of maximum likelihood for estimating haplotype frequency in the HL-A system. Jpn J Hum Genet 20 : 1
101. Young ID (1991) Introduction to risk calculation in genetic counselling. Oxford University Press, Oxford

Leituras Complementares

Abrahamson S, Bender MA, Conger AD, Wolff S (1973) Uniformity of radiation induced mutation rates among different species. Nature 245 : 460-462

Acampora D, D'Esposito M, Faiella A et al (1989) the human HOX gene family. Nucl Acid Res 17 : 10385-10402

Adam A (1986) Polymorphisms of red-green vision among populations of the tropics. Soc Study Hum Biol Symp 27 : 245

Anderson RM, May RM (1982) Coevolution of hosts and parasites. Parasitology 85 : 411-426

Anderson RM, May RM (1991) Infectious diseases of humans: dynamics and control. Oxford University Press, Oxford

Anonymous (1982) Identifying and estimating the genetic impact of chemical environmental mutagens. National Academy, Washington

Anonymous (1983) International Commission for Protection Against Environmental Mutagens and Carcinogens. Committee 4 report. Mutation Res 115 : 255-291

Anonymous (1984) Human gene therapy — a background paper. US Congress, Office of Technology Assessment, OTA-BP-BA-32, December, Washington

Anonymous (1985) Low maternal serum alphafetoprotein and Down syndrome. Lancet I:259-260

Anonymous (1990) Office of technology assessment. Genetic screening in the workplace OTA-BA-456. US Government Printing Office, Washington DC

Anonymous (1993) Editorial: diagnosing the heart of the problem. Nature Genetics 4 : 211-212

Aoyama T, Tynan K, Dietz H et al (1993) Missense mutations impair intracellular processing of fibrillin and microfibril assembly in Marfan syndrome. Hum Molec Genet 2 : 2135-2140

Applebaum EG, Firestein SK (1983) A genetic counseling casebook. Free, New York

Austin MA (1994) Genetic and environmental influences on LDL subclass phenotypes. Clin Genet 46 : 64-70

Ayesh R, Idle JR, Ritchie JC, Crothers MJ, Hetzel MR (1984) Metabolic oxidation phenotypes as markers for susceptibility to lung cancer. Nature 312 :169-170

Bailey-Wilson JE, Elson RC (1987) Statistical analysis for genetic epidemiology (SAGE): introduction. Louisiana State Medical Center, New Orleans

Bank A, Mears JG, Ramirez F (1979) Organization of the human globin genes in normal and thalassemia cells. In: Stamatoyannopoulos G, Nienhuis A (eds) Cellular and molecular regulation of hemoglobin switching. Grune and Stratton, New York, pp 521-539

Baraitser M (1982) The genetics of neurological disorders. Oxford University Press, Oxford

Baringa M (1994) From fruit flies, rats, mice: evidence of genetic influence. Science 264 : 1690-1693

Barker D, Schafer M, White R (1984) Restriction sites containing CpG show a higher frequency of polymorphism in human DNA. Cell 36 : 131-138

Beauchamp GK, Yamazaki K, Boyse EA (1985) The chemosensory recognition of genetic individuality. Sci Am 253 : 86-92

Becker PE (1977) Myotonia congenita and syndromes associated with myotonia. Thieme, Stuttgart

Benjamin R, Parham P (1990) Guilt by association: HLA-B27 and ankylosing spondylitis. Immunol Today 11 : 137-142

Berg K (ed) (1985) Medical genetics; present, past, future. Liss, New York

Berginer VM, Foster NL, Sadowsky M et al (1988) Psychiatric disorders in patients with cerebrotendinous xanthomatosis. Am J Psychiat 145 : 354-357

Bergsma D (1979) Birth defects compendium, 2nd edn. An encyclopedic guide to birth defects. Liss, New York

Bernstein F (1930) Fortgesetzte Untersuchungen aus der Theorie der Blutgruppen. Z. Induktive Abstammungs-Vererbungslehre 56 : 233-237

Bernstein F (1930) Über die Erblichkeit der Blutgruppen. Z. Induktiven Abstammungs-Vererbungslehre 54 : 400

Beutler E (1978) Hemolytic anemia in disorders of red cell metabolism. Plenum, New York

Beutler E (1994) G6PD deficiency. Blood 84 : 3613-3636

Bickel H, Guthrie R, Hammersen G (eds) (1980) Neonatal screening for inborn errors of metabolism. Springer, Berlin Heidelberg New York

Birch J, Chisholm IA, Kinnear P et al (1979) Clinical testing methods. In: Pokorny J, Smith VC, Verriest G, Pincker AJLG (eds) Congenital and acquired color vision defects. Grune and Stratton, New York, pp 83

Birch-Jensen A (1949) Congenital deformities of the upper extremities. Opera ex Domo Biologiae Hereditariae Humanae Universitatis Hafniensis Munksgaard, Kopenhagen 19

Birth defects (1972) Part XV. The cardiovascular system. Williams and Wilkins, Baltimore

Birth defects (1974) Part XVI. Urinary system and others. Williams and Wilkins, Baltimore

Bodmer WF (1981) The William Allan Memorial Award Address: gene clusters, genome organization and complex phenotypes. When the sequence is known, what will it mean? Am J Hum Genet 33 : 664-682

Bodmer WF (ed) (1978) The HLA system. Br Med Bull 34 (3) : 213-319

Bodmer WF, Bodmer JG (1978) Evolution and function of the HLA system. Br Med Bull 34 : 390-316

Bond DJ, Chandley AC (1983) Aneuploidy. Oxford University Press, Oxford

Borberg A (1951) Clinical and genetic investigations into tuberous sclerosis and Recklinghausen's neurofibromatosis. Munksgaard, Copenhagen

Bordarier C, Robain O, Rethoré O, Dulac O, Dhellemes C. Inverted neurons in Agyria — a Golgi study of a case with abnormal chromosome 17

Bottema CDK, Ketterling RP, Li S et al (1991) Missense mutations and evolutionary conservation of amino acids: evidence that many of the amino acids in factor IX function as "spacer" elements. Am J Human Genet 49: 820-838

Bowden DK, Vickers MA, Higgs DR (1992) A PCR-based strategy to detect the common and severe determinants of α-thalassemia. Br J Haematol 81 : 104

Bowmaker JK (1991) The evolution of vertebrate visual pigments and photoreceptors. In: Cronly-Dillon JR, Gregory RL (eds) Vision and visual dysfunction, vol 2. Evolution of eye and visual systems. Macmillan, London

Bowman JE (ed) (1983) Distribution and evolution of hemoglobin and globin loci. Elsevier, New York

Brewer GJ (1971) Annotation: human ecology, an expanding role for the human geneticist. Am J Hum Genet 23 : 92-94

Brown CJ, Ballabio A, Rupert J et al (1991) A gene from the region of the human X inactivation center is expressed exclusively from the inactive X chromosome. Nature 349 : 38-44

Brown MS, Goldstein JL (1984) How LDL receptors influence cholesterol and atherosclerosis. Sci Am 251 : 58-66

Buchsbaum MS, Coursey RD, Murphy DL (1976) The biochemical high-risk paradigm: behavioral and familial correlates of low platelet monoamine oxidase activity. Science 194 : 339-341

Bunn HF, Forget BG (1986) Hemoglobin: molecular, genetic and clinical aspects. Saunders, Philadelphia

Burke BE, Shotton DM (1983) Erythrocyte membrance skeleton abnormalities in hereditary spherocytosis. Br J Haematol 54 : 173-187

Burke W, Hornung S, Copeland BR, Furlong CE, Motulsky AG (1984) Red cell sodium-lithium countertransport in hypertension. In: Villarreal H, Sambhi MP (eds) Topics in pathophysiology of hypertension. Nijhoff Boston, pp 88-99

Burke W, Motulsky AG (1985) Genetics of hypertension. Pract Cardiol 11: 159-173

Burke W, Motulsky AG (1985) Hypertension — some unanswered questions. JAMA 253 : 2260-2261

Butterworth T, Ladda RL (1981) Clinical genodermatology, vol 1, 2. Praeger, New York

Carney RG Jr (1976) Incontinentia pigmenti: a world statistical analysis. Arch Dermatol 112 : 535-542
Carr DH (1971) Chromosomes and abortion. Adv Hum Genet 2 : 201-257
Carter CO (1969) Genetics of common disorders. Br Med Bull 25 : 52-57
Carter CO (1976) Genetics of common single malformation. Br Med Bull 32 : 21-26
Carter CO, Fairbank TJ (1974) The genetics of locomotor disorders. Oxford University Press, London
Carter CO, Hamerton JL, Polani PE, Gunalp A, Weller SDV (1960) Chromosome translocation as a cause of familial mongolism. Lancet II:678-680
Caskey CT (1985) New aid to human gene mapping. Nature 314 : 19
Ceppellini R, Siniscalco M, Smith CAB (1955/56) The estimation of gene frequencies in a random-mating population. Ann Hum Genet 20: 97
Chakraborty R, Weiss KM, Majumder PP et al (1984) A method to detect excess risk of disease in structured data: cancer in relatives of retinoblastoma patients. Genet Epidemiol 1 : 229-244
Chakravarti A, Buetow KH, Antonarakis SE, Waber PG, Boehm CD, Kazazian HH (1984) Nonuniform recombination within the human β-globin cluster. Am J Hum Genet 36 : 1239-1258
Chandley AC (1989) Why don't the mule and the hinny look alike? Q J Br Mule Soc 43 : 7-10
Chandley AC, Mitchell AR (1988) Hypervariable minisatellite regions are sites for crossing over at meiosis in man. Cytogenet Cell Genet 48 : 152-155
Chargaff E (1976) On the dangers of genetic meddling. Science 192 : 938
Chaudhuri A, Das B (1991) Efficient sequential search of genetic systems for diagnosis of twin zygosity. Acta Genet Med Gemellol 40 : 159-164
Childs B (1972) Genetic analysis of human behavior. Ann Rev Med 23 : 373-406
Childs B, Finucci JM, Preston MS, Pulver AE (1976) Human behavior genetics. Adv Hum Genet 7 : 57-97
Childs B, Moxon ER, Winkelstein JA (1992) Genetics and infectious diseases. In: King RA, Rotter JI, Motulsky AG (eds) The genetic basis of common diseases. Oxford University Press, New York, pp 71-91
CIBA Found Symp (1963) Man and his future. In: Wolstenholme GEW (ed) Churchill, London
Cloninger CR, Rice J, Reich Th, McGriffin P (1982) Genetic analysis of seizure disorders as multidemensional threshold characters. In: Anderson VE (ed) Genetic basis of the epilepsies. Raven, New York, pp 291-309
Colledge WH (1994) Cystic fibrosis gene therapy. Curr Op Genet Dev 4 : 466-471
Comings DE (1972) The structure and function of chromatin. Adv Hum Genet 3 : 237-431
Coneally PM, Rivas ML (1980) Linkage analysis in man. Adv in Hum Genet 10 : 209-266
Constantini F, Chada K, Magram J et al (1986) Correction of murine β-thalassemia by gene transfer into the germ line. Science 233 : 1192-1194
Cooper GM (1990) Oncogenes. Jones and Bartlett, Boston
Courtney M, Jaliat S, Tessier L-H, Benavente A, Crystal RG, Lecocq J-P (1985) Synthesis in E coli of a_1-antitrypsin variants of therapeutic potential for emphysema and thrombosis. Nature 313 : 149-151
Creutzfeldt W, Köbberling J, Neel JV (eds) (1976) The genetics of diabetes mellitus. Springer, Berlin Heidelberg New York
Crow JF (1983) Chemical mutagen testing: a committee report. Environ Mutagen 5 : 255-261
Crowe RR (1975) Adoption studies in psychiatry. Biol Psychiatry 10 : 353-371
Cruz-Coke R (1982) Nomogram for estimating specific consanguinity risk. J Med Genet 19 : 216-217
Czeizel A, Pazonyi I, Métreki J, Tomka M (1979) The first five years of the Budapest twin register, 1970-1974. Acta Genet Med Gemellol 28 : 73-76
Dalgaard OZ (1957) Bilateral polycystic disease of the kidneys. Opera ex Domo Biologiae Hereditariae Humanae Universitatis Hafniensis Munksgaard, Copenhagen 38
Danieli GA, Mostacciuolo ML, Pilotto G, Angelini C, Bonfante A (1980) Duchenne muscular dystrophy. Data from family studies. Hum Genet 54 : 63-68
Das BM, Deka R (1975) Predominance of the haemoglobin E gene in a Mongoloid population in Assam (India). Hum Genet 30 : 187-191
De Braekeleer M, Larochelle J (1991) Population genetics of vitamin D-dependent rickets in northeastern Quebec. Ann Hum Genet 55 : 283-290
Deisseroth A, Nienhuis A, Lawrence J, Giles R, Turner P, Ruddle FH (1978) Chromosomal localization on human β globin gene on human chromosome 11 in somatic cell hybrids. Proc Natl Acad Sci USA 75 : 1457-1460
Deisseroth A, Nienhuis A, Turner P, Velez R, Anderson WF, Ruddle F, Lawrence J, Creagan R, Kucherlapati R (1977) Localization of the human α-globin structural gene to chromosome 16 in somatic cell hybrids by molecular hybridization assay. Cell 12 : 205-218
Den Dumen JT, Grootscholten PM, Dauwerse JG et al (1992) Reconstruction of the 2.4 Mb human DMD gene by homologous YAK recombination. Hum Molec Genet 1 : 19-28
Der Kaloustian VM, Kurban AK (1979) Genetic diseases of the skin. Springer, Berlin Heidelberg New York
Desnick RJ (1979) Prospects for enzyme therapy in the lysosomal storage diseases of Ashkenazi Jews. In: Goodman RM, Motulsky AG (eds) Genetic diseases among Ashkenazi Jews. Raven, New York, pp 253-270
Dickson G, Love DR, Davies KE et al (1991) Human dystrophin gene transfer: production and expression of a functional recombinant DNA-based gene. Hum Genet 88 : 53-58
Dombrowski BA, Mathias SL, Nanthakumar E et al (1991) Isolation of an active human transposable element. Science 254 : 1805-1808
Dutrillaux B, Viegas-Péguignot E, Aurias A, Mouthuy M, Prieur M (1981) Non random position of metaphasic chromosomes: a study of radiation induced and constitutional chromosome rearrangements. Hum Genet 59 : 208-210
Dworkin RB, Omenn GS (1985) Legal aspects of human genetics. Ann Rev Public Health 6 : 107-130
Edwards JH (1960) The simulation of mendelism. Acta Genet (Basel) 10 : 63-70
Edwards RG, Steptoe PC (1973) Biological aspects of embryo transfer. In: Law and ethics of AID and embryo transfer. Ciba Found Symp (new series) 17 : 11-18
Ehrman L, Parsons PA (1976) The genetics of behavior. Sinauer, Sunderland
Ehrman S, Omenn GS, Gaspari E (1972) Genetics, environment, and behavior. Academic, New York
Emery AEH (1976) Methodology in medical genetics. Churchill Livingstone, Edinburgh
Emery AEH, Pullen I (1984) Psychologic aspects of genetic counseling. Academic
Epstein CJ, Hassold TJ (eds) (1989) Molecular and cytogenetic studies of non-disjunction. Liss, New York
Falconer DS (1965) The inheritance of liability to certain diseases, estimated from the incidence among relatives. Ann Hum Genet 29 : 51
Falk R, Motulsky AG, Vogel F, Weingart P (1985) Historische und ethische Aspekte der Humangenetik. Ein Interdisziplinares Kolloquium im Wissenschaftskolleg, in Wissenschaftskolleg — Institute for Advanced Study - Berlin Yearbook 1983/84. Siedler, Berlin, pp 75-121
Farber SL (1981) Identical twins reared apart. Basic Books, New York
Fialkow PJ (1977) Clonal origin and stem cell evolution of human tumors. In: Mulvihill JJ, Miller RW, Fraumeni JF Jr (eds) Genetics of human cancer. Raven, New York, pp 439-453
Fields C, Adams MD, White O, Venter JC (1994) How many genes in the human genome? Nature Genet 7 : 345-346
Fincham JRS, Sastry GRK (1974) Controlling elements in maize. Ann Rev Genet 8 : 15-50
Fischer M (1972) Umweltfaktoren bei der Schizophrenie. Intrapaarvergleiche bei eineiigen Zwillingen. Nervenarzt 43 : 230-238
Fisher RA, Race RR (1946) Rh gene frequencies in Britain. Nature 157 : 8
Fitch WM, Langley CH (1976) Evolutionary rates in proteins: neutral mutations and the molecular clock. In: Goodman M, Tashian RE (eds) Molecular anthropology. Plenum, New York, pp 197-219
Flatz G (1995) The genetic polymorphism of intestinal lactase activity in adult humans. In: The metabolic and molecular basis of inherited disease, vol III. McGraw-Hill, New York, pp 4441-4450
Flemming W (1897) Über die Chromosomenzahl beim Menschen. Anat Anz 14 : 171
Ford CE (1969) Mosaics and chimaeras. Br Med Bull 25 : 104-109
Fraccaro M, Kaijser K, Lindsten J (1959) Chromosome complement in gonadal dysgenesis (Turner's syndrome). Lancet I:886
Frankel AD, Kim PS (1991) Modular structure of transcription factors: implications for gene regulation. Cell 65 : 717-719
Fraser GR (1976) The causes of profound deafness in childhood. John Hopkins University Press, Baltimore
Friedmann T (1989) Progress toward human gene therapy. Science 244 : 1275-1282
Fu Y-H, Kuhl DPA, Pizzuti A et al (1991) Variation of the CGG repeat at the fragile X site results in genetic instability: resolution of the Sherman paradox. Cell 67 : 1047-1058
Fuller JL, Thompson WRT (1960) Behavior genetics. Wiley, New York
Galjaard H (1980) Genetic metabolic diseases. Early diagnosis and prenatal analysis. Elsevier/North Holland, Amsterdam
Garmezy N (1974) Children at risk: the search for the antecedents of schizophrenia. I. Conceptual models and research methods. NIMH Schizophrenia Bull 8 : 14-90
Gebhardt E (1974) Antimutagens. Data and problems (review). Hum Genet 24 : 1-32
Gebhardt E (1981) Sister chromatid exchange (SCE) and structural chromosome aberration in mutagenicity testing. Hum Genet 58 : 235-254
Gershon ES, Targum SD, Kewssler LR, Mazure CM, Bunney WE (1978) Genetic studies and biologic strategies in the affective disorders. Prog Med Genet NS vol II, 101-166

Gilbert W (1978) Why genes in pieces? Nature 271 : 501
Gitschier J, Drayna D, Tuddenham EGD, White RL, Lawn RM (1985) Genetic mapping and diagnosis of haemophilia A achieved through a BclI polymorphism in the factor VIII gene. Nature 314 : 738-740
Gitschier J, Kogan S, Diamond C, Levinson B (1991) Genetic basis of hemophilia A. Thromb Haemost 66 : 37-39
Gitschier J, Levinson B, Lehesjoki AE, de la Chapelle A (1989) Mosaicism and sporadic hemophilia: implications for carrier determination. Lancet I:273-274
Goedde HW, Altland K, Scholler KL (1967) Therapie der durch genetisch bedingte Pseudocholinesterase-Varianten verursachten verlängerten Apnoe nach Succinylcholin. Med Klin 62 : 1631-1635
Goldberger AS (1978) Pitfalls in the resolution of I.Q. inheritance. In: Morton NE, Chung CS (eds) Genetic epidemiology. Academic, New York, pp 195-222
Goodman RM, Gorlin RJ (1977) Atlas of the face in genetic disorders, 2nd edn. Mosby, St Louis
Goodnow JJ (1976) The nature of intelligent behavior: question raised by cross-cultural studies. In: Resnick LB (ed) The nature of intelligence. Erlbaum, Hillsdale, pp 169-188
Gorlin RJ, Pindborg JJ, Cohen MM Jr (eds) (1976) Syndromes of the head and neck, 2nd edn. McGraw Hill Book Co, New York
Green PM, Montadon AJ, Bentley DR et al (1990) The incidence and distribution of CpG-TpG transitions in the coagulation in the factor IX gene: a fresh look at CpG mutational hotspots. Nucleic Acids Res 18 : 3227-3231
Grosveld F, Kollias G (eds) (1992) Transgenic animals. Academic, London
Grzeschik K-H (1973) Utilization of somatic cell hybrids for genetic studies in man. Hum Genet 19 : 1-40
Gurdon JB (1992) The generation of diversity and pattern in animal development. Cell 68 : 185-199
Haag EVD (1969) The Jewish mystique. Stein and Day, New York
Hadorn E (1955) Developmental genetics and lethal factors. Wiley, London
Haldane JBS (1939) The spread of harmful autosomal recessive genes in human populations. Ann Eugen 9 : 232-237
Haldane JBS, Moshinsky P (1939) Inbreeding in Mendelian populations with special reference to human cousin marriage. Ann Eugen 9 : 321-340
Hall JM, Lee MK, Newman B et al (1990) Linkage of early-onset familial breast cancer to chromosome 17q21 Science 250 : 1684-1689
Haller M ((1963) Eugenics: hereditarian attitudes in American thought. New Brunswick
Hamilton WD (1964) The genetical theory of social behavior, I, II. J Theor Biol 7 : 1-52
Hammer RE, Pursel VG, Rexroad CEJr, Wall RJ, Bolt DJ, Ebert KM, Palmiter RD, Brinster RL (1985) Production of transgenic rabbits, sheep and pigs by microinjection. Nature 315 : 680-683
Harris H (1975) Prenatal diagnosis and selective abortion. Harvard University Press, Cambridge
Harris H, Hopkinson DA (1976) Handbook of enzyme electrophoresis in human genetics. North-Holland, Amsterdam
Hauge M, Harvald B, Fischer M, Gottlieb-Jensen K, Juel-Nielsen N, Raebild I, Shapiro R, Videbech T (1968) The Danish twin register. Acta Genet Med Gemellol (Roma) 18 : 315-332
Hayden MR (1981) Huntington's chorea. Springer, Berlin Heidelberg New York
Heigl-Evers A, Schepank H (eds) (1980, 1982) Ursprünge seelisch bedingter Krankheiten, vols I, II. Vandenhoeck und Rupprecht, Göttingen
Hein DW, Ferguson RJ, Doll MA et al (1994) Molecular genetics of human polymorphic N-acetyltransferase: enzymatic analysis of 15 recombinant wild-type, mutant, and chimeric NAT2 allozymes. Hum Molec Genet 3 : 729-734
Heitz E (1928) Das Heterochromatin der Mouse. I. Pringsheims Jb Wiss Botanik 69 : 762-818
Helmbold W (1959) Über den Zusammenhang zwischen ABo Blutgruppen und Krankheit. Betrachtungen zur Ursache der ABo-Frequenzverschiebung bei Patienten mit Carcinoma ventriculi, carcinoma genitalis und ulcus pepticum. Blut 5:7-22
Hess D (1972) Transformationen an höheren Organismen. Naturwissenschaften 59 : 348-355
Heuschert D (1963) EEG-Untersuchungen an eineiigen Zwillingen im höheren Lebensalter. Z Menschl Vererbungs-Konstitutionslehre 37 : 128
Hirszfeld L (1928) Konstitutionsserologie und Blutgruppenforschungs. Springer, Berlin Heidelberg New York
Hoch M, Jaeckle H (1993) Wechselspiel der Gene. Aus: Forschung und Medizin, Schering 8 : 27-38
Holmquist GP (1992) Review article: chromosome bands, their chromatin flavor, and their functional features. Am J Hum Genet 51 : 17-37
Hook EB (1981) Unbalanced Robertsonian translocations associated with Down's syndrome or Patau's syndrome: chromosome subtype, proportion inherited, mutation rates and sex ratio. Hum Genet 59 : 235-239
Hook EB, Cross PK, Jackson L et al (1988) Maternal age-specific rates of 47, + 21 and other cytogenetic abnormalities diagnosed in the first trimester of pregnancy in chorionic villus biopsy specimens: comparison with rates expected from observations in amniocentesis. Am J Hum Genet 42 : 797-807
Howell RR, Stevenson RE (1971) The offspring of phenylketonuric women. Soc Biol 18 : 519-529
Hultén M (1974) Chiasma distribution at diakinesis in the normal human male. Hereditas 76 : 55-78
Hultén M, Lindsten J (1973) Cytogenetic aspects of human male meiosis. Adv Hum Genet 4 : 327-387
Husén T (1960) Abilities of twins. Scand J Psychol 1 : 125-135
Ingram VM (1957) Gene mutations in human haemoglobin: the chemical difference between normal and sickle cell hemoglobin. Nature 180: 325-328
Ionasescu V, Zellweger H (1983) Genetics in neurology. Raven, New York
Iselius L, Lindsten J, Aurias A, Fraccaro M and many other authors (1983) The 11q;22q translocation: a collaborative study of 20 new cases and analysis of 110 families. Hum Genet 64 : 343-355
Jacobs PA, Frackiewitz A, Law P (1972) Incidence and mutation rates of structural rearrangements of the autosomes in man. Ann Hum Genet 35 : 301-319
Jacobs PA, Sulzman AE, Funkhauser J et al (1982) Human triploidy: relationship between parental origin of the additional haploid complement and development of partial hydatidiform mole. Ann Hum Genet 46 : 223-231
Jalbert P, Sele B (1979) Factors predisposing to adjacent -2 and 3 : 1 disjunctions: study of 161human reciprocal translocations. J Med Genet 16 : 467-478
Jayakar SD (1970) A mathematical model for interaction of gene frequencies in a parasite and its host. Theor Popul Biol 1 : 140-164
Jeffreys AJ, Wilson V, Thein SL (1985) Individual-specific "fingerprints" of human DNA. Nature 316 : 76-79
Jordan B (1993) Traveling around the human genome. Inserm/CNRS, Marseille
Jorde LB (1989) Inbreeding of the Utah Mormons: an evaluation of estimates based on pedigrees, isonymy, and migration matrices. Ann Hum Genet 53 : 339-355
Juel-Nielsen N, Harvard B (1958) The electroencephalogram in monovular twins brought up apart. Acta Genet (Basel) 9 : 57-64
Kalter H, Warkany J (1983) Congenital malformations. N Engl J Med 308 : 491-497
Kan YW, Dozy AM (1978) Antenatal diagnosis of sickle cell anaemia by DNA analysis of amniotic-fluid cells. Lancet II:910-912
Karel ER, te Meerman GJ, ten Kate LP (1986) On the power to detect differences between male and female mutation rates for Duchenne muscular dystrophy, using classical segregation analysis and restruction fragment length polymorphisms. Am J Hum Genet 38 : 827-840
Keats BJB, Sherman SL, Morton NE et al (1991) Guidelines for human linkage maps. An international system for human linkage maps (ISLM) 1990. Ann Hum Genet 55 : 1-6
Kelly P (1977) Dealing with dilemma. A manual for genetic counselors. Springer, Berlin Heidelberg New York
Kessler S (1979) Genetic counseling, psychological dimensions. Academic, New York
Kevles DJ, Hood L (1992) The code of codes. Scientific and social issues in the human genome project. Harvard University Press, Cambridge
Klein D, Franceschetti A (1964) Miβbildungen und Krankheiten des Auges. In: Becker PE (ed) Humangenetik. Ein kurzes Handbuch, vol 4. Thieme, Stuttgart, pp 1-345
Klein J (1975) Biology of the mouse histocompatibility-2 complex. Springer, Berlin Heidelberg New York
Klever M, Grond-Ginsbach C, Scherthan H, Schroeder-Kurth TM (1991) Chromosomal in situ suppression hybridization after Giemsa banding. Hum Genet 86 : 484-486
Knight SJL, Flannery AV, Hirst M et al (1993) Trinucleotide repeat amplification and hypermethylation of a CpG island in FRAXE mental retardation. Cell 74 : 127-134
Koch M, Fuhrmann W (1985) Sibs of probands with neural tube defects — a study in the Federal Republic of Germany. Hum Genet 70 : 74-79
Koller S (1983) Risikofaktoren der Schwangerschaft. Springer, Berlin Heidelberg New York
Konigsmark BW, Gorlin RJ (1976) Genetic and metabolic deafness. Saunders, Philadelphia
Kornberg A (1992) DNA replication, 2nd edn. Freeman, New York
Kouri RE, McKinney CE, Levine AS, Edwards BK, Vessell ES, Nebert DW, McLemore TL (1984) Variations in arylhydrocarbon hydroxylase activities in mitogen-activated human and non-human primate lymphocytes. In: Toxicol Pathol 12 : 44-48
Kouri RE, McKinney CE, Slomiany DJ, Snodgrass DR, Wray NP, McLemore TL (1982) Positive correlation between arylhydrocarbon hydroxylase activity and primary lung cancer as analysed in cryopreserved lymphocytes. Cancer Res 42 : 5030-5037
Kuhlo W, Heintel H, Vogel F (1969) The 4-5/sec rhythm. EEG Clin Neurophysiol 26 : 613-619

Kunze J, Tolksdorf M, Wiedemann H-R (1975) Cat eye syndrome. Hum Genet 26 : 271-289
Kupfer A, Preisig R (1984) Pharmacogenetics of mephenytoin: a new drug hydroxylation polymorphism in man. Eur J Clin Pharmacol 26 : 753-759
Kyle JW, Birkenmeier EH, Gwynn B et al (1990) Correction of murine mucopolysaccharidosis VII by a human β-glucuronidase transgene. Proc Natl Acad Sci USA 87 : 3914-3918
Latt SA, Schreck RR, Laveday KS, Dougherty CP, Schuler CF (1980) Sister chromatid exchanges. Adv in Hum Genet 10 : 267-331
Law PK, Bertolini TE, Goodwin TG et al (1990) Dystrophin production induced by myoblast transfer therapy in Duchenne muscular dystrophy. Lancet 336 : 114-115
Lawton JR, Martinez FA, Burks C (1989) Overview over the LiMB database. Nucl Acid Res 17 : 5885-5891
LeBeau M, Rowley JD (1984) Heritable fragile sites in cancer. Nature 308: 607-608
Leder P (1978) Discontinuous genes. N Engl J Med 298 : 1079-1081
Lewontin RC (1967) An estimate of average heterozygosity in man. Am J Hum Genet 19: 681-685
Lewontin RC (1974) The genetic basis of evolutionary change. Columbia University Press, New York
Lindgren D (1972) The temperature influence on the spontaneous mutation rate. I. Literature review. Hereditas 70 : 165-178
Livingstone FB (1958) Anthropological implications of sickle cell gene distributions in West Africa. Am Anthropologist 60 : 533-562
Livingstone FB (1962) The origin of the sickle cell gene. Conference on African Historical Anthropology. Northwestern University, Chicago
Lockridge O (1992) Genetic variants of human serum butyrylcholinesterase influence the metabolism of the muscle relaxant succinylcholine. In: Pharmacogenetics of Drug Metabolism. Pergamon, New York, pp 15-50
Lott JT, Lai F (1982) Dementia in Down's syndrome, observations from a neurology clinic. Appl Res Ment Retard 3 : 233-239
Luzzato L, Mehta (1995) Glucose-6-phosphate dehydrogenase deficiency. In: The metabolic and molecular basis of inherited disease, chap III, vol III. McGraw-Hill, New York, pp 3367-3389
Lynas MA (1956/57) Dystrophia myotonica with special reference to Northern Ireland. Ann Hum Genet 21 : 318-351
Lyon MF, Philipps RJS (1975) Specific locus mutation rates after repeated small radiation doses to mouse oocytes. Mutation Res 30 : 375-382
MacSorley K (1964) An investigation into the fertility rates of mentally ill patients. Ann Hum Genet 27 : 247
Madan K (1983) Balanced structural changes involving the human X: effect on sexual phenotype. Hum Genet 63 : 216-221
Magenis RE, Overton KM, Chamberlin J, Brady T, Lovrien E (1977) Parental origin of the extra chromosome in Down's syndrome. Hum Genet 37 : 7-16
Mann JD, Cahan A, Gelb A, Fisher N, Hamper J, Tipett P, Sanger R, Race RR (1962) A sex-linked blood group. Lancet I:8
Manosevitz M, Lindzey G (1969) Thiessen DD. Behavioral genetics: methods and research. Appleton-Century-Crofts, New York
Marin-Padilla M (1975) Abnormal neuronal differentiation (functional maturation) in mental retardation. Birth Defects 11(7) : 133-153
Martin GM (1978) The pathobiology of aging. University of Washington Medicine 5 : 3-10
Marx JL (1989) Many gene changes found in cancer. Science 246 : 1386-1388
Marx JL (1985) Making mutant mice by gene transfer. Science 228 : 1516-1517
Mason AJ, Pitts SL, Nicolics K et al (1986) The hypogonadal mouse: reproductive functions restored by gene therapy. Science 234 : 1372-1378
May KK, Jacobs PA, Lee M et al (1990) The parental origin of the extra chromosome in 47, XXX females. Am J Hum Genet 46 : 754-761
Maynard-Smith S, Penrose LS, Smith CAB (1961) Mathematical tables for research workers in human genetics. J and A Churchill, London
Mayr E (1985) The growth of biological thought. Harvard University Press, Cambridge, Mass
McConkey EH (1993) Human genetics. The molecular revolution. Jones and Bartlett, Boston
McLaren A (1985) Prenatal diagnosis before implantation: opportunities and problems. Pren Diag 5 : 85-90
McMichael A, McDewitt H (1977) The association between the HLA system and disease. Prog Med Genet [New Series] 2 : 39-100
Medvedev Z (1977) Soviet genetics: new controversy. Nature 268 : 285-287
Mendelsohn ML (1989) Potential DNA methods for measuring the human heritable mutation rate. Genome 31 : 860-863
Mielke JH, Crawford MH (eds) (1982) Current developments in anthropological genetics, vol 1, 2. Plenum, New York
Mikkelsen M, Stene J (1970) Genetic counseling in Down's syndrome. Hum Hered 20 : 457-464
Miller LH (1994) Impacts of malaria on genetic polymorphism and genetic diseases in Africans and African Americans. Proc Natl Acad Sci USA 91 : 2415-2419
Miller M, Opheim KE, Raisys VA, Motulsky AG (1984) Theophylline metabolism: variation and genetics. Clin Pharmacol Therap 35 : 170-182
Minder EI, Meier PJ, Muller HK, Minder C, Meyer UA (1984) Bufuralol metabolism in human liver: a sensitive probe for the debrisoquine-type polymorphism of drug oxidation. Eur J Clin Invest 14 : 184-189
Mitelman F (1991) Catalog of chromosomal aberrations in cancer. Wiley-Liss, New York
Moll PP, Berry TD, Weidman WH, Ellefson R, Gordson H, Kottke BA (1984) Detection of genetic heterogeneity among pedigrees through complex segregation analysis: an application to hypercholesterolemia. Am J Hum Genet 36 : 197-211
Mollon JD, Jordan G (1988/89) Eine evolutionäre Interpretation des menschlichen Farbensehens. Die Farbe 35/36 : 139
Monnat RJ, Hackmann AFM, Chiaverotti TA (1992) Nucleotide sequence analysis of human hypoxanthine phosphoribosyltransferase (HPRT) gene deletions. Genomics 13 : 777-787
Morgan RA, Anderson WF (1993) Human gene therapy. Annu Rev Biochem 62 : 191
Morton NE (1983) Outline of genetic epidemiology. Karger, Basel
Morton NE, Keats BJ, Jacobs PA et al (1990) A centromer map of the X chromosome from trisomies of maternal origin. Ann Hum Genet 54 : 39-47
Morton NE, Lindsten J (1976) Surveillance of Down's syndrome as a paradigm of population monitoring. Hum Hered 26 : 360-371
Motulsky AG (1964) Current concepts of the genetics of the thalassemias. Cold Spring Harbor Symp Quant Biol 29 : 399-413
Motulsky AG (1968) Human genetics, society, and medicine. J Hered 59 : 329-336
Motulsky AG (1974) Brave new world? Current approaches to prevention, treatment, and research of genetic diseases raise ethical issues. Science 185 : 683-663
Motulsky AG (1976) The genetic hyperlipidemias. N Engl J Med 294 : 823-827
Motulsky AG (1977) The George M Kober lecture. A genetical view of modern medicine. Trans Assoc Am Physicians 40 : 76-90
Motulsky AG (1979) Possible selective effects of urbanization on Ashkenazi Jewish populations. In: Goodman RM, Motulsky AG (eds) Genetic diseases among Ashkenazi Jews. Raven, New York, pp 201-212
Motulsky AG (1980) Approaches to the genetics of common diseases. In: Rotter JI, Samloff IM, Rimoin DL (eds) The genetics and heterogeneity of common gastrointestinal disorders. Academic, New York, pp 3-10
Motulsky AG (1980) Ashkenazi Jewish gene pools: admixture, drift and selection. In: Eriksson AW, Forsius H, Nevanlinna HR, Workman PL, Norio RK (eds) Population structure and genetic disorders. Academic, London, pp 353-365
Motulsky AG (1981) Some research approaches in psychiatric genetics. In: Gershon EL, Matthysse S, Breakefield XO, Ciranello RD (eds) Genetic strategies in psychobiology and psychiatry. Boxwood, Pacific Grove, CA, pp 423-428
Motulsky AG (1982) Genetic counseling. In: Wyngaarden JB, Smith LH Jr (eds) Cecil textbook of medicine, 16th edn, Saunders, Philadelphia, pp 23-26
Motulsky AG (1982) Interspecies and human genetic variation, problems of risk assessment in chemical mutagenesis and carcinogenesis. In: Bora KC, Douglas GR, Nestmann ER (eds) Chemical mutagenesis, human population monitoring and genetic risk assessment. (Progress in Mutation Research, vol 3), Elsevier Biomedical, Amsterdam, pp 75-83
Motulsky AG (1984) Editorial: genetic epidemiology. Gen Epidemiol 1 : 143-144
Motulsky AG (1984) Environmental mutagenesis and disease in human populations. In: Chu EHY, Generoso WM (eds) Mutation, cancer, and malformation. Plenum, New York, pp 1-11
Motulsky AG (1984) Genetic engineering, medicine and medical genetics. Biomedicine and Pharmacotherapy 38 : 185-186
Motulsky AG (1984) Genetic research in coronary heart disease. In: Rao DC, Elston RC, Kuller LH, Feinleib M, Carter C, Havlik R (eds) Genetic epidemiology of coronary heart disease: past, present, and future. Liss, New York, pp 541-548
Motulsky AG (1984) Medical genetics. JAMA 252 : 2205-2208
Motulsky AG (1984) The "new genetics" in blood and cardiovascular research: applications to prevention and treatment. Circulation 70[Suppl III]:26-30
Motulsky AG (1985) Hereditary syndromes involving multiple organ systems. In: Wyngaarden JB, Smith LH (eds) Cecil textbook of medicine. Saunders, Philadelphia, pp 1172-1173
Motulsky AG, Boman H (1975) Genetics and atherosclerosis. In. Schettler G, Weizel A (eds) Atherosclerosis, vol III. Springer, Berlin Heidelberg New York, pp 438-444
Motulsky AG, Boman H (1975) Screening for the hyperlipidemias. In. Milunsky A (ed) The prevention of genetic disease and mental retardation. Saunders, Philadelphia, pp 306-316
Motulsky AG, Fraser GR (1980) Effects of antenatal diagnosis and selective abortion on frequencies of genetic disorders. Clin Obstet Gynecol 7 : 121-134
Motulsky AG, Murray JC (1983) Conference summary: current concepts of hemoglobin genetics. In: Bowman JE (ed) Distribution and evolution of hemoglobin and globin loci. Elsevier, New York, pp 345-355

Muller HJ (1941) Induced mutations in drosophila. In: Genes and chromosomes, structure and organization. Cold Spring Harbor Symp on Quant Biol vol IX : 151-167

Mulley JC, Kerr B, Stevenson R, Lubs H (1992) Nomenclature guidelines for X-linked mental retardation. Am J Med Genet 43 : 383-391

Mulley JC, Yu S, Gedeon AK et al (1992) Experience with direct molecular diagnosis of fragile X. J Med Genet 29 : 368-374

Murphy EA (1981) Only authorized persons admitted: the quantitative genetics of health and disease. Johns Hopkins Med J 148 : 114-122

Murphy EA (1982) Muddling, meddling, and modeling. In. Anderson VE et al (eds) Genetic basis of the epilepsies. Raven, New York, pp 333-348

Nance WE, McConnell FE (1973) Status and prospects of research in hereditary deafness. Adv Hum Genet 4 : 173-250

Nasse CF (1820) Von einer erblichen Neigung zu tödlichen Blutungen. Horns Archiv, p 385

Neel JV (1966) Between two worlds. Am J Hum Genet 18 : 3-20

Neel JV (1981) Genetic effects of atomic bombs. Science 213 : 1206

Neel JV (1982) The wonder of our presence here: a commentary on the evolution and maintenance of human diversity. Perspec Biol Med 25 : 518-558

Neel JV, Schull WJ (1954) Human heredity. University of Chicago Press, Chicago

Neel JV, Schull WJ et al (1956) The effect of exposure to the atomic bombs on pregnancy termination in Hiroshima and Nagasaki. Natl Acad Sci Natl Res Counc Publ, Washington DC, 461

Nei M (1975) Molecular population genetics and evolution. North-Holland, Amsterdam

Nei M, Li WH (1979) Mathematical model for studying genetic variation in terms of restriction endonucleases. Proc Natl Acad Sci USA 76 : 5269-5273

New SI, Levine LS (1973) Congenital adrenal hypoplasia. Adv Hum Genet 4 : 251-326

Newton CR, Graham A (1994) PCR. Bios Scientific, Oxford

Niebuhr E (1974) Triploidy in man. Hum Genet 21 : 103-125

Nürnberg P, Roewer L, Neitzel H et al (1989) DNA fingerprinting with the oligonucleotide probe $(CAC)_5/(GTG)_5$: somatic stability and germline mutations. Hum Genet 84 : 75-78

Nyhan WL, Sakati NA (1987) Diagnostic recognition of genetic disease. Lea and Febiger, Philadelphia

Omenn GS, Gelboin HV (eds) (1984) Genetic Variability in responses to chemical exposure. Cold Spring Harbor Laboratory

Orr HT, Chung M-Y, Banfi S et al (1993) Expansion of an instable trinucleotide CAG repeat in spinocerebellar ataxia type 1. Nature Genetic 4 : 221-226

Padmos MA, Roberts GT, Sackey K et al (1991) Two different forms of homozygous sickle cell disease occur in Saudi Arabia. Br J Hematol 79 : 93-98

Partridge TA, Morgan JE, Coulton GR et al (1989) Conversion of mdx myofibres from dystrophin-negative to positive by injection of normal myoblasts. Nature 337 : 176-179

Pearson M, Rowley JD (1985) The relation of oncogenesis and cytogenetics in leukemia and lymphoma. Ann Rev Med 36 : 471-483

Pembrey M, Fennell SJ, van den Berghe J et al (1989) The association of Angelman's syndrome with deletions within 15q 1-13. J Med Genet 26 : 73-77

Penrose LS (1953) The genetical background of common diseases. Acta Genet (Basel) 4: 257-265

Penrose LS, Quastel JH (1937) Metabolic studies in phenylketonuria. Biochem J 31 : 266-271

Powars D, Hiti A (1993) Sickle cell anemia: β^sgene cluster haplotypes as genetic markers for severe disease expression. AJDC 147 : 1197-1202

Price RA, Kidd KK, Cohen DJ et al (1985) A twin study of Tourette syndrome. Arch Gen Psychiatry 42 : 815-820

Raming K, Krieger J Strotmann J et al (1993) Cloning and expression of odorant suppressors. Nature 361 : 353-356

Rao DC, Morton NE, Elston RC, Yee S (1977) Causal analysis of academic performance. Behav Genet 7 : 147-159

Rao PN, Johnson RT, Sperling K (1982) Premature chromosome condensation. Application in basic, clinical and mutation research. Academic, New York

Reed TE, Kalant H, Gibbins RJ, Kapur BM, Rankin JG (1976) Alcohol and aldehyde metabolism in Caucasians, Chinese and Amerinds. Can Med Assoc J 115 : 851-855

Reik W (1988) Genomic imprinting: a possible mechanism for the parental origin effect in Huntington's chorea. J Med Genet 25 : 805-808

Reilly P (1975) Genetic screening legislation. Adv Hum Genet 5 : 319-376

Reinisch JM (1981) Prenatal exposure to synthetic progestins increases potential for aggression in humans. Science 211 : 1171-1173

Reiss AL, Freund L (1990) Fragile X syndrome. Biol Psychiatry 27 : 223-240

Renwick JH (1956/57) Nail-patella syndrome: evidence for modification by alleles at the main locus. Ann Hum Genet 21 : 159-169

Rhoads GG, Jackson LG, Schlesselman SE et al (1989) The safety and efficacy of chorionic villus sampling for early prenatal diagnosis of cytogenetic abnormalities. N Engl J Med 320 : 609-617

Rieger R, Michaelis A, Green MM (1968) A glossary of genetics and cytogenetics. Springer, Berlin Heidelberg New York

Rimoin DL (1975) The chondrodystrophies. Adv Hum Genet 5 : 1-118

Rimoin DL, Schimke RN (1971) Genetic disorders of the endocrine glands. Mosby, St Louis

Risch N (1991) A note on multiple testing procedures in linkage analysis. Am J. Hum Genet 46 : 1058-1064

Risch N, Baron M (1982) X-linked and genetic heterogeneity in bipolar-related major affective illness: reanalysis of linkage data. Ann Hum Genet 46 : 153-166

Roberts RG, Bobrow M, Bentley DR (1992) Point mutations in the dystrophin gene. Proc Natl Acad Sci USA 89 : 2331-2335

Rodewald A (1992) Chromosomale Polymorphismen: geographische und ethnische Variabilität. Homo 43 : 72-96

Roots I, Drakoulis N, Brockmöller J (1992) Polymorphic enzymes and cancer risk: Concepts, methodology and data review. In: Pharmacogenetics of drug metabolism. Pergamon, New York, pp 815-841

Rosenberg SA, Aebersold P, Cornetta K et al (1990) Gene transfer into humans-immunotherapy of patients with advanced melanoma, using tumor-infiltrating lymphocytes modified by retroviral gene transduction. N Engl J Med 323 : 570-578

Roth EF Jr, Raventos-Suarez C, Rinaldi A, Nagel RL (1983) Glucose-6-phosphate dehydrogenase deficiency inhibits in vitro growth of plasmodium falciparum. Proc Natl Acad Sci USA 80 : 298

Rothschild H (ed) (1981) Biocultural aspects of disease. Academic, New York

Rowley JD, Testa JR (1983) Chromosome abnormalities in malignant hematologic diseases. Adv Cancer Res 36 : 103-148

Rüdiger HW, Dreyer M (1983) Pathogenetic mechanisms of hereditary diabetes mellitus. Hum Genet 63 : 100-106

Russell WL (1965) Effect of the interval between irradiation and conception on mutation frequency in female mice. Proc Natl Acad Sci USA 54 : 1552-1557

Rutter WJ (1984) Molecular genetics and individuality. In: Fox SW (ed) Individuality and determinism. Chemical and biological bases. Plenum, New York, pp 61-71

Salzano FM (ed) (1975) The role of natural selection in human evolution. North-Holland/American Elsevier, Amsterdam New York

Sandberg A (ed) (1983) Cytogenetics of the mammalian X chromosome, vols 1,2. Liss, New York

Sanghvi LD, Balakrishnan V (1972) Comparison of different measures of genetic distance between human populations. In: Weiner JS, Huizinga J (eds) The assessment of population affinities in man. Clarendon, Oxford, pp 25-36

Sankaranarayanan K (1982) Genetic effects of ionizing radiation in multicellular eukaryotes and the assessment of genetic radiation hazards in man. Elsevier, Amsterdam

Scarr S (1981) Race, social class, and individual differences in I.Q. Erlbaum, Hillsdale

Schmidtke J, Cooper DN (1983) A list of cloned DNA sequences. Hum Genet 65 : 19-26

Schmidtke J, Cooper DN (1984) A list of cloned human DNA sequences - Supplement. Hum Genet 67 : 111-114

Schnedl W (1974) Banding patterns in human chromosomes visualized by Giemsa staining after various pretreatments. In: Schwarzacher HG, Wolf U (eds) Methods in human cytogenetics. Springer, New York Heidelberg Berlin, pp 95-116

Schneider EL, Epstein CJ (1972) replication rate and life span of cultured fibroblasts in Down's syndrome. Proc Soc Exp Biol Med 141 : 1092-1094

Schroeder TM, Kurth R (1971) Analytical review. Spontaneous chromosomal breakage and high incidence of leukemia in inherited disease. Blood 37 : 96

Schroeder T-M, Tilgen D, Krüger J, Vogel F (1976) Formal genetics of Fanconi's anemia. Hum Genet 32 : 257-288

Scriver CR (1980) Predictive medicine: a goal for genetic screening. In: Bickel H, Guthrie R, Hammersen (eds) Neonatal screening for inborn errors of metabolism. Springer, Berlin Heidelberg New York

Sedano HO, Sauk JJ, Gorlin RJ (1977) Oral manifestations of inherited disorders. Butterworths, Boston

Setlow JK, Hollaender A (eds) (1979-1983) Genetic engineering, vols 1-5. Plenum, New York

Shoffner IV JM, Wallace DC (1990) Oxidative phosphorylation diseases: disorders of two genomes. Adv in Hum Genet 19 : 267-330

Shoffner JM, Brown MD, Torroni A et al (1993) Mitochondrial DNA variants observed in Alzheimer disease and Parkinson disease patients. Genomics 17 : 171-184

Shows TB, Sakaguchi AY, Naylor SL (1982) Mapping the human genome, cloned genes, DNA polymorphisms and inherited disease. Adv Hum Genet 12 : 341-452

Sibley DR, Monsma FJ Jr (1992) Molecular biology of dopamine receptors. Trends in Pharmacol Sci 13 : 61-69
Simpson GG (1951) Zeitmaβe und Ablaufformen der Evolution. Musterschmidt, Göttingen
Sing CF, Zerba KE, Reilly SL (1994) Traversing the biological complexity in the hierarchy between genome and CAD endpoints in the population at large. Clinical Genetics 46 : 6-14
Sinsheimer R (1977) An evolutionary perspective for genetic engineering. New Scientist 20 : 150
Sinsheimer RL (1977) Recombinant DNA. Ann Rev Biochem 46 : 415-438
Smith CAB (1956-1957) Counting methods in genetical statistics. Ann Hum Genet 21 : 254-276
Smith DW (1982) recognizable patterns of human malformation, 3 rd edn. Saunders, Philadelphia
Smith DW, Patau K, Therman E, Inhorn SL (1960) A new autosomal trisomy syndrome: multiple congenital anomalies caused by an extra chromosome. J Pediatr 57 : 338-345
Smith HO (1979) Nucleotide sequence specificity of restriction endonucleases. Science 205 : 455-462
Smithies O (1964) Chromosomal rearrangements and protein structure. Cold Spring Harbor Symp Quant Biol 29 : 309
Sofaer JA, Emery AE (1981) Genes for super-intelligence? J Med Genet 18 : 410-413
Solari AJ (1980) Synaptonemal complexes and associated structures in microspread spermatocytes. Chromosome 81 : 315-337
Solomon SD, Geisterfer-Lorance AAT, Vosberg HP et al (1990) A locus for familial hypertrophic cardiomyopathy is closely linked to the cardiac myosin heavy chain genes, CRI-L436 and CRI-L329 on chromosome 14 at qll-ql2. Am J Hum Genet 47 : 389-394
Sommer SS (1992) Assessing the underlying pattern of human germline mutations: lessons from the factor VIII gene. FASEB J 6 : 2767-2774
Stamatoyannopoulos G (1979) Possibilities for demonstrating point mutations in somatic cells, as illustrated by studies of mutant hemoglobins. In: Berg K (ed) Genetic damage in man caused by environmental agents, Academic, New York, pp 49-62
Stamatoyannopoulos G (1991) Human hemoglobin switching. Science 252 : 383
Stamatoyannopoulos G, Nienhuis AW (eds) (1985) Experimental approaches for the study of hemoglobin switching. Liss, New York
Stamatoyannopoulos G, Nienhuis AW, Majerus PW, Varmus H (1990) The molecular basis of blood diseases, 2 nd edn. WB Saunders, Philadelphia
Starlinger P, Saedler H (1972) Insertion mutations in microorganisms. Biochemie 53 : 177-185
Steinberg AG, Bearn AG (eds) (1961-1974) Progress in medical genetics, vols I-X. Grune and Stratton, New York
Steinberg AG, Bearn AG, Motulsky AG, Childs B (eds) (1985-) Progress in medical genetics (new series). Saunders, Philadelphia
Steptoe PC, Edwards RG (1978) Birth after the reimplantation of a human embryo. Lancet II : 366
Steriade M, Gloor P, Llinás RR et al (1990) Basic mechanisms of cerebral rhythmic activities. EEG Clin Neurophysiol 76 : 481-508
Stern C (1936) Somatic crossing-over and segregation in Drosophila melanogaster. Genetics 21 : 625-730
Stewart RE, Prescott GH (1976) Oral facial genetics. Mosby, St Louis
Strömgren E (1967) Neurosen und Psychopathien. In: Becker PE (ed) Humangenetik, ein kurzes Handbuch, vol V/2. Thieme, Stuttgart, pp 578-598
Sutherland GR (1982) Heritable fragile sites on human chromosomes. VIII. Preliminary population cytogenetic data on the folic acid sensitive fragile sites. Am J Hum Genet 34 : 452-458
Szybalska EH, Szybalski W (1962) Genetics of human cell lines. IV. DNA-mediated heritable transformation of a biochemical trait. Proc Natl Acad Sci USA 48 : 2026-2034
Tattersall R (1976) The inheritance of maturity-onset type diabetes in young people. In: Creutzfeldt E, Köbberling J, Neel JV (eds) The genetics of diabetes mellitus. Springer, Berlin Heidelberg New York, pp 88-95
ten Kate LP, Boman H, Daiger SP, Motulsky AG (1982) Familial aggregation of coronary heart disease and its relation to known genetic risk factors. Am J Cardiol 50 : 945-953
Terwilliger JD, Ott J (1994) Handbook of human genetic linkage. Johns Hopkins University Press, Baltimore
Thalhammer O, Havelec L, Knoll E, Wehle E (1977) Intellectual level (IQ) in heterozygotes for phenylketonuria (PKU). Hum Genet 38 : 285-288
Therman E, Meyer-Kuhn E (1981) Mitotic crossing-over and segregation in man. Hum Genet 59 : 93-100
Therman E, Susman B (1990) The similarity of phenotypic effects caused by Xpand Xq deletions in the human female: a hypothesis. Hum Genet 85 : 175-183
Thompson MW, McInnes RR, Willard HF (1991) Genetics in medicine, 5th edn. Saunders, Philadelphia
Tinbergen N (1968) On war and peace in animals and men. Science 1960 : 1411-1418
Usdin E, Mandell AJ (eds) (1978) Biochemistry of mental disorders. Dekker, New York
Utermann G (1990) Coronary heart disease. In: Emery AEH, Rimoin DL (eds) Principles and practice of medical genetics, 2nd edn. Churchill Livingstone, Edinburgh, pp 1239-1262
Van Tol HHM, Wu CM, Guan H-C et al (1992) Multiple dopamine D4 receptor variants in the human population. Nature 358 : 149-152
Vesell ES (1992) Pharmacogenetic perspectives gained from twin and family studies. In: Pharmacogenetics of drug metabolism. Pergamon, New York, pp 843-864
Viskochil D, White R, Cawthorn R (1993) The neurofibromatosis type 1 gene. Ann Rev Neurosciences 16 : 183-205
Vogel F (1958) Gedanken über den Mechanismus einiger spontaner Mutationen beim Menschen. Z Menschl Vererbungs-Konstitutionslehre 34 : 389-399
Vogel F (1958) Über die Erblichkeit des normalen Elektroencephalogramms. Thieme, Stuttgart
Vogel F (1975) Mutations in man. Approaches to an evaluation of the genetic load due to mutagenic agents in the human population. Mutation Res 29 : 263-269
Vogel F (1990) Mutation in Man. In: Emery AEH, Rimoin DL (eds) Principles and practice of medical genetics, 2nd ed. Churchill Livingstone, Edinburgh
Wald NJ (ed) (1984) Antenatal and neonatal screening. Oxford University Press, Oxford
Wald NJ, Cuckle HS (1984) Open neural tube defects. In: Wald NJ (ed) Antenatal and neonatal screening. London
Wallace B (1981) Basic population genetics. Columbia University Press, New York
Walter H (1976) Körperbauform und Klima. Kritische Überlegungen zur Übertragbarkeit der Bergmann'schen Regel auf den Menschen. Z Morphol Anthropol 67 : 241-263
Warkany J, Lemire RJ, Cohen MM (1981) Mental retardation and congenital malformations of the central nervous system. Year Book, Chicago
Watkins Winifred M (1966) Blood-group substances. Science 152 : 172-181
Weatherall DJ, Wood WG, Jones RW, Clegg JB (1985) The developmental genetics of human hemoglobin. In: Stamatoyannopoulos G, Nienhuis AW (eds). Experimental approaches for the study of hemoglobin switching. Liss, New York, pp 3-25
Weinberg RA (1989) The Rb gene and the negative regulation of cell growth. Blood 74 : 529-532
Weinberger DR (1988) Schizophrenia and the frontal lobe. TINS 11 : 367-370
Weiner AM, Deininger PL, Efstradiatis A (1986) Non-viral retroposons: genes, pseudogenes, and transposable elements generated by the reverse flow of genetic information. Ann Rev Biochem 55 : 631-661
Weiner W, Lewis HBM, Moores P, Sanger R, Race RR (1957) A gene, y, modifying the blood group antigen A. Vox Sang 2 : 25-37
Weitz CJ, Miyake Y, Shinzato K et al (1992) Human tritanopia associated with two amino acids substitutions in the blue-sensitive opsin. Am J Hum Genet 50 : 496
Went LN, Pronk N (1985) The genetics of tritan disturbances. Hum Genet 69 : 255
Wertz DC, Fletcher J (eds) (1989) Ethics and human genetics. A cross-cultural perspective. Springer, Berlin Heidelberg New York
White GC, McMillan CW, Kingdon HS, Shoemaker CB (1989) Use of recombinant antihemophilic factor in the treatment of two patients with classic hemophilia. New Engl J Med 320 : 166-170
Wiedemann H-R, Grosse F-R, Dibborn H (1982) Das charakteristische Syndrom. Schattauer, Stuttgart
Wienberg J (1990) Molecular cytotaxonomy of primates by chromosomal in situ suppression hybridization. Genomics 8 : 47-59
Wiener AS (1941) Hemolytic reactions following transfusion of blood of the homologous group II. Arch Pathol 32 : 227-250
Williams RR, Hunt SC, Hopkins PN, Wu LL, Schumacher MC, Stults BM, Ball L, Ware J, Hasstedt SJ, Lalouel JM (1992) Evidence for gene-environmental interactions in Utah families with hypertension, dyslipidemia and early coronary heart disease. Clin Exp Pharmacol Physiol Suppl 20 : 1-6
Williams RJ (1956) Biochemical individuality. Wiley, New York
Williams RR, Hunt SC, Hopkins PN et al (1994) Evidence for single gene contributions to hypertension and lipid disturbances: definition, genetics, and clinical significance. Clinical Genetics 46 : 80-87
Wilson AF, Elston RC, Tran LD, Siervogel RM (1991) Use of the robust sib-pair method to screen for single-locus, multiple-locus, and pleiotropic effects: application to traits related to hypertension. Am J Hum Genet 48 : 862-872
Winkler U (1972) Spontaneous mutations in bacteria and phages. Hum Genet 16 : 19-26
Winter RM, Pembrey ME (1982) Does unequal crossing over contribute to the mutation rate in Duchenne muscular dystrophy? Am J Med Genet 12 : 437-441

Witkowski R, Prokop O, Ullrich E (1995) Lexikon der Syndrome und Fehlbildungen. Springer, Berlin Heidelberg New York

Wivel NA (1994) Gene therapy: molecular medicine of the 1990's. Int J Technol Assess Health Care 10 : 655-663

Wolf U, Reinwein H, Porsch R, Schröter R, Baitsch H (1965) Defizienz an den kurzen Armen eines Chromosoms Nr 4. Hum Genet 1 : 397-413

Wolfe KH (1991) Mammalian DNA replication: mutation biases and the mutation rate. J Theoret Biol 149 : 441-451

Wolff JA, Malone RW, Williams P et al (1990) Direct gene transfer into mouse muscle in vivo. Science 247 : 1465-1468

Wood L, Trounson A (1984) Clinical in vitro fertilization. Springer, Berlin Heidelberg New York

Wood WG, Clegg JB, Weatherall DJ (1977) Developmental biology of human hemoglobins. In: Brown EB (ed) Progress in hematology, vol X. Grune and Stratton, New York, pp 43-90

Wood WI, Capon DJ, Simonsen CC, Eaton DL, Gitschier J, Keyt B, Seeburg PH, Smith DH, Hollingshead P, Wion KL, Delwart E, Tuddenham EGD, Vehar GA, Lawn RM (1984) Expression of active human factor VIII from recombinant DNA clones. Nature 312 : 330-337

Work TS, Burden RH (eds) (1983) Laboratory techniques in biochemistry and molecular biology. Elsevier, Amsterdam

World Health Organization Working Group (1983) Community control of hereditary anaemias. Bull WHO 61: 63-80 (1983). Also published in French, Bull WHO 61 : 277-297

Wyngaarden JB, Smith LH (eds) (1985) Cecil textbook of medicine. Saunders, Philadelphia

Yoshida A (1982) Molecular basis of difference in alcohol metabolism between Orientals and Caucasians. Jpn J Hum Genet 27 : 55-70

Young W, Goy RW, Phoenix CH (1964) Hormones and sexual behavior. Science 143 : 212-218

Zacharov AF, Benusch VA, Kuleshov NP, Baranowskaya LI (1982) Human chromosomes (atlas) (in Russian). Meditsina, Moscow

Zaleski MB, Dubiski S, Niles EG, Cunningham RK (1983) Immunogenetics. Pitman, Boston

Zankl H, Zang KD (1972) Cytological and cytogenetical studies on brain tumors. IV. Identification of the missing G chromosome in human meningiomas as no 22 by fluorescence technique. Hum Genet 14 : 167-169

Zerbin-Rüdin E (1967) Idiopathischer Schwachsinn. In: Bekker PE (ed) Humangenetik, ein kurzes Handbuch, vol V/ 2. Thieme, Stuttgart, pp 158-205

Índice Alfabético

A

D

F

G

H

M

Q

T

U

V

W

X

Y

Z

Pré-impressão, impressão e acabamento

GRÁFICA
SANTUÁRIO

grafica@editorasantuario.com.br
www.graficasantuario.com.br
Aparecida-SP

10 1 2 3 4 5 6 7 8 9 2019